D1697217

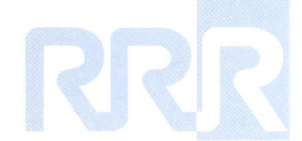

Referenz-Reihe Radiologie

Herausgegeben von Ulrich Mödder

Ganzkörper MR-Tomographie

Herausgegeben von

Ernst J. Rummeny
Peter Reimer
Walter Heindel

Mit Beiträgen von

Th. Allkemper	M. G. Lentschig
M. Asmussen	A. Lienemann
R. Bachmann	Th. M. Link
A. Beer	D. C. Maintz
Th. M. Bernhardt	H. E. Möller
U. Bick	G. U. Mueller-Lisse
G. Bongartz	U. L. Mueller-Lisse
M. Brändli	B. Pfleiderer
B. Buerke	P. Reimer
D. Caurette	E. J. Rummeny
C. Czipull	B. Saar
H. E. Daldrup-Link	M. Scherr
St. Diederich	H. Stimmer
J. Gaa	M. Taupitz
W. Heindel	B. Tombach
K. Hellerhoff	M. Unterweger
Th. Helmberger	R. Vosshenrich
K.-U. Jürgens	S. Waldt
B. Kreft	J. Wessling
R. A. Kubik-Huch	K. Wörtler
H. Kugel	

2., vollständig überarbeitete und erweiterte Auflage

1350 Abbildungen
103 Tabellen

Georg Thieme Verlag
Stuttgart · New York

Bibliografische Information der Deutschen Bibliothek

Die Deutsche Bibliothek verzeichnet diese Publikation in der Deutschen Nationalbibliografie; detailliertere bibliografische Daten sind im Internet über http://dnb.ddb.de abrufbar

1. Auflage 2002

Wichtiger Hinweis: Wie jede Wissenschaft ist die Medizin ständigen Entwicklungen unterworfen. Forschung und klinische Erfahrung erweitern unsere Erkenntnisse, insbesondere was Behandlung und medikamentöse Therapie anbelangt. Soweit in diesem Werk eine Dosierung oder eine Applikation erwähnt wird, darf der Leser zwar darauf vertrauen, dass Autoren, Herausgeber und Verlag große Sorgfalt darauf verwandt haben, dass diese Angabe **dem Wissensstand bei Fertigstellung des Werkes** entspricht. Für Angaben über Dosierungsanweisungen und Applikationsformen kann vom Verlag jedoch keine Gewähr übernommen werden. **Jeder Benutzer ist angehalten**, durch sorgfältige Prüfung der Beipackzettel der verwendeten Präparate und gegebenenfalls nach Konsultation eines Spezialisten festzustellen, ob die dort gegebene Empfehlung für Dosierungen oder die Beachtung von Kontraindikationen gegenüber der Angabe in diesem Buch abweicht. Eine solche Prüfung ist besonders wichtig bei selten verwendeten Präparaten oder solchen, die neu auf den Markt gebracht worden sind. **Jede Dosierung oder Applikation erfolgt auf eigene Gefahr des Benutzers.** Autoren und Verlag appellieren an jeden Benutzer, ihm etwa auffallende Ungenauigkeiten dem Verlag mitzuteilen.

© 2002, 2006 Georg Thieme Verlag KG
Rüdigerstraße 14
D-70469 Stuttgart
Telefon: +49/0711/8931-0
Unsere Homepage: http://www.thieme.de

Printed in Germany

Zeichnungen: Joachim Hormann, Stuttgart
Umschlaggestaltung: Thieme Verlagsgruppe

Satz und Druck: Druckhaus Götz GmbH,
  D-71636 Ludwigsburg, gesetzt in 3B2

ISBN 3-13-125012-7
ISBN 978-3-13-125012-4   1 2 3 4 5 6

Geschützte Warennamen (Warenzeichen) werden **nicht** besonders kenntlich gemacht. Aus dem Fehlen eines solchen Hinweises kann also nicht geschlossen werden, dass es sich um einen freien Warennamen handelt.

Das Werk, einschließlich aller seiner Teile, ist urheberrechtlich geschützt. Jede Verwertung außerhalb der engen Grenzen des Urheberrechtsgesetzes ist ohne Zustimmung des Verlages unzulässig und strafbar. Das gilt insbesondere für Vervielfältigungen, Übersetzungen, Mikroverfilmungen und die Einspeicherung und Verarbeitung in elektronischen Systemen.

Geleitwort

Die schon nach kurzer Zeit notwendig gewordene 2. Auflage belegt das sehr große Interesse vieler Radiologen an Weiter- und Fortbildung in der MRT. Aber auch die große Bedeutung der MRT für die zahlreichen Disziplinen, die Patienten zur MRT-Untersuchung zuweisen, sowie die hohe Erwartungshaltung der Patienten nach neuestem und wissenschaftlich gesichertem Standard behandelt zu werden, sind weitere wichtige Gründe für die gründliche Überarbeitung der 1. Auflage. Äußeres Erscheinungsbild, Gliederung und Struktur sind erheblich verändert, Text und Bildmaterial deutlich erweitert worden. Besondere Bedeutung wurde der Einarbeitung der neuesten apparativen und untersuchungstechnischen Innovationen beigemessen. Die MRT des Herzens zeigt beispielhaft den enormen qualitativen Sprung, den die moderne Geräteentwicklung sowie der Einsatz einer ausgefeilten Untersuchungstechnik in der Diagnostik kardialer Erkrankungen gebracht hat.

Die MRT gehört zum Kerngebiet des Faches Radiologie. Nach der neuen Weiterbildungsordnung ist jedoch der Erwerb einer fachgebundenen MRT-Zusatzweiterbildung auch für andere Fachgebiete möglich, wenn auch zum jetzigen Zeitpunkt die genauen Modalitäten und Richtlinien noch nicht formuliert und verabschiedet sind. Einigkeit besteht jedoch in allen Gremien, dass durch die neuen Regelungen keine Qualitätsminderung eintreten darf. Insofern kommt diesem Buch in unserer von Leitlinien geprägten modernen Medizin die besondere Bedeutung zu, die bisher erarbeiteten Qualitätsstandards in der MRT des Körpers zu formulieren und zu verbreiten.

Die systematische Darstellung der mit der MRT fassbaren Krankheitsentitäten, die übersichtlichen Zusammenfassungen der technischen Daten für Untersuchungen in Tabellenform und in Merksätzen und die hervorragende Bildqualität werden diesem Anspruch durchaus gerecht. Es bleibt allerdings die Aufgabe für jeden diagnostisch tätigen Arzt, die MRT-Befunde in den gesamten klinischen Kontext einzuordnen. Auch der ökonomische Aspekt moderner bildgebender Verfahren und die begrenzten finanziellen Ressourcen des Gesundheitssystems müssen bei jeder einzelnen Indikation berücksichtigt werden, auch wenn die MRT-Bildgebung und die funktionellen Daten zu faszinierenden Ergebnissen führen.

Dem Thieme Verlag will ich für die zeitnahe Neuauflage und großzügige Ausstattung recht herzlich danken, vor allem aber allen Autoren, die zum Gelingen dieses Bandes beigetragen haben.

Düsseldorf, im Herbst 2005　　　　Ulrich Mödder

Vorwort zur 2. Auflage

Die gute Akzeptanz unseres MR-Buches und die positiven Reaktionen auf die 1. Auflage waren Ansporn, die vorliegende 2. Auflage zu gestalten. Darüber hinaus wurde eine Neuauflage durch die rasche Entwicklung auf dem Gebiet der MR-Tomographie notwendig: Neue Einsatzmöglichkeiten beispielsweise bei der MR-Bildgebung des Herzens oder des Knochenmarks, MR-Untersuchungen bei 3 Tesla, die Ganzkörper-MRT und die Ganzkörper-MR-Angiographie wurden eingearbeitet. Somit gibt das Werk den aktuellen klinischen Stand der MR-Diagnostik – soweit dies in Buchform möglich ist – wieder. Das Layout wurde dem aktuellen Erscheinungsbild der RRR-Reihe angepasst und verleiht dem Buch eine großzügige Übersichtlichkeit.

Die Zielsetzung des Buches hat sich jedoch nicht geändert. Als Herausgeber des Werkes möchten wir weiterhin zur Vermittlung der Grundlagen und qualitätsgesicherter klinischer Anwendung der MR-Tomographie beitragen. Dieser Anspruch wird unterstützt durch den klinischen Bezug über die zahlreichen Abbildungen, die einprägsamen Merksätze sowie die übersichtlich gestalteten Tabellen und die komprimierten Zusammenfassungen. Aufgrund dieser Ausstattung eignet sich das Buch für die Ausbildung und Weiterbildung in der Radiologie ebenso wie als Nachschlagewerk am Arbeitsplatz.

Wir bedanken uns herzlich bei den Autoren der einzelnen Kapitel, die dazu beigetragen haben, das Buch zu gestalten und es auf den neuesten Stand zu bringen. Dabei sind wir uns durchaus bewusst, dass weitere Verbesserungen möglich sind. Deshalb sind Anregungen und kreative Kritik, die an die Herausgeber oder den Thieme Verlag gerichtet werden können, auch weiterhin willkommen.

Besonderer Dank und Anerkennung gebührt der Verlagsleitung für die großzügige Ausstattung des Buches sowie den Mitarbeiterinnen und Mitarbeitern des Thieme Verlages, hier insbesondere Frau Susanne Huiss und Herrn Dr. Christian Urbanowicz für die tatkräftige Unterstützung in der Vorbereitungs- und Projektphase. Herrn Rolf Zeller danken wir für seine Geduld und die hochwertige Ausführung des Buches.

Wir hoffen, dass auch die 2. Auflage weiterhin zu den erfolgreichen Werken dieser Reihe zählen wird und seinen Lesern – sowohl den jungen als auch den bereits erfahrenen Kollegen – weiterhin ein guter Begleiter zur optimalen Patientenbetreuung ist.

München/   E. J. Rummeny
Karlsruhe/   P. Reimer
Münster, im Januar 2006   W. Heindel

Vorwort zur 1. Auflage

Seit Einführung der Magnetresonanztomographie (MRT) in die radiologische Diagnostik Anfang der 80er-Jahre haben deren Indikationen ständig zugenommen, wobei dieses Verfahren die computertomographische Abklärung unterschiedlichster Fragestellungen mittlerweile zumindest partiell ersetzt – dies ungeachtet des sprunghaften Fortschritts der CT-Technologie. Vor dem Hintergrund einer kontinuierlichen Weiterentwicklung der Geräte, Messsequenzen sowie Kontrastmittel gehört die MRT heute unbestritten zu den wichtigsten Methoden im Repertoire der bildgebenden Diagnostik. Angesichts der wachsenden Zahl neu installierter MR-Tomographen sollte allerdings die Möglichkeit eines Trends zu unnötigen bzw. ineffizienten MR-Untersuchungen beachtet werden.

Als Herausgeber dieses Buches möchten wir zur Vermittlung von Grundlagen und aktuellem Wissen auf dem Gebiet der MR-Diagnostik beitragen und dementsprechend die gesamte Bandbreite magnetresonanztomographischer Befunde darstellen, die im radiologischen Alltag praktische Relevanz besitzen. Wegen seiner großzügigen Ausstattung mit Abbildungen und Tabellen ist das vorliegende Buch daher nicht nur als Begleiter im Rahmen der radiologischen Aus- sowie Weiterbildung gedacht, sondern auch als Nachschlagewerk für den bereits erfahrenen Anwender.

Obwohl dieses Werk naturgemäß bereits zum Zeitpunkt seiner Einführung nicht mehr den aktuellsten Stand aller Facetten der magnetresonanztomographischen Entwicklungen wiedergeben kann, behalten die Aussagen zu typischen Krankheitsbefunden und den zugehörigen Untersuchungsmodalitäten dennoch weitgehende Gültigkeit. Ungeachtet dessen ist den Autoren aber durchaus bewusst, dass der stetige Erkenntniswandel eine in nicht allzu ferner Zukunft zu konzipierende Neuauflage erfordert. Über entsprechende Anregungen und konstruktive Kritik, die an die Herausgeber oder den Thieme Verlag geleitet werden können, würden wir uns deshalb freuen.

Besonderen Dank schulden wir den Verfassern der einzelnen Kapitel, in denen die magnetresonanztomographischen Phänomene der wesentlichen Krankheitsprozesse aller Körperregionen übersichtlich erläutert und mit zahlreichen Abbildungen illustriert werden.

Des Weiteren gilt unser ausdrücklicher Dank den mit der Fertigstellung des Buches befassten Mitarbeitern des Thieme Verlages. Besonders hervorzuheben ist dabei das Engagement von Herrn Dr. Thorsten Pilgrim sowie von Frau Susanne Huiss, das die Drucklegung erst ermöglichte. Darüber hinaus ist auch Herrn Prof. Dr. Ulrich Mödder in seiner Funktion als Herausgeber der Referenz-Reihe Radiologie für seine Anregungen zu diesem Projekt und dessen Förderung zu danken.

Wir hoffen, dass das vorliegende Werk an den bisherigen Erfolg der Buchreihe anknüpfen kann und seinen Lesern – sowohl den jungen als auch den bereits erfahrenen Kollegen – helfen wird, die MRT zum Wohle der ihnen anvertrauten Patienten einzusetzen.

München/   E. J. Rummeny
Karlsruhe/   P. Reimer
Münster, im März 2002   W. Heindel

Anschriften

Herausgeber

Prof. Dr. med. Ernst J. Rummeny
  Klinikum rechts der Isar
  Institut für Röntgendiagnostik der TU München
  Ismaninger Str. 22
  81675 München

Prof. Dr. med. Peter Reimer
  Städtisches Klinikum Karlsruhe
  Zentralinstitut für bildgebende Diagnostik
  Moltkestr. 90
  76133 Karlsruhe

Prof. Dr. med. Walter Heindel
  Universitätsklinikum Münster
  Institut für Klinische Radiologie
  Albert-Schweitzer-Str. 33
  48129 Münster

Reihenherausgeber

Prof. Dr. med. Ulrich Mödder
  Universitätsklinikum Düsseldorf
  Institut für Diagnostische Radiologie
  Moorenstr. 5
  40225 Düsseldorf

Mitarbeiter

Dr. med. Thomas Allkemper
  Universitätsklinikum Münster
  Institut für Klinische Radiologie
  Albert-Schweitzer-Str. 33
  48149 Münster

Maren Asmussen
  Städtisches Klinikum Karlsruhe
  Zentralinstitut für bildgebende Diagnostik
  Moltkestr. 90
  76133 Karlsruhe

Dr. med. Rainald Bachmann
  Universitätsklinikum Münster
  Institut für Klinische Radiologie
  Albert-Schweitzer-Str. 33
  48149 Münster

Dr. med. Ambros Beer
  Klinikum rechts der Isar
  Institut für Röntgendiagnostik TU München
  Ismaninger Str. 22
  81675 München

Dr. med. Thomas M. Bernhardt
  Universitätsklinikum Münster
  Institut für Klinische Radiologie
  Albert-Schweitzer-Str. 33
  48149 Münster

Prof. Dr. med. Ulrich Bick
  Unversitätsmedizin Berlin
  Charité Campus Mitte
  Institut für Radiologie
  Schumannstr. 20/21
  10117 Berlin

Prof. Dr. med. Georg Bongartz
  Universitätsspital Basel
  Medizinische Radiologie
  Petersgraben 4
  4031 Basel
  Schweiz

Dr. med. Matthias Brändli
  Route Principale 76
  1796 Courgevaux
  Schweiz

Anschriften

Dr. med. Boris Buerke
Universitätsklinikum Münster
Institut für Klinische Radiologie
Albert-Schweitzer-Str. 33
48149 Münster

Dr. med. Dorothée Caurette
Städtisches Klinikum Karlsruhe
Zentralinstitut für bildgebende Diagnostik
Moltkestr. 90
76133 Karlsruhe

Dr. med. Cornelia Czipull
Städtisches Klinikum Karlsruhe
Zentralinstitut für bildgebende Diagnostik
Moltkestr. 90
76133 Karlsruhe

PD Dr. med. Heike E. Daldrup-Link
University of California, San Francisco
Dept. of Radiology
400 Parnassus Ave, A-367, Box 0628
San Francisco, CA, 94143
USA

Prof. Dr. med. Stefan Diederich
Marien-Hospital Düsseldorf
Institut für Diagnostische und
Interventionelle Radiologie sowie
Nuklearmedizin
Rochusstr. 2
40479 Düsseldorf

Prof. Dr. med. Jochen Gaa
Klinikum rechts der Isar
Institut für Röntgendiagnostik der TU München
Ismaninger Str. 22
81675 München

Dr. med. Karin Hellerhoff
Klinikum rechts der Isar
Institut für Röntgendiagnostik der TU München
Ismaninger Str. 22
81675 München

Prof. Dr. med. Thomas Helmberger
Universitätsklinikum Schleswig-Holstein
Campus Lübeck
Klinik für Radiologie
Ratzeburger Allee 160
23538 Lübeck

Dr. med. Kai-Uwe Jürgens
Universitätsklinikum Münster
Institut für Klinische Radiologie
Albert-Schweitzer-Str. 33
48149 Münster

Prof. Dr. med. Burkhard Kreft
Gemeinschaftspraxis für Radiologie
und Nuklearmedizin
Kaiserstr. 19–21
53113 Bonn

PD Dr. med. Rahel A. Kubik-Huch
Kantonsspital Baden AG
Institut für Radiologie
Hebelstr. 32
5404 Baden
Schweiz

Dipl.-Phys. Dr. rer. nat. Harald Kugel
Universitätsklinikum Münster
Institut für Klinische Radiologie
Albert-Schweitzer-Str. 33
48149 Münster

Dr. med. Markus Günter Lentschig
Klinikum Bremen-Mitte
MR-Zentrum Bremen-Mitte
St.-Jürgen-Str. 1
28177 Bremen

PD Dr. med. Andreas Lienemann
HELIOS-Kliniken Schwerin
Institut für Röntgendiagnostik
Wismarsche Str. 393
19049 Schwerin

Prof. Dr. med. Thomas M. Link
University of California, San Francisco
Dept. of Radiology
400 Parnassus Ave, A-367, Box 0628
San Francisco, CA, 94143
USA

PD Dr. med. David C. Maintz
Universitätsklinikum Münster
Institut für klinische Radiologie
Albert-Schweitzer-Str. 33
48149 Münster

Anschriften

Prof. Dr. rer. nat. Harald E. Möller
Universitätsklinikum Münster
Institut für Klinische Radiologie
Experimentelle Magnetische Kernresonanz
Albert-Schweitzer-Str. 33
48129 Münster

PD Dr. med. Gerd Ullrich Mueller-Lisse
Klinikum der Universität München – Innenstadt
Institut für Klinische Radiologie
Ziemssenstr. 1
80336 München

Dr. med. Ulrike L. Mueller-Lisse
Klinikum der Universität München – Innenstadt
Klinik und Poliklinik für Urologie
Nussbaumstraße 20
80336 München

Prof. Dr. med. Dr. rer. nat. Bettina Pfleiderer
Universitätsklinikum Münster
Institut für Klinische Radiologie
Albert-Schweitzer-Str. 33
48149 Münster

Dr. med. Bettina Saar
Inselspital
Institut für Diagnostische Radiologie
3010 Bern
Schweiz

Dr. med. Michael Scherr
Klinikum der Universität München – Innenstadt
Institut für Klinische Radiologie
Ziemssenstr. 1
80336 München

Dr. med. Herbert Stimmer
Klinikum rechts der Isar
Institut für Röntgendiagnostik der TU München
Ismaninger Str. 22
81675 München

PD Dr. med. Dipl.-Phys. Matthias Taupitz
Universitätsmedizin Berlin
Charité Campus Mitte
Institut für Radiologie
Schumannstr. 20/21
10098 Berlin

PD Dr. med. Dipl.-Chem. Bernd Tombach
Universitätsklinikum Münster
Institut für Klinische Radiologie
Albert-Schweitzer-Str. 33
48149 Münster

Dr. med. Martin Unterweger
Kantonsspital Baden AG
Institut für Radiologie
Hebelstr. 32
5404 Baden
Schweiz

Prof. Dr. med. Rolf Vosshenrich
Röntgenpraxis
Am Marstall 14
30159 Hannover

Dr. med. Simone Waldt
Klinikum rechts der Isar
Institut für Röntgendiagnostik der TU München
Ismaninger Str. 22
81675 München

Dr. med. Johannes Wessling
Universitätsklinikum Münster
Institut für Klinische Radiologie
Albert-Schweitzer-Str. 33
48149 Münster

PD Dr. med. Klaus Wörtler
Klinikum rechts der Isar
Institut für Röntgendiagnostik der TU München
Ismaninger Str. 22
81675 München

Abkürzungen

δB_0	Magnetfeldinhomogenität
$\hbar$	Drehimpulsquantum (eigentlich Planck'sches Wirkungsquantum)
$\vec{I}$	Kerndrehimpuls
$\vec{M}$	makroskopische Magnetisierung
$\vec{\mu}$	magnetisches Dipolmoment
α	Pulswinkel (Synonym: FA)
$\Delta\Phi$	Phasendifferenz
$\Delta\nu_0$	Frequenz-Offset (von der Larmor-Frequenz)
γ	gyromagnetisches Verhältnis
μ_z	z-Komponente des magnetischen Dipolmoments
ν	Frequenz
ν_0	Larmor-Frequenz im Feld B_0
τ	zeitlicher Abstand
τ_p	Pulsdauer
A., Aa.	Arteria, Arteriae
ACTH	adrenokortikotropes Hormon (engl. Adrenocorticotropic Hormone)
ACVB	aortokoronarer Venenbypass (engl. Aortic Coronary Venous Bypass graft)
ADC	apparenter Diffusionskoeffizient (engl. Apparent Diffusion Coefficient)
AJCC	American Joint Committee on Cancer
ALL	akute lymphatische Leukämie
AML	akute myeloische Leukämie
ARVCM	arrhythmogene rechtsventrikuläre Kardiomyopathie (engl. Arrhythmogenic Right Ventricular Cardiomyopathy)
ASD	Vorhofseptumdefekt (engl. Atrial Septal Defect)
ATP	Adenosintriphosphat
B_0	statisches Magnetfeld (eines MR-Scanners)
B_1	magnetische Komponente des Hochfrequenzfeldes zur Spinanregung
BAT	Bolusankunftszeit (engl. Bolus Arrival Time)
BMD	Knochendichte (engl. Bone Mineral Density)
Body-SURF	Body System of Unlimited Rolling Field of View (Bildgebungstechnik mit kontinuierlich bewegtem Tisch)
BPH	benigne Prostatahyperplasie
BSG	Blutsenkungsgeschwindigkeit
BT	Bolustransfer
BWK	Brustwirbelkörper
BZ	Boluszeit
CAD	computergestützte Detektion (engl. Computer Assisted Detection)
CAM	kongenitale zystische adenomatoide Malformation (engl. Congenital Cystic Adenomatoid Malformation)
CE-FAST	Contrast-Enhanced FAST (T2-betonte Gradienten-Echo-Sequenz; Synonyme: CE-GRASS, T2FFE, PSIF)
CE-GRASS	Contrast-Enhanced GRASS (T2-betonte Gradienten-Echo-Sequenz; Synonyme: CE-FAST, T2FFE, PSIF)
CE-MR-Angiography	kontrastmittelgestützte MR-Angiographie (engl. Contrast-Enhanced-MR-Angiography)
CHESS	Chemical Shift Selective Suppression (frequenzselektive Fett- oder Wasserunterdrückung)
CP	zirkular polarisiert (engl. Circularly Polarized)
CPMG-Sequenz	Carr-Purcell-Meiboom-Gill-Sequenz
CRP	C-reaktives Protein
CSI	spektroskopische Bildgebung (engl. Chemical Shift Imaging)
CSPAMM	Complementary Spatial Modulation of Magnetization (Technik zur Gewebemarkierung, „Tagging")
CT	Computertomographie, -tomogramm
CTEPH	chronisch thromboembolische pulmonale Hypertonie
CUP	Metastase bei unbekanntem Primärtumor (engl. Cancer of Unknown Primary)
DCIS	duktales Carcinoma in situ
DCM	dilatative Kardiomyopathie (engl. Dilated Cardiomyopathy)

DESS	Double Echo Steady State (Doppelechokombination aus FISP und PSIF; Synonym: FADE)	**FISP**	Fast Imaging with Steady Precession (Gradienten-Echo-Sequenz ohne Spoiler; Synonyme: FAST, FFE, GRASS)
DHC	Ductus hepatocholedochus	**FLAIR**	Fluid-Attenuated Inversion Recovery (Technik zur Liquorunterdrückung)
DORV	Fehlabgang der Aorta aus der rechten Kammer (engl. Double Outlet Right Ventricle)	**FLASH**	Fast Low Angle Shot (Gradienten-Echo-Sequenz mit Spoiler; Synonyme: T1-FFE, spoiled GRASS)
DPDP	Dipyridoxaldiphosphat		
DRU	digitale rektale Untersuchung		
DSA	digitale Subtraktionsangiographie	**FLC**	fibrolamelläres Karzinom (engl. Fibrolamellar Carcinoma)
DXA	Dual-Energy-X-Ray-Absorptiometrie	**FNH**	fokal-noduläre Hyperplasie
E	Energie	**FOV**	Bildfeld (engl. Field of View)
EDV	enddiastolisches Ventrikelvolumen	**FS**	Fettsättigung (engl. Fat Saturation)
EDWT	enddiastolische Myokarddicke (engl. End Diastolic Wall Thickness)	**FSE**	Fast Spin Echo (schnelle Spin-Echo-Sequenz; Synonyme: RARE, TSE)
EF	Ejektionsfraktion/Auswurffraktion (engl. Ejection Fraction)	**FSH**	follikelstimulierendes Hormon
		FT	Fourier-Transformation
EPI	Echo Planar Imaging	**G**	Gradientenfeld
EPT	endoskopische Papillotomie	G_x, G_y, G_z	Komponenten des Gradientenfeldes G: Steigung von B_0 entlang der Achsen des Laborsystems
ERCP	endoskopisch retrograde Cholangiopankreatikographie		
ESV	endsystolisches Ventrikelvolumen	**Gd**	Gadolinium
ESWL	extrakorporale Stoßwellenlithotripsie	**Gd-DTPA**	Gadolinium-Diethylentriaminpentaessigsäure (T1-verkürzendes Kontrastmittel; engl. Gadolinium Diethylene Triamine Pentaacetic Acid)
ESWT	endsystolische Myokarddicke (engl. End Systolic Wall Thickness)		
ETL	Echozuglänge (engl. Echo Train Length)	**GE**	Gradienten-Echo (engl. Gradient Echo/Gradient Recalled Echo [GRE])
FA	Flipwinkel/Pulswinkel (engl. Flip Angle)	**GE-OOP**	Gradienten-Echo in (Fett-Wasser-) Gegenphase (engl. GE Out-of-Phase)
FADE	Fast Acquisition Double Echo (Doppelechokombination aus FISP und PSIF; Synonym: DESS)	**GMR**	Gradient Motion Rephasing (Technik zur Bewegungsartefakt-Unterdrückung)
FAST	Fourier Acquisition in the Steady State (Gradienten-Echo-Sequenz ohne Spoiler; Synonyme: FFE, FISP, GRASS)	**GRAPPA**	Generalized Autocalibrating Partially Parallel Acquisition (Technik der parallelen Bildgebung)
		GRASE	Gradient and Spin Echo (schnelle SE- und GE-Hybridsequenz; Synonym: Turbo-GSE)
FDA	Food and Drug Administration		
FDG-PET	Fluordeoxyglucose-Positronen-Emissions-Tomographie	**GRASS**	Gradient Recalled Acquisition in the Steady State (Gradienten-Echo-Sequenz ohne Spoiler; Synonyme: FAST, FFE, FISP)
FFE	Fast Field Echo (Gradienten-Echo-Sequenz ohne Spoiler; Synonyme: FAST, FISP, GRASS)		
FID	freier Induktionszerfall (engl. Free Induction Decay)	**HAGL**	Abriss des glenohumeralen Ligamentkomplexes am humeralen Ansatz (engl. Humeral Avulsion of the Glenohumeral Ligament)
FIESTA	Fast Imaging Employing Steady State Acquisition (Synonyme: balanced FFE, TrueFISP)		

HASTE	Half-Fourier Acquisition Single-Shot Turbo Spin-Echo (schnelle Spin-Echo Akquisition)	LT-Quotient	Quotient Längendurchmesser/Transversaldurchmesser
HCC	hepatozelluläres Karzinom (engl. Hepatocellular Carcinoma)	LV	linker Ventrikel (engl. Left Ventricle)
HCM	hypertrophe Kardiomyopathie (engl. Hypertrophic Cardiomyopathy)	LVOT	linksventrikulärer Ausflusstrakt (engl. Left Ventricular Outflow Tract)
HF	Hochfrequenz		
HMV	Herzminutenvolumen	m	magnetische Spinquantenzahl
HNOCM	hypertrophe nichtobstruktive Kardiomyopathie (engl. Hypertrophic Non-Obstructive Cardiomyopathy)	M., Mm.	Musculus, Musculi
		M_0	Betrag der Gleichgewichtsmagnetisierung im Feld B_0
HOCM	hypertrophe obstruktive Kardiomyopathie (engl. Hypertrophic Obstructive Cardiomyopathy)	M_{xy}	Transversalkomponente der Magnetisierung
		M_z	Longitudinalkomponente der Magnetisierung
HR-CT	hochauflösende Computertomographie (engl. High Resolution Computertomography)	MEN	multiple endokrine Neoplasie
		MFH	malignes fibröses Histiozytom
		MIP	Maximum-Intensity-Projektion
HSG	Hysterosalpingographie	MOTSA	Multiple Overlapping Thin Slab Acquisition (Aufnahmetechnik für die MRA mit überlappenden 3D-Blöcken)
HWK	Halswirbelkörper		
HZV	Herzzeitvolumen		
		MPR	multiplanare Rekonstruktion
I	Kernspinquantenzahl	MP-RAGE	Magnetization-Prepared Rapid Gradient Echo (schnelle 3D-GE-Sequenz mit Vormagnetisierung)
i.v.	intravenös		
IEC	International Electechnical Commission (Internationale elektrotechnische Kommission)		
		MR	Magnetresonanz
		MRA	Magnetresonanzangiographie (engl. Magnetic Resonance Angiography)
iPat	integrierte parallele Akquisitionstechniken		
		MRCA	Magnetresonanzkoronarangiographie (engl. Magnetic Resonance Coronary angiography)
IR	Inversionserholung (engl. Inversion Recovery)		
ISG	Iliosakralgelenke	MRCP	Magnetresonanzcholangiopankreatikographie
IUP	Intrauterinspirale/Intrauterinpessar		
IVP	intravenöse Ausscheidungsurographie/Ausscheidungspyelographie	MRM	Magnetresonanzmammographie
		MRSI	spektroskopische Bildgebung (engl. MR Spectroscopic Imaging)
k_B	Boltzmann-Konstante	MRT	Magnetresonanztomographie, -tomogramm
k_x, k_y, k_z	Koordinaten im k-Raum		
KHK	koronare Herzerkrankung	MSCT	Mehrschicht-Spiral-CT
		MZ	Messzeit
LA	linker Vorhof (engl. Left Atrium)		
LAD	Ramus interventricularis anterior (der linken Koronarterie) (engl. Left Anterior Descending Artery)	N	Kernanzahl
		N., Nn.	Nervus, Nervi
		N_E	Echoanzahl
LCA	linke Koronararterie (engl. Left Coronary Artery)	N_F	Anzahl der Frequenzkodierpunkte
		N_P	Anzahl der Phasenkodierpunkte
LCIS	lobuläres Carcinoma in situ	NHL	Non-Hodgkin-Lymphom
LCX	Ramus circumflexus der linken Koronararterie (engl. Left Circumflex)	NMR	Kernspinresonanz (engl. Nuclear Magnetic Resonance)
LDH	Lactatdehydrogenase	NOS	nicht spezifiziert (engl. Not Otherwise Specified)
LH	luteinisierendes Hormon		
Lig., Ligg.	Ligamentum, Ligamenta		
LK	Lymphknoten	NRH	nodulär regenerative Hyperplasie

OOP	Gegenphase (bei GE-Sequenzen; engl. Out-of-Phase)	RCX	Ramus circumflexus (engl. Left Circumflex [LCX])
OPG-Aufnahme	Orthopantomogramm	RES	retikuloendotheliales System
		RIVA	Ramus interventricularis anterior (engl. Left Anterior Descending Artery [LAD])
OSG	oberes Sprunggelenk		
PA	Pulmonalarterie	RIVP	Ramus interventricularis posterior
PAT	parallele Bildgebung (engl. Parallel Acquisition Technique)	ROI	interessierende/ausgewählte Region (engl. Region of Interest)
pAVK	periphere arterielle Verschlusskrankheit	RV	rechter Ventrikel (engl. Right Ventricle)
PBC	primär biliäre Zirrhose (engl. Primary Biliary Cirrhosis)	RVOT	rechtsventrikulärer Ausflusstrakt (engl. Right Ventricular Outflow Tract)
PCA	Prostatakarzinom (engl. Prostate Cancer)		
PC-Linie	pubokokzygeale Referenzlinie	SAD	Scheidenabschlussdeszensus
PCr	Phosphokreatin	SAR	spezifische Absorptionsrate
PD	Protonendichte	SD	Schichtdicke
PDw	protonendichtegewichtet	SE	Spin-Echo
PIN	intraepitheliale Neoplasie der Prostata (engl. Prostatic Intraepithelial Neoplasia)	SENSE	Sensitivity Encoding (Technik der parallelen Bildgebung)
		Slap-Lesion	Läsion des oberen Labrums anterior und posterior (engl. Superior Labrum Anterior and Posterior-Lesion)
Pixel	Bildelement (von engl. Picture Element)		
PNET	primitiver neuroektodermaler Tumor	SMASH	Simultaneous Acquisition of Spatial Harmonics (Technik der parallelen Bildgebung)
PNS	periphere Nervenstimulation		
ppm	parts per million	Snapshot FLASH	schnelle FLASH-Technik (Synonyme: T1TFE, Turbo-FLASH)
PPNAD	primär pigmentierte noduläre adrenokortikale Erkrankung (engl. Primary Pigmented Nodular Adrenocortical Disease)	SPAMM	Spatial Modulation of Magnetization (Technik zur Gewebemarkierung, „Tagging")
PR	Projektionsrekonstruktion	SPGR	Spoiled GRASS
PSA	prostataspezifisches Antigen	SPIO	Small Particles of Iron Oxide (T2-verkürzendes Kontrastmittel)
PSC	primär sklerosierende Cholangitis		
PSIF	Umkehrung des Akronyms FISP (T2-betonte Gradienten-Echo-Sequenz; Synonyme: CE-FAST, CE-GRASS, T2FFE)	SPIR	Spectral Presaturation with Inversion Recovery (Fettunterdrückungsmethode)
		Spoiled GRASS	GRASS-Sequenz mit Spoiler (Synonyme: T1FFE, FLASH)
PTA	perkutane transluminale Angioplastie	SPOVT	septische postpartale Ovarialvenenthrombose
PTC	perkutane transhepatische Cholangiographie	SRV	Signal-Rausch-Verhältnis (engl. Signal-to-Noise Ratio [SNR])
PVNS	pigmentierte villonoduläre Synovitis	SSD	Oberflächenrekonstruktion (engl. Shaded Surface Display)
R., Rr.	Ramus, Rami	SSFP	Steady State Free Precession (Gradienten-Echo-Sequenz ohne Spoiler-Gradient)
RA	rechter Vorhof (engl. Right Atrium)		
RARE	Rapid Acquisition with Relaxation Enhancement (schnelle Spin-Echo-Sequenz; Synonyme: FSE, TSE)	STIR	Short Time Inversion Recovery (Sequenz zur Fettunterdrückung)
		SV	Schlagvolumen
RCA	rechte Koronararterie (engl. Right Coronary Artery)	SWT	systolische Myokarddickenzunahme (engl. Systolic Wall Thickening)

Abkürzungen

T	Temperatur	TR	Repetitionszeit
t	Zeit	TR_{min}	minimale Repetitionszeit
T1	Spin-Gitter- oder longitudinale Relaxationszeit	TR-MR-Angiographie	zeitaufgelöste MR-Angiographie (engl. Time-Resolved-MR Angiography)
T1FFE	FFE-Sequenz mit Spoiler (Synonyme: FLASH, spoiled GRASS)	TRUS	transrektaler Ultraschall
T1w	T1-gewichtet	TSE	Turbo-Spin-Echo (schnelle Spin-Echo-Sequenz; Synonyme: FSE, RARE)
T2	Spin-Spin- oder transversale Relaxationszeit		
T2FFE	FFE-Sequenz mit Betonung der T2-abhängigen Signalanteile (Synonyme: CE-FAST, CE-GRASS, PSIF)	Turbo-FLASH	schnelle FLASH-Sequenz (Synonyme: TFE/T1TFE, Snapshot FLASH)
		Turbo-GSE	Turbo Gradient and Spin Echo (schnelle SE- und GE-Hybridsequenz; Synonym: GRASE)
$T2^*w$	$T2^*$-gewichtet		
T2w	T2-gewichtet		
T_{AC}	Messzeit/Akquisitionsdauer	TURP	transurethrale Resektion der Prostata
T_{sd}	Wartezeit bis zum Sequenzstart (engl. Scan Delay)		
TE	Echozeit	USG	unteres Sprunggelenk
TE_{eff}	effektive Echozeit	USPIO	Ultra Small Particles of Iron Oxide (T1-verkürzendes Kontrastmittel)
TFC	triangulärer Faserknorpel (engl. Triangular Fibrocartilage)		
TFCC	triangulärer fibrokartilaginärer Komplex (engl. Triangular Fibrocartilage Complex)	UTSE	Ultra Short Turbo Spin Echo (spezielle TSE-Technik)
		V	Volumen
		V., Vv.	Vena, Venae
TFE	Turbo Field Echo (schnelle Gradienten-Echo-Sequenz; Synonym: Snapshot-, Turbo-FLASH)	VENC	Geschwindigkeitskodierung (engl. Velocity Encoding)
TI	Inversionszeit	VIBE	Volumetric Interpolated Breathhold Examination (schnelle 3D-Gradienten-Echo-Sequenz für Messungen im Atemstillstand)
TIM	Total Imaging Matrix (Aufnahmetechnik mit einem System von Phased-Array-Spulen)		
TIR	Turbo Inversion Recovery (schnelle IR-Sequenz; Synonym: IR-TSE)	Voxel	Volumenelement (von engl. Volume Element, analog zu Pixel)
TIRM	Turbo Inversion Recovery Magnetization (schnelle IR-Sequenz; Synonym: IR-TSE)	VSD	Ventrikelseptumdefekt (engl. Ventricular Septal Defect)
TOF	Flugzeit (engl. Time of Flight; Technik zur Erzeugung von MRA-Kontrasten)	x, y, z	Ortskoordinaten im Laborsystem
		x', y', z'	Ortskoordinaten im rotierenden Koordinatensystem
TONE	Tilted Optimized Nonsaturating Excitation (Anregungstechnik für die MRA mit variablem Pulswinkel)	ZNS	Zentralnervensystem

Inhaltsverzeichnis

1 Grundlagen 1

Grundlagen der MRT 2
H. E. Möller

Prinzip der magnetischen Kernresonanz 3
MR-Bildgebung 9
Komponenten eines MR-Tomographen 20

MR-Kontrastmittel 24
B. Tombach

Grundlagen der Kontrastverstärkung 24
Kontrastmittelklassen und Bioverteilung 25

Risiken und Nebenwirkungen der MR 31
H. Kugel

Bildartefakte 35
T. Allkemper

Zusammenfassung 40

2 Kopf-Hals-Region 43
H. Stimmer

Nasenhaupthöhle, Nasennebenhöhlen, Mittelgesicht 44
Mundhöhle, Oropharynx 51
Hypopharynx, Larynx 56

Speicheldrüsen 58
Halsweichteile, Schilddrüse 61
Zusammenfassung 66

3 Thorax 69

Herz 70
K. U. Jürgens, M. G. Lentschig und D. C. Maintz

Grundlagen der MRT des Herzens 70
Kongenitale Fehlbildungen 87
Erkrankungen des Myokards 95
Erkrankungen des Perikards 103
Kardiale und perikardiale Raumforderungen . 106
Erworbene Erkrankungen der Herzklappen .. 115
Koronare Herzerkrankung 118

Mediastinum, Pleura und Thoraxwand 130
S. Diederich

Mediastinum 131
Pleura 143
Thoraxwand 147

Lunge und Tracheobronchialsystem 150
S. Diederich

4 Die weibliche Brust 157

Mamma 158
U. Bick

Brustimplantate 179
B. Pfleiderer und W. Heindel

5 Abdomen 185

Leber 186
Th. Helmberger, H. E. Daldrup-Link und E. J. Rummeny

Anomalien 193
Benigne Tumoren 195
Maligne Tumoren 202
Entzündliche und parasitäre Läsionen 214
Diffuse Lebererkrankungen 217

Gefäßerkrankungen 221
Lebertumoren im Kindesalter 223

Pankreas 229
P. Reimer

Fehlbildungen 232
Tumoren 234
Pankreatitis 244

Diffuse Pankreaserkrankungen	249	**Niere und ableitende Harnwege**	284
Trauma und postoperative Veränderungen	250	Nieren	284
		B. Kreft	
Gallenwegssystem	253	MR-Urographie	297
K. Hellerhoff		*A. Beer*	
Biliäres Gangsystem	256	**Nebennieren**	303
Gallenblase	268	*W. Heindel und B. Buerke*	
Sphinkterkomplex	270	Funktionelle Nebennierenerkrankungen	305
Milz	273	Nebennierenraumforderungen mit normaler Funktion	312
E. J. Rummeny und Th. Helmberger			
Kongenitale Anomalien und Normvarianten	275	**Gastrointestinaltrakt**	317
Infektiöse Erkrankungen	275	Ösophagus/Magen	323
Zystische Veränderungen	276	*J. Wessling*	
Vaskuläre Erkrankungen	277	Dünndarm	326
Nichtneoplastische, nichtinfektiöse Erkrankungen und Veränderungen	278	*J. Wessling*	
Tumoren	280	Dickdarm	332
Traumatische Läsionen	282	*B. Saar*	
		Zusammenfassung	342

6 Becken 347

Harnblase	348	Zervix	372
T. M. Bernhardt		Uterus	375
Missbildungen	351	Ovar und Adnexe	381
Entzündungen und Blutungen	351	Geburtshilfliche Indikationen	387
Benigne Tumoren	351	**Männliches Becken**	390
Maligne Tumoren	352	Prostata und Samenblasen	390
Beckenboden und Fisteln	358	*G. U. Mueller-Lisse, U. L. Mueller-Lisse und M. Scherr*	
D. Caurette und A. Lienemann			
Beckenbodendysfunktion	358	Hoden und Nebenhoden	401
Fisteln	364	*C. Czipull und M. Asmussen*	
Weibliches Becken	367	Penis	408
M. Unterweger und R. A. Kubik-Huch		*M. Asmussen und C. Czipull*	
Vagina und Vulva	370		

7 Lymphknoten 415
M. Taupitz

Normale Lymphknoten	423	Pathologische Lymphknoten	424

8 Peripheres Skelettsystem ... 433

Knochen- und Weichteiltumoren 434
K. Wörtler

Benigne Knochentumoren und tumorähnliche
Läsionen 435
Maligne Knochentumoren 445
Benigne Weichteiltumoren 452
Maligne Weichteiltumoren 454

**Erkrankungen des rheumatischen
Formenkreises** 460
T. M. Link

**Infektiös bedingte Erkrankungen des
Knochens und der Weichteile** 464
T. M. Link

Avaskuläre Nekrosen 468
T. M. Link

Osteoporose 471
T. M. Link

Trauma 474
T. M. Link

Gelenke 478
Schultergelenk 478
T. M. Link
Ellenbogengelenk 490
S. Waldt
Hand 501
T. M. Link
Hüftgelenk 511
T. M. Link
Kniegelenk 522
K. Wörtler
Fuß 541
S. Waldt

Knochenmark 554
H. E. Daldrup-Link
Normales Knochenmark 555
Pathologisches Knochenmark 558
Speicherkrankheiten 569

9 Gefäße ... 575

Technik der Gefäßdarstellung 576
G. Bongartz und M. Brändli
Technik der MR-Angiographie 576

Halsgefäße 581
M. Brändli und G. Bongartz
Hämangiome 586
Stenosen/Verschlüsse 586
Dissektionen 589

Thorakale Gefäße 593
M. Brändli und G. Bongartz
Aorta und Aortenäste 595
Lungengefäße 603

Abdominalgefäße 613
P. Reimer und R. Vosshenrich
Aorta abdominalis 615
Viszeral- und Nierenarterien 620
Pfortaderkreislauf 623
Vena cava inferior 624

Periphere Gefäße 627
P. Reimer und R. Vosshenrich
Becken- und Beinarterien 631
Schulter- und Oberarmarterien 641
Unterarm- und Handarterien 642
Fußarterien 642
Limitationen, Tipps für die Praxis
und Ausblick 644

10 Ganzkörper-MRT und -MRA, Hochfeld-MRT ... 649

Ganzkörper-MR-Tomographie 650
J. Gaa
Anwendungsgebiete 653

Ganzkörper-MR-Angiographie 656
B. Tombach

Hochfeld-MRT bei 3 Tesla 661
R. Bachmann und H. Kugel

Sachverzeichnis 669

1 Grundlagen

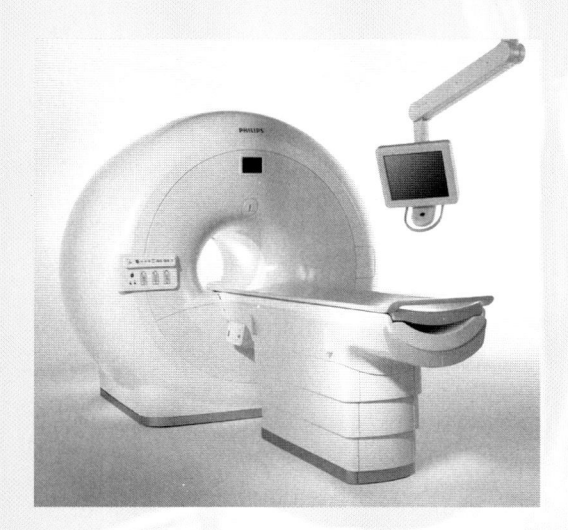

Grundlagen der MRT → 2
H. E. Möller

MR-Kontrastmittel → 24
B. Tombach

Risiken und Nebenwirkungen der MR → 31
H. Kugel

Bildartefakte → 35
T. Allkemper

Grundlagen der MRT

H. E. Möller

Im Unterschied zu röntgenographischen Verfahren kommt die Magnetresonanztomographie (MRT) (Tab. 1.1) ohne Strahlenrisiko aus, da sie den sehr energiearmen Radiofrequenzbereich (Frequenzen, die auch bei Rundfunk, Fernsehen oder Mobilfunk verwendet werden) zur Bildgebung ausnutzt.

Ihre Grundlage ist die 1946 durch *Edward M. Purcell* sowie *Felix Bloch* entdeckte magnetische Kernresonanz (nuclear magnetic resonance [NMR]). Beide Forscher wurden hierfür 1952 mit dem Nobelpreis für Physik ausgezeichnet.

In der Folgezeit, besonders nach Einführung der Fourier-Transform-Technik (1991 Nobelpreis für Chemie an *Richard R. Ernst*), etablierte sich die NMR als bedeutendste spektroskopische Methode in der Chemie. Moderne Techniken ermöglichen die 3-dimensionale Strukturanalyse großer Biomoleküle in Lösung (2002 Nobelpreis für Chemie an *Kurt Wüthrich*).

1973 publizierte *Paul C. Lauterbur* das erste NMR-Bild, jedoch erst seit den 1980er Jahren erlangte die MRT Bedeutung als digitales Schnittbildverfahren in der Medizin. Für ihre Begründung und Weiterentwicklung erhielten *Paul Lauterbur* und *Sir Peter Mansfield* 2003 den Nobelpreis für Medizin oder Physiologie.

Vorteile der MRT. Die wichtigsten Vorteile der MRT sind:
- keine ionisierende Strahlung,
- beliebige Schichtorientierung oder echte 3-dimensionale Technik,
- morphologische, metabolische und funktionelle Informationen.

Die Signalintensität hängt einerseits von vorgegebenen Gewebeeigenschaften, andererseits von extern beeinflussbaren Aufnahmeparametern ab. Dies eröffnet ein breites Instrumentarium zur Kontrasterzeugung.

Tab. 1.1 ⇢ *Geschichtlicher Überblick zur MRT und nachfolgend erläuterter Methoden*

Jahr	Veröffentlichung
1924	Pauli: Postulation des Kernspins
1933	Frisch u. Stern/Estermann u. Stern: magnetisches Protonenmoment
1938	Rabi et al.: Kernresonanz an Molekularstrahlen
1946	Purcell et al./Bloch et al.: NMR an kondensierter Materie
1948	Bloembergen, Purcell u. Pound: Relaxationstheorie
1949/50	Knight/Proctor u. Yu/Dickinson: chemische Verschiebung
1950	Hahn: SE
1954/58	Carr u. Purcell/Meiboom u. Gill: CPMG-Pulsfolge
1963	Forsén u. Hoffman: Magnetisierungstransfertechniken
1965	Stejskal u. Tanner: gepulste Gradienten zur Diffusionsmessung
1966	Ernst u. Anderson: Fourier-Transform-NMR
1971	Damadian: T1 von normalem und tumorösem Gewebe in vitro
1973	Lauterbur: Frequenzkodierung und PR-Bildgebung
1973	Mansfield u. Grannell: NMR-Beugung und k-Raum
1974	Garroway, Grannell u. Mansfield: Schichtselektion
1975	Kumar, Welti u. Ernst: Phasenkodierung und Fourier-Bildgebung
1977	Damadian, Goldsmith u. Minkoff: Ganzkörper-MRT am Menschen
1977	Mansfield: EPI
1980	Ackerman et al.: Oberflächenspule
1980	Edelstein et al.: Spin Warp Imaging
1984	Wesbey, Moseley u. Ehman: Diffusionsbildgebung
1985	Hayes et al.: Birdcage-Resonator
1986	Haase et al.: GE-Bildgebung (FLASH)
1986	Hennig, Nauert u. Friedburg: Schnelle SE-Bildgebung (RARE)
1986	Mansfield u. Chapman: aktiv abgeschirmte Gradienten
1989	Wolff u. Balaban: Magnetisierungstransfer-Kontrast-Bildgebung
1990	Roemer et al.: Phased-Array-Spule
1997/99	Sodickson u. Manning/Pruessmann et al.: Parallelbildgebung in vivo

Prinzip der magnetischen Kernresonanz

Kernspin und magnetisches Kerndipolmoment

Atomkerne, die eine ungerade Anzahl von Protonen oder von Neutronen enthalten (etwa $2/3$ der natürlich vorkommenden Isotope), besitzen im Grundzustand einen *Eigendrehimpuls* oder *Kernspin*.

Der Spin ist ein quantenmechanisches Phänomen ohne klassisches Analogon und unserer unmittelbaren Anschauung unzugänglich. Wenngleich er nicht auf eine mechanische Rotation zurückgeführt werden kann, lassen sich manche Eigenschaften mit dem Drall einer Billardkugel vergleichen. Sein Betrag wird durch die kernspezifische *Spinquantenzahl I* festgelegt.

Seit *Michael Faradays* Induktionsversuchen von 1831 ist bekannt, dass bewegte elektrische Ladungen magnetische Erscheinungen hervorrufen. Da jeder Atomkern eine (positive) Ladung trägt, ist – ähnlich wie bei einer Stromschleife – mit dem Spin auch ein *magnetisches Dipolmoment* μ verbunden.

Am einfachsten aufgebaut ist der Kern des gewöhnlichen Wasserstoffs (^{1}H), der lediglich aus einem einzigen Proton besteht ($I = 1/2$). Er ist das häufigste Isotop im menschlichen Körper, der zu ca. 65% aus Wasser (H_2O) besteht. Zudem besitzt er das größte magnetische Dipolmoment aller stabilen Isotope. Die klinische MRT nutzt daher meist Wasserstoffkerne („Protonen").

Während im feldfreien Raum Kerndipolmomente regellos orientiert sind, erfolgt nach Anlegen eines *externen Magnetfelds* B_0 eine Ausrichtung, ähnlich wie sich eine Kompassnadel im Erdmagnetfeld einstellt. Nach den Gesetzen der Quantenmechanik kann das magnetische Protonendipolmoment nur zwei diskrete Orientierungen einnehmen, wobei der Winkel zwischen Magnetfeldachse und Dipolmomentsvektor entweder 54,7° oder 125,3° beträgt (Abb. 1.1). Beide Anordnungen unterscheiden sich in ihrer *Energie E*.

Aus der Elektrodynamik ist bekannt, dass auf einen Dipol, der schief zur Feldrichtung orientiert ist, ein Drehmoment (ein Kräftepaar, das an einem Hebelarm angreift) wirkt: Gewissermaßen „zieht" das Magnetfeld am Dipol. Wegen der Drehimpulserhaltung kann sich jedoch die Orientierung von μ nicht ändern. Vielmehr resultiert eine *Präzession* um die Feldachse mit einer Frequenz

$$\nu_0 = (\gamma/2\pi)\, B_0 \quad \text{(Larmor-Frequenz)}. \quad \text{(Gl. 1)}$$

Das *magnetogyrische Verhältnis* γ ist eine kernspezifische Konstante. Für Protonen findet man $\gamma = 26{,}75 \times 10^7$ rad/s/T, sodass z. B. bei 1,5 T die Larmor-Frequenz etwa 64 MHz beträgt. Das präzedierende Dipolmoment verhält sich wie ein tanzender Spielzeugkreisel, der bekanntlich nicht umkippt, auch wenn er stark gegen das Lot geneigt ist, sondern eine Drehbewegung um die Richtung der Schwerkraft ausführt.

> Wasserstoff (^{1}H) ist das häufigste Isotop im menschlichen Körper; die klinische MRT nutzt meist Wasserstoffkerne („Protonen").

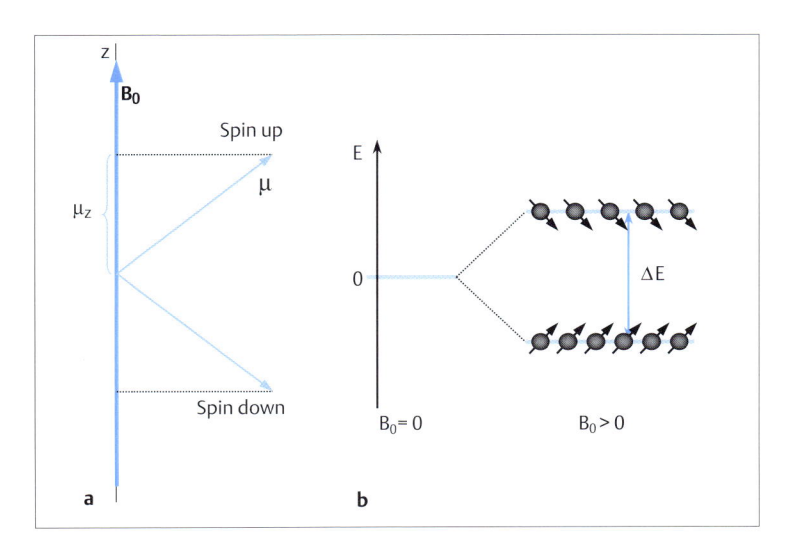

Abb. 1.1 a u. b **Ausrichtung eines magnetischen Kernmoments im Magnetfeld.** Vektorielle Darstellung der annähernd parallelen (Spin up) bzw. antiparallelen (Spin down) Ausrichtung eines magnetischen Kernmoments (für $I = 1/2$) im Magnetfeld (**a**) sowie damit verbundene energetische Aufspaltung (**b**).

Makroskopische Magnetisierung

Bei allen Anwendungen der MRT wird das *kollektive Verhalten* vieler Kerndipolmomente beobachtet. Beispielsweise enthält 1 µl Wasser (Größenordnung der Volumenelemente [Voxel] einer MRT-Bildmatrix) $6{,}7 \times 10^{19}$ Wasserstoffkerne, die untereinander kaum interagieren. Anders als einzelne Kerne gehorchen nach dem Korrespondenzprinzip die Eigenschaften eines solchen *makroskopischen* Ensembles der klassischen Physik. Damit lässt sich ein relativ anschauliches Vektormodell zur Beschreibung der MRT entwickeln.

Die zahlreichen Dipolmomente präzedieren nach Anlegen von B_0 zwar alle mit derselben Frequenz (Gl. 1), sie besitzen jedoch eine willkürliche Phase. Für jede der beiden erlaubten Spineinstellungen ergibt sich so eine Zufallsverteilung der Vektoren auf dem Präzessionskegel (Abb. 1.2).

Die Phase ist ohne Einfluss auf die Energie. Im Gleichgewicht hängt die Besetzung der Energieniveaus von der Feldstärke und der *Temperatur T* ab, wobei der Zustand geringster Energie (für ^{1}H Spin up, Abb. 1.1 b) bevorzugt wird. Allerdings ist der Kernmagnetismus eine äußerst schwache Erscheinung: Für ^{1}H beträgt bei 1,5 T die Energiedifferenz der Spineinstellungen $\Delta E = 4{,}2 \times 10^{-26}$ J; das ist etwa $1/100\,000$ der thermischen Energie bei Körpertemperatur (37 °C). Unter solchen Bedingungen sind viele Kerne energiereich genug, um auch die ungünstigere Spinorientierung einzunehmen, sodass beide Niveaus nahezu gleich häufig besetzt werden (Unterschied von nur 0,00049 %).

Während sich die Komponenten der Dipolmomente senkrecht zur Feldachse (in der *xy*-Ebene) aufgrund der statistischen Phasenverteilung gegenseitig eliminieren, führt die geringfügige Spin-up-Bevorzugung (Abb. 1.2) zur Ausbildung einer *makroskopischen Magnetisierung* **M** in z-Richtung. Für die Gleichgewichtsmagnetisierung findet man mithilfe der *Boltzmann-Statistik*

$$M_0 = \frac{(N/V)\gamma^2 \hbar^2 I(I+1) B_0}{3 k_B T}, \qquad (\text{Gl. 2})$$

wobei N die Gesamtkernzahl, V das Volumen, $\hbar = 1{,}05 \times 10^{-34}$ Js das Drehimpulsquantum und $k_B = 1{,}38 \times 10^{-23}$ J/K die Boltzmann-Konstante bezeichnen. Das Verhältnis N/V wird *Protonendichte (PD)* genannt.

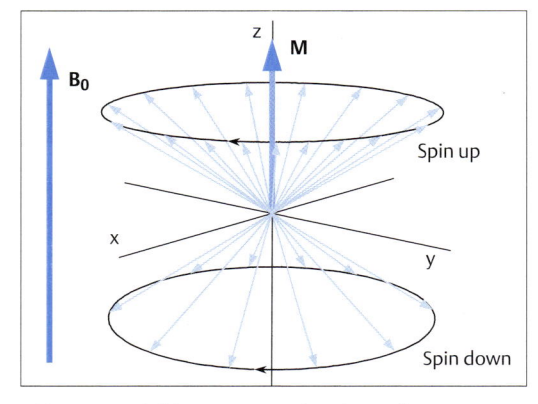

Abb. 1.2 **Ausbildung einer makroskopischen Magnetisierung als Vektorsumme der um das externe Magnetfeld präzedierenden Protonenmomente.** Nach allgemeiner Konvention definiert die Richtung des Magnetfelds die z-Achse eines kartesischen Bezugssystems. Projiziert man die Vektoren auf die xy-Ebene, so entspricht der Winkel zur x-Achse der jeweiligen Phase.

Resonanzanregung

> Durch Einstrahlung eines hochfrequenten magnetischen Wechselfelds B_1 ist es möglich, die Magnetisierung aus der Gleichgewichtslage zu kippen, sofern Hochfrequenz (HF) und Larmor-Frequenz übereinstimmen (Resonanzbedingung).

Für die weitere Betrachtung ist es günstig, den Magnetisierungsvektor in eine longitudinale (M_z) und eine transversale Komponente (M_{xy}) zu zerlegen (längs bzw. quer beziehen sich stets auf die Richtung von B_0). Bei eingestelltem Gleichgewicht gilt $M_z = M_0$ und $M_{xy} = 0$. Zum Nachweis des Kernmagnetismus erzeugt man transversale Magnetisierung, da so eine störende Überlagerung mit dem extrem starken Feld B_0 vermieden wird.

Durch Einstrahlung eines hochfrequenten magnetischen Wechselfelds B_1 ist es möglich, die Magnetisierung aus der Gleichgewichtslage zu kippen, sofern Hochfrequenz (HF) und Larmor-Frequenz übereinstimmen (*Resonanzbedingung*). Das schwache HF-Feld B_1 (einige µT) wird dazu senkrecht zum statischen Feld B_0 (meist ≥ 1 T) orientiert und rotiert in der xy-Ebene. B_1 ist somit ein *zirkular polarisiertes* Wechselfeld. In der Praxis verwendet man eine Spule, an die man eine elektrische Wechselspannung anlegt. Im Resonanzfall kann Energie zwischen HF-Feld und Kernmagnetisierung ausgetauscht werden, ähnlich wie eine Violinsaite durch Schallwellen passender Frequenz zur Schwingung angeregt wird. In der MRT übt das B_1-Feld ein gleich bleibendes Drehmoment auf die Magnetisierung aus und erzwingt so die gewünschte Auslenkung.

Sobald die Magnetisierung nicht mehr parallel zu B_0 eingestellt ist, präzediert sie um die Feldachse, analog zur Kreiselbewegung der individuellen Kerndipolmomente. Als klassische Größe kann sie jedoch – unter Energiezufuhr – beliebige Orientierungen einnehmen. Insgesamt beschreibt die Magnetisierung unter HF-Einstrahlung also eine langsame Rotation um B_1, der die schnelle Larmor-Präzession um B_0 überlagert ist (Abb. 1.3).

Einfacher wird die Beschreibung in einem Koordinatensystem, das synchron mit B_1 um die z-Achse rotiert. So wie ein erdgebundener Beobachter die Erdrotation nicht direkt bemerkt, tritt im Resonanzfall in diesem *rotierenden System* die Larmor-Präzession nicht in Erscheinung, und es verbleibt lediglich eine langsame Drehung (< 1 kHz) um den hier ortsfesten B_1-Vektor. In der Praxis schaltet man das HF-Feld nur kurz ein (Dauer τ_p von einigen ms). Unmittelbar nach Abschalten dieses *HF-Pulses* beschreibt **M** einen Winkel $\alpha = \gamma B_1 \tau_p$ (*Pulswinkel*) mit der z-Achse und besitzt Komponenten

$M_z = M_0 \cos \alpha$ sowie $M_{xy} = M_0 \sin \alpha$. (Gl. 3)

Die Transversalkomponente oszilliert mit der Larmor-Frequenz und verhält sich wie ein rotierender Stabmagnet: In einer Empfangsspule wird nach dem Induktionsgesetz wie beim Dynamo eine Wechselspannung induziert. Das so abgegriffene elektrische Signal wird maximal für $\alpha = 90°$ (*90°-Puls*). Verwendet man die doppelte Pulsamplitude oder -dauer, so erfolgt eine Drehung um 180° (*Inversionspuls*), und die Magnetisierung weist entlang der negativen z-Achse, ohne dass ein Signal entsteht ($M_{xy} = 0$).

Für die Signalstärke ist die Quermagnetisierung maßgeblich. Sie ist entsprechend Gl. 2 und 3 direkt proportional zur PD. Weichteilgewebe liefern starke Signale wegen ihres hohen Wasseranteils (Tab. 1.2).

Tab. 1.2 ⇢ *Wassergehalt (Mansfield u. Morris 1982) und Relaxationszeiten in Geweben gesunder Erwachsener für $B_0 = 1{,}5$ T*

Gewebe	Wassergehalt	T1	T2
Graue Gehirnsubstanz	84%	920 ms	101 ms
Weiße Gehirnsubstanz	71%	780 ms	76 ms
Zerebrospinalflüssigkeit	97%	3270 ms	1660 ms
Skelettmuskel	79%	860 ms	47 ms
Herz	80%	860 ms	57 ms
Leber	71%	620 ms	43 ms
Niere	81%	1220 ms	58 ms
Milz	79%	1070 ms	62 ms
Subkutanes Fett	–	230 ms	85 ms

⇢ Für die Signalstärke ist die Quermagnetisierung maßgeblich, die direkt proportional zur PD ist. Weichteilgewebe liefern wegen ihres hohen Wasseranteils starke Signale.

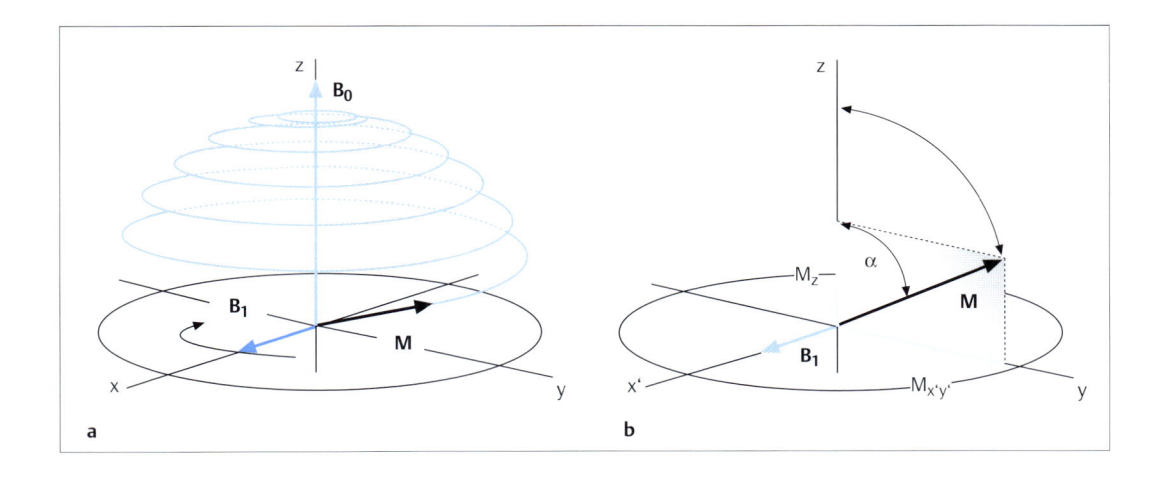

Abb. 1.3 a u. b **Bewegung der makroskopischen Magnetisierung unter resonanter HF-Einstrahlung.**
a Im statischen Koordinatensystem.
b Im rotierenden Koordinatensystem.

Relaxation

Mikroskopisch wird durch die HF-Einstrahlung der Spin-up-Überschuss unter Energieaufnahme abgebaut. Gleichzeitig erzwingt das B_1-Feld eine Phasensynchronisation, sodass die Kerndipolmomente nunmehr *kohärent* (mit gleicher Phase) präzedieren (Abb. 1.4). Der so erzeugte Zustand der Magnetisierung ($M_z \neq M_0$ und $M_{xy} \neq 0$, Gl. 3) entspricht offensichtlich nicht dem in Abb. 1.2 gezeigten Gleichgewicht.

Nach Abschalten des Pulses ist das Spinsystem bestrebt, ins Gleichgewicht zurückzukehren. Dieser Vorgang wird als *Relaxation* bezeichnet, wobei 2 Prozesse zu unterscheiden sind:
- Aufbau von z-Magnetisierung durch longitudinale Relaxation,
- Zerfall der xy-Magnetisierung durch transversale Relaxation.

Der Aufbau von M_z folgt im Allgemeinen einem Exponentialgesetz:

$$M_z(t) = M_0(1 - e^{-t/T1}) \quad \text{(nach einem 90°-Puls).} \quad \text{(Gl. 4)}$$

Longitudinale Relaxation bewirkt, dass sich ein Spin-up-Überschuss entsprechend der Boltzmann-Statistik ausbildet. Dies erfordert einen Energietransfer vom Spinsystem auf den umgebenden Atomverband, das „Gitter". Man spricht daher auch von *Spin-Gitter-Relaxation*. Die *longitudinale Relaxationszeit T1* entspricht der Zeit, nach der ca. 63% der Regeneration von M_0 erfolgt ist. Der Kontakt zwischen Spinsystem und Gitter wird durch fluktuierende lokale Magnetfelder hergestellt. Die Anwesenheit benachbarter Kerndipolmomente im Spinensemble führt zur Ausbildung eines schwachen magnetischen Dipolfelds (< 1 mT), das sich zu B_0 addiert. Thermische Bewegungen (Brownsche Molekularbewegung, schnelle Molekülrotation) bewirken eine ständige Änderung der Größe und Richtung dieses lokalen Zusatzfelds. Fluktuiert die Transversalkomponente mit der Larmor-Frequenz, so kann (wie bei der Resonanzanregung durch B_1) Energie übertragen werden (hier vom Spinsystem auf Molekülbewegungen). Insgesamt kommt es so zu einer Umbesetzung der Spinzustände (Umklappen). Da ν_0 feldabhängig ist (Gl. 1), ändert sich T1 mit B_0.

Auch der Zerfall der Quermagnetisierung lässt sich meist durch ein Exponentialgesetz beschreiben:

$$M_{xy}(t) = M_0 \, e^{-t/T2} \quad \text{(nach einem 90°-Puls).} \quad \text{(Gl. 5)}$$

Transversale Relaxation führt zum Verlust von Phasenkohärenz. Sie wird durch Prozesse innerhalb des Spinsystems ermöglicht und erfordert keinen Energieaustausch mit der Umgebung. Man spricht daher auch von *Spin-Spin-Relaxation*. Nach Ablauf der *transversalen Relaxationszeit T2* ist M_{xy} auf ca. 37% zerfallen.

Das Umklappen eines Spins produziert eine zufällige Phaseneinstellung (erfolgt ohne „Phasengedächtnis") und zerstört eine evtl. vorhandene Kohärenz. Longitudinale Relaxationsprozesse bewirken daher auch transversale Relaxation, sodass T1 nie kürzer als T2 ist. Zusätzlich tragen auch Fluktuationen der Längskomponente des Dipolfelds zur T2-Relaxation bei. Auf diese Weise variiert ständig geringfügig die lokale Magnetfeldstärke und (mit Gl. 1) die Larmor-Frequenz am Kernort. Da die Phase durch das Produkt aus Frequenz und Zeit festgelegt wird, bedeutet dies eine zunehmende Phasendispersion im Spinensemble (Verlust an Kohärenz). Dieser dynamische Prozess ist nicht an eine bestimmte Fluktuationsfrequenz gebunden und ändert nicht die Besetzungszahlen der Spinniveaus (bewirkt keine T1-Relaxation).

Experimentell zeigt sich, dass M_{xy} häufig schneller abklingt, als es T2 entspricht. Dies ist die Folge einer statischen Variation des externen Felds über den Messbereich – z.B. aufgrund von Fertigungstoleranzen des Magneten. Ähnlich wirken sich Schwankungen der magnetischen Suszeptibilität (Maß der Magnetisierbarkeit) des Messobjekts aus, vor allem an Luft-Gewebe-Grenzflächen. Entspre-

---

▶ Nach Abschalten des Pulses ist das Spinsystem bestrebt, ins Gleichgewicht zurückzukehren, was als Relaxation bezeichnet wird.

▶ Longitudinale Relaxation erfordert einen Energietransfer vom Spinsystem auf den umgebenden Atomverband, das „Gitter" (Spin-Gitter-Relaxation).

▶ Transversale Relaxation wird durch Prozesse innerhalb des Spinsystems ermöglicht und erfordert keinen Energieaustausch mit der Umgebung (Spin-Spin-Relaxation). Sie führt zum Verlust von Phasenkohärenz.

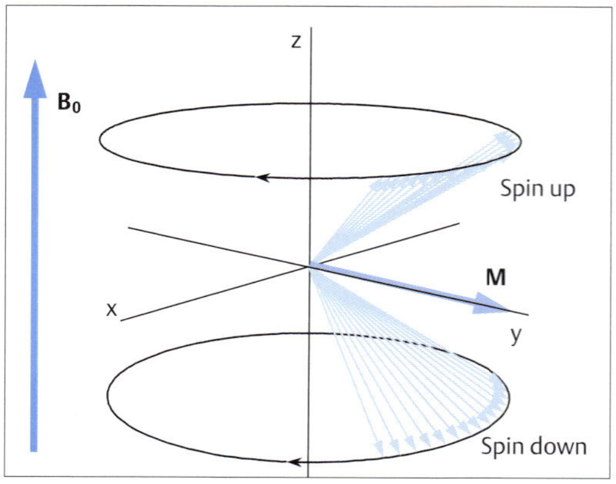

Abb. 1.4 Ausbildung einer Transversalkomponente der Magnetisierung durch phasenkohärente Gleichbesetzung der Protonenniveaus nach einem 90°-Puls.

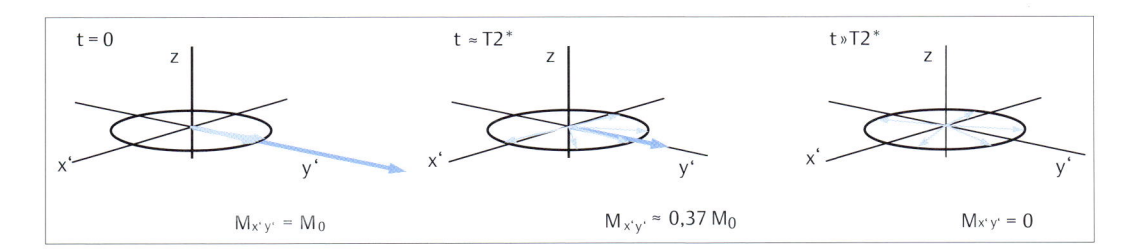

Abb. 1.5 Zerfall der Quermagnetisierung aufgrund von Feldinhomogenitäten. Magnetisierungsbeiträge aus verschiedenen Bereichen des Messobjekts besitzen leicht unterschiedliche Präzessionsfrequenzen, sodass eine fortschreitende Dephasierung der individuellen Transversalkomponenten resultiert.

chend dieses B_0-Profils muss auch die Quermagnetisierung an verschiedenen Positionen mit unterschiedlicher Frequenz um die z-Achse rotieren. Mit fortschreitender Zeit löschen sich daher zunehmend Magnetisierungsbeiträge aus verschiedenen Regionen des Messobjekts gegenseitig aus (Abb. 1.5).

Die kombinierte Wirkung der Feldinhomogenität δB_0 und der reinen Spin-Spin-Relaxation lässt sich durch eine *totale transversale Relaxationszeit $T2^*$* ausdrücken: $1/T2^* = (1/T2) + \gamma\, \delta B_0$. Insgesamt gilt $T1 \geq T2 \geq T2^*$.

> Die kombinierte Wirkung der Feldinhomogenität δB_0 und der reinen Spin-Spin-Relaxation lässt sich durch eine *totale transversale Relaxationszeit $T2^*$* ausdrücken:
> $1/T2^* = (1/T2) + \gamma\, \delta B_0$.

Freier Induktionszerfall und Echo-Signale

Als Folge der transversalen Relaxation wird nach dem Puls ein gedämpftes Signal (free induction decay [FID]) empfangen (Abb. 1.6).

Da nur Quermagnetisierung zum Signal beiträgt, ist der Einfluss der longitudinalen Relaxation nicht direkt evident. Er zeigt sich in repetitiven Experimenten, da die Signalstärke davon abhängt, in welchem Ausmaß vorhandene Längsmagnetisierung in die xy-Ebene gekippt werden kann.

Der zeitliche Abstand zwischen zwei Teilexperimenten heißt *Repetitionszeit TR*. Nach der 5fachen T1-Zeit ist M_z zu ca. 99 % durch longitudinale Relaxation regeneriert (Gl. 4). Die Wahl von TR ermöglicht es, T1-Differenzen zwischen Geweben als Kontrastparameter einzusetzen: Während bei langer Repetitionszeit alle Komponenten vollständig relaxieren, resultiert bei TR-Verkürzung eine ausreichende M_z-Regenerierung (und damit Signalstärke) nur in Geweben mit kurzer T1-Zeit (Abb. 1.7).

In der MRT wird die Dämpfung des FID meist durch δB_0 dominiert und daher durch $T2^*$ charakterisiert. Interessanter als die $T2^*$-Zeit, die u. a. vom Zustand des Magneten abhängt, ist vielfach eine Separation der gewebetypischen T2-Zeit. Dies gestattet das Spin-Echo-(SE-)Experiment (Abb. 1.8).

Feldinhomogenitäten, die zum Abklingen des FID führen, sind zeitinvariant, sodass sich diese Phasendispersion durch einen 180°-Puls rückgängig machen lässt (daher auch *Refokussierungspuls*). Das gilt nicht für parallel ablaufende, irreversible T2-Prozesse.

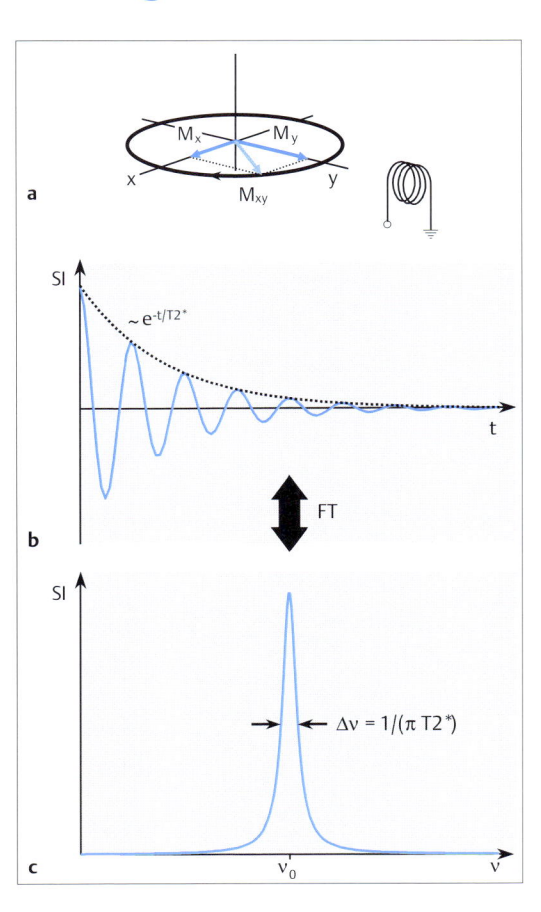

Abb. 1.6 a–c FID nach Pulsanregung.
a u. b Die Quermagnetisierung mit Komponenten M_x und M_y (a) induziert in der Empfangsspule eine Wechselspannung SI, die aufgrund transversaler Relaxation mit einer Zeitkonstante $T2^*$ abklingt (b).
c Die Frequenzinformation lässt sich nach Fourier-Transformation (FT) als Spektrum darstellen.

> Der zeitliche Abstand zwischen zwei Teilexperimenten heißt Repetitionszeit TR. Die Wahl von TR ermöglicht es, T1-Differenzen zwischen Geweben als Kontrastparameter einzusetzen.

1 Grundlagen

Abb. 1.7 **Signalintensität unter repetitiver Pulsanregung ($\alpha = 90°$, $B_0 = 1,5$ T) als Funktion von TR für gesundes Lebergewebe ($T1_L = 0,62$ s) sowie ein Hämangiom ($T1_H = 1,4$ s).** Im Zeitfenster $T1_L < TR < T1_H$ ergibt sich ein optimaler T1-Kontrast.

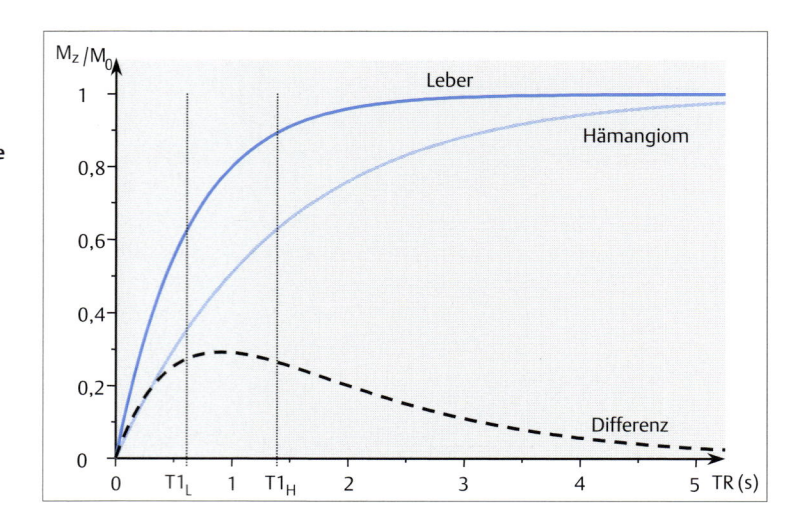

Abb. 1.8 a–f **SE-Experiment im rotierenden Koordinatensystem.** Ein initialer 90°-Puls (**a**) kippt die Magnetisierung in die x'y'-Ebene (**b**). Feldinhomogenitäten führen zur Dephasierung von Magnetisierungsbeiträgen verschiedener Positionen 1–5. Die Vektoren werden zum Zeitpunkt τ durch einen Inversionspuls um 180° gedreht (**c**), ohne dass sich ihre Geschwindigkeit oder Drehrichtung ändern, sodass sie nunmehr aufeinander zulaufen (**d**) und schließlich entlang der negativen y'-Achse zusammentreffen (**e**). In der Empfangsspule baut sich die Signalamplitude als SE erneut auf und durchläuft ein Maximum zur Echozeit TE = 2τ (**f**).

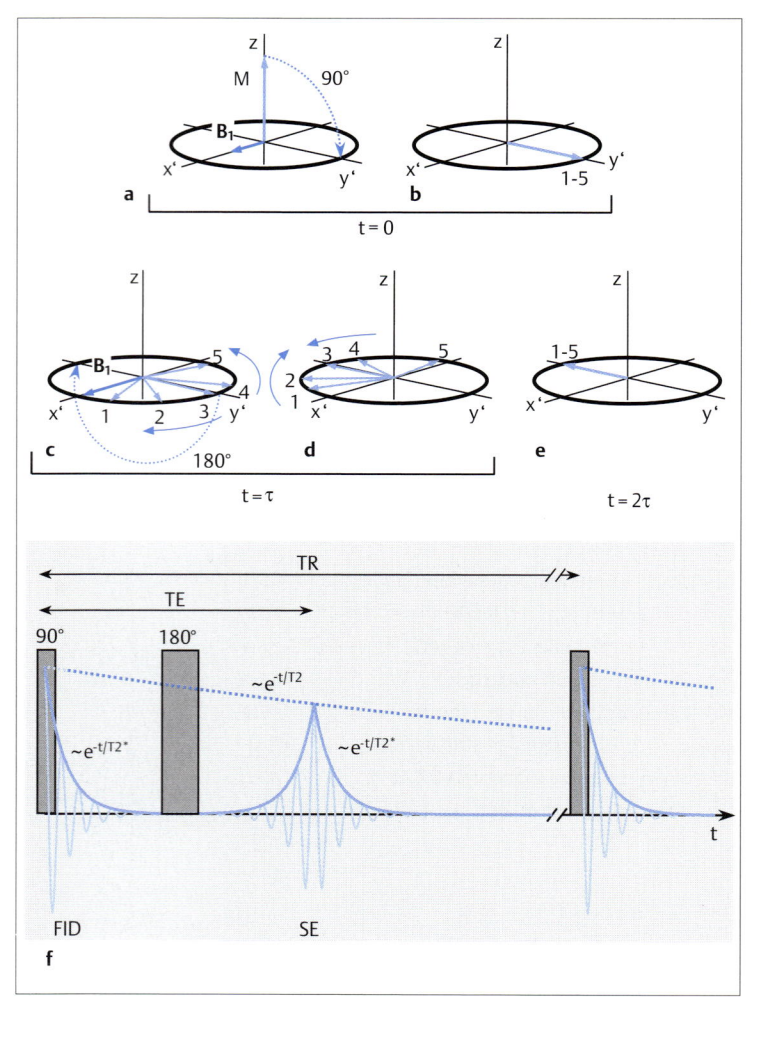

> Unter dem Einfluss der Spin-Spin-Relaxation klingt die Echoamplitude bei wachsender Echozeit TE mit der Zeitkonstanten T2 ab. Die SE-Sequenz eignet sich, um durch Vorgabe von TE die T2-Zeit als Kontrastparameter einzusetzen.

Unter dem Einfluss der Spin-Spin-Relaxation klingt die Echoamplitude bei wachsender *Echozeit TE* mit der Zeitkonstanten T2 ab. SE entstehen nicht nur nach 180°-Pulsen, sondern auch nach Kombination zweier Pulse mit beliebigem Pulswinkel, wobei jedoch nur eine partielle Refokussierung erfolgt (submaximale Echoamplitude). Die SE-Sequenz eignet sich, um durch Vorgabe von TE die T2-Zeit als Kontrastparameter einzusetzen (Abb. 1.9). Bei kurzer Echozeit sind T2-Unterschiede von untergeord-

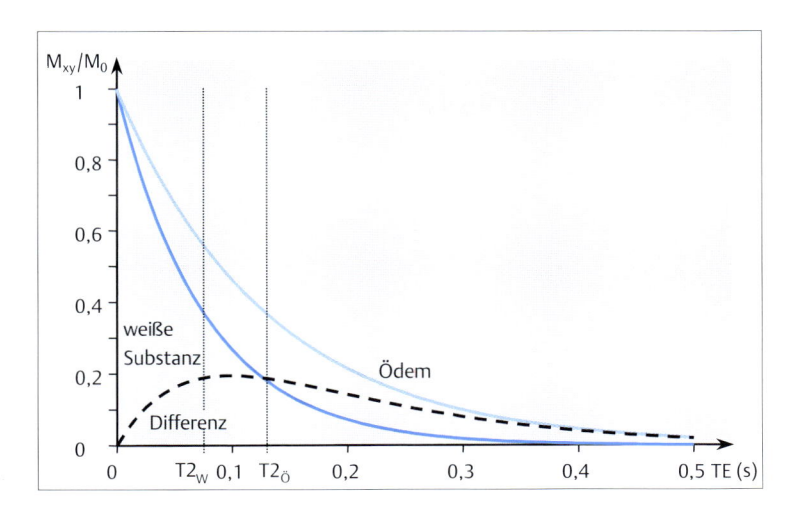

Abb. 1.9 Signalintensität im SE-Experiment als Funktion von TE für gesunde weiße Gehirnsubstanz (T2$_W$ = 76 ms) und eine Ödemregion (T2$_Ö$ = 130 ms). Im Zeitfenster T2$_W$ < TE < T2$_Ö$ ergibt sich ein optimaler T2-Kontrast.

neter Bedeutung für die Signalstärke. Dagegen werden bei TE-Verlängerung intensive Signale nur von Geweben mit langer Spin-Spin-Relaxationszeit empfangen.

Chemische Verschiebung

Gl. 1 gibt die Resonanzfrequenz nur für „nackte" Atomkerne exakt an. In der Realität ist der Kern jedoch von einer Elektronenhülle umgeben, die ihrerseits ebenfalls magnetische Eigenschaften (Dia- oder Paramagnetismus) besitzt. Die Elektronenhülle schirmt daher das externe Magnetfeld am Kernort geringfügig ab (einige Millionstel [parts per million, ppm] des Grundfelds), wodurch sich die Resonanzlage verschiebt.

Die Verschiebung hängt von der genauen Elektronenverteilung im Molekül ab und wird als *chemische Verschiebung* bezeichnet. Sie wächst linear mit B$_0$ und ist der wichtigste Messparameter der MR-Spektroskopie, da sie eine Identifizierung chemischer Verbindungen gestattet. In der klinischen MRT tragen neben Wasserprotonen noch Protonen in Fettmolekülen zum Bild bei (Abb. 1.10). Die chemische Verschiebung zwischen ihnen beträgt 3,5 ppm (ca. 220 Hz bei 1,5 T).

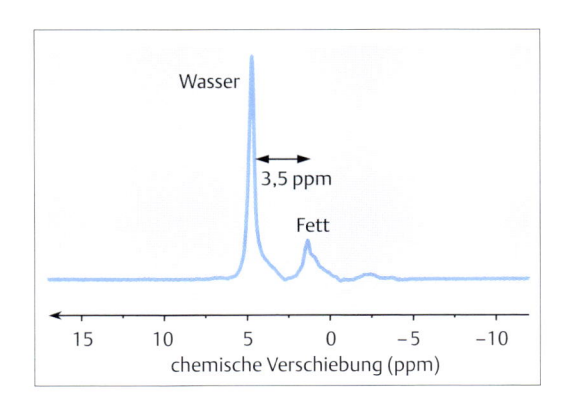

Abb. 1.10 Chemische Verschiebung zwischen Protonen in Wasser- und Fettmolekülen. Darstellung anhand eines ^{1}H-Spektrums des Wadenmuskels.

▶ Die Verschiebung der Resonanzlage hängt von der genauen Elektronenverteilung im Molekül ab. Sie wird als chemische Verschiebung bezeichnet und gestattet eine Identifizierung chemischer Verbindungen.

MR-Bildgebung

Magnetfeldgradienten

Um die MR-Signale zur Bildgebung einsetzen zu können, müssen sie mit einer Ortskodierung versehen werden. Hierzu überlagert man B$_0$ ein *Gradientenfeld* **G**, sodass sich die Stärke des Magnetfelds in definierter Weise längs einer vorgegebenen Richtung ändert. In der Praxis erzeugt man eine lineare Feldvariation durch Anlegen eines konstanten Gradienten. Beispielsweise beträgt die Feld-

▶ Damit MR-Signale zur Bildgebung eingesetzt werden können, müssen sie eine Ortskodierung erhalten.

amplitude unter dem Einfluss eines Gradienten G_x (Einheit T/m) in x-Richtung $B_0 + G_x x$. Gegenüber der Position $x = 0$, an der die Gradientenwirkung verschwindet, resultiert in Gradientenrichtung ein *Frequenz-Offset* $\Delta\nu_0(x)$, und die Transversalkomponente besitzt nach der Zeit t einen ortsabhängigen Phasenwinkel

$$\Delta\phi = 2\pi \Delta\nu_0 t = \gamma G_x t x = k_x x. \qquad (Gl. 6)$$

Die Größe $k_x = \gamma G_x t$ entspricht einer Schwingungszahl pro Längeneinheit (Einheit rad/m), und wird auch als „räumliche Frequenz" bezeichnet. Wie bei der HF-Einstrahlung erfolgt auch das Anlegen der Gradienten in Form kurzzeitiger Pulse. Gradienten können entlang der 3 kartesischen Achsen oder (durch geeignete Überlagerung) auch in jeder anderen Richtung erzeugt werden.

2-dimensionale Fourier-Bildgebung

Schichtselektion

Durch einen Gradienten *während der HF-Einstrahlung* wird die Larmor-Frequenz ortsabhängig, sodass nur in einer dünnen Schicht die Resonanzbedingung Gl. 1 erfüllt ist (Abb. 1.**11**). Position und Breite der Schicht lassen sich durch die Gradientenstärke und die HF-Pulsform frei einstellen. Durch Vorgabe der Gradientenrichtung können MR-Schnittbilder beliebiger Orientierung erzeugt werden.

In der Praxis erweist sich die Kombination eines selektiven HF-Pulses mit einem einfachen Schichtselektionsgradienten als unbefriedigend. Da ν_0 auch innerhalb der Schicht variiert, resultiert eine Phasendispersion der Magnetisierung und somit ein schwaches Signal.

Eine Refokussierung der gradientenbedingten Dephasierung erreicht ein bipolarer Gradient, bei dem nach Abschalten der HF die Amplitude invertiert wird. Das so erzeugte Signal nennt man *Gradienten-Echo* (GE).

> Eine Refokussierung der gradientenbedingten Dephasierung erreicht ein bipolarer Gradient, bei dem nach Abschalten der HF die Amplitude invertiert wird. Das so erzeugte Signal nennt man Gradienten-Echo (GE).

Abb. 1.11 a–c Prinzip der schichtselektiven Pulsanregung.
a Ein konstanter Gradient (hier G_z) bewirkt einen linearen Anstieg von B_0 und damit ν_0 (hier längs der z-Achse).
b Bei Einstrahlung eines HF-Pulses der Bandbreite $\Delta\nu_0$ ist lediglich in einer dünnen Schicht die Resonanzbedingung erfüllt, sodass nur Kerne im Bereich einer Scheibe der Dicke Δz an der Stelle z_1 angeregt werden.
c Eine selektive Anregung erlauben amplituden- oder phasenmodulierte HF-Pulse, die zusammen mit dem Schichtselektionsgradienten gesendet werden. Zur Kompensation der gradientenbedingten Dephasierung innerhalb der angeregten Schicht wird ein bipolarer Gradient verwendet und der FID als GE ausgelesen.

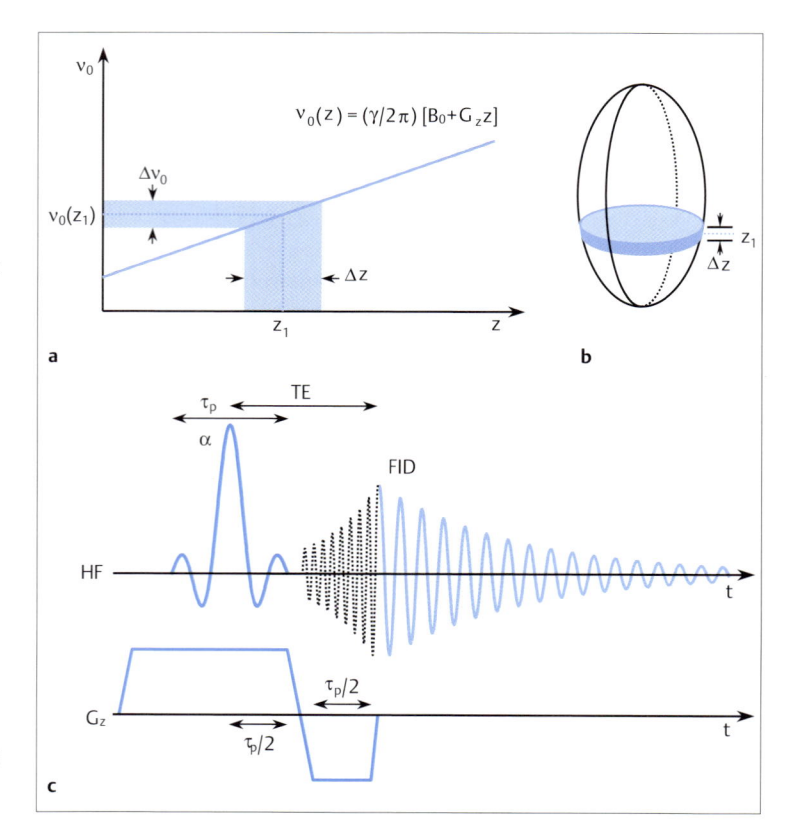

Frequenzkodierung

Die Schichtselektion gestattet die Aufnahme 2-dimensionaler Schnittbilder. Zur erforderlichen Ortskodierung in der Bildebene wird ein Gradient senkrecht zur Schichtselektionsrichtung geschaltet (Abb. 1.12 a), sodass *während der Detektion* ν_0 von der Position abhängt. Das Signal enthält damit eine Überlagerung verschiedener Frequenzkomponenten (Abb. 1.12 b).

Durch FT lässt sich die Intensität jeder Komponente anhand ihrer Frequenz einer Position in Richtung des Lese- oder Frequenzkodiergradienten zuordnen, ähnlich wie etwa durch ein Prisma Licht in seine Spektralanteile zerlegt wird. Diese Frequenzkodierung erreicht eine Projektion des Ob-

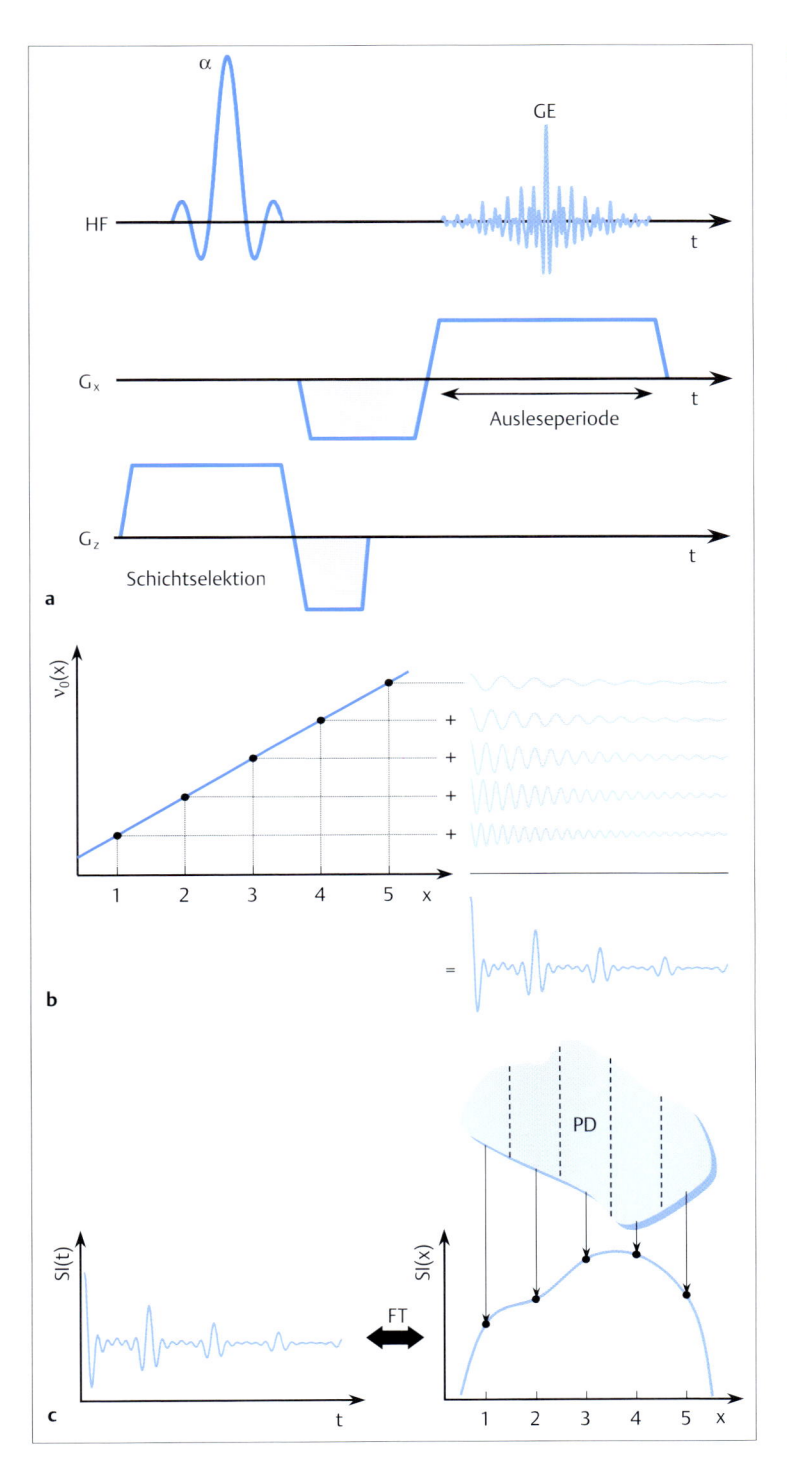

Abb. 1.12 a – c **Prinzip der Frequenzkodierung.**

- **a u. b** Bei Anlegen eines Gradienten (hier G_x) während der Detektion (**a**) variiert die Larmor-Frequenz linear mit der Position (**b**). Das Signal ist eine Überlagerung verschiedener Frequenzkomponenten.
- **c** Die durch FT des frequenzkodierten Signals erhaltene Funktion entspricht einer Projektion der PD auf die Richtung des Lesegradienten.

1 Grundlagen

jekts auf die Gradientenachse (Abb. 1.12c). Der Signalzug wird digital aufgezeichnet und durch N_F Messpunkte repräsentiert. Bei Wiederholung der Aufnahme unter Variation der Leserichtung lassen sich weitere Projektionen gewinnen, mit denen eine vollständige Bildrekonstruktion möglich wird. Diese *Projektionsrekonstruktion (PR)* mit radialer Abtastung ist relativ bewegungsunempfindlich und findet z.B. bei der MRT des Herzens oder der Lunge Anwendung.

Phasenkodierung

Während die Projektionsrekonstruktion nur mit Frequenzkodierung arbeitet, nutzt die *Fourier-Bildgebung* auch die Phase zur Bildrekonstruktion. Die entsprechende Information ist im Anfangswert des FID enthalten. Ein Gradient, der *zwischen HF-Anregung und Detektion* geschaltet wird (senkrecht zum Schichtselektions- und zum Lesegradienten), bewirkt eine ortsabhängige Phasenverschiebung des Signals (Abb. 1.13).

Gl. 6 zeigt, dass die lokale Präzessionsfrequenz zur Zeit des Phasenkodiergradienten (bis auf einen Faktor 2π) aus dem Verhältnis des Phasenwinkels $\Delta\phi$ und der Gradientendauer t entnommen werden kann. Allerdings ist ein einzelner Datenpunkt für eine Zerlegung in ortsspezifische Frequenzkomponenten mittels FT unzureichend. Wiederholt man jedoch die Messung mit verschiedener Dauer des Phasenkodiergradienten, so kann der Signalverlauf zur Zeit der vorausgegangenen Phasenkodierung rekonstruiert werden, wie die in Abb. 1.14 gezeigte Aneinanderreihung der Anfangswerte der FID demonstriert.

Alternativ kann statt der Dauer die Gradientenamplitude inkrementiert werden. Diese Variante (*spin warp imaging*) wird bevorzugt, da hierbei alle Teilexperimente dieselbe Zeit beanspruchen (identische T2-Einflüsse).

Die 2-dimensionale Rohdatenmatrix der ortskodierten Zeitsignale („k-Raum", Abb. 1.15) entspricht einem Raster aus N_P Zeilen und N_F Spalten (z.B. jeweils 256), die im Zug der Frequenz- bzw. Phasenkodierung (z.B. in x- bzw. y-Richtung) auf-

Abb. 1.13 a u. b **Prinzip der Phasenkodierung.** Durch Schalten eines Gradienten (hier G_y) zwischen Pulsanregung und Detektion (**a**) variiert die Larmor-Frequenz und bewirkt eine ortsabhängige Phasenverschiebung (**b**). Refokussierungsgradienten sind farbig unterlegt. Der Spoilergradient (grau) dient zur Zerstörung der Quermagnetisierung nach der Detektion.

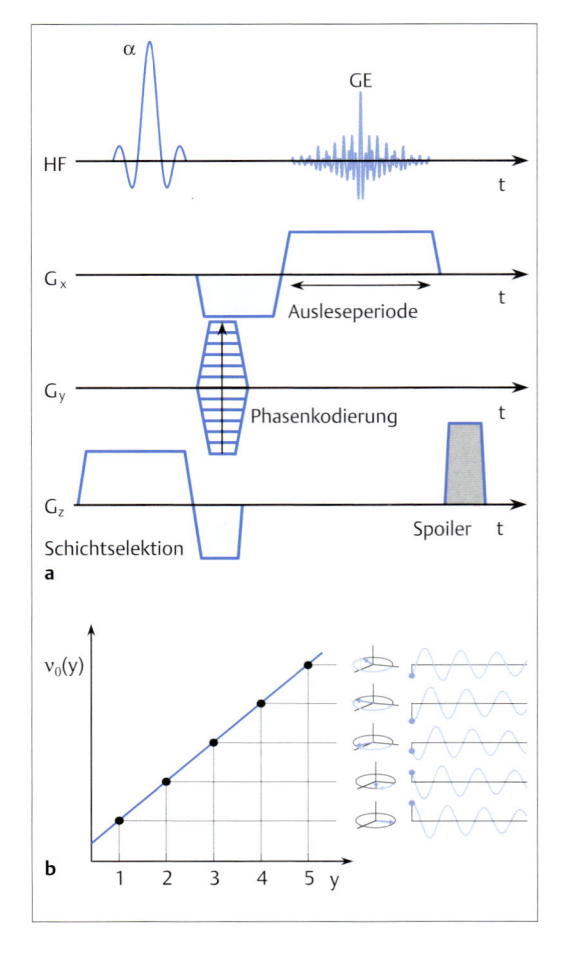

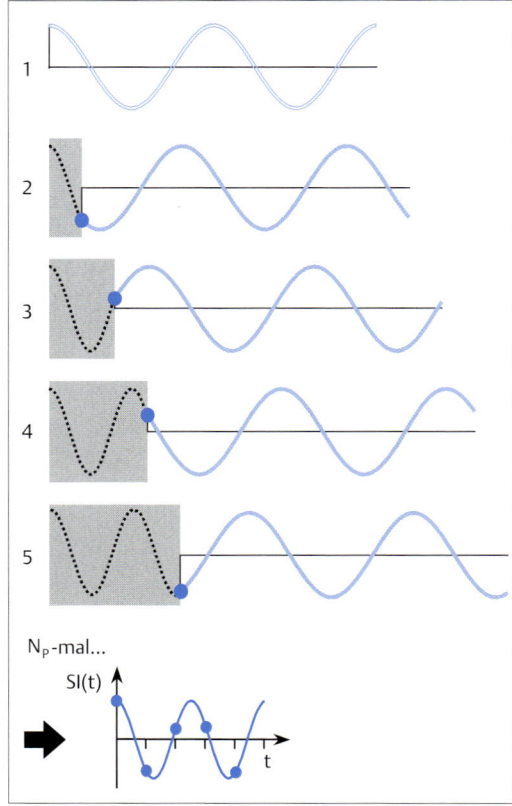

Abb. 1.14 Indirekte Rekonstruktion des Signalverlaufs zur Zeit des Phasenkodiergradienten (grau unterlegt) anhand der Signalphase.

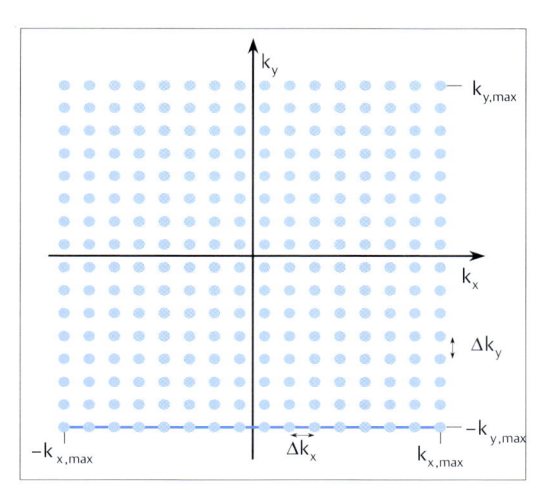

Abb. 1.15 Schematische Darstellung der Rohdaten im k-Raum. Punkte im Zentrum (Region minimaler Dephasierung) bestimmen SRV und Kontrast im rekonstruierten Bild. Die Abmessungen des FOV verhalten sich umgekehrt proportional zu Δk_x und Δk_y und die der Pixel umgekehrt proportional zu $k_{x,max}$ und $k_{y,max}$.

gefüllt werden. Das eigentliche Bild wird durch 2-dimensionale FT errechnet. Jeder Punkt im k-Raum enthält, ähnlich wie bei einem Hologramm, Informationen über das Gesamtbild und entspricht nicht einfach einem Punkt der Bildmatrix.

Mehrschichttechnik

Während die Frequenzkodierung in Echtzeit abläuft, beträgt der Abstand der Phasenkodierschritte TR. Die Wahl von TR orientiert sich an T1 und ist in der Routinebildgebung länger als der Zeitbedarf TR_{min} bei einmaligem Sequenzdurchgang. Bei der Mehrschichttechnik wird die Wartezeit zur zeitlich versetzten, selektiven Anregung und Ortskodierung weiterer Schichten genutzt. Ohne Verlängerung der Messzeit können maximal $N_{SL} = TR/TR_{min}$ Schichten nahezu simultan aufgezeichnet werden.

3-dimensionale Fourier-Bildgebung

Die Verfahren zur planaren Abbildung lassen sich auch zur 3-dimensionalen Bildgebung heranziehen. Dabei wird ein größerer Ausschnitt oder das gesamte Objekt angeregt und die Ortsinformation in 2 Richtungen durch die Phase sowie senkrecht hierzu durch die Frequenz kodiert. Zur Aufzeichnung einer $(N_{P1} \times N_{P2} \times N_F)$-Matrix sind $N_{P1} \times N_{P2}$ Phasenkodierschritte mit entsprechender Messzeitverlängerung erforderlich. 3-dimensionale Bildgebung ist daher nur mit schnellen Techniken praktikabel. Sie ermöglicht Schichtdicken unterhalb 1 mm. Aus dem Datensatz lassen sich Schnittbilder mit beliebiger Raumachse rekonstruieren.

Auflösung, Signal-zu-Rausch-Verhältnis (SRV), Messzeit

Die Voxelgröße wird festgelegt durch die Schichtdicke (SD) und die Pixelabmessungen. Letztere entsprechen dem Quotienten aus Bildfeld (field of view [FOV]) und Matrixgröße. Als FOV werden die Basislängen eines rechteckigen Messbereichs angegeben. Die Verkürzung einer Voxelkante bedeutet eine lineare Abnahme des SRV und benötigt einen stärkeren Gradienten.

Bei 3-dimensionalen Blöcken ist das Messvolumen aus lückenlos aufeinander folgenden Partitionen zusammengesetzt. Bei der 2-dimensionalen Bildgebung kann zusätzlich der Abstand benachbarter Schichten eingestellt werden. Das Partitionsprofil eines 3-dimensionalen Blocks ist ideal rechteckig. Dagegen besitzen 2 D-dimensionale Schichten ein nicht ideales Profil, sodass sie sich bei zu geringem Abstand gegenseitig beeinflussen können. Solche Effekte (z. B. Änderung des T1-Kontrasts) lassen sich durch Wahl einer verschachtelten Schichtabfolge abmindern.

Werden N_{AC} Akquisitionen der gesamten Rohdatenmatrix aufgezeichnet, so wächst das Signal linear mit N_{AC} und gleichzeitig das Bildrauschen mit $\sqrt{N_{AC}}$, d. h. das SRV verbessert sich mit $\sqrt{N_{AC}}$. Da jeder Phasenkodierschritt zum Gesamtbild beiträgt, wächst analog das SRV auch mit $\sqrt{N_P}$. Berücksichtigt man zusätzlich die Pixelabmessungen, so resultiert z. B. für eine 128 × 128-Matrix eine SRV-Verbesserung um einen Faktor $4/\sqrt{2} = 2{,}82$ gegenüber einer 256 × 256-Matrix.

Zur eindeutigen Ortskodierung muss die durch den Gradienten erzeugte *Bandbreite* $\Delta \nu$ in jedem

> Bei 3-dimensionalen Blöcken ist das Messvolumen aus lückenlos aufeinander folgenden Partitionen zusammengesetzt. Bei der 2-dimensionalen Bildgebung kann zusätzlich der Abstand benachbarter Schichten eingestellt werden.

Zur eindeutigen Ortskodierung muss die durch den Gradienten erzeugte *Bandbreite* Δv in jedem Voxel größer sein als Auswirkungen von Feldinhomogenitäten (T2*-Verkürzung) oder von Unterschieden der chemischen Verschiebung.

Voxel größer sein als Auswirkungen von Feldinhomogenitäten (T2*-Verkürzung) oder von Unterschieden der chemischen Verschiebung. Die Bandbreite ist die reziproke Dauer des Lese- oder Phasenkodiergradienten; das SRV ändert sich entsprechend $1/\sqrt{\Delta v}$.

Für die konventionelle Fourier-Bildgebung beträgt die Gesamtmesszeit $T_{AC} = N_P \times N_{AC} \times TR$. Um Messzeit einzusparen, wird häufig eine reduzierte Rohdatenmatrix mit $N_P < N_F$ gewählt. Half-Fourier-Matrizen nutzen die Symmetrieeigenschaften des k-Raums zur Interpolation einer k-Raum-Hälfte bei unveränderter Bildauflösung (SRV-Reduktion um einen Faktor $1/\sqrt{2}$).

Bildgebung mit Spin-Echos (SE)

Grundkontrast

Aufgrund des refokussierenden 180°-Pulses sind SE relativ unempfindlich gegenüber B_0-Inhomogenitäten. Anregung und Detektion lassen sich elegant separieren, sodass Zeit zur Ortskodierung gewonnen wird. Der Kontrast kann mittels TR und TE einfach beeinflusst werden (Abb. 1.16). Mit Gl. 4 u. 5 folgt für die Signalamplitude:

$$SI \sim PD\, e^{-TE/T2}\, (1 - e^{-TR/T1}). \quad (Gl.\ 7)$$

Die Refokussierung der Quermagnetisierung lässt sich mit weiteren 180°-Pulsen wiederholen (Carr-Purcell-Meiboom-Gill-[CPMG-]Sequenz). Auf diese Weise kann zunächst ein Echo mit PD-Gewichtung (PDw) und danach eines mit T2-Gewichtung (T2w) ausgelesen werden (Abb. 1.17), sodass beide Bilder nahezu simultan anfallen. Durch Aufzeichnung vieler Echos gestattet die CPMG-Technik in einem Durchlauf eine T2-Messung.

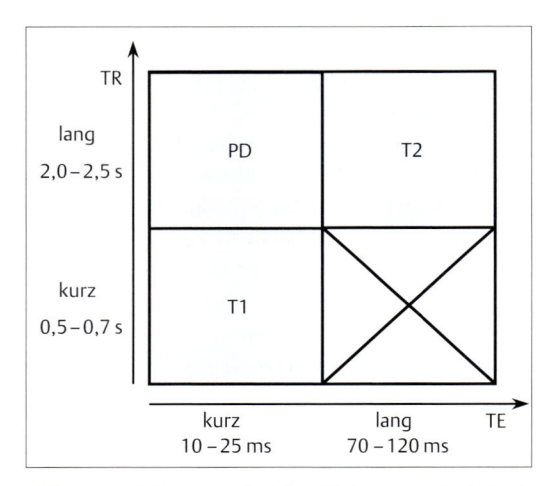

Abb. 1.16 **Bildkontrast bei der SE-Sequenz.** Da T1 mit B_0 variiert, hängt die Parameterwahl von der Feldstärke ab (Zahlenangaben für 1,5 T). Zur Betonung von PD-Unterschieden müssen Relaxationseffekte durch eine lange Repetitions- sowie eine kurze Echozeit minimiert werden. T1 dominiert bei kurzer TR-, T2 bei langer TE-Zeit den Kontrast.

Abb. 1.17 **CPMG-Bildgebungssequenz mit 2 Echos.** Weitere Echos können durch zusätzliche 180°-Pulse ausgelesen werden, wobei die Amplitude exponenziell entsprechend T2 abklingt.

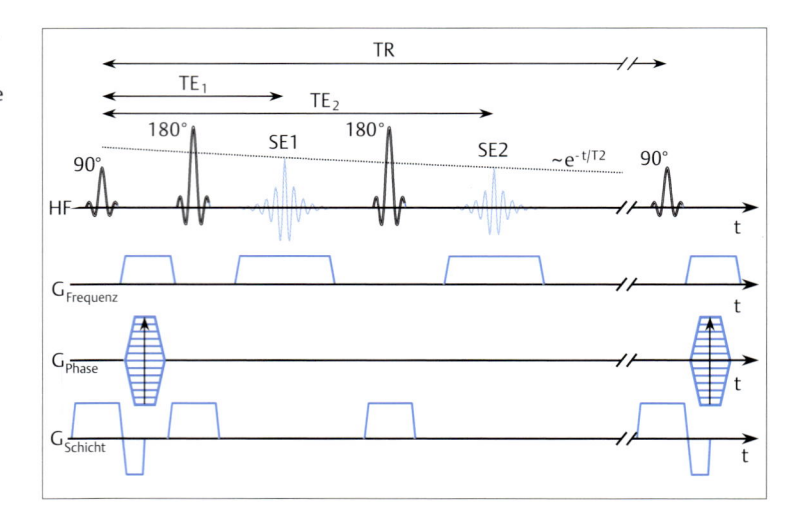

Mit typischen Messzeiten von 4–5 min bei T1-Gewichtung (T1w) bzw. 8–10 min für PDw und T2w Serien zählt die herkömmliche SE-MRT zu den langsamsten diagnostischen Verfahren.

Schnelle SE-Bildgebung

Bei der bislang beschriebenen CPMG-Bildgebung kodiert jedes SE eine Zeile eines individuellen Rohdatenbilds. Alternativ können durch N_E Echos N_E Zeilen derselben Rohdatenmatrix kodiert werden, sodass nur (N_P/N_E) Sequenzdurchläufe notwendig sind (Akronyme: RARE, TSE oder FSE, Tab. 1.3). Dominierend für den Bildkontrast ist das Echo, das die zentrale k-Raum-Zeile kodiert. Es definiert die effektive Echozeit TE_{eff}. Je nach Wahl von TE_{eff} können PDw oder T2w Bilder erzeugt werden. Da für T2w Bilder die äußeren k-Raum-Zeilen durch signalintensive, frühe Echos kodiert werden, kann eine Betonung von Gewebegrenzen (Kantenüberhöhung) resultieren. Bei PDw Bildern werden die äußeren k-Raum-Zeilen durch signalarme, späte Echos kodiert, sodass zur Wahrung einer ausreichenden Auflösung die Echozahl begrenzt wird.

Bei HASTE erfolgt eine Half-Fourier-Rekonstruktion eines langen Echozuges, sodass bei reduzierter Auflösung die gesamte Bildinformation in einem einzigen Sequenzdurchgang („single shot") gewonnen wird (Messzeit ca. 1 s pro Bild). Mithilfe eines modifizierten Gradientenschemas können zusätzliche GE vor und nach jedem SE erzeugt werden (GRASE, Turbo-GSE). Dabei werden GE zur Kodierung der äußeren und SE zur Kodierung der inneren Rohdatenzeilen verwendet, sodass ein T2-Kontrast bei guter Auflösung möglich ist.

Tab. 1.3 ⇢ *Akronyme wichtiger Bildgebungssequenzen*

Abkürzung	Erläuterung
CE-FAST	Contrast-Enhanced FAST (Synonyme: CE-GRASS, PSIF, T2-FFE)
CE-GRASS	Contrast-Enhanced GRASS (Synonyme: CE-FAST, PSIF, T2-FFE)
DESS	Dual Echo Steady State (Synonym: FADE)
EPI	Echo Planar Imaging
FADE	Fast Acquisition Double Echo (Synonym: DESS)
FAST	Fourier Acquisition in the Steady State (Synonyme: FISP, FFE, GRASS)
FFE	Fast Field Echo (Synonyme: FISP, GRASS)
FISP	Fast Imaging with Steady Precession (Synonyme: FAST, FFE, GRASS)
FLAIR	Fluid-Attenuated Inversion Recovery
FLASH	Fast Low Angle Shot (Synonyme: T1-FFE, spoiled GRASS)
FSE	Fast Spin Echo (Synonyme: RARE, TSE)
GRAPPA	Generalized Autocalibrating Partially Parallel Acquisition
GRASE	Gradient and Spin Echo (Synonym: Turbo-GSE)
GRASS	Gradient Recalled Acquisition in the Steady State (Synonyme: FAST, FFE, FISP)
HASTE	Half-Fourier Acquisition Single-Shot Turbo-SE
MP-RAGE	Magnetization-Prepared Rapid Gradient Echo
PSIF	Umkehrung von „FISP" (Synonyme: CE-FAST, CE-GRASS, T2-FFE)
RARE	Rapid Acquisition with Relaxation Enhancement (Synonyme: FSE, TSE)
SENSE	Sensitivity Encoding
SMASH	Simultaneous Acquisition of Spatial Harmonics
Snapshot FLASH	Snapshot FLASH (Synonym: Turbo-FLASH)
Spoiled GRASS	Spoiled GRASS (Synonyme: FLASH, T1-FFE)
STIR	Short Time Inversion Recovery
TIR	Turbo Inversion Recovery
TSE	Turbo Spin Echo (Synonyme: FSE, RARE)
Turbo-FLASH	Turbo-FLASH (Synonym: Snapshot FLASH)
Turbo-GSE	Turbo Gradient and Spin Echo (Synonym: GRASE)

Bildgebung mit Inversion Recovery (IR)

Bei der IR-Technik wird die Magnetisierung zunächst durch einen 180°-Puls invertiert ($M_z = -M_0$, $M_{xy} = 0$). Nach einer Warteperiode (*Inversionszeit*, TI) wird die teilweise relaxierte Längskomponente z. B. durch eine SE-Sequenz ausgelesen. Wenn TR ausreichend lang ($\geq 5\,T1$) ist, beträgt die Signalintensität

$$SI \sim PD\, e^{-TE/T2}\, (1 - 2e^{-TI/T1}). \qquad (Gl.\ 8)$$

Über TI kann der T1-Kontrast eingestellt werden. Wiederholte Messungen mit Variation von TI erlauben eine T1-Messung. Der klinische Einsatz dieser IR-SE-Methode ist jedoch aufgrund langer Messzeiten selten.

Mittels IR lassen sich Signale eliminieren, sofern TI = T1 ln2 ≈ 0,69 T1 gilt (Gl. 8). Bei Wahl einer kurzen TI-Zeit (short TI IR, STIR) kann dies zur Unterdrückung des Fettsignals genutzt werden. Mit den Daten in Tab. 1.2 ergibt sich hierfür TI ≈ 160 ms bei 1,5 T. Da gewöhnlich der Signalbetrag ausgelesen wird, resultiert zusätzlich ein invertierter T1-Kontrast (Gewebe mit langer T1-Zeit erscheinen heller als Gewebe mit kurzer T1-Zeit). Analog lassen sich Flüssigkeitssignale (z.B. Liquor) durch Wahl einer langen TI-Zeit (ca. 2200 ms bei 1,5 T) unterdrücken (fluid-attenuated IR, FLAIR).

Präpariert man bei Aufnahme einer schnellen SE-Sequenz (RARE) vorab die Magnetisierung mit einem Inversionspuls, so ergibt sich eine effiziente IR-Variante (TIR). Damit werden FLAIR- oder STIR-Varianten in wesentlich kürzerer Zeit als mit der IR-SE-Sequenz möglich.

Bildgebung mit Gradienten-Echos (GE)

Eine andere Strategie zur Messzeitverkürzung besteht in einer TR-Reduktion auf weniger als 100 ms. Unter solchen Bedingungen (TR ≪ T1) liefern kleine Pulswinkel (α < 90°) eine optimale Signalintensität, da sie nur einen Teil der Magnetisierung in die xy-Ebene kippen, sodass nach dem Puls ein Teil der Längsmagnetisierung erhalten bleibt (Abb. 1.3 b). Um diesen für weitere Anregungen einsetzen zu können, wird auf die Verwendung von 180°-Pulsen verzichtet, und die Echoerzeugung erfolgt ausschließlich durch Gradientenumkehr. Unter repetitiver Pulsanregung stellt sich nach einigen Durchläufen ein stationärer Zustand von M_z ein, bei dem der Anteil, der mit jeder Anregung verloren geht, genau durch den Anteil, der sich während einer TR-Periode durch longitudinale Relaxation nachbildet, ausgeglichen wird.

Tab. 1.4 ⇢ *Kontrastverhalten von GE-Sequenzen*

Kontrast	FLASH, FFE, Spoiled GRASS	FISP, FAST, GRASS	PSIF, CE-FAST, CE-GRASS
PD	α sehr klein TR/TE kurz	α sehr klein TR/TE kurz	-
T1	α groß TR/TE kurz	-	-
T2*	α klein TR/TE relativ lang	-	-
T2	-	-	α mittel TR/TE kurz
T1/T2	-	α mittel TR/TE kurz	-

Kleiner Pulswinkel: α < 20°
Kurze Repetitionszeit: TR < 200 ms
Kurze Echozeit: TE < 15 ms

Sequenzen mit Spoilergradienten

Bei kurzer TR-Zeit kann es dazu kommen, dass M_{xy} noch nicht ganz zerfallen ist, wenn bereits die nächste Anregung erfolgt. Um solche Signalüberlagerungen zu vermeiden, verwendet die in Abb. 1.13 a gezeigte Sequenz einen Spoilergradienten, der die Transversalmagnetisierung nach dem Auslesen dephasiert (FLASH, T1-FFE oder spoiled GRASS).

Anders als beim SE werden Auswirkungen von B_0-Inhomogenitäten nicht refokussiert, sodass die GE-Amplitude mit T2* abklingt. Insgesamt gilt

$$SI \sim PD \frac{(1 - e^{-TR/T1}) \sin \alpha}{1 - e^{-TR/T1} \cos \alpha} e^{-TE/T2^*}. \quad \text{(Gl. 9)}$$

Der Kontrast kann durch Variation von TR, TE und α manipuliert werden (Tab. 1.4). GE-Sequenzen mit Spoiler eignen sich besonders zur Aufnahme von T1w Bildern (6–8 Schichten in ca. 20 s) sowie von Bildern mit T2*-Gewichtung (T2*w).

Sequenzen mit Refokussierung

Während bei FLASH überlebende Transversalkomponenten vor jeder neuen Anregung zerstört werden, kann prinzipiell auch ein stationärer Zustand von M_{xy} eingestellt werden (steady-state free precession [SSFP]). Unter diesen Bedingungen besitzt das Signal 2 Komponenten (Abb. 1.18), die sich als GE auslesen lassen (Abb. 1.19):

- einen SSFP-FID im Anschluss an jeden HF-Puls,
- ein SSFP-Echo, da mit jedem neuen Sequenzdurchgang das Signal vorangegangener Anregungen zum Zeitpunkt der Pulseinstrahlung refokussiert wird.

Akronyme für Techniken, bei denen nur die FID-Komponente aufgezeichnet wird, sind FISP, FAST, FFE oder GRASS. Aufgrund der Beimischung eines Echoanteils hängt die Signalamplitude zusätzlich vom Verhältnis T1/T2 ab. Zur Aufnahme von (T1/T2)w Bildern wird TR minimiert und der Kont-

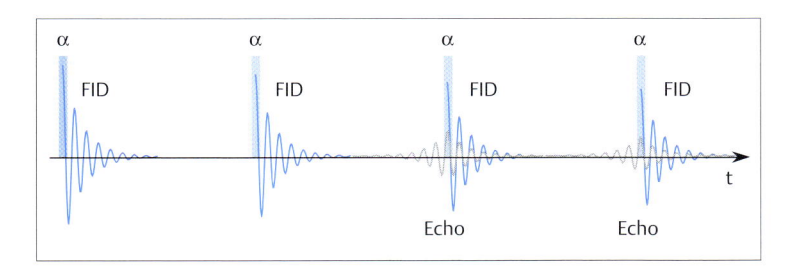

Abb. 1.18 **Repetitive Pulsanregung unter stationären Bedingungen für Längs- und Quermagnetisierung.** Nach jedem Puls entsteht ein FID. Zusätzlich refokussiert jeder Puls vorausgegangene Signale partiell unter Ausbildung eines Echos. Die aufsteigende Echoflanke kann als SSFP-Echo ausgelesen werden, die absteigende Flanke addiert sich zum SSFP-FID.

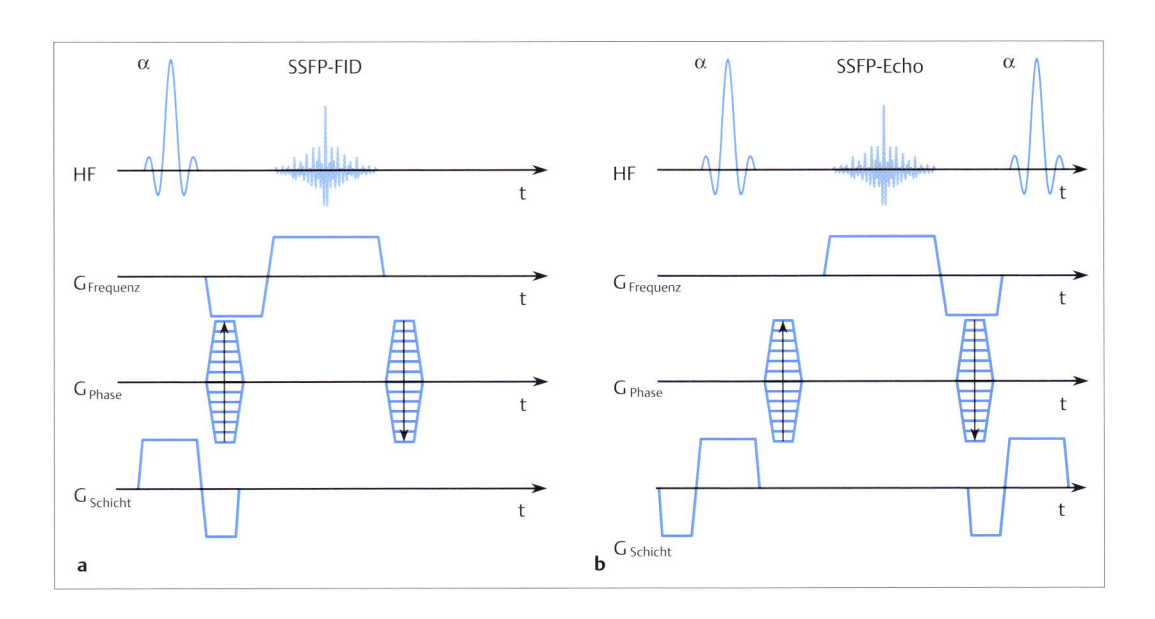

Abb. 1.19 a u. b SSFP-Sequenzschemata.
a Verzicht auf einen Spoiler und Refokussierung der Phasenkodierung schaffen stationäre Bedingungen für M_{xy}, wobei der SSFP-FID ausgelesen wird.
b Bei Invertierung des Gradientenschemas wird nach einer Einschwingperiode das SSFP-Echo aufgezeichnet.

rast über den Pulswinkel optimiert. Sequenzen, bei denen nur die aufsteigende Echoflanke ausgelesen wird, besitzen eine starke T2-Abhängigkeit und eignen sich zur schnellen T2w Bildgebung (PSIF, T2-FFE, CE-FAST oder CE-GRASS). Mittels einer symmetrischen Gradientenschaltung lassen sich auch beide SSFP-Signale als separate Bilder aufzeichnen (DESS oder FADE) oder zu einem einzigen Signal exakt überlagern (true FISP), für das bei verbessertem SRV ein stärkerer T2-Beitrag als für SSFP-FID-Sequenzen resultiert.

Snapshot FLASH

Aufnahmezeiten von unter 1 s pro Bild erlauben GE-Sequenzen bei Minimierung von TR (≤ 10 ms), α ($\leq 5°$) und TE (Snapshot FLASH oder Turbo-FLASH). Dabei entstehen PDw Bilder (Tab. 1.4). Zur Kontrastbeeinflussung wird vorab die Magnetisierung präpariert, sodass Bilder mit T1 (Abb. 1.20) oder auch anderen Kontrasten möglich werden.

Eine Erweiterung zur 3-dimensionalen T1w Bildgebung ist die MP-RAGE-Sequenz. Aufgrund der Vielzahl der notwendigen Phasenkodierschritte erfolgt eine segmentweise Aufzeichnung der Datenmatrix. Hierzu wird nach Durchlauf einer gewissen Anzahl von Rohdatenzeilen (z. B. für einen Schichtblock oder eine Partition) der Inversionspuls erneut eingestrahlt, wobei vorab eine Verzögerungszeit eingefügt werden kann, um Sättigungseffekte zu vermeiden.

Abb. 1.20 **Snapshot-FLASH-Sequenz mit T1-Kontrast.** Ein 180°-Puls invertiert zunächst die Magnetisierung. Anschließend wird die gesamte Rohdatenmatrix aufgenommen. Der T1-Kontrast wird durch den Abstand TI zwischen Inversionspuls und Aufzeichnung der mittleren Rohdatenzeile bestimmt (IR).

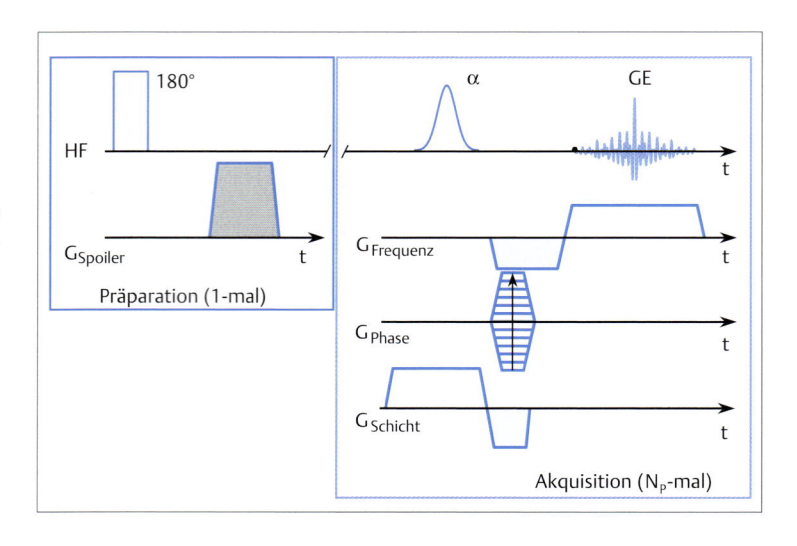

Echo Planar Imaging (EPI)

> EPI ermöglicht Single-shot-Bildgebung in weniger als 100 ms pro Bild (schnellste MRT-Technik).

EPI ermöglicht Single-shot-Bildgebung in weniger als 100 ms pro Bild und ist somit die schnellste MRT-Technik. Nach Pulsanregung erzeugt ein oszillierender Lesegradient eine Vielzahl von GE, die durch kurze „Gradientenblips" phasenkodiert werden (Abb. 1.21). Dabei werden hohe Anforderungen an das Gradientensystem gestellt (minimale Schaltzeiten, große Amplituden). Durch Präparationstechniken ist wiederum eine Kontrastbeeinflussung möglich (z. B. Diffusions- oder Perfusionskontrast), wobei die Hauptanwendung auf der Erfassung funktioneller Parameter in dynamischen oder bewegungssensitiven Bildserien liegt.

Abb. 1.21 **Echo Planar Imaging.** Der oszillierende Lesegradient erzeugt eine Echoserie mit alternierenden Amplituden. Zur Phasenkodierung dienen kurze Gradientenpulse („Blips") zwischen den Echos (Sprung zur nächsten k-Raum-Zeile).

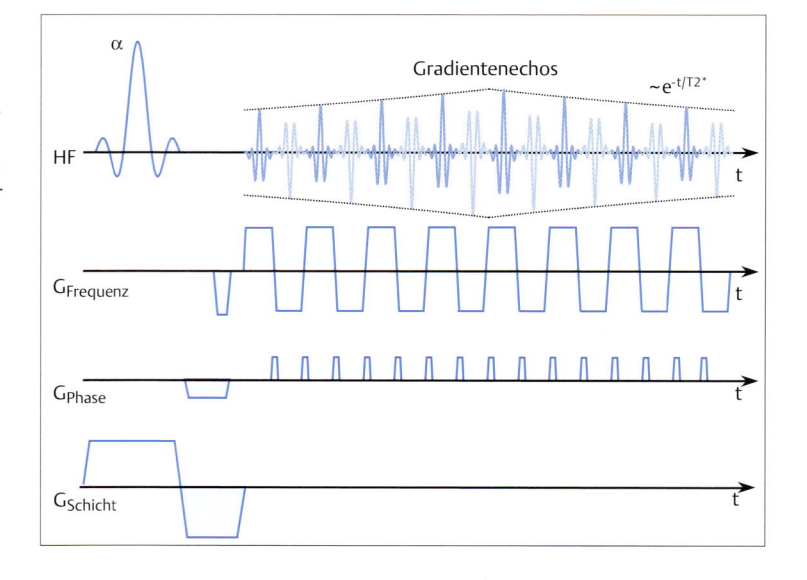

Parallelbildgebung

Neben der Schaltung von Gradienten des statischen Felds B_0 eignet sich auch das B_1-Profil einer HF-Spule zur Kodierung. In Parallelbildgebungstechniken wie SENSE, SMASH oder GRAPPA wird diese inhärente Ortsinformation der (simultan aufgezeichneten) Signale aller individuellen Elemente eines Spulen-Arrays mit separaten Empfangskanälen zur Reduktion der Anzahl erforderlicher Phasenkodierschritte, und damit der Aufnahmezeit, ausgenutzt (unter SRV-Reduktion). Prinzipiell können alle der oben skizzierten Techniken mit der Parallelbildgebung kombiniert werden.

Unterdrückung unerwünschter Signalbeiträge

HF-Einstrahlung kann nicht nur zur Erzeugung, sondern auch zur Unterdrückung von Signalen genutzt werden. Bei der Vorsättigung wird zunächst durch einen selektiven 90°-Puls die Längsmagnetisierung einer Schicht in die Transversalebene gekippt und durch einen Spoilergradienten dephasiert. Diese Sättigungsschicht kann parallel oder senkrecht zur Bildgebungsebene verlaufen.

Die Zerstörung von M_z und M_{xy} bezeichnet man als Sättigung. Anschließend läuft mit minimaler Verzögerungszeit $\tau \ll T1$ die eigentliche Messsequenz ab, sodass gesättigte Regionen keinen Signalbeitrag leisten.

Neben der Sättigung des Signals bestimmter Körperregionen ist die Eliminierung des Fettsignals zur Artefaktreduktion oder Kontraststeigerung häufig wichtig. Alternativ zu STIR lässt sich die chemische Verschiebung zwischen Wasser- und Fettprotonen ausnutzen, indem durch einen frequenzselektiven (chemical-shift selective) 90°-CHESS-Puls die Fettresonanz entweder vorab gesättigt wird oder eine selektive Wasseranregung erfolgt.

> Die Zerstörung von M_z und M_{xy} bezeichnet man als Sättigung.

Magnetisierungstransfer-Kontrast

Wassermoleküle sind klein und besitzen unter In-vivo-Bedingungen eine hohe Beweglichkeit. Hierdurch werden lokale Unterschiede des Dipolfelds effizient ausgemittelt, und es ergeben sich T2-Zeiten von mehr als 40 ms (Tab. 1.2). Anders verhalten sich Makromoleküle (z. B. Proteine), die wesentlich unbeweglicher sind und sehr kurze T2-Zeiten (10–20 µs) besitzen. Sie leisten keinen direkten Signalbeitrag, beeinflussen jedoch das Relaxationsverhalten des mobilen freien Wassers, mit dem sie über Kreuzrelaxation und chemischen Protonenaustausch in Kontakt stehen. Durch diese Wechselwirkung resultiert ein Magnetisierungstransfer, der indirekt die Signalamplitude des freien Wassers und somit den Bildkontrast beeinflussen kann (Abb. 1.22). Durch eine Präparation, bei der vor Ablauf der eigentlichen Bildgebungssequenz eine Einstrahlung außerhalb des schmalbandigen Resonanzbereichs des freien Wassers erfolgt, kann der Magnetisierungstransfer gezielt kontrastgebend eingesetzt werden.

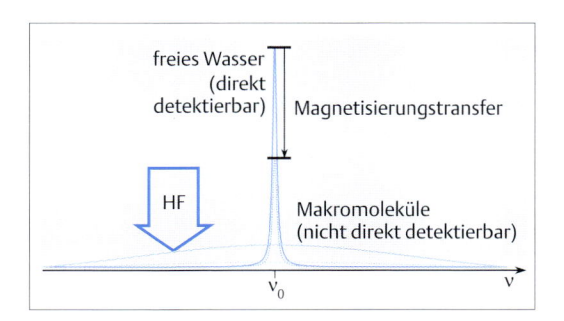

Abb. 1.22 **Schematisches ^{1}H-Spektrum mit Signalen von frei beweglichem Wasser sowie weitgehend immobilen Makromolekülen.** Beide besitzen eine ähnliche Resonanzfrequenz, jedoch deutlich unterschiedliche Linienbreiten. Durch HF-Einstrahlung außerhalb der Resonanz des freien Wassers lässt sich das Spinsystem der Makromoleküle selektiv sättigen. Über Wechselwirkungen wird die Sättigung partiell auf das freie Wasser übertragen und bewirkt dort eine Signalreduktion.

Diffusionsbildgebung

Die Refokussierung der Auswirkung von Feldinhomogenitäten durch einen 180°-Puls (Abb. 1.8) kann nur dann perfekt gelingen, wenn die Kerndipole eine feste Position beibehalten, da nur dann die Drehgeschwindigkeiten der Magnetisierungsbeiträge konstant bleiben. Dem wirkt die Selbstdiffusion des Gewebewassers entgegen, da sich auf der chaotischen Wanderung der Wassermoleküle die lokale Feldstärke und damit die momentane Präzessionsfrequenz unvorhersehbar ändern. Unter solchen Bedingungen ist die Rephasierung zur Echozeit imperfekt und die Echoamplitude reduziert, wobei die zusätzliche Dämpfung von TE, der Stärke der Feldinhomogenität und dem Ausmaß der Diffusion (ausgedrückt durch den Diffusionskoeffizienten D) abhängt.

Dieser Effekt lässt sich zur Messung von D heranziehen, indem z. B. im SE-Experiment vor und nach dem 180°-Puls jeweils ein ausreichend starker *externer Gradientenpuls* geschaltet und die SE-Amplitude gemessen wird. Die Diffusionseigenschaften werden durch den Gewebeaufbau bestimmt und sind im Allgemeinen anisotrop. Diffusionsbildgebung kann daher Informationen über die Gewebestruktur (z. B. Rekonstruktion von Faserbündeln) bzw. deren pathologische Veränderung (z. B. nach Infarkten) liefern.

Komponenten eines MR-Tomographen

Die Komponenten eines MR-Tomographen sind:
- der *Magnet* zur Erzeugung des statischen Grundfelds,
- die *HF-Einheit* zur Anregung und Detektion der Kerninduktionssignale,
- die *Gradienteneinheit* zur Ortskodierung,
- das *Rechnersystem* zur Anlagensteuerung, Bildrekonstruktion und -nachverarbeitung sowie Datenerfassung.

Magnet

> Nach gegenwärtigem Kenntnisstand werden durch statische Magnetfelder bis zu 7 T keine Gesundheitsschäden verursacht. Für Träger von Herzschrittmachern gilt ein Grenzwert von 0,5 mT.

In der klinischen MRT kommen Magnete mit Feldstärken zwischen 0,02 und 3 T zum Einsatz, daneben existieren Spezialsysteme bis zu 9,4 T (das Erdmagnetfeld beträgt ca. 0,00005 T). Nach gegenwärtigem Kenntnisstand werden durch statische Magnetfelder bis zu 7 T keine Gesundheitsschäden verursacht.

Mit steigendem Feld nimmt die Stärke der Kernmagnetisierung zu (Gl. 2), und es wächst das SRV. Andererseits resultiert eine T1-Verlängerung (Messzeitverlängerung), und relative T1-Unterschiede zwischen Geweben werden geringer (Kontrasteinbuße). Mit B_0 steigen suszeptibilitätsbedingte Feldinhomogenitäten, und es werden stärkere Gradienten zur Ortskodierung benötigt. Schließlich wächst die erforderliche HF-Leistung annähernd quadratisch. Da die chemische Verschiebung linear mit B_0 ansteigt, ergeben sich Vorteile für die Spektroskopie und Nachteile in der Bildgebung durch ausgeprägtere Artefakte.

Ein wesentliches Qualitätskriterium des Magneten ist seine Homogenität. Ein inhomogenes Feld ($T2^*$-Verkürzung) bewirkt Signalverluste (besonders für EPI und GE) sowie Bildunschärfen („Blurring") oder Verzerrungen. Zur Feldhomogenisierung dient eine Shimeinheit, mit der Zusatzfelder erzeugt werden, die sich dem Grundfeld überlagern.

Das statische Feld fällt außerhalb der Magnetöffnung nicht schlagartig auf null, sondern klingt mit wachsendem Abstand ab. Dieses Streufeld übt eine Kraftwirkung auf magnetische Substanzen aus (Projektilwirkung), wodurch sich z. B. Metallimplantate verlagern können. Für Träger von Herzschrittmachern gilt ein Grenzwert von 0,5 mT.

Magnettypen. Zur Erzeugung des Grundfelds kommen 3 Magnettypen zum Einsatz (Tab. 1.5):
- *Supraleitende* Magnete (Abb. 1.23 a) nutzen die verlustfreie elektrische Leitung bestimmter Legierungen (z. B. Niob-Titan) bei Tiefsttemperaturen. Das B_0-Feld wird mittels Solenoidspulen erzeugt, in denen ohne äußere Energieversorgung ein Gleichstrom widerstandsfrei fließt. Zur Aufrechterhaltung der Supraleitung ist eine perma-

> Ein wesentliches Qualitätskriterium des Magneten ist seine Homogenität.

Tab. 1.5 Eigenschaften verschiedener Ganzkörpermagnetsysteme

Magnettyp	Vorteile	Nachteile
Supraleitender Magnet	hohe Feldstärke ($\leq 9{,}4\,T$) gute Homogenität und Stabilität SRV hoch	großes Streufeld hohe Anschaffungs- und Betriebskosten
Widerstandsmagnet	offene Bauweise möglich geringe Anschaffungskosten Schnellabschaltung möglich	begrenzte Feldstärke ($\leq 0{,}3\,T$) SRV begrenzt großer Stromverbrauch
Permanentmagnet	offene Bauweise möglich kleines Streufeld geringe Betriebskosten	begrenzte Feldstärke ($\leq 0{,}3\,T$) SRV begrenzt anfällig für Temperaturschwankungen

nente Kühlung durch flüssiges Helium (Siedepunkt 4,2 K) notwendig. Die Spule befindet sich in einem durch einen Hochvakuummantel und Strahlungsschilde thermisch isolierten Tank (Kryostat). Um Abdampfverluste zu minimieren, besitzen moderne Magnete einen Kryo-Refrigerator (Kaltkopf), der die Schildtemperatur bei etwa 20 K stabilisiert. Eine Schnellabschaltung des Magneten ist nicht möglich. Bei Zusammenbruch der Supraleitung entsteht spontan ein elektrischer Widerstand, sodass der Spulenstrom und damit das Magnetfeld unter erheblicher Wärmefreisetzung und raschem Verdampfen des Heliums abfällt („Quench"). Ein Quench kann z. B. durch Ausfall des Kühlsystems, mechanische Vibrationen oder induzierte Felder ausgelöst werden.

- Bei *Widerstandsmagneten* wird das Grundfeld durch eine normalleitende Spule erzeugt. Die große Leistungsaufnahme ($> 15\,kW$) macht eine effiziente Wasserkühlung erforderlich. Aufgrund der Leistungs- und Kühlungsanforderungen sind nur relativ geringe Feldstärken praktikabel.
- *Permanentmagnete* (Abb. 1.23 b) besitzen Polschuhe aus ferromagnetischen Materialien, die durch ein Eisenjoch verbunden sind. Für Ganzkörpertomographen ergeben sich erhebliche Massen ($> 10\,t$). Eine Abschaltung ist nicht möglich.

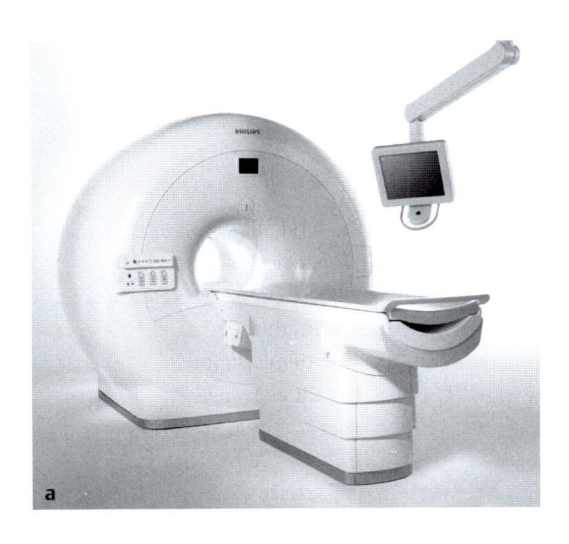

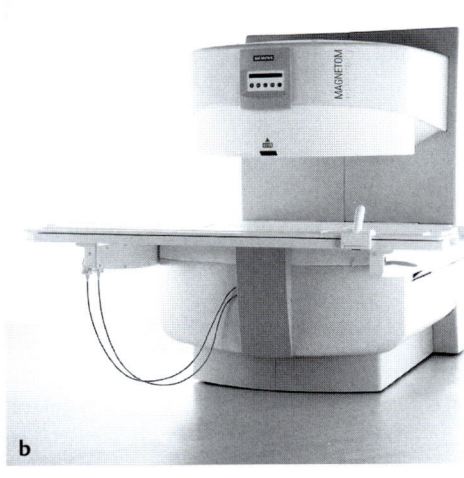

Abb. 1.23 a u. b Magnettypen.
a Supraleitender Ganzkörpermagnet (3 T; Philips Intera Achieva).
b Permanentmagnet in offener Bauweise (0,2 T; Siemens MAGNETOM Concerto).

Gradientensystem

Zur Erzeugung der Gradientenfelder dient ein Satz von 3 orthogonalen Spulen. Mit Strömen von mehreren 100 A erreichen moderne Gradientenverstärker für Ganzkörpersysteme z. B. 40 mT/m mit Anstiegszeiten von 200 µs. Die Gradientenschaltungen erzeugen mechanische Kräfte, wodurch es im Magneten zu einer erheblichen Geräuschentwicklung kommen kann. Zur Vermeidung von Gehörschäden muss der Schallpegel am Ohr des Patienten auf maximal 99 dB(A) begrenzt bleiben (z. B. durch Anlegen eines Gehörschutzes) (EN 2002).

Mit dem An- bzw. Abschalten der Gradienten werden in umgebenden Leitern (z. B. im Kryostaten) Wirbelströme induziert, die ihrerseits zeitabhängi-

Im Magneten kann es zu einer erheblichen Geräuschentwicklung kommen, wobei der Schallpegel am Ohr des Patienten zur Vermeidung von Gehörschäden höchstens 99 dB(A) betragen darf (evtl. Gehörschutz) (EN 2002).

1 Grundlagen

ge Magnetfelder erzeugen. Dies beeinträchtigt die Gradientenpulsform sowie die Feldhomogenität und damit die Bildqualität. Eine effiziente Unterdrückung bzw. Kompensation von Wirbelströmen ermöglichen aktiv abgeschirmte Gradientensysteme sowie eine gezielte Überhöhung der Gradientenflanken („Preemphasis").

Die Gradientenschaltungen bedeuten eine zeitliche Magnetfeldänderung dB/dt und induzieren ein elektrisches Feld im Patienten. Wenn dieses hinreichend groß wird, kann eine Stimulation peripherer Nerven, Muskeln oder des Herzmuskels ausgelöst werden. Die dB/dt-Belastung wird durch die MR-Anlage automatisch überwacht, wobei für Ganzkörpergradientensysteme im bestimmungsgemäßen Betrieb ein dB/dt-Grenzwert von 20 T/s (EN 2002) gilt.

> Für Ganzkörper-Gradientensysteme gilt im bestimmungsgemäßen Betrieb ein dB/dt-Grenzwert von 20 T/s (EN 2002).

> Das SRV kann durch die Wahl angepasster Spulen optimiert werden.

HF-Einheit

Die HF-Einheit besteht aus Sende- und Empfangsverstärkern und HF-Spulen. Um eine Störung des Rundfunkempfangs durch die Anlage bzw. eine Einkopplung externer Signale zu vermeiden, wird der Tomograph innerhalb eines Faraday-Käfigs installiert.

Bei Ganzkörpersystemen ist eine ausreichend große Körperspule (meist zirkular polarisierter *Birdcage-Resonator*) in die Patientenröhre integriert. Für die Bildqualität ist nicht die Signalstärke, sondern das SRV (bzw. das Kontrast-zu-Rausch-Verhältnis) maßgeblich. Rauschen entsteht u. a. aufgrund der thermischen Elektronenbewegung in der Empfangsspule. Daneben induzieren HF-Pulse in biologischen Geweben aufgrund des Elektrolytgehalts Wirbelströme, sodass der Patient selbst eine starke Rauschquelle darstellt. Da das gesamte Volumen der Empfangsspule zur Rauschamplitude beiträgt, lässt sich das SRV durch die Wahl angepasster Spulen optimieren (Abb. 1.24; weitere Spezialspulen s. Kap. 4, 6 u. 8).

Zur Untersuchung peripherer Bereiche eignen sich Oberflächenspulen, die über der jeweiligen Körperregion fixiert werden. Diese werden häufig als reine Empfangsspulen eingesetzt, wobei die Körperspule zur Pulsanregung dient. *Phased-Array-Spulen* bestehen aus mehreren simultan betriebenen Teilspulen mit eigenen Empfangskanälen, die separat Bilder aufzeichnen. Anschließend werden diese rechnerisch zu einem Gesamtbild zusammengefügt. Damit werden einerseits Untersuchungen großer Regionen mit hoher Sensitivität sowie andererseits schnelle Parallelbildgebungstechniken möglich.

Bei der HF-Einstrahlung ist zu berücksichtigen, dass die Pulsleistung letztlich im Körper in Wärme

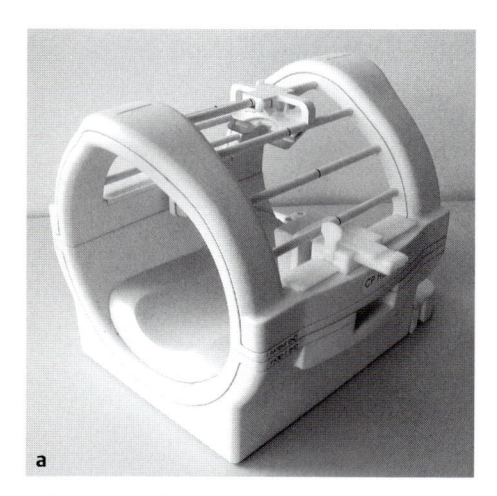

Abb. 1.24 a–c **Verschiedene Spulenarten (Siemens).**
a Zirkular polarisierte (circularly polarized [CP]) Birdcage-Kopfspule (Foto: S. Liebig).
b Phased-Array-Kopfspule.
c Phased-Array-Spule für Körperstammuntersuchungen.

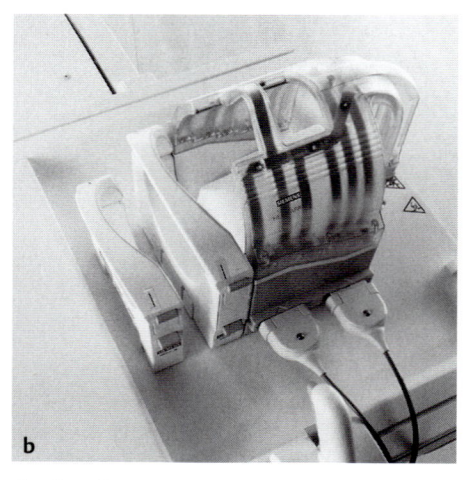

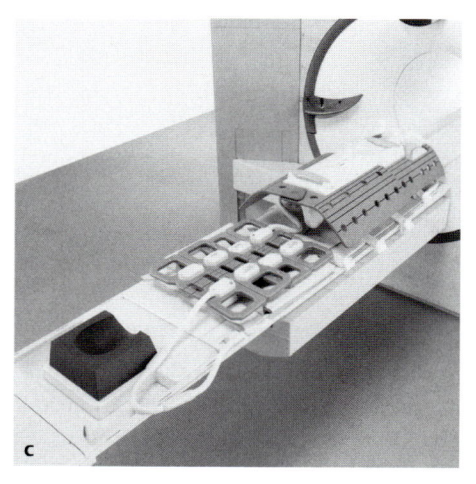

umgewandelt wird. Zur Einschätzung der Erwärmung dient die spezifische Absorptionsrate (SAR; absorbierte Leistung pro kg Körpergewicht), die vor jedem Sequenzstart automatisch abgeschätzt wird. Für den bestimmungsgemäßen Betrieb gelten ein Ganzkörper-SAR-Grenzwert von 2 W/kg bzw. eine maximale Temperaturzunahme für den ganzen Körper von 0,5 °C (EN 2002).

> Gemäß EN (2002) gelten ein Ganzkörper-SAR-Grenzwert von 2 W/kg bzw. eine maximale Temperaturzunahme für den ganzen Körper von 0,5 °C.

Rechnersystem

Der Steuerrechner kontrolliert die Patientenverwaltung, das Messsystem, die Datenerfassung und die Dokumentation. Zusätzlich werden meist ein separater Bildrechner sowie ggf. ein echtzeitfähiges System zur Ausführung des Pulsprogramms eingesetzt. Letzteres gestattet eine Adaption der Sequenz während der Bildgebung, z.B. zur Online-Bewegungskorrektur. Insbesondere 3-dimensionale Verfahren und funktionelle Serien erfordern eine große Rechen- und Speicherkapazität und hohe Datentransferraten. Die Messdaten können mit verschiedenen Speichermedien gesichert werden (Festplatten als Zwischenspeicher, CD oder optische Datenträger als Dauerspeicher). Dokumentiert werden Untersuchungen z.B. mit einer Laserkamera.

> Der Steuerrechner kontrolliert die Patientenverwaltung, das Messsystem, die Datenerfassung und die Dokumentation, was eine große Rechen- und Speicherkapazität erforderlich macht.

Literatur

EN 60601-2-33: Medizinische elektrische Geräte – Teil 2-33: Besondere Festlegungen für die Sicherheit von Magnetresonanzgeräten für die medizinische Diagnostik. Brüssel 2002.

Mansfield, P., P.G. Morris: NMR imaging in biomedicine. Adv. Magn. Reson. 2 (1982) 354.

MR-Kontrastmittel

B. Tombach

Das diagnostische Potenzial der MR-Tomographie wurde durch die Einführung i.v. applizierbarer Kontrastmittel (KM) 1988 erheblich erweitert. Neben den extrazellulären Gadoliniumchelaten sind heute eine Vielzahl von KM, wie z.B. gewebespezifische KM und Blutpool-KM, verfügbar oder stehen kurz vor der Zulassung.

Grundlagen der Kontrastverstärkung

Wirkmechanismus

> Die Kontrastverstärkung durch KM erfolgt in der MRT indirekt durch die Beeinflussung der Relaxationszeiten (T1, T2) der benachbarten Protonen und nicht wie in der Röntgendiagnostik direkt durch das KM.

Die Bildkontraste in der MRT sind auf ein komplexes Zusammenspiel von geräte- (Feldstärke, Gradienten, Sequenzen etc.) und gewebespezifischen (Spin-Gitter-Relaxationszeit T1, Spin-Spin-Relaxationszeit T2, Protonendichte, Flussgeschwindigkeit etc.) Parametern zurückzuführen. Die Kontrastverstärkung durch KM erfolgt in der MRT indirekt durch die *Beeinflussung der Relaxationszeiten* (T1, T2) der benachbarten Protonen und nicht wie in der Röntgendiagnostik direkt durch das KM. Der Wirkmechanismus von KM in der MRT ist genau genommen auf quantenmechanische Grundlagen zurückzuführen, deren Erläuterung den Rahmen dieses Buches sprengen würde. Die folgenden Erklärungen stellen somit für das Verständnis praktikable Vereinfachungen dar.

Paramagnetische Moleküle. Die als KM geeigneten Moleküle müssen zur Beeinflussung der Relaxation von Protonen *ungepaarte Elektronen* aufweisen, wobei jedes dieser ungepaarten Elektronen in einem separaten Elektronenorbital (Orbital = Elektronenwolke, Aufenthaltswahrscheinlichkeit des Elektrons) platziert ist. Alle diese ungepaarten Elektronen weisen einen parallelen Spin auf, der sich zu einem Netto-Elektronen-Spin addiert (Paramagnetismus). Das magnetische Moment dieser ungepaarten Elektronen führt zu einem starken fluktuierenden magnetischen Wechselfeld in unmittelbarer Nachbarschaft zu den Protonen und zur Stimulation ihrer Relaxation. Als Zentralatom der paramagnetischen Moleküle dominieren die Metallionen der Übergangsmetalle (inkomplett besetzte d-Orbitale, maximal 5 ungepaarte Elektronen) und der sog. „seltenen Erden" (Lanthanide) (inkomplett besetzte f-Orbitale, maximal 7 ungepaarte Elektronen), wobei das magnetische Moment als ein Faktor für die Effizienz der Relaxation benachbarter Protonen der Anzahl der ungepaarten Elektronen proportional ist (Tab. 1.6). Das Gd^{3+}-Ion mit seinem starken paramagnetischen Effekt durch 7 ungepaarte Elektronen weist dabei als Zentralatom der KM die größte klinische Relevanz auf.

Superparamagnetische Moleküle. Neben den paramagnetischen sind die sog. superparamagnetischen Moleküle als KM in der MRT geeignet. Die Anordnung paramagnetischer Atome in einem Kristallgitter (z.B. kristallines Eisenoxid) kann zu einer Verstärkung des magnetischen Momentes um den Faktor 10–1000 in einem externen magnetischen Feld, wie in einem MR-Tomographen, führen. Bei diesen superparamagnetischen Substanzen wird die parallele Orientierung der Spins nach der Entfernung aus einem äußeren magnetischen Feld durch die Brown-Molekularbewegung wieder aufgehoben

Tab. 1.6 Magnetisches Moment und Anzahl ungepaarter Elektronen von Metallionen

Metallionen	Anzahl ungepaarter Elektronen	Magnetisches Moment (Bohr-Magneton)
Übergangsmetalle:		
Cu^{2+}	1	1,7–2,2
Ni^{2+}	2	2,8–4,0
Cr^{3+}	3	3,8
Fe^{2+}	4	5,1–5,5
Mn^{2+}	5	5,9
Fe^{3+}	5	5,9
Lanthanide:		
Gd^{3+}	7	8,0

und es resultiert keine Nettomagnetisierung. Die mit dem Überbegriff SPIO (small particles of iron oxide) bezeichneten superparamagnetischen Eisenoxidpartikel stehen als KM mit unterschiedlichen Partikelgrößen und hydrodynamischen Durchmessern zur Verfügung.

Beeinflussung der Relaxationszeiten T1 und T2

Durch die Bewegung der ungepaarten Elektronen der KM wird ein fluktuierendes magnetisches Wechselfeld erzeugt, wobei die mit der Präzessionsfrequenz von Protonen übereinstimmenden Frequenzen zu einer Verkürzung der T1-Relaxationszeiten führen. Des Weiteren resultieren Schwankungen des lokalen Magnetfeldes und führen über den Verlust der Phasenkohärenz der Spins zu einer Verkürzung der T2-Relaxationszeit. Sowohl paramagnetische als auch superparamagnetische KM verkürzen somit die Relaxationszeiten (T1, T2) bzw. führen zu einer Zunahme der T1- und T2-Relaxationsrate (1/T1, 1/T2). Quantitativ lassen sich die Relaxationsraten abschätzen und dokumentieren eine komplexe Abhängigkeit vom Abstand zwischen KM und Proton, vom gyromagnetischen Verhältnis des Wasserstoffkerns, von der Konzentration und dem effektiven magnetischen Moment des KM. Klinisch praktikabler sind die sog. Relaxivitäten R1 und R2 [mmol s]$^{-1}$ als Maß für die Wirksamkeit eines KM, die von der Konzentration unabhängig sind. Für die klinische Routine lassen sich unabhängig von Gleichungen und physikalischen Parametern folgende „Faustregeln" festhalten:

- Nach der Applikation *paramagnetischer Substanzen* in geringen Konzentrationen dominiert die Verkürzung der T1-Relaxationszeit und es resultiert eine Signalintensitätszunahme des Gewebes in T1w Sequenzen. Diese paramagnetischen KM werden daher auch als T1-KM oder positive KM bezeichnet. Mit zunehmender Konzentration des paramagnetischen KM überwiegt allerdings die Verkürzung der T2-Relaxationszeit und eine Signalintensitätsabnahme des Gewebes resultiert.
- Nach der Applikation *superparamagnetischer Eisenoxidpartikel* mit vergleichsweise *größeren Durchmessern* (≥ 50 nm) dominiert die Verkürzung der T2-Relaxationszeit (niedriges R1/R2) mit einem starken Signalverlust des Gewebes. Diese KM werden daher auch als T2-KM oder negative KM bezeichnet, die Effekte sind in T2w Sequenzen am stärksten ausgeprägt.
- *Superparamagnetische Eisenoxidpartikel* mit vergleichsweise *kleinen Durchmessern* (≤ 20 nm) weisen ein hohes R1/R2 auf und können sowohl als positives als auch als negatives KM zur Bildgebung genutzt werden. Suspensionen kleiner superparamagnetischer Eisenoxidpartikel werden derzeit als T1-Blutpool-Kontrastmittel entwickelt.

> Paramagnetische KM werden eingesetzt als positive KM, superparamagnetische Eisenoxidpartikel mit größeren Durchmessern als negative KM und solche mit kleinen Durchmessern sowohl als positive als auch als negative KM.

Kontrastmittelklassen und Bioverteilung

Die absolute Konzentration eines KM im Zielgewebe ist für den diagnostischen Nutzen einer kontrastmittelunterstützten MRT von entscheidender Relevanz und durch die chemische Struktur der KM direkt beeinflussbar. Die i.v. applizierten KM gelangen zunächst in das intravaskuläre Kompartiment, das mit dem interstitiellen Kompartiment (Räume zwischen den Zellen) im Gleichgewicht steht. Beide Kompartimente stellen zusammen den Extrazellularraum dar, der wiederum mit dem Intrazellularraum im Gleichgewicht steht. Die potenziellen Wege der Bioverteilung sowie der Ausscheidung der i.v. applizierten KM sind in Abb. 1.25 schematisch dargestellt.

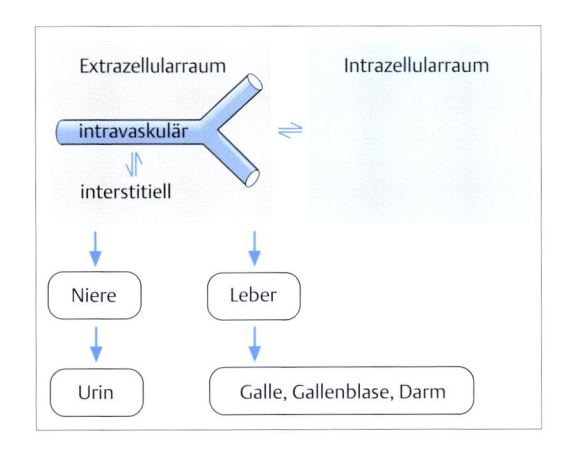

Abb. 1.25 **Bioverteilung und Ausscheidung i.v. applizierter KM.**

Extrazelluläre niedermolekulare Gadoliniumchelate

Die niedermolekularen, hydrophilen, nicht an Plasmaproteine bindenden Gd-Chelate stellen die größte Gruppe der KM für das MRT dar. Nach i.v. Applikation beginnt der Übertritt ins Interstitium wegen einer fehlenden Blut-Körper-Schranke bereits während des First Pass. Nach rascher Einstellung eines Gleichgewichtes zwischen beiden Kompartimenten resultiert ein unspezifisches Anreicherungsverhalten, gefolgt von einer raschen renalen Elimination durch glomeruläre Filtration. Diese unspezifischen Gd-Chelate werden auch als extrazelluläre KM bezeichnet (Abb. 1.26).

Substanzen. Die klinisch zugelassenen extrazellulären KM weisen alle das paramagnetische Gd^{3+}-Ion als Zentralatom auf und bilden mit offenkettigen oder zyklischen Liganden stabile Komplexe (Gd-Chelate) mit einem Molekulargewicht < 1 kDa (Abb. 1.26). Gadopentetsäure-Dimeglumin (*Gd-DTPA*, Magnevist von Schering AG, Deutschland) als offenkettiger, ionischer Komplex wurde als erstes KM 1988 in den Markt eingeführt. Das nichtionische Gadodiamid (*Gd-DTPA-BMA*, Omniscan von GE Healthcare Bio-Sciences, Amersham, England) und die ionische Gadobensäure-Dimeglumin (*Gd-BOPTA*, Multi Hance von Bracco, Italien) sind als weitere offenkettige Gd-Chelate zugelassen, wobei Gd-BOPTA primär als hepatobiliäres KM entwickelt wurde. Wegen der mit 2–4% geringen hepatobiliären Ausscheidung von Gd-BOPTA erscheint die Klassifizierung als extrazelluläres KM sinnvoll. Gd-BOPTA führt allerdings über eine temporäre Albuminbindung zu einem gesteigerten intravasalen R1 mit potenziellen Vorteilen für die MR-Angiographie. Gadoteridol (*Gd-HP-DO3 A*, Pro Hance von Bracco) und die ionische Gadotersäure-Meglumin (*Gd-DOTA*, Dotarem von Guerbet, Frankreich) als makrozyklische KM weisen gegenüber den linearen KM eine größere Stabilität auf. Gd-DOTA ist in Deutschland nicht zugelassen, wird aber in Europa weit verbreitet eingesetzt.

Das makrozyklische, neutrale *Gadobutrol* (Gadovist von Schering AG, Deutschland) weist im Vergleich zu den anderen extrazellulären KM (0,5 mol/l) eine doppelt so hohe Konzentration auf (1,0 mol/l), sodass bei vergleichbarer Dosierung das Injektionsvolumen nur halb so groß ist. Die im First Pass resultierende optimierte Bolusgeometrie sollte für die ultraschnellen MR-Untersuchungen – Perfusionsuntersuchungen und MR-Angiographie – vorteilhaft sein. Gadobutrol ist seit 2003 als erstes KM für die MR-Angiographie zugelassen.

Pharmakokinetik. Die pharmakokinetischen und pharmakodynamischen Eigenschaften sowie das Sicherheitsprofil der extrazellulären niedermolekularen Gd-Chelate sind vergleichbar. Während das Gd^{3+}-Ion die paramagnetischen Effekte dieser Komplexe ermöglicht, bestimmen die Liganden das pharmakokinetische Verhalten. Mit Komplexbildungskonstanten von $10^{16} - 10^{23}$ sind die extrazellulären niedermolekularen Gd-Chelate äußerst stabil und ermöglichen somit die Applikation des in freier Form toxischen paramagnetischen Gd^{3+}-Ions. Nach i.v. Applikation gehorchen sie einer Kinetik 2. Ordnung mit einer kurzen intravasalen Phase und einer folgenden Diffusion ins Interstitium.

Elimination. Die Elimination der chemisch unveränderten Gd-Chelate erfolgt überwiegend renal

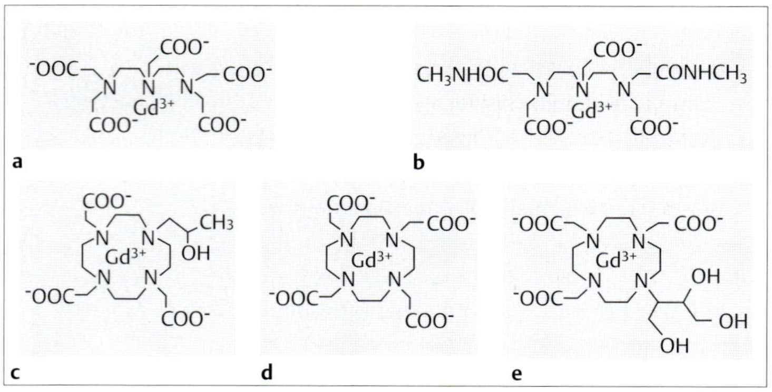

Abb. 1.26 a–e **Gd-Chelate.** Chemische Struktur der linearen extrazellulären KM Gadopentetsäure-Dimeglumin (Gd-DTPA, Magnevist von Schering AG, Deutschland) (**a**) und Gadodiamid (Gd-DTPA-BMA, Omniscan von GE Healthcare Bio-Sciences, Amersham, England) (**b**) sowie der zyklischen extrazellulären KM Gadoteridol (Gd-HP-DO3 A, Pro Hance von Bracco, Italien) (**c**), Gadotersäure-Meglumin (Gd-DOTA, Dotarem von Guerbet, Frankreich) (**d**) und Gadobutrol (Gadovist von Schering AG, Deutschland) (**e**).

durch glomeruläre Filtration mit einer mittleren Plasmahalbwertszeit von 90 min. Auch bei Patienten mit eingeschränkter Nierenfunktion konnte ein unverändertes Sicherheitsprofil trotz deutlich verlängerter Halbwertszeiten gezeigt werden. In einem Zeitraum von bis zu 120 h nach der i.v. Applikation von Magnevist in einer Dosierung von 0,1 mmol/kg KG, von Omniscan in einer Dosierung von 0,1 mmol/kg KG und von Gadovist in Dosierungen von 0,1 und 0,3 mmol/kg KG konnte selbst bei Patienten mit präterminaler Niereninsuffizienz keine Nierenfunktionsverschlechterung nachgewiesen werden. Für Patienten mit dialysepflichtiger Niereninsuffizienz wurde eine fast vollständige Elimination durch 3 Hämodialysebehandlungen gezeigt.

Osmolalität. Die Osmolalität der Gd-Chelate variiert von 630 mosmol/kg H_2O (Gadoteridol) bis 1940 mosmol/kg H_2O (Gadopentetsäure-Dimeglumin), jedoch spielt der für Röntgenkontrastmittel viel diskutierte Aspekt einer ionischen bzw. nichtionischen Struktur in der MRT im Hinblick auf die osmotische Belastung nur eine untergeordnete Rolle. Applizierte Dosierungen bis 0,3 mmol/kg KG führen durch eine geringe Volumenbelastung zu einer geringen osmotischen Belastung des Organismus im Vergleich zu den relativ großen Volumina der Röntgenkontrastmittel.

Dosierung. Die Dosierung der extrazellulären Gd-Chelate variiert je nach KM gemäß der zu untersuchenden Körperregion, der klinischen Fragestellung, der für jedes KM zulässigen Höchstdosis und dem Alter des Patienten. Dosisempfehlungen für unterschiedliche Indikationen auf dem Boden von Dosisvergleichsstudien liegen nur rudimentär vor. Eine Dosierung von 0,1 mmol/kg KG wird allgemein als Standarddosierung für Magnevist, Omniscan, Pro Hance und Gadovist angesehen. Für Multi Hance ist eine Dosierung von 0,05 mmol/kg KG angegeben.

Für die Detektion von *Hirnmetastasen* wird in der Literatur die Applikation einer erhöhten Dosierung von 0,2 oder 0,3 mmol/kg KG (Magnevist, Omniscan, Pro Hance) diskutiert. Für sog. „one-stop-shop"-Untersuchungen der Bauchorgane inklusive dynamischer Organperfusion und anschließender MR-Angiographie ist häufig eine mehrfache Applikation von KM bis zur zugelassenen Höchstdosis (0,3 mmol/kg KG für Magnevist, Omniscan, Pro Hance, Gadovist) erforderlich. Für die *3-dimensionale MR-Angiographie* sind Dosisvergleichsstudien noch nicht abschließend bewertet worden. Dosierungen zwischen 0,1 und 0,3 mmol/kg KG erscheinen hier sinnvoll, wobei das Bolus-Timing, die Bolusgeometrie sowie die Flussrate der KM wichtiger als die Dosis des KM zu sein scheinen. Die aktuell gültigen Zulassungen und Dosierungen für bestimmte Indikationen (ZNS, Ganzkörper) oder für Injektionen bei Kindern und Neugeborenen ändern sich ständig und sollten den aktuellen Herstellerinformationen entnommen werden.

Verträglichkeit. Die extrazellulären niedermolekularen Gd-Chelate zeigen bei weitem die beste Verträglichkeit aller in der diagnostischen Radiologie eingesetzten KM. Erfahrungen aus mehr als 20×10^6 i.v. Applikationen von Gd-DTPA und zahlreiche, z.T. vergleichende Verträglichkeitsstudien mit weiteren extrazellulären KM dokumentieren eine Nebenwirkungsrate von 1–2%, die bei Allergikern und Patienten mit Asthma bronchiale um den Faktor 2–3 höher liegen kann. Ein Zusammenhang zwischen Dosierung und Inzidenz der Nebenwirkungen konnte bislang nicht gezeigt werden. Das Spektrum der *Nebenwirkungen* umfasst alle bereits aus der Applikation von Röntgenkontrastmitteln bekannten Symptome wie Übelkeit, Erbrechen, lokales Wärme- und Schmerzgefühl, Kopfschmerzen, Parästhesien, Schwindel, Urtikaria usw. Die Inzidenz schwerer anaphylaktoider Reaktionen nach i.v. Applikation extrazellulärer Gd-Chelate ist allerdings um den Faktor 6–8 niedriger im Vergleich zu nichtionischen Röntgenkontrastmitteln. Insgesamt sollte aber auch in der MRT eine Ausrüstung zur Behandlung anaphylaktoider Nebenwirkungen bereitstehen bzw. Patienten mit bekannter Unverträglichkeit eines KM für die MRT sollten entsprechend den Erfahrungen mit Röntgenkontrastmitteln mit H_1-/H_2-Blockern und/oder Cortison prämediziert werden.

> Die extrazellulären niedermolekularen Gd-Chelate zeigen bei weitem die beste Verträglichkeit aller in der diagnostischen Radiologie eingesetzten KM.

1 Grundlagen

Gewebespezifische Kontrastmittel

▶ Bei den gewebespezifischen KM werden hepatozytenspezifische paramagnetische Gd- und Mn-Komplexe und superparamagnetische Eisenoxidpartikel für Organe des MPS unterschieden.

Die Entwicklung gewebespezifischer KM ist bereits weit fortgeschritten, wobei prinzipiell hepatozytenspezifische paramagnetische Gadolinium- und Mangankomplexe und superparamagnetische Eisenoxidpartikel als KM für Organe des mononukleären phagozytierenden Systems (MPS), wie Leber, Milz, Knochenmark und Lymphknoten, unterschieden werden.

Hepatobiliäre Kontrastmittel

Durch chemische Modifikation der Liganden extrazellulärer Gd-Chelate mit lipophilen Seitenketten kann eine partielle hepatozytäre Aufnahme über das organische Anionentransportersystem erzielt werden. Der über die Hepatozyten aufgenommene Anteil wird über die Galle und der extrazellulär verbliebene Anteil über die Niere ausgeschieden. Beide Ausscheidungswege sind kompetitiv, wobei das Ausmaß der biliären Ausscheidung mit zunehmender Lipophilie des Liganden gesteigert werden kann.

Gd-BOPTA und Gd-EOB-DTPA. Als sog. hepatobiliäres KM sind Gadobensäure-Dimeglumin (Gd-BOPTA, Multi Hance von Bracco, Italien) und Gadoxetsäure-Dinatrium (Gd-EOB-DTPA, Primovist von Schering AG, Deutschland) zugelassen (Abb. 1.**27**). Die hepatozytenspezifische Aufnahme von Gd-BOPTA beim Menschen ist mit 2–5 % im Vergleich zum Gd-EOB-DTPA mit 42–51 % deutlich geringer. Beide Substanzen sind im Bolus applizierbar und ermöglichen somit zusätzlich eine dynamische Perfusionsuntersuchung. Für Gd-BOPTA wird nach Applikation von 0,05 mmol/kg KG ein Zeitfenster von 60–120 min zur Erzielung eines optimalen hepatobiliären SI-Anstieges angegeben. Für Gd-EOB-DTPA (25 μmol/kg KG) kann der hepatobiliäre Signalintensitätsanstieg bereits im Anschluss an die dynamische (10 min) Untersuchung für die Diagnostik genutzt werden. Erste Ergebnisse zur Verträglichkeit zeigen ein den extrazelluläreren Gd-Chelaten vergleichbares Sicherheitsprofil.

Mn-DPDP. Als weiteres hepatobiliäres KM steht Mangafodipir-Trinatrium (Mn-DPDP, Teslascan von GE Healthcare Bio-Sciences, Amersham, England) seit 1997 zur Verfügung. Als chemisches Analogon zum Vitamin B_6 wird Mn-DPDP teilweise über ein Transportersystem in die Hepatozyten aufgenommen und z. T. über die Galle ausgeschieden. Nach i. v. Applikation dissoziiert Mn-DPDP zu freiem Mn^{2+} und DPDP (Dipyridoxaldiphosphat), und freies Mn^{2+} wird nach Transmetallierung mit Zn^{2+} über die Hepatozyten aufgenommen. Ein Teil des undissoziierten Komplexes wird ebenfalls hepatozytär aufgenommen und dissoziiert erst intrazellulär. Während bis zu 20 % des Komplexes renal innerhalb von 24 h eliminiert werden, akkumuliert verbleibendes Mangan im Pankreas, der Magenmukosa, den Nebennieren und einigen intrazerebralen Strukturen. Der exakte Mechanismus der Bioverteilung ist bis heute nicht vollständig geklärt.

Im Gegensatz zu Gd-BOPTA und Gd-EOB-DTPA muss die Applikation als Infusion über 15–20 min in einer Dosierung von 5 μmol/kg KG erfolgen und ermöglicht daher keine Perfusionsuntersuchung. Zur Erzielung eines optimalen Kontrastes wird ein Zeitpunkt von 15–30 min nach Ende der Infusion angegeben. Spätaufnahmen nach 4 h bzw. 24 h sollen zusätzliche Informationen zur Läsionscharakterisierung liefern. Die Nebenwirkungsrate scheint den extrazellulären KM vergleichbar zu sein.

Abb. 1.27 a u. b **Chemische Strukturen der hepatobiliären KM Gd-BOPTA und Gd-EOB-DTPA.**
a Gadobensäure-Dimeglumin (Gd-BOPTA, Multi Hance, Bracco, Italien).
b Gadoxetsäure-Dinatrium (Gd-EOB-DTPA, Primovist, Schering AG, Deutschland).

MR-Kontrastmittel

Kontrastmittel für das mononukleäre phagozytierende System (MPS)

Als KM für Organe des MPS stehen die mit dem Überbegriff SPIO bezeichneten superparamagnetischen Eisenoxidpartikel mit unterschiedlichen Partikelgrößen und Beschichtungen zur Verfügung (Tab. 1.7). Partikel mit vergleichsweise größerem Durchmesser (>50 nm) werden als SPIO, Partikel mit kleinerem Durchmesser, um etwa 20 nm, als ultrakleine superparamagnetische Eisenoxidpartikel (USPIO: ultrasmall SPIO) bezeichnet. Zur Vermeidung einer In-vivo-Aggregation und zur Verbesserung der Verträglichkeit sind die Eisenoxidpartikel mit Polymeren (Dextrane, Carboxydextrane, Stärke, Polyethylenglykol) oder Monomeren (Citrate) beschichtet („coating"). Die Bioverteilung und die Plasmahalbwertszeit der superparamagnetischen Eisenoxidpartikel werden überwiegend durch die Partikelgröße und die Oberfläche (coating) bestimmt (Tab. 1.7).

SPIO. Für SPIO > 50 nm überwiegt die schnelle Aufnahme durch das *retikuloendotheliale System* (RES) über Kupfer-Sternzellen in die *Leber* und über Makrophagen in die *Milz*. Diese Eisenoxidpartikel werden überwiegend als sog. T2-KM für die MRT der Leber eingesetzt. Das mit Dextranen beschichtete AMI 25 (Endorem von Guerbet, Frankreich, Handelsname in USA: Ferridex) ist seit 1996 zugelassen und wird in einer Dosierung von 10–15 µmol Fe/kg KG über 20–30 min infundiert. Das mit Carboxydextranen beschichtete, seit 2003 klinisch zugelassene SHU 555 A (Resovist von Schering AG, Deutschland) lässt sich in einer Dosierung von 4–16 µmol Fe/kg KG i.v. im Bolus applizieren und ermöglicht somit zusätzlich Perfusionsuntersuchungen mit T1w dynamischen Sequenzen. Beide KM werden über das RES in die Leberzellen aufgenommen und führen zu einer ausgeprägten Signalintensitätsabnahme in T2w Sequenzen. Die in klinischen Studien mit Endorem am häufigsten beschriebenen Nebenwirkungen in Form von Rückenschmerzen sind ursächlich unklar und lassen sich durch eine reduzierte Infusionsgeschwindigkeit weitgehend vermeiden. Der enzymatische Abbau der Eisenoxidpartikel erfolgt in den Lysosomen und die Abbauprodukte werden im physiologischen Eisenstoffwechsel des Organismus weiterverwertet. Die diagnostischen Dosierungen von 10–50 µmol Fe/kg KG entsprechen ca. 5–10% der Gesamteisenmenge des Körpers.

USPIO. USPIO mit Durchmessern von ca. 20 nm und einer Oberfläche aus Dextranmolekülen sind für die *Lymphknotendiagnostik* geeignet. Sie weisen eine verlängerte Bluthalbwertszeit auf und sind gegenüber Makrophagen maskiert. AMI 227 (Sinerem von Guerbet, Frankreich) befindet sich in der Phase III der klinischen Entwicklung und führt zu einem homogenen Signalverlust nicht pathologisch veränderter Lymphknoten. Die i.v. Applikation von AMI 227 erfolgt als Infusion. Eine abschließende Beurteilung im Hinblick auf die differenzialdiagnostische Abgrenzung entzündlich veränderter und tumorös befallener Lymphknoten liegt noch nicht vor.

Eisenoxidpartikel werden auch von Makrophagen des Knochenmarks phagozytiert, wobei kleinere Partikel gegenüber den größeren bevorzugt aufgenommen und zur *Knochenmarkdiagnostik* eingesetzt werden können. Der Stellenwert in der Diagnostik von Knochenmarkveränderungen, wie der Abgrenzbarkeit von fokalen oder diffusen Tumormanifestationen, insbesondere auch bei hyperplas-

Tab. 1.7 Eigenschaften superparamagnetischer Eisenoxidpartikel für die Leber- (SPIO) und die Lymphknotendiagnostik (USPIO)

Kontrastmittel	Partikelgröße [nm]	Beschichtung	R1 [l/mmol s] (0,47 T, 37 °C)	R2 [l/mmol s] (0,47 T, 37 °C)	R1/R2 (0,47 T, 37 °C)
SPIO					
AMI-25	80–150	Dextran	30	100	0,3
SHU 555 A	50–100	Carboxydextran	25	164	0,15
USPIO					
AMI-227	20–40	Dextran	31	78	0,39
NC 100 150	20	Stärke/PEG	20	35	0,57
SHU 555 C	ca. 20	Carboxydextran	18	41	0,44
VSOP-C184	8	Citrat	19	29	0,66

1 Grundlagen

tischem Knochenmark, sowie zum Therapiemonitoring, wird zurzeit in experimentellen und klinischen Studien ermittelt. Neuere Einsatzgebiete für kleinere Eisenoxidpartikel stellen Untersuchungen von Entzündungen und Tumoren des ZNS (Phagozytoseaktivität der Mikrogliazellen) sowie von Transplantatrejektionen (Infiltration der Organe durch Makrophagen) dar.

Blutpool-Kontrastmittel

> Blutpool-KM zeichnen sich durch eine verlängerte intravasale Verweildauer und keine bzw. eine geringe Kontrastierung der extravasalen Gewebestrukturen aus.

Ein Schwerpunkt der KM-Forschung stellt die Entwicklung sog. Blutpool-KM dar, die eine verlängerte intravasale Verweildauer und keine bzw. eine geringe Kontrastierung der extravasalen Gewebestrukturen aufweisen. Von dem Einsatz von Blutpool-KM werden Vorteile für die Bildgebung der *Koronararterien,* für das Monitoring MR-gesteuerter *Interventionen* und für die Beurteilung der *Tumorangiogenese* erwartet. Prinzipiell können 3 Blutpool-KM-Klassen unterschieden werden:
- paramagnetische Gd-haltige Makromoleküle,
- niedermolekulare, temporär proteinbindende KM,
- ultrakleine Eisenoxidpartikel.

Paramagnetische Gd-haltige Makromoleküle

Die kovalente Bindung zahlreicher Gd-Chelate (z.B. Gd-DTPA) an Makromoleküle (z.B. Albumin, Dextran, Polylysin) ermöglicht die Synthese von KM mit langer Bluthalbwertszeit und einer sehr hohen Relaxivität R1. Die prinzipielle Unterscheidung von Trägerproteinen mit linearer und kugeliger Struktur (Dendrimere) ist nicht zuletzt für die Immunotoxizität von großer Relevanz. Albumin-(Gd-DTPA)$_n$, Dextran-(Gd-DTPA)$_n$, Polylysin-(Gd-DTPA)$_n$, MPEG-Polylysin-(Gd-DTPA)$_n$, PEG-APD-(Mn(II)HA)$_n$ sind bereits experimentell in zahlreichen Studien untersucht worden. Gadomer (Schering AG, Deutschland) als Gd-haltiges Makromolekül kugeliger Struktur (MG > 17 kDa) sowie ein makromolekulares Derivat (6,47 kDa) von Gd-DOTA (P792, Vistarem, Guerbet, Frankreich) befinden sich in der Phase III der klinischen Prüfung.

Niedermolekulare, temporär proteinbindende Kontrastmittel

Durch chemische Modifikation der Liganden extrazellulärer KM kann eine reversible Plasmaalbuminbindung der KM-Moleküle erzielt werden, die zu einer verlängerten intravasalen Verweildauer und zu einer deutlich erhöhten T1-Relaxivität führt. Die klinische Entwicklung von MS-325 (Epix Medical, USA) ist bereits weit fortgeschritten (Zulassungsverfahren USA) und die ersten Ergebnisse sind vielversprechend. B-22956/1 (Bracco, Italien) befindet sich in der Phase III der klinischen Entwicklung.

Ultrakleine Eisenoxidpartikel

USPIO weisen eine verlängerte intravasale Verweildauer auf und sind daher als Blutpool-KM geeignet. Ferner lässt sich mit abnehmender Partikelgröße eine Zunahme von R1/R2 nachweisen. 3 USPIO-basierende Blutpool-KM befinden sich in der klinischen Entwicklung (NC100150, Clariscan von GE Healthcare Bio-Sciences, Amersham, England; SHU 555 C, Supravist von Schering AG, Deutschland; VSOP-C184 von Ferropharm, Deutschland). Während die mit Polymeren umhüllten NC100150 und SHU 555 C eine vergleichbare mittlere Partikelgröße von etwa 20 nm aufweisen, hat das mit Citrat als monomerem Hüllmaterial beschichtete VSOP-C184 einen mittleren Gesamtdurchmesser von 7–10 nm (VSOP: very small superparamagnetic iron oxide particles). Neben dem hohen angiographischen Potenzial der USPIO sind erste Publikationen zur *Detektion vulnerabler Plaques* und zur *Altersbestimmung von Thrombosen* viel versprechend.

Risiken und Nebenwirkungen der MR

H. Kugel

Untersuchungen mit Magnetresonanz gelten als grundsätzlich unschädlich. Im Gegensatz z. B. zur Computertomographie wird keine ionisierende Strahlung eingesetzt. Die für medizinische MR-Anwendungen verwendeten elektromagnetischen Felder zeigen keine Wechselwirkungen mit Körpergewebe, die zu einer bleibenden Beeinflussung führen. Schädigungen durch MR-Untersuchungen sind praktisch ausgeschlossen. Der Einsatz der MR-Bildgebung ist aber nicht frei von Gefahren im Sinne einer Unfallgefahr.

Bei MR-Untersuchungen werden Schichtbilder des menschlichen Körpers mit Hilfe von 3 elektromagnetischen Felder erzeugt: einem sehr starken statischen Magnetfeld B_0, schnell veränderlichen zusätzlichen Magnetfeldern (Gradientenfelder, G) und einem gepulsten Hochfrequenzfeld B_1. Im Normalfall geht von diesen Feldern keinerlei Gefahr aus. Unachtsamkeit und falsche Anwendung kann aber zu einer vitalen Gefährdung von Patienten und Personal führen und erhebliche Schäden an den Geräten verursachen.

Gefahren durch das statische Magnetfeld

Das statische Magnetfeld wird von den Feldspulen des MR-Tomographen erzeugt, in deren Zentrum die Messungen durchgeführt werden. In einem Radius von typischerweise 25 cm um das Zentrum erreicht das Feld seinen Maximalwert und ist weitgehend homogen, außerhalb dieses Bereiches fällt es ab. Das Feld ist nicht auf die Spule beschränkt, sondern als Streufeld reicht es in messbarer Stärke mehrere Meter in die Umgebung des Magneten. Bei den heute üblichen supraleitenden Magneten kann das Feld nach einer Untersuchung nicht abgeschaltet werden, *das Magnetfeld ist permanent wirksam*.

Biologische Effekte. Bis jetzt zeigten Untersuchungen von *biologischen Effekten* statischer Felder für die klinisch eingesetzten Feldstärken bis 4 T keine Ergebnisse, die auf gesundheitliche Beeinträchtigungen hindeuten. Durch die Bewegung des elektrisch leitenden Blutes können Spannungen induziert werden. Der sog. magnetohydrodynamische Effekt bewirkt eine geringe Spannung über den Gefäßquerschnitt, und im EKG zeigt sich eine verlängerte T-Welle. Das behindert die EKG-Überwachung, biologische Auswirkungen gibt es nicht. Dennoch wird bei Feldstärken über 2 T die Überwachung des Patienten gefordert (sog. kontrollierter Betrieb, bis 4 T).

Wirkung auf ferromagnetische Objekte. Wichtig ist dagegen die Wirkung auf ferromagnetische Objekte aus Eisen oder Nickel. Diese werden mit großer Kraft in das stärkere Magnetfeld, d. h. zum MR-Gerät gezogen. Die Kraft auf ein ferromagnetisches Objekt wächst mit seiner Masse, große Gegenstände werden stärker angezogen als kleine. Sie nimmt mit der Nähe zum Magneten zu. Sobald die Anziehungskraft das Gewicht übersteigt, wird das Objekt angehoben und beschleunigt, es fliegt dann geschossartig auf den Magneten zu.

Da die Kraft eine Funktion der Magnetfeldänderung pro Länge ist, ist sie bei abgeschirmten Magneten höher als bei Magneten alter Bauart mit ausgedehntem Streufeld: Die Zugkraft ist bei einem geringeren Abstand erstmals zu spüren, wirkt dann aber heftiger und überraschender. Schwere Gegenstände (z. B. Pulsoxymeter, Infusionspumpen, Gasflaschen) können beim Einsetzen der spürbaren Kraft im Allgemeinen nicht mehr festgehalten werden. Die Wucht beim Auftreffen auf den Magneten ist erheblich; wenn Personen getroffen werden, kann der Aufprall tödlich sein. Bei kleineren Objekten besteht die Gefahr von Augenverletzungen.

Im Bereich der Tunnelöffnungen ist die Zunahme des Magnetfeldes am größten, daher können sich ferromagnetische Implantate im Körper vor allem beim Einfahren in den und beim Ausfahren aus dem Magnettunnel verlagern, wenn sie nicht ausreichend fest sitzen. Im homogenen Feldbereich im Inneren des Tunnels ist die Zugkraft geringer. Auf längliche Objekte wirkt dann aber ein starkes Dreh-

> Keine ferromagnetischen Objekte im Magnetraum zulassen!
> Keine vitalen elektronischen Hilfsmittel im Kontrollbereich > 0,5 mT zulassen!

moment, das die Achse der Objekte parallel zu den Feldlinien zu stellen bestrebt ist. Angrenzendes Gewebe kann dadurch geschädigt werden.

Diese Effekte treten im Bereich hoher Feldstärken auf, also in dem Raum, in dem der Magnet steht. Das Feld nimmt mit steigender Entfernung zum Magneten ab, aber es wird durch Wände – auch durch HF-Abschirmungen – nicht abgeschirmt. Daher können auch in benachbarten Räumen noch Feldstärken existieren, die z.B. elektronische Geräte beeinflussen.

Elektronisch, elektrisch oder magnetisch gesteuerte Hilfsgeräte wie Herzschrittmacher, Neurostimulatoren, Insulinpumpen oder Ableitungsventile können auch durch niedrige Felder in ihrer Funktion gestört werden. Für medizinische Hilfsgeräte gilt eine Feldstärke von 0,5 mT entsprechend 5 Gauß als Grenzwert, darunter können Störungen der Geräte ausgeschlossen werden. Aus diesem Grunde gilt die 0,5-mT-Linie als Grenze des Kontrollbereiches, zu dem Träger von Herzschrittmachern etc. keinen Zutritt haben.

Gefahren durch magnetische Wechselfelder (Gradientenfelder)

Während das statische Magnetfeld stets eingeschaltet ist, also auch bei der Lagerung des Patienten, werden die Gradientenfelder (wie auch das Hochfrequenzfeld, s.u.) nur während einer Messsequenz eingeschaltet. Diese zeitlich variierenden Zusatzmagnetfelder in der Größenordnung von 10 mT ermöglichen die räumliche Zuordnung der Resonanzsignale. Je nach Pulsfolge werden sie in Zeitabständen von ms geschaltet, die beteiligten Frequenzen liegen also im Bereich hörbarer Audiofrequenzen. Diese Felder sind auf den Magnettunnel beschränkt.

Periphere Nervenstimulation. Bei sehr schnellen Gradientenänderungen mit hohem Feldhub können im Körper induzierte Ströme eine Reizleitung in den Nerven auslösen. Diese „periphere Nervenstimulation" (PNS) kann zu motorischen Anregungen oder sensorischen Phänomenen besonders der Extremitäten führen. Die Empfindungen können unangenehm sein, bergen aber keine Gefahr. Kritisch wäre die Stimulation von Nerven wichtiger Organe oder des Herzens. Abschätzungen der notwendigen Induktionsstärken zeigen, dass die Stimulationsschwelle für das Herz deutlich über der für periphere Nervenstimulation liegt. Wenn die Schwelle für Letztere nicht überschritten wird, besteht praktisch keine Gefahr für irreversible Effekte.

Bei klinischen MR-Geräten werden kritische Situationen durch technische Begrenzungen verhindert. Beim Überschreiten des theoretischen Schwellenwertes für die periphere Stimulation wird auf den Gerätekonsolen ein Warnhinweis gegeben (spätestens bei dB/dt = 20 T/s; bei einer langen Schaltzeit von 1 ms sind Herzstimulationen bei der empfindlichsten Perzentile der Bevölkerung bei Werten oberhalb von 200 T/s möglich, bei kürzeren Zeiten steigt der Grenzwert weiter an). Da die individuelle Reizschwelle unter dem theoretischen Wert liegen kann, ist ab diesem Warnhinweis eine Überwachung des Patienten notwendig (kontrollierter Betrieb). Wenn eine periphere Nervenstimulation tatsächlich auftritt, soll eine Messung abgebrochen werden.

Gehör. Das Schalten der Gradientenfelder ist die Ursache der Geräusche bei den MR-Messungen, die um so lauter werden können, je leistungsfähiger die Verstärker sind. Um Gehörbeeinträchtigungen zu vermeiden, soll im Messraum während der Messungen immer ein Gehörschutz getragen werden. Die schädigende Wirkung von Lärm ist unabhängig von seiner bewussten Aufnahme. Auch das Gehör sedierter Kinder oder anästhesierter Patienten ist dem Lärm ausgesetzt. Daher müssen sie besonders mit einem Gehörschutz versorgt werden.

> Während der Messung Gehörschutz anlegen!
> Wenn periphere Nervenstimulation auftritt, Stärke und Anstieg der Gradientenfelder absenken!

Gefahren durch das Hochfrequenzfeld

Das elektromagnetische Hochfrequenzfeld wird als drittes Feld während der Bildgebung in Form von Pulsen geschaltet, um die Spins anzuregen. Die Pulsdauern liegen im Bereich von ms. Während der Pulse wird ein HF-Feld eingestrahlt, dessen Frequenz zwischen 21 MHz bei 0,5 T und 128 MHz bei 3,0 T liegt. Es erstreckt sich über die Spule, die zur Anregung verwendet wird. Dies kann eine kleine Volumenspule sein, z.B. die Kopfspule. Bei Untersuchungen des Körperstamms wird im Allgemeinen eine Körperspule verwendet, die den Patienten umfasst und etwas größer ist als das maximale Bildfeld. Das Feld wirkt stets im *gesamten* Spulenvolumen, unabhängig davon, von welchem Bereich Bilder aufgenommen werden oder wo eine Empfangsspule liegt.

Erwärmung. Das HF-Feld induziert in *allen* leitenden Stoffen Wechselströme, auch im menschlichen Körper. Die Frequenz ist so hoch, dass keine Reizleitung stattfindet, die Energie wird ausschließlich als Wärme an das Gewebe abgegeben. Die HF-Pulse haben eine sehr hohe Leistung (in der Größenordnung von kW), sind aber so kurz, dass keine nennenswerte Erwärmung des menschlichen Körpers auftritt. Das Maß dieser Energieübertragung ist die spezifische Absorptionsrate (SAR). Als Sicherheitsgrenze gelten 2 W/kg Körpergewicht, gemittelt über 15 min (Normalbetrieb). Bei Überwachung der Vitalfunktionen kann die Grenze auf 4 W/kg KG erhöht werden (kontrollierter Betrieb). Dabei wird eine unbedenkliche Erwärmung von maximal 1 °C erwartet. Interne Kontrollen der MR-Geräte verhindern eine höhere Leistungsabsorption. Bei Risikopatienten mit eingeschränkter Thermoregulation (hohes Fieber, Herzkrankheiten) ist darauf zu achten, dass kein Hitzestau auftritt (leichte Kleidung, ausreichende Lüftung).

Haut-Haut-Kontakte. An Berührungsstellen zwischen verschiedenen Körperteilen werden induzierte Ströme über Haut-Haut-Kontakte mit einem hohen Übergangswiderstand geleitet. Anstelle einer gleichmäßigen Wärmeproduktion im ganzen Körper wird die gesamte Energie an den Kontaktstellen als Wärme freigesetzt, was im Extremfall lokale Verbrennungen zur Folge haben kann. Daher müssen Haut-Haut-Kontakte insbesondere an den Extremitäten vermieden werden (keine gegenseitige Berührung von unbekleideten Beinen oder Füßen).

Metallische Leiter. Metalle, auch nichtmagnetische, sind sehr gute elektrische Leiter. Sie können durch Induktion viel Energie aus dem Hochfrequenzfeld aufnehmen und sehr heiß werden. In Ringstrukturen oder in Leiterschleifen werden durch den magnetischen Anteil des elektromagnetischen HF-Feldes sog. Wirbelströme induziert. Vor Erwärmung durch diese Induktionswirkung wird in Sicherheitshinweisen oft gewarnt. Weniger Beachtung findet, dass durch den elektrischen Wechselfeldanteil auch in lang gestreckten Leitern wie Stäben und Drähten, die keine Schlaufen bilden, erhebliche Spannungen induziert werden können.

Bei lang gestreckten Leitern können – insbesondere wenn sie in Resonanz mit dem angelegten Wechselfeld geraten – die induzierten Spannungen so hoch sein, dass bei einer kurzen Unterbrechung des Leiters („Wackelkontakt") Funken entstehen, die brennbares Material entflammen können. Auch implantierte Metallobjekte können sich erwärmen. Im Körper beträgt die Wellenlänge elektromagnetischer Schwingungen nur etwa $1/9$ der Wellenlänge in Luft, daher sind schon in relativ kurzen Implantaten Resonanzphänomene möglich, bei denen die Leiterenden heiß werden können.

Die Stärke der Induktion in einem Leiter hängt von einer Vielzahl von Parametern ab. Die Verteilung des HF-Feldes im MR-Gerät ist im Allgemeinen so kompliziert, dass das Auftreten von Resonanz nicht genau vorhergesagt werden kann. Auch wenn bei häufigen Untersuchungen mit Metallobjekten im Gerät noch keine Erwärmung aufgetreten ist, kann eine geringfügige Änderung der Positionen von Patient, Spule oder Leiter dazu führen, dass plötzlich hohe Spannungen induziert werden. Metallische Leiter, die nicht Teil des MR-Gerätes sind, sind daher im MR-Tunnel nicht zugelassen. Alle Leitungen (EKG-Kabel, Spulenkabel) müssen mit Abstand voneinander und vom Patienten geführt werden.

Implantate. Oft werden Metallobjekte und externe Geräte etwas leichtfertig bereits als „MR-geeignet" angesehen, wenn sie nichtmagnetisch sind. Wenn sich Objekte während einer Messung im MR-Tunnel befinden sollen, muss auch die Möglichkeit einer Induktion ausgeschlossen sein. Patienten mit Implantaten dürfen nur dann untersucht werden, wenn sichergestellt ist, dass die Implantate zum einen nicht magnetisch sind und zum anderen so klein, dass eine Erhitzung durch Induktion ausgeschlossen ist. Resonanzen mit extremer Spannungsinduktion sind möglich, wenn die Objekte länger sind als eine halbe Wellenlänge der HF im Körperinneren. Bei 0,5 T sind das noch 79 cm, bei 3,0 T liegt die kritische Länge schon bei 13 cm. Eine gute Übersicht über die MR-Kompatibilität von getesteten Implantaten gibt es im Internet unter www.MRIsafety.com, die von Frank Shellock betreut wird.

Kleidung. Da Funkenüberschläge durch Fehlfunktionen des MR-Gerätes, vor allem bei Störungen der MR-Spulen oder der EKG-Überwachung, nicht restlos ausgeschlossen werden können, soll der Patient keine leicht entflammbare Kleidung tragen.

> Im MR-Tunnel sind keine metallischen Leiter zugelassen, vor allem keine lang gestreckten Leiter (Drähte, Leitungen > $1/4$ Wellenlänge), die nicht Teil des MR-Gerätes sind.

> Bei Risikopatienten mit eingeschränkter Thermoregulation Vitalfunktionen überwachen oder Pulsfolge mit geringer SAR wählen!

> Implantate dürfen nur dann zulassen werden, wenn außer magnetischer Kraftwirkung auch Erhitzung durch Induktion ausgeschlossen ist.

> Der Patient darf keine leicht brennbare Bekleidung tragen.

1 Grundlagen

Kooperative Patienten sollten dazu angehalten werden, ungewöhnliche Wärmeentwicklungen am und im Körper sofort dem betreuenden Personal mitzuteilen.

Tab. 1.8 fasst die Gefahren der verschiedenen Felder noch einmal zusammen und Tab. 1.9 zeigt wichtige Verfahrenshinweise zur Vermeidung von Gefahren auf.

Tab. 1.8 ⇢ *Felder und ihre Gefahren*

Feld	wirkt wo	wirkt wann	wirkt auf	wirkt wie	Gefahrenpotenzial /Schutzmaßnahmen
Statisches Feld – B_0	im Magnetraum (Streufeld auch in Nachbarräumen)	immer	▪ ferromagnetische Metalle ▪ elektronische Hilfsmittel (Herzschrittmacher etc.)	▪ Anziehungskraft, Drehmoment ▪ Funktionsstörung	▪ hoch/Überwachung durch Personal ▪ mittel/Zugangsbeschränkungen durch Warnhinweise
Gradientenfeld – G	im MR-Tunnel	während der Messung	▪ lange Nervenbahnen ▪ Gehör	▪ Nervenstimulation ▪ Lärmbelastung	▪ gering/Begrenzung durch MR-Gerät ▪ mittel/Überwachung durch Personal
Hochfrequenzfeld – B_1	in der Sendespule (bauartabhängig, meist im gesamten MR-Tunnel)	während der Messung	leitendes Material: ▪ alle Metalle ▪ Körpergewebe des Patienten	Induktion: ▪ Erhitzung von Metall ▪ Wärmeproduktion im Körpergewebe	▪ hoch/Überwachung durch Personal ▪ gering/Begrenzung durch MR-Gerät

Tab. 1.9 ⇢ *Neun allgemeine Verfahrenshinweise zur Vermeidung von Gefahren*

1. Personen (Patienten, Begleitpersonen, medizinisches Personal) mit elektronischen Hilfsmitteln wie Herzschrittmachern, Neurostimulatoren, Insulinpumpen etc. dürfen den Kontrollbereich mit Feldstärken ≥ 0,5 mT nicht betreten. Personen mit möglicherweise ferromagnetischen Implantaten dürfen die MR-Messräume nicht betreten.
2. Ferromagnetische Gegenstände (Scheren, Schlüssel, Münzen, alle Objekte mit Batterien oder Akkus, z. B. Handys, nickelhaltiger Schmuck) müssen vor dem Betreten des Messraumes – auch bei Notfällen! – abgelegt werden. Ferromagnetisch sind auch Büroklammern, Haarspangen und -klammern, Kugelschreiber mit Druckmechanismus (u. a. wegen der Feder).
3. Am und im Patienten dürfen sich weder ferromagnetische noch sonstige metallische Gegenstände befinden. Bei nicht ansprechbaren Patienten (z. B. Intensivpatienten) muss ggf. ein Metalldetektor eingesetzt werden. Insbesondere ist auf lang gestreckte Drähte (an Sonden etc.) oder unter Verbänden verborgene Folien zu achten. Bauchtücher mit röntgendichten Markierungsstreifen sind ebenfalls nicht zulässig. Bei bekannten Implantaten kann eine MR-Untersuchung zulässig sein, die MR-Kompatibilität ist in jedem Fall vor der Messung zu klären.
4. In den MR-Tunnel führende Kabel und Leitungen des MR-Gerätes dürfen keine Schleifen oder Kreuzungen bilden und außerhalb des Tunnels nicht zusammengebunden oder aufgewickelt werden. Alle Kabel sollen stets so geführt werden, dass sie maximalen Abstand voneinander haben, kein Kabel darf unmittelbar auf dem Patienten liegen. Kabel und Leitungen, die nicht Teil des MR-Gerätes sind, sind im Bereich der HF-Sendespule bzw. im MR-Tunnel nicht zulässig.
5. EKG-Elektroden müssen einen guten leitenden Kontakt mit der Haut haben, schlecht sitzende Elektroden können zu Verbrennungen führen. Ggf. ist die Haut des Patienten aufzurauen.
6. An den Extremitäten muss ein direkter Haut-Haut-Kontakt vermieden werden, d. h. die Beine dürfen nicht ohne Bekleidung gegeneinander gedrückt werden, Hände sollen nicht gefaltet oder aneinander gelegt werden.
7. Da im Einzelfall Funkenbildung an Steckern oder Kontaktclips nicht ausgeschlossen werden kann, darf der Patient keine leicht entflammbaren (synthetischen) Stoffe tragen.
8. Bei Patienten mit erhöhter Körpertemperatur oder gestörter Wärmeregulation muss ein Hitzestau vermieden werden (leichte Kleidung, ausreichende Lüftung durch den Tunnelventilator, Kontrolle des Kreislaufs). Ggf. muss eine Messsequenz mit niedrigem SAR-Wert gewählt werden.
9. Während der Messung sollen alle Personen im Messraum einen Gehörschutz tragen, auch bewusstlose oder anästhesierte Patienten.

Literatur

Ordidge, R. J., E. Kanal, F. G. Shellock (eds.): Special Issue: MR Safety. J Magn Reson Imaging 12(1) (2000)

Shellock, F. G. (ed.): Magnetic Resonance Procedures: Health Effects and Safety. CRC Press, Boca Raton 2001

Shellock, F. G.: Reference Manual for Magnetic Resonance Safety: 2003 Edition. Amirsys, Salt Lake City 2003

Strahlenschutzkommission: Empfehlungen zur sicheren Anwendung magnetischer Resonanzverfahren in der medizinischen Diagnostik. Berichte der SSK, Heft 36, München 2003

Bildartefakte

T. Allkemper

Artefakte sind Signalintensitätsmuster ohne anatomisches Korrelat. Zu unterscheiden sind physiologische, messmethodische und systembedingte Artefakte. Ihr Ausmaß entscheidet maßgeblich über die erzielbare Bildqualität und diagnostische Aussagekraft einer MRT-Untersuchung.

> Artefakte sind Signalintensitätsmuster ohne anatomisches Korrelat. Man unterscheidet physiologische, messmethodische und systembedingte Artefakte.

Physiologische Artefakte

Bewegungsartefakte und Flusseffekte

Ursache. Physiologisch bedingte *Bewegungsprozesse* im Körper des Patienten wie Atmung, Herzschlag, Blut- oder Liquorfluss, unkontrollierbare Bewegungen (Darmperistaltik, Schluck- und Augenbewegungen) sowie unwillkürliche Patientenbewegungen verursachen diese Artefakte. Ein wesentlicher Faktor bezüglich der Artefaktausprägung ist durch die Repetitionszeit TR gegeben, welche zwischen den einzelnen Phasenkodierschritten bei sukzessiver Füllung des k-Raums vergeht. Erfolgt zwischen Phasenkodierung und Registrierung des erzeugten Spin-Echo-Signals innerhalb der Zeitspanne TR eine Verlagerung des Spin-Systems, treten Signalverfälschungen in Phasenkodierrichtung auf (Abb. 1.28).

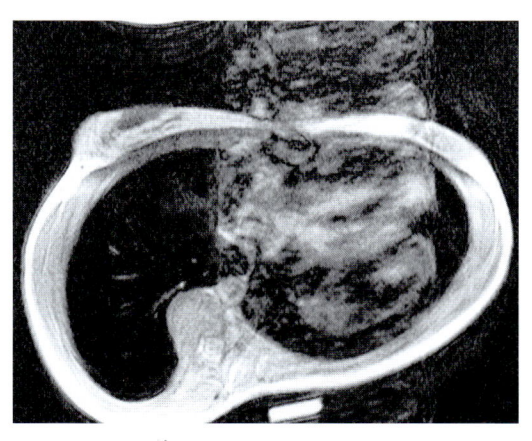

Bei den sog. *Flussartefakten* fließen nicht angeregte Spins in die Untersuchungsebene und führen so zu Signalauslöschungen (Abb. 1.29). Tritt ein pulsatiles Flussmuster auf, sind periodische Änderungen der Signalintensität mit repetitiven Artefaktmustern erkennbar. Besonders ausgeprägt treten Fluss- und Bewegungsartefakte in Erscheinung, wenn sie während der Aufnahme der zentralen Abschnitte des k-Raumes auftreten, da diese den Bildkontrast bestimmen.

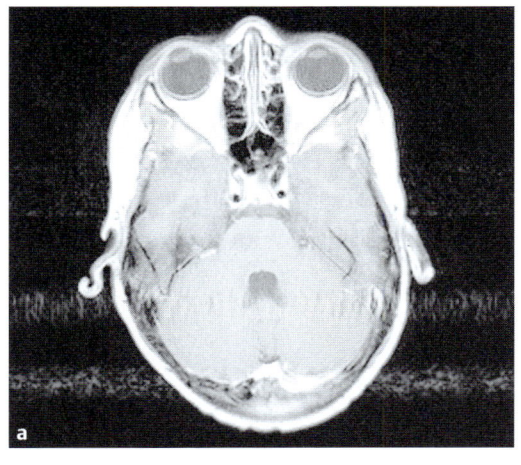

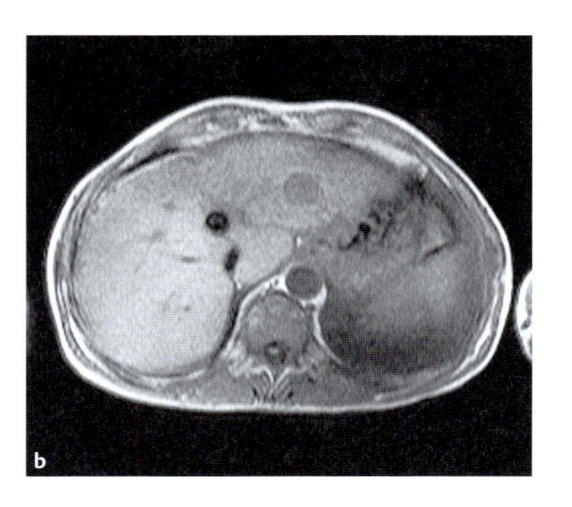

Abb. 1.28 **Bewegungsartefakte – Herzschlag.**

Abb. 1.29 a u. b **Flussartefakte.**
a Sinus transversus.
b Aorta mit Pseudoläsion im linken Leberlappen.

Abhilfe. Zur Artefaktreduktion empfiehlt sich eine Verkürzung der TR-Zeit bzw. der Einsatz einer anderen Sequenztechnik mit kürzerer TR-Zeit. Ebenso bietet sich eine Verkleinerung des Bildfeldes (FOV) oder die Akquisition atemgehaltener bzw. atem- oder EKG-getriggerter Sequenzen an. Die zusätzliche Aufzeichnung von sog. Navigatorechos ermöglicht ebenfalls eine Korrektur von Phasenverschiebungen während der Messung.

Durch die Verwendung von Sättigungspulsen können Signalstörungen durch Flusseffekte unterdrückt werden. Ebenso kommt ein Vertauschen der Frequenz- und Phasenkodierrichtung („Gradientenrotation") in Frage. Bildartefakte werden in ihrer Ausprägung durch diese Methode nicht reduziert, verlagern sich jedoch möglicherweise in die Beurteilung weniger störende Bildareale. Zur Reduzierung von Flusseffekten können spezielle Gradientenpulse geschaltet werden, welche eine Reduktion von phasenbedingten Signalverlusten ermöglichen (engl. „gradient-moment nulling", „gradient-motion rephasing"). Schließlich bietet sich die Möglichkeit einer Erhöhung der Zahl der Akquisitionen pro Untersuchungsschicht („Bildmittelungen") an, um sporadische Bewegungsmuster aus dem resultierenden MRT-Bild auszumitteln.

Eine Vielzahl von Bewegungsartefakten lässt sich durch optimale Patientenvorbereitung, eine spezielle Lagerung oder entsprechende Fixierung vermeiden. In Ausnahmefällen (intensivpflichtige Patienten, Säuglinge, Kleinkinder etc.) sind ggf. sedierende Maßnahmen oder eine vollständige Narkotisierung des Patienten erforderlich.

Messmethodische Artefakte

Einfaltungen

Ursache. Einfaltungen treten auf, wenn das Bildfeld kleiner als das zu untersuchende Objekt gewählt wird. Objektstrukturen, welche noch innerhalb des Empfangsbereiches der Spule liegen, überlagern das Bild auf der gegenüber liegenden Seite (Abb. 1.30). Einfaltungen treten in der Mehrzahl der Fälle *in Phasenkodierrichtung* auf. Eine Rolle spielt hierbei die Mehrdeutigkeit von Phasenlagen. Daher werden Objektareale, welche das FOV überragen, entsprechend fehlinterpretiert. Einfaltungen können ebenfalls *in Frequenzkodierrichtung* auftreten, wenn die Abtastrate (Samplingfrequenz) zu niedrig gewählt wurde.

Abhilfe. Treten die Einfaltungsartefakte in Phasenkodierrichtung auf, bietet sich die Aufnahme eines größeren Bildfeldes mit Verwerfung der Randabschnitte an. Entsprechend sinkt die erzielbare Bildauflösung und die Messzeit verlängert sich. Alternativ kann das Signal der einfaltenden Strukturen auch mit entsprechend angeordneten Sättigungspulsen unterdrückt werden. In Frequenzkodierrichtung ist zur Artefaktreduktion eine Abtastung mit erhöhter Abtastfrequenz (engl. „Oversampling") möglich.

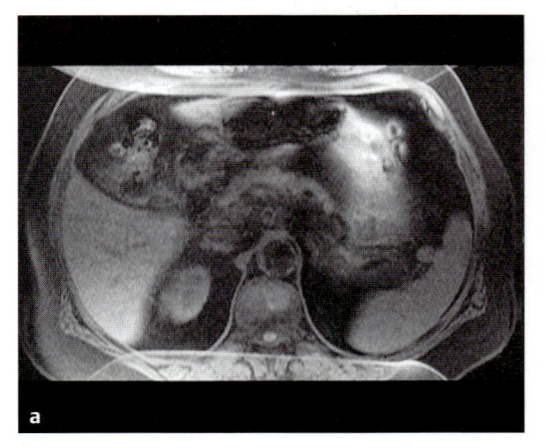

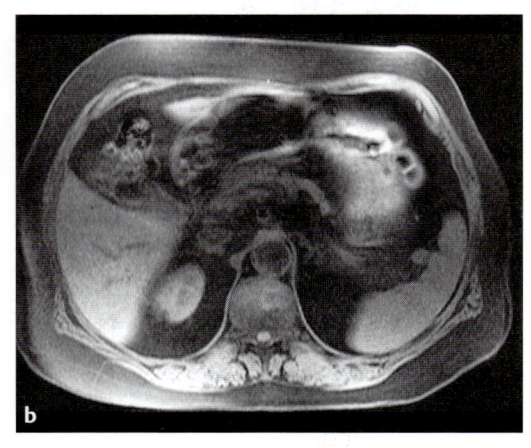

Abb. 1.30 **Dorsoventrale Einfaltungen bei zu kleiner Wahl des FOV.**

Bildartefakte

Suszeptibilität

Ursache. Der Begriff „Suszeptibilität" beschreibt die *Magnetisierbarkeit einer Substanz.* Je nachdem, ob diese dia-, para-, superpara- oder ferromagnetisch ist, schwächt (diamagnetisch) oder verstärkt (para-, superpara- oder ferromagnetisch) sie ein von außen einwirkendes Magnetfeld. So entstehen lokale Magnetfeldinhomogenitäten mit Magnetfeldgradienten, welche zu einem Signalverlust mit Signalinhomogenitäten führen. Besonders ausgeprägt treten diese Effekte an Grenzen zwischen Weichteilgewebe (stark magnetisierbar) und Luft (praktisch nicht magnetisierbar) sowie bei *metallischen Fremdkörpern* auf (Abb. 1.31).

Die Sensitivität einer Bildgebungstechnik für Suszeptibilitätseffekte hängt von der Feldstärke des MR-Tomographen, vom verwendeten Sequenztyp sowie von der Art der Bildwichtung ab. Mit steigender Feldstärke ist eine proportionale Zunahme der Magnetfeldinhomogenitäten zu erwarten. Im Gegensatz zu SE-Sequenzen sind GE-Sequenzen sehr empfindlich für Suszeptibilitätsartefakte. Die Empfindlichkeit für Suszeptibilitätsartefakte bei schnellen SE-Sequenzen (TSE, FSE) verhält sich umgekehrt proportional zur Echozuglänge, da sie mit Zunahme der Echozuglänge abnimmt. Ist dieser Effekt in der Mehrzahl der Fälle erwünscht, so kann eine reduzierte Empfindlichkeit bei bestimmten Fragestellungen (z.B. Darstellung kleiner intrazerebraler Blutungen) nachteilig sein, da die Pathologie entsprechend geringer ausgeprägt darstellbar ist.

Abhilfe. Die Mehrzahl der Suszeptibilitätsartefakte kann leicht vermieden werden, da sie durch zu entfernende metallische Gegenstände hervorgerufen werden, welche am oder im Körper getragen werden (Schmuck, Hosenknöpfe, Reißverschlüsse, Haarklammern, Haken, Ösen, Zahnspangen, Schminke mit metallhaltigen Pigmenten etc.).

Auch bei MR-tauglichen Metallimplantaten können durch die induzierten Ströme zum Teil sehr ausgeprägte Artefakte entstehen. Ist das Implantat nicht entfernbar, empfiehlt sich ggf. eine andere Schichtführung sowie die Verwendung einer weniger empfindlichen Sequenztechnik (SE statt GE, TSE statt SE) (Abb. 1.31 b).

Chemische Verschiebung

Ursache. Bedingt durch ihre unterschiedliche chemische Bindung, weisen Protonen in fetthaltiger Umgebung bei gleicher Grundfeldstärke eine geringfügig andere Präzessionsfrequenz als Protonen auf, welche in überwiegend wässriger Umgebung vorliegen. Die Differenzfrequenz zwischen Wasser und Fett verhält sich proportional zur jeweiligen Grundfeldstärke und beträgt beispielsweise bei 1,5 T ca. 220 Hz. Da diese Resonanzfrequenzdifferenz nicht von der eigentliche Frequenzkodierung unterschieden werden kann, kommt es je nach Anteil des Fett- und Wassergehaltes zu Fehlregistrierungen mit Ausbildung von hellen und dunklen Kanten in Frequenzkodierrichtung an Fett-Wasser-

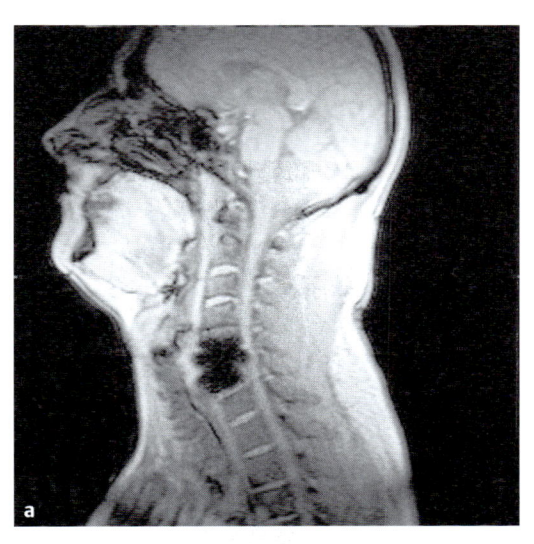

Abb. 1.31 a u. b **Suszeptibilitätsartefakte.**
a Titanimplantat (GE).

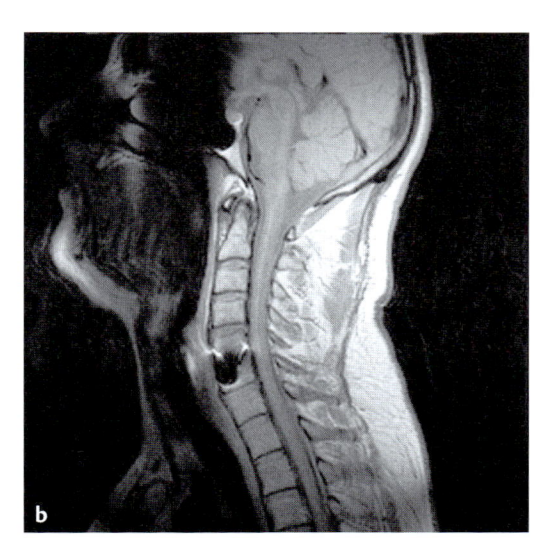

b Titanimplantat (SE) mit der Artefakttrias von Signalauslöschungen, -verzerrungen und Halo-Phänomenen.

Übergängen (z. B. Milz, Nieren, Mammae, muskuloskelettales System).

Aufgrund der unterschiedlichen Präzessionsfrequenz befinden sich die Wasser- und Fettmoleküle in Phase (engl. „in-phase") und in Gegenphase (engl. „out-of-phase"), d. h. ihre Signalkomponenten können sich sowohl addieren als auch subtrahieren (Abb. 1.32). Dieser Effekt kann zur fettunterdrückten Bildgebung, z. B. im Bereich der Nebennieren, genutzt werden, um das Signal von fetthaltigen Raumforderungen zu unterdrücken und so zur Läsionscharakterisierung beizutragen (vgl. S. 312 ff.).

Abhilfe. Da die Stärke des Hauptmagnetfeldes fest vorgegeben ist, sind nur aufnahmetechnische Lösungen des Problems möglich. Um den Anteil an Frequenzverschiebung pro Voxel und damit das Ausmaß des Artefaktes zu minimieren, bietet sich einerseits eine Erhöhung der Aufnahmematrix an. Bedingt durch die resultierende höhere Bandbreite pro Pixel, reduziert sich so der Fehlregistrierungsanteil (Abb. 1.33). Alternativ kann eine Sequenz mit höherer Bandbreite pro Pixel (steilerer Frequenzkodiergradient) ausgewählt werden, um den prozentualen Anteil der chemischen Verschiebung an der einem Pixel zugeordneten Frequenzbandbreite weiter zu senken. Bei manchen Scannern ist die Sequenzbandbreite unabhängig vom Sequenztyp in bestimmten Grenzen frei bestimmbar (sog. „water-fat-shift").

Kantenoszillationen

Ursache. Die Berechnung eines MR-Bildes aus den akquirierten Rohdaten mittels der sog. „Fourier-Transformation" ist entgegen der zugrunde liegenden mathematischen Theorie nur in endlich vielen Rechenschritten möglich. Folglich verbleiben Ungenauigkeiten bei der Bildrekonstruktion, welche sich

Abb. 1.32 **Chemische Verschiebung.** Phasenverschiebung von Fett und Wasser aufgrund unterschiedlicher Präzessionsfrequenzen (Verschiebung von 3,5 ppm bei 1,5 T) mit resultierender Addition/Subtraktion der Signalbeträge bei unterschiedlichen Echozeiten TE.

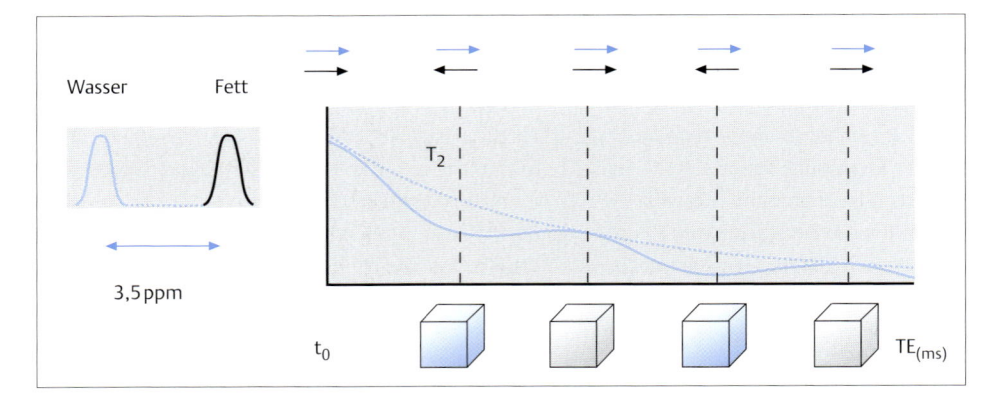

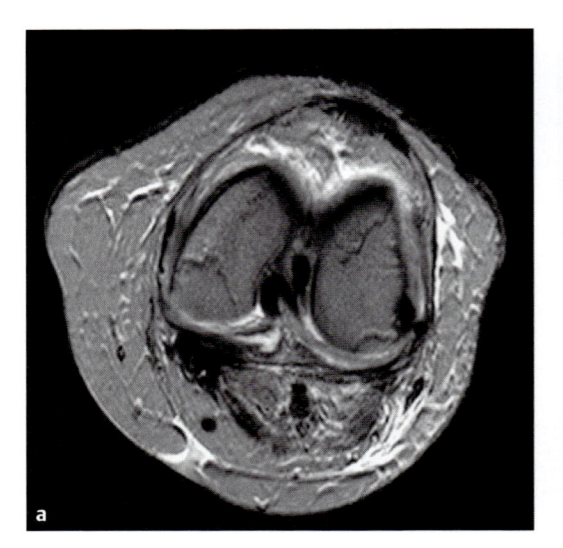

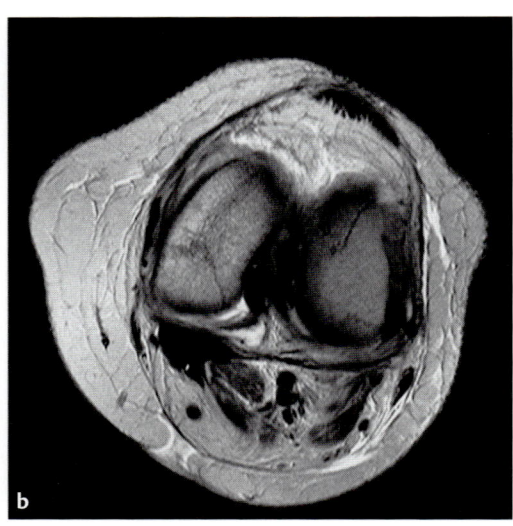

Abb. 1.33 **Chemische Verschiebung.** Reduktion der Artefaktausprägung durch Verwendung einer höheren Akquisitionsmatrix (rechtes Bild).

besonders an Kanten, also abrupten Kontrastsprüngen, in Form der beobachteten Kantenoszillationen und Ringartefakte zeigen (Abb. 1.34). Sie werden auch als „Truncation"- oder „Gibbs"-Artefakte bezeichnet.

Abhilfe. Eine Verringerung der Artefaktausprägung kann durch eine Erhöhung der Bildmatrix erfolgen.

Magnetfeldinhomogenitäten

Ursache. Bedingt durch die unterschiedliche Magnetisierbarkeit der einzelnen Gewebsstrukturen (Suszeptibilität), wird das Hauptmagnetfeld durch den eingebrachten Patienten unterschiedlich stark verstärkt oder abgeschwächt. Diese vom Patienten induzierten Magnetfeldinhomogenitäten treten besonders bei der Verwendung spektraler Fettsättigung in Erscheinung, welche aufgrund der resultierenden unterschiedlichen Präzessionsfrequenzen oft nur suboptimal erfolgen kann.

Abhilfe. Moderne Scanner bieten nach der Lagerung des Patienten die Möglichkeit, mittels spezieller Messsequenzen, welche vor der eigentlichen Untersuchungsbildgebung gestartet werden, eine Abschätzung der im Untersuchungsvolumen vorliegenden Inhomogenitäten vorzunehmen und diese nach Möglichkeit über eine spezielle Adaptation der Gradientenprofile in allen 3 Raumrichtungen auszugleichen.

Parasitäre Anregung

Ursache. Außerhalb des eigentlichen Untersuchungsvolumens gelegene Gewebestrukturen er-

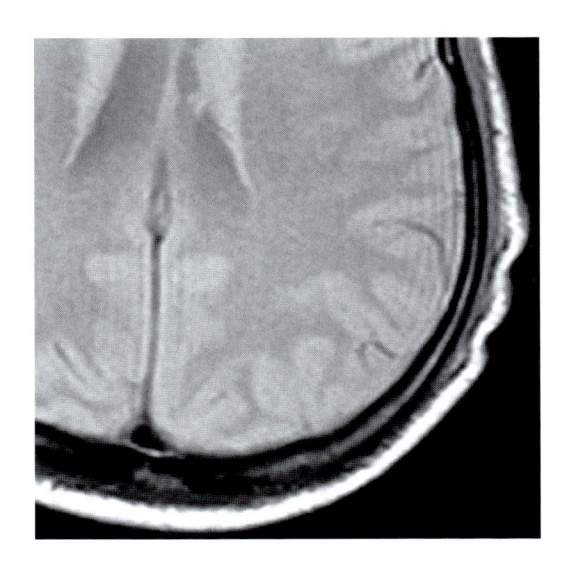

Abb. 1.34 **Ringing-Artefakte.** Beispiele für Kantenoszillationen im Bereich sprunghafter Veränderungen des Bildkontrastes (Schädelkalotte und Falx cerebri).

füllen zufällig ebenfalls die Resonanzbedingungen und werden daher angeregt. Da diese Signalanteile nicht ortskodiert sind und somit nicht eindeutig zu lokalisieren sind, entstehen zum Teil bizarre Signalverzerrungen, welche nicht mit anatomischen Strukturen zu korrelieren sind. Diese werden als „parasitäre Anregung" bezeichnet.

Abhilfe. Zur Vermeidung dieser Artefakte bietet sich die Auswahl einer anderen Sequenz mit unterschiedlichem Frequenzmuster bzw. die Verwendung der „Oversampling"-Funktion an. Ebenfalls kann versucht werden, den Patienten anders zu lagern. Schließlich kommt der Einsatz spezieller Hochfrequenzdecken in Frage, welche eine Anregung „parasitärer" Gewebe verhindern können.

Systembedingte Artefakte

Diese Gruppe von Artefakten ist überwiegend durch Fehler der Scanner-Hardware bedingt und kann daher vom Untersucher nicht beeinflusst werden. In der Regel ist eine Artefaktbeseitigung daher nur durch einen Servicetechniker möglich.

Bildrauschen, Signalinhomogenitäten, fehlerhafte Abstimmung

Die Aufnahmen weisen ein erhöhtes Rauschen, z. T. mit starken Signalinhomogenitäten, auf. Zunächst sollte die korrekte Lagerung des Patienten und die adäquate Spulen- und Sequenzparameterwahl überprüft werden. Ggf. ist auch ein Akquisitionsver-

Datenfehler

Weisen die MR-Bilder repetitive, z. T. auch fischgrätenartige Muster auf, handelt es sich in der Regel um einen Datenfehler mit fehlerhafter oder unvollständiger Auffüllung des Rohdatenraumes bei der Messung.

Magnetfeldinhomogenitäten, Gradientenfehler

Starke geometrische Verzerrungen der Aufnahmen können durch ausgeprägte Magnetfeldinhomogenitäten bedingt sein. Zunächst sollte überprüft werden, ob alle *metallischen Fremdkörper* entfernt wurden. Gelegentlich sind auch metallische Gegenstände, welche sich unbemerkt in Nischen oder Ritzen der Scannerverkleidung festgesetzt haben, die Ursache dieser Artefakte. Ebenfalls sollte überprüft werden, ob in der Nähe des Magnetfeldes starke, schwankende Magnetfelder neu aufgetreten sind, wie z. B. durch die temporäre Aufstellung von Geräten mit starkem Elektromotor im Rahmen baulicher Maßnahmen. Magnetfeldinhomogenitäten können auch durch *elektrische Geräte*, z. B. bei maschineller Beatmung intensivpflichtiger Patienten, bedingt sein. Generell gilt, dass nur elektrische Geräte im Scannerraum betrieben werden dürfen, welche zu diesem Zweck speziell überprüft und zugelassen wurden.

Eine andere Ursache für geometrische Verzerrungen stellt der teilweise oder vollständige Ausfall eines oder mehrerer der zur Ortskodierung benötigten Gradientensysteme dar. Die Aufnahmen wirken dabei oft in einer Raumrichtung gestaucht.

HF-Fehler

Treten repetitive Muster oder Bildstörungen auf, welche im Gegensatz zu den oben beschriebenen Datenfehlern nur in einem Teil des MR-Bildes erkennbar sind, handelt es sich in der Regel um *Hochfrequenzeinstrahlungen*. Diese können einerseits durch nicht vollständig abgeschirmte intensivmedizinische Geräte (z. B. Pulsoxymeter) bedingt sein, andererseits kann auch ein Defekt in der Abschirmung des Scannerraumes vorliegen.

such mit einer anderen Sequenztechnik zu empfehlen. Führen diese Maßnahmen nicht zur Abhilfe/Reduktion des Artefaktes, liegt ein Defekt der *Scanner-Hardware* vor.

Literatur

Mansfield, P., P. G. Morris: NMR imaging in biomedicine. Advanc. Magn. Res. 2 (1982) 354

Zusammenfassung

Grundlagen der MRT: Die MRT nutzt die Ausrichtung der magnetischen Momente von Wasserstoffatomkernen (Protonen) in einem starken externen Magnetfeld. Dabei entsteht eine *makroskopische Magnetisierung*, die im Gleichgewicht in Feldrichtung weist. Durch Einstrahlung eines magnetischen Wechselfelds (HF-Puls) lässt sich die Magnetisierung aus der Gleichgewichtslage um einen Winkel α auslenken. Dies erzeugt in einer Empfangsspule ein Induktionssignal. Die *Signalstärke* ist proportional zur Protonendichte (PD) und hängt vom Relaxationsverhalten der Kernmagnetisierung ab:

- longitudinale Relaxation (Aufbau von Längsmagnetisierung, Zeitkonstante T1),
- transversale Relaxation (Zerfall von Quermagnetisierung, Zeitkonstante T2).

Magnetfeldinhomogenitäten bewirken eine rasche Dephasierung der Magnetisierung. Dieser Einfluss ist durch einen 180°-Puls umkehrbar, wobei ein Spin-Echo (SE) entsteht.

Zur *Ortskodierung* verwendet man Magnetfeldgradienten, die während der Pulsanregung (Schichtselektion), während der Signaldetektion (Frequenzkodierung) oder zwischen Pulsanregung und Signaldetektion (Phasenkodierung) geschaltet werden.

Bildartefakte

Zum Aufbau der Rohdatenmatrix dienen meist wiederholte Sequenzdurchläufe unter Variation des Phasenkodiergradienten.

Der Einfluss der Kontrastparameter PD, T1 und T2 wird bei der SE-Bildgebung durch die Wahl der *Repetitionszeit (TR)* und der *Echozeit (TE)* eingestellt. Schnelle SE-Techniken nutzen eine wiederholte Refokussierung des Signals durch multiple 180°-Pulse zum beschleunigten Aufbau der Rohdatenmatrix. Gradienten-Echos (GE) entstehen bei Refokussierung des Signals durch eine bipolare Gradientenschaltung. Der Kontrast kann durch Variation von TR, TE und α oder durch geeignete Präparationstechniken manipuliert werden.

Komponenten eines MR-Tomographen:
- Magnet zur Erzeugung des statischen Grundfelds,
- Spulen zum Anlegen von Magnetfeldgradienten,
- HF-Einheit zur Anregung und Signaldetektion,
- Rechner mit Konsolen zur Anlagensteuerung, Bildrekonstruktion und Datenerfassung.

MR-Kontrastmittel: Extrazelluläre Gd-Chelate weisen eine gegenüber Röntgenkontrastmittel bessere Verträglichkeit und ein geringeres Risiko für anaphylaktoide Reaktionen auf.

Die hepatobiliären T1-Kontrastmittel führen zu einer hepatozytenspezifischen SI-Zunahme der Leber in T1w Sequenzen.

Während die SPIO als T2-Kontrastmittel für die Leber eingesetzt werden, sind die USPIO für die Knochenmark- und Lymphknotendiagnostik vorteilhaft.

Der Einsatz von Blutpool-Kontrastmitteln wird für Perfusionsuntersuchungen, spezielle Fragestellungen der MRA, MR-gesteuerte Interventionen und die Diagnostik der Tumorangiogenese vorteilhaft sein.

Risiken und Nebenwirkungen der MR: MR-Untersuchungen sind grundsätzlich sicher. Unachtsamkeit oder falsche Anwendung können aber erhebliche Schäden bei Patienten, bedienendem Personal und Geräten verursachen. Um diesen Gefahren zu begegnen, sind langjährige physikalisch-technische Erfahrungen (u. a. MR-Physiker), die Einhaltung von bestimmten Verhaltensregeln und eine eingehende Schulung des MR-Personals über mögliche Effekte unbedingt erforderlich.

Verfahrensweisen bei der Vorbereitung von MR-Untersuchungen müssen verhindern, dass nicht eingewiesene Personen Zugang zum Messraum mit den Magneten erhalten oder dass ferromagnetische Objekte in den Magnetraum gebracht werden. Patienten dürfen erst dann im MR-Gerät positioniert werden, wenn feststeht, dass sie keine metallischen Gegenstände oder Implantate an oder in sich tragen, deren MR-Eignung für die jeweilige Feldstärke nicht sichergestellt ist. Im Zweifel ist von einer MR-Untersuchung abzusehen. Der reguläre Ablauf einer Untersuchung muss ständig überwacht werden. Routine und Gewöhnung an das Gefahrenpotenzial dürfen nicht zur Nachlässigkeit führen.

Artefakte sind Signalintensitätsmuster ohne anatomisches Korrelat. Ihr Ausmaß entscheidet über Bildqualität und diagnostische Aussagekraft einer MR-Untersuchung. Es existieren verschiedene Artefakttypen, welche jedoch meist anhand ihrer charakteristischen Bildstörungen unterschieden werden können.

Die häufigsten Artefakte entstehen durch
- periodische Bewegungen (z.B. Herzschlag, Gefäßpulsationen, Atmung etc.) mit periodischen Geisterbildern,
- eine falsche Wahl des Untersuchungsfeldes mit resultierenden Bildeinfaltungen,
- unterschiedliche magnetische Eigenschaften der zu untersuchenden Gewebe bzw. durch eingebrachte metallische Fremdkörper mit resultierenden Signalschwankungen oder Bildverzerrungen (sog. Suszeptibilitätsartefakte).

2 Kopf-Hals-Region

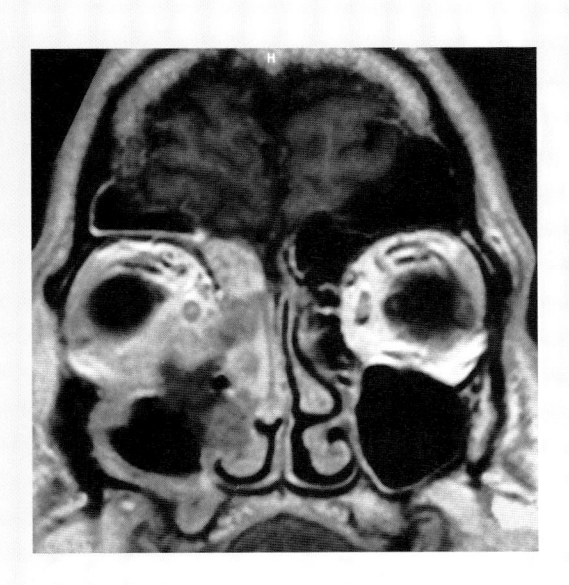

H. Stimmer

Nasenhaupthöhle, Nasennebenhöhlen, Mittelgesicht ⇢ 44

Mundhöhle, Oropharynx ⇢ 51

Hypopharynx, Larynx ⇢ 56

Speicheldrüsen ⇢ 58

Halsweichteile, Schilddrüse ⇢ 61

Nasenhaupthöhle, Nasennebenhöhlen, Mittelgesicht

Untersuchungstechnik (Tab. 2.1)

Basisdiagnostik bei Erkrankungen des Nasennebenhöhlensystems ist nach wie vor die *konventionelle Nasennebenhöhlenaufnahme* o.m. und o.f., wobei die Aussagekraft des Projektionsbilds im Nasennebenhöhlen-/Mittelgesichtsbereich naturgemäß limitiert sein muss.

Die *CT der Nasennebenhöhlen* stellt die knöchernen Strukturen detailliert dar, ist daher bei Traumen und osteodestruktiven Prozessen die Methode der Wahl, bei einer Verlegung des Nasennebenhöhlenlumens kann jedoch nur die Konfiguration des Prozesses und die Beziehung zu Nachbarkompartimenten beschrieben werden.

Zur genauen Analyse dieser weichteildichten Veränderungen ist die ggf. *kontrastmittelverstärkte MRT* erforderlich.

Tab. 2.1 ⇢ MR-Sequenz-Empfehlung zur Untersuchung der Kopf-Hals-Region

T2	axial
T1	axial nativ
T1	axial + Kontrastmittel
T1	axial + Kontrastmittel + fettgesättigt
IR	koronar
STIR T2	axial + koronar
Fakultativ: T1	koronar/sagittal + Kontrastmittel + fettgesättigt
Zirkulär polarisierte Halsspule	

Anatomie

Die *Nasenhaupthöhle, Cavitas nasi,* wird durch das Septum nasi in 2 häufig etwas asymmetrische Hälften unterteilt. Nach hinten bilden die Choanen den Übergang in den Nasopharynx. Jede Nasenhöhle ist durch die Conchae, Concha nasalis superior, media und inferior, untergliedert, wodurch sich die 3 Nasengänge bilden.

In den *oberen Nasengang* münden die hinteren Siebbeinzellen, die Keilbeinhöhlenmündung liegt in der rostralen Wand der Keilbeinhöhle in Höhe oberer Nasengang. In den *mittleren Nasengang* münden die vorderen Siebbeinzellen, die Kieferhöhlen sowie die Stirnhöhle, in den unteren der Ductus nasolacrimalis.

Die *Keilbeinhöhle* weist die komplexesten topographischen Beziehungen auf. Durch ein z. T. inkomplettes Septum, in 2 oder mehrere Kompartimente unterteilt, wird die Keilbeinhöhle nach hinten durch den Klivus begrenzt. Noch oben grenzt sie an die Sella turcica bzw. mittlere und vordere Schädelgrube, nach kaudal und rostral an Epipharynx bzw. Choanen. An die laterale Wand der Keilbeinhöhle schließt sich der Sinus cavernosus an mit der hierin verlaufenden A. carotis interna und den Hirnnerven III, IV, V/I, V/II, VI.

Hieraus resultieren die vielfältigen klinischen Folgen bei Krankheitsbildern der Keilbeinhöhle, die deren Grenzen überschreiten.

Die Ausprägung der *Stirnhöhle* weist eine hohe Variabilität auf, nicht selten liegt auch eine zumindest einseitige Aplasie vor. Dach bzw. Hinterrand der Stirnhöhle bilden einen Teil der Frontobasis, nach lateral verjüngt sich die Stirnhöhle im Os frontale. Der Stirnhöhlenboden ist zugleich Teil des Orbitadachs mit hierin verlaufendem N. supraorbitalis.

Das paramedian angeordnete, durch feine Septen unterteilte *Siebbeinzellsystem* gliedert sich in eine vordere und hintere Gruppe (Drainage s. oben) und schließt sich nach vorne an die Keilbeinhöhle an. Das Siebbeindach bildet einen Teil der Frontobasis, kaudal angrenzend liegt die Nasenhaupthöhle. Die feine knöcherne Lamelle der Lamina papyracea bildet die Grenze zur Orbita bzw. die mediale Orbitawand.

Entzündliche Erkrankungen der Nasennebenhöhlen

Unspezifische virale/bakterielle Sinusitis. Die unspezifische virale oder bakterielle Sinusitis macht meist keine MRT-Untersuchung erforderlich, nicht selten stellt sie einen Zusatz- oder Nebenbefund dar. Eine wichtige Rolle spielt die MRT bei chronisch destruierenden Entzündungen sowie bei Komplikationen einer Sinusitis in Nachbarkompartimenten.

— MRT-Spezifisches —

- Typisch ist eine deutlich Kontrastmittel aufnehmende, verdickte Schleimhaut, die rahmenförmig die betroffene Nebenhöhle auskleidet, während die gleichzeitig vorhandene Sekretretention sich in T1-Gewichtung hypointens darstellt.
- In T2-Gewichtung zeigen sowohl entzündliche Mukosa als auch Retentionen ein hohes Signal.

Chronisch destruierende Entzündungen. Chronische, insbesondere auch fungale Infektionen der Nebenhöhlen können zu knöcherner Beteiligung mit lytischen bzw. osteomyelitischen Veränderungen führen.

— MRT-Spezifisches —

- Die MRT zeigt insbesondere in T2w fettsaturierten Sequenzen eine unscharf demarkierte Signalanhebung, in T1w Aufnahmen entsprechend einen Verlust des hypointensen Fettmarksignals, je nach Stadium findet sich eine periostale oder auch im Markraum erfolgende Kontrastmittelaufnahme.

Komplikationen einer Sinusitis. Einen höheren Stellenwert hat die MRT in der Diagnostik von Ausbreitungen einer Entzündung in benachbarte Kompartimente, d. h. insbesondere nach intraorbital und intrakraniell.

— MRT-Spezifisches —

- Eine phlegmenöse Beteiligung der Orbita führt zu einer diffusen ödematösen Durchsetzung des orbitalen Bindegewebes, am besten darzustellen durch hyperintenses Signal in T2w fettgesättigten Sequenzen mit Quellung und Randunschärfe der äußeren Augenmuskeln sowie Exophthalmus.
- Im fortgeschritteneren Stadium kann es zu abszesstypischen Einschmelzungen mit dem Bild zentraler T1w hypo-, T2w hyperintenser Signalgebung und marginaler Kontrastmittelaufnahme kommen.

Mukozele. Eine Sonderform der entzündlichen Nasennebenhöhlenaffektion stellt die Mukozele dar. Durch Obstruktion des Ostiums einer Nebenhöhle kommt es bei fortdauernder sekretorischer Aktivität des Epithels zu einer Ausfüllung des Lumens mit muköem Material und zu expansiven Veränderungen der knöchernen Berandung der betreffenden Nebenhöhle mit Ausdünnung des Knochens, jedoch ohne (irregulär berandete) Arrosion.

— MRT-Spezifisches —

- Das Signalverhalten in der Mukozele hängt vom Stadium der Erkrankung ab.
- Initial steht das T1w hypo-, T2w hyperintense, dem hohen Flüssigkeitsgehalt entsprechende Signal im Vordergrund.
- Im längerfristigen Verlauf kommt es häufig zu hyperintenser Signalgebung in T1-Gewichtung, aufgrund hohen Proteingehalts in sich konzentrierendem Sekret.
- Bei weitgehender Eindickung nimmt das Signal in T2-Wichtung ab (Abb. 2.**1**).

Destruierende Veränderungen. Destruierende Veränderungen bei entzündlichen Nasennebenhöhlenerkrankungen kommen insbesondere bei chronischen Pilzinfekten vor, an erster Stelle zu nennen ist hier die *Aspergillusinfektion;* neben lytischen Veränderungen an den angrenzenden Nasennebenhöhlenwänden kann es auch zur Besiedlung des Lumens durch ein *Myzetom* kommen mit ausgesprochen signalinhomogener Darstellung in der MRT.

Granulomatöse infektiöse Erkrankungen. Granulomatöse infektiöse Erkrankungen wie Tuberkulose, Lues oder Aktinomykose können ebenso chronisch destruierende Veränderungen hervorrufen, die Ak-

> Eine wichtige Rolle spielt die MRT bei chronisch destruierenden Entzündungen sowie bei Komplikationen einer Sinusitis in Nachbarkompartimenten.

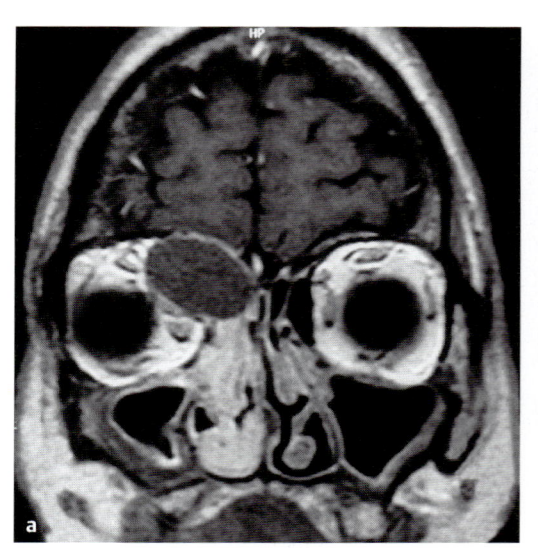

Abb. 2.1 a u. b **Siebbeinmukozele rechts.**

a Koronare T1w Sequenz (TR = 644 ms, TE = 17 ms). Homogene, glatt berandete T1-hypointense Raumforderung, die vom Siebbeinzellsystem ausgeht und sich in die Orbita vorwölbt. Verdrängung des Bulbus sowie äußerer Augenmuskeln.

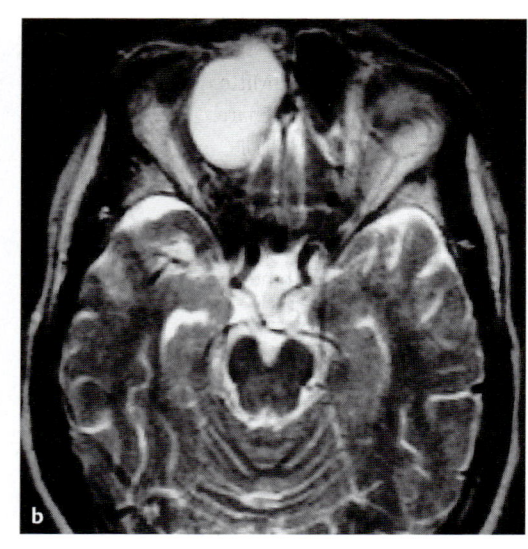

b Axiale T2w Sequenz (TR = 5575 ms, TE = 120 ms). Die scharf demarkiert in die Orbita sich ausdehnende Mukozele stellt sich in T2-Gewichtung homogen und sehr hyperintens dar.

tinomykose neigt dabei zur Ausbildung von Fistelsystemen.

Nichttumoröse, nichtinfektiöse destruierende Erkrankungen. Bei den nichttumorösen, nichtinfektiösen destruierenden Erkrankungen des Nasennebenhöhlensystems steht die auf eine nekrotisierende Vaskulitis zurückzuführende *Wegener-Granulomatose* im Vordergrund. Der Morbus Wegener kann initial zu Schleimhautschwellung und Verlegung des Nasennebenhöhlenlumens führen, im fortgeschrittenen Stadium kommt es zu Ulzerationen, Septumperforationen und schließlich destruierenden Veränderungen, die an ein malignes Geschehen erinnern.

Intrakranielle Komplikationen der Sinusitis. Diese manifestieren sich zunächst an den Meningen im Sinne einer *Durchwanderungsmeningitis,* am besten zu erfassen in koronaren T1w Sequenzen nach Gd-Gabe mit dem Bild einer meningealen Verdickung und Kontrastmittelaufnahme. Nach Überschreiten der Meningen kann sich eine Enzephalitis bzw. ein sinugener Hirnabszess entwickeln.

Eine seltene, jedoch gravierende Komplikation stellt die *Fortleitung der Entzündung in die duralen Blutleiter,* bei Nasennebenhöhleninfekten insbesondere in den Sinus cavernosus bzw. bei Mastoiditis in den Sinus sigmoideus dar. Die *septische Kavernosusthrombose* führt neben starken Kopfschmerzen zu Protrusio bulbi, Chemosis, venöser Stauung am Augenhintergrund bzw. retrobulbär u. U. auch zu Hirnnervenausfällen (okulomotorische Hirnnerven) und Defiziten im Trigeminusversorgungsgebiet.

— MRT-Spezifisches —

- Bei den Sinusthrombosen zeigt sich im nativen T1-Bild mäßig bis deutlich signalreiches Thrombusmaterial intraluminal, das reguläre T2w hypointense Flusssignal ist nicht mehr nachweisbar.
- Bei der Kavernosusthrombose findet sich häufig eine dilatierte oder thrombosierte V. ophthalmica superior.
- Die Komplikation der entzündlichen Mitbeteiligung des Hirnparenchyms zeigt die typischen Charakteristika der Zerebritis bzw. des Hirnabszesses, d. h. im Stadium des reifen Abszesses zentral betont hyperintenses T2-Signal, randständige Kontrastmittelaufnahme sowie eine typische Signalgebung in den diffusionsgewichteten Sequenzen (hyperintens in den maximal diffusionsgewichteten, hypointens in den ADC-Bildern).

Traumatische Läsionen

Das frische Trauma des Mittelgesichts stellt eine klare Indikation zur koronaren CT-Untersuchung dar. Auch hier dient die MRT in erster Linie der Erfassung von Komplikationen bzw. der Beteiligung benachbarter Kompartimente. In erster Linie sind hier zu nennen die traumatischen Läsionen der Orbita. Während Hämatome im Retrobulbärraum auch in der CT gut zur Darstellung kommen, sind kontusionelle Schäden des N. opticus sowie der externen Augenmuskeln zuverlässiger mit der MRT darzustellen. Das Gleiche gilt für begleitende Kontusionsschäden des Gehirns, insbesondere frontobasal.

Tumoren von Nasenhaupthöhle und Nasennebenhöhlen

Benigne Tumoren

Polypen, Retentionszysten

Retentionszysten entstehen aufgrund einer Verlegung des Ausführungsgangs von Schleimdrüsen, einfache Polypen durch Flüssigkeitsansammlung in der Lamina propria der Mukosa.

― MRT-Spezifisches ―

- Sie stellen sich in T1-Gewichtung überwiegend hypo-, in T2-Gewichtung hyperintens dar und entstehen meist auf dem Boden chronischer Entzündungen oder Allergien, entsprechend finden sich häufig begleitend unregelmäßig berandete Schleimhautverdickungen sowie spiegelbildende Flüssigkeitsansammlungen in den Nebenhöhlen, wobei die entzündlich veränderte Mukosa kräftig Kontrastmittel aufnimmt und sich so gut von retinierter Flüssigkeit unterscheiden lässt.

Die vaskularisierten angiomatösen Polypen liegen überwiegend in der Nasenhaupthöhle, sie reichern Kontrastmittel an, jedoch nicht in dem Maße wie die differenzialdiagnostisch in Betracht zu ziehenden juvenilen Nasen-Rachen-Fibrome.

Angiofibrom (juveniles Nasen-Rachen-Fibrom)

Das Angiofibrom tritt typischerweise bei männlichen Jugendlichen auf, sehr selten bei älteren Patienten. Ausgangsort des Tumors ist das Dach des Epipharynx in Nachbarschaft zu den Choanen. Der Tumor kann sich von hier unter enormer Größenausdehnung in die Nasenhaupthöhle, in die Fossa pterygopalatina, in die Keilbeinhöhle, in die Siebbeinzellen, in die Kieferhöhle sowie auch in die Orbita und den intrakraniellen Raum, insbesondere in die mittlere Schädelgrube, ausdehnen. Der histologisch benigne Tumor zeigt ein lokal destruierendes Wachstum.

― MRT-Spezifisches ―

- In der MRT weisen diese Tumoren in der T1-Gewichtung ein intermediäres, annähernd muskelisointenses Signal, in der T2-Gewichtung ein mehr oder weniger hyperintenses Signal auf.
- Typisches Merkmal des Tumors ist eine sehr starke Vaskularisierung. Dies führt zu einer intensiven Kontrastmittelaufnahme nach Gd-Gabe, die T2w Schichtserien zeigen multiple intratumoröse Flow-Void-Phänomene als Ausdruck kräftiger Gefäße. Entsprechend ist auch das angiographische Bild mit intensivem Tumor-Blush sehr typisch; die Versorgung erfolgt überwiegend über die A. pharyngea ascendens sowie A. maxillaris (Abb. 2.**2**).

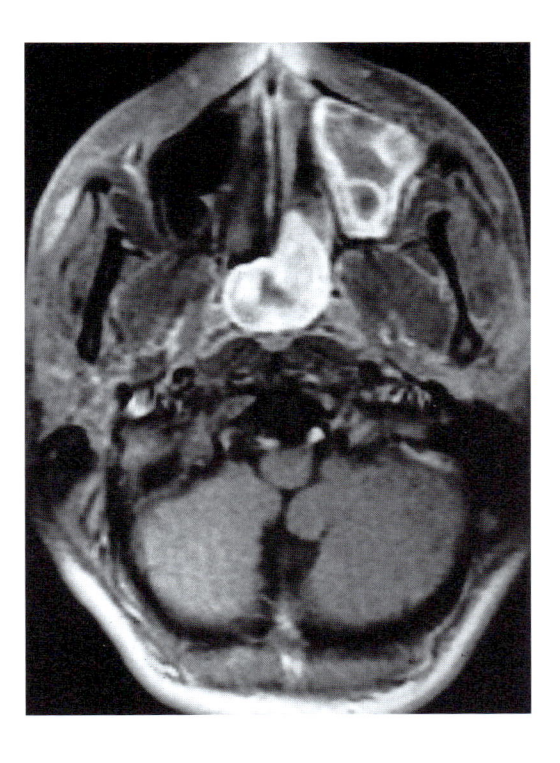

Abb. 2.2 **Juveniles Nasen-Rachen-Fibrom.** Axiale T1w Sequenz nach Kontrastmittelgabe (TR = 780 ms, TE = 15 ms). Zentral etwas regressiv veränderte Raumforderung im Nasopharynx, Ausdehnung in linke Nasenhaupthöhle, Retention linke Kieferhöhle

Das histologisch benigne Angiofibrom ist ein lokal destruierender Tumor.

Papillome

Echte, primär benigne Neoplasien stellen die Papillome dar, die von der Schleimhaut der Nasenhaupt- und Nebenhöhlen ausgehen. Man unterscheidet folgende Formen:
- fungiforme Papillome,
- Zylinderzellpapillome,
- invertierte Papillome.

Als mögliche Ursache der Papillomentwicklung wird ein viraler Infekt (Papillomavirus) diskutiert. Die meist vom Nasenseptum ausgehenden fungiformen Papillome, die die größte Gruppe bilden, entarten kaum.

Histologisch finden sich bei den invertierten Papillomen hyperplastische Plattenepithelverbände mit einem in die Tiefe gerichteten Wachstum, typischerweise liegen invertierte Papillome an der Lateralwand der Nasenhaupthöhle, häufiger folgt eine Ausdehnung in die Kieferhöhle und das Siebbein, seltener in die Stirn- oder Keilbeinhöhle. Die Rezidivrate nach Resektionen ist relativ hoch. Invertierte Papillome sind häufiger mit einem Carcinoma in situ bzw. Plattenepithelkarzinom vergesellschaftet als fungiforme Papillome.

> Im Gegensatz zu den fungiformen Papillomen sind die invertierten Papillome häufiger mit einem Carcinoma in situ bzw. Plattenepithelkarzinom vergesellschaftet.

MRT-Spezifisches
- Das MRT-Bild ist eher uncharakteristisch, neben kleinen polypösen Strukturen finden sich größere Raumforderungen, die sich in oben genannter Weise im Nasennebenhöhlensystem ausdehnen, die knöchernen Begrenzungen zunächst deformieren, später evtl. auch destruieren, hohe Signalintensität in T2-Gewichtung aufweisen und z. T. inhomogen Kontrastmittel aufnehmen.
- Eine zuverlässige Beurteilung der Dignität dieser Prozesse durch Schnittbilddiagnostik ist somit problematisch.

Adenoide

Insbesondere im Kindes- und Jugendalter finden sich im Epipharynx häufig relativ große, die Choanen verlegende lymphatische Hyperplasien oder Adenoide. Diese Prozesse weisen eine glatte Begrenzung auf, ein destruierendes Wachstum ist nicht erkennbar.

Adenome

Von den kleinen Speicheldrüsen ausgehende Adenome stellen, solange keine maligne Transformation stattgefunden hat, einen unspezifischen Befund dar und sind von z. B. polypösen Prozessen, wie oben beschrieben, zunächst nicht sicher zu differenzieren.

MRT-Spezifisches
- In der Regel findet sich ein intermediäres T1-Signal mit deutlicher Kontrastmittelaufnahme, das T2-Signal hängt von zystischen Degenerationen ab.
- Die malignen Varianten sind in ihrem lytisch destruktiven Wachstumsmuster kaum von anderen Malignomen zu unterscheiden, sollen jedoch eher hämatogen als lymphogen metastasieren.

Neurogene Tumoren

Neurinome/Neurofibrome. Vom peripheren Nervensystem ausgehende Tumoren, d. h. Neurinome (bzw. Schwannome), Neurofibrome sowie deren maligne Variante, der maligne periphere Nervenscheidentumor, sind selten im Nasenhaupt- und Nebenhöhlensystem und häufig mit einer Neurofibromatose vergesellschaftet.

Maligne Tumoren

Olfaktorius- oder Ästhesioneuroblastom. Dieses geht von der Riechschleimhaut oder den distalen Anteilen des N. olfactorius in der Region der Lamina cribrosa aus. Es handelt sich um einen malignen neuroektodermalen Tumor, der sich von der oberen Nasenhaupthöhle in die benachbarten Nasennebenhöhlen, zunächst insbesondere in die Siebbeinzellen sowie in die vordere Schädelgrube und in die Orbita, ausdehnt. Die klinische Stadieneinteilung richtet sich nach den beteiligten Kompartimenten. Entsprechend bedeutsam ist die multiplanare Darstellung der topographischen Verhältnisse, dies insbesondere der vorderen Schädelgrube mit Klärung der Lagebeziehung zur Dura, die infiltriert bzw. durchbrochen sein kann.

MRT-Spezifisches
- T1 und T2w Sequenzen zeigen in der Regel ein intermediäres Signal, aufgrund reicher Vaskularisierung kommt es zu deutlicher Kontrastmittelaufnahme.

Plattenepithelkarzinom

Plattenepithelkarzinome der Nasenhaupt- und Nasennebenhöhlen liegen insbesondere in Kieferhöhlen und auch Nasenhaupthöhle, seltener in Ethmoidalzellen, sehr selten in der Keilbein- und Stirnhöhle. Prognosebestimmend ist die Mitbeteiligung benachbarter Kompartimente, wobei beim Kieferhöhlenkarzinom die Ausdehnung insbesondere in die Orbita, die Fossa pterygoidea und die Nasenhaupthöhle erfolgt. Im frühen Tumorstadium ist das Bild uncharakteristisch, es kommen lediglich unspezifische, zum Beispiel polypöse Prozesse zur Darstellung. Entscheidend für die Bewertung der Dignität ist das Wachstumsmuster mit Destruktion der angrenzenden knöchernen Strukturen (Abb. 2.3 u. 2.4).

— MRT-Spezifisches —

- In T1w Aufnahmen zeigen diese Tumoren ein intermediäres, annähernd muskelisointenses Signal sowie ein hyperintenses T2-Signal; nach Gd-Gabe kommt es zu einer Anreicherung, häufig ist das Anreicherungsmuster jedoch inhomogen aufgrund regressiver intratumoraler Veränderungen.
- In der Regel kann durch die Kontrastmittelgabe jedoch der Tumor von der tumorbedingten Sekretretention in der Nachbarschaft des Prozesses mit mehr oder minder flüssigkeitsisointenser Signalgebung und fehlender oder allenfalls marginaler Kontrastmittelaufnahme abgegrenzt werden.

Adenokarzinom

Die heterogene Gruppe der Adenokarzinome macht etwa $1/10$ der Tumoren von Nasenhaupt- und Nasennebenhöhlen aus; es handelt sich hier neben den Adenokarzinomen im engeren Sinne um adenoidzystische Karzinome, mukoide Dermoidkarzinome, Azinuszellkarzinome sowie maligne pleomorphe Adenome. Häufiger Ursprungsort sind die kleinen Speicheldrüsen insbesondere des Gaumens.

Die adenoidzystischen Karzinome nehmen eine Sonderstellung ein durch das für sie typische perineurale Ausbildungsmuster mit Entstehung von separierten Tumorknoten im Sinne einer regionären Metastasierung; dieses Wachstumsmuster führt zu einer ungünstigen Prognose auch nach lokaler Tumorresektion. Im Rahmen der MR-Untersuchung ist daher eine ausreichende Beurteilbarkeit der Nachbarkompartimente erforderlich.

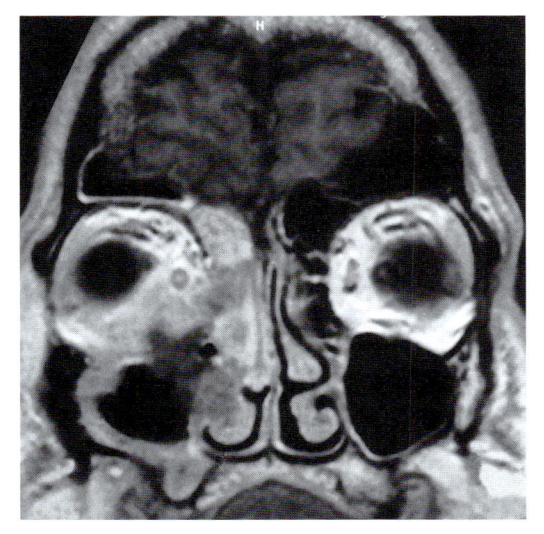

Abb. 2.3 Kieferhöhlenkarzinom. Koronare T1w Sequenz nach Kontrastmittelgabe (TR = 570 ms, TE = 14 ms). Aggressiv wachsender Weichteiltumor rechte obere Kieferhöhle mit teils kräftiger, teils fehlender (Tumorregression) Kontrastmittelaufnahme. Destruktion von Orbitaboden, medialer Orbitawand, medialer Kieferhöhlenwand. Tumorausdehnung in Orbita, Siebbein und obere Nasenhaupthöhle rechts.

Das Wachstumsmuster der adenoidzystischen Karzinome macht eine MR-Strategie erforderlich, die ihm Rechnung trägt und eine ausreichende Beurteilbarkeit der Nachbarkompartimente ermöglicht.

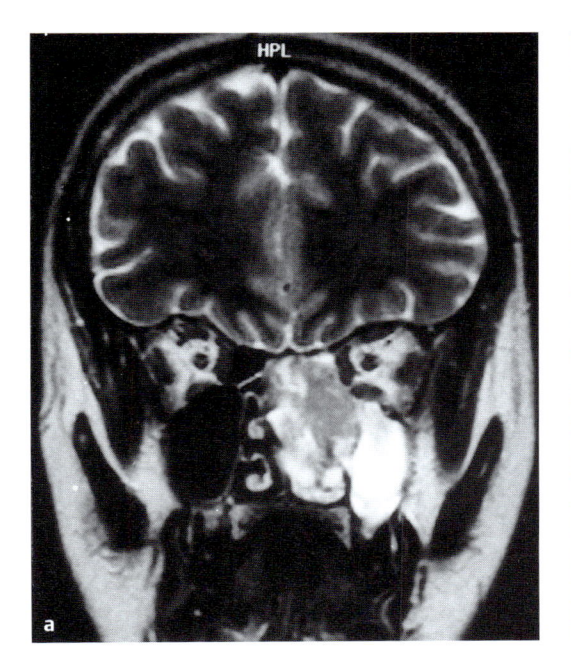

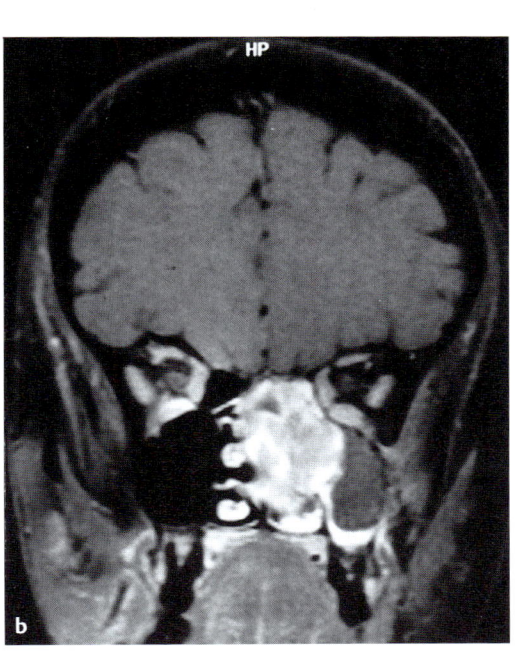

Abb. 2.4 a u. b Siebbeinkarzinom. Ausgedehnte Tumormanifestation in linker Nasenhaupthöhle sowie im Siebbeinzellsystem. Intermediäres T2-Signal sowie weitgehend homogene Kontrastmittelaufnahme. Tumorbedingte Sekretretention in linker Kieferhöhle.
- **a** Koronare T2w Sequenz (TR = 4465 ms, TE = 120 ms).
- **b** Koronare T1w Sequenz nach Kontrastmittelgabe mit Fettsättigung (TR = 988 ms, TE = 15 ms).

2 Kopf-Hals-Region

— **MRT-Spezifisches** —

- Üblicherweise finden sich ein intermediäres Signal in T1w Sequenzen sowie ein hyperintenses T2-Signal bei deutlicher, oft inhomogener Kontrastmittelaufnahme.

Lymphoepitheliale Karzinome

Lymphoepitheliale Karzinome (Schmincke-Tumoren), die häufig Epstein-Barr-Virus-assoziiert sind, finden sich insbesondere im Epipharynx, hier in der Region des Rachendachs (Abb. 2.**5**). Frühzeitig erfolgt eine Infiltration in Richtung Schädelbasis, Keilbeinhöhle, Parapharyngealraum sowie übrige Nasennebenhöhlen, zudem entlang der Tubenmündung mit Tubenbelüftungsstörung und T2w hyperintenser Signalveränderung in Paukenhöhle und Mastoid.

— **MRT-Spezifisches** —

- Bei niedrigem T1- und hohem T2-Signal ist das MR-Signal unspezifisch, die Kontrastmittelaufnahme kräftig.
- Wegweisend sind Lage und infiltrierend-destruierendes Wachstum (Abb. 2.**6**).

Lymphome/hämatologische Erkrankungen

Neben der häufigen Lymphknotenmanifestation am Hals gibt es deutlich seltener auch einen Lymphombefall der Nasenhaupt- und -nebenhöhlen, wobei es sich in der Regel um Non-Hodgkin-Lymphome handelt. Betroffen sind dabei in erster Linie Nasenhaupthöhle und Kieferhöhlen, seltener die übrigen Nasennebenhöhlen.

— **MRT-Spezifisches** —

- Die uncharakteristische Signalgebung erlaubt keine nähere differenzialdiagnostische Zuordnung.
- Abweichend etwa von einem Plattenepithelkarzinom zeigt sich jedoch ein typischerweise eher permeatives Wachstumsmuster mit zumindest anfänglich noch abgrenzbaren knöchernen Strukturen.

Eine Sonderform stellt das bei Kindern in Zentralafrika häufig vorkommende streng Epstein-Barr-Virus-assoziierte *Burkitt-Lymphom* dar.

Leukämische Infiltrate sind von einem Lymphombefall der Nasennebenhöhlen nicht sicher zu differenzieren. *Plasmozytome* können die Schädelbasis, hier insbesondere die Region des Os sphenoi-

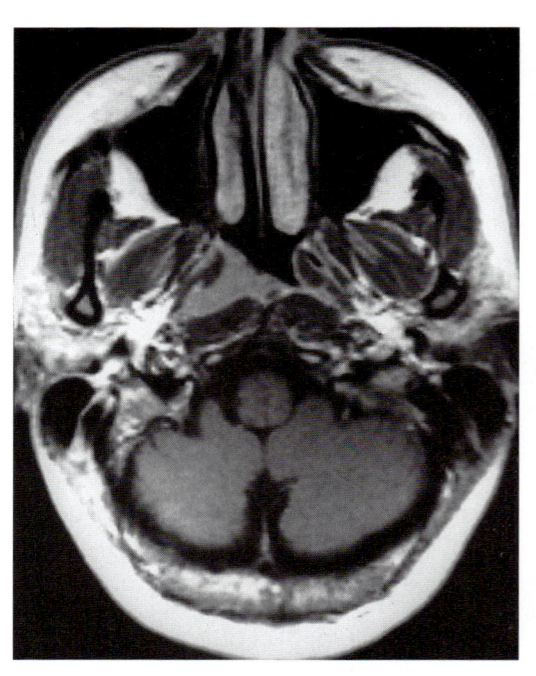

Abb. 2.5 **Schmincke-Tumor.** Axiale T1w Sequenz nach Kontrastmittelgabe (TR = 756 ms, TE = 15 ms). Rechtsbetonte, kräftig kontrastierte Raumforderung im Epipharynx, insbesondere rechts ist die Tubenmündung betroffen, hier auch beginnende Ausbreitung in Richtung Fossa pterygoidea.

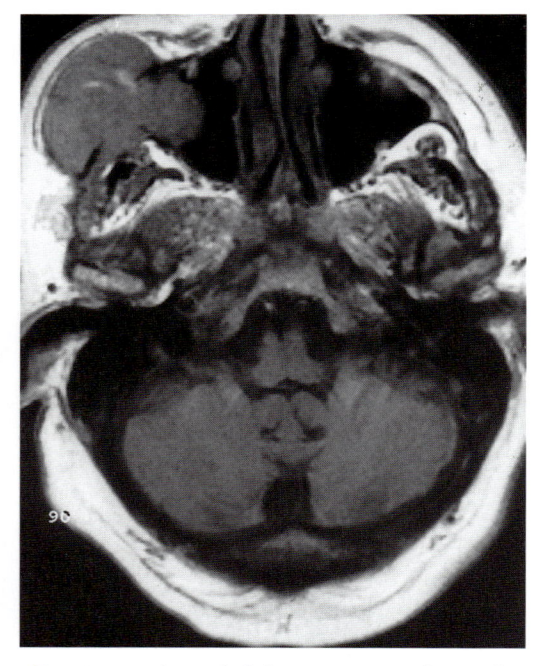

Abb. 2.6 **Lymphoepitheliales Karzinom rechte Kieferhöhle/Wange.** Axiale T1w Sequenz (TR = 570 ms, TE = 15 ms). Nativ-T1-hypointense Raumforderung mit Destruktion der lateralen Kieferhöhlenwand. Polypöse Ausdehnung in die rechte Kieferhöhle sowie insbesondere in die Wangenweichteile.

dale befallen und entsprechend auch einen Weichteiltumor in der Keilbeinhöhle bilden, der lytisch destruktive Knochenbefall ist hier bereits initial erkennbar.

Seltene Tumoren

Meningeome. Meningeome manifestieren sich selten in den Nasenhaupt- oder Nasennebenhöhlen; dabei kommt es entweder zu einem direkten Vorwachsen eines intrakraniellen Meningeoms, z. B. eines medianen Keilbeinmeningeoms zur Keilbeinhöhle, oder einem primären Entstehen in diesen extrakraniellen Kompartimenten.

Gliome. Die seltenen nasalen Gliome bestehen aus glialen Zellelementen, sie kommen in der Nasenhaupthöhle, im Nasopharynx sowie auch in Mundhöhle und Fossa pterygopalatina vor; durch das Fehlen einer Kommunikation mit dem Liquorraum sind sie von den Enzephalozelen abzugrenzen.

Weitere Tumoren. Unter den seltenen Tumoren der Nasenhaupt- und -nebenhöhlen finden sich auch Hämangiome, Lymphangiome, Missbildungstumoren, Fibrome, Lipome sowie die entsprechenden maligne entarteten Tumoren.

Thornwaldt-Zyste. Bei der Thornwaldt-Zyste handelt es sich um eine Anlagestörung, wobei die Einstülpung von Pharynxschleimhaut in die Mittellinie des Epipharynx zur Sekretretention führt.

--- **MRT-Spezifisches** ---

- Die Thornwaldt-Zyste weist ein hohes T2-Signal auf, das T1-Signal ist aufgrund unterschiedlichen Proteingehalts intermediär bis hoch, allenfalls geringe marginale Kontrastmittelaufnahme.

Mundhöhle, Oropharynx

Untersuchungstechnik

Der Stellenwert der *konventionellen Röntgendiagnostik* im Bereich Mundhöhle/Oropharynx ist gering; lediglich die OPG-Aufnahme kann das Ausmaß einer knöchernen Beteiligung der Mandibula bei entzündlichen oder tumorösen Erkrankungen sowie Traumafolgen darstellen.

Die *CT* der genannten Region hat nach wie vor ihre Berechtigung, es gibt gegenüber der MRT jedoch gravierende Einschränkungen. So führen Zahnfüllungen und Implantate gerade im Bereich Mundhöhle/Mundboden zu erheblichen Artefaktüberlagerungen; die für Mundboden und Zungengrund wichtige multiplanare Schichtführung ist nicht möglich. Anderseits erlaubt die CT eine Analyse knöcherner Strukturen, insbesondere der Mandibula, z. B. im Hinblick auf tumoröse Infiltration oder entzündliche Beteiligung.

In der *MRT* spielt die Artefaktbildung in der Mundhöhle eine geringere Rolle, der gute Weichteilkontrast erlaubt eine Abgrenzung auch z. B. oberflächlicher Tumoren. Die zusätzlichen Abbildungsebenen erweisen sich insbesondere für Zunge/Mundboden (koronar) sowie Zungengrund (sagittal) als sehr hilfreich. Fettsättigungstechniken erhöhen die Sensitivität für pathologische Prozesse insbesondere in den bindegewebigen Räumen.

Anatomie

Mundhöhle. Die Mundhöhle besteht aus dem *Vestibulum oris,* dem Raum zwischen Lippen bzw. Wangen und Zähnen bzw. Alveolarkamm und dem *Cavum oris* im engeren Sinne, dem Raum innerhalb der Zahnreihen, der bis zum hinteren Gaumenbogen reicht. Die obere Begrenzung der Mundhöhle bilden harter und weicher Gaumen, den Boden der Mundhöhle in erster Linie der M. mylohyoideus; diesem liegen oben der M. geniohyoideus sowie der M. genioglossus bzw. Zungenkörper auf, kaudal davon liegt beidseits paramedian der Venter anterior des M. digastricus.

Oropharnyx. Der dorsal des hinteren Gaumenbogens gelegene Oropharynx erstreckt sich in kraniokaudaler Richtung vom weichen Gaumen bis zum Recessus piriformis. Der Zungenrücken wird vom Zungengrund oder der Zungenwurzel durch die Papillae vallatae getrennt. An den Zungengrund schließen sich nach kaudal die Valleculae epiglotticae an, die durch die mediane Plica glossoepiglottica getrennt werden und noch zum Oropharynx gehören. Lymphatisches Gewebe findet sich als Tonsilla lingualis am Zungengrund sowie als paarige Tonsilla palatina zwischen den Gaumenbögen.

M. mylohyoideus. Der M. mylohyoideus, der am besten in koronarer Schichtführung darzustellen ist, ist eine wichtige anatomische Landmarke, da er den sublingualen Raum oberhalb des M. mylohoideus vom darunter und lateral gelegenen, submandibulären Raum trennt.

Kongenitale Erkrankungen

Hämangiome/Gefäßmalformationen. Sie gehören zu den häufigsten Raumforderungen im Hals-Gesichts-Bereich des Kindesalters; häufig kommt es zunächst zu einer Größenzunahme mit allmählicher Rückbildungstendenz bis zur Pubertät. Die oberflächliche Ausdehnung ist klinisch zu diagnostizieren, insbesondere die MRT ermöglicht jedoch eine präzise Zuordnung der Tiefenausdehnung.

― MRT-Spezifisches ―――――――――――――

- In T1w Aufnahmen zeigt sich meist ein intermediäres Signal, nach Kontrastmittelgabe kommt es zu kräftiger Kontrastmittelaufnahme, das T2-Signal ist hyperintens, innerhalb der Hämangiome finden sich als Ausdruck der Hypervaskularisation Flow-Void-Phänomene.

- Lymphangiome manifestieren sich als kapillare, kavernöse und zystische Form, wobei die häufigste zystische Form ein hohes T2-, ein niedriges T1-Signal und eine feine septale Kontrastmittelaufnahme aufweist.

Ektopes Schilddrüsengewebe. Ektopes Schilddrüsengewebe bei inkomplettem Deszensus findet sich insbesondere im hinteren Anteil der Zunge. Dieses Gewebe ist oft endokrin aktiv, daher sollte eine nuklearmedizinische Untersuchung die Verteilung aktiven Schilddrüsengewebes klären.

― MRT-Spezifisches ―――――――――――――

- Magnetresonanztomographisch zeigen sich ein iso- bis mäßig hyperintenses T1-Signal sowie überwiegend ein hyperintenses T2-Signal; typischerweise erfolgt eine intensive Kontrastmittelaufnahme.

> Ektopes Schilddrüsengewebe im hinteren Anteil der Zunge ist oft endokrin aktiv, was durch eine nuklearmedizinische Untersuchung abgeklärt werden sollte.

Entzündliche Erkrankungen

Bei den entzündlichen Erkrankungen sind es die komplizierten Verläufe, die eine Schnittbilddiagnostik erforderlich machen. Im Vordergrund stehen hier Abszedierungen, die sich häufig in der Nachbarschaft der Tonsillen entwickeln, sowie phlegmonöse Prozesse, die sich in benachbarte Kompartimente wie den Parapharyngealraum oder das obere Mediastinum ausdehnen. Die CT hat neben der unkomplizierteren Durchführbarkeit den Vorteil, ossäre Läsionen, Speichelsteine und evtl. auch dentale Foki besser darzustellen, die MRT wird das Ausmaß z. B. phlegmonöser Prozesse sensitiver abbilden (Abb. 2.7 u. 2.8).

Mundhöhle, Oropharynx

Abb. 2.7 **Retropharyngealer Abszess.** Sagittale T1w Sequenz nach Kontrastmittelgabe (TR = 532 ms, TE = 15 ms). Entzündliche Gewebsvermehrung ventral der Halswirbelsäule, retropharyngeal, zusätzlich auch dorsal der Halswirbelkörper intraspinal. In Höhe HWK 1 und 2 Einschmelzung mit Abszessbildung, beginnende Halsmarkkompression.

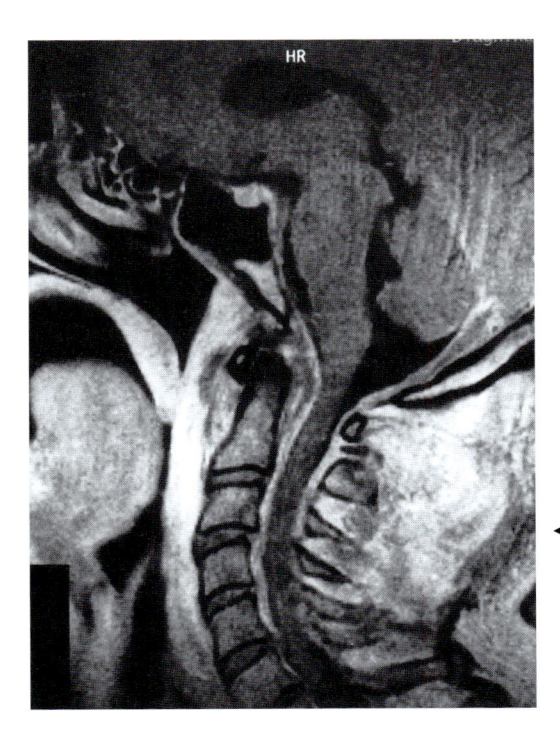

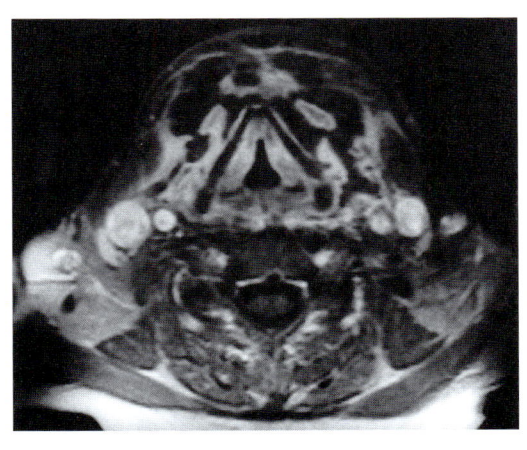

Abb. 2.8 **Halsphlegmone.** Axiale T1w Sequenz nach Kontrastmittelgabe (TR = 780 ms, TE = 15 ms). Schwellung der Halsweichteile ventral und lateral des Larynx mit diffuser Kontrastmittelaufnahme und beginnenden Einschmelzungen.

Tumoren

Benigne Tumoren

Lipome

Die im Oropharynx/Mundhöhlenbereich seltenen Lipome sind gut abgrenzbar und zeigen ein verdrängendes Wachstum. Oft liegen eine feine fibröse Kapsel sowie Septierungen vor.

— MRT-Spezifisches —

- Die MR-Signalkonstellation mit hohem T1-Signal sowie intermediärem bis mäßig erhöhtem T2-Signal ist typisch, im CT zeigen sich deutlich negative Dichtewerte (um − 100 HE).

Epidermoide/Dermoide

Während Epidermoide aus Plattenepitheleinschlüssen entstehen, enthalten Dermoide unterschiedliche Hautanhangsgebilde, insbesondere jedoch Fettgewebe.

— MRT-Spezifisches —

- Epidermoide erweisen sich in der MRT als T1-hypo-, T2-hyperintens, jedoch nicht homogen flüssigkeitsäquivalent wie etwa Liquor.
- Bei den Dermoiden steht das Fettsignal im Vordergrund (s. Lipom).

Maligne Tumoren

Plattenepithelkarzinom

Das häufigste Malignom von Oropharynx und Mundhöhle ist das Plattenepithelkarzinom; in der Mundhöhle ist es insbesondere in den basaleren Anteilen, d. h. Mundboden, Zungengrund, Unterlippe vorzufinden, was an der hier intensiveren Einwirkung von Noxen liegen mag. Die Plattenepithelkarzinome des Oropharynx liegen bevorzugt in der Tonsillenloge, den Gaumenbögen, am Zungengrund sowie am weichen Gaumen.

— MRT-Spezifisches —

- Die Tumoren weisen ein hohes T2-Signal auf, mit mehr oder minder ausgeprägter Umgebungsreaktion, sowie ein niedriges bis intermediäres T1-Signal bei deutlicher Kontrastmittelaufnahme, die bei größeren Tumoren stark randständig betont sein kann als Ausdruck trophischer Störungen im Tumorzentrum (Abb. 2.**9**).

Bei der Beurteilung der Tumorausdehnung sind die Fragen nach der Mittellinienüberschreitung, der Tiefenausdehnung, der Infiltration in knöcherne Strukturen (insbesondere Mandibula) und vor allem nach dem Lymphknotenstatus von besonderer Bedeutung.

> Hinsichtlich der Tumorausdehnung sind die Kriterien Mittellinienüberschreitung, Tiefenausdehnung, Infiltration in knöcherne Strukturen (besonders Mandibula) und vor allem Lymphknotenstatus am wichtigsten.

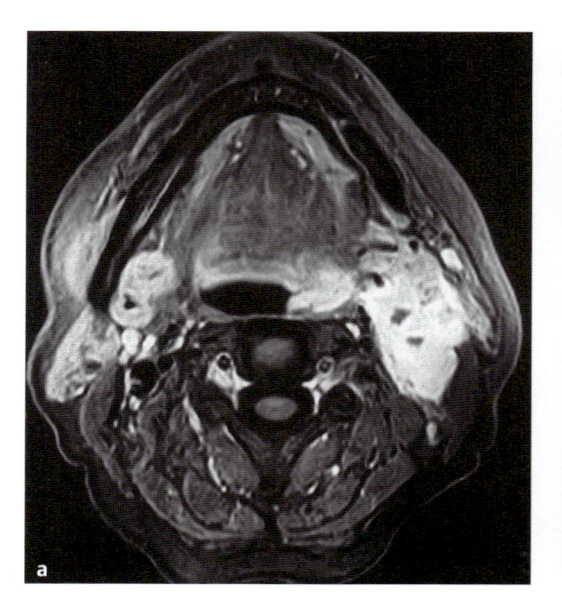

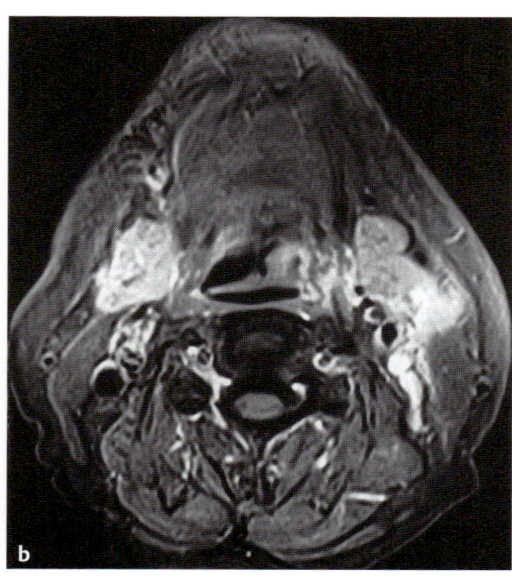

Abb. 2.9 a u. b **Tonsillen-/Vallekulakarzinom.** Axiale T1w Sequenz nach Kontrastmittelgabe mit Fettsättigung (TR = 949 ms, TE = 20 ms).
a Tumor der linken Tonsillenloge mit Einengung des Oropharynxlumens von links lateral. Lymphknotenmetastasen in der linken Kieferwinkelregion mit beginnenden regressiven Veränderungen.
b Tumorausdehnung in laterale Hypopharynxwand sowie Vallekula links, Lymphknotenmetastasen in oberer jugularer Gruppe.

Plattenepithelkarzinome des Alveolarkammes von Maxilla und Mandibula können früh zu ossärer Infiltration und Destruktion führen (Abb. 2.10). Bei Zungenkarzinomen ist es für die Therapieplanung entscheidend, eine Infiltration in den Zungengrund, in den Mundboden sowie in die kontralaterale Zungenhälfte zu erfassen (Abb. 2.11). Bei Mundbodenkarzinomen kann es zu einer Beteiligung von Speicheldrüsenausführungsgängen kommen mit entsprechender Sekretstauung und entzündlichen Komplikation (Abb. 2.12). Mundbodenkarzinome metastasieren bevorzugt in submentale, submandibuläre und V.-jugularis-interna-Lymphknoten, Zungenkarzinome in submandibuläre und V.-jugularis-interna-Lymphknoten. Karzinome der Lippen me-

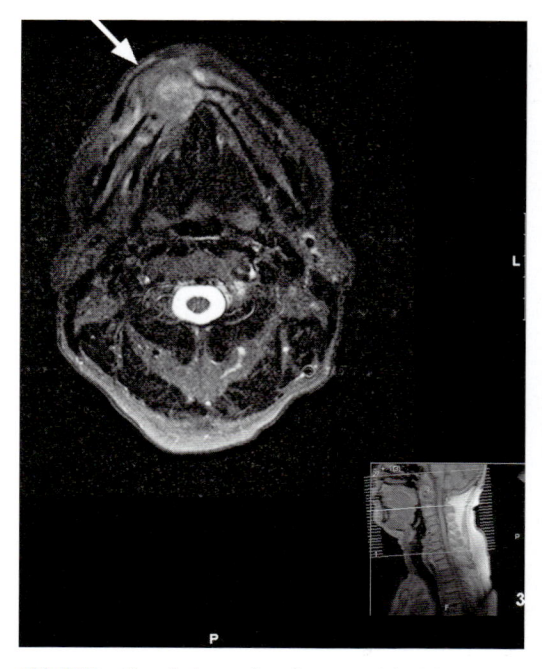

Abb. 2.10 **Alveolarkammkarzinom.** Axiale T2-Sequenz fettgesättigt (TR = 5332 ms, TE = 90 ms). Alveolarkammkarzinom der Mandibula rechts mit knöcherner Infiltration und Mittellinienüberschreitung.

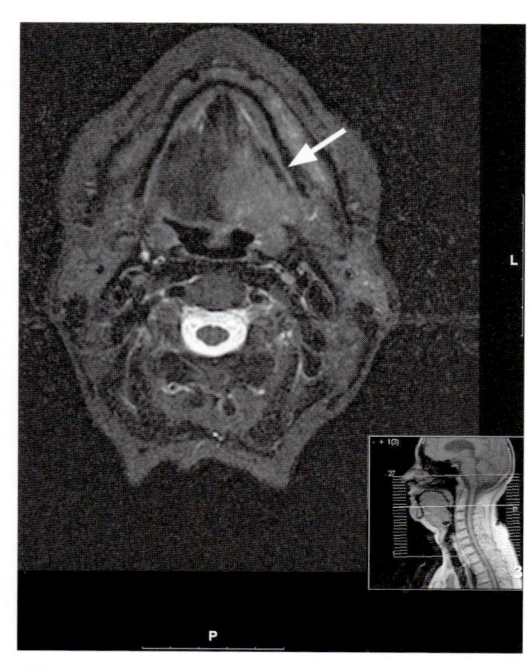

Abb. 2.11 **Zungenkarzinom.** Axiale T2-Sequenz fettgesättigt (TR = 5332 ms, TE = 90 ms). Linksseitiges Zungenkarzinom mit Beteiligung des Zungengrundes, Ausdehnung bis zur Mittellinie.

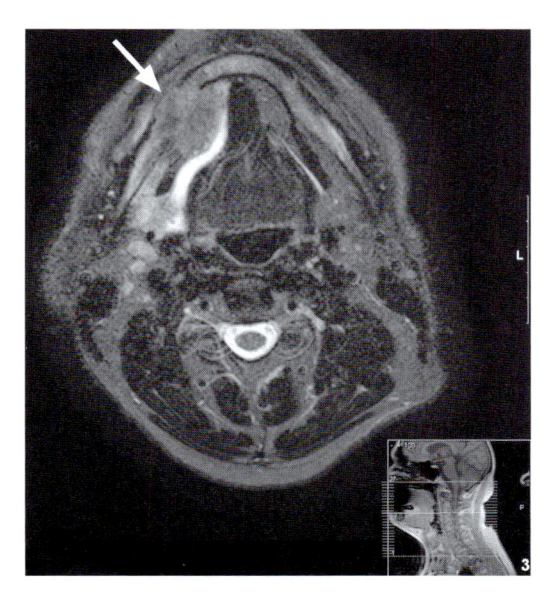

Abb. 2.12 **Mundbodenkarzinom.** Axiale T2-Sequenz fettgesättigt (TR = 5332 ms, TE = 90 ms).
Mundbodenkarzinom rechts mit Mandibulainfiltration sowie gestautem Ausführungsgang der Glandula submandibularis.

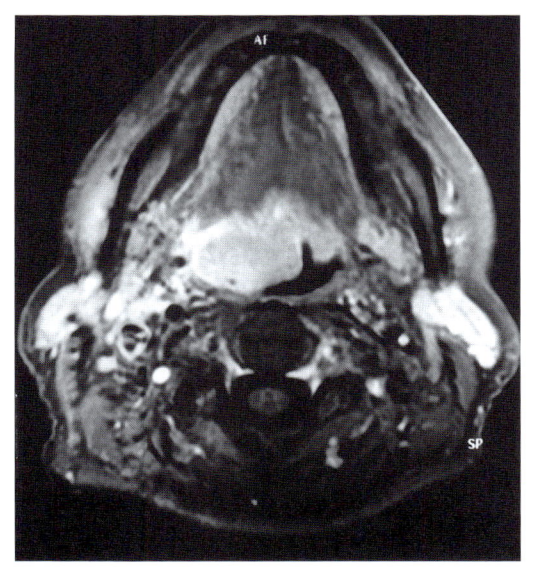

Abb. 2.13 **MALT-Lymphom des Zungengrunds.** Axiale T1w Sequenz nach Kontrastmittelgabe mit Fettsättigung (TR = 877 ms, TE = 15 ms). Große, weitgehend homogen sich kontrastierende Raumforderung des Zungengrunds mit Rechtsbetonung. Ausdehnung nach lateral bis zur Tonsillenloge. Erhebliche Einengung des Oropharynxlumens. Lymphknoten unterhalb des rechten Kieferwinkels vor den großen Halsgefäßen.

tastasieren ebenfalls in submentale, submandibuläre und V.-jugularis-interna-Lymphknoten.

Lymphome

Die Kopf-Hals-Region ist bevorzugter Manifestationsort von Lymphomen, wobei *Hodgkin-Lymphome* bevorzugt nodal, *Non-Hodgkin-Lymphome* dagegen häufig extranodal auftreten; zu nennen sind hier insbesondere die Tonsillen und der Zungengrund als Träger lymphatischen Gewebes sowie Speichel- und Tränendrüsen (Abb. 2.13).

Bei extranodalem Befall sind die Befunde der Schnittbilddiagnostik letztlich unspezifisch, eine sichere diagnostische Zuordnung ist nicht möglich: Es gibt jedoch einige Kriterien, die besser zu einem Non-Hodgkin-Lymphom als etwa zu einem Plattenepithelkarzinom passen, so ist die Kontrastmittelaufnahme typischerweise homogen intensiv, ohne Nachweis regressiver Veränderungen, das Wachstumsmuster zeigt zumindest anfänglich eher eine Respektierung der umgebenden Strukturen bzw. ein mehr permeatives Wachstum in angrenzenden Skelettanteilen.

Tumoren der kleinen Speicheldrüsen

Die Tumoren der kleinen Speicheldrüsen sind zu etwa 50% maligne, wobei hier überwiegend adeno- und adenoidzystische Karzinome vorliegen. Auch bei diesen Prozessen besteht die Aufgabe der Schnittbilddiagnostik insbesondere in der Darstellung der Ausdehnung bzw. Nachbarschaftsinfiltration sowie der regionären Metastasierung. Das Bild der vor allem in der Region des weichen Gaumens lokalisierten Primärtumoren ist unspezifisch.

Seltene Tumoren

Sehr selten finden sich maligne mesenchymale Tumoren, auch Metastasen sind untypisch. Bemerkenswert ist noch eine Form des „Pseudotumors" des Oropharynx bzw. Zungengrunds, die öfter zu Fehleinschätzungen führt: Bei einseitigen Läsionen des N. hypoglossus oder nukleären Läsionen im Hirnstamm kommt es aufgrund fehlender Tonisierung der Zungenmuskulatur zu einem Absinken des Zungenkörpers nach hinten in Richtung Pharynx, was einen Zungengrundtumor vortäuschen kann.

Hypopharynx, Larynx

Anatomie

Hypopharynx. Der Hypopharynx wird durch den Recessus piriformis gebildet, der beidseits den Eingang zum Larynx umfasst. Der Recessus piriformis führt zum Ösophaguseingang und endet hier mit dem M. cricopharyngeus; die laterale Begrenzung stellen die muskuläre Pharynxwand und der Schildknorpel dar, die mediale die aryepiglottische Falte.

Larynx. Das knorpelige Larynxskelett, das mit fortschreitendem Alter in unterschiedlichem Ausmaß verkalkt, besteht aus dem Schildknorpel, dem hiermit gelenkig verbundenen Ringknorpel sowie den der Ringknorpelplatte oben aufsitzenden Stellknorpeln. Die Epiglottis ist mit ihrem Stiel, Petiolus, ligamentär an der Innenseite des Schildknorpels befestigt. Unterhalb des Kehlkopfeingangs, der vom Epiglottisoberrand bzw. den aryepiglottischen Falten umfasst wird, bilden die paarigen Taschenfalten und Stimmlippen 3 übereinander liegende Etagen. Vom Kehlkopfeingang bis zu den Taschenfalten erstreckt sich das Vestibulum laryngis, zwischen den Taschenfalten und den Stimmlippen liegt der Ventriculus laryngis, der Raum unterhalb der Stimmlippen stellt das Cavum infraglotticum dar.

Kongenitale Erkrankungen

Kiemenbogenanomalien. Sehr selten finden sich Kiemenbogenanomalien mit Aussackungen, die vom Sinus piriformis ihren Ausgang nehmen und zu entzündlichen Komplikationen neigen.

Laryngo-/Pharyngozelen. Laryngozelen, die vom Ventriculus laryngis ihren Ausgang nehmen, können angeboren oder erworben sein. Bei flüssigkeitsgefüllten Laryngozelen ist die Abgrenzung gegenüber lateralen Halszysten oder auch zystischen Lymphangiomen bisweilen nicht einfach, bei luftgefüllten Laryngozelen ist die Zuordnung unproblematischer. Pharyngozelen können ähnliche Aussackungen bilden.

Entzündliche Erkrankungen

Unkomplizierte, unspezifische Entzündungen machen in der Regel keine Bildgebung erforderlich. Bei der Abklärung insbesondere akuter Atemwegsstenosen dürfte die CT der pragmatischere Ansatz sein.

Spezifische Entzündungen wie Tuberkulose, granulomatöse Erkrankungen wie der Morbus Wegener oder auch die Sarkoidose sowie Pilzerkrankungen, die insbesondere bei immuninkompetenten Patienten auftreten, führen zu erheblicher Mukosaverdickung, Nekrosen und Ulzerationen, deren Ausmaß auch magnetresonanztomographisch gut zu dokumentieren ist.

Tumoren

Benigne Tumoren

Hypopharynx. Benigne Tumoren des Hypopharynx sind selten; zu nennen sind hier:
- Adenome der kleinen Speicheldrüsen,
- Lipome, die auch den Larynx betreffen können.

Larynx. Im Larynx finden sich häufig *Knoten der Stimmlippen*, die keinen eigentlichen Tumor darstellen und auch keine Schnittbilddiagnostik erfordern.

Papillome bzw. die Papillomatose betreffen überwiegend das Kindesalter und bilden z.T. ausgedehnte polypöse Tumoren intralaryngeal; trotz benigner Histologie kommt es häufig zu Rezidiven.

Weitere benigne Tumorentitäten mit intralaryngealem Befall sind:
- Hämangiome,
- Leio-/Rhabdomyome,
- neurogene Tumoren,
- Chondrome.

Chondrome, die vom knorpeligen Larynxskelett ausgehen, sind aufgrund ihrer verkalkten Tumormatrix am besten computertomographisch darzustellen. Eine maligne Entartung zum Chondrosarkom des Larynx ist möglich.

Maligne Tumoren

Hypopharynxkarzinome. Häufigster Hypopharynxtumor ist das Plattenepithelkarzinom. Hypopharynxkarzinome manifestieren sich klinisch häufig spät, etwa durch Dysphagie oder erst durch Metastasierung. Aufgrund möglicher submuköser Wachstumstendenz kommt der Schnittbilddiagnostik eine wichtige Rolle bei der Beurteilung der Gesamtausdehnung zu. Besonders wichtig ist es, die Frage der Larynxinfiltration zu klären. Tumoren des Recessus piriformis infiltrieren in den Zungengrund, den präepiglottischen Raum, die untere Tonsillenloge, die aryepiglottische Falte sowie die Hinterwand des Hypopharynx, die postkrikoidalen Hypopharynxkarzinome infiltrieren häufig den Larynx. Die Tumoren der Hypopharynxhinterwand können vorwachsen in den Oropharynx sowie nach kaudal in den zervikalen Ösophagus; eine Infiltration des prävertebralen Raums, d.h. der prävertebralen Muskulatur sowie der Wirbelsäule selbst hat entscheidende Bedeutung für die Therapieplanung.

MRT-Spezifisches

- Das Tumorsignal selbst ist uncharakteristisch T2-hyperintens, T1-hypointens; die Kontrastmittelaufnahme ist kräftig, durch regressive Veränderungen aber oft inhomogen.
- Lymphome des Hypopharynx zeigen eine ähnliche Signalgebung, jedoch meist eine homogenere Kontrastmittelaufnahme (zum Wachstumsmuster s. oben).

Larynxkarzinome. Das Plattenepithelkarzinom des Larynx wird primär klinisch bzw. mit endoskopischen Methoden diagnostiziert, die Schnittbilddiagnostik dient dazu, die Ausdehnung in die Tiefe, eine Knorpelbeteiligung sowie die Infiltration benachbarter Strukturen darzustellen. Aufgrund auch operativ sehr unterschiedlicher Behandlungsformen ist die Bestimmung der Tumorausdehnung, also das T-Staging (Tab. 2.2), bei Larynxkarzinomen sehr wichtig.

Am frühesten erfolgt die Lymphknotenmanifestation bei supraglottischen und transglottischen Karzinomen, später bei subglottischen und insbesondere bei Stimmlippenkarzinomen. Bei supraglottischen Tumoren sind insbesondere prälaryngeale und obere jugulare Lymphknoten betroffen, bei subglottischen Tumoren mittlere und untere jugulare sowie paratracheale Lymphknoten (Abb. 2.14).

Tab. 2.2 T-Staging bei Larynxkarzinomen

Tumorstadium	Befall
T1	Tumor limitiert auf supraglottischen Raum, Stimmlippen oder subglottischen Raum
T2	Tumor überschreitet Unterbezirk in dem er entstanden ist, d.h. Ausdehnung von Supra- oder Subglottis auf Glottis, Glottis dabei beweglich; von Glottis auf Supra- oder Subglottis mit eingeschränkter Beweglichkeit der Glottis
T3	Tumor auf Larynx begrenzt, mit Stimmbandfixation, bei supraglottischem Ursprung auch Infiltration präepiglottisch, postkrikoidal, mediale Sinus-piriformis-Wand
T4	Ausbreitung jenseits des Larynx

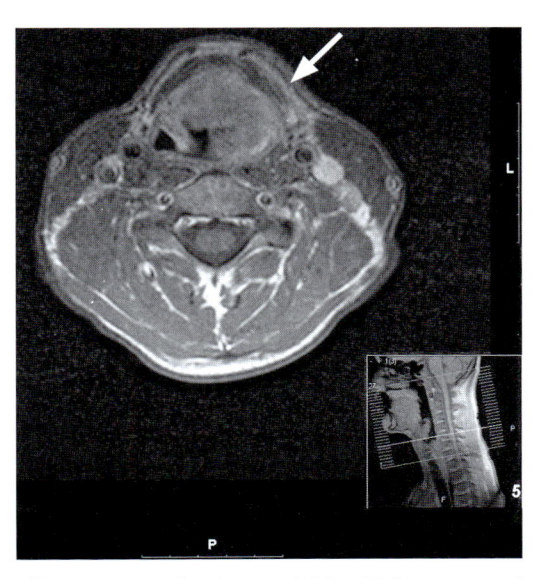

Abb. 2.14 **Larynxkarzinom.** Axiale T1-Sequenz nach Kontrastmittelgabe (TR = 600 ms, TE = 15 ms). Larynxkarzinom links mit supraglottischer Ausdehnung, Epiglottisinfiltration und zervikaler Lymphknotenmetastasierung.

Im Nachweis einer Infiltration des Larynx und des prävertebralen Raums sowie befallener Lymphknoten liegt die Bedeutung der MRT.

— MRT-Spezifisches

- Bei der Darstellung der intralaryngealen Tumorausdehnung bietet die MRT zwar den prinzipiellen Vorteil der multiplanaren Schnittführung, aufgrund von Bewegungsartefakten (Schlucken!) weist die Spiral-CT mit sekundären Rekonstruktionen aber oft die besseren Ergebnisse auf.
- Dies gilt nicht für die Beurteilbarkeit der extralaryngealen Ausdehnung, etwa präepiglottisch in den Zungengrund sowie nach prävertebral/vertebral.
- Die Tumoren zeigen ein mäßig hyperintenses T2-Signal, das T1-Signal ist hypointens, dabei annähernd muskelisointens mit deutlicher Kontrastmittelaufnahme. Aufgrund reaktiv-entzündlicher Veränderungen am Tumorrand ist jedoch eine klare Demarkierung des Tumors auch magnetresonanztomographisch schwierig.
- Befall und Destruktion des knorpeligen Larynxskeletts sind in der Dünnschicht-CT des Larynx besser zu beurteilen.

Weitere maligne Tumoren des Larynx. Dies sind adenoidzystische Karzinome kleiner Drüsen sowie Sarkome, wobei insbesondere das Chondrosarkom des Larynxknorpels zu nennen ist, mit destruierendem Wachstum und amorphen Verkalkungen.

Speicheldrüsen

Anatomie

Die größte Speicheldrüse ist die *Ohrspeicheldrüse oder Glandula parotis*. Sie liegt vor dem Meatus acusticus externus auf dem M. masseter bzw. dem aufsteigenden Unterkieferast. Die Drüse weist einen tiefen Ausläufer auf, der hinter der Mandibula nach medial in Richtung Fossa pterygoidea zieht. Kraniokaudal reicht die Glandula parotis vom Jochbogen bis zum Kieferwinkel. Der N. facialis tritt unterhalb des Foramen stylomastoideum in die fettreiche Glandula parotis ein und teilt sich hier in 2 oder 3 Hauptäste. Vorne tritt der Ausführungsgang, der Ductus parotideus aus, er zieht über den M. masseter und davor durch den M. buccinator und mündet in Höhe des 2. oberen Molaren in das obere Vestibulum oris. Die Glandula parotis wird von der Fascia parotidea umgeben.

Die *Glandula submandibularis oder Unterkieferdrüse* liegt zwischen Mandibula und M. digastricus und reicht in der Tiefe bis an den M. mylohyoideus heran. Der Ductus submandibularis zieht als Ausführungsgang um den Hinterrand des M. mylohyoideus, dann medial der Glandula sublingualis nach vorne und mündet auf der Caruncula sublingualis, oft zusammen mit dem Ausführungsgang der Glandula sublingualis.

Die *Glandula sublingualis oder Unterzungendrüse* liegt auf dem M. mylohyoideus. Lateral dehnt sich die Drüse bis zur Mandibula hin aus, nach medial bis zum M. genioglossus. Man unterscheidet zahlreiche kleine Glandulae sublinguales minores sowie die Hauptdrüse Glandula sublingualis major, z. T. mit getrennten Ausführungsgängen; aus der großen Glandula sublingualis major geht jedoch ein Ductus sublingualis major hervor.

Kongenitale Läsionen

Einzelne oder mehrere Speicheldrüsen bzw. deren Ausführungsgänge, können aplastisch sein. Angeborene zystische Veränderungen betreffen insbesondere die Glandula parotis und manifestieren sich oft erst im Erwachsenenalter, z. B. durch entzündliche Komplikationen; es handelt sich hierbei um *Kiemenbogen-, lymphoepitheliale oder Dermoidzysten*.

Entzündliche Erkrankungen

Akut entzündliche Erkrankungen der Speicheldrüsen sind neben der viralen Mumpsparotitis, die insbesondere im Kindes- und Jugendalter auftritt, häufig Folge eines gestörten Speichelabflusses, vor allem bei Sialolithiasis. Der Nachweis der Sialolithiasis ist eine Domäne der konventionellen Röntgendiagnostik bzw. Sialographie.

Chronisch entzündliche Erkrankungen der Speicheldrüsen entwickeln sich aus rezidivierenden akuten Entzündungen und kommen insbesondere auch vor bei granulomatösen Prozessen.

— **MRT-Spezifisches**

- Die Speicheldrüsen sind bei der *akuten Sialoadenitis* vergrößert und unscharf demarkiert, mit T2-Signalanhebung durch umgebendes Ödem. Die im Drüsenparenchym ohnehin schon kräftige Kontrastmittelaufnahme intensiviert sich weiter und dehnt sich auf die entzündlich mitaffizierte Umgebung aus.
- Bei chronischen Entzündungen ist die Drüse zunächst lange vergrößert und von inhomogener Signalgebung bei niedrigem T1-Signal sowie intermediärem bis hohem T2-Signal.
- Fokale Kontrastmittelanreicherungen weisen auf lokalisierte Entzündungen hin.
- Im fortgeschrittenen Krankheitsverlauf kommt es häufig zu Fibrosierung und Schrumpfen der Drüse mit Signalminderung in der MRT.

Sjögren-Syndrom. Beim Sjögren-Syndrom, einer Autoimmunerkrankung mit Befall exokriner Drüsen, erfolgt eine lymphozytäre Infiltration des Drüsenparenchyms.

— **MRT-Spezifisches**

- In der CT und MRT finden sich typischerweise honigwaben- oder zystenartige Veränderungen mit T1-hypo-, T2-hyperintenser Signalgebung.
- Bei der Sarkoidose finden sich ebenfalls Veränderungen der Speicheldrüsen wie bei chronischer Entzündung.

Tumoröse Erkrankungen
Erworbene Zysten

Nichtneoplastische, zystische Raumforderungen finden sich neben den angeborenen Formen als erworbene Speicheldrüsenzysten, insbesondere in der Region der Glandula sublingualis und submandibularis. Ursache ist meist eine Gangobstruktion durch Stein, entzündliche Striktur oder Trauma mit der Folge einer Retentionszyste. Häufiger betroffen ist die Glandula submandibularis. Eine Retentionszyste in der Glandula sublingualis wird als Ranula bezeichnet. Die sog. „abgetauchte" Ranula entsteht nach Wandruptur einer einfachen Ranula und dehnt sich als Pseudozyste durch eine Spalte im M. mylohyoideus in den submentalen Raum aus.

— **MRT-Spezifisches**

- In der MRT findet sich bei diesen zystischen Läsionen ein homogen hohes T2- sowie hypointenses T1-Signal mit allenfalls feiner, randständiger Kontrastmittelaufnahme.

Benigne Neoplasien

Pleomorphes Adenom

Der häufigste Speicheldrüsentumor überhaupt ist der benigne Mischtumor oder das pleomorphe Adenom, der sich meist in der Glandula parotis manifestiert. Pleomorphe Adenome sind meist solitär, rundlich und gut abgegrenzt.

— **MRT-Spezifisches**

- Magnetresonanztomographisch zeigen diese Tumoren ein niedriges bis intermediäres T1- sowie ein intermediäres bis hohes T2-Signal, wobei mit der Größe auch die Inhomogenität innerhalb des Tumors durch Nekrosen, Einblutungen und auch Verkalkungen zunimmt.
- Die Kontrastmittelaufnahme ist gering, bei größeren Prozessen inhomogen.
- Im langfristigen Verlauf kommt es relativ häufig zu maligner Entartung des pleomorphen Adenoms; insbesondere ein niedriges T2-Signal ist suspekt auf maligne Entartung.

Zystadenolymphom (Whartin-Tumor)

Die zweithäufigste benigne Läsion der Glandula parotis ist das Zystadenolymphom (Whartin-Tumor), das oft beidseits auftritt.

— MRT-Spezifisches
- Das solide Zystadenolymphom ist dem pleomorphen Adenom mit niedrigem T1- und hyperintensem T2-Signal sehr ähnlich, es kommt jedoch häufig zur Ausbildung zystischer Komponenten (Abb. 2.15).

Seltene benigne Tumoren der Speicheldrüsen

Dies sind Adenome, Zystadenome, Hämangiome, Lymphangiome, Lipome und neurogene Tumoren.

Maligne Speicheldrüsentumoren

Adenokarzinom

Adenokarzinome, die häufigsten Speicheldrüsentumoren, finden sich meist in der Glandula parotis mit unterschiedlichem Malignitätsgrad und entsprechend unterschiedlich aggressivem Verhalten.

Wegweisend ist das infiltrierende, organüberschreitende Wachstumsmuster bei unspezifischem Signalverhalten; klinisch kommt es häufig zur Fazialisparese.

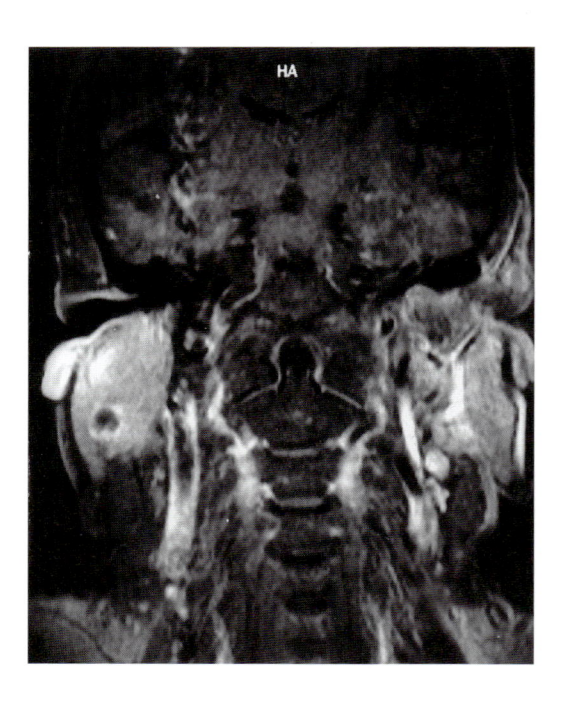

> Die Adenokarzinome bilden insgesamt die größte Gruppe unter den Speicheldrüsentumoren.

Abb. 2.15 **Zystadenolymphom der rechten Glandula parotis.** Koronare T1w Sequenz nach Kontrastmittelgabe mit Fettsättigung (TR = 572 ms, TE = 15 ms). Gut demarkierte Raumforderung im unteren Anteil der rechten Glandula parotis, zentral hypointens, randständig Kontrastmittel aufnehmend.

Mukoepidermoidkarzinome

Mukoepidermoidkarzinome kommen in verschiedenen Malignitätsgraden vor, am häufigsten in der Glandula parotis. Niedriggradige Formen ähneln dem Bild pleomorpher Adenome, höhergradige zeigen infiltrierend-destruierendes Wachstum.

— MRT-Spezifisches
- Höhergradige Formen haben in der MRT in T1- wie in T2-Gewichtung ein intermediäres bis niedriges Signal.

Bei den niedrigmalignen Formen finden sich auch glatt berandete Zysten und Verkalkungen.

Adenoidzystische Karzinome

Die adenoidzystischen Karzinome treten bevorzugt in den kleineren (Mundboden) und kleinen Speicheldrüsen auf. Sie neigen selten zu lymphogener, aber zu früher hämatogener Metastasierung sowie zu perineuraler Ausbreitung und Bildung von Satellitenherden (skip leasons). Dies ist der Grund für die hohe Rezidivhäufigkeit bei adenoidzystischen Karzinomen.

— MRT-Spezifisches
- Magnetresonanztomographisch finden sich häufig eine Auftreibung und Kontrastmittelaufnahme von Nervenstämmen (z. B. N. facialis oder N. mandibularis) sowie aggressiv infiltrierendes Wachstum in der Nachbarschaft der befallenen Drüse sowie an der Schädelbasis.

Plattenepithelkarzinom

Plattenepithelkarzinome der Speicheldrüsen liegen meist in der Glandula parotis und entstehen auf dem Boden einer Metaplasie, z.B. bei chronischer Entzündung.

— MRT-Spezifisches
- In der Schnittbilddiagnostik findet sich das Bild eines infiltrierend wachsenden Tumors bei uncharakteristischer Signalkonstellation in der MRT.

Metastasen

Insbesondere in der Glandula parotis finden sich metastatische Absiedlungen, vor allem in intraglandulären Lymphknoten. Es handelt sich vorwiegend um Primärtumoren der Kopf-Hals-Region, häufig Melanome.

Halsweichteile, Schilddrüse

Anatomie

Dorsal bzw. dorsolateral der lordotisch gekrümmten Halswirbelsäule liegt die kräftige Nackenmuskulatur als kranialer Ausläufer der autochthonen Rückenmuskulatur. Nach lateral schließen sich M. trapezius und M. levator scapulae an. Ventral liegt den Halswirbelkörpern ein schmaler Muskulatursaum an (M. longus capitis, M. longus colli). Nach vorne schließt sich der *Eingeweideraum* an mit Pharynx, zervikalem Ösophagus, zervikaler Trachea und Larynx sowie Schilddrüse und Nebenschilddrüsen.

Die *Leitungsbahnen,* d.h. A. carotis communis bzw. A. carotis externa und interna, V. jugularis interna, Truncus symphaticus und N. vagus befinden sich dorsolateral in Nachbarschaft des Eingeweideraums.

Die Oberflächenanatomie definiert das mittlere und das seitliche Halsdreieck. Das *mittlere Halsdreieck, Regio colli anterior,* wird durch die Mandibula sowie die Mm. sternocleidomastoidei begrenzt, hier liegen die Leitungsbahnen sowie die Halseingeweide. Das *seitliche Halsdreieck, Regio colli lateralis,* liegt beidseits zwischen dem M. sternocleidomastoideus, trapezius und der Klavikula; im unteren Anteil verlaufen Gefäße und Nerven zum Arm.

Nach den Leitlinien des AJCC erfolgt die Einteilung der Halslymphknoten in 7 Gruppen (Tab. 2.**3**).

Die *Schilddrüse,* Glandula thyreoidea, liegt ventrolateral von Kehlkopf und Trachea und umfasst diese weit nach hinten. Sie besteht aus 2 häufig asymmetrischen ovalären Lappen, die durch den Isthmus ventral der Trachea verbunden sind. Von hier zieht häufig ein Ausläufer, Lobus pyramidalis, nach kranial. Die Schilddrüse wird von einer derben bindegewebigen Kapsel umgeben.

Die meist 4 *Epithelkörperchen,* Glandulae parathyroideae, liegen an der dorsalen bzw. dorsolateralen Seite der Schilddrüsenlappen, innerhalb der Organkapsel; sie sind etwa 8 mm groß.

> Ein zentrales Anliegen der MRT des Halses ist die Lymphknotendiagnostik, daher ist eine klare topographische Gliederung der Lymphknotenstationen des Halses von besonderer Bedeutung.

Tab. 2.3 ⋯ *Lymphknotenstationen des Halses (nach den Leitlinien des AJCC)*

Level	Lokalisationen
Level I	Lymphknoten entlang des Mundbodens (submental, submandibulär)
Level II, III und VI liegen entlang der V. jugularis interna:	
▪ Level II	obere jugulare Gruppe, von der Schädelbasis bis zur Karotisteilungsstelle (etwa der Höhe des Os hyoideum entsprechend)
▪ Level III	mittlere jugulare Gruppe, vom Os hyoideum bis zum M. omohyoideus (etwa der Höhe des Ringknorpels entsprechend)
▪ Level IV	untere jugulare Gruppe vom Ringknorpel zur Fossa supraclavicularis
Level V	Lymphknoten im Bereich des seitlichen Halsdreiecks
Level VI	Lymphknoten in Nachbarschaft der Trachea, des Larynx und der Schilddrüse
Level VII	Lymphknoten entlang von Trachea/Ösophagus mit Ausdehnung in das obere Mediastinum

Kongenitale Erkrankungen

Mediane Halszysten

Mediane Halszysten gehen von einem nichtobliterierten Ductus thyreoglossus aus, wobei sekretorisches Epithel zur Zystenbildung führt. Mediane Halszysten liegen meist infrahyoidal, finden sich aber entlang der gesamten Verlaufsstrecke des Ductus thyreoglossus bis zum Foramen caecum.

— MRT-Spezifisches —
- In der MRT zeigt sich ein variables T1-Signal, abhängig vom Proteingehalt (Thyreoglobulin) sowie infektiösen Komplikationen.
- Das T2-Signal ist zystentypisch hoch, die feine Zystenwand reichert Kontrastmittel an (Abb. 2.**16**).

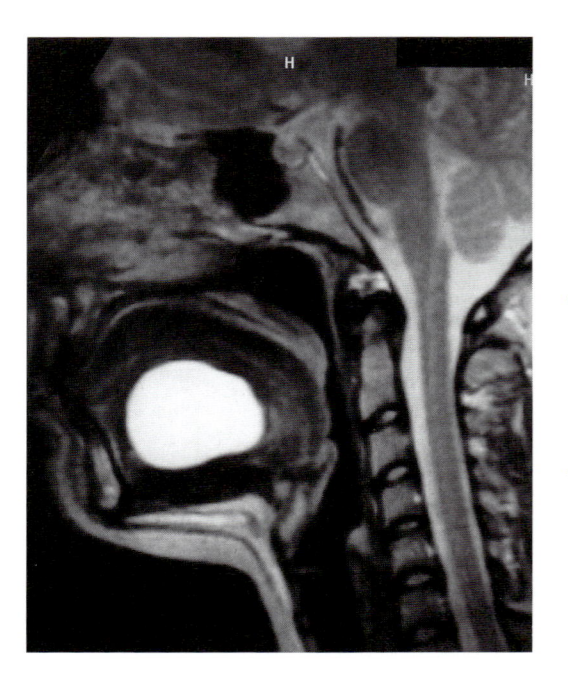

Abb. 2.16 **Ductus-thyreoglossus-Zyste.** Sagittale T2w Sequenz (TR = 3000 ms, TE = 90 ms). T2-hyperintense, dabei homogene und glatt berandete flüssigkeitsäquivalente Raumforderung im Zentrum des Zungenkörpers, entsprechend einer aus Resten des Ductus thyreoglossus hervorgegangenen Zyste.

Laterale Halszysten

Laterale Halszysten leiten sich von Resten des 2., seltener des 3. Kiemengangs, ab. Häufig kommt es zu Fisteln, vom Oropharynx ausgehend, mit kutanen Fistelöffnungen entlang des M. sternocleidomastoideus.

MRT-Spezifisches

- Auch hier variiert das T1-Binnensignal der Zyste von hypo- bis hyperintens bei hohem T2-Signal.
- Lymphatisches Gewebe in der ansonsten feinen Zystenwand kann bei Infekten zu irregulären Wandverdickungen führen.

Entzündliche Erkrankungen

Halsphlegmone und Abszess

Eine Halsphlegmone geht mit einer entzündlich-ödematösen, schlecht demarkierten Schwellung des Gewebes einher; die Abgrenzbarkeit der einzelnen anatomischen Kompartimente ist erschwert (Abb. 2.17). Häufig findet sich eine begleitende Lymphadenopathie. Die Suche nach der Eintrittspforte und deren Sanierung sind die wichtigsten Maßnahmen im Sinne einer Rezidivprophylaxe.

▸ Wichtig ist bei Abszess und Halsphlegmone die Suche nach einer Eintrittspforte, die häufig im Bereich der Tonsillen, der Mundhöhle, v. a. auch der Zähne, liegt.

MRT-Spezifisches

- Besonders sensitiv ist das Ausmaß einer Halsphlegmone mit T2-fettsaturierten Sequenzen darzustellen. Auf Komplikationen wie Atemwegsstenose oder mediastinitische Mitbeteiligung ist zu achten.
- Das typische Bild für einen Abszess ist die in T2-Gewichtung signalreiche, in T1-Gewichtung überwiegend signalarme zentrale Einschmelzung mit einer kapselartigen, Kontrastmittel aufnehmenden Wandung.

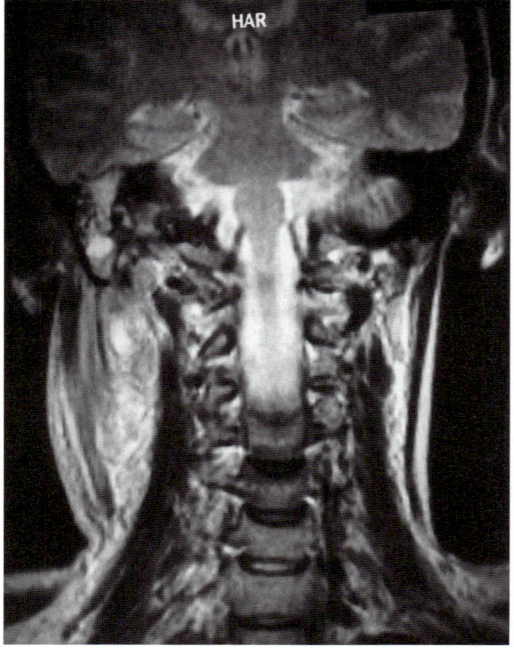

Abb. 2.17 **Mastoiditis mit Übergreifen auf Halsweichteile (Bezold-Mastoiditis).** Koronare T2w Schichtserie (TR = 3331 ms, TE = 90 ms). T2-hyperintense, entzündliche Signalveränderung im rechten Mastoid, insbesondere in der Mastoidspitze. Übergreifen der Entzündung auf die Halsweichteile, entlang des M. sternocleidomastoideus nach kaudal.

Phlebitis der Jugularvenen

Eine Phlebitis der Jugularvenen tritt häufig im Zusammenhang mit der Anlage eines zentralen Venenkatheters auf, u. U. auch aszendierend von der V. subclavia.

Halsweichteile, Schilddrüse

MRT-Spezifisches
- Typisch sind eine Verdickung und Kontrastmittelaufnahme der Venenwand sowie eine entzündliche Mitreaktion des perivaskulären Gewebes.
- Die Thrombose führt zu einem Verlust des Flusssignals; es zeigt sich in T2- und insbesondere in T1-Gewichtung ein signalreicher Thrombus.

Thyreoiditis

Die entzündlichen Erkrankungen der Schilddrüse, d. h. die akute eitrige Thyreoiditis, die subakute Thyreoiditis de Quervain, die chronische lymphozytäre Hashimoto-Thyreoiditis sowie die chronische Riedel-Thyreoiditis sind mit den Methoden der Schnittbilddiagnostik nicht sicher zu differenzieren.

MRT-Spezifisches
- Lediglich die chronische Riedel-Thyreoiditis zeigt als typischen Befund ein niedriges Signal in T1w und T2w Sequenzen als Ausdruck ausgeprägter Fibrosierung.
- Ansonsten überwiegt die Konstellation mit niedrigem T1- und inhomogen erhöhtem T2-Signal.

Tumoren
Benigne Tumoren

Lipome

Lipome sind glatt berandete, gut demarkierte, langsam proliferierende Raumforderungen mit homogener Binnenstruktur.

MRT-Spezifisches
- Typischerweise zeigen sich ein hohes T1-Signal sowie ein mäßig hyperintenses T2-Signal; ein Signalverlust in fettsaturierten Sequenzen bestätigt diese Einschätzung.
- Signalinhomogenitäten innerhalb des Fettgewebes und Kontrastmittelanreicherung können auf sarkomatöse Entartung hinweisen.
- Ausgedehnte, septierte Fettgewebsansammlungen finden sich bei Madelung-Fetthals.

Neurogene Tumoren

Hier finden sich in erster Linie Neurofibrome und Neurinome, am häufigsten ausgehend vom N. vagus, N. hypoglossus, sympathischen Nervenfasern sowie kleinen, peripheren motorischen oder sensiblen Ästen. Typisch für das Vagusneurinom ist ein Wachstum entlang der großen Halsgefäße.

MRT-Spezifisches
- Nervenscheidentumoren weisen ein intermediäres T1- sowie ein hohes T2-Signal auf; nach Kontrastmittelgabe kommt es zur Anreicherung, allerdings häufig inhomogen aufgrund zystischer Veränderungen.

Paragangliome

Glomus-jugulare-Tumoren finden sich im Bereich der Schädelbasis, am Hals die Glomus-vagale- und Glomus-caroticum-Tumoren. Typischerweise liegen Glomus-caroticum-Tumoren in der Karotisgabel und drängen die A. carotis interna und die A. carotis externa auseinander; Glomus-vagale-Tumoren liegen dorsal der großen Halsarterien und führen zu deren Ventralisierung.

MRT-Spezifisches
- Die Paragangliome zeigen in der T2-Gewichtung ein „Pfeffer-und-Salz"-ähnliches Muster, resultierend aus Flow-Void-Phänomenen zahlreicher Tumorgefäße bei hohem Tumorsignal.
- Die Kontrastmittelaufnahme der Glomustumoren ist sehr intensiv (Abb. 2.**18** u. 2.**19**).

Struma, Schilddrüsenadenom, Nebenschilddrüsenadenom

MRT-Spezifisches
- Die häufige knotige oder diffuse Struma kann eine sehr heterogene Signalgebung aufweisen, dabei ist das T1-Signal vorherrschend hyperintens, das T2-Signal inhomogen; man findet Hinweise auf Einblutungen und Verkalkungen sowie Zysten mit meist hohem T1-Signal (aufgrund Einblutung oder hohen Kolloidgehalts).
- Adenome der Schilddrüse stellen umschriebene, oft auch solitäre Gebilde mit einem hohen T2-Signal und deutlicher Kontrastmittelaufnahme dar.
- Zur Beurteilung der klinischen Wertigkeit ist zusätzlich die nuklearmedizinische Funktionsdiagnostik erforderlich.

> Zur Beurteilung einer Struma ist immer zusätzlich die nuklearmedizinische Funktionsdiagnostik notwendig.

Abb. 2.18a–c **Jugulotympanischer Glomustumor links.**
Axiale T1w Schichtserie nach Kontrastmittelgabe (TR = 586 ms, TE = 14 ms).

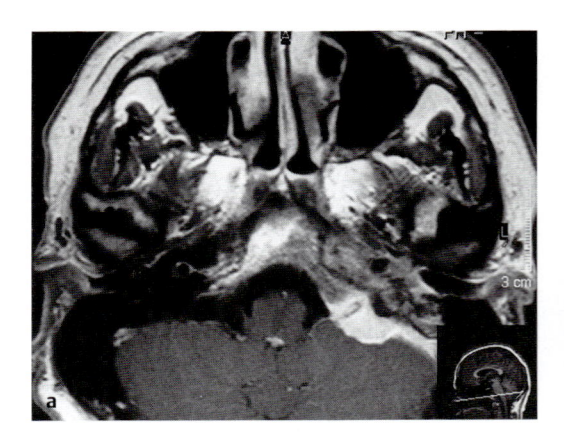

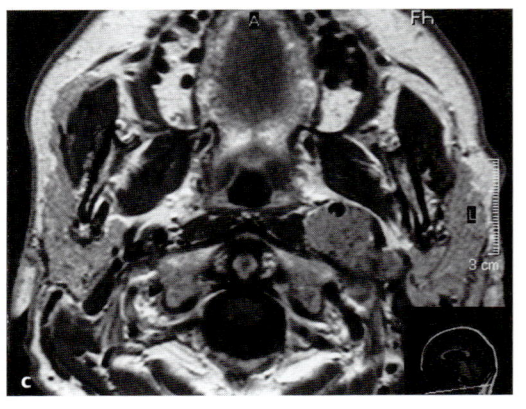

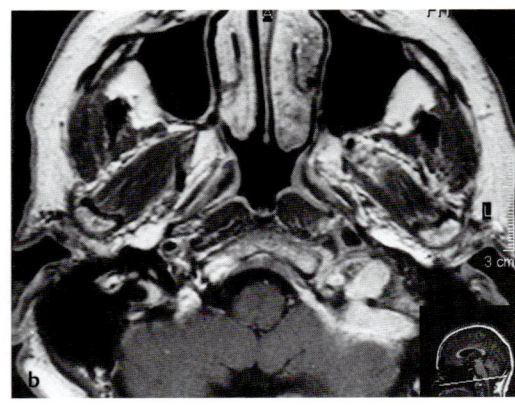

a Intensiv Kontrastmittel aufnehmende Raumforderung an der Felsenbeinhinterkante, Ausdehnung bis hin zum Klivus sowie Vorwölbung gegen linke Kleinhirnhemisphäre. Durch Infiltration bedingte Kontrastmittelaufnahme auch innerhalb des Felsenbeins.
b Kontrastmittel aufnehmende, flächige Raumforderung an der Felsenbeinhinterkante, Ausdehnung in das Foramen jugulare.
c Relativ gut demarkierter, ovalärer Tumoranteil unterhalb der Schädelbasis, ventrolateral des Atlas gelegen. Die von hinten semizirkulär umgebene A. carotis interna ist ventral verlagert.

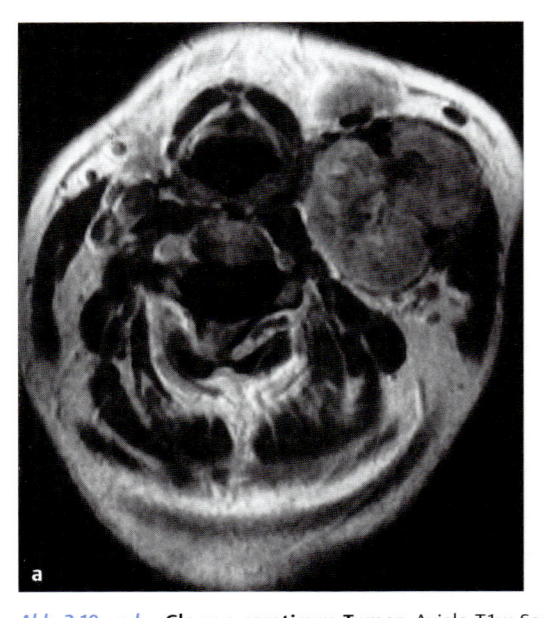

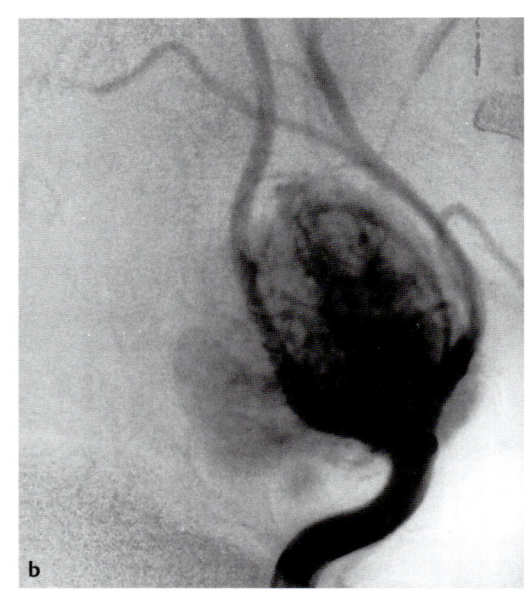

Abb. 2.19a u. b **Glomus-caroticum-Tumor.** Axiale T1w Sequenz nach Kontrastmittelgabe (TR = 418 ms, TE = 12 ms). DSA der A. carotis communis.

a Intensiv Kontrastmittel aufnehmender Tumor in der linken Karotisgabel. Deutlich erkennbare intratumorale Gefäße. M. sternocleidomastoideus nach lateral verlagert.
b DSA mit Injektion in die linke A. carotis communis zeigt einen stark hypervaskularisierten Tumor, der die Karotisgabel aufspreizt. Tumorversorgung über zahlreiche kleine Externa- und Internaäste.

Adenome der *Nebenschilddrüse* stellen ein diagnostisches Problem dar, da sie ektop im Bereich des gesamten Halses sowie des vorderen Mediastinums vorkommen und zudem grundsätzlich schwer von Lymphknoten zu unterscheiden sind; auch hier bietet die nuklearmedizinische Diagnostik zusätzliche Informationen.

Maligne Tumoren

Maligne Lymphknoten

Die Halsregion ist ein bevorzugter Manifestationsort sowohl primärer maligner Lymphome als auch von Lymphknotenmetastasen.

Zeichen maligner LK sind:
- rundliche Konfigurationen (Längs-/Querdurchmesser < 2),
- Durchmesser > 10 mm, Kieferwinkel > 15 mm,
- gruppiertes Auftreten,
- zentrale Nekrose,
- infiltrativ-destruktives Wachstum.

Maligne Lymphome weisen im Gegensatz zu Metastasen meist eine homogenere Binnenstruktur auf, die Tendenz zu infiltrativem Wachstum ist gering.

— MRT-Spezifisches —
- Das T2-Signal maligner Lymphknoten ist inhomogen hyperintens; das T1-Signal hypointens.
- Der Nachweis zentraler Nekrosen gelingt am zuverlässigsten in T1w Schichtserien nach Kontrastmittelgabe und Fettabsättigung.
- Nodale Kontrastmittelaufnahme ist grundsätzlich ein unspezifischer Befund; sie kommt vor bei unspezifischen und spezifischen Entzündungen sowie auch bei Tumoren.

Schilddrüsenmalignome

Zu unterscheiden sind:
- papilläres Karzinom,
- follikuläres Karzinom,
- medulläres Karzinom,
- anaplastisches Karzinom,
- Plattenepithelkarzinom (selten),
- Lymphom.

Die MRT ist hier nicht in der Lage, sicher zwischen benignen und malignen Läsionen der Schilddrüse zu differenzieren, auch weisen die einzelnen Formen des Schilddrüsenkarzinoms keine zuverlässigen spezifischen Kriterien in der Schnittbilddiagnostik auf. Festzuhalten ist, dass das *papilläre Karzinom* bei insgesamt verhältnismäßig günstiger Prognose häufig zu einer Lymphknotenbeteiligung führt sowie Zysten und Verkalkungen aufweist. Das *follikuläre Karzinom* neigt eher zu hämatogener Absiedlung und ist prognostisch weniger günstig. Das hochmaligne *anaplastische Karzinom* weist häufig Verkalkungen auf, Lymphknotenmetastasen zeigen zentrale Nekrosen, angrenzende Gefäße werden rasch infiltriert. Das von den C-Zellen ausgehende *medulläre Karzinom* zeigt neben der lymphatischen Absiedlung relativ häufig eine ossäre Metastasierung.

Die Aufgabe der MRT besteht hier primär in der Klärung der Lymphknotensituation sowie der Frage der Infiltration benachbarter Strukturen wie Gefäße, Atemwege, Nerven.

> Anzeichen für die Malignität von Lymphknoten sind eine rundliche Konfiguration, ein Durchmesser > 10 mm, gruppiertes Auftreten, zentrale Nekrose und infiltrativ-destruktives Wachstum.

> Mittels der MRT werden v. a. die Lymphknotensituation und die Infiltration benachbarter Strukturen wie Gefäße, Atemwege und Nerven beurteilt.

Literatur

Auchair, P. L, G. L. Ellis, D. R. Gnepp: Salivary gland neoplasms: general considerations. In: Ellis, G. S. , P. L. Auchair, D. R. Gnepp: Surgical Pathology of the Salivary Glands. Saunders, Philadephia 1991

Axmann, C., U. Dorenbeck, W. Reith: Glomus tumors of the head and neck. Radiologe. 44(4) (2004) 389 – 400

Beahrs, O. H., D. E. Henson, R. V. P. Hutter: American Joint Committee on Cancer, Manual for Staging of Cancer, 4th ed. Lippincott, Philadelphia 1992

van den Brekel, M. W. M., H. V. Stel, J. A. Castelijns: Cervical lymph node metastasis: Assessment of radiologic criteria. Radiology 177 (1990) 379 – 384

Castelijns, J. A., W. W. van den Brekel: Imaging of lymphadenopathy in the neck. Eur Radiol. 12(4) (2002) 727 – 738

Chong, V. F., J. B. Khoo, Y. F. Fan: Imaging of the nasopharynx and skull base. Magn Reson Imaging Clin N Am. 10(4) (2002) 547 – 571

Connor, S. E., S. M. Davitt: Masticator space masses and pseudomasses. Clin Radiol. 59(3) (2004) 237 – 245

Cunningham, L. L. Jr, D. M. Nadler, C. Lee: Magnetic resonance imaging of the head and neck. Atlas Oral Maxillofac Surg Clin North Am. 11(1) (2003) 87 – 107

Czerny, C., M. Formanek: Malignant tumors of the pharynx. Radiologe. 40(7) (2000) 625 – 631

Eskey, C. J., C. D. Robson, A. L. Weber: Imaging of benign and malignant soft tissue tumors of the neck. Radiol Clin North Am. 38(5) (2000) 1091–1104

Greess, H., M. Lell, W. Romer, W. Bautz: Indications and diagnostic sensitivity of CT and MRI in the otorhinolaryngology field. HNO. 50(7) (2002) 611–625

van Gils, A. P. G., R. van den Berg, T. H. M. Falke: MR diagnosis of paraganglioma of the head and neck. Value of contrast enhancement. Amer. J. Radiol. 162 (1994) 147–153

Harnsberger, H. R: Handbook of Head and Neck Imaging, 2nd ed. Mosby, St. Louis 1995

Ishikawa, M., Y. Anzai: MR imaging of lymph nodes in the head and neck. Magn Reson Imaging Clin N Am. 10(3) (2002) 527–542

Jackson, C. G.: Glomus tympanicum and glomus jugulare tumors. Otolaryngol Clin North Am. 34(5) (2001) 941–970

Mafee, M. F., B. Raofi, A. Kumar, C. Muscato: Glomus faciale, glomus jugulare, glomus tympanicum, glomus vagale, carotid body tumors, and simulating lesions. Role of MR imaging. Radiol Clin North Am. 38(5) (2000) 1059–1076

Nayak, L. M., D. G. Deschler: Lymphomas. Otolaryngol Clin North Am. 36(4) (2003) 625–646

Okahara, M., H. Kiyosue, Y. Hori, A. Matsumoto, H. Mori, S. Yokoyama: Parotid tumors: MR imaging with pathological correlations. Eur Radiol. 13 Suppl 4 (2003) L25–33

O'Sullivan, B., J. Shah: New TNM staging criteria for head and neck tumors. Semin Surg Oncol. 21(1) (2003) 30–42

Raine, C., K. Saliba, A. J. Chippindale, N. R. Mcean: Radiologica imaging in primary parotid malignancy. Br J Plast Surg. 56(7) (2003) 637–643

Remmert, S., M. Rottmann, M. Reichenbach, K. Sommer, H. J. Friedrich: Lymph node metastasis in head-neck tumors. Laryngorhinootologie. 80(1) (2001) 27–35

Schlakman, B. N., D. M. Youssem: MRI of intraparotid masses. Amer J Neuroradiol. 14 (1993) 1173–1180

Schmal, F., W. Stoll: Differential diagnosis and management of retropharyngeal space-occupying lesions. HNO. 50(5) (2002) 418–423

Schuknecht, B., D. Simmen: State of the Art. Diagnostic imaging of paranasal sinus disease. Laryngoorhinootologie. 81(2) (2002) 126–146

Shah, G.V.: MR imaging of salivary glands. Magn Reson Imaging Clin N Am. 10(4) (2002) 631–662

Sievers, K. W., H. Greess, U. Baum, M. Dobritz, M. Lenz: Paranasal sinuses and nasopharynx CT and MRI. Eur J Radiol. 33(3) (2000) 185–202

Smith, M. M.: Nonsquamous cell neoplasms of the adult head and neck. Top Magn Reson Imaging. 10(5) (1999) 304–324

Weber, A. L., G. Randolph, F. G. Aksoy: The thyroid and parathyroid glands. CT and MR imaging and correlation with pathology and clinical findings. Radiol Clin North Am. 38(5) (2000) 1105–1129

Yousem, D. M., R. P. Tufano: Laryngeal imaging. Magn Reson Imaging Clin N Am. 10(3) (2002) 451–465

Zusammenfassung

In der *Region von Gesichtsschädel und Hals* ist die MRT als komplementäre Methode zur CT mit ihren speziellen Anwendungsformen, wie HR-CT des Felsenbeins und koronare CT, besonders geeignet, die Ausdehnung tumoröser und entzündlicher Prozesse zu erfassen. Dies gilt ganz besonders im Bereich von Kompartimentgrenzen, wie etwa an der Schädelbasis; hier kann die MRT eine durale oder zerebrale Beteiligung eines Nasennebenhöhlenprozesses zuverlässig darstellen. Auch die topographischen Verhältnisse bei Prozessen von Nasenhaupt- und -nebenhöhlen und der Orbitae sind etwa im Hinblick auf Operationsplanung und -indikation in der Regel präzise erfassbar. Die kontrastmittelverstärkte MRT erlaubt auch eine Differenzierung zwischen retentions- oder tumorbedingter Verlegung eines Nasennebenhöhlenabschnitts.

Bei *Raumforderungen,* wie den reich vaskularisierten Nasen-Rachen-Fibromen oder den Paragangliomen, ermöglicht neben der typischen Lage die MR-Signalkonstellation mit hoher Zuverlässigkeit eine diagnostische Zuordnung.

Auch die *Tumoren der Mundhöhle, der Zunge, des Oro- und Hypopharynx,* überwiegend Plattenepithelkarzinome, sind aufgrund multiplanarer Darstellbarkeit und weniger ausgeprägter Artefaktbildung sensitiver und präziser in ihrer Lagebeziehung darstellbar.

Spezielle MR-Sequenzen (IR-Sequenzen) ermöglichen eine besonders kontrastreiche *Lymphknotendarstellung* und damit eine zuverlässige Dokumentation des Lymphknotenstatus.

Insbesondere auch die multiplanare Darstellungsmöglichkeit erlaubt die für die Therapiewahl bedeutsame genaue Lokalisationsdiagnostik bei *Larynxkarzinomen.*

Die *Differenzialdiagnose der zystischen Prozesse des Halses* umfasst neben den eingeschmolzenen Lymphknoten die medianen und lateralen Halszysten, die Laryngozelen, die von den Speicheldrüsen herrührenden zystischen Prozesse, wie etwa die Ra-

Zusammenfassung

nula, die zystischen Lymphangiome sowie die zystischen Prozesse der Schilddrüse.

Bei den *Erkrankungen der Schilddrüse* ist es grundsätzlich problematisch, mittels Schnittbilddiagnostik eine Beurteilung der Dignität abzugeben, sofern noch keine typischen Zeichen von Infiltration und Destruktion vorliegen. Magnetresonanztomographisch ist allerdings eine Klärung der topographischen Verhältnisse sowie des Lymphknotenstatus möglich; dies gilt auch für die Diagnostik der Nebenschilddrüsen.

Eine wichtige Rolle kommt der MRT bei der Beurteilung *entzündlicher Erkrankungen der Halsweichteile,* insbesondere des Parapharyngealraums, zu. Sensitiver als in der CT lassen sich Komplikationen, wie retropharyngeale phlegmonöse Prozesse oder eine spondylitische bzw. spondylodiszitische Beteiligung, nachweisen.

3 Thorax

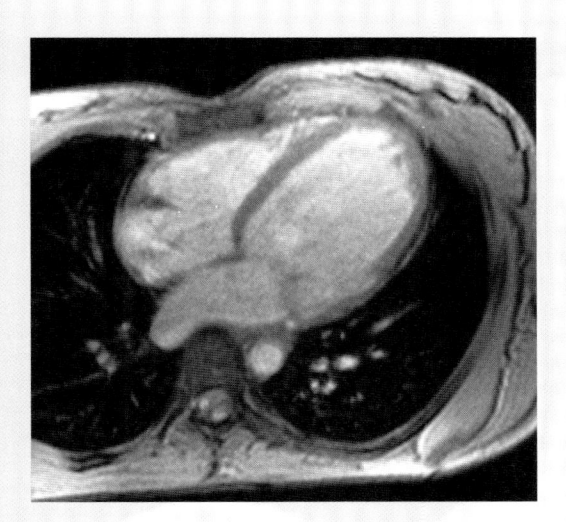

Herz ⋯▷ 70

K. U. Jürgens, M. G. Lentschig und D. C. Maintz

Mediastinum, Pleura und Thoraxwand ⋯▷ 130

S. Diederich

Lunge und Tracheobronchialsystem ⋯▷ 150

S. Diederich

Herz

K. U. Jürgens, M. G. Lentschig und D. C. Maintz

Grundlagen der MRT des Herzens

Anatomie

Topographische Anatomie

Das Herz liegt im Verhältnis zu den 3 Hauptkörperachsen schräg geneigt im Brustkorb, der Winkel der Längsachse des Herzens zu der Longitudinalachse des Körpers beträgt 35–40°. Die Basis des Herzens ist zur rechten Seite sowie nach dorsal orientiert und an den zuführenden mediastinalen Gefäßstämmen, besonders an beiden Hohlvenen und den Pulmonalvenen, fixiert. Die Herzspitze weist in der anterioren Ansicht zur linken Seite.

Das Herz ist in den *Herzbeutel (Perikard)* im vorderen Mediastinum eingebettet und wird durch eine *Scheidewand (Septum)* in eine linke und rechte Hälfte unterteilt. Diese werden jeweils aus einem *Vorhof (Atrium)* und einer *Kammer (Ventrikel)* gebildet und stehen durch Herzklappen morphologisch und funktionell in Verbindung. Im Verlauf der Herzkammerscheidewand bildet sich, von außen betrachtet, ventral der *Sulcus interventricularis anterior und dorsal der Sulcus interventricularis posterior* ab. Der *Sulcus coronarius* stellt die Grenze zwischen Vorhöfen und Herzkammern dar. Als *Crux cordis* wird die Kreuzungsstelle beider atrioventrikulärer Sulci mit dem inferioren interventrikulären Sulcus bezeichnet. Die sog. *Herzohren (Auriculae cordis)* sind blind endende Anteile beider Vorhöfe, die die V. cava superior bzw. die Aorta ascendens von ventral umgreifen. In situ weisen die V. cava superior und inferior eine annähernd vertikale Verlaufsrichtung auf. In den linken Vorhof münden lateral rechts und links je zwei *Vv. pulmonales.*

Die konvexe *Facies sternocostalis* des Herzens ist gegen die vordere Brustwand gerichtet und wird aus dem rechten Ventrikel, dem linken Ventrikel, der auch die Herzspitze formt, dem Sulcus interventricularis anterior (mit A. und V. interventricularis anterior), dem rechten Vorhof, dem rechten und linken Herzohr, der Aorta thoracalis ascendens, der V. cava superior und dem Truncus pulmonalis gebildet. Die *Facies posterior* wird aus dem linken Vorhof mit der Einmündung der Vv. pulmonales, dem rechten Vorhof und dem linken Ventrikel gebildet. Die *Facies diaphragmatica* liegt dem Zwerchfell auf und setzt sich aus dem linken Ventrikel, dem rechten Ventrikel, dem rechten Vorhof (mit der V. cava inferior) und dem Sulcus interventricularis posterior (mit A. und V. interventricularis posterior) zusammen. Als Faustregel ist zu beachten, dass die Vorderfläche überwiegend vom rechten Ventrikel, die Hinterfläche überwiegend vom linken Ventrikel und die Zwerchfellfläche von linkem und rechtem Ventrikel gebildet werden.

Anatomie der Herzhöhlen

Rechte Herzhöhlen. Entsprechend der physiologischen Strömungsrichtung nimmt der *rechte Vorhof* Blut aus beiden Hohlvenen und den Herzvenen auf, an deren Einmündungen Reste des embryonalen Herzens (Valvula venae cavae inferioris bzw. Valvula sinus coronarii) liegen. Die Crista terminalis erstreckt sich vom posterioren Anteil des rechten Vorhofs in den anterioren Vorhofabschnitt. Die Vorhofscheidewand (Septum interatriale) weist das in der Regel verschlossene Foramen ovale auf, im interatrialen Abschnitt des atrialen Septums markiert sich die Fossa ovalis anhand eines schmalen Muskelrings als Residuum des Foramen ovale. Die aus 3 Segeln bestehende und von Sehnenfäden (Chordae tendineae) gehaltene *Trikuspidalklappe* stellt die Verbindung zum *rechten Ventrikel* dar. Die Sehnenfäden sind an den vorderen, septalen und hinteren Papillarmuskeln des rechten Ventrikels befestigt. Von der Kammerscheidewand (Septum interventriculare) verlaufen *Trabeculae septomarginales* (sog. Moderatorband) zum Ansatz des anterioren Papillarmuskels. Im Vergleich zum linken Ventrikel weist das rechtsventrikuläre Myokard eine deutlich geringere Wanddicke auf.

Die Vorderfläche des Herzens wird überwiegend vom rechten Ventrikel, die Hinterfläche überwiegend vom linken Ventrikel und die Zwerchfellfläche von linkem und rechtem Ventrikel gebildet.

Der Blutstrom durch den rechten Ventrikel mündet apikal in die *rechtsventrikuläre Ausstrombahn,* die am Übergang in den Truncus pulmonalis die *Pulmonalisklappe,* eine sog. Semilunarklappe aus zwei halbmondförmigen Taschen, aufweist. Durch die Ostien der Pulmonalklappe gelangt der Blutstrom in die *Aa. pulmonales* und die Lunge.

Linke Herzhöhlen. Die paarigen klappenlosen *Vv. pulmonales* (oft gemeinsame Einmündung beider linksseitiger Pulmonalvenen) münden in den *linken Vorhof,* der an der dorsalen Fläche des Herzens ventral dem Ösophagus anliegt und durch die zweisegelige *Mitralklappe* von dem linken Ventrikel getrennt ist. Die Sehnenfäden der Mitralklappe sind am anterolateralen und posteromedialen Papillarmuskel des *linken Ventrikels* befestigt. Das *interventrikuläre Septum* wird aufgrund seiner geringeren Dicke sowie der fibrösen Textur im basalen Abschnitt als membranöses Septum bezeichnet.

An der Spitze des linken Ventrikels biegt der Blutstrom durch den linken Ventrikel in die *linksventrikuläre Ausstrombahn* ein. Ebenfalls über Chordae tendineae sind der anteriore und der inferiore Papillarmuskel an den beiden Segeln der Mitralklappe befestigt und wölben sich in das Cavum des Ventrikels vor. Im Vergleich zum rechten Ventrikel stellt sich das linksventrikuläre muskuläre Trabekelwerk dichter und gleichmäßiger angeordnet dar. Das familiär auftretende sog. Non-Compaction-Syndrom bezeichnet eine vermehrte Trabekulierung des linken Ventrikels aufgrund einer Störung in der embryonalen Entwicklung des Herzens. Am Übergang zur *Aorta ascendens* liegt die aus 3 halbmondförmigen Taschen (*Valvula semilunaris sinistra, dextra und posterior*) bestehende *Aortenklappe.* Distal der Aortenklappenebene buchten sich die Sinus valsalvae aortae aus, die von außen beidseitig als *Bulbus aortae* imponieren und den Ursprung der rechten und linken Koronararterie darstellen.

Perikard. Das Herz wird durch das Perikard, das aus einem viszeralen serösen und einem parietalen fibrösen Blatt besteht, faltenlos umschlossen. Das viszerale Blatt wird aus mesothelialen Zellen gebildet, die für die physiologische Produktion der perikardialen Flüssigkeit (ca. 10–50 ml) sorgen. Auf der Oberfläche der großen Gefäßstämme befindet sich der Übergang vom viszeralen auf das parietale Blatt, intraperikardial liegen Aorta ascendens, der Hauptstamm der A. pulmonalis, die Pulmonalvenen sowie Abschnitte der Vv. cavae. Extraperikardial liegen beide Pulmonalarterien sowie der Ductus arteriosus Botalli.

Aufbau der Herzwand. Die Herzwand weist makroskopisch einen dreischichtigen Aufbau aus Endokard, Myokard und epikardialem Fettgewebe auf. Die Herzbinnenräume werden durch das Endokard ausgekleidet, das zudem die Herzklappen bildet. Das Myokard besteht aus 2–3 schraubenartig ineinander verwundenen „Schichten" von Herzmuskelfasern, die aus zu Strängen aggregierten Herzmuskelzellen bestehen. In den Tab. 3.**1** und 3.**2** wurden MR-tomographisch ermittelte Referenzwerte für morphologische und funktionelle Parameter des Herzens zusammengefasst.

Anatomie der Koronararterien

Die Koronararterien (*Aa. coronaria dextra et sinistra*) versorgen als sog. „Vasa privata" den Herzmuskel, dabei dienen ca. 5–10% des Schlagvolumens des linken Ventrikels zur Versorgung des Myokards. Im Sinus valsalvae aortae sinister bzw. dexter (Ausbuchtungen der Aortenwand) entspringen die Koronararterien aus der Aorta thoracalis ascendens in der Tiefe der rechten bzw. linken Tasche der Aortenklappe und verlaufen beidseitig im atrioventrikulären Sulcus zur Facies diaphragmatica.

Linke Koronararterie. Der *Hauptstamm* der linken Koronararterie (LCA) teilt sich nach kurzer Verlaufsstrecke in den *R. interventricularis anterior* (LAD, RIVA), der epikardial im Sulcus interventricularis anterior verläuft, und den *R. circumflexus* (RCX), der ringförmig im Sulcus coronarius zur linksseitigen Zwerchfellfläche des Herzens gelangt. In der LCA-Bifurkation kann in etwa 20–30% der Fälle als Normvariante ein *R. intermedius* entspringen. Aus dem R. interventricularis anterior entspringen 1–3 Diagonaläste sowie die kleineren Rr. interventriculares. Als Hauptäste gibt der R. circumflexus den R. marginalis sinister sowie die Rr. atrioventriculares ab.

Rechte Koronararterie. Die rechte Koronararterie (RCA) verläuft im Sulcus interventricularis posterior bis zur Herzspitze und gibt in ihrem Verlauf üblicherweise die Arterien zum Konus und Sinusknoten, den R. marginalis dexter, R. posterolateralis dexter und *R. interventricularis posterior* (RIVP) sowie kleinere Äste zum rechten Vorhof und Interventrikularseptum ab.

> 5–10% des Schlagvolumens des linken Ventrikels dienen zur Versorgung des Myokards.

Tab. 3.1 ⇢ *Referenzwerte volumetrischer und funktioneller links- und rechtsventrikulärer Parameter für die Verwendung von GE-Sequenzen:* Bereich = Mittelwert ± 2 SD (modifiziert nach Lorenz 1999 und Sandstede 2000) *und für die Verwendung von SSFP-Sequenzen:* Bereich = Mittelwert ± 2 SD (modifiziert nach Alfakih 2003)

Parameter	GE-Sequenzen		SSFP-Sequenzen	
	Männer	Frauen	Männer	Frauen
Enddiastolisches Volumen (ml):				
LV	65–171	55–139	102–235	96–174
RV	75–188	54–145	111–243	83–178
Enddiastolisches Volumen (ml)/ Körperoberfläche (m²):				
LV	34–91	27–71	53–112	56–99
RV	42–106	32–72	58–114	48–103
Endsystolisches Volumen (ml):				
LV	15–73	10–48	29–93	27–71
RV	20–103	8–62	47–111	32–72
Ejektionsfraktion (%):				
LV	56–77	61–80	55–73	54–74
RV	46–75	50–87	48–63	50–70
Schlagvolumen (ml):				
LV	50–132	33–97	66–148	62–110
RV	51–139	34–98	61–136	46–110
Myokardmasse (g):				
LV	119–190	79–141	85–181	66–114

LV linker Ventrikel
RV rechter Ventrikel

Tab. 3.2 ⇢ *Referenzwerte regionaler linksventrikulärer Funktionsparameter* (modifiziert nach Sandstede bzw. Alfakih und Mitarbeitern 2000 bzw. 2003)

Parameter (linker Ventrikel)	Männer	Frauen
EDWT [mm]	7,6 ± 1,4	6,3 ± 1,0
ESWT [mm]	13,2 ± 1,8	12,2 ± 1,6
SWT [mm]	5,5 ± 0,8	5,8 ± 1,2
% SWT [%]	75 ± 16	96 ± 24

Venen. Venöses Blut aus der V. cardiaca magna bzw. der V. cardiaca media und den Vv. posteriores ventriculi sinistri wird in den *Sinus coronarius* geleitet, der vor Einmündung in den rechten Vorhof die V. cardiaca parva aufnimmt. Kleinere Venen münden direkt in den rechten Vorhof. Die primäre Lymphknotenstation sind mediastinale Lymphknoten auf Höhe der Trachealbifurkation.

Versorgungstypen. Ursprungsanomalien der Koronararterien sind selten (Inzidenz < 1%), die jedoch bei einem Gefäßverlauf zwischen dem Hauptstamm der Pulmonalarterie und der Aorta die Gefahr einer kompressionsbedingten Myokardischämie bergen. In Abhängigkeit von der Versorgung des inferolateralen Myokards des linken Ventrikels unterscheidet man einen *indifferenten* (ca. 80%), *linksdominanten* (linke Koronararterie) oder *rechtsdominanten* (R. interventricularis posterior aus der rechten Koronararterie; je ca. 10%) koronararteriellen Versorgungstyp. Zur Beurteilung der Koronararterien hat sich die Verwendung der numerischen Koronarsegmenteinteilung der American Heart Association (AHA 1975 und 1999) etabliert (Tab. 3.**3** u. Abb. 3.**1**).

Tab. 3.3 Segmentale Einteilung der Hauptäste der Koronararterien entsprechend der Klassifikation der American Heart Association (AHA) 1975 (Austen u. Mitarb. 1975) und 1999 (Scanlon u. Mitarb. 1999)

Segmentziffer AHA 1975	Segmentziffer AHA 1999	Segmentbezeichnung
1	1	RCA proximales Segment
2	2	RCA mittleres Segment
3	3	RCA distales Segment
4	4	R. interventricularis posterior dexter
	5	R. posterolateralis dexter
5	11	LCA Hauptstamm
6	12	RIVA proximales Segment
7	13	RIVA mittleres Segment
8	14	RIVA distales Segment
9	15	1. Diagonalast (D1)
10	16	2. Diagonalast (D2)
11	18	RCX proximales Segment (vor Abgang des M1)
12	20	1. Marginalast (M1)
13	19	RCX mittleres Segment (nach Abgang des M1)
	21	2. Marginalast (M2)
14	24/25	R. posterolateralis
15	27	R. interventricularis posterior sinister
	28	R. intermedius

LCA linke Koronararterie
RCA rechte Koronararterie
RCX R. circumflexus der linken Koronararterie
RIVA R. interventricularis anterior der linken Koronararterie

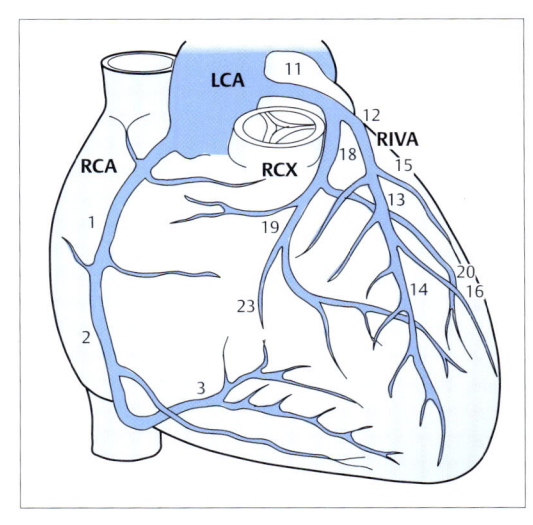

Abb. 3.1 **Schematische Darstellung der Anatomie der Koronararterien mit der Segmentbezeichnung entsprechend der Klassifikation der ACC/AHA (1999).**
LCA linke Koronararterie
RCA rechte Koronararterie
RCX R. circumflexus
RIVA R. interventricularis anterior

Untersuchungstechnik

Im Gegensatz zu den herkömmlichen bildgebenden Verfahren ermöglicht die MRT des Herzens eine *nichtinvasive kombinierte Analyse* der Herzanatomie (z. B. Herzbinnenräume, Myokarddicke, Koronargefäße) und der Herzfunktion (z. B. Wandbewegung, Klappenfunktion, Myokardperfusion, Koronarfluss). Der gute Gewebekontrast der MRT und die beliebig wählbaren Schichtangulationen sind dabei für die Bildgebung des Herzens vorteilhaft. Ein sinnvoller Einsatz des Verfahrens am Herzen setzt jedoch eine ausreichende räumliche und zeitliche Auflösung voraus. Neben Verbesserungen der Gerätetechnik (z. B. bessere Magnetfeldhomogenität, schnellere Gradientenschaltungen, empfindlichere Empfangsspulen) hat sich die MRT des Herzens in den vergangenen 20 Jahren aufgrund der Einführung der EKG-Triggerung und der Entwicklung schneller Sequenzen in Atemanhaltetechnik als nichtinvasives Untersuchungsverfahren etablieren können. Neben bereits etablierten Indikationen zur MRT des Herzens befinden sich einige Anwendungen gegenwärtig im Übergang von der wissenschaftlichen Erprobung zur klinischen Anwendung.

Technische Voraussetzungen

Die Bundesärztekammer hat zur Qualitätssicherung geräte- und untersuchungstechnische *Mindestanforderungen* für die MRT des Herzens definiert

> Die MRT des Herzens ermöglicht eine nichtinvasive kombinierte Analyse der Herzanatomie und der Herzfunktion.

> Für die morphologische MRT des Herzens hat sich eine Magnetfeldstärke von 1,5 T etabliert, wobei Gradientensysteme mit Gradientenstärken ≥ 20 mT/m und Anstiegszeiten ≤ 600 µs eingesetzt werden.

(Dtsch Ärztebl. 2000;97:A-2557–2568; Tab. 3.**4**). Darüber hinaus wurden von der Deutschen Röntgengesellschaft spezielle „Leitlinien für den Einsatz von MR-Tomographie in der Herzdiagnostik" formuliert, die diesem Text in der aktualisierten Version zugrunde liegen (Fortschr Röntgenstr 2004;176 : 1185–93).

Prinzipiell ist eine morphologische MRT-Untersuchung des Herzens bereits bei einer Magnetfeldstärke von 1,0 T möglich, die aufgrund des erforderlichen SRV nicht unterschritten werden darf. In der klinischen Routine hat sich als Standard eine Magnetfeldstärke von 1,5 T etabliert, wobei Gradientensysteme mit Gradientenstärken ≥ 20 mT/m und Anstiegszeiten ≤ 600 µs eingesetzt werden. Insbesondere der Einsatz von schnellen Bilderstellungssequenzen einschließlich frequenzselektiver Fettunterdrückung erfordert ein möglichst gutes SRV bei gleichzeitig hoher Feldhomogenität.

Von verschiedenen Herstellern werden dedizierte MRT-Systeme für den kardiovaskulären Einsatz angeboten, die hinsichtlich der Gradientenanstiegsgeschwindigkeit (slew rate, ≤ 115 mT $\times$ m^{-1} $\times$ ms^{-1}) und der maximal möglichen Ortsauflösung durch Gradientenstärken ≥ 60 mT/m optimiert sind. An einigen spezialisierten Zentren werden gegenwärtig bereits MRT-Untersuchungen des Herzens in Ganzkörper-MRT-Systemen durchgeführt, die eine Feldstärke von 3,0 T aufweisen.

Standardisierte und gleichzeitig qualitativ hochwertige MRT-Untersuchungen des Herzens erfordern folgende spezialisierte technische und logistische Ausstattung:

- optimierte Messsequenzen zur Herzbildgebung mit angepassten Nachverarbeitungsprogrammen für quantitative Funktionsanalysen,
- zielvolumenoptimierte Oberflächenempfangsspule (sog. „Herzspule"),
- MR-kompatible Überwachungsmöglichkeiten einschließlich EKG-Ableitung, automatischer Blutdruckmessung und Pulsoxymetrie,
- MR-kompatibler Injektor zur Kontrastmittelapplikation (Flussrate ≥ 3 ml/s),
- Infusionsgerät zur i. v. Applikation von Pharmaka im Rahmen von MRT-Belastungsuntersuchungen,
- interdisziplinäres Notfallmanagement einschließlich der erforderlichen Ausrüstung.

Tab. 3.4 Leitlinien der Bundesärztekammer zur Qualitätssicherung der MRT für Herzuntersuchungen (Dtsch Ärztebl 2000: 97: A-2557–A2568)

FOV	≤ 320 mm angepasst
Messmatrix (bei quadratischem FOV)	256 × 160 (für Funktionsuntersuchungen: 256 × 128)
Räumliche Auflösung	1,2 × 2 mm
Schichtdicke	2-dimensionale Aufnahmen: ≤ 6 mm 3-dimensionale Aufnahmen: ≤ 3 mm Funktionsuntersuchungen: Erwachsene 8–10 mm Kinder 6–8 mm
Spulen	zielvolumenadaptierte Oberflächenempfangsspule
Schichtebenen	Längsachse (4-Kammer-Blick) kurze Herzachse
Gewichtung	T1 und T2 (T2*)
Mögliche Sequenzen	SE TSE flusskompensierte GE (zeitliche Auflösung > 8 Phasen/Herzzyklus bei einer Herzfrequenz von 70/min)
Messzeit	< 10 min GE in Atemstillstand < 0,5 min
Kontrastmittelapplikation	fakultativ
Besondere Anforderungen	EKG-Triggerung Atemartefaktunterdrückung bzw. Messung in Atemstillstand
Referenzstrukturen (dargestellt zumindest in einer Sequenz)	Differenzierung Myo-/Perikard Herzkammern Herzklappen Koronargefäße (abgangsnah) herznahe große Gefäße epikardiales Fettgewebe Papillarmuskeln Trabecula septomarginalis

Patientenlagerung

Die MRT des Herzens kann in Bauch- oder Rückenlage durchgeführt werden. Der Vorteil einer Untersuchung in der für den Patienten unkomfortableren *Bauchlage* ist die Verminderung von Atemartefakten während der Datenakquisition. In der klinischen Routine hat sich jedoch als Standard die Untersuchung in Rückenlage etabliert.

Spulen

Die Empfindlichkeit der Körperspule reicht für die notwendige räumliche Auflösung bei der MRT des Herzens nicht aus. *Oberflächenspulen* besitzen ein kleineres Messfeld mit höherem SRV und erlauben die Untersuchung der dicht an der Brustwand anliegenden Anteile des Herzens. Eine einzelne ventrale Oberflächenspule reicht für die Bildgebung der

Herzvorhöfe, der Aorta descendens und der großen intrathorakalen Gefäße beim Erwachsenen jedoch nicht aus. Sog. *Phased-Array-Spulen* erlauben die Kombination des hohen SRV von Oberflächenspulen mit der Aufnahme eines großen Bildfelds.

Spulennahes Gewebe erscheint allerdings signalreicher als spulenferneres Gewebe. Die Intensitätsunterschiede können teilweise durch einen Homogenisierungsfilter ausgeglichen werden. Für die MR-Scanner der neuesten Bauart werden zielvolumenadaptierte Oberflächenempfangsspulensysteme angeboten. Diese wurden für die Herzbildgebung optimiert und bestehen aus mehreren Spulenelementen, die auf der Ventralfläche und der Dorsalfläche des Thorax verteilt werden.

EKG-Synchronisation

Die Datenakquisition muss der zyklischen Herzbewegung angepasst werden, wobei eine EKG-Synchronisation der MRT-Messung sowohl als *prospektive Triggerung* als auch als *retrospektives Gating* erfolgen kann.

Platzierung der Elektroden. Die aus Kohlenstoff bzw. Graphit hergestellten und von einer flexiblen Plastikhülle umgebenen MRT-geeigneten EKG-Elektroden werden auf der ventralen oder dorsalen Thoraxwand der Patienten (nach vorheriger Enthaarung und Entfettung) in Form eines kleinen, gleichschenkligen Dreiecks auf die Haut geklebt. Bewährt hat sich eine Platzierung der Elektroden in einem Abstand von ca. 7–8 cm parasternal links auf Höhe des 4. Interkostalraums, in der linken Medioklavikularlinie sowie in der vorderen Axillarlinie. Sollte sich kein adäquates EKG-Signal ableiten lassen, ist eine Platzierung der Elektroden auf der Dorsalseite des Thorax, z.B. in der linken mittleren Skapularlinie und Paravertebrallinie, zu empfehlen. Je sorgfältiger die Positionierung der EKG-Elektroden erfolgt, umso besser ist das EKG-Signal und damit die zu erwartende Bildqualität.

Vektorkardiographie. Eine Verbesserung der oft problematischen Ableitung des Oberflächen-EKG ermöglicht die sog. Vektorkardiographie (VCG-Algorithmus), die simultan mehrere EKG-Ableitungskanäle nutzt, sodass die *elektrische Herzaktivität als Vektor* modelliert wird. Die Größen- und Richtungsänderung dieses Vektors während verschiedener Phasen des Herzzyklus wird durch 2 getrennte orthogonale EKG-Projektionen aufgezeichnet. Die Abbildung dieses Vektors ermöglicht eine räumliche Darstellung der elektrischen Aktivität des Herzens. Diese räumlichen EKG-Informationen erlauben eine Abgrenzung des QRS-Komplexes gegenüber EKG-Artefakten und somit eine *zuverlässige Detektion der R-Zacke* des EKG. Der sog. VCG-Algorithmus ist unabhängig von der elektrischen Herzachse und der Herzfrequenz des Patienten und wenig störanfällig gegenüber dem Hintergrundrauschen des MR-Scanners.

Prinzip der EKG-Triggerung

- Das Prinzip der EKG-Triggerung besteht darin, die Datenakquisition nach einem definierten, auf die R-Zacke des Oberflächen-EKG folgenden Zeitintervall zu starten.
- Bei der *prospektiven EKG-Triggerung* wird die Messung durch einen aus dem EKG abgeleiteten Triggerpuls, üblicherweise der R-Zacke des EKG, ausgelöst.
- Durch die Wahl der erforderlichen Verzögerungszeit nach dem Triggerpuls können Bilder in jeder gewünschten Phase des Herzzyklus aufgenommen werden.

So kann bei einer durchschnittlichen Herzfrequenz von 70 Schlägen/Minute bei einem *Trigger Delay* von 0 ms ein enddiastolisches Bild und bei einer Verzögerungszeit von 250–350 ms ein systolisches Bild erzielt werden. Problematisch ist jedoch die Beeinflussung der prospektiven EKG-Triggerung durch Veränderungen des RR-Intervalls während der Datenakquisition, z.B. bei arrhythmischer Herzaktion oder Änderungen der Herzfrequenz. Die Bildqualität kann außerdem durch Fehltriggerungen bei verminderter Größe des QRS-Komplexes (z.B. bei Perikarderguss) oder Vergrößerung der P- bzw. T-Welle (z.B. bei Vorhofvergrößerung bzw. Hyperkaliämie) beeinträchtigt werden.

Prinzip des retrospektiven EKG-Gatings

- Beim retrospektiven EKG-Gating werden Bilddaten und EKG-Signale kontinuierlich parallel erfasst.
- Nur Resonanzsignale aus den bewegungsarmen Phasen des Herzzyklus werden zur Bildrekonstruktion verwendet.
- Um eine vollständige Füllung des Ortsfrequenzraums mit geeigneten Bilddaten zu gewährleisten, müssen die verschiedenen Phasenkodierungen mehrfach wiederholt werden. Daher ist die Akquisitionszeit bei gleicher Bildqualität länger als bei prospektiv getriggerten Messungen.

> Bei der prospektiven EKG-Triggerung können durch die Wahl des entsprechenden Zeitintervalls nach dem Triggerpuls Bilder in jeder Phase des Herzzyklus aufgenommen werden.

Atemsynchronisation

Zur Kompensation von Atembewegungen ist eine mehrfache Datenakquisition und abschließende Datenmittelung möglich, die jedoch für eine gute Kompensation sehr lange Messzeiten erfordert. Die Kombination aus simultanem respiratorischem Gating und EKG-Gating führt zu einer erheblich verlängerten Untersuchungszeit und hat sich daher nicht durchgesetzt.

Atemgehaltene Techniken. Sog. *atemgehaltene Untersuchungstechniken (breath-hold)* ermöglichen eine Reduktion der ateminduzierten Artefakte auch bei einer nicht wesentlich verlängerten Untersuchungszeit. Die Datenerfassung in endexspiratorischer Atemlage erscheint im Vergleich zu endinspiratorischen Aufnahmen besser reproduzierbar.

Navigatortechnik. Ohne unmittelbare Beteiligung des Patienten lässt sich die Atembewegung durch die *Navigator-Echo-Technik* kompensieren. Bei dieser Technik erfolgt ein Gating der Datenaufnahme, d. h. die Daten werden nur während eines speziellen Zeitfensters aufgenommen (im Gegensatz zur Triggerung, bei der die Datenaufnahme durch ein externes Signal gestartet wird). Der Zeitraum der Aufnahme wird hierbei durch die Position des Zwerchfells bestimmt. Unmittelbar *vor (leading navigator)* oder unmittelbar *nach (trailing navigator)* jeder einzelnen Aufnahme eines Segments im k-Raum wird ein zusätzlicher HF-Puls eingestrahlt, der einen stabförmigen Bereich durch das rechte Hemidiaphragma anregt (sog. „pencil beam"). Das Resonanzsignal wird so rekonstruiert, dass die Position des Zwerchfells entlang der Richtung des Stabs, also in Bewegungsrichtung dargestellt wird.

Dieses während des Scans fortlaufend akquirierte Navigatorsignal repräsentiert die Zwerchfellbewegung während der gesamten Scanzeit und dient als Kriterium zur Akzeptanz bzw. Zurückweisung der ebenfalls fortlaufend aufgenommenen Bilddaten: Vor der Datenakquisition wird ein akzeptables Fenster der Zwerchfellbewegung eingestellt. Zwerchfellexkursionen außerhalb dieses Fensters führen zum Ausschluss der zu diesem Zeitpunkt aufgenommenen Daten von der Bildrekonstruktion. Die verworfenen k-Raum-Segmente werden neu aufgenommen und ggf. so lange wiederholt, bis sie innerhalb des gewählten Fensters der zugelassenen Zwerchfellpositionen und damit der Herzposition liegen. Typischerweise wird ein akzeptables Gating-Fenster von 3–6 mm voreingestellt. Wird die Gating-Technik allein verwendet, resultiert die verbesserte Bildqualität in einer verlängerten Messzeit, da zurückgewiesene Aufnahmedaten erneut gescannt werden müssen.

Schichtnachführungstechnik. Die Schichtnachführungstechnik *(sog. Real-Time-Slice-Tracking)* verwendet die mit einem Leading-Navigator unmittelbar vor jeder Aufnahme gemessene Zwerchfellposition zusätzlich, um in Echtzeit interaktiv die Gradienten so zu steuern, dass die Position der gemessenen Schicht an die aktuelle Herzposition angepasst wird. Durch die Wahl spezieller Korrelationsfaktoren zwischen der Zwerchfellposition und der Verlagerung der Herzposition wird die Anpassung optimiert. Diese Kompensation von Positionsabweichungen ermöglicht die Wahl eines größeren Gating-Fensters als mit Gating allein, ein typischer Wert ist 5 mm. Die *Kombination* aus prospektiver Navigatortechnik und Schichtnachführung (z. B. angeboten unter dem Namen „MotionTrak") reduziert damit die Anzahl der verworfenen Datenakquisitionen und beschleunigt die Messung. Eine gleichzeitige EKG-Triggerung dient zur Synchronisation eines Aufnahmezeitpunktes in der Ruhephase des Herzzyklus (typischerweise der Diastole). Die MotionTrak-Technik wird für TFE- oder EPI-Sequenzen eingesetzt.

Standardangulationen für die MRT des Herzens

In der klinischen Routinediagnostik haben sich für die MRT des Herzens folgende Standardangulationen (Abb. 3.2; Tab. 3.5) zur adäquaten Darstellung der Herzanatomie sowie für funktionelle Auswertungen etabliert:
- horizontaler bzw. vertikaler 2-Kammer-Blick,
- 4-Kammer-Blick,
- kurze Herzachse,
- linksventrikulärer Ausflusstrakt,
- rechtsventrikulärer Ausflusstrakt.

Die Tab. 3.6 gibt einen Überblick über die Aufnahmetechniken bei verschiedenen Fragestellungen.

Planung. Die MRT-Untersuchung des Herzens beginnt standardisiert mit der Akquisition von nicht EKG-getriggerten axial, koronar und sagittal orientierten Übersichtsbildern (*scout views* oder *surveys*), die eine rasche Orientierung über die Anatomie der Thoraxorgane geben und zur Planung der oben beschriebenen Standardangulationen verwen-

---

Standardangulationen der MRT des Herzens sind: 2-Kammer-Blick, 4-Kammer-Blick, kurze Herzachse, linksventrikulärer und rechtsventrikulärer Ausflusstrakt.

Herz

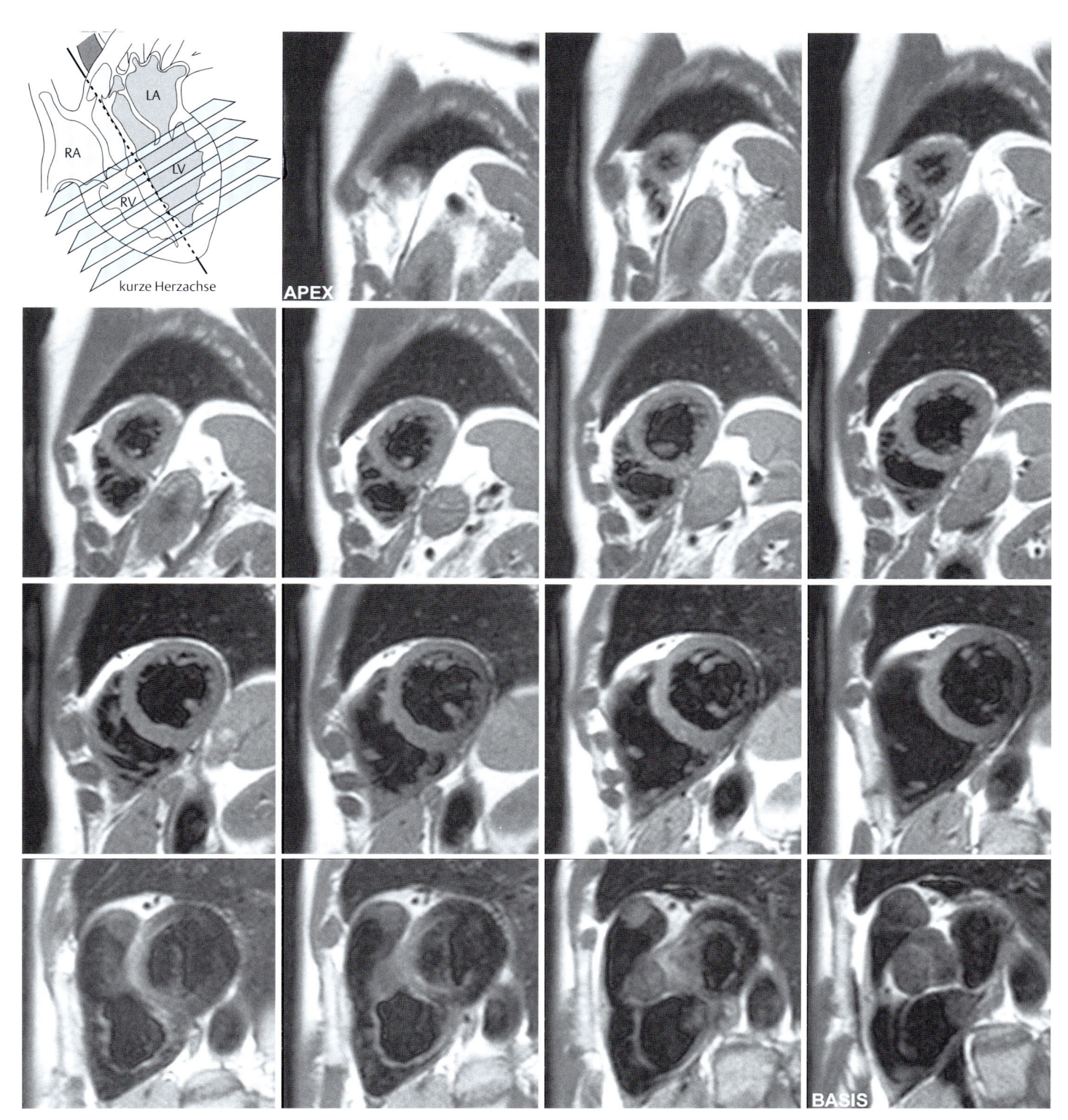

Abb. 3.2 a u. b **Anatomie und topographische Lagebeziehungen des Herzens im Mediastinum.** Serielle MRT-Schnittbilder in der TSE-„Blackblood"-Technik.
a Kurze Herzachse. Schematische Darstellung der doppelt angulierten Schnittführung vom Apex cordis (links oben) bis zur Herzbasis (rechts unten).

Fortsetzung →

3 Thorax

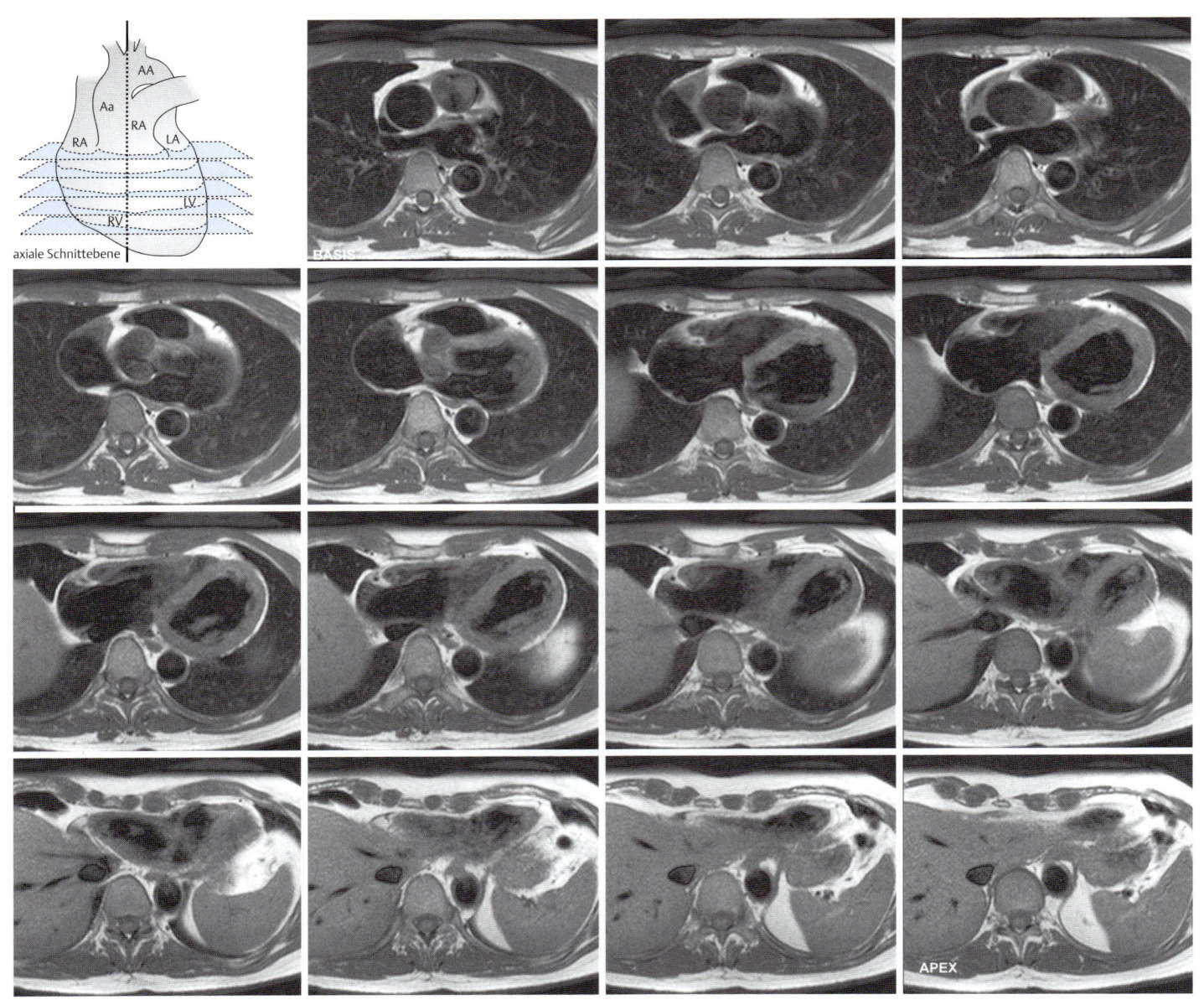

Abb. 3.2 b Fortsetzung
b Axiale Schnittführung. Schematische Darstellung der transversalen Schichtakquisition von der Herzbasis (links oben) bis zum Apex cordis (rechts unten).

> Aufgrund ihrer Kontrasteigenschaften wird für morphologische Fragestellungen zunächst die SE-Technik empfohlen.

det werden. Als kraniale Grenze sollte der Hauptstamm der Pulmonalarterien (perikardiale Umschlagfalte) und als kaudale Grenze das Diaphragma sowie der hepatische Anteil der V. cava inferior einschließlich der Vv. hepaticae erfasst werden. MRT-Geräte der neuesten Bauart erlauben die interaktive Wahl freier Angulationen durch den Untersucher als Echtzeitnavigation während der Datenakquisition.

Untersuchung der Morphologie des Herzens

Im folgenden Abschnitt werden MR-Sequenzen zur Untersuchung der Herzhöhlen sowie des Herzmuskels erläutert.

Die Untersuchung der Herzmorphologie dient zur Beurteilung der Herzgröße, der Darstellung kongenitaler Herzfehler, Erkrankungen des Myokards, tumoröser Raumforderungen sowie infiltrativer bzw. entzündlicher Erkrankungen. Für eine Ge-

Tab. 3.5 ⇢ *Standardebenen und Planungsüberlegungen für die MRT-Routinediagnostik des Herzens*

Standardebenen	Planungsüberlegungen	Dargestellte Herzräume
2-Kammer-Blick	in axialer Ebene: einfach anguliert, parallel zum interventrikulären Septum → ▪ Mitte der Mitralklappe zum Apex cordis ▪ Mitte der Trikuspidalklappe zum Apex cordis	LA + LV (+ PA) RA + RV (+ Infundibulum)
4-Kammer-Blick	ausgehend vom LV-2-Kammer-Blick → ▪ Mitte der Klappenebene zum Apex cordis	RA + RV + LA + LV
Kurze Herzachse	doppelt angulierte Ebene auf das Vorhofseptum bzw. Ventrikelseptum im 4-Kammer-Blick → ▪ Scanebene parallel zur Mitralklappenebene ▪ senkrecht zum Vorhofseptum	RV + LV RA + LA + Aorta + PA
LVOT	axiale bzw. koronare Ebene → ▪ Scanebene entlang der Aortenwurzel	Aorta + RV + LV + LA
RVOT	axiale bzw. koronare Ebene → ▪ Scanebene vom Apex cordis zur Trikuspidalklappe	RV + PA + LVOT

LA linker Vorhof
LV linker Ventrikel
LVOT linksventrikulärer Ausflusstrakt
PA Pulmonalarterie
RA rechter Vorhof
RV rechter Ventrikel
RVOT rechtsventrikulärer Ausflusstrakt

Tab. 3.6 ⇢ *Aufnahmetechniken bei verschiedenen Fragestellungen*

Morphologie des Herzens und der Koronararterien:
- Einzelschichtakquisition mit TSE-Sequenzen (Blackblood-Technik)
- Mehrschichtakquisitionen mit TSE-Sequenzen

Darstellung der Koronararterien und Untersuchung von Bypassgefäßen:
- MR-Koronarangiographie
- Morphologie und Flussmessung in koronaren Bypassgefäßen

Globale Herzfunktion/regionale Wandbewegung:
- mehrphasische GE-Sequenzen (Brightblood-Technik, Cine-Mode-Sequenzen)
- myokardiales Tagging
- Funktion unter pharmakologischem Stress

Flussmessungen:
- Untersuchung der großen thorakalen Gefäße, der Herzklappen und Shuntvitien mittels der Phasenkontrasttechnik

Myokardiale Perfusion:
- First-Pass-Untersuchungen nach i.v. Applikation von Gd-Chelaten

Kontrastmittelstudien:
- Äquilibrium (sog. „steady-state")
- Spätaufnahmen („delayed contrast enhancement")

Metabolische Bildgebung: myokardialer Stoffwechsel und Gewebezustand
- ^{31}P-MR-Spektroskopie
- ^{23}Na-Bildgebung

webecharakterisierung sind sowohl T1w als auch T2w Untersuchungssequenzen erforderlich, ggf. erfolgen kontrastmittelgestützte Aufnahmen. Aufgrund ihrer Kontrasteigenschaften wird für morphologische Fragestellungen zunächst die *TSE-Technik* empfohlen. Die Anzahl der Bilder, die innerhalb eines Herzzyklus akquiriert werden können, ist allerdings beschränkt.

Einzelschicht- und Mehrschichtakquisition mit TSE-Sequenzen

Einzelschichtakquisition. EKG-getriggerte TSE-Sequenzen ermöglichen die Akquisition von Einzelschichten, wobei die Daten einer einzelnen Schicht über 11–18 Herzzyklen akquiriert werden. Durch zwei 180°-Präparationspulse vor dem 90°-Puls zur Spinanregung gibt das fließende Blut zum Zeitpunkt der Bildaufnahme kein Signal ab. Der Abstand zwischen Inversions- und Anregungspuls (Inversionszeit TI) wird so gewählt, dass die Magnetisierung der Protonen im Blut bei ihrer Rückkehr von negativen zu positiven Werten zum Zeitpunkt der Spinanregung gerade den Wert Null passiert (sog. *Blackblood-Technik*). Die signalgebende Magnetisierung des stationären Gewebes in der darzustellenden Schicht wird durch den zweiten 180°-Puls wieder hergestellt (*Dual-Inversion-Technik*). Dadurch wird der Kontrast des signalreicheren Myokards zum Blut erhöht. Das hohe Signal des subkutanen Fettgewebes kann durch einen Sättigungspulsbalken in der ventralen Thoraxwand abgesättigt werden. Die Inversionszeit TI ist abhängig von der Pulsfrequenz, der gewählten Repetitionszeit TR und der Relaxationszeit von Blut; bei einer Feldstärke von 1,5 T sind 500 ms ein typischer Wert. Nach der i.v. Applikation eines paramagnetischen Kontrastmittels muss aufgrund der Verkürzung der

T1-Relaxationszeit die Inversionszeit für die Unterdrückung des Blutsignals angepasst werden.

Mehrschichtakquisition. Neben der Einzelschichtakquisition ist mit T1w und T2w TSE-Sequenzen auch die Akquisition mehrerer unterschiedlich positionierter Schichten innerhalb einer festgelegten Repetitionszeit TR möglich. Dabei werden die während eines Herzzyklus nacheinander aufgenommenen Zeilen im k-Raum verschiedenen Schichten zugeordnet, sodass bei der Mehrschichtakquisition unterschiedliche Schichten in unterschiedlichen Phasen des Herzzyklus gemessen werden.

T1- und T2-Gewichtung. Für T1w Sequenzen muss die Repetitionszeit so gewählt werden, dass eine Anregung pro Herzschlag erfolgt. Abhängig vom Gerätetyp kann TR direkt in Einheiten des Pulsschlags („beats") eingestellt werden, oder die Repetitionszeit ist etwa 10 % kürzer zu wählen als die Herzphasendauer, um eine Triggerung auf jeden Herzschlag zu gewährleisten. Die Stärke der T1-Gewichtung kann damit nicht mehr beliebig gewählt werden, sondern hängt von der Pulsfrequenz des untersuchten Patienten ab. T2w Sequenzen müssen auf jeden 2. oder 3. Herzschlag getriggert werden, um eine ausreichend lange Repetitionszeit für eine vollständige Signalerholung zu erhalten.

T1w Bilder können in *SE- oder TSE-Technik* aufgenommen werden, für T2w Bilder ist aus zeitlichen Gründen nur eine TSE-Sequenz sinnvoll. Die sog. *Half-Fourier-Technik* ermöglicht eine weitere Verkürzung der Messzeit, indem bei der Datenaufnahme der Ortsfrequenzraum nur zur Hälfte gefüllt und der fehlende Anteil extrapoliert wird. Mit einem hohen Turbofaktor kann ein Bild nach einer einzigen Anregung vollständig aufgenommen werden (Einzelschuss- bzw. Single-Shot-Messung). Derartige *Single-Shot-Half-Fourier-TSE-Sequenzen,* auch als HASTE (Half-Fourier acquisition single-shot turbo spin echo) bezeichnet, ermöglichen eine sequenzielle Aufnahme hochaufgelöster T2w Bilder mit einer Messzeit von 1 Bild/s. Die HASTE-Sequenz kann als EKG-getriggerte Mehrschichtsequenz ohne Atemgating (ca. 20 Schichten in ca. 25 s) oder segmentiert in Atemanhaltetechnik (7 Schichten in < 10 s) durchgeführt werden.

Untersuchung der Funktion des Herzens

Mehrphasische GE-Sequenzen (Brightblood-Technik)

Die *GE-Technik* erlaubt mittels segmentierter multiphasischer Sequenzen eine zeitliche Auflösung von 30–40 ms und damit funktionelle Herzuntersuchungen (sog. Cine-Sequenzen). Fließendes Blut, das in die angeregten Schichten einströmt, erscheint in GE-Sequenzen hell, daher werden diese als *Brightblood-Sequenzen* bezeichnet. Aufgrund des kleinen Flipwinkels und der kurzen Repetitionszeit weisen jedoch die dynamischen mehrphasischen Akquisitionen eine im Vergleich zur SE-Technik geringere Kontrastauflösung auf. Darüber hinaus ist die GE-Technik anfälliger gegenüber Artefakten durch Sternalcerclagen, Herzklappenprothesen oder chirurgische Gefäßclips. Zur Artefaktminimierung werden die GE-Sequenzen EKG-getriggert und in Atemanhaltetechnik (Endexspiration) durchgeführt.

Ultraschnelle GE-Sequenzen. Fortschritte in der MR-Sequenztechnik haben zur Entwicklung stark T2w ultraschneller GE-Sequenzen geführt, die die Untersuchungszeit reduzieren und durch die Verwendung symmetrischer Gradienten in allen Raumrichtungen das Signal des bewegten Blutes besser refokussieren und so einen verbesserten Kontrast zwischen Ventrikellumen und Myokard erzeugen. Gegenüber konventionellen GE-Sequenzen wird eine deutliche Verbesserung des SRV erzielt.

Diese Sequenzen werden bei den verschiedenen Herstellern unterschiedlich benannt:
- *FFE*-(Fast-Field-Echo-) Sequenzen mit oder ohne T1-Kontrastverstärkung,
- *FLASH*-(Fast-Low-Angle-Shot-) Sequenzen,
- *FISP*-(Fast-Imaging-with-Steady-Precession-) Sequenzen,
- *Fast-Card*-Sequenzen.

Diese Sequenzen haben die bisher für die funktionelle Analyse benutzten Standard-GE-Sequenzen abgelöst. Sie unterscheiden sich darin, dass in der T1w kontrastverstärkten FFE-Sequenz und in der FLASH-Sequenz vor jedem Phasenkodierschritt die noch vorhandene Transversalmagnetisierung durch einen sog. Spoilergradienten zerstört wird. Die messbare Magnetisierung in der xy-Ebene ist daher geringer und das SRV entsprechend kleiner. Aufgrund der kurzen TR-Zeit sind jedoch mehrere schnelle Wiederholungen möglich, sodass sich ein dynamisches Gleichgewicht der Magnetisierung einstellen kann. Bei den nichtkontrastverstärkten FFE-Sequenzen und den FISP-Sequenzen dagegen wird die verbleibende Transversalmagnetisierung refokussiert und zur Signalgewinnung durch Überlagerung mit der im folgenden Phasenkodierschritt angeregten Magnetisierung genutzt. Kurze Wiederholzeiten der Sequenzen ermöglichen es, eine definierte Schicht während verschiedener Phasen eines einzigen Herzzyklus wiederholt anzuregen (*Einzelschicht-Mehrphasen-Technik*). Durch die Segmentation des k-Raums und eine Dateninterpolation werden mehr Herzphasen rekonstruiert, als primär akquiriert wurden, so dass sich die notwendige Akquisitionszeit verkürzt. Die Einschichtaufnahmetechnik bietet den Vorteil einer höheren zeitlichen Auflösung gegenüber einer mehrphasischen Mehrschichttechnik.

Gegenwärtig befinden sich bereits schnelle Sequenzen ohne EKG-Triggerung, teilweise in Kombination mit Verfahren der parallelen Bildgebung, in der klinischen Anwendung, die während einer einzelnen Atemanhaltephase bis zu 7 Schichten erfassen können. Die sehr kurzen Repetitionszeiten der neuen Sequenzen ermöglichen eine multiphasische Echtzeitbildgebung, erfordern allerdings eine leistungsfähige Gradiententechnik.

Die MR-tomographische Diagnostik der linksventrikulären Funktion unter pharmakologischer bzw. physiologischer Belastung wird im Abschnitt „Koronare Herzerkrankung" erläutert.

Myokardiales MR-Tagging

Das myokardiale MR-Tagging ist ein Untersuchungsverfahren, das mehrphasische Brightblood-GE-Sequenzen zur nichtinvasiven Detektion und 2- bzw. 3-dimensionalen Quantifizierung myokardialer Wandbewegungsstörungen verwendet. Nach einem EKG-Trigger-Signal wird in der Enddiastole des Herzzyklus ein Linienraster (radial tagging) oder ein Gitterraster (grid) in der *SPAMM*-(spatial modulation of magnetization) bzw. *CSPAMM*-(complementary spatial modulation of magnetization) Technik mittels selektiver Sättigungspulse erzeugt, das bestimmte Positionen im Gewebe des Myokards durch Nullen der Magnetisierung markiert („tagged"). Während eines bestimmten Zeitintervalls nach Applikation der Sättigungspulse weist das so markierte Myokardgewebe ein deutlich vermindertes Signal auf. Üblicherweise wird das MR-Tagging in der kurzen Herzachse sowie im Längsachsenschnitt des Herzens durchgeführt.

Während der systolischen Kontraktion im Herzzyklus verformt sich das Raster mit der Bewegung der Herzwand. Mittels einer Mehrphasensequenz können die Radialbewegung und die Torsionsbewegung des Myokards in hoher zeitlicher Auflösung qualitativ und quantitativ analysiert werden. Gegenwärtig erfordert die Nachverarbeitung der aufgenommenen Daten noch einen erheblichen zeitlichen Aufwand, so dass das MR-Tagging keinen Eingang in die klinische Routinediagnostik gefunden hat.

Volumetrie und globale Myokardfunktion

Die Analyse der Herzfunktion basiert auf der Erfassung der globalen Myokardfunktion mit Berechnung rechts- und linksventrikulärer Parameter und Volumina sowie der Analyse der regionalen Myokardfunktion durch die Beurteilung der regionalen Wanddicke und -bewegung. Etablierter Standard sind Untersuchungen sowohl in der kurzen Herzachse als auch in der vertikalen bzw. horizontalen langen Herzachse mittels Cine-Sequenzen (Abb. 3.**2** u. 3.**3**). Für eine quantitative Analyse der Myokardfunktion sollte die Zeitauflösung ≤ 50 ms betragen, um eine ausreichende Analyse der Wandbewegung zu ermöglichen und eine hinreichende Genauigkeit der Funktionsparameter zu erzielen. Eine standardisierte Auswertung der Funktionsuntersuchungen sollte mit geeigneten computergestützten Auswerteprogrammen erfolgen.

Volumina. Die ventrikulären Volumina können monoplanar oder biplanar mit der sog. *Flächen-Längen-Methode* bestimmt werden. Allerdings erhält man falsche Ergebnisse, wenn die Voraussetzung einer ellipsoiden Ventrikelgeometrie nicht mehr gegeben ist, so z.B. bei Patienten mit veränderter linksventrikulärer Morphologie aufgrund postinfarzieller Umformungsprozesse. Der Vorteil der Verwendung von lückenlos aufgenommenen *Kurzachsenschnitten* ist dagegen die 3-dimensionale MR-tomographische Abbildung der Geometrie des linken bzw. rechten Ventrikels. Im Gegensatz zur Herzkatheter-Angiokardiographie und Echokardiographie wird kein geometrisches Modell benötigt, so dass die MRT mittlerweile als anerkannter Goldstandard für die Bestimmung der myokardialen Funktion und Myokardmasse gilt (Pattynama u. Mitarb. 1993, Alfakih u. Mitarb. 2003).

Für die Auswertung der Cine-MR-Studien wird die erste nach dem Triggerimpuls akquirierte Herzphase als enddiastolische Phase definiert. Diejenige

> Standard in der Erfassung der Myokardfunktion sind Untersuchungen in der kurzen und der vertikalen bzw. horizontalen langen Herzachse mittels Cine-Sequenzen.

3 Thorax

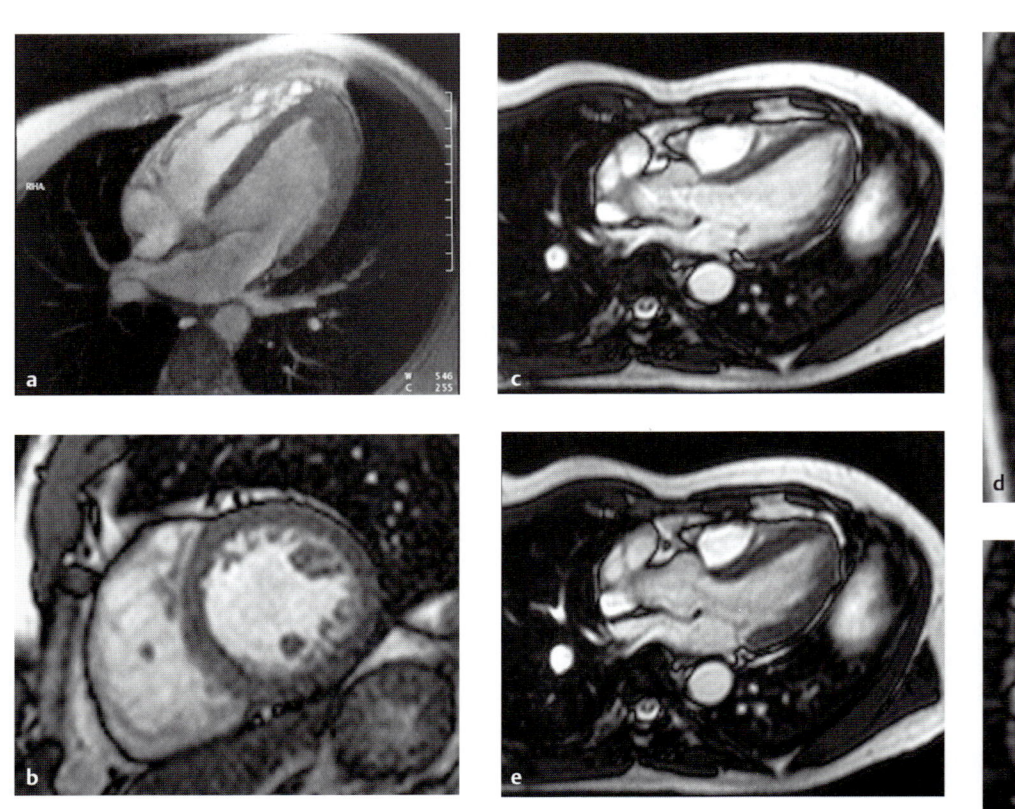

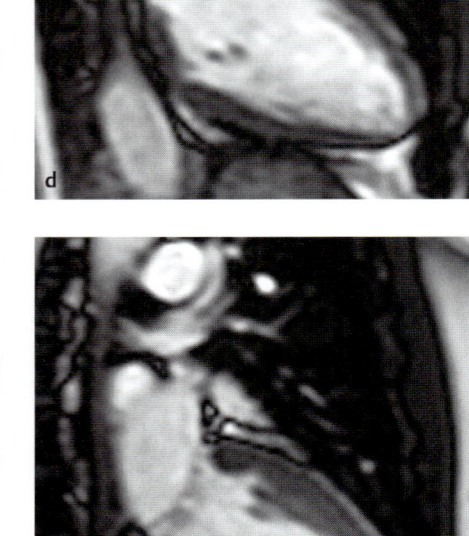

Abb. 3.3 a–d Normalbefunde des Herzens. MRT des Herzens in GE-/SSFP-Technik.
a   2-dimensionale FLASH-Sequenz (Cine-Mode-Technik) im 4-Kammer-Blick.
b   Balanced FFE-Sequenz (Cine-Mode-Technik) in der kurzen Herzachse.
c–f Enddiastolische (**c, d**) und endsystolische (**e, f**) Phase aus einer Cine-balanced FFE-Sequenz zur Darstellung des linksventrikulären Ausflusstraktes (LVOT) und der vertikalen langen Herzachse

Herzphase, in der visuell das geringste Ventrikellumen in der Papillarmuskelebene nachzuweisen ist, wird als endsystolische Phase angesehen. Durch Analyse der Bilder in der Klappenebene kann die Zuordnung der enddiastolischen (letztes Bild vor Öffnung der Aortenklappe) bzw. endsystolischen Phase (letztes Bild vor Öffnung der Mitralklappe) des Herzzyklus überprüft werden.

Die endokardialen und epikardialen Konturen des linken und des rechten Ventrikels werden bei Verwendung eines computergestützten Auswerteprogrammes manuell bzw. semiautomatisch erstellt, um daraus die Fläche einer Einzelschicht berechnen zu können. Die Flächen der einzelnen Schichten werden mit der verwendeten Schichtdicke (≤ 10 mm) zur Berechnung des *enddiastolischen Volumen (EDV)* und des *endsystolischen Volumens (ESV)* multipliziert *(Methode nach Simpson).*

In Kenntnis des enddiastolischen und endsystolischen Ventrikelvolumens werden folgende Funktionsparameter für den rechten und linken Ventrikel bestimmt:
- Schlagvolumen (SV) = EDV – ESV [ml],
- Ejektionsfraktion (EF) = SV/EDV × 100 [%].

Für eine reproduzierbare funktionelle Auswertung sollten folgende Definitionen gelten:
- Zur Volumetrie der Ventrikel werden die Papillarmuskeln in der diastolischen und systolischen Phase dem Ventrikellumen zugerechnet.
- Zur Volumetrie des rechten Ventrikels wird der Anteil des rechten Ventrikels bis zur Pulmonalisklappe dem rechten Ventrikel zugerechnet.
- Zur Bestimmung der Myokardmasse wird das interventrikuläre Septum dem linken Ventrikel zugerechnet.

Myokardmasse. Die Myokardmasse M wird aus dem Mittelwert des epikardialen Volumens V_{epi} und des endokardialen Volumens V_{endo}, der mit der *myokardialen Gewichtskonstante* 1,05 g/ml multipliziert wird, berechnet:

- Myokardmasse (M) = $[(V_{epi} + V_{endo})/2] \times 1{,}05$ g/ml [g].

MR-tomographisch bestimmte *Referenzwerte* für die Volumetrie und die globale Funktion des linken und rechten Ventrikels, die mittels konventioneller GE-Sequenzen als auch unter Anwendung von SSFP-Sequenzen ermittelt wurden, sind in der Tab. 3.1 zusammengefasst.

Regionale Wandbewegung

Die Beurteilung der regionalen Wandbewegung des rechts- und linksventrikulären Myokards kann in der kurzen und der langen Herzachse visuell am Monitor anhand einer dynamischen Cine-MRT-Studie erfolgen. Die quantitative Beurteilung der regionalen Funktionsparameter, d.h. der enddiastolischen Wanddicke, der endsystolischen Wanddicke, der systolischen Wanddickenzunahme sowie der prozentualen systolischen Wanddickenzunahme (Tab. 3.2) erfordert geeignete computergestützte Nachverarbeitungsprogramme.

Mehrsegmentmodelle. Zur differenzierten Beurteilung der regionalen Wandbewegung erscheint eine Graduierung in die 4 klinischen Schweregrade Normokinesie, Hypokinesie, Akinesie und Dyskinesie zweckmäßig (Abb. 3.4). Zur reproduzierbaren Analyse und objektivierbaren Befundmitteilung ist die Verwendung eines Mehrsegmentmodells zu empfehlen. Etabliert sind beispielsweise das 17-Segment-Modell der American Heart Association (Cequeira 2002), das 14-Segment-Modell zum Scoring von Cine-MRT, kontrastmittelgestützter MRT und koronarer Katheterangiographie (Abb. 3.5 a) (Wu u. Mitarb. 2001) sowie das 16-Segment-Modell der American Society of Echocardiography (Abb. 3.5 b).

Kontrastmittelgestützte Untersuchungen des Herzens

Untersuchung der Myokardperfusion im sog. First-Pass

Die Analyse der myokardialen Perfusion erfolgt gegenwärtig üblicherweise als Untersuchung der ersten Passage des i.v. applizierten MR-Kontrastmittels durch das Myokard (sog. *First-Pass-Perfusion*). Die Untersuchung kann sowohl in Ruhe als auch unter physikalischen bzw. pharmakologischen Stressbedingungen erfolgen. Die Hauptindikation ist die Detektion einer hämodynamisch relevanten koronaren Herzerkrankung mittels des Nachweises einer belastungsinduzierten myokardialen Minderperfusion. Durch die Analyse der myokardialen Ruheperfusion werden die Reperfusion bzw. eine mikrovaskuläre Obstruktion nach Myokardinfarkt diagnostiziert. Die alternativen Untersuchungsverfahren (z.B. BOLD-Technik, Spin-Labeling) befinden sich gegenwärtig noch in der Erprobung.

Durchführung. Zur qualitativen Untersuchung der First-Pass-Myokardperfusion (Abb. 3.6) werden ultraschnelle stark T1w Single-Shot-GE-Sequenzen (z.B. FLASH-, TFE-, TFE-EPI-, FGRET-Sequenzen) in Atemanhaltetechnik nach i.v. Kontrastmittelapplikation eingesetzt. Die zeitliche Auflösung sollte 1 Messung pro 2 Herzschläge betragen, insgesamt sollte ein Zeitraum von ≥ 40 Messungen erfasst werden (Schichtdicke ≤ 10 mm, ≥ 3 Schichten pro Herzschlag). Üblicherweise wird ein FOV ≤ 380 mm (Matrix $\geq 128 \times 76$ Pixel) gewählt, die resultierende minimale Pixelgröße sollte unter $3{,}0 \times 5{,}0$ mm betragen. Nach Applikation eines T1-positiven Kontrastmittels (z.B. $\geq 0{,}025$ mmol Gd-DTPA/kg Körpergewicht, Injektionsgeschwindigkeit ≥ 3 ml/s) kann eine First-Pass-Untersuchung in der kurzen und in der langen Herzachse durchgeführt werden.

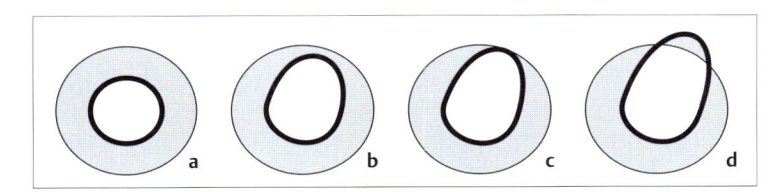

Abb. 3.4 a–d **Schematische Darstellung regionaler Kontraktionsstörungen des Myokards anhand von 4 klinischen Schweregraden.**
a Normokinesie.
b Regionale Hypokinesie.
c Regionale Akinesie.
d Regionale Dyskinesie.

Abb. 3.5 a u. b Regionale Myokardfunktion.
a Modell zur segmentalen Beurteilung der regionalen Myokardkontraktion (kurze Herzachse) in der kontrastverstärkten MRT, der Cine-MRT sowie in der koronaren Angiographie.
b Koronararterielle Versorgung der Myokardsegmente basal, auf Höhe der Papillarmuskeln und apikal (nach Erdmann).

aIVS	anteriores Septum
ALW	Anterolateralwand
HW	Hinterwand
IVS	Septum
PLW	Posterolateralwand
RCA	rechte Koronararterie
RCX	R. circumflexus der linken Koronararterie
RIVA	R. interventricularis der linken Koronararterie
VW	Vorderwand

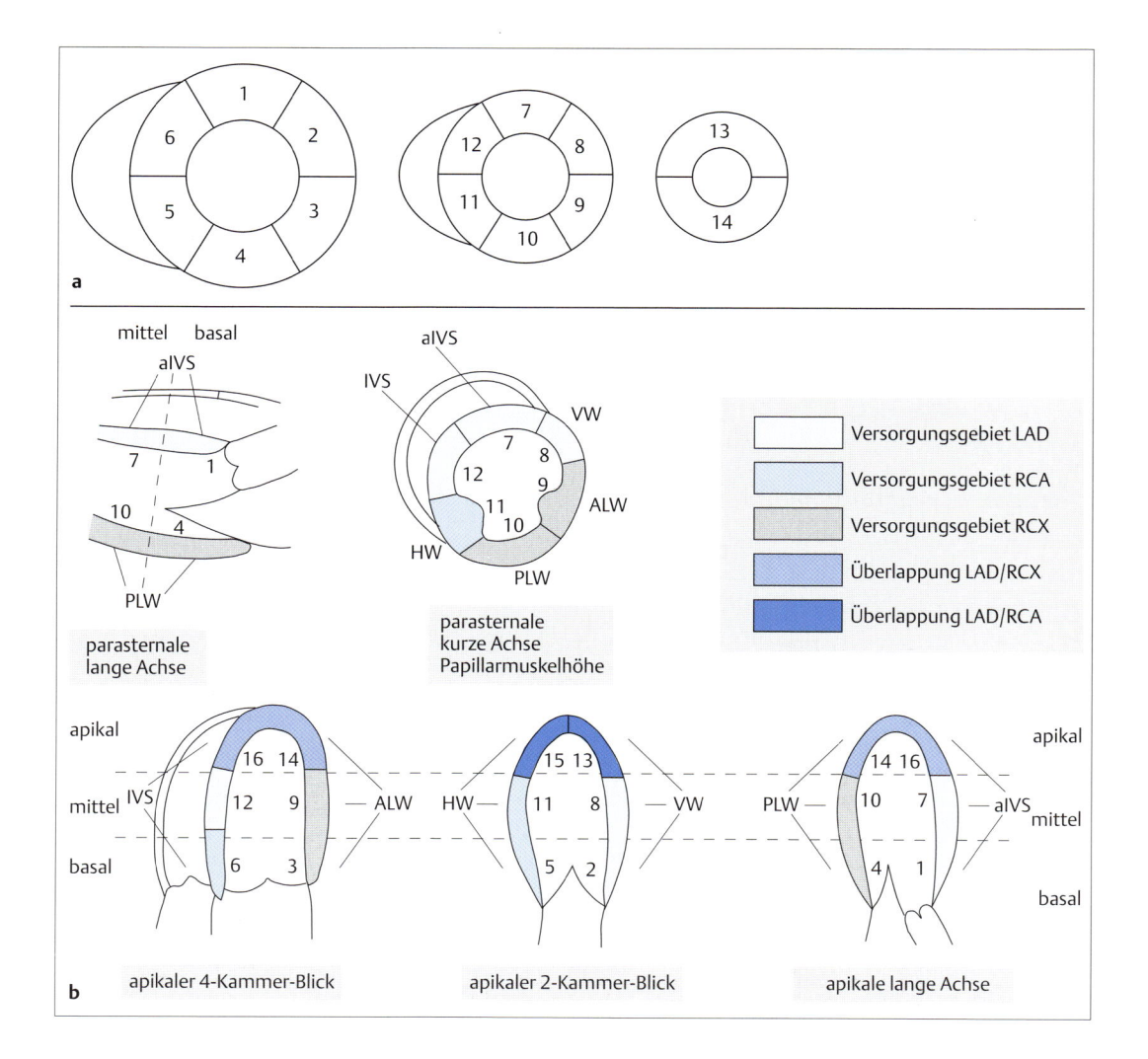

Die Veränderungen der myokardialen Signalintensität während der Kontrastmittelanflutung werden im zeitlichen Verlauf erfasst, um Perfusionsparameter wie die maximale Signalintensität *(Peak-SI)*, die Zeit bis zum Beginn des Signalanstiegs *(time to start)*, die Zeit bis zum Erreichen der Peak-SI *(time to peak)* sowie die Signalanstiegssteilheit zu erhalten (Abb. 3.**6**).

Auswertung. Aufnahmen mit dieser Technik weisen jedoch aufgrund der charakteristischen kurzen Repetitionszeit ein geringes SRV bzw. Kontrast-Rausch-Verhältnis auf, das nur eine geringe Ortsauflösung erlaubt und eine differenzierte Analyse der Kontrastmittelkinetik im subendokardialen und subepikardialen Myokard einschränkt. Die derzeit verwendeten MR-Kontrastmittel weisen während des First-Pass eine Extravasation in das Interstitium auf, so dass für eine quantitative Analyse Korrekturfaktoren berücksichtigt werden müssen. Für die dynamische Auswertung der Perfusionsuntersuchungen hat sich gegenwärtig trotz bereits verfügbarer (semi-) automatischer Auswerteprogramme noch kein einheitlicher Standard etabliert, so dass an spezialisierten Zentren eine visuelle qualitative Analyse des Signals während der maximalen Myokardkontrastierung bevorzugt wird.

Verbesserungen. Weiterentwicklungen der Sequenztechnik mit verbessertem Kontrast durch Wahl einer längeren TR-Zeit ermöglichen auch Mehrschichttechniken zur Erfassung des gesamten Herzens mit einer zeitlichen Auflösung von bis zu 7 Schichten pro Herzschlag. Dabei wird typischerweise eine räumliche Auflösung von ca. 1,5 × 1,5 mm in der Schichtebene bei einer Schichtdicke von 5–8 mm erreicht.

Herz

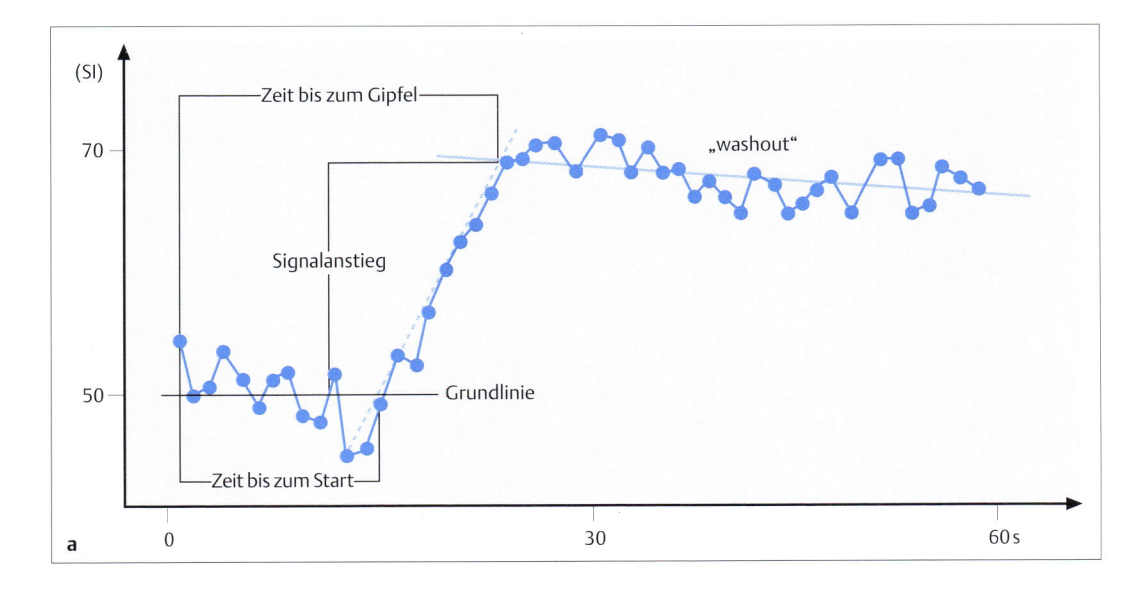

Abb. 3.6 a u. b **First-Pass-Myokardperfusionsuntersuchung.**
a Schematische Analyse einer First-Pass-Myokardperfusionsuntersuchung als Funktion der gemessenen Signalintensität (SI) über die Zeit.
b First-Pass-Myokardperfusionssequenz eines herzgesunden Probanden (TFE-EPI-Sequenz: TR = 10 ms, TE = 3,3 ms, Flipwinkel 20°, SD 10 mm, FOV 350 mm).

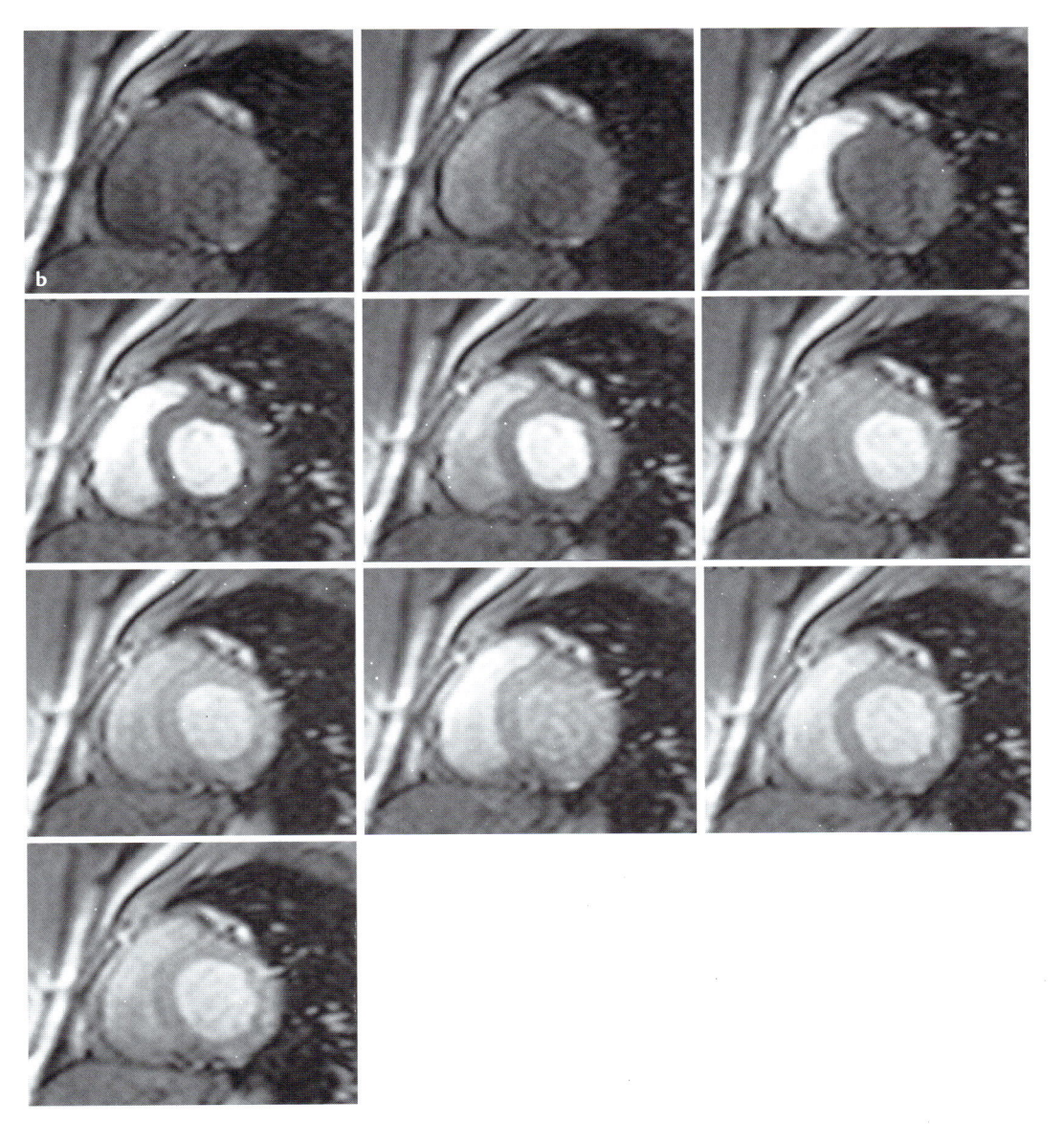

85

Kontrastmittelstudien

Aufnahmen im Äquilibrium (sog. „steady-state"). Zum Nachweis einer Myokarditis werden T1w Sequenzen nach i.v. Kontrastmittelapplikation (0,1 mmol/kg Körpergewicht) im Äquilibrium, d.h. in der Phase einer gleichmäßigen Verteilung des Kontrastmittels in Myokardgewebe und Blut („steady-state"), eingesetzt.

Spätaufnahmen („delayed contrast enhancement"). Das Phänomen einer verzögerten myokardialen Kontrastmittelauswaschung wird als „delayed contrast enhancement" bezeichnet. Nekrotisches Myokard, Binde- und Narbengewebe zeigen unter Verwendung von T1w GE-Sequenzen mit Magnetisierungspräparation (z.B. 2-dimensionale IR-Turbo-FLASH, IR-TFE oder Fast-Cine, Schichtdicke $\leq$ 8 mm) 10–20 min nach i.v. Kontrastmittelapplikation (0,1–0,2 mmol/kg Körpergewicht) ein hyperintenses Signal, während das Kontrastmittel in vitalem Myokardgewebe bereits ausgewaschen worden ist. Üblicherweise wird eine minimale Pixelgröße von $\leq 1,5 \times 1,9$ mm (FOV $\leq$ 380 mm, Matrix $\geq 256 \times 204$ Pixel) gefordert. Dabei ist entscheidend, das normale Myokardsignal durch die individuell zu ermittelnde Inversionszeit, die sich in Abhängigkeit vom Zeitpunkt der erfolgten Kontrastmittelapplikation ändert, zu unterdrücken. In der Nachverarbeitung werden gegenwärtig schwellenwertbasierte Flächen- und Volumenbestimmungen erprobt. Die klinische Hauptindikation liegt in der myokardialen Infarkt- und Vitalitätsdiagnostik (s. Abschnitt „Koronare Herzerkrankung").

Metabolische Bildgebung: myokardialer Stoffwechsel und Gewebezustand

^{31}Phosphor-MR-Spektroskopie

Die ^{31}P-MR-Spektroskopie erlaubt eine Analyse des Energiestoffwechsels des Myokards ohne den Einsatz von radioaktiv markierten Substanzen. Adenosintriphosphat (ATP) und Phosphokreatin (PCr) als zelluläre Energieträger können quantifiziert werden. Die MR-Sensitivität des ^{31}P-Kerns ist etwa um den Faktor 6 niedriger als die des Wasserstoffkerns. Aufgrund der geringen Signalstärke sind gegenwärtig noch lange Messzeiten und große Messvolumina (≥ 20 cm^3) erforderlich, wodurch die zeitliche und räumliche Auflösung beschränkt wird. Dieses Verfahren wird gegenwärtig wissenschaftlich bei den Fragestellungen Herzinsuffizienz, koronare Herzerkrankung und Herzklappenfehler untersucht.

Bei Patienten mit fortgeschrittener ischämischer und nichtischämischer Herzinsuffizienz ist der PCr/ATP-Quotient als Ausdruck eines gestörten myokardialen Energiestoffwechsels erniedrigt. Unter medikamentöser Therapie kann eine Erhöhung dieses Quotienten beobachtet werden, was als Wiederanstieg der PCr-Konzentration gedeutet wird. Als Nachweis einer myokardialen Narbenbildung wird die lokale Signalintensitätsabnahme der beiden energiereichen Phosphatverbindungen ATP und PCr gewertet (Tab. 3.**6**).

^{23}Natrium-Bildgebung

Das Isotop ^{23}Na kann analog zum Proton zur MRT des Herzens eingesetzt werden. Wissenschaftliches Interesse findet besonders infarziertes Myokard, da die Na-Konzentration im Areal eines akuten bis subakuten Infarkts ansteigt. Während normalerweise die Na-Konzentration extrazellulär etwa 10-mal so hoch ist wie intrazellulär, steigt bei einer Infarzierung wegen der Funktionseinschränkung der Na/K-ATPasen die intrazelluläre Konzentration auf die Werte des extrazellulären Raums an. Gleichzeitig dehnt sich der Extrazellulärraum durch die Ausbildung eines interstitiellen Ödems aus. Auch die beginnende Narbenbildung im weiteren Verlauf vergrößert den extrazellulären Raum.

Erste Studien an subakut infarziertem Myokard bestätigten ein erhöhtes ^{23}Na-MR-Signal in der ^{23}Na-Bildgebung. Für solche Messungen wird typischerweise eine EKG-getriggerte GE-Sequenz eingesetzt, wobei Sende- und Empfangsspule auf die Resonanzfrequenz von ^{23}Na abgestimmt werden müssen. Für die klinisch interessante Unterscheidung von intra- und extrazellulärem Natrium gibt es noch keine für klinische Untersuchungen geeignete Verfahren (Tab. 3.**6**).

Kongenitale Fehlbildungen

Etwa 0,8–1 % der lebenden Neugeborenen weisen einen angeborenen Herzfehler auf. Zu den häufigsten Herzfehlern zählen:
- Vorhofseptumdefekte (ASD),
- Ventrikelseptumdefekte (VSD),
- Pulmonalstenosen,
- Aortenstenosen,
- persistierender Ductus arteriosus.

Die wichtigste Anforderung an eine bildgebende Modalität ist die systematische Bestimmung der kardiovaskulären Pathoanatomie durch eine segmentale Beurteilung bzw. morphologisch-funktionelle Zuordnung der Gefäßanatomie, der Vorhöfe und der Ventrikel. In diesem Zusammenhang stellt die MRT eine etablierte Untersuchungsmodalität in der prä- operativen und postoperativen Diagnostik bei Patienten mit kongenitalen Fehlbildungen des Herzens dar.

Im Vergleich zur Echokardiographie ermöglicht die MRT auch die Darstellung der von Lungengewebe umgebenen Strukturen. Insbesondere bei älteren Kindern und jungen Erwachsenen ist die Echokardiographie oft durch ein eingeschränktes Schallfenster limitiert. Einen zusammenfassenden Überblick über den diagnostischen Stellenwert der MRT in der bildgebenden Diagnostik kongenitaler Fehlbildungen des Herzens, insbesondere im Verhältnis zur Echokardiographie, gibt Tab. 3.7.

Untersuchungstechnik. Zur Darstellung der thorakalen Anatomie werden EKG-getriggerte T1w TSE- und T2w HASTE-Sequenzen in Atemanhaltetechnik verwendet. Funktionelle Untersuchungen werden in der Brightblood-GE-Technik durchgeführt, um Herzklappenstenosen, -regurgitationen oder Shuntvitien darzustellen sowie chirurgisch angelegte Anastomosen posttherapeutisch zu überprüfen. Dazu werden entsprechend der klinischen Fragestellung zusätzlich zu den Standardscanebenen individuell angulierte Ebenen verwendet. Zur Untersuchung der Pulmonalarterien, der Aorta thoracalis sowie der supraaortalen Gefäßäste im Rahmen komplexer kongenitaler Fehlbildungen werden ergänzend kontrastmittelunterstützte 3-dimensionale MR-Angiographien angefertigt.

Segmentale anatomische Beurteilung. Zur segmentalen anatomischen Beurteilung der Herzhöhlen sollte zunächst geprüft werden, ob die anatomischen Verbindungen zwischen den Vorhöfen und den Ventrikeln morphologisch korrekt, d. h. konkordant sind. Dazu werden die folgenden morphologischen Leitstrukturen verwendet:

Tab. 3.7 → *Indikationen der MRT bei kongenitalen Fehlbildungen des Herzens nach den Kriterien der Task Force on Assessment of Diagnostic and Therapeutic Cardiovascular Procedures.*

I klinisch relevante Informationen, üblicherweise eingesetzte Methode der 1. Wahl
II klinisch relevante Information, häufig eingesetzte Methode; gleiche Information kann auch durch andere bildgebende Verfahren erzielt werden

Kategorie	MRT-Kriterien
I	**A: MR-Morphologie** (wenn Echokardiographie nicht konklusiv): • Fusionsanomalien • Gefäßanomalien • postoperative Verlaufskontrollen **B: MR-Funktionsdiagnostik** (wenn Echokardiographie nicht konklusiv): • Fusionsanomalien • Gefäßanomalien • postoperative Verlaufskontrollen **C: MR-Flussmessungen** (große Gefäße/Klappenebene) • Shuntvitien • postoperative Verlaufskontrollen **D: MR-Koronarangiographie** • Koronararterienanomalien **E: MR-Angiographie der großen Gefäße** • Gefäßanomalien • postoperative Verlaufskontrollen
II	**A: MR-Morphologie** • Shuntvitien **B: MR-Funktionsdiagnostik** • Shuntvitien **C: MR-Flussmessungen** (große Gefäße/Klappenebene) • Herzklappenanomalien

→ Die MRT stellt eine etablierte Untersuchungsmodalität in der prä- und postoperativen Diagnostik bei Patienten mit kongenitalen Fehlbildungen des Herzens dar.

- *rechter Vorhof:*
  - Einmündung der V. cava inferior,
  - dreieckförmiges Herzohr mit breitbasigem Kontakt zum Vorhof,
  - weites Ostium,
- *linker Vorhof:*
  - tubulär konfiguriertes Herzohr,
  - enges Ostium,
- *rechter Ventrikel:*
  - Fixierung des septalen Trikuspidalklappensegels apikal des septalen Mitralklappensegels,
  - septomarginale Trabekulierungen bzw. trabekuläres Moderatorband in der Ventrikelspitze,
  - ringförmig angeordnetes Myokard zwischen Trikuspidal- und Pulmonalklappe,
- *linker Ventrikel:*
  - bindegewebige Verbindung zwischen Mitral- und Aortenklappe.

Vorhof- und Ventrikelseptumdefekt

Vorhofseptumdefekt (ASD)

Klinik/Pathogenese. In der embryonalen Entwicklung nähert sich das Septum primum von der Klappenebene dem von kranial wachsenden Septum secundum. In Abhängigkeit vom betroffenen Vorhofseptum kann der Klappenebene benachbart ein *Septum-primum-Defekt* (ca. 30 % der ASD) vorliegen, der mit einer Spaltung eines Mitralsegels kombiniert sein kann. Der häufigere *Septum-secundum-Defekt* (Foramen ovale; ca. 65 % der ASD) ist meist zentral im Vorhofseptum lokalisiert. Bei einer Verbindung zwischen der V. cava superior und der an der Vorhofeinmündung dem Septum benachbarten Lungenvene liegt ein *Sinus-venosus-Typ* (< 5 %) vor; sehr selten besteht ein gemeinsamer Vorhof (Atrium communis) bei fehlender Septumanlage.

Bei einem *unkomplizierten ASD* resultiert aufgrund des Druckgradienten auf Vorhofebene ein Links-rechts-Shunt, häufig mit konsekutiver rechtsatrialer Vergrößerung (Abb. 3.7), wobei Shuntvolumina bis über 10 l/min erreicht werden können. Eine zusätzliche pulmonale Hypertonie kompliziert den ASD, da es hier zu einer Shuntumkehr mit konsekutiver Rechtsherzinsuffizienz kommt. Die Kombination von ASD und einer Mitralstenose wird als *Lutembacher-Syndrom* bezeichnet.

Diagnose:

— MRT-Spezifisches —

- Morphologisch und funktionell kann ein ASD mit *Brightblood-GE-Sequenzen* erfasst werden: Der ASD kann anatomisch direkt dargestellt und seine Größe abgeschätzt werden.
- Die GE-Sequenzen erlauben eine qualitative Darstellung eines *größeren transseptalen Shunts*.

Ventrikelseptumdefekt (VSD)

Klinik/Pathogenese. Beim VSD persistiert eine Verbindung zwischen dem rechten und dem linken Ventrikel. Je nach Lokalisation des Septumdefekts werden unterschieden:

Abb. 3.7 a–d **Vorhofseptumdefekte.**
a u. b Vorhofseptumdefekt mit Links-rechts-Shunt. Balanced FFE-Sequenz, enddiastolische Phase (**a**) und endsystolische Phase (**b**) im 4-Kammer-Blick. Septumdefekt auf Vorhofebene (Pfeile). Vergrößerung des rechten Vorhofs sowie des rechten Ventrikels.
c u. d Ausgedehnter kombinierter Vorhofseptumdefekt mit konsekutiver Rechtsherzbelastung. T1w FLASH-2 D (**c**) und T1w TSE-Sequenz (**d**), 4-Kammer-Blick.

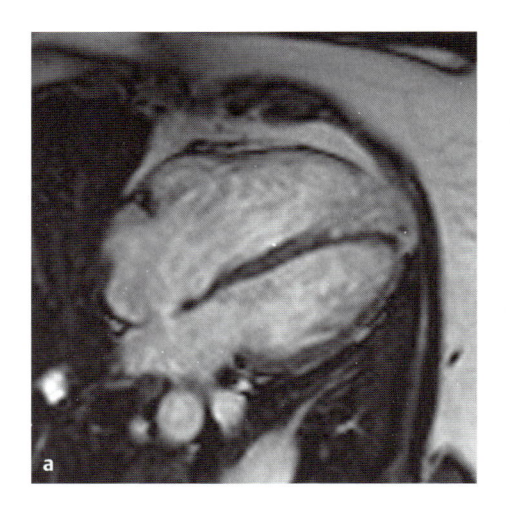

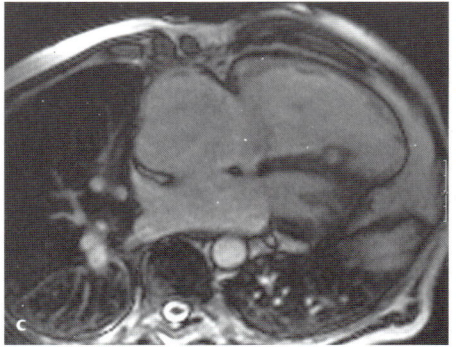

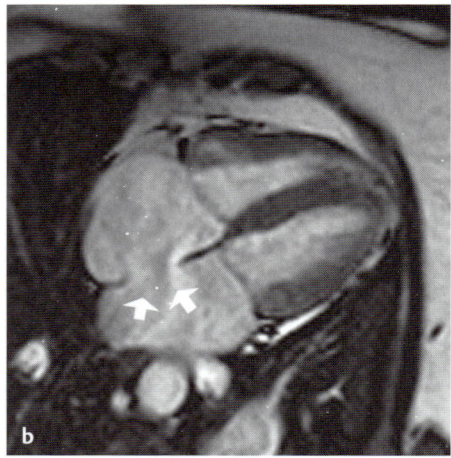

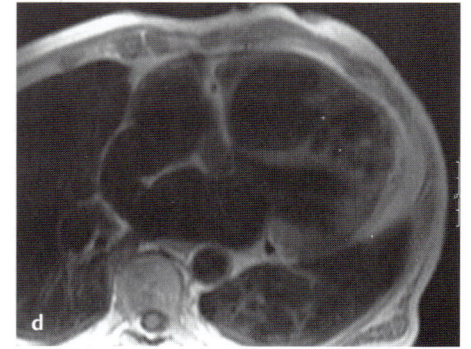

- infundibulärer VSD,
- membranöser VSD,
- Sinusseptaldefekt,
- muskulärer VSD,
- Kombination verschiedener Defekte.

Der hochsitzende Defekt der Pars membranacea (75–80% der Fälle) wird auch als *Morbus Roger* bezeichnet. Herzspitzenwärts ist der Defekt der Pars muscularis (ca. 5–15%) lokalisiert. Sehr selten sind subvalvuläre Defekte am Konus bzw. ein VSD am atrioventrikulären Übergang (Abb. 3.**8**).

Klinisch ist der VSD sehr häufig mit anderen Gefäß- und Herzfehlern kombiniert. Aufgrund der Druckverhältnisse entsteht auch hier in aller Regel ein Links-rechts-Shunt, der hämodynamische Wirkung in Abhängigkeit von der Defektgröße und den Gefäßwiderständen im Lungen- und Körperkreislauf zeigt. In Abhängigkeit vom Shuntvolumen und der Dauer, d.h. dem Lebensalter des Patienten, entwickelt sich eine zunehmende pulmonale Hypertension. Aufgrund des Lungengefäßwiderstands kommt es zur Reduktion des Links-rechts-Shunts und folglich zur Shuntumkehr *(Eisenmenger-Reaktion)*.

Diagnose:

— MRT-Spezifisches —

- MR-tomographisch kann der VSD anhand der *TSE-Sequenzen* bzw. der *Brightblood-GE-Sequenzen* morphologisch nachgewiesen werden.
- Letztere ermöglichen außerdem den Nachweis von turbulentem Blutfluss im betroffenen Atrium.

Therapie. Die operative Korrektur wird insbesondere für große Septumdefekte vor Manifestation einer pulmonalvaskulären Erkrankung angestrebt.

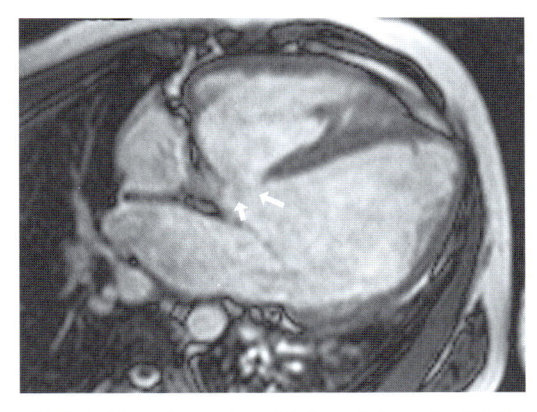

Abb. 3.8 **Ventrikelseptumdefekt.** Balanced FFE-Sequenz, 4-Kammer-Blick. Hochsitzender Ventrikelseptumdefekt mit Links-rechts-Shunt auf Ventrikelebene (Pfeile); konsekutive Vergrößerung des rechten Ventrikels.

Untersuchungsprotokoll

Als Untersuchungsprotokoll zum MRT-Nachweis eines ASD bzw VSD sind folgende Sequenzen zu empfehlen:

- Cine-MRT im 4-Kammer-Blick und in der kurzen Herzachse (Volumetrie des rechten/linken Ventrikels) mit Darstellung beider Vorhöfe und Ventrikel,
- T1w TSE-Sequenz über dem pathologischen Befund,
- Flussmessung im Truncus pulmonalis (proximal der Bifurkation des Truncus pulmonalis) und in der Aorta ascendens (proximal des Abgangs der supraaortalen Gefäße).

Atrioventrikulärer Septumdefekt

Pathogenese. Ein atrioventrikulärer Septumdefekt ist eine seltene Hemmungsmissbildung, der eine Fehlbildung der Atrioventrikularklappen in Kombination mit einer mangelhaften Ausbildung bzw. dem kompletten Fehlen des atrioventrikulären Septums zugrunde liegt. Daraus resultiert eine persistierende Verbindung zwischen dem linken Ventrikel und dem rechten Vorhof.

Diagnose. Funktionell werden je nach Defektgröße beobachtet:

- interventrikulärer und interatrialer Links-rechts-Shunt,
- begleitende Mitralinsuffizienz.

Durch das Fehlen des atrioventrikulären Septums resultiert eine Lageanomalie des AV-Knotens sowie des atrioventrikulären Reizleitungssystems.

Fallot-Tetralogie

> Die Fallot-Tetralogie ist der häufigste zyanotische Herzfehler.

Klinik/Pathogenese. Die Fallot-Tetralogie ist der *häufigste zyanotische Herzfehler* und beschreibt die Kombination einer häufig infundibulär bzw. kombiniert valvulär und infundibulär lokalisierten Pulmonalstenose mit konsekutiver rechtsventrikulärer Hypertrophie, VSD und einer das Ventrikelseptum überreitenden Aorta. Die Kombination einer valvulären bzw. infundibulären Pulmonalstenose mit ASD und einem Rechts-links-Shunt auf Vorhofebene wird in der Literatur als Fallot-Trilogie bezeichnet. Die Fallot-Pentalogie bezeichnet die Kombination aus einer Fallot-Tetralogie und einem ASD.

Der Schweregrad der Fallot-Tetralogie wird durch die Obstruktionen im rechtsventrikulären Ausflusstrakt bestimmt, eine Extremform dieser Herzfehlerkombination stellt die Pulmonalatresie mit VSD dar.

Diagnose:

— **MRT-Spezifisches**

- Unter Verwendung der Standardscanebenen können MR-tomographisch der rechtsventrikuläre Ausflusstrakt und die Pulmonalarterien (Scanebene senkrecht zum Gefäßverlauf) morphologisch beurteilt werden.
- Zusätzliche anatomische Informationen können mit der kontrastmittelgestützten 3-dimensionalen *MR-Angiographie* gewonnen werden.
- In gefäßparalleler Orientierung können mit Bright-blood-GE-Sequenzen *Stenosen* im pulmonalarteriellen Verlauf abgeschätzt werden.

Therapie. Das Therapieziel einer primär operativen Korrektur bei Fallot-Tetralogie besteht im Verschluss des VSD sowie der Erweiterung der pulmonalen Ausflussbahn zur Verbesserung der Lungenperfusion, die durch einen *Patch,* die *Valvulotomie* oder die *Infundibulektomie* angestrebt wird. Unmittelbar post partum kann die Gabe von *Prostaglandinen* erfolgen, um den Ductus arteriosus offenzuhalten. Bei hypoplastischen Pulmonalgefäßen bzw. schwierigen anatomischen Verhältnissen ist eine *aortopulmonale Shuntoperation* indiziert. Palliativ werden angelegt:

- Waterston-Cooley-Anastomose (Aorta ascendens – A. pulmonalis dextra),
- Blalock-Taussig-Shunt (A. subclavia – A. pulmonalis),
- Blalock-Shunt (Aorta bzw. A. brachiocephalica – A. pulmonalis).

— **MRT-Spezifisches**

- MR-tomographisch kann im Rahmen der postoperativen Kontrolle das Vorliegen einer pulmonalen Regurgitation, eine Einschränkung der rechtsventrikulären und linksventrikulären Funktion sowie eines Rest-VSD nachgewiesen werden.
- Mittels geschwindigkeitskodierter GE-Sequenzen können die Shuntdurchgängigkeit bzw. das Flussvolumen dokumentiert werden.

Aortenstenose

Klinik/Pathogenese. Pathoätiologisch liegt der *valvulären Aortenstenose* eine Behinderung der systolischen Entleerung des linken Ventrikels durch fehlgebildete bzw. fibrös verdickte Klappensegel oder verschmolzene Komissuren zugrunde. Konsekutiv resultieren eine deutliche Verdickung des linksventrikulären Myokards, eine Reduktion des Koronarflusses und eine subendokardiale Ischämie. Davon zu unterscheiden ist die *subvalvuläre membranöse Aortenstenose,* die durch eine Endokardleiste bzw. Membran kaudal des Aortenklappenrings verursacht wird.

Diagnose:

— **MRT-Spezifisches**

- MR-tomographisch können eine Hypertrophie des linksventrikulären Myokards sowie eine Reduktion des linksventrikulären Diameters erfasst werden.
- Zugleich können mit der *Cine-MR-Technik* Veränderungen der systolischen Zeitintervalle diagnostiziert werden.
- Die *MR-Phasenkontrast-Technik* erlaubt die qualitative Diagnose der poststenotischen Flussbeschleunigung mit Nachweis eines „Jet-Phänomens" sowie eine quantitative Erfassung der Blutflussgeschwindigkeit.
- Zur ergänzenden Untersuchung der ventrikulären Ausflussbahnen ist eine *angulierte parasagittale Scanebene,* die parallel zu den Ausstrombahnen ausgerichtet ist, notwendig.

Therapie. Die Therapie der Wahl besteht in einer *Ballonvalvuloplastie,* die bei einer Klappenöffnungsfläche < 0,5 cm² pro m² Körperoberfläche bzw. einem systolischen Druckgradienten > 60 mm Hg indiziert ist. Bei angeborenen Missbildungen der Klappe kann eine *Komissurotomie* notwendig sein.

Pulmonalarterienstenose

Klinik/Pathogenese. Eine Pulmonalarterienstenose wird als singuläre kongenitale Fehlbildung bzw. bei ca. 30% der angeborenen Herzfehler in Kombination z.B. mit einem ASD oder einer Fallot-Tetralogie bzw. Fallot-Trilogie beobachtet.

Typen. Je nach Lage der Obstruktion im Bereich der Pulmonalarterien bzw. der Seitenäste oder im rechtsventrikulären Ausflusstrakt werden 3 Typen der Pulmonalarterienstenose unterschieden:
- valvuläre Pulmonalarterienstenose (häufigste Form),
- subvalvuläre Pulmonalarterienstenose,
- supravalvuläre Pulmonalarterienstenose, bei der eine Einengung des Pulmonalarterienhauptstammes vorliegt.

Hämodynamisch führt eine Stenose der A. pulmonalis zu einem Druckgradienten zwischen dem rechten Ventrikel und der Pulmonalarterie. Konsekutiv entwickelt sich aufgrund des erhöhten rechtsventrikulären Drucks eine progrediente rechtsventrikuläre Hypertrophie.

Diagnose:

— MRT-Spezifisches
- Aufgrund des geringeren Drucks im Lungenkreislauf ist der MR-tomographisch nachweisbare Signalverlust distal der stenotischen Pulmonalisklappe geringer ausgeprägt als bei stenotischen Vitien im systemarteriellen Kreislauf, lässt sich jedoch bei höhergradigen Pulmonalstenosen zuverlässig nachweisen.
- Bei intaktem Ventrikelseptum und konsekutiv erhöhtem rechtsventrikulärem Druck gelingt der Nachweis einer *ausgeprägten rechtsventrikulären Hypertrophie* sowie einer *Myokard-/Endokardfibrose* mit Einengung des Ventrikelkavums.

Persistierender Ductus arteriosus Botalli

Klinik/Pathogenese. Im embryonalen Kreislauf wird über die Verbindung zwischen der A. pulmonalis und dem proximalen Abschnitt der Aorta descendens (sog. Ductus arteriosus Botalli) das Blut an der Lunge vorbei geführt. Gewöhnlich verschließt sich diese Kurzschlussverbindung nach der Geburt. Bleibt die Verbindung jedoch bestehen, resultiert eine Umkehr des fetalen Rechts-links-Shunts durch die unterschiedlichen Druckverhältnisse in Aorta und A. pulmonalis mit konsekutiver Volumenbelastung für den linken Vorhof und Ventrikel. Auch hier kann es in ca. 10% der Fälle über eine pulmonale Hypertension zu einer erneuten Shuntumkehr kommen. Der persistierende Ductus arteriosus Botalli kann bei komplexen Herzfehlern die kompensatorische Lungendurchblutung bzw. systemarterielle Durchblutung sicherstellen.

Diagnose:

— MRT-Spezifisches
- MR-tomographisch können präoperativ der pathologische Situs dargestellt bzw. qualitative hämodynamische Informationen gewonnen werden.

Therapie. Die operative Therapie der Wahl ist der *interventionelle Duktusverschluss* mithilfe eines Doppelschirm-Okkluders bzw. kleiner Spiralen oder Coils.

Transposition der großen Arterien

Klinik/Pathogenese. Einer Transposition der großen Arterien liegt eine embryonale Rotationsstörung zugrunde, die zum Ursprung der Aorta aus dem rechten Ventrikel sowie des Truncus pulmonalis aus dem linken Ventrikel führt (Abb. 3.9 u. 3.10). Zusätzlich kann eine Inversion der Ventrikel mit einer Einmündung des rechten Vorhofs in den linken Ventrikel bzw. des linken Vorhofs in den rechten Ventrikel vorliegen. Bei einer unvollständigen Trennung des Truncus pulmonalis und der Aorta entwickelt sich ein gemeinsames Gefäß aus beiden Ventrikeln (Truncus arteriosus), aus dem die Aorta, die Pulmonalarterien und die Koronararterien entspringen, über einem großen VSD (Abb. 3.11).

Abb. 3.9 a u. b **Transposition der großen Arterien, Trikuspidalinsuffizienz.** Balanced FFE-Sequenz im 4-Kammer-Blick, enddiastolische Phase (**a**) und endsystolische Phase (**b**). D-Transposition der großen Arterien, Z. n Mustard-OP. Massive Erweiterung des RV und RA, globale Hypokinesie des RV. Schmächtiger LV, regelrechte Globalfunktion. Höhergradige Trikuspidalinsuffizienz mit Nachweis eines systolischen Jets in den RA (**b**).

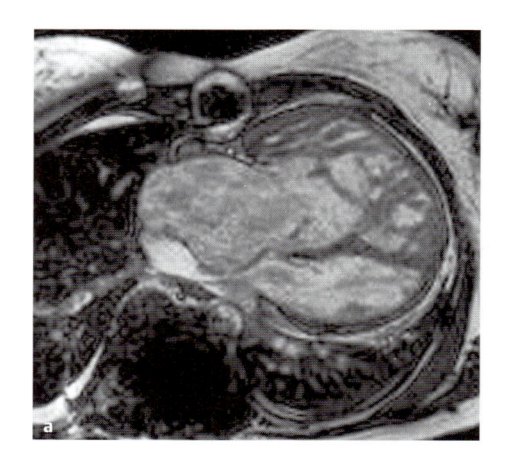

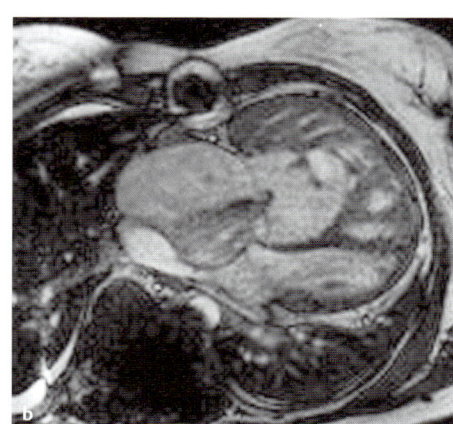

Abb. 3.10 a u. b **Transposition der großen Arterien.** T1w TSE-Sequenz in der kurzen (**a**) und langen (**b**) Herzachse. Transposition der großen Arterien (kongenital korrigiert) mit Ventrikelinversion, ausgedehntem Ventrikelseptumdefekt, funktionellem Single Ventricle, persistierendem Foramen ovale und einer hochgradigen Subpulmonalstenose.

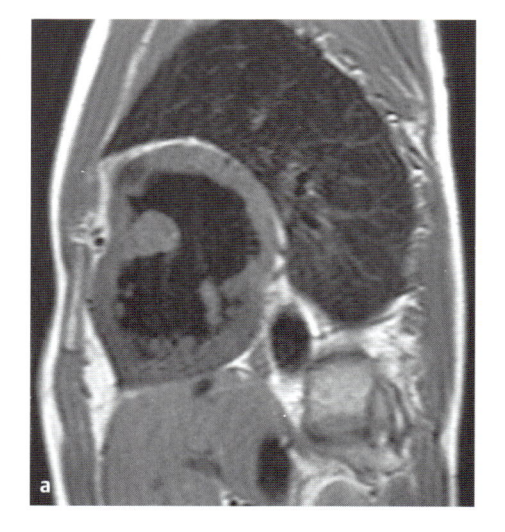

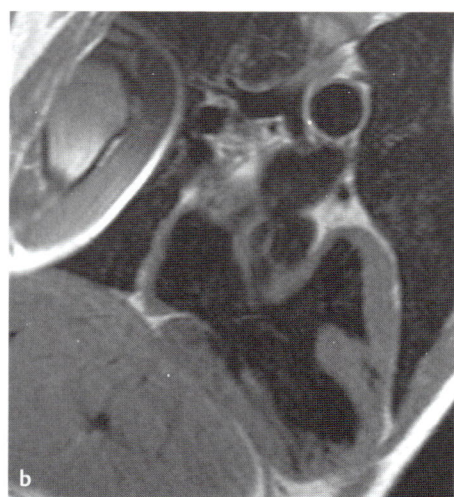

Abb. 3.11 a u. b **Transposition der großen Arterien.** D-Transposition der großen Arterien, Z. n. palliativer Mustard-OP im 1. Lebensjahr. Eisenmenger-Reaktion. Ausgeprägte Myokardhypertrophie des RV (Systemventrikel bei Mustard-Konstellation), global und diffus kontraktionsgeminderter LV. Deutlich dilatierte zentrale Pulmonalarterie.
a Balanced FFE-Sequenz in der kurzen Herzachse.
b Transversale T1w TSE-Sequenz.

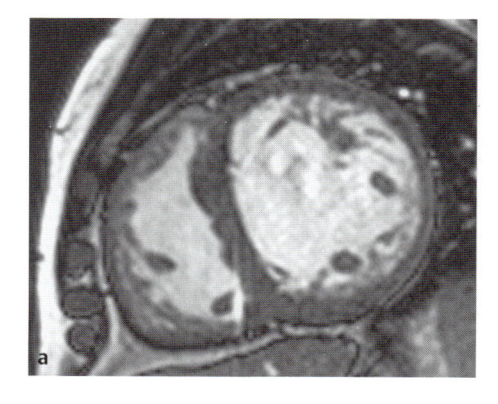

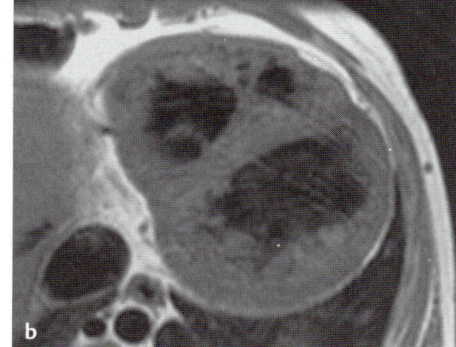

Diagnose:

— MRT-Spezifisches —

Präoperative Evaluation:
- Zur Charakterisierung des komplexen anatomischen Situs im Rahmen einer präoperativen Evaluation eignet sich die MRT sehr gut (Blackblood-TSE-Sequenzen, Brightblood-GE-Sequenzen). Insbesondere bei eingeschränktem Schallfenster ergeben sich diagnostische Vorteile gegenüber der Echokardiographie.
- Dabei ist es entscheidend, das aus dem linken Ventrikel entspringende große Gefäß als Pulmonalarterie zu identifizieren, während zugleich die Aorta aus dem rechten Ventrikel entspringt.
- In (para-) sagittalen Scanebenen lässt sich die Ausstrombahn beider Ventrikel darstellen; zusätzlich vermag die MRT assoziierte kardiale Fehlbildungen zu erfassen.

Postoperative Evaluation:
- Brightblood-GE-Sequenzen werden zur Evaluation des postoperativen Situs, zur Identifikation einer möglichen postoperativen Stenosierung der Pulmonalarterie sowie zur funktionellen postoperativen Untersuchung eingesetzt. Geschwindigkeitskodierte GE-Sequenzen eignen sich zur Quantifizierung der Flussverteilung zwischen den Pulmonalarterien.

Inkomplette Transposition:
- Eine inkomplette Transposition der großen Arterien wird dagegen als *Double Outlet Right Ventricle (DORV)* bezeichnet, bei der sich MR-tomographisch beide von zirkulärem Myokard umgebenen Ausstrombahnen in axialen Scanebenen kaudal der Taschenklappen darstellen lassen.
- Eine Assoziation mit einer Pulmonalarterienstenose wird beschrieben.

Therapie. Als Methode der Wahl gilt die operative anatomische Korrektur einer Transposition der großen Arterien nach Jatene (*arterial switch:* Seitentausch der Aorta und A. pulmonalis und Anschluss der Koronararterien an die Neo-Aorta). Alternativ wird die Vorhofumlagerung *nach Senning-Brom oder Mustard* durchgeführt (Abb. 3.12).

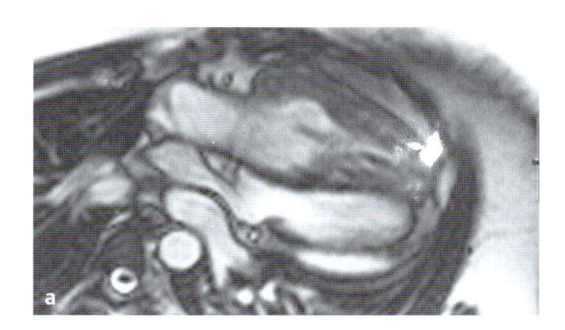

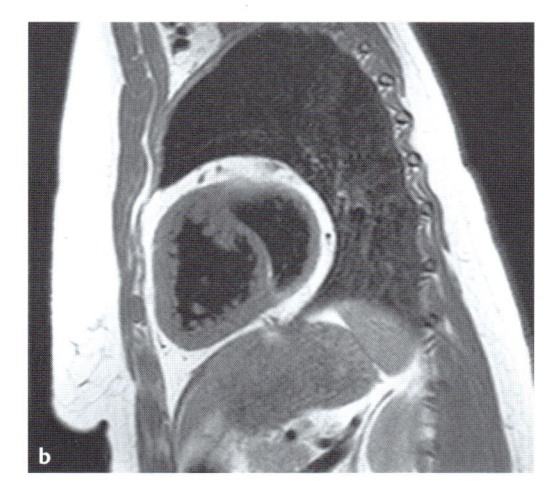

Blackblood-TSE- und Brightblood-GE-Sequenzen eignen sich sehr gut zur präoperativen Evaluation, Brightblood-GE-Sequenzen auch für postoperative Kontrollen bei der Transposition der großen Arterien.

Abb. 3.12 a u. b Z. n. Vorhof-Umkehr-Operation nach Mustard bei Transposition der großen Arterien. Z. n. Operation einer Transposition der großen Arterien (Vorhof-Umkehr-Operation nach Mustard). Großer rechter Systemventrikel mit erheblicher Wandhypertrophie. Kleiner linker (funktionell rechter) Ventrikel. Gutes postoperatives Ergebnis.
a T1w 2-dimensionale FLASH-Sequenz, lange Herzachse.
b T1w TSE-Sequenz, kurze Herzachse.

Aortenisthmusstenose

Klinik/Pathogenese. Die Aortenisthmusstenose ist als Einengung der deszendierenden Aorta thoracalis zwischen dem Ursprung der A. subclavia sinistra und dem Übergang des Arcus aortae in die A. descendens definiert (Abb. 3.13).

Formen. Je nach Lagebeziehung zur Einmündung des Ductus arteriosus werden 2 Formen unterschieden:
- Bei der *präduktalen Form* wird die Durchblutung der unteren Körperhälfte über einen persistierenden Ductus arteriosus Botalli sichergestellt. Zusätzlich weist der transverse Aortenbogen häufig eine prästenotische Hypoplasie auf.
- In der *postduktalen* Form (sog. Arkus- und Deszendensstenose) bilden sich Kollateralen über die brachiozephalen Arterien, die Aa. thoracicae internae und Interkostalarterien zu den Gefäßen der unteren Körperhälfte aus. Klinisch weisen die Patienten deutliche Blutdruckdifferenzen zwischen der oberen und unteren Extremität auf.

Abb. 3.13 **Aortenisthmusstenose distal des Abgangs der A. subclavia sinistra.** MIP einer atemgehaltenen 3-dimensionalen Kontrastmittel-MR-Angiographie (3-dimensionale FLASH-Sequenz) nach i.v. Applikation von 0,1 mmol Gd-DTPA/kg Körpergewicht.

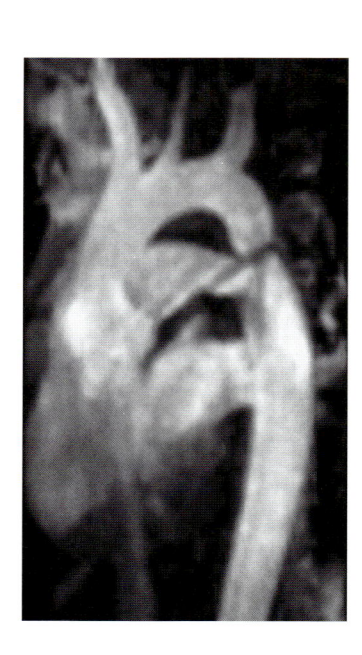

Diagnose:

— MRT-Spezifisches

- Als *Untersuchungsprotokoll* sind zu empfehlen: T1w TSE-Sequenz der Aorta thoracalis (parasagittale Schichtführung), Flussmessung im Truncus pulmonalis (proximal der Verzweigung) und in der Aorta ascendens (proximal des Abgangs der Arkusgefäße) sowie kontrastmittelgestützte 3-dimensionale MR-Angiographie zur Darstellung der Kollateralgefäße.
- *T1w Blackblood-TSE-Sequenzen* eignen sich zur primären Darstellung der (supra-) aortalen Anatomie. Zusätzlich kann mittels *kontrastmittelgestützter 3-dimensionaler MR-Angiographie* die Aortenisthmusstenose lokalisiert und die seltene Form einer Aortenisthmusstenose am Abgang der linken A. subclavia detektiert werden. Auch der Nachweis der Umgehungskreisläufe über die Aa. thoracicae internae und die Interkostalarterien gelingt zuverlässig.
- *Brightblood-GE-Sequenzen* werden durch den Nachweis poststenotischer Signalauslöschungen (signal void) bei Strömungsturbulenzen zur Abschätzung der hämodynamischen Relevanz einer Stenose verwendet. Gegenüber der Echokardiographie erlaubt die MRT insbesondere die Darstellung der Längsausdehnung der Aortenisthmusstenose.

Andere Fehlbildungen der Aorta

Auch bei anderen Fehlbildungen der Aorta gelingt mittels der MRT eine exakte Detektion und 3-dimensionale Darstellung der Gefäßpathologien.

— MRT-Spezifisches

- Bei einer *rechts deszendierenden Aorta thoracalis* können der rechtsparavertebrale Verlauf sowie die supraaortalen Gefäßäste durch axiale T1w TSE-Sequenzen und die kontrastmittelgestützte 3-dimensionale MR-Angiographie exakt dargestellt werden.
- Auch *Kompressionserscheinungen* der benachbarten Organe (z. B. Trachea, Ösophagus) können morphologisch analysiert werden (Abb. 3.**14**).

Abb. 3.14 a u. b **Rechts deszendierende Aorta thoracalis.**

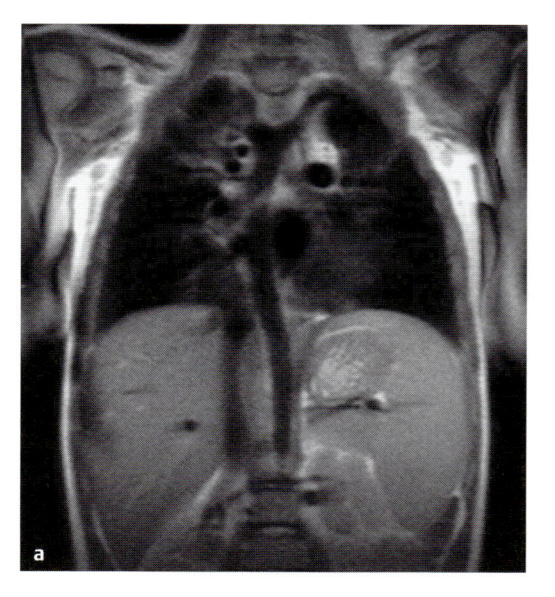

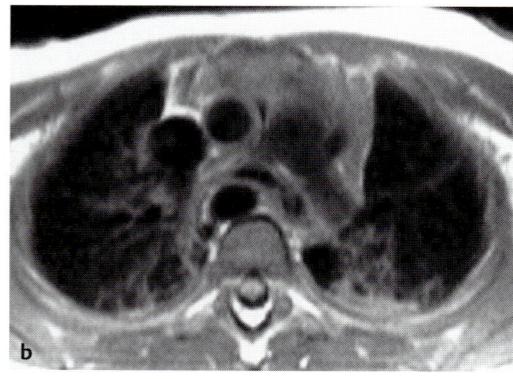

a HASTE-Sequenz (TR = 800 ms, TE = 43 ms) in der koronaren Schnittebene.
b Axiale atemgehaltene, EKG-getriggerte T1w TSE-Sequenz (TR = 750 ms, TE = 32 ms). Kompression von Trachea und Ösophagus durch die zur linken Seite kreuzende A. subclavia sinistra.

Erkrankungen des Myokards

Myokarditis

Klinik/Diagnose. Als Myokarditis wird eine akute oder chronisch rezidivierende Herzmuskelentzündung bezeichnet, die z.B. im Rahmen von Infektionen, rheumatischen Erkrankungen oder granulomatösen Systemerkrankungen auftreten kann. Die Diagnose einer Myokarditis wird primär anhand verschiedener klinischer Parameter (Anamnese, klinische Untersuchung) sowie elektro- und echokardiographischer Kriterien gestellt; immunhistologische bzw. -histochemische und molekularbiologische Untersuchungen liefern weitere diagnostische Hinweise. Der Nachweis einer Myokarditis im Rahmen einer Myokardbiopsie gelingt nur selten.

--- MRT-Spezifisches ---

- Der diagnostische Stellenwert der MRT bei akuter Myokarditis ist derzeit noch nicht abschließend definiert (Tab. 3.**8**).
- Die Verwendung von *Blackblood-TSE-Sequenzen* erlaubt den morphologischen Nachweis einer akuten Ventrikeldilatation ohne typische Vitiumkonfiguration.
- *Kontrastmittelgestützte EKG-getriggerte T1w TSE-Sequenzen* erlauben den Nachweis eines regionalen myokardialen Kontrastmittelenhancements als Korrelat reversibler myokardialer Läsionen.
- *Brightblood-GE-Sequenzen* ermöglichen bei einem Teil der Patienten die Detektion diastolischer Funktionsstörungen, eines eingeschränkten Herzminutenvolumens und einer reduzierten Auswurffraktion des linken Ventrikels. Häufig kann ein Perikarderguss im Rahmen einer begleitenden Perikarditis nachgewiesen werden.

Tab. 3.8 *Indikationen der MRT bei Myokard-/Perikarderkrankungen des Herzens nach den Kriterien der Task Force on Assessment of Diagnostic and Therapeutic Cardiovascular Procedures*
I klinisch relevante Informationen, üblicherweise eingesetzte Methode der 1. Wahl
II klinisch relevante Information, häufig eingesetzte Methode; gleiche Information kann auch durch andere bildgebende Verfahren erzielt werden

Kategorie	MRT-Kriterien
I	Derzeit keine Indikation
II	**A: MR-Morphologie:** - Perikarderguss - Pericarditis constrictiva - Myokarditis/Sarkoidose **B: MR-Funktionsdiagnostik:** - Pericarditis constrictiva - Myokarditis/Sarkoidose **C: MR-Kontrastmittelstudie** Äqulibrium („steady-state"): - Myokarditis/Sarkoidose

Kardiomyopathien

Klinik/Pathogenese. Die Kardiomyopathien sind eine heterogene Gruppe von chronisch progressiven Erkrankungen, die den Herzmuskel betreffen und nicht Folge ischämischer oder perikardialer Erkrankungen bzw. eines kongenitalen oder erworbenen Herzfehlers sind. Bis zu 30% der kardialen Todesfälle sind auf Kardiomyopathien zurückzuführen.

Subtypen. Die Kardiomyopathien werden nach klinischen, morphologischen und histologischen Kriterien in die folgenden Subtypen unterteilt (Friedrich 2000):
- kongestive (dilatative) Kardiomyopathie,
- hypertrophe Kardiomyopathie:
  - obstruktiv (ca. 25% der Fälle),
  - nichtobstruktiv (ca. 75% der Fälle),
- restriktive Kardiomyopathie,
- arrhythmogene rechtsventrikuläre Kardiomyopathie (ARVCM).

Das *isolierte ventrikuläre Non-Compaction-Syndrom* stellt eine seltene idiopathische Form einer Kardiomyopathie dar, der ursächlich eine fehlende intrauterine Verdichtung des Myokards zugrunde liegt (Abb. 3.**15**). Typischerweise besteht das Myokard aus einer dünnen, aus verdickten hypokinetischen Anteilen bestehenden, außen gelegenen Schicht sowie aus einer deutlich dickeren und trabekulierten, innen gelegenen Schicht (Oechslin 2000), die tiefe intertrabekuläre Rezessus aufweist.

Diagnose. Die Diagnose einer Kardiomyopathie erfolgt als Ausschlussdiagnose anderer kardiologischer Erkrankungen sowie durch den Nachweis spezifischer Krankheitsmerkmale (Friedrich 2000).

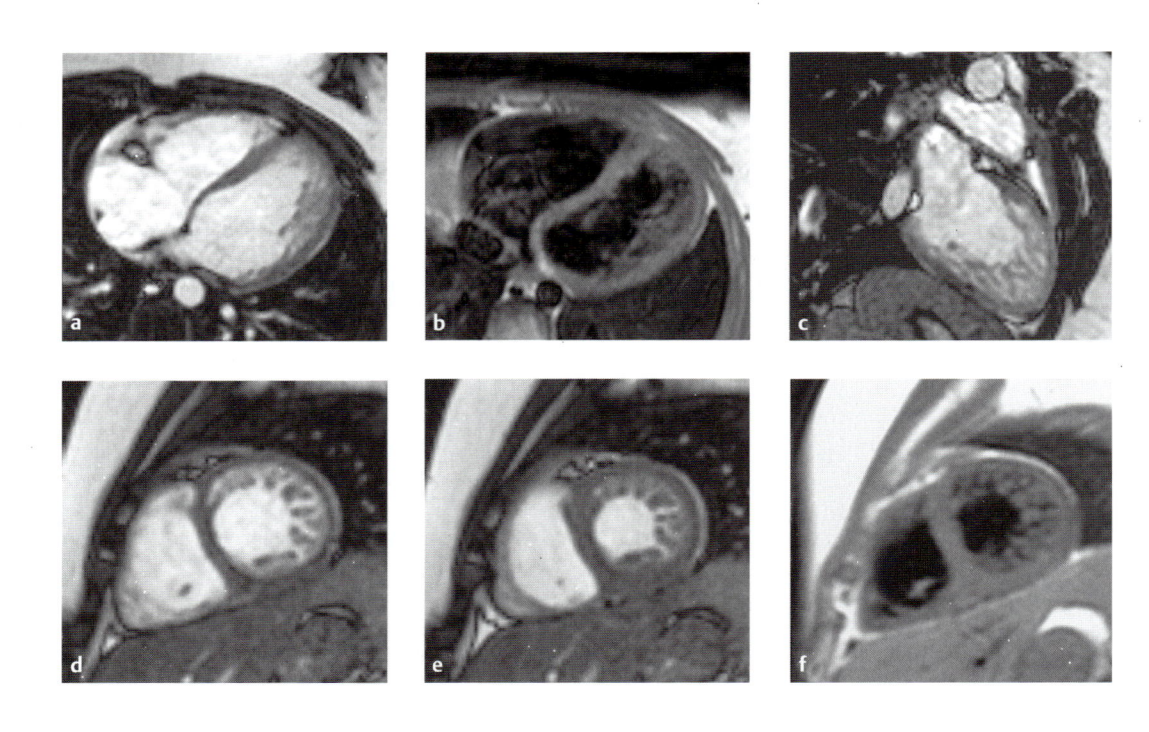

Abb. 3.15 a–f Familiäre ventrikuläre Non-Compaction Kardiomyopathie. 11-jährige Patientin mit familiärer ventrikulärer Non-Compaction-Kardiomyopathie. Deutliche Auflockerung und vermehrte Trabekulierung des LV-Myokards, das tiefe intertrabekuläre Rezessus aufweist. Apikal und septal betonte Ausdünnung des LV-Myokards.

a–c Balanced FFE Sequenz im 4-Kammer-Blick (**a**) und Semi-4-Kammer-Blick (**c**), T1w TSE-Sequenz im 4-Kammer-Blick (**b**).
d–f Balanced FFE-Sequenz, kurze Herzachse, enddiastolische Phase (**d**), endsystolische Phase (**e**). T1w TSE-Sequenz (**f**), kurze Herzachse

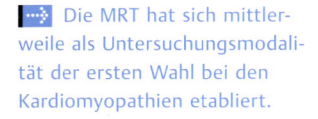

> Die MRT hat sich mittlerweile als Untersuchungsmodalität der ersten Wahl bei den Kardiomyopathien etabliert.

Mittlerweile hat sich die MRT als Untersuchungsmodalität der ersten Wahl etabliert (Tab. 3.9)

Tab. 3.9 *Indikationen der MRT bei primären Kardiomyopathien des Herzens nach den Kriterien der Task Force on Assessment of Diagnostic and Therapeutic Cardiovascular Procedures*
I klinisch relevante Informationen, üblicherweise eingesetzte Methode der 1. Wahl
II klinisch relevante Information, häufig eingesetzte Methode; gleiche Information kann auch durch andere bildgebende Verfahren erzielt werden

Kategorie	MRT-Kriterien
I	**A: MR-Morphologie** (wenn Echokardiographie nicht konklusiv): • hypertrophe Kardiomyopathie • dilatatative Kardiomyopathie • restriktive Kardiomyopathie **B: MR-Funktionsdiagnostik** • hypertrophe Kardiomyopathie • dilatatative Kardiomyopathie
II	**A: MR-Morphologie** • arrythmogene rechtsventrikuläre Kardiomyopathie **B: MR-Funktionsdiagnostik** • restriktive Kardiomyopathie • arrythmogene rechtsventrikuläre Kardiomyopathie

— **MRT-Spezifisches** —

- Morphologische Veränderungen können mittels *Black-blood-TSE-Sequenzen* evaluiert werden, während sich *GE-Sequenzen in Cine-Mode-Technik* zur Abklärung einer pathologischen systolischen bzw. diastolischen Funktion des linken und rechten Ventrikels eignen.
- Durch Darstellung und Quantifizierung der *ventrikulären Volumina* und der *globalen Ventrikelfunktion* eignet sich die MRT sowohl zur Primärdiagnostik als auch zur Verlaufskontrolle unter medikamentöser Therapie.

Kongestive (dilatative) Kardiomyopathie

Die dilatative Kardiomyopathie (DCM) weist als häufigste der 3 Kardiomyopathieformen eine Inzidenz von ca. 6–8 Erkrankungsfällen pro 100.000 Einwohner pro Jahr auf. Sie ist charakterisiert durch eine ausgeprägte und oft progrediente Erweiterung der Herzhöhlen, die sich auf Ventrikel- und Vorhofebene manifestieren kann.

— **MRT-Spezifisches** —

- MR-tomographisch zeigt sich das Myokard häufig im gesamten *linken Ventrikel* gleichmäßig ausgedünnt; in einigen Fällen ist die Wanddicke des linken Ventrikels noch normal, selten wird eine Hypertrophie des linken Ventrikels beobachtet (Tab. 3.9).

Herz

- Die MRT eignet sich bei Patienten mit dilatativer Kardiomyopathie zur *differenzialdiagnostischen Abgrenzung* gegenüber einem chronischen Myokardinfarkt oder lokalen Aneurysmen (Abb. 3.**16**).
- Häufig lassen sich am interventrikulären Septum oder in der Ventrikelspitze *thrombotische Auflagerungen* nachweisen.
- Brightblood-GE-Sequenzen in der kurzen Herzachse bzw. im linksventrikulären 2- und 4-Kammer-Blick (s. Abb. 3.**2** u. 3.**3**) erlauben eine *funktionelle Untersuchung* des linken und rechten Ventrikels durch die Bestimmung der links- und rechtsventrikulären Volumina, der myokardialen Wanddicke und der Ejektionsfraktion bzw. des Schlagvolumens beider Ventrikel. Insbesondere die Ejektionsfraktion des linken Ventrikels ist ein wichtiger Parameter zur Longitudinalbeurteilung, u. a. im Rahmen einer Pharmakotherapie.
- MR-tomographisch wird bei der DCM eine *systolische Funktionsstörung* mit verlängerter Austreibungsphase sowie erhöhtem EDV und ESV nachgewiesen; die diastolische Funktion des linken Ventrikels kann aufgrund eines fibrotischen Myokardumbaus ebenfalls eingeschränkt sein.

- Bei dilatativer Kardiomyopathie fehlt der in normalem Myokard des linken Ventrikels zwischen der Herzbasis und der Ventrikelspitze zunehmende *Gradient der systolischen Myokarddickenzunahme* (Abb. 3.**17**).
- Eine begleitende *Mitralklappeninsuffizienz* lässt sich als systolische Signalauslöschung im linken Vorhof nachweisen.
- T2w Sequenzen ermöglichen die Diagnose *ödematöser Myokardveränderungen* im Rahmen einer akuten Entzündungsreaktion.

Hypertrophe Kardiomyopathie

Die hypertrophe Kardiomyopathie ist durch eine deutlich vergrößerte endsystolische Myokarddicke und nicht selten asymmetrische Verdickung des Myokards des linken bzw. rechten Ventrikels bei meist normaler Größe der Herzkammern charakterisiert. Die Häufigkeit einer hypertrophen Kardio-

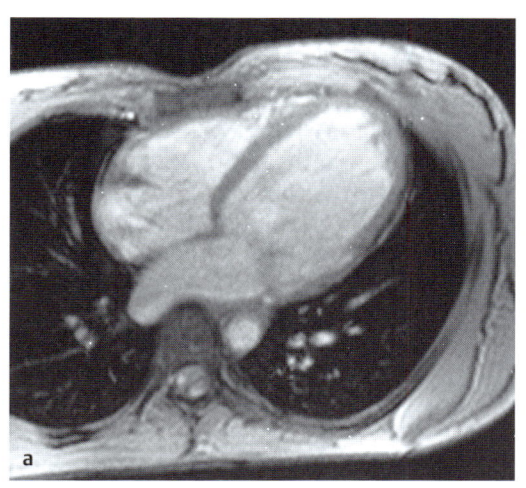

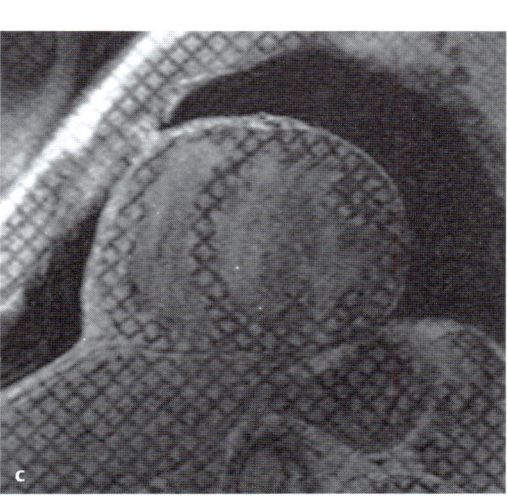

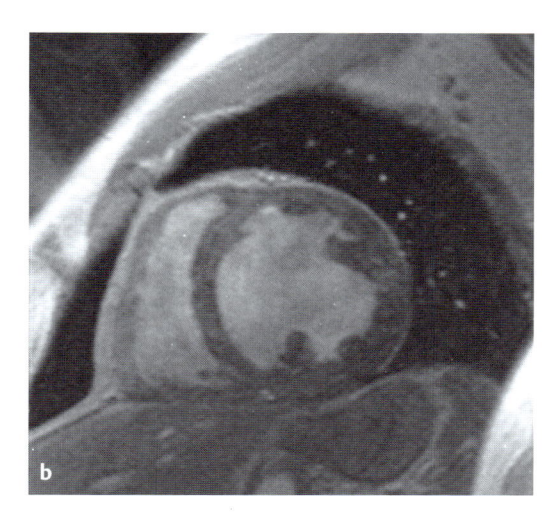

Abb. 3.16 a – c **Dilatative Kardiomyopathie.**
a Atemgehaltene, EKG-getriggerte 2-dimensionale FLASH-Sequenz (TR = 167 ms, TE = 6,2 ms) im 4-Kammer-Blick.
b Atemgehaltene, EKG-getriggerte 2-dimensionale FLASH-Sequenz (TR = 80 ms, TE = 4,8 ms, FA = 30°) in der kurzen Herzachse.
c MR-Tagging (SPAMM-Technik) in der kurzen Herzachse. Erheblich dilatierter linker Ventrikel, ausgedünntes linksventrikuläres Myokard. Hochgradig eingeschränkte LV-Globalfunktion. Kurze Herzachse.

Abb. 3.17 a u. b **Postpartale dilatative Kardiomyopathie.** Balanced FFE-Sequenz in der kurzen Herzachse (**a**) und der koronaren Ebene (**b**). 33-jährige Patientin mit ausgeprägter Dilatation des linken Ventrikels bei noch normaler Wanddicke des linksventrikulären Myokards; hochgradig eingeschränkte globale Funktion (LV-EF 22,7 %).

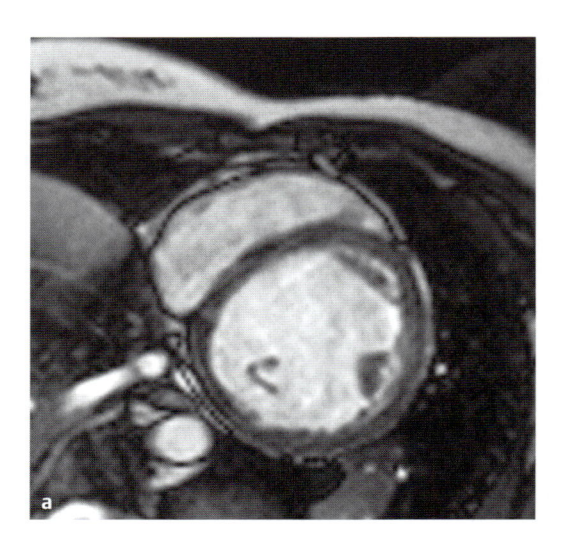

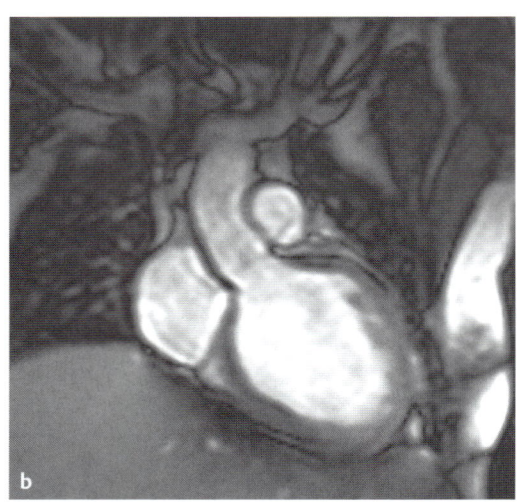

myopathie liegt in der Normalbevölkerung bei ≤ 0,2 %.

— **MRT-Spezifisches** —

- Die MRT in der kurzen Herzachse bzw. im linksventrikulären 2- und 4-Kammer-Blick eignet sich zur Visualisierung und *Quantifizierung* der Ausdehnung und *Lokalisation* der myokardialen Hypertrophie (Tab. 3.**9**).
- Das Signal des hypertrophierten Myokards ist gewöhnlich isointens zum normalen Myokard; aufgrund von Perfusionsstörungen in extrem hypertrophierten Segmenten kann die Signalintensität durch fokale fibrotische Veränderungen sowohl in den T1w als auch den T2w Sequenzen herabgesetzt sein.
- Patienten mit hypertropher Kardiomyopathie weisen häufig eine *sekundäre Mitralinsuffizienz* auf (Abb. 3.**18**).

Hypertrophe obstruktive Kardiomyopathie (HOCM):

- Betrifft die Myokardhypertrophie insbesondere das interventrikuläre Septum mit konsekutiver Einengung des linksventrikulären Ausflusstrakts, liegt eine HOCM vor.
- *Brightblood-GE-Sequenzen* ermöglichen den Nachweis einer systolischen Flussbeschleunigung als Signalauslöschung im obstruierten Ausflusstrakt; eine Quantifizierung des Druckgradienten erfolgt durch Flussmessung im linksventrikulären Ausflusstrakt (Abb. 3.**19**).
- Die assoziierten regionalen Änderungen des myokardialen Kontraktionsmusters können in ergänzenden *Tagging-Untersuchungen* dargestellt werden.
- Die *diastolische Myokardfunktion des linken Ventrikels* (maximale diastolische Füllungsrate, diastolische Füllungsfraktion) ist z. T. deutlich eingeschränkt.

Abb. 3.18 a – c **Hypertrophe Kardiomyopathie.** Apikal betonte zirkumferenziell den linken Ventrikel betreffende Hypertrophie des Myokards.

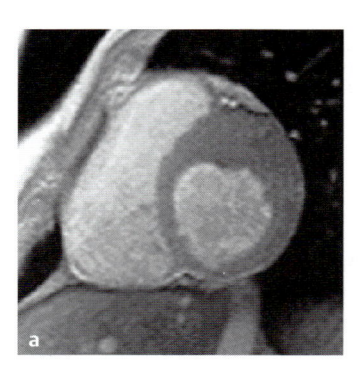

a Atemgehaltene, EKG-getriggerte 2-dimensionale FLASH-Sequenz (TR = 167 ms, TE = 4,8 ms, kurze Herzachse). Myokardhypertrophie im anterioren/anterolateralen LV-Myokard betont.

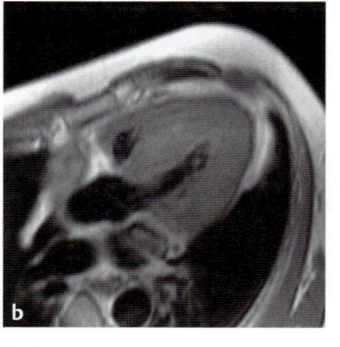

b EKG-getriggerte T1w TSE-Sequenz, nicht atemgehalten (TR = 600 ms, TE = 12 ms, lange Herzachse).

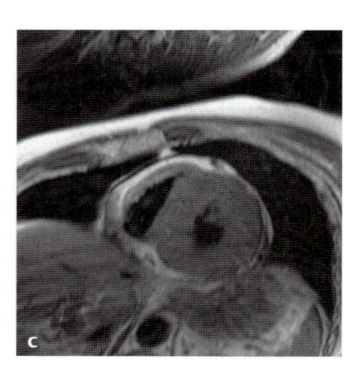

c EKG-getriggerte atemgehaltene T1w TSE-Sequenz (TR = 600 ms, TE = 12 ms, kurze Herzachse).

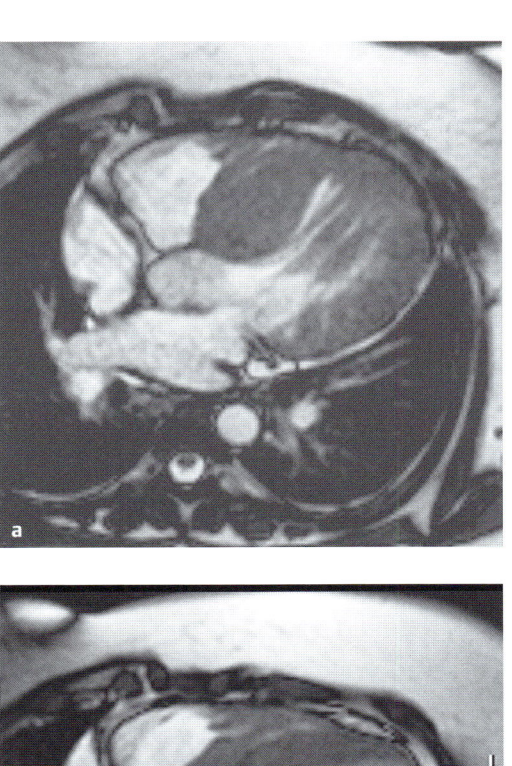

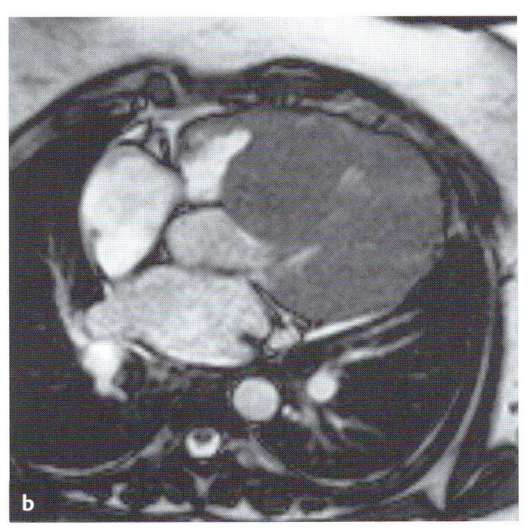

Abb. 3.19 a–g **Hypertrophe obstruktive Kardiomyopathie (HOCM):** Mikrovaskuläre Obstruktion bei iatrogenem Myokardinfarkt nach transkoronarer Ablation einer Septumhypertrophie (TASH).

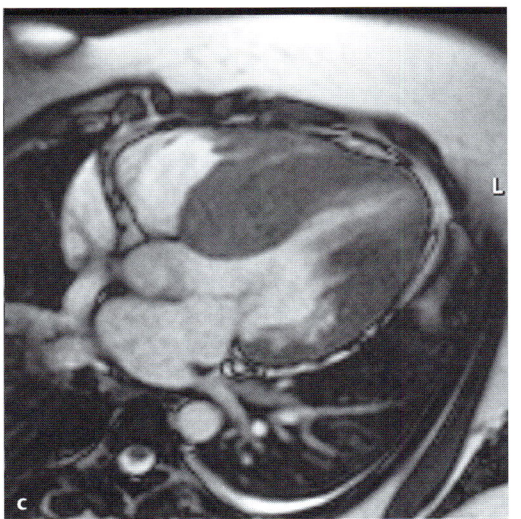

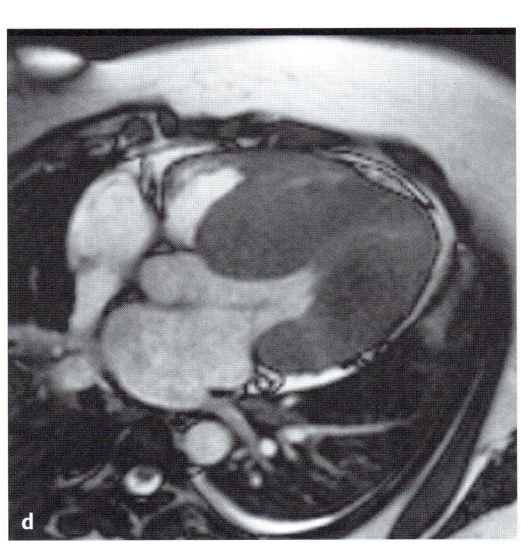

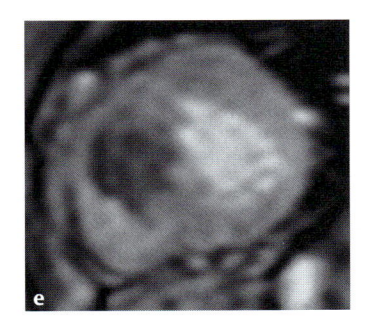

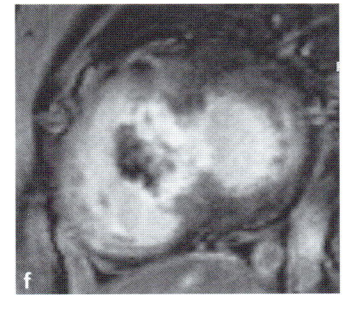

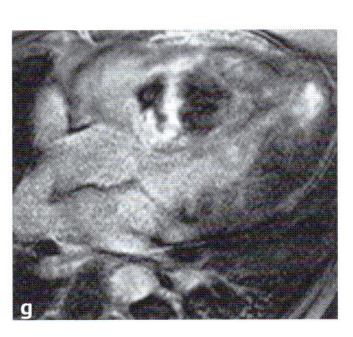

a–d Balanced FFE-Sequenz, enddiastolische (**a, c**) und endsystolische Phase (**b, d**) einer Cine-Mode-Sequenz im 4-Kammer-Blick. Hypertrophe Kardiomyopathie mit Obstruktion des linksventrikulären Ausflusstraktes (HOCM) bei subaortaler Septumhypertrophie (Ruhegradient 65 mm Hg) vor geplanter TASH.

e–g Einzelbilder einer Gd-verstärkten First-Pass-Mehrschicht-Perfusionsuntersuchung (TFE-EPI, 5 Schichten) in der kurzen Herzachse (**e**), T1w IR-Sequenz 15 min nach Applikation von 0,1 mmol Gd-DTPA/kg Körpergewicht, kurze Herzachse (**f**) und 4-Kammer-Blick (**g**).

Tag 2 postinterventionell: regionale Hypokinesie des basalen und mittleren Drittels des IVS bei unveränderter LV-EF (75,2 %) sowie transmuraler Perfusionsdefekt im IVS (**e**). Flächiges inhomogenes Hyperenhancement im Bereich der Ablationsnekrose (**f, g**), zusätzlich schmales hypointenses Myokardareal an der Grenze zum RV (a. e. Korrelat einer mikrovaskulären Obstruktion). Sog. „patchy hyperenhancement" in der Frühphase nach Durchführung einer TASH.

> Die MRT ist der Echokardiographie insbesondere in der Darstellung der apikal betonten Form der HOCM und im morphologischen Erfassen von Frühformen überlegen.

- Im Vergleich zur Echokardiographie ist die MRT insbesondere in der Darstellung der apikal betonten Form der HOCM überlegen und kann morphologisch bereits Frühstadien der HOCM erfassen.

Nichtobstruktive hypertrophe Kardiomyopathie (NOHCM):
- Bei der NOHCM dagegen können das gesamte Myokard des linken Ventrikels einschließlich des interventrikulären Septums sowie auch der rechte Ventrikel hypertrophiert sein (Abb. 3.**20**).

- MR-tomographisch wird eine *verminderte Auswurfleistung* des linken Ventrikels bei erhöhtem Füllungsvolumen nachgewiesen.

Screening und postoperative Kontrolle:
- Die MRT ist darüber hinaus als nichtinvasive bildgebende Modalität für das Screening sowie zur postoperativen Kontrolle nach *chirurgischer* (z. B. Myektomie/Myotomie) oder *pharmakologisch-interventioneller Therapie* (z. B. transkutane myokardiale Septumablation, TASH) geeignet (Abb. 3.**19**).

Restriktive Kardiomyopathie

Klinik/Pathogenese. Die restriktive Kardiomyopathie ist die seltenste Form der Herzmuskelerkrankungen und durch eine mitunter hochgradig eingeschränkte diastolische Funktion des linken Ventrikels gekennzeichnet. Ätiologisch liegen einer restriktiven Kardiomyopathie myokardial bzw. endokardial lokalisierte Erkrankungen mit funktionell führender Störung der diastolischen Füllung des linken Ventrikels zugrunde.

> MR-tomographisch lassen sich assoziierte morphologische Veränderungen der restriktiven Kardiomyopathie darstellen und kann eine konstriktive Perikarditis abgegrenzt werden.

Primäre restriktive Kardiomyopathien. Hierzu zählen:
- Endocarditis parietalis fibroplastica (Löffler-Endomyokardfibrose),
- hypereosinophiles Syndrom,
- idiopathische Formen.

Sekundäre restriktive Kardiomyopathien. Verschiedene Systemerkrankungen können eine Mitbeteiligung des Myokards bzw. Endokards aufweisen und daher zum Bild einer restriktiven Kardiomyopathie führen. Zu diesen sekundären Formen der Kardiomyopathie zählen u. a.:

- Sarkoidose,
- Amyloidose,
- Hämochromatose,
- Sklerodermie.

Darüber hinaus können *infektiös-entzündliche* und *medikamentös-toxische Agenzien* ursächlich sein (Friedrich 2000).

Diagnose. Eine klinische Diagnose setzt üblicherweise eine Herzkatheteruntersuchung in Kombination mit einer endomyokardialen Biopsie voraus.

--- **MRT-Spezifisches** ---
- MR-tomographisch können *assoziierte morphologische Veränderungen* der restriktiven Kardiomyopathie dargestellt werden (Tab. 3.**9**) (Abb. 3.**21**). Charakteristisch ist die Dilatation der Herzvorhöfe, der V. cava inferior und der Vv. hepaticae in Verbindung mit normal großen Ventrikeln und regelrechter Dicke des Perikards (≤ 4 mm).
- Das intrakavitäre Signal in TSE-Sequenzen ist aufgrund des verlangsamten Blutflusses häufig angehoben.
- Komplizierend kann eine *Mitral- bzw. Trikuspidalinsuffizienz* auftreten.

Abb. 3.20 a u. b Asymmetrische hypertrophe Kardiomyopathie. Partiell verkalkter Thrombus in der Herzspitze des linken Ventrikels bei asymmetrischer hypertropher nichtobstruktiver Kardiomyopathie (HOCM).
a 2-dimensionale FLASH-Sequenz, 4-Kammer-Blick (TR = 80 ms, TE = 4,8 ms, Flipwinkel = 30°). Einzelbild aus einer Cine-GE-Studie.
b T1w TSE-Sequenz, 4-Kammer-Blick (TR = 700 ms, TE = 12 ms).

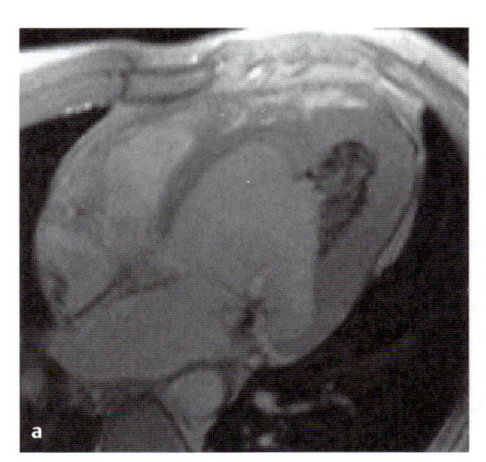

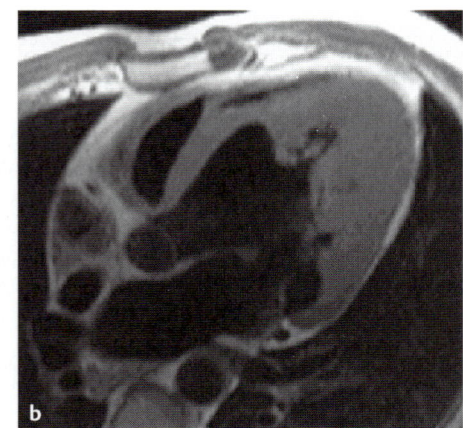

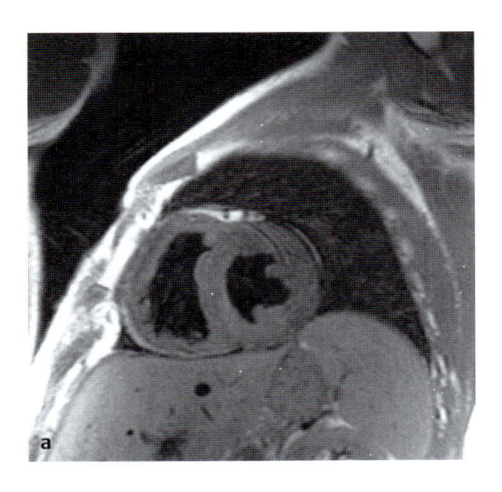

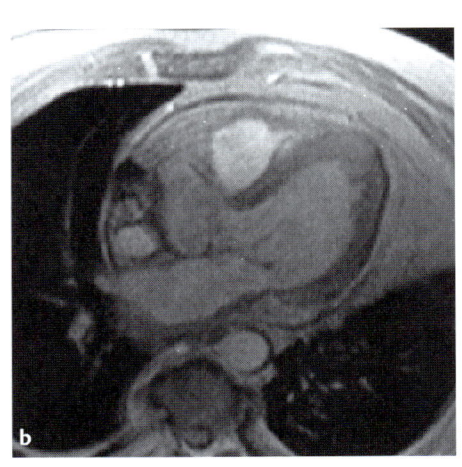

Abb. 3.21 **Restriktive Kardiomyopathie.** Restriktive Kardiomyopathie bei histologisch nachgewiesener Amyloidose. EKG-getriggerte, atemgehaltene T1w TSE-Sequenz (TR = 700 ms, TE = 32 ms, kurze Herzachse). Verdickung des rechts- und linksventrikulären Myokards. In den ergänzenden dynamischen Studien erheblich eingeschränkte biventrikuläre Funktion.

- Eine Indikation zur MRT besteht zudem in der differenzialdiagnostischen Abgrenzung der restriktiven Kardiomyopathie von der *konstriktiven Perikarditis* (s. Abb. 3.**25**), da diese beiden Entitäten bei klinisch ähnlichem Bild eine unterschiedliche Therapie erfordern. So kann die konstriktive Perikarditis chirurgisch, z. B. durch Perikardfensterung, kurativ therapiert werden.
- MR-tomographisch lassen sich mittels kontrastmittelgestützter T1w TSE-Sequenzen bzw. T2w Sequenzen in kurzer und langer Herzachse heterotope Signalveränderungen als Korrelat granulomatöser myokardialer Infiltrationen bei *Sarkoidose* nachweisen.
- Auch *Amyloidablagerungen* können MR-tomographisch ein inhomogenes Kontrastmittelenhancement aufweisen; eine myokardiale Mitbeteiligung resultiert in einer eingeschränkten Myokardkontraktion.
- In seltenen Fällen einer myokardialen *Hämochromatose* können aufgrund paramagnetischer Eigenschaften der Eisenablagerungen umschriebene hypointense Signalveränderungen in T1w und T2w Sequenzen in Kombination mit einer Dilatation der Ventrikel sowie Einschränkungen der Myokardfunktion nachgewiesen werden (Friedrich 2000). Darüber hinaus sollten die parenchymatösen Oberbauchorgane (Leber, Milz und Pankreas) hinsichtlich einer Mitbeteiligung im Rahmen einer Hämochromatose mit untersucht werden.

Arrhythmogene rechtsventrikuläre Kardiomyopathie (ARVCM)

Klinik/Pathogenese. Die ARVCM ist eine in den letzten Jahren zunehmend beachtete Ursache des plötzlichen Herztodes sowie rezidivierender ventrikulärer Tachykardien bevorzugt junger, insbesondere männlicher Patienten im 2.–3. Lebensjahrzehnt. Pathoätiologisch wird eine genetische Prädisposition zur kongenitalen Hypoplasie des rechtsventrikulären Myokards mit Degeneration der Myozyten und konsekutivem Ersatz durch Fett und/oder Bindegewebe („fibrolipomatöse Degeneration") sowie eine zusätzlich auf das Myokard einwirkende entzündliche oder toxische Ursache angenommen. Die Diagnose der ARVCM basiert auf differenzierten klinischen Parametern, die zu einem Score zusammengefasst werden (McKenna u. Mitarb. 1994).
Charakteristische *klinische Befunde* der ARVCM sind:

- positive familiäre Anamnese bzgl. einer ARVCM,
- lokalisierte oder diffuse Kontraktionsstörungen des rechten Ventrikels,
- fibrolipomatöser Umbau des Myokards des rechten Ventrikels,
- Störungen der Depolarisation oder Repolarisation in rechtspräkordialen EKG-Ableitungen sowie ventrikuläre Arrhythmien, die eine Linksschenkelblockmorphologie aufweisen.

Differenzialdiagnostisch ist u. a. eine idiopathische Tachykardie des rechtsventrikulären Ausflusstrakts auszuschließen.

Diagnose. Für die bildgebende Diagnostik der ARVCM werden verschiedene Untersuchungstechniken eingesetzt, wie:

- Angiokardiographie,
- 2-dimensionale Echokardiographie,
- Myokardszintigraphie,
- endomyokardiale Biopsie,
- elektrokardiographische und invasive elektrophysiologische Untersuchungen,
- MRT (Abb. 3.**22**).

Bislang hat sich keine dieser Methoden als Referenz zur Diagnose der ARVCM etablieren können.

3 Thorax

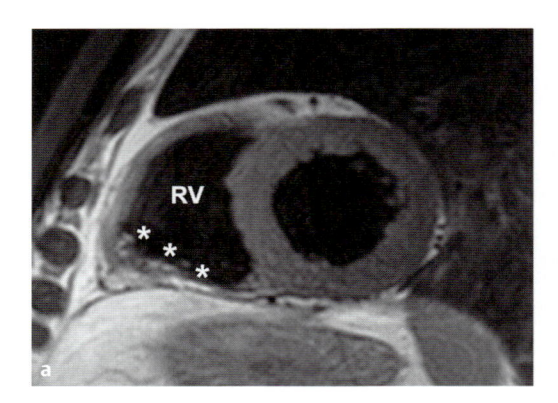

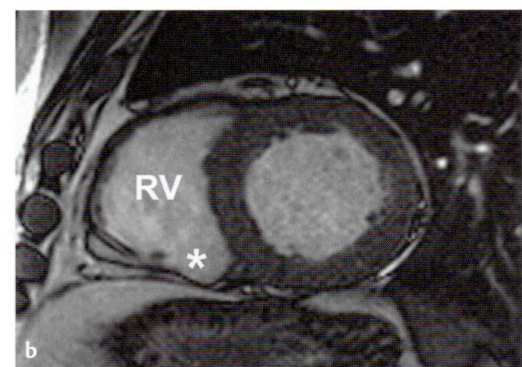

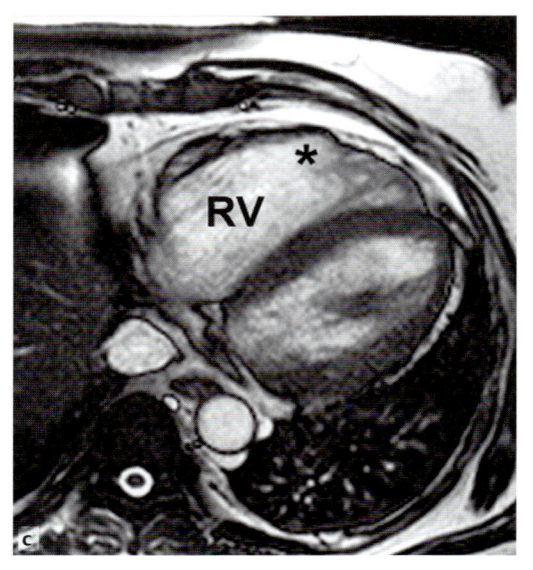

Abb. 3.22 a–c **Arrhythmogene rechtsventrikuläre Kardiomyopathie (ARVCM).**
a T1w TSE-Sequenz („Blackblood-Technik"), kurze Herzachse.
b u. c Balanced FFE-Sequenz in der kurzen Herzachse (**b**) und im 4-Kammer-Blick (**c**).
51-jähriger Pat. mit bioptisch gesicherter ARVCM. Hyperintense Läsionen im inferioren RV-Myokard und der RV-Vorderwand bei Myokardersatz durch Fettgewebe; Ausdünnung des RV-Myokards bei bindegewebigem Myokardersatz. Hypertrophie des apikalen RV-Trabekelwerks, regional betonte RV-Dilatation. Kontraktionsstörungen mit Akinesie bis Dyskinesie der apikalen freien RV-Vorderwand und des subtrikuspidalen inferioren Myokards.

MRT-Spezifisches

- Die MRT erlaubt als einzige Untersuchungsmethode, mittels Blackblood-TSE- bzw. Brightblood-GE-Sequenzen sowohl *morphologische Veränderungen* als auch *funktionelle Störungen* des rechten Ventrikels gut reproduzierbar und untersucherunabhängig zu erfassen.
- Zu den morphologischen und funktionellen Veränderungen im Myokard des rechten Ventrikels zählen die in Tab. 3.**10** aufgelisteten MRT-Befunde.
- Regionale Myokardveränderungen können in allen Anteilen des Myokards des rechten Ventrikels bestehen. *Typische Lokalisationen* sind in der Tab. 3.**11** dargestellt. Bei lokalisierter, d. h. auf einige Abschnitte des rechtsventrikulären Myokards beschränkter Erkrankung, kann die globale Funktion des rechten Ventrikels noch normal sein.
- Ein typisches *MRT-Untersuchungsprotokoll* für die ARVCM ist in Tab. 3.**12** aufgeführt.

Tab. 3.10 ⇢ *Charakteristische MRT-Befunde der arrhythmogenen rechtsventrikulären Kardiomyopathie (ARVCM)*

Veränderungen der Signalintensität des Myokards durch regionale Fettgewebs- oder Bindegewebsinfiltrationen:
- fettige Infiltration des RV-Myokards als hyperintenses Signal in den T1w und T2w Sequenzen
- Bindegewebsersatz als myokardiale Ausdünnung und Signalabnahme in T1w und T2w Sequenzen

Hypertrophie der RV-Trabekel

Globale und/oder regional betonte Dilatation des RV

Erhöhte RV-Volumina und reduzierte RV-EF

Regionale RV-Wandverdünnung, aneurysmatische Aussackungen des RV

Globale und/oder regionale RV-Kontraktionsstörungen mit akinetischen bis dyskinetischen Myokardarealen

RV   rechter Ventrikel
RV-EF rechtsventrikuläre Ejektionsfraktion

Tab. 3.11 ⇢ *Charakteristische Prädilektionsstellen („Dysplasie-Dreieck") der arrhythmogenen rechtsventrikulären Kardiomyopathie (ARVCM)*

Freie RV-Vorderwand

RV-Spitze

RV-Ausflusstrakt (RVOT)

Subtrikuspidalregion

RV rechter Ventrikel

Tab. 3.12 ⇢ *Typisches Protokoll für die Untersuchung der arrhythmogenen rechtsventrikulären Kardiomyopathie (ARVCM)*

T1w TSE-Sequenz im 4-Kammer-Blick und in der kurzen Herzachse (Schichtdicke 5 mm) mit Sättigungsbalken ventral der Thoraxwand

T2w TSE-Sequenz in der kurzen Herzachse

Cine-Mode-Studie (Brightblood-GE-Sequenz) im 4-Kammer-Blick und in der kurzen Herzachse

Bei pathologischer regionaler Myokardkontraktion ggf. angulierte T1w TSE-Sequenz zur anatomischen Darstellung dieser Region

Erkrankungen des Perikards

Normales Perikard

MRT-Spezifisches

- MR-tomographisch weist das normale Perikard eine *Dicke* von 1–3 mm auf, stellt sich mittels T1w TSE-Sequenzen als lineare hypointense Struktur dar und wird durch das signalreiche subepikardiale sowie mediastinale Fettgewebe begrenzt.
- Dabei kann lediglich das fibröse dreischichtige (Serosa, Kollagenfaserschicht, epikardiales Blatt) parietale Perikardblatt abgegrenzt werden, während sich die innere viszerale Perikardschicht (Mesothelzellschicht) nicht darstellen lässt.
- Im Vergleich zur TSE-Technik wird die Dicke des Perikards in korrespondierenden T1w GE-Sequenzen überschätzt.
- Der intraperikardiale Raum enthält physiologisch 10–50 ml *Flüssigkeit*.

Kongenitale perikardiale Veränderungen

Aufgrund ihres charakteristischen Signalverhaltens können kongenitale perikardiale Veränderungen des Perikards gegenüber anderen tumorösen Raumforderungen (Lipom, Lymphom, Teratom) differenziert werden.

MRT-Spezifisches

Perikardiale Zysten:

- Typischerweise sind perikardiale Zysten seltene benigne kongenitale Anomalien, die im *rechten kardiophrenischen Winkel* lokalisiert sind.
- T1w Sequenzen stellen die perikardialen dünnwandigen und flüssigkeitsgefüllten Zysten (meist Transsudat mit langer T1-Zeit: geringer Anteil von Protein und Zellen) hypointens dar, während diese in T2w sowie GE-Sequenzen ein homogenes hyperintenses Signal aufweisen.
- Nach einer Kontrastmittelapplikation wird *kein Enhancement* beobachtet.

Differenzialdiagnose. Dennoch ist eine diagnostische Abgrenzung gegenüber zystisch oder nekrotisch zerfallenden tumorösen Raumforderungen des Mediastinums oft schwierig. Differenzialdiagnostisch ist, insbesondere bei atypischer Lokalisation, an eine *bronchogene Zyste* bzw. eine *Thymuszyste* zu denken.

Das (seltene) vollständige kongenitale Fehlen des Perikards ist gewöhnlich asymptomatisch, während eine partielle Aplasie des linksseitigen Abschnitts mit thorakaler Schmerzsymptomatik und Herniation von Anteilen des linken Vorhofs bzw. Ventrikels einhergehen kann.

Perikarditis

Klinik/Pathogenese. In der Ätiologie der Perikarditis werden *infektiöse und nichtinfektiöse Ursachen* unterschieden. Am häufigsten werden akute Perikarditiden im Rahmen eines akuten Myokardinfarkts oder einer Urämie sowie aufgrund einer infektiösen Ätiologie (virale Infektionen durch Coxsackie-Viren oder Echoviren Typ A; seltener bakterielle Infektionen bzw. Tuberkulose) beobachtet. Zu den nichtinfektiösen Ursachen zählen die Assoziation mit einer Autoimmunerkrankung (z. B. rheumatisches Fieber, Kollagenosen) und Stoffwechselerkrankung (z. B. Urämie, Addison-Krise, Myxödem) sowie die Induktion einer umschriebenen Entzündung des Perikards im Rahmen einer radioonkologischen Therapie. Metastasierende Malignome, z. B. Mamma-, Bronchialkarzinom, Melanome sowie Lymphome, können eine maligne Perikarditis auslösen.

Perikarderguss. Eine Perikarditis ist häufig mit einem *Perikarderguss*, d. h. einer vermehrten Bildung von Flüssigkeit in den Raum zwischen viszeralem und parietalem Perikardblatt, verbunden. Die Verteilung der perikardialen Flüssigkeit ist häufig asymmetrisch. In Abhängigkeit vom Proteingehalt werden ein *transsudativer* und ein *exsudativer* Erguss unterschieden. Ein purulenter Erguss ist typischerweise mit einer bakteriellen Infektion vergesellschaftet, ein hämorrhagischer Erguss ist ein Hinweis auf eine malignomassoziierte Genese. Ein progredienter Perikarderguss mit konsekutiver Kompression aller Herzhöhlen führt zur Erhöhung des intraperikardialen Drucks und eingeschränkter diastolischer Füllung des Herzens mit konsekutiver Reduktion des Schlag- und Herzminutenvolumens *(Herzbeuteltamponade)*. Ein Perikarderguss kann auch im Rahmen des Postinfarktsyndroms nach ausgedehnter myokardialer Infarzierung (Morbus Dressler), bis zu 6 Wochen nach Herzoperationen mit chirurgischer Perikardiotomie im Rahmen eines Postkardiotomie-Syndroms sowie infolge eines Thoraxtraumas auftreten (Abb. 3.23).

Diagnose:

MRT-Spezifisches

- Die MRT erlaubt den Nachweis einer perikardialen Ergussbildung und lokalisierter perikardialer Verdickungen als Korrelat einer entzündlichen Perikardreaktion.

Perikarderguss:
- Bei größerer Perikardergussmenge (> 50 ml) ist die Diagnostik hämorrhagischer Ergussanteile möglich.

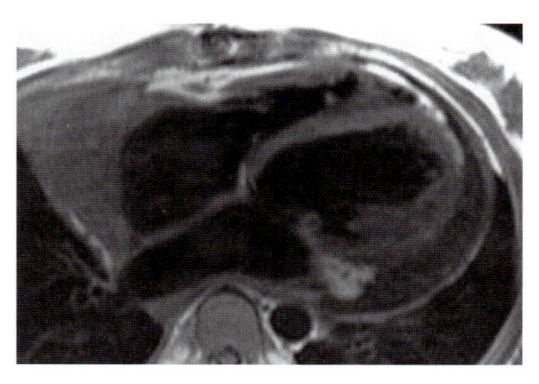

Abb. 3.23 **Postkardiotomiesyndrom 6 Wochen nach Doppelklappenersatz.** Ausgedehnter überwiegend linkslateraler seröser Perikarderguss. EKG-getriggerte T1w TSE-Sequenz, nicht atemgehalten (TR = 600 ms, TE = 12 ms, axiale Schnittebene).

> Die MRT erlaubt den Nachweis einer perikardialen Ergussbildung und lokalisierter perikardialer Verdickungen als Korrelat einer entzündlichen Perikardreaktion.

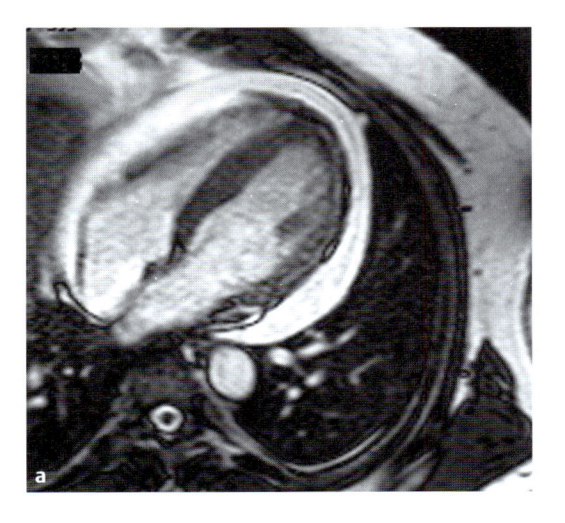

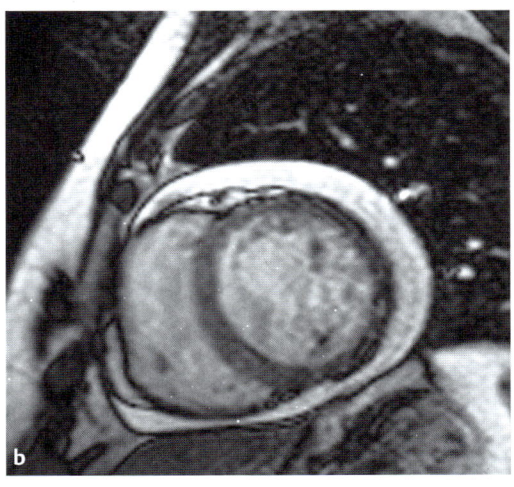

Abb. 3.24 a u. b Zirkulärer postoperativer Perikarderguss. Balanced FFE-Sequenz im 4-Kammer-Blick (**a**) und der kurzen Herzachse (**b**). Zirkulärer, überwiegend seröser Perikarderguss, der sich in der stark T2w SSFP-Sequenz nahezu homogen signalhyperintens darstellt.

- *Nichthämorrhagische* perikardiale Flüssigkeitsansammlungen (Transsudat) weisen ein aufgrund einer langen T1-Zeit hypointenses Signal in T1w TSE-Sequenzen (Cave: Verwechselung mit perikardialer Verdickung) sowie ein hyperintenses Signal in T2w TSE- sowie GE-Sequenzen auf (Abb. 3.**24**).
- Dagegen zeigen eine *hämorrhagische* methämoglobinhaltige sowie eine *chylogene* Perikardergussbildung auch in T1-Gewichtung ein gegenüber dem Myokard hyperintenses Signal.
- *Perikardiale Flüssigkeitsansammlungen* stellen sich in *GE-Sequenzen* mit hohem Signal dar und lassen sich somit gut vom umgebenden signalärmeren Myokard und mediastinalen Fettgewebe abgrenzen.

Konstriktive Perikarditis (Pericarditis constrictiva)

Klinik/Pathogenese. Das charakteristische Bild einer konstriktiven Perikarditis besteht in einer teils symmetrischen Perikardverdickung mit Fibrosierung und Ausbildung von Adhäsionen beider Perikardblätter im Rahmen einer chronischen Entzündungsreaktion. Funktionell resultiert diese vermehrte Rigidität des Perikards einem erhöhten systemischen venösen Druck und in einer Konstriktion des Herzens sowie der afferenten Venen mit Einschränkung der diastolischen Füllung, insbesondere in der mittleren und späten Diastole. Zu den häufigsten Ursachen einer konstriktiven Perikarditis zählen:
- Tuberkulose,
- rheumatoide Arthritis,
- systemischer Lupus erythematodes,
- postradiogene Veränderungen.

Die *Klinik* der konstriktiven Perikarditis ähnelt häufig der Symptomatik einer restriktiven Kardiomyopathie. Es ist daher klinisch wichtig, zwischen beiden Erkrankungen differenzieren zu können, um bei Patienten mit konstriktiver Perikarditis die entsprechende Therapie, d.h. eine chirurgische Perikardfensterung bzw. Perikardektomie, einleiten zu können. Charakteristisch ist ein Missverhältnis zwischen den klinischen Zeichen der Rechtsherzinsuffienz und dem projektionsradiographisch normal großen Herz.

Diagnose:

— MRT-Spezifisches —

- Die MRT ist in der Lage, die Verdickung des Perikards sowie eine Umformung des Herzens mit der Ausbildung tubulärer Ventrikel, insbesondere des rechten Ventrikels, nachzuweisen.
- *Typische MRT-Befunde* bei konstriktiver Perikarditis sind: umschrieben bzw. zirkumferenziell verdicktes Perikard mit dilatiertem rechtem Vorhof, Adhäsionen zwischen dem Perikard und dem angrenzenden Myokard, Erweiterung der V. cava sowie der Vv. hepaticae, intraperikardiale Kalzifikationen und Pleuraergüsse, die sich klinisch häufig als rezidivierende dekompensierte Rechtsherzinsuffizienzen manifestieren.
- Die *frühe diastolische Ventrikelfüllung* ist verstärkt, während diese bei restriktiver Kardiomyopathie typischerweise eingeschränkt ist. Größere perikardiale Kalkeinlagerungen stellen sich als umschriebene Signalauslöschungen dar (Abb. 3.**25**).

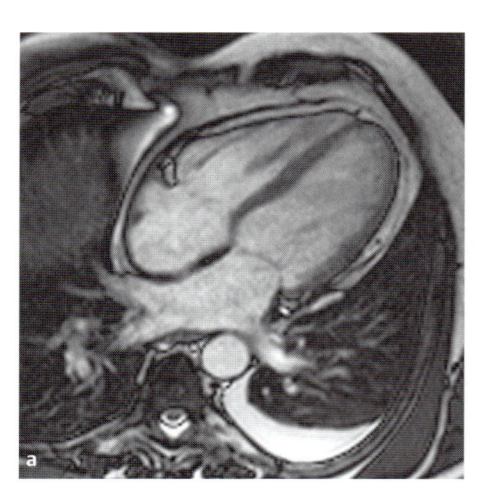

Abb. 3.25 a – c **Pericarditis constrictiva.** Balanced FFE-Sequenz im 4-Kammer-Blick (**a u. b**) und der kurzen Herzachse (**c**). Zirkulär ausgeprägte deutliche Verdickung des Perikards (hypointens bis signalfrei in der SSFP-Sequenz) bis auf 8 mm, insbesondere im Bereich der freien RV-Wand. Bis zu 4 mm messendes epikardiales Fettgewebe subperikardial. Tubulär konfigurierter rechter und linker Ventrikel. Linksseitiger Pleuraerguss, homogen hyperintens in der stark T2w SSFP-Sequenz.

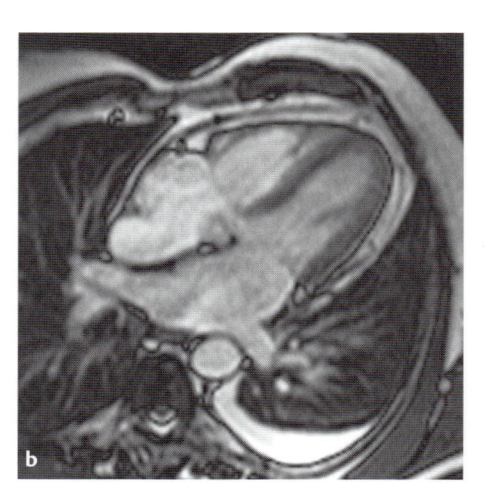

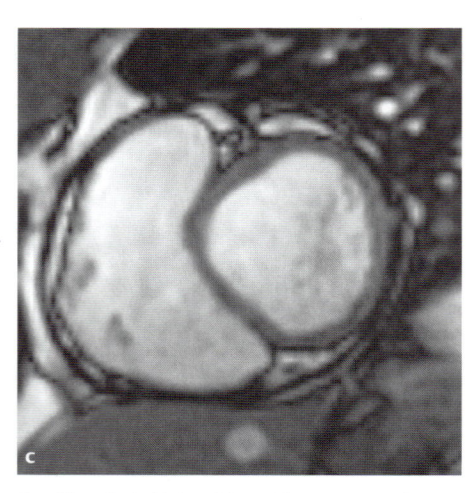

- Bei anhand der TSE-Sequenzen nachgewiesener fokaler Verdickung des Perikards erlaubt eine ergänzend durchgeführte *GE-Sequenz* insbesondere die Detektion eines zusätzlich bestehenden geringgradigen Perikardergusses, der sich anhand der GE-Sequenz signalintensiv darstellt.
- Im Rahmen des chronischen Verlaufs einer konstriktiven Perikarditis kann sich eine *myokardiale Fibrose* entwickeln; das MR-tomographische Korrelat besteht in einem dünnwandigen und schlecht kontraktilen linken Ventrikel.
- Bei entzündlicher Aktivität wird nach Applikation eines MR-Kontrastmittels ein *Enhancement des Perikards* nachgewiesen.

Kardiale und perikardiale Raumforderungen

> Die MRT des Herzens stellt in der Diagnostik kardialer und perikardialer Raumforderungen das bildgebende Untersuchungsverfahren der Wahl dar.

Die MRT des Herzens stellt in der Diagnostik kardialer und perikardialer Raumforderungen das bildgebende Untersuchungsverfahren der Wahl dar. Die multiplanare Bildgebung erlaubt die exakte anatomische Zuordnung normaler intrakardialer anatomischer Strukturen und dem Tumor benachbarter mediastinaler und vaskulärer Strukturen, die insbesondere für die präoperative Planung unverzichtbar ist. Zusätzlich ermöglicht die MRT den Nachweis einer möglichen lokalen Tumorinfiltration des Epikards bzw. Perikards und – mit Einschränkungen – eine Gewebecharakterisierung.

Unter den *kardialen Tumoren* wird unterschieden zwischen *primären kardialen Tumoren,* die von herzeigenem Gewebe ausgehen und die selten sind (Inzidenz < 0,2 %), und *sekundären kardialen Tumoren,* die als extrakardiale Tumoren über Metastasen oder Wachstum per continuitatem das Herz betreffen und deutlich häufiger sind (Inzidenz 2 – 4 %).

Primäre kardiale Tumoren. Ungefähr $3/4$ der primären Tumoren sind benigne und durch eine chirurgische Resektion kurativ behandelbar. Myxome stellen ca. 50 % der benignen Tumoren des Herzens dar, andere Entitäten unter den primär benignen Geschwülsten sind Rhabdomyome, Fibrome, Mesotheliome, Hämangiome, Teratome, Paragangliome, Phäochromozytome und Lipome.

Etwa $1/4$ der primären Herztumoren ist maligne. Hier stellen die Sarkome (Angiosarkome, Rhabdomyosarkome und maligne fibröse Histiozytome) die häufigste Entität dar. Primäre Lymphome des Herzens sind dagegen selten (Grebenec 2000).

Sekundäre kardiale Tumoren. Diese werden autoptisch in bis zu 20% der Patienten mit maligner Grunderkrankung (Metastasen bzw. Wachstum per continuitatem) entdeckt. Eine kardiale Manifestation erfolgt auf direktem mediastinalem Weg, z. B. Bronchial-, Mammakarzinom, malignes Lymphom, sowie hämatogen bzw. lymphatisch, z. B. malignes Melanom (Abb. 3.26 u. 3.27), Thymustumor, Bronchialkarzinom, Nierentumor, Nebennierentumor, Leukämie, Sarkome, malignes Lymphom. Karzinome der Harnblase metastasieren in seltenen Fällen endokardial.

Diagnose. Durch die Applikation von Kontrastmittel wird die Abgrenzbarkeit kontrastmittelaffiner Tumoren verbessert. Tumorassoziierte Veränderungen der Funktion des linken und rechten Ventrikels werden mittels CINE-GE-Sequenzen untersucht.

Als *Untersuchungsprotokoll* zur Detektion und Charakterisierung muraler bzw. intrakavitärer

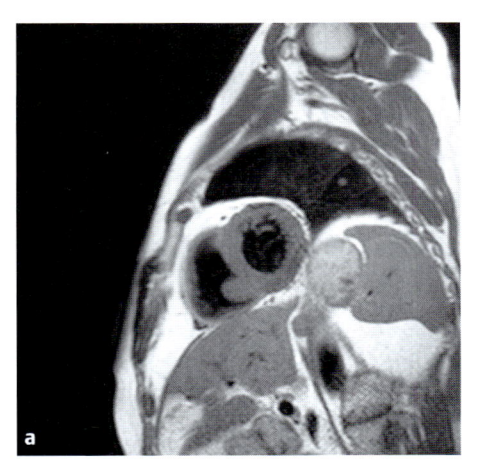

Abb. 3.26 a – c **Metastase eines malignen Melanoms in den rechten Ventrikel.** T1w TSE-Sequenz vor (**a**) und nach (**b**) i. v. Applikation von 0,1 mmol Gd-DTPA/kg Körpergewicht. T2w TSE-Sequenz (**c**). Kurze Herzachse. Die Raumforderung erscheint T1w isointens und T2w hyperintens im Vergleich zum Myokard. Kräftiges Kontrastmittelenhancement. Beachte auch multiple Lebermetastasen.

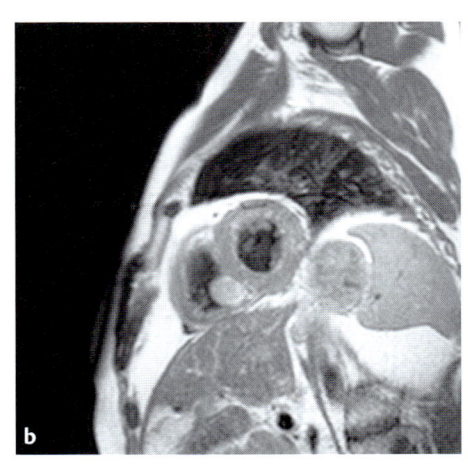

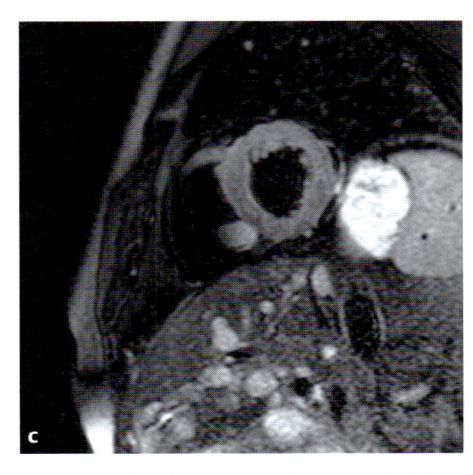

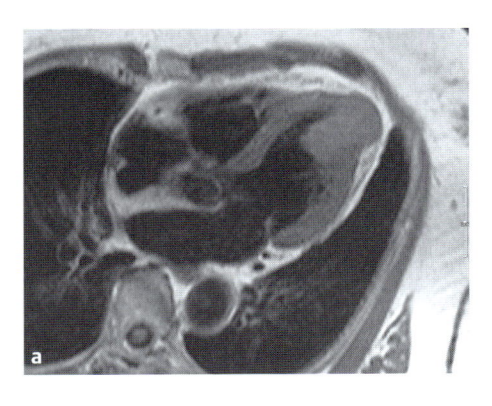

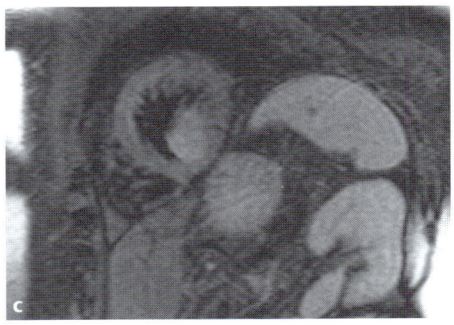

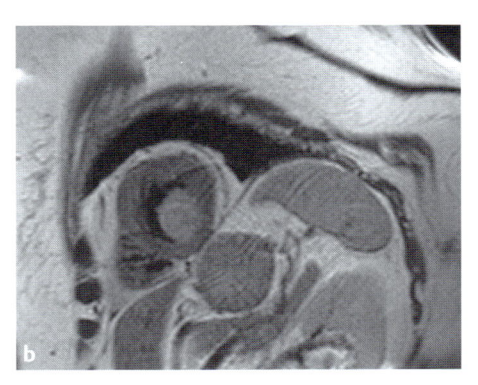

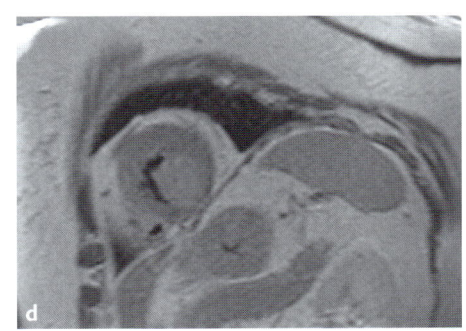

Abb. 3.27 a – d **Metastase eines malignen Melanoms in der linken Herzspitze.** Geringe Signalintensität bereits bei nativer T1w Sequenz aufgrund des hohen Melaningehalts. Homogene Kontrastmittelaufnahme.
a T1w TSE-Sequenz, lange Herzachse.
b T2w TSE-Sequenz, kurze Herzachse.
c STIR-Sequenz, lange Herzachse.
d T1w TSE-Sequenz nach Applikation von 0,1 mmol Gd-DTPA/kg Körpergewicht, kurze Herzachse.

Raumforderungen sind folgende Sequenzen zu empfehlen:
- CINE-GE-Sequenzen in 2 Ebenen (Detektion beweglicher Raumforderungen),
- T1w und T2w TSE-Sequenzen in 2 Ebenen,
- T1w TSE-Sequenz nach Kontrastmittelapplikation bei positivem Befund.

Benigne Tumoren

Myxome

> Intrakavitäre Thromben stellen die häufigsten intrakardialen Raumforderungen dar.

Myxome sind Neoplasien endokardialer Mesenchymzellen, die sehr häufig atrial (Abb. 3.**28**), insbesondere linksatrial (75%), lokalisiert sind. Ventrikuläre Myxome werden dagegen selten beobachtet (Abb. 3.**29**). Die höchste Inzidenz der Myxome liegt in der 6. Lebensdekade mit einer Bevorzugung des weiblichen Geschlechts (bis zu 70%).

— **MRT-Spezifisches** —

- Häufig ist eine annähernd *halbkugelförmige Konfiguration* im linken Vorhof bzw. Herzohr zu finden, die eine gestielte Verbindung zum interatrialen Septum aufweist.
- Vorhofmyxome sind MR-tomographisch meist glatt begrenzt und durch ein heterogenes hypo- bis hyperintenses Signal in T1w und T2w *TSE-Sequenzen* charakterisiert, wobei ein mäßiges Kontrastmittelenhancement des Tumors nachweisbar ist (Abb. 3.**30**).
- In T1w *GE-Sequenzen* wird ein gegenüber dem Myokard hypointenses Signal beobachtet.

Kardiale Thromben

Differenzialdiagnostisch ist eine *intrakavitäre Thrombusformation* gegenüber einem Myxom abzugrenzen. Als häufigste intrakardiale Raumforderungen finden sich atriale Thromben oft bei Patienten mit Mitralklappenerkrankungen und Arrhythmia absoluta sowie (links-) ventrikulär in Arealen mit regional eingeschränkter Myokardkontraktion, z.B. wandständig in Infarktarealen (Abb. 3.**31**). Im Vergleich zur Echokardiographie ermöglicht die MRT eine zuverlässige Darstellung der lateralen Wand des linken Vorhofs sowie der Vorhofohren.

— **MRT-Spezifisches** —

In T1w TSE-Sequenzen zeigt sich ein heterogenes Signalverhalten in Abhängigkeit vom Alter der Thrombusformation:
- *Subakute Thromben* weisen ein intermediäres bis hohes Signal in T1w bzw. in T2w TSE-Sequenzen auf.
- Mit zunehmendem Alter und Organisation der Thromben verringert sich das Signal in beiden Gewichtungen, eine *organisierte Thrombusformation* zeigt eine niedrige Signalintensität.

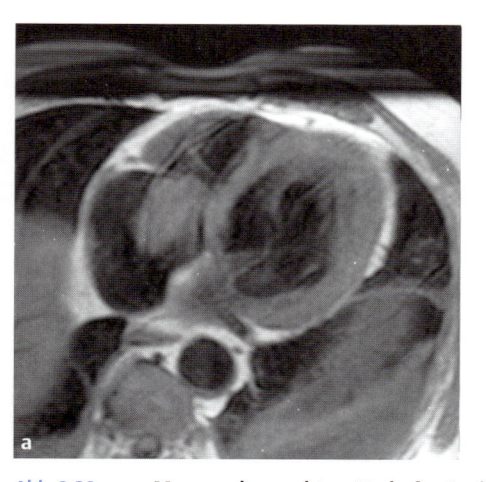

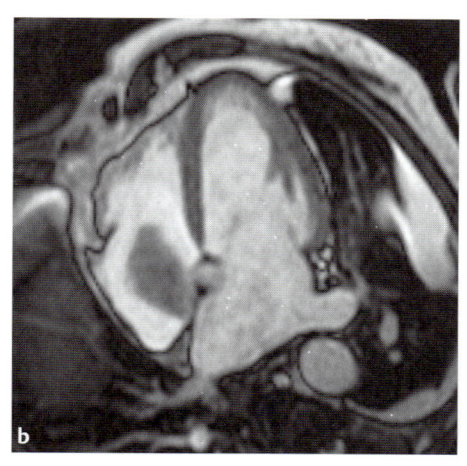

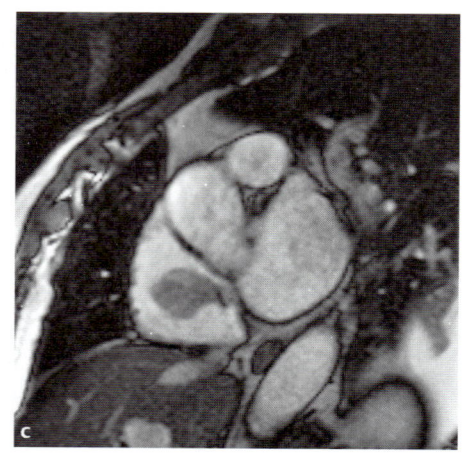

Abb. 3.28 a–c **Myxom des rechten Vorhofs.** Oväläre Raumforderung des rechten Vorhofes von ca. 4 cm Durchmesser, der Wand des Vorhofseptums aufsitzend und diastolisch bis in die Trikuspidalklappenebene vorfallend.
a Atemgehaltene EKG-getriggerte T1w TSE-Sequenz (TR = 820 ms, TE = 20 ms, transversale Schnittführung).
b SSFP-Sequenz, 4-Kammer-Blick.
c SSFP-Sequenz, kurze Herzachse.

Herz

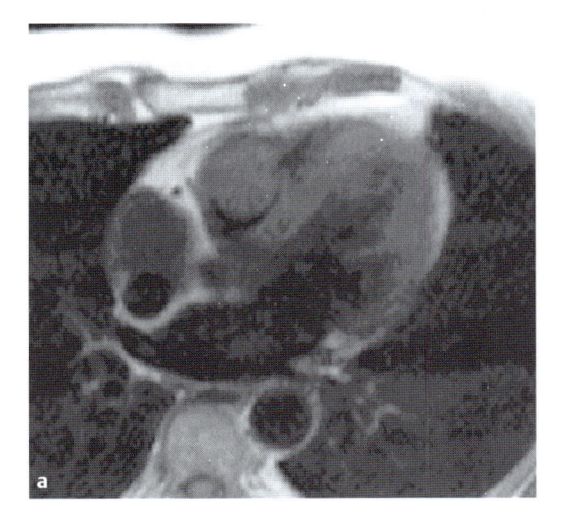

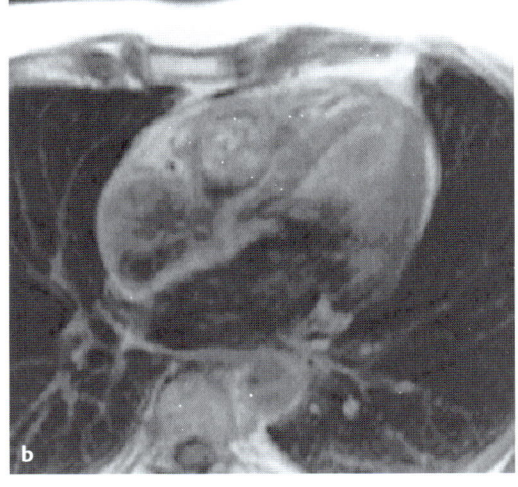

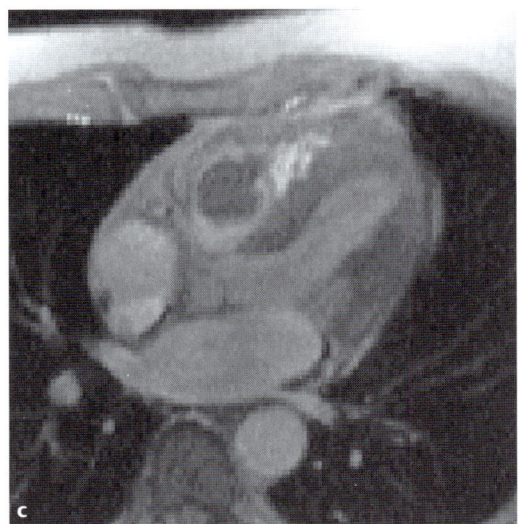

Abb. 3.29 a–c **Myxom des rechten Ventrikels.**

a u. **b** Atemgehaltene EKG-getriggerte T1w TSE-Sequenz vor (**a**) und nach (**b**) i.v. Applikation von 0,1 mmol Gd-DTPA/kg Körpergewicht, 4-Kammer-Blick.

c Atemgehaltene EKG-getriggerte 2-dimensionale FLASH-Sequenz im 4-Kammer-Blick.

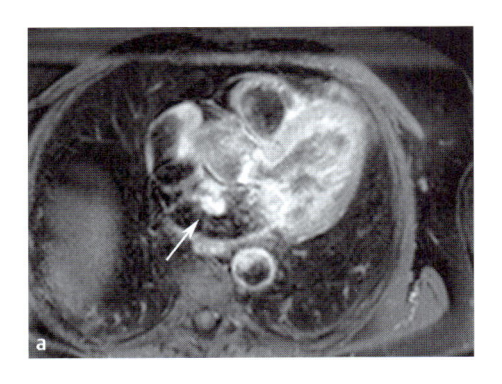

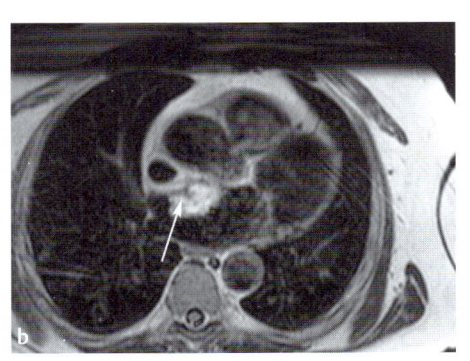

Abb. 3.30 a u. b **Myxom der Vorderwand des linken Vorhofs.** Der Vorderwand des linken Vorhofes aufsitzendes Myxom. Der Tumor zeigt ein deutliches Kontrastmittelenhancement und eine hohe Signalintensität in T2-Wichtung.

a T1w TSE-Sequenz nach Applikation von 0,1 mmol Gd-DTPA/kg Körpergewicht, transversale Schnittführung.

b T2w TSE-Sequenz, transversale Schnittführung.

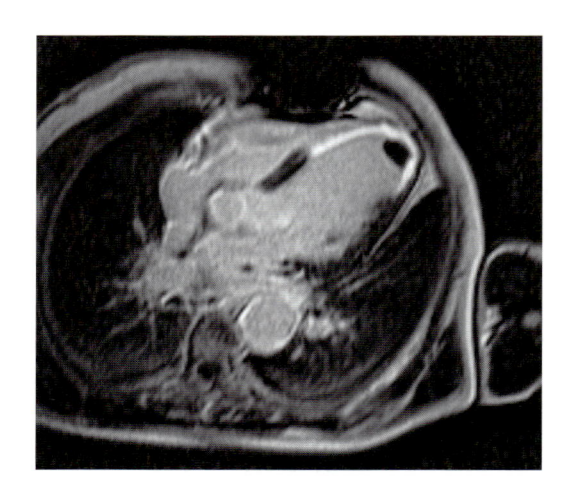

Abb. 3.31 Chronischer Myokardinfarkt. T1w IR-Sequenz 15 min nach Applikation von 0,1 mmol Gd-DTPA/kg Körpergewicht, 4-Kammer-Blick. Ausgedehne Myokardnarbe im Bereich des Septums, der Herzspitze und der Lateralwand, Thrombus in der Herzspitze.

- Insbesondere in nicht atemgehaltenen TSE-Sequenzen ist die Differenzierung der Thromben von langsam fließendem Blut schwierig.
- Ein *Kontrastmittelenhancement* wird lediglich in peripheren, frischeren Thrombusanteilen beobachtet.
- In CINE-GE-Sequenzen weisen intrakavitäre Thromben ein hypointenses Signal auf, was eine gute Abgrenzbarkeit innerhalb des linksventrikulären Kavums ermöglicht.
- Hämoglobinabbauprodukte in frischen Thrombusformationen können *Suszeptibilitätsartefakte* induzieren, sodass u. U. ein mittleres bis hohes Signal nachgewiesen werden kann.

Lipome

Die zweithäufigste Entität der primären benignen Herztumoren sind Lipome, die häufig als umschriebene, glatt konturierte Raumforderung im rechten Vorhof, weniger häufig im linken Ventrikel, lokalisiert sind.

Differenzialdiagnostisch ist eine *lipomatöse Hypertrophie des Vorhofseptums* abzugrenzen.

MRT-Spezifisches

- Das Signal der Lipome ist isointens zum epikardialen bzw. subkutanen Fettgewebe, d. h. hyperintens in T1w und T2w *TSE-Sequenzen*.
- In *GE-Sequenzen* zeigen sie ein hyper- bis intermediäres Signal.
- Zur Diagnosesicherung werden spektrale Fettsuppression oder *STIR-Techniken* (nur *vor* Kontrastmittelapplikation), in denen sich das Lipom signalfrei darstellt, eingesetzt (Abb. 3.**32**).
- Nach Kontrastmittelapplikation wird keine Anreicherung beobachtet.

Rhabdomyome

Rhabdomyome sind die häufigsten kongenitalen Herztumoren, die üblicherweise bereits in der frühen Kindheit diagnostiziert werden und in bis zu 50 % der Fälle mit einer tuberösen Sklerose assoziiert sind. Die Rhabdomyome treten häufig multi-

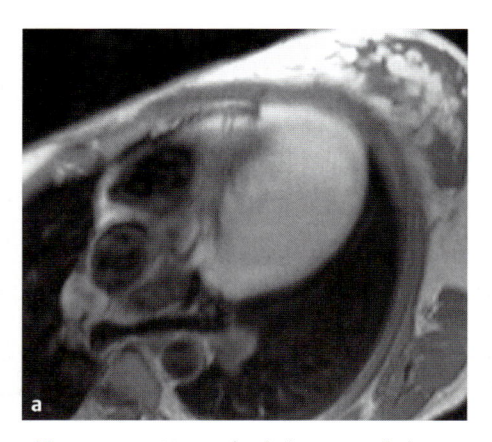

Abb. 3.32 a – c Lipom des linken Ventrikels.
a EKG-getriggerte T1w TSE-Sequenz (TR = 700 ms, TE = 12 ms, lange Herzachse).
b Atemgehaltene EKG-getriggerte T2w TSE-Sequenz (TR = 1500 ms, TE = 57 ms, kurze Herzachse).
c EKG-getriggerte HASTE-Sequenz (TR = 800 ms, TE = 43 ms, kurze Herzachse).

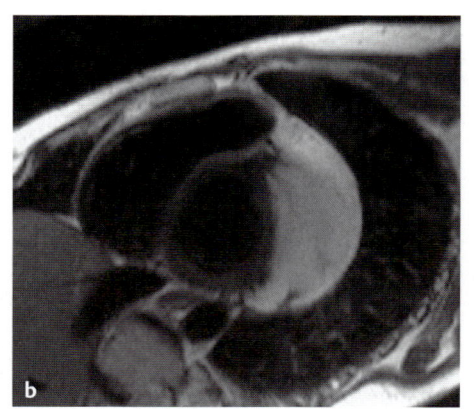

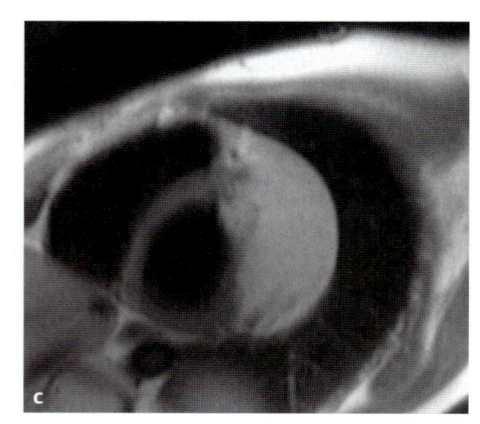

Ausgedehnte Raumforderung des linken Ventrikels von posterolateral bis zur Herzspitze reichend, fettisointens bei T1- und T2-Gewichtung und ohne Signal in der HASTEIRM-Sequenz.

lokulär auf und sind typischerweise intramural lokalisiert. Selten weisen sie verkalkte Anteile auf.

— **MRT-Spezifisches** —

- Aufgrund ihres zum Myokard isointensen Signals sowohl in T1w als auch in T2w Sequenzen entziehen sich kleine, noch innerhalb des Myokards gelegene Rhabdomyome häufig einem MRT-Nachweis.
- In den T1w GE-Sequenzen wird ein isointenses Signal beobachtet.
- Nach Kontrastmittelapplikation zeigen Rhabdomyome häufig eine etwas stärkere Anreicherung als gesundes Myokard (Abb. 3.**33**).

Fibrome

Fibrome sind seltene, überwiegend kongenitale Tumoren, die sich meist im Kindesalter manifestieren. Sie sind überwiegend intraventrikulär (Abb. 3.**34**) sowie intramural lokalisiert.

— **MRT-Spezifisches** —

- In T1w Sequenzen wird ein iso- bis hyperintenses, in der T2-Gewichtung ein meist hypo- bis isointenses Signal beobachtet.
- Anders als Rhabdomyome zeigen Fibrome typischerweise eine *singuläre Manifestation*.
  Nach Kontrastmittelapplikation weisen Fibrome ein *heterogenes Enhancement* auf, oft mit einem zentral hypointensen Areal als Korrelat mindervaskularisierter fibröser Tumoranteile (Abb. 3.**34**).

Papilläres Fibroelastom

Das papilläre Fibroelastom ist ein insgesamt seltener, jedoch der häufigste benigne Tumor der *Herzklappen*, der sich zudem an der endothelialen Oberfläche des Herzens manifestieren kann.

— **MRT-Spezifisches** —

- MR-tomographisch stellt sich dieser als umschriebene kleine (ca. 1–2 cm im Durchmesser), bewegliche und überwiegend gestielte Läsion mit mittlerer Signalintensität in T1w und T2w TSE-Sequenzen dar.
- In CINE-GE-Sequenzen lassen sich *assoziierte Blutflussturbulenzen* nachweisen.
- *Embolische Ereignisse* stellen eine häufige Komplikation des papillären Fibroelastoms dar.

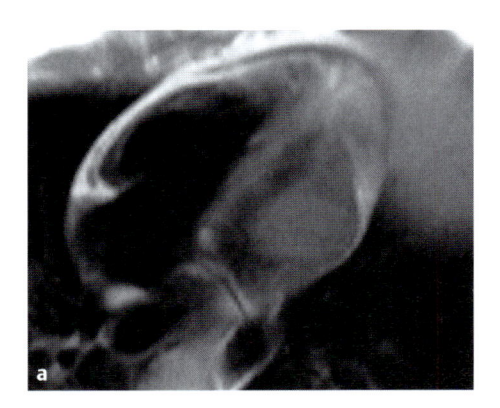

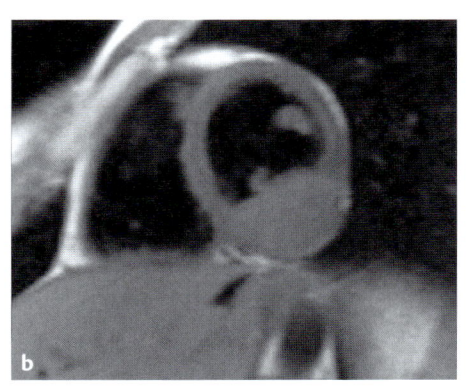

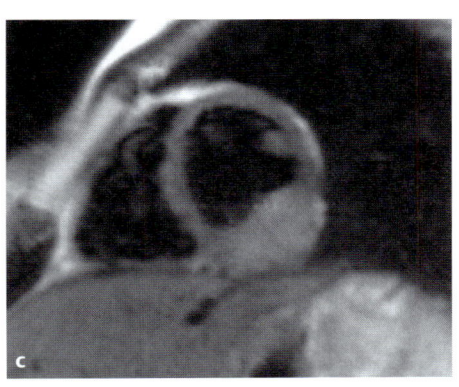

Abb. 3.33 a–c **Rhabdomyom des linken Ventrikels.** Rundlich-ovale Raumforderung in der Posterolateralwand des linken Ventrikels: im Vergleich zum Myokard isointens bei T1w, gering hyperintens bei T2w; gering vermehrtes Enhancement nach Gd-Gabe.
a EKG-getriggerte T1w TSE-Sequenz (TR = 700 ms, TE = 12 ms, lange Herzachse).
b Atemgehaltene EKG-getriggerte T2w TSE-Sequenz (TR = 1500 ms, TE = 57 ms, kurze Herzachse).
c Atemgehaltene EKG-getriggerte T1w TSE-Sequenz (TR = 700 ms, TE = 32 ms, nach Applikation von 0,1 mmol Gd-DTPA/kg Körpergewicht, kurze Herzachse).

Abb. 3.34 a–d **Fibrom des linken Ventrikels.**
a T1w TSE-Sequenz nativ, kurze Herzachse.
b T1w TSE-Sequenz 1 min nach Applikation von 0,1 mmol Gd-DTPA/ kg Körpergewicht, kurze Herzachse.
c T1w TSE-Sequenz 10 min nach Applikation von 0,1 mmol Gd-DTPA/kg Körpergewicht, kurze Herzachse.
d T2w TSE-Sequenz, kurze Herzachse.
Große Raumforderung des linken Ventrikels mit Isointensität in T1w Aufnahmen, gering hyperintenser Darstellung in T2w Bildern und verzögerter, von außen beginnender Kontrastmittelaufnahme.

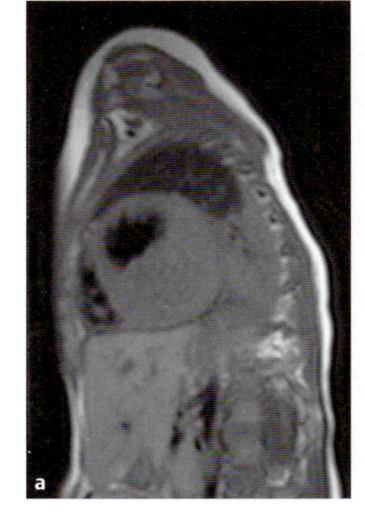

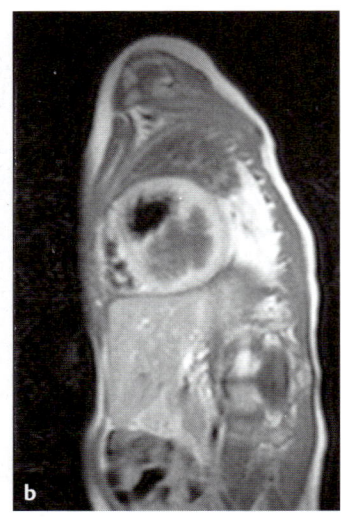

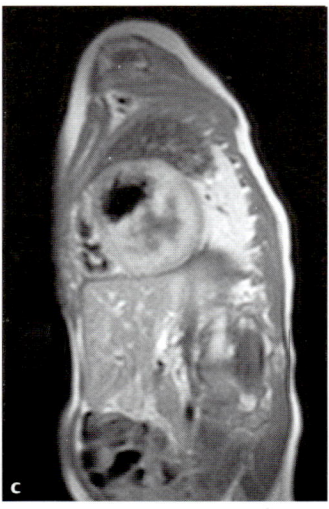

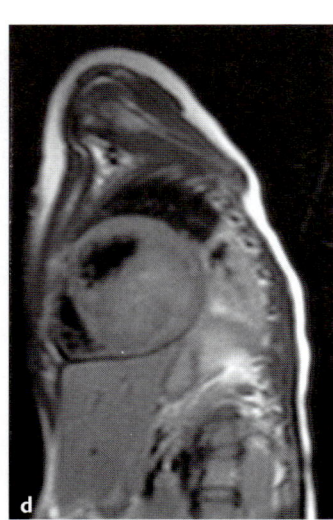

Maligne Tumoren

Angiosarkome

> Angiosarkome machen ca. $1/3$ aller primär malignen Herztumoren aus.

Etwa $1/3$ der primären malignen Herztumoren sind Angiosarkome, die bevorzugt im rechten Vorhof lokalisiert sind, vom interatrialen Septum ausgehen und ein aggressiv-infiltratives Wachstum mit Beteiligung des Perikards zeigen. Aufgrund der starken Vaskularität und ihrer bevorzugten Lokalisation manifestieren sich Angiosarkome klinisch häufig mit einem Rechtsherzversagen.

— MRT-Spezifisches —

- Das MRT-Signal dieser Tumoren in T1w und T2w Sequenzen ist heterogen (sog. „*Mosaikmuster*").
- Häufig lassen sich zentral hyperintense Tumorareale sowie periphere hypointense Anteile abgrenzen.
- Als Hinweis auf *blutgefüllte oder thrombosierte Anteile* können Areale von hoher Signalintensität nachgewiesen werden.
- Bei perikardialer Infiltration der Tumoren besteht oft ein *hämorrhagischer Perikarderguss*.
- In T1w GE-Sequenzen weisen Angiosarkome ein geringes Signal auf.
- Nach Kontrastmittelapplikation wird ein *Enhancement* beobachtet, das eine bessere Tumorabgrenzung erlaubt (Abb. 3.**35**).

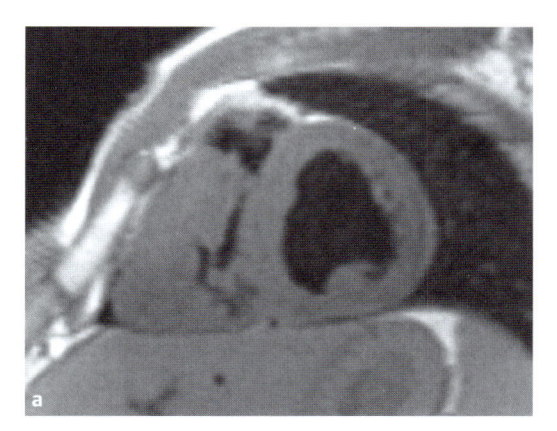

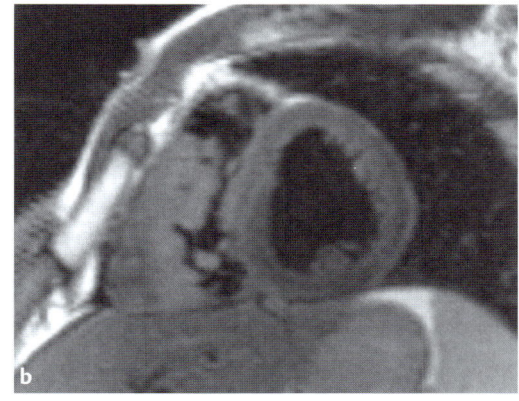

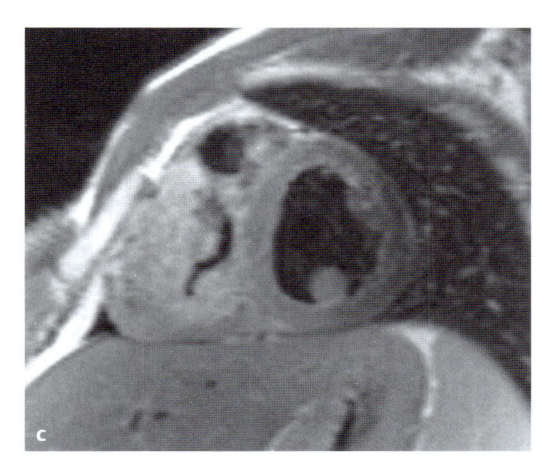

Abb. 3.35a–c **Angiosarkom des rechten Ventrikels.** Große intramyokardiale hypervaskularisierte und deshalb stark kontrastmittelaufnehmende, die gesamte freie rechtsventrikuläre Wand infiltrierende Raumforderung.
a Atemgehaltene EKG-getriggerte T1w TSE-Sequenz (TR = 700 ms, TE = 32 ms, kurze Herzachse).
b Atemgehaltene EKG-getriggerte T2w TSE-Sequenz (TR = 1500 ms, TE = 57 ms, kurze Herzachse).
c Atemgehaltene EKG-getriggerte T1w TSE-Sequenz (TR = 700 ms, TE = 32 ms, nach Applikation von 0,1 mmol Gd-DTPA/kg Körpergewicht, kurze Herzachse).

Rhabdomyosarkome

Rhabdomyosarkome sind die zweithäufigsten primären malignen Herztumoren und können innerhalb der Herzmuskulatur singulär oder multipel auftreten. Es besteht statistisch keine Bevorzugung der linken oder rechten Herzkammer. In bis zu 50 % der Fälle liegt bei Diagnosestellung bereits eine Perikardinfiltration mit begleitendem malignem Perikarderguss vor.

— MRT-Spezifisches

- Diese Tumoren weisen in T1w Sequenzen überwiegend ein gegenüber dem gesunden Herzmuskelgewebe iso- bis leicht hyperintenses Signal auf und sind in T2w Sequenzen signalreich.
- Nach Kontrastmittelapplikation besteht meist ein *stärkeres Kontrastmittelenhancement*.

Maligne fibröse Histiozytome

Hierbei handelt es sich um eine sehr seltene Manifestation eines primären malignen Herztumors, obgleich er einer der häufigsten Weichteiltumoren ist. Der linke Vorhof ist bevorzugt, sodass klinisch Ähnlichkeiten zum Vorhofmyxom bestehen. Das maligne fibröse Histiozytom zeigt jedoch ein aggressiveres Verhalten.

— MRT-Spezifisches

- Der Tumor ist in T1w Sequenzen im Signal intermediär, gelegentlich inhomogen, und bei T2w Sequenzen signalreich.

Andere maligne Herztumoren

Auch andere Primärtumoren können sich am Herzmuskel manifestieren:
- Leiomyosarkome (Abb. 3.**36**),
- Liposarkome,

Abb. 3.36 a u. b **Herzspitzennahes Leiomyosarkom des linken Ventrikels.**
a Nativ, kurze Herzachse in der T1w TSE-Sequenz.
b T1w TSE-Sequenz im Semi-4-Kammerblick nach Gabe von 0,1 mmol Gd-DTPA/kg Körpergewicht.

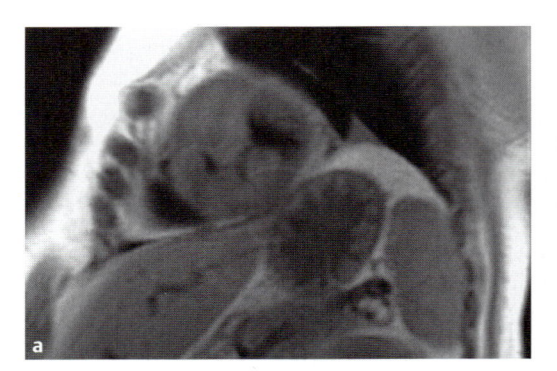

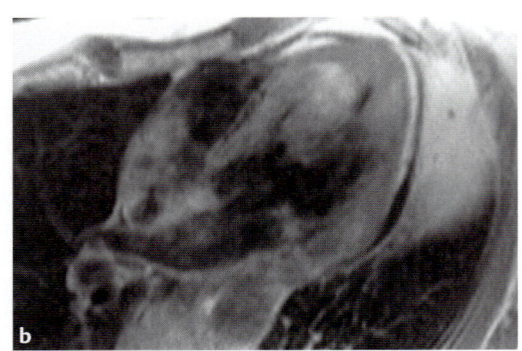

- Osteosarkome,
- Synovialsarkome,
- Neurosarkome,
- Fibrosarkome,
- Chondrosarkome,
- undifferenzierte Sarkome,
- Kaposi-Sarkome.

Diese Entitäten sind jedoch sehr selten, z. T. Raritäten. Lediglich das Kaposi-Sarkom des Herzens zeigt eine zunehmende Häufigkeit bei AIDS-Patienten und bei Patienten unter Immunsuppression nach Organtransplantation.

Lymphome. *Primäre* kardiale Lymphome sind gleichfalls extrem selten, während ein Befall des Herzens bei Lymphompatienten häufiger vorkommt. Eine zunehmende Inzidenz des primären Lymphoms wird bei immunkompromittierten Patienten beobachtet. Perikardergüsse, intrakardiale Raumforderungen und Arrhythmien sind die klinischen Hauptmanifestationen.

— **MRT-Spezifisches** —
- Die bildgebenden Verfahren sind zwar hilfreich in der Diagnosestellung, aber nicht spezifisch.
- Die MRT ist insbesondere zur Verlaufskontrolle unter Therapie geeignet: In T1w Sequenzen wird ein hypo- bis isointenses Signal beobachtet, in der T2-Gewichtung besteht meist Isointensität.

Erworbene Erkrankungen der Herzklappen

Der diagnostische Stellenwert der MRT in der Bildgebung der *Herzklappenmorphologie* und *-funktion* ist aufgrund geringerer Sensitivität und Spezifität im Vergleich zur transthorakalen bzw. transösophagealen Echokardiographie derzeit eingeschränkt. Die MRT erlaubt eine morphologische Darstellung der Herzklappen sowie eine funktionelle Beurteilung der Strömungsverhältnisse, der Öffnungsfläche der betroffenen Klappen sowie die Bestimmung von Shunt- bzw. Regurgitationsvolumina. Weiterhin kann die MRT nach einer Herzklappenoperation zum posttherapeutischen Monitoring eingesetzt werden.

Untersuchungstechnik. Eine gute morphologische Darstellung der Taschenklappen (Aorten-, Pulmonalklappe) erlauben typischerweise TSE-Sequenzen in Blackblood-Technik. Während die Abgrenzbarkeit der Segelklappen in dieser Technik schwierig sein kann, stellen CINE-GE-Sequenzen die Mitral- bzw. Trikuspidalklappe als hypointense Strukturen im fließenden Blut dar.

Die semiquantitative Untersuchung eines Vitiums wird mit CINE-GE-Sequenzen durchgeführt. Diese Technik erlaubt den Nachweis von Blutflussturbulenzen im Bereich stenotischer bzw. insuffizienter Herzklappen sowie septaler Defekte aufgrund strömungsbedingter Signalauslöschungen. Aufgrund der geringeren Druckwerte im pulmonalarteriellen Kreislauf ist dieses Phänomen bei Rechtsherzvitien geringer ausgeprägt. Zur direkten Quantifizierung von Herzklappenfehlern wird die Phasenkontrasttechnik angewendet.

Pathogenese/Klinik. In der überwiegenden Zahl der Fälle liegt als Ursache erworbener Herzklappenfehler eine rheumatische Karditis vor; etwa 75 % der Patienten litten in der Kindheit oder Jugend unter rheumatischem Fieber, rezidivierenden eitrigen Tonsillitiden, Scharlach oder sog. rheumatischen Äquivalenten. Bakterielle Endokarditiden, aber auch mykotische Endokarditiden können sich als zweithäufigste Ursache sekundär auf vorgeschädigtes Klappenendokard aufpfropfen und bis zur vollständigen Herzklappendestruktion führen. Die häufigste Ursache einer bakteriellen Endokarditis ist eine Streptokokkeninfektion. Insbesondere bei Drogenabhängigen oder HIV-Infizierten treten zunehmend andere bakterielle Erreger als Verursacher von Endokarditiden auf.

Frauen sind häufiger von Mitralklappenfehlern betroffen, während beim männlichen Geschlecht häufiger Aortenklappenvitien auftreten. Aufgrund der Hämodynamik manifestieren sich Mitralklappenvitien klinisch in der Regel früher als Aortenklappenvitien: eine Mitralklappenstenose fällt klinisch durch Dyspnoe typischerweise im 2.–3. Lebensjahrzehnt auf, während Aortenklappenfehler aufgrund langer beschwerdefreier Kompensation häufig erst im 4. oder 5. Lebensjahrzehnt klinisch manifest werden.

> Die Phasenkontrasttechnik wird zur direkten Quantifizierung von Herzklappenfehlern eingesetzt.

> Die Taschenklappen können in TSE-Sequenzen in Blackblood-Technik gut dargestellt werden, während die Segelklappen in CINE-GE-Sequenzen besser abgrenzbar sind.

Stenosen

Der Schweregrad eines stenotischen Herzklappenfehlers wird durch den Druckgradienten oder die Bestimmung der Klappenöffnungsfläche beschrieben. Eine direkte Quantifizierung kann durch die MR-Phasenkontrasttechnik unter Verwendung der modifizierten *Bernoulli-Gleichung* erfolgen: Der transvalvuläre *Spitzendruckgradient* errechnet sich aus der Gleichung

$$\Delta \varrho \, [\text{mmHg}] = 4 \times (V_{max} \text{ in m/s})^2$$

wobei V_{max} der maximalen Flussgeschwindigkeit im Stenosejet entspricht.

Aortenklappenstenose

Pathogenese/Klinik. Der häufigste primäre Klappenfehler bei Erwachsenen ist die Aortenklappenstenose. Morphologisch sind *valvuläre verkalkende* von *supravalvulären* und *subvalvulären membranösen* Aortenklappenstenosen zu unterscheiden. Die häufigste Lokalisation ist die valvuläre Aortenstenose. Ätiologisch liegen postinflammatorische Klappenveränderungen (z. B. nach rheumatischem Fieber), kongenitale Klappenanomalien (z. B. bikuspide Klappenanlage, Abb. 3.**37**), die teils sekundäre Verkalkungen entwickeln, sowie degenerative Klappenveränderungen (prädisponierende Faktoren z. B. arterieller Hypertonus, Diabetes mellitus) vor.

Die normale Klappenöffnungsfläche von ca. 3,0 cm² ist bei einer leichtgradigen Stenosierung auf 1,0–1,5 cm² und bei einer mittelgradigen Stenosierung auf 0,75–1,0 cm² reduziert. Morphologisch und funktionell resultieren als Folge der erhöhten linksventrikulären Druckbelastung:

- eine konzentrische linksventrikuläre Hypertrophie,
- eine Störung der diastolischen Funktion,
- eine relative Koronarinsuffizienz,
- sekundär eine Störung der Vorhofkontraktion.

Die Klappenöffnung ist während der Ventrikelsystole behindert, was der linke Ventrikel zunächst mit verstärkter Kontraktion und muskulärer Hypertrophie kompensiert. Konsekutiv bildet sich ein Druckgradient zwischen dem linken Ventrikel und der Aorta ascendens aus, damit das Herz den durch die Stenose erhöhten Widerstand kompensieren und in Ruhe ein ausreichendes Herzminutenvolumen fördern kann. Bei ausgeprägter Klinik mit stark erhöhtem linksventrikulärem Druck und massiver Myokardhypertrophie führt eine verminderte Compliance des Myokards zu einem progredient erhöhten enddiastolischen linksventrikulären Druck, der über eine relative Mitralklappeninsuffizienz zu einer pulmonalarteriellen Hypertonie und damit sekundär zu einer Rechtsherzbelastung führen kann.

Diagnose. MR-tomographisch werden zur morphologischen Darstellung der linksventrikulären Ausflussbahn und der Aortenklappensegel Blackblood-TSE-Sequenzen eingesetzt. Brightblood-GE-Sequenzen werden zum Nachweis einer Signalauslöschung im Strömungsverlauf der Aorta ascendens aufgrund von Blutflussturbulenzen distal der stenosierten Klappe verwendet.

— **MRT-Spezifisches** —

- Typischerweise findet sich bei einer Aortenklappenstenose eine prolongierte Austreibungsphase des linken Ventrikels sowie eine Verringerung der diastolischen und systolischen Füllungsraten (peak filling rate).
- Durch Flussmessungen proximal des Aortenostiums gelingt die Quantifizierung des Stenosegrads (Abb. 3.**37**). Die Abschätzung des transvalvulären Druckgradienten hängt von der Genauigkeit der Bestimmung der höchsten Flussgeschwindigkeit mittels Phasenkontrastmessungen im Zentrum des Stenosejets ab.

Therapie. Als Indikationen zum operativen Aortenklappenersatz gelten die Reduktion der Klappenöffnungsfläche auf ≤ 0,75 cm² bzw. ein transvalvulärer Gradient von > 40 mmHg. Bei Kindern bzw. jungen Erwachsenen ist alternativ eine Aortenklappenkommissurotomie zu diskutieren.

Mitralklappenstenose

Aufgrund der eingeschränkten Mitralklappenöffnungsfläche (normal ca. 4–6 cm²) wird der Blutfluss zwischen dem linken Vorhof und dem linken Ventrikel behindert mit konsekutiver Erhöhung des linksatrialen Drucks und Volumens sowie Verringerung der diastolischen Ventrikelfüllung und Abnahme des Herzminutenvolumens. Häufige Komplikationen sind *atriale Thromben*, die typischerweise im linken Herzohr entstehen und zu arteriellen Embolien, z. B. in Gehirn, Nieren, unteren Extremitäten, führen können.

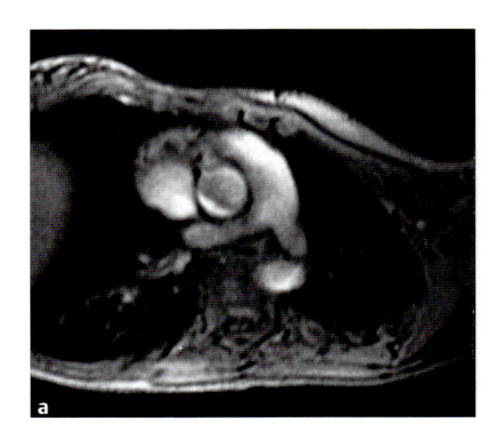

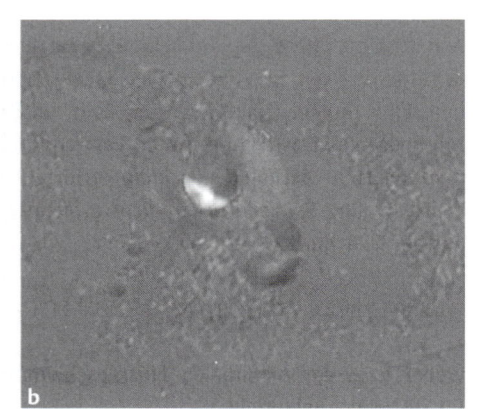

Abb. 3.37 a u. b **Valvuläre Aortenstenose bei bikuspider Aortenklappe.** Valvuläre Aortenstenose bei bikuspider Aortenklappe. Das größere vordere Aortenklappensegel öffnet nicht regulär. Hierdurch kommt es zu einer Flussbeschleunigung im Bereich der dorsalen Klappenöffnungsfläche.
a Anatomisches Bild (Modulusbild).
b Flusskodiertes Bild (Phasenkontrastbild).

MRT-Spezifisches

- MR-tomographisch werden morphologisch eine Dilatation des linken Vorhofs sowie funktionell ein *diastolischer Stenosejet* im linken Ventrikel bei einem typischen Druckgradienten zwischen dem linken Vorhof und dem linken Ventrikel nachgewiesen.
- Bei der *Differenzialdiagnose umschriebener Klappenverdickungen* liefern kontrastmittelunterstützte T1w und stark T2w TSE-Sequenzen Hinweise zur Differenzierung von valvulären Vegetationen, thrombotischen Auflagerungen oder Klappenverkalkungen. Eine Dilatation des rechten Ventrikels sowie der Nachweis einer pulmonalvenösen Druckerhöhung lassen sich als Zeichen eines dekompensierten Mitralvitiums werten.

Insuffizienzen

Das *Regurgitationsvolumen* durch eine insuffiziente Herzklappe wird beeinflusst durch den Durchmesser der Klappenöffnungsfläche, die Zeit des Blutrückstroms, den Druckgradienten über der insuffizienten Klappe sowie das linksventrikuläre Schlagvolumen.

MRT-Spezifisches

- Brightblood-GE-Sequenzen sind geeignet, um den *Regurgitationsjet* retrograd der insuffizienten Herzklappe nachzuweisen, da die Signalintensität des Blutflusses durch pathologische Flusscharakteristika beeinflusst wird.
- Eine hohe Flussgeschwindigkeit mit Flussturbulenzen bedingt eine Dephasierung der Spins, die in einem Signalverlust resultiert. Die Fläche der Blutflussturbulenzen variiert mit der Wahl der Bildparameter, z.B. der Echozeit TE. Bei standardisierten Parametern kann die Größe der Signalauslöschung (Signal-Void- bzw. Jet-Phänomen) zur *semiquantitativen Abschätzung* der Regurgitation angewendet werden.
- Bei Mitral- und Trikuspidalklappenregurgitation (Abb. 3.9 u. Abb. 3.38) lässt sich die Signalauslöschung des Regurgitationsjets während der Systole, bei einer Aortenklappen- oder Pulmonalklappeninsuffizienz in der Diastole nachweisen.

Mitralklappeninsuffizienz

Pathogenese. Bei einer Mitralklappeninsuffizienz weist die Mitralklappe einen ungenügenden Schluss während der Systole auf. Ursächlich sind:
- Verminderung der Klappensegelfläche durch rheumatische Endokarditis,
- Verkalkung oder fibröse Verdickung der Segel, deren Hypomobilität zur Klappeninsuffizienz führt.

Darüber hinaus wird eine Mitralklappeninsuffizienz aufgrund eines postinfarziellen Sehnenfadenabrisses oder postinterventionell nach Kommissurotomie bei Mitralklappenstenose beobachtet.

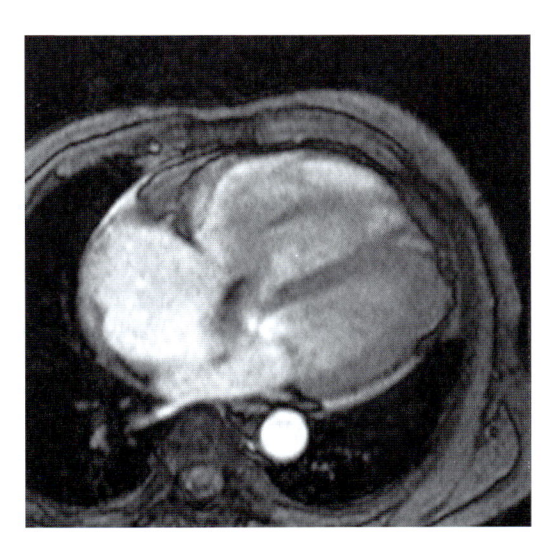

Abb. 3.38 Trikuspidalklappeninsuffizienz. Atemgehaltene, EKG-getriggerte T1w 2-dimensionale FLASH-Sequenz (TR = 167 ms, TE = 6,2 ms, 4-Kammer-Blick). Erhebliche Dilatation des rechten Ventrikels und des rechten Vorhofs bei unauffälliger Größe des linken Herzens. Ausgeprägter Regurgitationsjet in der Trikuspidalklappenebene.

MRT-Spezifisches

- MR-tomographisch wird morphologisch eine Dilatation des linken Ventrikels nachgewiesen, die durch das Pendelblutvolumen bedingt ist.
- Ein transvalvulärer Insuffizienzjet lässt sich als systolische Signalauslöschung im linken Vorhof nachweisen.

Quantifizierung. Ein Ansatz zur MRT-Quantifizierung des Regurgitationsvolumens ist die Bestimmung der Differenz aus dem in der Aorta ascendens gemessenen Schlagvolumen des linken Ventrikels und dem in der A. pulmonalis bestimmten Schlagvolumen des rechten Ventrikels. Bei ausreichender Unterdrückung der Bewegungsartefakte ist die Phasenkontrastmessung hier ein viel versprechender Ansatz zur direkten Quantifizierung.

Aortenklappeninsuffizienz

Pathogenese/Klinik. Einer Aortenklappeninsuffizienz liegen ätiologisch in ca. 35 % der Erkrankungsfälle eine Dilatation der Aortenwurzel (z. B. kongenital, Erkrankungen des Bindegewebsapparats), primäre Erkrankungen der Klappentaschen (z. B. rheumatisches Fieber, bakterielle Endokarditiden) oder akute Ereignisse (z. B. Dissektionen, traumatische Klappenverletzungen) zugrunde.

Die *akute* Aorteninsuffizienz führt zu einem pathologisch gesteigerten diastolischen linksventrikulären Druck, der linke Ventrikel weist eine normale Größe auf. Durch eine relative Mitralklappeninsuffizienz kann es zu einer Druckerhöhung im pulmonalen Kreislauf mit konsekutiver Rechtsherzdekompensation kommen. Bei *chronischem Verlauf* resultiert eine kombinierte Druck- und Volumenbelastung des linken Ventrikels mit Ausbildung einer exzentrischen Myokardhypertrophie und Dilatation des linken Ventrikels.

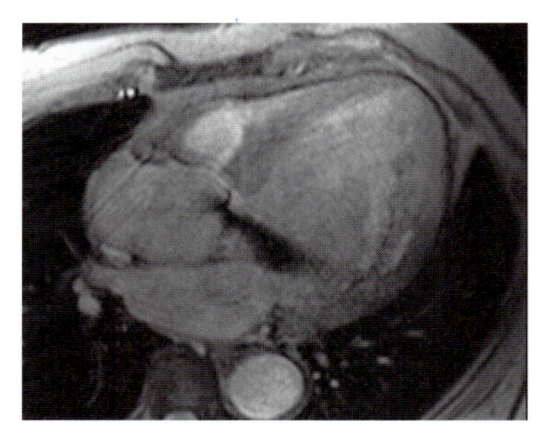

Abb. 3.39 **Aortenklappeninsuffizienz Grad IV.** Atemgehaltene EKG-getriggerte 2-dimensionale FLASH-Sequenz (TR = 167 ms, TE = 6,2 ms, Flipwinkel 30°, Semi-4-Kammer-Blick). Ausgedehnter Regurgitationsjet/Signal Void, vergrößerter linker Ventrikel.

— MRT-Spezifisches —
- Zur morphologischen Darstellung der linksventrikulären Ausflussbahn, des linken Ventrikels und der Anatomie der Aortenklappensegel werden Blackblood-TSE-Sequenzen verwendet, bei unklarem Befund ggf. kombiniert mit Brightblood-GE-Sequenzen.
- Ein transvalvulärer Insuffizienzjet lässt sich als systolische Signalauslöschung im linken Ventrikel (Brightblood-GE-Sequenz) nachweisen (Abb. 3.**39**).

Quantifizierung. Einen Ansatz zur Quantifizierung des Regurgitationsvolumens stellen die direkte Flussmessung in der Aorta ascendens mittels MR-Phasenkontrastmessung sowie der Vergleich der Schlagvolumina des linken bzw. rechten Ventrikels dar. Dabei wird eine Regurgitationsfraktion von < 30 % als leichtgradige und von > 50 % als hochgradige Aortenklappeninsuffizienz gewertet.

Therapie. Als Indikation zum operativen Klappenersatz gilt der symptomatische Patient mit normaler bzw. bereits eingeschränkter Funktion des linken Ventrikels. Bei einem asymptomatischen Patienten wird die systolische Funktion des linken Ventrikels engmaschig kontrolliert, um frühzeitig linksventrikuläre Funktionseinschränkungen diagnostisch zu erfassen. Als wichtiger Indikator der myokardialen Funktion wird das endsystolische Ventrikelvolumen des linken Ventrikels gewertet, das mit der postoperativen Dysfunktion des linken Ventrikels und der perioperativen Mortalität korreliert.

Koronare Herzerkrankung

Die koronare Herzerkrankung (KHK) zählt zu den führenden Todesursachen in den Industrienationen. Neben den etablierten Referenzmethoden der Katheterangiographie und nuklearkardiologischen Verfahren (SPECT, PET) bietet die MRT umfassende nichtinvasive diagnostische Möglichkeiten in der Evaluierung ischämischer Herzerkrankungen.

Die MRT ermöglicht eine *primäre Diagnostik* der KHK:
- aufgrund der Detektion und Quantifizierung von Störungen der Myokarddurchblutung mittels First-Pass-Perfusionsuntersuchungen in Ruhe und unter pharmakologischer Belastung (Adenosin, Dipyridamol),
- aufgrund myokardialer Wandbewegungsstörungen im Rahmen pharmakologisch induzierter Belastung (Hochdosisbelastungsuntersuchungen mit Dobutamin) und/oder
- aufgrund des direkten Nachweises von Koronarstenosen mittels MR-Koronarangiographie.

Des Weiteren hat die MRT in der *myokardialen Infarkt-* bzw. *Vitalitätsdiagnostik* bei nachgewiesener KHK einen erheblichen diagnostischen Stellenwert

> Die MRT ermöglicht eine primäre Diagnostik der KHK sowie die myokardiale Infarkt- und Vitalitätsdiagnostik.

erreicht. Hierzu können 3 verschiedene Untersuchungsverfahren angewendet werden:
- die niedrig dosierte Dobutamin-Belastungsuntersuchung,
- die Bestimmung der enddiastolischen Wanddicke (EDWT) und
- die Beurteilung des Signals kontraktionsgestörter Myokardareale nach Applikation von Gd-Chelaten (delayed contrast enhancement).

Primärdiagnostik der koronaren Herzerkrankung

First-Pass-Perfusionsuntersuchung (Ruhe/pharmakologische Belastung)

Durch die Anwendung schneller MR-Techniken, wie z. B. Brightblood-GE-Sequenzen oder Echoplanar- (EPI-) Sequenzen, ist es möglich, die regionale Myokardperfusion durch die Untersuchung der First-Pass-Kinetik niedermolekularer Gd-Chelate in Ruhe und unter pharmakologischer Belastung darzustellen.

First-Pass-Ruheuntersuchung. Zunächst wird eine First-Pass-Ruheuntersuchung unter Verwendung einer T1w Multischichtperfusionssequenz mit ausreichender Schichtzahl (Schichtanzahl ≥ 5; Schichtdicke ≤ 10 mm; Atemanhaltetechnik) durchgeführt: Nach i.v. Applikation von 0,025 mmol Gd/kg Körpergewicht (3–5 ml/s) erfolgen in der kurzen Herzachse 60 aufeinander folgende Akquisitionen mit je 1 Messung pro Herzschlag. Mittels ultraschneller EPI-Sequenzen ist eine zeitliche Auflösung von 30 Bildern/s und mehr möglich, d. h. eine Bildakquisition benötigt unter 30 ms.

First-Pass-Belastungsuntersuchung. Hierfür werden ≤ 20 min nach vorangegangener Ruheuntersuchung zunächst *Dipyridamol* (0,5 mg/kg Körpergewicht über 4 min) bzw. das aufgrund kürzerer Halbwertzeit besser steuerbare *Adenosin* (130–140 µg/kg Körpergewicht über 3–6 min; Maximaldosis 140 µg/kg Körpergewicht/min) i.v. appliziert. Die MR-Perfusionsmessung wird nach einer Verzögerung von 2–4 min nach Beendigung der Dipyridamol- bzw. Adenosininfusion in der kurzen Herzachse (Herzbasis, Papillarmuskelebene, Herzspitze) sowie ggf. im 2- bzw. 4-Kammer-Blick durchgeführt.

Als *Kontraindikation* einer Belastungsuntersuchung gelten insbesondere:
- subakuter Myokardinfarkt (< 3 Tage),
- schwere Mitral- und Aortenklappenvitien,
- schwere hypertrophe obstruktive Kardiomyopathie (HOCM),
- dekompensierte Herzinsuffizienz,
- instabile Angina pectoris,
- chronisch obstruktive Lungenerkrankung (Adenosin).

Eine adäquate *Überwachung* der Vitalparameter (Pulsoxymetrie, automatische RR-Messung) sowie ein permanentes EKG-Monitoring sind während der Untersuchung obligat.

Typischerweise werden als *Nebenwirkungen* einer pharmakologischen Belastung beobachtet:
- Dyspnoe,
- Bronchospasmus,
- Kopfschmerzen,
- Schwindel,
- Hypotonie,
- Flush.

Während der Untersuchung sollte ein interdisziplinäres Notfallmanagement einschließlich der erforderlichen Ausrüstung vorgehalten werden.

Prinzip. Die für die First-Pass-Belastungsuntersuchung eingesetzten Medikamente führen zu einer Dilatation der nicht betroffenen Koronararterien und konsekutiv zu einem sog. *Coronary-Steal-Effekt*. Dadurch wird die Minderperfusion in dem von der stenosierten Koronararterie versorgten Myokardareal weiter verstärkt (Nagel u. Mitarb. 1999).

--- **MRT-Spezifisches** ---

- Regelrecht perfundiertes gesundes Myokard zeigt nach Kontrastmittelapplikation eine Verkürzung der T1-Relaxationzeit, die zu einer Zunahme der Signalintensität in T1w Sequenzen führt.
- In hypoperfundierten Myokardregionen mit reduzierter Kontrastmittelkonzentration ist gegenüber dem gesunden Myokard ein Perfusionsdefekt mit hypointensem Signal nachzuweisen.
- Die während der maximalen Kontrastierung des Myokards mit einem (semi-)automatischen Auswerteprogramm gemessenen Signalintensitäten bzw. das

visuell beurteilte Signalverhalten sind ein Maß für die relativen Perfusionsunterschiede und die regionale Kontrastmittelkonzentration, die zu einer Änderung der myokardialen Relaxationszeit führen.
- Die quantitative Untersuchung der Myokardperfusion unterliegt zahlreichen methodischen Problemen, ist jedoch bereits mit neuester Auswertesoftware möglich.

Hochdosis-Dobutamin-Belastungsuntersuchung

Neben der pharmakologischen Belastung im Rahmen der First-Pass-Perfusionsuntersuchung ermöglicht die MRT die Detektion und Quantifizierung myokardialer Wandbewegungsstörungen mittels Belastungsuntersuchungen nach Gabe von hoch dosiertem Dobutamin (sog. *High-Dose-Dobutamin-Stress-MRT*). Anders als bei der niedrig dosierten Dobutamin-Stress-Untersuchung zur Vitalitätsdiagnostik des Myokards ist das Ziel dieser Untersuchung die Induktion einer reversiblen myokardialen Ischämie mittels positiv inotrop und chronotrop wirksamer Pharmaka im Rahmen der primären Diagnostik der koronaren Herzerkrankung.

Durchführung. Im Verlauf der Untersuchung werden in einer Kaskade in 3- bis 5-minütigen Abständen steigende Dosen von Dobutamin (5, 10, 20, 30 und 40 µ/kg Körpergewicht/min) i.v. appliziert, bis die Zielfrequenz erreicht wird bzw. regionale Wandbewegungsstörungen auftreten. Ggf. werden zusätzlich fraktioniert 0,25 mg Atropin (maximal 1 mg) appliziert. Als Ziel-Herzfrequenz der Untersuchung gelten 85 % der altersabhängig maximalen Herzfrequenz.

Das *MRT-Untersuchungsprotokoll* besteht aus einer Brightblood-GE-Sequenz, die im linksventrikulären 2- und 4-Kammer-Blick (je 1 Schicht) sowie in der kurzen Herzachse (Herzbasis, Papillarmuskelebene, Herzspitze) durchgeführt wird.

Prinzip und Auswertung. MR-tomographisch werden die gegenüber der Ruheuntersuchung neu aufgetretenen belastungsinduzierten Wandbewegungsstörungen als Nachweis einer koronaren Herzerkrankung gewertet. Pathophysiologisch liegt diesem Phänomen eine dobutamininduzierte Minderperfusion im Versorgungsgebiet einer hämodynamisch relevant stenosierten Koronararterie vor, die zu regionalen Kontraktionsstörungen des Myokards führt.

Im Rahmen der Auswertung wird ein meist visueller Vergleich der Myokardkontraktion an Schichtpositionen, die anhand anatomischer Leitstrukturen (z. B. Papillarmuskeln, rechter Ventrikel) möglichst exakt zugeordnet werden müssen, durchgeführt. Dobutamin-Belastungsuntersuchungen mit Analyse der regionalen ventrikulären Wandbewegung besitzen eine Sensitivität bis zu 100 % bei koronaren 3-Gefäß-Erkrankungen.

MR-Koronarangiographie

Untersuchungstechnik

Die direkte Darstellung der Herzkranzarterien mittels MR-Koronarangiographie stellt aufgrund der periodischen Herzbewegung, der Atembewegung, der individuellen Geometrie der Koronararterien, des Bedarfs eines hohen Kontrastes zwischen Myokard, Koronararterie und Epikard und des Bedarfs einer hohen räumlichen Auflösung eine große technische Herausforderung dar (Abb. 3.**40**).

Herz- und Atembewegung. Zur Kompensation der *Herzbewegung* müssen die Bilddaten unter *EKG-Triggerung* in einer Phase minimaler Herzaktion, üblicherweise der mittleren bis späten Diastole, akquiriert werden. Das Zeitfenster für die Datenakquisition sollte dabei unter 100 ms liegen. Da für die Bilderstellung mehr Daten benötigt werden, als in einem Herzzyklus gewonnen werden können, wird die Akquisition zum gleichen Zeitpunkt in aufeinander folgenden Herzzyklen wiederholt (k-Raum-Segmentierung).

Die *Atembewegung* kann durch *Atemanhaltetechnik* oder den Einsatz von *MR-Navigatoren*, die die Atemlage aufzeichnen, erfolgen. Die Atemanhaltetechnik hat den Vorteil einer kürzeren Gesamtscanlänge, allerdings ist die räumliche Auflösung von der Dauer des Atemstops abhängig und oft unzureichend. Die Navigatortechnik erlaubt die Datenakquisition in freier Atmung mit einer In-Schicht-Auflösung im Submillimeterbereich. Nachteil sind Gesamtscanlängen von mehreren Minuten.

Kontrast. Zur *intrinsischen* Erhöhung des Kontrasts zwischen Koronarlumen und Umgebung können Vorpulse wie T2-Präparation genutzt werden, eine *extrinsische* Kontrasterhöhung kann durch Kontrastmittelapplikation erreicht werden (zurzeit noch selten, klinische Einführung von Blutpool-Kontrastmitteln bleibt abzuwarten).

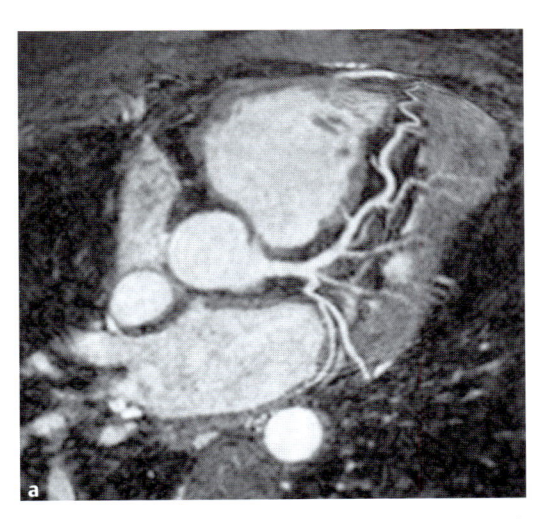

Abb. 3.40 a u. b Darstellung der Koronararterien in der MR-Koronarangiographie. 3-dimensionale MR-Koronarangiographie mit Navigatortechnik (freie Atmung) der linken (**a**) und rechten (**b**) Koronararterie in Whole-Heart-Technik (TE = 2,3 ms, SD = 1,5, Matrix = 512, FOV = 360 mm).

a Linke Herzkranzarterie. Gute Abgrenzbarkeit der Aufzweigung in R. circumflexus und R. interventricularis anterior (RIVA) bis in die distalen Abschnitte. Ebenso gute Abgrenzbarkeit von Seitenästen.

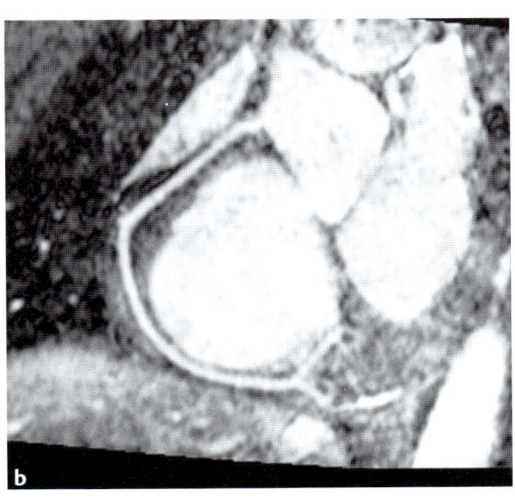

b Rechte Kranzarterie, bis zur Aufteilung in R. interventricularis posterior und R. posterolateralis dexter dargestellt.

Sequenzen. Im Verlauf des letzten Jahrzehnts sind multiple MRT-Sequenzen inklusive SE-, TSE-, GE-, Turbo-GE-, EPI-, SSFP-Sequenzen u. a. für die Koronararteriendarstellung untersucht worden. Eine abschließende Empfehlung hinsichtlich der Sequenztechnik kann zum jetzigen Zeitpunkt noch nicht gegeben werden. Eine robuste und anwenderfreundliche Technik stellt jedoch eine *segmentierte Gradientenechosequenz* (Turbo-Field-Echo) mit Navigatortechnik dar, die u. a. in größeren Multi- und Singlecenter-Studien erfolgreich eingesetzt wurde (Kim und Mitarb. 2001, Sommer und Mitarb. 2002). Gegenüber dieser Standardsequenz scheinen neuere Ansätze mit SSFP-Technik und/oder radialer/spiraler k-Raum-Füllung Vorteile, insbesondere hinsichtlich des Signal- bzw. Kontrast-Rausch-Verhältnisses, zu haben (Maintz u. Mitarb. 2004, Ozgun u. Mitarb. 2005).

Scanvolumen. Das Verhältnis einer guten räumlichen Auflösung und guter Kontrastverhältnisse bei akzeptabler Scanzeit schränkt das Scanvolumen der MR-Koronarangiographie ein. Daher waren bislang mehrere doppelt-oblique auf die rechte und linke Kranzarterie angulierte Scans notwendig, um die großen Kranzgefäße abzubilden *("Targeted-Scan"-Ansatz)*. Unter Verwendung paralleler Bildgebung (z. B. SENSE) lässt sich heute das Scanvolumen jedoch so stark vergrößern, dass das gesamte Herz in einem Scan abgedeckt werden kann *("Whole-Heart"-Ansatz)*, was Vorteile für die Scanplanung, für die Beurteilung von Gefäßästen und für 3-dimensionale Rekonstruktionen bringt (Weber u. Mitarb. 2003).

Indikationen

Koronargefäßanomalien. Eine akzeptierte klinische Wertigkeit der MR-Koronarangiographie besteht für den Nachweis von Koronargefäßanomalien. Hier gilt die MRT sogar aufgrund der fehlenden Strahlenexposition im Vergleich zu CT und Katheterangiographie als Methode der Wahl (McConnell u. Mitarb. 2000). Koronargefäßanomalien haben eine Inzidenz von ca. 1%. Die häufigste Variante (ca. 50%) ist ein abnormaler Abgang des *R. circumflexus* mit Verlauf dorsal der Aorta bis zum Sulcus atrioventricularis sinister (Abb. 3.41). Hiervon abgegrenzt werden müssen die sog. „malignen" Formen, bei denen das abnormal abgehende Gefäß zwischen Aorta ascendens und Truncus pulmonalis verläuft (Abb. 3.42). Hier kann es – insbesondere bei erhöhtem Flussbedarf, z. B. bei Sportlern – zu einer Einklemmung der Koronararterie mit konsekutiver Minderversorgung im abhängigen Versorgungsgebiet kommen. So finden sich bei 12% der Fälle mit plötzlichem Herztod bei Athleten autoptisch Koronaranomalien (Abb. 3.43).

Koronaraneurysmata. Eine zweite akzeptierte Indikation für die MR-Koronarangiographie besteht für die Diagnostik und Verlaufskontrolle von Koronaraneurysmata, z. B. bei der Kawasaki-Krankheit

> Der Nachweis von Koronargefäßanomalien und die Diagnostik und Verlaufskontrolle von Koronaraneurysmata sind zurzeit die klinisch akzeptierten Indikationen der MR-Koronarangiographie.

Abb. 3.41 a–d Koronargefäßanomalien.

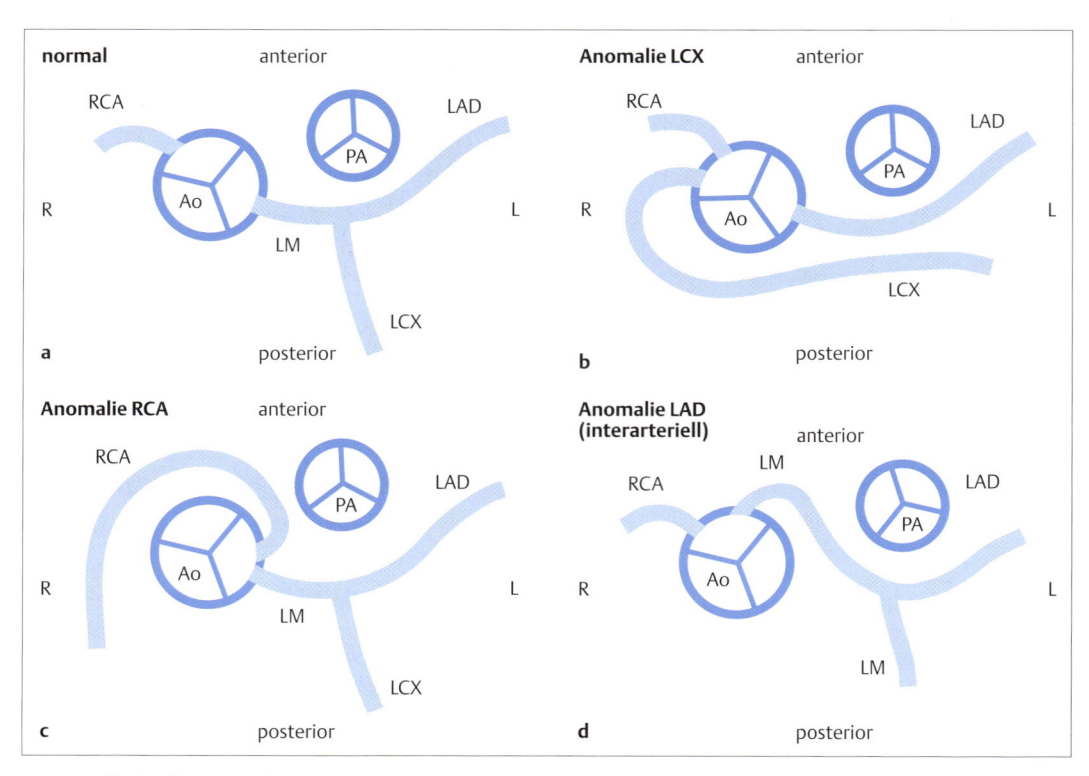

a Normalbefund. Die rechte Kranzarterie (RCA) entspringt dem rechten Koronarsinus, die linke Kranzarterie (LM) geht aus dem linken Koronarsinus ab.
b Anomalie des Ramus circumflexus (LCX). Häufigste Koronaranomalie (ca. 50 %) mit Abgang des R. circumflexus aus dem rechten Koronarsinus und Verlauf dorsal der Aortenwurzel.
c Anomalie der rechten Kranzarterie mit Ursprung aus dem linken Koronarsinus. Sog. „maligner Typ" mit Verlauf zwischen Aorta (Ao) und Truncus pulmonalis (PA) (zweithäufigste Variante, ca. 25 %).
d Anomalie der linken Kranzarterie mit Ursprung aus dem rechten Koronarsinus. Sog. „maligner Typ" mit Verlauf zwischen Aorta und Truncus pulmonalis.
LAD = R. interventricularis anterior

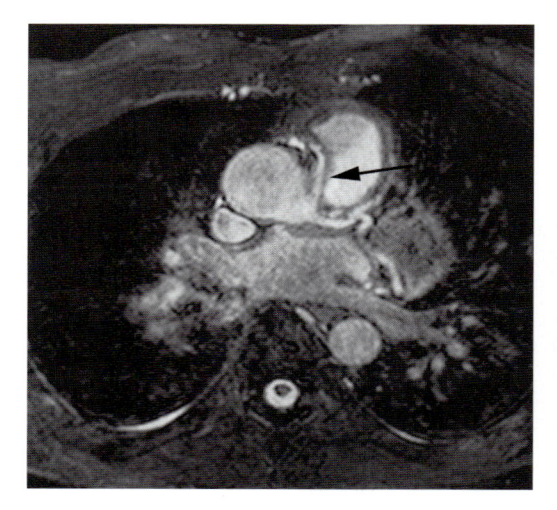

Abb. 3.42 **Abgangsanomalie der rechten Kranzarterie.** 3-dimensionale MR-Koronarangiographie mit Navigatortechnik (freie Atmung). Die rechte Kranzarterie entspringt dem linken Koronarsinus und zieht zwischen Aorta und Truncus pulmonalis zum Sulcus atrioventricularis dexter.

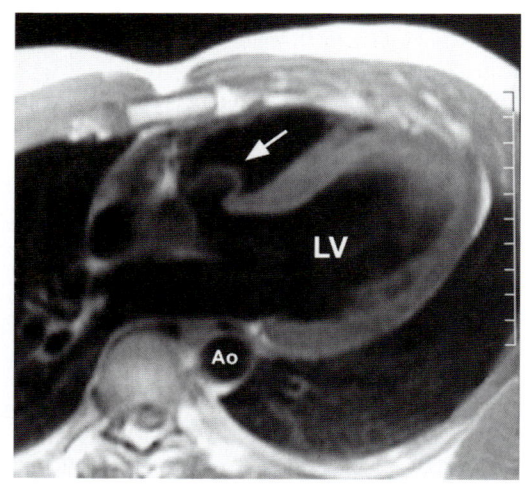

Abb. 3.43 **Sinus-Valsalva-Aneurysma des rechten Koronarsinus.** Atemgehaltene EKG-getriggerte T1w TSE-Sequenz im Semi-4-Kammer-Blick. Präoperative Untersuchung eines 25-jährigen Patienten mit klinisch symptomatischem Sinus-Valsalva-Aneurysma des rechten Koronarsinus, das in den rechten Ventrikel prolabiert (Pfeil). Interventrikularseptum, RV und LV regelrecht.
Ao   Aorta descendens
LV   linker Ventrikel

(Greil u. Mitarb. 2002). Bei der Untersuchung von Koronaraneurysmata können (im Gegensatz zur Untersuchung von Koronarstenosen) sogar atemangehaltene Sequenzen verwendet werden, obwohl diese meist eine räumliche Auflösung von > 1 mm haben (Abb. 3.**44**).

Wertigkeit in der Beurteilung der KHK

Zur Beurteilung der koronaren Herzerkrankung hat die MR-Koronarangiographie noch keine weite klinische Akzeptanz gefunden. Die diagnostische Genauigkeit im Nachweis relevanter Koronarstenosen variiert sehr stark in den publizierten Studien; Sensitivitäten reichen von 74–93% und Spezifitäten von 43–92% (Sommer u. Mitarb. 2002, Kim u. Mitarb. 2001, Bogaert u. Mitarb. 2003).

Die bislang noch nicht erfolgte weite klinische Verbreitung der Methode ist sowohl auf die Einschränkungen in der diagnostischen Genauigkeit, als auch auf die Komplexität der Technik, lange Scanzeiten und einen hohen Prozentsatz (ca. 30%) von Untersuchungen mit nicht diagnostischer Bildqualität zurückzuführen.

Technische Verbesserungen. Für die nahe Zukunft sind hier jedoch technische Verbesserungen durch die Hochfeld-MRT (3 Tesla), Mehrkanalempfangsspulen, „intelligente" Navigatoren, Blutpool-Kontrastmittel und andere Innovationen zu erwarten. Ein besonderes Potenzial ergibt sich für die MRT nicht nur in Hinblick auf die Darstellung des Koronargefäßlumens, sondern auch der Gefäßwand. So konnte bereits 2002 erstmalig das positive Remodeling der Koronararterien als frühes Stadium der Arteriosklerose bei asymptomatischen Risikopatienten nachgewiesen werden (Kim u. Mitarb. 2002).

Segmentbasierte Analyse. Zur Beurteilung und Befundübermittlung des koronararteriellen Status sollte eine segmentbasierte Analyse der Koronararterien erfolgen und eine standardisierte Nomenklatur verwendet werden. Pathologische Veränderungen der Koronararterien sollten nach ihrer Lokalisation und dem Schweregrad der Stenose mitgeteilt werden. In der interdisziplinären klinischen Kommunikation hat sich die Verwendung der numerischen *Koronarsegmenteinteilung der American Heart Association* (AHA 1975 u. 1999) etabliert (s. Tab. 3.**3** u. Abb. 3.**1**).

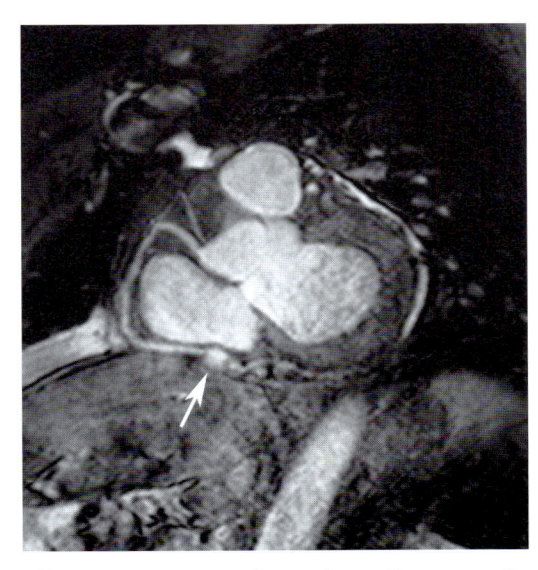

Abb. 3.44 **Aneurysma der rechten Koronararterie.** MR-Koronarangiographie in Atemanhaltetechnik, 3-dimensionale Balanced TFE-Sequenz. Atemanhaltezeit ca. 30 s, räumliche Auflösung 1,3 × 1,3 × 3 mm³.

Koronare Flussreserve. Zusätzlich zur morphologischen Diagnostik erlaubt die MRT durch die Bestimmung der koronaren Flussreserve nach Applikation *vasodilatierender Substanzen* (z.B. Adenosin) die Beurteilung der hämodynamischen Relevanz einer morphologisch nachweisbaren Koronararterienstenose. Diese Untersuchungstechnik hat jedoch noch keinen Eingang in die klinische Praxis gefunden.

Bypass-Diagnostik. Die MR-tomographische morphologische und funktionelle Diagnostik von *aortokoronaren Venenbypässen* bzw. *A.-thoracica-interna-Bypässen* (Abb. 3.**45**) ist an einigen Zentren bereits etabliert (Langerak u. Mitarb. 2003). Die *MR-Phasenkontrasttechnik* in Atemanhaltetechnik ermöglicht durch quantitative Flussbestimmungen den Nachweis einer Flussreduktion in höhergradig stenosierten Gefäßen. Daher erscheint die Kombination einer morphologischen Bypassdarstellung mit einer funktionellen Bypassuntersuchung empfehlenswert.

Abb. 3.45 a u. b Bypass der A. thoracica interna sinistra zum mittleren Segment des R. interventricularis anterior. Atemgehaltene 3-dimensionale FISP-Sequenz (TR = 5,0 ms, TE = 2,0 ms) nach Applikation von 16 ml Gd-DTPA.
a Einzelschicht.
b MIP der A. thoracica interna und der Anastomose.

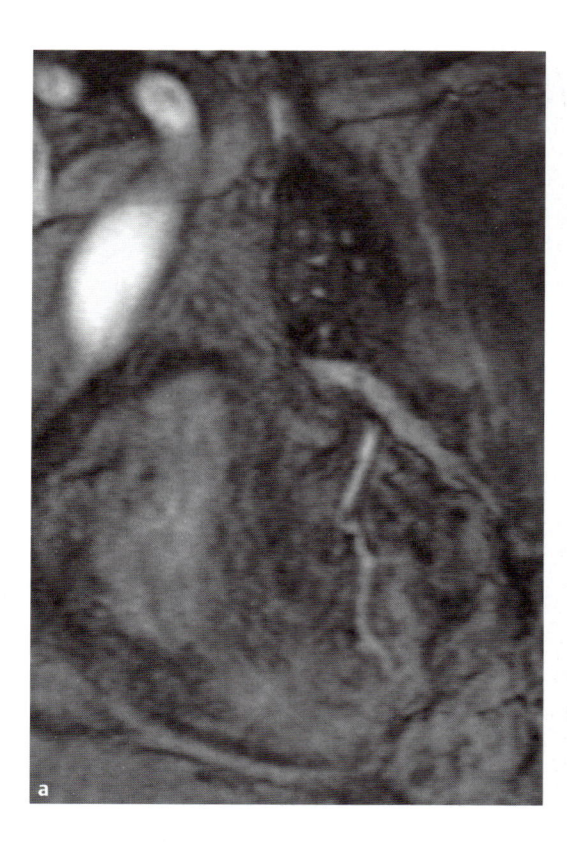

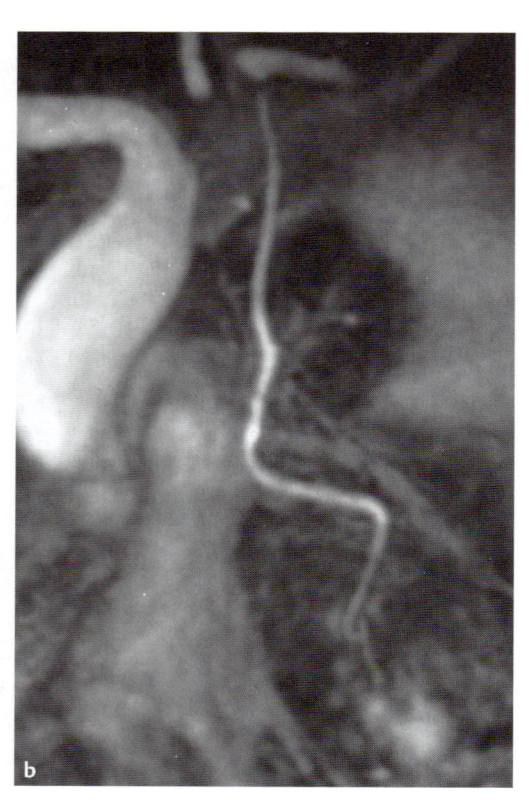

Infarkt- und Vitalitätsdiagnostik

Für Patienten mit KHK und einer Indikation zur interventionellen bzw. koronarchirurgischen Revaskularisation hat eine exakte Vitalitätsdiagnostik vor dem Hintergrund der mit diesem Eingriff verbundenen Risiken große Bedeutung, da Revaskularisierungsmaßnahmen nur für vitales Myokard eine funktionelle Verbesserung bzgl. der Erholung der regionalen und globalen Myokardfunktion ergeben (Abb. 3.**46**).

„Stunned" und „hibernating" Myokard. In der Diagnostik ischämischer Myokardveränderungen ist daher der bildgebende Nachweis regionaler linksventrikulärer Kontraktionsstörungen durch *avitales Narbengewebe* bedeutsam. Funktionell ist dagegen vitales, jedoch kontraktionsgestörtes Myokard abzugrenzen, das in sog. *„stunned"* und *„hibernating"* Myokard (engl. hibernation = Winterschlaf) differenziert werden kann. Im „hibernating" Myokard liegt eine chronische Minderperfusion des Myokards vor, die konsekutiv zu einer eingeschränkten Kontraktionsleistung bei erhaltenem myokardialen Stoffwechsel führt. Diese Myokardareale können nach einer Revaskularisation wieder zur Herzpumpfunktion beitragen. Dagegen beschreibt das myokardiale Stunning einen akuten postischämischen Schockzustand des Myokards, bei dem trotz normalisierter ausreichender (Re-)Perfusion des Myokards eine funktionelle Kontraktionsstörung für einen Zeitraum nachzuweisen ist, die direkt nach Reperfusion *(short-term-stunning)* beginnen und bis zu 4 Wochen *(long-term-stunning)* andauern kann.

Störungen der regionalen und globalen myokardialen Wandbewegung können MR-tomographisch mittels Brightblood-GE-Sequenzen detektiert und quantifiziert werden. Im gesunden Myokard beträgt die relative systolische Myokarddickenzunahme ca. 60%, die absolute systolische Myokarddickenzunahme ist > 2 mm. In myokardialen Infarktregionen sind sowohl die relative als auch die absolute systolische Myokarddickenzunahme reduziert. Vergleichsstudien zwischen ^{18}F-FDG-PET und Cine-MR haben ergeben, dass Regionen mit gering herabgesetzter ^{18}F-FDG-Aktivität und erhaltener systolischer Myokarddickenzunahme dem vitalen Myokard entsprechen. Eine fehlende systolische Myokarddickenzunahme kann sowohl in „hibernating"

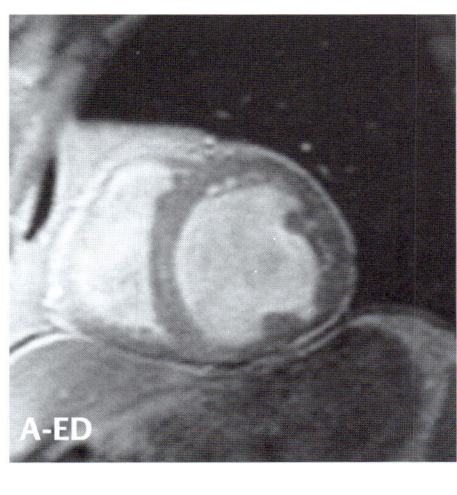

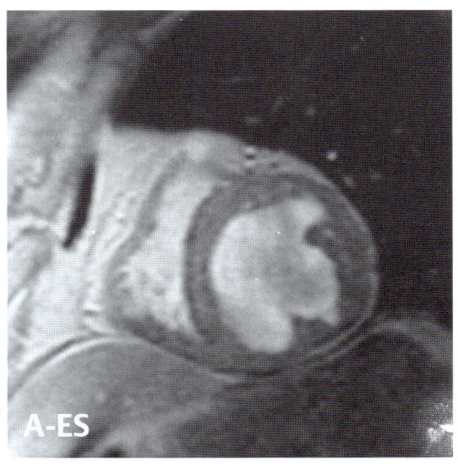

Abb. 3.46 **Koronare Herzerkrankung (3-Gefäß-Erkrankung) vor und nach koronarchirurgischer Revaskularisation (ACVB).** Atemgehaltene EKG-getriggerte 2-dimensionale FLASH-Sequenz im mittventrikulären Kurzachsenschnitt (enddiastolische [ED], endsystolische Phase [ES]). A = EF präoperativ 16%, B = 6 Monate postoperativ; EF 42%. Hypokinesie bis Akinesie der Vorderwand mit postoperativer Erholung. Persistierende Akinesie der Hinterwand sowie geometrische Umformung des gesamten LV (Remodeling). Postoperative Artefakte aufgrund der Sternalcerclagen (aus Juergens, K.U. et al.: Fortschr. Röntgenstr. 173 [2001] 211–217).

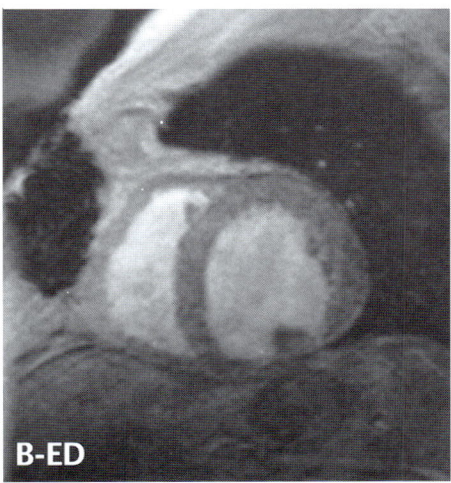

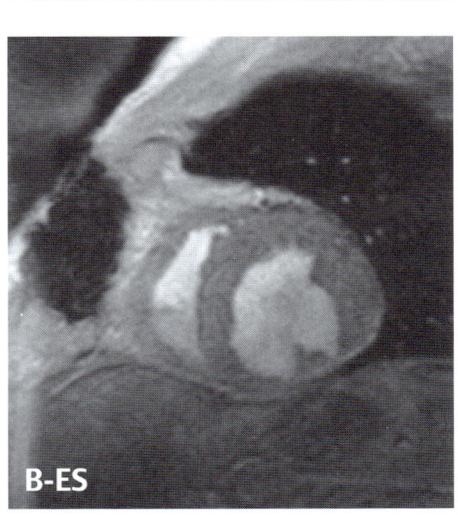

Myokard als auch in myokardialem Narbengewebe vorliegen, während die Kombination von stark reduzierter oder fehlender ^{18}F-FDG-Aktivität mit fehlender systolischer Wandverdickung und signifikanter Wandverdünnung avitales Myokard nach Myokardinfarkt nachweist (Abb. 3.47 u. 3.48).

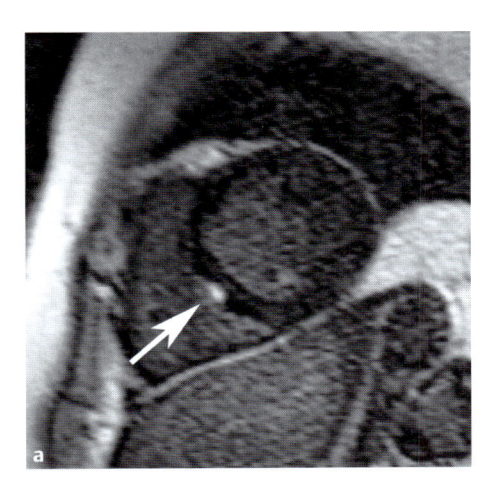

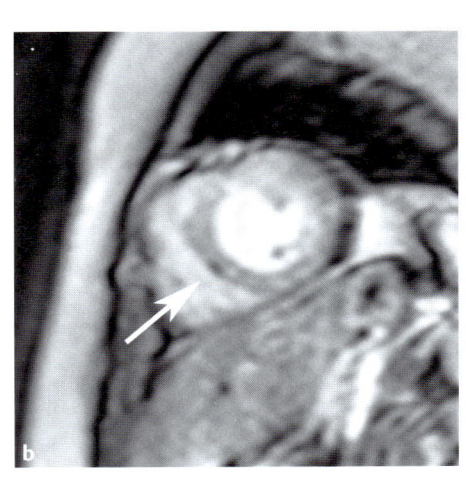

Abb. 3.47 a u. b **Akuter Myokardinfarkt im interventrikulären Septum.** Akuter umschriebener Infarkt im Septum nach embolischem Verschluss eines Septalastes. Perfusionsdefizit und verzögerte Kontrastmittelauswaschung im Ischämieareal.
a T1w IR-Sequenz 15 min nach Applikation von 0,1 mmol Gd-DTPA/kg Körpergewicht, kurze Herzachse.
b EPI-Sequenz zur Perfusionsuntersuchung 28 s nach Applikation von 0,25 mmol Gd-DTPA/kg Körpergewicht, kurze Herzachse.
(Mit freundlicher Genehmigung des American Journal of Roentgenology.)

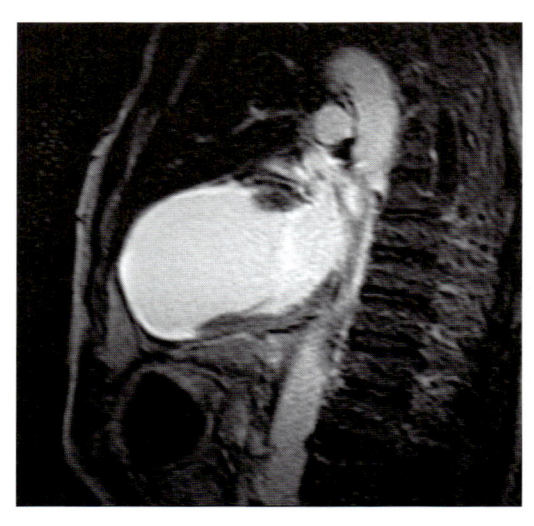

Abb. 3.48 Chronischer Myokardinfarkt. T1w IR-Sequenz 15 min nach Applikation von 0,1 mmol Gd-DTPA/kg Körpergewicht, vertikale lange Achse. Ausprägte Ausdünnung des linksventrikulären Myokards anterior, apikal und inferior mit Aneurysmabildung.

Untersuchungsverfahren. Gegenwärtig werden in der Vitalitätsdiagnostik 3 Untersuchungsverfahren unterschieden:

- *Niedrig dosierte (Low-Dose-)Dobutamin-Belastungsuntersuchung:* Vitales, jedoch kontraktionsgestörtes Myokard weist eine kurzfristige Verbesserung der myokardialen Kontraktilität unter positiv inotroper pharmakologischer Stimulation auf (Baer u. Mitarb. 1998, Sandstede u. Mitarb. 1999).
- *Enddiastolische Wanddicke (EDWT):* Bestimmung der EDWT als Kriterium für myokardiale Narbenbildung bei chronischem Myokardinfarkt (Baer u. Mitarb. 1998).
- *Delayed Contrast Enhancement:* Beurteilung des Signals kontraktionsgestörter Myokardareale 5–20 min nach i.v. Applikation niedermolekularer Gd-Chelate: Avitales Myokard mit Wandbewegungsstörungen weist ein im Vergleich zum gesunden Myokard prolongiertes hyperintenses Signal (delayed contrast enhancement) auf (Sandstede 2000, Wu 2001, Mahrholdt 2002, Wagner 2003, Schuijf 2004).

Niedrigdosis-Dobutamin-Belastungsuntersuchung

Die niedrig dosierte (Low-Dose-)Dobutamin-Belastungsuntersuchung ist in der Vitalitätsdiagnostik insbesondere bei regional betonten myokardialen Kontraktionsstörungen für die präoperative Diagnostik indiziert, da sie bei Patienten mit global hochgradig eingeschränkter linksventrikulärer Funktion (LV-EF < 35%) und ausgedehnten akinetischen Myokardarealen limitiert ist. Zunächst werden 5–10 µg Dobutamin/kg Körpergewicht/min i.v. appliziert. Die MRT-Untersuchung beginnt bei signifikanter Steigerung der Herzfrequenz bzw. 5 min nach Infusionsbeginn. Die Dobutamininfusion wird während der folgenden Datenakquisation fortgesetzt.

Nebenwirkungen. Als Nebenwirkungen der Untersuchung werden beobachtet:
- Anstieg der Herzfrequenz und des Blutdrucks,
- Kopf- und Brustschmerzen,
- seltener Herzrhythmusstörungen und Blutdruckabfälle.

Kontraindikationen. Kontraindikationen für eine niedrig dosierte Dobutamin-Belastungsuntersuchung sind:
- dekompensierte Herzinsuffizienz,
- instabile Angina pectoris.

Auswertung. Als Kriterium für vitales Myokard innerhalb eines kontraktionsgestörten Myokardareals wird eine gegenüber der Ruheuntersuchung durch die pharmakologische Belastung induzierbare endsystolische Wanddickenzunahme angesehen. Auf eine korrekte Zuordnung korrespondierender Myokardschichten ist für den Vergleich von Ruhe- und Stressuntersuchung zu achten. Die Sensitivität bzw. Spezifität bei der Vorhersage der Erholung kontraktionsgestörten und als vital eingestuften Myokards werden mit 77–89% bzw. 94–100% angegeben (Sandstede u. Mitarb. 1999).

Enddiastolische Wanddicke

Ein weiteres diagnostisches Kriterium von Patienten mit einem chronischen Myokardinfarkt ist die regionale Wandausdünnung nach Abschluss der postinfarziellen Umbauvorgänge und Ausbildung eines dünnwandigen Ersatzbindegewebes (Abb. 3.48). Eine EDWT von < 5,5 mm wird 4 Monate nach dem Infarktereignis mit hoher Sensitivität, jedoch geringer Spezifität als Kriterium für eine myokardiale Narbenbildung gewertet (Baer u. Mitarb. 1998).

Delayed Contrast Enhancement (Spätaufnahmen)

Das Phänomen eines *verlängerten Kontrastmittelenhancements* in kontraktionsgestörtem Myokard wird als Delayed Contrast Enhancement bezeichnet. 5–15 min nach i.v. Applikation eines niedermolekularen Gd-Chelats zeigen avitales Myokard und Narbengewebe ein hyperintenses Signal, während das Kontrastmittel in vitalem Myokard bereits ausgewaschen worden ist. Ursächlich werden eine Vergrößerung des Extrazellulärraums sowie eine Verminderung der Kapillardichte, die zu einem verzögerten Auswaschphänomen des Kontrastmittels führen, diskutiert.

Zusätzlich ist in akut infarziertem und reperfundiertem Myokard eine *verzögerte Kontrastmittelaufnahme* nachzuweisen. Der Nachweis sowie die Untersuchung der Wandausdehnung eines chronischen Myokardinfarkts (Abb. 3.49) gelingen mit dieser Technik zuverlässig (Wu 2001, Mahrholdt 2002, Wagner 2003).

Bei Patienten mit manifester KHK weist ein *spätes Kontrastmittelenhancement* nach Applikation eines paramagnetischen Kontrastmittels auf eine fehlende Erholung des kontraktionsgestörten Myokards nach revaskularisierender interventioneller bzw. koronarchirurgischer Therapie hin. Dagegen ist ein isointenses Signal ein Zeichen für vitales Myokard.

Myokardinfarkt – morphologische und funktionelle Veränderungen

Die MRT besitzt in der Akutphase der Infarktdiagnostik gegenwärtig keinen klinischen Stellenwert.

— MRT-Spezifisches —

- Ein ischämiebedingtes myokardiales Ödem wird in der subakuten Phase eines Myokardinfarkts aufgrund der Zunahme der Relaxationszeiten in T2w TSE-Sequenzen als Zone erhöhter Signalintensität im infarzierten Myokard gegenüber gesundem Myokard nachgewiesen.
- Darüber hinaus zeigt frisch infarziertes Myokard ein hypointenses Signal unmittelbar nach Kontrastmittelapplikation in T1w TSE-Sequenzen durch verzögerte

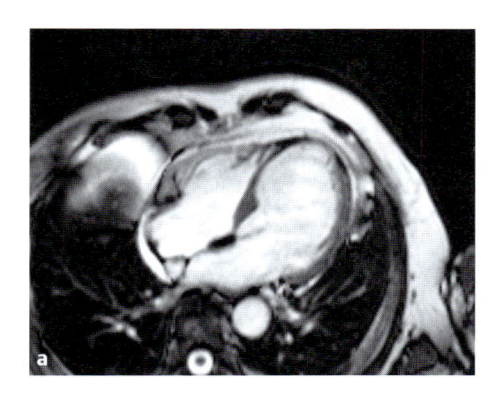

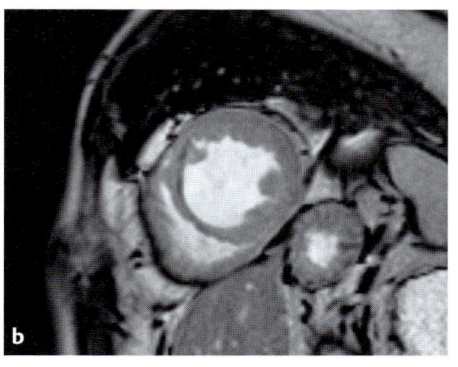

Abb. 3.49 a–d **Chronischer Myokardinfarkt.** Ausdünnung der Wand des linken Ventrikels septal und apikal bei ausgedehnter Myokardnarbe.
a SSFP-Sequenz im 4-Kammer-Blick.
b SSFP-Sequenz in der kurzen Herzachse.
c T1w IR-Sequenz 15 min nach Applikation von 0,1 mmol Gd-DTPA/kg Körpergewicht, 4-Kammer-Blick.
d T1w IR-Sequenz 15 min nach Applikation von 0,1 mmol Gd-DTPA/kg Körpergewicht, kurze Herzachse.

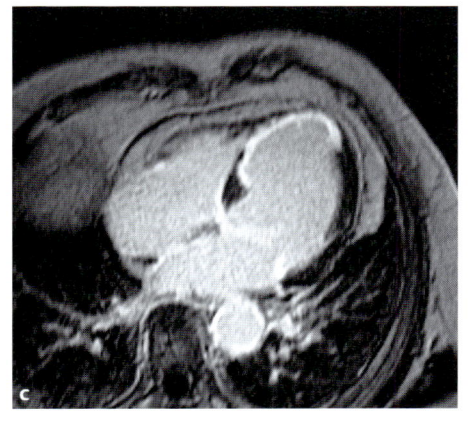

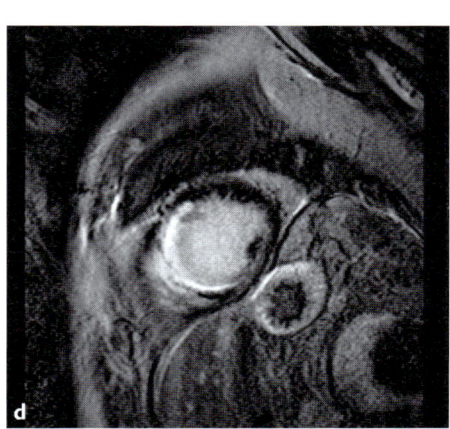

Kontrastmittelaufnahme, in der Spätphase jedoch ein hyperintenses Signal (delayed contrast enhancement) (Abb. 3.**49**).
- Aufgrund des paramagnetischen Effekts von Deoxyhämoglobin lässt sich eine Einblutung in das Infarktareal als umschriebenes hypointenses Areal in T2w GE-Sequenzen nachweisen.

Komplikationen. MR-tomographisch lassen sich Komplikationen eines Myokardinfarkts nachweisen:
- *Linksventrikuläre Aneurysmata:* Insbesondere apikal sowie an der anterolateralen Wand des linken Ventrikels können Myokardareale mit umschriebener Ausdünnung lokalisiert sein, die regionale Wandbewegungsstörungen zeigen (Abb. 3.**50** u. 3.**48**).
- *Thrombotische Auflagerungen* sind dem Myokard adhärent oder füllen häufig ein linksventrikuläres Aneurysma aus (s. Abb. 3.**32**). Das Signal eines Thrombus differiert in Abhängigkeit vom Alter.
- Klinisch seltener beobachtete Komplikationen eines Myokardinfarkts stellen die *Mitralinsuffizienz* und der *Ventrikelseptumdefekt* dar.

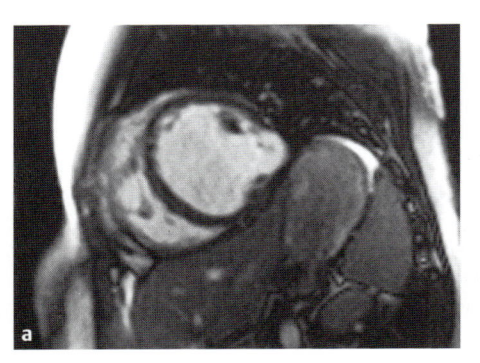

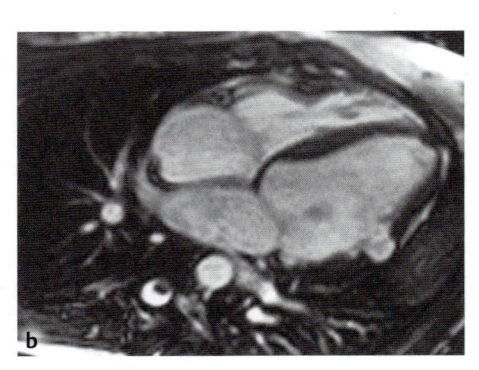

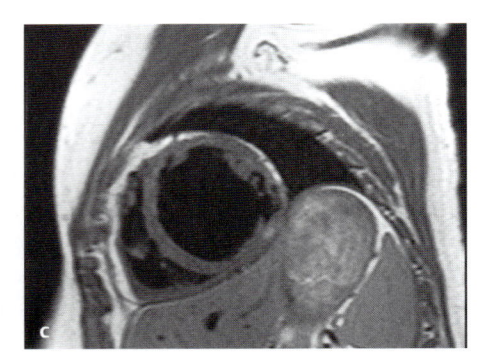

Abb. 3.50 a–c **Kongenitales linksventrikuläres Aneurysma.** Kongenitales linksventrikuläres Aneurysma als mögliche Folge einer intrauterinen Infarzierung. 2-dimensionale T1w FLASH-Sequenz in der kurzen (**a**) und langen (**b**) Herzachse sowie T1w TSE-Sequenz in der kurzen (**c**) Herzachse.

Literatur

Alfakih, K., S. Plein, H. Thiele, T. Jones, J. P. Ridgway, M. U. Sivananthan: Normal human left and right ventricular dimensions for MRI as assessed by turbo gradient echo and steady-state free precession imaging sequences. J. Magn. Reson. Imaging 17 (2003) 323–329

Austen, W. G., J. E. Edwards, R. L. Frye et al.: A reporting system on patients evaluated for coronary artery disease. Report of the Ad Hoc Committee for Grading of Coronary disease, Council on Cardiovascular Surgery, American Heart Association. Circulation 51 (Suppl. 4) (1975) 5–40

Baer, F. M., P. Theissen, C. A. Schneider et al.: Dobutamine magnetic resonance imaging predicts contractile recovery of chronically dysfunctional myocardium after successful revascularization. J. Amer. Coll. Cardiol. 31 (1998) 1040–1048

Bogaert, J., R. Kuzo, S. Dymarkowski, R. Beckers, J. Piessens, F. E. Rademakers: Coronary artery imaging with real-time navigator three-dimensional turbo-field-echo MR coronary angiography: initial experience. Radiology 226(3) (2003) 707–716

Cerqueira, M. D., N. J. Weissman, V. Dilsizian et al.: Standardized myocardial segmentation and nomenclature for tomographic imaging of the heart. A statement for healthcare professionals from the Cardiac Imaging Committee of the Council on Clinical Cardiology of the American Heart Association. Circulation 105 (2002) 539–542

Friedrich, M. G.: Magnetic resonance imaging in cardiomyopathies. J. Card. Magn. Reson. 2 (2000) 67–82

Grebenec, M. L., M. L. Rosado de Christenson, A. P. Burke et al.: Primary cardiac and pericardial neoplasms: radiologic-pathologic correlation. Radiographics 20 (2000) 1073–1103

Greil, G. F., M. Stuber, R. M. Botnar et al.: Coronary magnetic resonance angiography in adolescents and young adults with kawasaki disease. Circulation 105(8) (2002) 908–911

Jahnke, C., I. Paetsch, B. Schnackenburg et al.: Coronary MR angiography with steady-state free precession: individually adapted breath-hold technique versus free-breathing technique. Radiology 232(3) (2004) 669–676

Kim, W. Y., P. G. Danias, M. Stuber et al.: Coronary magnetic resonance angiography for the detection of coronary stenoses. N Engl J Med 345(26) (2001) 1863–1869

Kim, W. Y., M. Stuber, P. Bornert, K. V. Kissinger, W. J. Manning, R. M. Botnar: Three-dimensional black-blood cardiac magnetic resonance coronary vessel wall imaging detects positive arterial remodeling in patients with nonsignificant coronary artery disease. Circulation 106(3) (2002) 296–299

Langerak, S. E., H. W. Vliegen, J. W. Jukema et al.: Value of magnetic resonance imaging for the noninvasive detection of stenosis in coronary artery bypass grafts and recipient coronary arteries. Circulation 107(11) (2003) 1502–1508

Leitlinien der Deutschen Röntgengesellschaft (DRG) für den Einsatz der MR-Tomographie in der Herzdiagnostik. Rofo Fortschr Geb Rontgenstr Neuen Bildgeb Verfahr 176 (2004) 1185–1193

Lorenz, C. H., E. S. Walker, V. L. Morgan et al.: Normal human right and left ventricular mass, systolic function, and gender differences by cine magnetic resonance imaging. J. Card. Magn. Reson. 1 (1999) 7–21

Mahrholdt, H., A. Wagner, T. A. Holly et al.: Reproducibility of chronic infarct size measurement by contrast-enhanced magnetic resonance imaging. Circulation 106(18) (2002) 2322–2327

Maintz, D., F. C. Aepfelbacher, K. V. Kissinger et al.: Coronary MR angiography: comparison of quantitative and qualitative data from four techniques. Am. J. Roentgenol. 182(2) (2004) 515–521

McConnell, M. V., M. Stuber, W. J. Manning: Clinical role of coronary magnetic resonance angiography in the diagnosis of anomalous coronary arteries. J. Cardiovasc. Magn. Reson. 2(3) (2000) 217–224

McKenna, W. J., G. Thiene, A. Nava et al.: Diagnosis of arrhythmogenic right ventricular dysplasia/cardiomyopathy. Brit. Heart J. 71 (1994) 215–218

Nagel, E., H. B. Lehmkuhl, W. Boksch: Noninvasive diagnosis of ischemia-induced wall motion abnormalities with the use of high-dose dobutamine stress MRI: comparison with dobutamine stree echocardiography. Circulation 99 (1999) 763–770

Oechslin, E. N., C. H. Attenhofer Jost, J. R. Rojas, P. A. Kaufmann, R. Jenni: Long-term follow-up of 34 adults with isolated left ventricular noncompaction: a distinct cardiomyopathy with poor prognosis. J. Am. Coll. Cardiol. 36 (2000) 493

Özgun, M., A. Hoffmeier, M. Kouwenhoven et al.: Comparison of 3 D Segmented Gradient Echo and Steady State Free Precession Coronary MR Imaging Sequences in Patients with Coronary Artery Disease. AJR Am. J. Roentgenol. 18 (2005): 103–109

Pattynama, P. M. T., H. J. Lamb, E. A. van der Velde et al.: Left ventricular measurements with Cine and Spin-Echo MR imaging: a study of reproducibility with variance component analysis. Radiology 187 (1993) 261–268

Saeed, M., G. Lund, M. F. Wendland, J. Bremerich, H. Weinmann, C. B. Higgins: Magnetic Resonance characterization of the peri-infarction zone of reperfused myocardial infarction with necrosis-specific and extracellular non-specific contrast media. Circulation 103 (2001) 871–876

Sandstede, J. J. W., G. Bertsch, M. Beer et al.: Detection of myocardial viability by low-dose dobutamine Cine MR imaging. Magn. Reson. Imag. 10 (1999) 1437–1443

Sandstede, J., C. Lipke, M. Beer et al.: Analysis of first-pass and delayed contrast-enhancement patterns of dysfunctional myocardium on MR imaging: use in the prediction of myocardial viability. Amer. J. Roentgenol. 174 (2000) 1737–1740

Scanlon, P. J., D. P. Faxon, A.-M. Audet et al.: ACC/AHA guidelines for coronary angiography: A report of the American College of Cardiology/American Heart Association Task Force on practice guidelines (committee on coronary angiography) developed in collaboration with the Society for Cardiac Angiography and Interventions. J. Amer. Coll. Cardiol. 33 (1999) 1756–1824

Schaller, S., E. Nagel, H. Lehmkuhl et al.: Comparison of magnetic resonance real-time imaging of left ventricular function with conventional magnetic resonance imaging and echocardiography. Amer. J. Cardiol. 87 (2001) 95–99

Schuijf, J. D., T. A. M. Kaandorp, H. J. Lamb et al.: Quantification of myocardial infarct size and transmurality by contrast-enhanced magnetic resonance imaging in men. Am. J. Cardiol. 94 (2004) 284–288

Setser, R. M., S. E. Fischer, C. H. Lorenz: Quantification of left ventricular function with magnetic resonance images acquired in real time. J. Magn. Reson. Imaging 12 (2000) 430–438

Sommer, T., U. Hofer, M. Hackenbroch et al.: Submillimeter 3 D coronary MR angiography with real-time navigator correction in 107 patients with suspected coronary artery disease. Rofo Fortschr Geb Rontgenstr Neuen Bildgeb Verfahr 174(4) (2002) 459–466

Stuber, M., R. M. Botnar, P. G. Danias et al.: Double-olique free-breathing high resoluation three-dimensional magnetic resonance coronary angiography. J. Amer. Coll. Cardiol. 34 (1999) 524–531

Wagner, A., H. Mahrholdt, T. A. Holly et al.: Contrast-enhanced MRI and routine single photon emission computed tomography (SPECT) perfusion imaging for detection of subendocardial myocardial infarcts: an imaging study. Lancet 361 (2003) 374–379

Weber, O. M., A. J. Martin, C. B. Higgins: Whole-heart steady-state free precession coronary artery magnetic resonance angiography. Magn. Reson. Med. 50(6) (2003) 1223–1228

Wu, E., R. M. Judd, J. D. Vargas et al.: Visualization of presence, location, and transmural extent of healed Q-wave and non-Q-wave myocardial infarction. Lancet 357 (2001) 21–28

Mediastinum, Pleura und Thoraxwand

S. Diederich

Untersuchungstechnik

Spulen und Lagerung

Die Spulenwahl ist abhängig von der Fragestellung und patientenspezifischen Aspekten.

Für die Darstellung des *gesamten Thorax* sollten wegen ihres im Vergleich zur Körperspule besseren SRV nach Möglichkeit *Oberflächenspulen* verwendet werden; für die Darstellung des gesamten Thorax sind *Phased-Array-Spulen* vorteilhaft. Für die gezielte Untersuchung der *Thoraxwand* werden geeignete Oberflächenspulen eingesetzt, wenn der Nachteil des eingeschränkten FOV durch das bessere SRV aufgewogen wird. Zur Darstellung pathologischer Veränderungen im *hinteren Mediastinum* und paravertebral können *Wirbelsäulenspulen* verwendet werden.

Sequenzen

Die Wahl der Untersuchungssequenzen ist ebenfalls stark abhängig von der jeweiligen Fragestellung und patientenspezifischen Aspekten.

Atemgehaltene Sequenzen. Atemgehaltene Sequenzen erfordern so kurze Akquisitionszeiten, dass die Messung während eines Atemstillstands des Patienten erfolgen kann (maximal 25–30 s). Hier werden in der Regel GE-Sequenzen oder ultraschnelle SE-Sequenzen eingesetzt und zunehmend mit parallelen Bildgebungstechniken verknüpft.

Nichtatemgehaltene Sequenzen. Nichtatemgehaltene Sequenzen zeichnen sich durch Akquisitionszeiten länger als die Dauer eines möglichen Atemstillstands aus und werden bei ruhiger Atmung des Patienten durchgeführt. Es kann eine Atemtriggerung oder ein Atemgating vorgenommen werden: Ein Sensor (z.B. Messgurt um den Thorax) registriert die Atemexkursion und steuert die Datenakquisition so, dass nur Phasen des Atemzyklus ohne oder mit geringer Thoraxwand- und Zwerchfellexkursion für die Bilderzeugung genutzt werden. Da nur ein Teil der gesamten Messzeit für die Datenerhebung genutzt wird, verlängert sich die Gesamtuntersuchungszeit.

EKG-Triggerung. Zur Ausschaltung oder Reduktion von Pulsationsartefakten des Herzens und der großen mediastinalen Gefäße kann eine EKG-Triggerung eingesetzt werden, bei der die Datenakquisition nur während eines Teils des Herzzyklus, in der Regel der Diastole, erfolgt. Auch die EKG-Triggerung führt zu einer Verlängerung der Messzeit. Außerdem wird die Repetitionszeit (TR) durch die Dauer des Herzzyklus bestimmt und kann nicht mehr frei gewählt werden. Eine EKG-Triggerung ist bei Patienten mit Herzrhythmusstörungen nicht möglich.

Schichtdicke, Schichtführung. In der Regel werden T2w und T1w Sequenzen in axialer (transversaler) Schichtführung sowie T1w Sequenzen in koronarer, seltener sagittaler Schichtführung durchgeführt. In mindestens einer der Schichtführungen sollten zusätzlich T1w Sequenzen nach i.v. Kontrastmittelinjektion angefertigt werden. Bei der Untersuchung des gesamten Thorax kommen Schichtdicken zwischen 5 und 8 mm, bei gezielter Untersuchung der Thoraxwand oder paravertebraler Strukturen Schichtdicken zwischen 3 und 5 mm zum Einsatz.

Kontrastmittel

Die Verwendung von Gd-haltigem Kontrastmittel ist zur Beurteilung der Vaskularisation pathologischer Veränderungen sinnvoll. Zur besseren Differenzierung Kontrastmittel aufnehmender Strukturen vom signalreichen Fettgewebe der Thoraxwand und des Mediastinums ist die Anfertigung von T1w Sequenzen mit Fettsuppression sinnvoll.

Mediastinum

Anatomie und Normvarianten

Kompartimente des Mediastinums. Anhand anatomischer Leitstrukturen wird das Mediastinum in 3 Kompartimente eingeteilt:
- Das *vordere Mediastinum* ist der Raum ventral des Herzens und der großen Gefäße und enthält den Thymus.
- Das *mittlere Mediastinum* enthält das Herz, die meisten großen Gefäße und den zentralen Tracheobronchialbaum.
- Das *hintere Mediastinum* liegt retrokardial bzw. paravertebral und enthält die Aorta descendens, den Ösophagus, das Azygos-/Hemiazygossystem, den sympathischen Grenzstrang und den Ductus thoracicus.

Lateral wird das Mediastinum von der Pleura mediastinalis begrenzt. Nach kranial und kaudal gibt es keine eindeutig definierten anatomischen Grenzen. Vielmehr setzt sich das Mediastinum einerseits kontinuierlich in die Faszienräume des Halses und andererseits in das Retroperitoneum fort, was die Ausbreitung krankhafter Prozesse zwischen diesen Räumen begünstigt (Abb. 3.51).

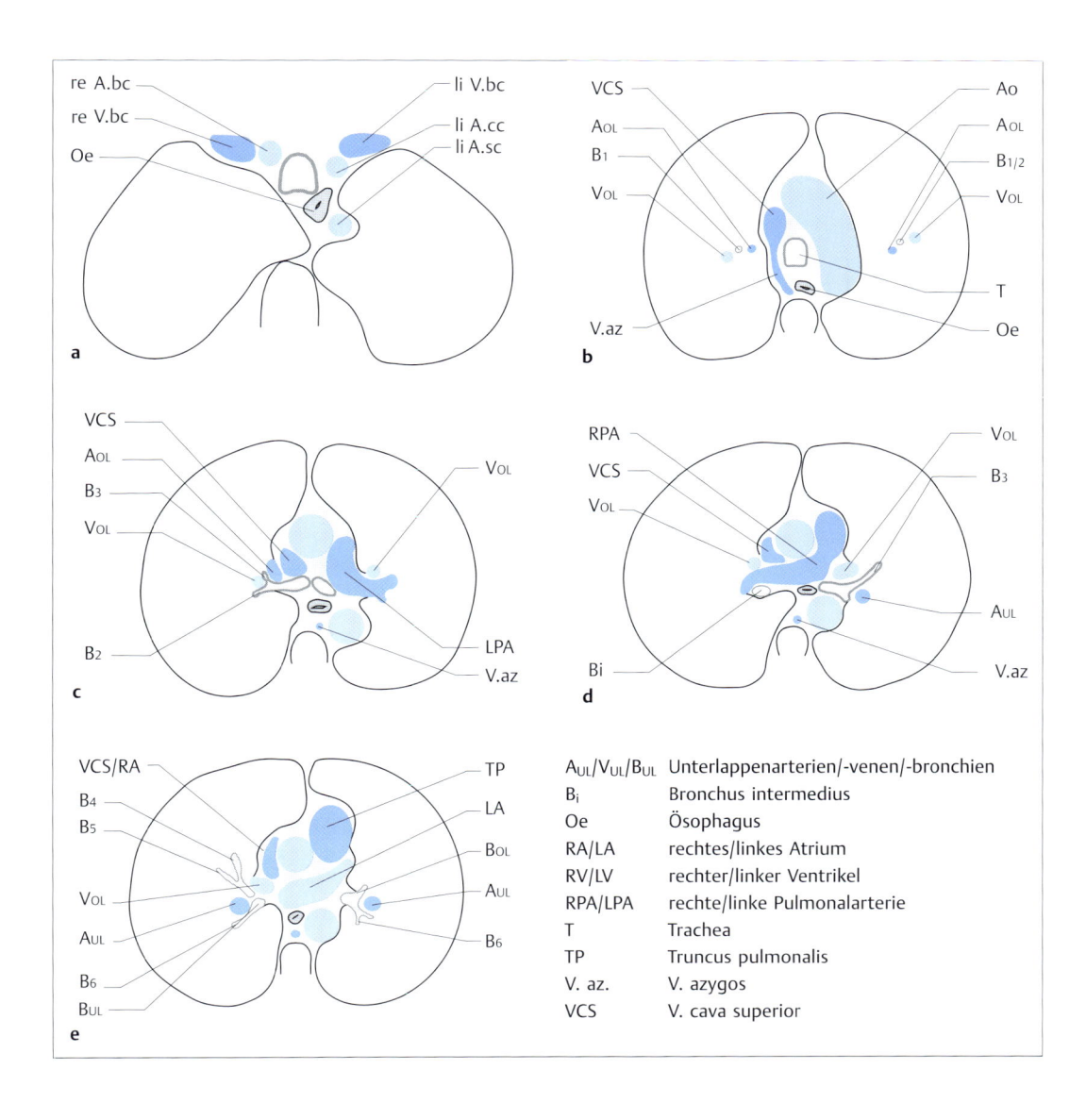

Abb. 3.51 a–g Schematische Darstellung der Anatomie der mediastinalen Strukturen (aus Galanski, M., M. Prokop: Ganzkörper-CT. Thieme, Stuttgart 1998, Abb. 6.1).

A_{1-10}/B_{1-10}	Segmentarterien/-bronchien
A. bc/V. bc	A./V. brachiocephalica
A. cc	A. carotis communis
Ao	Aorta
A. sc	A. subclavia
$A_{OL}/V_{OL}/B_{OL}$	Oberlappenarterien/-venen/-bronchien
$A_{UL}/V_{UL}/B_{UL}$	Unterlappenarterien/-venen/-bronchien
B_i	Bronchus intermedius
Oe	Ösophagus
RA/LA	rechtes/linkes Atrium
RV/LV	rechter/linker Ventrikel
RPA/LPA	rechte/linke Pulmonalarterie
T	Trachea
TP	Truncus pulmonalis
V. az.	V. azygos
VCS	V. cava superior

Fortsetzung →

Abb. 3.51 g **Fortsetzung.**

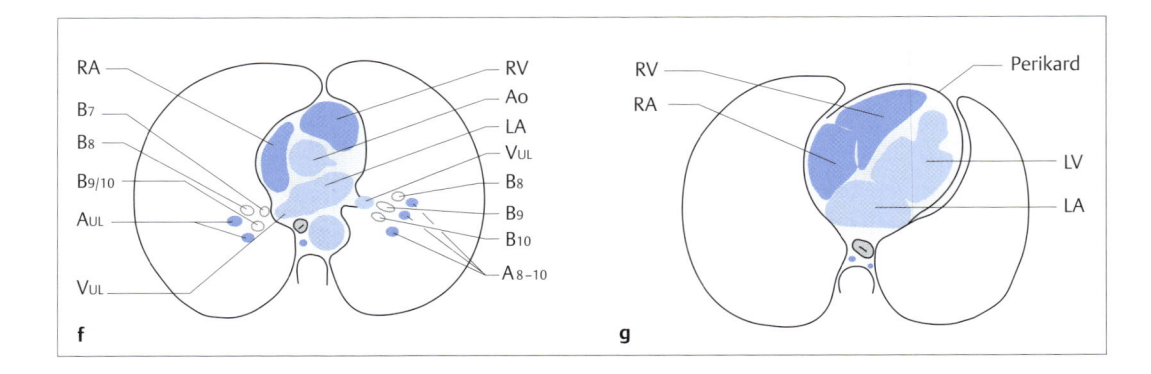

Tumoren

Die raumfordernden Prozesse des Mediastinums lassen sich häufig bereits anhand ihrer Lokalisation im vorderen, mittleren und hinteren Mediastinum bzgl. ihrer Ätiologie zuordnen, da sie in der Regel von ortsständigen Strukturen ausgehen oder aus benachbarten Kompartimenten verlagert oder eingewachsen sind (Tab. 3.**13**).

Tumoren des vorderen Mediastinums

Retrosternale Struma

Eine retrosternale Struma lässt sich häufig leicht dadurch diagnostizieren, dass die Raumforderung eine kontinuierliche Verbindung mit der normalen Schilddrüse aufweist und dieser in ihrem Signalverhalten entspricht. Sehr selten wird aber auch ektopes Schilddrüsengewebe im Mediastinum gefunden oder die Beziehung zur Schilddrüse lässt sich bei vorausgegangener Schilddrüsenresektion nicht mehr nachweisen.

— **MRT-Spezifisches** —

- MR-tomographisch weist *Schilddrüsengewebe* ein zur Muskulatur etwa isointenses Signal in der T1-Gewichtung auf, das in der T2-Gewichtung deutlich vermehrt ist. Nach der Kontrastmittelinjektion zeigt sich ein *ausgeprägtes Enhancement*.
- *Fokale Läsionen* (Adenome) und *regressive Veränderungen* (Zysten, Verkalkungen) sind häufig.
- Bei der *Struma nodosa* ist die Signalintensität von Parenchym und Adenomen in der T1-Gewichtung vermindert und in der T2-Gewichtung vermehrt.
- *Einblutungen in Zysten* führen zu einem vermehrten Signal in der T1-Gewichtung.

Eine sichere Unterscheidung zwischen benignen (Adenom) und malignen (Schilddrüsenkarzinom) fokalen Läsionen anhand der Signalintensität ist MR-tomographisch nicht möglich.

Thymustumoren

Epidemiologie/Pathogenese. Der Thymus ist im Kleinkindalter typischerweise so groß, dass er beiderseits die laterale Kontur des oberen Mediastinums erreicht, und bildet sich dann bis etwa zum 30. Lebensjahr zurück. Mit zunehmendem Alter wird eine eher konvexe Form durch eine gerade oder konkave Begrenzung abgelöst. Die Form und Größe des normalen Thymus ist variabel; als zuverlässigstes Kriterium für eine normale Größe gilt bis zum 20. Lebensjahr ein sagittaler Durchmesser von 18–20 mm, danach von 13–15 mm. Nach dem

➜ Eine sichere Unterscheidung zwischen benignen und malignen fokalen Schilddrüsenläsionen ist MR-tomographisch nicht möglich.

Tab. 3.13 ➜ Typische Raumforderungen der verschiedenen mediastinalen Kompartimente

Vorderes Mediastinum:
- Thymushyperplasie, Thymusrebound, Thymom
- extragonadale Keimzelltumoren
- (retrosternale) Struma
- (ektopes) Nebenschilddrüsenadenom
- malignes Lymphom (Morbus Hodgkin)
- Morgagni-Hernie

Mittleres Mediastinum:
- malignes Lymphom (Non-Hodgkin-Lymphom)
- Castleman-Lymphom
- zentrales Bronchialkarzinom
- bronchogene Zyste, Perikardzyste
- Aortenaneurysma

Hinteres Mediastinum:
- Ösophaguskarzinom, Leiomyom des Ösophagus, Ösophagusvarizen, neurogene Tumoren, Meningozele, neurenterale Zyste
- extramedulläre Hämatopoese
- Bochdalek-Hernie, Hiatushernie

30. Lebensjahr liegt in der Regel eine mehr oder weniger komplette Involution mit Ersatz des Parenchyms durch Fettgewebe vor.

Durch *Stressreaktionen* (Verbrennungen, Polytrauma, große Operationen), nach einer Chemotherapie und im Rahmen verschiedener Erkrankungen (Hyperthyreose, Morbus Addison, Akromegalie) kann es vor allem bei Kindern und jungen Erwachsenen zur erneuten Proliferation des Parenchyms („Rebound-Phänomen") kommen.

Bei der *Myasthenia gravis* findet sich histologisch häufig (65%) eine Thymushyperplasie, die jedoch nur bei einem kleinen Teil der Patienten (bis 25%) ein bildgebendes Korrelat in Form einer Gewebszunahme oder umschriebenen Raumforderung hat. Häufig ist eine Infiltration des Thymus im Rahmen eines *Morbus Hodgkin*. Sie ist praktisch immer mit einer mediastinalen Lymphadenopathie assoziiert. Hierbei finden sich oft ausgeprägte Tumoren; nach Therapie verbleiben nicht selten zystische Veränderungen.

Seltener sind *benigne oder maligne Thymome,* die sich meist als rundliche, relativ glatt begrenzte Raumforderungen darstellen; Verkalkungen sind häufig, zystische Veränderungen selten (Abb. 3.**52**). Eine Infiltration von Nachbarstrukturen zeigt an, dass es sich um einen malignen Tumor handelt. Da histologisch die Malignität eines Thymoms wegen des Fehlens eindeutiger zytologischer Kriterien häufig nur durch Nachweis einer Umgebungsinfiltration (etwa 30% der Thymome sind invasiv) diagnostiziert werden kann, ist die Beachtung entsprechender Befunde in der bildgebenden Diagnostik besonders wichtig. Invasive Thymome verursachen häufig pleurale oder perikardiale Absiedelungen; Fernmetastasen sind selten.

— **MRT-Spezifisches** —

- Die Signalintensität von *normalem Thymusgewebe* ist in der T1-Gewichtung geringfügig höher als die von Muskel und in der T2-Gewichtung höher als die von Fett oder Muskel.

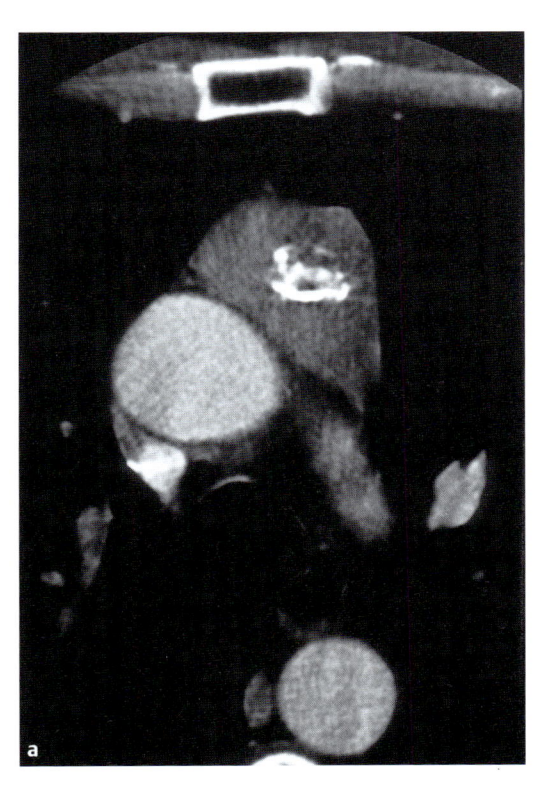

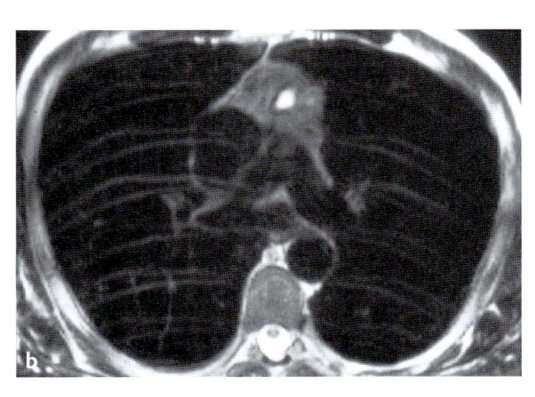

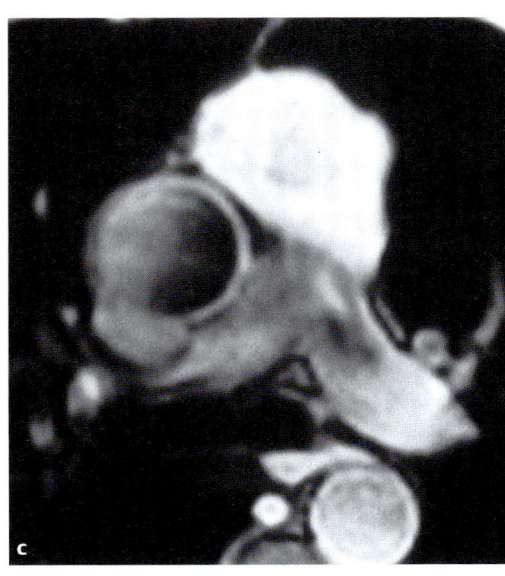

Abb. 3.52 a – c **Thymom ohne Infiltration von Umgebungsstrukturen.**

a Spiral-CT mit i.v. Kontrastmittelinjektion: weichteildichter Tumor in der Thymusloge mit zentraler Verkalkung.
b T2w TSE-Sequenz: signalreiche Zyste innerhalb des Tumors.
c T1w 2-dimensionale FLASH-Sequenz mit Kontrastmittel: kräftiges Enhancement des Tumors, zentral geringere Kontrastierung.

- MR-tomographisch zeigen *Thymome* eine niedrige Signalintensität in der T1w Sequenz und eine hohe, jedoch inhomogene Signalintensität in T2w Sequenzen.
- Ähnlich ist das Signalverhalten des insgesamt selteneren *Thymuskarzinoms*. Diese Tumoren weisen sehr viel häufiger als invasive Thymome auch Fernnmetastasen (Lunge, Leber, Gehirn, Knochen) auf.

Extragonadale Keimzelltumoren

Epidemiologie/Pathogenese. Unter extragonadalen Keimzelltumoren versteht man mediastinale Neoplasien, die histologisch denjenigen der Gonaden entsprechen. Ihre Diagnose setzt den Ausschluss eines entsprechenden Primärtumors in den Gonaden oder im Retroperitoneum voraus. Betroffen sind ganz überwiegend Frauen und Männer im 2.–4. Lebensjahrzehnt. Mehr als 90% der Tumoren sind im vorderen Mediastinum lokalisiert, wo sie etwa 10–15% aller Raumforderungen ausmachen; nur 5% finden sich im hinteren Mediastinum:
- Mehr als 80% der Tumoren sind benigne (Teratom).
- Unter den malignen Tumoren stellen Seminome den häufigsten (30–40%) histologischen Typ dar.
- Seltener sind:
  – embryonales Karzinom (10%),
  – malignes Teratom (10%),
  – Chorionkarzinom (5%),
  – endodermale Sinustumoren (5%).
- Häufig (40%) finden sich histologisch Mischformen.

→ Das Signalverhalten von extragonadalen Keimzelltumoren in der MRT spiegelt die Gewebszusammensetzung der Tumoren wider.

— **MRT-Spezifisches**

- MR-tomographisch spiegelt das Signalverhalten die *Gewebszusammensetzung* der Tumoren wider: Teratome bestehen meist aus Gewebe aller 3 Keimblätter. Entsprechend finden sich fetthaltige Anteile, Zysten, Weichteilgewebe und Verkalkungen.
- Fett und Verkalkungen finden sich vor allem bei benignen Teratomen, während die selteneren malignen Formen oft nur Weichgewebe enthalten.
- Benigne Läsionen sind glatt und scharf begrenzt, maligne verdrängen oder infiltrieren häufig Nachbarstrukturen.
- Seminome zeigen eine homogene Binnenstruktur ohne Fett, Zysten oder Verkalkungen. Die übrigen seltenen Keimzelltumoren zeigen meist ein inhomogenes Signal aufgrund von Zysten, Nekrosen und Einblutungen.

Nebenschilddrüsenadenom

Pathogenese/Epidemiologie. Die meisten Menschen besitzen 4 Nebenschilddrüsen, die paarig dorsal des mittleren Schilddrüsendrittels *(kraniale Nebenschilddrüsen)* bzw. dorsal des unteren Schilddrüsenpols *(kaudale Nebenschilddrüsen)* in einer gemeinsamen Faszie mit der Schilddrüse lokalisiert sind. Etwa 10% der Nebenschilddrüsen finden sich jedoch *ektop* im vorderen (60%) oder hinteren (15%) Mediastinum, innerhalb der Schilddrüse (30%), paratracheal oder paraösophageal (selten).

Einem *primären Hyperparathyreoidismus* liegt meist (85%) ein solitäres Adenom einer Nebenschilddrüse, seltener (10%) eine diffuse Hyperplasie aller Nebenschilddrüsen bzw. multiple Adenome (5%) oder ein Karzinom (1%) zugrunde. Beim *sekundären Hyperparathyreoidismus* besteht dagegen meist eine diffuse Hyperplasie.

Diagnose. Normale Nebenschilddrüsen sind jeweils nur wenige Millimeter groß und mit bildgebenden Verfahren in der Regel nicht darstellbar. Adenome und Vergrößerungen bei Hyperplasie lassen sich dagegen sonographisch, computer- oder MR-tomographisch darstellen.

Der Stellenwert bildgebender Diagnostik beim Hyperparathyreoidismus wird an verschiedenen Institutionen unterschiedlich eingeschätzt. Bei der Erstmanifestation eines primären Hyperparathyreoidismus erfolgt häufig die operative Exploration ohne vorherige Bildgebung, andererseits erlaubt der präoperative Nachweis eines Nebenschilddrüsenadenoms die direkte unilaterale Exploration, um Operationszeit, Morbidität und Komplikationswahrscheinlichkeit (Rekurrensparese) zu reduzieren. Dagegen besteht bei einem Rezidivhyperparathyreoidismus meist Einigkeit über die Indikation zur präoperativen Bildgebung, da vielfach ektope Nebenschilddrüsenadenome vorliegen.

In diesem Zusammenhang beträgt die Treffsicherheit der MRT etwa 90% und ist damit anderen bildgebenden Verfahren (Sonographie, CT, Szintigraphie, Angiographie) gleichwertig oder überlegen.

— **MRT-Spezifisches**

- *Nebenschilddrüsenadenome* zeigen in der MRT meist ein typisches Signalverhalten mit hoher Signalintensität in der T2-Gewichtung und geringer Signalintensität in der T1-Gewichtung. Nach Kontrastmittelinjektion weisen sie ein *kräftiges Enhancement* auf.

Tumoren des mittleren Mediastinums

Die häufigsten Raumforderungen im mittleren Mediastinum gehen von den Lymphknoten aus. Primäre maligne Lymphome, Lymphknotenmetastasen (Abb. 3.53) und entzündliche Lymphadenopathien sind die häufigsten Ursachen.

Malignes Lymphom

Pathogenese. Unter den malignen Lymphomen finden sich im mittleren Mediastinum (paratracheal, subkarinal, aortopulmonales Fenster usw.) vor allem *Non-Hodgkin-Lymphome*. Sie sind durch eine diskontinuierliche Ausbreitung, Befall ungewöhnlicher Lymphknotenstationen (Mammaria-interna-, kardiophrenische Lymphknoten usw.), häufigere Beteiligung des hinteren Mediastinums und extranodale Manifestationen gekennzeichnet. Typisch ist eine diffuse Ausbreitung mit Ummauerung und Kompression vaskulärer und tracheobronchialer Strukturen.

Diagnose. Die Differenzierung zwischen inaktivem Narbengewebe und Tumorrest bzw. -rezidiv nach einer Chemo- oder Strahlentherapie ist mit der CT häufig problematisch. In der unmittelbaren posttherapeutischen Phase erlaubt auch die MRT in der Regel keine sichere Unterscheidung.

--- **MRT-Spezifisches** ---

- Die Raumforderungen sind meist *homogen strukturiert* ohne Zysten, Blutungen oder Verkalkungen.
- Abhängig von ihrem *Bindegewebsgehalt* stellen sie sich in der T1-Gewichtung mäßig bis ausgeprägt signalarm und in der T2-Gewichtung unterschiedlich signalreich dar.
- Meist findet sich ein *deutliches Enhancement*.

Posttherapeutische Phase:
- Liegt die Therapie mehr als 6 Monate zurück, ist die MRT häufig hilfreich:
- Während residuale narbige Veränderungen in T1- und T2-Gewichtung ein niedriges Signal und fehlendes Enhancement aufweisen, zeigt persistierendes aktives Tumorgewebe ein höheres Signal in der T2-Gewichtung und eine weiterhin vermehrte Kontrastmittelaufnahme. In vielen Fällen lässt sich die sichere Unterscheidung jedoch nur bioptisch erreichen.

Sarkoidose

Bei der Sarkoidose findet sich in der Regel eine *mediastinale Lymphadenopathie*. Die Veränderungen sind fast immer bilateral und symmetrisch. Dieses Muster sowie eine begleitende, oft ausgeprägte bihiläre Lymphadenopathie ermöglichen meist die Differenzierung vom malignen Lymphom. Die MRT hat in diesem Zusammenhang keinen besonderen Stellenwert.

Lymphadenopathie bei Infektionen

Bei verschiedenen Infektionen (Tuberkulose, Histoplasmose, Kokzidiomykose, bakterielle und virale Infektionen) wird eine mediastinale Lymphadenopathie beobachtet. Während bei vielen Infektionen klinische und laborchemische Befunde die differenzialdiagnostische Einordnung leicht machen, ist eine Lymphadenopathie bei *Tuberkulose* klinisch häufig schwieriger zu diagnostizieren. Typisch ist eine asymmetrische oder unilaterale hiläre oder mediastinale Lymphadenopathie. Nach der Kontrastmittelinjektion zeigen sich oft ein randliches Enhancement und zentrale Nekrosen. Begleitende pulmonale Veränderungen werden häufig beobachtet; nur bei Patienten mit AIDS stellt sich die Lunge oft unauffällig dar. Auch in diesem Zusammenhang ist der Stellenwert der MRT gering.

> In der unmittelbaren posttherapeutischen Phase erlaubt auch die MRT in der Regel keine sichere Unterscheidung zwischen Narbengewebe und Tumorrest oder -rezidiv.

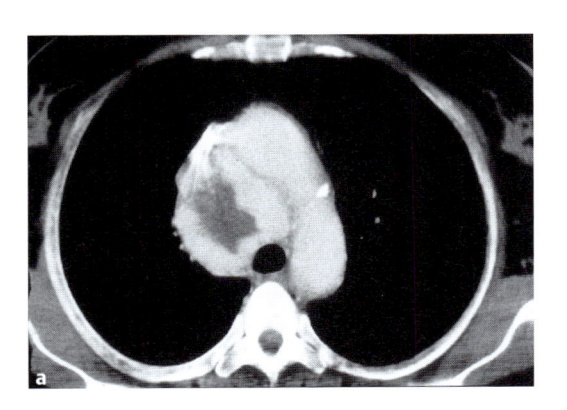

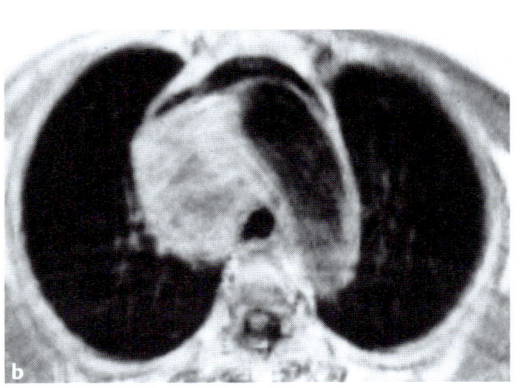

Abb. 3.53 a u. b Paratracheale Lymphknotenmetastase eines Nierenzellkarzinoms. Etwa gleich gute Darstellung des vergrößerten Lymphknotens mit zentraler Einschmelzung sowie Verlagerung und Kompression der V. cava superior bzw. V. brachiocephalica in CT und MRT.
a Spiral-CT.
b T1w SE-Sequenz nach Kontrastmittelapplikation.

Zysten im mittleren Mediastinum

Im mittleren Mediastinum kommen verschiedene angeborene zystische Strukturen vor. Alle sind benigne, in der Regel asymptomatisch und werden daher häufig als Zufallsbefund entdeckt. Nur selten kommt es durch Kompression anderer Strukturen oder Infektion zu Beschwerden. *Bronchogene Zysten* werden durch respiratorisches Epithel ausgekleidet und weisen typischerweise eine enge Lagebeziehung zur Trachealbifurkation auf. *Perikardzysten* sind am häufigsten (65%) rechts parakardial lokalisiert.

MRT-Spezifisches

- Alle diese Läsionen sind typischerweise rund oder ovalär konfiguriert, glatt begrenzt und weisen eine homogene Binnenstruktur auf.
- In *T1w Sequenzen* zeigen sie eine geringe Signalintensität; proteinreicher oder hämorrhagischer Inhalt können allerdings ein höheres Signal verursachen.
- In *T2w Sequenzen* sind sie sehr signalreich.
- Ein Enhancement des Inhalts kommt nicht vor, insbesondere infizierte Zysten können aber eine deutliche Kontrastmittelaufnahme ihrer Wand aufweisen.

Tumoren des hinteren Mediastinums

Ösophaguskarzinom

Epidemiologie/Pathogenese. Ösophaguskarzinome machen etwa 10% der Malignome des Gastrointestinaltrakts aus. Meist handelt es sich um *Plattenepithelkarzinome,* nur im gastroösophagealen Übergang finden sich auch *Adenokarzinome.* Aufgrund des Fehlens einer Serosa kommt es zu einer frühzeitigen Tumorausbreitung in Mediastinum, Lymphknoten und zu einer hämatogenen Aussaat (Leber, Nebenniere, Lunge) mit entsprechend schlechter Prognose. Die TNM-Klassifikation und Stadieneinteilung werden in Tab. 3.14 und 3.15 angegeben.

Diagnose. MR- wie auch computertomographisch zeigen sich meist eine diffuse oder fokale Wandverdickung des Ösophagus im Tumorbereich (Abb. 3.54), ggf. eine Infiltration von Umgebungsstrukturen und eine prästenotische Dilatation proximal des Tumors.

Die Tiefenausdehnung des Tumors lässt sich exakter mit der endoskopischen Sonographie bestimmen. Auch im mediastinalen Lymphknotenstaging ist dieses Verfahren der CT und MRT überlegen, deren Rolle vor allem im Nachweis von Fernmetastasen besteht.

Neurogene Tumoren

Epidemiologie/Pathogenese. Neurogene Tumoren gehen entweder von *peripheren Nerven* oder Nervenscheiden (Neurofibrom, Schwannom, maligne periphere Nervenscheidentumoren; ca. 75% der Tumoren bei Erwachsenen) oder von *sympathischen Ganglien* (Ganglioneurom, Ganglioneuroblastom, Neuroblastom; ca. 85% der Tumoren bei Kindern) aus. Häufig ist eine enge Lagebeziehung zum Spinalkanal, ggf. mit Aufweitung von Neuroforamina erkennbar.

Neurofibrome. Etwa $1/3$ der umschriebenen Neurofibrome und praktisch alle plexiformen Neurofibro-

Tab. 3.14 TNM-Staging des Ösophaguskarzinoms

T	Primärtumor
T1	Infiltration von Lamina propria oder Tunica submucosa
T2	Infiltration der Tunica muscularis propria
T3	Infiltration der Tunica adventitia
T4	Infiltration mediastinaler Strukturen
N	Regionäre Lymphknoten
N0	keine regionären Lymphknotenmetastasen
N1	regionäre (mediastinale) Lymphknotenmetastasen
M	Fernmetastasen
M0	keine Fernmetastasen
M1	Fernmetastasen

Cave: Zervikale oder abdominale Lymphknotenmetastasen entsprechen M1.

Tab. 3.15 Stadieneinteilung des Ösophaguskarzinoms

Stadium	T (Primärtumor)	N (regionäre Lymphknoten)	M (Fernmetastasen)
Stadium I	T1	N0	M0
Stadium IIa	T2/3	N0	M0
Stadium IIb	T1/2	N1	M0
Stadium III	T3	N1	M0
	T4	N0/1	M0
Stadium IV	T1–4	N0–1	M1

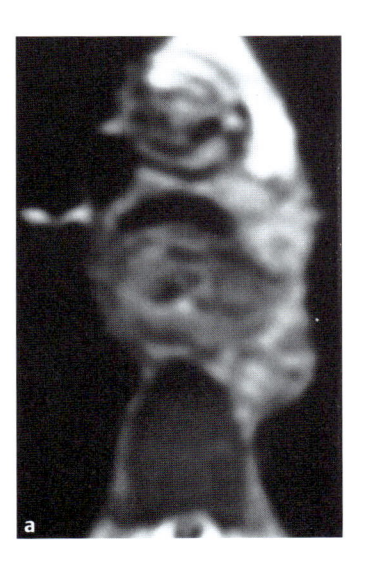

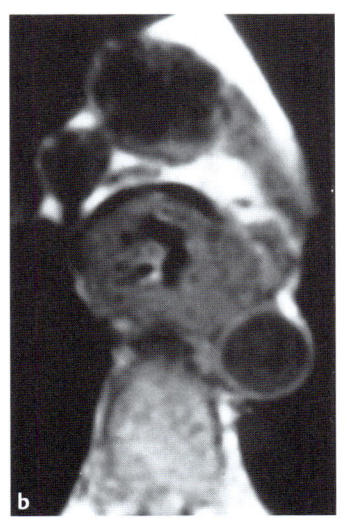

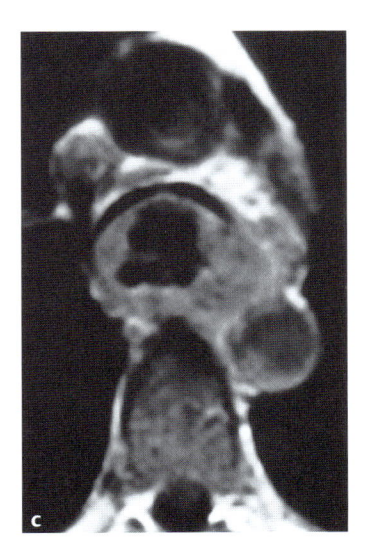

Abb. 3.54 a–c **Ösophaguskarzinom.** Ausgeprägte, unregelmäßige Wandverdickung des Ösophagus.
a u. b   Der Ösophagus ist in der T2w TSE-Sequenz (**a**) und der T1w SE-Sequenz nativ (**b**) mäßig signalreich.
c   Nach der Kontrastmittelinjektion weist der Ösophagus ein deutliches Enhancement auf.

me treten bei der Neurofibromatose auf. Plexiforme Neurofibrome erscheinen unscharf begrenzt, ummauern mediastinale Strukturen und entsprechen mit ihren Befunden daher eher malignen Raumforderungen.

Neuroblastom. Das Neuroblastom ist in ca. 15 % der Fälle im hinteren Mediastinum lokalisiert und kommt fast ausschließlich bei jungen Kindern (< 5 Jahre) vor.

— **MRT-Spezifisches** —

- MR-tomographisch stellen sich die neurogenen Tumoren in der T1-Gewichtung gegenüber Muskulatur leicht hyperintens dar mit erheblich vermehrtem Signal in der T2-Gewichtung und kräftigem Enhancement (Abb. 3.**55**).

- *Benigne Tumoren* sind eher klein, scharf begrenzt und homogen, während *maligne Tumoren* zum Diagnosezeitpunkt meist größer (> 6 cm), unscharf begrenzt und inhomogen erscheinen.
- Die MRT kann die lokale Ausbreitung, insbesondere auch die Beziehung zum Spinalkanal sowie eine evtl. Knochenmarkbeteiligung, sehr viel sicherer darstellen als die CT.

Extramedulläre Hämatopoese

Bei ausgeprägter Anämie (Thalassämie, hereditäre Sphärozytose, Sichelzellanämie usw.) kann es zur extramedullären Hämatopoese (in Leber, Milz, Lymphknoten usw.) kommen. Im Mediastinum finden sich dabei häufig paravertebrale lobulierte, weichteildichte Raumforderungen, die typischer-

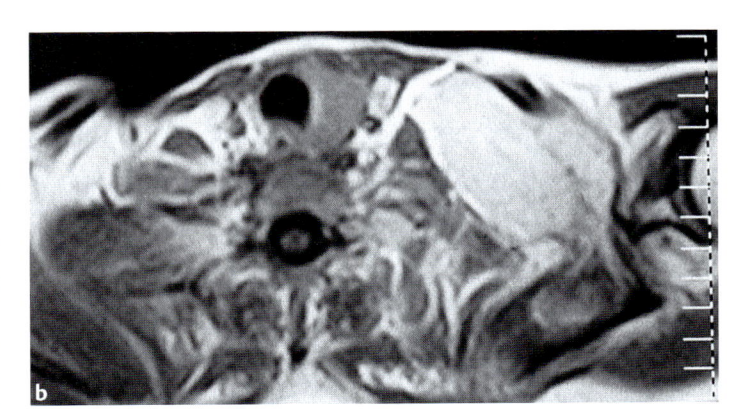

> Bei neurogenen Tumoren ist die MRT der CT in der Darstellung der lokalen Ausbreitung, insbesondere auch der Beziehung zum Spinalkanal sowie einer evtl. Knochenmarkbeteiligung, überlegen.

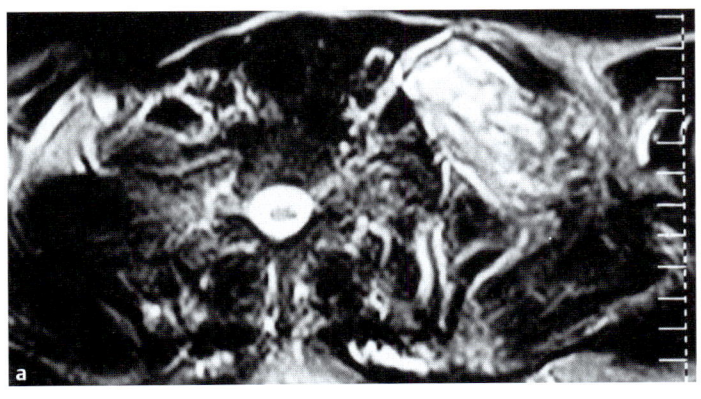

Abb. 3.55 a u. b   **Neurogener Tumor der oberen Thoraxapertur (Schwannom).**
a   T2w SE-Sequenz: Signalreicher Tumor in der linken oberen Thoraxapertur.
b   T1w TSE-Sequenz nach Kontrastmittelapplikation: sehr signalreiche Darstellung des Tumors; gegenüber der (nicht abgebildeten) nativen T1-Gewichtung ausgeprägtes Enhancement.

weise beiderseits im Bereich der unteren Brustwirbelsäule (kaudal von BWK 6) lokalisiert sind (Abb. 3.56). Die Erkrankung lässt sich häufig erst bioptisch von fokalen Läsionen anderer Genese (vor allem malignes Lymphom) differenzieren.

Zysten des hinteren Mediastinums

Duplikaturen des Ösophagus werden durch gastrointestinale Mukosa ausgekleidet und weisen häufig eine Verbindung zum Ösophagus auf (Abb. 3.57). *Neurenterische Zysten* besitzen eine Verbindung zum Ösophagus sowie zu den Meningen durch Defekte im Wirbelkörper (etwa 50% assoziiert mit vertebralen Anomalien). Auch *Meningozelen* imponieren als zystische Raumforderungen und gehen oft mit einem vertebralen Defekt einher. Eine Assoziation mit der Neurofibromatose ist häufig. *Pseudozysten* nach Pankreatitis sind eine seltene Ursache zystischer Raumforderungen im hinteren Mediastinum. MR-tomographisch entspricht das Signalverhalten demjenigen anderer mediastinaler Zysten.

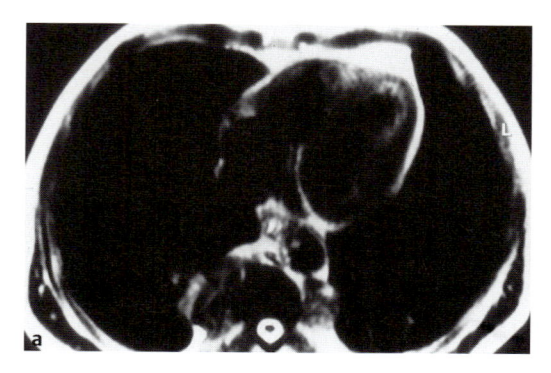

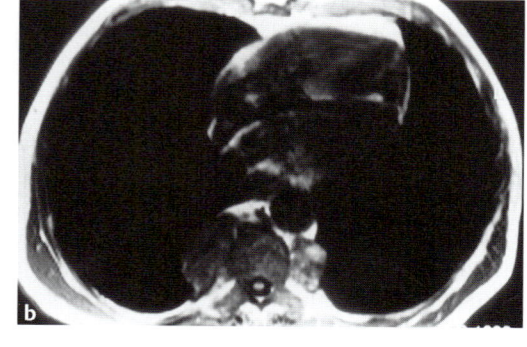

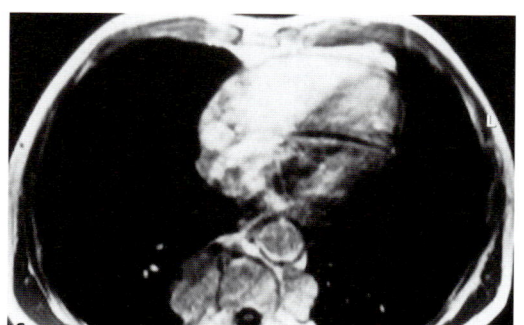

Abb. 3.56 a–c **Extramedulläre Hämatopoese bei Sphärozytose.**
a T2-Gewichtung: relativ signalreiche inhomogene Raumforderungen beiderseits paravertrebral.
b T1-Gewichtung nativ: relativ signalarme Läsionen.
c T1-Gewichtung nach Kontrastmittelapplikation: kräftiges Enhancement der Raumforderungen.

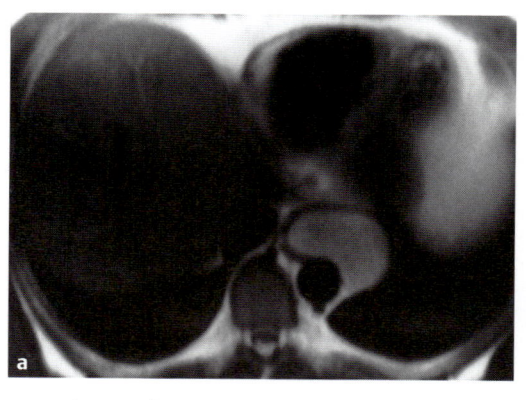

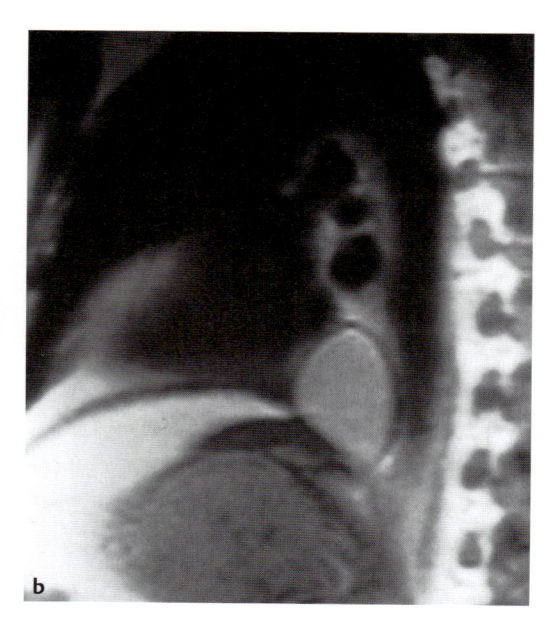

Abb. 3.57 a u. b **Ösophagusduplikatur/Differenzialdiagnose: Perikardzyste.** T1w TSE-Sequenz nativ: mäßig signalreiche, scharf begrenzte Raumforderung mit Kontakt zu Ösophagus und linkem Ventrikel; nach Kontrastmittelinjektion (nicht abgebildet) keine Signalintensitätszunahme. Angesichts der MRT-Befunde ohne Hinweis auf eine maligne Läsion erfolgte nur eine Verlaufskontrolle.

a Axiale Darstellung.
b Sagittale Darstellung.

Rolle der MRT in der Diagnostik fokaler mediastinaler Läsionen

Nachweis

Im Nachweis fokaler mediastinaler Läsionen besitzt die MRT keine wesentlichen Vorteile gegenüber der – meist besser verfügbaren – CT (s. Abb. 3.53). Daher ist ihr Stellenwert bei Nachweis oder Ausschluss einer Läsion als wichtigster Fragestellung (Staging maligner Lymphome, Lymphknotenstaging bei Bronchialkarzinom usw.) gegenüber der CT gering. Indikationen bestehen z. B. bei Kontraindikationen für die CT (Schwangere) oder die Injektion jodhaltiger Röntgenkontrastmittel.

Tab. 3.16 ⇢ Zystische Raumforderungen des Mediastinums

Vorderes Mediastinum:
- Thymuszyste
- Teratom
- Struma mit regressiven Veränderungen

Mittleres Mediastinum:
- bronchogene Zyste
- Perikardzyste

Hinteres Mediastinum:
- neurenterale Zyste
- Meningozele
- Pankreaspseudozyste

Charakterisierung

Aufgrund des guten Weichteilkontrasts und eines typischen Signalverhaltens verschiedener fokaler Läsionen ist die MRT der CT in der *Gewebecharakterisierung* und damit häufig auch der artdiagnostischen Zuordnung einer Läsion überlegen (s. Abb. 3.63).

Zystische Strukturen lassen sich aufgrund ihrer hohen Signalintensität in T2w Aufnahmen, der geringen Signalintensität in T1w Aufnahmen und des fehlenden Enhancements nach Gd-Applikation mit größerer Sicherheit diagnostizieren als mit der CT (Tab. 3.16 u. Abb. 3.52 u. 3.57).

Fetthaltige Läsionen (Lipom [Abb. 3.58], Lipomatose, Teratom) werden durch ihre hohe Signalintensität sowohl auf T1w als auch auf T2w Aufnahmen charakterisiert; der Fettgehalt entsprechender Raumforderungen lässt sich allerdings auch computertomographisch nachweisen (Abb. 3.58).

Nachteile gegenüber der CT bestehen in der geringen Empfindlichkeit für Kalzifikationen, die gelegentlich die Artdiagnose einer Läsion erschweren kann (Teratom, Struma, Lymphknotenkalzifikation bei Silikose, Sarkoidose, Zustand nach Therapie anderer Lymphadenopathien) (Abb. 3.52).

Ausdehnungsbestimmung

Gegenüber der Einzeilen-Spiral-CT bestehen Vorteile der MRT in der Möglichkeit der multiplanaren Schichtführung zur exakten und anschaulichen Darstellung der *Ausdehnung tumoröser Veränderungen*. Anatomische Strukturen, die bei axialer Schnittfüh-

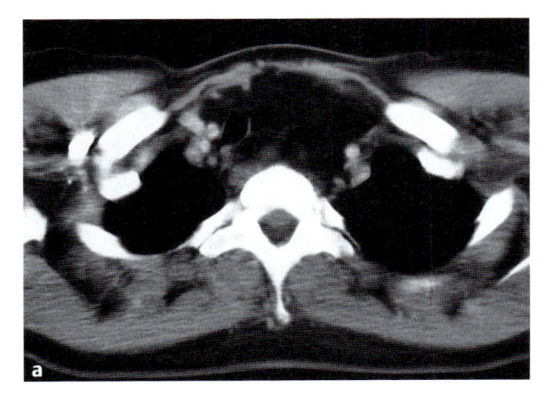

Abb. 3.58 a–c Mediastinales Lipom.
a Spiral-CT mit i.v. Kontrastmittelinjektion: Raumforderung mit fettäquivalenten Dichtewerten im vorderen oberen Mediastinum.

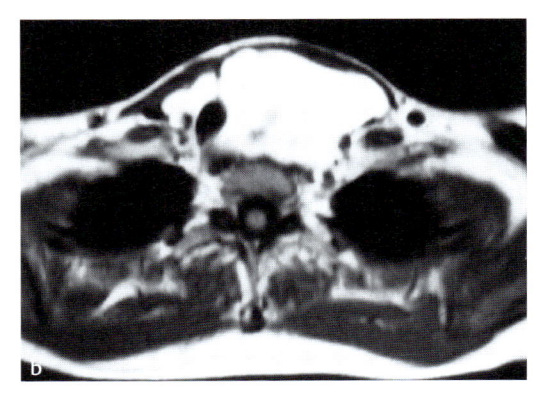

b u. c Axiale (b) und koronare (c) T1w SE-Sequenz nativ: zum subkutanen Fettgewebe isointense Raumforderung.

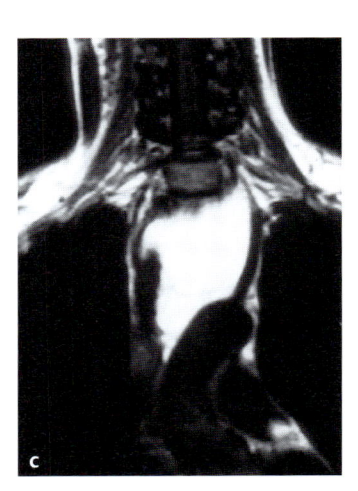

rung tangential angeschnitten werden (obere Thoraxapertur, Zwerchfell) lassen sich hinsichtlich einer Tumorausdehnung in koronaren oder sagittalen Schichten wesentlich besser beurteilen (Abb. 3.58 u. 3.59). Dieser Vorteil wird durch die zunehmende Ausbreitung der Multidetektor-CT relativiert. Bei Raumforderungen des hinteren Mediastinums ist die Ausdehnung zum Spinalkanal besonders anschaulich darstellbar (Abb. 3.60).

Staging von Bronchialkarzinomen

Kommt es bei einem Bronchialkarzinom zur Infiltration des Mediastinums, ist eine präzise Bestimmung der Infiltrationstiefe und der Beteiligung mediastinaler Strukturen erforderlich. TNM-Staging und Stadieneinteilung des Bronchialkarzinoms werden in den Tab. 3.17 u. 3.18 wiedergegeben.

Während eine Infiltration nur der Pleura mediastinalis ein Tumorstadium T3 darstellt, liegt bei Infiltration des Herzens (Abb. 3.61), der großen mediastinalen Gefäße (Aorta, Pulmonalarterie, V. cava superior) oder des Ösophagus ein Stadium T4 vor. Wenngleich heute ein Tumorstadium T4 nicht mehr – wie noch vor wenigen Jahren – als irresektabel angesehen wird, so ist doch meist ein ausgedehnterer Eingriff (prothetischer Ersatz der V. cava superior, Manschettenresektion der Pulmonalarterie usw.) mit entsprechend erhöhter Morbidität und Mortalität die Folge. Daher kommt der – präoperativen – Differenzierung der Stadien T3 und T4 eine große Bedeutung zu.

Die CT erlaubt in vielen Fällen keine eindeutige Unterscheidung, sondern kann nur eine enge Beziehung des Tumors zu mediastinalen Strukturen darstellen (Abb. 3.59). In dieser Situation erlaubt die MRT aufgrund ihres besseren Weichteilkontrasts in vielen Fällen eine genauere Aussage (Abb. 3.59 u. 3.60).

> Beim Staging von Bronchialkarzinomen erlaubt die MRT aufgrund ihres besseren Weichteilkontrasts in vielen Fällen eine genauere Aussage als die CT.

Tab. 3.17 ⋯⃗ *TNM-Staging des Bronchialkarzinoms*

T	Primärtumor
T1	Tumor ≤ 3 cm ohne Kontakt zur Pleura visceralis/ zum Hauptbronchus
T2	Tumor > 3 cm Beteiligung eines Hauptbronchus jedoch > 2 cm Distanz zur Karina Infiltration der Pleura visceralis bis zum Hilus reichende obstruktive Pneumonie oder Atelektase, die jedoch nicht die ganze Lunge betrifft
T3	Infiltration eines Hauptbronchus < 2 cm zur Karina Infiltration von parietaler/mediastinaler Pleura/ Thoraxwand/Perikard/Zwerchfell obstruktive Pneumonie oder Atelektase der gesamten Lunge
T4	Infiltration von Herz/großen Gefäßen (V. cava superior, Aorta und supraaortalen Ästen, zentralen Pulmonalarterien)/Trachea/Ösophagus/Wirbelsäule/maligner Pleuraerguss Satellitenherde im gleichen Lungenlappen
N	Regionäre Lymphknoten
N0	keine Lymphknotenmetastasen
N1	ipsilaterale tracheobronchiale/hiläre Lymphknotenmetastasen
N2	ipsilaterale mediastinale und subkarinale Lymphknotenmetastasen
N3	kontralaterale hiläre oder mediastinale Lymphknotenmetastasen ipsilaterale oder kontralaterale Skalenus- oder supraklavikulare Lymphknotenmetastasen
M	Fernmetastasen
M0	keine Fernmetastasen
M1	hämatogene Fernmetastasen (Gehirn, Nebenniere, Skelett usw.) lymphogene Fernmetastasen (zervikale Lymphknotenmetastasen) Satellitenherde in anderen Lungenlappen

Tab. 3.18 ⋯⃗ *Stadieneinteilung des Bronchialkarzinoms*

Stadium	T (Primärtumor)	N (regionäre Lymphknoten)	M (Fernmetastasen)
Stadium Ia	T1	N0	M0
Stadium Ib	T2	N0	M0
Stadium IIa	T1	N1	M0
Stadium IIb	T2 T3	N1 N0	M0 M0
Stadium IIIa	T3 T1–3	N1 N2	M0 M0
Stadium IIIb	T4 T1–4	N0–2 N3	M0 M0
Stadium IV	T1–4	N0–3	M1

Mediastinum, Pleura und Thoraxwand

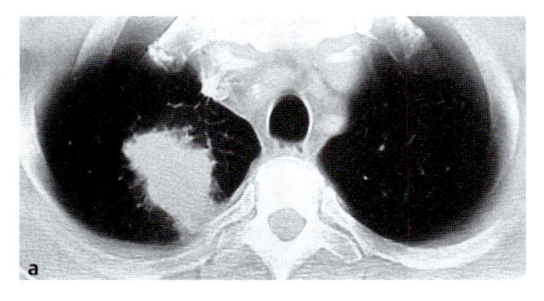

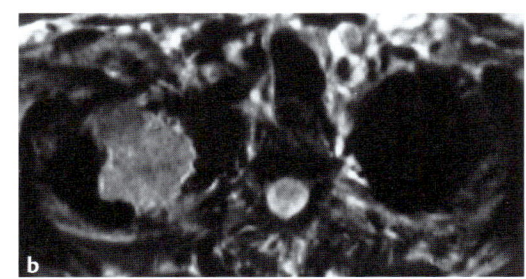

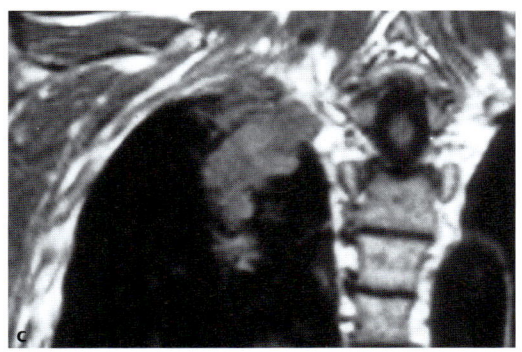

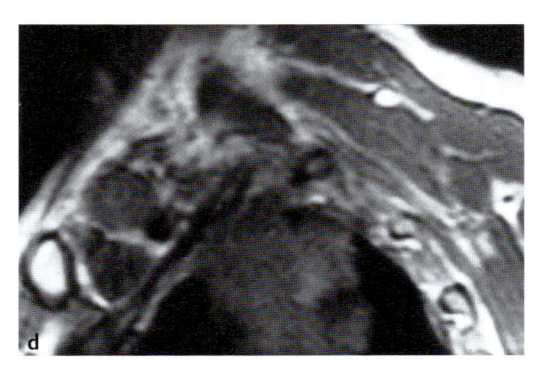

Abb. 3.59 a–d Bronchialkarzinom im Bereich der Lungenspitze („Pancoast-Tumor").
a u. b Spiral-CT (**a**) und axiale T2w TSE-Sequenz (**b**): Kontakt des Tumors zur Thoraxwand, keine sichere Infiltration.
c Koronare T1w TSE-Sequenz nativ: eindeutige Infiltration des Fettgewebes paravertebral.
d Sagittale T1w 2-dimensionale FLASH-Sequenz nativ: Einbruch in die ventrale Thoraxwand ohne Beteiligung der A. und V. subclavia oder der Wirbelsäule (Tumorstadium T3).

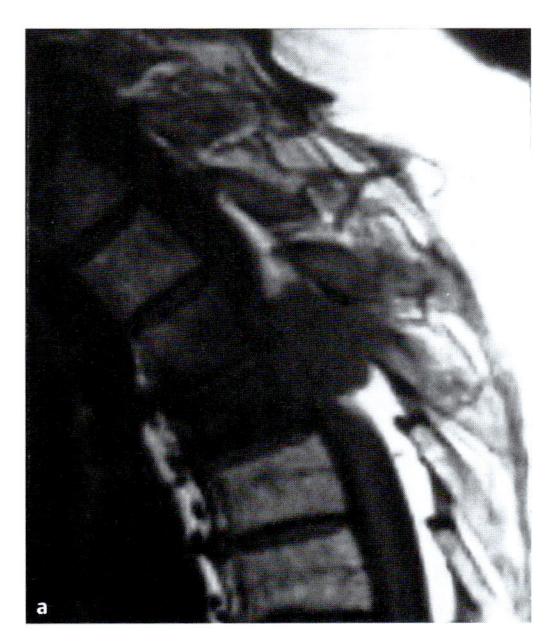

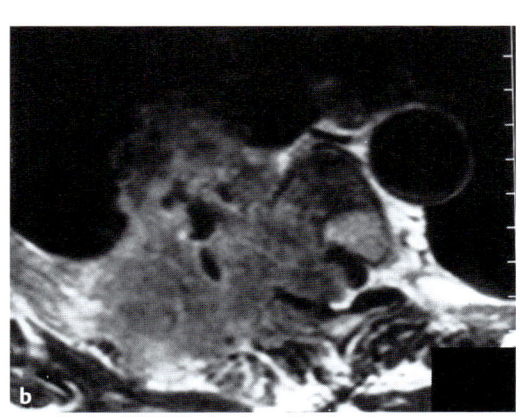

Abb. 3.60 a u. b Bronchialkarzinom mit Infiltration von Thoraxwand und Wirbelsäule, Einbruch in den Spinalkanal und Kompression des Myelons; klinisch Querschnittsymptomatik (Tumorstadium T4).
a Sagittale T1w TSE-Sequenz nativ.
b Axiale T1w TSE-Sequenz nach Kontrastmittelapplikation.

Abb. 3.61 a u. b **Bronchialkarzinom mit Einbruch in den linken Vorhof.** Vom apikalen Unterlappensegment ausgehender Tumor mit Infiltration des Mediastinums und Tumorzapfen im linken Vorhof (Tumorstadium T4).
a T1w TSE nativ koronar.
b T1w TSE nativ axial.

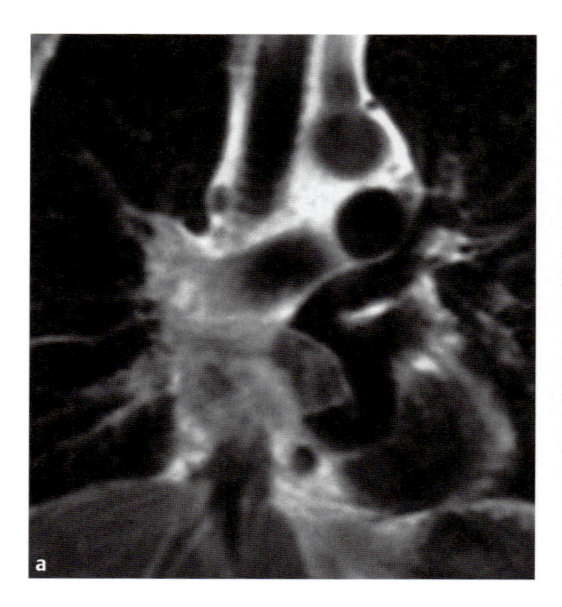

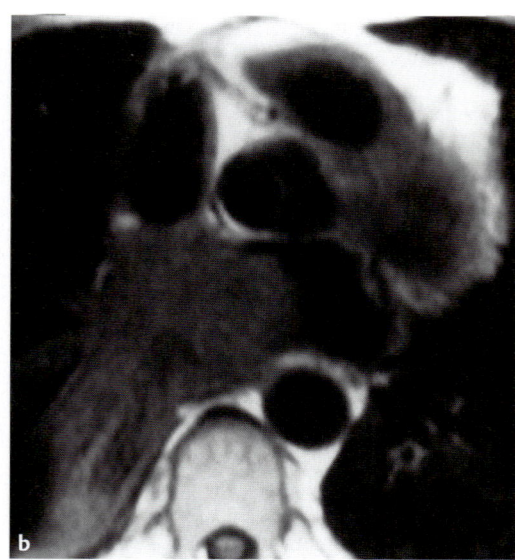

Diffuse Erkrankungen des Mediastinums

Die diffusen Erkrankungen des Mediastinums sind fast ausschließlich benigner Natur.

Mediastinale Lipomatose

Pathogenese. Eine mediastinale Lipomatose tritt entweder idiopathisch (etwa 50%) oder im Rahmen einer allgemeinen Adipositas, eines Morbus Cushing oder in Folge einer lang dauernden Corticoidtherapie auf. Meistens ist vor allem das obere Mediastinum betroffen. Eine pathologische Relevanz kommt der mediastinalen Lipomatose nicht zu.

— MRT-Spezifisches —

- Während die mediastinale Lipomatose übersichtsradiographisch vielfach nicht von einer Mediastinalverbreiterung anderer Genese zu differenzieren ist, erlaubt das typische Signalverhalten (signalreich in T1- und T2-Gewichtung) sowie ggf. der Signalverlust bei Anwendung von Fettsuppression in der MRT eine eindeutige Diagnose.
- Eine Kompression mediastinaler Strukturen wird nicht beobachtet.

Diffuse Mediastinitis

Pathogenese. Eine diffuse Mediastinitis entwickelt sich meist im Gefolge einer Ösophagusperforation. Diese kann spontan im Rahmen heftigen Erbrechens (Boerhaave-Syndrom) bzw. durch Tumorzerfall (Ösophaguskarzinom, selten zentrales Bronchialkarzinom) oder traumatisch (perforierender Fremdkörper, iatrogen bei Endoskopie, Bougierung, postoperativ) entstehen. Seltener ist eine *Infektion* nach mediastinaler Operation oder absteigend von zervikalen Infektionsherden bzw. aufsteigend von retroperitonealen Foci.

— MRT-Spezifisches —

- Die bildgebende Diagnostik zeigt ein Ödem und eine entzündliche Infiltration von mediastinalem Fettgewebe. Einschmelzungen stellen sich als zentral nekrotische, randlich kräftig Kontrastmittel aufnehmende Läsionen dar.
- Meist liegen als Sekundärphänomene Pleuraergüsse, Atelektasen der angrenzenden Lunge und Zwerchfellhochstand vor.

Fibrosierende Mediastinitis

Pathogenese. Eine fibrosierende Mediastinitis kann idiopathisch (entsprechend dem retroperitonealen Morbus Ormond), postinfektiös (granulomatöse Erkrankungen wie Tuberkulose, Lues, Histoplasmose, Pilzinfektionen) oder posttherapeutisch (nach Methysergidtherapie, Radiatio) auftreten. Es finden sich sowohl *diffuse* als auch *fokale Formen,* die Letz-

Mediastinum, Pleura und Thoraxwand

teren müssen dann von einer Tumorerkrankung abgegrenzt werden.

— **MRT-Spezifisches** —

- Typisch ist eine Einengung vaskulärer (vor allem venöser und pulmonalarterieller) tracheobronchialer Strukturen und des Ösophagus.

- MR-tomographisch zeigt sich bei der fibrosierenden Mediastinitis ein auffällig geringes Signal in T2w Sequenzen; in T1w Sequenzen findet sich ein unterschiedliches, häufig heterogenes Signal.

Kalzifikationen, die häufig vorhanden sind, lassen sich besonders deutlich in der CT darstellen.

Pleura

Anatomie und Normvarianten

Der Pleuraraum ist beim Gesunden nicht entfaltet. Zwischen der die Lunge umgebenden *viszeralen Pleura* und der *parietalen Pleura,* die Thoraxwand, Mediastinum (Pleura mediastinalis) und Zwerchfell (Pleura diaphragmatica) auskleidet, finden sich normalerweise allenfalls wenige Milliliter seröser Flüssigkeit, die bei der Atemexkursion eine Verschiebung der beiden Pleurablätter gegeneinander erlaubt.

Im Bereich der Thoraxwand liegt zwischen parietaler Pleura und der Fascia endothoracica ein unterschiedlich ausgeprägter extrapleuraler Fettstreifen. Auch zwischen dem meist unmittelbar der Faszie anliegen M. intercostalis intimus und den Mm. intercostales internus et externus findet sich ein meist deutlicher interkostaler Fettstreifen, in den am Unterrand der Rippen A., V. und N. intercostalis eingebettet sind (Abb. 3.**62**).

Diese anatomischen Details lassen sich mit der hochauflösenden MRT ebenso wie mit hochauflösender CT darstellen.

Tumoren

Benigne Tumoren

Benigner fibröser Tumor der Pleura

Pathogenese/Epidemiologie. Der sog. benigne fibröse Tumor der Pleura („benign fibrous tumor of the pleura"), früher auch als *benignes Pleuramesotheliom* bezeichnet, ist ein seltener Tumor (ca. 10% aller pleuralen Neoplasmen). Er ist im Gegensatz zum malignen Pleuramesotheliom nicht mit einer Asbestexposition assoziiert. In 10–40% der Fälle finden sich histologisch Kriterien der Malignität. Eine Metastasierung wird nicht beobachtet, jedoch sind lokale Rezidive (ca. 15%) nach chirurgischer Exzision möglich.

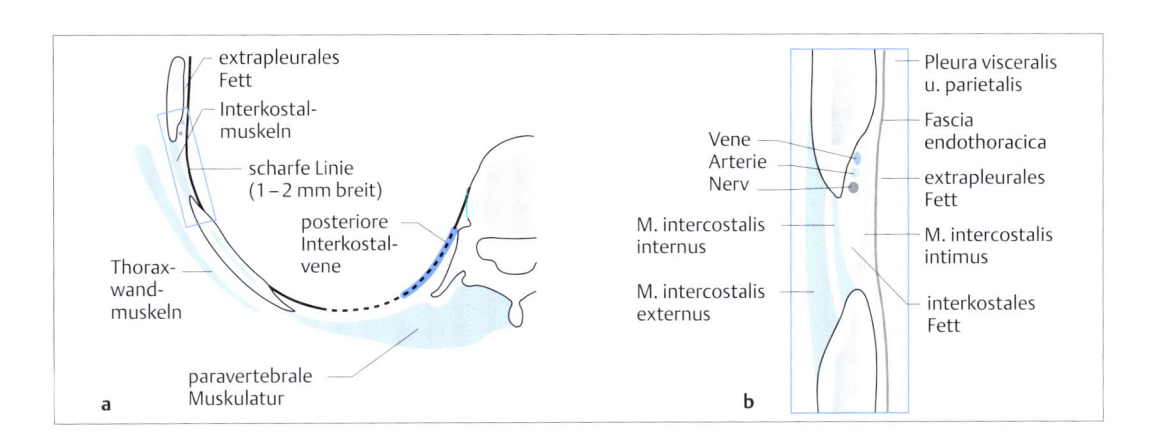

Abb. 3.62 a u. b **Schematische Darstellung der Anatomie der Thoraxwand** (aus Galanski, M., M. Prokop: Ganzkörper-CT. Thieme, Stuttgart 1998, Abb. 6.2).

Oft (30–50%) sind die Tumoren gestielt. Verkalkungen sind selten.

– **MRT-Spezifisches**
- MT-tomographisch zeigt sich eine niedrige Signalintensität in der T1-Gewichtung und eine höhere Signalintensität in der T2-Gewichtung.
- Typisch ist ein kräftiges, häufig inhomogenes *Enhancement* (Abb. 3.**63**).
- Begleitende Pleuraergüsse werden nicht gefunden.

Rundatelektase

Pathogenese. Die sog. Rundatelektase stellt einen benignen Pseudotumor der Pleura bzw. der Lunge dar. Sie kommt meist bei Patienten mit asbestinduzierter Pleurafibrose vor, kann jedoch letztlich auf dem Boden fibrotischer Pleuraveränderungen jeder Genese durch Einfaltung von Lungenparenchym entstehen.

– **MRT-Spezifisches**
- Rundatelektasen sind typischerweise 2–7 cm groß, scharf begrenzt und im Bereich der posterioren Anteile beider Unterlappen lokalisiert.
- Bronchien und Gefäße, die in die betroffene Lungenregion hineinziehen, folgen der Einfaltung häufig mit einem bogigen Verlauf und führen zu einem *kometenschweifartigen Bild*.
- Dieser typische Verlauf bronchovaskulärer Strukturen sowie ein *kräftiges Enhancement* der eingefalteten Lunge nach Kontrastmittelapplikation lassen sich MR-tomographisch gut darstellen.

Abb. 3.63 a – e **Benigner fibröser Tumor der Pleura.**
a Ausschnittsvergrößerung einer Thoraxübersichtsaufnahme: glatt begrenzte, weichteildichte, rundliche Raumforderung in Projektion auf die linke Herzkontur.
b Spiral-CT mit i.v. Kontrastmittelinjektion: weichteildichte, glatt begrenzte Läsion ohne eindeutige Kontrastmittelaufnahme gegenüber der (nicht abgebildeten) Nativuntersuchung.
c T2w TSE-Sequenz: sehr geringe Signalintensität der Raumforderung.
d u. e T1w 2-dimensionale FLASH-Sequenz nativ (**d**) und nach Gd-Injektion (**e**): eindeutige Kontrastmittelaufnahme der Läsion.

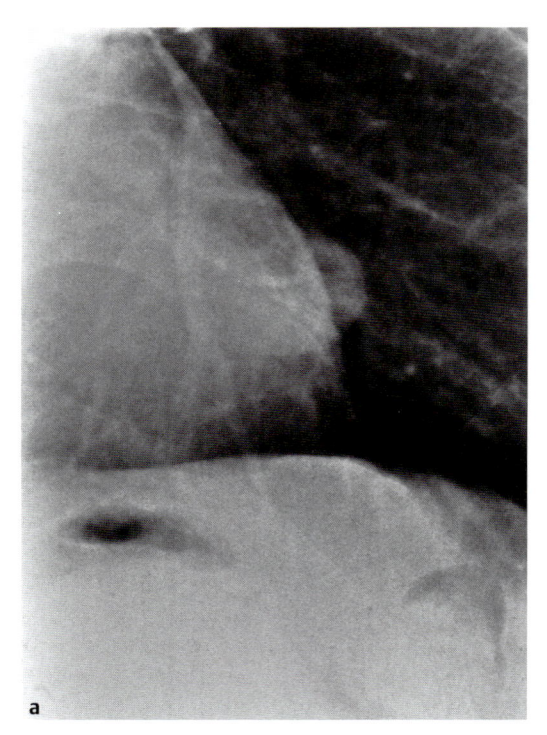

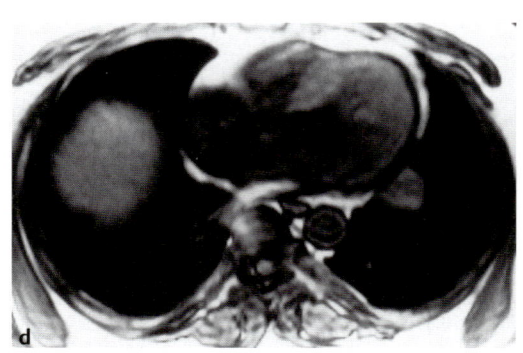

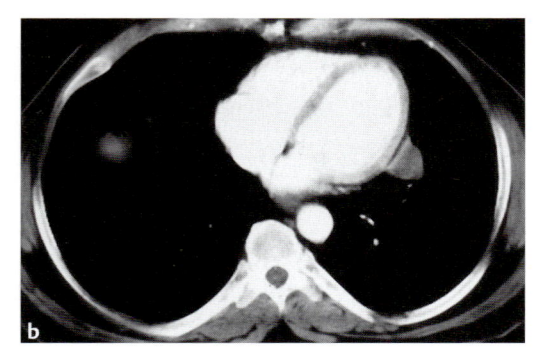

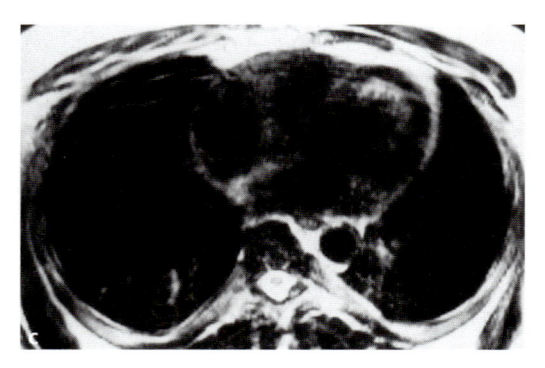

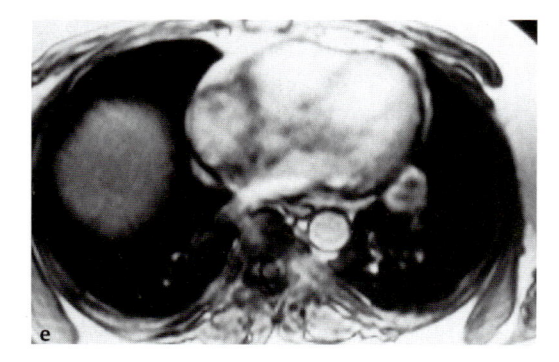

Eine sichere Unterscheidung von anderen, insbesondere malignen fokalen Läsionen, ist jedoch bildgebend oft nicht möglich und muss dann ggf. bioptisch erfolgen.

Maligne Tumoren

Pleuramesotheliom

Epidemiologie/Pathogenese. Das Pleuramesotheliom (histologische Typen: epitheliales, mesenchymales oder gemischtes Pleuramesotheliom) ist ein seltener Tumor (<5% pleuraler Neoplasmen), der aber seit Einführung einer industriellen *Asbestverarbeitung* dramatisch an Häufigkeit zugenommen hat. Man nimmt an, dass etwa 80–90% der Tumoren durch Asbestexposition (vor allem das kurzfaserige Crocidolit, sehr viel weniger das langfaserige Chrysolit oder Amosit) ausgelöst werden, wobei keine Schwellendosis besteht. Meist besteht eine lange Latenz (20–40 Jahre) zwischen Exposition und Tumormanifestation, sodass trotz Einschränkung bzw. Beendigung der Asbestverarbeitung das Maximum der Tumorerkrankungen erst in der Zukunft erwartet wird. Da Frühsymptome fehlen, wird das Pleuramesotheliom meist in fortgeschrittenen Stadien diagnostiziert und hat dann eine sehr ungünstige Prognose.

Befunde. Typisch sind noduläre oder diffuse solide Verdickungen des Pleuraraums mit Beteiligung der mediastinalen Pleura und Einstrahlung in die Interlobien. In der Regel besteht ein ausgedehnter, oft hämorrhagischer Pleuraerguss. In fortgeschrittenen Fällen zeigen sich eine Infiltration von Mediastinum, Perikard und Rippen sowie Lymphknoten- oder Fernmetastasen in Knochen, Nebennieren, Nieren oder Lunge. Die TNM-Klassifikation und Stadieneinteilung werden in den Tab. 3.19 u. 3.20 wiedergegeben.

— **MRT-Spezifisches**

- MR-tomographisch zeigt sich meist ein *ausgedehnter Pleuraerguss* mit wandständigen nodulären Läsionen mit geringer Signalintensität in der T1-Gewichtung und hoher Signalintensität in der T2-Gewichtung. Diese zeigen eine *inhomogene Kontrastmittelaufnahme*.
- Häufig liegt eine *Ummauerung der gesamten Lunge* vor. Charakteristisch ist die häufig fehlende Verlagerung des Mediastinums zur Gegenseite trotz erheblichen Pleuraergusses, dies ist Folge der tumorbedingten Fesselung des Hemithorax.

Differenzialdiagnose. Sichere Kriterien zur Differenzierung eines Pleuramesothelioms von sekundären malignen Tumorerkrankungen der Pleura (Pleurakarzinose) existieren nicht; auch histologisch ist die Differenzierung zwischen (epithelialem) Mesotheliom und insbesondere dem Adenokarzinom häufig schwierig. Auch die Unterscheidung zwischen (mesenchymalem) Pleuramesotheliom und benignem Fibrothorax kann histologisch problematisch sein. Aufgrund der geringen Dosisabhängigkeit des malignen Mesothelioms ist die Assoziation zwischen dem Tumor und asbestassoziierten Pleuraplaques bzw. pulmonaler Asbestose nur locker.

Tab. 3.19 ⇢ *TNM-Klassifikation des malignen Pleuramesothelioms*

T	Primärtumor
T1a	keine Beteiligung der Pleura visceralis
T1b	kleine fokale Läsionen der Pleura visceralis
T2	Infiltration von Zwerchfell/Lungenparenchym/breite Infiltration der Pleura visceralis
T3	Infiltration von mediastinalem Fett/Fascia endothoracica/Perikard/fokale Infiltration der Thoraxwand
T4	diffuse Infiltration von Thoraxwand/Peritoneum/kontralateralem Pleuraraum/Wirbelsäule/mediastinalen Organen/Epikard/Myokard
N	Regionäre Lymphknoten
N0	keine Lymphknotenmetastasen
N1	ipsilaterale bronchopulmonale oder hiläre Lymphknotenmetastasen
N2	ipsilaterale Mammaria-interna-, mediastinale oder subkarinale Lymphknoten
N3	ipsi- oder kontralaterale supraklavikulare oder kontralaterale Mammaria-interna- oder mediastinale Lymphknotenmetastasen
M	Fernmetastasen
M0	keine Fernmetastasen
M1	Fernmetastasen

Tab. 3.20 ⇢ *Stadieneinteilung des malignen Pleuramesothelioms*

Stadium	T (Primärtumor)	N (regionäre Lymphknoten)	M (Fernmetastasen)
Stadium Ia	T1a	N0	M0
Stadium Ib	T1b	N0	M0
Stadium II	T2	N0	M0
Stadium III	T3	N1 oder N2	M0
Stadium IV	T4	N3	M1

Pleurametastasen/Pleurakarzinose

Pathogenese. Eine sekundäre Infiltration der Pleura im Rahmen einer extrapleuralen malignen Erkrankung ist insgesamt häufiger als das primäre maligne Pleuramesotheliom. Primärtumoren sind meist Karzinome von Bronchus oder Mamma sowie maligne Lymphome. Nicht selten (bis ca. 10%) lässt sich zum Diagnosezeitpunkt der Primärtumor nicht identifizieren, dies besonders bei Infiltration der Pleura durch *Adenokarzinome*.

Befunde. Neben einer tumorösen Verdickung der Pleura besteht meist ein häufig ausgedehnter uni- oder bilateraler maligner Pleuraerguss. Es finden sich aber auch benigne begleitende Ergüsse durch Obstruktion von Lymphgefäßen, sekundär bei Atelektasen oder Pneumonien oder als Folge einer Chemo- oder Strahlentherapie.

— MRT-Spezifisches —

- Die radiologischen und auch MR-tomographischen Befunde einer pleuralen Metastasierung bzw. einer Pleurakarzinose sind unspezifisch und insbesondere von denen des malignen Pleuramesothelioms in der Regel nicht zu unterscheiden.
- Es findet sich eine unregelmäßige, häufig knotige Verdickung der Pleura durch in der T1-Gewichtung signalarmes und in der T2-Gewichtung signalreiches Gewebe, das eine meist deutliche Kontrastmittelaufnahme zeigt.

Diagnose. Der Stellenwert der bildgebenden Verfahren besteht darin, bei unklarem Pleuraerguss einerseits die Anzeichen einer tumorösen Genese nachzuweisen und andererseits die genaue Lokalisation der Veränderungen zur Planung einer perkutanen oder thorakoskopischen Biopsie darzustellen.

Prognose. Die Prognose von Patienten mit malignen Pleuraergüssen ist meist schlecht, Ausnahme sind Patientinnen mit einem Mammakarzinom, die nach erfolgreicher lokaler oder systemischer Chemotherapie häufig jahrelange rezidivfreie Verläufe zeigen.

Lymphombefall der Pleura

Ein Pleurabefall findet sich häufiger beim Non-Hodgkin-Lymphom als beim Morbus Hodgkin, meist bei ausgedehnten Lymphommanifestationen. Während er zum Zeitpunkt der Diagnosestellung selten ist, wird er im weiteren Verlauf oder im Rezidiv häufiger gefunden. Meist finden sich umschriebene, seltener diffuse solide Läsionen der Pleura, in der Regel assoziiert mit einer Lymphadenopathie thorakaler Lymphknoten oder mit extralymphatischen (z.B. pulmonalen) Manifestationen der Erkrankung. Ein pleuraler Lymphombefall soll in etwa 10% der Fälle Ursache maligner Pleuraergüsse sein. Pleurale Ergüsse können aber auch aufgrund verminderter lymphatischer Drainage durch Obstruktion hilärer bzw. mediastinaler Lymphknoten oder des Ductus thoracicus (Chylothorax) entstehen.

Diffuse Veränderungen der Pleura

Pleuraerguss

Pathogenese. Die Genese der verschiedenen Pleuraergüsse ist vielfältig. *Hämorrhagische Ergüsse* kommen entweder im Rahmen tumoröser oder traumatischer Veränderungen vor. Ein *Chylothorax* entwickelt sich entweder durch Obstruktion von Lymphgefäßen durch tumoröse Erkrankungen, vor allem maligne Lymphome, oder infolge posttraumatischer Zerreißungen des Ductus thoracicus.

Transsudate sind meist Ausdruck einer Störung im normalen hydrostatischen bzw. onkotischen Druck (Herzinsuffizienz, Leberzirrhose, nephrotisches Syndrom, Atelektasen usw.). *Exsudate* entstehen dagegen zumeist durch Änderungen der Kapillarpermeabilität der Pleura (Infektion, maligne Erkrankungen). Lassen sich in einem parapneumonischen Exsudat Keime nachweisen, spricht man von einem *Pleuraempyem*. Durch Ausbildung von Adhäsionen und Septen innerhalb der pleuralen Flüssigkeit kann es zu gekammerten Ergüssen kommen (vor allem bei Exsudat, Empyem und Hämatothorax).

— MRT-Spezifisches —

- MR-tomographisch erscheinen Pleuraergüsse in der T1-Gewichtung signalarm und in der T2-Gewichtung signalreich (Abb. 3.**64**), wobei in T2w Sequenzen Ergüsse bereits bei einem Volumen von wenigen Millilitern nachweisbar sind; eine sichere Differenzierung zwischen den verschiedenen Ergussformen ist allerdings nicht möglich.

- Der Nachweis eines Enhancements des Ergusses nach Gd-Injektion (vermutlich aufgrund vermehrter Kapillarpermeabilität) sowie einer verdickten, kräftig Kontrastmittel aufnehmenden Pleura spricht eher für ein Exsudat oder Empyem, ein vermehrtes Signal in der T1-Gewichtung spricht für einen Chylo- oder Hämatothorax.

Diffuse Pleuraverdickung

Eine diffuse Pleuraverdickung ist meist benigner Natur (diffuse Pleurafibrose/Fibrothorax) und stellt den Endzustand verschiedener pleuraler Erkrankungen (unspezifische Pleuritis, Pleuraempyem, Hämatothorax, asbestassoziierte Pleuritis) dar. Sie kann zu einer deutlichen Volumenreduktion des betroffenen Hemithorax führen und hierdurch eine restriktive Ventilationsstörung bedingen.

Diagnose. Diagnostisch entscheidend ist die Differenzierung der benignen diffusen Pleuraverdickung von den malignen Formen bei Pleuramesotheliom oder Pleurakarzinose. Hilfreich ist häufig die fehlende Beteiligung der mediastinalen Pleura bei benignen Veränderungen, während sie bei Mesotheliom oder Pleurakarzinose in der Regel mitbetroffen ist.

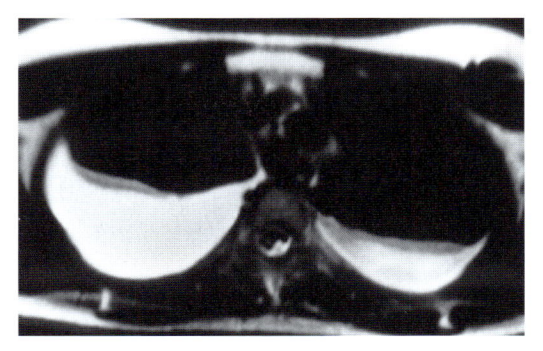

Abb. 3.64 **Pleuraerguss.** T2w TSE-Sequenz. Homogen signalreicher Pleuraerguss rechts größer als links.

> Bei benignen Veränderungen fehlt meist eine Beteiligung der mediastinalen Pleura, während sie bei Mesotheliom oder Pleurakarzinose in der Regel mitbetroffen ist.

Thoraxwand

Anatomie, Normvarianten und Fehlbildungen

Die normale Thoraxwand setzt sich (von außen nach innen) aus Kutis, subkutanem Fettgewebe, äußerer Muskulatur (autochthone Rückenmuskulatur, Schultergürtelmuskulatur), subfaszialem Fettgewebe, den verschiedenen Schichten der eigentlichen Thoraxwandmuskulatur (Mm. intercostales externus, internus, intimus) mit jeweils trennenden Fettschichten, Fascia endothoracica, extrapleuralem Fett sowie der Pleura parietalis zusammen (Abb. 3.**62**).

Kongenitale Anomalien betreffen meist die ossären Strukturen der Thoraxwand, vor allem die Rippen (Gabelrippen, knöcherne Brücken, überzählige Rippen usw.). *Thoraxasymmetrien* sind meist durch eine Skoliose bedingt, entweder aufgrund von Wirbelfehlbildungen (Keil-, Schmetterlings-, Blockwirbel) oder idiopathisch.

Tab. 3.21 ⇢ *Primäre Tumoren der Thoraxwand*

Benigne Tumoren:
- Chondrom
- fibröse Dysplasie
- Morbus Paget
- Atherom
- Lipom
- Fibrom
- Hämangiom
- Lymphangiom
- Neurofibrom
- Neurinom

Maligne Tumoren:
- PNET
- Plasmozytom
- Fibrosarkom
- malignes fibröses Histiozytom
- Rhabdomyosarkom
- Desmoidtumor

PNET primitiver neuroektodermaler Tumor

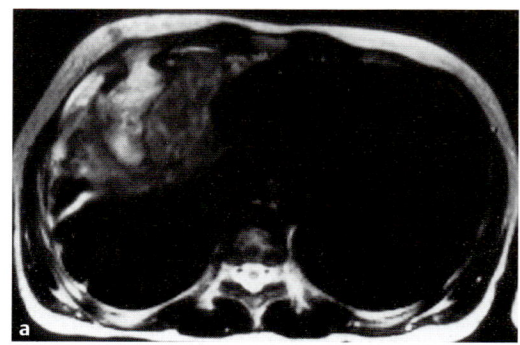

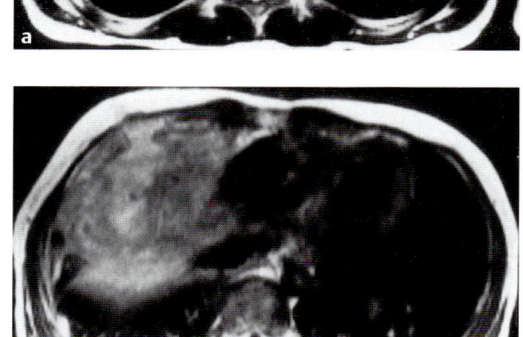

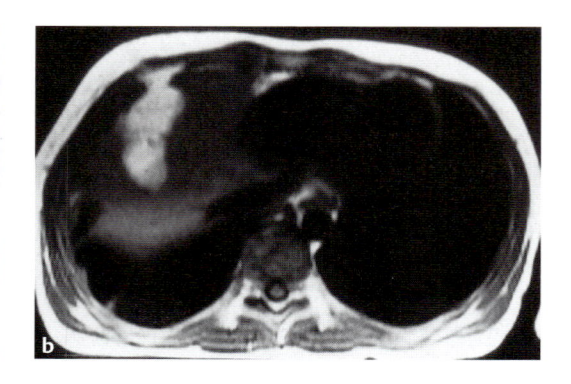

Abb. 3.65 a – c **PNET der Thoraxwand.** Inhomogene Raumforderung mit Befall der vorderen Thoraxwand und des Perikards, zentrale Einblutung nach Biopsie.
a   T2w TSE-Sequenz.
b u. **c** T1w TSE-Sequenzen nativ (**b**) bzw. nach Kontrastmittelinjektion (**c**).

Abb. 3.66 a u. b **PNET der Thoraxwand.**
a Spiral-CT: Tumor der 9. Rippe links mit enger Beziehung zur Wirbelsäule.
b Koronare T1w TSE-Sequenz nativ: kein Einwachsen des Tumors in den Spinalkanal.

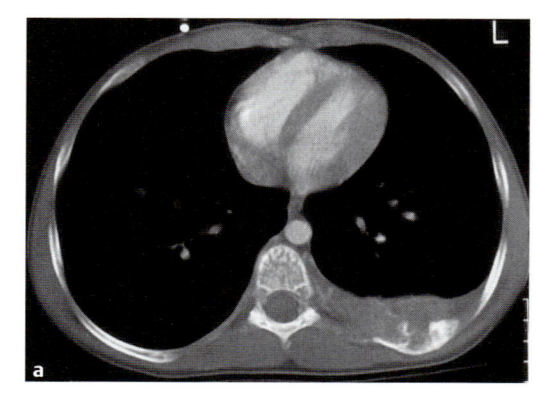

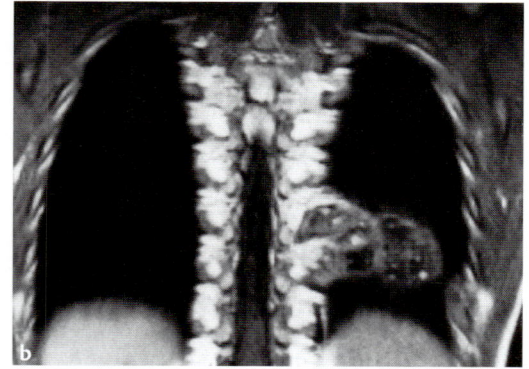

Tumoren

Primäre Thoraxwandtumoren

Benigne Thoraxwandtumoren sind selten. Sie verursachen meist keine wesentlichen Symptome, gelegentlich fallen sie durch ihren raumfordernden Effekt auf (z. B. Lipom). Oft bedürfen sie keiner Therapie. Auch *primäre maligne Tumoren* sind selten. Am häufigsten ist der primitive neuroektodermale Tumor (PNET), der vor allem im Kindes- und Jugendalter vorkommt (Tab. 3.**21** u. Abb. 3.**65** u. 3.**66**).

Sekundäre Thoraxwandtumoren

Häufiger als primäre Thoraxwandtumoren liegt eine Infiltration der Thoraxwand im Rahmen maligner Prozesse der Lunge, des Mediastinums oder der Mamma vor.

Thoraxwandinfiltration beim Bronchialkarzinom

Die Thoraxwandinfiltration beim Bronchialkarzinom stellt ein Tumorstadium T3, bei Infiltration der Wirbelsäule ein Tumorstadium T4 dar.

CT. Computertomographisch ist eine korrekte Klassifikation dann möglich, wenn der Tumor einerseits eindeutig von der Thoraxwand getrennt oder bei der Atmung gegen diese verschieblich ist oder wenn andererseits eine breite Infiltration der Thoraxwand ggf. mit Destruktion von Rippen oder Wirbelsäule vorliegt. In vielen Fällen lässt sich computertomographisch keine eindeutige Aussage treffen.

MRT. In diesen Fällen ist die MRT aufgrund ihres guten Weichteilkontrastes als ergänzendes Verfahren indiziert. Für den Nachweis einer Thoraxwandinfiltration mit der MRT wird eine Sensitivität von >90% bei einer Spezifität >80% angegeben. Vor allem im Bereich der Thoraxspitze („Pancoast-Tumor") (Abb. 3.**59**), des Zwerchfells und der Wirbelsäule (Spinalkanalinfiltration) (Abb. 3.**60**) besitzt die MRT Vorteile in der Beurteilung einer Thoraxwandinfiltration.

Andere sekundäre maligne Thoraxwandtumoren

Mammakarzinom. Eine Infiltration der Thoraxwand durch ein Mammakarzinom entweder primär oder im Rahmen eines Lokalrezidivs lässt sich aus den gleichen Gründen MR-tomographisch anschaulicher darstellen als computertomographisch. Bezüglich der Differenzierung zwischen Rezidivtumor und narbigen Veränderungen nach vorausgegangener operativer oder strahlentherapeutischer Behandlung sollte ein Zeitfenster von mindestens 6 Monaten nach Therapieabschluss eingehalten werden, da sich vorher Signalintensität und Kontrastmittelaufnahme von Tumorgewebe und Granulationsgewebe nicht sicher unterscheiden lassen.

Malignes Lymphom. Eine Thoraxwandinfiltration beim malignen Lymphom (Morbus Hodgkin oder Non-Hodgkin-Lymphom) ist selten und betrifft dann meist die ventrale Thoraxwand, ausgehend von einer großen mediastinalen Raumforderung.

Metastasen/Plasmozytom. Häufig finden sich Tumoren der Thoraxwand, ausgehend von *ossären Metastasen* (Bronchial-, Mamma-, Nierenzell-, Schilddrüsenkarzinom) oder einem *Plasmozytom* der Rippen oder Wirbelsäule. Die MRT kann die exakte Ausdehnung ossärer und extraossärer Anteile vor – in der Regel – systemischer oder Strahlentherapie darstellen und im Verlauf kontrollieren.

Rolle der MRT bei Thoraxwandtumoren

Die MRT spielt keine besondere Rolle beim Nachweis von Thoraxwandtumoren. Wichtiger ist ihr Stellenwert in der *Gewebecharakterisierung.* So lassen sich fetthaltige Tumoranteile (Lipom, Liposarkom) MR-tomographisch nachweisen, und eine kräftige Vaskularisation erlaubt Rückschlüsse zur Artdiagnose (Hämangiom).

Die wichtigste Aufgabe der MRT ist die exakte und anschauliche *Ausdehnungsbestimmung,* einerseits um Aussagen zum möglichen Ausgangspunkt einer Läsion und damit zu deren Artdiagnose zu treffen, andererseits zur Planung einer (insbesondere operativen) Therapie. Dabei ist die gute Weichteildifferenzierung besonders vorteilhaft. Aus diesem Grund spielt das Verfahren vor allem in der Diagnostik maligner Tumoren (Bronchial-, Mammakarzinom, PNET) eine wichtige Rolle.

> Die Bedeutung der MRT bei der Diagnostik von Thoraxwandtumoren liegt in der Gewebecharakterisierung und der Ausdehnungsbestimmung zur Artdiagnose und Planung der Therapie.

Literatur

Müller, N. L.: Imaging of the pleura. Radiology 186 (1993) 297–309

Naidich, D. P., W. R. Webb, N. L. Müller, G. A. Krinsky, E. A. Zerhouni, S. S. Siegelman: Computed Tomography and Magnetic Resonance of the Thorax, 3rd ed. Lippincott-Raven, Philadelphia 1999

Lunge und Tracheobronchialsystem

S. Diederich

Bei der Bildgebung des Tracheobronchialbaums und des Lungenparenchyms ist die CT Methode der ersten Wahl. Dennoch wird die Lunge bei anderen Untersuchungen (Herz, Abdomen, Ganzkörper) mit abgebildet. In Einzelfällen gibt es auch Indikationen für eine primäre MRT der Lunge. Typische Befunde und Vorteile gegenüber der CT werden daher im Folgenden dargestellt.

Fehlbildungen

Lungensequestration

Bei einem Lungensequester handelt es sich um Lungengewebe ohne Anschluss an das Tracheobronchialsystem, fast ausschließlich im posterobasalen Unterlappensegment links (65%) bzw. rechts (35%). Die seltenere *extralobäre Sequestration* ist von einer eigenen Pleura visceralis umgeben und häufig mit anderen (kardiovaskulären oder gastrointestinalen) Fehlbildungen assoziiert, die häufigere *intralobäre Sequestration* weist keine eigene Pleura auf und stellt in der Regel eine isolierte Fehlbildung dar. Beide weisen eine aberrierende arterielle Versorgung aus der thorakalen oder abdominalen Aorta oder ihren Ästen auf. Die venöse Drainage erfolgt beim extralobären Sequester ebenfalls aberrierend in systemische Venen (V. cava inferior, V. azygos oder V. hemiazygos), dagegen beim intralobären Sequester regelrecht in die Lungenvenen.

— MRT-Spezifisches —

- MR-tomographisch stellt sich der Sequester aufgrund von Mukusimpaktionen als in der T1- und T2-Gewichtung *signalreiche Läsion* dar.
- Bei Kontrastmittelgabe zeigt sich ein Enhancement zeitgleich mit der Aorta. Pathognomonisch ist die – MR-angiographisch gut darstellbare – *aberrierende versorgende Arterie* aus der Aorta oder ihren Ästen.

Bronchogene Zyste

Bei der bronchogenen Zyste handelt es sich um eine Duplikatur des embryonalen Vorderdarms. Sie enthält unterschiedlich proteinreiche Flüssigkeit, teilweise muzinreich und viskös. Typisch ist eine zentrale Lage; in etwa der Hälfte der Fälle besteht eine enge Lagebeziehung zur Trachealbifurkation.

— MRT-Spezifisches —

- MR-tomographisch zeigt sich eine glatt begrenzte runde oder ovale Läsion mit je nach Zusammensetzung der Flüssigkeit geringer bis mäßiger Signalintensität in der T1-Gewichtung und hoher Signalintensität in der T2-Gewichtung.
- Nach Kontrastmittelinjektion ist kein Enhancement nachweisbar.

Erkrankungen des Tracheobronchialsystems

Tumoren der Trachea

Primäre Tumoren der Trachea sind sehr selten. Da ihre Symptome unspezifisch sind (Husten, selten Hämoptysen, Obstruktion) und dann häufig verkannt werden, wird die Diagnose meist erst nach längerem Verlauf gestellt. Fast 90% aller primären malignen Neoplasien der Trachea werden durch das Plattenepithelkarzinom und das adenoidzystische Karzinom hervorgerufen. Häufiger ist allerdings die Infiltration durch maligne *Tumoren der Umgebung* (Schilddrüse, Ösophagus, Bronchialkarzinom,

Lunge und Tracheobronchialsystem

mediastinale und zervikale Lymphknotenmetastasen, maligne Lymphome).

— MRT-Spezifisches

- MR-tomographisch stellen sich Tumoren der Trachea in der T1-Gewichtung wenig signalreich, in der T2-Gewichtung mit höherem Signal dar und zeigen eine unterschiedlich ausgeprägte Kontrastmittelaufnahme.
- Eine Artdiagnose lässt sich mit der MRT in der Regel nicht stellen. Die Methode kann allerdings sehr anschaulich Ausdehnung und Infiltrationstiefe der Tumoren multiplanar darstellen und somit entscheidende Informationen für die Therapieplanung (operative Resektion, Bestrahlung, Stenteinlage) liefern (Abb. 3.**67** u. 3.**68**).
- Auch in der Verlaufskontrolle nach Therapie besitzt sie einen hohen Stellenwert.

Bronchialkarzinom

Das Bronchialkarzinom ist weltweit der häufigste zum Tode führende maligne Tumor (geschätzt etwa 1,3 Mio. Todesfälle pro Jahr).

Histologisch wird unterschieden zwischen:
- nichtkleinzelligen Karzinomen (Plattenepithel-, Adeno-, großzelliges Karzinom: ca. 80%) und
- kleinzelligen Karzinomen (ca. 20%).

TNM-Klassifikation und Stadieneinteilung werden in Tab. 3.**17** u.3.**18** wiedergegeben.

— MRT-Spezifisches

- Für die Detektion des Bronchialkarzinoms spielt die MRT keine wesentliche Rolle.
- MR-tomographisch stellt sich der Tumor signalarm in der T1- und signalreich in der T2-Gewichtung dar und zeigt ein teilweise deutliches Enhancement nach i.v. Kontrastmittelinjektion.
- Zentrale Einschmelzungen kommen vor, insbesondere beim Plattenepithelkarzinom.
- Eine ähnliche Signalintensität zeigen auch hiläre und mediastinale Lymphknotenmetastasen.

Tumorstaging. Das Tumorstaging bei nachgewiesenem Bronchialkarzinom erfolgt in der Regel computertomographisch. Limitationen der MRT gegenüber der (Mehrzeilen-) Spiral-CT beruhen darauf, dass mit den meisten Pulssequenzen eine Untersuchung

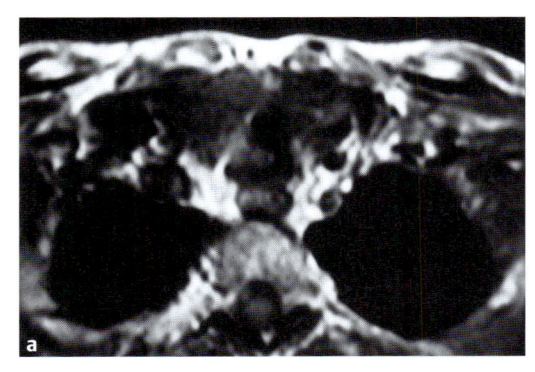

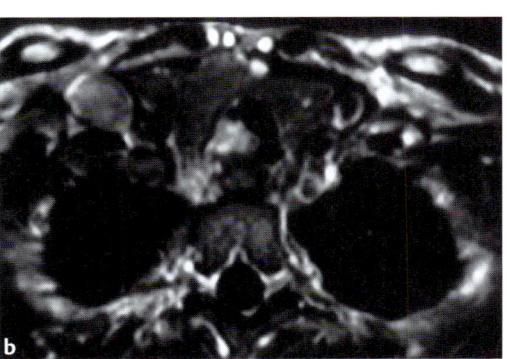

Abb. 3.67a u. b **Plattenepithelkarzinom der Trachea.** Polypoider endoluminaler Tumor ausgehend von der rechten Trachealwand.
a T1w TSE-Sequenz nativ.
b T1w TSE-Sequenz nach Kontrastmittelinjektion.

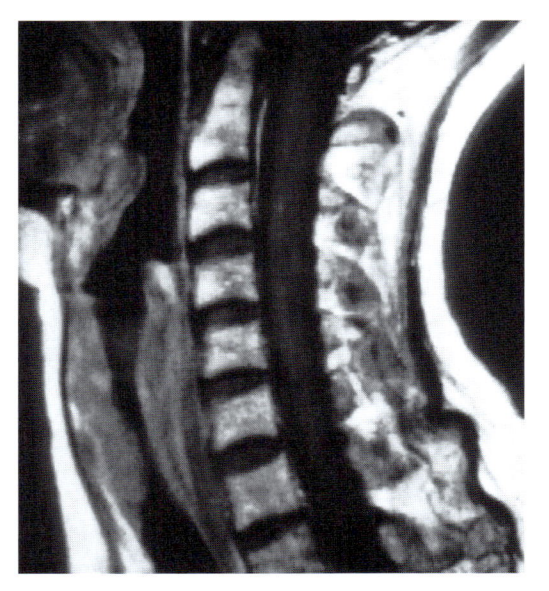

Abb. 3.68 **Adenoidzystisches Karzinom der Trachea.** T1w TSE-Sequenz. Ausgedehnter subglottischer Tumor der Tracheavorder- und -hinterwand.

⇢ Hinsichtlich der Beurteilung der Infiltration der Pleura parietalis bzw. irresektabler Strukturen durch ein Bronchialkarzinom ist die MRT der CT meist überlegen.

von Thorax, Leber und Nebennieren im gleichen Untersuchungsgang schwierig ist. Vielmehr kommt die MRT als zusätzliches Verfahren bei computertomographisch unklaren Befunden zum Einsatz (Tab. 3.22).

Dies betrifft vor allem bei nichtkleinzelligen peripheren Tumoren die Differenzierung zwischen bloßem Kontakt des Tumors (T2) und Tumorinfiltration (T3) der Thoraxwand sowie die Differenzierung zwischen einer Tumorinfiltration resektabler Strukturen, wie Pleura parietalis und subpleuralem Fett (Abb. 3.59) (T3), gegenüber einer Beteiligung der Wirbelsäule (Abb. 3.60), großer mediastinaler Gefäße, des Plexus brachialis, des Ösophagus, der Trachea oder des Herzen (Abb. 3.61) (T4), die in der Regel einen inoperablen Befund darstellen. In dieser Situation erlauben der bessere Weichteilkontrast und die Möglichkeit der multiplanaren Schichtführung der MRT häufig eine eindeutige Aussage. Insbesondere im Bereich der Thoraxspitze („Pancoast-Tumor") ist die MRT der CT häufig überlegen (Abb. 3.59).

Lymphknotenstaging. Beim Lymphknotenstaging bietet die MRT keinen wesentlichen Vorteil gegenüber der CT. Wie bei der CT existieren keine morphologischen Kriterien, die eine sichere Differenzierung zwischen malignen und benignen Lymphknoten erlauben würden, und die Lymphknotengröße lässt sich in T1w Sequenzen ähnlich gut beurteilen wie in der CT. Eine interessante zukünftige Perspektive besteht in der Anwendung eisenoxidhaltiger MR-Kontrastmittel, die in der Zukunft möglicherweise die Differenzierung zwischen benignen (Kontrastmittelaufnahme mit Signalabfall in der T2-Gewichtung) und malignen (keine Kontrastmittelaufnahme, kein Signalabfall in der T2-Gewichtung) Lymphknoten ermöglichen werden.

Andere Tumoren

Karzinoid

Das Karzinoid gehört zur Gruppe der *neuroendokrinen Tumoren*. Es entwickelt sich meist (80–90%) endobronchial im zentralen Bronchialbaum, vorwiegend in der Region von Bronchusaufzweigungen, und führt dadurch zur Bronchusobstruktion mit Atelektase oder zu einer poststenotischen Pneumonie. Seltener (10–20%) erscheint es als peripherer Rundherd. Der Tumor ist meist kräftig vaskularisiert.

Tab. 3.22 ⇢ Indikationen für die MRT beim Staging des Bronchialkarzinoms

T-Staging
Differenzierung T2 gegenüber T3: Infiltration der Pleura parietalis
Differenzierung T3 gegenüber T4: Infiltration irresektabler Strukturen: Herz, Ösophagus, Trachea, Wirbelkörper

— MRT-Spezifisches —

- MR-tomographisch zeigt sich meist eine endobronchiale, glatt begrenzte Läsion mit nachgeschalteter Obstruktion.
- Typisch sind eine geringe Signalintensität in T1w und eine hohe Signalintensität in T2w Sequenzen sowie ein kräftiges Enhancement nach i.v. Kontrastmittelinjektion.
- Verkalkungen kommen vor, sind jedoch MR-tomographisch nicht gut darstellbar; Einschmelzungen sind selten.

Sarkome

Von den Pulmonalarterien ausgehende *Leiomyosarkome* sind meist zentral gelegen, weisen einen endoluminalen Anteil auf und müssen differenzialdiagnostisch von chronischen Lungenembolien abgegrenzt werden.

— MRT-Spezifisches —

- Differenzialdiagnostisch nützliche Zeichen sind Enhancement nach Kontrastmittelinjektion, polypoide Form und häufig unilaterale Lokalisation des Leiomyosarkoms.

Metastasen

Die Methode der Wahl zum Nachweis von Lungenmetastasen ist die Mehrschicht-CT. Vergleichende Untersuchungen konnten zeigen, dass die MRT bei Verwendung von T2w und T1w Sequenzen mit Gd-Injektion der CT bei größeren Metastasen (>10 mm) mit einer Sensititvität $>90\%$ relativ gleichwertig und nur bei kleinen Läsionen (<5 mm) mit einer Sensitivität $<40\%$ deutlich unterlegen ist. Allerdings ist die MRT im Nachweis von Lungenmetastasen aller Größen der Thoraxübersichtsaufnahme deutlich überlegen.

Von praktischer Relevanz ist derzeit vor allem die Darstellung von bislang unbekannten Lungenmetastasen bei MRT-Untersuchungen des Thorax aus anderer Indikation (MRT des Herzens, des Oberbauchs oder Ganzkörper-Staging) (Abb. 3.69).

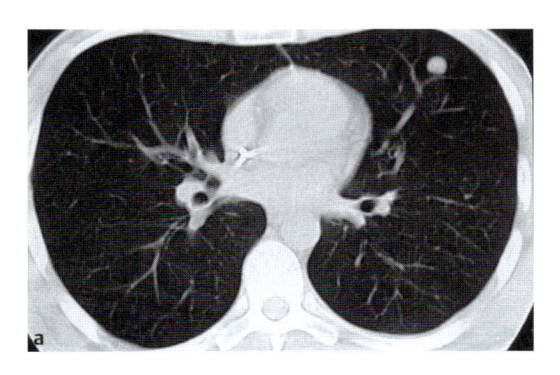

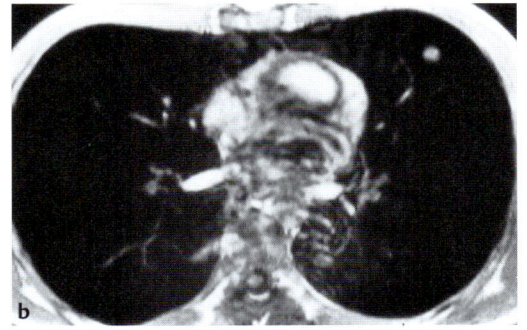

Abb. 3.69a u. b Lungenmetastase eines Ewing-Sarkoms.
a Spiral-CT nativ.
b T1w 2-dimensionale FLASH-Sequenz nativ (atemgehalten, nicht EKG-getriggert).
Beide Untersuchungen zeigen eine etwa 10 mm im Durchmesser große Lungenmetastase in der Lingula.

— MRT-Spezifisches

- MR-tomographisch stellen sich Metastasen in der T1-Gewichtung in der Regel signalarm dar, bei Vorliegen von Hämorrhagien (z. B. Chorionkarzinom), Fett (Liposarkom) oder Melanin (malignes Melanom) können sie auch signalreich erscheinen.
- In T2w Sequenzen sind Metastasen meist signalreich; nach Kontrastmittelinjektion zeigen sie meist ein deutliches Enhancement.
- Primäre *Einschmelzungen* (vor allem Plattenepithelkarzinome, Sarkome) sind selten, nach zytostatischer Therapie werden sie häufiger beobachtet.

Diffuse Veränderungen des Lungenparenchyms

Bei infiltrativen Lungenerkrankungen kommt es zu einer Abnahme des Luftgehalts im betroffenen Lungenparenchym Es resultiert eine Zunahme der PD im Gewebe, bei vollständiger Verdrängung der Luft auch eine Eliminierung von Suszeptibilitätseffekten, so dass sich Infiltrate signalreicher darstellen als das regelrechte Parenchym.

Diagnose. Im Vergleich mit der CT können insbesondere T2w Sequenzen die infiltrativen Veränderungen quantitativ recht präzise darstellen (Abb. 3.**70**).

— MRT-Spezifisches

- Die Signalintensität der meisten Infiltrate ist unspezifisch: Praktisch alle zeigen ein geringes Signal in T1w und ein stärkeres Signal in T2w Sequenzen.
- Atelektasen zeigen in T1w Sequenzen eine geringe Signalintensität. Infolge der Mukusretention bei obstruktiven Atelektasen sollen diese in T2w Sequenzen eine höhere Signalintensität aufweisen als nichtobstruktive Atelektasen (Abb. 3.**71**).

Aufgrund der im Vergleich zur CT (insbesondere HR-CT) deutlich schlechteren Ortsauflösung erlaubt die MRT momentan keine präzise morphologische Analyse der Infiltrate. Somit erscheint sie zur Klassifikation und ätiologischen Zuordnung unklarer

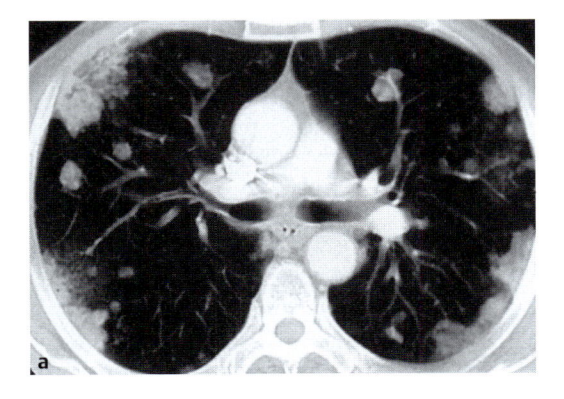

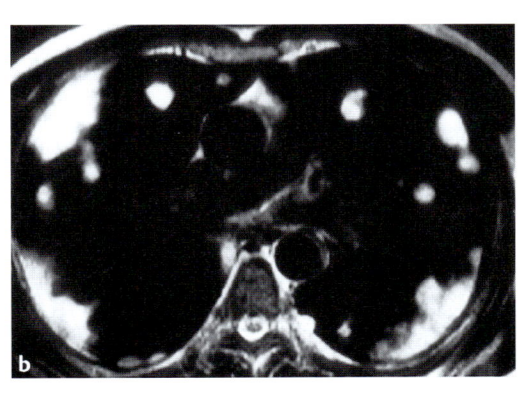

Abb. 3.70a u. b Adenokarzinom der Lunge.
a Spiral-CT.
b T2w TSE-Sequenz.
Beide Untersuchungen zeigen ein identisches Ausmaß der bilateralen, teils infiltrativen, teils rundherdartigen Läsionen bei pulmonalem Befall eines Adenokarzinoms mit unklarem Primärtumor.

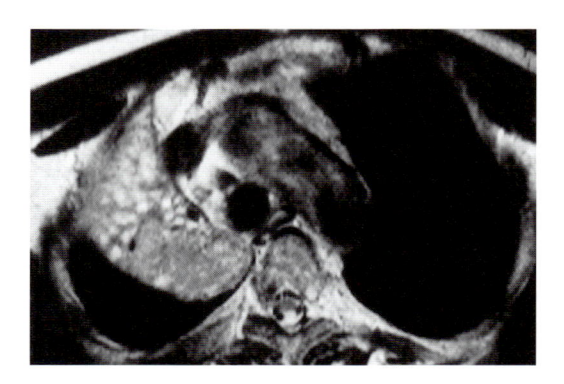

Abb. 3.71 **Obstruktionsatelektase.** T2w TSE-Sequenz: Oberlappenatelektase rechts bei endobronchialer Metastase (in dieser Schicht nicht abgebildet) mit signalreichen mukusgefüllten Bronchien.

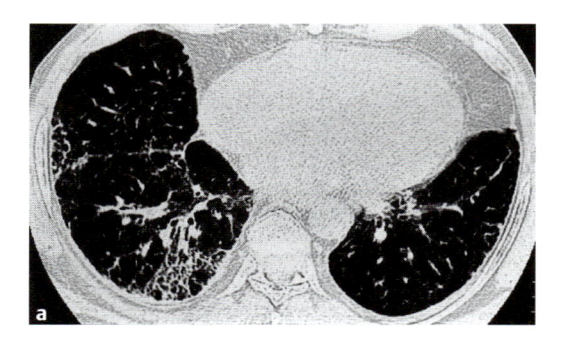

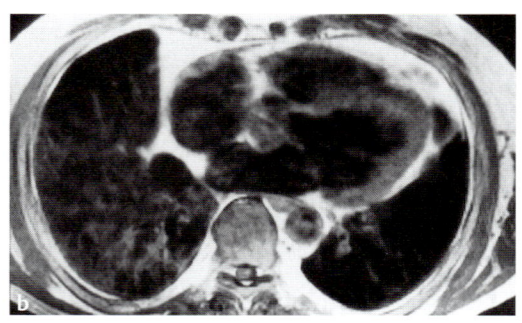

Abb. 3.72 a u. b **Progressive Systemsklerose mit pulmonaler Beteiligung.**
a HR-CT.
b T1w TSE-Sequenz.
Beide Untersuchungen zeigen das Ausmaß der pulmonalen Infiltration in identischer Weise. Die exakte Morphologie des honigwabenartigen Umbaus des Lungenparenchyms ist nur in der HR-CT beurteilbar.

Veränderungen in den meisten Fällen derzeit nicht geeignet.

Für eine klinische Anwendung bietet sich die MRT daher nur an, wenn das Ausmaß ätiologisch bekannter Infiltrate ohne Strahlenexposition dokumentiert werden soll (z.B. zystische Fibrose, Kollagenose) (Abb. 3.**72**).

Literatur

Biederer, J., M. Both, J. Graessner et al.: Lung morphology: fast MR imaging assessment with a volumetric interpolated breath-hold technique: initial experience with patients. Radiology 226 (2003) 242–249

Carr, D. H., P. Oades, B. Trotman-Dickenson, R. Mohiaddin, A. U. Wells, A. Bush: Magnetic resonance scanning in cystic fibrosis: Comparison with computed tomography. Clin. Radiol. 50 (1995) 84–89

Feuerstein, I. M., D. L. Jicha, H. I. Pass et al.: Pulmonary metastases: MR imaging with surgical correlation – a prospective study. Radiology 182 (1992) 123–129

Kersjes, W., E. Mayer, M. Buchenroth, K. Schunk, N. Fouda, H. Cagil: Diagnosis of pulmonary metastases with turbo-SE MR imaging. Europ. Radiol. 7 (1997) 1190–1194

Kinsella, D., A. Hamilton, P. Goddard, A. Duncan, F. Carswells: The role of magnetic resonance imaging in cystic fibrosis. Clin. Radiol. 44 (1991) 23–26

Knopp, M. V., T. Heß, L. R. Schad et al.: MR-Tomographie von Lungenmetastasen mit schnellen Gradientenechosequenzen. Radiologe 34 (1994) 581–587

Naidich, D. P., W. R. Webb, N. L. Müller, G. A. Krinsky, E. A. Zerhouni, S. S. Siegelman: Computed Tomography and Magnetic Resonance of the Thorax, 3rd ed. Lippincott-Raven, Philadelphia 1999

Ohno, Y., H. Hatabu, D. Takenaka et al.: Solitary pulmonary nodules: potential role of dynamic MR imaging in management initial experience. Radiology 224 (2004) 503–511

Vogt, F. M., C. U. Herborn, P. Hunold et al.: HASTE MRI versus chest radiography in the detection of pulmonary nodules: comparison with MDCT. Am. J. Roentgenol. 193 (2004) 71–78

Zusammenfassung

Herz:
Der *diagnostische Stellenwert* der MRT des Herzens ist trotz umfangreicher technischer Weiterentwicklungen gegenwärtig noch nicht abschließend definiert.

Der Einsatz der MRT für die *Evaluation kongenitaler Herzfehlbildungen* vor und nach operativer Korrektur zählt bereits zu den diagnostischen Standards der American Heart Association (AHA).

Als *weitere Indikationen* dieser nichtinvasiven Untersuchungsmodalität etablieren sich:
- erworbene Erkrankungen der großen herznahen Gefäße,
- Infarkt- und Vitalitätsuntersuchung bei ischämischen Herzerkrankungen,
- Nachweis der Offenheit koronarer Bypassgefäße,
- Diagnostik der arrhythmogenen rechtsventrikulären Kardiomyopathie (ARVCM),
- Nachweis und Ausschluss muraler und intrakavitärer Raumforderungen des Herzens,
- Diagnostik von Perikarderkrankungen unklarer Ätiologie.

In der *wissenschaftlichen Evaluation* befinden sich gegenwärtig:
- Untersuchung der Koronararterien,
- funktionelle Untersuchung und Detektion von Stenosen aortokoronarer Bypassgefäße,
- Untersuchung von Erkrankungen der Herzklappen und Shuntvitien,
- Untersuchung entzündlicher Erkrankungen des Herzmuskels.

Insbesondere seit der Einführung der *Mehrschicht-Spiral-CT (MSCT)* existiert ein konkurrierendes schnelles Untersuchungsverfahren für die Bildgebung der Koronararterien, dessen diagnostischer Stellenwert nach ersten viel versprechenden Ergebnissen gegenwärtig im Rahmen von prospektiven Vergleichsstudien zur Herzkatheterangiographie evaluiert wird.

Das *Ziel der Weiterentwicklung der MR-Koronarangiographie* wird die Detektion und Charakterisierung koronarer Plaques sein sowie die diagnostisch suffiziente Darstellung auch der mittleren und distalen Abschnitte der Koronararterien. Weiterentwicklungen der Untersuchungshard- und -software mit interaktiver Echtzeitbildgebung als Ansatz zur Reduktion der Untersuchungszeit und schnellere Funktionsauswertungsalgorithmen sind notwendig, um die Vision des sog. „One-Stop-Shops" zu erfüllen.

Der klinische Stellenwert neuerer Untersuchungstechniken wie der ^{31}P-MR-Spektroskopie, der ^{23}Na-Bildgebung sowie der MR-Phasenkontrasttechnik ist derzeit noch nicht einzuordnen.

Mediastinum, Pleura und Thoraxwand:
In den verschiedenen Kompartimenten des Mediastinums (vorderes, mittleres, hinteres Mediastinum) kommen unterschiedliche Tumoren vor:
- Die *Tumoren des vorderen Mediastinums* gehen meist von der Schilddrüse, der Nebenschilddrüse, dem Thymus oder den Lymphknoten aus; außerdem kommen Keimzelltumoren vor.
- Die *Tumoren des mittleren Mediastinums* gehen meist von Lymphknoten und Gefäßen aus.
- Die *Tumoren des hinteren Mediastinums* sind häufig neurogenen Ursprungs. Außerdem kommen Ösophagustumoren sowie die extramedulläre Hämatopoese vor.

Die *Malignität von Thymustumoren* lässt sich bildgebend praktisch nur bei Darstellung einer Umgebungsinfiltration oder Metastasierung diagnostizieren.

Bei *Myasthenia gravis* liegt häufig (65%) eine Thymushyperplasie vor, die MR-tomographisch nur selten (25%) als Raumforderung darstellbar ist.

Nach Operation, Chemotherapie, Trauma, Verbrennung usw. kann ein „*Thymusrebound*" zu einer Raumforderung des Thymus führen.

Der Stellenwert bildgebender Diagnostik vor dem Ersteingriff bei primärem *Hyperparathyreoidismus* wird unterschiedlich beurteilt; vor Rezidivoperationen sollte eine Lokalisationsdiagnostik durchgeführt werden. Die MRT kann insbesondere ektope Nebenschilddrüsenadenome als Raumforderungen mit hoher Signalintensität in der T2-Gewichtung, geringer Signalintensität in der T1-Gewichtung und kräftigem Enhancement nachweisen.

Das *Staging maligner Lymphome* erfolgt in der Regel mittels CT. Die MRT kommt bei Kontraindikationen für Röntgenkontrastmittel oder selten zur Differenzierung zwischen Narbe und Lymphomrezidiv in der Nachsorge zum Einsatz.

Neurogene Tumoren des hinteren Mediastinums (Neurofibrom, Schwannom, Ganglioneurom, Neuroblastom) zeigen häufig ein trommelschlegelförmiges Wachstum intra- und extraspinal mit Aufweitung von Neuroforamina. Zur Beurteilung dieser Lagebeziehungen ist die MRT Methode der Wahl.

Zysten kommen in allen mediastinalen Kompartimenten vor. MR-tomographisch sind sie durch hohe Signalintensität in T2w, geringe Signalintensität in T1w Sequenzen und fehlendes Enhancement charakterisiert. Einblutungen und hoher Proteingehalt führen zu einer vermehrten Signalintensität in T1w Sequenzen.

Die MRT dient als Verfahren zur Problemlösung beim *Staging des Bronchialkarzinoms.* Infiltration von Mediastinum, Thoraxwand und Zwerchfell lassen sich insbesondere unter Anwendung koronarer und sagittaler Schichten häufig besser beurteilen als in der (Einzelschicht-)CT. Insbesondere die Lagebeziehung eines Tumors zum Spinalkanal und Plexus brachialis (Pancoast-Tumor) ist die Domäne der MRT.

Die *fibrosierende Mediastinitis* zeigt in der MRT typischerweise eine geringe Signalintensität in T2w Sequenzen.

Bei *Tumoren der Thoraxwand* liegt der Stellenwert der MRT vor allem in der exakten Darstellung der Ausdehnung zur Therapieplanung.

Lunge und Tracheobronchialsystem:
Unter den *angeborenen Anomalien* lässt sich die Sequestration MR-tomographisch bei Nachweis einer aberrierenden arteriellen Gefäßversorgung ohne Strahlenexposition diagnostizieren.

Bei *Tumoren der Trachea* erlauben der gute Weichteilkontrast und die multiplanare Schnittführung eine übersichtliche Darstellung zur Therapieplanung.

Die MRT spielt keine Rolle bei der *Detektion* des Bronchialkarzinoms; beim *Staging* ist sie derzeit der CT allenfalls gleichwertig. Sie kommt als Verfahren zur *Problemlösung* zum Einsatz bei unklaren Befunden bzgl. Thoraxwand- oder Mediastinalinfiltration oder bei Kontraindikationen gegen Röntgenkontrastmittel.

Wenngleich die MRT bei *Lungenmetastasen* $> 10-15$ mm eine gute Sensitivität aufweist, wird hier in der Regel die CT eingesetzt.

Die MRT erlaubt die *Quantifizierung infiltrativer Veränderungen* ohne Anwendung ionisierender Strahlen (z. B. in der Schwangerschaft).

4 Die weibliche Brust

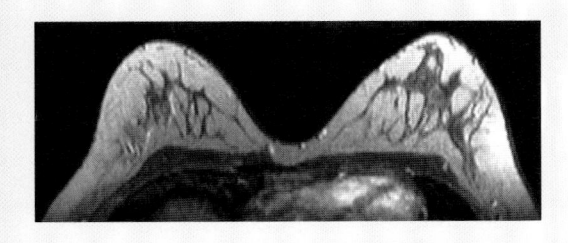

Mamma ⇢ 158

U. Bick

Brustimplantate ⇢ 179

B. Pfleiderer und W. Heindel

Mamma

U. Bick

Indikationen und Untersuchungstechnik

Die kontrastmittelunterstützte MRT der Mamma (MR-Mammographie) weist eine besonders hohe Sensitivität für invasive Mammakarzinome auf und hat in den letzten Jahren neben den Standardverfahren Mammographie und Mammasonographie einen festen Platz in der bildgebenden Mammadiagnostik erlangt

Indikationen

Die wichtigsten Indikationen der MR-Mammographie sind:

- präoperativer Ausschluss einer Multizentrizität oder eines kontralateralen Zweitkarzinoms bei bereits bekanntem Mammakarzinom,
- Differenzierung zwischen postoperativen narbigen Veränderungen und einem Rezidiv,
- histologisch gesichertes Mammakarzinom ohne bekannten Primärherd (sog. CUP-Phänomen).

Der unklare mammographische oder sonographische Herdbefund stellt in der Regel keine Indikation zur MR-Mammographie dar, da hier eine rasche, kostengünstige und zuverlässige Abklärung durch perkutane Biopsie möglich ist. Ausnahmen können Situationen bilden, in denen eine sichere räumliche Zuordnung mit konventionellen Verfahren nicht möglich ist (z. B. multiple oder mammographisch nur in einer Ebene nachweisbare Herde, unklarer Tastbefund ohne bildmorphologisches Korrelat in Mammographie und Sonographie).

In ersten Studien ist die MR-Mammographie darüber hinaus erfolgreich zur Früherkennung bei prämenopausalen Frauen mit genetischer Disposition für ein Mammakarzinom eingesetzt worden. Die MR-Mammographie ist dagegen grundsätzlich nicht geeignet zur Differenzierung zwischen benignen und malignen Mikroverkalkungen und zum Malignomausschluss bei entzündlichen Mammaveränderungen.

> Ausschluss von Multizentrizität oder eines kontralateralen Zweitkarzinoms, Differenzierung zwischen Narben und Rezidiv sowie die Abklärung eines CUP-Syndroms sind die wichtigsten MRT-Indikationen der Mamma.

> Zur Differenzierung zwischen benignen und malignen Mikroverkalkungen und zum Malignomausschluss bei entzündlichen Mammaveränderungen ist die MR-Mammographie nicht geeignet.

Untersuchungsplanung und Patientenvorbereitung

Anamnese. Zur Planung und Beurteilung von MR-Mammographien sind detaillierte klinische und anamnestische Angaben sowie die Vorlage mammographischer und sonographischer Voruntersuchungen unabdingbar. Bereits bei der Anmeldung zur MR-Untersuchung sollte neben dem Abfragen der bekannten Ausschlusskriterien (z. B. Herzschrittmacher) darauf hingewiesen werden, dass bei prämenopausalen Frauen der optimale Zeitpunkt zur Durchführung der MR-Mammographie in der 2. Zykluswoche (7.–14. Tag nach Beginn der Regel) liegt, da in dieser Phase die Kontrastmittelanreicherung des normalen Drüsenparenchyms am geringsten ausgeprägt ist. Die wichtigsten anamnestischen Angaben (Tab. 4.1) können in Form eines kurzen Fragebogens vor der Untersuchung erhoben werden.

Aufklärung. Im Rahmen des ärztlichen Aufklärungsgesprächs sollte kurz auf den Untersuchungsablauf (z. B. Lagerung, Lautstärke, Kontrastmittelgabe) und auf die Problematik von Bewegungsartefakten eingegangen werden, um eine bestmögliche Kooperation der Patientin zu erreichen. Auch ist zumindest bei symptomatischen Patientinnen eine kurze klinische Untersuchung der Brust und der Lymphabflusswege sinnvoll.

Tab. 4.1 *Wichtige anamnestische Angaben*

Familien- und Eigenanamnese bzgl. eines Mammakarzinoms
Voruntersuchungen, ggf. auswärtig
Operationen im Bereich der Mamma
Durchgeführte Chemo- oder Strahlentherapie
Vorhandensein von Symptomen, z. B. Tastbefund, Schmerzen, Sekretion
Bei prämenopausalen Frauen Zeitpunkt der letzten Regel
Einnahme von Hormonpräparaten

Spulen und gebräuchliche Messsequenzen

In Europa wird die MR-Mammographie in der Regel als dynamische Untersuchung mit Anfertigung schneller 2- oder 3-dimensionaler GE-Sequenzen vor und an mehreren Zeitpunkten nach i.v. Kontrastmittelapplikation durchgeführt. Mit Hilfe spezieller *Brustdoppelspulen* (Abb. 4.1) ist es möglich, beide Mammae gleichzeitig zu untersuchen. Durch Verwendung von Spulen mit integrierter Kompressionsvorrichtung können Bewegungsartefakte reduziert werden. Eine zu starke Kompression kann jedoch in Einzelfällen zu einer Unterdrückung der Kontrastmittelanreicherung im Tumor und damit zu falsch negativen Befunden führen.

Als Kontrastmittel werden typischerweise paramagnetische Kontrastmittel auf der Basis von Gadolinium (z.B. Gd-DTPA, Magnevist, Schering) verwendet.

Die empfohlene Kontrastmittelmenge richtet sich nach der verwendeten Untersuchungssequenz. Während bei dynamischen 2-dimensionalen GE-Sequenzen generell eine Kontrastmitteldosierung von 0,1 mmol Gd-DTPA pro kg Körpergewicht empfohlen wird, kommen bei 3-dimensionalen Sequenzen Kontrastmitteldosen von 0,1–0,2 mmol Gd-DTPA pro kg Körpergewicht zum Einsatz.

Typische *Untersuchungsparameter* der dynamischen Sequenz sind in Tab. 4.2 dargestellt.

Um das zeitliche Kontrastmittelanreicherungsverhalten ausreichend beurteilen zu können, sollte die *Dauer einer Einzelsequenz* bei nicht mehr als 90 s liegen. Zur Erfassung eines Plateau- oder Auswaschphänomens in der Spätphase müssen die dynamischen Untersuchungssequenzen zumindest die ersten 5 min nach Kontrastmittelgabe abdecken. Durch koronare Schichtorientierung können Artefakte im axillären Ausläufer der Brust vermieden

Tab. 4.2 Typische Untersuchungsparameter der dynamischen Messsequenz

Parameter	Messsequenz
Feldstärke	0,5 – 1,5 T
Sequenz	2-/3-dimensionales GE
Orientierung	axial/koronar
Schichtdicke	2 – 4 mm
Zeitauflösung	40 – 90 s je Einzelsequenz
Untersuchungsdauer	≥ 5 min nach Kontrastmittelgabe
Kontrastmittel	0,1 – 0,2 mmol/kg Körpergewicht Gd-DTPA

werden, dagegen erlaubt die axiale Schichtung in der Regel eine bessere räumliche Orientierung. Bei Einzelbrustuntersuchung kann durch sagittale Schichtführung mit kleinem Field of View die höchste räumliche Auflösung erreicht werden. Neuere MR-Geräte mit paralleler Bildgebung werden in Zukunft die gleichzeitige Untersuchung beider Brüste in sagittaler, hochauflösender Technik möglich machen.

Alternativ zu der dynamischen Untersuchung der Mamma werden in den USA häufig *statische fettgesättigte Sequenzen* mit einer hohen räumlichen Auflösung eingesetzt. Vorteilhaft gegenüber den schnellen GE-Sequenzen ist die bessere Darstellung der Herdmorphologie mit diesen Sequenzen. Neben der fehlenden Kontrastmitteldynamik ist jedoch ein weiterer Nachteil solcher Sequenzen, dass in der Regel nur jede Mamma einzeln untersucht werden kann, da eine homogene Fettunterdrückung bei großem Field of View unter Einschluss beider Brüste häufig nicht möglich ist. Um die bessere morphologische Darstellung von Läsionen zu nutzen, können z.B. fettgesättigte SE-Sequenzen auch im Anschluss an die dynamische Untersuchung ergänzend angefertigt werden.

> Eine zu starke Kompression kann bei der dynamischen Untersuchung zu falsch negativen Befunden führen.

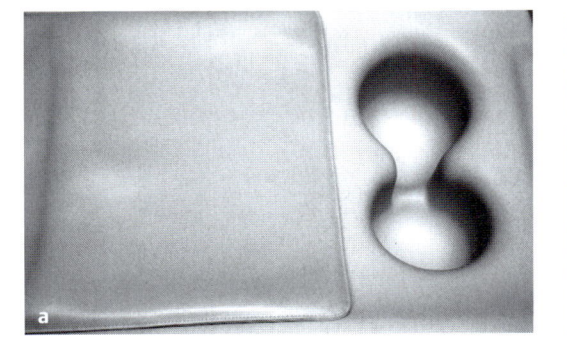

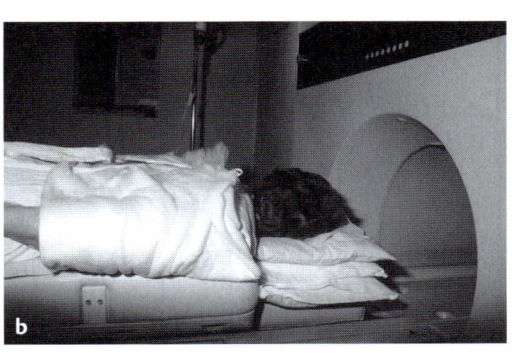

Abb. 4.1a u. b Patientenlagerung.
a Spezielle Brustdoppelspule.
b Lagerung der Patientin in Bauchlage und Positionierung der Arme nach unten entlang des Körpers.
Bei Spulen ohne Kompressionsvorrichtung sollte zur Vermeidung von Bewegungsartefakten auf eine ausreichende Polsterung zwischen Spule und Mamma geachtet werden.

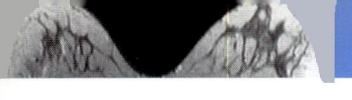

Moderne MR-Geräte mit höheren Gradientenstärken und paralleler Bildgebung lassen die Grenze zwischen dynamischen und statischen Sequenzen verschwimmen. So werden zunehmend auch hochauflösende Sequenzen mit oder ohne Fettunterdrückung mit Aufnahmezeiten von 60–90 s für die dynamische Untersuchung eingesetzt. Viel versprechend sind auch bereits erste Untersuchungen zur MR-Mammographie bei 3 T.

Zusätzlich zu den kontrastmittelunterstützten Serien werden häufig *T2-gewichtete Sequenzen* eingesetzt, wobei sich hier insbesondere hochauflösende TSE-Sequenzen bewährt haben.

Auswertung

Bei der Analyse des Kontrastmittelanreicherungsverhaltens werden sowohl die räumliche Verteilung der Kontrastmittelanreicherungen als auch die Stärke und der zeitliche Verlauf der Kontrastmittelanflutung berücksichtigt. Bei den nichtfettgesättigten GE-Sequenzen werden in der Regel zur besseren Darstellung einer Kontrastmittelanreicherung *Subtraktionsaufnahmen* zwischen den korrespondierenden Prä- und Postkontrastaufnahmen angefertigt (Abb. 4.**2**).

Im Falle einer Patientenbewegung zwischen den einzelnen Sequenzen kann es jedoch zu erheblichen Subtraktionsartefakten kommen, die eine sinnvolle Auswertung der Subtraktionsaufnahmen unmöglich machen können. *Maximum-Intensity-Projektionen (MIP)* der Subtraktionsaufnahmen ermöglichen eine rasche Orientierung bzgl. der räumlichen Lage von Anreicherungsherden und erlauben eine gute Differenzierung zwischen kleinen punktförmigen Anreicherungsherden und Gefäßanschnitten, die insbesondere bei koronarer Schichtführung zu Fehlinterpretationen führen können. Bei Vorliegen eines 3-dimensionalen Datensatzes mit dünnen Schichten (≤ 2 mm) können *multiplanare Rekonstruktionen (MPR)* zu einer Verbesserung der räumlichen Orientierung beitragen.

Bei der Dokumentation der Bildserien auf Film muss auf eine *konstante, standardisierte Fenstereinstellung* geachtet werden, um eine gute visuelle Beurteilung der Kontrastmittelanreicherung zu ermöglichen. Herdförmige Kontrastmittelanreicherungen sollten ergänzend zu der visuellen Beurteilung auch immer einer zahlenmäßigen Auswertung der Kontrastmittelanreicherung mit Hilfe einer *Region of Interest (ROI)* unterzogen werden. Bei inhomogener Kontrastmittelanreicherung sollte die ROI in die am stärksten anreichernden Anteile des Herds platziert werden. Hierbei sollte die ROI mindestens 3 oder mehr Bildpunkte enthalten, da eine zu kleine ROI zu einer Fehlbeurteilung des Anreicherungsverhaltens führen kann.

Der Signalanstieg nach Kontrastmittelgabe kann als Prozentwert in Relation zum nativen Ausgangswert oder in Form normalisierter Einheiten in Bezug auf die Signalintensität des umgebenden Fettgewebes angegeben werden. Die Verwendung eines festen Schwellenwerts zur Dignitätsbeurteilung ist jedoch nicht sinnvoll, da die absolute Höhe des Signalanstiegs in hohem Maße von der verwendeten Feldstärke und Messsequenz, der Kontrastmittelmenge und den Venen- und Kreislaufverhältnissen der Patientin abhängt.

Weitere wichtige *differenzialdiagnostische Hinweise* können morphologische Kriterien wie die Randbeschaffenheit einer Läsion sowie das Signalverhalten von Herdbefunden in nativen T1w und insbesondere auch in T2w Sequenzen erbringen.

▶ Die Auswertung der MR-Mammographie basiert zu großen Teilen auf der Analyse des Kontrastmittelanreicherungsverhaltens.

Normale Darstellung

Aufbau der Brustdrüse

— MRT-Spezifisches —
- Das normale Drüsenparenchym kommt in der MR-Mammographie in nativen T1w Sequenzen signalarm zur Darstellung, das umgebende Fettgewebe dagegen signalreich (Abb. 4.**2**).
- Innerhalb des Drüsenparenchyms ist eine Differenzierung zwischen nicht erweiterten Drüsengängen, Läppchenstrukturen und umgebendem Bindegewebe magnetresonanztomographisch nicht möglich.
- Auch in T2w Sequenzen stellt sich das Drüsenparenchym signalarm dar, jedoch können erweiterte Drüsengänge und Zysten in T2w Sequenzen als signalreiche Strukturen abgrenzbar sein Abb. 4.**3**).
- Das normale Drüsenparenchym reichert in der Regel kaum und wenn nur sehr verzögert Kontrastmittel an.

Abb. 4.2 a–f Normalbefund.

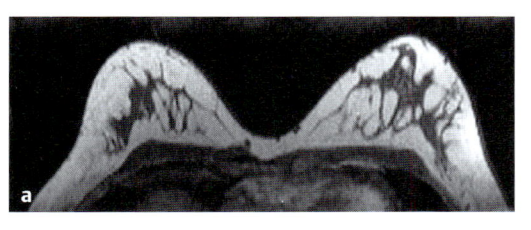

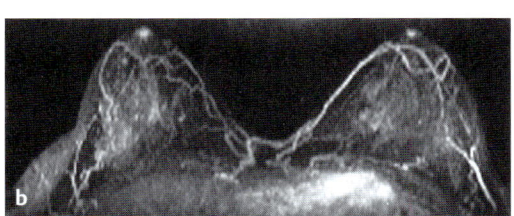

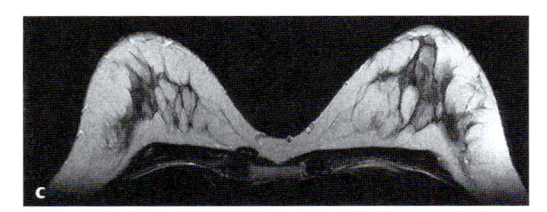

a u. b T1w GE-Sequenz vor (**a**) und 3 Minuten nach der Kontrastmittelapplikation (**b**). Axial rekonstruierte Aufnahmen bei primär koronarer Schnittführung mit artefaktfreier Darstellung des axillaren Ausläufers.
c u. d Kraniokaudale MIP-Projektion (**c**) der Subtraktionsaufnahmen (**d**).
e u. f Axiale hochauflösende T2w TSE-Sequenz (**e**) und fettgesättigte T1-gewichtete SE-Sequenz in der Spätphase (ca. 7 min) nach der Kontrastmittelapplikation (**f**).
Das Drüsenparenchym kommt sowohl in der nativen T1w Sequenz (**a**) als auch der T2w Sequenz (**e**) signalarm zur Darstellung. Diskrete diffuse Anreicherung des Drüsenparenchyms nach Kontrastmittelgabe (**b–f**) ohne umschriebenen Herdbefund. Beiderseits symmetrisch Nachweis einer kräftigen physiologischen Anreicherung der Mamille (**c**).

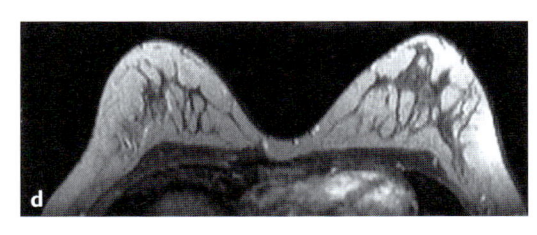

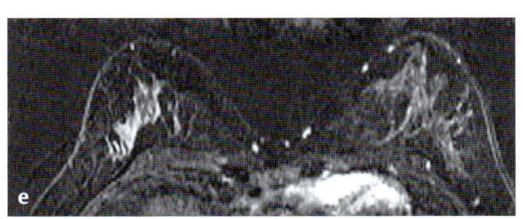

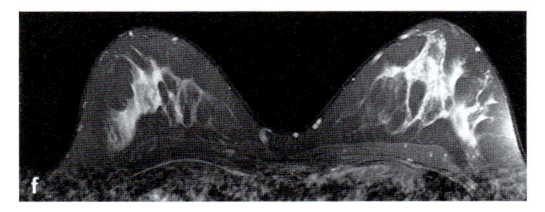

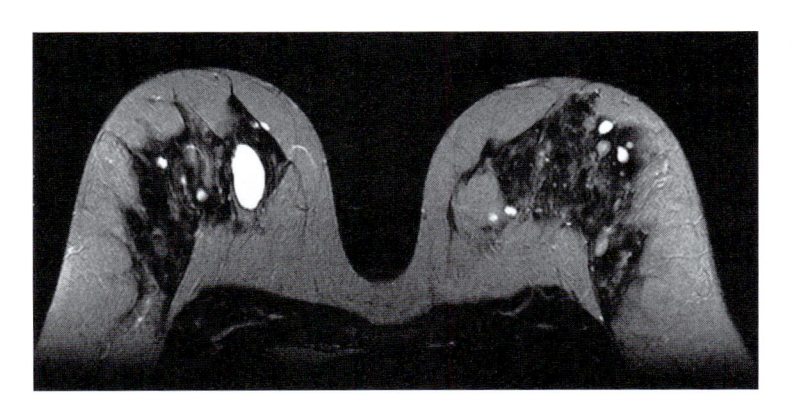

Abb. 4.3 **Multiple, homogen signalreiche Zysten unterschiedlicher Größe beiderseits.** T2w TSE-Aufnahme.

Physiologische Veränderungen und Hormoneinflüsse

Das normale Drüsenparenchym reichert je nach Grad der hormonellen Stimulation mehr oder weniger stark Kontrastmittel an. Die Kontrastmittelanreicherung des Drüsenparenchyms ist zyklusabhängig und in der 1. und 4. Zykluswoche am stärksten ausgeprägt. Auch bei postmenopausalen Frauen unter Hormonersatztherapie kann es zu einer deutlichen Anreicherung des Drüsenparenchyms kommen.

Physiologische Anreicherungen des Drüsenparenchyms weisen in der Regel ein diffuses Verteilungsmuster und einen langsamen, kontinuierlich

In der 1. und 4. Zykluswoche ist die Kontrastmittelanreicherung des Drüsenparenchyms am stärksten ausgeprägt. Der physiologische Befund ist ein diffuses Verteilungsmuster und ein langsam, kontinuierlich ansteigender Signalverlauf.

ansteigenden Signalverlauf auf. Insbesondere bei jungen prämenopausalen Frauen und bei Frauen unter Hormonersatztherapie kann es aber auch zu fokalen Anreicherungen innerhalb des Drüsenparenchyms kommen, die in Einzelfällen sogar einen nicht von Malignomen zu unterscheidenden raschen und starken Signalanstieg bereits in der Frühphase nach Kontrastmittelapplikation aufweisen können. In der Regel sind solche Veränderungen jedoch transient und bei einer kurzfristigen Kontrolluntersuchung in einer anderen Zyklusphase oder nach Absetzen der Hormontherapie nicht mehr nachweisbar.

— **MRT-Spezifisches** —

- Während der Laktation kommt es zu einer diffusen Signalanhebung des Drüsenparenchyms in T2w Sequenzen, zusätzlich erkennt man in typischer Weise die erweiterten Milchgänge (Abb. 4.4). Es findet sich meist eine vermehrte Kontrastmittelanreicherung des Drüsenparenchyms, die zu einer eingeschränkten Beurteilbarkeit der MR-Mammographie in dieser Phase führen kann.

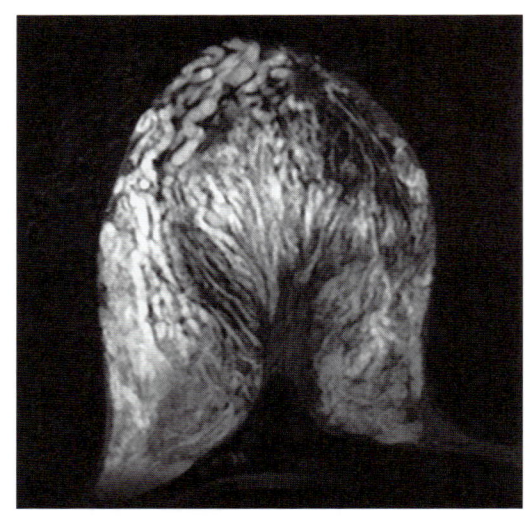

Abb. 4.4 **Deutlich erweiterte Milchgänge während der Laktation.** T2w TSE-Aufnahme. Die MRT-Untersuchung wurde aufgrund eines großen Karzinoms auf der Gegenseite (nicht abgebildet) durchgeführt.

Mastopathie und benigne Umbauprozesse

Mastopathie

Die Mastopathie ist keine Erkrankung im eigentlichen Sinne, sondern sie ist durch eine qualitativ und quantitativ gesteigerte Aktivität von ansonsten altersphysiologischen Umbauprozessen des Drüsenparenchyms gekennzeichnet. Die Mastopathie wird auf ein *hormonelles Ungleichgewicht* mit Vermehrung der Östrogene und relativer Verminderung des Progesterons zurückgeführt. Eine vermehrte Sekretion mit Sekretretention führt zur Ausbildung von *Duktektasien* und *Zysten.*

Weitere *typische Merkmale* der Mastopathie sind:
- Epithelhyperplasien (Adenosen, Epitheliosen),
- Fibrosen.

Ihre pathologische Bedeutung erlangt die Mastopathie erst dadurch, dass sie zu klinischen Beschwerden (Schmerzen, Tastbefund) führen kann und bei Vorliegen von atypischen Epithelproliferationen mit einem leicht erhöhten Karzinomrisiko verbunden ist.

> Bei Vorliegen von atypischen Epithelproliferationen ist die Mastopathie mit einem leicht erhöhten Karzinomrisiko verbunden.

> Die Mastopathie ist durch eine qualitativ und quantitativ gesteigerte Aktivität von altersphysiologischen Umbauprozessen des Drüsenparenchyms gekennzeichnet.

> Die MR-Mammographie ist zur Abklärung unklarer Mikroverkalkungen in der Mammographie nicht indiziert.

— **MRT-Spezifisches** —

- Im Rahmen der Mastopathie kann es zu mehr oder weniger stark ausgeprägten Kontrastmittelanreicherungen kommen. Meist handelt es sich um diffuse oder fleckförmig konfluierende Anreicherungen, seltener um herdförmige Anreicherungen.
- In der Regel findet sich ein langsamer und kontinuierlich verlaufender Signalanstieg.
- Eine zuverlässige Differenzierung zwischen den einzelnen Mastopathieformen, insbesondere die prognostisch relevante Differenzierung zwischen Mastopathien mit bzw. ohne atypische Epithelproliferationen ist in der MR-Mammographie nicht möglich.

Differenzialdiagnose. Insbesondere Adenoseherde können zu fleckförmigen Anreicherungen führen, die nicht von Veränderungen im Rahmen eines *duktalen Carcinoma in situ (DCIS)* zu differenzieren sind.

Bei mammographisch unklaren Mikroverkalkungen ist eine zuverlässige Unterscheidung zwischen DCIS und Adenose mittels der MR-Mammographie nicht möglich. Da auch bei fehlender Kontrastmittelanreicherung ein DCIS nicht sicher ausgeschlossen werden kann, ist die MR-Mammographie zur

Abklärung unklarer Mikroverkalkungen in der Mammographie nicht indiziert.

Zysten

Zysten sind ein sehr häufiger Befund im Rahmen mastopathischer Umbauprozesse und entstehen durch eine umschriebene Erweiterung peripherer Milchgangssegmente bzw. lobulärer Einheiten. Je nach Größe unterscheidet man:
- Mikrozysten (bis 3 mm),
- Makrozysten (>3 mm).

Größere Zysten sind häufig als prallelastischer und gut verschieblicher Knoten tastbar und können mit Schmerzen verbunden sein.

Sonographisch ist in der Regel eine zuverlässige Differenzierung von soliden und zystischen Herdbefunden möglich. Ausnahmen bilden eingeblutete oder eiweißreiche Zysten, da diese sonographisch als solide Herdbildungen imponieren können.

— MRT-Spezifisches —

- *Einfache Zysten* zeigen in der MR-Mammographie typischerweise eine niedrige Signalintensität in T1w Sequenzen sowohl vor als auch nach der Kontrastmittelapplikation. Sie sind homogen signalreich in T2w Sequenzen (Abb. 4.**3**).
- Frisch eingeblutete Zysten können eine hohe Signalintensität auf nativen T1w Sequenzen zeigen. Charakteristisch bei eingebluteten Zysten ist auch eine durch Sedimentation von Blutanteilen verursachte Spiegelbildung auf axialen T2w Sequenzen (Abb. 4.**5**).

Mastitis und andere entzündliche Veränderungen

Pathogenese. Die Mastitiden werden nach pathogenetischen Gesichtspunkten unterteilt in:
- puerperale Mastitis,
- non-puerperale Mastitis,
- spezifische bzw. mykotische Mastitis.

Je nach Verlaufsform werden *akute, subakute* und *chronische* Formen unterschieden.

Die akute Mastitis ist in der Regel eine klinische Diagnose und bedarf keiner weiteren Bildgebung. Erst bei Ausbildung von Komplikationen (Abszedierung, Fistelbildung) oder bei unzureichender Rückbildung unter entsprechender Therapie kann der Einsatz bildgebender Verfahren notwendig werden.

— MRT-Spezifisches —

- *Entzündliche Veränderungen* im Bereich der Mamma zeigen sich durch eine diffuse Signalanhebung in T2w Sequenzen sowie durch eine je nach Stadium mehr oder weniger stark ausgeprägte Kontrastmittelanreicherung. Die Kontrastmittelanreicherung ist in der Regel diffus, kann in Einzelfällen aber fokal ausgeprägt sein.
- Bei *Abszessen* findet sich typischerweise eine kräftige Kontrastmittelanreicherung um die auf T2w Sequenzen signalreiche Abszesshöhle (Abb. 4.**6**).

Differenzialdiagnose. Eine diffuse Signalanhebung auf T2w Sequenzen kann auch bei *ödematösen Veränderungen* der Mamma anderer Genese (Herzinsuf-

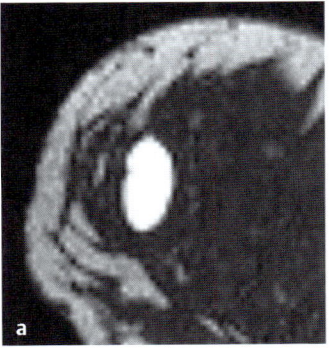

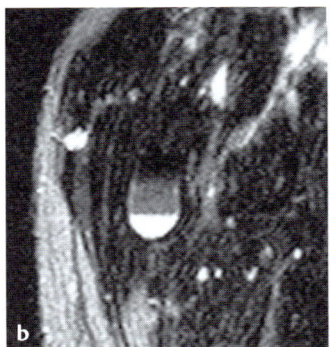

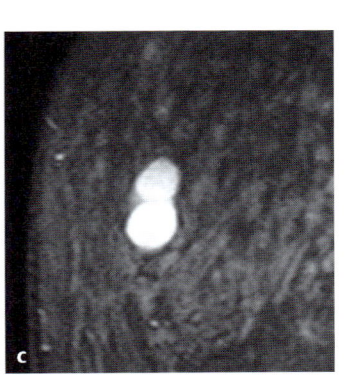

Abb. 4.5 a–c **Eingeblutete Zyste.**

a Native koronare T1w GE-Sequenz.
b u. c Axiale T2w TSE- (**b**) und fettgesättigte T1w SE-Sequenz in der Spätphase nach Kontrastmittelapplikation (**c**).

Signalreichtum sowohl in der nativen als auch der fettgesättigten T1w Sequenz zusammen mit der charakteristischen Spiegelbildung in der axialen T2w Sequenz erlauben die eindeutige Diagnose einer eingebluteten Zyste.

4 Die weibliche Brust

Abb. 4.6a–c Abszedierende Mastitis.

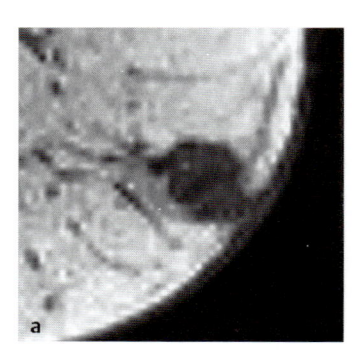

a Koronare T1w GE-Sequenz vor KM-Gabe.

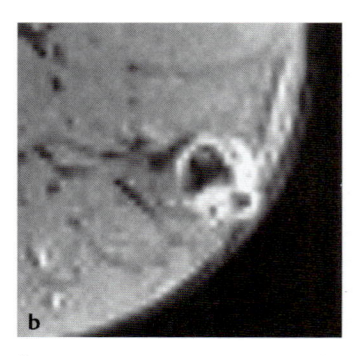

b Koronare T1w GE-Sequenz in der 1. Minute nach Kontrastmittelapplikation. Rasche und kräftige ringförmige Kontrastmittelanreicherung in der Peripherie des Abszesses. In der MR-Mammographie ist dieser Befund nicht von einem zentral nekrotischen Karzinom zu unterscheiden.

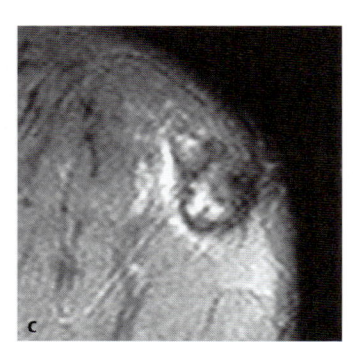

c Axiale T2w TSE-Sequenz. Signalanhebung des umgebenden Fettgewebes als Ausdruck des entzündlichen Geschehens.

> In der MRM können granulomatöse Entzündungsherde im aktiven Stadium aufgrund starker und frühzeitiger Kontrastmittelanreicherung als invasives Karzinom fehlgedeutet werden.

fizienz, Lymphödem) beobachtet werden. Die wichtigste Differenzialdiagnose der Mastitis ist das *inflammatorische Karzinom*. Da weder mammographisch, sonographisch noch in der MR-Mammographie eine ausreichende Differenzierung dieser beiden Krankheitsbilder möglich ist, muss in Zweifelsfällen immer eine histologische Sicherung angestrebt werden. Gleiches gilt für einen *Abszess*, da dieser allein anhand der Bildgebung nicht zuverlässig von einem zentral nekrotischen und eingeschmolzenen Karzinom unterschieden werden kann (Abb. 4.6). In der MR-Mammographie können insbesondere granulomatöse Entzündungsherde im aktiven Stadium als invasives Karzinom fehlgedeutet werden, da sie mit einer starken und frühzeitigen Kontrastmittelanreicherung verbunden sein können.

Tumoren

Benigne Tumoren

Fibroadenom

Epidemiologie/Pathogenese. Das Fibroadenom ist der häufigste benigne Tumor der Mamma. Vom histologischen Aufbau her handelt es sich um einen *fibroepithelialen Mischtumor* mit sowohl mesenchymalen (Bindegewebe) als auch epithelialen (Azini, Milchgänge) Anteilen. Die meisten Fibroadenome werden zwischen dem 20. und 40. Lebensjahr beobachtet, prinzipiell können Fibroadenome jedoch in jeder Altersgruppe auftreten. Das Wachstum von Fibroadenomen ist hormonabhängig. Frauen unter oraler Kontrazeption weisen weniger Fibroadenome auf, dagegen haben postmenopausale Frauen mit einer Hormonersatztherapie auf reiner Östrogenbasis ein höheres Risiko Fibroadenome zu entwickeln.

Histologischer Aufbau. Der histologische Aufbau von Fibroadenomen ist altersabhängig sehr unterschiedlich. Bei jungen Frauen überwiegen Fibroadenome mit lockerem, wasserreichem Stroma und guter Durchblutung sowie zellreiche adenomatöse Fibroadenome. Bei Frauen über 40 Jahren überwiegen zellarme Fibroadenome mit deutlicher Fibrosierung.

Klinik/Diagnose. Klinisch sind Fibroadenome häufig als isolierter, gut verschieblicher Knoten tastbar. *Mammographisch* kommen Fibroadenome typischerweise als glatt begrenzte, oväläre oder leicht lobulierte Verdichtungsherde zur Darstellung. Ältere Fibroadenome können charakteristische schollenförmige Verkalkungen aufweisen. *Sonographisch* sind Fibroadenome in der Regel glatt begrenzte, echoarme Herdbefunde mit leichter dorsaler Schallverstärkung. Weitere sonographische Merkmale eines Fibroadenoms sind eine ovaläre Konfiguration mit Ausrichtung der Längsachse parallel zur Hautoberfläche und eine gute Kompressibilität. Bei typischem klinischem, mammographischem und/oder sonographischem Befund ist eine weitere Diagnostik in der Regel nicht erforderlich und eine Verlaufskontrolle ausreichend. In allen Zweifelsfällen (unscharfe Randkontur, nicht sicher benigne Mikroverkalkungen in der Mammographie) oder bei Größenprogredienz im Verlauf sollte immer eine histologische Sicherung mittels Stanz- bzw. Exzisionsbiopsie erfolgen.

— MRT-Spezifisches

- In der MR-Mammographie zeigen sich Fibroadenome als runde, ovaläre oder bei größeren Befunden meist leicht lobulierte Herdbildungen mit glatter Randbegrenzung.
- Die *Signalintensität* in nativen T1w Sequenzen ist gleich oder geringfügig niedriger als die des umgebenden Drüsenparenchyms (Abb. 4.7). Je nach Aufbau und Wassergehalt der Bindegewebsmatrix können Fibroadenome signalarm oder signalreich auf T2w Sequenzen zur Darstellung kommen. Meist sind Fibroadenome in T2w Sequenzen nicht homogen signalreich, sondern erscheinen aus mehreren einzelnen kleinen signalreichen Lobuli aufgebaut (Abb. 4.7).
- Die *Kontrastmittelanreicherung* von Fibroadenomen ist sehr unterschiedlich und reicht von praktisch fehlender bis zu sehr starker Kontrastmittelanreicherung. Während ein großer Teil der Fibroadenome einen kontinuierlich ansteigenden Signalverlauf aufweist (Abb. 4.7), zeigen einzelne Fibroadenome auch einen typisch „malignen" Signalverlauf mit raschem Kontrastmittelanstieg in der Frühphase und Ausbildung eines Plateaus oder sogar mit einem Signalabfall in der Spätphase. Bei einem Teil der Kontrastmittel anreichernden Fibroadenome werden charakteristische feine, nichtanreichernde interne Septierungen beobachtet, die histologisch dichten kollagenen Faserzügen zwischen lobulusartigen Untereinheiten des Fibroadenoms entsprechen.
- Während die häufiger bei jungen Frauen anzutreffenden *myxoiden* oder *adenomatösen* Fibroadenome meist eine kräftige Kontrastmittelanreicherung aufweisen, reichern die *zellarmen, faserreichen* Fibroadenome bei älteren Frauen in der Regel nur gering oder gar nicht Kontrastmittel an. Liegen nichtanreichernde Fibroadenome eingebettet im Parenchym, sind sie häufig nur durch die etwas niedrigere Signalintensität in den nativen T1w Sequenzen von dem umgebenden Parenchym abzugrenzen. Oft sind solche Fibroadenome auch erst auf Spätaufnahmen mehr als 5 min nach der Kontrastmittelgabe vollständig erkennbar.

Differenzialdiagnose. Fibroadenome mit kräftiger Kontrastmittelanreicherung sind u.U. schwer von invasiven Karzinomen abzugrenzen. Für ein benignes Geschehen sprechen:
- glatte Wandbegrenzung,
- ovaläre oder lobulierte Konfiguration,
- feine, nichtanreichernde interne Septierungen,
- kontinuierlich ansteigender Signalverlauf,
- Zunahme der Kontrastmittelanreicherung von zentral nach peripher.

Eine ausreichend zuverlässige Differenzierung ist jedoch in der Regel nur histologisch möglich. Es darf daher nur bei eindeutig dokumentierter Größenkonstanz über einen längeren Zeitraum auf eine histologische Sicherung verzichtet werden.

> Im Zweifel (unscharfe Randkontur, nicht sicher benigne Mikroverkalkungen in der Mammographie) oder bei Größenprogredienz sollte immer eine histologische Sicherung erfolgen.

> Nur bei eindeutig dokumentierter Größenkonstanz über einen längeren Zeitraum darf auf eine histologische Sicherung verzichtet werden.

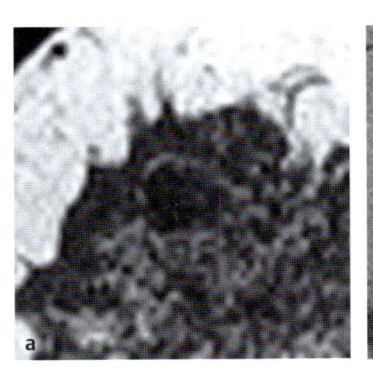

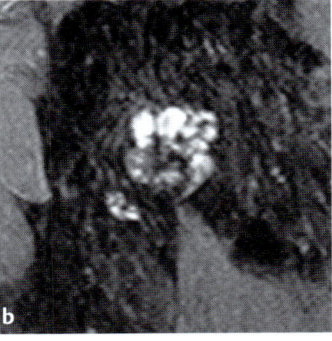

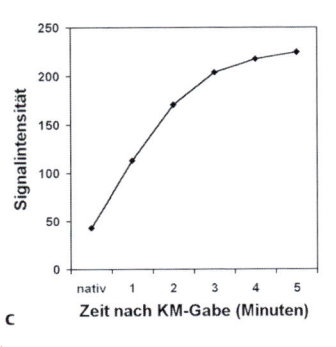

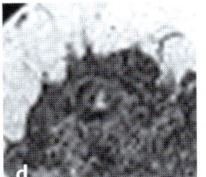

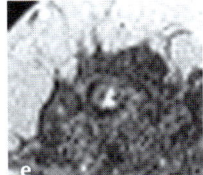

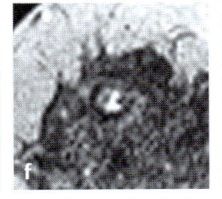

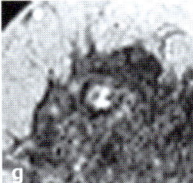

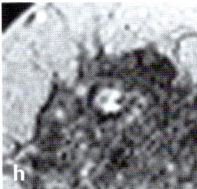

Abb. 4.7 a–h Fibroadenom.
a Koronare native T1w GE-Sequenz. Das Fibroadenom ist signalarm gegenüber dem umgebenden Drüsenparenchym.
b Axiale T2w TSE-Sequenz. Der Tumor zeigt mehrere signalreiche Lobuli.
c Signal-Zeit-Kurve.
d–h Sequenzielle Aufnahmen von der 1. bis zur 5. Minute nach Kontrastmittelapplikation. Nach Kontrastmittelgabe zögerlicher, von zentral nach peripher zunehmender Signalanstieg.

Papillom

Pathogenese. Das Papillom ist ein benigner, vom Milchgangsepithel ausgehender Tumor. Neben *intraduktalen Formen* werden auch *intrazystische Papillome* beobachtet. Aus prognostischen Gesichtspunkten muss zwischen dem *solitären*, meist subareaolär anzutreffenden Papillom und *multiplen kleinen*, peripher gelegenen Papillomen differenziert werden, da nur bei der multiplen, peripheren Form ein erhöhtes Karzinomrisiko besteht. Ein eigenständiges Krankheitsbild stellt die *juvenile Papillomatose* dar, die fast nur bei jungen Frauen unter 35 Jahren beobachtet wird. Gekennzeichnet ist die juvenile Papillomatose durch papilläre Epithelhyperplasien in Verbindung mit multiplen Duktektasien und Zysten.

Klinik/Diagnose. Klinisch fallen Papillome häufig erst bei Vorliegen einer serösen oder blutigen Mamillensekretion auf. Größere, retromamillär gelegene Papillome können auch als umschriebener Knoten tastbar sein. In der *konventionellen Mammographie* sind kleinere, im Drüsenparenchym gelegene Papillome in der Regel erst bei Ausbildung von Verkalkungen ähnlich denen von Fibroadenomen nachweisbar. Verfahren der Wahl zum Nachweis von intraduktalen Papillomen ist die *Galaktographie*, bei der Papillome als typische intraduktale Kontrastmittelaussparungen erkennbar sind. In der *Sonographie* lassen sich insbesondere intrazystisch gelegene Papillome gut darstellen.

MRT-Spezifisches

- In der MR-Mammographie zeigen sich größere Papillome als glatt begrenzte, sowohl in T1w als auch T2w Sequenzen signalarme Herdbildungen, die in unterschiedlichem Maße Kontrastmittel anreichern.
- Nichtanreichernde Papillome und Papillome mit einer Größe von unter 3 mm können in der MR-Mammographie dem Nachweis entgehen.
- Als typisch für die juvenile Papillomatose in der MR-Mammographie wird der Nachweis von multiplen kleinen internen Zysten auf T2w Sequenzen angesehen.

Differenzialdiagnose. Da mittels bildgebender Verfahren einschließlich der MRM eine sichere Differenzierung zwischen Papillomen und papillären Karzinomen nicht möglich ist, erfolgt beim Nachweis von Papillomen in der Regel die chirurgische Exzision.

Hamartom

Das Hamartom ist eine benigne tumoröse Raumforderung der Mamma, die vom histologischen Aufbau her normalem Mammagewebe ähnelt und sowohl adenomatöse als auch bindegewebige Anteile enthält. In der Mammographie sind eine zarte Pseudokapsel und das Vorkommen von Fettgewebe innerhalb der Raumforderung charakteristisch für ein Hamartom.

MRT-Spezifisches

- In der MR-Mammographie lässt sich der interne Aufbau von Hamartomen mit adenomatösen und bindegewebigen Anteilen gut darstellen.
- Adenomatöse Anteile der Hamartome können in der MR-Mammographie zu einer Kontrastmittelanreicherung führen.

Differenzialdiagnose. In der Regel sind Hamartome bereits in der Mammographie eindeutig zu erkennen und bereiten keine differenzialdiagnostischen Schwierigkeiten. In Zweifelsfällen kann die MRM auch kleinere lipomatöse Anteile in Hamartomen zuverlässig nachweisen.

Intramammäre Lymphknoten

Kleine intramammäre Lymphknoten meist mit einer Größe von unter 1 cm sind insgesamt ein sehr häufiger Befund. Die Mehrzahl der intramammären Lymphknoten befindet sich im axillaren Ausläufer des Drüsenkörpers, prinzipiell können intramammäre Lymphknoten jedoch in allen Anteilen des Drüsenkörpers vorkommen. In der Mammographie und Sonographie sind die oväläre Konfiguration und ein fettreicher Hilus Hinweiszeichen auf einen intramammären Lymphknoten.

MRT-Spezifisches

- In der MR-Mammographie ist der charakteristische Aufbau des Lymphknotens bereits in nativen T1w Sequenzen gut zu erkennen, da die Rinde des Lymphknotens signalarm und der fettreiche Hilus signalreich zur Darstellung kommt. Intramammäre Lymphknoten zeigen eine mehr oder weniger stark ausgeprägte Kontrastmittelanreicherung.
- Bei Patientinnen mit einem bekannten Mammakarzinom sprechen die rundliche Konfiguration mit aufgehobener Lymphknotenarchitektur, eine Größe über 1 cm und die rasche Kontrastmittelanreicherung für einen metastatischen Lymphknotenbefall. Nur mittels spezieller lymphknotenspezifischer Kontrastmittel können auch kleinere Metastasen in nicht vergrößerten Lymphknoten erfasst werden.

Differenzialdiagnose. In Einzelfällen können hyperplastisch veränderte intramammäre Lymphknoten so rasch und kräftig Kontrastmittel anreichern, dass sie in der MRM als Mammakarzinom fehlgedeutet werden.

Phylloider Tumor

Pathogenese. Das nach neuerer Nomenklatur als phylloider Tumor bezeichnete *Cystosarcoma phylloides* ist ein seltener mesenchymaler Tumor der Mamma, der sowohl histologisch als auch in der Bildgebung einem Fibroadenom ähnelt. Man unterscheidet beim phylloiden Tumor zwischen benignen und malignen Formen. Metastasen werden nur bei der malignen Form beobachtet, dagegen sind Rezidive bei beiden Formen des phylloiden Tumors häufig.

Klinik/Diagnose. Klinisch handelt es sich um rasch wachsende Tumoren, die in der Mehrzahl der Fälle durch einen neu aufgetretenen Tastbefund auffallen. Oft haben die Tumoren bei der Diagnosestellung bereits eine Größe von 3–5 cm erreicht. In der Mammographie stellen sich phylloide Tumoren als glatt begrenzte, oväläre oder leicht lobulierte Verdichtungsherde dar. Im Gegensatz zu Fibroadenomen weisen sie charakteristischerweise von Epithel ausgekleidete zystische Hohlräume auf, die sonographisch nachweisbar sein können.

> — MRT-Spezifisches
>
> - In der MR-Mammographie sind phylloide Tumoren häufig signalreich in T2w Sequenzen und reichern rasch und kräftig Kontrastmittel an.
> - Zystische Hohlräume und Spalten können zu einer inhomogenen Binnenstruktur des Tumors führen.
> - In einzelnen Fällen findet sich ein lobulierter Aufbau mit bindegewebigen, nichtanreichernden Septen, wie sie auch bei Fibroadenomen beobachtet werden können.

Differenzialdiagnose. Eine sichere Differenzialdiagnose zwischen einem großen Fibroadenom und einem phylloiden Tumor ist in der MR-Mammographie nicht möglich.

Maligne Tumoren

Mammakarzinom

Lobuläres Carcinoma in situ (LCIS)

Das LCIS entspricht nach heutiger Einschätzung eher einer Markerläsion eines erhöhten Mammakarzinomrisikos als einer echten Vorstufe des invasiven Mammakarzinoms. Das LCIS zeigt weder klinisch noch mammographisch charakteristische Befunde und wird in der Regel als Zufallsbefund im Rahmen einer Biopsie aus anderer Indikation entdeckt.

> — MRT-Spezifisches
>
> - In der MR-Mammographie können beim LCIS uncharakteristische diffuse oder in Einzelfällen auch fokale Kontrastmittelanreicherungen beobachtet werden, die jedoch nicht von Veränderungen im Rahmen einer Mastopathie unterschieden werden können.

Duktales Carcinoma in situ (DCIS)

Beim DCIS handelt es sich um einen vom Milchgangsepithel ausgehenden, nichtinvasiven und nichtmetastasierungsfähigen malignen Prozess. Das DCIS breitet sich entlang des Milchgangssystems aus und kann durch Übergreifen auf die Drüsenläppchen zu einer sog. *lobären Kanzerisation* führen.

Klassifikationen. Das DCIS wird je nach histologischem Aufbau und Wachstumsmuster in verschiedene *Subtypen* unterteilt:

- Die häufigste Form ist das sog. *Komedokarzinom*, das mammographisch in bis zu 80% der Fälle mit typischen Mikroverkalkungen einhergeht.
- Seltenere histologische Subtypen sind das *solide, kribriforme* und *papilläre intraduktale* Karzinom. Neuere Klassifikationen unterscheiden beim DCIS in Abhängigkeit vom Ausmaß der Zell- und Kernpolymorphie zwischen *High-Grade-* und *Low-Grade-Formen*, wobei die Wahrscheinlichkeit eines Übergangs in ein invasives Karzinom bei den High-Grade-Formen deutlich höher liegt als bei den Low-Grade-Formen.

> — MRT-Spezifisches
>
> - Der Nachweis des DCIS in der MR-Mammographie basiert auf einer *vermehrten Kontrastmittelanreicherung* im Bereich des Tumors, die auf eine Neovaskularisation um den betroffenen Gang zurückgeführt wird. Die Mehrzahl insbesondere der Komedo-DCIS zeigen eine starke Kontrastmittelanreicherung bereits in der Frühphase nach Kontrastmittelapplikation vergleichbar dem Anreicherungsverhalten bei invasiven Karzinomen. Die Häufigkeit einer atypischen oder fehlenden Anreicherung ist beim DCIS jedoch sicherlich deutlich höher als bei invasiven Karzinomen und liegt zwischen 30 und 50%.
> - Das *räumliche Anreicherungsmuster* beim DCIS ist sehr variabel. Neben umschriebenen, z. T. glatt begrenzten Anreicherungsherden finden sich beim DCIS feine, lineare Anreicherungen entlang eines Gangsystems sowie fleckförmige oder diffuse flächenhafte Anreicherungen (Abb. 4.**8**).

> Ein histologisches Unterscheidungsmerkmal gegenüber den viel häufigeren Fibroadenomen sind von Epithel ausgekleidete zystische Hohlräume innerhalb des soliden Tumors, die sonographisch nachweisbar sein können.

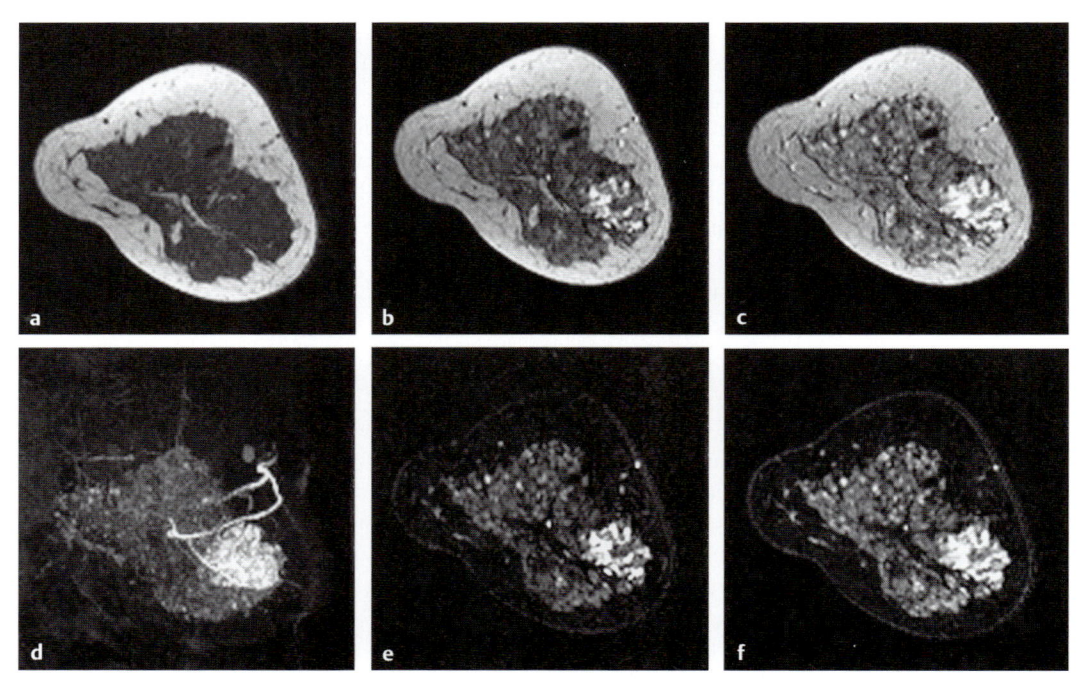

Abb. 4.8 a–f **High-Grade-DCIS.** Klinisch, mammographisch und sonographisch okkultes High-Grade-DCIS links. Entdeckung im Rahmen einer präoperativen MR-Untersuchung bei bekanntem invasivem Karzinom der Gegenseite (nicht abgebildet). Koronare T1w GE-Sequenz vor (**a**) und in der 1. (**b**) und 3. Minute (**c**) nach der Kontrastmittelapplikation mit entsprechenden Subtraktionsaufnahmen (**e, f**). Frühe MIP-Aufnahme in der 1. Minute (**d**). Fleckförmige, im Verlauf zunehmende und konfluierende Kontrastmittelanreicherung an der äußeren Quadrantengrenze (**b–f**). Die frühe MIP-Aufnahme (**d**) zeigt ein kräftiges, zum Tumor ziehendes arterielles Gefäß sowie einen deutlich Kontrastmittel anreichernden, jedoch nicht vergrößerten Lymphknoten im axillaren Ausläufer.

- Die Nachweisbarkeit des DCIS in der MR-Mammographie hängt neben der Größe und dem histologischen Subtyp in hohem Maße von der *verwendeten Untersuchungstechnik* ab. Bei Sequenzen mit einer Schichtdicke von 2–3 mm lässt sich in der Regel eine höhere Sensitivität erreichen, da bei größeren Schichtdicken kleine Anreicherungsherde evtl. durch Partialvolumeneffekte nicht zur Darstellung kommen.
- Ein weiterer Faktor, der möglicherweise die Sensitivität der MR-Mammographie beim DCIS beeinflusst, ist die verwendete *Kontrastmitteldosis*. Mit den heutzutage häufig eingesetzten 3-dimensionalen GE-Sequenzen ist bei Verwendung einer niedrigen Kontrastmitteldosierung (0,1 mmol/kg Gd-DTPA) eine Beurteilung der Kontrastmittelanreicherung praktisch nur durch Subtraktion möglich. Bereits durch geringe Bewegungsartefakte wird die Detektion kleiner, insbesondere linearer Anreicherungsherde in den Subtraktionsaufnahmen erschwert. Dagegen lassen sich bei Verwendung höherer Dosen (0,15–0,2 mmol/kg Gd-DTPA) maligne Anreicherungsherde meist bereits auf den nichtsubtrahierten Aufnahmen erkennen, da sie eine höhere Signalintensität als das umgebende Fettgewebe aufweisen.

> Bedeutsam für das klinische und diagnostische Vorgehen ist die Tatsache, dass beim Morbus Paget häufig zusätzlich intraduktale oder invasive duktale Karzinome an anderer Stelle in der gleichen Mamma vorliegen.

Morbus Paget der Mamille

Pathogenese. Der Morbus Paget der Mamille ist eine *Sonderform intraepithelialer Karzinome* und durch das Auftreten von auffallend großen, wasserklaren Zellen, den sog. Paget-Zellen, in der Epidermis von Mamille und Areola gekennzeichnet. Die Paget-Zellen zeigen ultrastrukturell und histochemisch eine weitgehende Übereinstimmung mit Zellen duktaler Mammakarzinome.

Klinik/Diagnose. Der Morbus Paget wird in der Regel klinisch diagnostiziert durch eine Entzündungsreaktion im Bereich der Mamille und Areola mit Erosionen und Borkenbildung. Häufig liegen zusätzlich intraduktale oder invasive duktale Karzinome an anderer Stelle in der gleichen Mamma vor.

— MRT-Spezifisches —

- Der Morbus Paget der Mamille ist in der MR-Mammographie durch eine asymmetrisch vermehrte, rasche und kräftige Kontrastmittelanreicherung im Bereich der betroffenen Mamille gekennzeichnet.

- Da der Morbus Paget in der Regel bereits klinisch diagnostiziert wird, liegt die Hauptbedeutung der MR-Mammographie beim Morbus Paget im Nachweis bzw. Ausschluss *maligner Veränderungen an anderer Stelle* in der betroffenen Mamma.

Differenzialdiagnose. Die bereits physiologischerweise im Vergleich zum normalen Brustdrüsenparenchym relativ kräftige Anreicherung im Bereich der Mamille (Abb. 4.2c) darf nicht als Morbus Paget der Mamille fehlgedeutet werden. Die physiologische Mamillenanreicherung ist durch einen fast immer seitengleichen Befund und einen kontinuierlichen Signalanstieg im Zeitverlauf gekennzeichnet. Eine asymmetrische Kontrastmittelanreicherung im Bereich der Mamille mit raschem Signalanstieg bereits in der Frühphase nach der Kontrastmittelgabe muss dagegen als malignomverdächtig gewertet werden und bedarf der weiteren Abklärung.

Invasives Mammakarzinom

Einteilung. Das invasive Mammakarzinom ist definiert durch einen Durchbruch der Tumorzellen durch die Basalmembran. Je nach histologischem Aufbau und Differenzierung werden verschiedene *Subtypen* des invasiven Mammakarzinoms unterschieden:

- Mit etwa 70% die häufigste Form ist das *invasive duktale Karzinom ohne nähere Spezifizierung* (NOS = not otherwise specified). Hierzu zählen alle Karzinome, bei denen in über 50% des Tumors die spezifischen Merkmale eines bestimmten histologischen Typs fehlen.
- Mit etwa 15% am zweithäufigsten vertreten ist das *invasive lobuläre Karzinom*.
- Weitere *seltenere histologische Subtypen* sind u. a.:
  - medulläres Karzinom,
  - muzinöses Karzinom,
  - tubuläres Karzinom,
  - papilläres Karzinom.

Prognose. Von den invasiven Karzinomen hat das invasive duktale Karzinom die schlechteste Prognose. Dagegen haben Tumoren, die ganz oder überwiegend einem der speziellen histologischen Typen angehören, eine bessere Prognose. Unabhängig von der Tumorhistologie hängt die Prognose des Mammakarzinoms insgesamt in ganz entscheidendem Maße von der Größe der invasiven Tumorkomponente und dem Vorhandensein axillarer Lymphknotenmetastasen ab. Ziel der bildgebenden Verfahren muss es daher sein, dass Mammakarzinom in einem möglichst frühen Stadium, also noch vor Eintritt einer Metastasierung zu entdecken.

MRT-Spezifisches

- Die MR-Mammographie zeichnet sich im Vergleich zu allen anderen bildgebenden Verfahren durch die *höchste Sensitivität* gegenüber invasiven Karzinomen aus. In der MR-Mammographie sind invasive Mammakarzinome in der Regel bereits ab einer Größe von 3–5 mm als fokale Kontrastmittelanreicherung zu erkennen. Hierbei ist die Kontrastmittelanreicherung im Tumorbereich nicht nur absolut vermehrt, sondern zeichnet sich gegenüber normalem Drüsenparenchym durch einen sehr raschen Signalanstieg bereits in der Frühphase der dynamischen Untersuchung aus (Abb. 4.**9**). In der Regel wird bei malignen Tumoren das Signalmaximum bereits in den ersten 2–3 min nach der Kontrastmittelapplikation erreicht. Im weiteren Verlauf bleibt das Signal dann auf dem gleichen hohen Niveau *(Plateauphänomen)* oder zeigt sogar einen leichten Signalabfall *(Auswaschphänomen)*.
- Weitere Zeichen der Malignität sind eine ringförmige Kontrastmittelanreicherung in der Peripherie des Tumors *(„rim enhancement")*, ein Fortschreiten der Kontrastmittelanreicherung von peripher nach zentral sowie ein peripheres Auswaschphänomen *(„wash-out")* in der Spätphase. Diese Zeichen sind jedoch nur inkonstant nachweisbar, sodass ihr Fehlen ein malignes Geschehen nicht ausschließt.
- Zusätzlich zur Analyse des Kontrastmittelanreicherungsverhaltens können zur Dignitätsbeurteilung auch *morphologische Kriterien* herangezogen werden. So zeigen invasive Karzinome in der Mehrzahl der Fälle wie in der Mammographie eine irreguläre Randbegrenzung (Abb. 4.**9**), glatt begrenzte Herdbefunde sind eher benigne (Abb. 4.**7**).
- Eine sichere Unterscheidung der einzelnen histologischen Subtypen des invasiven Mammakarzinoms ist in der MR-Mammographie weder anhand der Kontrastmittelanreicherung noch unter Berücksichtigung morphologischer Kriterien möglich. Es gibt jedoch einzelne Merkmale, die als Hinweis auf das Vorliegen eines bestimmten histologischen Typs gewertet werden können. So können Tumoranteile mit relativ hoher Signalintensität in T2w Sequenzen auf ein *muzinöses Karzinom* hindeuten. Signalreiche Anteile in T2w Sequenzen finden sich aber auch bei *zentral nekrotischen Tumoren* und Abszessen. *Medulläre Karzinome* sind, wie auch aus den anderen bildgebenden Verfahren bekannt, häufig rundliche, relativ glatt begrenzte Tumoren. Sie müssen daher insbesondere von benignen Anreicherungsherden, z.B. kräftig anreichernden Fibroadenomen, differenziert werden. Andere invasive Karzinome, die ein umschriebenes, rundliches Tumorwachstum zeigen können, sind *papilläre Karzinome* und seltener invasive duktale Karzinome. Das *invasive lobuläre Karzinom* nimmt eine Sonderstellung ein, da es bei dieser Karzinomform in Einzelfällen zu einer diffusen Infiltration des Drüsenparenchyms mit diffu-

4 Die weibliche Brust

Abb. 4.9 a–i **Invasives duktales Karzinom.**
a–f Koronare T1w GE-Sequenz vor (**a**) und in der 1. bis 5. Minute nach der Kontrastmittelapplikation (**b–f**).
g u. **h** Axiale T2w TSE- (**g**) und späte fettgesättigte T1w SE-Sequenz (**h**).
i Signal-Zeit-Kurve.

Rasche und kräftige Kontrastmittelanreicherung bereits in der 1. Minute nach der Kontrastmittelgabe (**b**, **i**). Der Kontrast des Tumors zum langsam anreichernden umgebenden Drüsenparenchym ist in der 1. Minute am stärksten und nimmt bis zur 5. Minute nach der Kontrastmittelgabe kontinuierlich ab. Der kleine punktförmige Anreicherungsherd unmittelbar oberhalb des Tumors (**b**) entspricht einem quer getroffenen arteriellen Gefäß. Die typische irreguläre Randkontur des invasiven Karzinoms zeigt sich am besten in der hochauflösenden fettgesättigten (**h**) und der T2w TSE-Sequenz (**g**).

ser Kontrastmittelanreicherung in der MR-Mammographie ohne eigentlichen Herdbefund kommen kann. Solche Karzinome sind in der konventionellen Mammographie häufig nicht oder nur durch eine Asymmetrie des Drüsenparenchyms zu erkennen.

Differenzialdiagnose. Etwa 5 % aller invasiven Karzinome weisen ein atypisch verzögertes Anreicherungsverhalten mit relativ gering ausgeprägtem, kontinuierlich ansteigendem Signalverlauf auf. Um zu verhindern, dass solche *langsam anreichernden Karzinome* fälschlich als benigne eingestuft werden, sollte eine Entscheidung für oder gegen die Notwendigkeit einer Biopsie bzw. Operation nie allein aufgrund der MR-mammographischen Befunde, sondern immer nur in Zusammenschau mit den klinischen, mammographischen und sonographischen Befunden erfolgen. Das sog. *inflammatorische Karzinom* entspricht in der MR-Mammographie einer akuten Mastitis und ist durch eine deutliche Kutisverdickung, diffuse Signalanhebung in T2w Sequenzen sowie eine meist deutlich ausgeprägte Kontrastmittelanreicherung der gesamten betroffenen Brust gekennzeichnet (Abb. 4.10). Da bildgebend eine Unterscheidung nicht möglich ist, sollte immer eine histologische Sicherung angestrebt werden.

> Da die Unterscheidung zwischen einem inflammatorischen Karzinom und einer Mastitis bildgebend nicht möglich ist, sollte bei entsprechendem Verdacht immer eine histologische Sicherung angestrebt werden.

Sonstige maligne Veränderungen

Metastasen

Eine Metastasierung in die Mamma ist bei extramammären soliden Tumoren insgesamt sehr selten. Noch am häufigsten sind Mammametastasen beim malignen Melanom, gefolgt vom Bronchial- und Ovarialkarzinom. Grundsätzlich können jedoch praktisch alle hämatogen metastasierenden Malignome auch zu Metastasen in der Mamma führen. Abzugrenzen sind Mammametastasen eines extramammären Tumors von Metastasen eines Mammakarzinoms in die gleiche oder kontralaterale Mamma, wobei Letztere sowohl hämatogen als auch lymphogen entstehen können.

— **MRT-Spezifisches** —

- Metastasen zeigen sich in der MR-Mammographie als fokale Anreicherungsherde, die solitär oder multipel auftreten können.
- Da die üblichen Malignitätskriterien in Bezug auf Herdmorphologie und Kontrastmittelanreicherungsverhalten in der Regel an primären Mammakarzinomen erhoben wurden, können diese nicht ohne weiteres auf Metastasen übertragen werden. Es muss jedoch davon ausgegangen werden, dass auch die meisten Metastasen rasch und kräftig Kontrastmittel anreichern. Im Gegensatz zu primären invasiven Mammakarzinomen sind Metastasen jedoch häufiger glatt begrenzt.

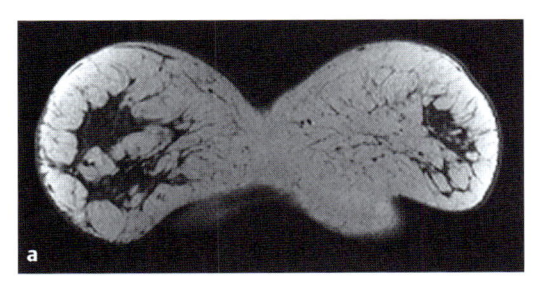

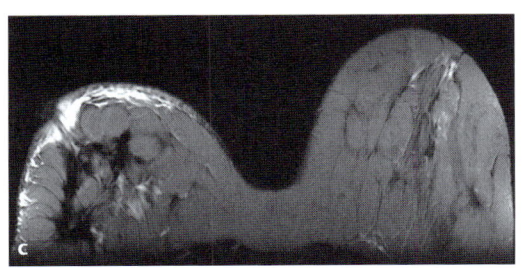

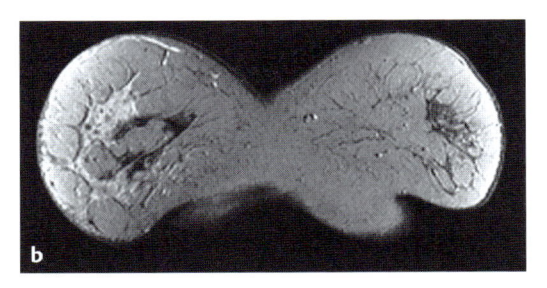

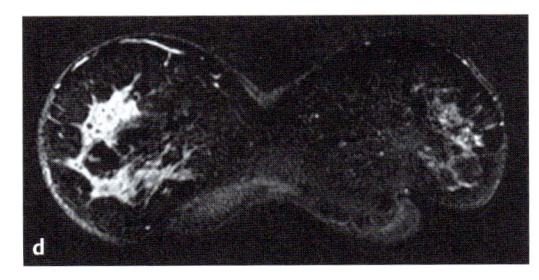

Abb. 4.10 a–d **Inflammatorisches Mammakarzinom.** Koronare T1w GE-Sequenz vor (**a**) und in der 1. Minute nach der Kontrastmittelapplikation (**b**) mit entsprechender Subtraktionsaufnahme (**d**). Axiale T2w TSE-Sequenz mit deutlicher Kutisverdickung und Signalanhebung von Kutis und Drüsenparenchym. Ausgeprägte diffuse Kontrastmittelanreicherung des Drüsenparenchyms rechts (**b** u. **d**).

Differenzialdiagnose. Entsprechende Anamnese, multiple Herde ähnlicher Größe und z.T. extramammäre Lage können auf das Vorliegen von Metastasen hindeuten, eine sichere Differenzierung gegenüber anderen benignen oder malignen Herdbefunden der Mamma ist jedoch nicht möglich. Signalreichtum in nativen T1w Sequenzen kann auf Metastasen eines malignen Melanoms hindeuten.

Lymphom

Formen. Ein Befall der Mamma im Rahmen maligner Lymphome ist insgesamt selten. Bei einem Lymphombefall der Mamma muss zwischen der *primären Form*, bei der die Erkrankung auf die Mamma und die ipsilateralen axillären Lymphknoten beschränkt ist, und der häufigeren *sekundären Form*, bei der ein Befall der Mamma erst sekundär im Rahmen einer bekannten, primär extramammären Lymphomerkrankung auftritt, unterschieden werden. Die Häufigkeit primärer Lymphome der Mamma wird mit 0,1–0,5 % aller Malignome der Mamma angegeben, wobei es sich in der überwiegenden Mehrzahl der Fälle um Non-Hodgkin-Lymphome handelt.

Je nach Wachstumsform der Lymphome findet sich ein *nodulärer* oder ein *diffuser Befall* der Mamma. Insbesondere bei primären Formen überwiegt das noduläre Befallsmuster. Bei dieser Wachstumsform sind die Lymphomherde häufig bereits klinisch tastbar und stellen sich in der bildgebenden Diagnostik als solitäre oder multiple glatt begrenzte Herdbefunde dar.

— **MRT-Spezifisches** —

- In der MR-Mammographie sind umschriebene Lymphomherde in der Regel durch eine kräftige Kontrastmittelanreicherung gut zu erkennen.
- Charakteristisch bei dem nodulären Befallstyp ist neben dem häufig multizentrischen Befall die relativ glatte Begrenzung der Herde.
- Das MR-mammographische Bild eines diffusen Lymphombefalls entspricht dem einer akuten Mastitis bzw. einem inflammatorischen Mammakarzinom.
- Wichtige Indikationen der MR-Mammographie bei Lymphomen sind das exakte Staging und die Verlaufsbeurteilung unter Therapie.

Differenzialdiagnose. In der MR-Mammographie ist insbesondere bei solitärem Befall eine zuverlässige Differenzierung zwischen einem Lymphombefall und einem invasiven Mammakarzinom sowie einer Mastitis nicht möglich. Aufgrund der unterschiedlichen therapeutischen Konsequenzen – keine Exzision, sondern nur Chemotherapie beim Lymphom – sollte bei entsprechender klinischer Konstellation (extramammärer Lymphombefall in der Anamnese) oder typischem MR-mammographischem Bild (multiple große, relativ glatt begrenzte Herde) immer auch an einen Lymphombefall gedacht werden.

Sarkome

Sarkome der Mamma sind insgesamt selten und machen nur etwa 1 % aller Malignome der Mamma aus. Prinzipiell können alle *Subtypen* der Sarkome auch im Bereich der Mamma vorkommen, noch am häufigsten sind jedoch u.a. maligne fibröse Histio-

> Ein diffuser Lymphombefall der Mamma ist klinisch und bildgebend u. U. nicht von einer Mastitis oder einem inflammatorischen Mammakarzinom zu unterscheiden.

zytome, Fibrosarkome, Liposarkome und Angiosarkome.

— **MRT-Spezifisches** —

- Die Darstellung von Sarkomen in der MR-Mammographie ist abhängig vom histologischen Typ und entspricht dem Bild von Sarkomen in anderen Körperregionen.
- In Einzelfällen können charakteristische Merkmale eines bestimmten Tumortyps auf die korrekte Diagnose hindeuten. So ist das Vorhandensein von lipomatösen Tumoranteilen mit kräftiger Kontrastmittelanreicherung charakteristisch für ein Liposarkom. Bei Angiosarkomen wird von typischen Blutseen im Tumor und kräftigen drainierenden Gefäßen berichtet.
- Die Bedeutung der MR-Mammographie liegt bei Sarkomen jedoch nicht in der Primärdiagnose, sondern in der exakten Bestimmung der Tumorausdehnung vor operativer Therapie und in der Therapieüberwachung.

Indikationstellung und Durchführung von Biopsien

Vorgehen bei kleinen unspezifischen Anreicherungsherden

Mit den heute häufig eingesetzten hochauflösenden 3-dimensionalen Sequenzen mit einer Schichtdicke von 3 mm und weniger lassen sich kleine Anreicherungsherde bereits ab einer Größe von 2–3 mm zuverlässig nachweisen. Solche kleinen punktförmigen Anreicherungsherde werden in der MR-Mammographie insbesondere bei jungen Frauen sehr häufig angetroffen (Abb. 4.11).

Oft handelt es sich hierbei um passagere Veränderungen, die bei einer späteren Kontrolle nicht mehr nachweisbar sind. Die Herde sind in der Regel gleichmäßig rund und glatt begrenzt und können solitär oder multipel auftreten. In der Mehrzahl der Fälle zeigen sie ein verzögertes, kontinuierlich ansteigendes Anreicherungsverhalten.

Differenzialdiagnostische Schwierigkeiten entstehen erst bei „malignomtypischem" raschem Signalanstieg bereits in der Frühphase nach Kontrastmittelapplikation. Die genaue pathomorphologische Grundlage dieser Herde ist bis heute unklar. Aufgrund von Einzelbeobachtungen bei operierten Patientinnen und aus Erfahrungen in der Mammographie muss davon ausgegangen werden, dass es sich in der überwiegenden Mehrzahl der Fälle um benigne Veränderungen wie z.B. kleine Fibroadenome, Papillome oder auch Adenoseherde handelt. Eine histologische Sicherung aller dieser Herde verbietet sich allein schon aufgrund der Häufigkeit solcher Befunde und sollte in der Regel erst ab einer Herdgröße von 5 mm in Betracht gezogen werden.

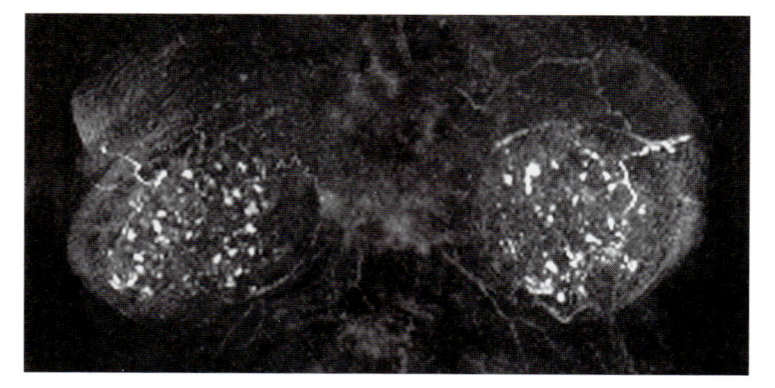

Abb. 4.11 **Unspezifische Anreicherungsherde.** 38-jährige Patientin mit mehreren klinisch und sonographisch bekannten Fibroadenomen beidseits. Die MIP-Aufnahme in der 1. Minute nach der Kontrastmittelgabe zeigt multiple unspezifische fleckförmige Anreicherungsherde beidseits. Die überwiegende Mehrzahl der Anreicherungsherde weist eine Größe von unter 5 mm auf und ist ohne klinisches, mammographisches oder sonographisches Korrelat. Einzelne größere Herde (z.B. oben innen links) lassen sich bei sorgfältiger Analyse bekannten Fibroadenomen zuordnen. Insgesamt deutlich eingeschränkte Beurteilbarkeit der MR-Mammographie, ein Malignomausschluss ist nur im Verlauf möglich.

Insbesondere bei Frauen mit einem bereits nachgewiesenen Mammakarzinom oder einer entsprechenden genetischen Disposition für ein Mammakarzinom sollten jedoch auch Herde unter 5 mm kurzfristig kontrolliert werden.

Von Kritikern der MR-Mammographie werden solche unspezifischen Anreicherungsherde häufig als entscheidender Nachteil dargestellt, da sie bei falscher Handhabung zu einer deutlichen Verschlechterung der Spezifität der Methode führen können. Unspezifische Herdbefunde sind jedoch kein spezielles Problem der MR-Mammographie und existieren in gleicher Weise bei allen anderen bildgebenden Verfahren in der Mammadiagnostik. So sind auch in der konventionellen Mammographie kleine, glatt begrenzte noduläre Verdichtungsherde mit einer Größe von unter 5 mm extrem häufig. Aus langjähriger Erfahrung ist jedoch bekannt, dass es sich in den allermeisten Fällen um benigne Veränderungen wie Zysten, Fibroadenome oder kleine intramammäre Lymphknoten handelt. Eine diagnostische Sicherung solcher Befunde wird auch hier nur bei unscharfer Randkontur oder Größenprogredienz im Verlauf erwogen.

MR-gesteuerte Lokalisation und Biopsie

Zur Abklärung nichttastbarer Veränderungen der Mamma kommen sowohl *perkutane Nadelbiopsieverfahren* (Feinnadel- und Stanzbiopsie) als auch *offene chirurgische Biopsieverfahren* nach Drahtmarkierung zum Einsatz. Voraussetzung in beiden Fällen ist zunächst eine zuverlässige Lokalisierung mittels bildgebender Verfahren. Grundsätzlich gilt, dass Veränderungen mit dem Verfahren lokalisiert werden sollten, mit dem sie entdeckt wurden bzw. dass bei zuverlässiger Nachweisbarkeit in mehreren Verfahren das am wenigsten belastende zum Einsatz kommen sollte.

Häufig lassen sich MR-mammographisch nachgewiesene Veränderungen bei einer gezielten Nachuntersuchung auch mammographisch oder sonographisch nachweisen, sodass auf die aufwändigere MR-gesteuerte Lokalisierung verzichtet werden kann. In diesen Fällen muss jedoch durch sorgfältigen Befundvergleich sichergestellt werden, dass der mammographische oder sonographische Befund auch wirklich dem auffälligen MR-Befund entspricht.

Freihandlokalisation. Das einfachste Verfahren zur MR-gesteuerten Lokalisation eines nur in der MR-Mammographie nachweisbaren Herdes ist die sog. Freihandlokalisation. Hierzu wird die Patientin in Rückenlage gelagert und die betroffene Mamma durch eine Ringspule oder andere Hilfsmittel immobilisiert. Fast immer sind zur Lokalisation der Veränderungen erneut kontrastmittelunterstützte Bildserien erforderlich, da Läsionen nur in den seltensten Fällen bereits auf nativen Aufnahmen eindeutig zu identifizieren sind. Vergleichbar auch einer CT-gesteuerten Biopsie wird eine MR-kompatible Nadel unter wiederholter Bildkontrolle in den Herd vorgeschoben. Dieses Verfahren ist am besten geeignet für die *präoperative Drahtmarkierung* größerer Herde, da die Genauigkeit dieses Verfahrens in der Regel für eine MR-gesteuerte Nadelbiopsie nicht ausreicht.

Biopsieeinrichtungen. Mehrere Zentren haben in der letzten Zeit eigene Bisopsieeinrichtungen für die MR-Mammographie entwickelt. Durch spezielle perforierte Kompressionsplatten kann eine deutlich bessere Immobilisation der Mamma und damit eine höhere Genauigkeit erzielt werden. Länge und Verlauf des Nadelwegs können mit solchen Einrichtungen exakt geplant werden. Durch die höhere Genauigkeit sind mit diesen Systemen auch Nadelbiopsien zuverlässig durchführbar. Inzwischen existieren auch mehrere kommerziell erhältliche *Biopsiespulen* für die MR-Mammographie.

Vakuumassistierte Stanzbiopsie. Besonders gut geeignet für die MR-gesteuerte Biopsie ist die vakuumassistierte Stanzbiopsie, da hierbei die Nadel nur einmal positioniert werden muss und anschließend die eigentliche Biopsie außerhalb der Untersuchungsröhre durchgeführt werden kann. Da bei der vakuumassistierten Stanzbiopsie eine relativ große Gewebemenge entnommen werden kann, ist sichergestellt, dass auch bei nicht ganz exakter Nadelpositionierung im Zentrum der Läsion noch ausreichend repräsentatives Material entnommen wird.

> Bei Größenzunahme der Herde im Verlauf sollten sie biopsiert bzw. nach MR-mammographischer Markierung operativ entfernt werden.

> Ist eine Veränderung in mehreren Verfahren zuverlässig nachweisbar, sollte das Verfahren zum Einsatz kommen, das am einfachsten und schonendsten für die Patientin ist.

Therapiebedingte Veränderungen

Neoadjuvante Chemotherapie

Neoadjuvante Therapiekonzepte mit Durchführung einer präoperativen Chemotherapie bei fortgeschrittenem Mammakarzinom haben in den letzten Jahren zunehmend an Bedeutung gewonnen. Ein wichtiges Ziel der neodajuvanten Therapie ist es, Tumoren, die primär nicht brusterhaltend operiert werden können, durch Tumorverkleinerung in ein günstigeres, brusterhaltend operables Stadium zu überführen.

— MRT-Spezifisches

- Die MR-Mammographie ist in idealer Weise zur Verlaufsbeurteilung der Tumorgröße unter Chemotherapie geeignet, da sie eine exakte und standardisierte 3-dimensionale Darstellung des Tumors erlaubt.
- Neben der Abnahme der Tumorgröße (Abb. 4.12) ist in der MR-Mammographie ein weiteres Zeichen des Ansprechens auf die Therapie eine Intensitätsabnahme der Kontrastmittelanreicherung unter Chemotherapie. Hierbei nimmt die Kontrastmittelanreicherung bei Respondern nicht nur absolut gesehen ab, sondern zeigt darüber hinaus eine Abflachung der Signalintensitätskurve hin zu einem kontinuierlich ansteigenden Kurvenverlauf.

Diagnostische Probleme. Die Abnahme der Kontrastmittelanreicherung unter Chemotherapie kann in der MR-Mammographie zu einer Unterschätzung der residualen Tumorgröße führen. Auch das praktisch vollständige Fehlen einer Kontrastmittelanreicherung nach Chemotherapie schließt in der MR-Mammographie vitales residuales Tumorgewebe nicht mit Sicherheit aus.

Postoperative Veränderungen

Operative Eingriffe im Bereich der Mamma führen zu typischen postoperativen Veränderungen, deren Kenntnis für eine exakte Diagnostik in der postoperativen Phase von entscheidender Bedeutung ist. Unterschieden werden muss zwischen:
- frühen postoperativen Veränderungen (Serom, Hämatom) und
- Spätfolgen (Narbenbildung).

Beide Formen von Veränderungen können zu einer eingeschränkten Beurteilbarkeit in Mammographie und Ultraschall führen.

— MRT-Spezifisches

- In den *ersten Tagen nach der Operation* zeigt die MR-Mammographie nur eine sehr zarte Anreicherung im Schnittverlauf und in der Peripherie der Operationshöhle (Abb. 4.13). Größere fokale oder noduläre Kontrastmittelanreicherungen müssen daher in dieser Phase als verdächtig auf einen verbliebenen makroskopischen Resttumor gewertet werden.

▶ Ziel der neodajuvanten Therapie ist es, bei Tumoren, die primär nicht brusterhaltend operiert werden können, durch Tumorverkleinerung eine brusterhaltende Operation zu ermöglichen.

▶ Sowohl frühe als auch späte postoperative Veränderungen können zu einer deutlich eingeschränkten Beurteilbarkeit und diagnostischen Problemen in der Mammographie und Sonographie führen.

Abb. 4.12 a–f Verlaufskontrolle unter neoadjuvanter Chemotherapie.
a–c Ausgangsbefund.
d–f Untersuchung nach Abschluss der neoadjuvanten Chemotherapie.
Koronare T1-gewichtete GE-Sequenz vor (**a**, **d**) und in der 3. Minute (**b**, **e**) nach der Kontrastmittelapplikation mit entsprechender Subtraktionsaufnahme (**c**, **f**). Deutliche Größenabnahme des Tumors im Verlauf.

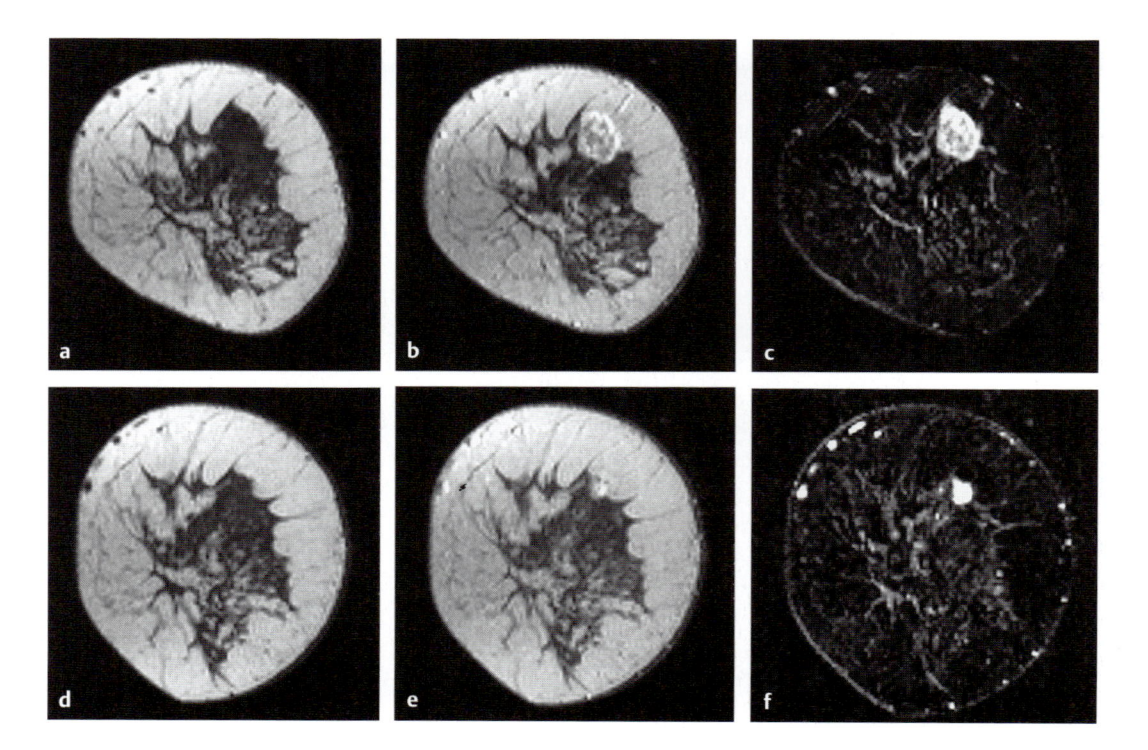

Abb. 4.13 a–c **Wenige Tage nach brusterhaltender Operation eines Mammakarzinoms.** Koronare T1w GE-Sequenz vor (**a**) und in der 3. Minute (**b**) nach der Kontrastmittelapplikation mit entsprechender Subtraktionsaufnahme (**c**). Diskrete Kontrastmittelanreicherung im Bereich der Kutis und in der Peripherie der Operationshöhle. Kein Hinweis auf einen makroskopischen Tumorrest.

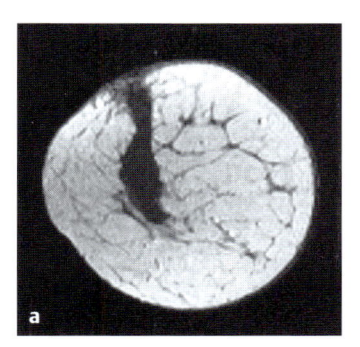

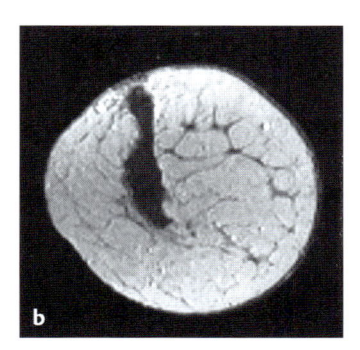

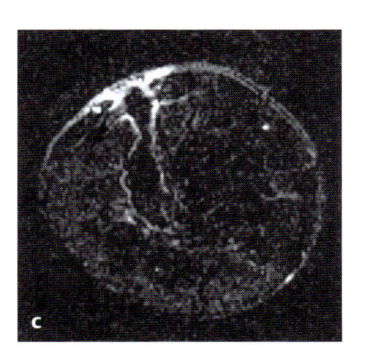

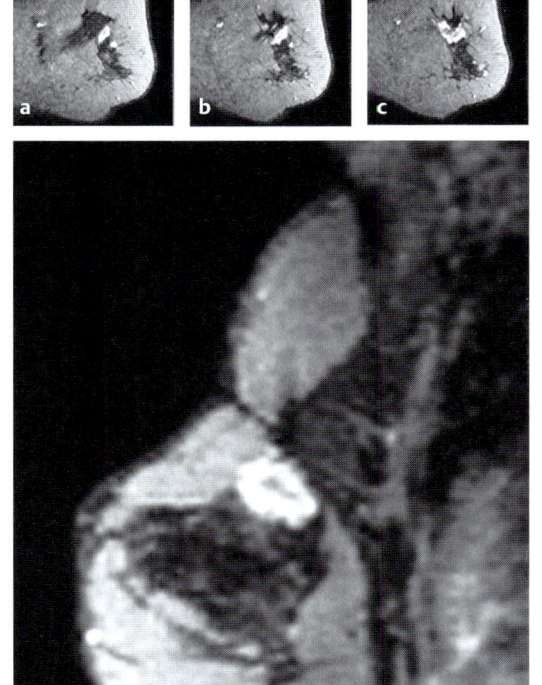

- Der *weitere postoperative Verlauf* ist gekennzeichnet durch eine zunehmende Resorption eines evtl. im Operationsgebiet vorhandenen Hämatoms und die Ausbildung von Granulations- und Narbengewebe. Da narbige Veränderungen noch über Monate und Jahre zu diagnostischen Schwierigkeiten in der Mammographie und Sonographie führen können, liegt in der *Differenzierung* zwischen *Narbe* und *Rezidiv* eine der wichtigsten Indikationen der MR-Mammographie (Abb. 4.**14**). Während *frisches Narbengewebe* innerhalb der ersten 3–6 Monate nach der Operation in der MR-Mammographie eine individuell unterschiedlich ausgeprägte, z. T. auch recht kräftige Kontrastmittelanreicherung aufweisen kann, reichern *ältere Narben* mehr als 6 Monate postoperativ in der Regel nicht oder nur kaum Kontrastmittel an. Liegt die Operation also bereits 6 Monate oder mehr zurück, ist in der MR-Mammographie eine Differenzierung zwischen nicht- oder nur gering anreichernden narbigen Veränderungen und einem kräftig anreichernden Rezidvtumor zuverlässig möglich. Aber auch in den ersten 6 Monaten postoperativ kann die MR-Mammographie bei entsprechendem klinischem Verdacht durchaus sinnvoll eingesetzt werden, da davon ausgegangen werden

Abb. 4.14 a–h **Lokalrezidiv 4 Jahre nach brusterhaltender Therapie eines Mammakarzinoms.**

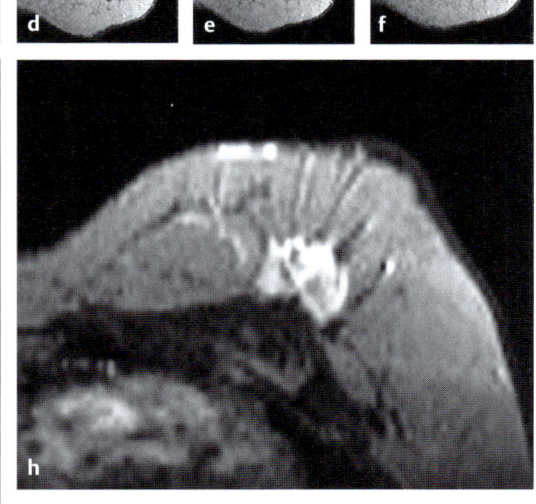

a–f Kontinuierliche kontrastmittelunterstützte koronare 2-mm-Schichten von der Brustwand nach ventral.
g u. h Sagittale (**g**) und axiale (**h**) Rekonstruktionen. Großes Kontrastmittel anreicherndes Rezidiv mit Infiltration des M. pectoralis. Die Beziehung zur Brustwand und zum Narbenverlauf lässt sich deutlich besser auf den multiplanaren Rekonstruktionen als auf den koronaren Originalschichten beurteilen.

4 Die weibliche Brust

► Da während der Strahlentherapie alle bildgebenden Verfahren deutlich eingeschränkt beurteilbar sind, sollten unklare Befunde möglichst vorher abgeklärt werden.

muss, dass selbst in dieser frühen Phase die meisten Rezidive rascher und kräftiger als das angrenzende Narbengewebe anreichern.
- Bei *lappenunterstützten Aufbauplastiken* ist in der MR-Mammographie eine genaue Kenntnis des verwendeten Operationsverfahrens erforderlich. So kann der Muskelstiel einer M.-latissimus-dorsi- oder M.-rectus-abdominis-Plastik zu einer umschriebenen Kontrastmittelanreicherung führen, die nicht mit einem Tumorrezidiv verwechselt werden darf.

Diagnostische Probleme. Zu diagnostischen Schwierigkeiten in der frühen postoperativen Phase können *akute Fettgewebsnekrosen* führen, da sie u. U. weder mammographisch (irregulärer Verdichtungsherd) noch sonographisch (echoarmer Herd mit Schallschatten) sicher von einem Malignom differenziert werden können. *Frische Fettgewebsnekrosen* können in der MR-Mammographie eine kräftige, nicht von Malignomen zu unterscheidende Kontrastmittelanreicherung aufweisen, häufig sind Fettgewebsnekrosen jedoch an der peripheren, ringförmigen Kontrastmittelanreicherung um ein in allen Sequenzen fettisointenses Zentrum eindeutig zu erkennen. *Alte Fettgewebsnekrosen* sind in der Mammographie durch typische schalenförmige Verkalkungen und die Ausbildung von Ölzysten (Abb. 4.**15**) charakterisiert.

Strahlentherapie

Eine Strahlentherapie führt in der Akutphase zu einer deutlichen Entzündungsreaktion der Mamma, die klinisch und bildgebend einer Mastitis gleicht. Echte Rezidive während einer laufenden Strahlentherapie sind eine Rarität, in der Regel handelt es bei in dieser Phase diagnostizierten Veränderungen um einen nach der Operation verbliebenen Resttumor oder ein bereits vorbestehendes multizentrisches Wachstum. Suspekte Befunde sollten auf jeden Fall vor Beginn einer Strahlentherapie abgeklärt werden.

MRT-Spezifisches

- In der MR-Mammographie ähneln Veränderungen während und in den ersten Wochen und Monaten nach einer Strahlentherapie den Veränderungen bei einer akuten Mastitis. Neben einer deutlichen Kutisverdickung findet sich eine diffuse Signalanhebung der Mamma in T2w Sequenzen sowie eine mehr oder weniger stark ausgeprägte Kontrastmittelanreicherung des Drüsenparenchyms insbesondere in der Spätphase nach Kontrastmittelgabe (Abb. 4.**16**). Meist handelt es sich um eine diffuse Anreicherung des Drüsenparenchyms, die Anreicherung kann in Einzelfällen jedoch auch inhomogen oder fokal betont sein.
- Die Intensität der Kontrastmittelanreicherung nimmt in den ersten 12 Monaten nach der Bestrahlung kontinuierlich, aber individuell sehr unterschiedlich ab. Mit Abklingen der akuten Bestrahlungsveränderungen nach 12–18 Monaten ist die Kontrastmittelanreicherung im Bereich der bestrahlten Mamma dann meist geringer ausgeprägt als auf der unbestrahlten Gegenseite (Abb. 4.**17**).

Abb. 4.15 a d **Ölzyste 2 Jahre nach Reduktionsplastik.** Native koronare T1w GE-Sequenz (**a**), axiale T2w TSE- (**b**) und fettgesättige T1w SE-Sequenz in der Spätphase nach der Kontrastmittelapplikation (**d**). Mammographische Ausschnittsaufnahme (**c**).
In der nativen T1w Sequenz (**a**) ist die Ölzyste signalreicher und in der fettgesättigten Sequenz (**d**) signalärmer als das normale Fettgewebe. Die Mammographie (**c**) zeigt eine fettäquivalente Dichte im Zentrum der Läsion und eine sehr zarte, schalenförmige Randbegrenzung.

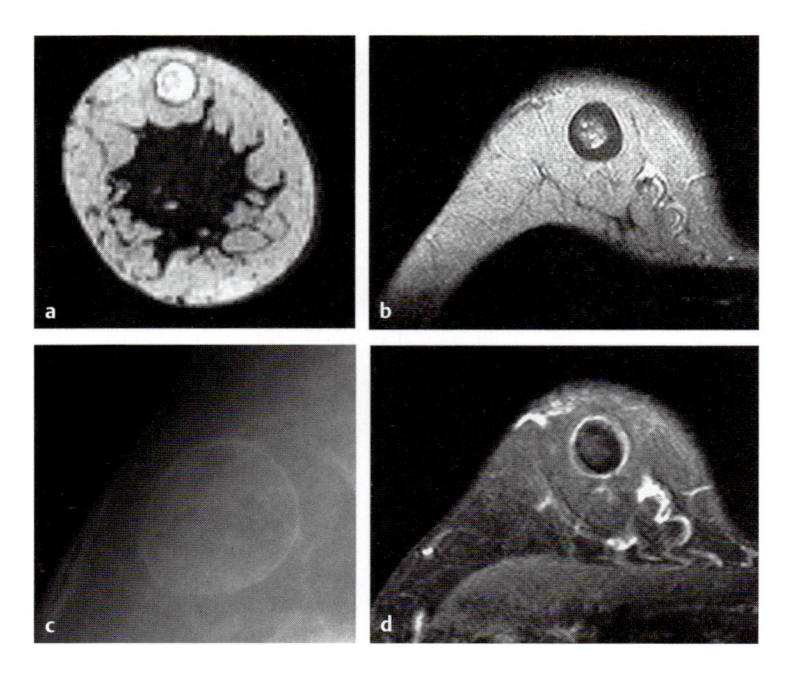

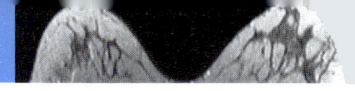

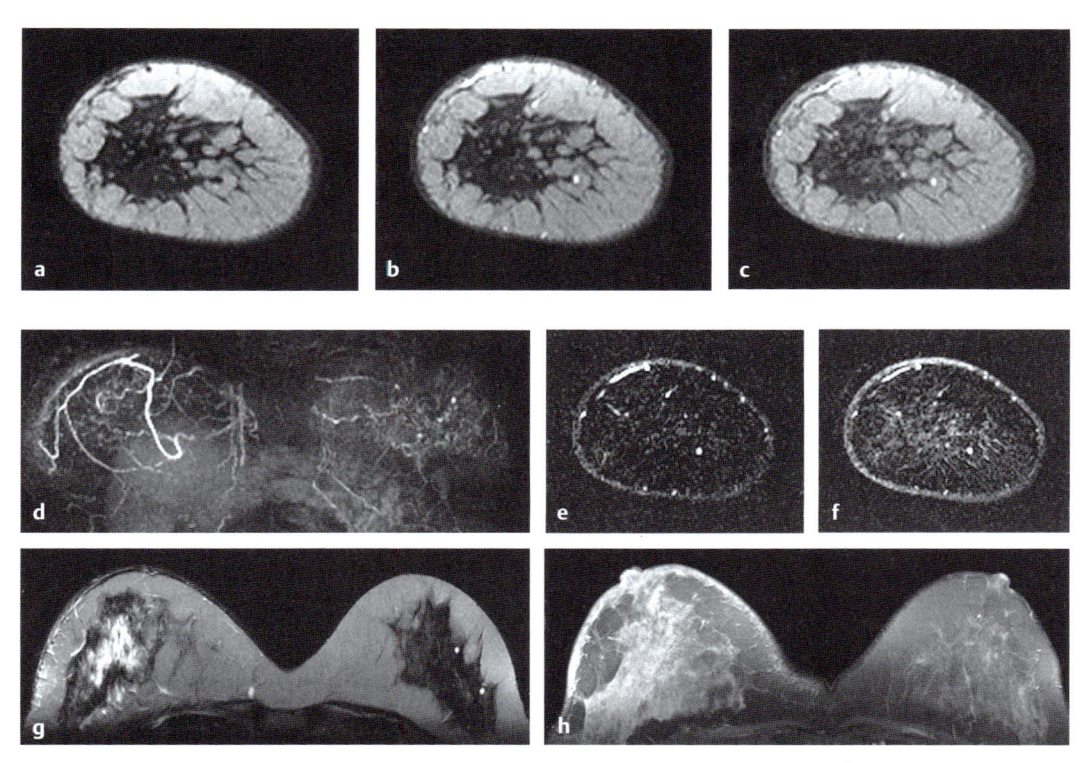

Abb. 4.16 a–h Zustand nach brusterhaltender Operation und Strahlentherapie eines Mammakarzinoms rechts.

Untersuchung 3 Monate nach Abschluss der Strahlentherapie. Koronare T1-gewichtete GE Sequenz vor (**a**) und in der 1. (**b**) und 3. Minute (**c**) nach der Kontrastmittelapplikation mit entsprechenden Subtraktionsaufnahmen (**e**, **f**). Frühe MIP-Aufnahme in der 1. Minute (**d**). Axiale T2-gewichtete TSE- (**g**) und späte fettgesättigte T1w SE-Sequenz etwa 7 min nach der Kontrastmittelgabe (**h**).

Kutisverdickung und Signalanhebung des Drüsenparenchyms rechts in der T2w Sequenz (**g**). In der 1. Minute Darstellung kräftiger arterieller Gefäße rechts sowie beginnende Anreicherung der Kutis. Deutlich vermehrte, asymmetrische Anreicherung des Drüsenparenchyms rechts in der Spätphase (**h**).

- Da die Anreicherung bei malignen Befunden im Gegensatz zu der durch Strahlentherapie bedingten Anreicherung bereits in der Frühphase nach Kontrastmittelgabe nachzuweisen ist, sind während oder kurz nach Strahlentherapie Aufnahmen in den ersten 2 Minuten nach Kontrastmittelgabe von besonderer Bedeutung.

Diagnostische Probleme. Es muss grundsätzlich davon ausgegangen werden, dass die Sensitivität der MR-Mammographie in den ersten 12 Monaten nach der Bestrahlung durch die verstärkte Anreicherung des Drüsenparenchyms herabgesetzt ist, insbesondere wenn berücksichtigt wird, dass durch die Bestrahlung bzw. eine adjuvante Chemotherapie die Kontrastmittelanreicherung im Bereich maligner Tumoren vermindert sein kann. Mehrere neuere Studien konnten jedoch zeigen, dass die MR-Mammographie auch während einer laufenden Strahlentherapie durchaus in der Lage sein kann, Rezidive bzw. Restbefunde eindeutig nachzuweisen.

4 Die weibliche Brust

Abb. 4.17 a–d Zustand nach Strahlentherapie links vor 2 Jahren.
a u. b Koronare T1w GE-Sequenz vor (**a**) und in der 3. Minute (**b**) nach der Kontrastmittelapplikation.
c MIP.
d Subtraktionsaufnahme. Deutlich geringer ausgeprägte Kontrastmittelanreicherung des Drüsenparenchyms im Bereich der bestrahlten Mamma. Bekanntes kleines, ovalär konfiguriertes Fibroadenom rechts zentral als Nebenbefund.

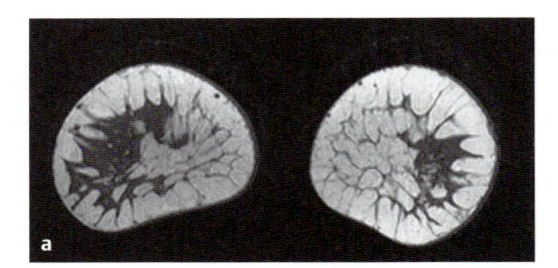

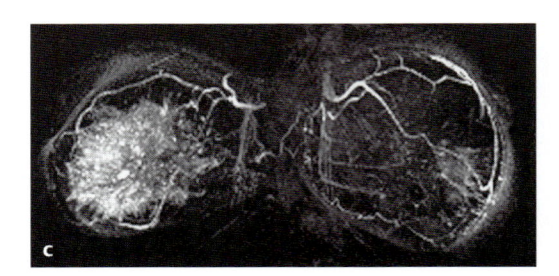

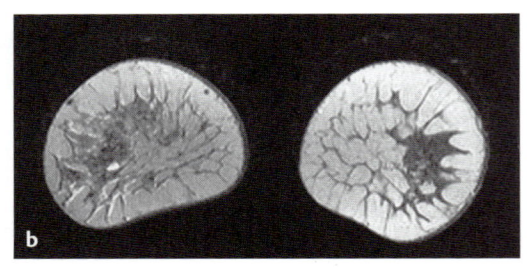

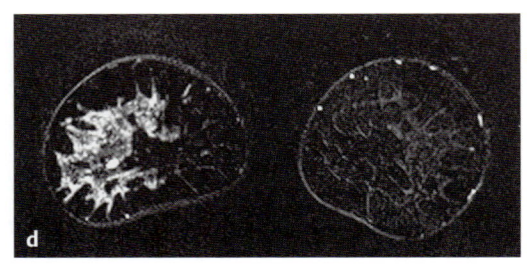

Literatur

Bedrosian, I., R. Mick, S. G. Orel et al.: Changes in the surgical management of patients with breast carcinoma based on preoperative magnetic resonance imaging. Cancer 98 (2003) 468–473

Bick, U.: Typische und ungewöhnliche Befunde in der MR-Mammographie. Fortschr. Röntgenstr. 172 (2000) 415–428

Fischer, U., R. Vosshenrich, L. Kopka, O. Kahlen, E. Grabbe: Kontrastmittelgestützte dynamische MR-Mammographie nach diagnostischen und therapeutischen Eingriffen an der Mamma. Bildgebung 63 (1996) 94–100

Friedrich, M.: MRI of the breast: state of the art. Europ. Radiol. 8 (1998) 707–725

Harms, S. E.: Breast magnetic resonance imaging. Semin. Ultrasound 19 (1998) 104–120

Heywang-Köbrunner, S. H., R. Beck: Contrast enhanced MRI of the breast, 2nd ed. Springer, Berlin 1995

Heywang-Köbrunner, S. H., P. Viehweg, A. Heinig, C. Küchler: Contrast-enhanced MRI of the breast: accuracy, value, controversies, solutions. Europ. J. Radiol. 24 (1997) 94–108

Kaiser, W. A.: False-positive results in dynamic MR mammography. Causes, frequency, and methods to avoid. MRI Clin. N. Amer. 2 (1994) 539–555

Kuhl, C. K., R. K. Schmutzler, C. C. Leutner, A. Kempe, E. Wardelmann, A. Hocke, M. Maringa, U. Pfeifer, D. Krebs, H. H. Schild: Breast MR imaging screening in 192 women proved or suspected to be carriers of a breast cancer susceptibility gene: preliminary results. Radiology 215 (2000) 267–279

Perlet, C., P. Schneider, B. Amaya, A. Grosse, H. Sittek, M. F. Reiser, S. H. Heywang-Köbrunner: MRT-geführte Vakuumbiopsie bei 206 kontrastmittelanreichernden Läsionen der Mamma. Fortschr. Röntgenstr. 174 (2002) 88–95

Schnall, M. D.: Breast MR imaging. Radiol. Clin. North Am. 41,1 (2003) 43–50

Szabo, B. K., P. Aspelin, M. Kristofferson Wiberg, B. Bone: Dynamic MR imaging of the breast. Analysis of kinetic and morphologic diagnostic criteria. Acta Radiologica 44 (2003) 379–386

Teifke, A., A. A. Lehr, T. M. Vomweg, M. Thelen: Outcome analysis and rational management of enhancing lesions incidentally detected on contrast-enhanced MRI of the breast. AJR 181 (2003) 655–662

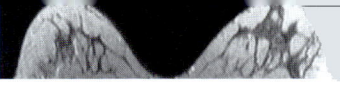

Brustimplantate

B. Pfleiderer und W. Heindel

Es wird geschätzt, dass in Deutschland ungefähr 200000 *Silikonbrustprothesen* implantiert wurden. Die Prothesen werden subglandular oder subpektoral implantiert. Innerhalb von 1–3 Jahren nach Implantation bildet sich eine Bindegewebskapsel um das Implantat, deren Dicke variiert (Busch 1994). Es wird heute allgemein akzeptiert, dass Prothesen immer ein wenig Silikon ausschwitzen. Das Lebensalter der Implantate hängt signifikant von dem Prothesenhersteller, der Implantationsdauer und der Implantatgeneration ab (Peters 2000).

Als Variante finden auch sog. *Doppellumenprothesen* Verwendung, die meist aus einer inneren, mit Silikongel gefüllten, und einer äußeren zweiten, mit Kochsalz gefüllten Kammer bestehen.

Mit zunehmendem Implantationsalter treten vor allem *lokale Komplikationen* auf, wie:
- eine ausgeprägte Kapselfibrose,
- Implantatdefekte,
- „Bluten" von Silikon aus der intakten Hülle in die umgebende Bindegewebskapsel (Gabriel et al. 1997).

Bei einigen Patientinnen findet man um die Implantate oder in Falten der Implantathülle Flüssigkeitsansammlungen als Folge einer ausgedehnten Fremdkörper-/Entzündungsreaktion (Pfleiderer u. Heindel 2001). Die Komplikationsrate ist bei Patientinnen nach einer radikalen Mastektomie, und insbesondere nach einer Chemo-/Strahlentherapie deutlich erhöht (Gabriel et al. 1997).

> Nach radikaler Mastektomie und insbesondere nach einer Chemo-/Strahlentherapie treten gehäuft Komplikationen an Silikonprothesen auf.

Prothesendefekte

Gelbluten und Rupturen. Nachfolgend wird die Defektdiagnostik (Nachweis des sog. „Gelblutens", der intra- und der extrakapsulären Ruptur) von Brustsilikonimplantaten mittels MR-Techniken vorgestellt.

Beim *ausgedehnten „Gelbluten"* (intraoperativ makroskopisch erkennbares Gelbluten) ist die Silikonhülle um das Implantat makroskopisch intakt, Silikon diffundiert jedoch vermehrt aus dem Implantat (Pfleiderer u. Heindel 2001). Das ausgedehnte Gelbluten tritt typischerweise in den ersten 10 Jahren nach Implantation auf. Bei *intrakapsulären Rupturen* ist die Silikonhülle des Implantates defekt. Silikon tritt aus dem Inneren der Prothese aus, verbleibt aber innerhalb der umgebenden, noch intakten Bindegewebskapsel. Nach einiger Zeit kollabiert die Implantathülle in das Gel. Bei *extrakapsulären Rupturen* weist auch die Bindegewebshülle um das Implantat, neben dem Riss der Implantathülle, einen Defekt auf und Silikon tritt in das umgebende Brustgewebe aus.

Diagnostik. Implantatdefekte sind klinisch oft unauffällig. Sie sind bei der manuellen Untersuchung der Brust in der Regel nicht zu diagnostizieren, da sie durch die sich regelhaft um die Prothese ausbildende Bindegewebskapsel maskiert werden. Erst sehr ausgeprägte Defekte, wie extrakapsuläre Rupturen, sind palpatorisch zu vermuten. Mit Hilfe bildgebender Verfahren ist eine Evaluation der Silikonimplantate und ihrer Umgebung möglich. Die *Sonographie* stellt das etablierte, auch zur Prothesenkontrolle gut geeignete und kostengünstigste Untersuchungsverfahren dar (Ahn et al. 1994). Insbesondere kann damit ausgedehntes „Gelbluten" nachgewiesen werden (Ahn et al. 1994). Die Spezifität und Sensitivität ist wie bei anderen Fragestellungen sehr untersucherabhängig. Ergänzend findet die *MRT* immer größere Akzeptanz, vor allem in der Nachsorge von Patientinnen nach radikaler Mastektomie, da die Defektdiagnostik des Implantats mit einer Kontrolle der kontralateralen Brust und des Lokalbefundes durch MR-Mammographie verknüpft werden kann.

MRT-Spezifisches

- Für die intrakapsuläre Ruptur ist das sog. „Linguini-Zeichen" (Abb. 4.**19** u. 4.**20**) das einzig verlässliche Zeichen.
- Der Nachweis von Silikon außerhalb der die Prothese umgebenden Bindegewebskapsel beweist eine extrakapsuläre Ruptur (Abb. 4.**20**).
- Der MR-spektroskopische Nachweis von Silikon im Lebergewebe stützt bei kurzer Implantationszeit und unauffälliger MRT die Diagnose eines ausgedehnten „Gelblutens", und bei langer Implantationszeit von mehr als 10 Jahren und fehlendem „Linguini-Zeichen" die Diagnose einer Ruptur durch eine aufgelöste Implantathülle (Pfleiderer u. Heindel 2001).

MR-Untersuchungstechniken

Es müssen Bildgebungssequenzen zur Anwendung kommen, die eine Unterscheidung der Wasser- und Fettprotonen des Mammagewebes von den Protonen des Silikongels erlauben und bei denen die Hintergrundsignale durch die Protonen des subkutanen Fettgewebes unterdrückt werden. Nur dadurch ist ein ausreichend guter Bildkontrast zu erzielen (Tab. 4.**3**) und das Linguini-Zeichen im Inneren des Gels klar abzugrenzen. Da Lipide, Silikon- und Wasserprotonen unterschiedliche T1-Zeiten aufweisen, können zur Fettunterdrückung *Inversion-Recovery-Methoden (STIR)* eingesetzt werden.

In der klinischen Praxis haben sich vor allem die *TSE-Techniken* (Berg et al. 1995), die auch bei uns Verwendung finden, durchgesetzt. Tab. 4.**3** fasst das entsprechende Signalverhalten der Komponenten bei unterschiedlichen TSE-Techniken zusammen. T2-gewichtete Bildsequenzen sind dabei zur Evaluation des Implantatzustandes entscheidend (Abb. 4.**19**). An unserem Institut wird zusätzlich eine 3 D-Gradienten-Sequenz eingesetzt, die aufgrund ihrer hohen räumlichen Auflösung die Beurteilung der Prothesenhülle erleichtert.

Tab. 4.**4** gibt die Messparameter des bei uns etablierten Untersuchungsgangs bei 1,5 T wieder. Die gesamte Untersuchung dauert durchschnittlich 20 min. Bei gegebener Indikation (Nachsorge von Tumorpatientinnen nach Rekonstruktion, auffälliger palpatorischer und/oder sonographischer Befund) kann die übliche MR-Mammographie nach intravenöser Applikation von Gd-Chelaten angeschlossen werden.

Tab. 4.3 ⋯▸ *Einfluss der Messparameter auf die Signalintensitäten von Silikon, Wasser und Fett.*
Werden Wasser und Fett gleichzeitig unterdrückt, ergibt sich der höchste Kontrast zwischen Silikon und dem umgebenden Gewebe (Mund et al. 1993). Allerdings ist für die klinische Routine eine alleinige Fettunterdrückung mit IR-Pulsen (STIR) ausreichend (aus Pfleiderer B., W. Heindel: MRT und MRS nach Silikonaufbau der weiblichen Brust. RöFo 173 (2001) 571–579)

Sequenz	Signalintensität von		
	Silikon	Fett	Wasser
TSE (T2w)	hoch	mittel	hoch
TSE mit Fettunterdrückung	hoch	niedrig	mittel

Tab. 4.4 ⋯▸ *Untersuchungsgang zur Diagnostik von Prothesendefekten* (Intera, 1,5 T, Fa. Philips, NL). (Mund et al. 1993, Berg et al. 1995)[a]. Durch Vorsättigung des koronaren Flusses mittels 90°-Sättigungspulsen werden Flusssignale aus Gefäßen deutlich reduziert und die diagnostische Sicherheit erhöht (aus Pfleiderer B., W. Heindel: MRT und MRS nach Silikonaufbau der weiblichen Brust. RöFo 173 (2001) 571–579)

Sequenz	Orientierung	Messparameter	Messdauer (min)
TSE	axial	TR / TE / TSE-Faktor = 5000 ms / 120 ms / 30 Schichtdicke = 3 mm, Bildfeld (FOV) = 340 cm × 340 cm, Matrix = 512 × 512	3 : 50 s
Fettunterdrückte TSE mit STIR	axial	TR / TE / Inversionszeit TI / TSE-Faktor = 7900 ms / 120 ms / 150 ms / 30 Schichtdicke = 4 mm, Bildfeld (FOV) = 340 cm × 340 cm, Matrix = 512 × 512	5 : 16 s
Fettunterdrückte TSE mit STIR	koronar	gleiche Parameter wie in axialer Orientierung[a]	5 : 16 s
3 D-FLASH	koronar	TE / TR / FA = 4,3 ms / 8,8 s /25° Bildfeld (FOV) = 350 cm × 350 cm, Schichtdicke = 2 mm	1 : 17 s

FA   Flipwinkel   TI   Inversionszeit
FOV Field of View   TR   Repetitionszeit
TE   Echozeit   TSE Turbo-Spin-Echo

Typische MR-Befunde

Normaler postoperativer Befund

Abb. 4.18 zeigt eine typische intakte Silikonprothese mit einer starken Falte (Pfeil) und weiteren kleinen Falten, die einen Prothesendefekt vortäuschen können.

Implantatdefekte

Es können 3 Defekte auftreten: sog. „Gelbluten", intra- und extrakapsuläre Rupturen. Die wirkliche Rate an „Gelbluten" liegt wesentlich höher als mittels MRT allein detektiert werden kann (Berg et al. 1995).

MRT-Spezifisches

Gelbluten:
- Weist die Implantathülle Falten auf, kann „Gelbluten" MR-tomographisch durch das sog. *„Tränentropfen-Zeichen"* erkannt werden (Pfleiderer u. Heindel 2001). Dieses Phänomen kommt durch den Silikonaustritt über die Hülle in den Raum außerhalb einer Falte (also zwischen Hülle und Bindegewebskapsel) zustande. Das „Tränentropfen-Zeichen kann allerdings auch bei beginnenden intrakapsulären Rupturen sowie extrakapsulären Rupturen auftreten (Abb. 4.20, Pfeil).
- Ist das Implantat faltenarm bzw. -frei, kommt die Prothese jedoch unauffällig zur Darstellung und selbst ein ausgedehntes „Gelbluten" kann nur intraoperativ und histologisch (nach operativer Entfernung) nachgewiesen werden. Dieser Defekt ist demnach am schwierigsten zu diagnostizieren.

Intrakapsuläre Rupturen:
- Bei intrakapsulären Rupturen ist die Silikonhülle des Implantates defekt und kollabiert in das Gel. Sie stellt sich auf MR-Bildern als hypointense, häufig als geschlängelt verlaufende, lineare Struktur innerhalb des Implantats dar (sog. *„Linguini"-Zeichen*) (Abb. 4.19). Dieses Zeichen ist der einzig verlässliche Hinweis auf einen intrakapsulären Defekt (Berg et al. 1995).
- Bei sehr alten Prothesen kann es vorkommen, dass sich die Hülle vollständig aufgelöst hat und das „Linguini"-Zeichen fehlt.
- Bei Implantationszeiten von länger als 10 Jahren und fehlendem „Linguini"-Zeichen kann eine ergänzende MR-Spektroskopie der Leber sinnvoll sein, da bei einem eindeutig positiven Nachweis von Silikon in der Leber der Verdacht auf eine intrakapsuläre Ruptur geäußert werden kann (Pfleiderer u. Heindel 2001).

Extrakapsuläre Rupturen:
- Sehr viel seltener (5–10% aller Rupturen), vor allem nach langer Implantationszeit, treten extrakapsuläre Rupturen auf. Abb. 4.20 zeigt dies sehr anschaulich.
- Der Nachweis von Silikon außerhalb der Bindegewebskapsel beweist die extrakapsuläre Ruptur.

▶ Die wirkliche Rate an „Gelbluten" liegt wesentlich höher als mittels MRT feststellbar ist.

▶ Silikon außerhalb der Bindegewebskapsel ist beweisend für die extrakapsuläre Ruptur.

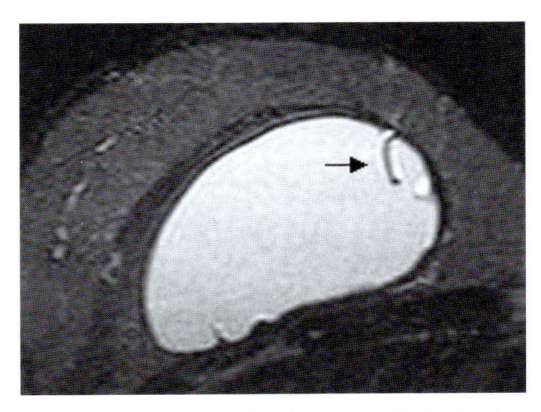

Abb. 4.18 **MR-tomographischer Normalbefund einer Silikonprothese.** 11 Jahre alte rechte intakte Silikonprothese in transversaler T2-gewichteter TSE-/STIR-Darstellung (TR = 7900 ms, TE = 120 ms, TI = 150 ms). Typische radiäre Falte bei homogenem Signal des Silikongels. An der Falte tritt ein Chemical-Shift-Artefakt auf (Pfeil). Darunter ist eine Wasseransammlung am Prothesenrand (hyperintens im Vergleich zu Silikon) sichtbar. Falten im Implantat stellen keinen Hinweis auf einen Implantatdefekt dar (Berg et al. 1995).

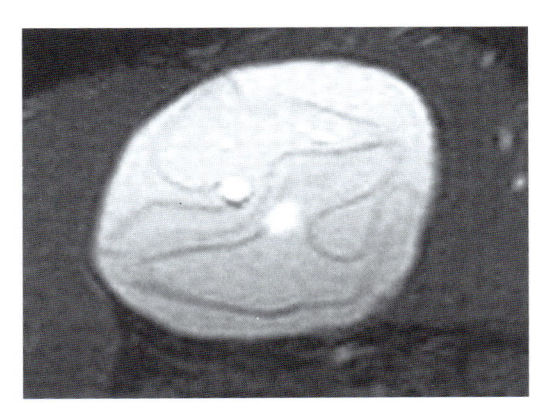

Abb. 4.19 **Intrakapsuläre Ruptur.** Intrakapsuläre Ruptur 9 Jahre nach Implantation einer Silikonprothese rechts (transversale T2-gewichtete TSE-/STIR-Sequenz): als Korrelat der kollabierten Implantathülle zeigen sich schlangenlinienartig verlaufende Strukturen innerhalb des signalreichen Silikongels („Linguini-Zeichen"), als Zeichen für eine rupturierte Implantathülle und als ein unspezifisches Rupturzeichen Wassertropfen in der Prothese. Die Befunde wurden intraoperativ bestätigt.

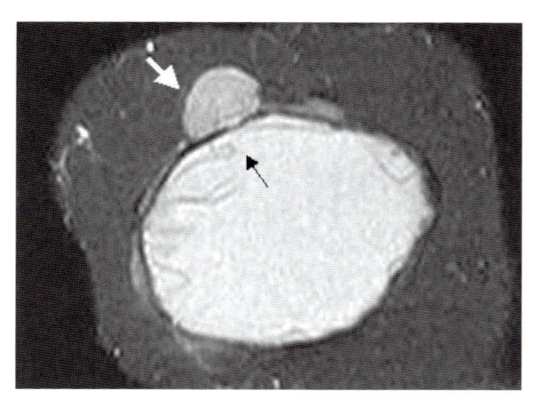

Abb. 4.20 **Extrakapsuläre Ruptur.** Zustand nach Implantation einer rechten Silikonprothese vor 38 Jahren mit extrakapsulärer Ruptur. In der koronaren T2-gewichteten TSE-/IR-Sequenz lassen sich am oberen Rand der Prothese extrakapsulärem Silikon entsprechende Signalanhebungen außerhalb der die Prothese umgebenden Bindegewebskapsel nachweisen (weißer Pfeil). Im Innern der Prothese zeigen sich zudem „Linguini-Zeichen", und sog. „Tränentropfen-Zeichen" (schwarzer Pfeil) als unspezifische Zeichen für einen Prothesendefekt. Diese Befunde wurden intraoperativ bestätigt.

Tab. 4.5 **MR-Merkmale von Implantatdefekten**
(Berg et al. 1995[a], Quinn et al. 1996[b]; aus Pfleiderer B., W. Heindel: MRT und MRS nach Silikonaufbau der weiblichen Brust. RöFo 173 (2001) 571–579)

Implantatdefekt	MR-Zeichen	Treffsicherheit[a]	Sensitivität[a]	Spezifität[a]
Ausgedehntes „Gelbbluten"	„Tränentropfen-Zeichen"	85%	53%	96%
Intrakapsuläre Ruptur	irreguläre Implantatkontur (Ausbuchtungen)	87%	77%	92%
	„Linguini-Zeichen"	84%	57%	84%
	Wassertropfen im Implantat[b]	k. A.	k. A.	k. A.
Extrakapsuläre Ruptur	Silikon außerhalb der Bindegewebskapsel	99%	100%	99%

k. A. = keine Angaben in der Literatur zu Spezifität und Sensitivität dieses unsicheren MR-Zeichens

Prothesenimplanatationszeit. Tab. 4.5 fasst die MR-Merkmale bei den jeweiligen Implantatdefekten zusammen. Neben den MR-morphologischen Kriterien ist bei der Befundbewertung die Kenntnis und Berücksichtigung der Prothesenimplanatationszeit von besonderer Bedeutung (Pfleiderer u. Heindel 2001). Nach kürzeren Implantationszeiten ist vermehrt mit ausgedehntem „Gelbluten" zu rechnen, während bei langer Implantationszeit von Silikonprothesen – insbesondere bei Implantaten der zweiten Generation – mit einem makroskopischen Prothesendefekt gerechnet werden muss (Rohrich et al. 1998).

Serome und Fremdkörperreaktionen

Nach der Implantation von Silikongelprothesen bildet sich innerhalb von 1–3 Jahren eine Bindegewebskapsel um das Implantat aus (Busch 1994). Bei einigen Patientinnen lassen sich um die Implantate oder in Falten der Implantathülle Serome als Residuen eines Hämatoms nachweisen. Es besteht kein Zusammenhang zwischen dem Nachweis von Seromen und dem Auftreten von Prothesendefekten (Ahn et al. 1995).

— MRT-Spezifisches

- *Serome* sind in den T2-gewichteten MR-Bildern als stark hyperintense Strukturen um das Implantat oder in den Falten zu erkennen.
- *Fremdkörperreaktionen* mit Ausbildung eines Granulationsgewebes sind MR-tomographisch oft nur nach Kontrastmittelgabe sichtbar. Das hierbei nicht selten ausgeprägte homogene ringförmige Enhancement in Umgebung der Prothese (Pfleiderer u. Heindel 2001) darf nicht mit der Kontrastmittelanreicherung eines malignen Tumors verwechselt werden, dessen Enhancement ein eher noduläres, unregelmäßiges Muster aufweist.

Literatur

Ahn, C. Y., N. D. DeBruhl, D. P. Gorczyca, W. W. Shaw, L. W. Bassett: Comparative silicone breast implant evaluation using mammography, sonography, and magnetic resonance imaging: experience with 59 implants. Plast. reconstr. Surg. 94 (1994) 620–627

Ahn, C. J., C. Y. Ko, E. A. Wagar, R. S. Wong, W. W. Shaw: Clinical significance of intracapsular fluid in patients' breast implants. Ann. plast. Surg. 35 (1995) 455–457

Berg, W. A., C. I. Caskey, U. M. Hamper et al.: Single- and double-lumen silicone breast implant integrity: a prospective evaluation of MR and US criteria. Radiology 197 (1995) 45–52

Busch, H.: Silicone toxicology. Semin. Arthr. Rheum. 24 (1994) 11–17

Gabriel, S. E., J. E. Woods, W. M. O'Fallon, C. M. Beard, L. T. Kurland, L. Melton Jr.: Complications leading to surgery after breast implantation. New Engl. J. Med. 6 (1997) 677–682

Mund, D. F., D. M. Farria, D. P. Gorczyca et al.: MR imaging of the breast in patients with silicone-gel implants: spectrum of findings. Amer. J. Roentgenol. 161 (1993) 773–778

Peters, W.: Current statuts of breast implant survival properties and the management of the woman with silicone gel breast implants. Canad. J. Plast. Surg. 8 (2000) 54–67

Pfleiderer, B., W. Heindel: MRT und MRS nach Siliconaufbau der weiblichen Brust. Fortschr. Röntgenstr. 173 (2001) 571–579

Quinn, S. F., N. M. Neubauer, R. C. Sheley, T. A. Demlow, J. Szumowski: MR imaging of silicone breast implants: evaluation of prospective and retrospective interpretations and interobserver agreement. J. Magn. Reson. Imag. 6 (1996) 213–218

Rohrich, R. J., W. P. Adams, S. J. Beran, R. Rathakrishan, J. Griffin, J. B. Robinson: An analysis of silicone gel-filled breast implants: Diagnosis and failure rates. Plast. reconstr. Surg. 102 (1998) 2304–2310

Zusammenfassung

Mamma:
Die MR-Mammographie hat in den letzten Jahren zunehmend an Bedeutung gewonnen. Das Verfahren zeichnet sich durch eine sehr *hohe Sensitivität* im Nachweis von invasiven Mammakarzinomen aus.

Die *Karzinomdetektion* in der MR-Mammographie basiert auf einer gegenüber dem Normalgewebe vermehrten Kontrastmittelanreicherung im Tumorbereich. Da auch eine Reihe verschiedener benigner Veränderungen zu fokalen oder diffusen Kontrastmittelanreicherungen in der Mamma führen können, werden zur Differenzierung zwischen benignen und malignen Befunden der zeitliche Verlauf der Kontrastmittelanreicherung sowie die Herdmorphologie herangezogen.

Im Gegensatz zu benignen Veränderungen führen *invasive Mammakarzinome* in der Regel zu einer starken und raschen Anreicherung bereits in den ersten Minuten nach Kontrastmittelgabe, häufig mit Ausbildung eines Plateaus oder sogar eines Signalabfalls in der Spätphase.

Neben der Kontrastmittelanreicherung ist die *Randbeschaffenheit einer Läsion* ein weiteres wichtiges Dignitätskriterium. Wie auch in der konventionellen Mammographie sind irregulär begrenzte Herde eher als maligne einzustufen.

Die wichtigsten *Indikationen* für die MR-Mammographie sind:
- präoperatives Tumorstaging bei invasivem Mammakarzinom,
- Differenzierung zwischen postoperativen Veränderungen und einem Rezidiv,
- histologisch gesichertes Mammakarzinom ohne bekannten Primärherd (sog. CUP-Syndrom).

Die MR-Mammographie sollte nur dann zur *weiteren Abklärung unklarer Befunde* in der Mammographie oder Sonographie herangezogen werden, falls eine perkutane Biopsie aufgrund diskrepanter Befunde oder unklarer räumlicher Zuordnung nicht sinnvoll erscheint.

Bei malignomverdächtigen Herden in der MR-Mammographie, die mit keinem anderen Verfahren nachweisbar sind, muss eine MR-gesteuerte perkutane *Stanzbiopsie* bzw. eine *offene chirurgische Exzision* nach MR-mammographischer Markierung erfolgen. Inzwischen existieren von mehreren Herstellern spezielle Biopsiespulen, die zur Durchführung von solchen MR-gesteuerten Interventionen eingesetzt werden können.

Implantate:
Die MRT weist im Vergleich zu anderen Untersuchungsmodalitäten die *höchste Sensitivität und*

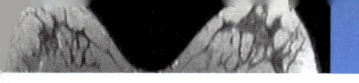

Spezifität in der Diagnostik von Implantatdefekten auf.

Bei der Befundung von Prothesendefeken und anderen Komplikationen müssen auf jeden Fall *Implantationsdauer* und *Operationsindikation* mit berücksichtigt werden. Nach kurzen Implantationszeiten tritt ausgedehntes „Gelbluten" auf, nach längeren Zeiten (> 10 Jahre) vor allem intra- und extrakapsuläre Rupturen.

Die MRT ist als verhältnismäßig *kostenintensives Verfahren* aber diagnostisch nicht als Screening-Methode geeignet und sollte nur bei unklaren sonographischen Befunden oder in der Nachsorge von Tumorpatientinnen zum Einsatz kommen.

5 Abdomen

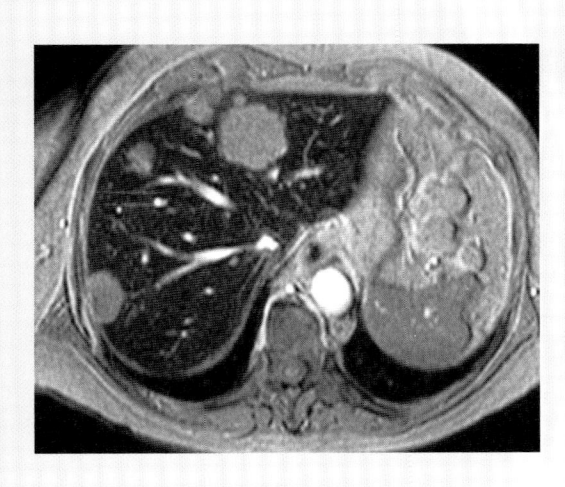

Leber ⇢ 186

Th. Helmberger, H. E. Daldrup-Link und E. J. Rummeny

Pankreas ⇢ 229

P. Reimer

Gallenwegssystem ⇢ 253

K. Hellerhoff

Milz ⇢ 273

E. J. Rummeny und Th. Helmberger

Niere und ableitende Harnwege ⇢ 284

Nieren ⇢ 284
B. Kreft

MR-Urographie ⇢ 297
A. Beer

Nebennieren ⇢ 303

W. Heindel, B. Buerke

Gastrointestinaltrakt ⇢ 317

Ösophagus/Magen ⇢ 323
J. Wessling

Dünndarm ⇢ 326
J. Wessling

Dickdarm ⇢ 332
B. Saar

Leber

Th. Helmberger, H. E. Daldrup-Link und E. J. Rummeny

Die MRT der Leber ist durch die Entwicklung schneller Techniken der Bildgebung und den Einsatz von Kontrastmitteln zu einer klinisch akzeptierten Untersuchungsmethode herangereift. Obwohl sie aufgrund der geringeren Verfügbarkeit und der höheren Untersuchungskosten die CT als Methode für die primäre Diagnostik und das Staging von Lebertumoren bisher nicht ersetzen kann, findet sie zunehmend Einsatz zur Klärung von mit anderen Verfahren nicht sicher erkennbaren oder differenzierbaren Erkrankungen der Leber. Bei Patienten, die zu einer Leberoperation anstehen, wird die MRT unter Einsatz von organspezifischen Kontrastmitteln anderen z. T. invasiven Verfahren vorgezogen.

Neue Techniken, die Ganzkörperuntersuchungen möglich machen, lassen erwarten, dass die MRT auch bei Staging-Untersuchungen zunehmenden Einsatz findet.

Untersuchungstechnik

Patientenvorbereitung

> Die Basis der Leberuntersuchung stellen native T1w und T2w Sequenzen dar.

Der Patient sollte in bequemer Stellung mit leicht angezogenen Beinen auf dem Rücken gelagert werden. Die Untersuchung erfolgt üblicherweise mit einer *Oberflächen-Array-Spule* und nur in Ausnahmefällen mit der *Körperspule*. Zur Vorbereitung für die Kontrastmittelinjektion wird dem Patienten in der Regel außerhalb des MRT-Raums ein venöser Zugang gelegt. Nach der Lagerung sollte der Patient darauf aufmerksam gemacht werden, während der Untersuchung möglichst flach zu atmen. Gleichzeitig kann überprüft werden, ob evtl. Atemkommandos eingehalten werden können.

Pulssequenzen

> Aufgrund der hohen Rate an Missregistrierungen und des damit verbundenen Informationsverlusts erscheinen gemittelte Aufnahmen ohne Atemanhalten obsolet.

Die Untersuchung der Leber erfolgt vorzugsweise in *axialer Schichtorientierung*. Zur optimierten Befunddarstellung können in besonderen Fällen zusätzliche sagittale oder koronare Schichtorientierungen vorteilhaft sein. Hierdurch können insbesondere pathologische Prozesse im Bereich der Leberpforte besser dargestellt werden.

Die Basis der Leberuntersuchung stellen native T1w und T2w Sequenzen dar; um Leberläsionen sicher erkennen zu können, ist eine *Kontrastoptimierung* der T1w und T2w Aufnahmen notwendig. Da viele maligne Tumoren in ihrer Signalintensität der Milz ähneln, kann der Kontrast zwischen Leber und Milz zur Sequenzoptimierung herangezogen werden. Obwohl ein hoher Kontrastwert die Erkennung eines Befunds erleichtert, ist eine optimale Bildqualität erst dann erreicht, wenn eine genügend gute anatomische Auflösung mit einem möglichst hohen Kontrastwert verbunden ist.

T1w Aufnahmen. T1w Aufnahmen werden insbesondere bei Einsatz von Geräten mit einer Feldstärke ≥ 1 Tesla mit Mehrschicht-GE-Sequenzen erstellt (z. B. FLASH, FFE, GRASS). Diese Untersuchungen können während *Atemanhaltephasen* durchgeführt werden. Moderne Geräte erlauben so eine Untersuchung der gesamten Leber während einer Atemanhalteperiode (ca. 14–20 s) oder unter fortgesetzter Atmung mit Triggerung der Aufnahmen in Abhängigkeit von der Atemlage (z. B. Triggerung durch Navigator-Sequenzen).

T1w GE-Sequenzen bieten einen hohen *Tumor-Leber-Kontrast*. Die TR- und TE-Zeiten betragen bei T1w GE-Sequenzen zwischen 100 und 150 ms sowie 2 und 6 ms; der kontrastoptimierte Flipwinkel liegt in der Regel bei 65–70°. Eine Kontrastverbesserung ist durch die Vorschaltung eines Inversionspulses erreichbar, wie z. B. bei der Turbo-FLASH-Sequenz. Durch den Einsatz paralleler Akquisitionstechniken (z. B. SENSE, SMASH, GRAPPA) kann die Aufnahmezeit um bis zu 50% reduziert werden.

Bei Geräten mit einer Feldstärke von ≤ 0,5 T werden T1w Aufnahmen bei Anwendung einer SE-Sequenz mit einer TR-Zeit von 250–300 ms und einer möglichst kurzen TE-Zeit (10–15 ms) erstellt. Geräte mit einer Feldstärke unter 0,5 T sind aufgrund der erzielbaren Schichtdicken für die Abdomen- und Leberbildgebung jedoch nicht zu empfehlen

Zur Erhöhung des Kontrasts auf T1w Bildern und zur Differenzierung fetthaltiger Läsionen oder Veränderungen kann zusätzlich eine *frequenzselektive Fettunterdrückung* oder aber eine Opposed-Phase-Sequenz benutzt werden.

T2w Aufnahmen. Konventionelle T2w SE-Aufnahmen sind an Geräten mit mittlerer (≤ 0,5 T) und hoher Feldstärke (≥ 1,0 T) aufgrund der langen Messzeiten für die Bildgebung des Abdomens und der Leber nicht geeignet. Mit modernen Sequenzen ist es möglich, schnelle und ultraschnelle T2w Aufnahmen während Atemanhaltephasen oder unter Atemtriggerung zu erstellen. Hierzu werden in der Regel schnelle SE- oder Hybridsequenzen (z.B. HASTE) verwendet. Mit modernen Hochfeldgeräten lassen sich auch stark T2w Aufnahmen in echoplanarer Bildgebungstechnik erstellen. Diese Technik hat sich jedoch im klinischen Bereich bisher nicht durchgesetzt. Als meist genutzte T2w Sequenzen werden heute *schnelle SE-Sequenzen*, z.T. in verschiedener Abwandlung, benutzt. Hierdurch kann die Zeit für die T2-Bildgebung im Vergleich zur konventionellen SE-Technik deutlich reduziert werden.

Artefakte. Artefakte durch *unwillkürliche Bewegungen* können zu erheblicher Einschränkung der Bildqualität führen. Die Untersuchung mit schnellen und ultraschnellen Sequenzen während Atemanhaltens schaltet die Artefakte, die durch Atmungsbewegungen entstehen, weitestgehend aus, während Artefakte, die durch die Pulsation des Herzens oder Blutfluss hervorgerufen sind, sich so nicht reduzieren lassen. *Intravasale Flussartefakte* in großen Blutleitern werden durch Vorsättigungspulse reduziert, die das Signal der einfließenden Spins in den Gefäßen neutralisieren. Hierdurch lassen sich auch *Ghost-Artefakte,* die durch Pulsation größerer Gefäße wie der Aorta entstehen und so zu Pseudoläsionen im Bereich des linken Leberlappens führen können, meist reduzieren. Als Basissequenzen zur Leberuntersuchung kommen somit bei Anwendung der Hochfeldtechnik T1w GE-Sequenzen und T2w Doppelecho-TSE-Sequenzen jeweils mit vorgeschalteten, breiten Sättigungspulsen zum Einsatz.

Einen Überblick über den Einsatz verschiedener Untersuchungstechniken für die Klärung klinischer Fragestellungen und der gewählten Parameter geben die Tab. 5.**1** u. 5.**2**.

> T1w GE-Sequenzen und T2w Doppelecho-TSE-Sequenzen mit vorgeschalteten, breiten Sättigungspulsen sind bei Anwendung der Hochfeldtechnik die Basissequenzen zur Leberuntersuchung.

Tab. 5.1 ⇢ *MR-Technik entsprechend der Fragestellung*

Indikation	Sequenz	Orientierung	Kontrastmittel (+/−)
Verdacht auf Leberläsionen	T1w GE (2 D oder 3 D)	axial	nativ, extrazelluläres Kontrastmittel (Gd-Chelate)
	T1w GE-OOP oder FS	axial	nativ
	T2w FSE	axial	nativ
Präoperative Untersuchung	Nativuntersuchung, danach kontrastmittelverstärkte Untersuchung		
	dynamische T1w GE	axial	Bolusinjektion mit Gd-Chelaten
(Differenzialdiagnose lebereigner Tumoren)	T1w GE oder T1w SE	axial	hepatobiliäres Kontrastmittel (z.B. Teslascan, Multihance oder Primovist)
	T2w FSE, PDw	axial	SPIO-Infusion (Endorem, Resovist)
	T1w/T2*w GE dynamisch	axial	SPIO-Bolusinjektion (Resovist)
Verlaufskontrolle	T1w GE oder SE, T2w FSE	axial	nativ, evtl. Gd-Chelate

FSE Fast Spin Echo
FS Fat Saturation (Fettsättigung)
GE-OOP Gradienten-Echo – out-of-phase (Gegenphase)
SPIO Superparamagnetic Iron Oxid Particle (superparamagnetisches Eisenoxid)

Tab. 5.2 ⇢ *Typische Untersuchungssequenzen und -parameter für die MRT der Leber (1,0 – 1,5 Tesla)*

Gewich-tung	Sequenz-typ	TR (ms)	TE (ms)	Flipwinkel (°)	ETL	FS	Matrix ($N_{phase} \times N_{freq}$)	N_{ac}	SD (mm)
T1	GE (2 D)	ca. 150	2,2 – 7	70	-	nein	128 × 256 300 × 512*	11	7* 3 – 4*
T1	GE (3 D)	500	14 – 20	-	-	nein	192 × 256*	4	4 – 8*
T2	FSE	5000	80 – 100	-	7 – 15	ja	192 × 256*	3	4 – 8*
T2	HASTE	festgelegt	festgelegt		1		128 × 256	1	4 – 8*

GE   Gradienten-Echo
FSE   Fast Spin Echo
ETL   Echo Train Length (Echozuglänge)
FS   Fat Saturation (Fettsättigung)
HASTE   Half-Fourier Acquisition Single-Shot Turbo Spin-Echo
SD   Schichtdicke*
*   höhere Auflösung unter Verwendung von paralleler Bildgebung möglich, Verkürzung der Akquisitionszeit durch Atemtriggerung oder -navigation

MR-Kontrastmittel

Perfusionsphasen der Leber: *arteriell-dominante Phase:* ca. 20 – 45 s nach KM-Gabe, *portal-venöse Phase:* ca. 45 – 80 s nach KM-Gabe, *Äquilibriumsphase:* ca. ab 120 s nach KM-Gabe.

Grundlagen der Leberperfusion. Die Leber wird zu 25% arteriell und zu 75% über den Pfortaderkreislauf versorgt. Nach bolusartiger Kontrastmittelapplikation können 3 Perfusionsphasen der Leber unterschieden werden, die arteriell-dominante Phase, die portal-venöse Phase und die Äquilibriumsphase.

In der portal-venösen Phase ist der Kontrast zwischen Läsion und normalem Leberparenchym auf T1w Aufnahmen meist am größten, da die Mehrzahl der Leberläsionen relativ schwach durchblutet ist und die normale Leber in dieser Phase die höchste Signalintensität aufgrund *noch* kontrastierten arteriellen und *schon* kontrastierten portal-venösen Bluts aufweist. Aufgrund der zunehmenden Verdünnung des Kontrastmittels im Blutpool nimmt im weiteren Verlauf das Enhancement von Aorta und Leber wieder ab, es setzt die Äquilibriumsphase ein.

MRT-Spezifisches

- Abhängig vom zur Verfügung stehenden Gerät ist ein mono-, bi- oder triphasischer Scan der Leber möglich.
- Eine optimale Detektion hypo- oder hypervaskularisierter Läsionen der Leber wird mit einem biphasischen Scan in T1w Gradiententechnik nach bolusartiger Kontrastmittelapplikation erreicht (Abb. 5.**1**).

MR-Kontrastmittel. Für die MRT der Leber stehen inzwischen zahlreiche Kontrastmittel mit verschiedenen Wirkmechanismen zur Verfügung (s. hierzu auch Kap. MR-Kontrastmittel). Einige gewebespezifische Kontrastmittel befinden sich in den letzten

Abb. 5.1 **Hypervaskularisierter (a) und hypovaskularisierter (b) Tumor.** Tumor-Leber-Kontrast nach Injektion eines extrazellulären Kontrastmittels.
Tumor **a**:   optimaler Tumor-Leber-Kontrast ca. 25 – 40 s p.i.
Tumor **b**:   optimaler Tumor-Leber-Kontrast ca. 35 – 75 s p.i.

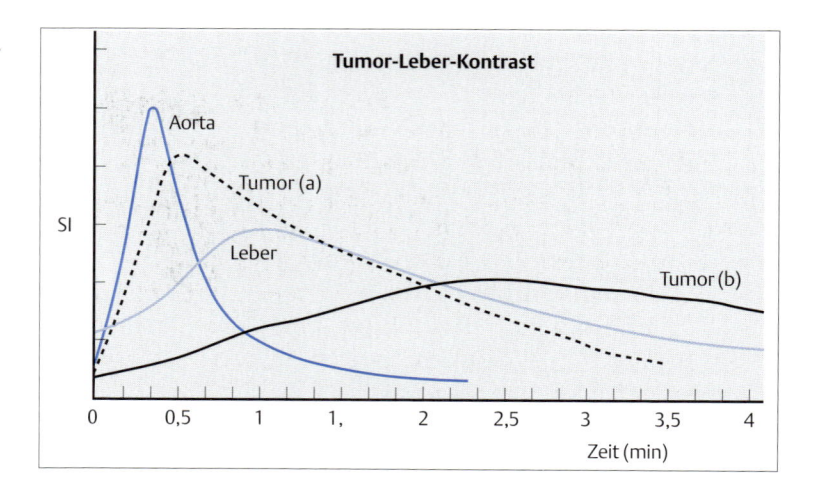

klinischen Prüfphasen. Paramagnetische Substanzen entfalten ihren Effekt vorzugsweise auf T1w Aufnahmen, während superparamagnetische Substanzen ihren Effekt mehr oder weniger auf T2w Aufnahmen optimal zur Geltung bringen.

Speziell für die Leber werden unterschieden:
- *Extrazelluläre Kontrastmittel* für Perfusionsuntersuchungen. Diese enthalten Gd, sind paramagnetisch und verkürzen die T1-Relaxationszeit.
- *Hepatobiliäre Kontrastmittel* (leberzellspezifische Substanzen) werden zu einem bestimmten Prozentsatz (ca. 5–40%) in die Leberzelle aufgenommen und über das Gallengangsystem ausgeschieden. Diese Substanzen sind paramagnetisch, haben als kontrastgebende Substanzen Gadolinium oder Mangan in komplexer Form gebunden und verkürzen die T1-Relaxationszeit.
- *RES-spezifische Kontrastmittel* werden vom retikuloendothelialen System (RES) wie andere kolloidale Substanzen (ähnlich nuklearmedizinischen Tracer-Substanzen) als Fremdkörper erkannt und durch Phagolysosomen in die Kupffer-Zellen aufgenommen. Sie bestehen aus superparamagnetischen Substanzen, kleinen Eisenoxidpartikeln, die von zuckerhaltigen Trägersubstanzen (Dextran oder Carboxydextran) eingehüllt werden. Diese Kontrastmittel verkürzen vorzugsweise die T2-Relaxationszeit haben jedoch auch Einfluss auf die T2-Relaxativität.

Im Folgenden soll nur auf zugelassene Kontrastmittel oder solche, die in Kürze zugelassen werden, eingegangen werden (s. Tab. 5.3).

Extrazelluläre Kontrastmittel

Extrazelluläre paramagnetische Kontrastmittel werden schon seit vielen Jahren in der klinischen Routine zur Perfusionsbildgebung eingesetzt. Zu dieser Kontrastmittelgruppe zählen:
- Magnevist (Gd-DTPA),
- Omniscan (Gd-DTPA-BMA),
- Dotarem (Gd-DOTA),
- Gadovist (Gadobutrol).

Diese Kontrastmittel verteilen sich nach i. v. Injektion im Extrazellulärraum und werden über die Nieren ausgeschieden. In ihrer Pharmakokinetik unterscheiden sie sich nicht wesentlich von den aus der Röntgendiagnostik bekannten iodhaltigen Röntgenkontrastmitteln zur i. v. Injektion. Für die klinische Bildgebung in Deutschland sind derzeit Magnevist, Omniscan, Dotarem und Gadovist zugelassen. Die Standarddosis für Leberuntersuchungen liegt bei 0,1 mmol/kg Körpergewicht. Die Substanzen werden bei der Diagnostik der Leber üblicherweise als i. v. Bolus appliziert. Aufgrund des relativ geringen Injektionsvolumens eignen sie sich deshalb besonders gut für dynamische Perfusionsuntersuchungen (kohärenter Bolus). Die Bolusapplikation kann dabei entweder per Hand oder mit einer automatischen Injektorspritze erfolgen, wobei die zusätzliche Nachspülung mit eines NaCl-Bolus (10–20 ml) zu empfehlen ist.

Durchführung der dynamischen MRT-Untersuchung. Dynamische MRT-Untersuchungen nach Injektion extrazellulärer Kontrastmittel werden mit schnellen T1w Pulssequenzen durchgeführt. Hier kommt insbesondere die T1w GE-Technik zum Einsatz. Wie von der CT her bekannt, kann nach Injektion des Kontrastmittels die erste Messung nach ca. 15–20 s gestartet werden. Es resultieren Aufnahmen in der arteriell-dominanten Phase. Die portal-venöse Phase lässt sich dann zu einem Zeitpunkt ca. 45–80 s p.i. anschließen. Weitere Aufnahmen in der Äquilibriumsphase zur Läsionscharakterisierung sind selten notwendig, wobei dann Aufnahmen nach 5 min meist ausreichend sind.

Gewebespezifische Kontrastmittel

Bei den gewebespezifischen Kontrastmitteln werden hepatobiliäre und RES-spezifische Substanzen (s. oben) unterschieden.

Hepatobiliäre Substanzen. Dies sind:
- Teslascan (Mn-DPDP),
- Multihance (Gd-BOPTA),
- Primovist (Gd-EOB-DTPA).

Die verschiedenen Substanzen unterscheiden sich signifikant hinsichtlich ihrer heptozellulären Affinität und biliären Elimination (Tab. 5.3).

Während Teslascan als Infusion über einige Minuten verabreicht wird, können Multihance und Primovist im Bolus appliziert werden. Perfusionsuntersuchungen der Leber können auch mit diesen „spezifischen" Kontrastmitteln in der ersten Minute nach der Bolusinjektion durchgeführt werden. Etwa 10–20 min nach Beginn der Injektion ist bei Teslascan, Multihance und Primovist der maximale Tumor-Leber-Kontrast erreicht. Bei der Applikation von Teslascan und Multihance werden T1w Aufnahmen zur Detektion von Leberherden ca. 20 min bis 4 h nach Beginn der i. v. Infusion erstellt, da zu diesem Zeitpunkt das Kontrastmaximum zwischen Tumor und normalem Lebergewebe besteht. Spätaufnahmen, die 4–24 h p.i. mit T1w GE-Sequenzen angefertigt werden können, haben sich zur Differenzierung von soliden primären Lebertumoren jedoch

> Paramagnetische Substanzen entfalten ihren Effekt vorzugsweise auf T1w Aufnahmen, während superparamagnetische Substanzen ihren Effekt mehr oder weniger auf T2w Aufnahmen optimal zur Geltung bringen.

Tab. 5.3 Physikochemische Eigenschaften verschiedener gewebeunspezifischer und -spezifischer Kontrastmittel

Substanz	Thermodynamische Stabilität (LOG K_{eq})	Dissoziationskonstante (k[obs]s^{-1})	Osmolalität (mosmol/kg)	Viskosität (mPa s)	Relaxivität (s^{-1} mM^{-1})	
					r1	r2
Gd-DTPA	22,1	$1,2 \times 10^{-3}$	1,96	2,9	4,9	6,3
Gd-DOTA	25,8		1,35	2,0		
Gd-DTPA-BMA	16,9	$> 2 \times 10^{-2}$	780	1,9	3,9■	20,5
Gd-HP-DO3 A	23,8	$6,3 \times 10^{-5}$	0,63	1,3	5,4■	
Gd-DO3 A-butrol		6×10^{-3}	1,603	4,96	3,6	4
Gd-DTPA-bis-methoxyethylamide			1100	2,0		
Mn-DPDP			290	0,7	2,8*	3,7*
Gd-BOPTA	22,6		1,97	5,3	9,7	12,5
Gd-EOB-DTPA					5,3*	6,1*
Ferumoxides			338	1,2	17	82
Ferucarbotran			319	1,03	24*	190*
NSR-0430					35	239
SBPA					12,8*	468*
AMI-227					24*	53*
MS-325					>40	
NC-100150						
Gadomer-17					>17	
P-792						

Angaben für Humanplasma bei 1,0 T
■ gemessen in Citratplasma
* gemessen in wässriger Lösung bei 0,47 T

in der klinischen Praxis nicht durchgesetzt. Aufgrund der relativ hohen Albuminbindungsrate von Multihance, wird diese Substanz zunehmend zur intravasalen Darstellung verwendet.

RES-spezifische Substanzen. Die superparamagnetischen Kontrastmittel, die aus Eisen(Fe)-Oxid-Nanopartikeln bestehen, die in RES-Zellen aufgenommen werden, beeinflussen vorzugsweise das T2-Signal. Diese Substanzen liegen als Endorem (Ferumoxides) und Resovist (Ferucarbotran) zur klinischen Anwendung vor. Aufgrund des gehäuften Auftretens von Rückenschmerzen bei schneller Injektion soll Endorem in Form einer langsamen Infusion über 30 min appliziert werden, während Resovist im Bolus verabreicht werden kann. Beide Kontrastmittel entfalten etwa 15–20 min nach Injektionsbeginn eine starke Reduktion des T2-Signals auf T2w Aufnahmen, sowohl auf konventionellen T2w SE-Aufnahmen als auch auf T2w TSE-Aufnahmen und T2*w Aufnahmen. Am besten geeignet sind Aufnahmen mit mittlerer T2-Gewichtung, da hier neben dem erhöhten Tumor-Leber-Kontrast auch noch wichtige anatomische Strukturen erkannt werden können. Diese Kontrastmittel finden vorzugsweise ihren Einsatz zur präoperativen Detektion kleiner Leberläsionen.

Der normale Effekt dieser superparamagnetischen Partikel besteht in einer Signalreduktion auf T2w Aufnahmen, sodass malignes Tumorgewebe – aufgrund des Fehlens von Fe-aufnehmenden Kupffer-Zellen – hyperintens zur Darstellung kommt. Andererseits kann aufgrund der in benignen Lebertumoren vorhandenen RES-Zellen der Einsatz von superparamagnetischen Fe-Oxid-Partikeln zur Charakterisierung z.B. der fokal-nodulären Hyperplasie oder des hepatozellulären Adenoms gegenüber anderen, insbesondere malignen Tumoren, verwendet werden. So führen die RES-spezifischen Kontrastmittel auf T2w Aufnahmen in normalem Leberparenchym wie z.B. auch in der fokal-nodulären Hyperplasie zu einer deutlichen Signalreduktion, die in malignen Tumoren nicht nachweisbar ist. Inwieweit Resovist, das im Bolus applizierbar ist und somit auch eine gewisse Perfusionsinformation auf T1w Aufnahmen liefert, über die von Endorem bekannten Effekte hinaus auch die Differenzierung von Lebertumoren verbessert, ist bisher noch nicht endgültig geklärt.

Anatomie

Die Leber ist das größte Organ des menschlichen Körpers mit einem Feuchtgewicht von 1400–1600 g. Sie nimmt den gesamten subdiaphragmalen Raum im oberen rechten Abdominalquadranten ein und grenzt medial an Magen, Duodenum und Colon transversum, kaudal an die rechte Kolonflexur und dorsokaudal an den Retroperitonealraum mit rechter Nebenniere und Niere.

Perihepatische Ligamente. Mit Ausnahme des Gallenblasenbetts, der *Area nuda* (wo die Leber dem Zwerchfell direkt anliegt) und des intrahepatischen Anteils der V. cava inferior ist die Leber von Peritoneum umkleidet. Die *Area nuda* wird durch die Ligg. coronare superiore und inferiore, die sich nach rechts lateral zum Lig. triangulare vereinigen und den rechten Leberlappen fixieren, demarkiert. Das Lig. triangulare trennt den *posterioren subhepatischen Raum* (sog. Morison's pouch) vom *subphrenischen Raum*. Der nach links verlaufende Anteil des linken Koronarbands teilt den linken subphrenischen Raum in ein anteriores und posteriores Kompartiment. Nach ventrokaudal setzt sich das Koronarband in das *Lig. falciforme* fort, das Ausläufer des *Lig. teres* aufnimmt und die linke Fossa subhepatica von der rechten subphrenischen Fossa trennt. Das *Lig. hepatogastricum* als Teil des Omentum minus verbindet die Leber mit dem Magen. Das *Lig. hepatoduodenale,* ebenfalls ein Ausläufer des Omentum minus, fixiert Leber und Duodenum und enthält A. hepatica propria, Ductus choledochus, V. portae sowie Nerven und Lymphbahnen. Die Kenntnis des Verlaufs der perihepatischen Ligamente ist für die Beurteilung perihepatischer, subdiaphragmaler Luft- und Flüssigkeitsansammlungen hilfreich.

Blutversorgung. Die Leber, die etwa 15–20% des Gesamtblutpools hält, zeichnet sich durch eine *doppelte Blutversorgung* über *A. hepatica* und *V. portae* aus. Die beiden Gefäßsysteme unterscheiden sich hinsichtlich Blutdruck, -fluss und -zusammensetzung. Nur etwa 25% der Blutversorgung erfolgt über die A. hepatica und dient primär nutritiven Zwecken. Die überwiegende Blutversorgung erfolgt über die V. portae, die das Blut aus den unpaarigen Bauchorganen sammelt und der Verstoffwechslung zuführt. Darüber hinaus ist das Verhältnis von arterieller und portal-venöser Durchblutung der Leber von hormonellen Faktoren, dem Ernährungszustand sowie der hepatischen Parenchymzusammensetzung abhängig.

Die *A. hepatica communis* entspringt aus dem Truncus coeliacus, etwa in Höhe der Wirbelkörper Th 12/LWK 1, zieht kranial des Pankreaskopfes nach rechts zur Leber und gibt extrahepatisch die A. gastroduodenalis ab. Sie verläuft dann weiter als A. hepatica propria im Lig. hepatoduodenale ventral der V. portae und erreicht zusammen mit dieser und dem Ductus choledochus die Leberpforte. Intrahepatisch teilt sie sich in einen den rechten und einen den linken Leberlappen versorgenden Ast; ein zusätzlicher, mittlerer Ast ist nicht selten. Lobus caudatus und Gallenblase werden über die A. cystica aus der rechten Leberarterie versorgt.

Varianten der arteriellen Leberversorgung finden sich in 35–45% der Fälle:
- aberrierende A. hepatica dextra mit teilweiser (18%) oder kompletter (14%) Versorgung aus der A. mesenterica superior,
- Ursprung der A. hepatica communis aus der A. mesenterica superior (Truncus hepatomesentericus),
- Ursprung der A. hepatica sinistra aus der A. gastrica sinistra (18–25%),
- Ursprung der mittleren Leberarterie aus der A. hepatica sinistra.

Dorsal des Pankreas, am Übergang von Pankreaskopf zu -korpus, formiert sich die *V. portae* aus dem Zusammenfluss von V. mesenterica superior und V. lienalis, die die V. mesenterica inferior aufnimmt. Über das Lig. hepatoduodenale, durch das Foramen Winslowi, erreicht sie zusammen mit A. hepatica und Ductus hepaticus communis die Leberpforte. Sie ist das größte Gefäß in der Leberpforte (normaler Durchmesser ≤ 10 mm) und deshalb eine wichtige Leitstruktur. Der Ductus hepaticus communis liegt meist vor der Pfortader und lateral der A. hepatica, während diese dorsal der Pfortader liegt.

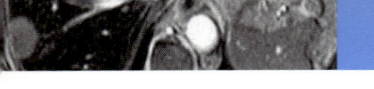

Intrahepatisch teilt sich die V. portae in einen rechten und linken Hauptstamm, der sich rechts in einen anterioren und posterioren, links in einen medialen und lateralen Anteil aufzweigt. Die im Erwachsenenalter normalerweise atretischen Anteile der V. umbilicalis drainieren in die linken Pfortaderäste.

Im Gegensatz zur A. hepatica und V. portae, deren Äste innerhalb der Lebersegmente liegen, verlaufen die *Lebervenen* zwischen den Lebersegmenten und -lappen. Der *Lebervenenstern* wird aus der rechten Lebervene, die meist separat in die V. cava inferior mündet, und der mittleren und linken Lebervene gebildet. Die beiden Letztgenannten bilden in der Regel einen gemeinsamen Trunkus. Die venöse Drainage des Lobus caudatus erfolgt unabhängig über die Vv. emissariae direkt in die V. cava inferior.

Segmentanatomie. Die Segmentanatomie der Leber wird durch den Verlauf und die Verteilung von Pfortaderästen, Leberarterien und Gallenwegen (intrasegmental) sowie Lebervenen (intersegmental) bestimmt (Abb. 5.2).

Die V. hepatica dextra trennt die anterioren (Segmente 5, 8) von den posterioren (Segmente 6, 7) Segmenten, der rechte Pfortaderhauptstamm die kranialen (Segmente 7, 8) von den kaudalen Segmenten (Segmente 5, 6). Die mittlere Lebervene,

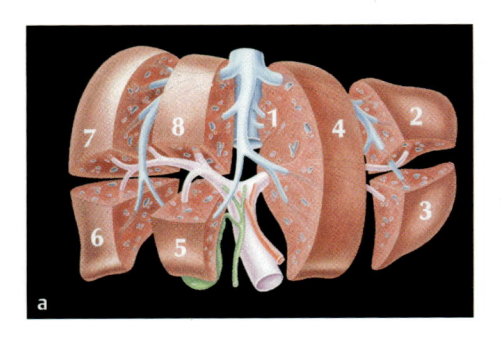

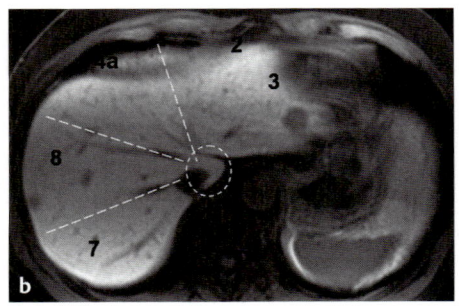

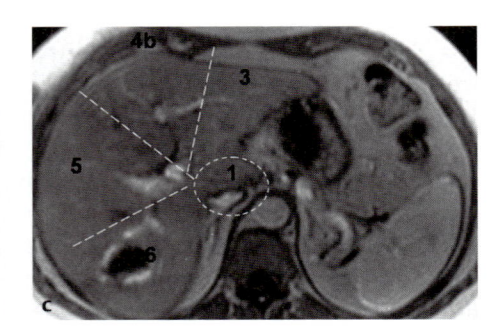

Abb. 5.2 a – g **Lebersegmente und -venen:**

a Darstellung der Lebersegmente nach Couniaud. Segment I entspricht dem Lobus caudatus.

b Darstellung der Lebervenen und Läsionen in Segment 3 und 8 mit T1w GE-Sequenz nach Primovist i. v. Bezeichnung der kranialen Lebersegmente.

c Darstellung der kaudalen Lebersegmente mit einer T1w GE-Sequenz nach Gd-DTPA i. v. mit einer Läsion in Segment 6.

d – g Darstellung der Lebersegmente (aus Galanski, M., M. Prokop: Ganzkörper-CT. Thieme, Stuttgart 2005).

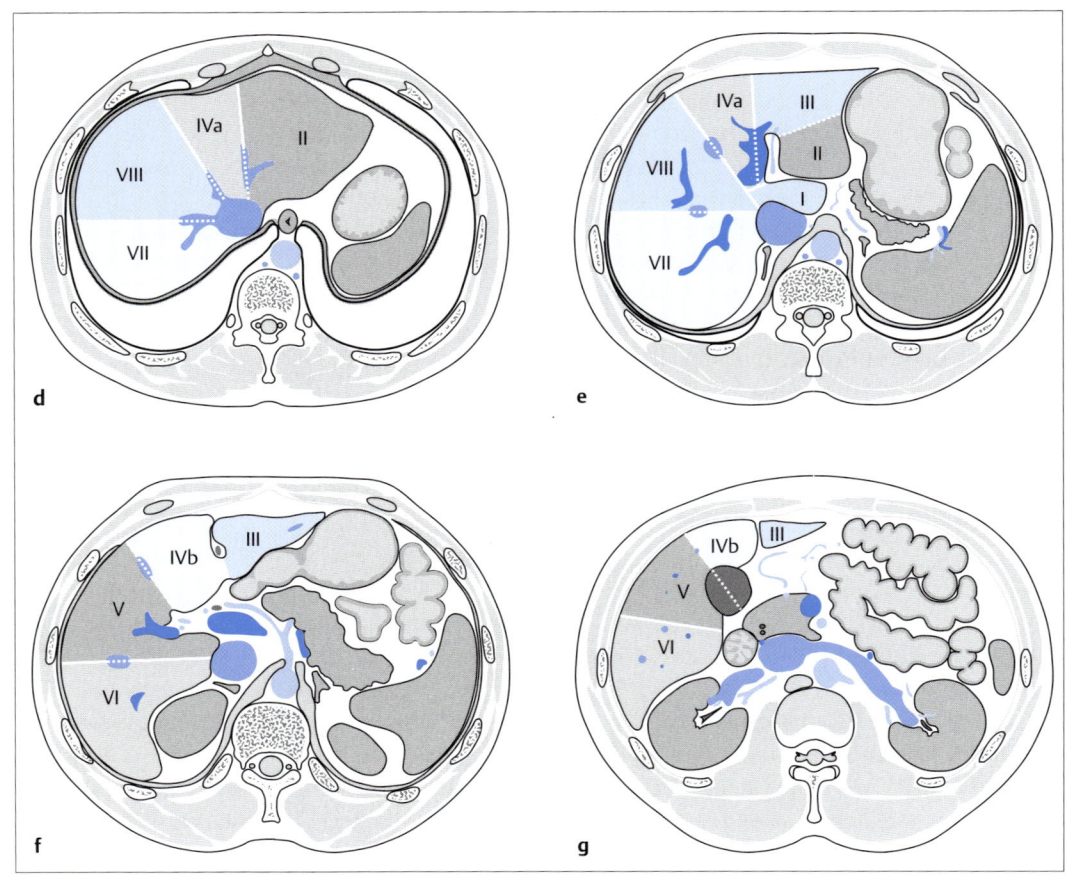

kranial gelegen, mit einer gedachten Fortsetzung in die Interlobärfissur und das Gallenblasenbett trennt den rechten vom linken Leberlappen. Das mediale Segment (Segment 4) und die lateralen Segmente (Segmente 2, 3) des linken Leberlappens werden durch das Lig. teres, den aszendierenden Abschnitt des linken Pfortaderastes und die linke Lebervene definiert. Der Lobus caudatus (Segment 1), der durch eine Parenchymbrücke mit dem rechten Leberlappen verbunden ist, grenzt dorsal an die V. cava inferior und ventral an das Lig. venosum (dorsokaudaler Anteil des Lig. falciforme). Kranial reicht der Lobus caudatus bis in Höhe des Konfluens der Lebervenen und des gastroösophagealen Übergangs. Kaudal bildet er die obere Begrenzung des Foramen Winslowi und bildet dabei gelegentlich eine papilläre Protrusion (Processus papillaris oder uncinatus), die in die Bursa omentalis, dorsal des Magens, ragt und mit einem vergrößerten Lymphknoten verwechselt werden kann. Der Lobus caudatus wird meistens über eigene Venen direkt in die V. cava drainiert. Bildlich kann die Segmentierung vom Segment 1 ausgehend im Uhrzeigersinn vorgenommen werden. Die kontrastreiche Darstellung der Lebergefäße im MRT-Bild erleichtert die segmentale Zuordnung einer Läsion (Abb. 5.2 b u. c). Die großen Lebervenen lassen sich mit flusssensitiven Sequenzen sowie nach Gd-Chelatgabe mit stark T1w Sequenzen und nach Gabe eines superparamagnetischen Kontrastmittels mit leicht T2w Sequenzen darstellen.

Gallenblase. Die Gallenblase befindet sich am Unterrand der Leber zwischen dem rechten und linken Leberlappen. Sie bildet die chirurgische Grenze zwischen beiden Leberlappen. Ihre normale Länge beträgt etwa 10 cm bei einem Durchmesser von 3–5 cm und einer Wandstärke von 2–3 mm. Im nüchternen Normalzustand fasst die Gallenblase ca. 50 ml. Sie kommt im T1w Bild hypodens mit zarter Wand und im T2w Bild deutlich hyperintens zur Darstellung. Die Signalintensität entspricht bei normaler Galle der des Liquors. Weitere Ausführungen zur Gallenblase s. Kap. Gallenwegssystem.

Lymphgefäße. Die *Lymphdrainage* der Leber erfolgt über zahlreiche Lymphgefäße, die meist über die Organoberfläche zu 2 Hauptdrainagewegen konvergieren. Der Hauptabfluss erfolgt dabei zu Lymphknoten im Leberpfortengebiet bzw. um den Truncus coeliacus zur Cisterna chyli und anschließend in den Ductus thoracicus. Ein kleiner Anteil der Drainage erfolgt über Lymphbahnen entlang der Lebervenen zur V. cava inferior.

MRT-Spezifisches

- Das normale Leberparenchym ist auf T1w MRT-Aufnahmen homogen hyperintens zur Muskulatur und zeigt auf T2w Aufnahmen abhängig von der T2-Gewichtung eine zunehmende Abnahme der Signalintensität.
- Im nativen T1w Scan erscheinen die Gefäße im Vergleich zum Parenchym hypointens und im T2w Scan deutlich hyperintens.
- Nach Gabe von Gd-haltigen Kontrastmitteln zeigen die Gefäße eine deutliche Signalzunahme im T1w Bild und erscheinen hyperintens im Vergleich zum Lebergewebe.
- Eine ausreichende Trennung der Perfusionsphasen mit der Möglichkeit, das arterielle, portal-venöse und venöse Gefäßsystem der Leber zu identifizieren, gelingt nur durch biphasisches Scannen nach bolusartiger Injektion eines Gd-haltigen T1-Kontrastmittels, wie von der CT bekannt. In der Äquilibriumsphase nimmt das Leberparenchym deutlich an Signalintensität zu.
- Das normale intrahepatische Gallenwegssystem ist im T2w Scan darstellbar (s. Kap. Gallenwegssystem). Die Gallenblase ist im nüchternen Zustand scharf abgrenzbar und weist flüssigkeitsäquivalente Signalintensitäten im T2w Scan auf.

Anomalien

Lage- und Formanomalien

Lageanomalien der Leber sind selten und finden sich als Sinistroposition beim Situs inversus sowie partieller oder kompletter Kranialisierung bei Zwerchfellhernien. So kann eine Zwerchfellteilrelaxation mit Protrusion von Leberanteilen für den sog. Lobus accessorius superior verantwortlich sein. Eine weitere, klinisch belanglose, Lageveränderung ist die hepatodiaphragmale Koloninterposition (Chilaiditi-Syndrom).

Zu den *Formveränderungen* gehören die Varianten der Größenausprägung einzelner Leberlappen, die vollständige Dextroposition der Leber bis hin zu einem, im Vergleich zum rechten Leberlappen deutlich vergrößerten linken Leberlappen.

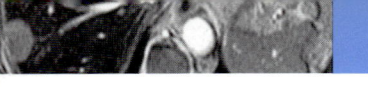

Darüber hinaus gibt es echte, insgesamt jedoch seltene, *organogenetisch bedingte morphologische Anomalien*. Die *Agenesie* des rechten oder linken Leberlappens ist ausgesprochen selten und wird als Zufallsbefund festgestellt.

Bei der ebenfalls sehr seltenen *Aplasie* ist der betroffene Lappen klein mit abnormer Parenchymstruktur und nur wenigen funktionierenden Hepatozyten. Die *Hypoplasie* bezeichnet einen kleinen, jedoch funktionell und morphologisch intakten Lappen. Von diesen Formen ist die *Lobäratrophie* zu unterscheiden, die eine Konsequenz von erworbenen vaskulären und biliären Erkrankungen darstellt. Differenzialdiagnostisch sind Leberzirrhose, Cholangiokarzinom mit Atrophie aufgrund der biliären Obstruktion oder vorangegangene Operationen zu berücksichtigen.

Akzessorische Leberlappen, teilweise gestielt, sind gelegentlich bei ansonsten normaler Leberform zu finden und sind durch gefäßführende Fasersepten mit dem Hauptorgan verbunden. Hierzu zählt auch der sog. *Riedel-Leberlappen,* eine weit nach kaudal reichende Vergrößerung des rechten Leberlappens, die teilweise sogar durch die Bauchwand getastet und als Tumor fehlinterpretiert werden kann.

Globale *Lebervergrößerungen* können auf eine Zunahme des sinusoidalen Blutspeichers zurückgeführt und bei Rechtsherzbelastung mit Vorlasterhöhung beobachtet werden. Eine *generalisierte Leberverkleinerung* wird lediglich im Rahmen der zirrhotischen Schrumpfung bzw. selten bei massiver Kachexie beobachtet. Eine *partielle Leberverkleinerung* betrifft meist den linken Leberlappen, wobei die Ursache häufig in einer Pfortaderteilthrombose oder in umschriebener Cholestase zu suchen ist. Die zelluläre Hyperplasie ist dann für die kompensatorische Hypertrophie der nicht befallenen Leberabschnitte verantwortlich.

Eine relativ häufige sekundäre Formveränderung ist die *Buckelung der Leberoberfläche* (sog. Hustenfurchen) aufgrund einer Hypertrophie der Insertiones tendineae des Zwerchfells bei chronisch obstruktiven Lungenerkrankungen (Tab. 5.4).

Tab. 5.4 **Morphologische Anomalien der Leber**

Agenesie	rechter oder linker Leberlappen
Formanomalien	akzessorische Lappen (z. B. Riedel-Lappen) gestielte Lappen Aplasie Hypoplasie „Hyperplasie" (Rechtsherzbelastung)
Lageanomalien	Dextroposition Sinistroposition bei Situs inversus hepatodiaphragmale Koloninterposition (Chilaiditi-Syndrom) Lobus accessorius superior (Zwerchfellteilresektion)

Strukturanomalien

Die *kongenitale Leberfibrose* gehört in den Formenkreis der zystischen Lebererkrankungen, gekennzeichnet durch aberrierende Gallengangsproliferation und periduktale Fibrose, wobei die mikrozystischen Veränderungen makroskopisch nicht zu erkennen sind. Die *polyzystischen Veränderungen der Leber,* in etwa 70 % der Fälle gemeinsam mit *Zystennieren,* stellen eine Sonderform der kongenitalen Leberfibrose dar. Die von wenigen Millimetern bis 10 cm großen Zysten erscheinen in der CT flüssigkeitsäquivalent, können jedoch, abhängig vom Blut- oder Proteingehalt, auch höhere Dichtewerte haben. Wandverkalkungen sind ebenfalls häufig. Das die Zysten umgebende Leberparenchym ist in der Regel fibrotisch umgebaut und kann die seltenen *Gallengangshamartome (Meyenburg-Komplexe)* enthalten.

Da es sich bei den *einfachen Leberzysten* vermutlich um kongenitale Entwicklungsstörungen handelt, auch wenn sie meist erst ab dem 4. Dezennium entdeckt werden, werden sie hier besprochen. Sie kommen solitär, unilokulär oder multipel über die Leber verteilt vor und können meist von dysontogenetischen Zysten im Rahmen einer Hamartose aufgrund der fehlenden Mitbeteiligung von Pankreas und Nieren differenziert werden. Sie sind von einschichtigem Gallengangszylinderepithel ausgekleidet und meist wenige Millimeter bis einige Zentimeter groß. Sie stellen häufig einen Zufallsbefund (autoptische Prävalenz 1–14 %) bei der Abklärung der Leber dar. Zysten sind ab ca. 5 mm aufgrund ihrer flüssigkeitsäquivalenten Signalintensitäten im MRT gut zu erkennen und von anderen Läsionen zu differenzieren.

> Ab einer Größe von 5 mm sind Zysten aufgrund ihrer flüssigkeitsäquivalenten Signalintensitäten im MRT gut zu erkennen und zu differenzieren.

— **MRT-Spezifisches**

- Zysten sind auf T1w Aufnahmen sehr hypointens und auf T2w Aufnahmen sehr hyperintens.
- Zysten sind ab ca. 5 mm aufgrund ihrer flüssigkeitsäquivalenten Signalintensitäten im MRT gut zu erkennen und von anderen Läsionen zu differenzieren.
- Diagnostische Probleme können bei sehr kleinen Zysten und proteinhaltiger Zystenflüssigkeit (komplizierte Zysten) entstehen. Diese sind, bedingt durch Partialvolumeneffekte, in der MRT nur schwer oder gar nicht von kleinen Hämangiomen oder Metastasen zu unterscheiden. Proteinhaltige Zystenflüssigkeiten zeigen nicht eindeutige zystische Signalintensitäten. Eine diagnostische Klärung kann dann in vielen Fällen durch die kontrastmittelverstärkte MRT mit einem extrazellulären Kontrastmittel erfolgen.
- Zysten weisen weder in der Früh- noch in der Spätphase ein Kontrastmittel-Enhancement auf.

Benigne Tumoren (Tab. 5.5)

Kavernöses Hämangiom

Mit einer Inzidenz von bis zu 20% ist das kavernöse Hämangiom der häufigste benigne Tumor der Leber im Erwachsenenalter mit einer Prädilektion für das weibliche Geschlecht (Verhältnis Frauen : Männer = 5 : 1). Hämangiome treten solitär (50–90%) oder multipel auf. Sie können einen Durchmesser von wenigen Millimetern bis 30 cm (Riesenhämangiom) haben und sind bevorzugt subkapsulär oder septennah lokalisiert. Mikroskopisch sind sie aus großen vaskulären Höhlen, die mit Endothel ausgekleidet sind, und Bindegewebe zusammengesetzt, wobei der langsame Blutfluss innerhalb der Hämangiome Hyalinisierungsprozesse initiiert, die wiederum die Fibrosierung begünstigen. Einblutungen, Thrombosierungen, Verkalkungen, Fibrosierungen sowie Nekrosen sind möglich. Für die sehr seltenen Beschwerden werden Thrombosierungen und Blutungen verantwortlich gemacht.

Tab. 5.5 Benigne Lebertumoren und tumorähnliche Läsionen

Hepatozellulär	hepatozelluläres Adenom (Typ I–VII) hepatozelluläre Hyperplasie: • fokal nodulär (FNH) • nodulär regenerativ (NRH) • makroregenerative Knoten
Cholangiozellulär	Leberzysten: • einfache Zysten • kongenitale Leberfibrose • polyzystische Leber biliäre Zystadenome Gallengangsadenom
Mesenchymal	Hämangiom Hamartom infantiles Hämangioendotheliom mesenchymales Hamartom Lymphangiom Lipom, Angiomyolipom, Myelolipom Leiomyom Fibrom heterotopes Gewebe: • von Nebenniere • von Pankreas

— **MRT-Spezifisches**

- Auf nativen T1w MRT-Aufnahmen sind die Hämangiome mäßig hypointens und glatt begrenzt (Abb. 5.**3a**). Aufgrund ihrer sehr langen T2-Relaxationszeit kommen sie auf T2w Aufnahmen deutlich hyperintens zur Darstellung. Ihre Form und Größe ist jedoch auf T1w und T2w Aufnahmen gleich. Da Hämangiome mit zunehmender T2-Gewichtung immer signalreicher erscheinen, spricht man auch vom „Glühbirnen-Zeichen".
- Zur Differenzierung gegenüber malignen Läsionen sollten immer stark T2w Aufnahmen mit einer TE-Zeit > 100 ms erstellt werden. Als interner Standard der Signalintensität können andere Körperflüssigkeiten wie Liquor oder normale Gallenflüssigkeit herangezogen werden (Abb. 5.**3b**).
- Hämangiome ≤ 3 cm kommen in über 90% der Fälle homogen zur Darstellung. Größere Hämangiome (> 5 cm) können zentrale Narben aufweisen, die zu einem inhomogenen Erscheinungsbild führen. In einigen Fällen kommen diese Narben aufgrund ihres Wassergehalts – es handelt sich meistens um thrombosierte Areale – bei starker T2-Gewichtung ebenfalls hyperintens zur Darstellung.
- Differenzialdiagnostische Schwierigkeiten treten insbesondere bei muzinösen Metastasen, z.B. von Kolon-

5 Abdomen

karzinomen, und bei kleineren Läsionen von endokrin aktiven Tumoren auf, deren Metastasen ebenfalls sehr hyperintens auf T2w Aufnahmen erscheinen können. In diesen Fällen können Perfusionskontrastmittel wie z. B. Gd-DTPA u. a. eingesetzt werden, um die Diagnostik zu verbessern.

- Auf dynamischen MRT-Aufnahmen, die mit T1w GE-Sequenzen erstellt werden, zeigt sich nach bolusartiger Applikation von Gd-Chelaten ein teilweise „knotiges" (noduläres), peripheres Enhancement in der arteriellen Perfusionsphase (Abb. 5.**3c** u. **d**). In der dynamischen MRT ist in etwa 60 % der Fälle eine über wenige Minuten verlaufende, zum Zentrum der Läsion hin gerichtete Kontrastmittelaufnahme (sog. *Irisblendenphänomen*) zu beobachten, das als beweisend für ein Hämangiom gilt. Sind alle kavernösen Hohlräume des Hämangioms mit kontrastmittelangereichertem Blut gefüllt (sog. Pooling), so kann auf Spätaufnahmen die gesamte Läsion vollständig kontrastiert sein und homogen zur Darstellung kommen, was insbesondere bei kleineren Läsionen ≤ 4 cm meistens der Fall ist (Abb. 5.**3e**). Abhängig vom Grad der thrombotischen Degeneration können Hämangiomanteile jedoch auch nach Kontrastmittelapplikation hypointens bleiben, sodass die Abgrenzung von malignen Läsionen der Leber gelegentlich schwierig sein kann.

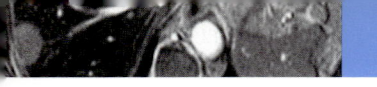

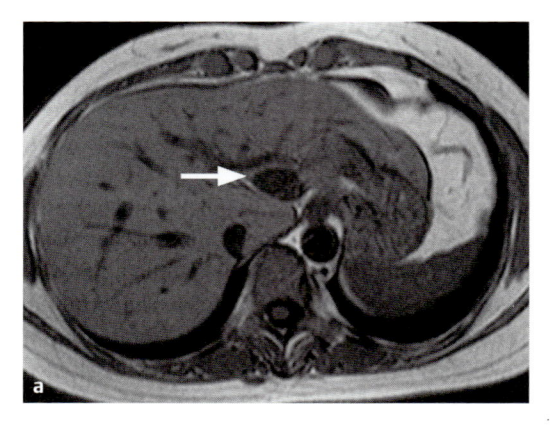

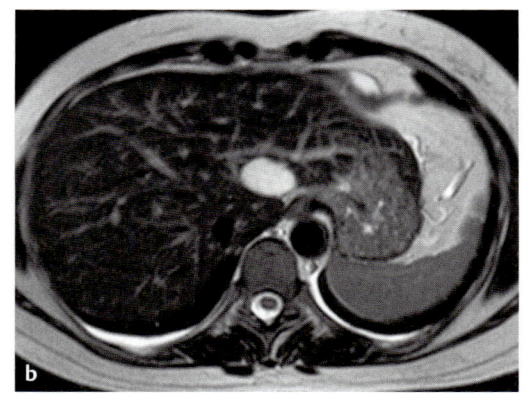

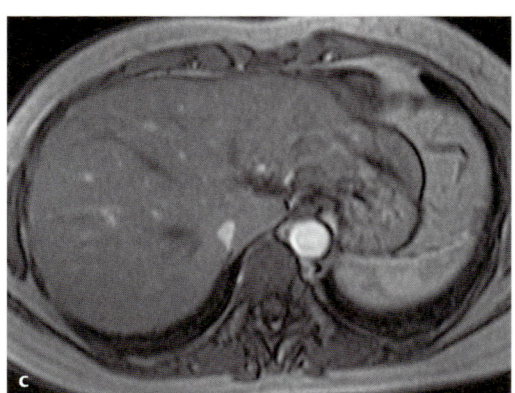

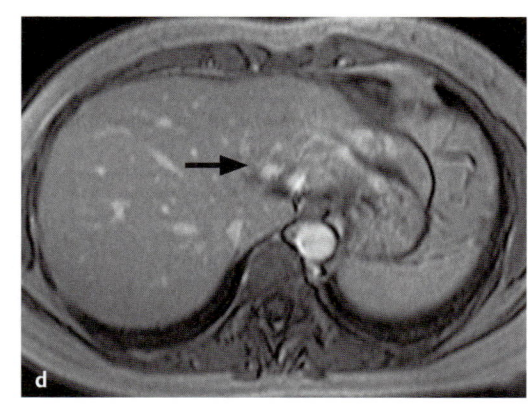

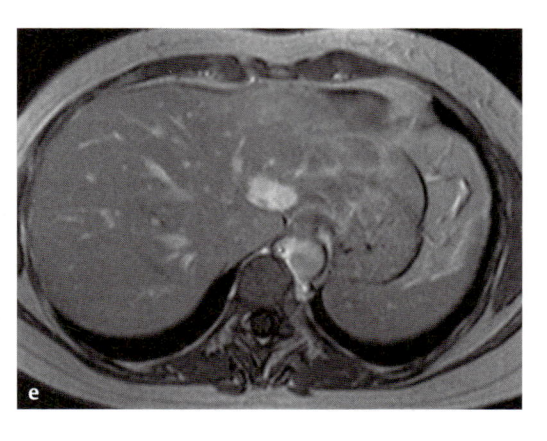

> Als beweisend für ein Hämangiom gilt das Auftreten des Irisblendenphänomens im Rahmen der Kontrastmittelaufnahme.

Abb. 5.3a–e Hämangiom.
a   Das T1w GE-Bild zeigt die Läsion hypointens und glatt begrenzt (Pfeil).
b   Stark T2w TSE-Bild. Deutlich hyperintense Darstellung des Hämangioms, isointens zum Liquor (Glühbirnenzeichen).
c–e Darstellung nach i. v. Bolusinjektion von Gd-DTPA.
c   Das T1w GE-Bild zeigt die Läsion überwiegend hypointens mit peripherer geringer, nodulärer Kontrastmittelanreicherung, ca. 20 s p.i.
d   Zunehmende Kontrastmittelanreicherung von peripher (sog. Irisblendenphänomen), ca. 40 s p.i.
e   Vollständige Kontrastmittelanreicherung ca. 120 s p.i.

Aufgrund der hohen Diagnosesicherheit, die mit der MRT erreicht wird, sind die Angiographie, die lakunenartige Kontrastmitteldepots ohne maligne Gefäßtransformationen und arteriovenöse Shunts zeigt, sowie die sono- oder computertomographisch kontrollierte Punktion eines Hämangioms bzw. die nuklearmedizinische Diagnostik (Bloodpool-Scan) nur noch in Ausnahmefällen nötig.

Fokal noduläre Hyperplasie

Die fokal noduläre Hyperplasie (FNH) ist der zweithäufigste benigne Lebertumor mit einer (autoptischen) Inzidenz von 8% und Bevorzugung des weiblichen Geschlechts (Verhältnis Frauen : Männer = 2 : 1) im jüngeren bis mittleren Lebensalter (20–50 Jahre). Die Assoziation mit der Einnahme oraler Kontrazeptiva wurde diskutiert, gilt jedoch mittlerweile nicht mehr als relevant. Histopathologisch handelt es sich um eine regionäre, von Bindegewebssepten durchzogene Hyperplasie aller Lebergewebsbestandteile, u.U. durch eine Gefäßanomalie im Zentrum der Läsion (sog. *Nidus*) initiiert, auf die die Bindegewebssepten konvergieren. Das assoziierte Auftreten mit Hämangiomen ist beschrieben, was die Theorie einer Gefäßmalformation als Genese wahrscheinlich macht. Die in 80% der Fälle solitär auftretenden Tumoren sind glatt berandet, ohne Kapsel, mit einem Durchmesser von 3–5 cm (bis 20 cm möglich).

Multiple fokal noduläre Hyperplasien wurden auch in Verbindung mit vaskulären Malformationen anderer Organe beschrieben. Selten kommt es zu Einblutungen und Nekrosen, die sich meist nur in großen Tumoren finden und dann mit unspezifischem Oberbauchschmerz verbunden sein können.

MRT-Spezifisches

- In der nativen MRT ist die fokal noduläre Hyperplasie isointens, bei Verwendung sehr stark T1w GE-Sequenzen gering hypointens und oft nicht von der normalen Leber zu unterscheiden.
- Auch auf T2w Aufnahmen kommt der Tumor oft isointens oder nur leicht hyperintens zur Darstellung. Dies ist bedingt durch die Gewebenatur der fokal nodulären Hyperplasie, die histologisch aus normalem Lebergewebe besteht.
- In etwa 50–80% der Fälle lässt sich eine zentrale speichenförmige „Narbe" (*Nidus*) nachweisen, die Gefäße und Gallengänge enthält und im T2w Bild aufleuchtet (Abb. 5.**4**).
- In der *dynamischen MRT* ist bei Verwendung von Gd-haltigen *extrazellulären Kontrastmitteln* (z. B. Gd-DTPA, Gd-BMA-DTPA, Gd-DOTA u. a.) die kräftige, früharterielle, zentrifugale, zeitweise fleckige Kontrastmittelaufnahme, wenige Sekunden nach bolusartiger Kontrastmittelinjektion, die ein hypodenses zentrales Areal ausspart, charakteristisch (Abb. 5.**5**a–c). Dieses zentrale Areal entspricht dem zentralen Gefäßnidus (zentrale Narbe) und ist meist noch in der Äquilibriumsphase zu erkennen. In manchen Fällen lässt sich jedoch auf Spätaufnahmen auch eine Gd-Aufnahme in die Nabelgefäße erkennen, sodass das Zentrum dann hyperintens zur Darstellung kommt (Abb. 5.**5**d) Die gehäufte Koinzidenz einer fokal nodulären Hyperplasie mit Hämangiomen weist auf eine mögliche ähnliche Genese (zentrale Gefäßanomalie) hin (Abb. 5.**6**).

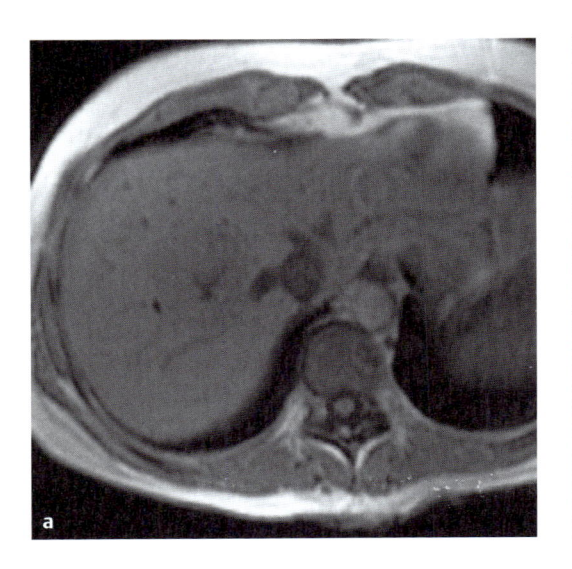

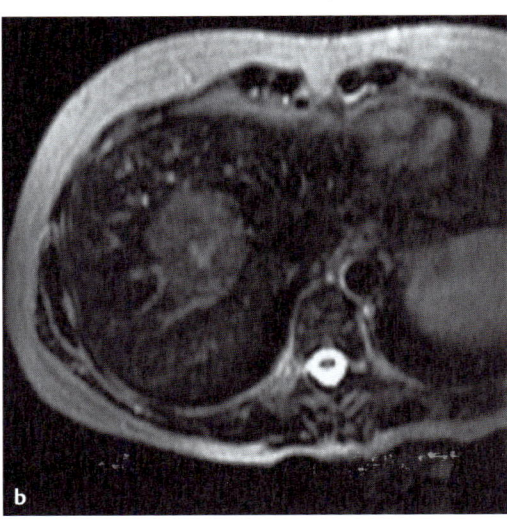

Abb. 5.4 a–d Fokal noduläre Hyperplasie (FNH) mit zentralem Nidus.
a Das T1w GE-Bild zeigt die Läsion weitgehend iso-, allenfalls leicht hypointens zum umgebenden Lebergewebe, die zentrale Narbe deutlicher hypointens.
b T2w TSE-Bild: FNH leicht hyperintens mit deutlich hyperintenser, zentraler Narbe.
Fortsetzung →

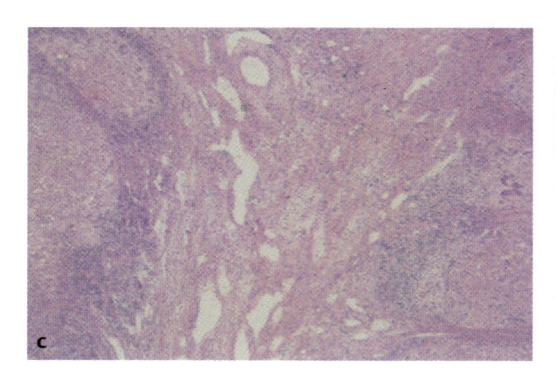

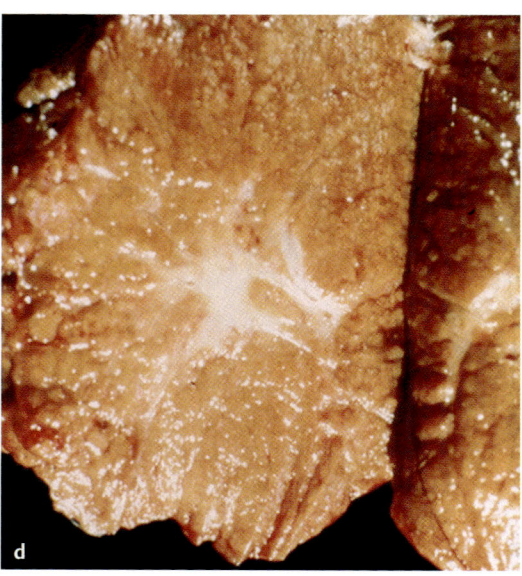

5 Abdomen

Abb. 5.4 c–d **Fortsetzung**
c Pathologisches Päparat einer FNH mit zentraler Narbe (aus Rummeny, E. J. et al.: Radiology 171 [1989] 323–326).
d Histologisches Präparat der zentralen Narbe mit Nachweis vaskulärer Strukturen (aus Rummeny, E. J. et al.: Radiology 171 [1989] 323–326).

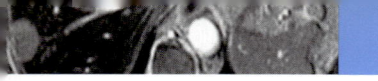

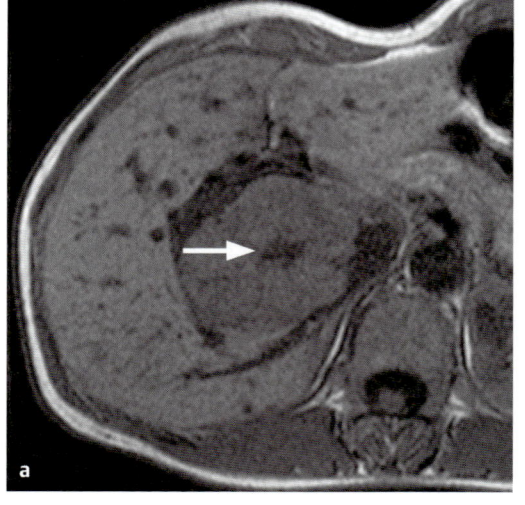

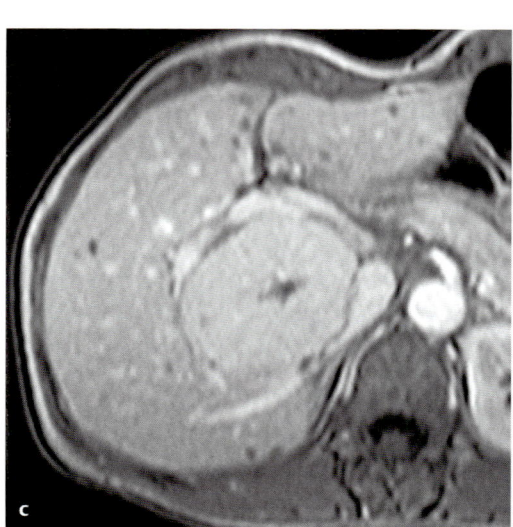

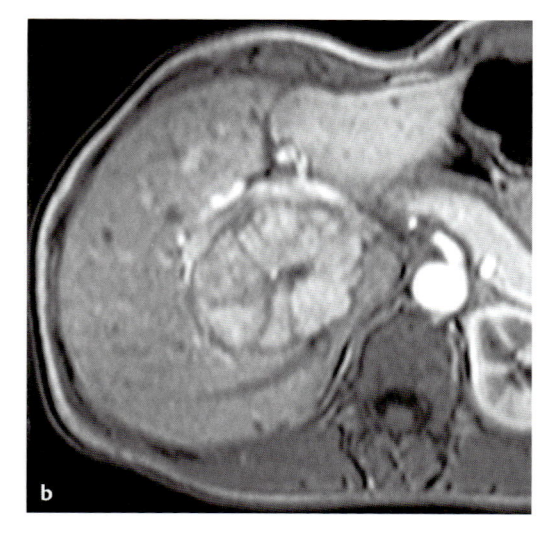

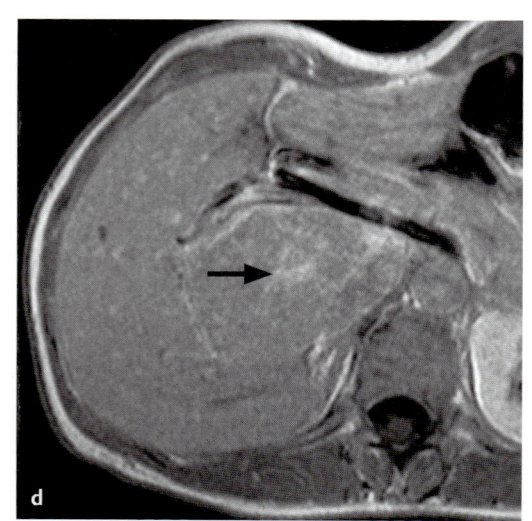

Abb. 5.5 a–d **Fokal noduläre Hyperplasie (FNH).** FNH vor und nach i. v. Injektion von Magnevist, T1w Aufnahmen.
a Das T1w GE-Bild zeigt die Läsion leicht hypointens zum umgebenden Lebergewebe, die zentrale Narbe deutlich hypointens.
b Arterielle Phase: starke Kontrastmittelanreicherung durch arterielle Versorgung (Blush).
c Portal-venöse Phase: Ausgleich des Kontrasts, die Läsion erscheint isointens bis allenfalls gering hyperintens zum Lebergewebe; hyperintense Darstellung von verdrängten venösen Gefäßen.
d Äquilibriumsphase: isointense Darstellung der Läsion, zunehmende Kontrastmittelaufnahme in dem gefäßreichen Nidus (s. Abb. 5.4 d).

- In etwa 25–30 %, insbesondere bei kleinen Läsionen, gelingt die Differenzierung mit neuen Pulssequenzen und extrazellularen Kontrastmitteln nicht, so dass der Einsatz von *gewebespezifischen MR-Kontrastmitteln* oder anderen Verfahren (Biopsie) notwendig sein kann. Gewebespezifische Kontrastmittel wie die hepatobiliären Substanzen Mn-DPDP (Teslascan) und Gd-EOB-DTPA (Primovist) zeigen aufgrund der Leberzellgängigkeit eine Aufnahme in den Tumor nach Kontrastmittelapplikation, die z. T. über längere Zeit anhalten kann (Abb. 5.**7**). Nach Injektion von Teslascan kann die Aufnahme in eine fokal noduläre Hyperplasie über mehrere Tage nachgewiesen werden. In unklaren Fällen kann es deshalb gelegentlich sinnvoll sein, zur Diagnosesicherung bei primären Lebertumoren wie der fokal nodulären Hyperplasie T1w Spätaufnahmen 8–24 h p.i. anzufertigen. Nach Applikation superparamagnetischer Substanzen (Endorem, Resovist) ist ein Signalabfall gegenüber nativen Aufnahmen als Zeichen für eine Aufnahme des Kontrastmittels in den Tumor zu verzeichnen. Dies ist auf eine Aufnahme der Partikel in normale RES-Zellen, die in der fokal nodulären Hyperplasie vorhanden sind, zurückzuführen.

> Sind die morphologischen Kriterien einer fokal nodulären Hyperplasie in der MRT erfüllt, sind weitere diagnostische Maßnahmen (Angiographie, Punktion) überflüssig.

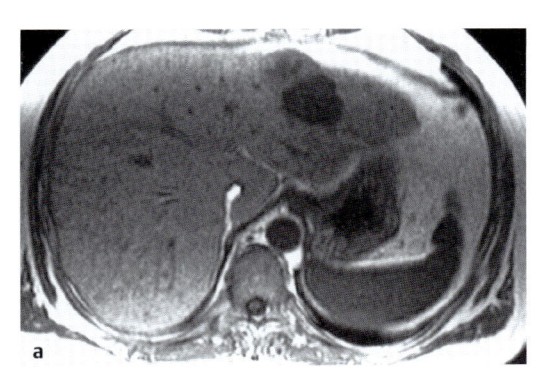

Abb. 5.6 a–c **Fokal noduläre Hyperplasie (FNH) und Hämangiom.** Darstellung vor und nach i.v. Injektion von Gd-DTPA; T1w-Aufnahmen.
a Das T1w GE-Bild zeigt die FNH weitgehend isointens zum umgebenden Lebergewebe und das benachbart gelegene Hämangiom hypointens.
b Frühe Phase: starke Kontrastmittelanreicherung (Blush) in der FNH; nodulär-periphere Anreicherung im Hämangiom.
c Portal-venöse Phase: Die FNH erscheint weiterhin leicht hyperintens zum Lebergewebe; deutlich hyperintense Darstellung des Hämangioms.

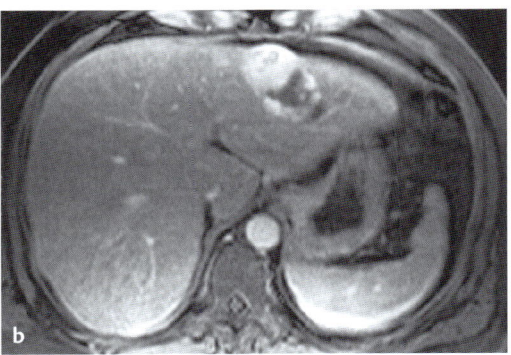

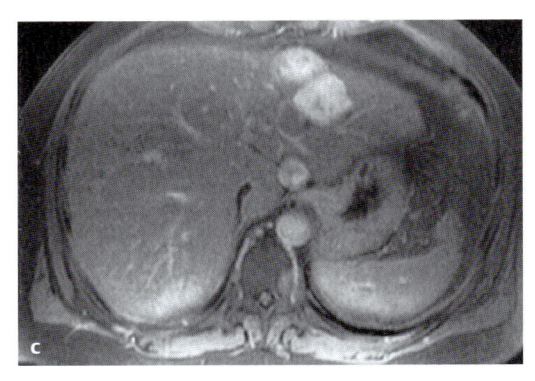

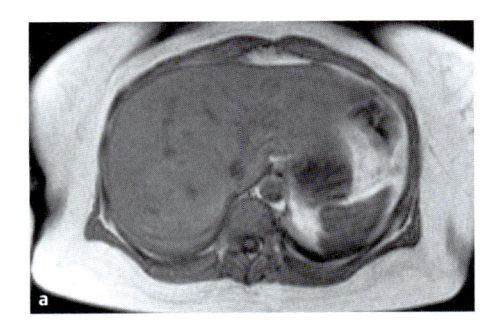

Abb. 5.7 a–c **Fokal noduläre Hyperplasie (FNH).** Darstellung vor und nach i.v. Injektion von Teslascan.
a Das T1w GE-Bild zeigt die Läsion weitgehend isointens zum umgebenden Lebergewebe mit fraglichem hypointensem Narbengewebe zentral.
b Frühe Phase (ca. 20 min p.i.): deutliche Anreicherung des hepatobiliären Kontrastmittels.
c Spätphase (ca. 8 h p.i.): deutlich persistierende Anreicherung innerhalb der Läsion als Hinweis auf eine Speicherung in Hepatozyten.

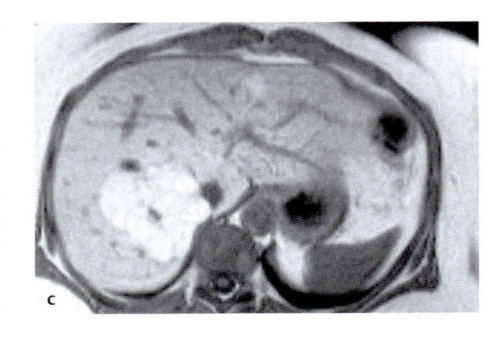

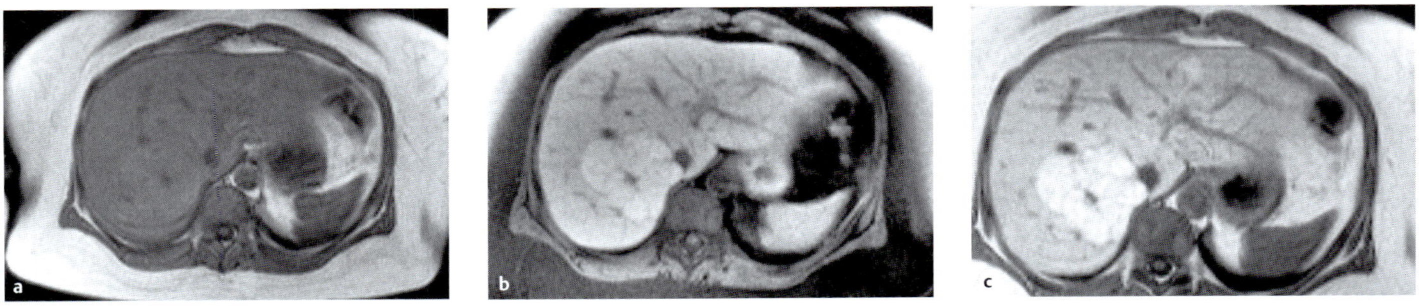

Hepatozelluläres Adenom

> Bei Verdacht auf eine maligne Entartung und bei Komplikationen wird die Resektion der hepatozellulären Adenome empfohlen.

Hepatozelluläre Adenome sind seltene Lebertumoren mit einer Inzidenz von etwa 4/100.000 und Bevorzugung von Frauen (Verhältnis Frauen : Männer = 9 : 1) in jüngerem bis mittlerem Alter.

Adenomtypen. Es werden folgende Typen von Adenomen unterschieden:
- *Typ I*: Adenom assoziiert mit der Einnahme von oralen Kontrazeptiva,
- *Typ II*: spontanes Adenom bei Frauen,
- *Typ III*: spontanes Adenom bei Männern,
- *Typ IV*: spontanes Adenom bei Kindern,
- *Typ V*: Adenom assoziiert mit Stoffwechselerkrankungen,
- *Typ VI*: Adenom assoziiert mit Anabolika,
- *Typ VII*: Adenomatose, multiple (Adenome).

Diese echten Neubildungen weisen einen Durchmesser bis 10 cm und mehr auf, sind glatt berandet und meist von einer Kapsel umgeben. Sie enthalten fettreiche Hepatozyten und Kupffer-Zellen, allerdings ohne Portalfelder, Gallengänge und terminale Venen, sodass gerade bei größeren Tumoren nicht selten Blutungen, Nekrosen und Rupturen als Komplikationen (in bis zu 25 % der Fälle) auftreten können. Die Transformation in niedriggradige hepatozelluläre Karzinome ist möglich, weshalb die Indikation zur Resektion großzügig zu stellen ist.

— **MRT-Spezifisches** —

- In der nativen MRT sind Adenome aufgrund ihres Fettgehalts iso- oder leicht hyperintens. Die Abnahme der Signalintensität der Adenome auf fettgesättigten oder Out-of-Phase-Aufnahmen ist diagnoseweisend (Abb. 5.**8**).
- Die Binnenstruktur kann abhängig von Einblutungen oder Nekrosen ein buntes Bild unterschiedlicher Signalintensitäten sowohl im T1w als auch im T2w Bild zeigen (Abb. 5.**9**).
- Nach der Injektion von Gd-Chelaten (z. B. Gd-DTPA) zeigen nichtdegenerierte Adenome jedoch ein kräftiges, eher zentripetales Enhancement in der arteriellen Phase nach der Kontrastmittelgabe (Abb. 5.**10**), das – bedingt durch arteriovenöse Shunts – schnell ausgewaschen werden kann.
- Häufig sind größere Adenome von Kapselstrukturen umgeben, sodass sie sich nicht sicher von hepatozellulären Karzinomen unterscheiden lassen. Leberspezifische Kontrastmittel wie Teslascan und Endorem zeigen eine Aufnahme in das Tumorgewebe auf Spätaufnahmen, die 30 min bis mehrere Stunden nach der Kontrastmittelgabe angefertigt werden.

Abb. 5.8 a – c **Multiple hepatozelluläre Adenome.**
a T1w GE Sequenz in-phase: Die Adenome erscheinen leicht hyperintens.
b Die T1w GE Sequenz out-of-phase stellt das größere Adenom (Pfeil) im linken Leberlappen deutlich hypointens dar als Hinweis auf den Fettgehalt der Läsion.
c MRA des Abdomens nach Gadovist i. v.: Darstellung einer zusätzlichen vaskulären Anomalie mit direkter Einmündung der V. portae in die V. cava inferior (Pfeil) bei Abernethy-Syndrom.

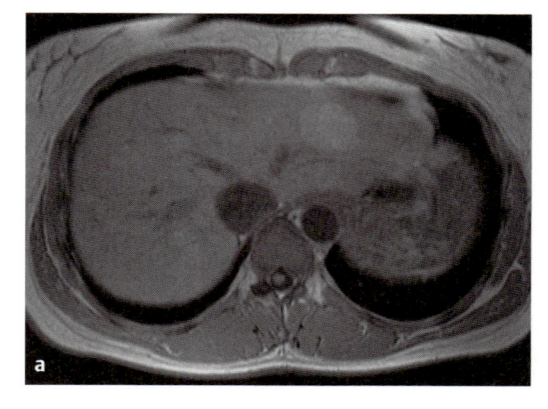

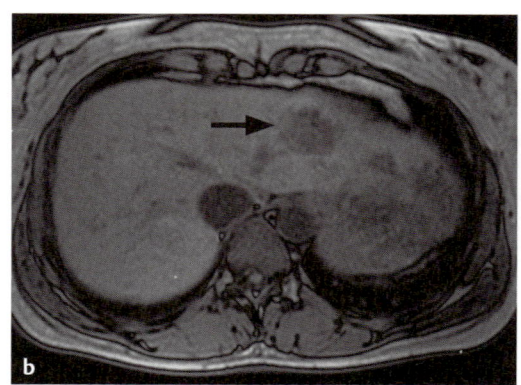

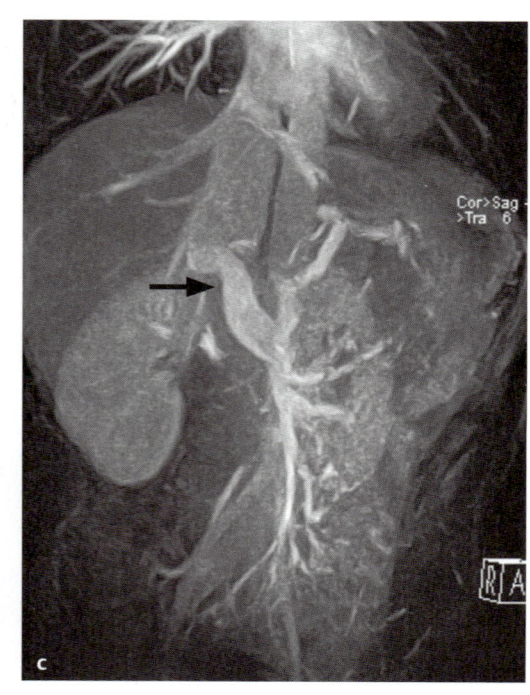

Differenzialdiagnose. Häufig sind die Befunde jedoch nicht eindeutig, und es kann schwierig sein, Leberzelladenome von der nodulären regenerativen Hyperplasie, der fokal nodulären Hyperplasie oder Makroregenerationsknoten zu unterscheiden, weshalb eine Biopsie bei der Klärung der potenziellen Therapie notwendig sein kann. Wie die FNH können auch Leberadenome multipel auftreten und mit vaskulären Anomalien, wie z. B. dem seltenen *Abernethy-Syndrom* (Abb. 5.**8 c**), verknüpft sein. Bei diesem Syndrom handelt es sich um eine seltene embryonale Entwicklungsstörung mit Aplasie der Pfortader und Shuntbildungen zum systemischen venösen Kreislauf, z. B. der V. cava.

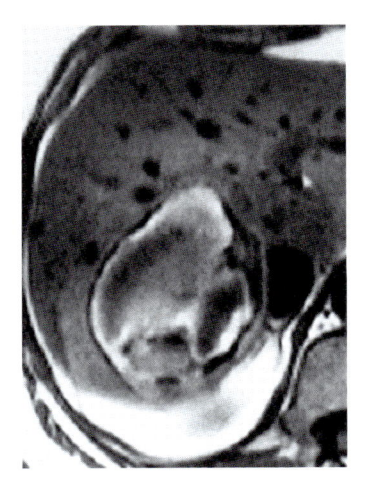

Abb. 5.9 **Hepatozelluläres Adenom mit Einblutung.** Das T1w GE-Bild zeigt die Läsion überwiegend hyperintens durch Blutabbauprodukte (Hämosiderin).

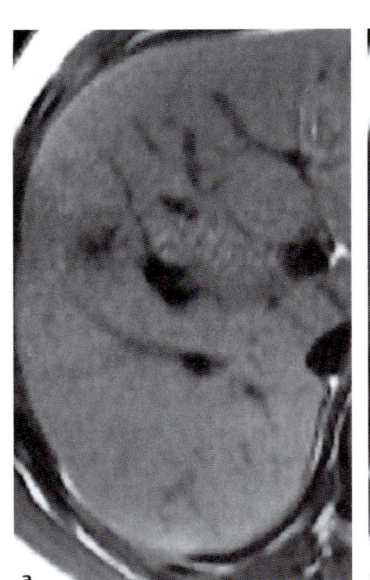

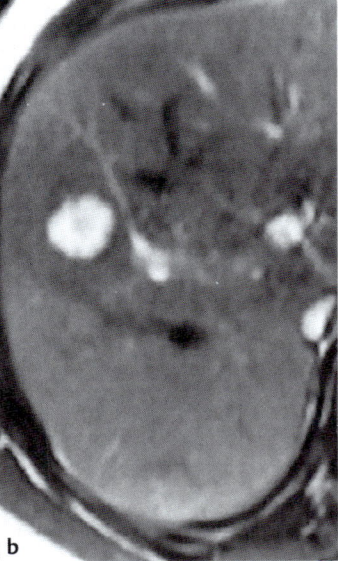

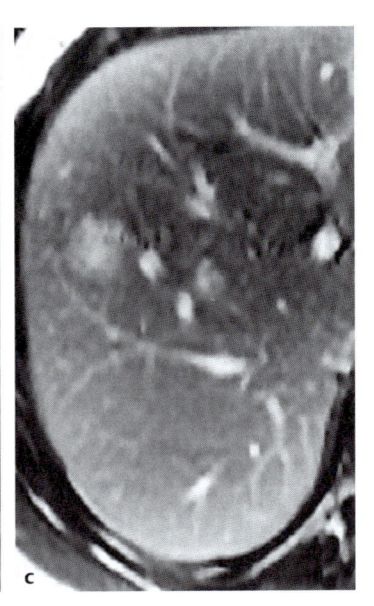

Abb. 5.10 a – c **Kleines hepatozelluläres Adenom.** T1w GE-Aufnahmen.
a Die Läsion kommt hypointens zur Darstellung.
b Arterielle Phase: starke Kontrastmittelanreicherung durch überwiegend arterielle Versorgung (Blush).
c Portal-venöse Phase: Abnahme des Kontrasts durch Wash-Out-Effekt.

Noduläre regenerative Hyperplasie und Makroregenerationsknoten

Noduläre regenerative Hyperplasie. Obwohl die noduläre regenerative Hyperplasie (NRH, gebräuchliche, jedoch irreführende Synonyme: noduläre oder partiell noduläre Transformation, miliare Adenomatose, adenomatöse Hyperplasie, diffuse noduläre Hyperplasie, nichtzirrhotische Knotenbildung) eine autoptische Prävalenz von etwa 0,6% hat, wird sie klinisch äußerst selten diagnostiziert. *Systemerkrankungen* (z. B. myeloproliferative und lymphoproliferative Syndrome, chronische Gefäßerkrankungen, Felty-Syndrom, Polyarteriitis nodosa, Sklerodermie, kutane Kalzinose, Raynaud-Syndrom, Lupus erythematodes) und die Einnahme bestimmter *Medikamente* (Steroide, Chemotherapeutika) sind mit der nodulär regenerativen Hyperplasie assoziiert.

Die noduläre regenerative Hyperplasie führt zu einem knotigen Umbau der Leber, der durch zahlreiche Regenerationsherde (normale Hepatozyten) *ohne* fibrotische Komponente hervorgerufen wird. Die Knoten selbst sind wenige Millimeter bis einige Zentimeter groß und können zu deutlichen Leberstrukturstörungen führen. Abhängig von ihrer Größe können sie der Entdeckung vollständig entgehen oder der Leberoberfläche ein höckriges Aussehen verleihen, sodass nicht selten eine Zirrhose oder ein metastatischer Befall der Leber diagnostiziert wird.

Auch wenn fibrozirrhotische Veränderungen fehlen, können periphere oder/und zentrale Pfortaderanteile komprimiert werden, sodass eine portale Hypertension mit Varizenbildung und Aszites auftritt, wodurch der Patient klinisch auffällig wird.

— MRT-Spezifisches

- Da die noduläre regenerative Hyperplasie aus normalen Hepatozyten besteht, kann sie in der MRT weder anhand der Signalintensitäten noch anhand des Kontrastmittelverhaltens von normalem Leberparenchym unterschieden werden.

Wenn regressive Veränderungen (z. B. Einblutungen) eingetreten sind, kann die Diagnose besonders schwierig sein. Zeichen der portalen Hypertension können dann richtungsweisend sein.

Makroregenerationsknoten. Pathophysiologisch müssen Makroregenerationsknoten von der nodulären regenerativen Hyperplasie unterschieden werden. Die Makroregenerationsknoten enthalten eher fettreiche Hepatozyten sowie portale Strukturen und finden sich ausschließlich bei der Leberzirrhose.

Maligne Tumoren (Tab. 5.6)

Hepatozelluläres Karzinom

Inzidenz und Ätiologie. Das hepatozelluläre Karzinom (HCC) ist der häufigste primäre maligne Tumor der Leber und eines der häufigsten Malignome weltweit, mit steigender Inzidenz. Die Inzidenz variiert dabei laut Angaben der WHO zwischen 1 und 45/100.000 mit den höchsten Werten in Japan. Während in der westlichen Welt vorwiegend die (alkoholinduzierte) Leberzirrhose (70 %), die Hämochromatose (10–20 %) und die Steroideinnahme prädisponierend wirken, werden in den asiatischen Hochinzidenzgebieten die Hepatitis-B-Infektionen und die Aflatoxinexposition verantwortlich gemacht. Allerdings nimmt auch in den westlichen Ländern die Inzidenz von viralen Hepatitiden zu, womit, neben dem Alkoholkonsum, die derzeitige Zunahme dieser Tumoren erklärt wird.

Einteilungen. Makroskopisch werden unterschieden:
- fokales hepatozelluläres Karzinom,
- multifokales hepatozelluläres Karzinom,
- diffuses hepatozelluläres Karzinom.

Besondere Varianten sind:
- fokales, gekapseltes hepatozelluläres Karzinom (bis 25 %), bei dem mehr Erfolg auf eine kurative Resektion besteht,
- sklerosierendes hepatozelluläres Karzinom.

Histologie. Mikroskopisch fallen die maligne entarteten Hepatozyten durch ihren häufig vermehrten Fett- und Glykogengehalt auf. Zusätzlich werden verschiedene Proteine von den Tumorzellen exprimiert, von denen das α-Fetoprotein derzeit die höchste diagnostische Bedeutung hat (Sensitivität 80–90 %).

Histologisch ist die Diagnose jedoch gelegentlich schwierig (Tab. 5.6), da die Tumorzellen den normalen Leberzellen sehr ähnlich sind und normale Zellen neben gut differenzierten, entarteten vorkommen können. Daher ist es bei der Punktions- oder Stanzbiopsie sehr wichtig, ausreichend Material zu gewinnen.

Tab. 5.6 ⋯▸ Differenzialdiagnose maligner Lebertumoren

Hepatozellulär	hepatozelluläre Karzinome (HCC): <ul><li>typisches HCC</li><li>Klarzell-HCC</li><li>Riesenzell-HCC</li><li>juveniles HCC</li></ul> Karzinosarkom fibrolamelläres Karzinom Hepatoblastom sklerosierendes Leberkarzinom
Cholangiozellulär	Cholangiokarzinom Zystadenokarzinom
Mesenchymal	Angiosarkom epitheloides Hämangioendotheliom (kindlich) Leiomyosarkom Fibrosarkom malignes fibröses Histiozytom primäres Lymphom primäres Leberzellosteosarkom
Sekundär	Lymphom Metastasen

Wachstumsverhalten. Der Tumor wächst meist in trabekulären Verbänden, die die normale Leberstruktur nachahmen. In diesem Verband findet sich kein eigentliches Stroma oder versorgendes Bindegewebe, sondern lediglich Gefäßlakunen mit Anschluss an die arterielle Leberversorgung. Bezogen auf das Tumortrockengewicht ist das hepatozelluläre Karzinom deshalb auch eher hypovaskularisiert, weshalb größere Tumoren zu Nekrosen neigen. Durch direkte Gefäßinvasion entstehen einerseits intratumorale Hämorrhagien, andererseits wird so die hämatogene Tumoraussaat ermöglicht, wobei die Häufigkeit von extrahepatischen Metastasen mit 5% eher niedrig ist. Häufig finden sich Gefäßinfiltrationen in die V. portae sowie seltener in die Lebervenen. Eine Infiltration der Gallenwege ist selten und tritt erst bei sehr ausgedehnten Tumoren auf.

Klinik und Labor. Die klinische Symptomatik ist unspezifisch (Unwohlsein, abdominale Schmerzen) und nur selten stellen sich Zeichen der Cholestase ein. Die Leberfunktionsparameter (Cholinesterase, Gerinnungssynthese, Ammoniak) können normal sein oder Veränderungen zeigen, die durch eine zugrunde liegende Leberzirrhose bestimmt sind. Signifikant erhöhte α-Fetoprotein-(AFP-)Werte > 400 ng/dl sind hingegen wegweisend. Eine Kombination aus erhöhtem α-Fetoprotein und des γ-Carboxyprothrombin II (DCP II), einer abnormen Form des Prothrombins, gilt als nahezu beweisend für das Vorhandensein eines hepatozellulären Karzinoms, allerdings weisen nur etwa 50–70% der Patienten mit hepatozellulärem Karzinom eine eindeutige Erhöhung des α-Fetoproteins auf.

MRT-Spezifisches

- Abhängig von der Tumorgröße und dem Grad der Differenzierung zeigen hepatozelluläre Karzinome auf T1w und T2w Aufnahmen sehr unterschiedliche Signalintensitäten. Am häufigsten (ca. 54%) präsentieren sich die Tumoren hypointens auf T1w und relativ hyperintens auf T2w Aufnahmen, können jedoch sehr variabel in der Kombination von Signalintensitäten in den verschiedenen Sequenzen sein:
  - isointens auf T1w und T2w Aufnahmen (16%),
  - hypointens auf T1w und isointens auf T2w Aufnahmen (10%),
  - hyperintens auf T1w und T2w Aufnahmen (7%),
  - isointens auf T1w und hyperintens auf T2w Aufnahmen (6%).
- Ein hohes Signal auf T1w Aufnahmen ist relativ häufig anzutreffen (12–50%) und spricht eher für einen gut differenzierten Tumor (G1). Die Ursache hierfür liegt zum einen in Fetteinlagerungen sowie andererseits auch in Kupfer-, Hämosiderin- und Glykogenspeicherung im Tumor.
- Die Detektion gerade von kleinen Tumoren (< 2 cm Durchmesser) wird dadurch erschwert, dass diese sich häufig iso- (64–91%) oder hyperintens (48–88%) auf T1w und T2w Aufnahmen präsentieren. Die Differenzierung gegenüber regenerativen Veränderungen ist dann vielfach nicht möglich. Die Differenzialdiagnose kann zusätzlich dadurch erschwert werden, dass in regenerativen oder dysplastischen Knoten maligne Foci entstehen können („early HCC"). Makroskopisch charakteristisch ist dabei der „Knoten im Knoten", der gelegentlich auch MR-tomographisch beobachtet werden kann.
- Fokale Hyperintensitäten auf T2w Aufnahmen können durch *Einblutungen* oder *peliotische Veränderungen* hervorgerufen werden. In größeren Tumoren (> 3 cm Durchmesser) fällt in nahezu der Hälfte der Fälle eine unregelmäßige Signalintensität auf T2w Sequenzen auf (sog. Mosaikmuster), während das Signal auf T1w Sequenzen homogen erscheint (Abb. 5.**11**).
- Eine *Tumorkapsel*, die als hypointense, ringartige Struktur den Tumor umgibt, wird bei den Tumormanifestationen in den westlichen Ländern wesentlich seltener (ca. 20–25%) beobachtet als im asiatischen Raum (Abb. 5.**11**). *Zentral narbige Strukturen*, die hypointens auf T1w und hypo- bis hyperintens auf T2w Aufnahmen imponieren, werden hingegen relativ häufig beobachtet.
- Besonders problematisch ist die Erkennung kleiner HCC-Knoten bei Patienten mit *Leberzirrhose* (Abb. 5.**12**), da hier Regeneratknoten und frühe HCC-Knoten oft nicht zu differenzieren sind. In der Mehrzahl der Fälle (84%) kommt es allerdings nach i.v. Gd-Chelat-Gabe zu einem diffusen Enhancement während der arteriellen Phase des T1w Scans, sodass kleine HCC-Knoten in zirrhotischem Lebergewebe bei der dynamischen MRT-Untersuchung nach Kontrastmittelgabe am besten in der frühen arteriellen Phase nachweisbar sind (Abb. 5.**13**).
- Ein ähnliches Bild ergibt sich bei der Verwendung von T1w GE-Sequenzen nach Gabe von *Eisenoxidpartikeln* (SPIO) als Ausdruck des sog. T1-Effekts. Mit zunehmender Entdifferenzierung der Tumoren und dem damit verbundenen Verlust an Kupffer-Zellen ist ein vermindertes oder fehlendes Enhancement nach Eisenoxidgabe festzustellen, das mit einer relativen Signalanhebung im Tumor auf T2w Aufnahmen einhergeht.
- In etwa 1/3 der Fälle bricht das hepatozelluläre Karzinom in die Pfortader ein, wohingegen die Lebervenen wesentlich seltener betroffen sind. Die *Gefäßinvasion* ist dabei am besten auf kontrastmittelverstärkten Aufnahmen zu erkennen.

Diagnosesicherung. Konkurriert die sehr variable Erscheinung des hepatozellulären Karzinoms mit den inhomogenen Strukturveränderungen einer Leberzirrhose, kann sich die Detektion des Tumors selbst bei klinisch eindeutigen Hinweisen als äußerst

> Bei nur 50–70% der Patienten mit hepatozellulärem Karzinom ist das α-Fetoprotein eindeutig erhöht.

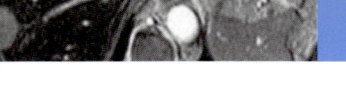

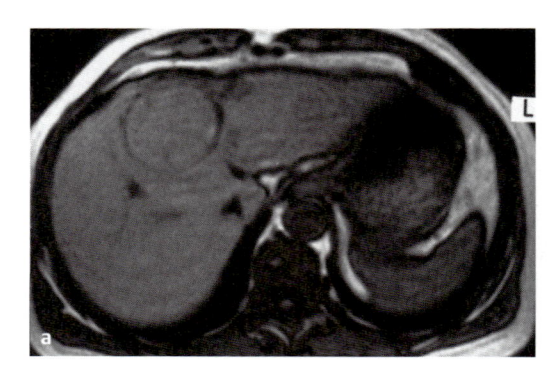

5 Abdomen

Abb. 5.11 a–c **Hepatozelluläres Karzinom (HCC).**
a Die T1w GE-Aufnahme zeigt die Läsion überwiegend isointens, deutliche hypointense Kapsel.
b Die T2w Aufnahme (TSE) zeigt die Läsion deutlich inhomogen hyperintens (Mosaikmuster) durch Nekrosen. Beachte die hypointense Kapselstruktur.
c Pathologisches Präparat eines HCC. Beachte die fettige Degeneration des Tumors, periphere, fibrotische Kapsel (hypointens in der T1w und T2w Aufnahme) (aus Rummeny, E. J. et al.: Amer. J. Roentgenol. 152 [1989] 63–72).

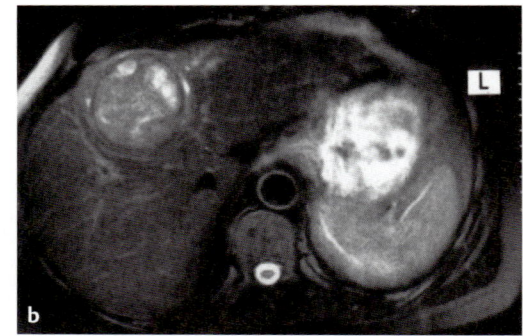

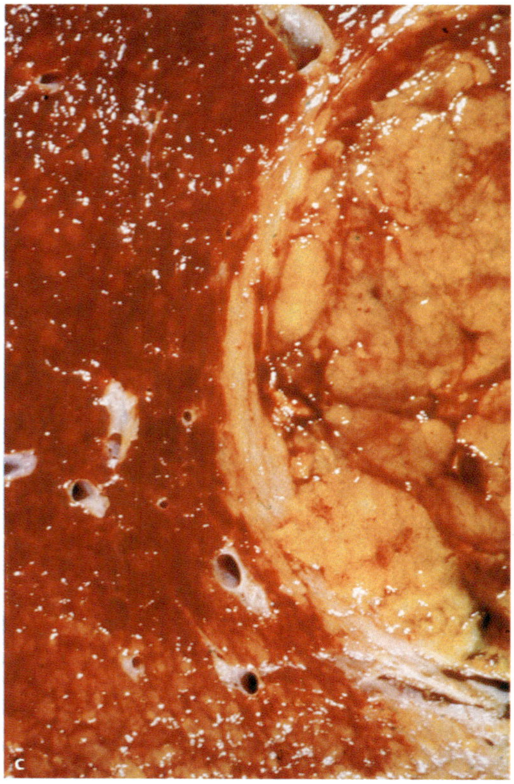

Abb. 5.12 a u. b **Kleines hepatozelluläres Karzinom bei Leberzirrhose mit Aszites.**
a Die T1w GE-Aufnahme zeigt die kleine Läsion angedeutet hyperintens.
b Die T2w Aufnahme (TSE) zeigt die Läsion gering hypointens (Pfeil).
Beachte die Leberschrumpfung und höckerige Leberoberfläche; Aszites.

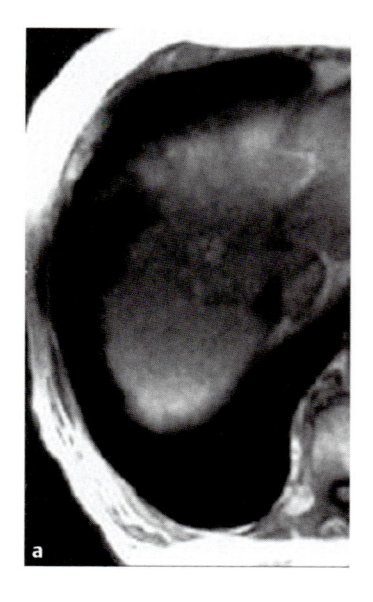

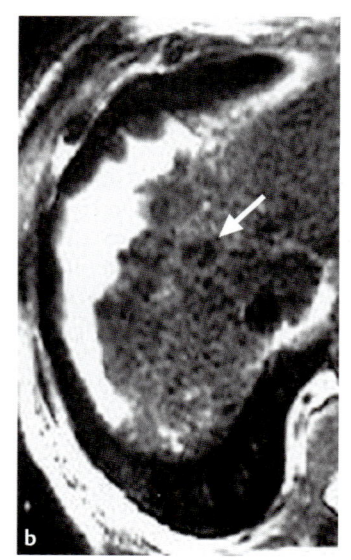

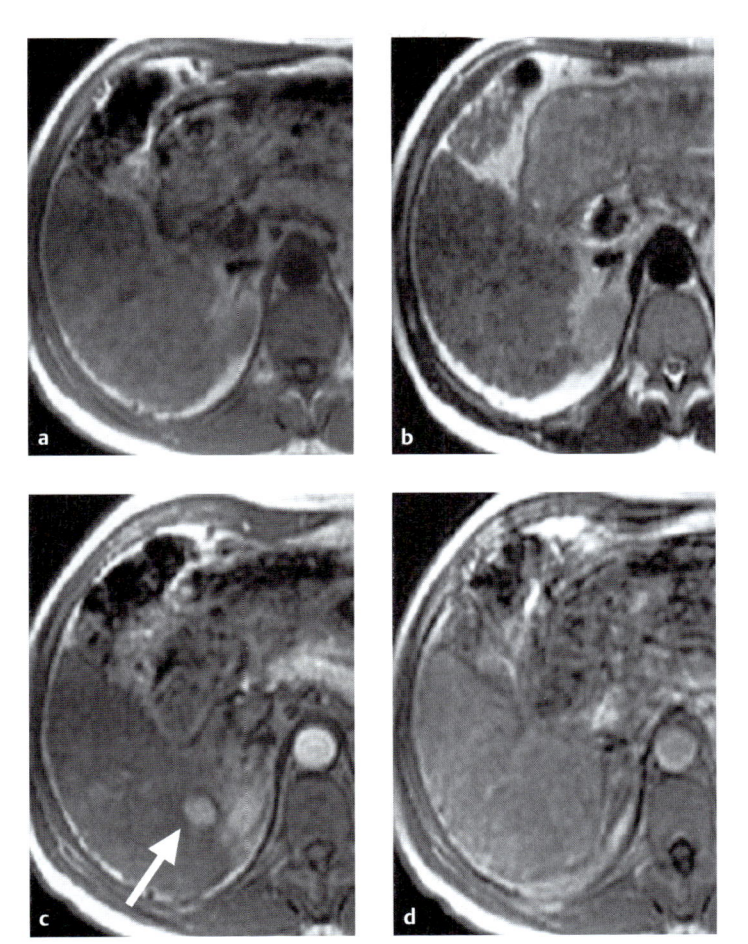

Abb. 5.13 a–d Kleines hepatozelluläres Karzinom (HCC) bei Leberzirrhose.

a Die T1w GE-Aufnahme zeigt eine inhomogene Leberstruktur durch zirrhotische Umwandlung, jedoch keinen Nachweis eines Tumors.
b T2w-Aufname (TSE) ohne Nachweis einer Läsion.
c Die T1w GE-Aufnahme nach Magnevist-Injektion zeigt ein kleines HCC mit starker Kontrastmittelanreicherung (Pfeil).
d Portal-venöse Phase: Durch Kontrastausgleich zwischen Tumor und Lebergewebe ist das HCC nicht mehr abzugrenzen.

schwierig erweisen. Im Vergleich mit allen anderen bildgebenden Verfahren erzielt die kontrastmittelverstärkte MRT (Gd-Chelate oder Eisenoxide) die höchste Sensitivität und Spezifität mit Werten über 90 %. Dabei besteht noch kein Konsens darüber, welchem Kontrastmittel bei der Diagnostik kleiner HCC der Vorzug zu geben ist. In kritischen Fällen kann sogar die sog. Doppelkontrastmethode mit sequenzieller Gabe von Eisenoxiden und gewebeunspezifischen Gd-Chelaten hilfreich sein.

Für die Beurteilung des Tumor- bzw. Erkrankungsstadiums sollte der Radiologe die TNM-Klassifikation (Tab. 5.**9**) oder, in Verbindung mit klinischen und Laborparametern, die Stadieneinteilung nach Okuda (Tab. 5.**7**) bzw. UICC (Tab. 5.**8**) berücksichtigen.

Tab. 5.7 ⤑ *Stadieneinteilung des hepatozellulären Karzinoms (HCC) nach Okuda*

	0 Punkte	1 Punkt
Leberbefall	< 50 %	> 50 %
Aszites	nein	ja
Bilirubin	< 3 mg/dl	> 3 mg/dl
Albumin	> 3 g/dl	< 3 g/dl
Stadium:		
I = 0 Punkte		
II = 1–2 Punkte		
III = 3–4 Punkte		

Tab. 5.8 ⤑ *Stadieneinteilung der Leberkarzinome nach UICC (1997)*

Stadium I	T1	N0	M0
Stadium II	T2	N0	M0
Stadium III A	T3	N0	M0
Stadium III B	T1	N1	M0
	T2	N1	M0
	T3	N1	M0
Stadium IV A	T4	jedes N	M0
Stadium IV B	jedes T	jedes N	M1

Tab. 5.9 ⇢ *TNM-Klassifikation des hepatozellulären Karzinoms (HCC) nach UICC (1997)*

T	**Primärtumor**
Tx	Primärtumor kann nicht beurteilt werden
T0	kein Anhalt für Primärtumor
T1	solitärer Tumor 2 cm oder weniger in größter Ausdehnung, ohne Gefäßinvasion
T2	solitärer Tumor 2 cm oder weniger in größter Ausdehnung, mit Gefäßinvasion oder solitärer Tumor größer als 2 cm in größter Ausdehnung, ohne Gefäßinvasion oder multiple Tumoren begrenzt auf einen Lappen, nicht größer als 2 cm in größter Ausdehnung, ohne Gefäßinvasion
T3	solitärer Tumor größer als 2 cm in größter Ausdehnung, mit Gefäßinvasion oder multiple Tumoren begrenzt auf einen Lappen, nicht größer als 2 cm in größter Ausdehnung, mit Gefäßinvasion oder multiple Tumoren begrenzt auf einen Lappen, von denen einer oder mehrere größer als 2 cm in größter Ausdehnung, mit oder ohne Gefäßinvasion
T4	a. multiple Tumoren in mehr als einem Lappen, keiner größer als 2 cm b. multiple Tumoren in mehr als einem Lappen, einer größer als 2 cm c. Tumor(en) mit Invasion eines Hauptasts der Pfortader oder Lebervenen d. Tumor(en) mit Invasion angrenzender Organe (ausgenommen Gallenblase) e. Tumor(en) mit Perforation des viszeralen Peritoneums
N	**Regionäre Lymphknoten**
Nx	regionäre Lymphknoten können nicht beurteilt werden
N0	keine regionären Lymphknotenmetastasen
N1	regionäre Lymphknotenmetastasen
M	**Fernmetastasen**
Mx	das Vorliegen von Fernmetastasen kann nicht beurteilt werden
M0	keine Fernmetastasen
M1	Fernmetastasen

Fibrolamelläres hepatozelluläres Karzinom

Das fibrolamelläre Karzinom (FLC) ist ein langsam wachsender Tumor und befällt geschlechtsunabhängig vorwiegend junge Erwachsene vor dem 40. Lebensjahr. Der Tumor entsteht überwiegend in der normalen Leber, lediglich in 20% der Fälle ist eine Zirrhose nachweisbar. Die klinische Symptomatik ist unspezifisch, Tumormarker fehlen.

Histologie. Die histologisch aus eosinophilen, maligne transformierten Hepatozyten aufgebauten Tumoren weisen interstitiell einen hohen Anteil an fibrösen Septen (= lamelläre Fibrose) auf, die teilweise eine narbenartige zentrale Struktur formen. Hierdurch ähnelt das fibrolamelläre Karzinom gelegentlich einer fokal nodulären Hyperplasie. Aufgrund des hohen Fibroseanteils sind Nekrosen und Hämorrhagien selten, allerdings kommen Verkalkungen in bis zu 30% der Fälle vor. Obwohl Satellitenherde nicht selten sind, lassen sich die meist gut demarkierten Tumoren in bis zu 40% der Fälle kurativ resezieren.

— MRT-Spezifisches —

- Insbesondere der hohe Bindegewebsanteil führt zu einem heterogenen Bild in der MRT, wobei sich das fibrolamelläre Karzinom auf T1w Aufnahmen überwiegend signalhypo- und auf T2w Aufnahmen hyperintens darstellt. Die zentrale Narbe kommt in allen Gewichtungen signalarm zur Abbildung.
- Nach i. v. Gabe von Gd-Chelaten kommt es im dynamischen Scan zu einem raschen früharteriellen, meist inhomogenen Enhancement, wobei die zentrale Narbe auf den späten Aufnahmen ein sehr variables Enhancement aufweist. Die deutliche Signalintensitätsdifferenz zum normalen Lebergewebe unterscheidet das fibrolamelläre Karzinom signifikant von der fokal nodulären Hypoplasie, sodass die Differenzierung in der Regel keine Schwierigkeit darstellen sollte.

Cholangiokarzinom

Gallengangskarzinome sind etwa 3- bis 4-mal so häufig wie Gallenblasenkarzinome. Nach den hepatozellulären Karzinomen sind sie die zweithäufigsten Tumoren mit hepatobiliärer Beteiligung. Sie sind gehäuft mit der primär sklerosierenden Cholangitis, Choledochuszysten, familiärer Polypose, kongenitaler Leberfibrose, Leberegelinfektionen (Clonorchis sinensis) und Thorotrastexposition assoziiert. Abgesehen von den seltenen anaplastischen Tumoren nehmen die Tumoren ihren Ursprung vom Gallengangsepithel. Die klinische Symptomatik ist unspezifisch und wird, sobald es zu einer Obstruktion der Gallenwege kommt, von einem schmerzlosen Ikterus bestimmt (Differenzialdiagnose: Pankreaskarzinom, ampullärer Tumor).

Die Tumoren werden sowohl nach ihrem morphologischen Wachstumstyp (exophytisch – intrahepatisch, szirrhös – infiltrierend, polypoid – duktal) als auch hinsichtlich ihrer Lokalisation (intraheaptisch, hilär, duktal) im biliären System unterschieden. Die intrahepatischen, infiltrierend wachsenden cholangiozellulären Karzinome machen 20–30% aller Gallengangskarzinome aus.

— MRT-Spezifisches —

- Cholangiozelluläre Karzinome erscheinen wegen ihres hohen Stromaanteils sowohl auf T1w als auch auf T2w MR-Bildern überwiegend hypointens.
- Auch im arteriellen und portal-venösen T1w Scan nach Gabe von Gd-Chelaten zeigen die Tumoren oft nur wenig Enhancement, so dass der Tumor weiterhin hypointens zum umgebenden Lebergewebe erscheint. Durch einen Kontrastmittelübertritt in das Tumorinterstitium ist allerdings auf späten Aufnahmen häufig ein mäßiges Enhancement zu erkennen.
- Durch Aufstau in den Gallenwegen und Rückstau von Gallenflüssigkeit in den vom Tumor befallenen Gangsystemen können jedoch auch größere segmentähnliche Areale mit erhöhter Signalintensität im T2w Bild zur Darstellung kommen (Abb. 5.**14**). Zeitweise erkennt man auch eine Erweiterung der intrahepatischen Gallengänge. Bei starker Fibrosierung kann es zu einer Einziehung an der Oberfläche des betroffenen Leberlappens verbunden mit einer Schrumpfung kommen.

Tumorlokalisation. Die häufigste cholangiozelluläre Tumorlokalisation betrifft den Leberhilus (sog. Klatskin-Tumor), wobei es fast immer zu einer intrahepatischen Gallengangsobstruktion kommt. Fokale Gallengangserweiterungen ohne oder mit Atrophie des betroffenen Lebersegments können gelegentlich sogar der einzige Hinweis auf ein Tumorwachstum sein kann. Selbst wenn ein evtl. intraduktaler Tumor in der MR-Cholangiographie mit stark T2w Aufnahmen häufig nicht identifiziert werden kann, so lässt sich indirekt vom Level der Obstruktion auf die Tumorlokalisation zurückschließen.

> Selbst wenn ein evtl. intraduktaler Tumor in der MR-Cholangiographie mit stark T2w Aufnahmen häufig nicht identifiziert werden kann, so lässt sich indirekt vom Level der Obstruktion auf die Tumorlokalisation zurückschließen.

Abb. 5.14 a u. b **Cholangiozelluläres Karzinom mit starken fibrotischen Anteilen zentral.**

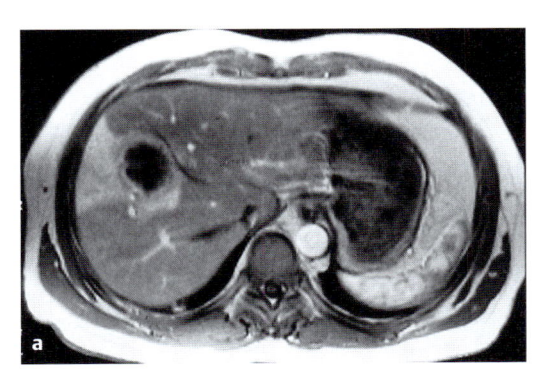

a Im T1w GE-Bild nach der Kontrastmittelgabe (Magnevist) in der arteriellen Phase zeigt sich die Läsion zentral hypodens (Fibroseanteil), während das befallene Leberparenchym durch eine frühe Kontrastmittelaufnahme deutlich hyperintens erscheint.

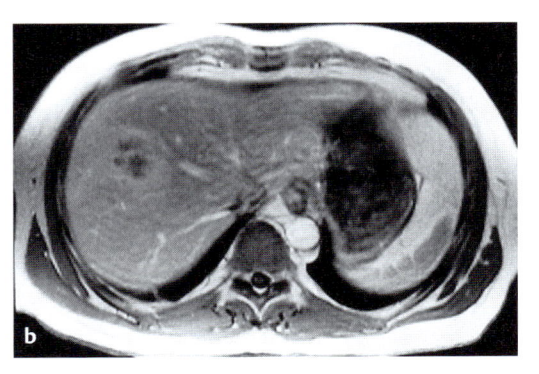

b In der Spätphase (portal-venöse/Äquilibriumphase) ist durch den Kontrastausgleich der hypervaskuläre Parenchymanteil nicht mehr erkennbar.

Zystadenoadenome und Zystadenokarzinom

Zystadenoadenome (die maligne Transformation zum Zystadenokarzinom ist beschrieben) und Zystadenokarzinome sind seltene, zystische und in bis zu 90% der Fälle multilokuläre Tumoren, die sich, wenn sekundäre Malignitätskriterien fehlen, nur histologisch von anderen Lebermalignomen differenzieren lassen. Sie machen nur 5% der zystischen Läsionen biliären Ursprungs aus. Meist sind sie intrahepatisch (85%) lokalisiert, in den übrigen Fällen gehen sie von den extrahepatischen Gallenwegen aus. Ihr Ursprung wird in einer kongenital bedingten Erweiterung des biliären Systems vermutet. Die bis zu 30 cm großen Tumoren bestehen vorwiegend aus muzinösen und serösen Anteilen, die durch eine Bindegewebskapsel gut von der Umgebung abgegrenzt sind und interne Septen aufweisen. Die Zystenwand kann polypoid verdickt oder verkalkt sein, Einblutungen sind möglich. Als Variante ist das *mikrozystische Karzinom* beschrieben, das aus multiplen kleinen glykogenreichen Zysten besteht. Frauen im 5.–6. Dezennium sind im Verhältnis 4–6 ÷ 1 häufiger als Männer betroffen. Die klinische Symptomatik ist meist unspezifisch und von Oberbauchschmerzen bestimmt, die durch eine komplizierende Einblutung hervorgerufen sein können.

MRT-Spezifisches

- Die MRT zeigt meist eine multilokuläre, multizystische Läsion mit einem Durchmesser zwischen 1,5 und 30 cm, signalarm im T1w, signalreich im T2w Bild.
- Nach i.v. Gabe von Gd-Chelaten lassen sich Kapselstrukturen bzw. verzögert auch die inneren Septierungen erkennen.
- Zystadenokarzinome können im Gegensatz zu den Zystadenomen infiltrierend wachsen und sind dann, insbesondere wenn es zu einer Einblutung gekommen ist, schwer abzugrenzen.

Seltene maligne Tumoren

Angiosarkom

Das Angiosarkom ist ein seltener Tumor des höheren Erwachsenenalters (7. Dekade). Männer sind häufiger betroffen als Frauen. Eine Verbindung mit einer vorangegangenen Exposition mit Thorotrast (radioaktives Röntgenkontrastmittel, das bis Anfang der 60er Jahre benutzt wurde), Vinylchloriden, Arsenverbindungen und Steroiden sowie mit der Hämochromatose wird beschrieben. Die klinischen Symptome sind allgemeine Schwäche, Gewichtsverlust, Hepatomegalie, Aszites und Oberbauchschmerzen. Selten kommt es zu einer Leberruptur mit Hämoperitoneum.

Histologie. Mikroskopisch finden sich maligne Endothelzellen, die kavernöse und kapillare Gefäßkanäle auskleiden. Beweisend für ein durch Thorotrast induziertes Angiosarkom sind in die Endothelzellen inokulierte Thorotrastpartikel, die auch in der Milz und in Lymphknoten nachweisbar sein können. Meist manifestiert sich das Angiosarkom mit multiplen, partiell konfluierenden Tumorknoten ohne Kapsel. Zystische Komponenten mit Hämorrhagien und Zelldebris sind häufig.

MRT-Spezifisches

- Liegt ein durch Thorotrast induziertes Angiosarkom vor, finden sich in der CT metalldichte Ablagerungen in der Peripherie der Raumforderung, ebenso häufig in Milz und Lymphknoten, die sich in der MRT durch punktförmige Suszeptibilitätsartefakte bemerkbar machen können.
- Bedingt durch Einblutungen und lakunäre Gefäßveränderungen zeigt sich die Tumorbinnenstruktur inhomogen, teils hypo-, teils hyperintens auf T1w und T2w Aufnahmen (Abb. 5.**15a** u. **b**).
- Das Enhancement nach Kontrastmittelgabe erscheint häufig eher inhomogen, wobei jedoch eine verlängerte Kontrastmittelstase bis in die Äquilibriumsphase bestehen kann. Aufgrund der Kontrastmittelaufnahme kommen Anteile des Tumors oft isointens im Vergleich zum Lebergewebe auf kontrastverstärkten Aufnahmen zur Darstellung.

Differenzialdiagnose. Differenzialdiagnostisch ist bei einem diffusen Befall der ganzen Leber durch das Angiosarkom an eine Peliose zu denken, wobei sekundäre Malignitätszeichen wie Metastasen und vaskuläre Infiltration meist wegweisend sind.

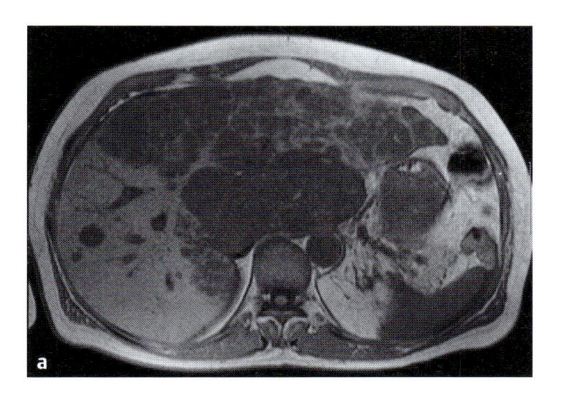

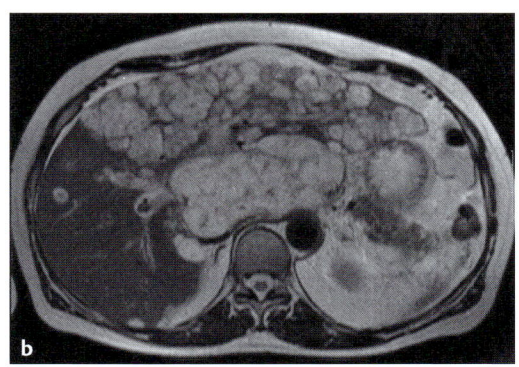

Abb. 5.15a u. b **Angiosarkom der Leber.**
a Das T1w GE-Bild zeigt die Tumorknoten deutlich hypointens.
b T2w TSE-Aufnahme mit inhomogener, hyperintenser Darstellung der Tumorknoten.

Epitheliales Hämangioendotheliom

Das epitheliale Hämangioendotheliom (EHE) ist ein sehr seltener maligner Tumor vaskulären Ursprungs, der im fortgeschrittenen Erwachsenenalter auftritt und der nicht mit dem infantilen Hämangioendotheliom, einem benignen Tumor des Kindesalters, verwechselt werden darf. Das epitheliale Hämangioendotheliom geht mit fokaler Entzündung, Sklerosierung und Kalzifikationen einher und manifestiert sich klinisch mit Raumforderungszeichen, arterieller und/oder portal-venöser Gefäßokklusion mit Leberversagen bis hin zum Hämatoperitoneum, wobei der Krankheitsverlauf von Monaten bis hin zu mehreren Jahren reicht.

Histologie. Auch wenn das epitheliale Hämangioendotheliom histologisch von vaskulären Strukturen ausgeht, ist es in der Angiographie, CT und MRT eher hypo- bis avaskulär. Multiple Knoten können konfluierende Tumormassen formen, die sich häufig in der Peripherie der Leber finden. Aufgrund des hohen Bindegewebsanteils in den Tumoren können eine Einziehung der Leberoberfläche und eine kompensatorische Hypertrophie nicht betroffener Organanteile entstehen.

MRT-Spezifisches
- Die Signalcharakteristik des epithelialen Hämangioendothelioms ist variabel mit einem eher hypointensen Erscheinungsbild auf T1w Sequenzen.
- Die auf T2w Aufnahmen mäßig signalreichen Läsionen weisen häufig mehrere konzentrische Zonen unterschiedlicher Signalintensität auf.
- Das Enhancement nach Kontrastmittelgabe ist eher gering.

Diagnosesicherung. Die Artdiagnose gestaltet sich häufig schwierig, da sich bei Patienten mit epithelialem Hämangioendotheliom Läsionen in der Leber, der Lunge und in den Weichteilen finden können, sodass nicht zwischen Primärtumor und metastatischen Absiedelungen unterschieden werden kann. Die Kombination aus einem u. U. zonal aufgebauten Tumor, Oberflächeneinziehungen der Leber und kompensatorischer Hypertrophie kann gelegentlich jedoch wegweisend sein.

Mesenchymale Sarkome

Tumoren mesenchymalen Ursprungs sind ausgesprochen selten, z. B.:
- Angiomyosarkom,
- Rhabdomyosarkom,
- Fibrosarkom,
- Leiomyosarkom,
- malignes fibröses Histiozytom.

Die meist großen, soliden Tumoren zeigen Septierungen, Nekrosen und Einblutungen. In den verschiedenen bildgebenden Verfahren sind sie nicht voneinander und auch nicht von einem hepatozellulären Karzinom zu unterscheiden, sodass in der Regel erst die Biopsie Klärung bringt.

Sekundäre maligne Tumoren

Metastasen

> Metastasen sind die häufigsten malignen fokalen Leberläsionen und sind etwa 18- bis 30-mal häufiger als primäre Lebermalignome.

Metastasen sind die häufigsten malignen fokalen Leberläsionen und sind etwa 18- bis 30-mal häufiger als primäre Lebermalignome. Bei etwa 25–50% aller Patienten, die an einem Krebsleiden versterben, finden sich Metastasen in der Leber, die nach den regionalen Lymphknoten das bevorzugte Zielorgan einer Filialisierung ist. Neben der hämatogenen Absiedelung von Malignomen des Magen-Darm-Trakts, der Mamma, der Nieren, der Lunge und des Urogenitaltrakts ist auch die lymphogene Aussaat bzw. die direkte Infiltration von Pankreas-, Gallengangs- und Magenmalignomen möglich. In absteigender Reihenfolge stammen die meisten Lebermetastasen von Kolon- (42%), Magen- (23%), Pankreas- (21%), Mamma- (14%) und Lungenkarzinomen (13%).

Metastasen treten solitär oder multipel auf, fokal oder diffus, infiltrativ oder expansiv und versuchen histologisch den Primärtumor nachzuahmen. So haben Filiae von Pankreas- und Mammakarzinomen die Tendenz zu fibrosieren oder zu sklerosieren, während muzinöse Karzinome von Kolon, Pankreas oder Magen dazu neigen, Muzin zu bilden und in Verbindung mit Nekrosen und erhöhter Phosphataseaktivität zu verkalken. Aufgrund des Missverhältnisses zwischen Metastasenstroma und maligner Neovaskularisation ist die Mehrzahl der Metastasen hypovaskularisiert. Deshalb ist der Vaskularisationsgrad von Metastasen ein verhältnismäßig unzuverlässiges diagnostisches Kriterium, um auf den Primärtumor zurück zu schließen.

Allerdings kann der unterschiedliche Vaskularisationsgrad der Metastasen in Verbindung mit der spezifischen Blutversorgung der Leber dazu benutzt werden, um die Läsionen empfindlich nachzuweisen.

MRT-Spezifisches

- Das MRT-Erscheinungsbild von Metastasen wird grundsätzlich durch die Art des Primärtumors sowie das Ausmaß der Vaskularisation, von Nekrosen und Einblutungen bestimmt.
- In der Regel sind die T1- und T2-Relaxationszeiten von Metastasen deutlich länger als die normalen Lebergewebes und kürzer als die von Zysten und Hämangiomen, wobei eine Differenzierung auf T2w Aufnahmen besser gelingt als auf T1w Bildern. Die meisten Metastasen erscheinen auf T1w Aufnahmen hypointens und auf T2w Aufnahmen leicht hyperintens).
- Nativ, aber auch nach Kontrastmittelgabe werden die verschiedenen MRT-morphologischen Befunde einschließlich der Vaskularisationsmuster nach Kontrastmittelgabe berücksichtigt. So kann man verschiedene „Metastasenformen" unterscheiden, die mit verschiedenen, teilweise sehr anschaulichen Begriffen beschrieben werden (z. B. „bulls-eye" = breiter Ring, „target" = Zielscheibe, „doughnut = Ringzeichen; [Abb. 5.16]). Allerdings sind diese Zeichen meist nur bei größeren Läsionen (> 1 cm) erkennbar und haben nur einen begrenzten differenzialdiagnostischen Wert.
- Ein im T2w Scan signalreicher Randsaum um eine Metastase kann umgebendes kompressionsbedingtes Ödem, aber auch vitales Tumorgewebe repräsentieren (Abb. 5.17a u. b). Abhängig von den Sequenzparametern und der Perfusionsphase im dynamischen Gd-Chelate-verstärkten T1w Scan kann eine Läsion deshalb unterschiedlich groß erscheinen.
- In der portal-venösen Phase können Metastasen aufgrund einer Kontrastmittelaufnahme isointens erscheinen und deshalb nicht erkannt werden (Abb. 5.18). Zur Differenzierung, insbesondere von kleinen Hämangiomen, kann deshalb bei Verdacht auf Metastasen eines hypovaskulären Tumors die zusätzliche Durchführung von Spätaufnahmen (ca. 10–15 min p.i.) sinnvoll sein, da Metastasen dann ein peripheres Wash-Out-Phänomen zeigen, das einem hypointensen Ring um die Läsion entspricht. Dieses Phänomen ist bei etwa $1/3$ der Metastasen nachweisbar und gilt als hochspezifisch (100%).
- Bei hypervaskulären Primärtumoren, z. B. bei Pankreas- und Nierenkarzinomen sowie bei endokrinen Tumoren und Sarkomen, sollten T1w Aufnahmen in der arteriellen Phase nach Injektion von Gd-Chelaten erfolgen, um die meist ebenfalls hypervaskulären Metastasen in dieser Phase als stark kontrastierte Läsionen zu erkennen (Abb. 5.19).
- Zur weiteren Verbesserung der Erkennbarkeit von Metastasen können native Pulssequenzen mit Fettsättigung oder Subtraktion des Fettsignals (selektive FS- oder Out-of-Phase-Sequenzen) eingesetzt werden. Sie zeigen oft einen gegenüber der nativen Sequenz erhöhten Tumor-Leber-Kontrast.
- Auch der Einsatz von organspezifischen wie hepatobiliären Substanzen mit vorwiegender T1-Wirkung (z. B. Teslascan, Multihance, Primovist u. a.) oder superparamagnetischen Kontrastmitteln mit vorwiegender T2-Wirkung (z. B. Endorem, Resovist) führt zu einem signifikant gesteigerten Kontrast gegenüber nativen T1- bzw. T2-Aufnahmen und erlaubt somit die verbesserte Erkennung von kleinen Leberherden (Abb. 5.20–5.22).

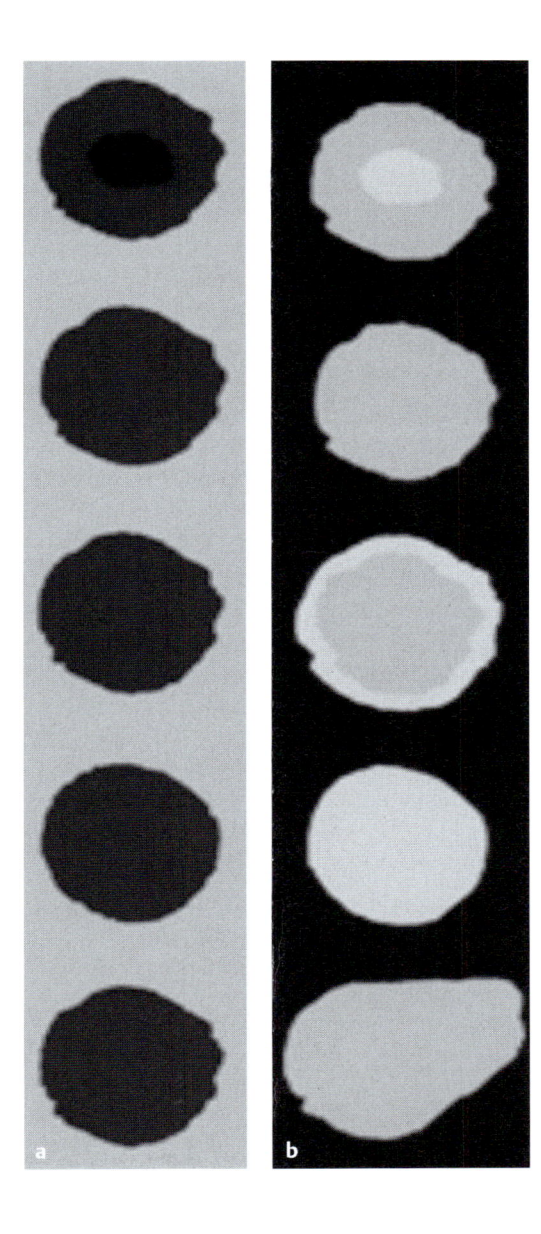

Leber

Abb. 5.16 a u. b **Graphische Darstellung von typischen Zeichen der Leberläsionen im nativen T1w und T2w MRT-Bild** (nach Wittenberg u. Mitarb.: Amer. J. Roentgenol. 151 [1988] 79–84).

a Schema der Zeichen auf T1w Aufnahmen von oben nach unten:
1. Doughnut-Zeichen: hypointens mit noch hypointenserem Zentrum, typisch für zentral nekrotische Metastasen
2. unregelmäßige Begrenzung, hypointens
3. unregelmäßig hypointens
4. homogen hypointens, glatt begrenzt
5. hypointens, unregelmäßig begrenzt

Eine sichere Unterscheidung auf T1w Aufnahmen ist nicht möglich.

b Schema von T2w Aufnahmen, die zusammen mit den T1w Aufnahmen eine verbesserte Differenzierung erlauben (von oben nach unten):
1. Target-Zeichen (Zielscheibenzeichen): hyperintenses Zentrum mit weniger hyperintensem, breitem Saum, typisch für partielle nekrotische Metastasen
2. unregelmäßige Randbegrenzung, verdächtig auf Metastasen
3. Ring oder Halo um einen Herd, typisch für maligne Leberherde
4. Glühbirnenzeichen: Hyperintensität, z. B. bei Hämangiomen
5. veränderte Ausdehnung: die Läsion ist auf T2w Aufnahmen mit größerem Durchmesser zu erkennen, typisch für Metastasen

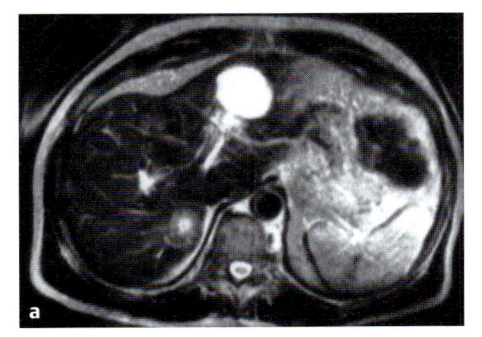

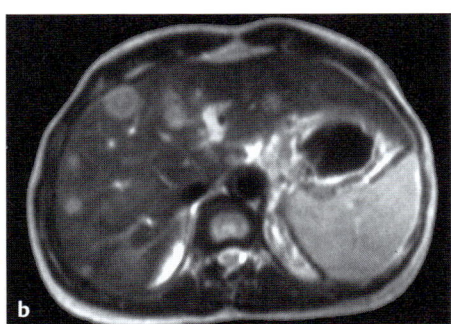

Abb. 5.17 a – c **Hämangiom/Zyste und Metastasen.** Stark T2 wAufnahmen, Differenzierung.

a Hämangiom und Metastasen: deutlich hyperintense Darstellung des Hämangioms im linken Leberlappen; flaue Target-Läsion paravertebral im rechten Leberlappen.

b Metastase bei Kolonkarzinom: Ring-Zeichen typisch für maligne Läsionen.

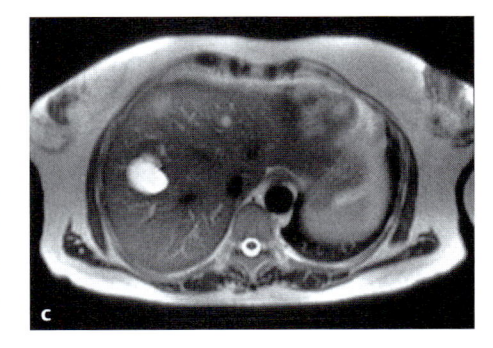

c Zyste und Metastasen: deutlich hyperintense Darstellung der Zyste im rechten Leberlappen; flaue Darstellung der metastatischen Läsionen, zusätzlich unregelmäßige Randbegrenzung der Läsion im ventralen Anteil des rechten Leberlappens.

5 Abdomen

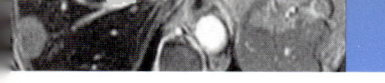

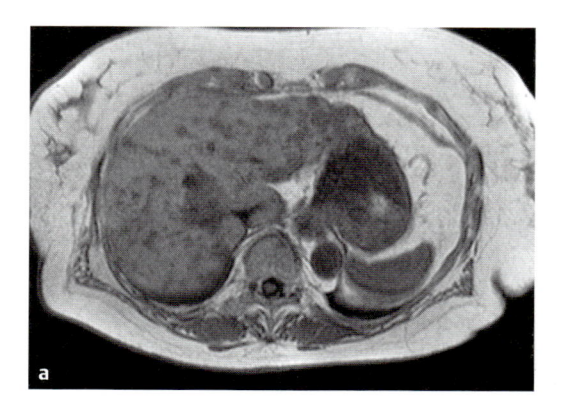

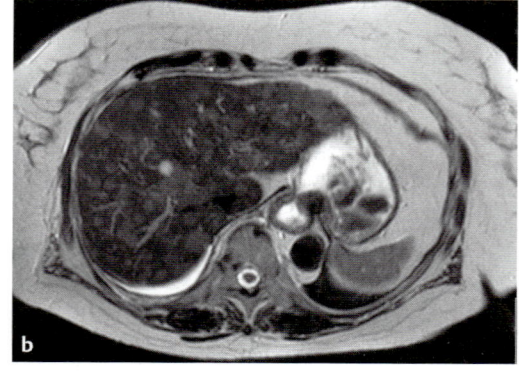

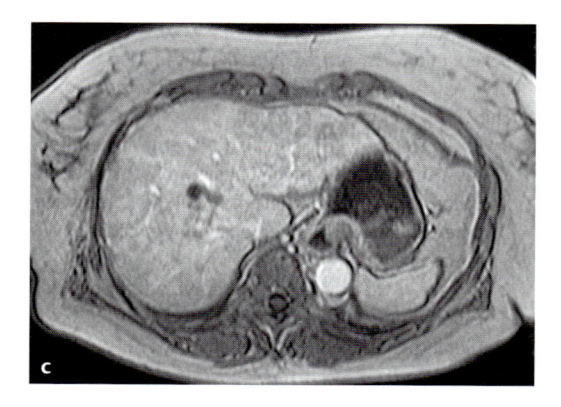

Abb. 5.18 a–c **Metastasen bei Mammakarzinom.**
a Die T1w GE-Aufnahme vor der Magnevist-Injektion zeigt zahlreiche Metastasen in beiden Leberlappen.
b T2w TSE-Aufnahme zeigt die Metastasen leicht hyperintens.
c Die T1w GE-Aufnahme nach der Magnevist-Injektion zeigt in der portal-venösen Phase deutlich weniger Läsionen, da diese z.T. Kontrastmittel aufgenommen haben und einen deutlich verminderten Tumor-Leber-Kontrast aufweisen.

Abb. 5.19 a u. b **Hypervaskuläre Metastasen eines neuroendokrinen Tumors.**
a Die T1w GE-Aufnahme vor der Kontrastmittelgabe zeigt zahlreiche hypodense Läsionen.
b Die T1w GE-Aufnahme nach Magnevist-Injektion in der arteriellen Phase zeigt eine frühe Kontrastmittelaufnahme der hypervaskulären Metastasen.

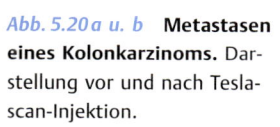

Abb. 5.20 a u. b **Metastasen eines Kolonkarzinoms.** Darstellung vor und nach Teslascan-Injektion.
a T1w GE-Aufnahme nativ mit Nachweis einzelner Läsionen im linken und rechten Leberlappen.
b T1w GE-Aufnahme mit Fettsättigung 20 min nach Gabe von Teslascan. Beachte den verstärkten Tumor-Leber-Kontrast und die verbesserte Erkennbarkeit der kleinen ventral gelegenen Läsion (Pfeil) (mit freundlicher Genehmigung von S. Saini, M.D., Boston).

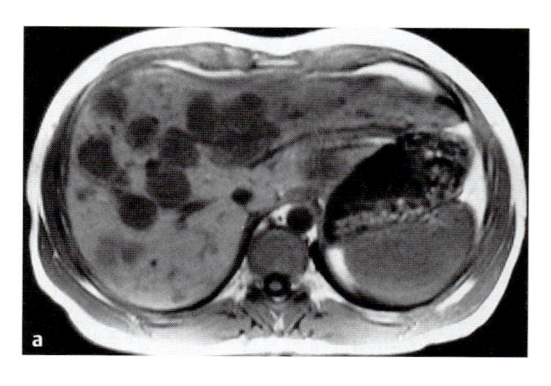

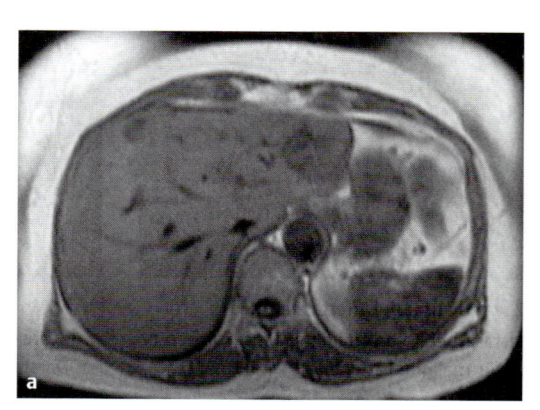

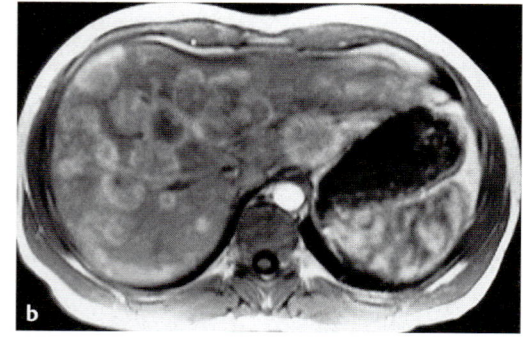

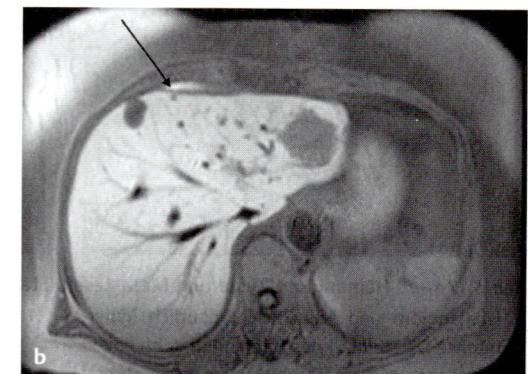

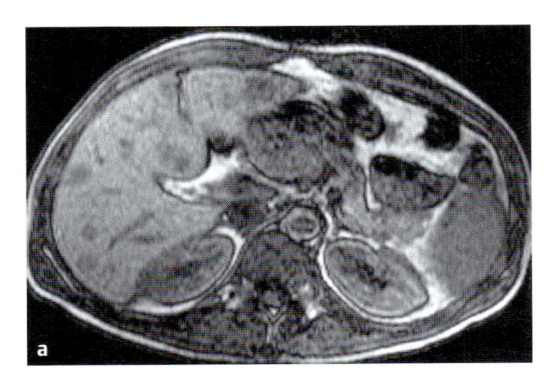

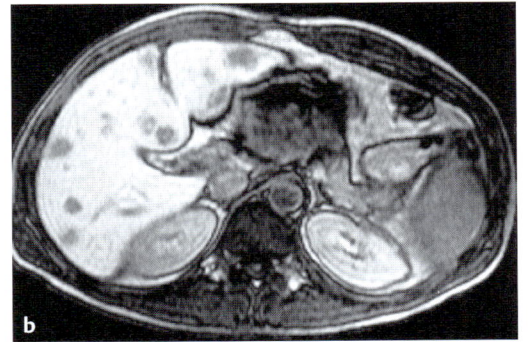

Abb. 5.21a u. b **Metastasen eines Mammakarzinoms.** Darstellung vor und nach Primovist-Injektion.
a T1w GE-Aufnahme nativ mit Nachweis einiger Läsionen im linken und rechten Leberlappen.
b T1w GE-Aufnahme 10 min nach Gabe von Primovist. Beachte den verstärkten Tumor-Leber-Kontrast.

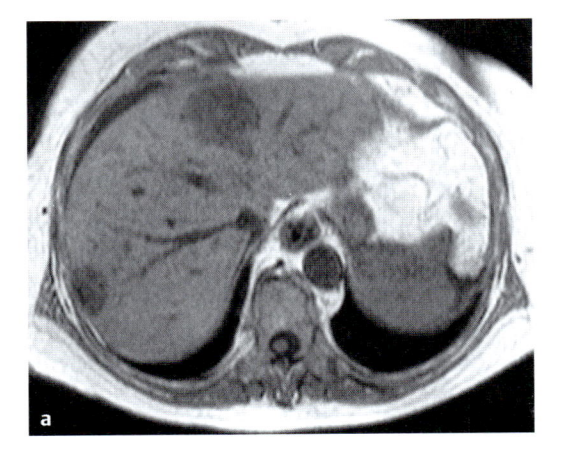

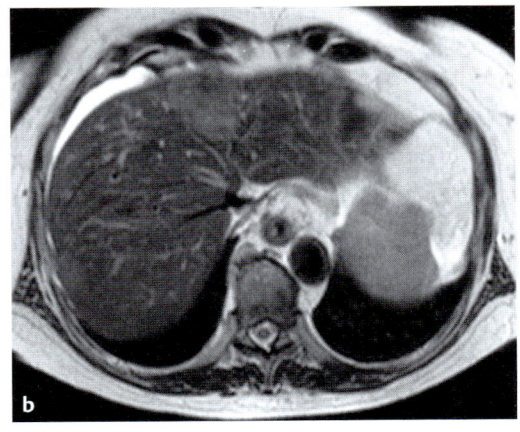

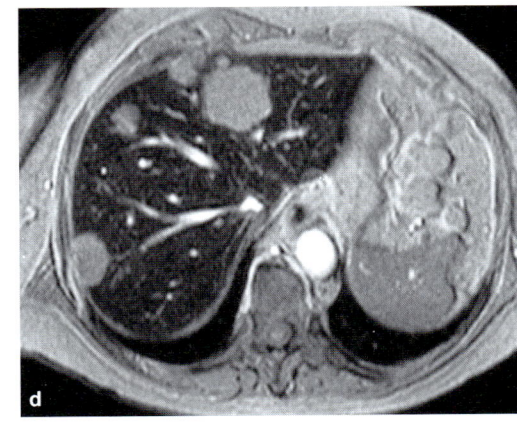

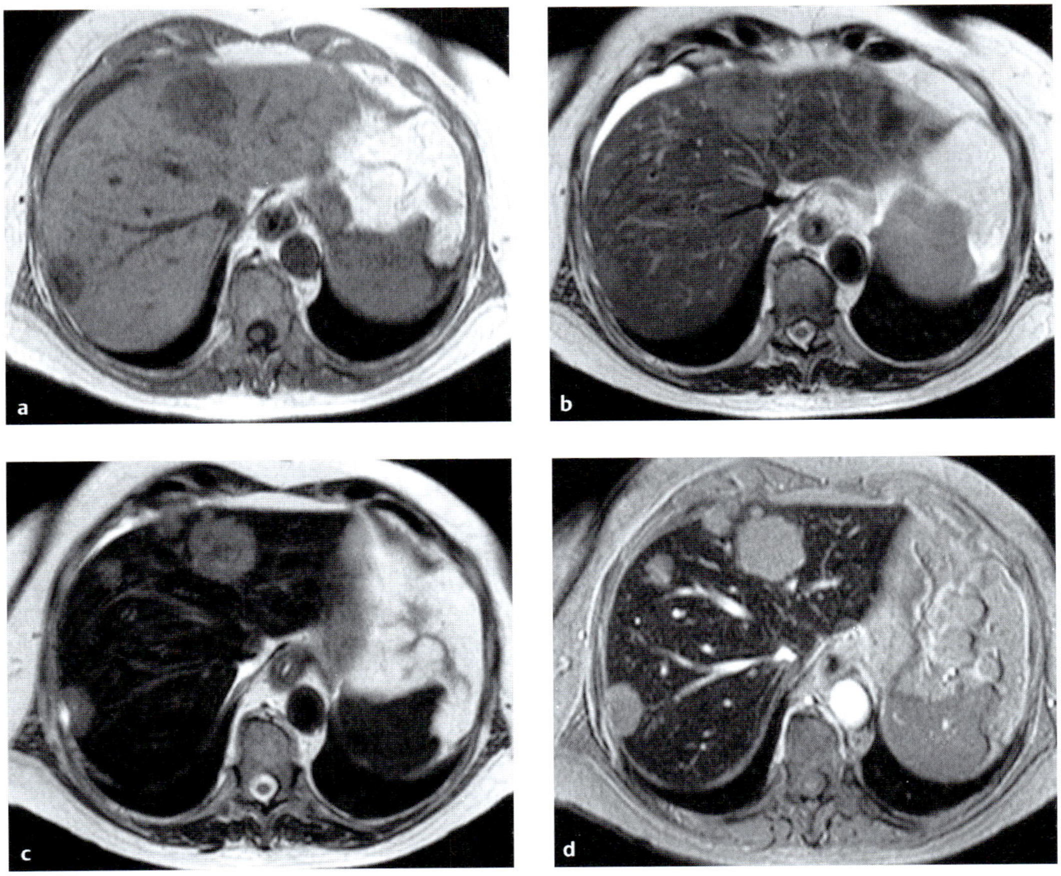

Abb. 5.22a u. b **Metastasen eines Mammakarzinoms.** Darstellung vor und nach Resovist-Injektion.
a T1w GE-Sequenz mit Nachweis von 2 größeren Lebermetastasen im rechten Leberlappen.
b T2w TSE-Aufnahme nativ mit flauem Nachweis der Läsionen rechts.
c Gleiche Sequenz wie in b 20 min nach Gabe von Resovist. Beachte die Signalintensitätsreduktion in normalem Lebergewebe und den dadurch erhöhten Tumor-Leber-Kontrast mit Nachweis kleiner zusätzlicher Metastasen.
d T2*w GE-Sequenz nach Resovist verbindet verbesserte Kontrastdarstellung der Metastasen mit guter anatomischer Auflösung und deutlich hyperintenser Darstellung der Lebervenen.

Wegen der erhöhten Kosten kommen die letztgenannten Kontrastmittel heute vor allem bei therapierelevanten Fragestellungen zum Einsatz, z. B. vor einer partiellen Leberresektion bei vermuteten oder bereits bekannten, aber in Zahl und Größe begrenzten Metastasen. Im Vergleich zu Ultraschall und CT sind mit der MRT bei der Diagnostik von Metastasen überlegene Treffsicherheiten von mehr als 90% zu erzielen.

Lymphombefall

Ein *primärer* und *sekundärer* Befall der Leber durch *Hodgkin-* und *Non-Hodgkin Lymphome (NHL)* ist möglich, wobei sekundäre Lymphome der Leber wesentlich häufiger sind (ca. 50% der Patienten mit Morbus Hodgkin und Non-Hodgkin Lymphom). Beim Morbus Hodgkin steigt mit dem Ausmaß des Milzbefalls die Wahrscheinlichkeit eines lymphomatösen Leberbefalls. Primäre Leberlymphome

Mit der MRT sind bei der Diagnostik von Metastasen Treffsicherheiten von mehr als 90% zu erzielen.

5 Abdomen

werden durch Immunsuppression (Organtransplantation, erworbene Immundefizienzsyndrome) gefördert.

Der initiale Lymphombefall der Leber geht gewöhnlich vom Hilusgebiet aus, da hier das lymphatische Gewebe der Leber am „dichtesten" ist. Deshalb erscheint der Hilus verbreitert und kann im T2w Bild eine deutliche Signalintensitätserhöhung aufweisen (Abb. 5.23).

Die weitere Ausbreitung ist meist miliar, nodulär bis hin zu fokal-nodulären und diffusen Formen, die zu einer allgemeinen Organvergrößerung führen. Allerdings ist die Organvergrößerung nicht beweisend für den Lymphombefall, da etwa $1/3$ der Lymphompatienten eine Hepatomegalie ohne nachweisbares hepatisches Lymphom haben bzw. ein Leberlymphom auch bei normaler Organgröße vorliegen kann.

MRT-Spezifisches

- Ein diffuser, miliarer oder kleinnodulärer Lymphombefall der Leber mit oder ohne Organvergrößerung ist MR-tomographisch häufig gar nicht oder nur indirekt in Verbindung mit weiteren Lymphommanifestationen zu diagnostizieren.
- Fokale Läsionen treten eher bei sekundären Leberlymphomen auf und kommen auf T2w Aufnahmen als mäßig signalreiche und auf T1w Aufnahmen als signalarme, scharf begrenzte Läsionen ohne Kontrastmittelaufnahme zur Darstellung. Non-Hodgkin-Lymphome können allerdings aufgrund ihrer stärkeren Vaskularisation ein mäßiges Enhancement zeigen, sodass differenzialdiagnostisch ein hepatozelluläres Karzinom berücksichtigt werden muss.
- Leberspezifische superparamagnetische Kontrastmittel können eine Verbesserung der Detektion ermöglichen, kommen aber nur bei entsprechender klinischer Relevanz zum Einsatz. Bei klinisch nicht sicherem Lymphom erbringt auch hier meist erst die Biopsie die diagnostische Sicherung.

Abb. 5.23 a u. b **Leberbefall bei Non-Hodgkin-Lymphom (NHL).**
a T1w GE-Aufnahme nativ mit Nachweis einiger Läsionen im rechten Leberlappen und verbreitertem hypointensem Leberhilus.
b Die T2w TSE-Aufnahme nach Endorem zeigt die Läsionen hyperintens. Beachte die hyperintens erscheinende Verbreiterung des Leberhilus durch periportales Fremdgewebe.

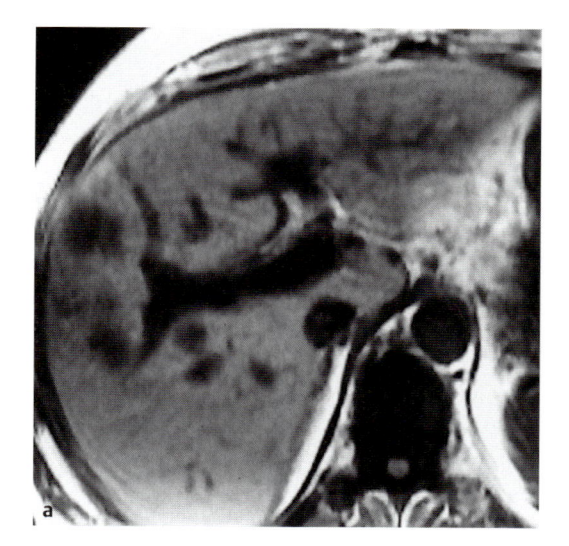

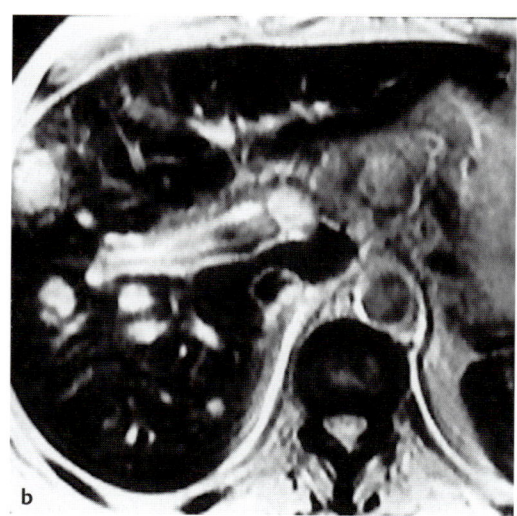

Entzündliche und parasitäre Läsionen

Leberabszess (Tab. 5.10)

Ätiologie. *Bakterielle Leberabszesse* sind in der westlichen Welt selten (autoptische Prävalenz ca. 1%). Während in der präantibiotischen Ära Appendizitis und Divertikulitis die häufigsten Ursachen für einen Leberabszess waren, sind heute Keimverschleppungen über die Gallenwege am häufigsten für Leberabszesse verantwortlich zu machen.

Cholangitische Leberabszesse sind meist multipel und betreffen in bis zu 90% der Fälle beide Leberlappen, während *Abszesse portalen Ursprungs*, vermutlich aufgrund von Strömungseffekten, meist so-

Tab. 5.10 ⇢ *Pathogenese von Leberabszessen*

Eintrittspforte/ Route der Infektion	Ursache
Gallenwege	aszendierende Cholangitis bei benigner oder maligner Obstruktion oder Choledocholithiasis, biliodigestiver Anastomose
Pfortader	Septikämie bei Appendizitis, Divertikulitis, nekrosierendem Kolonkarzinom, entzündlichen Darmerkrankungen, Proktitis, Pankreatitis
A. hepatica	Septikämie bei bakterieller Endokarditis, Pneumonie, Osteomyelitis
Per continuitatem	perforiertes Magen- oder Duodenalulkus Lobärpneumonie Pyelonephritis subphrenischer Abszess
Direkte Inokulation	Trauma iatrogen (Punktion, Operation)

litär vorkommen (65 % rechter Leberlappen, 12 % linker Leberlappen, 23 % bilateral).

Klinik und Befunde. Die klinischen Symptome und Laborbefunde umfassen unspezifische Veränderungen wie Fieber, Unwohlsein, Gewichtsverlust, Hepatomegalie, erhöhte Leberwerte, Leukozytose und verlängerte Prothrombinzeit. Mit den bildgebenden Verfahren können Leberabszesse relativ frühzeitig nachgewiesen und damit in ihrer Prognose günstig beeinflusst werden. Die MRT hat wie die kontrastverstärkte CT eine Sensitivität von > 90 % bei der Diagnose von hepatischen Abszessen.

— **MRT-Spezifisches** —

- Sowohl auf nativen als auch auf kontrastmittelverstärkten Scans stellen sich Abszesse auf T1w Bildern meist als relativ scharf berandete, hypointense Läsionen dar. Je nach Konsistenz des Inhalts variiert die Signalintensität auf T2w Aufnahmen. Im Randgebiet ist ein kräftiges Enhancement typisch, allerdings kommen auch nicht oder nur wenig Kontrastmittel aufnehmende Übergangszonen zum normalen Lebergewebe vor.

Gelegentlich formen Abszesse ein Konglomerat aus unterschiedlich großen, zystischen Läsionen (sog. Cluster) mit irregulärer Konfiguration, wobei die Differenzierung zu malignen Prozessen oft nicht möglich ist. In diesen Fällen ist eine diagnostische Punktion angezeigt.

⇢ MRT und kontrastverstärkte CT weisen mit einer Treffsicherheit von über 90 % hepatische Abszesse nach.

Amöbenabszess

Ungefähr 10 % der Weltbevölkerung sind mit *Entamoeba histolytica* infiziert, wobei lediglich 10 % der Infizierten erkranken. Dabei ist der hepatische Amöbenabszess die häufigste extraintestinale Manifestation (3–7 %). Auch wenn die Amöbeninfektion in der 3. Welt besonders häufig ist, so ist doch ein erhöhtes Infektionsrisiko bei Immigranten aus diesen Ländern, bei Heiminsassen und Homosexuellen festzustellen.

Pathogenese. Nach oraler Aufnahme gelangt die zystische Amöbenform in den Darm, wo die Trophozoiten freigesetzt werden und – nachdem sie in die Mukosa eingedrungen sind – eine *Amöbenenteritis (Amöbenruhr)* auslösen können. Anschließend kann die Leber von den Trophozoiten über mesenteriale Venen und Lymphbahnen oder durch direkte Invasion über das Peritoneum und Penetration der Leberkapsel befallen werden. Die Aggregationen mehrerer Trophozoiten in kleinen Lebervenen führt zu Thrombosierung, Infarkt und ischämischer Nekrose. Abhängig von der körpereigenen Abwehr heilt diese aus oder es entwickelt sich ein Abszess.

Die Mehrzahl der Amöbenabszesse sind solitär (85 %) und im rechten Leberlappen (72 %) lokalisiert. Der Inhalt ist steril und enthält eine Mischung aus Blut und zerstörten Hepatozyten. Die Trophozoiten sind in der Nekrosezone, die die Abszesshöhle umgibt, zu finden.

Klinik. Die klinischen Zeichen sind unspezifisch mit Schmerzen im rechten Oberbauch, Durchfall und Hepatomegalie. Ikterus und Sepsis, die für einen bakteriellen Abszess typisch sind, werden beim Amöbenabszess nicht beobachtet. Am sensitivsten (90 %) ist bei entsprechendem Verdacht der indirekte Hämagglutinintest.

— **MRT-Spezifisches** —

- Der MRT-Befund zeigt eine glatt berandete Läsion mit einem zentral flüssigkeitsäquivalenten Signalverhalten und peripheren Ödemzonen (Abb. 5.**24**). Zeitweise ist eine kapselähnliche Struktur peripher erkennbar. Im Randbereich können noduläre Formationen vorliegen.

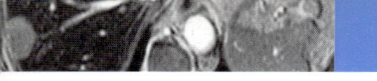

Abb. 5.24 a u. b **Amöbenabszess.**

a Die T1w GE-Aufnahme nativ zeigt eine mehrschichtige Läsion mit deutlich hypointensem Zentrum.

b Die T2w TSE-Aufnahme zeigt die Läsion zentral deutlich hyperintens mit weniger hypodensem (ödematösem) Randsaum entsprechend einem zentral flüssigen Prozess mit hyperämischem, ödematösem Randsaum.

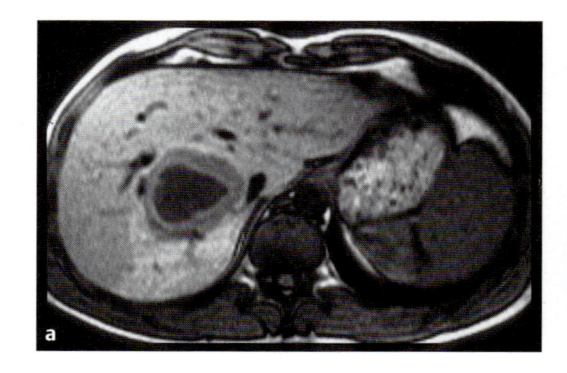

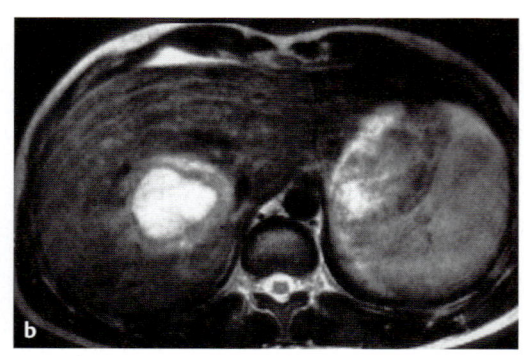

- Nach Kontrastmittelinjektion kommt es meist zu einem mäßigen bis kräftigen Enhancement der Abszesswand. Komplizierend fallen Pleuraergüsse und perihepatische Flüssigkeitsansammlungen auf.

Therapie. Über 90% der Amöbenabszesse sprechen auf eine antimikrobielle Therapie an. Eine perkutane, interventionell gesteuerte Drainage erscheint jedoch sinnvoll, wenn:

- ein bakterieller Abszess bzw. eine bakterielle Superinfektion nicht ausgeschlossen werden kann,
- eine Abszessruptur droht,
- die medikamentöse Therapie nicht erfolgreich ist,
- es sich um eine schwangere Patientin handelt.

Echinokokkose

Formen. Man unterscheidet die *zystische* Echinokokkose, verursacht durch *Echinococcus granulosus* (Larven des Hundebandwurms) von der *alveolären* Echinokokkose, verursacht durch *Echinococcus multilocularis* (Larven des Fuchsbandwurms). Bei der meistens auf Reisen in Länder der dritten Welt erworbenen Infektion mit Echinococcus granulosus entwickeln sich aus den Larven oft große Zysten (Hydatiden) vorwiegend in der Leber, seltener auch in der Lunge. Die Larven des Echinococcus multilocularis befallen ebenfalls häufig die Leber, führen aber zu einem infiltrativ destruierenden Wachstum, das dem eines malignen Tumors gleicht und zur Destruktion des Organs führen kann.

Diagnostik. Die nichtinvasive Diagnosestellung ist auch deswegen besonders wichtig, da es bei Verletzung der Zysten durch Punktion oder Operation zum allergischen Schock kommen kann. Neben dem Antikörpernachweis spielen bildgebende Verfahren, insbesondere moderne Schnittbildverfahren (Ultraschall, CT, MRT), eine besondere Rolle.

MRT-Spezifisches

- Die von E. granulosus verursachten zystischen und oft sehr großen Hydatiden erscheinen MR-tomographisch auf T2w Aufnahmen deutlich hyperintens, meistens glatt begrenzt und weisen oft hypointense Septen auf, die teilweise eine deutliche Kontrastmittelaufnahme zeigen können (Abb. 5.**25**).
- Die häufig vorkommenden Verkalkungen innerhalb der Zysten kommen hypointens auf T1w und T2w Aufnahmen zur Darstellung. Oft finden sich zahlreiche Tochterzysten, die untereinander durch Septen getrennt sind.

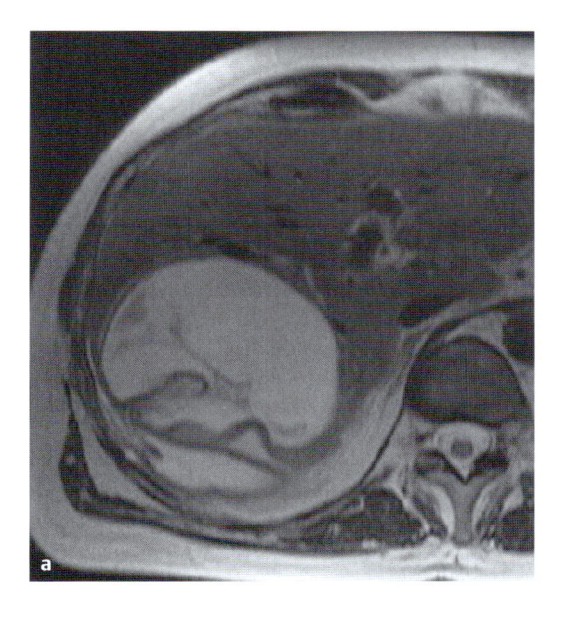

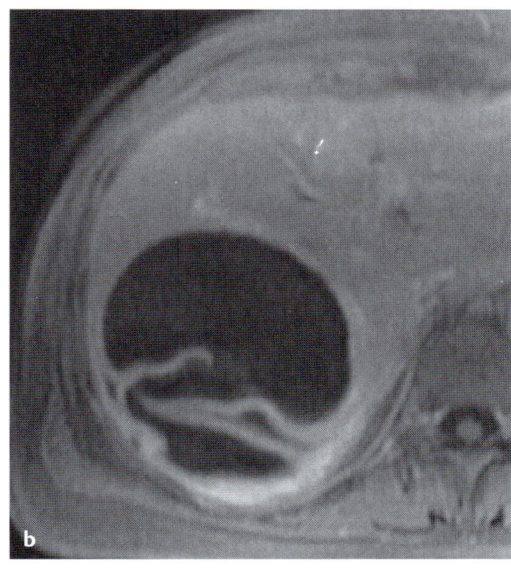

Abb. 5.25 a u. b
Echinokokkuszyste.
a T2w TSE Aufnahme mit hyperintenser Darstellung des Zysteninhalts und hypointenser Darstellung der Septen innerhalb der Zyste.
b T1w GE Aufnahme nach Gd-DTPA i.v. mit deutlich hypointenser Darstellung der Zyste; beachte die Kontrastmittelaufnahme in den septalen Strukuren.

Diffuse Lebererkrankungen

Fettleber

Eine *diffuse* oder *fokale Leberzellverfettung* kann Ausdruck einer altersbedingten vermehrten Fettspeicherung in der Leberzelle sein oder als Folge verschiedener toxischer (Alkohol, Chemotherapie, Steroideinnahme), ischämischer, infektiöser (Hepatitis) oder metabolischer (Diabetes mellitus, Adipositas, Anorexie, parenterale Ernährung) Schädigungen auftreten. Die Fetteinlagerung betrifft häufig nur den rechten Leberlappen oder fokal einzelne Lebersegmente bzw. Subsegmentanteile (typischerweise Lobus caudatus, Gallenblasenbett, Umgebung des Lig. falciforme).

MRT-Spezifisches

- Die MRT ist relativ insensitiv für Änderungen des Leberfettgehalts, das Lebersignal ist häufig unverändert oder kann auf T1w und T2w Aufnahmen gering erhöht sein. Bei Einsatz von Fettsättigungstechniken findet man bei ausgeprägter Leberverfettung einen mäßigen bis deutlichen Signalabfall des verfetteten Lebergewebes.
- Fokale Verfettungen findet man am häufigsten perihilär und im Lobus caudatus. Fokale Verfettungen stellen sich signalreich auf T1w und T2w Aufnahmen dar, zeigen eine segmentale Verteilung mit geographischen Randbegrenzungen und fehlende Raumforderungszeichen (Abb. 5.**26**). Fokale Verfettungen zeigen ebenfalls einen Signalabfall auf fettgesättigten Aufnahmen und im Gegensatz zu fokalen Lebertumoren eine Aufnahme von unspezifischen und RES-spezifischen MRT-Kontrastmitteln identisch zum Leberparenchym.

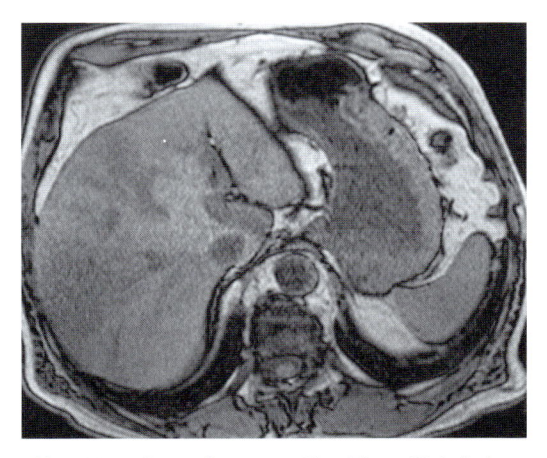

Abb. 5.26 **Leberverfettung.** Die T1w GE-Aufnahme zeigt eine diffuse Verfettung mit erhöhter Signalintensität. Geographische Nichtverfettung lateral und ventral im rechten Leberlappen mit normaler Signalintensität.

Leberzirrhose

Ursachen und Folgen. Die Leberzirrhose ist eine chronische Lebererkrankung, die mit diffuser Parenchymnekrose und reaktiver Fibrose sowie nodulärer Regeneration einhergeht. Die Ursache ist in bis zu 70 % der Fälle Alkoholabusus, gefolgt von Virushepatitiden, biliären Erkrankungen sowie Stoffwechselstörungen und Medikamentennebenwirkungen.

Die Leberzirrhose zählt zu den 10 führenden Todesursachen in der westlichen Welt, wobei sich die Mortalitätsrate in den letzten 20 Jahren drastisch erhöht hat, was auf den stetig steigenden Alkoholkonsum zurückgeführt wird. Ein Drittel der leberzirrhoseinduzierten Todesfälle wird durch ein akutes Blutungsereignis (Ösophagusvarizen) hervorgerufen. Darüber hinaus ist das Risiko, an einem hepatozellulären Karzinom zu erkranken bei Patienten mit Leberzirrhose etwa 2,5fach höher als bei Lebergesunden. Insgesamt entwickeln 7–12 % der Patienten mit Leberzirrhose im Laufe der Erkrankung ein hepatozelluläres Karzinom. Die klinische Symptomatik bei Leberzirrhose wird durch den nekrosebedingten Verlust der Syntheseleistung der Leber bestimmt.

> 7–12 % der Patienten mit Leberzirrhose entwickeln im Laufe der Erkrankung ein hepatozelluläres Karzinom.

Leberumbau. Die Leber erfährt einen strukturellen und morphologischen Wandel, und die Leberoberfläche wird durch den mikro- oder makronodulären Umbau höckrig. Perfusionsbedingt hypertrophieren der Lobus caudatus und der linke Leberlappen, während Lobus quadratus und rechter Leberlappen atrophieren. Als relatives Maß kann das Verhältnis der Querdurchmesser von Lobus caudatus (Lc) und rechtem Leberlappen (rLL), gemessen in Höhe der Pfortader, verwendet werden:
- normal: Lc/rLL = 0,37
- Leberzirrhose: Lc/rLL > 0,65

Durch die intrahepatische Abflussbehinderung steigt der Druck im Pfortadersystem. Eröffnung und variköse Erweiterung von Pfortaderkollateralen, Splenomegalie, Aszites sowie arterioportale Fisteln sind die Folge.

MRT-Spezifisches

- MR-tomographisch fallen zunächst die von anderen bildgebenden Verfahren bekannten charakteristischen Zeichen der Leberzirrhose wie Atrophie des rechten Leberlappens und des medialen Segments des linken Leberlappens mit konsekutiver Hypertrophie des Lobus caudatus und lateralem Segment des linken Leberlappens auf.
- Durch Fetteinlagerung treten Leberpforte und Fissuren z. T. hyperintens auf T1w Bildern hervor. Demgegenüber kommen fibrotische Septen im Leberparenchym auf T1w und T2w Aufnahmen hypointens zur Darstellung (Abb. 5.27).
- Mit T2w Sequenzen ist zwar eine semiquantitative Bestimmung des Fibrose-/Zirrhosegrads möglich, aufgrund der geringen Signifikanz einer solchen Bestimmung, hat diese Methode jedoch keine Bedeutung im klinischen Alltag.
- *Regeneratknoten* können einerseits Hämosiderin einlagern und sich hypointens auf T2w und hyperintens auf T1w Aufnahmen im Vergleich zum Lebergewebe darstellen oder andererseits Fett akkumulieren und sich hyperintens auf T2w und T1w Aufnahmen darstellen. Damit können Probleme bei der Differenzierung zu hepatozellulären Karzinomen entstehen. Das Enhancement nach Injektion von Gd-DTPA ist hier für die Differenzialdiagnose wenig hilfreich, da dysplastische Regeneratknoten ebenfalls wie hepatozelluläre Karzinome hypervaskularisiert sein können. Allerdings nehmen Regeneratknoten RES-spezifische, eisenoxidhaltige Kontrastmittel (z. B. Endorem) auf, während niedrig differenzierte hepatozelluläre Karzinome diese Kontrastmittel in der Regel nicht aufnehmen. Ein Überlappungsbereich besteht zu hoch differenzierten, insbesondere fibrolamellären hepatozellulären Karzinomen, die RES-Aktivität zeigen können.
- Bei *portaler Hypertension* findet man häufig einen vergrößerten Durchmesser der V. portae (> 13 mm), eine

Abb. 5.27 a u. b **Leberzirrhose.**
a Die T1w GE-Aufnahme nach Kontrastmittelgaben zeigt grobknotige Veränderungen der Leberoberfläche und eine Einengung der Gefäße.
b Die T1w GE-Aufnahme nativ zeigt hypointense Septen bei Leberzirrhose, die einen Tumorbefall vortäuschen können.

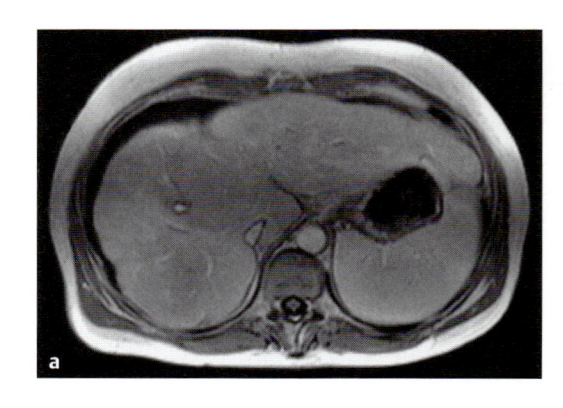

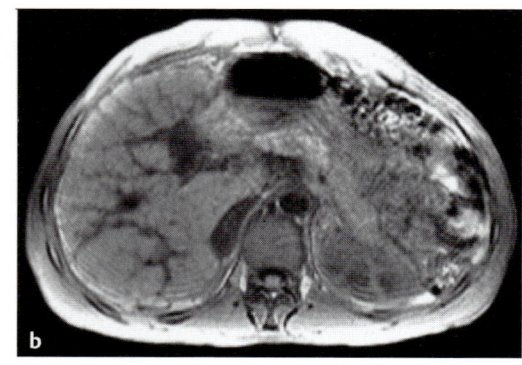

Splenomegalie und portosystemische Kollateralkreisläufe. Mit phasensensitiven Sequenzen kann der Fluss innerhalb der V. portae quantifiziert und eine mögliche hepatofugale Flussrichtung diagnostiziert werden.

- Innerhalb der *Leber und Milz* können T1- und T2-signalfreie millimeter- bis zentimetergroße siderotische Gandy-Gamna-Bodies (perifollikuläre und trabekuläre Hämorrhagien) nachweisbar sein (s. Kap. Milz).

Hämosiderose und Hämochromatose

Als *Hämosiderose* wird eine vermehrte Eisenspeicherung (10–20 g Eisen; normaler Körpereisengehalt 2–6 g Eisen) ohne Funktionsbeeinträchtigung der parenchymatösen Organe bezeichnet. Ab einer Eisenakkumulation von 50–60 g *(Hämochromatose)* stellen sich strukturelle und funktionelle Organstörungen ein. Pathogenetisch werden die primäre (hereditäre) und die sekundäre (erhöhte Eisenaufnahme, Anämie mit ineffizienter Erythropoese und multiplen Transfusionen, Zirrhose, portokavaler Shunt) Hämochromatose unterschieden.

Klinik und Befunde. Da es viele Jahre dauert, bis es zu einer klinisch signifikanten Eisenablagerung kommt, stellen sich Symptome meist erst in der 4.–5. Lebensdekade ein, wobei Männer deutlich häufiger betroffen sind als Frauen. Die klassischen Befunde umfassen:
- Hepatomegalie mit mikronodulärer Pigmentzirrhose (95%),
- Splenomegalie (50%),
- Arthropathie der kleinen Handgelenke (20–50%),
- Kardiomyopathie (15%),
- Pankreasfibrose,
- Hyperpigmentation,
- Diabetes mellitus.

Insbesondere die primäre Hämochromatose geht mit einer dramatisch verkürzten Lebenserwartung einher. Mit entsprechender Therapie lässt sich die 5-Jahres-Überlebensrate allerdings auf etwa 90% erhöhen. Die Diagnose wird laborchemisch (Serumeisen > 250 mg/dl, Serumferritin > 500 ng/dl, Transferrinsättigung 100%) oder bioptisch (hepatische Eisenkonzentration > 100 pg/100 mg) gesichert.

MRT-Spezifisches

- Aufgrund der Empfindlichkeit gegenüber Eisen zeigt die MRT eine vermehrte Eisenablagerung in Lebergewebe verhältnismäßig sicher an.
- Es finden sich sowohl auf T1w als auch besonders auf leicht T2w Bildern deutliche Signalauslöschungen, die die Leber hypointens erscheinen lassen. Aufgrund dieser eindeutigen Veränderungen eignet sich die MRT mit PDw oder leicht T2w Sequenzen sehr gut für eine *semiquantitative Bestimmung* des Eisengehalts, eine *quantitative* ist dagegen nicht möglich.

Neben dem frühen Nachweis sowie der semiquantitativen Auswertung und Verlaufskontrolle von Eisenablagerungen in der Leber zählt zu den Indikationen der MRT insbesondere die Früherkennung von Tumoren wie dem hepatozellulären Karzinom, das bei Patienten mit Hämochromatose häufiger vorkommt (Abb. 5.**28**). Diese Tumoren sind aufgrund des hohen intrinsischen Tumor-Leber-Kontrasts relativ leicht zu erkennen.

> Die klassische Trias der Hämochromatose ist: Zirrhose, Hyperpigmentation, Diabetes mellitus.

Andere Speicherkrankheiten

Morbus Wilson

Pathogenese. Beim Morbus Wilson (Kupferspeicherkrankheit, hepatolentikuläre Degeneration) handelt es sich um einen autosomal rezessiv (Cromosom 13) erblichen Enzymdefekt, der zu einer gestörten biliären Kupferausscheidung führt. Coeruloplasmin-Kupfer-Komplexe akkumulieren zunächst in der Leber mit konsekutiver toxischer Leberschädigung. Bei Überschreiten der Speicherkapazität der Leber kommt es dann zu extrahepatischen Kupferablagerungen in den Stammganglien, der Kornea, den Nieren und Erythrozyten.

Klinik und Befunde. Führende klinische Symptome sind:
- Kayser-Fleischer-Kornealring (grüne Pigmentierung um den Limbus corneae),
- neurologische Auffälligkeiten (z. B. Tremor, Dysarthrie, Dysphagie),

5 Abdomen

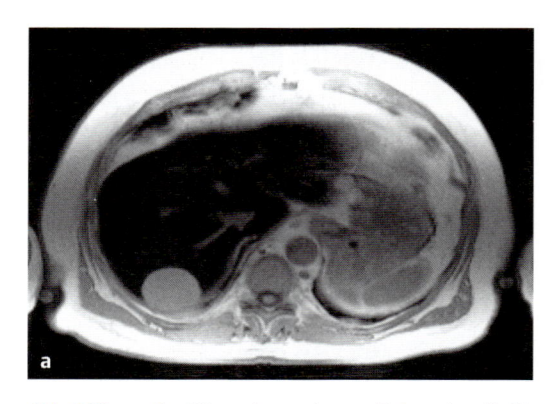

Abb. 5.28a u. b **Hämochromatose mit hepatozellulärem Karzinom (HCC).**
a Die T1w GE-Aufnahme (axial) nativ zeigt eine deutliche Signalintensitätsreduktion der Leber und das HCC im rechten Leberlappen stark hyperintens.
b Die T1w GE-Aufnahme koronar zeigt ebenfalls eine deutliche Signalintensitätsreduktion der Leber und das HCC im rechten Leberlappen stark hyperintens.

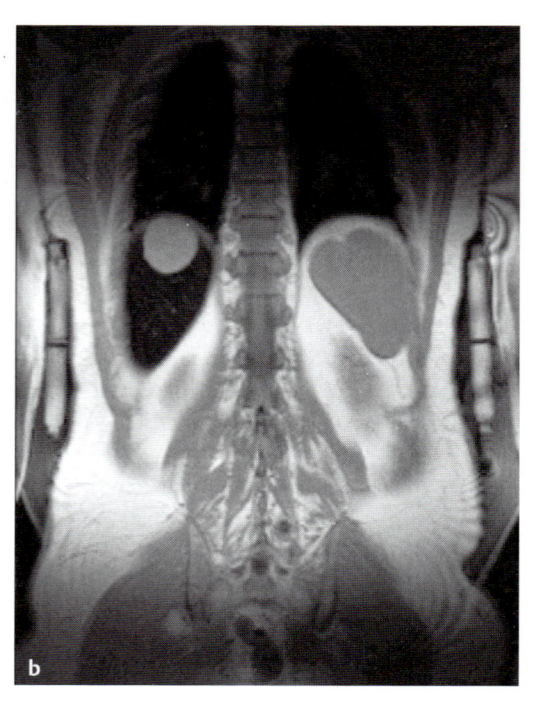

- Ikterus,
- portale Hypertension (Leberzirrhose).

Laborchemisch findet man einen erhöhten Coeruloplasmin- und verminderten Kupfergehalt im Serum. Histopathologisch erkennt man Zeichen der Lebersteatose und -fibrose sowie in fortgeschrittenen Stadien einen zirrhotischen Umbau des Leberparenchyms.

— **MRT-Spezifisches** —

- MR-tomographisch kann sich die Leber in frühen Krankheitsstadien unauffällig darstellen. In fortgeschrittenen Stadien findet man eine mikronoduläre Zirrhose mit Konturunregelmäßigkeiten, inhomogenem Parenchym und multiplen Regeneratknoten.
- Das Leberparenchym zeigt infolge der Kupferspeicherung häufig eine diffus angehobene Signalintensität auf T1w Aufnahmen.

- Die Regeneratknoten können sich isointens zum Lebergewebe darstellen oder infolge einer vermehrten Speicherung von endogenem Eisen auf T1w und T2w Aufnahmen signalarm zur Darstellung kommen.

Glykogenspeicherkrankheiten und Morbus Gaucher

Auch bei den Glykogenspeicherkrankheiten und dem Morbus Gaucher finden sich MR-tomographisch nur unspezifische, teils steatotische oder zirrhotische Veränderungen. Die Aufgabe der MRT und anderer Schnittbildverfahren besteht deshalb vornehmlich darin, zusätzlich bestehende Leberläsionen, wie z. B. Leberzelladenome, oder Komplikationen der betreffenden Erkrankung nachzuweisen oder auszuschließen (z. B. Lebernekrosen beim Morbus Wilson).

Hepatitis

Ätiologie. Die *akute* oder *chronische Entzündung* der Leber wird als Hepatitis bezeichnet. Wenn auch im medizinischen Sprachgebrauch unter Hepatitis meist eine virale Hepatitis verstanden wird, kann die Genese infektiös (viral, bakteriell, fungal), alkoholbedingt, toxisch, medikamentös (Chemotherapie, Amiodaron, Narkotika, Kontrazeptiva) oder postradiogen induziert sein.

Von den Hepatitiden zeigt die *Hepatitis-A-Virus-Infektion* in der Regel einen Verlauf ohne Übergang in eine chronische Hepatitis, während die *Hepatitis-C-Virus-Infektion* Ursache sowohl einer akuten wie chronischen (50%) Hepatitis sein kann. In 10–20% kann sich auf diesem Boden eine Leberzirrhose entwickeln.

Aufgrund der hohen Durchseuchungsrate (200 Mio. Virusträger weltweit) und des teilweise schweren Verlaufs ist die *Hepatitis-B-Virus-Infektion* die weltweit bedeutsamste Hepatitisform (Inzidenz in Europa, USA ca. 1%, in Afrika ca. 10%). Sie kann in einem symptomlosen Trägerstadium verharren oder mit einer akuten, chronischen, oder fulminant nekrotisierenden Entzündung bis hin zur Leberzirrhose einhergehen, die wiederum die Entwicklung eines hepatozellulären Karzinoms zur Folge haben kann. Aufgrund der weiten Verbreitung der Hepatitis C gehört das hepatozelleluläre Karzinom zu den häufigsten malignen Tumoren weltweit.

Histologie. Unabhängig vom angreifenden Agens zeigen sich im Akutstadium der viralen Hepatitiden zentrilobuläre Nekrosen, periportale Infiltrationen durch Leukozyten und Histiozyten mit reaktiven Veränderungen in den Kupffer-Zellen und den Sinusoiden. Zentrilobuläre Cholestase und Gallengangsproliferationen können ebenfalls auftreten. Im chronischen Stadium dehnt sich die periportale Entzündung in das Leberparenchym aus, wobei sich Nekrosen und intralobuläre Septen ausbilden.

— **MRT-Spezifisches** —

- Die Zeichen der eigentlichen Hepatitis in der MRT sind unspezifisch, die sekundären Veränderungen sind in der Regel jedoch sicher zu erfassen. Aufgrund von ödematöser Schwellung kommt es zur Hepatomegalie, weitere Befunde können Gallenblasenwandverdickung, periportale Hypointensitäten auf T1w Aufnahmen als Ausdruck eines Lymphödems, portale Lymphknotenvergrößerungen sowie Regeneratknoten mit makronodulärem Muster in der postnekrotischen Zirrhose sein. Diese Regeneratknoten sind gelegentlich nicht von Metastasen zu unterscheiden.

Sonstige diffuse Lebererkrankungen

Akute oder chronische Leberschädigungen, verbunden mit Hepatomegalie, Zirrhose oder Steatose bis hin zur fulminanten Nekrose, können auftreten nach:
- Intoxikationen (z. B. Vinylchloride, Arsen),
- Medikamentenexposition (z. B. Anästhetika, Antikonvulsiva, Antiphlogistika, Analgetika, Antidepressiva, Antibiotika, kardiovaskuläre Präparate [s. oben Amiodaron], Hormonpräparate),
- Chemotherapie,
- Strahlentherapie.

Eindeutige MR-tomographische Muster und Unterscheidungsmerkmale sind bei diesen diffusen Erkrankungen nicht erkennbar.

Gefäßerkrankungen

Budd-Chiari-Syndrom

Beim Budd-Chiari-Syndrom handelt es sich um eine *primäre oder sekundäre Okklusion* (Tab. 5.11) der intra- oder suprahepatischen Venen.

Beim *akuten* Lebervenenverschluss kommt es zu einer Stauung und Erweiterung der Sinusoide, gefolgt von milder Leberzellatrophie bis hin zu hämorrhagischer Nekrose der zentrilobulären Areale. Beim *chronischen* Budd-Chiari-Syndrom bestimmt die zentrilobuläre Fibrose mit perisinusoidalen Bindegewebssträngen und Leberzellatrophie das histologische Bild. Nach längerem Verlauf mündet das Budd-Chiari-Syndrom in eine Leberzirrhose.

Wenn auch der sono- oder angiographische Nachweis der fehlenden Durchblutung der Lebervenen bzw. V.-cava-Perfusion beweisend für ein Budd-Chiari-Syndrom ist, so lässt sich die Diagnose auch anhand von CT- oder MRT-Aufnahmen meist sehr sicher stellen.

— **MRT-Spezifisches** —

- Das MRT-Erscheinungsbild des Budd-Chiari-Syndroms richtet sich nach der Dauer und dem Ausmaß der Obstruktion sowie den konsekutiven portal-venösen Flussveränderungen. Im akuten Stadium bedingt die

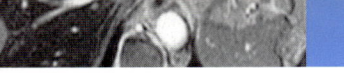

Tab. 5.11 ⇢ *Primäre und sekundäre Ursachen des Budd-Chiari-Syndroms*

Primär	komplette oder inkomplette membranöse Lebervenenokklusion
Sekundär	
▪ Okklusion zentraler oder sublobärer Venen	Chemotherapie (Thioguanin, Vincristin, Zytarabin, 6-Mercaptopurin) Radiatio Chemoradiatio vor Knochenmarktransplantation Azathioprin chronische Arsenvergiftung post partum orale Kontrazeptiva Pyrrolizidine, Aflatoxine
▪ Okklusion der großen Lebervenen	Polycythaemia vera paroxysmale nokturne Hämoglobinurie myeloproliferative Syndrome Thrombozytose hypereosinophiles Syndrom Sichelzellanämie Morbus Behçet Antikörper gegen Anticardiolipin, Antiphospholipide Protein-S- oder -C-Mangel Antithrombin-III-Mangel Mixed Conncective Tissue Disease Sjögren-Syndrom
▪ Okklusion durch externe Kompression	hepatozelluläres Karzinom (HCC), Hypernephrom mit Tumorthrombus, Bronchialkarzinom, Leiomysarkom der V. cava Echinokokkus, intrahepatisches Hämatom, Caroli-Syndrom, Amöbenabszess

Kongestion eine Lebervergrößerung. Manchmal ist eine Thrombose der V. cava inferior zu erkennen (Typ I); meistens sind jedoch die zentralen Lebervenen okkludiert (Typ II), der Befall der peripheren kleinen Venen (Typ III = peripheral venoocclusive disease), der häufig nur mit einer „unruhigen" Parenchymtextur einhergeht, wird vermutlich vielfach übersehen.
- Im nativen Bild fallen peripher kleine, kommaähnliche Gefäße auf, die intrahepatischen und kapsulären Kollateralen entsprechen.
- Das Muster der *Kontrastmittelanreicherung* ist variabel. In der frühartieriellen Phase nach i.v. Gd-DTPA-Gabe zeigt die Leber oft ein fleckiges Parenchym-Enhancement. Meist kommt es jedoch in den zentralen Leberanteilen, einschließlich Lobus caudatus, zu einem normalen Enhancement, sodass diese Anteile gegenüber der Peripherie hyperintens erscheinen. In der späteren Phase der Untersuchung tritt eine „Kontrastumkehr" ein, wobei das Kontrastmittel in den zentralen Leberanteilen ausgewaschen wird, während es sich in der Peripherie noch anreichert (sog. flip-flop sign). In dieser Phase kann der Eindruck eines zentralen Tumors entstehen, sodass beide Kontrastmittelphasen analysiert werden sollten. Bleibt die Gefäßobstruktion länger bestehen, stellt sich eine progressive Atrophie ein.

Pfortaderthrombose

Die Pfortaderthrombose ist ein relativ seltenes Krankheitsbild und tritt meist bei akut dekompensierter Leberzirrhose, Infektionen, lebertransplantierten Patienten und bei Neugeborenen nach Umbilikalvenenkatheterisierung auf. Der klinische Verlauf kann mit relativ unspezifischen Symptomen einhergehen, aber auch intestinale Infarzierungen und Varizenblutungen aufgrund der portalen Hypertonie zur Folge haben. Häufiger sind sog. Tumorthromben, die insbesondere bei Vorliegen eines hepatozellulären Karzinoms beobachtet werden.

— MRT-Spezifisches

- Thrombosen der Pfortader kommen je nach dem Alter der Thrombose im T1w und T2w MRT mit unterschiedlicher Signalintensität zur Darstellung. Während *frische Thromben* auf T1w und T2w Aufnahmen hyperintens zur Darstellung kommen, sind *ältere Thromben* häufig hypointens auf T1w und T2w MRT-Aufnahmen.
- Bei *inkompletten Thromben* bzw. bei Rekanalisation ist häufig ein Saum von umfließendem Blut erkennbar, der sich insbesondere nach Gd-DTPA-Applikation auf T1w Aufnahmen als hyperintenser Randsaum im Vergleich zum älteren Thrombusmaterial darstellt.

- Bei der *biphasischen kontrastmittelverstärkten MRT* wird die Pfortaderthrombose in der portal-venösen Phase kontrastreich dargestellt. Während die zuführenden Gefäße (V. lienalis, V. mesenterica superior et inferior) mehr oder weniger regelrecht kontrastiert sind, finden sich im Pfortaderhauptstamm oder in den intrahepatischen Pfortaderästen hypodense, von Kontrastmittel ausgesparte Füllungsdefekte. Darüber hinaus kommt es häufig zu ungewöhnlichen Kontrastierungsphänomenen des Leberparenchyms aufgrund von arterioportalen Shunts, portal-venösen Perfusionsausfällen und umschriebener Fettinfiltration als Ausdruck der relativen Ischämie.

Peliosis hepatis

Die Peliose ist eine seltene Erkrankung, die durch eine zystische Erweiterung der Lebersinusoide und Gefäßlakunen unterschiedlicher Größe charakterisiert ist. Diese Veränderungen werden auch in Milz, Knochenmark, Lymphknoten und Lunge beobachtet.

Ätiologie. Die Peliose kann sich nach Medikamenteneinnahme (Anabolika, Steroide, Tamoxifen, orale Kontrazeptiva), nach Nieren- oder Herztransplantation, bei konsumierenden Erkrankungen (Tuberkulose, Malignome, AIDS), bei Systemerkrankungen (Sprue, Diabetes mellitus, Vaskulitiden, Morbus Hodgkin) und nach Exposition mit Polyvinylchloriden, Arsen und Thorotrast entwickeln, wobei die eigentliche Genese noch nicht endgültig geklärt ist.

— MRT-Spezifisches

- Während sich die Peliose bei der Angiographie mit multiplen Kontrastmitteldepots, insbesondere in der parenchymalen und venösen Perfusionsphase, manifestiert, ist die MRT-Diagnose schwierig.
- Die blutgefüllten Räume sind in der MRT meistens als deutliche hyperintense Strukturen auf T2w Aufnahmen zu erkennen. Nach der Kontrastmittelgabe füllen sich die Lakunen langsam mit kontrastiertem Blut, sodass die Läsionen erst hypointens und später hyperintens im Vergleich zum umgebenden Parenchym erscheinen.

Lebertumoren im Kindesalter

H. E. Daldrup-Link

Im Kindesalter sind zwei Drittel der Lebertumoren maligne, während benigne Tumoren sehr viel seltener sind als im Erwachsenenalter. Nach einer Studie von Weinberg u. Mitarb. an 1237 Lebertumoren ergaben sich folgende statistische Häufigkeiten:
- Hepatoblastome: 43%,
- hepatozelluläre Karzinome: 23%,
- benigne vaskuläre Tumoren: 13%,
- mesenchymale Hamartome: 6%,
- maligne Mesenchymome: 6%,
- Adenome: 2%,
- fokal noduläre Hyperplasie: 2%,
- andere, seltene Tumoren: 5%.

Die Erstdiagnose wird in der überwiegenden Mehrzahl der Fälle sonographisch gestellt, in den meisten Fällen erfolgt dann eine CT zur weiteren Abklärung, da sie schneller und unproblematischer als eine MRT durchzuführen ist. Für eine MRT der Leber ist häufig eine Sedierung oder, abhängig vom Alter des Kindes, sogar eine Vollnarkose notwendig. Außerdem können die bei Erwachsenen üblichen atemgehaltenen GE-Sequenzen bei Kindern bis etwa 6–8 Jahre nicht durchgeführt werden. Die Untersuchungszeit beträgt bei nativer Technik etwa 10 min, bei kontrastmittelunterstützter Technik etwa 20 min. Bei speziellen Fragestellungen können zusätzliche HASTE- oder GE-Sequenzen zur Darstellung der Gallengänge und Lebergefäße angeschlossen werden (Tab. 5.**12**).

Tab. 5.12 ⋯▸ *Untersuchungsprotokoll bei Lebertumoren*

Sequenz	TR (ms)	TE (ms)	Orientierung	Akquisitionszeit
HASTE	11	87	axial	≈ 1 min
			koronar	≈ 1 min
SE	500	15	axial	≈ 5 min
Evtl. i. v. Injektion von Gd-DTPA				
SE	500	15	axial + koronar	je ≈ 5 min

Benigne Tumoren

Hämangioendotheliom

> Hämangioendotheliome können sowohl uni- als auch multifokal auftreten und glatt oder unscharf begrenzt sein.

Das Hämangioendotheliom ist der häufigste benigne Lebertumor im Kindesalter. Es tritt typischerweise bei Neugeborenen und Kleinkindern auf. Die Läsionen können uni- oder multifokal auftreten und glatt oder unscharf begrenzt sein.

MRT-Spezifisches

- Hämangioendotheliome kommen auf *T2w Aufnahmen* oft sehr signalreich zur Darstellung (Abb. 5.**29 a** u. **b**). Die Tumorstruktur ist häufig inhomogen, intraläsionale Fibrosierungen und Kalzifikationen können als Signalauslöschungen zur Darstellung kommen.
- Auf *T1w Aufnahmen* stellen sich die Läsionen typischerweise multinodulär, heterogen und signalarm dar, intraläsionale hyperintense Hämorrhagien können auftreten.
- Nach i. v. Bolusinjektion von *Gd-haltigen Kontrastmitteln* zeigen Hämangioendotheliome ähnlich wie die adulten Hämangiome ein peripheres noduläres Enhancement in der frühen arteriellen Perfusionsphase und ein zentrales, persistierendes Enhancement auf späten T1w Postkontrastaufnahmen. Dieses Kontrastmittel-Pooling (Abb. 5.**29 c**) kann zur Differenzierung gegenüber anderen Lebertumoren hilfreich sein.
- Innerhalb der Tumoren bestehen *arteriovenöse Shunts*. Bei großem Shuntvolumen stellen sich der Truncus coeliacus und die A. hepatica deutlich verbreitert dar, während die Aorta unterhalb des Abgangs des Truncus coeliacus ein deutlich reduziertes Kaliber zeigt, was charakteristisch für Hämangioendotheliome ist.

Die Tumoren zeigen typischerweise eine Wachstumsprogredienz während der ersten 6 Monate, danach kann es zu einer spontanen Regression kommen. Steroid- oder Interferonmedikation kann die Regression unterstützen. Eine Therapie in Form von Embolisation oder operativer Exzision ist bei Komplikationen durch einen Shunt (Herzversagen), obstruktiven Ikterus oder hämorrhagische Diathese (Kasabach-Merritt-Syndrom) notwendig.

Abb. 5.29 a–d **Hämangioendotheliom.**
a u. **b** In der T2-Gewichtung mit typischen multiplen, sehr signalreichen, relativ glatt begrenzten Läsionen, die nahezu das gesamte Lebergewebe durchsetzen.
c Nach Injektion von Gd-DTPA, zeigen die Läsionen ein protrahiertes und persistierendes Enhancement.
d Im Ultraschall können sich die Läsionen echoarm oder echoreich darstellen.

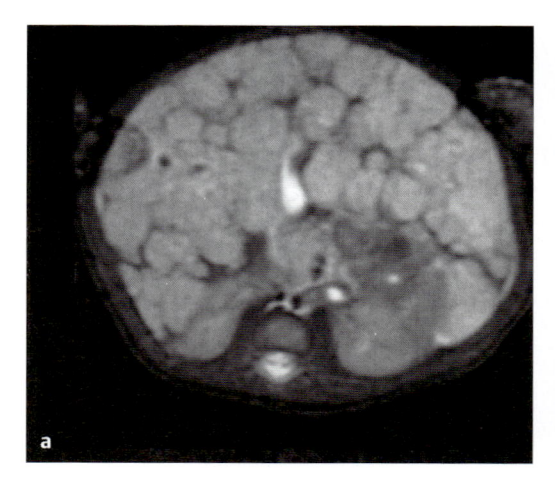

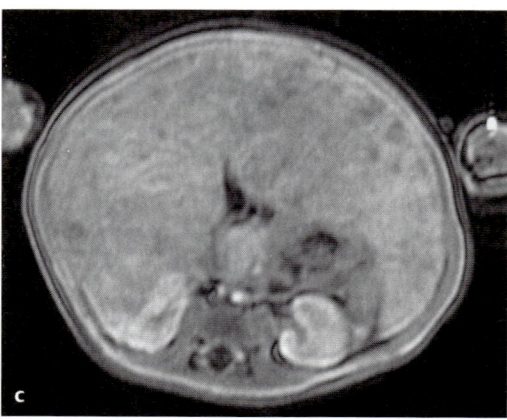

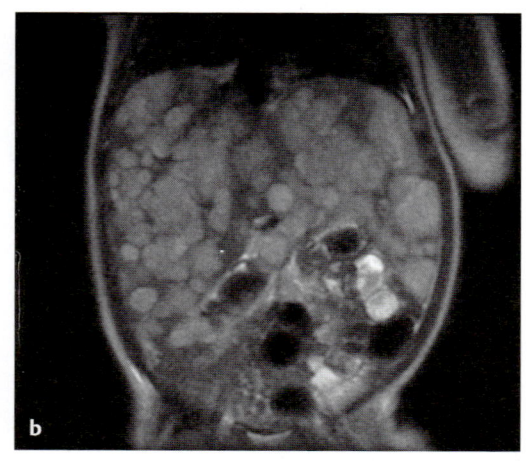

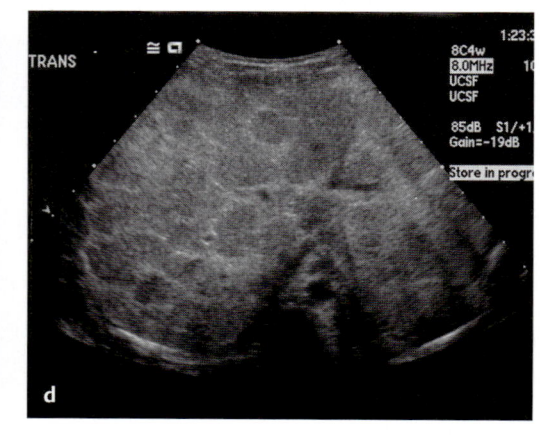

Mesenchymales Hamartom

Mesenchymale Hamartome manifestieren sich typischerweise bei Säuglingen und Kleinkindern als solitäre Tumoren und sind häufiger im rechten als im linken Leberlappen lokalisiert.

MRT-Spezifisches

- Mesenchymale Hamartome enthalten typischerweise multiple Zysten, die durch kontrastmittelaffine Septen getrennt sind. Die multiplen Zysten stellen sich auf T2w MRT-Aufnahmen signalreich dar. Auf nativen T1w Aufnahmen können sie signalarm (klarer Zysteninhalt) oder signalreich (mukoider Zysteninhalt) zur Darstellung kommen.
- In seltenen Fällen können die Zysten jedoch auch fehlen, weshalb dann eine bildgebende Differenzierung zwischen Hepatoblastom und Hamartom nicht möglich ist.

In unklaren Fällen kann die Bestimmung des α-Fetoproteins (bei Hepatoblastom meist positiv, bei Hamartom immer negativ) für die Differenzialdiagnose hilfreich sein.

Lipome und weitere gutartige Tumoren

Lipome der Leber sind sehr selten und wurden assoziiert mit der tuberösen Sklerose beschrieben. Die MRT-Bildgebung dieser benignen Tumoren wurde bisher nicht dokumentiert, es ist jedoch zu erwarten, dass sie sich T1w und T2w signalreich darstellen und auf fettgesättigten Aufnahmen einen deutlichen Signalabfall zeigen.

Das MRT-Erscheinungsbild von *Zysten* (Abb. 5.30), *Hämangiomen und fokal nodulären Hyperplasien* im Kindesalter unterscheidet sich nicht von dem im Erwachsenenalter.

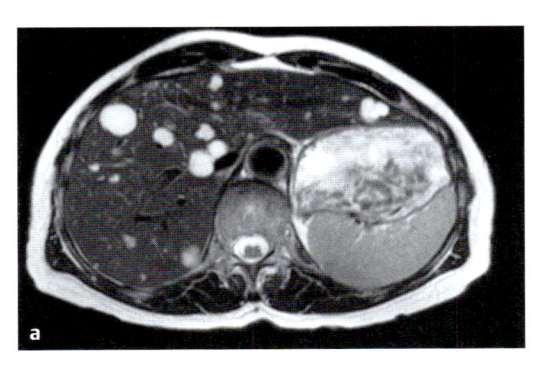

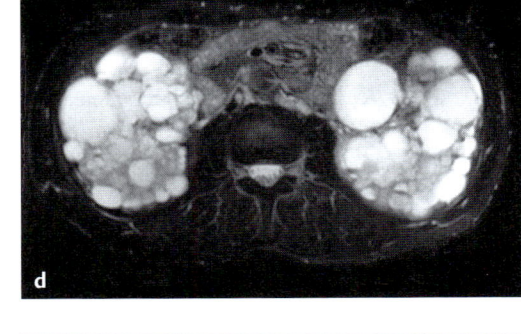

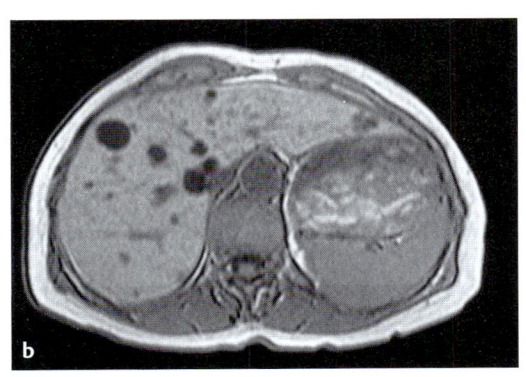

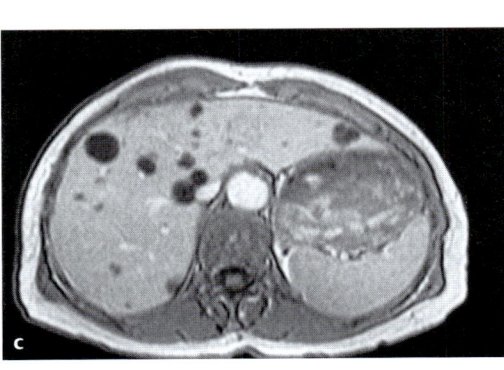

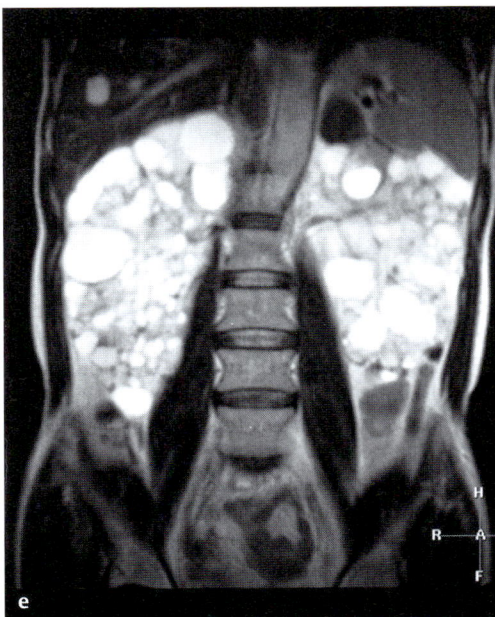

Abb. 5.30 a–e **Leber und Nierenzysten bei ADPCKD (autosomal dominant polycystic kidney disease).** Die Zysten kommen auf sämtlichen MRT-Aufnahmen isointens zu Liquor als internem Standard zur Darstellung. Die Nieren sind vergrößert und mit multiplen Zysten durchsetzt.
a Nativ T2w.
b Nativ T1w.
c T1w + Gd.
d T2w axial.
e T2w koronar.

Maligne Tumoren

Hepatoblastom

Das Hepatoblastom ist der häufigste Lebertumor im Kindesalter. Im Gegensatz zum hepatozellulären Karzinom des Jugendlichen und Erwachsenen tritt es üblicherweise bei kleinen Kindern mit einem Alter unter 5 Jahren auf. Jungen sind etwa doppelt so häufig betroffen wie Mädchen. Es gibt keine prädisponierende Lebererkrankung, jedoch haben Kinder aus Familien mit bekannter Trisomie 18 oder Polyposis coli und Kinder mit einer Hemihypertrophie (Wiedemann-Beckwith-Syndrom) ein erhöhtes Risiko, an einem Hepatoblastom zu erkranken. Histopathologisch unterscheidet man den fetalen, embryonalen und kleinzellig undifferenzierten Subtyp.

Die Tumoren sind bei der Diagnosestellung häufig sehr groß mit Durchmessern über 5 cm und zeigen zentrale Nekrosen, Hämorrhagien und Verkalkungen. Klinisch findet man ein erhöhtes α-Fetoprotein bei über 90% der Patienten, welches dann im weiteren Therapieverlauf zum Monitoring verwendet werden kann.

Die Bildgebung des Hepatoblastoms ist unspezifisch, die Diagnosesicherung erfolgt histologisch. Aufgabe des Radiologen ist primär die Beurteilung der Operabilität des Befunds und des Stadiums der extrahepatischen Tumorausbreitung. Häufigster Metastasierungsort ist die Lunge.

MRT-Spezifisches

- Hepatoblastome kommen meist *inhomogen* zur Darstellung; sie erscheinen auf T1w-Aufnahmen hypointens und auf T2w Aufnahmen hyperintens zum umgebenden Lebergewebe (Abb. 15.**31**). Meist handelt es sich um große unifokale Tumoren im rechten Leberlappen mit Durhmessern > 10 cm. Tumoren innerhalb des linken Leberlappens und multifokale Tumoren sind selten.
- Hepatoblastome können gut abgegrenzt oder unscharf begrenzt sein und zeigen meist eine sehr inhomogene Binnenstruktur. Zentrale Nekrosen stellen sich liquorisointens dar, zentrale Hämorrhagien können auf nativen T1w Aufnahmen als hyperintense Areale zur Darstellung kommen. Auf T2w Aufnahmen können signalarme intraläsionale Septen abgrenzbar sein.
- Nach der *Kontrastmittelgabe* zeigen die Tumoren ein inhomogenes Enhancement (Abb. 5.**32**). Die Demarkation von Pseudokapseln oder Septen innerhalb der Tumoren wurden beschrieben. Zudem kann eine mögliche Infiltration hepatischer Gefäße nach Kontrastmittelgabe besonders gut beurteilt werden.

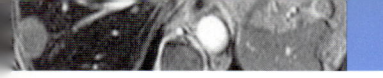

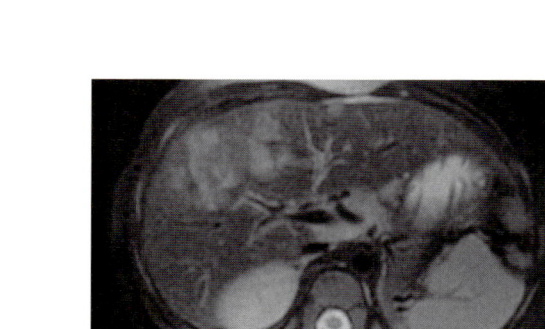

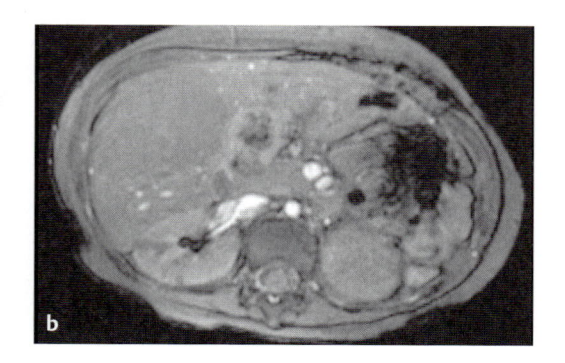

> Die Diagnosesicherung des Hepatoblastoms erfolgt histologisch, mittels Bildgebung werden die extrahepatische Tumorausbreitung und die Operabilität beurteilt.

Abb. 5.31 a–c **Hepatoblastom bei einem 2-jährigen Kind.**
a u. b Inhomogener, unregelmäßig begrenzter, großer Tumor im rechten Leberlappen, der sich inhomogen mäßig T2-hyperintens (**a**) und inhomogen mäßig T1-hypointens (**b**) zum Lebergewebe darstellt.
c Nach Gd-DTPA-Injektion zeigt der Tumor ein inhomogenes, häufig geringeres Enhancement als das Leberparenchym. Ein arterieller „Blush" in der frühen Perfusionsphase kann vorhanden sein oder auch fehlen.

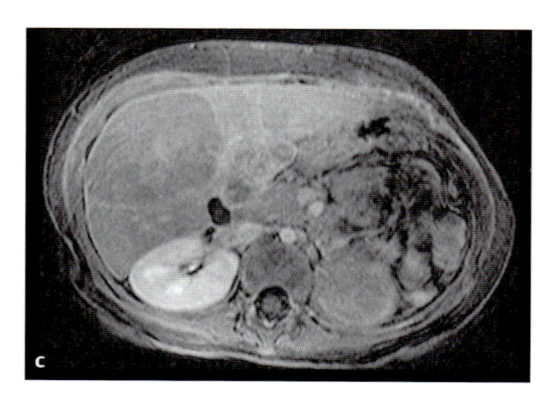

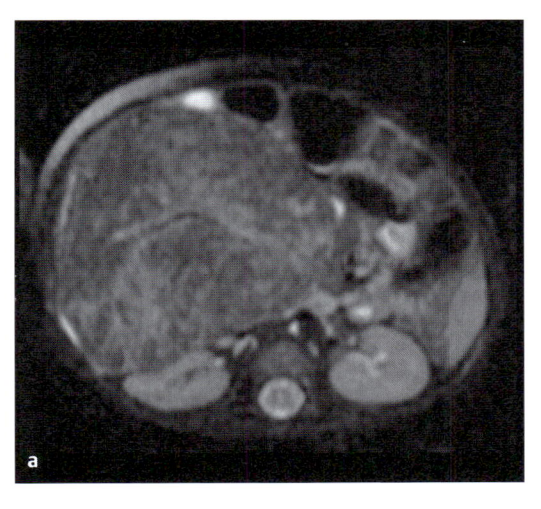

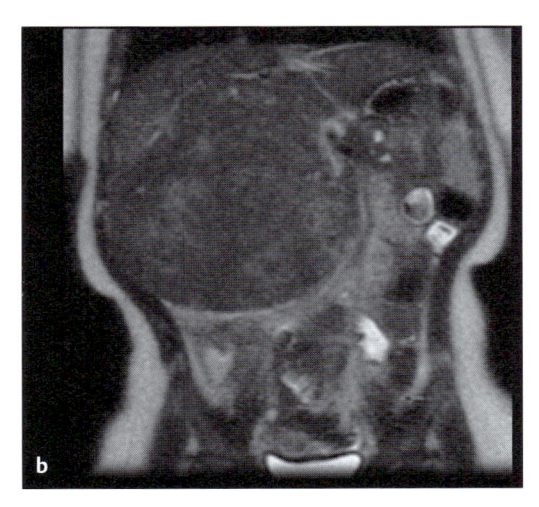

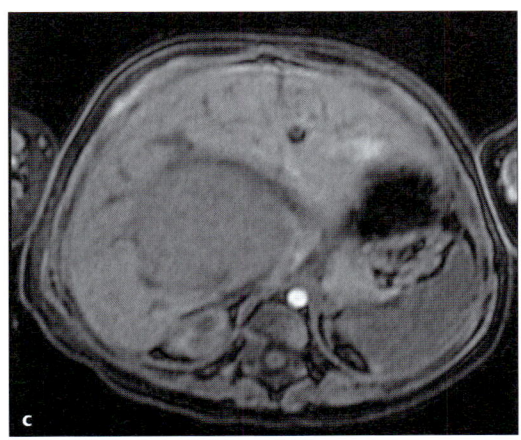

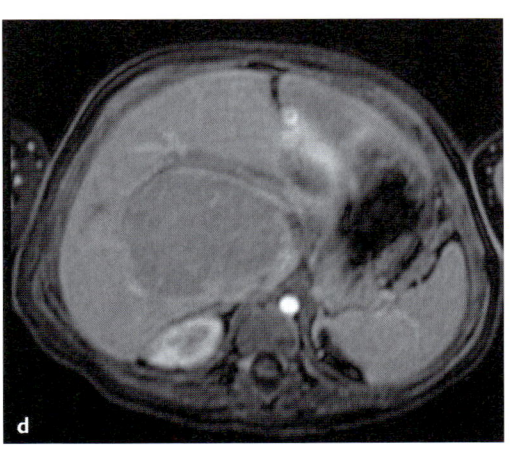

Abb. 5.32 a–d **Hepatoblastom bei 6 Monate altem Kind.** Inhomogener, unregelmäßig begrenzter, großer Tumor im rechten Leberlappen. Dieser Tumor stellt sich nahezu isointens zum Lebergewebe auf T2w Aufnahmen (**a, b**) und T1w Aufnahmen (**c, d**) dar. Nach Gd-DTPA-Injektion zeigt der Tumor ein inhomogenes, geringeres Enhancement als das Leberparenchym (**d**). Bei großen, exophytischen Tumoren kann eine Differenzierung zum Neuroblastom diskutiert werden. Daher sollte die anatomisch normale Nebenniere stets aufgesucht und im Befund dokumentiert werden. Das Hepatoblastom komprimiert und verdrängt typischerweise die angrenzenden anatomischen Strukturen. Das Neuroblastom wächst dagegen um die Gefäße herum und infiltriert häufig benachbarte Strukturen.

Differenzialdiagnose. Differenzialdiagnostisch ist ein hepatozelluläres Karzinom anhand seines MRT-Erscheinungsbilds nicht von einem Hepatoblastom zu unterscheiden. Auch beim kindlichen hepatozellulären Karzinom ist der α-Fetoprotein-Spiegel meist deutlich erhöht (> 1000 ng/ml). Hepatozelluläre Karzinome im Kindesalter betreffen jedoch häufig ältere Kinder mit einem mittleren Alter von 12–15 Jahren. In etwa $1/3$ der Fälle findet man eine Leberzirrhose, z.B. auf dem Boden von metabolischen Störungen (Galaktosämie, Tyrosinämie, Glykogenosen), biliärer Atresie oder Hepatitis. Prinzipiell treten bei Kindern die gleichen histologischen Subtypen des hepatozellulären Karzinoms auf wie bei Ewachsenen (s. Abschnitt „Maligne Tumoren"), das fibrolamelläre Karzinom, das mit einer etwas günstigeren Prognose assoziiert ist, ist bei Kindern und Jugendlichen jedoch häufiger als bei Erwachsenen. Dieses fibrolamelläre Karzinom ist häufig von einer Pseudokapsel umgeben, die aus komprimiertem umgebendem Lebergewebe besteht und nach Kontrastmittelinjektion ein perifokales Rand-Enhancement zeigt.

Mesenchymales Sarkom

Das mesenchymale Sarkom oder undifferenzierte Lebersarkom ist ein seltener maligner Tumor des Kindesalters mit einem mittleren Erkrankungsalter von 5–10 Jahren. Das α-Fetoprotein ist bei diesen Patienten im Normbereich, die Laborparameter und klinische Symptomatik sind unspezifisch. Der rechte Leberlappen ist häufiger betroffen als der linke. Die Tumoren wachsen lokal sehr aggressiv mit Infiltration des Zwerchfells und direkter Tumorausbreitung in die Lunge. Die Prognose ist sehr schlecht mit einer mittleren Überlebenszeit von 12 Monaten.

— **MRT-Spezifisches** —

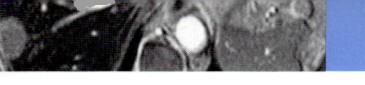

- Die Tumoren sind meist gut begrenzt durch eine fibröse Pseudokapsel und stellen sich MR-tomographisch auf T1w Bildern überwiegend signalarm und auf T2w Aufnahmen mäßig signalreich dar. Die Tumorstruktur ist oft inhomogen, da zentrale Zysten, Hämorrhagien und Nekrosen häufig vorkommen.
- Nach Kontrastmittelinjektion zeigen die hypovaskulären Tumoren ein mäßiges, protrahiertes Enhancement unter Aussparung der hämorrhagischen und nekrotischen Anteile, während die Pseudokapsel in der Regel ein deutliches Enhancement zeigt.

Seltene Tumoren

Angiosarkom

Angiosarkome im Kindesalter sind maligne Tumoren, die aus benignen Hämangioendotheliomen entstehen. Primärer Metastasierungsort ist die Lunge. Bisher wurde keine MRT-Bildgebung dieser Tumoren bei Kindern beschrieben. Es ist jedoch davon auszugehen, dass kindliche Angiosarkome ähnliche Signalcharakteristika aufweisen, wie Angiosarkome im Erwachsenenalter.

Rhabdomyosarkom der Gallengänge

Das Rhabdomyosarkom der Gallengänge ist ein seltener maligner Tumor des Kindesalters, der sich intraluminal ausbreitet und zu einer ausgeprägten Cholestase führt. Histologisch handelt es sich um embryonale Rhabdomyosarkome.

— **MRT-Spezifisches** —

- Das MRT-Bild ähnelt dem beim Cholangiokarzinom oder Klatskin-Tumor des Erwachsenen mit einer Raumforderung in der Leberpforte und den zentralen Gallengängen, erweiterten intrahepatischen und nicht erweiterten extrahepatischen Gallengängen.

Lebermetastasen

Die häufigsten Primärtumoren bei Lebermetastasen im Kindesalter sind Neuroblastome, Wilms-Tumoren und Lymphome.

— **MRT-Spezifisches** —

- Die MRT-Bildcharakteristika sind analog zu den Lebermetastasen bei Erwachsenen und somit sehr variabel (s. dort), da sowohl hypovaskularisierte als auch hypervaskularisierte Metastasen vorkommen können. Auch das Kontrastmittelverhalten ist bei den verschiedenen Vaskularisationstypen vergleichbar.

Literatur

Craig, J. R., R. L. Peters, H. A. Edmundson: Tumors of the liver and intrahepatic bile ducts. AFIP, 2 Series, Fascicle 26, Washington 1989

Fukukura, Y., M. Hamanoue Fujiyoshi et al.: Cholangiocellular carcinoma of the liver: CT- and MR-findings. J. Comput. Ass. Tomogr. 24 (2000) 809–812

Hussain, S. M., T. Terkivatan, P. E. Zondervan, E. Lanjouw., S. de Rave, J. N. M. Ijzermans, R. de Man: Focal nodular hyperplasia: Findings at state-of-the-art MR Imaging, US, CT, and pathologic analysis. RadioGraphics 24 (2004) 3–19

Mahfouz, A. E., B. Hamm, K. J. Wolf: Peripheral wash-out: a sign of malignancy on dynamic gadolinium-enhanced MR images of focal liver lesions. Radiology 190 (1994) 49–52

Materne, R., Y. Horsmans, J. Jamart, A. M. Smith, J. F. Gigot, B. B. Van: Gadolinium-enhanced arterial-phase MR imaging of hypervascular liver tumors: comparison between tailored and fixed scanning delays in the same patients. J. Magn. Reson. Imag. 11 (2000) 244–249

Oudkerk, M., C. G. Torres, B. Song, M. König, J. Grimm et al.: Characterization of liver lesions with mangafodipir Trisodium-enhanced MR imaging: Multicenter study comparing MR and dual phase spiral CT. Radiology 223 (2002) 517–524

Reimer, P., B. Tombach: Hepatic MRI with SPIO: detection and characterization of focal liver lesions. Europ. Radiol. 8 (1998) 1198–1204

Rummeny, E. J.: Contrast media for hepatobiliary diseases. In van Leeuwen, D. J., J. W. A. Reeders, J. Ariyama: Imaging in Hepatobiliary and Pancreatic Diseases. Saunders, Philadelphia 2000 (pp. 473–494)

Rummeny, E. J., R. Weissleder et al.: Primary liver tumors: diagnosis by MR imaging. Amer. J. Roentgenol. 152 (1989) 63–72

Semelka, R. C., Th. K. G. Helmberger: Contrast agents for MR imaging of the liver. Radiology 218 (2001) 27–38

Weinberg, A. G., M. J. Finegold: Primary hepatic tumors of childhood. Hum. Pathol. 6 (1983) 512–537

Pankreas

P. Reimer

Untersuchungstechnik und Indikationen

Die bildgebende Diagnostik des Pankreas wird durch den multimodalen Einsatz aller zur Verfügung stehenden bildgebenden Verfahren je nach Fragestellung und klinischer Konstellation bestimmt. Neben den Schnittbildverfahren Ultraschall, Computertomographie und MRT betrifft dies die endoskopische retrograde Pankreatikographie (ERCP), den endoskopischen Ultraschall und in Ausnahmefällen die selektive Darstellung und Intervention der arteriellen oder venösen Gefäße. Die CT ermöglicht eine rasche und präzise Untersuchung bei der Pankreatitis, den Tumorerkrankungen und den Traumen als den Hauptfragestellungen für eine bildgebende Diagnostik des Pankreas. Die MRT wird häufig zur Diagnostik von Tumoren, Entzündungen, Fehlbildungen und zur Beurteilung der Gangstrukturen (s. dazu auch Kap. „Gallenwegssystem") und Gefäße (s. dazu auch „Kontrastmittel-MR-Angiographie") eingesetzt.

Untersuchungsvorbereitung

Patientenvorbereitung. Die Patienten werden mit i.v. Zugang in Rückenlage gelagert. Die Verabreichung von oralen Kontrastmitteln ist nicht zwingend erforderlich und liefert in der Regel nur für die Beurteilung periampullärer Pathologien in einzelnen Fällen Zusatzinformationen. Zur Kontrastierung des oberen Gastrointestinaltraktes kann entweder Wasser (signalarm in T1w und signalreich in T2w Aufnahmen) oder ein handelsübliches eisenhaltiges Kontrastmittel (signalarm in T1w und T2w Aufnahmen) verwendet werden. Bei Verwendung atemgehaltener Pulssequenzen kann auf eine Spasmolytikagabe verzichtet werden.

Spulen. Zur Maximierung des SRV sind sog. *Array-Spulen* mit zirkulärer Polarisation sinnvoll, die optimal an die darzustellende Anatomie angepasst werden können. Die verschiedenen Hersteller bieten unterschiedliche Spulenkonzepte mit in der Regel mehr als 6 Spulenelementen für eine Oberflächenkörperspule an. Bei den meisten Geräten wird die Signalverstärkung auf das Zentrum der zu untersuchenden Schicht in Abhängigkeit vom Durchmesser des Patienten automatisch justiert bzw. werden Signalunterschiede ausgeglichen.

Pulssequenzen

Für die Bildqualität ist die Kompensation von atmungsabhängigen Bewegungen entscheidend. Zur Reduktion der entstehenden Artefakte können die Atemtriggerung, die Verwendung von Sättigungspulsen, Bildmittelungen, die Fettunterdrückung sowie die Navigatorechotechnik eingesetzt werden. Der Einsatz atemgehaltener Sequenzen mit kurzen Akquisitionszeiten < 15–25 s in Kombination mit kranialen und kaudalen Sättigungspulsen zur Minimierung von Pulsationsartefakten ist klinisch die robusteste Methode. Die Aufnahmezeit sollte unter Einsatz paralleler Aufnahmetechniken (z.B. SENSE, GRAPPA o.Ä.) an die Fähigkeit der Patienten, eine Atemruhephase einzuhalten, angepasst werden.

> Atemgehaltene Sequenzen mit Akquisitionszeiten < 15–25 s kombiniert mit kranialen und kaudalen Sättigungspulsen reduzieren zuverlässig Pulsationsartefakte.

T1w Aufnahmen. Für die T1w Aufnahmen sind atemgehaltene, gespoilte GE-Sequenzen, z.B. FLASH, empfehlenswert. Verfügbare 2-/ und 3-dimensionale Sequenzen erlauben die Erfassung des gesamten Pankreas in einer Atemanhalteperiode mit einer Schichtdicke von 2–4 mm. Nativ kann wahlweise, je nach Bildqualität der verfügbaren Sequenzen, ohne oder mit Fettsättigung untersucht werden. Für die dynamische Untersuchung des Pankreas kann der Einsatz fettgesättigter 3-dimensionale Sequenzen (z.B. VIBE) mit einer Schichtdicke < 4 mm als Standard angesehen werden. Die Aufnahme erfolgt in der arteriellen Phase, in der venösen Phase und zusätzlich in optionalen Spätphasen in Kombination mit der i.v. Applikation extrazellulärer Gd-Chelate. Pankreasadenokarzinome sind geringer vaskularisiert als das normale Pankreasparenchym und kommen daher nach Kontrastmittelinjektion signalarm zur Darstellung. Durch die Verwendung der Fettsättigung lässt sich der Bildkontrast verbessern.

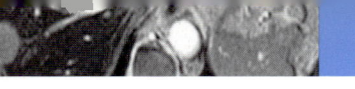

Die Qualität der 3-dimensionalen Sequenzen ist mittlerweile so gut, dass in der Regel auf die zusätzliche Aufnahme eines dedizierten MRA-Datensatzes verzichtet werden kann. Dies betrifft die venösen Gefäße noch deutlich mehr als die arteriellen Gefäße und hier insbesondere die Beurteilung der Pfortader und der V. mesenterica superior. Eine mögliche Gefäßinfiltration kann wegen des guten Bildkontrastes der 3-dimensionalen FS-Sequenzen auf MRA-Aufnahmen mit Kontrastmittel oft nicht eindeutiger beurteilt werden.

T2w Aufnahmen. Für T2w Aufnahmen sollten schnelle SE- (FSE-) oder TSE-Sequenzen fakultativ mit Fettsättigung und hoher räumlicher Auflösung den konventionellen SE-Sequenzen vorgezogen werden. Atemgehaltene Multishot-RARE-Sequenzen, die durch schnellere Auslesegradienten, Half-Fourier-Akquisitionen und Single-Shot-TSE- (HASTE) Techniken klinisch einsetzbar geworden sind, sind ebenfalls in der Routine etabliert. In neuerer Zeit wurden FISP-Sequenzen dahingehend optimiert, dass die Artefakte bei Aufnahmen in Atemstillstand reduziert werden konnten und durch die Signalcharakteristik Flüssigkeiten und Blutfluss hyperintens dargestellt werden. Dadurch ergibt sich der Bildeindruck einer Kombination von MRCP und MR-Angiographie. Die sog. True-FISP-Technik oder Balanced-FFE-Technik wird bei der Pankreasdiagnostik regelmäßig eingesetzt.

Kontrastmittelverstärkte Techniken. Für die MR-Angiographie der viszeralen Arterien und Venen sowie des portalvenösen Systems werden heute kontrastmittelverstärkte Techniken mit atemgehaltenen 3-dimensionalen FLASH- oder Spoiled-GRASS-Sequenzen verwendet. Als Kontrastmittel werden bevorzugt die extrazellulären Gd-Chelate mit einem automatischen Injektor i.v. mit einer Injektionsgeschwindigkeit von 2–3 ml/s injiziert. Die kontrastmittelunterstützten Techniken der MR-Angiographie benötigen sehr schnelle Magnetfeldgradienten und sind meist nur für Hochfeldgeräte (> 1 Tesla) erhältlich. Alternativ können atemgehaltene axiale oder koronare 2-dimensionale TOF-Sequenzen eingesetzt werden. Die Schichtaufnahmen sollten immer mit den nachverarbeiteten MIP zusammen beurteilt werden.

MRCP-Sequenzen. Die MRCP-Sequenzen unterscheiden sich je nach Scannertechnologie, wobei entweder atemgehaltene 2-/3-dimensionale Sequenzen oder nichtatemgehaltene bzw. atmungsgetriggerte 3-dimensionale Sequenzen eingesetzt werden (s. dazu auch Kap. „Gallenwegssystem"). Die intraduktale Flüssigkeit stellt sich aufgrund ihrer langen Echozeiten hyperintens im Vergleich zur Umgebung dar. Die entsprechenden Schichtaufnahmen sollten auch bei der MRCP immer mit den nachverarbeiteten MIP zusammen beurteilt werden.

Eine Besonderheit stellt die *sekretinstimulierte dynamische Aufnahme* des Pankreasgangsystems dar. Durch i.v. Injektion von Sekretin wird die Sekretausschüttung stimuliert, was über eine vermehrte Füllung des Gangs zu einer verbesserten Darstellbarkeit in der MRCP führt. Normvarianten wie das Pancreas divisum und Gangveränderungen in frühen Stadien der chronischen Pankreatitis können damit zuverlässiger erkannt werden. Das Ausmaß des Sekretabflusses in das Duodenum kann als Parameter für die exokrine Pankreasfunktion verwendet werden.

Praktisch werden nach i.v. Injektion von Sekretin wiederholt Single-Shot-Aufnahmen in Projektionstechnik über einen Zeitraum von bis zu 10 min angefertigt. Die Aufnahmen werden wahlweise mit fixem Zeitintervall (z.B. alle 30 s) oder nach Befund angefertigt. Im zeitlichen Raster stellt sich zunächst der Pankreasgang in zunehmender Kontrastierung dar. Auf späteren Aufnahmen ist der Sekretabfluss in das Duodenum als positive Kontrastierung zu erkennen (Abb. 5.**33**).

Auf dynamischen Aufnahmen nach Sekretinstimulation können Normvarianten und Pankreasgangveränderungen in der MRCP zuverlässiger erkannt werden.

Anatomie

Organgrenzen und -nachbarschaften. Das Pankreas ist im anterioren Retroperitoneum lokalisiert. Das Peritoneum bildet die ventrale Begrenzung und die Gerota-Faszie die dorsale Begrenzung. Lediglich das Ende des Pankreasschwanzes liegt im Lig. splenorenale intraperitoneal. Bei variabler Größe und Form kann das Pankreas durch Fetteinlagerung lobuliert erscheinen (Abb. 3.**34**). Der Pankreaskopf erstreckt sich bis zur Schulter des Pankreasgangs. Mit der Schulter, auch *Isthmus* oder Pankreasknie genannt, beginnt der Korpusabschnitt. Auf Höhe des linken Wirbelsäulenrands beginnt die Pankreasschwanzregion.

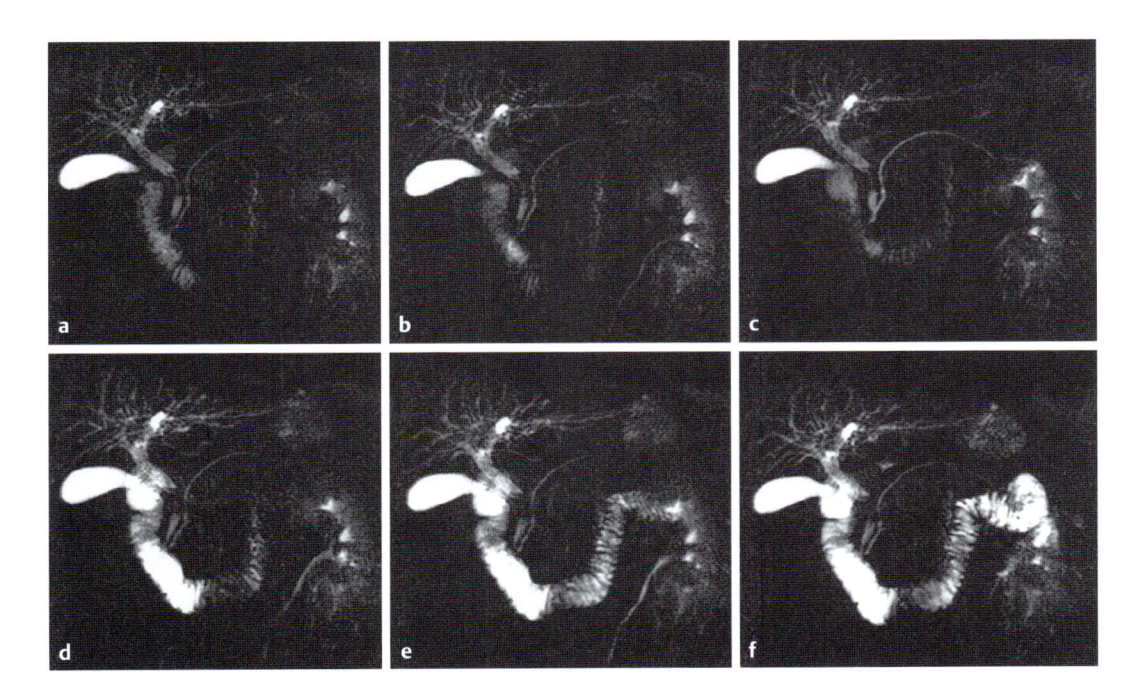

Abb. 5.33 Dynamische Aufnahmen nach Sekretininjektion. Optimale Kontrastierung des Pankreasgangs 3 min nach der Sekretininjektion (Bild rechts, obere Reihe) und anschließende positive Kontrastierung des Duodenums durch das abfließende Pankreassekret (mit freundlicher Genehmigung von Frau Dr. K. Hellerhoff, München).

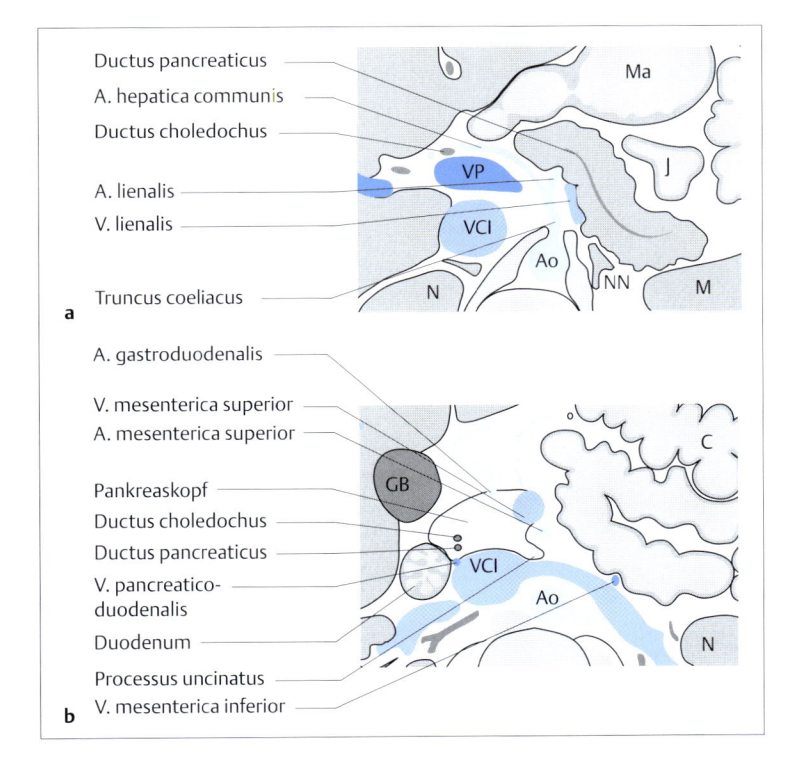

Abb. 5.34 a u. b **Schema der Schnittbildanatomie des Pankreas.**

Das Pankreas ist insbesondere im Kopfbereich von Gefäßen umgeben. Eine besonders enge Lagebeziehung weisen die hinter dem Pankreaskopf liegende V. portae und die im Übergang Pankreaskopf/-korpus lokalisierte V. mesenterica superior auf. Der Truncus coeliacus und seine Aufzweigungen sowie die A. mesenterica superior und ihre Abgänge liegen am Oberrand bzw. Unterrand des Pankreas und werden durch eine Fettschicht abgetrennt. Die Milzgefäße verlaufen dorsokranial des Pankreas.

Pankreasgangsystem. Der Pankreashauptgang *(Ductus Wirsungianus)* verläuft zentral im Pankreas und hat einen physiologischen Durchmesser von < 3 mm, wobei sich der Gang im Schwanzabschnitt verjüngt. Im Kopf-Korpus-Übergangsbereich ist an der Fusionsstelle von ventraler und dorsaler Gang-

▸ Mit der MRCP werden die Gangstrukturen unter Verwendung stark T2w 2- oder 3-dimensionaler Sequenzen dargestellt.

anlage manchmal eine physiologische Enge mit einer Länge von einigen Millimetern erkennbar. Die Mündung erfolgt in der Papilla major (Papilla Vateri) gemeinsam mit dem Ductus choledochus (s. dazu auch Kap. „Gallenwegssystem"). Der Verlauf des Minorgangs, auch *Ductus Santorini* genannt, ist variabel. In 50–70% der Fälle drainiert der Gang über die Papilla minor, die 1–2 cm oberhalb der Papilla major lokalisiert ist. In den übrigen Fällen ist er obliteriert. Die Seitenäste münden im Korpus- und Schwanzabschnitt in regelmäßigen Abständen in den Hauptgang. Im Kopfabschnitt können einzelne größere Seitenäste von variablem Verlauf gelegen sein, die meist den Processus uncinatus drainieren. Die normale Seitenaststruktur weist eine Verjüngung zur Peripherie hin auf.

MR-Anatomie

Die beste Abgrenzbarkeit des Pankreas ermöglichen *T1w Sequenzen* mit einer mittleren bis leicht angehobenen Signalintensität in dem stark hyperintensen umgebenden Fettgewebe. Die Signalintensität des Pankreas kann allerdings durch Atrophie, Pankreatitis, maligne Tumoren und Eisenüberladung erniedrigt sein. *Fettsättigungstechniken* verbessern die Abgrenzbarkeit des Pankreasparenchyms und kleiner fokaler, den Ductus pancreaticus nicht obstruierender Läsionen. *T2w Sequenzen* sollten zum Ausschluss flüssigkeitsgefüllter Läsionen angefertigt werden. Die für die präoperative Planung wichtige Darstellung der Gefäßstrukturen sollte mit atemgehaltenen 3-dimensionalen GE-Sequenzen und ggf. zusätzlich Kontrastmittel-MR-Angiographie-Sequenzen erfolgen.

Gangstrukturen. Im Vergleich mit der ERCP ist zu beachten, dass in der ERCP-Terminologie der Flussrichtung des Pankreassekrets entsprechend der Schwanzabschnitt des Gangs als proximal und der Kopfabschnitt als distal bezeichnet wird. Der Pankreasgang ist aufgrund seiner geringen Sekretfüllung nicht in jedem Fall in der MRCP komplett darstellbar. Insbesondere der feinlumige Schwanzabschnitt des Gangs ist häufiger nicht abgrenzbar. Der dünnkalibrige Minorgang wird ebenfalls nicht regelmäßig abgebildet. Kommt der Pankreasgang nicht ausreichend zur Darstellung, kann zur besseren Beurteilung eine *Sekretindynamik* durchgeführt werden. Hierbei stellen sich der Pankreashauptgang sowie der Minorgang in der Regel komplett dar. Die Lumenweite des Hauptgangs nimmt unter Sekretin kurzfristig zu, sodass Gangdurchmesser bis 4 mm nach Sekretinanwendung noch als normal eingestuft werden können. Die Seitenäste sind in der MRCP sowohl ohne als auch mit Sekretinanwendung bei normalem Pankreatogramm nicht sichtbar. Altersphysiologische Veränderungen des Pankreasgangsystems im Sinne eines sog. *Presbypankreas* sind sowohl in der ERCP als auch MRCP manchmal nicht von chronisch pankreatitischen Veränderungen zu differenzieren. Neben einer Parenchymatrophie können beim älteren Patienten Gangunregelmäßigkeiten, eine diffuse Dilatation und eine insgesamt rigide Gangstruktur auffällig sein.

Fehlbildungen

Pancreas divisum

▸ Aufgrund der unterschiedlichen Fusion von ventraler und dorsaler Embryonalanlage des Pankreas gibt es eine Vielzahl von Gangvarianten, von denen das Pancreas divisum besonders häufig ist.

Das Pancreas divisum ist mit einer Inzidenz von 7–14% die klinisch wichtigste anatomische Variante mit fehlender Fusion des dorsalen und ventralen Pankreasgangs. Der Ductus choledochus drainiert unabhängig vom Ductus pancreaticus in die Papilla major und der dorsale Anteil des Pankreasgangs (Ductus Wirsungianus) drainiert ohne Fusion mit dem Ductus choledochus in die Papilla minor.

Die *Pars ventralis* und *Pars dorsalis* werden dabei folglich durch 2 getrennte, untereinander nicht kommunizierende Gänge drainiert (Abb. 5.**35**). Die höhere Inzidenz einer akuten Pankreatitis bei Patienten mit Pankreas divisum wird auf eine Stauung des Ductus Wirsungianus durch partielle Obstruktion der Papilla minor zurückgeführt. Die in diesem Kontext häufigste beschriebene Pathologie ist deshalb eine obstruktive chronische Pankreatitis im dorsalen Segment. Die MRCP kann die Detektion dieser Anomalie bei Patienten mit akuter Pankreatitis unter Vermeidung einer diagnostischen ERCP ermöglichen. Die weitergehende Beschreibung angeborener oder erworbener Pathologie der Gallenwege ist im Gallenwege ausführlich dargestellt.

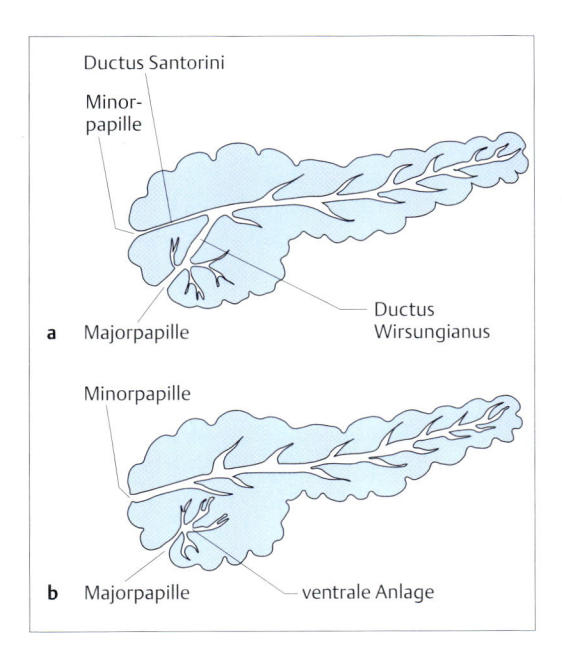

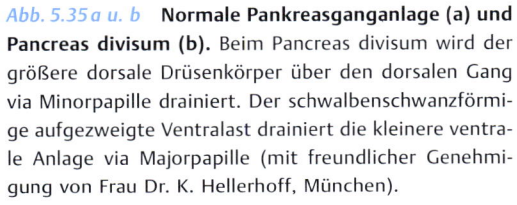

Abb. 5.35 a u. b **Normale Pankreasganganlage (a) und Pancreas divisum (b).** Beim Pancreas divisum wird der größere dorsale Drüsenkörper über den dorsalen Gang via Minorpapille drainiert. Der schwalbenschwanzförmige aufgezweigte Ventralast drainiert die kleinere ventrale Anlage via Majorpapille (mit freundlicher Genehmigung von Frau Dr. K. Hellerhoff, München).

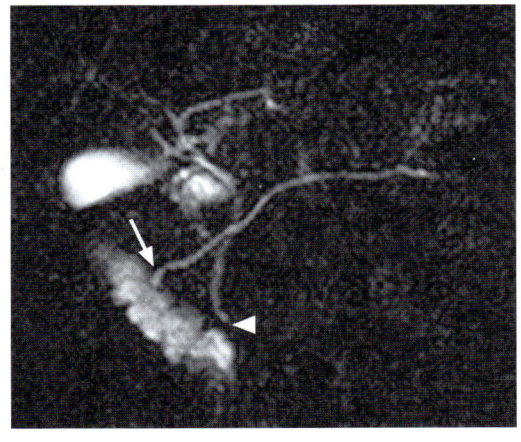

Abb. 5.36 **Gangverlauf beim Pancreas divisum.** Projektionsaufnahme im Rahmen einer Sekretindynamik. Der dorsale Gang drainiert die größere dorsale Drüsenanlage über die Minorpapille (Pfeil) und überkreuzt dabei den mittleren Gallengangsabschnitt. Demarkierung der Majorpapille durch den distalen Gallengang (Pfeilspitze). Der Ventralast ist nicht dargestellt. Abfließendes Pankreassekret im Duodenum (mit freundlicher Genehmigung von Frau Dr. K. Hellerhoff, München).

— MRT-Spezifisches

- Hauptmerkmal des Pancreas divisum in der MRCP ist die ventrale Überkreuzung des distalen oder mittleren Gallengangs durch den dorsalen Pankreasgang. Der dorsale Gang mündet einige Zentimeter oberhalb der Papilla major in die Papilla minor (Abb. 5.**36**).
- Der ventrale Ast ist kaliberschwächer als der dorsale Gang und zweigt sich nach 3–4 cm Länge auf. Er ist in der MRCP aufgrund seines geringen Lumens oft nicht dargestellt. Eine Sekretindynamik kann die Darstellung der kaliberschwachen Gänge verbessern.

Pancreas anulare

Das Pancreas anulare ist eine kongenitale Anlageanomalie des Pankreas bei der die Pars descendens duodeni ringförmig vom Pankreas umschlossen wird. Die Inzidenz liegt bei 0,05%. Es besteht eine Assoziation zu anderen Anomalien wie der Duodenalatresie, dem Down-Syndrom und dem Situs inversus.

— MRT-Spezifisches

- In der MRCP umschließt die ventrale Anlage das Duodenum, wobei der entsprechende Versorgungsast separat in das Duodenum münden kann oder kurz vor der Papilla major in den Hauptgang läuft.

Tumoren

Zystischer Pankreastumor

Dysontogenetische Pankreaszysten

Mit Epithel ausgekleidete dysontogenetische Pankreaszysten sind eher selten und werden zumeist zufällig entdeckt (Abb. 5.37). Bei Zystennieren, Zystenleber und der Hippel-Lindau-Erkrankung werden dysontogenetische Pankreaszysten häufiger beobachtet.

> Pankreaszysten stellen keine primäre Indikation für eine MRT-Untersuchung dar.

— **MRT-Spezifisches** —

- MR-tomograpisch stellen sich die Zysten gut abgrenzbar, rund oder oval, signalarm in der T1-Gewichtung, signalreich in der T2-Gewichtung und ohne Kontrastmittelanreicherung dar.

Pankreaspseudozyste

Als Folge einer Pankreatitis können sich aus nekrotischen oder exsudativen Arealen des Pankreas zystische Areale ohne epithelialisierten Granulationswall entwickeln. Der Zysteninhalt besteht zumeist aus nekrotischem Material, Pankreassekret oder Blutabbauprodukten (Abb. 5.38). Bei einer Persistenz über 6–8 Wochen ist eine spontane Rückbildung eher selten. Pankreaspseudozysten stellen keine primäre Indikation für eine MRT-Untersuchung dar und werden zumeist im Rahmen von gezielten Untersuchungen zur differenzialdiagnostischen Abgrenzung der fokalen chronischen Pankreatitis gegenüber dem Pankreaskarzinom entdeckt.

— **MRT-Spezifisches** —

- MR-tomographisch findet sich wie in der CT- und Ultraschalluntersuchung ein vielfältiges Erscheinungsbild.
- Der *Zysteninhalt* ist zumeist signalarm in der T1- und signalreich in der T2-Gewichtung.
- Sludgebildungen oder Blutabbauprodukte führen zu einer Signalminderung in der T2-Gewichtung.
- Die *Zystenwand* kann mehrere Millimeter dick sein und je nach dem Vorliegen von aktivem Granulationsgewebe eine Kontrastierung durch Gd-Chelate zeigen. In der nativen T1- und der T2-Gewichtung ist die Zystenwand signalarm.
- Verkalkungen können nicht zuverlässig entdeckt werden.

Zystadenom/Zystadenokarzinom

Neben den klinischen Parametern wie Alter, Lokalisation und Größe kann die MRT für die Differenzierung benigner mikrozystischer Adenome (seröse Zystadenome) und potenziell maligner muzinös-makrozystischer Tumoren (muzinöse Zystadenome, Zystadenokarzinome) hilfreich sein, da mit der MRT die zystischen Komponenten besser dargestellt werden können als mit der CT oder dem Ultraschall.

Mikrozystisches Adenom. Das mikrozystische Adenom ist benigne, charakterisiert durch multiple kleine Zysten (< 20 mm) und tritt bevorzugt bei älteren Patienten auf. Der Tumor kann einen Durchmesser > 5 cm mit zentraler Narbe aufweisen, die häufig verkalkt ist. Der scharf abgrenzbare Tumor infiltriert nicht die Umgebung und stellt sich in der

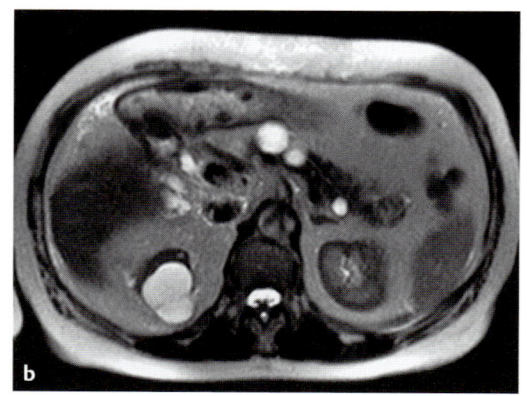

Abb. 5.37 a u. b **Pankreaszysten.** Zwei T2w 2-dimensionale HASTE-Aufnahmen zeigen multiple homogen signalreiche Zysten (Pfeile) im Pankreas sowie eine rechtsseitige Nierenzyste. Das Pankreasparenchym und die umgebenden Gewebestrukturen sind unauffällig.

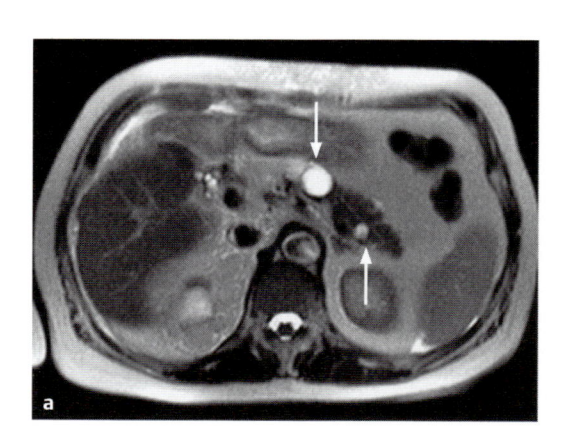

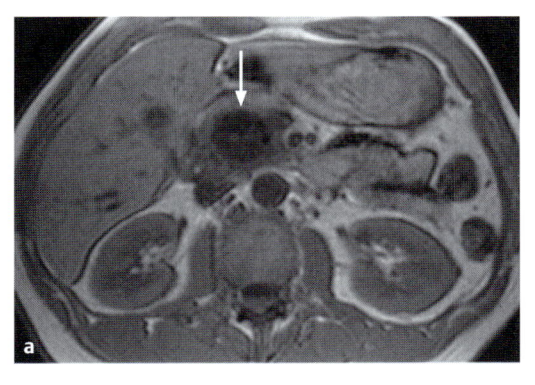

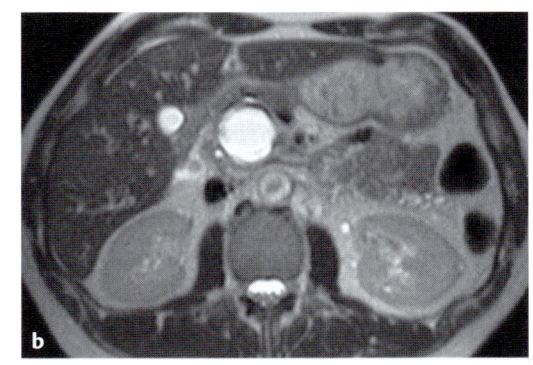

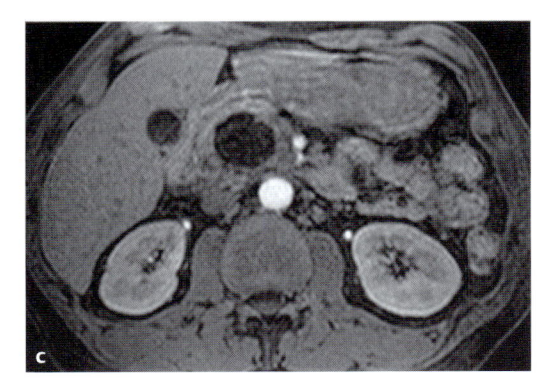

Abb. 5.38 a – d Pankreaspseudozyste.

a u. b Die native T1w FLASH-Aufnahme (**a**) und die T2w HASTE-Aufnahme (**b**) zeigen eine im Pankreaskopf lokalisierte zystische Raumforderung (Pfeil in **a**) mit dicker Wand nach akuter Pankreatitis.

c u. d Die dynamischen T1w 3-dimensionalen FS-VIBE-Aufnahmen in arterieller Phase (**c**) und portalvenöser Phase (**d**) belegen den zystischen Charakter der Raumforderung ohne solide Anteile und mit gering anreichender Wand.

T1-Gewichtung signalarm und in der T2-Gewichtung signalreich dar. Nach der Kontrastmittelgabe kommt es ausschließlich zu einer zarten Anreicherung der Zystenwände (Abb. 5.39).

Makrozystisches Adenom. Die seltene makrozystische Form des serösen Adenoms bevorzugt das weibliche Geschlecht, weist zumeist eine Größe zwischen 1 und 5 cm sowie dünne Zystenwände (< 2 mm) ohne intramurale Knotenbildungen oder Verkalkungen auf. Die Tumorentität des makrozytischen serösen Adenoms ist vom rein muzinösen Zystadenoms oder Zystadenokarzinom nicht zu unterscheiden.

Muzinöses Adenom. Das muzinöse Adenom ist ein makrozystischer Tumor der zum Zystadenokarzinom entarten kann (Abb. 5.40). Die einzelnen Zysten weisen einer Durchmesser von > 20 mm auf. Innerhalb größerer Zysten können sich kleinere Tochterzysten ausbilden. Der Tumor kann bei Diagnosestellung einen Durchmesser von bis zu 10 cm aufweisen, ist meist im Korpus oder Kauda des Pankreas lokalisiert (Ausnahme: duktektatische muzinöse Adenome im Processus uncinatus) und bevorzugt das weibliche Geschlecht. Kleinere muzinöse Tumoren weisen häufig neben zystischen auch solide Anteile auf und erschweren die Differenzierung vom mikrozystischen Adenom. Die Dicke der Septen liefert keinen sicheren Hinweis auf eine Entartung.

— **MRT-Spezifisches** —

- Die Signalintensität in der MRCP ist abhängig vom Muzingehalt. Meist entspricht sie der Signalintensität von Flüssigkeit.
- Der Muzingehalt führt zu einer hyperintensen Darstellung in T2w Sequenzen.
- Bei wässrigem Zysteninhalt liegt das Signalverhalten von Zysten vor. Bei maligner Entartung ist zumeist nur ein kleineres Areal betroffen, der eher weniger Kontrastmittel anreichert als das normale Pankreas.

Eine chirurgische Entfernung des muzinösen Adenoms ist prinzipiell anzustreben.

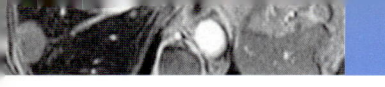

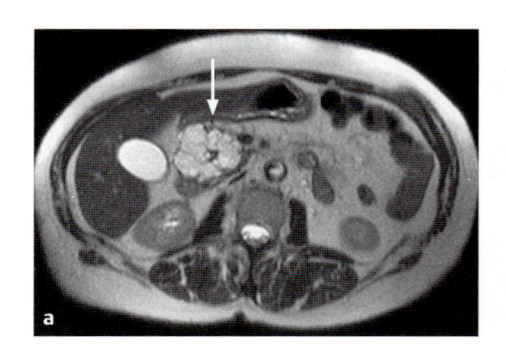

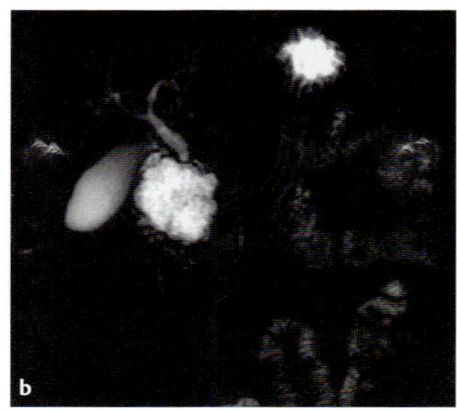

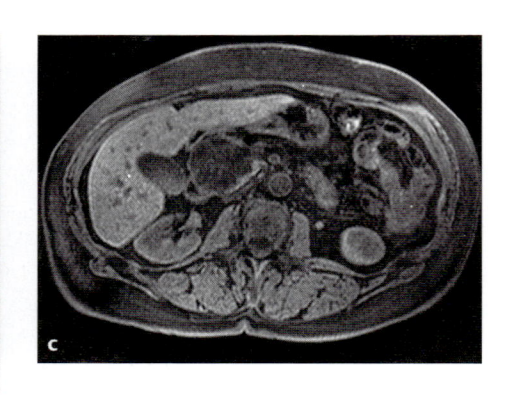

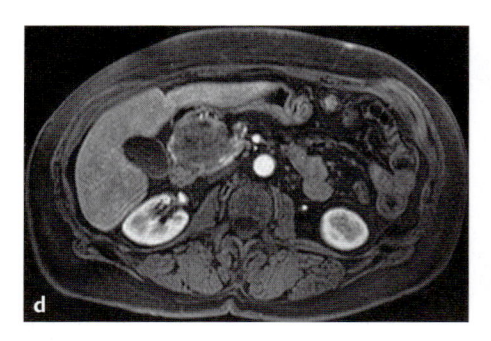

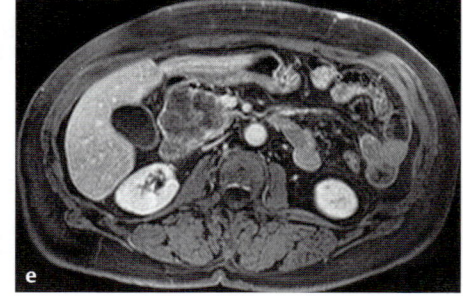

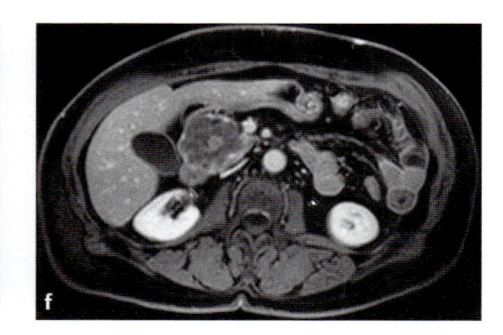

Abb. 5.39 a–e **Mikrozystisches Adenom.**

a In der T2w axialen HASTE-Aufnahme ist ein signalreicher zystischer Tumor im Pankreaskopf (Pfeil) mit zentraler Hypointensität (Narbe) und vielen kleinen Zysten erkennbar.

b Die MRCP-Aufnahme in Einzelblocktechnik (Thick-Slab-RARE) zeigt den Tumor signalreich, die Gallenwege und die Pankreasgänge sind nicht erweitert.

c–e Die native Phase (**c**), die arterielle KM-Phase (**d**) und die venöse KM-Phase (**e**) der dynamischen T1w 3-dimensionalen FS-FLASH-Aufnahmen sowie die Spätaufnahme in 2-dimensionaler FS-FLASH-Technik (**f**) zeigen eine nativ überwiegend hypointense Raumforderung mit schlierenartiger Kontrastierung in den KM-Aufnahmen.

Abb. 5.40 a–d **Makrozystisches Karzinom.**

a In der T2w axialen HASTE-Aufnahme ist ein signalreicher zystischer Tumor im Pankreaskopf (Pfeile) mit einzelnen größeren Zysten abgrenzbar. Die Zystenwände sind unregelmäßig verdickt.

b Die arterielle KM-Phase durch den rechten Leberlappen zeigt eine peripher kontrastierende Metastase (Pfeil).

c u. d Die arterielle Phase (**c**) und venöse KM-Phase (**d**) der dynamischen T1w 3-dimensionalen FS-FLASH-Aufnahmen zeigen eine Kontrastierung der verdickten Zystenwände. Das makrozystische Adenom ist zum Karzinom entartet und hepatisch metastasiert.

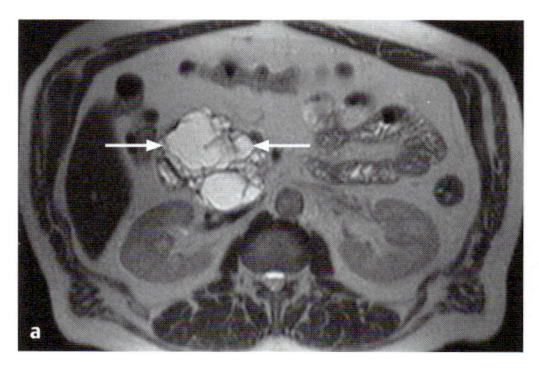

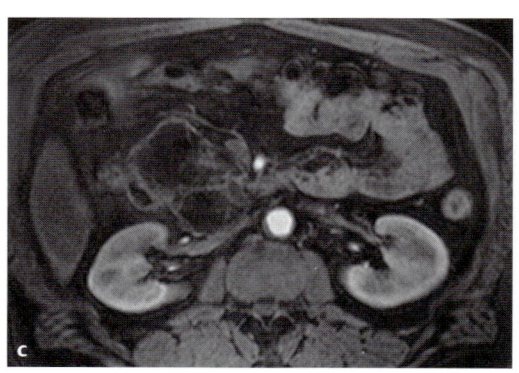

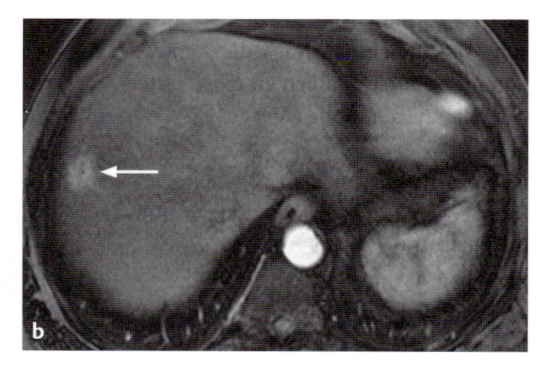

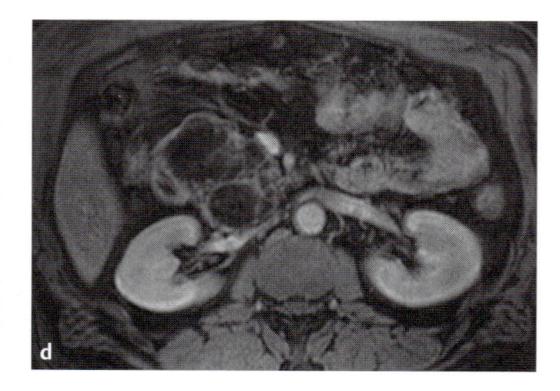

Pankreas

Intraduktale papilläre muzinöse Tumoren

In der aktuellen Literatur finden sich vermehrt Berichte über intraduktal entstehende papillär-muzinöse Pankreastumoren. Im Initialstadium kann sich das Bild einer entzündlichen Pankreaserkrankung bieten. Der von der Bildcharakteristik zystisch imponierende Tumor entwickelt sich entweder aus dem Hauptgang (Ductus Wirsungianus), den Nebengängen oder kombiniert. Die Wahrscheinlichkeit der Malignität steigt mit der Tumorgröße, einem kombinierten Ursprung (>70% maligne), mit zunehmendem Gangdurchmesser und dem Auftreten fokaler Wandverdickungen. Die Altersverteilung (40–80 Jahre) und die Geschlechtsverteilung sind nicht wegweisend.

MRT-Spezifisches

- Intraduktal wachsende Tumoren sind besser mit einem kombinierten MRT-Protokoll zu erfassen als mit der CT oder der ERCP.
- Eine zystisch imponierende Raumforderung im Gangsystem mit muzinösem Zysteninhalt sollte die Aufmerksamkeit auf diese Tumorentität richten.
- Die Tumoren sind zumeist heterogen signalarm in der T1-Gewichtung und heterogen signalreich in der T2-Gewichtung (Abb. 5.**41**).
- Nach Kontrastmittelgabe kann es zu einer randbetonten/wandbetonten Signalaufhebung kommen.

> Bei Nachweis einer Signalanhebung in der T2-Wichtung im Gang in der MRCP sollte auch an einen intraduktal wachsenden papillär muzinösen Pankreastumor gedacht werden. Eine Steinobstruktion oder eine Striktur sind Differenzialdiagnosen.

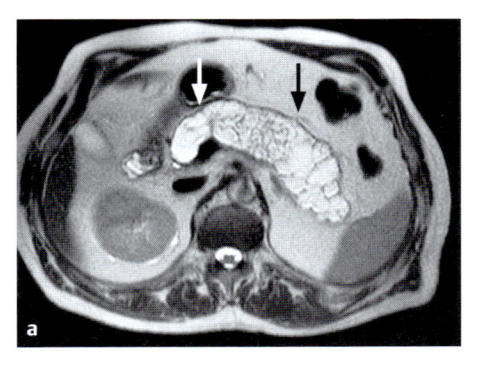

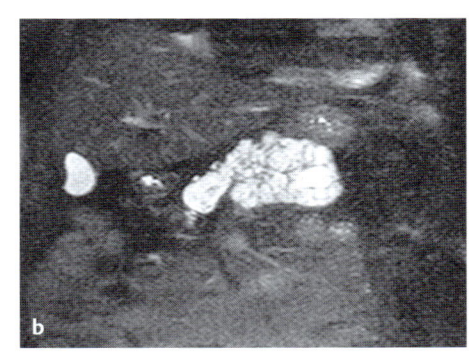

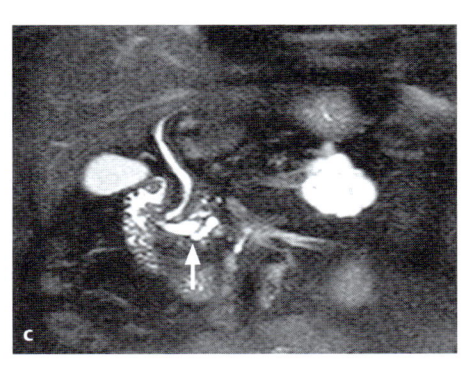

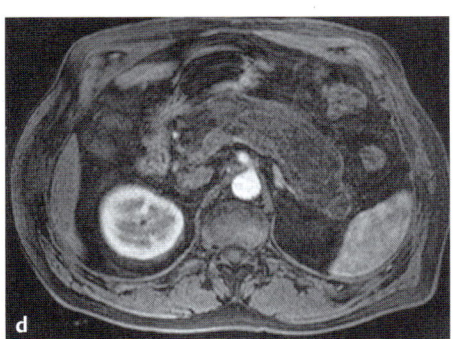

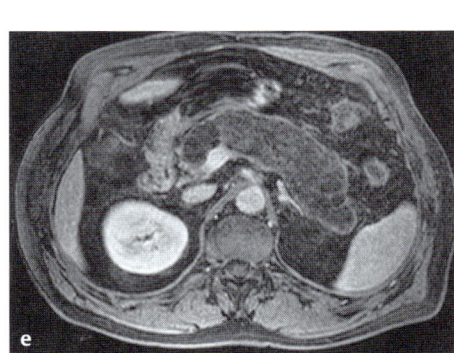

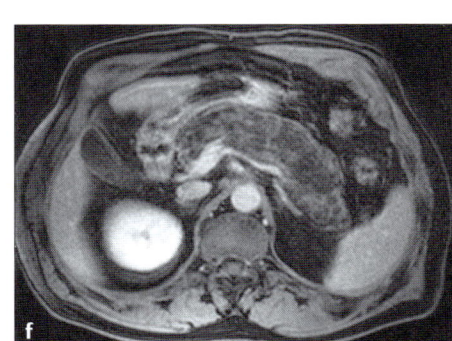

Abb. 5.41 a–f Intraduktales papilläres muzinöses Karzinom.

a In der T2w axialen HASTE-Aufnahme ist ein signalreicher zystischer Tumor im Pankreas (Pfeile) erkennbar. Normales Pankreasgewebe ist nicht abgrenzbar.

b u. c Die Einzelschichten der koronaren HASTE-MRCP-Aufnahmen zeigen den signalreichen Tumor und einen erweiterten distalen Pankreasgang (Pfeil).

d–f Die arterielle KM-Phase (**d**), die venöse KM-Phase (**e**) und die 2-Minuten-Aufnahme der dynamischen T1w 3-dimensionalen FS-FLASH-Aufnahmen (**f**) zeigen eine überwiegend hypointense Raumforderung mit schlierenartiger Kontrastierung in den KM-Aufnahmen.

Der Tumorbefall des distal erweiterten Pankreasganges wurde histologisch bestätigt. Operativ wurde eine Pankreatektomie mit $1/3$-Resektion des distalen Ductus choledochus vorgenommen.

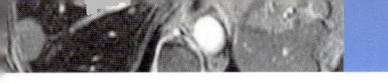

Solide Pankreastumoren

Adenokarzinom

Epidemiologie/Pathogenese. Das *duktale Adenokarzinom* ist mit 95% der häufigste maligne Tumor des Pankreas und weist eine schlechte Prognose auf. Der häufigste Befall ist mit 80% fokal, wobei in 60% der Fälle der Pankreaskopf, in 15% der Fälle das Korpus und nur in 5% der Fälle der Pankreasschwanz beteiligt sind. Ein diffuser Befall wird in bis zu 20% der Fälle nachgewiesen. Die fehlende Kapsel des Pankreas ermöglicht dem Pankreaskarzinom eine frühe Infiltration der Umgebung entlang der perivaskulären, duktalen, lymphatischen und perineuralen Strukturen.

Diagnose. Die MRT bietet die Möglichkeit der Detektion und des Stagings mit Erfassung und direkter Darstellung der Parenchyms, der Gangstrukturen, der Gefäße und der benachbarten Weichteilstrukturen in einer Untersuchung (Abb. 5.**42**–5.**45**). Die Lokalisation im Pankreaskopf wird durch eine Obstruktion des Ductus choledochus früher symptomatisch, und die nachweisbaren Tumoren sind bei der Diagnosestellung häufig kleiner als die im Pankreaskorpus oder -schwanz lokalisierten. Allerdings ist der Tumor nur in weniger als 15% der Fälle auf den Pankreaskopf beschränkt.

MRT-Spezifisches

- Das Adenokarzinom stellt sich in der T1-Gewichtung hypointens dar, wobei Fettsättigungstechniken die Abgrenzbarkeit des Tumors verbessern können. In der dynamischen Bildgebung < 30–60 s nach i.v. Applikation von Gd-Chelaten kommt der Tumor hypointens zur Darstellung, gefolgt von einem mäßigen Enhancement in der Spätphase (Abb. 5.**42**–5.**46**). Eine begleitende Atrophie des Pankreas kann das Signal des Pankreasgewebes und somit auch den Tumor-Pankreas-Kontrast reduzieren.
- Das Pankreas sollte nur dann als unauffällig gewertet werden, wenn die Signalintensität nicht niedriger als die Signalintensität der Leber oder des Nierenkortex ist.
- Zeichen der Inoperabilität (infiltratives Wachstum, Gefäßinfiltration, Lymphknoten- und Lebermetastasen) erfordern sowohl native T1w und T2w Sequenzen,

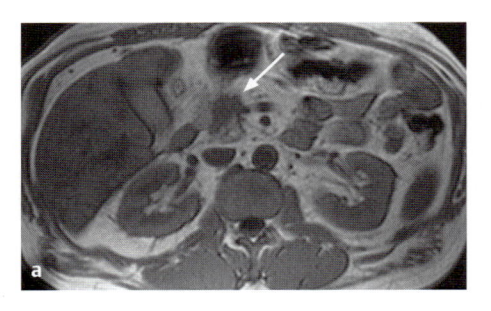

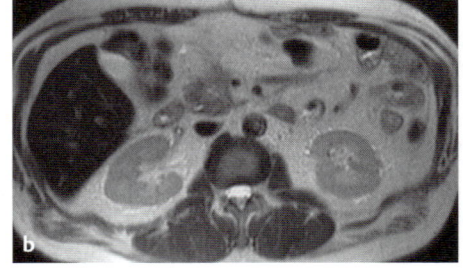

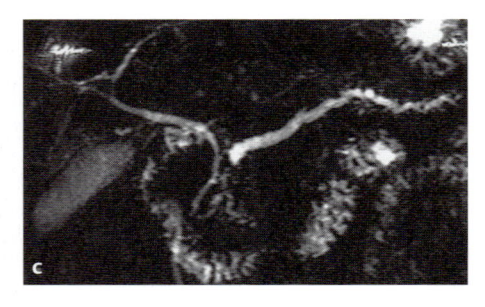

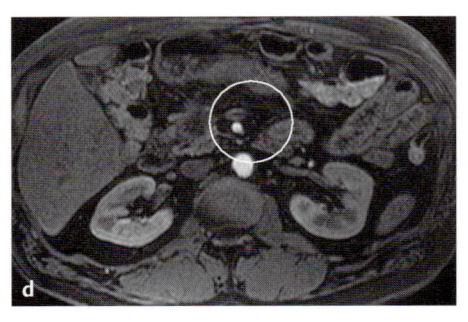

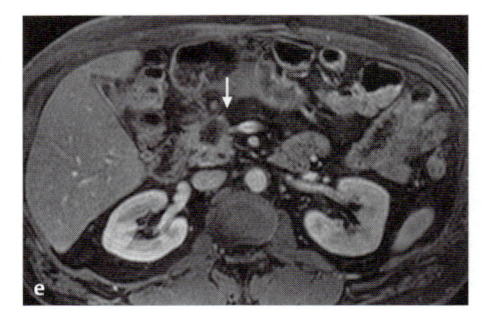

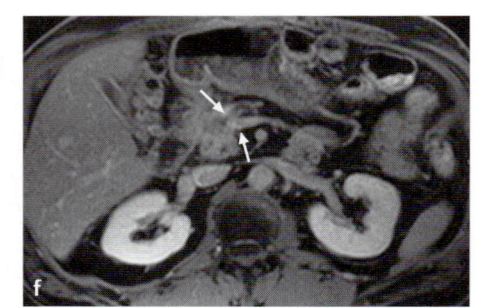

Abb. 5.42 a–f Pankreaskarzinom.

a u. b Die native T1w FLASH-Aufnahme (**a**) und die T2w HASTE-Aufnahme (**b**) zeigen eine aus dem ventralen Pankreaskopf infiltrierend wachsende Raumforderung (Pfeil in **a**).

c In der MRCP ist korrespondierend der proximale Abbruch des Pankreashauptganges abgrenzbar.

d–f Die dynamischen T1w 3-dimensionalen fettgesättigten VIBE-Aufnahmen in arterieller Phase (**d**), portal-venöser Phase (**e**) und venöser Phase (**f**) zeigen eine nicht infiltrierte A. mesenterica superior (Kreis in **d**) und eine infiltrierte V. mesenterica superior sowie einen infiltrierten Venenkonfluens nach der Einmündung der V. lienalis (Pfeile in **e** u. **f**).

Die Diagnose eines inoperablen Pankreasadenokarzinoms wurde histopathologisch und operativ bestätigt.

Pankreas

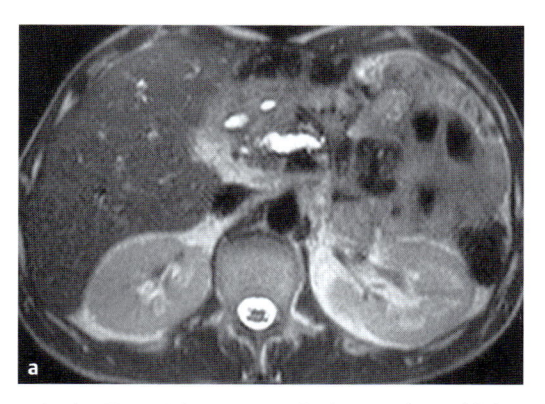

a In der T2w axialen HASTE-Aufnahme ist der verbliebene Hauptgang im Pankreaskopf aufgestaut sichtbar und mündet in eine signalarme Raumforderung.

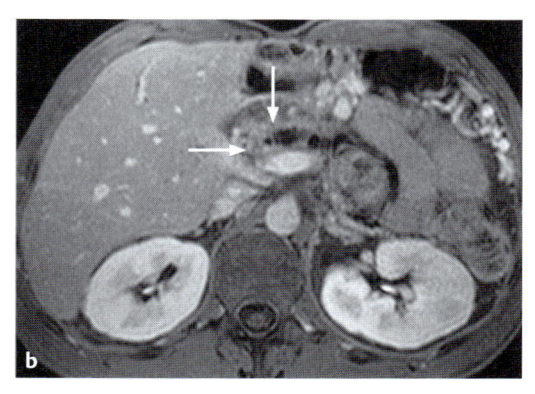

b Die Raumforderung wird in der venösen KM-Phase der 3-dimensionalen fettgesättigten T1w FLASH-Aufnahme abgrenzbar (Pfeile).
Das geringer Kontrastmittel aufnehmende Tumorrezidiv wurde histologisch bestätigt.

Abb. 5.43 a u. b **Pankreaskarzinomrezidiv nach Pankreasresektion.** Bei dem Patienten wurde 2 Jahre zuvor wegen eines Pankreaskarzinoms eine Korpus-/Kaudaresektion vorgenommen.

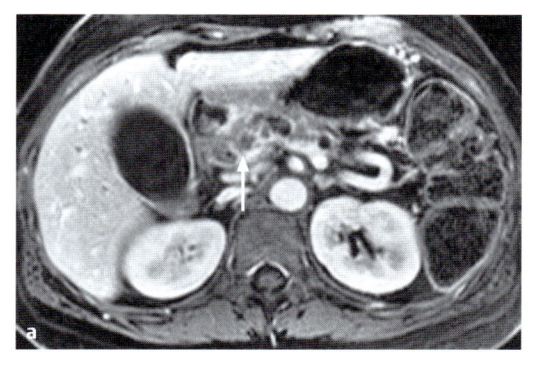

Abb. 5.44 a – d **Pankreaskarzinom.**

a u. b Die dynamischen 3-dimensionalen fettgesättigten T1w FLASH-Aufnahmen mit Gd-DTPA zeigen eine hypovaskularisierte Raumforderung mit dorsaler Infiltration in den portalen Venenkonfluens (Pfeil in **a**). In der Magenwand sind ventral kontrastierte Kollateralgefäße erkennbar. Angrenzend nach kaudal (**b**) ist die infiltrierte und thrombosierte V. mesenterica superior nicht kontrastiert (Kreis in **b**).

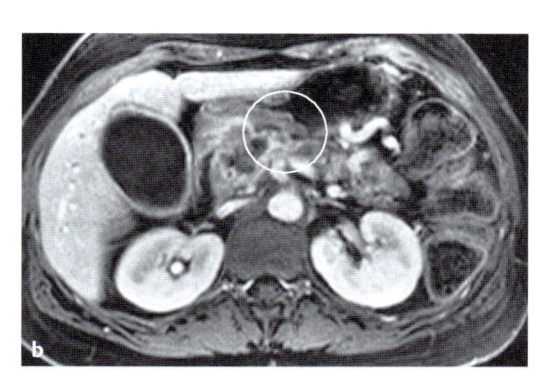

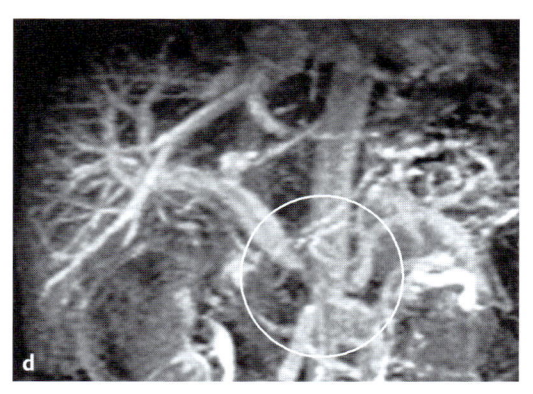

c In der MRCP ist der proximale Aufstau der Gallenwege und der Pankreasgänge vor der Raumforderung abgrenzbar. Im distalen DHC vor der Raumforderung ist Sludge erkennbar, und die Gallenblase ist hydropisch.

d Die MIP der venösen Phase der KM-MRA demonstriert die Stenosierung des Venenkonfluens (Kreis) mit der Ausbildung von Kollateralen.

Die Diagnose des inoperablen Pankreasadenokarzinoms wurde intraoperativ bestätigt und eine palliative Gastroenterostomie angelegt.

239

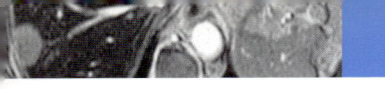

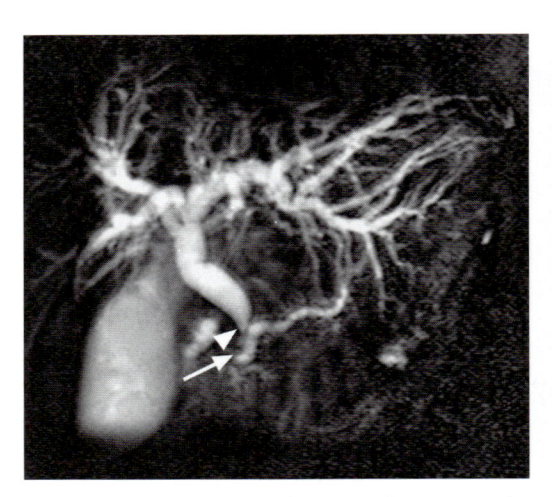

Abb. 5.45 Double-Duct-Konfiguration bei einem Adenokarzinom im Bereich der dorsalen Ganganlage eines Pancreas divisum. Abbruch im distalen Gallengang mit intrahepatischem Gallengangsaufstau und korrespondierender Abbruch des Pankreasgangs (mit freundlicher Genehmigung von Frau Dr. K. Hellerhoff, München).

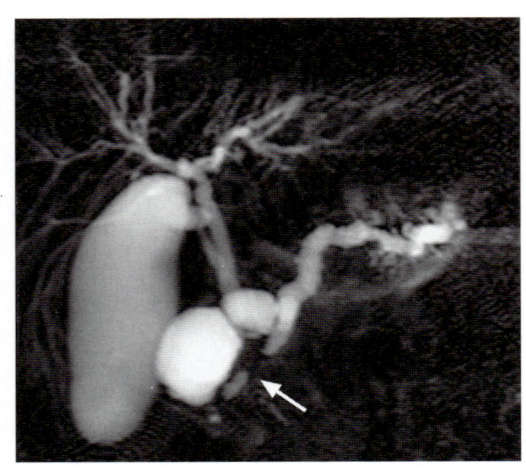

Abb. 5.46 Pankreasgangstenose im Pankreaskopf mit stumpfer Abbruchmorphologie (Pfeil). Chronisch pankreatitische Veränderungen des Pankreasgangs im Schwanzabschnitt. Im Pankreaskopf 2 größere Pseudozysten. Histologie: Pankreaskopfkarzinom (mit freundlicher Genehmigung von Frau Dr. K. Hellerhoff, München).

eine kontrastmittelunterstützte 3-dimensionale fettgesättigte T1w Sequenz, eine MRCP als auch, falls nach der 3-dimensionalen fettgesättigten T1w Dynamik noch notwendig, die MR-Angiographie.
- Die Leber sollte wegen einer frühen und häufigen Metastasierung in die Staging-Untersuchung mit eingeschlossen werden. Die Lebermetastasen stellen sich hypointens in der T1- und leicht hyperintens in der T2-Gewichtung dar, zeigen eine ringförmige Kontrastmittelanreicherung in der frühen arteriellen Phase nach der i.v. Applikation von extrazellulären T1-Kontrastmitteln und kein wesentliches Enhancement von SPIO in T2w Sequenzen oder von hepatobiliären Kontrastmitteln in T1w Sequenzen.

Bildanalyse. Bei der Bildanalyse müssen alle relevanten Strukturen systematisch betrachtet werden:
- Eine *Dilatation des Pankreasgangs* oder gar ein *Abbruch des Pankreasgangs* kann auf einen Tumor hinweisen (Abb. 5.42–5.46). Demgegenüber sind *konsekutive Gangerweiterungen* bei chronischer Pankreatitis und konkrementbedingte Gangerweiterungen zu differenzieren. Die Gangveränderungen sind mit der MRCP sicher darzustellen, gegenüber der ERCP ist der hinter der Stenose gelegene Gangabschnitt dabei immer abgebildet. Die Abbruchmorphologie ist typischerweise stumpf. Es findet sich eine homogene Dilatation des Gangs und meist auch der Seitenäste. Der typische Befund bei Lokalisation des Tumors im Pankreaskopf zur Papille hin ist das Double-Duct-Zeichen, der Abbruch des Gallengangs und des Pankreasgangs auf Tumorhöhe (Abb. 5.**45**).
- Kurze *Stenosen* (< 1 cm) sprechen eher für eine entzündliche Genese. Liegt schon vor Auftreten der tumorbedingten Obstruktion eine chronisch pankreatitische Veränderung vor, kann die Differenzierung einer Obstruktion schwierig bis unmöglich sein (Abb. 5.**46**). Eine Tumorstenose selbst kann andererseits zu einer obstruktiven Pankreatitis und damit zur Fehlinterpretation als entzündliche Stenose führen.
- Bei Vorliegen eines *Pancreas divisum* ist eine Tumorstenose im dorsalen Gang in der MRCP sicher darstellbar. Mit der ERCP ist dies nicht immer möglich, weil die Kanülierung der kleineren Minorpapille nicht in jedem Fall gelingt. Bei Tumoren, die bei Vorliegen eines Pancreas divisum vom Ventralast ausgehen, kann der Pankreasgang in der dorsalen Anlage unauffällig konfiguriert sein und der Tumor im Kopf evtl. nur durch dilatierte Seitenäste oder zystische Veränderungen auffällig werden.
- Eine Differenzierung von Adenokarzinomen im Bereich der Ampulla vateri, von *periampullären und ampullären Tumoren* sowie von *distalen inkrustierten Gallengangkonkrementen* ist MR-tomographisch nicht sicher möglich und erfordert

oft eine ERCP mit der Möglichkeit der tiefen Biopsie. T2w Sequenzen oder die MRCP können zur Differenzialdiagnose von Konkrementen bedingt eingesetzt werden, da Konkremente eine niedrige und Tumoren eine mittlere Signalintensität aufweisen. Die Detektion eines Konkrements schließt allerdings ein Adenokarzinom nicht aus.

- *Tumornekrosen* können das Bild einer Pseudozyste vortäuschen, allerdings finden sich hier zumeist keine Verkalkungen (CT-Diagnose) und eine unregelmäßig verdickte Wand um die Nekrose.
- Eine unscharfe Organkontur und Signalveränderungen des umgebenden Gewebes sind hinweisend auf eine *organüberschreitende Tumorinfiltration,* wobei auch häufig eine periinflammatorische Begleitreaktion vorliegt.
- *Pankreaskopfkarzinome* infiltrieren frühzeitig bevorzugt die benachbarten venösen Gefäße V. mesenterica superior, V. lienalis, V. portae und die peripankreatischen Venen. Die arteriellen Gefäße (Truncus coeliacus, A. mesenterica superior, A. hepatica, A. lienalis) werden zumeist bei fortschreitendem Wachstum erfasst. Beweisend für eine Infiltration sind ein Gefäßabbruch, ein Tumorthrombus und eindeutige Kaliberschwankungen des Gefäßlumens im Tumorbereich.
- In ca. $2/3$ aller Fälle liegt bereits eine regionäre Lymphknotenmetastasierung vor. Im fortgeschrittenen Tumorstadium kommt es zu einer Peritonealkarzinose (Aszites, Tumorinfiltration in die Umgebung, streifige Signalanhebung in der Umgebung) und Lebermetastasen.

Differenzialdiagnose. Differenzialdiagnostisch besteht das größte Problem in der Differenzierung des Adenokarzinoms und der *chronischen Pankreatitis,* das durch dynamische Kontrastmitteluntersuchungen mit niedermolekularen Gd-Chelaten oder eine Parenchymkontrastierung mit Mn-DPDP nicht relevant verbessert werden konnte, da bei beiden Pathologien für beide Kontrastierungsprinzipien eine verminderte Aufnahme besteht.

Dies betrifft auch eine Sonderform des Pankreaskarzinoms bzw. der chronischen Pankreatitis, die nach ihrer anatomischen Lokalisation *(Groove-Karzinom bzw -Pankreatitis)* zwischen Pankreaskopf, Duodenum und Ductus choledochus benannt worden ist. Aufgrund der lokalisierten Manifestation mit fokalem oder plaqueartigem Charakter bietet sich das Bild einer Raumforderung. In der Regel zeigen sich eine Hypointensität in der T1-Gewichtung, eine geringe Hyperintensität in der T2-Gewichtung und ein hypovaskuläres Bild in dynamischen Untersuchungen.

Differenzialdiagnostisch kann sich bei der chronischen Pankreatitis eine Kontrastmittelanreicherung der Fibroseareale während Spätaufnahmen darstellen. In der MRCP zeigen sich regelhaft Stenosen des intrapankreatischen Ductus choledochus und weniger häufig auch des extrapankreatischen Ganges. Zumeist liegt auch eine Duodenalstenose vor, und die histologische Sicherung gelingt mitunter durch eine Schleimhautbiopsie des Duodenums. Zumeist ist eine histologische Sicherung durch chirurgische Exploration erforderlich.

Inselzelltumor

Epidemiologie/Pathogenese. Der Hauptanteil der Inselzelltumoren (Insulinome, Gastrinome, Glukagonome, VIPome, Somatostatinome und Karzinoide) mit neuroendokriner Herkunft entsteht im Pankreas. Inselzelltumoren sind zumeist benigne und funktionell wirksam ($>80\%$).

Endokrin aktive Inselzelltumoren werden meist früh symptomatisch und weisen daher bei Diagnosestellung eine geringe Größe <2 cm auf. Häufig sind die endokrin aktiven Formen mit der multiplen endokrinen Neoplasie (MEN I) vergesellschaftet.

Endokrin inaktive Inselzelltumoren sind klinisch inapparent und weisen deshalb bei der Diagnosestellung eine deutliche größere Ausdehnung auf. Maligne Inselzelltumoren (Insulinome ca. 10%, Glukagonome ca. 60%) sind zumeist endokrin inaktiv.

MRT-Spezifisches

- MR-tomographisch ist die Aufnahme T1w fettgesättigter Sequenzen nach i.v. Applikation extrazellulärer Kontrastmittel in der arteriellen Phase sowie fettgesättigter T2w Sequenzen besonders hervorzuheben.
- Die Tumoren sind zumeist gut abgrenzbar, hypointens in der T1-Gewichtung, zeigen ein Ring-Enhancement (größere Tumoren) oder ein komplettes (kleinere Tumoren) Enhancement nach Gd-Gabe und stellen sich meist hyperintens in der T2-Gewichtung dar.
- Bei der von Hippel-Lindau-Erkrankung sind die Tumoren zumeist im Pankreaskopf lokalisiert, <3 cm und reichern homogen Kontrastmittel an. Größere Tumoren (>3 cm) sind zumeist maligne entartet und reichern inhomogen an.
- Potenzielle Lebermetastasen zeigen eine vergleichbare Signalcharakteristik.
- Im Vergleich zum Adenokarzinom werden Gefäßinfiltrationen, Gangerweiterungen, zystische Komponenten und zentrale Nekrosen selten beobachtet.
- Die Insulinome stellen sich im Vergleich zu den übrigen Inselzelltumoren gewöhnlich deutlich hypervaskulärer dar. Die häufig vorkommenden Verkalkungen sind eine Domäne der CT.

Die MRT und die CT können zum Nachweis einer Gefäßinfiltration als gleichwertig angesehen werden.

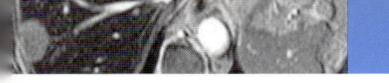

Solider und papillärer Epitheltumor

Der selten auftretende solide und papilläre Epitheltumor ist niedrig maligne und wird bei jungen Frauen im 3. Lebensjahrzehnt beobachtet. Die Tumorform wird histopathologisch als eigene Entität betrachtet und weist eine geringe Metastasierungstendenz auf.

> **MRT-Spezifisches**
> - Hinweisend sind die Lokalisation im Pankreasschwanz, die erhebliche Größe (> 10 cm) und eine dem makrozystischen Adenom vergleichbare Bildmorphologie.
> - Die bekannten Kriterien zur Charakterisierung umfassen eine große, gut abgrenzbare, enkapsulierte Raumforderung mit heterogenem Signal (niedrig oder hoch) in der T1-Gewichtung und einem heterogen hohen Signal in der T2-Gewichtung mit einer zunehmenden Kontrastmittelanreicherung nach zentral in dynamischen MR-Aufnahmen nach initialer peripher betonter Kontrastierung.

Lymphom

Die *Non-Hodgkin-Lymphome* können in seltenen Fällen direkt das Pankreas oder die peripankreatischen Lymphknoten befallen. Typischerweise sind die Lymphome dorsal des Pankreas lokalisiert und heben das Pankreas nach ventral an (Abb. 5.**47**). *Sekundäre Lymphominfiltrationen* sind zumeist mit ausgedehnten *abdominalen Lymphomen* vergesellschaftet. *Pankreaslymphome* sind zumeist große Raumforderungen mit verdrängendem Wachstum und diffuser peripankreatischer Infiltration. Die vergleichsweise geringe Schmerzsymptomatik kann ein Hinweis sein.

Abb. 5.47 a–d **Primärmanifestation eines Non-Hodgkin Lymphoms.**

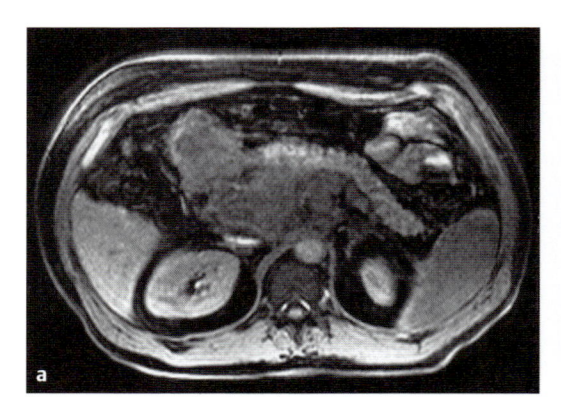

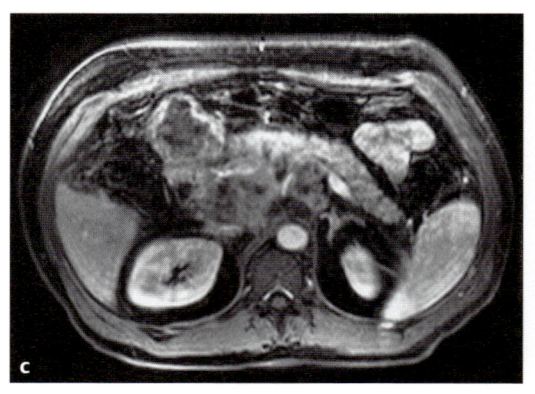

a–c Die T1w fettgesättigten 3-dimensionalen FLASH-Aufnahmen vor Injektion (**a**), in der arteriellen Phase (**b**) und der venösen Phase (**c**) nach Injektion von Gd-DTPA zeigen eine ausgedehnte Raumforderung im Bereich des Pankreaskopfes und dessen Umgebung. Es sind Tumoranteile dorsal des Pankreas abgrenzbar, die zu einer ventralen Verlagerung des regelgerecht kontrastierten Pankreaskorpus führen. Der Pankreasgang ist nicht dilatiert.

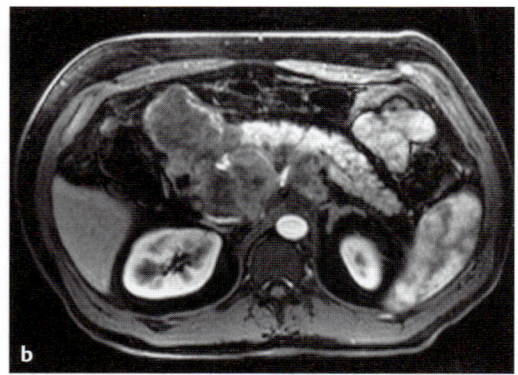

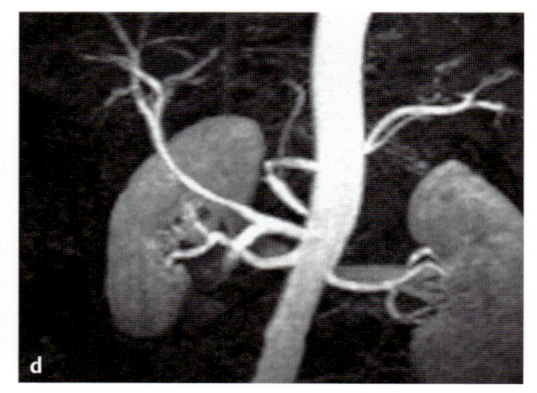

d Die MIP in a. p. Projektion der arteriellen Phase der KM-MRA dokumentiert eine Kompressionswirkung auf den Truncus coeliacus bei aberranter A. hepatica dextra.

Nach histopathologischer Befundsicherung wurde der Patient chemotherapeutisch behandelt.

MRT-Spezifisches

- MR-tomographisch liegt eine niedrigere Signalintensität im Vergleich zum Pankreasgewebe in der T1-Gewichtung vor.
- Die Raumforderungen sind wenig signalreich in der T2-Gewichtung und reichern mäßiggradig Kontrastmittel an.

Metastasen

Eine metastatische Absiedlung in das Pankreas oder in die peripankreatischen Lymphknoten wird für das Melanom, das Bronchial-, Nieren- und Mammakarzinom sowie für gastrointestinale Tumoren beschrieben (Abb. 5.48). Differenzialdiagnostisch kann auch eine kontinuierliche Ausbreitung aus umgebenden Organen vorliegen.

MRT-Spezifisches

- MR-tomographisch variiert das Signal- und Kontrastierungsverhalten mit der Vaskularisation der Tumorentitäten (hypovaskulär, hypervaskulär).

Seltene Raumforderungen des Pankreas

Eine Vielzahl von Erkrankungen wie Systemerkrankungen (z. B. Myelom), Weichteiltumoren (Castelman-Tumor, Rieselzelltumor u. a.) oder auch solide dysontogenetische Tumoren (z. B. Teratom) kann differenzialdiagnostisch im Pankreas lokalisiert sein (Abb. 5.49). Es handelt sich hier in der Regel um Zufallsbefunde, die allerdings zumeist nicht präzise charakterisiert werden können. Die Ausbreitung von Duodenaldivertikeln in den Pankreaskopf kann bei vollständiger Flüssigkeitsfüllung eine zystische Raumforderung vortäuschen. Lufteinschlüsse und die Lokalisation der Raumforderung helfen, die Diagnose zu stellen.

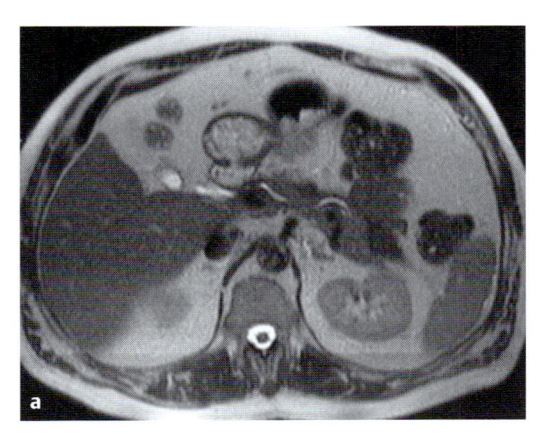

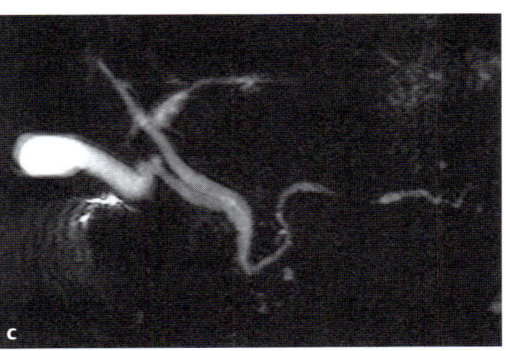

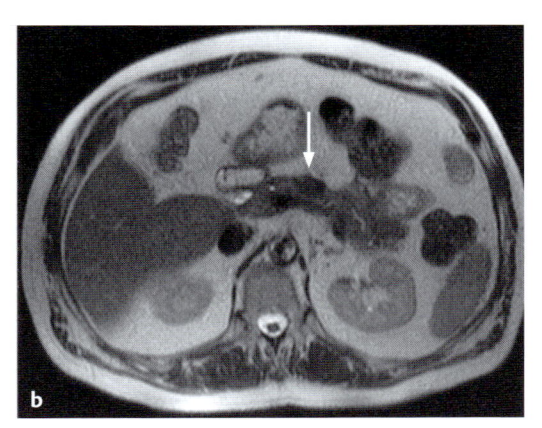

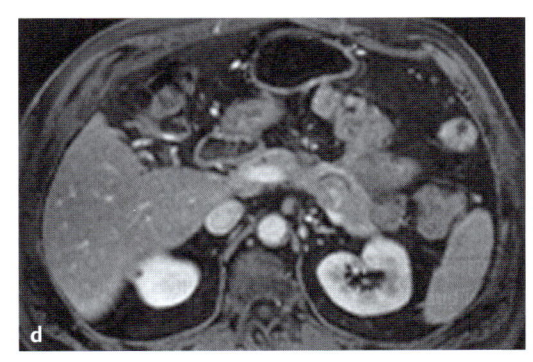

Abb. 5.48 a–d **Pankreasmetastase.**

a u. b In den T2w axialen HASTE-Aufnahmen ist ein kleiner, signalarmer Tumor am ventralen Rand des Korpus-Kauda-Überganges (Pfeil) erkennbar. Der Pankreashauptgang wird verlagert, ist aber nicht proximal erweitert.

c Dies bestätigt auch die MRCP.

d Die venöse KM-Phase der T1w fettgesättigten 3-dimensionalen FLASH-Aufnahmen zeigt eine geringe Kontrastierung des Tumors mit guter Abgrenzbarkeit vom Pankreas.

Bei dem Patienten war bereits ein lokal fortgeschrittenes Plattenepithelkarzinom im HNO-Bereich bekannt, das nun histologisch bestätigt nach intraabdominell metastasiert hatte.

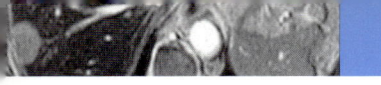

Abb. 5.49 a–d **Sarkoidose.** Zufallsbefund im Rahmen einer Sonographie mit Diagnose eines Pankreastumors im Pankreaskorpus.

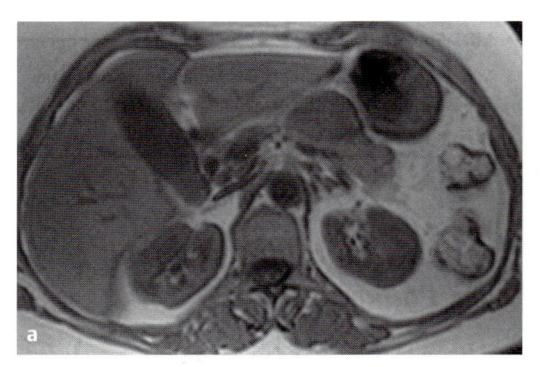

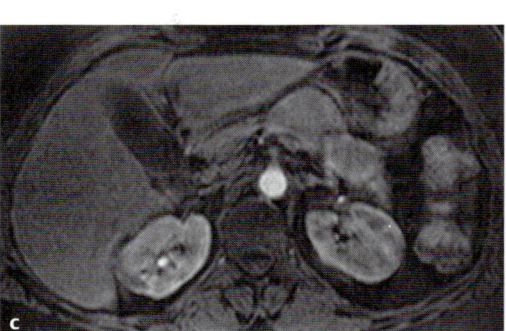

a u. b Die native T1w FLASH-Aufnahme (**a**) und die T2w HASTE-Aufnahme (**b**) zeigen eine dem ventralen Pankreaskorpus anliegende, aber dieses nicht infiltrierende Raumforderung (Pfeil).

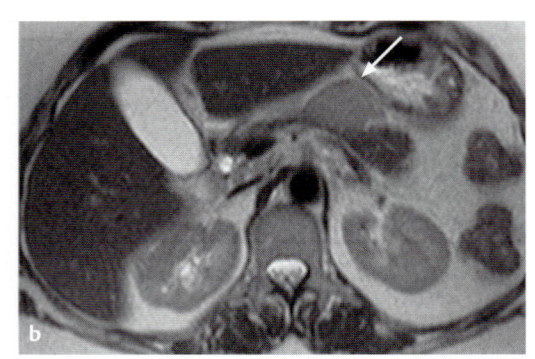

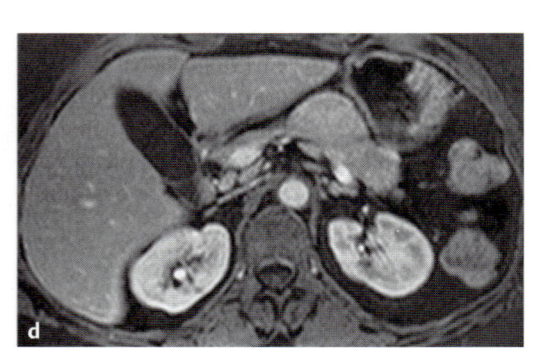

c u. d Auch die dynamischen T1w 3-dimensionalen fettgesättigten VIBE-Aufnahmen in der arteriellen Phase (**c**) und portalvenösen Phase (**d**) zeigen eine glatt begrenzte Raumforderung mit Kontakt zum Pankreas und zur Magenhinterwand. Histopathologisch ergab sich die Diagnose einer isolierten Sarkoidose.

Pankreatitis

In Abhängigkeit vom Verlauf und dem Schweregrad der entzündlichen Pankreaserkrankungen werden die in Tab. 5.13 genannten Formen unterschieden.

Tab. 5.13 ⇢ *Formen der Pankreatitis*

Verlauf
▪ akute Pankreatitis
▪ akut rezidivierende Pankreatitis
▪ chronische Pankreatitis
▪ chronisch rezidivierende Pankreatitis
Schweregrad
▪ ödematöse Pankreatitis
▪ exsudative Pankreatitis
▪ abszedierende Pankreatitis
▪ hämorrhagisch-nekrotisierende Pankreatitis

Akute Pankreatitis

Die akute Pankreatitis wird durch die klinischen Symptome und die Laborparameter diagnostiziert, wobei die Bildgebung durch Ultraschall oder CT meist nur ergänzend erfolgt. Die MRT spielt hier nur eine untergeordnete Rolle. Allerdings ist die MRT sensitiver im Nachweis initialer Veränderungen einer akuten Pankreatitis.

Die *ödematöse Form* ist am häufigsten und verläuft zumeist komplikationslos. Bei fortschreitendem Erkrankungsprozess kann es zu folgenden Symptomen kommen:

- Exsudationen,
- Abszedierungen bei Superinfektionen,
- Einblutungen,
- Nekrosen,
- Gefäßverschlüsse (V. lienalis),
- Gefäßaneurysmen (A. gastroduodenalis, A. lienalis).

Die bildgebende Diagnostik und das Monitoring der Komplikationen wird vorwiegend mit der CT durchgeführt.

— MRT-Spezifisches —

- Die ödematöse und exsudative Form der Pankreatitis zeigen eine Strukturauflockerung des Organs mit einer Signalanhebung in der T2-Wichtung im Organ oder peripankreatisch.
- Komplikationen wie Pseudozysten, Abszesse, Nekrosen, Gefäßverschlüsse oder Gefäßaneurysmen können nur durch eine vollständige MR-Untersuchung mit Verwendung von i.v. Kontrastmitteln (Gd-Chelate) und entsprechender Sequenzen erfasst werden.

MRT-Indikationen. Der Einsatz der MRT erfolgt klinisch bei diagnostischen Unklarheiten der Ultraschall- und CT-Diagnostik und bei Komplikationen der Pankreatitis. In diesen seltenen Konstellationen liegt die Aufgabe der MRT-Diagnostik in einer Darstellung des verbliebenen Parenchyms, der umgebenden Weichteilstrukturen, des Gangsystems und der Gefäße (Abb. 5.**50**). Dies erfordert eine Kooperationsfähigkeit der Patienten für Untersuchungen in Atemstillstand. Die Aufnahmezeiten der Messungen müssen individuell an den klinischen Zustand der Patienten angepasst werden.

Zunehmend erfolgt die Zuweisung für eine MRCP-Untersuchung zur Vermeidung einer ERCP im akuten Entzündungsstadium oder aufgrund von Problemen in der Durchführung der Untersuchung.

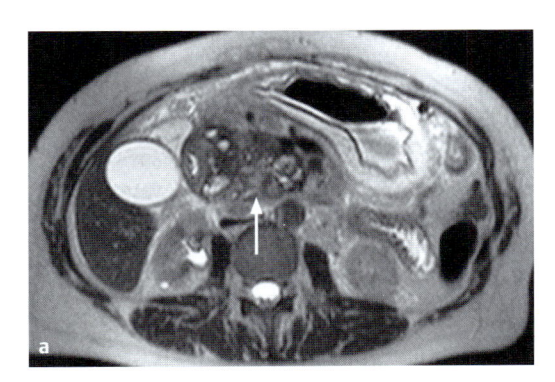

Abb. 5.50 a – d **Akute Pankreatits mit Pfortaderverschluss.**

a In der T2w axialen HASTE-Aufnahme ist ein aufgetriebener und signalinhomogener Pankreaskopf (Pfeil) erkennbar. Normales Pankreasgewebe ist nicht abgrenzbar.

b Die Einzelschicht der koronaren HASTE-MRCP-Aufnahmen zeigt den spitz im Pankreaskopf eingeengten Ductus choledochus.

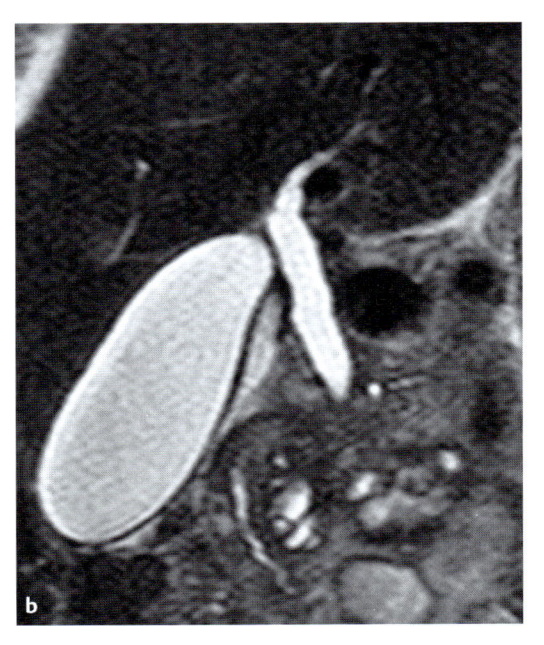

Fortsetzung →

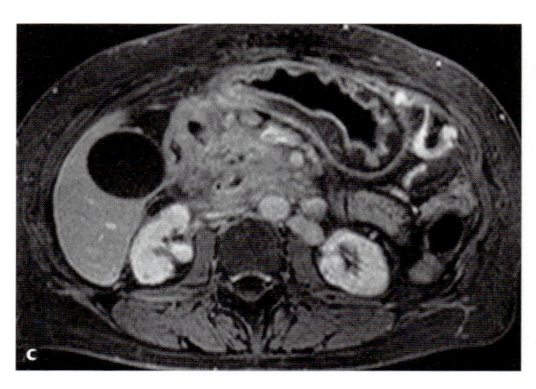

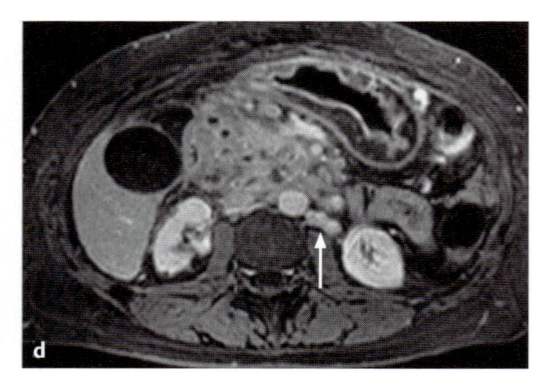

Abb. 5.50 c u. d Fortsetzung

c u. d Die venöse KM-Phase der dynamischen T1w fettgesättigten 3-dimensionalen FLASH-Untersuchung zeigt eine überwiegend inhomogene Kontrastierung. Als Folge des Verschlusses der Pfortader (nicht abgrenzbar) sind dilatierte Kollateralvenen (kleine Pfeile) im Leberhilus (kavernöse Transformation) und ein splenorenaler Umgehungskreislauf (Shunt) erkennbar (Pfeil).

Chronische Pankreatitis

Die chronische Pankreatitis führt im Endstadium zu einer irreversiblen Schädigung der exokrinen und endokrinen Organfunktion. Der chronische Verlauf kann durch akute Entzündungsschübe überlagert werden. Häufig kommt es zu Verkalkungen, die in der CT diagnostiziert werden. Die Aufgabe der MRT-Diagnostik liegt im Ausschluss eines Pankreaskarzinoms sowie dem Nachweis von Komplikationen der Pankreatitis: Pseudozysten, Aneurysmen, Thrombosen, Gangstenosen, Konkremente und Fisteln.

Stellenwert der MRCP. Die MRCP ist wenig sensitiv, aber spezifisch im Nachweis von Füllungsdefekten und Strikturen (Abb. 5.51).

Endoskopisch wird das Frühstadium der chronischen Pankreatitis nach der *Cambridge-Klassifikation* durch erweiterte Seitenäste bei unverändertem Hauptgang erfasst. Diese diskreten Frühveränderungen kommen in der MRCP nicht mit der in der ERCP erreichten Auflösung zur Darstellung. Die Sekretindynamik erlaubt eine verbesserte Seitenastdarstellung, sodass *Frühstadien* der chronischen Pankreatitis hier eher erkannt werden können. Die Veränderungen der Seitenäste sind durch Dilatation und Verplumpung mit enger Seitenastbasis und dilatierter Seitenastperipherie gekennzeichnet. Damit unterscheiden sich diese chronisch pankreatitischen Veränderungen von der homogenen Seiten-

➡ Aufgaben der MRT-Diagnostik bei der chronischen Pankreatitis sind der Ausschluss eines Pankreaskarzinoms und der Nachweis von Komplikationen.

Abb. 5.51 a u. b Chronische Pankreatitis mit Gangunregelmäßigkeiten und dilatierten Seitenästen mit Betonung der Pankreasschwanzregion. Unregelmäßig konfigurierte große Pseudozyste im Übergangsbereich vom Kopf zum Korpus.

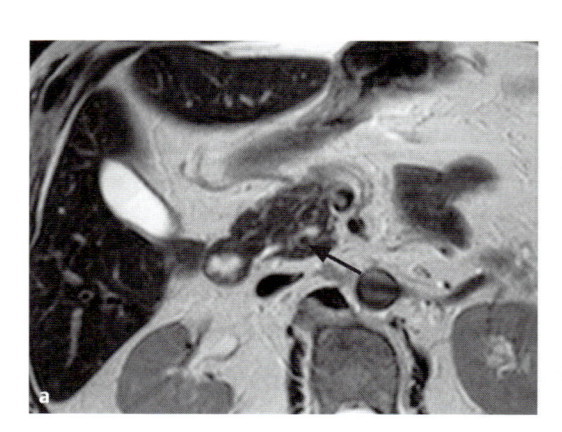

a In der T2w axialen Aufnahme konkrementäre Aussparung im Pankreasgang (Pfeil).

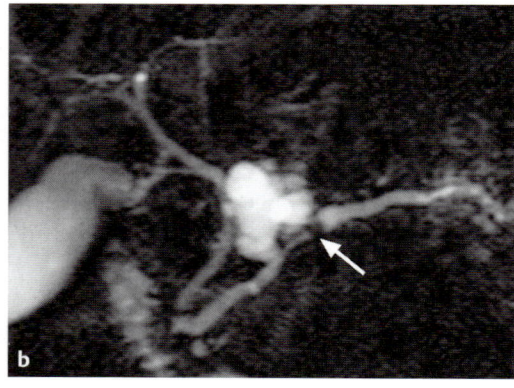

b In der Projektionsaufnahme Darstellung des Konkrements im Korpusbereich des Hauptgangs (Pfeil).
Mit freundlicher Genehmigung von Frau Dr. K. Hellerhoff, München.

astdilatation bei Vorliegen einer distalen Obstruktion. In *fortgeschrittenen Stadien* finden sich Gangunregelmäßigkeiten des Pankreashauptgangs mit zunehmender diffuser Dilatation und ggf. entzündlich bedingte umschriebene Gangstenosen (Abb. 5.**52**). Eine erhebliche diffuse Dilatation ohne Gangunregelmäßigkeiten des Gangs ist für die chronische Pankreatitis untypisch.

Die Unterscheidung von chronischer Pankreatitis und Pankreastumor alleine aufgrund gangmorphologischer Kriterien ist nicht sinnvoll. Durch Analyse der Einzelschichten und Kombination mit den anderen Schnittbildverfahren wird die Aussagekraft wesentlich verbessert und die ERCP erübrigt.

MRT-Spezifisches

- MR-tomographisch ist die Signalintensität des Pankreas bei der chronischen Pankreatitis in der T1-Gewichtung vor und nach der i.v. Applikation extrazellulärer Gd-Chelate vermindert.
- Das Anreicherungsmuster ist häufig inhomogen.
- Gangerweiterungen, Konkremente und Gangstrikturen werden mit der MRCP diagnostiziert. Verkalkungen können mit der MRT nur indirekt nachgewiesen werden.
- Die chronische Pankreatitis geht mit einer Erweiterung zunächst der Seitenäste und später auch des Pankreasgangs, im Endstadium zusätzlich mit einer Parenchymatrophie einher.

Differenzialdiagnose. Die Differenzialdiagnose der fokalen Pankreatitis und des Adenokarzinoms ist wegen eines vergleichbaren Signalverhaltens oft schwierig und manchmal unmöglich. Dies betrifft auch kontrastmittelunterstützte Untersuchungen, und zwar sowohl mit extrazellulären Gd-Chelaten als auch mit Mn-DPDP (Abb. 5.**53** u. 5.**54**). Im Rahmen chirurgischer Interventionen infolge einer chronischen Pankreatitis werden in 15 % der Fälle Adenokarzinome im Präparat nachgewiesen. Die Auswahl der diagnostischen Modalitäten zur Detektion des Adenokarzinoms bei Patienten mit fokaler chronischer Pankreatitis bleibt auch mit neuen Pulssequenzen in Atemstillstandstechnik, dynamischer Kontrastmittelapplikation und hochauflösenden 3-dimensionalen Aufnahmen problematisch. Die Erkennbarkeit eines Tumors in einer chronischen Pankreatitis hängt mit dem Ausmaß der Fibrose zusammen. Bei homogener Fibrosierung können sich Raumforderungen nicht demarkieren. Wenn die Fibrose im tumorösen Abschnitt ausgeprägter ist als im übrigen Pankreas, besteht eher die Chance, Raumforderungen zu entdecken. Die Aussagekraft der CT und der MRT sind dabei vergleichbar.

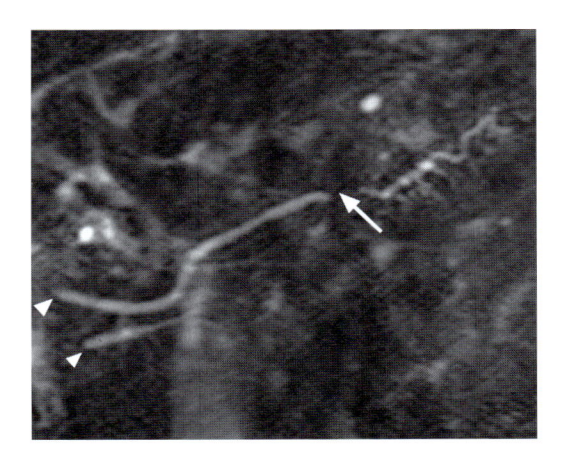

Weniger häufig als die bekannten Ursachen der Pankreatitis können auch Autoimmunerkrankungen eine chronische Pankreatitis verursachen und dabei auch maligne Tumoren imitieren. Das Pankreas kann fokal oder diffus vergrößert sein, ohne dass eine signifikante Gangerweiterung oder eine peripankreatische Reaktion bei guter Abgrenzbarkeit der Läsion zu sehen sind.

Abb. 5.52 **Obstruktive Pankreasschwanzpankreatitis bei Pancreas divisum.** Dominante Striktur im Korpusabschnitt des Pankreasgangs (Pfeil) mit prästenotisch obstruktiver chronischer Pankreatitis im Schwanzabschnitt des Gangs. Demarkierung der Minorpapille (kleine Pfeilspitze) durch die dorsale Ganganlage und der Majorpapille (große Pfeilspitze) durch den Ventralast (mit freundlicher Genehmigung von Frau Dr. K. Hellerhoff, München).

5 Abdomen

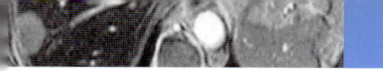

Abb. 5.53 a–d Chronische Pankreatitis mit Teslascan.

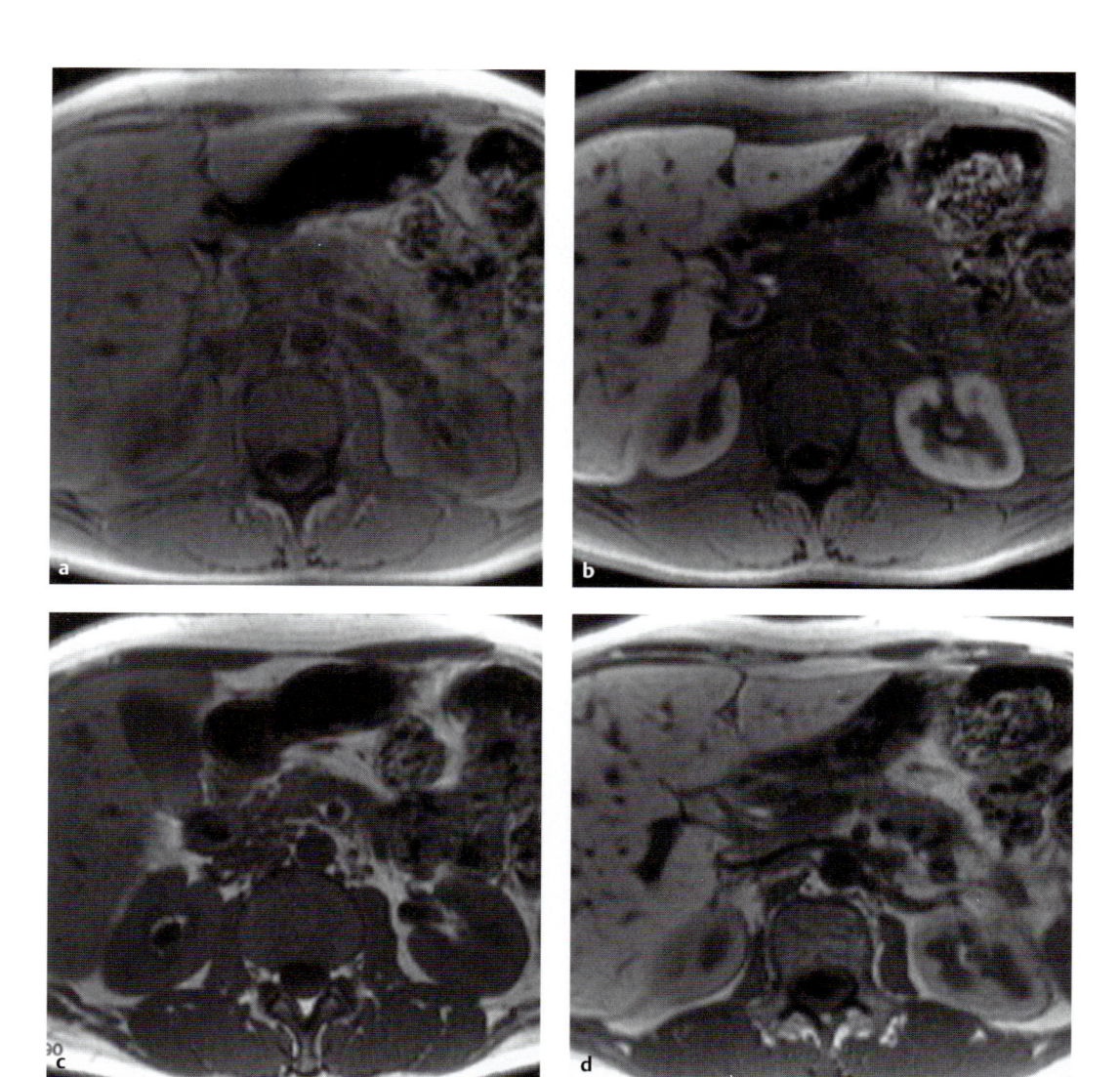

a Die T1w fettgesättigte 2-dimensionale FLASH-Aufnahme zeigt ein schlecht abgrenzbares Pankreas mit geringer Signalintensität.
b Nach der Gabe von Teslascan ist das Pankreas weiter homogen hypointens.

c Ohne die Anwendung der Fettsättigung kann das Organ besser abgegrenzt und beurteilt werden.
d Nach der Gabe von Teslascan ist auch hier kein Signalanstieg vorhanden.
Mit freundlicher Genehmigung von Dr. J. Petersein.

Abb. 5.54 a u. b Chronische Pankreatitis versus Tumor mit Teslascan.

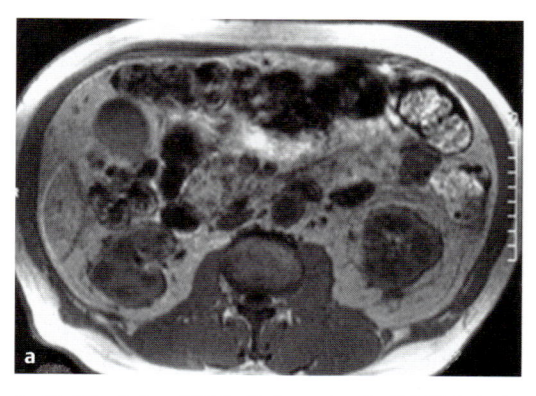

a Die T1w fettgesättigte 2-dimensionale FLASH-Aufnahme zeigt multiple kleine hypointense Areale im Pankreaskopf.
b Nach Gabe von Teslascan demarkiert sich ein fokales Areal ohne Signalanstieg.

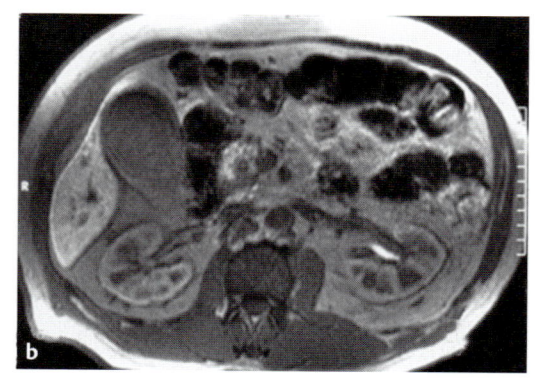

Die klinisch geforderte Differenzialdiagnose eines Tumors gegenüber einer fokalen chronischen Pankreatitis ist nicht entscheidbar. Im vorliegenden Fall handelt es sich um eine fokal chronische Pankreatitis (mit freundlicher Genehmigung von Dr. J. Petersein).

Diffuse Pankreaserkrankungen

Zystische Fibrose (Mukoviszidose)

Die zystische Fibrose als häufigste kongenitale Erkrankung führt über einen fibrotischen Umbau mit Verfettung im Spätstadium zu einer Atrophie des Pankreas in unterschiedlichem Ausmaß.

— MRT-Spezifisches —
- Das Fettgewebe kommt mit hoher Signalintensität in den T1w Sequenzen zur Darstellung und kann mit Fettsättigungstechniken verifiziert werden.
- Der fibrotische Umbau und die Atrophie führen zu einem Signalverlust.

Hämochromatose

— MRT-Spezifisches —
- Patienten mit *primärer oder idiopathischer Hämochromatose* können eine niedrige Signalintensität des Pankreas in T2w/T2*w Sequenzen durch die Eisenablagerungen aufweisen.

Differenzialdiagnose. Die Aussparung des Pankreas in frühen Stadien ist differenzialdiagnostisch zur Unterscheidung der Hämochromatosen bedeutsam.

Die Leber ist bei diesen Patienten früher befallen und häufig ist bereits eine Leberzirrhose nachweisbar. Eisenablagerungen im Pankreas sowie im Herz sind erst im Spätstadium der Erkrankung nachweisbar (Abb. 5.55).

Bei der *sekundären Hämochromatose* (Bluttransfusionen, Hämolysen usw.) kommt es nicht zu Eisenablagerungen im Pankreas.

Lipomatose

Eine auffällige Fetteinlagerung in das Pankreas wird bei Erwachsenen u. a. beobachtet bei:
- Adipositas,
- seniler Atrophie,
- zystischer Fibrose.

Das Parenchym imponiert lobuliert, und das Pankreas ist bei erhaltener Kontur im Volumen reduziert.

— MRT-Spezifisches —
- Die Fetteinlagerungen können besonders gut mit T1w Sequenzen signalreich dargestellt werden.

Differenzialdiagnose. Zur differenzialdiagnostischen Abgrenzung kann die Fettsättigung eingesetzt werden.

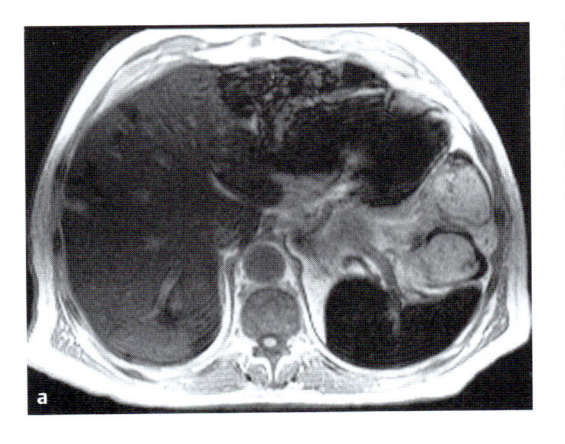

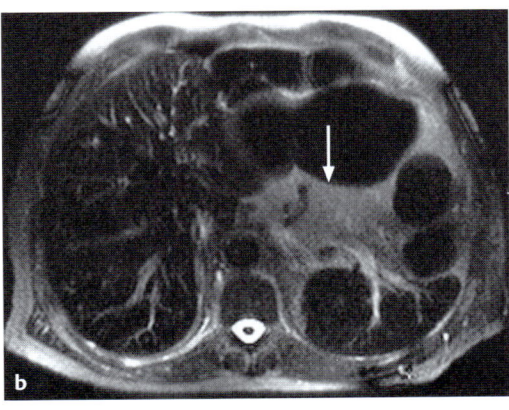

Abb. 5.55a u. b **Primäre Hämochromatose.** Native T1w FLASH-Aufnahme (**a**) und T2w HASTE-Aufnahme (**b**) zeigen ein ausgeprägt signalarmes Leber- und Milzparenchym. Das Pankreas ist hypointens (Pfeil in **b**), allerdings noch nicht in dem Maße wie Leber und Milz.

Trauma und postoperative Veränderungen

Pankreastrauma

Akute Verletzungen des Pankreas werden in erster Linie mit dem Ultraschall oder der CT untersucht. Bei diagnostischen Problemen kann die MRT eingesetzt werden, da mit dieser Methode eine umfassende Untersuchung möglich ist.

Das Spektrum der Verletzungen reicht von Kontusionen mit Einblutungen bis zu kompletten Zerreißungen des Pankreas. Die Verletzungen betreffen zumeist das Korpus durch seine Lokalisation vor der Wirbelsäule (Abb. 5.**56**). In der frühen posttraumatischen Phase kann sich eine *Begleitpankreatitis* ausbilden.

Die MRCP wird mittlerweile als adäquates Verfahren zur Diagnose kompletter traumatischer Rupturen des Ductus Wirsuangianus angesehen und kann darüber hinaus auch Segmente beurteilen, die mit der ERCP nicht evaluiert werden können.

Im weiteren Verlauf kann es zu posttraumatischen Pseudozysten, Gangstrikturen, Aneurysmen oder Fistelbildungen kommen. In dieser Phase können elektive und gezielte MRT-Untersuchungen mit zusätzlicher MRCP oder eine Kontrastmittel-MR-Angiographie sinnvoll sein.

Pankreasresektion

Für Untersuchungen nach einer Pankreasresektion ist die Kenntnis des gewählten operativen Vorgehens hilfreich. Je nach Vorgehen kann eine partielle Resektion mit Verbleib des Pankreaskopfes oder des Pankreasschwanzes (Abb. 5.**43**) vorliegen. Dazu können benachbarte Organe entfernt worden sein und Darmanastomosen bestehen. Die verwendeten chirurgischen Clips stellen keine Kontraindikation dar und werden als fokale Signalauslöschungen oder -anhebungen identifiziert.

MRT-Indikationen. Für die Akutdiagnostik perioperativer oder postoperativer Komplikationen stellen der Ultraschall und die CT die Methoden der Wahl dar. Die Indikation zu einer MRT-Untersuchung des Restpankreas oder der Operationsregion ergibt sich bei erneutem Tumorverdacht oder in der Nachsorge.

Für die Untersuchung der Gallenwege und Pankreasgänge kann die Indikation großzügiger gestellt werden, da je nach operativem Vorgehen eine ERCP nicht durchführbar ist.

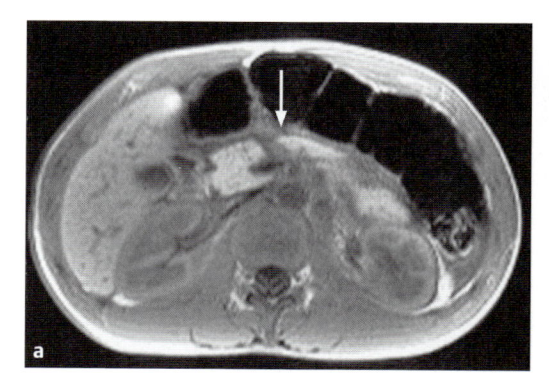

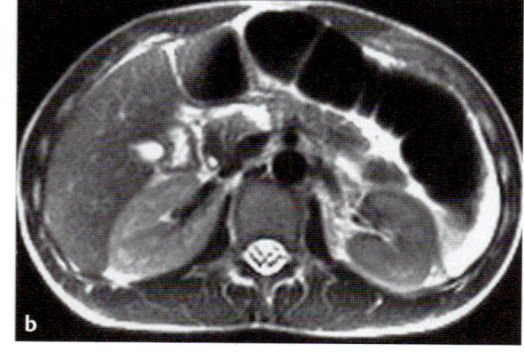

Abb. 5.56 a u. b **Pankreastrauma.** Die MR-Untersuchung des jugendlichen Patienten wurde nach einem Pferdetritt in den Bauch zur Abschätzung der Ausdehnung des Befundes bei sonographisch vermuteter Pankreaskontusion und freier Flüssigkeit angefertigt. Die T1w FLASH-Aufnahme (**a**) und die T2w HASTE-Aufnahme (**b**) zeigen eine vollständige Pankreasdurchtrennung ventral der Wirbelsäule im Übergang des Pankreaskopfes zum Pankreaskorpus. Das Pankreas ist von freier Flüssigkeit umgeben und im gesamten Oberbauch ist freie Flüssigkeit erkennbar. Die Verletzung wurde chirurgisch unter Erhaltung des Pankreas mittels einer seitlich an das Pankreas anastomosierten Jejunostomie behandelt.

Fehlermöglichkeiten. Hier sollten einige Fehlermöglichkeiten der MRCP beachtet werden. Flüssigkeitsansammlungen können Pseudostrikturen oder Pseudoläsionen vortäuschen (Tipp: Angulierung oder Schichtdicke variieren). Eine Aerobilie kann Konkremente imitieren und Steine können falsch negativ maskiert werden. Gefäßpulsationen können eine Obstruktion des Gallenganges vortäuschen. Eine genaue Analyse der Einzelschichten und der MIP-Rekonstruktionen ist zur Identifikation des Ductus cysticus hilfreich. Unklare periampulläre Strukturen können ebenso wie ein segmentaler Kollaps des Ductus Wirsungianus durch eine erneute Messung der MRCP-Schichten, zusätzliche konventionelle MR-Aufnahmen oder eine Sekretinstimulation geklärt werden.

Pankreastransplantation

Typischerweise werden die Pankreastransplantate vaskulär an die Beckengefäße angeschlossen und der Pankreasgang über eine anastomosierte Darmschlinge in die Harnblase ausgeleitet. Mit der MR-Bildgebung können bei akuter Abstoßung eine ödematöse Schwellung des Organs und Flüssigkeitsansammlungen in der Umgebung (Abb. 5.57) je nach Ausmaß der Veränderungen nachgewiesen

> Die Indikation zu einer MR-Untersuchung ergibt sich bei Komplikationen der Transplantation.

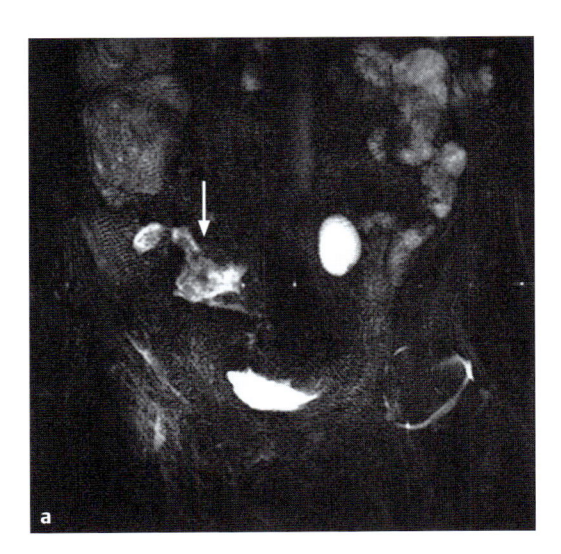

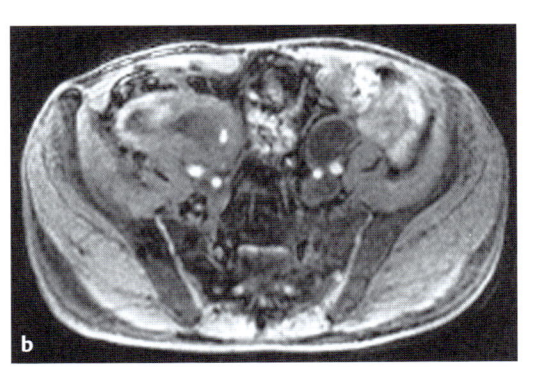

Abb. 5.57 a – d **Pankreastransplantation.** Die Untersuchung wurde bei Fehlfunktion wegen der Differenzierung einer Abstoßung von operativ bedingten Komplikationen, wie ein Problem der Transplantatarterie, der Transplantatvene oder der anastomosierten Darmschlinge, vorgenommen.

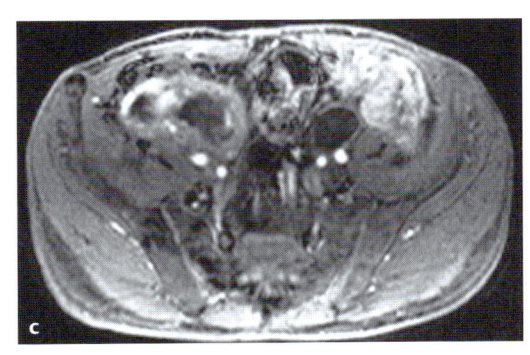

a In der T2w koronaren fettgesättigten TSE-Aufnahme kommt das Pankreastransplantat aufgeweitet und zentral signalreich zur Darstellung (Pfeil). Die abführende Darmschlinge in die Harnblase ist filiform eingeengt (Pfeil).

b – d Die dynamischen T1w fettgesättigten 3-dimensionalen FLASH-Aufnahmen vor (**b**), in der arteriellen Phase (**c**) und in der venösen Phase (**d**) nach Gd-Injektion zeigen keinerlei Kontrastierung der in der T2-Gewichtung signalreichen zentralen Struktur, so dass es sich hier um Flüssigkeit in Form aufgestauten Pankreassekretes handelt. Die Randbezirke des Transplantates sind kontrastiert und die Transplantatgefäße sind durchgängig. Ursache der Fehlfunktion des Transplantates ist eine Nekrose der ableitenden Darmschlinge mit nachfolgender narbiger Stenosierung und Sekretrückstau in das Transplantat. Die Darmschlinge wurde chirurgisch revidiert.

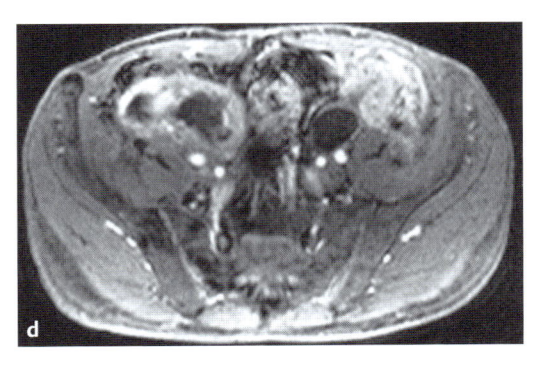

werden. Perfusionsuntersuchungen werden zur Beurteilung der Transplantatvaskularisation bei Abstoßungen und die Kontrastmittel-MR-Angiographie zur Beurteilung der anastomosierten Gefäße eingesetzt. Die MRT in Kombination mit der MRA hat die digitale Subtraktionsangiographie in der Beurteilung vaskulärer Komplikationen abgelöst.

MRT-Spezifisches

- Transplantatnekrosen bieten das Bild eines aufgelösten Organs mit unscharfen Konturen, Signalanhebung in der T2-Wichtung und verminderter Kontrastierung in der Kontrastmitteldynamik. Anastomosierte Gefäße werden ggf. mit der Kontrastmittel-MR-Angiographie untersucht.

Literatur

Buetow, P. C., P. Rao, L. D. Thompson: From the Archives of the AFIP. Mucinous cystic neoplasms of the pancreas: radiologic-pathologic correlation. Radiographics 18(2) (1998) 433–449

van Hoe, L., D. Vanbeckevoort, W. van Steenbergen: Atlas of Cross-Sectional and Projective MR Cholangiopancreatography. Springer, Berlin 1999

Ichikawa, T. et al.: Duct-penetrating sign at MRCP: usefulness for differentiating inflammatory pancreatic mass from pancreatic carcinomas. Radiology 221(1) (2001) 107–116

Irie, H. et al.: Pitfalls in MR cholangiopancreatographic interpretation. Radiographics 21(1) (2001) 23–37

Itai, Y., M. Minami: Intraductal papillary-mucinous tumor and mucinous cystic neoplasm: CT and MR findings. Int J Gastrointest Cancer 30(1–2) (2001) 47–63

Khurana, B. et al.: Macrocystic serous adenoma of the pancreas: radiologic-pathologic correlation. AJR Am J Roentgenol. 181(1) (2003) 119–123

Kim, J. H. et al.: Differential diagnosis of periampullary carcinomas at MR imaging. Radiographics 22(6) (2002) 1335–1352

Lopez Hanninen, E. et al.: Prospective evaluation of pancreatic tumors: accuracy of MR imaging with MR cholangiopancreatography and MR angiography. Radiology 224(1) (2002) 34–41

Manfredi, R. et al.: Severe chronic pancreatitis versus suspected pancreatic disease: dynamic MR cholangiopancreatography after secretin stimulation. Radiology 214(3) (2000) 849–855

Matos, C. et al.: MR imaging of the pancreas: a pictorial tour. Radiographics. 22(1) (2002) e2

Mirowitz, S.: Pitfalls, variants and artifacts in body MRI. Thieme, Stuttgart 1996

Procacci, C. et al.: Intraductal papillary mucinous tumors of the pancreas: spectrum of CT and MR findings with pathologic correlation. Eur Radiol. 11(10) (2001) 1939–1951

Schima, W., R. Fugger: Evaluation of focal pancreatic masses: comparison of mangafodipir-enhanced MR imaging and contrast-enhanced helical CT. Eur Radiol. 12(12) (2002) 2998–3008

Semelka, R.C.: Abdominal-Pelvic MRI. Wiley-Liss, Inc., New York 2002

Soto, J.A. et al.: Traumatic disruption of the pancreatic duct: diagnosis with MR pancreatography. Am J Roentgenol. 176(1) (2001) 175–178

Gallenwegssystem

K. Hellerhoff

Indikationen und Untersuchungstechnik

Die Indikation zur Magnetresonanzcholangiopankreatikographie (MRCP) ergibt sich für alle diagnostischen Fragestellungen im pankreatobiliären Bereich, die bisher eine invasive Diagnostik durch die endoskopisch retrograde Cholangiopankreatikographie (ERCP) oder die perkutan transhepatische Cholangiographie (PTC) notwendig gemacht haben.

Indikationen im Bereich des biliären Gangsystems sind:

- Nachweis von intraduktalen Konkrementen,
- Darstellung und Lokalisation von intra- und extrahepatischen Gallenwegsstenosen,
- Darstellung anatomischer Varianten im Rahmen der präoperativen Diagnostik,
- postoperatives Follow-up bei Z. n. Lebertransplantation und Z. n. Anlage einer biliodigestiven Anastomose.

Darüber hinaus unterstützt die MRCP mit der sicheren Darstellung dilatierter Segmentäste die Planung endoskopischer Gallenwegsinterventionen.

Diagnostische Einschränkungen gegenüber den invasiven Verfahren ergeben sich aus der derzeit niedrigeren räumlichen Auflösung. Dies betrifft:

- die Darstellung intrahepatischer Gangunregelmäßigkeiten bei Frühstadien chronisch entzündlicher Gallenwegserkrankungen,
- die Darstellung kleiner präpapillär gelegener Gallengangskonkremente.

MRCP-Indikationen bei Kindern. Die Darstellungsmöglichkeiten der MRCP bei Kindern mit hepatobiliären Erkrankungen sind in den letzten Jahren intensiv untersucht worden. Bei insgesamt im Vergleich zu Erwachsenenkollektiven deutlich niedrigerer Krankheitsinzidenz ergeben sich folgende Indikationsbereiche:

- Ausschluss einer Gallengangsatresie bei progredientem neonatalem Ikterus,
- Diagnostik bei kongenitaler Choledochuszyste sowie deren postoperative Kontrolle,
- Primärdiagnostik und Follow-up bei V. a. primär sklerosierende Cholangitis mit Einschränkungen bei der Sensitivität im Frühstadium der Erkrankung,
- postoperatives Follow-up nach Lebertransplantation.

Patientenvorbereitung

Die Untersuchung sollte wegen der Minimierung von Flüssigkeitsüberlagerungen und Bewegungsartefakten durch Magen-Darm-Peristaltik beim nüchternen Patienten erfolgen. Flüssigkeitsüberlagerungen aus dem Duodenum oder dem Magen können durch die Gabe eines *negativ oralen Kontrastmittels* eliminiert werden (s. Kap. 1 „MR-Kontrastmittel"). Eine Ausnahme sind Patienten mit biliodigestiver Anastomose, bei denen die anastomosierte Jejunalschlinge durch orale Gabe von Wasser positiv kontrastiert werden kann. Zur Vermeidung von Bewegungsartefakten und zur Relaxation der glatten Muskulatur im Gallenblasen- und Papillenbereich empfiehlt sich die einmalige i.v. Gabe eines *Antiperistaltikums* unmittelbar vor der Untersuchung (Tab. 5.**14**).

Aszites oder Gallengangsdrainagen in situ stellen relative Kontraindikationen dar.

> Die Beurteilung der Papilla Vateri ist im Rahmen der MRCP im Vergleich mit den endoskopischen Verfahren grundsätzlich eingeschränkt, da Letztere die funktionelle Beurteilung der Papille ermöglichen.

Tab. 5.14 Untersuchungsvorbereitung

Vorbereitung	- nüchterner Patient
Oraler Kontrast	- 200 ml negativ orales Kontrastmittel 10 min vor der Untersuchung (Lumirem 200 ml oder Lösferron 2 Tabl.) - Patienten mit biliodigestiver Anastomose: 200 ml Wasser
Antiperistaltikum	- Buthylscopolamin 40 mg i.v. (Buscopan 2 Amp.) direkt vor der Untersuchung (HWZ ± 15 min) - bei Kontraindikationen: Glucagon 1 mg i.v. (Glucagon 1 Amp.)

Sequenzen

Die MRCP-Technik basiert auf der selektiven Darstellung langsam fließender Flüssigkeiten durch stark T2w Sequenzen. Durch lange Echozeiten (TE > 500 ms) werden stationäre Flüssigkeiten, deren T2-Konstanten gegenüber Fettgewebe um den Faktor 16 höher liegen, im Vergleich zum umgebenden Gewebe stark hyperintens abgebildet. Im Bereich des Oberbauchs lassen sich somit Gallen- und Pankreassekret gegenüber dem umgebenden Leber- und Pankreasparenchym selektiv darstellen. Das Signal aus benachbarten flüssigkeitsgefüllten Strukturen (Spinalkanal, Nierenbecken, Magen, Duodenum) kann durch spezielle Absättigungstechniken oder durch Anwendung eines negativ oralen Kontrastmittels unterdrückt werden.

Die derzeit etablierten MRCP-Sequenzen sind ausnahmslos schnelle SE-Sequenzen, die die hochaufgelöste Gallen- und Pankreasgangdarstellung innerhalb kürzester Atemanhaltephasen ermöglichen (Helmberger u. Mitarb. 2001). Sie sind folgenden Verfahren zuzuordnen (Tab. 5.15):

- „Projektionsverfahren" (Synonym: rapid acquisition with relaxation enhancement [RARE]; Single-Slice-Sequenz, Single-Shot-RARE),
- Mehrschichtverfahren (Synonym: Dünnschichtverfahren; Multi-Slice-Sequenz).

Diese können als 2-dimensionale FSE- oder als 3-dimensionale FSE-Sequenzen durchgeführt werden. Die dabei zur Anwendung kommenden Prinzipien sind:

- Erzeugung von Multiechozügen,
- Anwendung der Half-Fourier-Technik als sog. HASTE-Sequenzen (Half-Fourier acquisition single-shot turbo spin-echo).

Projektionsverfahren

RARE-Sequenz. Es kommt die von Hennig u. Mitarb. (1986) entwickelte und durch Laubenberger u. Mitarb. (1995) für die MRCP eingeführte RARE-Sequenz zur Anwendung.

Merkmale der Sequenz sind:
- eine sehr *lange Echozeit* von 800–1100 ms,
- eine *hohe Echozuglänge* von bis zu 256 Echos,
- eine extrem *kurze Akquisitionszeit* von nur 3–4 s.

Dabei wird ein einzelnes dickes Schichtvolumen mit einer Schichtdicke von wahlweise 30–70 mm innerhalb von wenigen Sekunden in Atemanhalt mit nur einer Anregung akquiriert. Es wird so das gesamte Gallen- und Pankreasgangsystem in einer planaren Projektion dargestellt (Abb. 5.58).

Vorteile der RARE-Sequenz:
- komplette Abbildung des pankreatobiliären Gangsystems,
- kurze Akquisitionszeit ohne Notwendigkeit einer Bildnachverarbeitung, die auch bei schwer erkrankten Patienten eine zuverlässige Gangdarstellung erlaubt.

Kleine Strukturen wie die intrahepatischen Gallenwege stellen sich dabei in der x/y-Ebene mit hoher Auflösung dar. Die Bildqualität ist abhängig von der gewählten Schichtdicke. Zu große Schichtdicken führen zu einer Verminderung des Kontrastes, wäh-

> Die derzeit etablierten MRCP-Sequenzen sind den Projektionsverfahren und den Mehrschichtverfahren zuzuordnen.

Tab. 5.15 ⋯⋗ *Untersuchungsparameter*

Sequenzparameter	2-dimensionale Single-Slice	2-dimensionale Multi-Slice	3-dimensionale TSE
Modus	Atemanhaltetechnik	Atemanhaltetechnik	Atemtriggerung
TR	–	–	2 9111 ms
TE	800 ms	100 ms	800 ms
Schichtanzahl	1	20	90
Schichtdicke	30–50 mm	5 mm	1 mm
Flipwinkel	90°	90°	90°
Matrix	256	256	512
Turbofaktor	256	256	203
FOV	250 mm	350 mm	350 mm
Akquisitionszeit	2,3 s	15 s	3–4 min

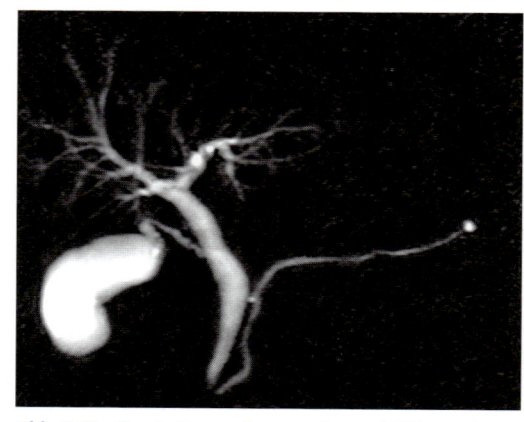

Abb. 5.58 **Darstellung des pankreatobiliären Gangsystems in der Projektionsaufnahme.** Die intrahepatischen Gallenwege sind bis in die Segment- und Subsegmentäste abgrenzbar. Kleine Pseudozyste im Pankreasschwanzbereich bei sonst unauffälligem sigmoidal verlaufendem Pankreasgang.

rend zu dünne Schichten ein verschlechtertes SRV aufweisen. Es haben sich deshalb Schichtdicken zwischen 30 und maximal 70 mm etabliert.

Aufgrund der sehr kurzen Akquisitionszeit eignet sich die Sequenz für dynamische Untersuchungen wie die sekretinstimulierte Pankreasgangdarstellung und zur ergänzenden Gangdarstellungsmethode im Rahmen eines konventionellen MRT der Leber- oder der Pankreasregion, z.B. im Rahmen des präoperativen Stagings beim Pankreaskarzinom.

Nachteile der RARE-Sequenz ergeben sich durch die schlechte Auflösung in der z-Achse:

- Durch die hohe Schichtdicke kommt es zu Überlagerungen hintereinander liegender Strukturen innerhalb der Schicht.
- Hintergrundsignale durch Aszites oder einen diffus erhöhten Flüssigkeitsgehalt im Oberbauch bei akuter oder chronischer Pankreatitis können die Bildqualität in Einzelfällen stark einschränken.
- Intraluminale Strukturen, wie kleine Konkremente oder Debris, sind mit dieser Sequenz dann nicht zuverlässig darstellbar, wenn sie von signalhyperintenser Flüssigkeit umspült sind.

Die HASTE-Sequenz als Projektionsaufnahme stellt die Half-Fourier-Variante der RARE-Sequenz dar (Synonym: *Half-Fourier-RARE*). Die Akquisitionszeit lässt sich hiermit zusätzlich von 4 s auf etwa 2,5 s verkürzen.

Die Darstellung der Projektionen erfolgt gekippt koronar in unterschiedlichen Winkeln. Anhand axialer und koronarer Aufnahmen, die üblicherweise als T2w Übersichtssequenz (TE 100–120 ms) erstellt werden, wird zunächst die interessierende Region festgelegt und der Einzelschichtblock darüber positioniert. Die Aufnahmen werden dann mit unterschiedlichen Kippwinkeln im Uhrzeigersinn (z.B. von -20° bis +20°) durchgeführt (Abb. 5.**59**).

Mehrschichtverfahren

Tomographische Mehrschichtaufnahmen erlauben die überlagerungsfreie Darstellung einzelner Gangabschnitte und erleichtern damit die Detektion intraluminaler Signalaussparungen (Konkremente, Koagel) und die Beurteilung von Strikturen (Bret u. Reinhold 1997). Sie sind deshalb als Ergänzung zum o.g. Single-Slice- oder Projektionsverfahren unverzichtbar. Standardebenen sind die axiale und koronare Schichtführung.

Nachteile im Vergleich zum Projektionsverfahren:

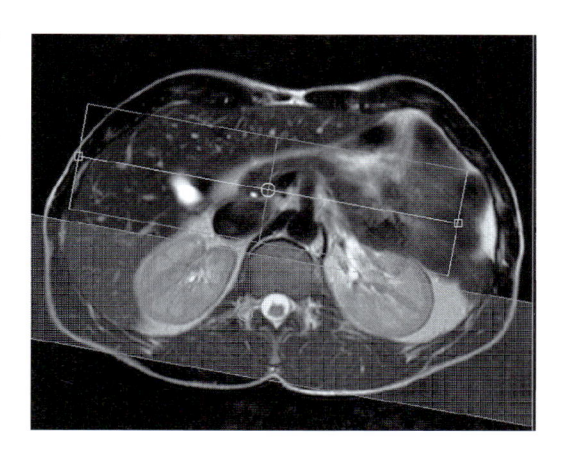

Abb. 5.59 **Planungsbild vor der Erstellung einer Projektionsaufnahme.** Anhand T2w axialer Schichten werden Schichtblöcke in gekippt koronarer Schichtführung über der interessierenden Region positioniert.

- längere Akquisitionszeiten bei atemgetriggerten Sequenzen bzw. längere Apnoephasen bei Sequenzen im Atemanhaltemodus,
- Gefahr der fehlerhaften Ortskodierung bei geringgradig unterschiedlichen Atemanhaltelagen.

2-dimensionale Fast-Spin-Echo-(FSE-)Sequenz. Das derzeit am häufigsten verwendete Mehrschichtverfahren ist eine als HASTE-Sequenz bezeichnete FSE-Sequenz. Die gesamte Datenakquisition für beispielsweise 20 Einzelschichten von je 5 mm Schichtdicke erfolgt in 2 Atemanhaltephasen von je 15 s.

Die Anwendung dieses Sequenztyps in Atemtriggerung ist möglich, wird jedoch seltener durchgeführt. Die Nachverarbeitung des Mehrschichtdatensatzes zu einer MIP-Rekonstruktion (s. unten) ist möglich, führt jedoch wegen der oft nicht ganz kongruenten Atemlagen bei 2 Atemanhaltephasen zu störenden Überlagerungen und Doppelkonturen.

3-dimensionale Fast-Spin-Echo-(FSE-)Sequenz. Durch Anwendung der 3-dimensionalen Technik wird ein kompletter 3-dimensionaler Datensatz mit isotropen Voxeln erzeugt. Dadurch wird die Auflösung in der Raumachse gegenüber den 2-dimensionalen Verfahren deutlich verbessert. Da die benötigte Messzeit länger als bei 2-dimensionalen Verfahren ist, wird die 3-dimensionale Sequenz derzeit ausschließlich in Atemtriggerung durchgeführt. Für einen 3-dimensionalen Block von beispielsweise 90 mm in koronarer Schichtführung liegt je nach Atemsequenz des Patienten die Messzeit bei 3–4 min. Es entstehen dann 90 Einzelbilder mit einer effektiven Schichtdicke von 0,6–1,2 mm. Aus den Einzelbildern der 3-dimensionalen TSE-Sequenz können 3-dimensionale MIP-Rekonstruktionen erstellt werden, die wegen der höheren Auflösung in

Tab. 5.16 ⇢ *Differenzierte Sequenzwahl bei unterschiedlichen Fragestellungen im Rahmen der Untersuchung des biliären Systems*

Fragestellung	Axiale Aufnahmen	Single-Slice	Sekretindynamik	Einzelschichten	3-dimensionale Rekonstruktion
Intrahepatische Gallenwege	++	+++			
Konkremente	++	++		+++	
Strikturen		++		+++	
Papillenregion	++		+++		
Postoperative Anatomie				+++	+++
Gallenblase	+++				++

++ empfehlenswerte Ergänzungssequenz
+++ optimale Sequenz

der Raumachse eine bessere Bildqualität als MIP-Rekonstruktionen aus 2-dimensionalen Sequenzen aufweisen.

Einen Überblick über die optimierte Sequenzwahl bei unterschiedlichen klinischen Fragestellungen gibt Tab. 5.**16**.

Ob durch den Einsatz hepatobiliärer Kontrastmittel mit T1-Effekt, wie z. B. Primovist, Teslascan oder Multihance, eine höhere Auflösung mit T1w Sequenzen und zusätzlich auch funktionelle Studien möglich werden, ist noch Gegenstand neuerer Untersuchungen.

Biliäres Gangsystem

Normale Anatomie und anatomische Varianten

Normale Anatomie. Das intrahepatische biliäre Gangsystem folgt in seinen Aufzweigungen der Segmentanatomie der Leber (Abb. 5.**60**). Das extrahepatische Gangsystem umfasst den *Ductus hepaticus communis* und den *Ductus choledochus,* zusammengefasst auch als *Ductus hepatocholedochus* bezeichnet, sowie den *Ductus cysticus* und die *Gallenblase.* Die Lumenweite des Gallengangs beträgt bei Gesunden maximal 7 mm, nach Cholezystektomie bis 9 mm. Eine leichte Lumenabnahme im intrapankreatischen Verlauf des Gallengangs ist physiologisch. Der unmittelbar präpapilläre Anteil des Gallengangs weist eine konische Konfiguration auf.

— **MRT-Spezifisches** —

- In der MRCP stellen sich bei Gesunden die in der Leberperipherie gelegenen Gallengänge nicht dar. Die Segment- und Subsegmentäste des intrahepatischen Gangsystems lassen sich mit Projektionsaufnahmen am besten beurteilen.
- Das extrahepatische Gallenwegssystem wird komplett abgebildet.
- In Einzelfällen kommt der distale intrapankreatische Gangabschnitt bei sehr kleinkalibrigem Gallengang nicht zur Darstellung.
- Der rechte und der linke Ductus hepaticus mit den nachfolgenden Segmentabgängen sind sowohl auf Projektionsaufnahmen als auch auf MIP-Rekonstruktionen abgebildet.
- Bei Kindern gelingt die Darstellung des extrahepatischen Gallenganges sowie der Ductus hepatici; die intrahepatischen Aufzweigungen kommen hingegen meist nicht zur Abbildung (Abb. 5.**61**).

Anatomische Varianten. Anatomische Varianten des extrahepatischen Gallenwegssystems können bei der laparoskopischen Cholezystektomie zu erhöhten Komplikationsraten führen und sollten deshalb bei präoperativ durchgeführter Untersuchung beschrieben werden. Die häufigste relevante Normvariante ist der aberrant mündende *rechtsposteriore Segmentast,* der bei zystikusnahem Eingang zu versehentlicher Ligatur führen kann. Eine weitere klinisch relevante Normvariante ist der *präpapillär oder hilusnah einmündende Ductus cysticus* (Abb. 5.**62**).

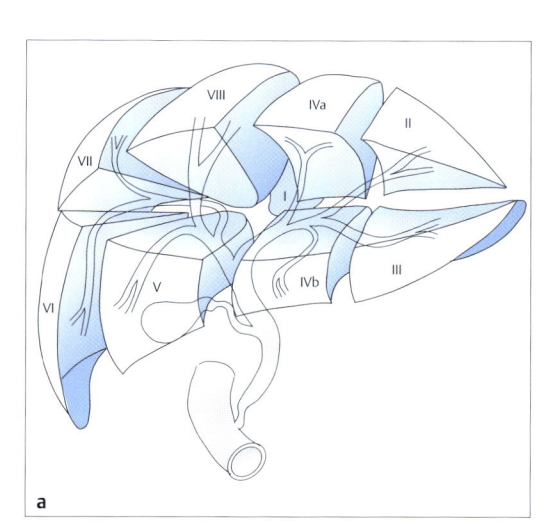

Gallenwegssystem

a Segmentzuordnung der intrahepatischen Gallenwege.

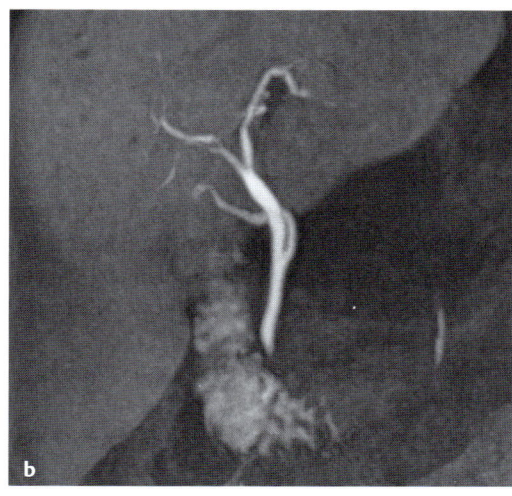

b Zustand nach Cholezystektomie. Darstellung der Gallenwege 10 Minuten nach i.v. Injektion von Primovist. Gute anatomische Darstellung auch des Leberparenchyms; beginnende Ausscheidung des Kontrastmittels in das Duodenum.

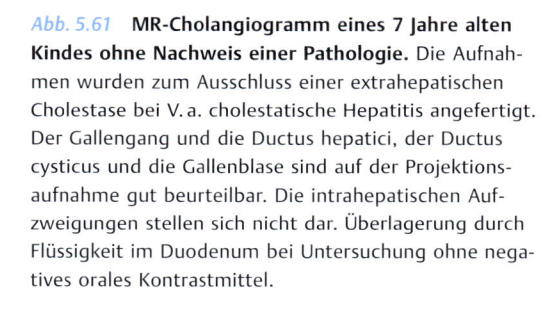

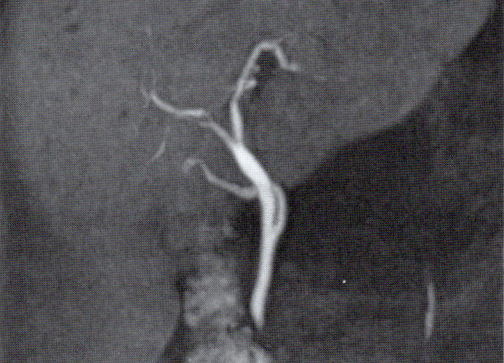

Abb. 5.60 a u. b Gallenwege.
I	Ductus hepaticus des Lobus caudatus
II	Ductus hepaticus lateralis superior
III	Ductus hepaticus lateralis inferior
IVa	Ductus hepaticus medialis superior
IVb	Ductus hepaticus medialis inferior
V	Ductus hepaticus anterior inferior
VI	Ductus hepaticus posterior inferior
VII	Ductus hepaticus posterior superior
VIII	Ductus hepaticus anterior superior

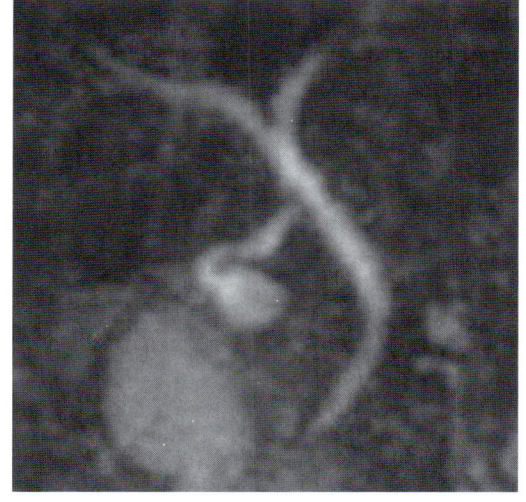

Abb. 5.61 **MR-Cholangiogramm eines 7 Jahre alten Kindes ohne Nachweis einer Pathologie.** Die Aufnahmen wurden zum Ausschluss einer extrahepatischen Cholestase bei V. a. cholestatische Hepatitis angefertigt. Der Gallengang und die Ductus hepatici, der Ductus cysticus und die Gallenblase sind auf der Projektionsaufnahme gut beurteilbar. Die intrahepatischen Aufzweigungen stellen sich nicht dar. Überlagerung durch Flüssigkeit im Duodenum bei Untersuchung ohne negatives orales Kontrastmittel.

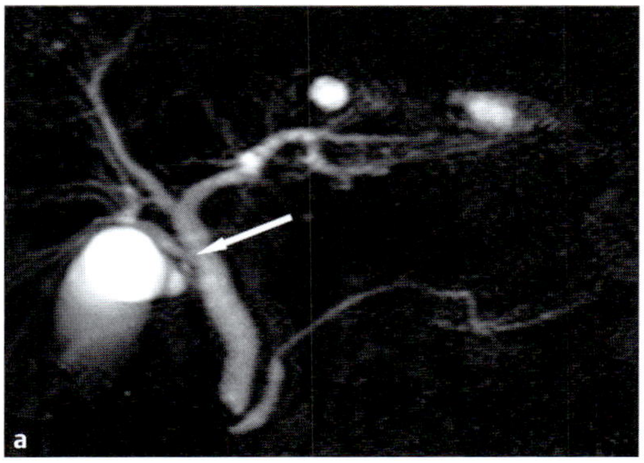

a Einmündung des rechtsposterioren Segmentastes in das mittlere Gallengangsdrittel in unmittelbarer Nachbarschaft zum Ductus cysticus mit hohem Verletzungsrisiko im Falle einer Cholezystektomie (Pfeil).

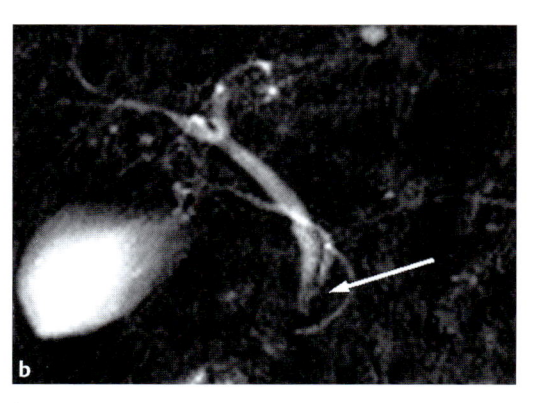

b Mündungsvariante des Ductus cysticus mit Eingang in den präpapillären Abschnitt des Gallengangs (Pfeil).

Abb. 5.62 a u. b Klinisch relevante Normvarianten des Gallenwegssystems.

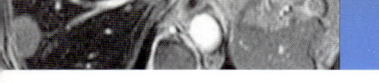

Kongenitale Anomalien des Gallenwegssystems

Kongenitale Gallenwegszysten

Kongenitale Dilatationen des Gallenwegssystems gehören mit einer Häufigkeit von < 1 : 200.000 zu den seltenen Gallenwegserkrankungen und zeigen eine Prädilektion für das weibliche Geschlecht. Abhängig von Morphologie und Ausdehnung werden sie nach der Einteilung von Todani u. Mitarb. (1977) in 5 unterschiedliche Typen klassifiziert (Abb. 5.**63**):

- *Typ 1:* zystische Gallengangsdilatation (50–80%),
- *Typ 2:* Gallengangsdivertikel (2%),
- *Typ 3*: intramurale Zyste (Synonym: Choledochozele) (3–5%),
- *Typ 4:* multiple Zysten des intra- und extrahepatischen Gallenwegssystems (20–40%),
- *Typ 5:* intrahepatische Gallengangszysten (Synonym: Caroli-Syndrom) (4–13%).

Choledochuszyste (Typ 1). Die Choledochuszyste (Typ 1) als häufigste Variante der kongenitalen Gallengangsdilatationen stellt eine solitäre zystische Erweiterung des Gallengangs dar. Die intrahepatischen Gallenwege sind nicht betroffen. Eine mit der Choledochuszyste assoziierte Anomalie ist die weit extramural oberhalb des Sphinktermuskels gelegene Verbindung von Gallengang und Pankreasgang unter Ausbildung eines langen *Common Channel.* Durch den Rückfluss von Pankreassekret in den Gallengang kann es hierbei zur enzymatischen Destruktion der Gallenwegswand mit konsekutiver zystischer Dilatation kommen. *Klinische Symptome* treten bei betroffenen Kindern mit rezidivierendem Ikterus, kolikartigem Oberbauchschmerz oder intermittierendem Fieber auf. Häufige *Komplikationen* der Gallengangszysten sind die Bildung von Pigmentsteinen und rezidivierende aufsteigende Cholangitiden bis hin zur Abszessbildung. Cholangiokarzinome treten bei vorbestehenden Gallenwegszysten gegenüber der Normalbevölkerung gehäuft auf.

Caroli-Syndrom (Typ 5). Der Typ 5 der zystischen Gallenwegserkrankungen mit ausschließlich intrahepatischem Befall wird auch als Caroli-Syndrom bezeichnet. Es besteht eine Assoziation mit der polyzystischen Nierendegeneration und der kongenitalen hepatischen Fibrose.

Abb. 5.63 a – f **Formen der kongenitalen Gallengangszysten (nach Todani).**
- **a** u. **b** Typ I: Dilatation des Ductus hepatocholedochus.
- **c** Typ II: Divertikel des Ductus choledochus.
- **d** Typ III: intramurale Zyste (Choledochozele).
- **e** Typ IV: multiple Zysten des intra- und extrahepatischen Systems.
- **f** Typ V: intrahepatische Zysten (Caroli-Syndrom).

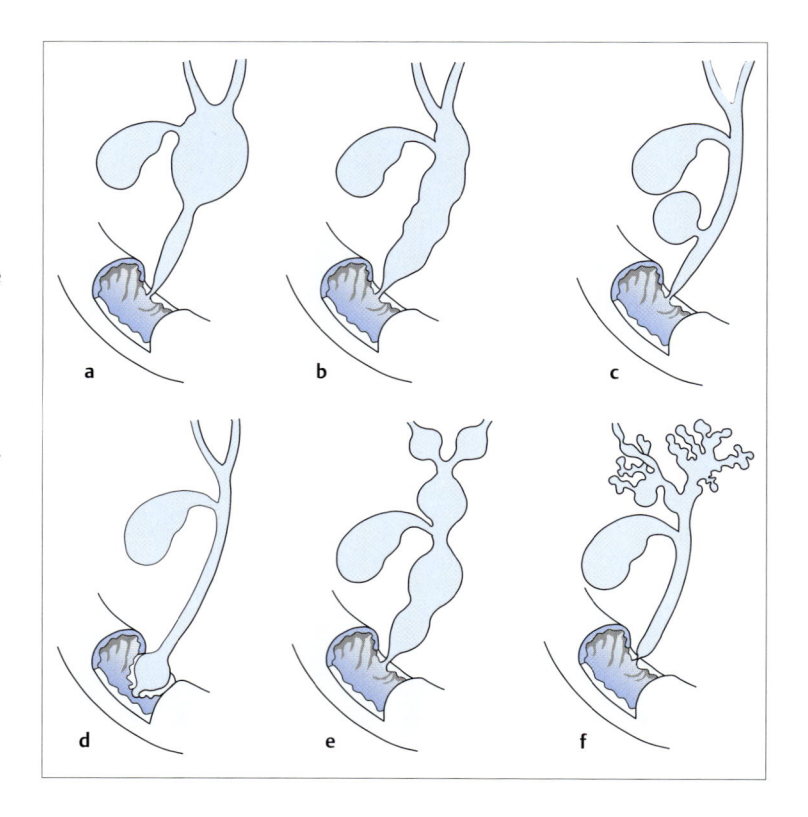

MRT-Spezifisches

- In der MRCP stellen sich multiple sakkuläre, unregelmäßig konfigurierte Dilatationen der intrahepatischen Gallenwege dar, die sich morphologisch von runden, glatt begrenzten Leberzysten gut differenzieren lassen.
- Die diagnoseweisende Kommunikation der zystisch dilatierten Abschnitte mit dem Gallenwegssystem kann jedoch – im Gegensatz zur ERCP – mit der MRCP nicht zuverlässig nachgewiesen werden.
- Charakteristisch für das Caroli-Syndrom sind Portalvenenäste, die komplett von den dilatierten Gallenwegsabschnitten umgeben sind. Diese stellen sich in T2w axialen Aufnahmen als sog. *Central-Dot-Zeichen* dar mit signalarmem Zentrum und umgebender signalreicher Peripherie.

Kongenitale Gallengangsatresie

Die kongenitale Gallengangsatresie tritt mit einer Häufigkeit von 1 : 15000 auf. Klinische Symptome treten postnatal auf unter Ausbildung eines progredienten Ikterus und acholischer Stühle.

Einteilung. Cholangiographisch werden 3 Typen unterschieden:
- *Typ 1:* keine Darstellung des extrahepatischen Gallenwegssystems möglich,
- *Typ 2:* Darstellung des Gallengangs und der Gallenblase möglich,
- *Typ 3:* Darstellung der extrahepatischen Gallenwege und der Hilusregion möglich.

> Der Ausschluss einer Gallengangsatresie bei progredientem neonatalem Ikterus ist eine der MRCP-Indikationen im Kindesalter.

Entzündliche Gallenwegsveränderungen

Primär biliäre Zirrhose

Die primär biliäre Zirrhose (engl. primary biliary cirrhosis, PBC) ist das zirrhotische Spätstadium einer chronisch nichteitrigen destruierenden Cholangitis. Die Diagnose beruht nicht auf dem Nachweis spezifischer Gangveränderungen, jedoch kann die Gangdarstellung zum Ausschluss einer extrahepatischen Cholestase gefordert sein.

MRT-Spezifisches

- Im Frühstadium sind keine morphologischen Gallenwegsveränderungen nachweisbar.
- Bei fortgeschrittener Erkrankung kommt es zur Rarefizierung der Gallenwegsperipherie („tree in winter"), sichtbar in Single-Slice- und axialen MRT-Aufnahmen (Abb. 5.**64**).

Bei fortgeschrittener Zirrhose überwiegen Kaliberschwankungen und diffus verteilte Gallenwegsverengungen intrahepatisch. Diese Gangveränderungen sind nicht spezifisch für die PBC, sondern treten auch bei anderen parenchymatösen Lebererkrankungen mit Entwicklung einer Zirrhose auf. Im Gegensatz zur primär sklerosierenden Cholangitis (PSC) (s. unten) findet sich kein Befall der extrahepatischen Gallengänge.

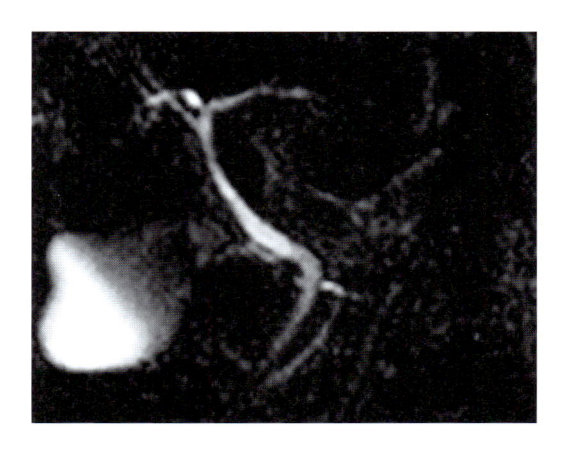

Abb. 5.64 **Rarefizierung der Gallenwegsperipherie bei primär biliärer Zirrhose als sog. „tree in winter"-Konfiguration.** Keine Darstellung der Segmentabgänge an rechtem und linkem Ductus hepaticus. Normvariante Einmündung des rechtsposterioren Segmentasts subhilär.

Primär sklerosierende Cholangitis

Die primär sklerosierende Cholangitis (PSC) ist eine chronisch destruierende Entzündung mit primärem Befall des biliären Gangsystems. Die Erkrankung tritt bei etwa 70% der betroffenen Patienten unterhalb des 45. Lebensjahrs auf mit Prädominanz des männlichen Geschlechts. Es besteht eine enge Assoziation mit der Colitis ulcerosa. Die Diagnose wird in Zusammenschau der klinischen, laborchemischen und cholangiographischen Veränderungen gestellt. Die Veränderungen der Gallengänge sind überwiegend kombiniert intra- und extrahepatisch nachweisbar. Der ausschließliche Befall der extrahepatischen Gangabschnitte ist sehr selten mit etwa 3 % aller Erkrankungen. Zusätzlich zu den Veränderungen der Gallenwege ist die Gallenblase bei ca. 15 % der Patienten und der Pankreasgang mit Gangveränderungen wie bei chronischer Pankreatitis bei ca. 8 % der Patienten mitbefallen.

Stadien. Stadien der *intrahepatischen* morphologischen Gangveränderungen:
- Stadium 1: multifokale, segmentale Irregularitäten und Verengungen teils perlschnurartig aufeinander folgend, Rarefizierung der Gallenwege in der Leberperipherie, Aufspreitung der Einmündung kleinerer Gallengänge in zentrale Gänge.
- Stadium 2: prästenotische Gallenwegsdilatation, divertikelartige Aussackungen, Verengung der Gallengangsperipherie.
- Stadium 3: vollständige Obliteration der Peripherie, Obstruktion größerer Segmentäste.

Der *extrahepatische Befall* kennzeichnet sich im frühen Stadium durch diffuse Wandirregularitäten des Ductus choledochus. Bei Fortschreiten der Erkrankung finden sich zunehmend segmentale Stenosen unter Ausbildung pseudodivertikelartiger Formationen.

Die kleinen Gallengänge in der Leberperipherie werden im Rahmen der ERCP durch den Anspritzdruck distendiert. Mit der MRCP werden die peripheren Gänge hingegen im physiologischen kollabierten Zustand abgebildet. Die *Frühveränderungen* der PSC sind deshalb mit der ERCP zuverlässiger erfassbar als mit der MRCP. Die für die Beurteilung des peripheren Gangsystems am besten geeignete Sequenz ist die Single-Shot-RARE-Sequenz aufgrund ihrer hohen Auflösung in der in x/y-Ebene. Bei *fortgeschrittener Erkrankung* kann mit der MRCP auch dann noch das intrahepatische Gangsystem dargestellt werden, wenn mit der ERCP lediglich ein extrahepatischer Gangabbruch zur Darstellung kommt. Die MRCP ist dann zur differenzialdiagnostischen Abgrenzung eines malignen Tumorabbruchs und zur endoskopischen Therapieplanung sehr hilfreich.

> Während die ERCP Frühveränderungen besser erfasst als die MRCP, gelingt mit Letzterer noch eine Darstellung des intrahepatischen Gangsystems, wenn die ERCP nur noch einen extrahepatischen Gangabbruch darstellt.

— **MRT-Spezifisches** —
- Charakteristisch für die PSC ist eine aufgrund der umgebenden Entzündungsreaktion geringe oder fehlende Dilatation der Gallenwege prästenotisch.
- Auf Mehrschichtaufnahmen erscheinen Stenosen deshalb als kurze zylinderförmige Aussparungen der noch normalkalibrigen Gänge (Abb. 5.**65**).

MRCP-Indikationen. Da das ERCP-Risiko bei Patienten mit PSC signifikant erhöht ist, ergibt sich die Indikation zur MRCP (Kenneth u. Mitarb. 2000):

- bei Verdacht auf PSC zum Ausschluss einer anderen extrahepatisch bedingten Cholestase,
- zum Nachweis PSC-typischer Veränderungen mit den genannten Einschränkungen für das Frühstadium,
- zur Abklärung einer endoskopischen Therapieindikation und Interventionsplanung bei bekannter PSC und ansteigenden Cholestaseparametern.

Komplikationen. Komplikationen der PSC sind:
- Bildung intrahepatischer Gallengangssteine,
- Ausbildung biliärer Fisteln,
- Entwicklung einer Leberzirrhose,
- sekundäres Auftreten eines cholangiozellulären Karzinoms (Inzidenz 10–15 %).

Bei ausgeprägter prästenotischer Dilatation der Gallenwege, rasch fortschreitenden Strikturen und polypoiden Formationen intraduktal besteht deshalb der dringende Verdacht auf ein sekundäres Cholangiokarzinom.

Differenzialdiagnose. Die Differenzialdiagnose der PSC umfasst die sekundär sklerosierenden Cholangitiden wie die bakteriell aufsteigende, die parasitäre, die ischämische sowie die AIDS-assoziierte Cholangitis. Im fortgeschrittenen Stadium müssen die PSC-Veränderungen von denen bei diffuser Lebermetastasierung und diffus wachsendem Cholangiokarzinom abgegrenzt werden.

Akute bakterielle aufsteigende Cholangitis

Bei klinischer Diagnosestellung (Charcot-Trias: Fieber, Oberbauchschmerz, Ikterus) beschränkt sich die Rolle der MRCP auf den Nachweis oder Ausschluss der zugrunde liegenden, meist benignen Obstruktionen (Choledocholithiasis, benigne Striktur) und den Nachweis von mit dem Gangsystem kommunizierenden Abszessen.

Parasitäre Cholangitis

Der in Südostasien und der ehemaligen Sowjetunion endemisch vorkommende Parasitenbefall mit *Ascaris lumbricoides* und dem Leberkatzenegel *(Opisthorchis, Clonorchis)* kann primär oder durch sekundäre Superinfektion mit Escherichia-coli-Bakterien zu akut intermittierenden, später chronifizierten Gallenwegsentzündungen führen. Der parasitäre Befall der Gallenwege stellt in diesen Gebieten nach der Appendizitis und dem perforierten Ul-

Gallenwegssystem

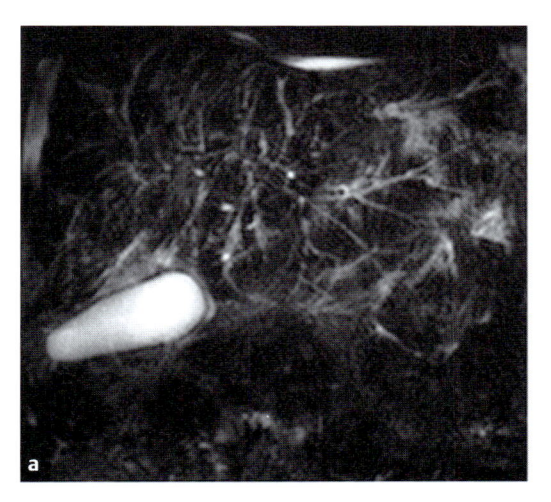

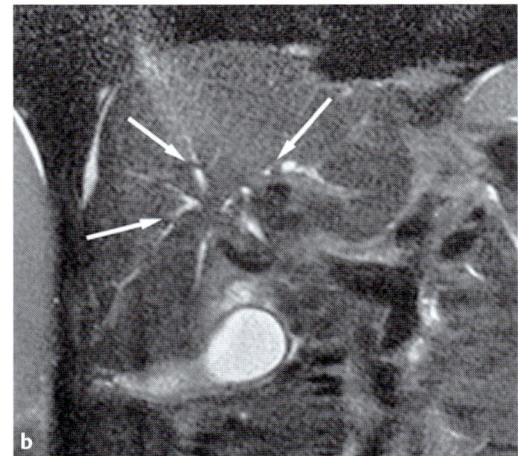

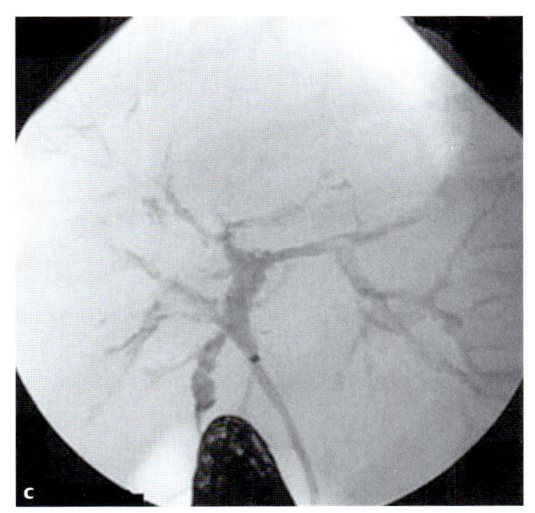

Abb. 5.65 a–c **Fortgeschrittene PSC eines jungen Patienten mit langjähriger Colitis ulcerosa.**
a Unregelmäßig konfigurierter intrahepatischer Gallenwegsbaum in der Projektionsaufnahme.
b In Dünnschichttechnik Darstellung zylindrischer Aussparungen als Hinweis auf Strikturen intrahepatisch ohne korrelierende prästenotische Dilatationen (Pfeile).
c In der ERCP periphere Gallenwegsrarefizierung und diffuse Gangunregelmäßigkeiten.

kus die dritthäufigste Ursache für ein akutes Abdomen dar. Bei Befall des Pankreasgangs können akute Pankreatitiden ausgelöst werden.

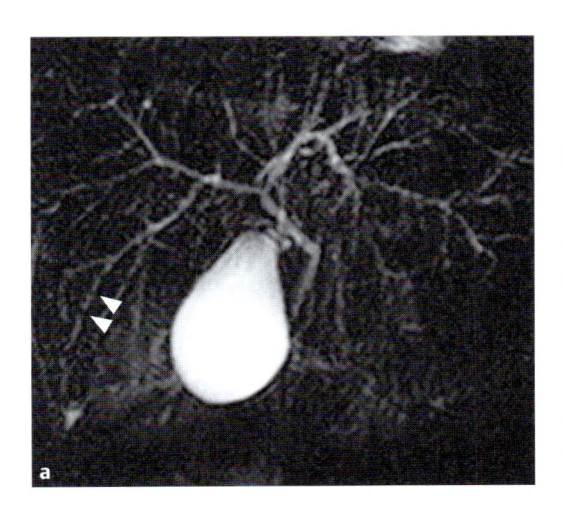

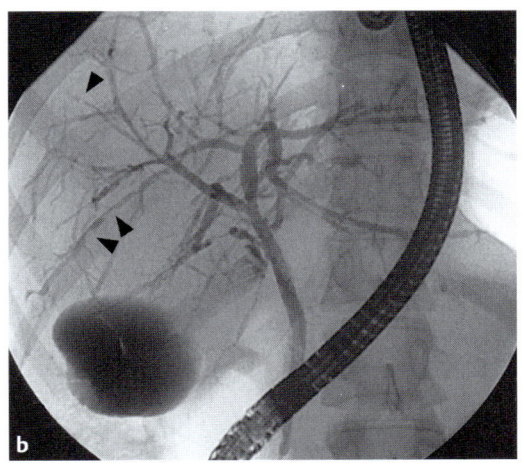

Abb. 5.66 a u. b **Diffuse intrahepatische Gangunregelmäßigkeiten bei Infektion mit Ascaris lumbricoides.** Das intrahepatische Gangsystem erscheint unregelmäßig und bizarr aufgespreizt. Die in der MRCP erkennbaren umschriebenen Signalaussparungen (Pfeilspitzen) lassen sich mit der ERCP besser abgrenzen. Bei der endoskopischen Lavage handelte es sich um intraduktale Debris und Parasitenhüllen.
a Single-Slice-Aufnahme.
b ERCP.

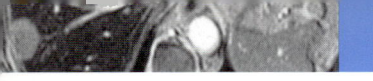

MRT-Spezifisches

- Cholangiographische Kennzeichen sind Gangunregelmäßigkeiten der peripheren Gallenwege und Aufspreitung der Gallenwegsaufzweigungen (Abb. 5.**66**).
- In späteren Krankheitsstadien kommt es zu perlschnurartigen Veränderungen der aufgetriebenen Gallengänge, zu teils enormer Dilatation mit Zystenbildung sowie dem sekundären Auftreten von Pigmentsteinen.

Choledocholithiasis

Gallengangskonkremente sind typischerweise als bikonkave Signalaussparung im Gang zu erkennen. Konkremente unterhalb einer Größe von 3 mm können in der MRCP bei unmittelbar präpapillärer Lage übersehen werden (Varghese u. Mitarb. 1999). Da die Darstellung in Dickschichtaufnahmen und MIP-Rekonstruktionen nicht zuverlässig gelingt, ist die Beurteilung von Einzelschichtbildern aus einem Mehrschichtverfahren und von axialen Tomogrammen unverzichtbar (Abb. 5.**67**).

Ein normales Gangkaliber schließt intraduktale Konkremente nicht aus. Falsch negative Befunde sind oft darauf zurückzuführen, dass die Konkremente nicht von Galle umflossen werden, wie z. B. beim prä- oder intrapapillären Konkrement. Auch intrahepatische Konkremente in kleineren Segmentästen sind häufig nicht galleumspült, sodass die Differenzierung zur intrahepatischen Gallenwegsstenose nicht immer möglich ist.

Fehlermöglichkeiten. Befunde, die durch Signalaussparungen im Gallengang ein intraduktales Konkrement vortäuschen können (van Hoe u. Mitarb. 2004):

- Flusssignalminderung durch langsamen Gallefluss im Gallengang bei niedrigen TE-Werten,
- flussbedingte Signalminderung oder mechanische Kompression des Ductus hepaticus communis durch die überkreuzende rechte A. hepatica (Abb. 5.**68**),
- Signalaussparungen durch Aerobilie, sowohl intrahepatisch bei Vorliegen einer biliodigestiven Anastomose als auch im distalen Gallengang bei Vorliegen eines juxtapapillären Duodenaldiverti-

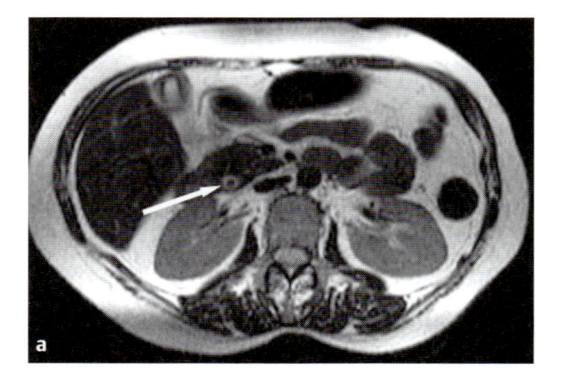

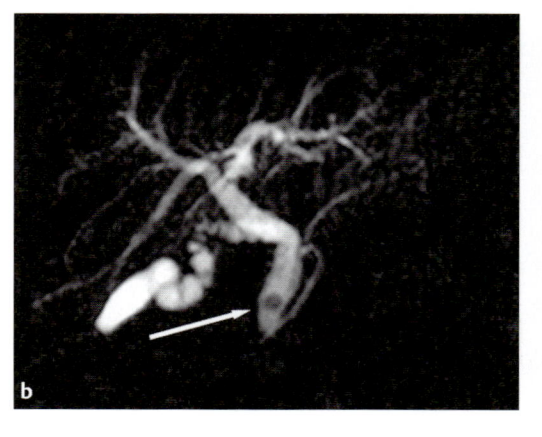

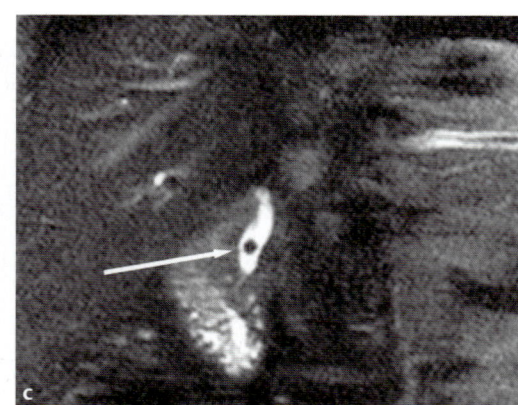

> Falsch negative Befunde bei Choledocholithiasis sind oft darauf zurückzuführen, dass die Konkremente nicht von Galle umflossen sind.

Abb. 5.67 a–c **Gallengangskonkrement.** Junge Patientin mit rechtsseitigen Oberbauchkoliken. Darstellung eines Gallengangkonkrements im distalen Gallengang (Pfeile).
a Axiale T2w Aufnahme.
b Dickschichtaufnahme.
c Die beste Demarkierung findet sich in der Einzelschicht einer Multi-Slice-Sequenz.

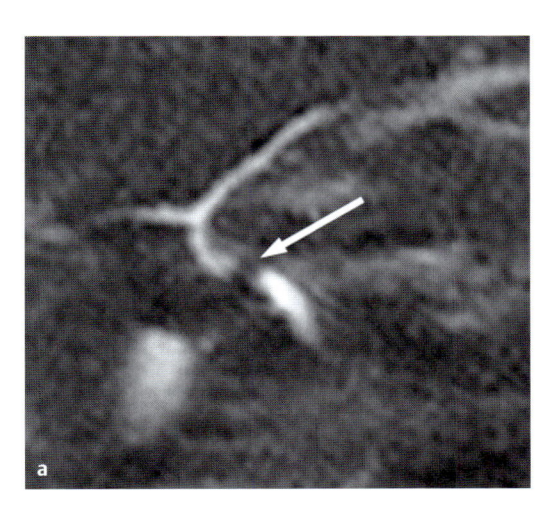

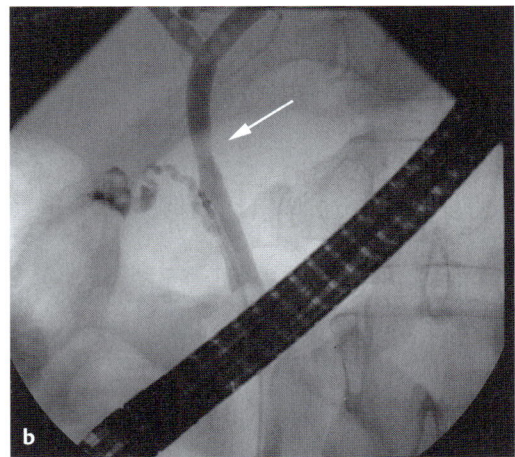

Gallenwegssystem

Abb. 5.68 a u. b **Subhiläre Aussparungen.** Subhiläre Aussparungen (Pfeile) werden durch flussbedingte Signalauslöschung und/oder mechanische Kompression durch die den Hilus überkreuzende A. hepatica hervorgerufen.
a MRCP in Multi-Slice-Technik.
b ERCP mit korrelierender relativer Engstellung.

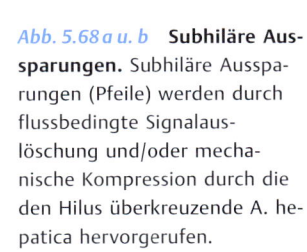

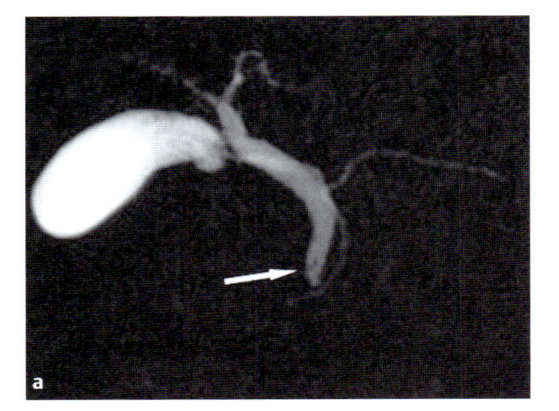

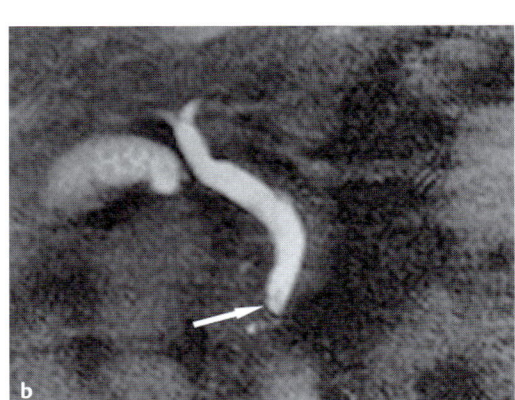

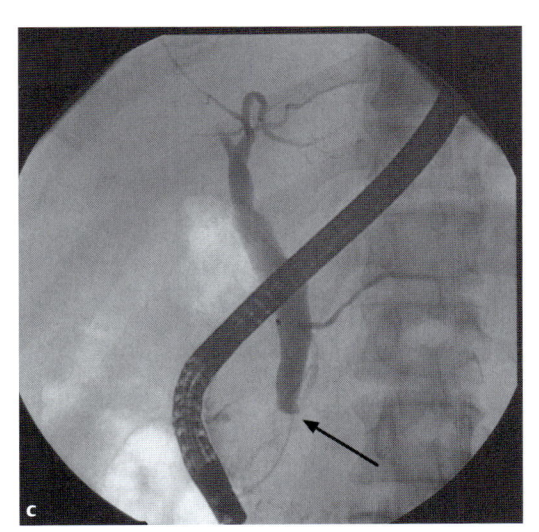

Abb. 5.69 a–c **Luftinsufflation in den distalen Gallengang bei Vorliegen eines großen juxtapapillären Divertikels.**
a Die Single-Slice-Aufnahme zeigt eine ein Konkrement vortäuschende Signalaussparung.
b In Multi-Slice-Technik ist diese nur flau abgrenzbar.
c ERCP mit stumpfer Konfiguration des distalen Gallengangs, der durch das Divertikel komprimiert wird. Kein Steinnachweis nach Ballonkürettage.

kels (Abb. 5.**69**), bei Zustand nach ERCP oder Papillektomie. In den axialen Aufnahmen liegt die Luftaussparung dabei ventral im Gallengang im Gegensatz zum dorsal lokalisierten Konkrement,
- physiologische Sphinkterkontraktion mit Vorwölbung des M. sphincter Oddi in das präpapilläre Gallengangslumen, sog. „*Pseudokalkulus*",
- Schleimhautfalte (web) im distalen Gallengang, die sich als randständige, flache, in den Gallengang ragende Lamelle abgrenzen lässt (Abb. 5.**70**),
- Gallengangspolypen.

Abb. 5.70 a u. b **Flache horizontale Schleimhautfalte (web) im präpapillären Gallengang.** Gangabbruch des Pankreasgangs und des Gallengangs auf Papillenniveau bei Pankreaskopfkarzinom.
a Dickschichtaufnahme.
b Dünnschichtaufnahme.

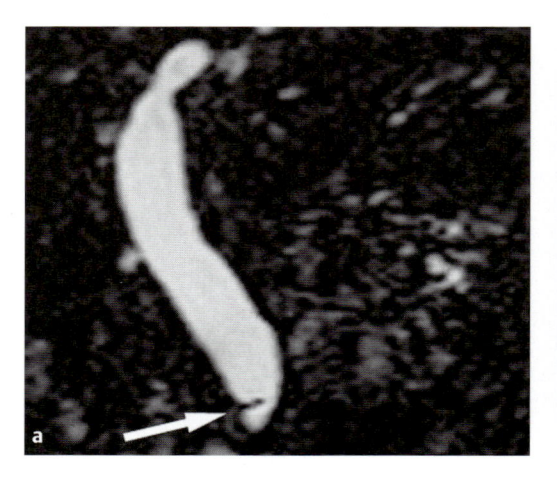

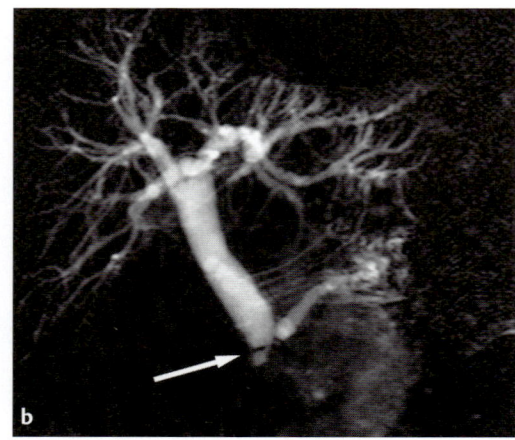

Benigne Strikturen

Gallengangsstriktur bei chronisch entzündlichen Erkrankungen

Im Rahmen einer chronischen Pankreatitis kann es zur Ausbildung einer klinisch apparenten distalen Ductus-choledochus-Stenose kommen. Ursache ist die Kompression durch umgebendes entzündliches Pankreasgewebe oder durch eine im Pankreaskopf gelegene Pseudozyste.

— MRT-Spezifisches —

- In der MRCP stellt sich meist eine langstreckige Röhrenstenose mit glatter Begrenzung dar.
- Der Gallengang kann durch die Parenchymfibrose zusätzlich verzogen oder verlagert sein (Abb. 5.**71**).

Differenzialdiagnose. Differenzialdiagnostisch sollte eine maligne Gallengangsstenose bei Pankreaskopftumor ausgeschlossen werden können. Dies erfordert häufig die konventionelle kontrastmittelunterstützte Pankreasbildgebung.

Es sollte Beachtung finden, dass bei gleichzeitiger ethyltoxischer Leberzirrhose die intrahepatische Dilatation der Gallenwege auch bei signifikanter extrahepatischer Stenose vergleichsweise gering ausgeprägt sein oder gar fehlen kann. In diesem Falle ist die prästenotische Dilatation kein zuverlässiger Prädiktor für den Stenosegrad.

Die chronische Cholezystitis kann durch Übergreifen der Entzündung auf den gallenblasennahen Gallengangsabschnitt zu einer Gallengangsstriktur führen. Diese ist allein aufgrund gangmorphologischer Kriterien nicht immer von einer malignen Stenose zu unterscheiden. Zur näheren Differenzierung sollte deshalb eine konventionelle MRT-Bildgebung der Gallenblase durchgeführt werden.

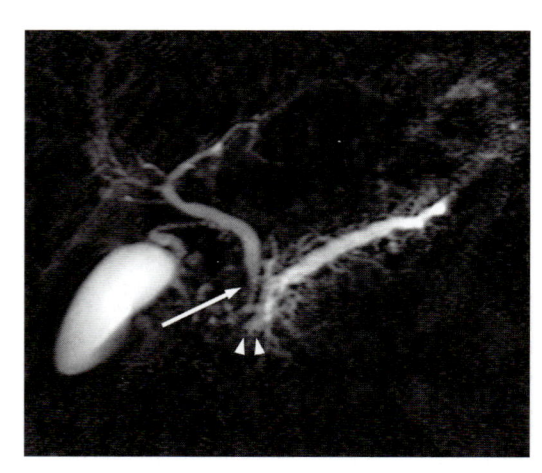

Abb. 5.71 **Distale Gallengangsstenose (Pfeil) bei chronischer Pankreatitis mit glatter Stenosekonfiguration.** Zusätzlich Verziehung des intrapankreatischen Gallengangsdrittels nach links. Pankreasgangstenose im Bereich des Kopfabschnitts mit deutlicher Dilatation des Hauptgangs und der Seitenäste. 2 kleinere intraduktale Pankreasgangkonkremente stellen sich im Kopfabschnitt unmittelbar prästenotisch dar (Pfeilspitzen).

Postoperative Strikturen

Anastomosenstenose. Die Anastomosenstenose durch Narbenstriktur steht bei den biliären Komplikationen an erster Stelle.

> Nach einer Lebertransplantation kommt es bei bis zu 20 % der Patienten zu biliären Komplikationen.

MRT-Spezifisches

- Die Anastomosenstenose stellt sich in der MRCP überwiegend als umschriebene glattwandige Striktur dar.
- Der Stenosegrad ist dabei am ehesten anhand von Einzelschichten einer Multi-Slice-Sequenz abschätzbar, da MIP-Rekonstruktionen Stenosen tendenziell überinterpretieren (Abb. 5.72).

Ischämische Striktur. Die ischämische Striktur ist eine Frühkomplikation nach einer Lebertransplantation. Der native Gallengang hat multiple vaskuläre Versorgungsquellen wie die A. gastroduodenalis, Äste des Truncus coeliacus und der A. mesenterica superior. Nach Lebertransplantation erfolgt die arterielle Versorgung hingegen ausschließlich über die A. hepatica, sodass die Thrombosierung oder Stenosierung dieser Arterie eine ischämische Gallengangsnekrose zur Folge haben kann. Eine komplette Nekrose führt intrahepatisch und im proximalen Ductus choledochus zu multiplen Gangunregelmäßigkeiten und Strikturen. Intraduktale Debris und Mukosaabschälungen sind in diesem Rahmen häufige Ursache einer Gangobstruktion.

Postoperative Gallengangsstrikturen. Diese haben seit Einführung der laparoskopischen Cholezystektomie zugenommen. Anatomische Varianten wie der zystikusnah mündende rechtsposteriore Segmentast können zu nicht beabsichtigten Ligaturen dieser Gänge führen. Mit der MRCP ist die Darstellung ligierter Äste durch die ausgeprägte prästenotische Dilatation zuverlässig möglich. Diese sind in der ERCP nicht anspritzbar und können übersehen werden (Abb. 5.73). Bei postoperativen Signalaussparungen im Bereich des Gallengangs müssen neben dem intraduktalen Konkrement und der postoperativen Striktur auch Suszeptibilitätsartefakte durch Clipmaterial differenzialdiagnostische Berücksichtigung finden (Abb. 5.74).

Biliodigestive Anastomose. Die biliodigestive Anastomose hat durch das Auftreten von Anastomosenstenosen, intraduktalen Konkrementen und aufstei-

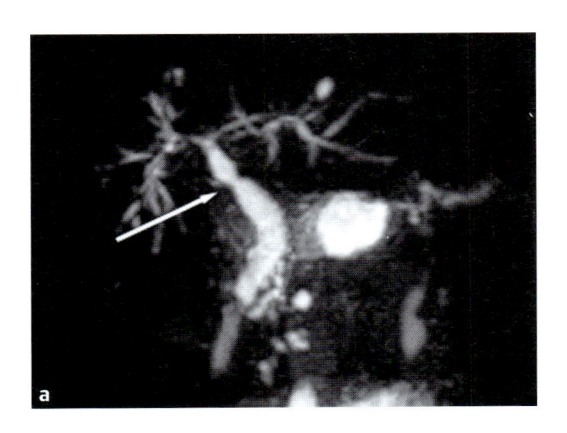

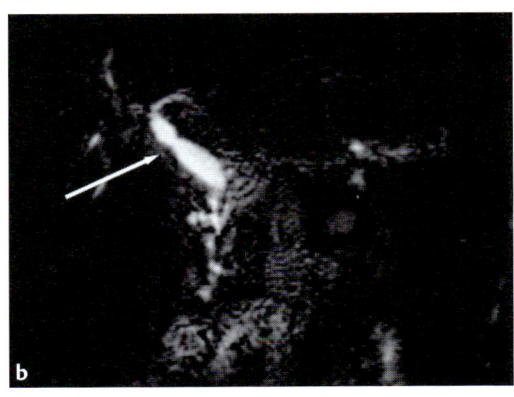

Abb. 5.72 a u. b **Patientin mit rezidivierender Cholestase (Pfeile) bei Zustand nach Lebertransplantation wegen primär biliärer Zirrhose.** Darstellung einer Anastomosenstenose in allen MRCP-Sequenzen.
- **a** MIP-Rekonstruktion aus einer 3-dimensionalen FSE-Sequenz mit Überbetonung des Stenosegrades.
- **b** Einzelschicht aus der gleichen Sequenz.

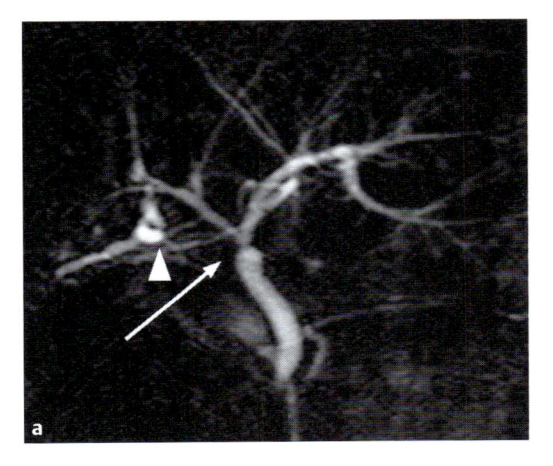

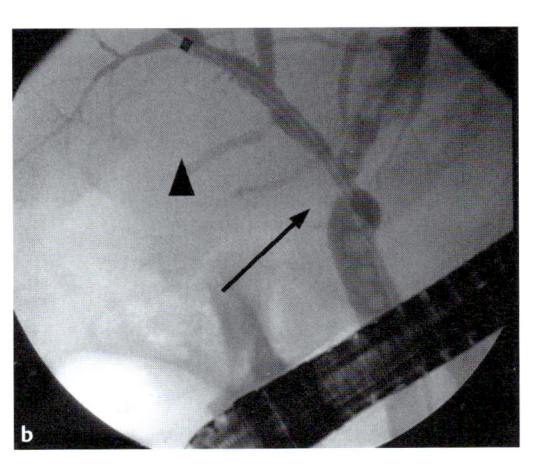

Abb. 5.73 a u. b **Patientin mit Cholestase nach laparoskopischer Cholezystektomie.** Trotz mehrfacher endoskopischer Stenttherapie einer subhilären Stenose (Pfeile) kein Abfall der Cholestaseparameter.
- **a** In der MRCP Darstellung eines aufgestauten und intraoperativ offensichtlich ligierten rechtsposterioren Segmentasts (Pfeilspitze) als Ursache für die Cholestase.
- **b** Der Segmentast (Pfeilspitze) konnte mit der ERCP nicht dargestellt werden.

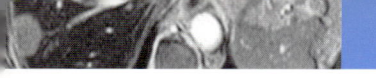

Abb. 5.74 a u. b **Gallengangsstenose nach laparoskopischer Cholezystektomie.** Es stellen sich mit der MRCP zwei Signalaussparungen im Bereich des mittleren Ductus choledochus dar. Die distale Stenose imponiert in der ERCP als Verschluss. Die proximale Signalaussparung liegt auf Höhe des Clipmaterials (Pfeile). Ausgeprägter intrahepatischer Galleaufstau.
a Single-Slice-Aufnahme.
b ERCP.

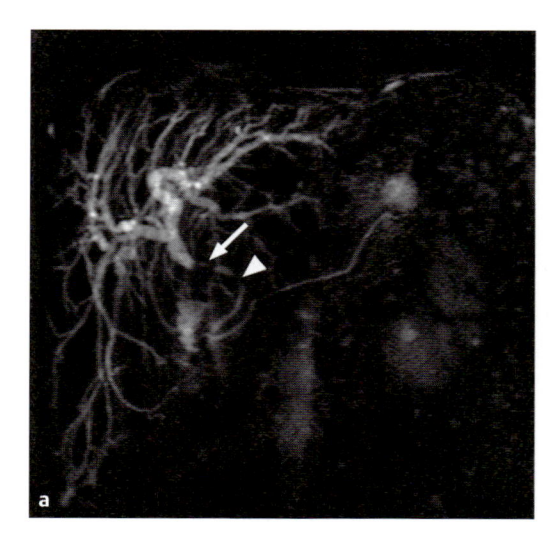

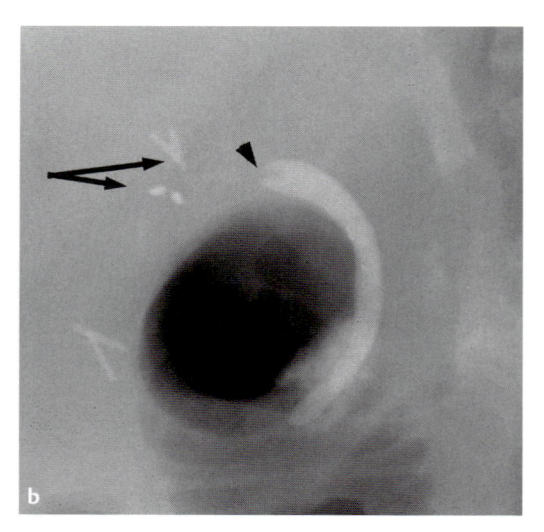

genden Gallenwegsinfektionen bei benigner Grunderkrankung eine hohe Langzeitkomplikationsrate. Die PTC als invasives Verfahren sollte bei symptomatischen Patienten nur bei eindeutigem Therapiebedarf durchgeführt werden. Beim Follow-up dieser Patienten ist deshalb die MRCP eine wichtige nichtinvasive Untersuchungsmethode (Abb. 5.75). Die Dilatation der intrahepatischen Gallengänge allein ist kein Beweis für das Vorliegen einer relevanten Obstruktion, da es auch zu einer persistierenden unspezifischen postoperativen Dilatation kommen kann.

Abb. 5.75 a–c **Patientin mit Cholestase bei biliodigestiver Anastomose.** Die MRCP wurde nach oraler Gabe von Wasser durchgeführt. Darstellung eines rechtshilären Konkrements (Pfeil) sowie einer Striktur des linken Ductus hepaticus in der Dickschichtaufnahme. Die beiden linksintrahepatischen Konkremente (Pfeilspitzen) kommen in der Dickschichtaufnahme nur flau und in der ERCP nicht zur Darstellung, können jedoch in der Dünnschichtaufnahme (Pfeilspitzen in **c**) zuverlässig abgebildet werden.
a Dickschichtaufnahme.
b ERCP.
c Dünnschichtaufnahme.

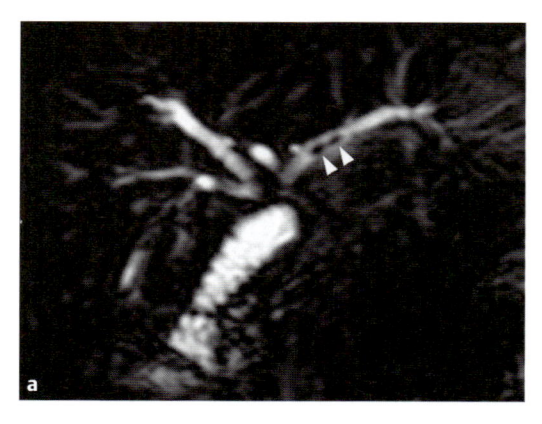

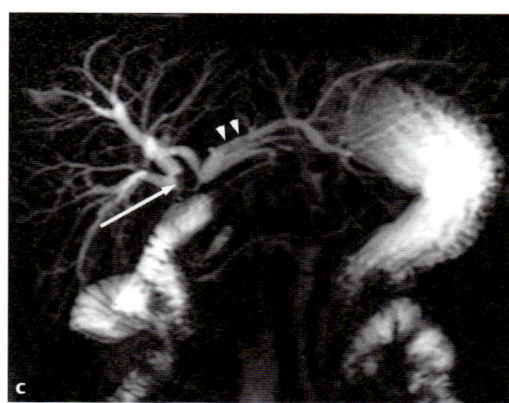

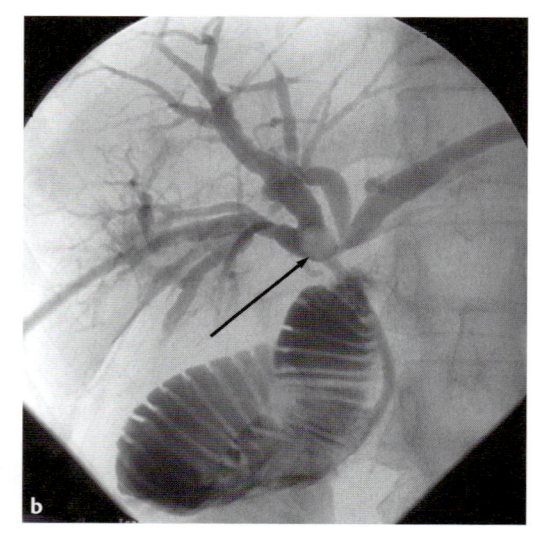

Maligne Strikturen

Primäres Gallengangskarzinom

Das *cholangiozelluläre Karzinom* ist mit 0,5–1 % aller Karzinome eine seltene Tumorentität und nur 20 % aller malignen Stenosen der Gallenwege sind Ausdruck eines primären Gallengangskarzinoms.
Prädisponierende Erkrankungen sind:
- Colitis ulcerosa,
- PSC,
- parasitäre Gallenwegsinfektionen,
- kongenitale Choledochuszysten.

Lokalisationen. Die Ausbreitung des Tumors erfolgt submukös entlang der Gallengangswand. Selten (5 %) tritt ein exophytisches Wachstum auf, sodass differenzialdiagnostisch ein wandadhärenter Stein ausgeschlossen werden muss. Der Tumor ist in 60–70 % der Fälle im Hilusbereich oder im Ductus hepaticus communis lokalisiert, in 20 % der Fälle wächst er intrahepatisch und in 10–20 % der Fälle im mittleren oder distalen Ductus choledochus. Im Bereich der präpapillären Region ist eine Differenzierung von Cholangio-, Papillen- und Pankreaskarzinom nicht immer möglich, da es sich histologisch bei allen 3 Tumorentitäten überwiegend um Adenokarzinome handelt.

Die Prognose der distal gelegenen Tumoren ist aufgrund der besseren chirurgischen Therapiemöglichkeiten weit günstiger die der hilusnah gelegenen Tumoren.

Stadieneinteilung der hilusnahen Tumoren. Die Stadieneinteilung nach Bismuth u. Corlette (1975) hat sowohl Bedeutung für die endoskopische Stenttherapie als auch für die operativen Therapiemöglichkeiten (Abb. 5.76):
- *Typ 1:* Befall des Ductus hepaticus communis hilusnah mit freier Kommunikation von rechtem und linkem Ductus hepaticus.
- *Typ 2:* Die Verbindung von rechtem und linkem Ductus hepaticus ist durch den Tumor unterbrochen.
- *Typ 3:* Verschluss der Ductus-hepaticus-Gabel und Tumorbefall auch der Ductus hepatici und der Segmentäste.

Tumoren, die dem Bismuth-Typ 3 zugeordnet werden, gelten derzeit nicht mehr als resektabel. Die Möglichkeiten einer suffizienten endoskopisch platzierten Drainage sind bei Vorliegen subsegmentärer Stenosen ebenfalls eingeschränkt (Ottenjahn u. Classen 1991).

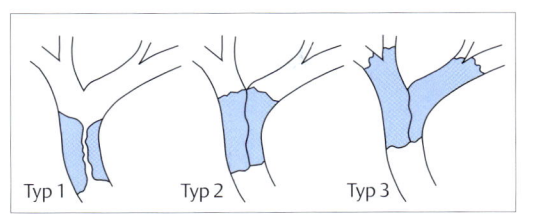

Abb. 5.76 **Bismuth-Klassifikation der Hilustumoren.**

Typ 1: Subhiläre Stenose mit erhaltener Kommunikation des rechten und linken Ductus hepaticus.
Typ 2: Die Stenose schließt den Hilus mit ein. Aufhebung der Kommunikation von rechtem und linkem Ductus hepaticus.
Typ 3: Einbruch des Tumors in die Segmentäste.

MRT-Spezifisches

- In der MRCP stellt sich eine abrupte Stenose mit ausgeprägter prästenotischer Dilatation dar. Häufig findet sich eine diffuse periduktale Signalanhebung.
- Wegen des intramuralen Wachstums kann eine korrespondierende tumoröse Raumforderung nicht immer nachgewiesen werden.

Wegen der meist eindeutigen Klinik mit schmerzlosem Ikterus und Nachweis eines dilatierten intrahepatischen Gallenwegssystems in der Sonographie ist die MRCP-Indikation meist nicht der Nachweis der Obstruktion, sondern – in Kombination mit kontrastmittelunterstützten konventionellen Sequenzen – die Klärung der Operabilität und die Abklärung palliativer Interventionsmöglichkeiten. Die Zuordnung der Hepatikusgabeltumoren nach Bismuth sollte unter Berücksichtigung von Einzelschichtaufnahmen erfolgen, da die Single-Slice-Aufnahme bei enormer intrahepatischer Dilatation häufig einzelne Segmentabgänge nicht überlagerungsfrei abbildet. Mit der MRCP werden alle drainagebedürftigen Segmentäste – auch subtotal stenosierte Segmentäste, die einer endoskopisch geführten Darstellung entgehen können – dargestellt. Sie erlaubt somit eine optimierte Interventionsplanung bei Hepatikusgabeltumoren (Abb. 5.77).

Differenzialdiagnose:
- fortgeschrittene PSC,
- hiläre Metastase gastrointestinaler Tumoren,
- lokale Tumorausbreitung primärer Karzinome des Pankreaskopfs, der Gallenblase oder der Leber,
- Gallengangsstrikturen bei chronischer Cholezystitis/Pankreatitis,
- Mirizzi-Syndrom.

> Die MRCP erfasst auch subtotal stenosierte Segmentäste, die einer endoskopisch geführten Darstellung entgehen können und ist daher für die Interventionsplanung bei Hepatikusgabeltumoren optimal geeignet.

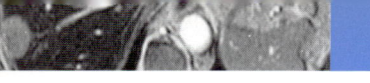

Abb. 5.77 a u. b Patient mit fortgeschrittenem Klatskin-Tumor und ausgeprägter intrahepatischer Cholestase.

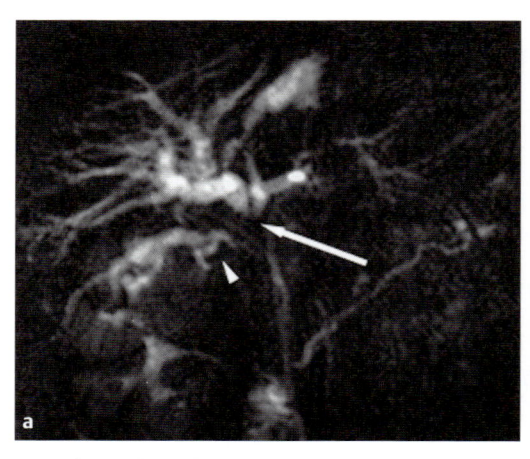

a In der Dickschichtaufnahme Darstellung des Gangabbruchs im Hilusbereich unter Aufhebung der Kommunikation von rechtem und linkem Ductus hepaticus (Pfeil) einem Bismuth-Typ 2 entsprechend und separatem Aufstau des rechtsposterioren Segmentasts (Pfeilspitze).

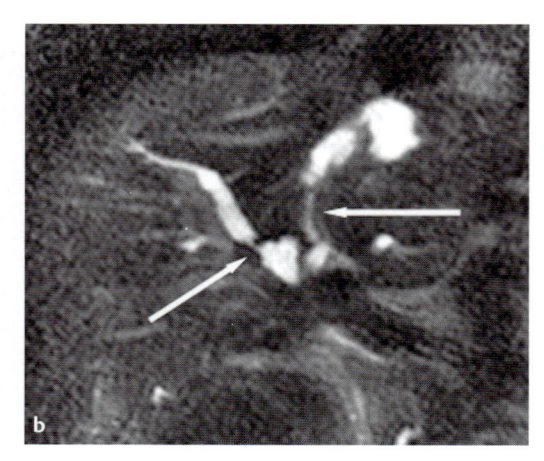

b In der Dünnschichtaufnahme zusätzlich Darstellung weiterer peripher gelegener Stenosen im Segmentabgangsbereich, einem Bismuth-Typ 3 entsprechend (Pfeile).

> Da benigne Tumoren nur 1% aller Gallenwegsneoplasien ausmachen, ist jede Gallengangsstriktur im Bereich des Hilus oder des proximalen Gallengangs bis zum Beweis des Gegenteils als maligne anzusehen.

Benigne Tumoren der Gallenwege imponieren als polypoide Tumoren und können mit wandadhärenten Steinen verwechselt werden. Sie machen nur etwa 1% aller Gallenwegsneoplasien aus. Bis zum Beweis des Gegenteils ist deshalb eine Gallengangsstriktur im Bereich des Hilus oder des proximalen Gallengangs als maligne anzusehen.

Maligne Gallengangsstenose beim Pankreaskarzinom

Die Stenosierung des distalen Gallengangs durch ein Pankreaskopfneoplasma kennzeichnet sich durch eine stumpfe Abbruchmorphologie im intrapankreatischen Anteil des Gallengangs. Ein korrespondierender Abbruch des Pankreasgangs ist auf gleicher Höhe sichtbar, sodass sich hierfür die Bezeichnung *Double Duct* etabliert hat (s. Abb. 5.45). Der Pankreasgang ist dabei durchgehend dilatiert. Dilatierte Seitenäste, die innerhalb der entzündlichen Pankreasraumforderung abgrenzbar sind („penetrating duct sign"), gelten als differenzialdiagnostisches Unterscheidungsmerkmal gegenüber dem malignen Pankreasgangabbruch.

Seltener sind Gallengangsstenosen subhilär lokalisiert, so bei hilären Lymphknotenmetastasen oder bei Lokalisation des Tumors im Pankreaskorpus.

Gallenblase

MR-Anatomie und Normvarianten

— **MRT-Spezifisches** —
- Die Wandstruktur der Gallenblase stellt sich in konventionellen axialen T2w Aufnahmen hypointens relativ zum retroperitonealen Fettgewebe dar.
- Die Wanddicke liegt bei Gesunden bei maximal 3 mm.

Die *Gallenblasenagenesie* ist sehr selten mit 0,02–0,4%. Stellt sich die Gallenblase mit MRCP-Sequenzen nicht dar und ist ein Zustand nach Cholezystektomie ausgeschlossen, so liegt meist eine konkrementvolle Gallenblase oder eine entzündlich fixierte Gallenblasenschrumpfung zugrunde. Normvarianten wie die *septierte Gallenblase*, die *Doppelanlage* oder das *Gallenblasendivertikel* sind mit der MRCP gut darstellbar (Abb. 5.78 a).

Gallenwegssystem

Cholelithiasis

MRT-Spezifisches

- Gallenblasenkonkremente sind in T2w Aufnahmen als Aussparungen von der sonst sehr signalintensen Gallenflüssigkeit leicht abzugrenzen (Abb. 5.**78b**). Sludge imponiert als flaue Signalminderung im abhängigen Anteil des Gallenblasenfundus.
- Ausnahmen sind Konkremente, die nicht von Gallenflüssigkeit umspült sind, beispielsweise im Gallenblaseninfundibulum oder im Ductus cysticus lokalisierte Steine sowie Konkremente bei chronisch fortgeschrittener Cholezystitis mit Schrumpfung der Gallenblase.

Die Kompression des proximalen Gallengangs durch ein im Gallenblaseninfundibulum oder im Ductus cysticus inkarzeriertes Konkrement mit konsekutivem Galleaufstau oberhalb der Obstruktion wird auch als *Mirizzi-Syndrom* bezeichnet. Differenzialdiagnostisch ist das Gallenblasenkarzinom mit maligner Gallengangsstenose abzugrenzen.

Cholezystitis

MRT-Spezifisches

- Die *akute Cholezystitis* ist durch eine in der T2-Gewichtung hyperintense Wandverdickung >3 mm (Abb. 5.**78c**) gekennzeichnet.
- Breitet sich die Entzündung transmural als *Pericholezystitis* aus, kann entzündliches Exsudat als signalintense Flüssigkeit auch bis zum Gallengang, zum Duodenum oder zur rechten Kolonflexur reichen.
- Tritt eine *Gangrän* ein, ist die Wandstruktur nicht mehr gut abzugrenzen, auch kann Nekrosematerial in der Gallenblase auftreten.
- Bei fokalem Wanddefekt muss von einer *Gallenblasenperforation* ausgegangen werden.

- Luft-Flüssigkeits-Spiegel im ventralen Anteil der Gallenblase sind hinweisend auf eine *emphysematöse Entzündung* durch eine Superinfektion mit Clostridium perfringens, die besonders bei Diabetikern auftreten kann.
- Bei der *chronischen Cholezystitis* steht die Schrumpfung der Gallenblase im Vordergrund, die dann in den MRCP-Sequenzen manchmal nicht mehr sichtbar ist, sondern nur noch in konventionellen axialen Aufnahmen.

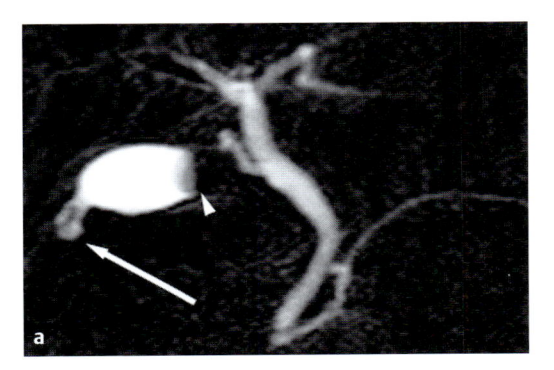

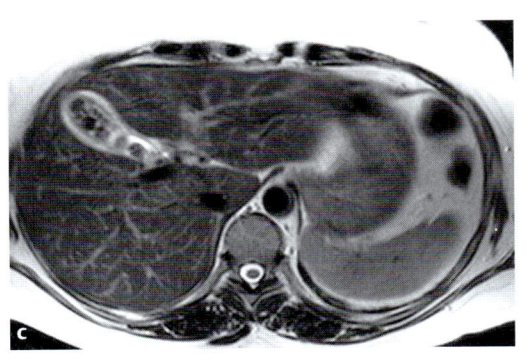

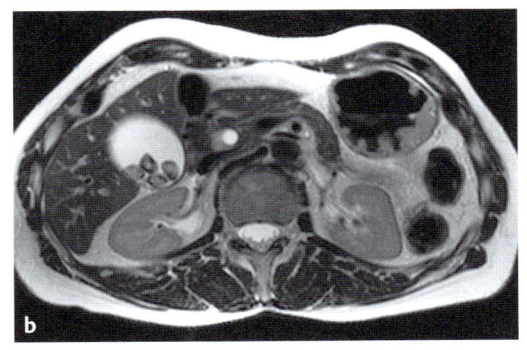

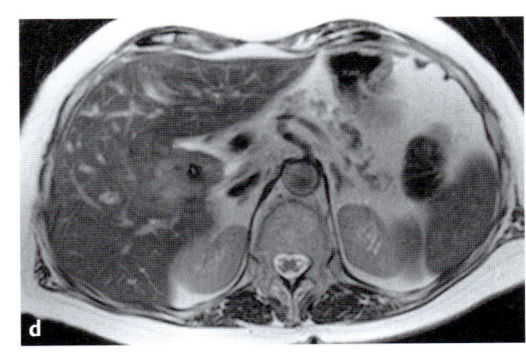

Abb. 5.78 a–d **Gallenblase.**
a Gallenblasendivertikel mit inkarzeriertem Konkrement (Pfeil). Zusätzliches Tonnenkonkrement im Gallenblaseninfundibulum (Pfeilspitze).
b Unkomplizierte Cholelithiasis.
c Akute Cholezystitis bei Cholelithiasis mit T2-hyperintenser verdickter Gallenblasenwand als Ausdruck der ödematösen Schwellung.
d Operativ gesichertes Gallenblasenkarzinom bei Cholelithiasis. Der Tumor stellt sich als inhomogene, leicht T2-hyperintense Raumforderung im Gallenblasenbett dar.

Gallenblasenkarzinom

Das Gallenblasenkarzinom ist mit einem Anteil von 0,6–3% aller Karzinome zwar ein relativ seltener Tumor, jedoch der häufigste des biliären Systems. Die chronische Cholezystitis, insbesondere das Vorliegen einer Porzellangallenblase (Inzidenz bis zu 22%), gilt als prädisponierender Faktor. Die aggressivere zirrhöse Wuchsform mit kompletter Gallenblaseninfiltration wird von einer weniger aggressiven polypösen Wuchsform mit intraluminalem Wachstum unterschieden.

Morphologische Einteilung. Anhand konventioneller axialer Aufnahmen unterscheidet man 3 Typen:
- *Typ 1:* lumenfüllende Tumormasse in der Gallenblase mit Zystikusverschluss (40–70%),
- *Typ 2:* fokale oder diffuse tumoröse Verdickung der Gallenblasenwand (15–30%),
- *Typ 3:* polypöser, wandadhärenter, nicht lumenfüllender Tumor (15–25%).

— MRT-Spezifisches —
- Der Tumor stellt sich in der T2-Gewichtung moderat hyperintens und inhomogen dar. Die Gallenblase ist dann oft nicht mehr als solche abgrenzbar (Abb. 5.**78 d**).

Die infiltrative Ausbreitung in die Leber (Segment IV) erfolgt mit einer Häufigkeit von 80%. Eine maligne Gallengangsstriktur tritt in bis zu 50% der Gallenblasenkarzinome durch Infiltration oder Kompression infolge metastatisch befallener Lymphknoten auf.

Sphinkterkomplex

Normale Anatomie

Der Gallengang vereinigt sich präpapillär mit dem Pankreasgang zu einem gemeinsamen Gang, der *Ampulla Vateri*. Diese Verbindungsstelle kann bei relativ langem gemeinsamem Kanal y-Form (70%), bei kurzem Kanal v-Form (20%) haben, oder die Gänge münden separat, aber direkt nebeneinander in der Papille und erscheinen dann als U-Form (10%). Nur in etwa 4% der Fälle münden beide Gänge auf separaten Papillen, ohne dass ein Pancreas divisum vorliegt. Der gemeinsame Gangabschnitt wird von einem glatten Schließmuskel, dem M. sphincter Oddi umschlossen, der den Ausfluss von Galle und Pankreassekret aus der Ampulle reguliert. Der Basaldruck des Sphinkters liegt bei 15 ± 5 mm Hg und wird von 4–5 Kontraktionswellen pro Minute überlagert, bei denen der Druck auf 150 ± 16 mm Hg ansteigt (Ottenjahn u. Classen 1991).

> Die Beurteilung der Papillenregion kann mit einer sekretinstimulierten dynamischen Sequenz erleichtert werden, da das ins Duodenum abfließende Pankreassekret die Darstellung der Strukturen verbessert.

— MRT-Spezifisches —
- In der MRCP zeigt der Sphinkterabschnitt des Gallengangs bei wiederholten Aufnahmen in Serie eine variable Konfiguration, bei der der intrapapilläre Anteil manchmal sichtbar und manchmal nicht sichtbar ist.
- Bei der Kontraktion des Sphinkters kann es aufgrund der Vorwölbung des Muskels in den distalen Gallengang im Sinne einer retrograden Invagination zum sog. *Pseudokalkuluszeichen* kommen. Der konkave Abschluss des distalen Ductus choledochus kann hierbei eine Konkrementaussparung vortäuschen (Abb. 5.**79**).
- Bei Z. n. Papillotomie und bei Vorliegen eines juxtapapillären Duodenaldivertikels ist die Papillenregion häufig bizarr konfiguriert oder unregelmäßig erweitert, ohne dass eine relevante Pathologie der Papille vorliegt.
- Mit einer sekretinstimulierten dynamischen Sequenz lässt sich die Beurteilung der papillären Region erleichtern. Neben der verbesserten Darstellung der intrapapillären und präpapillären Gangabschnitte demarkiert sich dabei die Papillenregion zusätzlich durch das in das Duodenum abfließende Pankreassekret. Bei Vorliegen einer relevanten Papillenstenose stellen sich die intrasphinktären Anteile von Pankreasgang und Gallengang nicht regelhaft dar. Der Durchmesser des Pankreasgangs kann dabei durch passageren Sekretstau deutlich zunehmen.

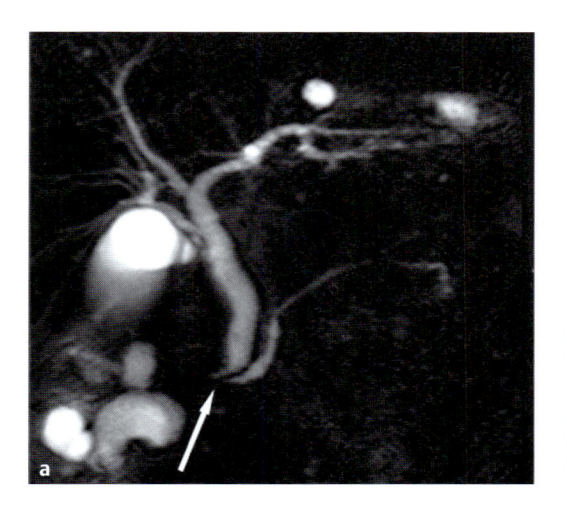

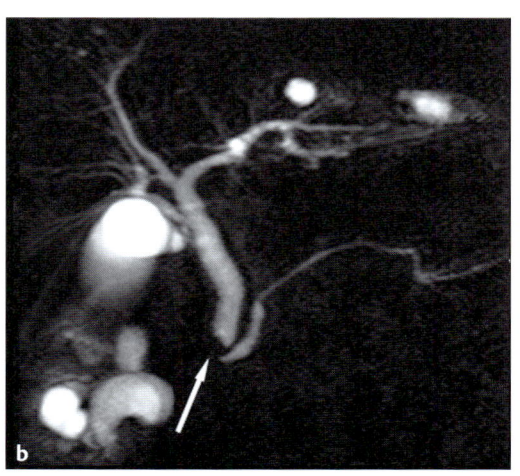

Abb. 5.79 a u. b **Passagere Sphinkterkontraktur mit Vorwölbung des Schließmuskels in den distalen Gallengang.**
a In der MRCP kommt dies als konkave Signalaussparung präpapillär zur Darstellung und kann ein präpapilläres Konkrement imitieren (Pfeil).
b Einige Minuten später öffnet sich der Sphinkter, die intrapapillären Anteile von Gallengang und Pankreasgang werden mit dargestellt (Pfeil).

Benigne Papillenstenosen

Durch Entzündungsprozesse an der Papille auf dem Boden einer Duodenitis, nach rezidivierenden Steinabgängen und nach Papillotomie oder Papillenbougierung kann es zu einer unspezifischen Entzündungsreaktion mit Ausbildung einer narbigen Einengung der Papille kommen (Abb. 5.80). Diese auch als *Papillitis stenosans* bezeichnete Sklerosierung kann in ausgeprägten Fällen zur Dilatation des Gallengangs, zu chronisch obstruktiver Pankreatitis oder sekundär sklerosierender Cholangitis führen.

Die Dilatation des Gallengangs oder eine veränderte Papillenkonfiguration allein ist bei diesen Patienten jedoch kein sicheres Kriterium für das Vorliegen einer anatomisch fixierten oder funktionellen Papillenstenose. Mit der ERCP wird die Papille direkt endoskopisch dargestellt. Erweiterte diagnostische Parameter sind hierbei die Beurteilung der Durchgängigkeit der Papille und des Kontrastmittelabflusses, die zusätzliche Möglichkeit der Sphinkterdruckmessung sowie die Biopsie bei unklaren Pathologien (Ottenjahn u. Classen 1991). Die ERCP ist deshalb der MRCP bei der Abklärung von Papillenstenosen eindeutig überlegen. Die endoskopische Therapie der Wahl bei anatomisch fixierter Papillenstenose oder -dysfunktion ist die endoskopische Papillotomie (EPT).

Benigne Papillentumoren treten mit einer Inzidenz von 0,04–0,62% auf. Meist handelt es sich um Adenome, die mit der familiären Polyposis und

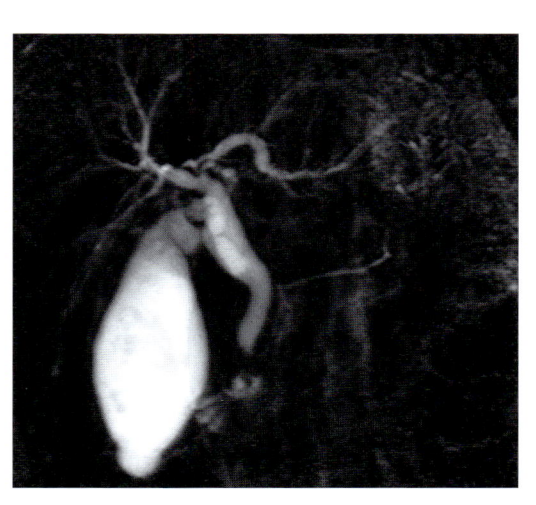

Abb. 5.80 **Benigne Papillenstenose bei Z. n. rezidivierenden Steinabgängen.** Glatte, konisch zulaufende Konfiguration des präpapillären Gallengangabschnitts bei insgesamt deutlich dilatiertem Gallengang. Pankreasgang unauffällig. Gallenblasenhydrops bei konkrementärer Obstruktion im Übergangsbereich zwischen Ductus cysticus und Gallenblaseninfundibulum.

dem Gardner-Syndrom assoziiert sind. Sie gelten als Präkanzerosen und sollten deshalb durch tiefe Biopsie nach vorheriger Papillotomie histologisch auf Kriterien der malignen Entartung untersucht werden.

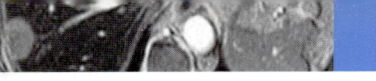

Papillenkarzinom

Periampulläre Karzinome, meist Adenokarzinome, können 4 unterschiedliche Ursprungsgewebe haben:
- Pankreas,
- distaler Gallengang,
- Duodenum,
- die Papille selbst.

— MRT-Spezifisches —

- Gallengang und Pankreasgang sind dilatiert und imponieren mit stumpfer präpapillärer Konfiguration.
- Die morphologische Variabilität des präpapillären Gallengangs ist aufgehoben.
- In den axialen Aufnahmen kann je nach Größe des Tumors eine T2-hyperintense Raumforderung abgrenzbar sein (Abb. 5.**81**).

Abb. 5.81 a u. b Papillenkarzinom mit Aufstau beider Gangsysteme.
a Stumpfe papilläre Konfiguration sowohl des Gallengangs als auch des Pankreasgangs (Pfeil).
b In der axialen T2w Aufnahme papilläre Raumforderung, die in das durch den negativ oralen Kontrast dunkel demarkierte Duodenallumen hineinragt (Pfeile).

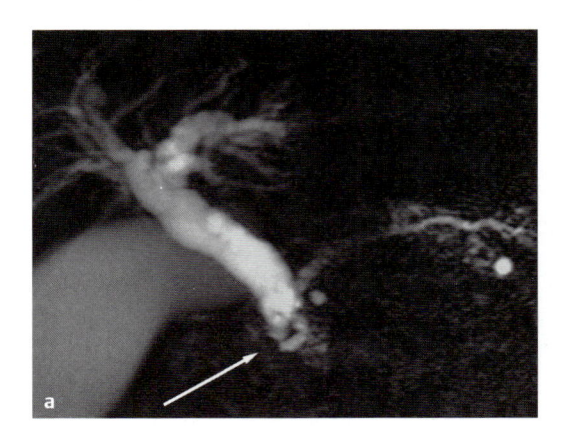

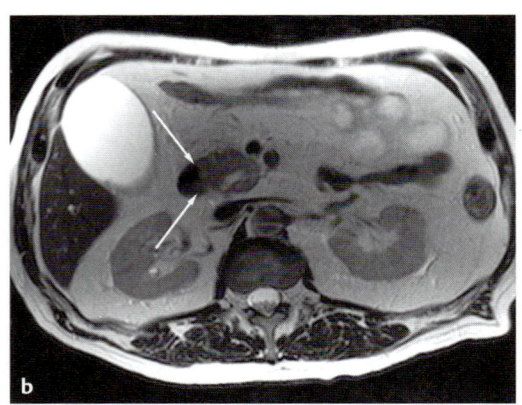

Literatur

Bismuth, H. M., B. Corlette: Intrahepatic cholangioenteric anastomosis in carcinoma of the hilus of the liver. Surg. Gynecol. Obstet. 140 (1975) 170

Bret, P. M., C. Reinhold: Magnetic resonance cholangiopancreatography. Endoscopy 29 (1997) 472–486

Helmberger, H., K. Hellerhoff, T. Rüll, N. Sorger, T. Rösch: Radiologische Diagnostik der Gallenblase und der Gallenwege. Radiologe 8 (2001) 711–722

Hennig, J., A. Nauerth, H. Friedburg: RARE (rapide acquisition with relaxation enhancement) imaging: a fast imaging method for clinical MR. Magn. Reson. Med. 3 (1986) 823–833

Kenneth, M., M. D. Vitellas, Keogan M. T. et al.: Radiologic manifestations of sclerosing cholangitis with emphasis on MR cholangiopancreatography. Radiographics 20 (2000) 959–975

van Hoe, L., K. Mermuys, P. Vanhoenacker: MRCP pitfalls. Abdominal Imaging. Springer, New York 2004

van Hoe, L., D. Vanbeckevoort, W. van Steenbergen: Atlas of Cross-Sectional and Projective MR Cholangiopancreatography. Springer, Berlin 1999

Laubenberger, J., M. Büchert, B. Schneider: Breath hold projection magnetic resonance cholangio pancreatography (MRCP): a new method for the evaluation of the bile and pancreatic ducts. Magn. Reson. Med. 33 (1995) 18–23

Ottenjahn, R., M. Classen: Gastroenterologische Endoskopie. Enke, Stuttgart 1991

Taylor, A. J., A. G. Bohorfoush: Interpretation of ERCP With Associated Digital Imaging Correlation: Lippincott-Raven, Philadelphia 1997

Todani, T., Y. Watanabe, M. Narusue, K. Tabuchi, K. Okajima: Congenital bile duct cysts: Classification, operative procedures and review of thirty-seven cases including cancer arising from choledochal cyst. Amer. J. Surg. 134 (1977) 263

Milz

E. J. Rummeny und Th. Helmberger

Die Milz ist das größte multifunktionale, lymphatische Organ des menschlichen Körpers. Während primäre Milzerkrankungen selten sind, kann das Organ bei zahlreichen infektiösen und nichtinfektiösen Entzünungen sowie systemischen benignen oder malignen Erkrankungen mitbeteiligt sein. In der Regel gilt eine abdominale Untersuchung zwar nicht in erster Linie der Beurteilung der Milz, jedoch ist die Milz bei Untersuchungen des Abdomens meistens miterfasst, sodass die richtige diagnostische Beurteilung und Einordnung von Milzveränderungen wichtig sein kann.

Auch wenn die CT bei den die Milz betreffenden Fragestellungen die Methode der Wahl und vielfach diagnostisch ausreichend ist, vermag die MRT aufgrund ihrer überlegenen Kontrastauflösung viele Läsionen besser zu erkennen und zu charakterisieren.

Indikationen und Untersuchungstechnik

Eine primäre Indikation zur MRT der Milz besteht selten. Relative Indikationen ergeben sich zur Abklärung von sonographisch oder computertomographisch nicht sicher einzuordnenden Läsionen sowie bei Staging-Untersuchungen und Verlaufskontrollen von Patienten, bei denen eine CT-Untersuchung nicht möglich ist.

Pulssequenzen. Das Organ wird in der Regel bei der Untersuchung von Leber, Pankreas oder im Rahmen einer abdominellen Untersuchung miterfasst. Die für die Untersuchung dieser Organe verwendeten Sequenzen, ohne und mit Gabe von unspezifischen Kontrastmitteln wie den Gd-Chelaten oder den mehr spezifischen Kontrastmitteln für das retikuloendotheliale System (superparamagnetische Eisenoxidpartikel), reichen aus, um die Milz zu beurteilen und evtl. Läsionen suffizient zu detektieren und zu charakterisieren (s. Kap. Leber). Die Lagerung des Patienten und die Vorbereitung zur Untersuchung erfolgt wie bei der Untersuchung der Leber.

Das *Untersuchungsprotokoll* umfasst folgende Sequenzen:

- T1w GE-Sequenzen in axialer und evtl. koronarer Schnittebene, nativ und evtl. mit Gd-haltigen Kontrastmitteln,
- T2w Sequenzen mit mittlerer und starker T2-Gewichtung, nativ und evtl. mit superparamagnetischen Kontrastmitteln.
- Prinzipiell kommen die gleichen Pulssequenzen zur Anwendung wie bei der Leberuntersuchung.

Signalintensitäten. Die Signalintensitäten der Milz im nativen Bild sind auf T1w Aufnahmen hypointenser und im T2w Bild hyperintenser als die native Signalintensität der Leber. Lediglich beim Neugeborenen weist die Milz in den ersten Wochen ein zur Leber isointenses Signal auf T1w und T2w Aufnahmen auf, das sich aber nach ca. 3 Monaten ändert und dann dem üblichen Signalmuster entspricht. Das native Signal der Milz ist mit der Signalintensität von malignen Leberläsionen vergleichbar (Abb. 5.82), was auf einen etwa gleichen Protonengehalt zurückzuführen ist. Die Milz dient deshalb bei einer Pulssequenzoptimierung für die Leber z. B. als Tumor-Signal-Korrelat.

Kontrastmittel. Grundsätzlich weist die Milz bei den verschiedenen Pulssequenzen nach Kontrastmittelgabe ein der Leber im Wesentlichen gleichsinniges Kontrastverhalten auf (Tab. 5.17).

Als Besonderheit zeigt die Milz jedoch nach bolusartiger i. v. Gabe von Gd-Chelat-Kontrastmitteln im dynamischen Scan, z. B. bei Verwendung schneller T1w GE-Sequenzen, eine „tigerfellartige" Kontrastierung während der früharteriellen und arteriellen Phase, wie sie von der CT her bekannt ist (Abb. 5.83 a). Erst wenn weiße und rote Pulpa vollständig kontrastiert sind, stellt sich das Organ homogen dar (Abb. 5.83 c). Ist der Kontrastausgleich in

Nach bolusartiger Gabe eines Gd-Chelat-Kontrastmittels zeigt die Milz auf T1w GE-Aufnahmen in der arteriellen Phase ein inhomogenes Perfusionsmuster, das sog. „Tigerfellmuster".

Tab. 5.17 *Signalverhalten der normalen Milz im Vergleich zur Leber bei T1w und T2w Pulssequenzen vor und nach Kontrastmittelgabe*

	T1	T1 + Gd	T1 + SPIO	T2	T2 + SPIO
Signalintensität	< Leber	≤ Leber	≈ Leber	> Leber	≈ Leber

5 Abdomen

Abb. 5.82 a u. b **Milz-Tumor-Kontrast: Metastase eines Kolonkarzinoms.**

a Die T1w Abbildung zeigt das Milzsignal leicht hypointens zum Lebergewebe. Die Metastase im rechten Leberlappen (Pfeil) kommt ebenfalls hypointens zur Darstellung.

b Das Milzsignal ist etwa isointens zur Signalintensität der Metastase im dorsalen Anteil des rechten Leberlappens (Pfeil) auf der T2w Aufnahme.

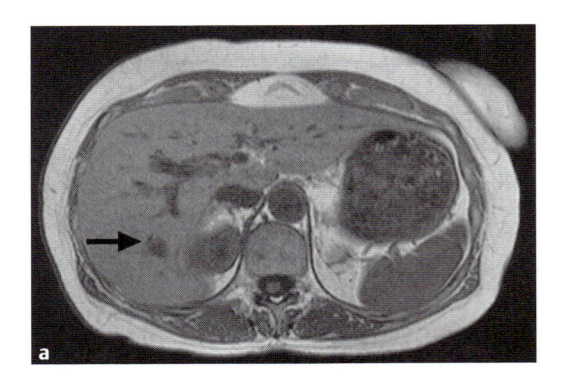

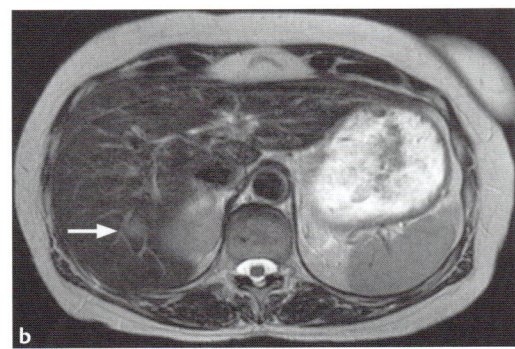

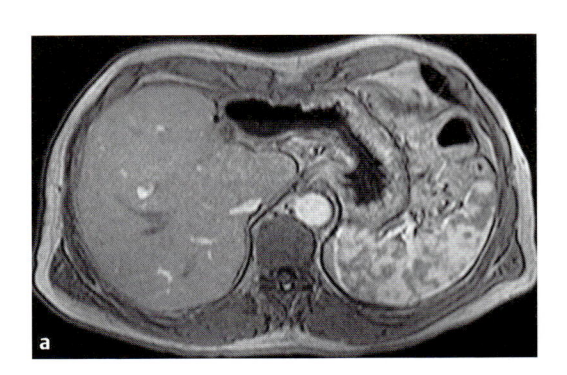

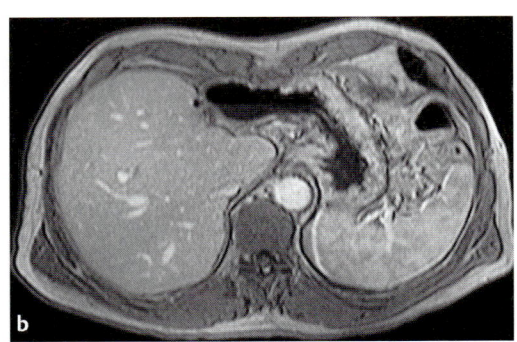

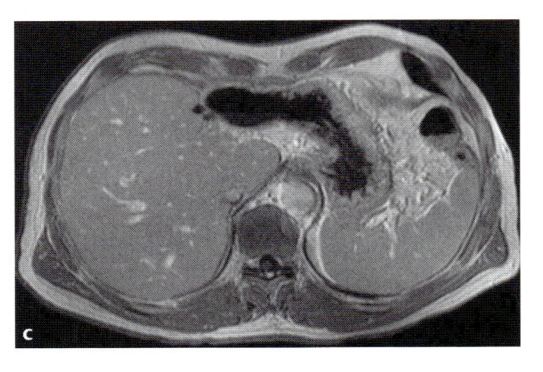

Abb. 5.83 a – c **Signal- und Kontrastverhalten nativ und nach Gabe von Gadolinium-DTPA (Gd-DTPA).**

a Die T1w GE-Aufnahme in der arteriellen Phase zeigt ein inhomogenes Perfusionsmuster, sog. Tigerfellmuster.

b Die T1w GE-Aufnahme in der frühen venösen Phase zeigt ein noch gering inhomogenes Milzsignal.

c Die T1w GE-Aufnahme in der Äquilibriumsphase zeigt ein homogenes Signal der Milz.

der Pulpa nicht vollständig, kann gelegentlich der Eindruck einer „Pseudoläsion" entstehen.

Für die Detektion von kleinen Milzläsionen haben sich die superparamagnetischen Kontrastmittel wie Endorem und Resovist besonders bewährt, während zur Differenzierung der Läsionen z. T. Gd-haltige Kontrastmittel (wie Gd-DTPA, Gd-BMA u. a.) zum Einsatz kommen.

Anatomie

Größe, Form und Lage der Milz sind sehr variabel. Als Faustregel für die Maße des Organs gelten:
- 4 cm (Dicke: 3 – 4 cm) × 7 cm (lateraler Durchmesser: 4 – 8 cm) × 11 cm (kraniokaudaler Durchmesser: 11 – 25 cm) bzw.
- Milzindex 120 – 480 cm³ (Länge × Breite [an breitester Stelle] × Dicke [in Höhe des Hilus]), wobei Feuchtgewicht (ca. 100 – 200 g) und Milzindex etwa im Verhältnis 1 : 2 – 3 zueinander stehen.

Anatomisch steht die Milz in enger Nachbarschaft zum linken Zwerchfell, zur großen Kurvatur und der Hinterwand des Magens, zum Pankreasschwanz und zum Oberpol der linken Niere. Mikrostrukturell setzt sich das ingesamt trabekulär aufgebaute Organ aus weißer (Lymphfollikel) und roter (vaskuläre Lakunen) Pulpa zusammen.

Kongenitale Anomalien und Normvarianten

Zu *Formveränderungen* der Milz können führen:
- verstärkte Lobulierung (Milzeinschnürungen),
- Impressionen durch Nachbarorgane oder Tumoren.

Bei der *Asplenie* ist die Leber meist medial angeordnet, Milzgewebe lässt sich nicht nachweisen. Bei der *Polysplenie* handelt es sich um eine fehlende Verschmelzung der embryonalen Milzanlagen (10–30 %) bei meist fehlender Anlage des intrahepatischen Segments der V. cava und gleichzeitig erhaltener Azygosvene. Typischerweise finden sich im oberen linken Abdominalquadranten mehrere rundliche Organstrukturen. *Nebenmilzen (akzessorische Milz)* stellen eine Variante der Polysplenie dar, wobei bei normaler Organkonfiguration akzessorische Milzen meist in der Milzhilusregion gefunden werden. Nebenmilzen können jedoch auch entfernt vorkommen (z. B. Becken) und Tumorwachstum vortäuschen (Abb. 5.**84**).

Die *Wandermilz (Milzptose, ektope Milz)* – die ektope, mobile Lage der Milz außerhalb ihrer subphrenischen Loge – ist ein seltener Befund, bedingt durch eine Insuffizienz oder das Fehlen der lienalen Haltebänder. Die Wandermilz wird durch Gefäßtorsionen kompliziert, die über intermittierende Abdominalschmerzen bis hin zum Milzinfarkt führen können.

Eine sehr seltene, überwiegend das männliche Geschlecht betreffende Anomalie ist die *splenogonadale Fusion*, bei der die kontinuierliche Form mit erhaltener Verbindung zur Milz, die mit weiteren kongenitalen Anomalien wie z. B. Herzfehlern assoziiert ist, und die diskontinuierliche Form ohne Verbindung zur Milz unterschieden werden. Bei beiden Formen wird Milzgewebe im Bereich der Gonaden gefunden und kann so, wenn auch in der Regel asymptomatisch, z. B. einen Hodentumor vortäuschen.

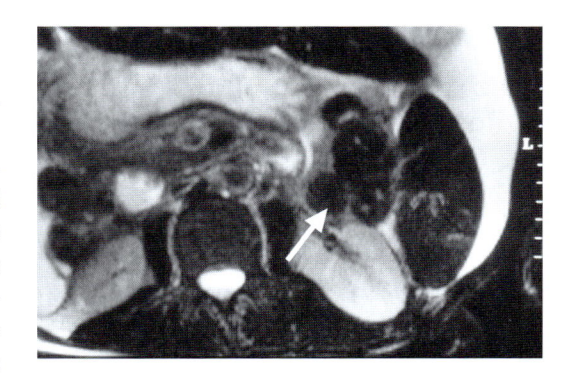

Abb. 5.84 **Nebenmilzen.** T2w Aufnahme mit Darstellung von Nebenmilzen im Bereich des Milzhilus (Pfeil).

> Lageanomalien, Asplenie und Polysplenie sind in der Regel mit anderen Situsanomalien vergesellschaftet.

Infektiöse Erkrankungen (Tab. 5.18)

Milzabszesse. Aufgrund der steigenden Zahl an immunkompromittierten Patienten hat die Häufigkeit von Milzabszessen in letzter Zeit deutlich zugenommen. Während beim immunkompetenten Patienten Tuberkulose und Echinokokkusinfekte sowie als virale Ursachen u. a. Zytomegalie und Varizellen vorkommen, sind Patienten mit geschwächtem Immunsystem anfällig für Infektionen durch Erreger wie Candida albicans, Aspergillus fumigatus, Pneumocystis carinii sowie Kryptokokken u. a.

Zur Infektion kann es durch folgende Ursachen kommen:
- metastatisch (Septikämie, Sepsis),
- per continuitatem (z. B. Pankreatitis, perinephritischer oder subdiaphragmaler Abszess),
- postembolisch oder traumatisch (Superinfektion),
- bei Immundefekten.

Tab. 5.18 Ursachen entzündlicher Milzläsionen

Abszesse (metastatisch, per continuitatem, postembolisch, posttraumatisch, Immundefekt):
- bakteriell
- mykotisch (häufig Candida, Aspergillus, Cryptococcus)
- Pneumocystis carinii (häufig bei AIDS)

Granulomatöse Erkrankungen:
- Tuberkulose
- Sarkoidose

Entzündlicher Pseudotumor

Echinokokkose

Bakterielle Abszesse können schon ab wenigen Millimetern Größe erkannt werden, sind bei der Diagnosestellung jedoch in der Regel größer. Pilzabszesse sind meist klein (< 2 cm) und können eine schießscheibenartige Konfiguration aufweisen.

> Bakterielle Milzabszesse können bereits ab einer Größe von wenigen Millimetern MR-tomographisch erkannt werden.

MRT-Spezifisches

- Im T1w Bild sind *Abszesse* abhängig vom Zellgehalt der Abszessflüssigkeit signalhypo- bis nahezu -isointens, während sie auf T2w Aufnahmen meist signalhyperintens sind.
- Nach Kontrastmittelgabe ist ein Randenhancement möglich, auch wenn dieses häufig aufgrund der ansonsten starken Vaskularisation der Milz schlecht zu erkennen ist.
- Der Milzbefall bei *Tuberkulose* (meist miliare Infektionen) zeigt ähnlich wie die *Pneumocystis-carinii-Infektionen* meist kleine, auf T1w Aufnahmen signalarme Läsionen, die auf T2w Aufnahmen häufig nur schlecht zu erkennen sind. Milzverkalkungen, wie sie bei Tuberkulose-, Pneumocystis-carinii- und Herpesinfektionen vorkommen, werden mit der MRT in der Regel nicht erkannt.
- Wenn auch histopathologisch der Milzbefall bei *Sarkoidose* nicht ungewöhnlich ist, werden fokale, granulomatöse oder diffuse Veränderungen eher selten beobachtet. Insbesondere Infektionen mit Mycobacterium tuberculosis und Mycobacterium avium intracellulare können mit einer diffusen Milzvergrößerung einhergehen, wobei die Binnenstruktur der Milz in den nativen wie kontrastverstärkten Aufnahmen diffus gestört erscheint.

Entzündlicher Pseudotumor der Milz. Beim entzündlichen Pseudotumor der Milz handelt es sich um eine sehr seltene, ätiologisch ungeklärte, benigne Tumorbildung, wobei das Tumorstroma aus fibroplastischen und granulomatösen Komponenten besteht.

MRT-Spezifisches

- Die auf T1w Aufnahmen isointensen Läsionen zeigen sich in der T2-Gewichtung hypo- bis hyperintens.
- Nach i.v. Gabe von Gd-Chelaten kommt es zu einem progressiven Enhancement. Auf SPIO-verstärkten Aufnahmen ist aufgrund des Fehlens von funktionierenden Makrophagen keine Kontrastmittelaufnahme zu erwarten.

Milzbefall mit Echinococcus granulomatosus. Beim Befall der Milz mit Echinoccocus granulomatosus handelt es sich um eine Infektion, bei der das Erscheinungsbild einer Zyste entspricht wie bei der MRT der Leber, wobei die diagnosebestimmenden Septen und Verkalkungen verschieden deutlich hypointens zur Darstellung kommen. Die Verkalkungen selbst sind allerdings am besten mit der Sonographie oder CT nachweisbar.

Zystische Veränderungen (Tab. 5.19)

Zystische Läsionen der Milz sind ein relativ häufiger, in der Regel asymptomatischer Befund. *Nichtneoplastische Zysten* können in *primäre* und *sekundäre* Zysten eingeteilt werden. Erstere entstehen auf dem Boden von intralienal versprengtem Mesothelialgewebe oder infolge einer parasitären Infektion und besitzen eine zelluläre Auskleidung. Sekundäre Zysten stellen einen postentzündlichen oder -traumatischen Defektzustand dar ohne eine zellulär definierte Wand.

MRT-Spezifisches

- Primäre und sekundäre Zysten sind meist wasseräquivalent signalarm auf T1w und signalreich auf T2w Aufnahmen (Abb. 5.**85**), wobei evtl. Septierungen auf kontrastverstärkten Aufnahmen meist besser erkannt werden.
- Abhängig von zellulären Strukturen innerhalb der Zyste (z.B. Septen, Einblutung, Zelldetritus) kann das Signalverhalten variieren (Abb. 5.**86**).

Pankreatitisbedingte zystische Veränderungen der Milz entstehen durch die direkte Ausdehnung einer pankreatitischen Pseudozyste zusammen mit lytischen Prozessen über den Milzhilus in die Milz. Aufgrund ihrer Assoziation mit entsprechenden pankreatischen und peripankreatischen Veränderungen sind sie meist leicht zu diagnostizieren.

Tab. 5.19 ⇢ *Zystische Veränderungen der Milz*

Primäre (wahre) Zysten:
- epidermoidale Zyste (embryonal versprengtes Mesothelialgewebe)
- Echinococcus granulomatosus

Sekundäre (falsche) Zysten:
- posttraumatisch
- postinfektiös
- postischämisch (Infarkt)
- intralienale Flüssigkeitsansammlung bei Pankreatitis
- tumorbedingt (z.B. Lymphangiom)

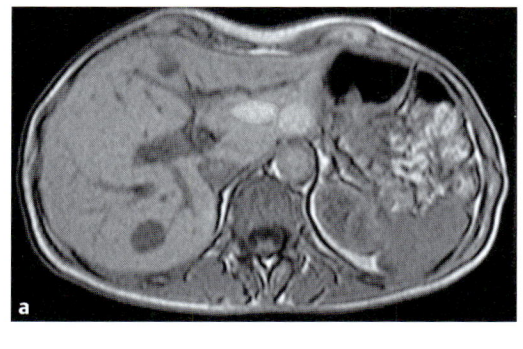

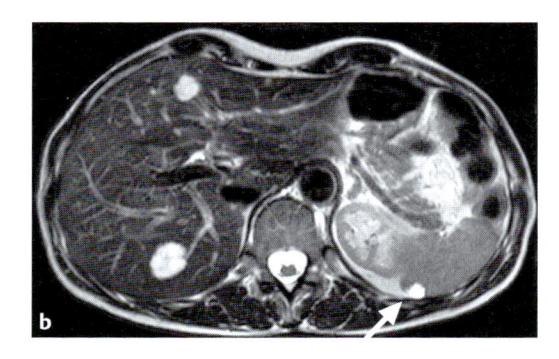

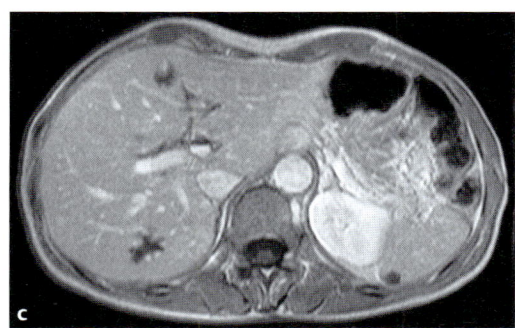

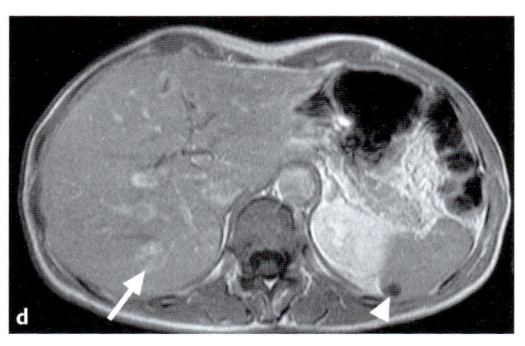

Abb. 5.85 a–d Kleine Milzzyste, Leberhämangiome.
a   Das T1w GE-Bild zeigt die kleine Milzzyste sowie die Leberhämangiome hypointens.
b   Auf dem T2w TSE-Bild kommen die Milzzyste (Pfeil) und die Leberhämangiome deutlich hyperintens zur Darstellung.
c u. d   Keine Kontrastmittelaufnahme im Bereich der Milzzyste (Pfeilspitze) bei deutlicher Kontrastmittelaufnahme in den Leberhämangiomen (Pfeil).

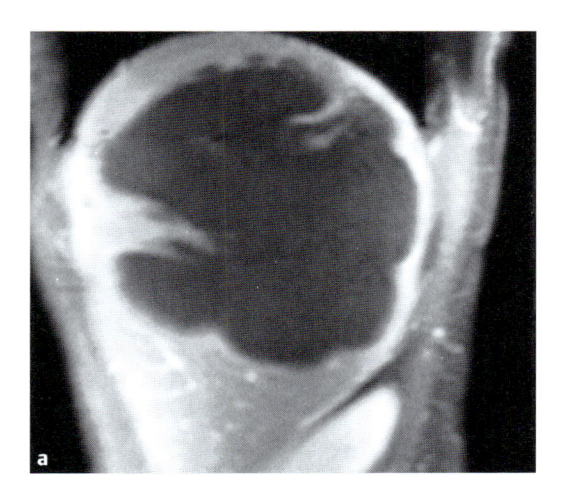

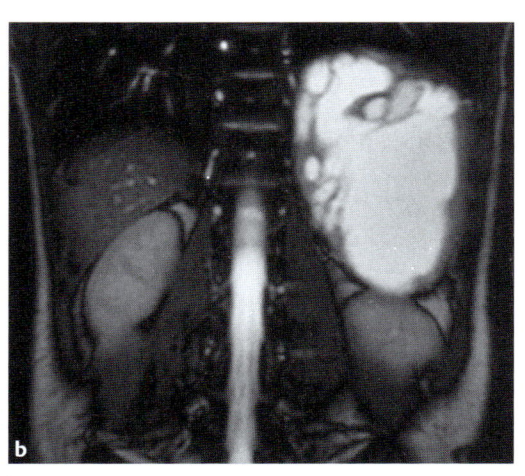

Abb. 5.86 a u. b Große, partiell septierte Milzzyste.
a   Die T1w GE-Aufnahme sagittal nach Gd-DTPA-Gabe zeigt die Milzläsion hypointens; Verdrängung der linken Niere nach kaudal.
b   Die T2w TSE-Aufnahme koronar zeigt die Milzzyste deutlich hyperintens mit Septen.

Vaskuläre Erkrankungen (Tab. 5.20)

Milzinfarkt. Die meisten Milzinfarkte sind embolisch oder thrombembolisch bedingt, häufig auf dem Boden von Vorhofflimmern, einer Endokarditis oder eines linksventrikulären Thrombus. Auch venöse Infarkte durch Thrombose in den Milzsinusoiden bei Splenomegalie sind möglich. Während kleine Infarzierungen meist symptomlos ablaufen, gehen größere mit ausgeprägten abdominalen Schmerzen und Fieber einher. Klassischerweise ist das Infarktareal keilförmig scharf begrenzt und reicht bis zur Kapsel.

Tab. 5.20 ⇢ *Vaskuläre Erkrankungen der Milz*

Infarkt:
- Embolie
- Arteriosklerose
- lokale Thrombose:
    - myeloproliferatives Syndrom
    - Sichelzellanämie
    - Leukämie
    - Lymphom
- sonstige Ursachen:
    - Arteriitis
    - Pankreatitis
    - medikamenteninduzierte Gerinnungsstörungen

Peliose

> Das Signalverhalten eines Milzinfarktes ist stark abhängig von seinem Alter.

MRT-Spezifisches

- Abhängig vom Alter und dem Grad einer potenziellen Hämorrhagie zeigt der Infarkt ein sehr unterschiedliches Signalverhalten auf T1w und T2w Aufnahmen. Während der Infarkt in der perakuten Phase aufgrund fokaler Einblutungen noch sehr inhomogen erscheinen kann, wird er in der akuten und subakuten Phase zunehmend besser abgrenzbar mit niedrigem Signal in der T1- und höherem Signal in der T2-Gewichtung. Im weiteren Verlauf kann der Infarkt unter Zurücklassung narbigen Residualgewebes vollständig verschwinden.

Als *Komplikation* kann es bei großen Milzinfarkten zur Superinfektion und Milzruptur kommen, die dann entsprechende Bilder – vereinbar mit intraabdomineller Blutung oder Entzündungen bis zum Abszess – aufweisen, wobei die MRT bei diesen Fragestellungen jedoch selten zum Einsatz kommt.

Peliose. Bei der Peliose bilden sich multiple blutgefüllte Räume in Leber, Milz und teilweise auch anderen Anteilen des retikuloendothelialen Systems. Eine Assoziation mit der Einnahme von Anabolika, oralen Antikonzeptiva und HIV-Infektion ist beschrieben. Die Läsionen können einzeln oder konfluierend erscheinen und selten auch die gesamte Milz einnehmen.

MRT-Spezifisches

- Die Zusammensetzung der Blutbestandteile in den lakunären Läsionen bestimmt das Signalverhalten, sodass ein „buntes" Bild auf T1w und T2w Aufnahmen zusammen mit inhomogener Kontrastmittelaufnahme den Weg zur Diagnose weist.

Nichtneoplastische, nichtinfektiöse Erkrankungen und Veränderungen

Hierbei handelt es sich ätiologisch um eine sehr heterogene Gruppe von Erkrankungen und Veränderungen (Tab. 5.21), die jedoch vielfach zu ähnlichen Veränderungen der Milz, wie sie bei vaskulären Erkrankungen vorkommen, führen.

Splenomegalie. Das Signalverhalten der Milz bei Splenomegalie ist unspezifisch, sodass die MRT allenfalls den Befund als solchen im Rahmen einer für die Organvergrößerung verantwortlichen Grunderkrankung (Tab. 5.21) darstellen kann.

> Das Signalverhalten der Milz bei Splenomegalie ist unspezifisch, auf die Ursache kann anhand des MRT-Befundes kein Rückschluss gezogen werden.

Portale Hypertension. Im Rahmen einer portalen Hypertension können lokal umschriebene perifollikuläre und trabekuläre Einblutungen in der Milz

Tab. 5.21 Nichtneoplastische, nichtinfektiöse Erkrankungen und Veränderungen der Milz

Sichelzellanämie (Thalassämie):
- Autosplenektomie
- funktionelle Asplenie
- Infarkt
- Ruptur
- Hämosiderose

Fortsetzung →

Tab. 5.21 Fortsetzung

Splenomegalie:
- kongestive Splenomegalie:
  – portale Hypertension
  – Rechtsherzinsuffizienz
  – Milzvenenthrombose
- neoplastisch:
  – Leukämie
  – Lymphom
  – Metastasen
- hämatogen:
  – Polycythaemia vera
  – Myelofibrose
  – extramedulläre Blutbildung
- entzündlich:
  – Mononukleose
  – Felty-Syndrom
  – Brucellose
- Sonstige:
  – Kollagenosen
  – Morbus Gaucher
  – Histiozytose
  – Sarkoidose
  – Hämodialyse

Amyloidose

Hämochromatose:
- primär
- sekundär

Sonstige Veränderungen:
- Thorotrast
- Gandy-Gamna-Körperchen

entstehen, die sich durch Hämosiderin- und im Verlauf durch Kalkeinlagerung auszeichnen.

— **MRT-Spezifisches**
- Auf T1w Aufnahmen präsentieren sich diese sog. Gandy-Gamna-Körperchen als meist nur wenige Millimeter große signalarme Herde (Abb. 5.**87**). In ähnlicher Form können sie auch in der Leber gefunden werden.

Hämochromatose. Bei der *primären* Hämochromatose, bedingt durch eine erhöhte Eisenabsorption über den Gastrointestinaltrakt, finden sich typischerweise vermehrt Eisenablagerungen in Leber, Pankreas, Herz und anderen Organen. Die Milz ist allerdings ausgespart. Die *sekundäre* Hämochromatose mit Hämosiderose, meist die Folge vermehrter Bluttransfusionen, resultiert in einer erhöhten Eisendeposition im retikuloendothelialen System unter Beteiligung der Milz. Typischerweise zeigen Milz und Leber ein deutlich vermindertes Signal in allen Pulssequenzen (s. Abb. 5.**28**).

Sichelzellanämie. Im Verlauf der Sichelzellanämie können abhängig von der Form der Erkrankung unterschiedliche Veränderungen der Milz auftreten, wobei die schweren (homozygoten) Formen in der Regel zum kompletten Funktionsverlust der Milz führen. *Multiple Infarkte* (s.o.), die mit einer relativen Organvergrößerung einhergehen können, und die *Hämosiderose* sind relativ häufige Komplikationen der heterozygoten Form der Sichelzellanämie im Erwachsenenalter. Eine u.U. lebensbedrohliche Komplikation der Sichelzellanämie ist die akute *Milzsequestration*. Dabei sammeln sich in kürzester Zeit große Blutmengen in der Milz, gefolgt von Hypovolämie und Schock.

— **MRT-Spezifisches**
- Bildgebend zeigt sich die Milz vergrößert mit inhomogen hohem Signal in T1w und T2w Aufnahmen, bedingt durch Areale mit Infarzierung, Einblutung und umschriebenen Blutpools.

Funktionelle Asplenie. Die funktionelle Asplenie ist durch eine anatomisch zwar vorhandene, jedoch funktionslose Milz gekennzeichnet. Multiple Infarkte führen zu einem narbigen Ersatz des Parenchyms, in dem Howell-Jolly-Körperchen und Siderozyten eingelagert sind. Das Organ ist normal oder mäßig vergrößert mit im Vergleich zur Leber vermindertem Signal in allen Pulssequenzen.

Autosplenektomie. Von der funktionellen Asplenie ist die Autosplenektomie („end-stage spleen") zu unterscheiden. Sie tritt in den ersten 5 Lebensjahren auf und ist durch eine massive perivaskuläre Fibrose mit Hämosiderin- und Calciumeinlagerungen gekennzeichnet, verbunden mit einer deutlich verminderten Signalintensität der typischerweise sehr kleinen Milz in allen Sequenzen.

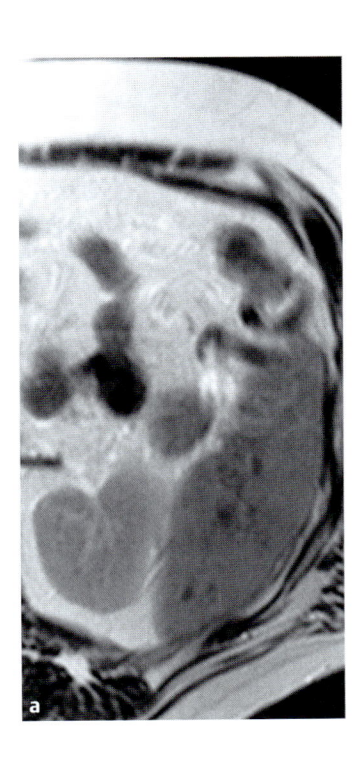

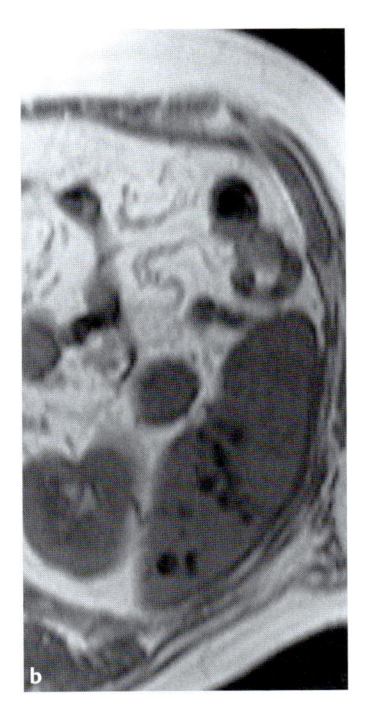

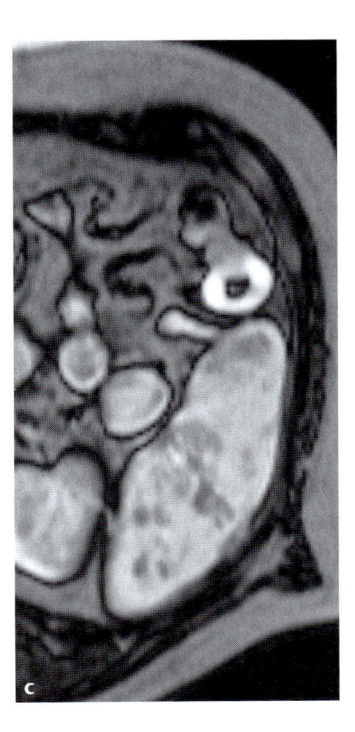

Abb. 5.87 a–c **Gandy-Gamna-Körperchen (fokale Hämosiderineinlagerungen).**
a Die T2w TSE-Aufnahme zeigt die Milz mit einzelnen kleinen hypointensen Läsionen.
b Die T1w GE-Aufnahme zeigt die Milz mit deutlichen leckförmigen, hypointensen Arealen (Hämosiderinablagerungen).
c Die T1w GE-Aufnahme nach Gd-DTPA-Gabe zeigt deutliche Hämosiderinablagerungen als fleckige Hypointensitäten, z.T. mit geringer randständiger Kontrastmittelaufnahme.

Amyloidose. Sowohl bei der *primären* (mit und ohne manifestes multiples Myelom) als auch bei der *sekundären* (in Folge chronisch entzündlicher Erkrankungen) Amyloidose ist eine meist homogene und diffuse Milzbeteiligung möglich. Fokale, tumorähnliche Amyloidablagerungen kommen jedoch ebenfalls vor.

MRT-Spezifisches

- Amyloidablagerungen zeichnen sich durch eine niedrige Signalintensität auf T1w und T2w Aufnahmen ohne Kontrastmittelaufnahme aus.

Folgen nach Gabe von Thorotrast. Nach Exposition mit Thorotrast, einem angiographischen Kontrastmittel, das seit Ende der 50er Jahre nicht mehr verwendet wird, kommt es zu einer Einlagerung des kolloidalen Thorotrasts in Leber und Milz. In der Folge treten nach Jahren vermehrt Angiosarkome der Leber auf, sehr selten auch Angiosarkome der Milz. Hier kommt es vor allem zu einer progressiven Fibrose mit stippchenartigen Verkalkungen und Organschrumpfung. Das Organ stellt sich in allen Sequenzen signalarm dar.

Tumoren

Benigne Tumoren (Tab. 5.22)

Hämangiom. Hämangiome sind die häufigsten benignen Tumoren der Milz und kommen in Autopsiestudien in bis zu 14% der Fälle vor. Sie treten solitär und multipel bis zum vollständigen hämangiomatösen Organersatz (Hämangiomatose bei Klippel-Trénaunay-Weber-Syndrom) auf. Im Gegensatz zu hepatischen Hämangiomen rupturieren Milzhämangiome in bis zu 25% der Fälle und können dann zu lebensbedrohlichen Blutungen führen.

MRT-Spezifisches

- Das Erscheinungsbild von Milzhämangiomen in der MRT entspricht grundsätzlich dem von Hämangiomen in der Leber.
- Die im T1w Scan hypo- bis isointensen Läsionen zeigen nach i.v. Gabe von Gd-Chelaten ein peripher noduläres, nach zentral fortschreitendes Enhancement, während sie im T2w Scan eine meist leuchtend helle Signalintensität aufweisen (Abb. 5.**88**).
- Abhängig vom Fibrosierungsgrad können manche Hämangiome auch hypovaskulär erscheinen, sodass sich ein gemischtes Bild aus zystischen und soliden Anteilen ergibt. Dabei sind beim Vorliegen von hämorrhagischen Anteilen auch lakunäre Anteile mit hohem Signal in der T1-Gewichtung zu finden.

Hamartom. Der Nachweis von Fett oder Verkalkungen in den sehr seltenen Hamartomen der Milz kann wegweisend sein.

Tab. 5.22 Benigne Tumoren der Milz

Hämangiom
Hamartom (Splenom, noduläre Hyperplasie)
Lymphangiom
Seltene benigne Tumoren:
• Myxom
• Fibrom
• Desmoid
• Chondrom
• Osteom

MRT-Spezifisches

- Die Tumoren sind gut abgrenzbar, meist iso- auf T1w und hyperintens auf T2w Aufnahmen, mit verzögerter Kontrastmittelaufnahme, sodass sie in ihrem Erscheinungsbild den Pseudotumoren ähneln.

Lymphangiome. Bei den Lymphangiomen (Abb. 5.**89**) handelt es sich ebenfalls um sehr seltene Tumoren, die mit ihren kleinen, teilweise konfluierenden Zysten im Erscheinungsbild mit deutlich hyperintensen Läsionen im T2w Bild Lymphangiomen in anderer Lokalisation entsprechen.

Sonstige Tumoren. Die anderen mesenchymalen und epithelialen Tumoren stellen Raritäten dar, die sich im Wesentlichen hypovaskularisiert präsentieren, deren Diagnose jedoch in der Regel erst durch Biopsie oder Operation gestellt wird.

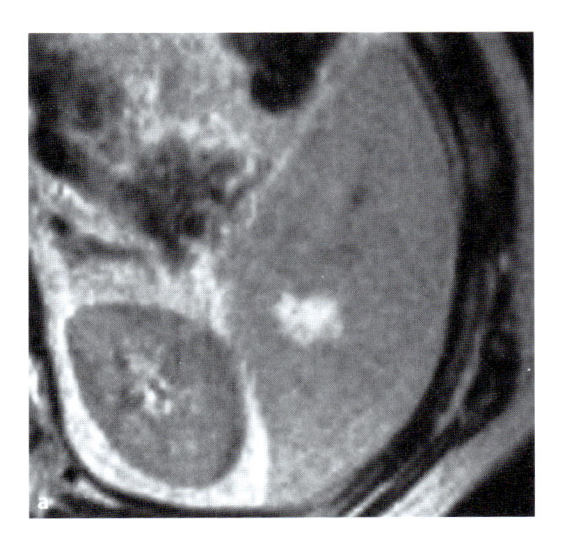

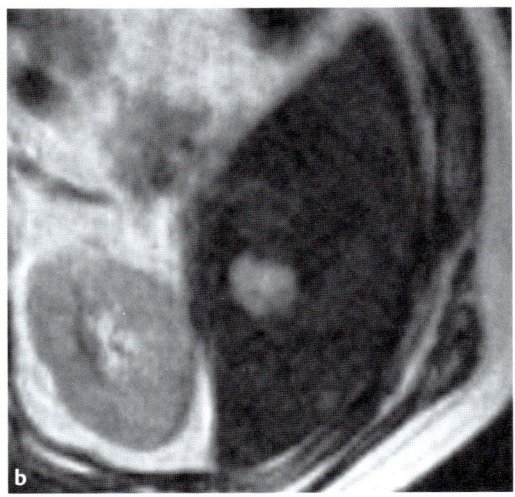

Abb. 5.88a u. b Milzhämangiom vor und nach Gabe von Resovist (mit freundlicher Genehmigung von Prof. P. Reimer, Karlsruhe).
a T2w HASTE axial vor der Gabe von Resovist.
b T2w HASTE nach der Gabe von Resovist. Durch Aufnahme von Resovist erscheint das Hämangiom etwas weniger hyperintens.

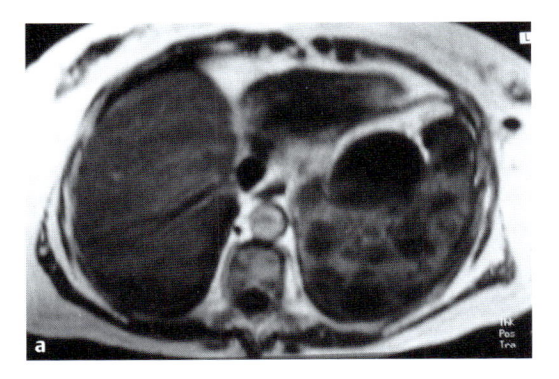

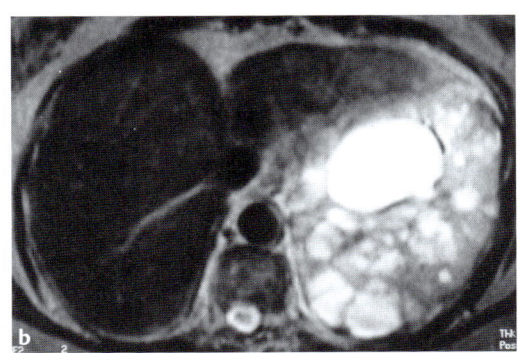

Abb. 5.89a u. b Lymphangiom der Milz.
a Die T1w GE-Aufnahme zeigt die Lymphangiomläsionen deutlich hypointens.
b Die T2w TSE-Aufnahme zeigt die Läsionen deutlich hyperintens.

Maligne Tumoren (Tab. 5.23)

Lymphom. Lymphome sind die häufigsten malignen Tumoren der Milz. Bei Patienten mit Hodgkin-Lymphomen ist in bis zu 35 % der Fälle, bei Patienten mit Non-Hodgkin-Lymphomen in bis zu 40 % der Fälle mit einem Befall der Milz zu rechnen. Die Diagnose wird allerdings dadurch erschwert, dass in etwa $^3/_4$ der Fälle ein diffuser Befall vorliegt oder die Läsionen zu klein sind. Primäre Lymphome der Milz sind weniger häufig und treten spontan in nur etwa 1 % der Fälle auf. Allerdings ist bei Patienten mit AIDS-assoziiertem Hodgkin-Lymphom in etwa 10 % der Fälle und mit Non-Hodgkin-Lymphom in bis 25 % der Fälle ein primäres Milzlymphom zu erwarten. Der lymphomatöse Befall der Milz kann solitär, multipel oder diffus sein, oder sich lediglich in einer homogenen Organvergrößerung zeigen. Läsionen ab einem Durchmesser von 5 mm sind mit modernen Untersuchungstechniken sicher zu detektieren, kommen jedoch nur in 20 % der Fälle vor.

Tab. 5.23 ⇢ Maligne Tumoren der Milz

Lymphom:
- Non-Hodgkin-Lymphom
- Hodgkin-Lymphom

Angiomatöse Tumoren:
- Angiosarkom
- Hämangioendotheliom

Mischtumoren:
- Fibrosarkom
- Leiomyosarkom
- malignes Teratom
- malignes fibröses Histiozytom
- muzinöses Zystadenokarzinom (versprengtes Gewebe von Mesenterium)

HIV-assoziierte Veränderungen

Metastasen

Sonstige:
- peritoneale Implantation
- direkte Tumorinvasion

Die Diagnose eines Milzbefalls im Rahmen eines Lymphoms ist dadurch erschwert, dass in etwa $^3/_4$ der Fälle ein diffuser Befall vorliegt oder die Größe der Läsionen zu gering ist, um detektiert werden zu können.

MRT-Spezifisches

- In der nativen MRT sind fokale Lymphome häufig schlecht zu erkennen, da sich das maligne Gewebe vom übrigen Milzgewebe nicht wesentlich unterscheidet, sodass sich die Milzbinnenstruktur eher diffus inhomogen darstellt.
- Nach i.v. Gabe von Gd-Chelaten oder SPIO-Partikeln ist eine deutlich bessere Läsionsdemarkation zu erwarten.
- Zystische, nekrotische oder hämorrhagische Degenerationen sind selten, die Differenzierung von z.B. Abszessen kann dann jedoch schwierig sein.

Angiosarkom. Angiosarkome sind zwar die häufigsten primär malignen Tumoren der Milz, insgesamt jedoch sehr selten. Die Tumoren sind meist multifokal, gut demarkiert mit multiplen Einblutungen oder nehmen das ganze Organ ein, was mit einer erhöhten Rupturgefahr einhergeht. Zum Zeitpunkt der Diagnose liegt in der Regel eine ausgedehnte Metastasierung, insbesondere in die Leber, vor.

MRT-Spezifisches

- Das Signal- und Kontrastverhalten der Angiosarkome ist ähnlich dem der Hämangiome, wobei sich im Gegensatz zu den Hämangiomen häufiger Anzeichen für Einblutungen finden (Abb. 5.**90**).

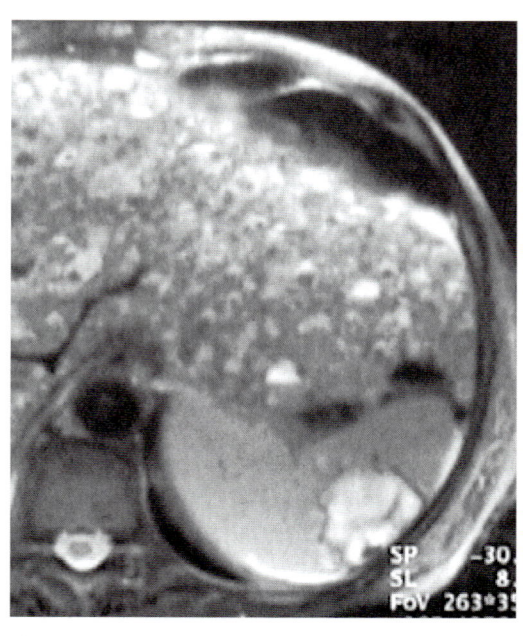

Abb. 5.90 **Metastase eines Hömangiosarkoms der Leber.** Die T2w TSE-Aufnahme zeigt die Milzmetastase deutlich hyperintens mit zentral etwas inhomogener Struktur. Die Läsion selbst ist von einem Hämangiom nicht sicher zu differenzieren. Zusätzliche Darstellung zahlreicher hyperintenser Leberherde.

Metastasen. Der metastastische Befall der Milz wird in Autopsiestudien mit etwa 7% angegeben. Für eine hämatogene Aussaat sind meist Mamma- (21%), Bronchial- (18%), Ovarial- (8%), Magen- (7%), Prostatakarzinome (6%) und das maligne Melanom (30%) verantwortlich.

MRT-Spezifisches

- Die Metastasen sind in der Regel fokal, solide oder zystisch (nekrotisch) und stellen sich dementsprechend signaliso- bis -hypointens auf T1w und mäßig signalhyperintens auf T2w Scans dar.
- Nach der Kontrastmittelgabe ist ein peripheres Randenhancement möglich.

Da ein metastatischer Befall der Milz meist im Spätstadium einer Tumorerkrankung auftritt, ist der bildgebende Nachweis insgesamt eher von nachrangiger Bedeutung.

Weitere mischgewebliche Tumoren. Die bildgebenden Eigenschaften der übrigen mischgeweblichen Tumoren sind unspezifisch, sodass eine Artdiagnose, abgesehen vom Nachweis eines evtl. malignen Wachstums, z.B. mit Metastasierung, nicht möglich ist.

Traumatische Läsionen

Zustände nach Milzverletzungen, wie sie z.B. im Rahmen von Polytraumata vorkommen, gehören primär nicht zu den Läsionen, die mit der MRT untersucht werden. Bei älteren Traumata finden sich jedoch Veränderungen an der Milz, die einer alten Blutung entsprechen und entsprechende Signalintensitäten aufweisen.

MRT-Spezifisches

- Frische Hämatome erscheinen wie in anderen Organen hypointens auf T1w und hyperintens auf T2w Aufnahmen.
- Ältere Hämatome kommen durch Hämosiderineinlagerungen hyperintens im T1w Bild und partiell hypointens im T2w Bild zur Darstellung. Oft finden sich im T2w Scan hypointense Randsäume verschiedener Breite.
- Sehr alte Hämatome verkalken und erscheinen dann hypointens auf T1w sowie T2w Aufnahmen.
- Posttraumatische Pseudozysten stellen sich wie zystische Veränderungen in anderen Organen deutlich hypointens im T1w und hyperintens im T2w Bild dar.

Literatur

Brown, E. D., R. C. Semelka: Magnetic resonance imaging of the spleen and pancreas. Top. Magn. Reson. Imag. 7 (1995) 82–89

Chen, F., J. Ward, P. J. Robinson: MR imaging of the liver and spleen: a comparison of the effects on signal intensity of two superparamagnetic iron oxide agents. Magn. Reson. Imag. 17 (1999) 549–556

Donnelly, L. F., K. H. Emery, K. E. Bove, G. S. Bisset III: Normal changes in the appearance of the spleen during early childhood. Amer. J. Roentgenol. 166 (1996) 635–639

Drevelengas, A.: The spleen in infectious disorders. Jbr-Btr. 83 (2000) 208–210

Falbo, S. E., Z. H. Jafri: The normal spleen on different imaging modalities. Jbr-Btr. 83 (2000) 198–200

Ito, K., D. G. Mitchell, K. Honjo et al.: MR imaging of acquired abnormalities of the spleen. Amer. J. Roentgenol. 168 (1997) 697–702

Rabushka, L. S., A. Kawashima, E. K. Fishman: Imaging of the spleen: CT with supplemental MR examination. Radiographics 14 (1994) 307–332

Ramani, M., C. Reinhold, R. C. Semelka et al.: Splenic hemangiomas and hamartomas: MR imaging characteristics of 28 lesions. Radiology 202 (1997) 166–172

Tunaci, M., A. Tunaci, G. Engin et al.: Imaging features of thalassemia. Europ. Radiol. 9 (1999) 1804–1809

Urrutia, M., P. J. Mergo, L. H. Ros, G. M. Torres, P. R. Ros: Cystic masses of the spleen: radiologic-pathologic correlation. Radiographics 16 (1996) 107–129

Niere und ableitende Harnwege

B. Kreft und A. Beer

Nieren

B. Kreft

Indikationen

Die Spiral-CT bzw. – wenn verfügbar – die Mehrzeilen-Spiral-CT ist die Methode der ersten Wahl bei sonographischem Verdacht auf eine renale Raumforderung. Die MRT ist der CT im Nachweis und der Differenzialdiagnose von Tumoren durchaus ebenbürtig und besitzt bei der Differenzialdiagnose von zystischen Läsionen sogar Vorteile gegenüber der CT. Daher kann die MRT der Nieren sowohl primär nach der Ultraschalldiagnostik alternativ oder komplementär zur CT durchgeführt werden, wobei sie zahlenmäßig aber nur vereinzelt Anwendung bei der Abklärung von renalen Raumforderungen findet (Bosniak 1991, Dunnick 1992).

Indikationen für die MRT der Nieren als *Alternative zur CT* sind:
- Kontraindikation für jodhaltige Kontrastmittel, sei es wegen bekannter schwerer Kontrastmittelallergie oder bei Niereninsuffizienz,
- Verdacht auf Nierentumor bei Kindern (Gesichtspunkt Strahlenschutz)

Indikationen für eine *zusätzliche MRT* sind:
- unklare Befunde in der Sonographie und CT wie z. B. hypo- und avaskuläre Tumoren und komplizierte Zysten (Tab. 5.24) (Kreft 1997),

Tab. 5.24 Indikationen für die MRT der Niere

Verdacht auf Nierentumor:
- Kontraindikation für jodhaltiges Kontrastmittel
- unklare Befunde in der Sonographie/CT (Differenzialdiagnose: komplizierte Zyste gegenüber Tumor)
- Tumorstaging bei therapierelevanten Fragen (Enukleation, Tumorthrombus, Organinfiltration?)
- kindliche Nierentumoren (Strahlenschutz)

Missbildungen:
- komplizierte Doppelanlagen (MR-Urographie)

Harnabflussstörungen/Nephrolithiasis:
- MR-Urographie bei Kontraindikation für jodhaltige Kontrastmittel

- evtl. präoperatives Staging bei geplanter nierenerhaltender Operation.

Die Abklärung von diffusen Nierenparenchymerkrankungen stellt primär keine Indikation zur MRT dar, wobei sie aber nützlich bei der Differenzialdiagnose von fokalen Nierenläsionen bei Patienten mit eingeschränkter Nierenfunktion als Alternative zur CT sein kann.

Untersuchungstechnik

Technik, Spulen, Pulssequenzen

> T2w TSE-Sequenzen und T1w GE-Sequenzen nativ und nach i.v. Kontrastmittelgabe ggf. mit selektiver Fettunterdrückung sind die Untersuchungstechniken der ersten Wahl.

Die MRT der Nieren kann an *Nieder- und Hochfeldgeräten* (0,5–1,5 T) suffizient durchgeführt werden. Bei allen magnetischen Feldstärken hat sich die Verwendung einer *Oberflächenspule* (phased array coil) für eine höhere Ortsauflösung und ein höheres Signal durchgesetzt. Wenn eine parallele Bildgebungstechnik (z.B. SENSE oder iPat) verfügbar ist, kann diese für eine schnellere zeitliche oder für eine höhere räumliche Auflösung genutzt werden. Hierbei werden Phasenkodierschritte und Signalempfangseigenschaften der Spule zeitlich parallel zur Bildkodierung benutzt. Eine spezielle Patientenvorbereitung (orales Kontrastmittel oder Buscopangabe) ist nicht erforderlich. Untersuchungstechnik der Wahl ist die Durchführung von T2w TSE-Sequenzen und T1w GE-Sequenzen nativ und nach i.v. Kontrastmittelgabe ggf. mit selektiver Fettunterdrückung.

Eine *dynamische Mehrschichtuntersuchung* der Niere nach i.v. Gd-DTPA-Applikation mit schneller GE-Technik in T1-Gewichtung ermöglicht, ähnlich wie die multiphasische CT, die bessere Beurteilung eines evtl. Tumorenhancements. Durch die parallele Bildgebung können Atemanhaltephasen von weniger als 10 s erreicht werden, sodass alle Patienten dies mühelos schaffen sollten. Zusätzlich sollte routinemäßig eine T2w TSE-Sequenz mit relativ starker T2-Gewichtung (Echozeit ≥ 120 ms) angewendet werden, die auch mit paralleler Bildgebung kombiniert werden kann. Die starke T2-Gewichtung ermöglicht – wie T1w-Aufnahmen – eine Differenzierung der Nierenrinde vom -mark und eine bessere Differenzierung zwischen Zysten, Nierenparenchym und umliegendem Fettgewebe, da sich die Signalintensitäten dieser Gewebe bei mäßig T2w Sequenzen sehr ähneln.

Die T2w TSE-Sequenz kann zusätzlich mit einer *frequenzselektiven Fettunterdrückung (SPIR)* angewendet werden; dies ermöglicht den selektiven Nachweis von Fettgewebe bei der Differenzialdiagnose von Angiomyolipomen gegenüber anderen Raumforderungen und teilweise eine bessere Abgrenzbarkeit von randständigen signalintensiven Tumoren vom retroperitonealen Fettgewebe.

Alternativ ist die Anwendung von *Chemical-Shift-Sequenzen* zum Fettnachweis möglich, wobei diese etwas sensitiver im Vergleich mit den SPIR-Sequenzen sind. Heutzutage bieten sich als Alternative zur nativen T1w GE-Sequenz bzw. zur T2w TSE-SPIR-Sequenz zum Fettnachweis duale GE-Sequenzen, wenn möglich mit SENSE kombiniert, an. Bei diesen Sequenzen können sowohl die native T1w GE-in-phase-Sequenz als auch die entsprechende Opposed-phase-Sequenz in einem Atemstillstand akquiriert werden.

Bei Raumforderungen am Ober- bzw. Unterpol der Niere ist zur besseren anatomischen Zuordnung und zur Beurteilung des Tumorstadiums zusätzlich eine *koronare Schichtebene* mittels T1w GE-Sequenzen oder T2w TSE-Sequenzen nützlich (Tab. 5.**25**). Die T1w GE-Sequenzen werden in Atemstillstand durchgeführt, während die T2w TSE-Sequenzen je

Tab. 5.25 Untersuchungsprotokolle und Sequenzparameter für die MRT der Nieren

Sequenz	Orientierung	TR (ms)	TE (ms)	Flipwinkel	FOV (mm)	Matrix	Schichtdicke/Gap (mm/%)
0,5 Tesla:							
T1w SE	axial	300	10	90°	350	179 × 256	6/10%
T2w TSE	axial	3000–5500	120–150	90°	350	180 × 256	6/10%
T2w TSE SPIR	axial	3000–5500	120–150	90°	350	180 × 256	6/10%
T1w SE (post Kontrastmittel)	axial	300	10	90°	350	179 × 256	6/10%
Fakultativ:							
Dynamische T1w TFE (post Kontrastmittel)	axial	10–15	5–8	60°	350	128 × 256	6/10%
T2w TSE	koronar	3000–5500	120–150	90°	350–400	180 × 256	6/10%
T1w SE (post Kontrastmittel)	koronar	300	10	90°	350–400	179 × 256	6/10%
1,0–1,5 Tesla*:							
T1w GE	axial	140–180	2–4	80°	350	144 × 256	5/10%
T2w TSE	axial	3000–5000	120–150	90°	350	180 × 256	5/10%
T2w TSE SPIR	axial	3000–5000	120–150	90°	350	180 × 256	5/10%
Dynamische T1w TFE 1, 45, 90 s (post Kontrastmittel)	axial	4–6	1–2	25°	350	128 × 256	5/10%
T1w GE (post Kontrastmittel)	axial	140–180	2–4	80°	350	144 × 256	5/10%
Fakultativ:							
T1w Dual-Echo-GE (bei 1,5 T)	axial	140–180	2,3/4,6	80°	350	144 × 256	5/10%
T1w GE	koronar	140–180	2–4	80°	350–400	144 × 256	5/10%
T2w TSE	koronar	3000–5500	120–150	90°	350–400	180 × 256	5/10%
T1w GE mit Fettsuppression (nativ/post Kontrastmittel)	axial	140	2–4	80°	350	144 × 256	5/10%
MR-Urographie:							
T2w TSE/HASTE	koronar	4000	1400	90°	350	192 × 256	1,5/0%
Dynamische T1w TFE 1, 45, 90, 300 s – 15 min (post Kontrastmittel)	koronar	4–6	1–2	50°	350	332 × 512	1,8/0%

* Bei Verwendung von paralleler Bildgebung (z. B. SENSE oder iPat) können entsprechend räumlich oder zeitlich höher auflösende Sequenzen angewandt werden.

nach MRT-System in Atemstillstand oder mit Atemtriggerung angewendet werden können (Semelka u. Mitarb. 1997).

Die *i.v. Kontrastmittelgabe* wird in üblicher Dosierung (z.B. 0,1 mmol/kg Körpergewicht Gd-DTPA) durchgeführt. Bei Patienten mit eingeschränkter Nierenfunktion kann das Kontrastmittel im Gegensatz zu den jodhaltigen Röntgenkontrastmitteln ohne Probleme verabreicht werden. Bei gestörter Nierenfunktion mit einer Kreatininclearance von über 20 ml/min wird das Gd-DTPA zwar verzögert, aber komplett ausgeschieden. Bei einer eingeschränkten Nierenfunktion mit einer Kreatininclearance von < 20 ml/min wird von einigen Autoren sicherheitshalber eine anschließende Dialyse empfohlen, wobei aber bislang weder eine Nierenschädigung noch eindeutig vermehrte toxische Nebenwirkungen durch Gd-DTPA bei Patienten mit Niereninsuffizienz beschrieben wurden (Krestin u. Mitarb. 1992).

MR-Anatomie

In der MRT sind die Nieren durch ihre retroperitoneale Lage im umliegenden Fettgewebe gut darstellbar. Sie sind vom signalintensiven perirenalen Fettgewebe umgeben, das nach außen durch die Gerota-Faszie begrenzt wird. Zusätzlich sind im Perirenalraum die Nebennieren, der proximale Anteil der ableitenden Harnwege und die Nierengefäße lokalisiert. Die *Gerota-Faszie* stellt sich sowohl in T1w als auch in T2w Sequenzen als dünner signalarmer Saum des perirenalen Fettgewebes dar, der jedoch inkonstant nachzuweisen ist.

Angrenzend an den Perirenalraum findet sich der größere vordere bzw. der kleinere hintere Pararenalraum. Die Niere selbst ist von einer *fibrösen Bindegewebskapsel* umgeben, die als sehr schmale signalarme Begrenzung in der T1-Gewichtung gegenüber dem Nierenparenchym nachzuweisen ist. In T2w Sequenzen ist diese etwas besser gegenüber dem Nierenparenchym abzugrenzen. Im Bereich der Nierenkapsel kommt es häufig zu *Chemical-Shift-Artefakten,* wobei diese linearen Signalintensitätsanhebungen bzw. -absenkungen an den Grenzen der Niere entlang der Frequenzkodierrichtung nachzuweisen sind. Basierend auf den unterschiedlichen Präzessionsfrequenzen von Wasser- und Fettprotonen entstehen sie an Grenzzonen von Wasser und Fett durch falsche räumliche Zuordnung von Fettprotonen.

Aufgrund der kürzeren T1- und T2-Relaxationszeit der Nierenrinde gegenüber dem Nierenmark ist eine *kortikomedulläre Differenzierung* in T1w Sequenzen und weniger ausgeprägt in T2w Sequenzen bei längeren Echozeiten (TE > 120 ms) möglich. Die Signalintensitätsunterschiede zwischen Nierenrinde und -mark sind bei jüngeren Patienten ausgeprägter und können bei älteren Patienten und je nach Hydrierungszustand auch ohne Nierenparenchymerkrankung fehlen.

Im *Nierenhilus* liegt das Nierenbecken bzw. der proximale Ureter dorsal, während die Nierenvene am weitesten ventral vor der Nierenarterie liegt. Je nach Füllungszustand sind die Anteile des *Nierenbeckenkelchsystems* als flüssigkeitsäquivalente Strukturen zentral in der Niere abzugrenzen. Die großen *Nierengefäße* sind als signalarme tubuläre Strukturen durch das Flow Void erkennbar, wobei aber Signalintensitätsanhebungen durch langsamen Fluss besonders in der Nierenvene in den Standardsequenzen vorkommen können. Zur besseren Beurteilung der Nierengefäße bieten sich flusssensitive GE-Sequenzen oder die MR-Angiographie an.

Tumoren

Benigne Tumoren

Pseudotumoren

Pseudotumoren der Nieren, die meist aufgrund einer abnormen Nierenentwicklung entstehen, können magnetresonanztomographisch als renale Raumforderungen imponieren. Dies sind z.B.:

- verdickte, vollständige oder partielle Parenchymbrücken an den Verschmelzungspunkten der embryologisch getrennten oberen und unteren Nierenpole,
- lobäre Dysmorphien,
- peripelvine Lipomatosen,
- Milzbuckel (Barbaric 1994).

Niere und ableitende Harnwege

MRT-Spezifisches

- Die Pseudotumoren sind aufgrund ihrer Isointensität zum umliegenden Nierenparenchym bzw. zum intrarenalen Fettgewebe in allen Sequenzen anhand ihrer typischen Lage und teilweise durch das unterschiedliche kortikomedulläre Enhancement z. B. in Nierenparenchymbrücken leicht von renalen Raumforderungen zu unterscheiden (Abb. 5.**91**).

Zysten

Die häufigsten benignen Raumforderungen sind *Nierenzysten*, die in etwa 50% der Bevölkerung mit einem Alter von über 50 Jahren gefunden werden (Barbaric 1994). Die MRT bietet insbesondere bei der Differenzialdiagnose von komplizierten Zysten und zystischen oder hypovaskulären Nierenzellkarzinomen Vorteile gegenüber der CT (Kreft 1997).

Klassifikation. Bosniak hat eine Klassifikation von zystischen Läsionen anhand von sonographischen und computertomographischen Kriterien vorgeschlagen, die sehr nützlich bei der Diagnose und der Entscheidung über das weitere Vorgehen ist (Bosniak u. Mitarb. 1996). Diese Kriterien können auch auf die MRT übertragen werden:

MRT-Spezifisches

MRT-Kategorien nach Bosniak u. Mitarb.

- **Kategorie I:** Die *einfache benigne Zyste* ist magnetresonanztomographisch in beiden Gewichtungen flüssigkeitsäquivalent, besitzt eine glatte und dünne Randbegrenzung und zeigt keinen Signalintensitätsanstieg nach i. v. Kontrastmittelgabe (Abb. 5.**92**). *Unkomplizierte Zysten* mit proteinhaltiger Flüssigkeit, zählen ebenfalls noch zur Kategorie I, wobei der Zysteninhalt in der T1w Sequenz eine erhöhte Signalintensität aufweist, während die Signalintensität in den T2w Sequenzen meist weiterhin stark angehoben ist.
- **Kategorie II:** Diese Läsionen sind *mäßig komplizierte Zysten*, die jedoch trotzdem zuverlässig als benigne eingestuft werden können. Einzelne dünne Septen, die auch ein diskretes Kontrastmittelenhancement aufweisen können, und geringe Kalzifikationen in der Wand oder in den Septen können hier vorkommen. Die kleinen Verkalkungen in der Zystenwand sind signalarm, sie sind jedoch meist sehr viel schlechter als in der CT sichtbar. Da diese Zysten Blutabbauprodukte oder relativ hohe Proteinkonzentrationen beinhalten können, hängt die jeweilige Signalintensität von der Konzentration der entsprechenden T1- bzw. T2-relaxationsverkürzenden Substanz in der Zyste ab. Dementsprechend können diese Zysten iso- oder hyperintens in T1w Sequenzen oder hypo-, iso- oder hyperintens in T2w Sequenzen zur Darstellung kommen. Die Zyste sollte aber homogen, rund und glatt begrenzt sein und als wichtigstes Kriterium kein Kontrastmittelenhancement zeigen (Abb. 5.**92**).
- **Kategorie III:** Diese Läsionen sind nicht eindeutig als benigne oder maligne einzustufen. Sie besitzen einige Zeichen von malignen Raumforderungen und sollten somit auch als *potenziell maligne* angesehen werden. Diese Zeichen sind: - inhomogene Signalintensität, - irreguläre Wandbegrenzung, - dicke irreguläre Verkalkungen, - dicke, Kontrastmittel aufnehmende Septen. Abhängig vom Alter und dem Allgemeinzustand der Patienten sollten diese zystischen Läsionen operativ, z. B. mittels partieller Nephrektomie, entfernt werden.
- **Kategorie IV:** Bei diesen zystischen Läsionen liegen *eindeutige Malignitätskriterien* wie irreguläre solide, Kontrastmittel aufnehmende Anteile im Tumor vor. Selten sind diese Tumoren hypo- bzw. avaskulär, sodass keine eindeutige Kontrastmittelaufnahme nachzuweisen ist. Differenzialdiagnostisch liefert dann die T2w Sequenz zusätzliche Hinweise für einen malignen zystischen Tumor, da die Signalintensität meist inhomogen mit teils signalarmen und signalreichen Area-

Anhand der Kriterien von Bosniak und. Mitarb. kann eine Kategorisierung zystischer Nierenläsionen vorgenommen werden, die für das weitere Vorgehen sehr hilfreich ist.

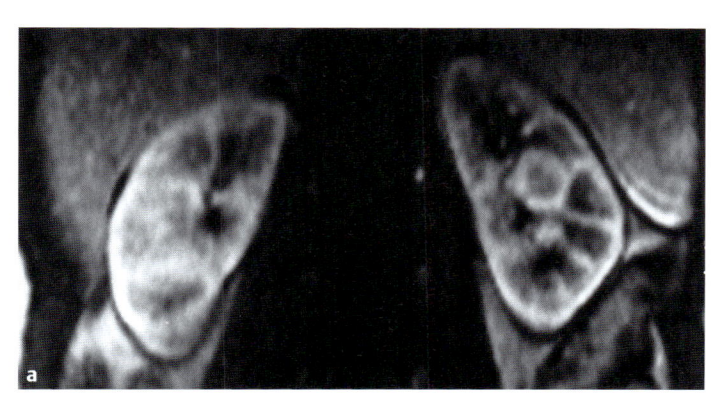

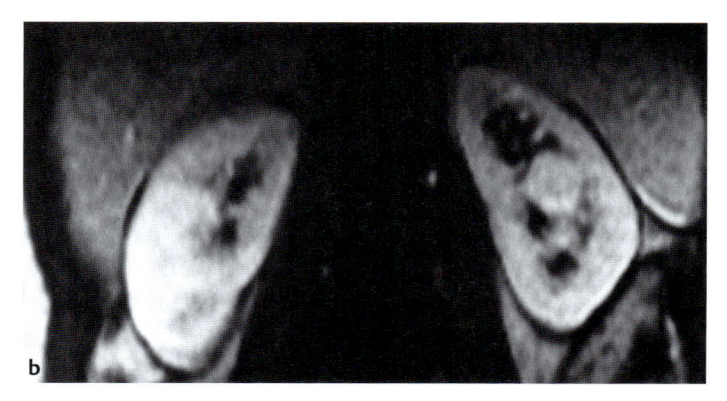

Abb. 5.91 a u. b Nierenparenchymbrücke.
a In der Nierenparenchymbrücke findet sich eine normale kortikomedulläre Differenzierung in der arteriellen Phase.
b In der Spätphase findet sich ein homogenes Kontrastmittelenhancement nach Kontrastmittelgabe in der dynamischen T1w GE-Sequenz.

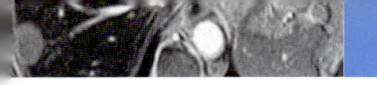

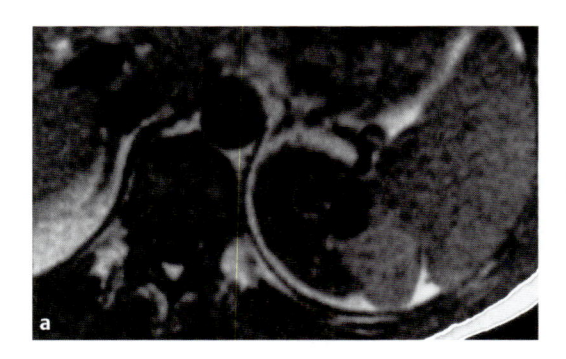

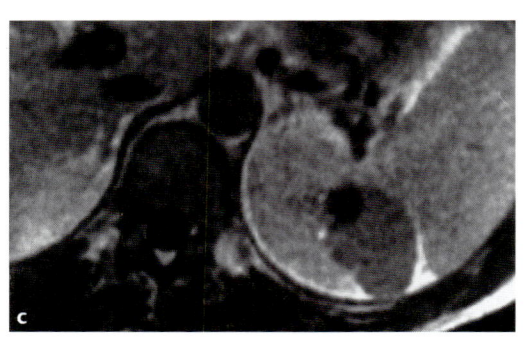

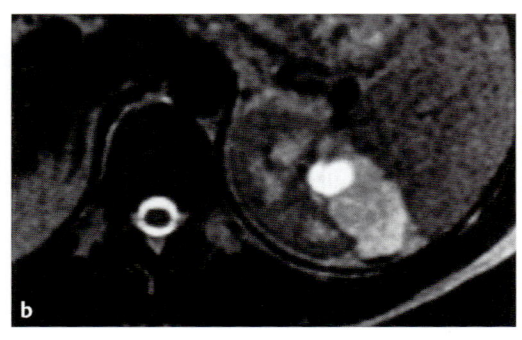

Abb. 5.92 a–c **Einfache Nierenzyste und mäßig komplizierte Nierenzyste.** Die Zyste ventral ist glatt begrenzt und flüssigkeitsäquivalent in der T1w SE- (**a**) und der T2w TSE-Sequenz (**b**) und zeigt keine Kontrastmittelaufnahme in der kontrastverstärkten T1w SE-Sequenz (**c**). Die dorsolaterale mäßig komplizierte Zyste hat durch einen hohen Proteingehalt eine erhöhte Signalintensität in der nativen T1w SE-Sequenz (**a**) und eine mäßig erniedrigte Signalintensität in der T2w TSE-Sequenz (**b**) im Vergleich zur einfachen Zyste ventral. Wichtigstes Kriterium zur Differenzierung eines malignen Tumors ist die fehlende Kontrastmittelaufnahme in der T1w SE-Sequenz nach Gd-DTPA-Gabe (**c**).

len, insbesondere in der verdickten irregulären Zystenwand, ist (Abb. 5.**93**). Hierzu zählen Tumoren mit angrenzenden zystischen Anteilen sowie Tumoren innerhalb einer Zyste. Diese Tumoren sollten wie alle andere soliden Tumoren behandelt werden.

Angiomyolipom

Epidemiologie. Die Inzidenz von Angiomyolipomen liegt in der Gesamtbevölkerung zwischen 0,07 und 0,3 % und bei Patienten mit tuberöser Sklerose bei ca. 80 %, wobei die Hälfte aller Angiomyolipome bei dieser Patientengruppe auftritt (Barbaric 1994).

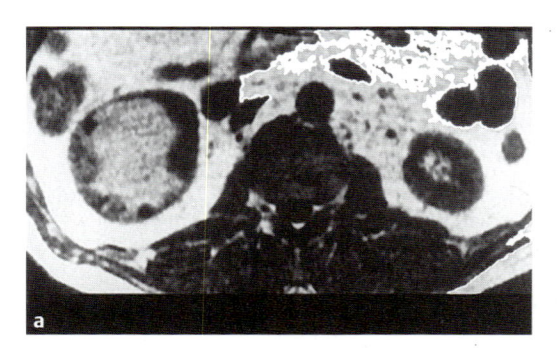

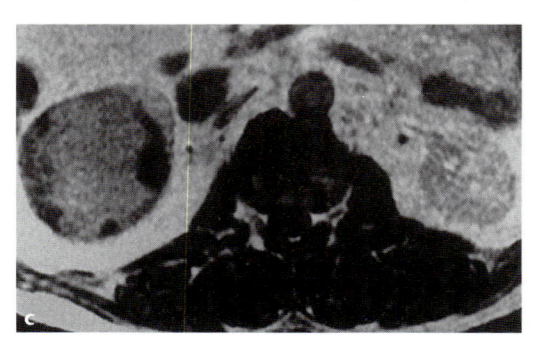

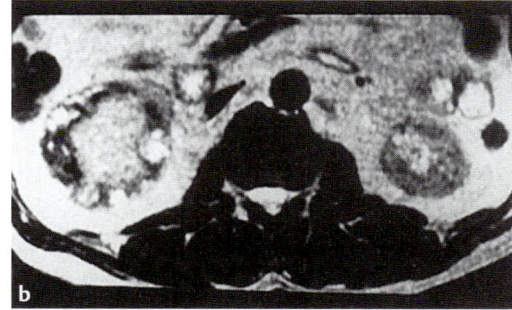

Abb. 5.93 a–c **Zystisches Nierenzellkarzinom.** Malignitätskriterien in der nativen T1w SE- (**a**) und T2w TSE-Sequenz (**b**) sind die Inhomogenität und die ausgeprägte irreguläre Verdickung der Zystenwand, auch wenn keine Kontrastmittelaufnahme in der T1w SE-Sequenz nach Gd-DTPA-Gabe (**c**) nachweisbar ist (aus Kreft, B.: Europ. Radiol. 7 [1997] 546).

Niere und ableitende Harnwege

— **MRT-Spezifisches**

- MR-tomographisch sind die meist kleinen Tumoren rundlich und glatt begrenzt und zeichnen sich aufgrund des *Fettgehalts* durch eine erhöhte Sigalintensität in der T1w und T2w Sequenz aus.
- Zum sicheren Nachweis des Fettgehalts sollten Sequenzen mit *Fettunterdrückung* oder *Chemical-Shift-Sequenzen* angewendet werden, da eine erhöhte Signalintensität auch durch Einblutungen verursacht wird, die sowohl bei Angiomyolipomen als auch bei Nierenzellkarzinomen vorkommen (Abb. 5.**94**).
- Anhand des Kontrastmittelenhancements ist ein Angiomyolipom nicht von anderen soliden Nierentumoren zu unterscheiden.

Diagnose. Die Diagnose eines Angiomyolipoms ist meist anhand einer CT-Nativuntersuchung in dünnen Schichten ausreichend mit dem entsprechenden Nachweis von fettäquivalenten Dichtewerten, sodass die Indikation zur MRT nicht besteht. Bei Angiomyolipomen, die eingeblutet sind, und auch bei kleinen Läsionen, die nur minimal Fett enthalten, kann der Fettnachweis im CT schwierig sein, sodass hier die MRT mit einer höheren Sensitivität im Fettnachweis unter Anwendung von fettsupprimierenden Techniken hilfreich ist.

Vorsicht ist aber bei der Anwendung von sog. *Chemical-Shift-Sequenzen* geboten, da kürzlich beschrieben wurde, dass mit diesen sehr fettsensitiven Sequenzen auch sehr geringe Mengen von Fett in Metastasen von klarzelligen Nierenzellkarzinomen und somit wahrscheinlich auch im Primärtumor nachgewiesen werden können. Eigene Erfahrungen in der MRT mit selektiven fettsupprimierenden Techniken (TSE-SPIR) haben dieses Problem bislang nicht gezeigt.

Lipom/Hibernom

Für die seltenen Lipome und Hibernome (Lipom aus braunem Fettgewebe) gelten die gleichen Kriterien bzgl. des Fettnachweises in der MRT wie bei den Angiomyolipomen.

Onkozytom

Die MRT-Kriterien dieses soliden benignen Tumors sind, wie auch die sonographischen und computertomographischen Befunde, unspezifisch.

— **MRT-Spezifisches**

- In der MRT ist das Onkozytom nicht eindeutig vom Nierenzellkarzinom zu unterscheiden, wobei aber eine zentrale Narbe in einem sonst homogenen Tumor mit einer Kapsel auf den benignen Tumor hinweisen kann.
- Onkozytome sind hypo- oder isointens in der T1w Sequenz und hyperintens in T2w Sequenzen, wobei Letzteres teilweise als typisches Kriterium eines Onkozytoms beschrieben wird. Dieses Erscheinungsbild findet sich jedoch auch bei Nierenzellkarzinomen.

> Da die sehr fettsensitiven Chemical-Shift-Sequenzen auch sehr geringe Mengen von Fett in Metastasen von klarzelligen Nierenzellkarzinomen und wohl auch im Primärtumor nachweisen, könnten sich differenzialdiagnostische Probleme gegenüber Agiomyolipomen ergeben.

> Das Onkozytom kann MR-tomographisch nicht eindeutig von einem Nierenzellkarzinom differenziert werden.

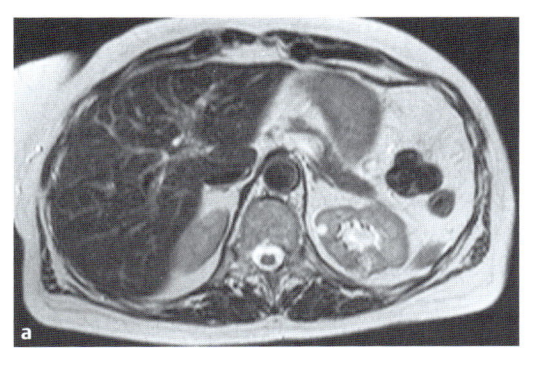

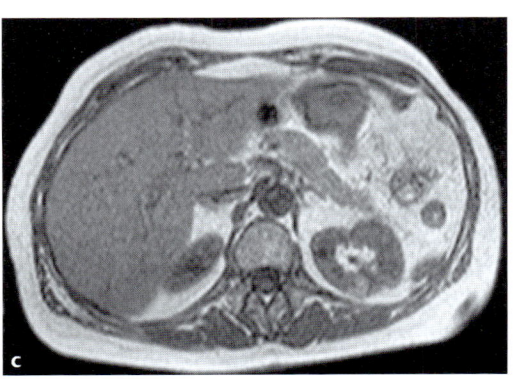

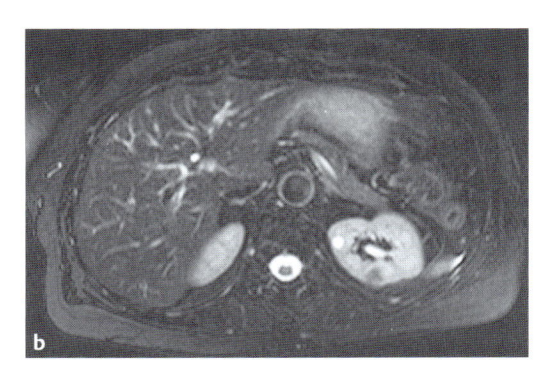

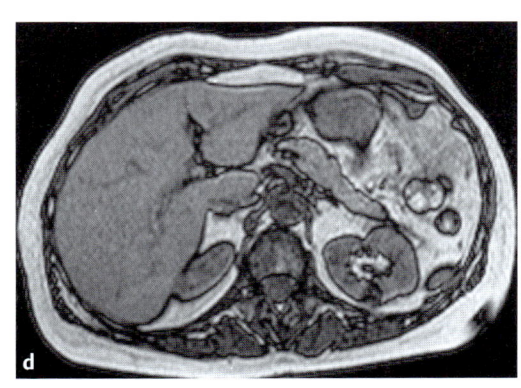

Abb. 5.94 a–d **Angiomyolipom der linken Niere.** Zufällig in der MRT entdecktes Angiomyolipom der linken Niere, das sowohl in den T2w TSE (**a**) und TSE-SPIR-Sequenzen (**b**), als auch in den Chemical-Shift-Sequenzen (T1w FFE in-phase [**c**] und opposed-phase [**d**]) typische fettäquivalente Signalintensitäten mit Signalverlust in den fettsupprimierenden Aufnahmen aufweist.

> 95% aller soliden Raumforderungen in der Niere sind maligne.

- Mit einer zeitlich hochaufgelösten dynamischen kontrastverstärkten T1w Sequenz kann, wenn ein *charakteristisches Radspeichenmuster* erkennbar ist, die Verdachtsdiagnose eines Onkozytoms geäußert, aber nicht bewiesen werden. Die Häufigkeit dieses Phänomens liegt nach angiographischen Studien zwischen 20 und 80%, wobei es bei größeren Tumoren scheinbar öfter auftritt.

Adenom/andere benigne Tumoren

Die eindeutige Abgrenzung eines Adenoms von anderen selteneren soliden benignen Tumoren und von einem Nierenzellkarzinom gelingt weder mit der MRT noch mit einem anderen bildgebenden Verfahren, sodass hier nur eine histologische Diagnose möglich ist, die aber beim Adenom ebenfalls schwierig sein kann.

Abszess

Nierenabszesse können morphologisch zystischen Nierentumoren ähneln. Wegweisend für die Diagnose sind das klinische Bild mit den entsprechenden Laborparametern und die typischen Veränderungen in der CT bzw. MRT. Auch wenn Nierenabszesse zuverlässig mit der MRT mittels kontrastverstärkter T1w Sequenzen nachzuweisen sind, finden sich keine Vorteile gegenüber der CT. Größere Abszesse weisen eine dickwandige, Kontrastmittel aufnehmende Abszessmembran auf.

Maligne Tumoren

Über 80% der Nierenzellkarzinome werden heute zufällig anlässlich einer Ultraschall- oder CT-Untersuchung der Nieren diagnostiziert, wobei der Anteil der kleinen Tumoren in den letzten Jahren deutlich zugenommen hat (Cuury 2002).

Die MRT spielt bei der Detektion und der Differenzialdiagnose von malignen renalen Raumforderungen im Vergleich zur Sonographie und zur CT nur eine untergeordnete Rolle, wobei sie aber bzgl. der Sensitivität im Nachweis von Nierentumoren aufgrund verbesserter Hard- und Software heutzutage durchaus gleichwertig mit der CT ist.

Da die MRT zunehmend im Bereich des Oberbauchs Anwendung findet, ist anzunehmen, dass auch, wie in den anderen bildgebenden Verfahren, der Anteil von kleinen, zufällig entdeckten Nierentumoren ansteigt. Diese zufällig entdeckten Tumoren sollten in der MRT ohne Anwendung von weiteren bildgebenden Verfahren sicher diagnostiziert werden können, sodass man mit der Morphologie und dem Signalintensitätsverhalten von Nierentumoren und deren Differenzialdiagnose in der MRT vertraut sein sollte.

Insgesamt sind ca. 95% der soliden Raumforderungen in der Niere maligne, nur bei ca. 5% der Raumforderungen handelt es sich um benigne Tumoren. Hinsichtlich der Differenzialdiagnose von hypo-/avaskulären Tumoren und von zystischen Raumforderungen besitzt die MRT Vorteile gegenüber der CT, sodass sie bei bestimmten Problemfällen hilfreich zur Entscheidung über ein notwendiges operatives Vorgehen sein kann (Tello 2000).

Nierenzellkarzinom

Häufigkeiten. Das klinisch bedeutendste Nierenzellkarzinom ist das *klarzellige Nierenzellkarzinom* mit einer Gesamthäufigkeit von 80%. Das zweithäufigste Karzinom ist das *chromophile Nierenzellkarzinom* (10% aller Karzinome). Die chromophilen und chromophoben Nierenzellkarzinome haben unter Berücksichtigung von Malignitätsgrad und Tumorgröße eine günstigere Prognose als die klarzelligen Formen. Die Häufigkeit des chromophilen (papillären Nierenzellkarzinoms) beträgt bei Patienten mit chronischer Niereninsuffizienz etwa 80%.

— **MRT-Spezifisches** —

- Die meisten Nierenzellkarzinome weisen sowohl in der T1w ($\approx 60\%$) als auch in der T2w Sequenz ($\approx 75\%$) eine *inhomogene Struktur* auf, wobei diese bei den Tumoren mit tubulopapillärer oder gemischter Wachstumsart häufiger ($\approx 90\%$) vorliegt.
- In der *T1w Sequenz* finden sich hierbei am häufigsten gegenüber dem umliegenden Nierenparenchym neben hypo- oder isointensen Anteilen kleinere Areale mit erhöhter Signalintensität.
- In der *T2w Sequenz* sind neben signalreichen Anteilen Areale erniedrigter Signalintensität vorhanden.
- Wie in der CT ist die *Kontrastmittelaufnahme* bei renalen Raumforderungen ein Hauptkriterium für einen malignen Nierentumor in der MRT, wobei Nierenzellkarzinome mit tubulopapillärem Aufbau bekannterweise eine geringere Kontrastmittelaufnahme zeigen als Tumoren mit solidem Aufbau. Zusätzlich weist ein heterogener Aufbau im T2w Bild auf einen malignen Tumor hin (Tello 2000).
- Die Kontrastmittelgabe ist auch bei *zystischen Nierenzellkarzinomen* unerlässlich zur Differenzierung dieser Tumoren gegenüber komplizierten Zysten (Abb. 5.**95**) (Kreft 2003). Es gibt aber kein spezifisches Anreicherungsverhalten von einzelnen Tumorentitäten, das die Differenzierung zwischen benignen und malignen Läsionen zulässt.

Niere und ableitende Harnwege

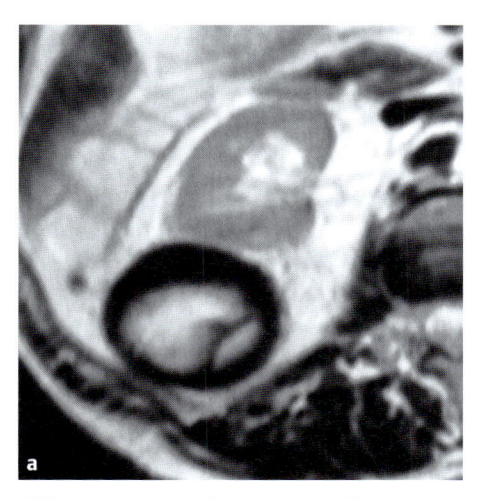

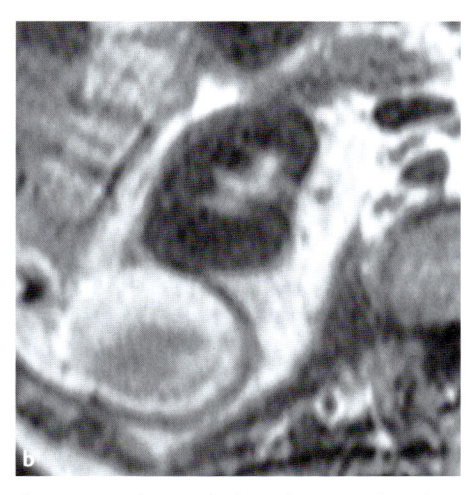

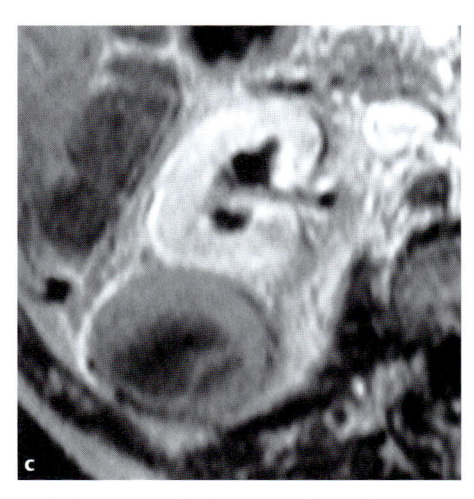

Abb. 5.95 a – c **Komplizierte, eingeblutete Zyste.** In der Sonographie entdeckte inhomogene, malignitätsverdächtige Raumforderung an der rechten Niere (Kategorie III nach Bosniak), die in der MRT weiter abgeklärt wurde.

a In der T2w TSE-Sequenz findet sich eine glatt begrenzte Raumforderung mit signalarmem Saum und einzelnen Septen.

b u. c In den T1w FFE-Sequenzen nativ (**b**) und nach Kontrastmittelgabe (**c**) ist keine eindeutige Kontrastmittelaufnahme nachzuweisen, wobei auch hier die Signalintensität auf Blutabbauprodukte hinweist. Der operative Befund ergab eine eingeblutete Zyste.

- Neben den beschriebenen Signalintensitätscharakteristika von Nierenzellkarzinomen ist der Nachweis einer signalarmen kompletten oder partiellen *Pseudokapsel* im T2w Bild ein relativ spezifisches Kriterium für ein Nierenzellkarzinom.

MRT und Histopathologie. Die *Pseudokapsel* ist bei etwa 80% der Nierenzellkarzinome nachzuweisen und findet sich am häufigsten bei hochdifferenzierten Tumoren und bei einem geringen T-Stadium (Abb. 5.96). Der Nachweis einer Pseudokapsel gelingt in der MRT weitaus häufiger als in der CT. Pathologisch besteht diese Pseudokapsel aus fibrösem Gewebe durch komprimiertes Nierenparenchym. Außen findet sich zusätzlich zum komprimierten Nierenparenchym eine reaktive Hyperplasie der Nierenkapsel. Es ist jedoch beschrieben, dass diese Pseudokapsel auch bei Onkozytomen und Adenomen vorkommen kann. Es gibt Hinweise darauf, dass eine Pseudokapsel ein Selektionskriterium für eine Tumorenukleation darstellen kann, die bei kleinen solitären Tumoren in den letzten Jahren zunehmend propagiert wird (Pozzi-Mucelli 2004).

Das *inhomogene morphologische Bild* in der MRT korreliert mit dem Nachweis von frischen oder älteren Blutablagerungen im histopathologischen Befund. Nierenzellkarzinome mit tubulopapillärem Aufbau weisen zwar häufiger signalarme Areale

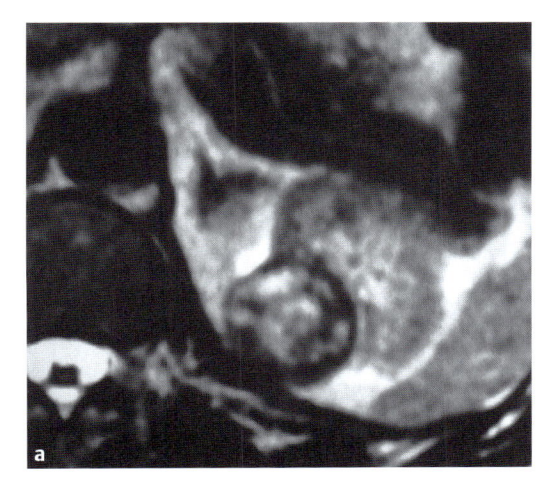

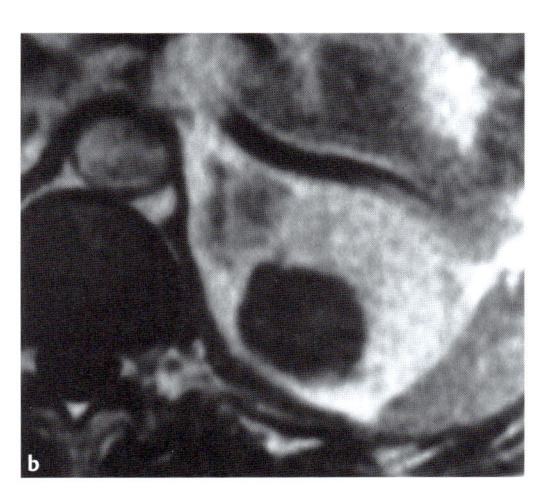

Abb. 5.96 a u. b **Hellzelliges Nierenzellkarzinom mit Infiltration in das perirenale Fettgewebe (pT3 a).**

a In der T2w TSE-Sequenz finden sich die typische Inhomogenität mit Arealen erhöhter und erniedrigter Signalintensität sowie eine deutlich erkennbare signalarme Pseudokapsel um den Tumor.

b In der T1w SE-Sequenz nach Kontrastmittelgabe stellt sich der hypovaskuläre Tumor vorwiegend signalarm dar.

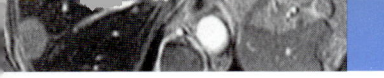

auf als Tumoren mit solidem Aufbau, dies ist jedoch kein spezifisches Kriterium für den tubulopapillären Typ der Nierenzellkarzinome, sondern ist eher darin begründet, dass diese Tumoren häufiger einbluten. Zusätzlich können auch Hämosiderin- oder Ferritineinlagerungen ohne Zusammenhang mit Einblutungen vorkommen (Abb. 5.**97**). Die Inhomogenität der Tumoren steht im Zusammenhang mit dem Tumorstadium und der Differenzierung, wobei homogene Tumoren häufiger ein niedriges Stadium und Grading aufweisen.

Kriterien zur organerhaltenden Tumorchirurgie. Dies sind:
- Tumorgröße von < 4 cm,
- periphere Lokalisation,
- Möglichkeit der technisch unkomplizierten und kompletten Entfernung des Tumors einschließlich seiner Kapsel (Enukleationsresektion),
- tumorfreie Tumorgrundbiopsien.

Tumornachweis. Im Nachweis von renalen Raumforderungen ist die MRT durchaus gleichwertig gegenüber der CT (Tab. 5.**26**). Ob die Mehrzeilen-Spiral-CT der MRT in der Detektion von Nierentumoren überlegen ist, bleibt abzuwarten.

Tumorstaging. Beim Staging von Nierenzellkarzinomen kommt die TNM-Klassifikation zur Anwendung (Tab. 5.**27**).

Mit der MRT kann eine relativ genaue Aussage über das Ausmaß des Tumors und über die Lokali-

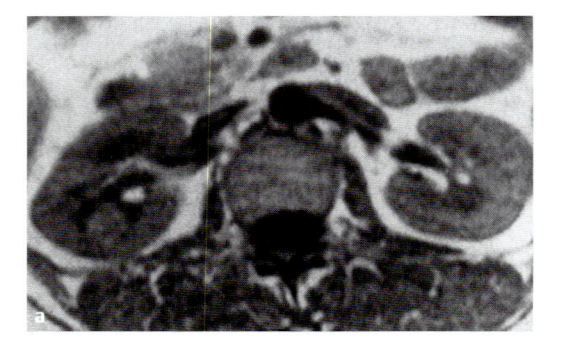

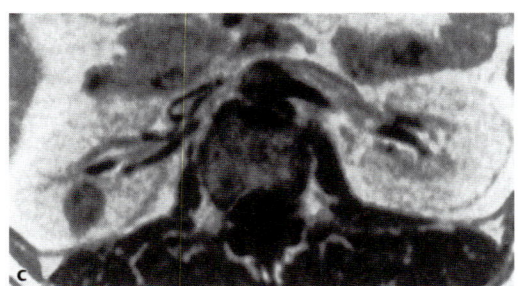

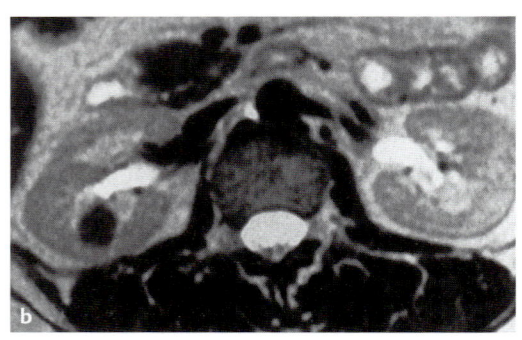

Abb. 5.97 a – c **Zufällig entdecktes kleines hellzelliges Nierenzellkarzinom (pT1)** (aus Kreft, B.: Europ. Radiol. 7 [1997] 544).
a In der T1w SE-Sequenz ist das kleine Nierenzellkarzinom leicht signalreicher als das umliegende Nierenparenchym.
b In der T2w Sequenz ist der Tumor homogen signalarm.
c Nach der Kontrastmittelgabe findet sich ein deutlich geringeres Enhancement im Tumor im Vergleich zum Nierenparenchym.

Tab. 5.26 Sensitivitätsvergleich zwischen Sonographie, CT und MRT beim Nachweis von Nierentumoren

Autor	Ultraschall	CT	MRT
Semelka u. Mitarb. (1993)	–	90 %	92 %
Denys (1993)	–	–	88 – 100 %[2]
Barbaric (1994)[1]	79 %	94 %	–
Kreft (1994)	–	87 %	90 %
Jamis-Dow (1996):			
• 0 – 10 mm	0 – 21 %	–	47 – 60 %
• 10 – 20 mm	28 – 58 %	–	75 – 100 %
• 20 – 30 mm	79 – 100 %	–	100 %
Walter (2003)		100 %	100 %

[1] Tumoren < 3 cm
[2] Tumoren ab einer Größe von 1 cm = 100 %

Tab. 5.27 T-Klassifikation des Nierenzellkarzinoms

T	Primärtumor
TX	Primärtumor kann nicht beurteilt werden
T0	kein Anhalt für einen Primärtumor
T1	Tumor 7,0 cm oder weniger in größter Ausdehnung, begrenzt auf die Niere
T2	Tumor mehr als 7,0 cm in größter Ausdehnung, begrenzt auf die Niere
T3	Tumor breitet sich in größeren Venen aus oder infiltriert Nebenniere oder perirenales Gewebe, jedoch nicht über die Gerota-Faszie hinaus
T3a	Tumor infiltriert Nebenniere oder perirenales Gewebe, aber nicht über die Gerota-Faszie hinaus
T3b	Tumor mit makroskopischer Ausbreitung in Nierenvene(n) oder V. cava unterhalb des Zwerchfells
T3c	Tumor mit makroskopischer Ausbreitung in V. cava oberhalb des Zwerchfells
T4	Tumor infiltriert über die Gerota-Faszie hinaus

sation von Lymphknoten- oder Fernmetastasen getroffen werden. Grund für ein inkorrektes Staging kann die schwierige Differenzierung zwischen perirenaler Infiltration und perifokaler Entzündung oder erweiterten perirenalen Gefäßen an der Nierenkapsel sein. Zusätzlich bestehen beim Lymphknotenstaging die gleichen Probleme wie bei anderen Tumoren, da hier nur die Größe der Lymphknoten als Kriterium zur Verfügung steht. Die Treffsicherheit der MRT beim Staging von Nierenzellkarzinomen (80–94%) liegt in älteren Arbeiten etwas über der der CT (Tab. 5.28). Leichte Vorteile bestanden hier bei der Abgrenzung eines Tumorthrombus in der Nierenvene und auch bei der Beurteilung einer Organinfiltration von größeren Tumoren aufgrund der Möglichkeit der multiplanaren Schichtführung. In einer neueren Arbeit werden die MRT und die CT als gleichwertig beim Staging mit einer Treffsicherheit von 67% angesehen (Walter 2003). Mit der Einführung der Mehrzeilen-Spiral-CT sind Vorteile der MRT nicht mehr zu erwarten. Einziger Vorteil der MRT könnte weiterhin die bessere und häufigere Abgrenzung einer Pseudokapsel sein, die auf ein lokal begrenztes Tumorstadium hinweisend sein kann. Aufgrund dieser Vorteile kann das lokale Tumorstaging mittels MRT für den Operateur im Einzelfall sehr nützlich sein.

Urothelkarzinom
(s. auch MR-Urographie S. 297 ff.)

5–10% aller renalen Tumoren sind Urothelkarzinome. 75% der Patienten mit Tumoren des oberen Harntrakts zeigen als erstes Symptom eine *Makrohämaturie*, sodass jegliche schmerzlose Makrohämaturie nach Abklärung der Blase den Ausschluss eines Urothelkarzinoms erfordert.

Die MRT spielt beim Nachweis von Urothelkarzinomen nur eine untergeordnete Rolle. Die Sensitivität der MRT zur Diagnose eines Urothelkarzinoms des oberen Harntrakts ist, wie die der CT, abhängig von der Ausdehnung des Tumors. Flachpapilläre pTa- und pT1-Tumoren entgehen der MRT. Bei ausgedehnteren Tumoren kann die Diagnose sicher mit beiden Verfahren gestellt werden.

MRT-Spezifisches

Kleinere Tumoren
- Kleinere Tumoren sind meist homogen signalarm in der T1w und T2w Sequenz.
- In der T2w Sequenz finden sich typischerweise signalarme Aussparungen im Nierenbecken bzw. Kelchsystem.
- In den kontrastverstärkten T1w Sequenzen wird der Nachweis von kleinen Urothelkarzinomen manchmal dadurch erschwert, dass je nach Konzentration des Kontrastmittels im Nierenbeckenkelchsystem auch Signalabsenkungen des Urins im Nierenbecken vorkommen können.
- Zusätzlich ist eine Kontrastmittelaufnahme in den meist hypovaskulären Tumoren schwierig gegenüber dem kontrastmittelgefüllten Hohlraumsystem zu erkennen, sodass auch die Differenzierung von kleinen Tumoren gegenüber Konkrementen oder Blutkoageln erschwert ist.

Im Nachweis von Nierentumoren sind MRT und CT durchaus gleichwertig, beim Staging wurde die Treffsicherheit der MRT bisher etwas höher eingeschätzt, was nach Einführung der Mehrzeilen-Spiral-CT aber nicht mehr zu erwarten ist.

Tab. 5.28 Vergleich der Treffsicherheit von CT und MRT beim Staging von Nierenzellkarzinomen

Autor	CT	MRT
Johnson (1987)	90%	–
Hricak (1988)	–	82%
Krestin u. Mitarb. (1992)	78%	84%
Semelka (1993)	90%	92%
Scattoni (1995)	–	87%
Kreft (1999)	–	93%
Walter (2003)	67%	67%

Größere Tumoren

- Größere Tumoren mit Infiltration des Nierenparenchyms sind meist inhomogen mit Arealen erhöhter und erniedrigter Signalintensität in den T2w Sequenzen und zeigen eine geringe Kontrastmittelaufnahme.
- Eine Infiltration in das perirenale Fettgewebe zeigt sich durch streifige Signalintensitätsabsenkungen in der T1w Sequenz und anhand von äußeren Konturunregelmäßigkeiten pyeloureteraler Strukturen.

Ob sich die MR-Urographie bei der Abklärung von Urothelkarzinomen etablieren kann, bleibt abzuwarten.

Metastasen

Nierenmetastasen werden in autoptischen Studien in bis zu 12% der Fälle mit einem Primärtumor vorwiegend der Lunge, der Mamma, des Gastrointestinaltrakts, der Haut (Melanom) oder eines Lymphoms gefunden (Barbaric 1994). Nierenmetastasen sind üblicherweise multipel und mit anderen Organmetastasen assoziiert. In den verschiedenen radiologischen Verfahren lassen sich die meist hypovaskulären Metastasen anhand bildmorphologischer Kriterien nicht von einem Nierenzellkarzinom unterscheiden, sodass auch die Anwendung der MRT keine Zusatzinformation bzgl. der Differenzialdiagnose der renalen Raumforderung erbringt. (Abb. 5.98).

Lymphom

Epidemiologie. Bei bis zu 5% der Patienten mit einem Lymphom wird beim ersten Staging ein Nierenbefall nachgewiesen. Ein Nierenbefall ist insbesondere bei Non-Hodgkin-Lymphomen häufiger und wird autoptisch bei etwa $1/3$ der Patienten beobachtet. Multiple renale Läsionen finden sich in 45% der Fälle, eine solitäre Läsion in 15% der Fälle, eine Infiltration von außen in 25% der Fälle, eine diffuse Infiltration mit Nierenvergrößerung in 10% der Fälle und ein Befall des perirenalen Fettgewebes in 5% der Fälle. Ein primäres Lymphom der Niere ist dagegen sehr selten (Barbaric 1994).

MRT-Spezifisches

- Die Läsionen sind in der MRT eher homogen im Vergleich zum Nierenzellkarzinom.
- Bei einem diffusen Nierenbefall ist die betroffene Niere vergrößert.
- In der T1w Sequenz sind Lymphome iso- oder hypointens und in der T2w Sequenz hypointens gegenüber dem gesunden Nierenparenchym.
- Nach i. v. Gd-DTPA-Gabe zeigen sie normalerweise ein geringeres Enhancement als das übrige Nierenparenchym. Oft findet man ein Übergreifen eines retroperitonealen Lymphoms auf die Niere entlang des Gefäßstiels auf den Nierensinus (Abb. 5.99).

Differenzialdiagnose. Seltener ist der Nachweis von Lymphomgewebe im Perirenalraum. Bei einem lo-

Abb. 5.98 a u. b **Beidseitige Nierenmetastasen eines Mammakarzinoms.**
a In der T2w TSE-Sequenz sind beidseits gegenüber dem übrigen Nierenparenchym hypointense Läsionen zu erkennen.
b In der T1w FFE-Sequenz nach Kontrastmittelgabe imponieren die Läsionen ebenfalls hypointens, sind also hypovaskulär.

Abb. 5.99 a u. b **Non-Hodgkin-Lymphom mit Infiltration der Niere entlang des Gefäßstiels und von dorsal.**
a In der T2w TSE-SPIR-Sequenz ist das zellreiche Lymphomgewebe hypointens gegenüber dem Nierenparenchym.
b Das Lymphomgewebe zeigt eine geringere Kontrastmittelaufnahme in der T1w SE-Sequenz nach Gabe von Gd-DTPA.

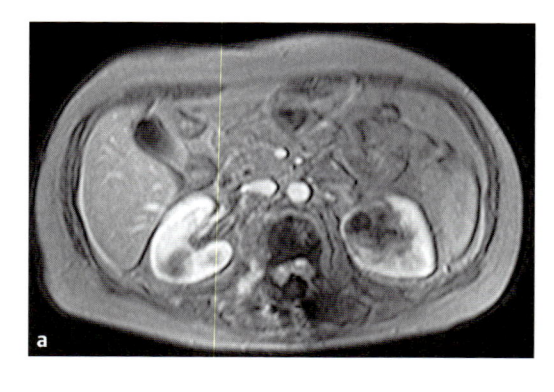

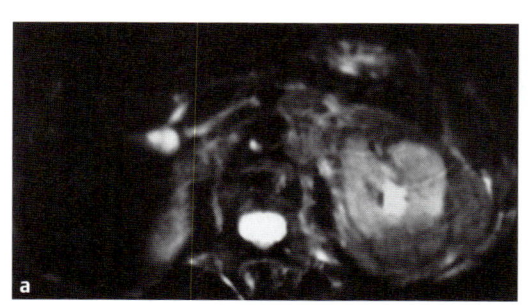

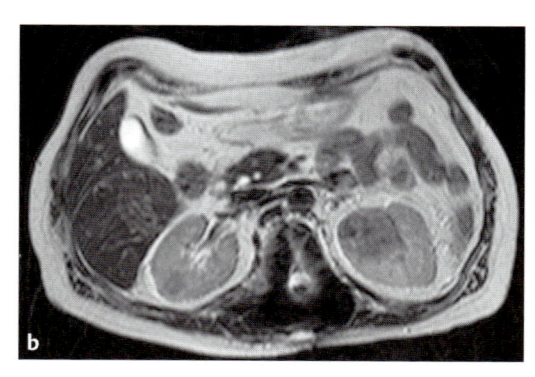

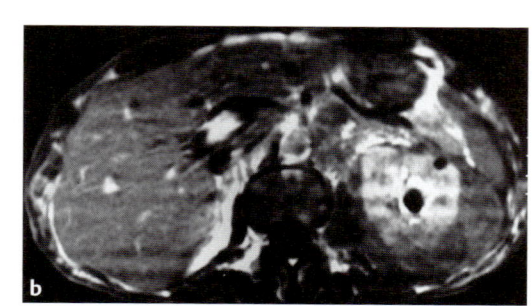

Niere und ableitende Harnwege

kalisierten Nierenbefall ohne andere Lymphommanifestation im Abdomen ist die Differenzialdiagnose gegenüber einem Nierenzellkarzinom nicht eindeutig zu stellen.

Wilms-Tumor

Aufgrund der fehlenden Strahlenexposition stellt die MRT bei Kindern mit Verdacht auf einen Nierentumor eine echte Alternative zur CT dar und bietet zusätzlich durch die Möglichkeit der multiplanaren Darstellung Vorteile beim exakten Tumorstaging. Auch zur Beurteilung des Lymphknotenstatus, einer Infiltration des Tumors in die V. cava und einer Lebermetastasierung sowie zur postoperativen Verlaufskontrolle ist die MRT geeignet.

— **MRT-Spezifisches** —

- Das morphologische Erscheinungsbild von Wilms-Tumoren ist in der MRT unspezifisch, sodass aufgrund der Signalintensitäten keine zuverlässige Differenzialdiagnose zu anderen soliden Nierentumoren möglich ist.
- Je nach Ausprägung von nekrotischen oder hämorrhagischen Anteilen sind die Wilms-Tumoren inhomogen mit Arealen erhöhter bzw. erniedrigter Signalintensität und zeigen meist ein inhomogenes Enhancement (Abb. 5.**100**).

Andere seltene maligne Tumoren

Andere seltene maligne Tumoren wie das Sarkom, leukämische Infiltrate, und das Nephroblastom des Erwachsenen sind bildmorphologisch weder in der MRT noch in anderen bildgebenden Verfahren vom Nierenzellkarzinom zu unterscheiden und bedürfen einer histologischen Abklärung.

Niereninfarkt

Ein relativ frischer Niereninfarkt kann bei fehlenden typischen klinischen Symptomen differenzialdiagnostische Schwierigkeiten bei der Abgrenzung zu einem hypovaskulären Tumor bereiten.

— **MRT-Spezifisches** —

- Es kann eine lokale Schwellung vorliegen, die in der MRT als erhöhte Signalintensität in der T2w Sequenz mit leicht raumforderndem Charakter nachweisbar sein kann.
- Ältere Infarkte sind typischerweise segmental begrenzt, isointens in T1w sowie hypointens in T2w Sequenzen gegenüber dem Nierenparenchym.

▶ Ist bei einem Lymphom ausschließlich die Niere befallen, kann dieser Befund nicht eindeutig von einem Nierenzellkarzinom differenziert werden.

▶ Aufgrund der fehlenden Strahlenexposition stellt die MRT bei Kindern mit Verdacht auf einen Nierentumor eine echte Alternative zur CT dar.

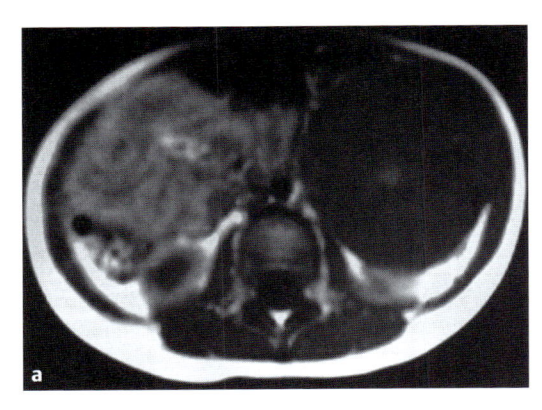

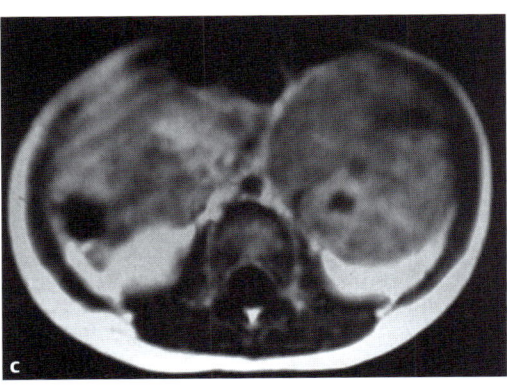

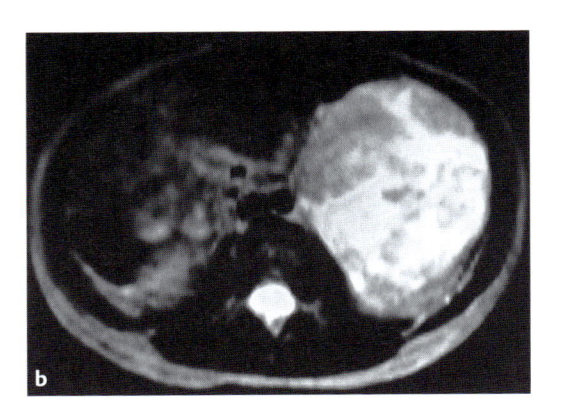

Abb. 5.100 a–c **Wilms-Tumor der linken Niere.**
a In der nativen T1w SE-Sequenz ist zentral ein kleines Blutungsareal in dem sonst hypointensen Tumor nachzuweisen.
b u. c Der Tumor ist in der T2w TSE-Sequenz (**b**) relativ signalreich und zeigt eine überwiegend homogene Kontrastmittelaufnahme in der T1w SE-Sequenz nach Kontrastmittelgabe (**c**).

- Da Nierenzellkarzinome auch oft signalarm in der T2w Sequenz zur Darstellung kommen, ist die Signalintensität allein kein zuverlässiges Kriterium bei der Unterscheidung zwischen Infarkt und Tumor, sodass der Morphologie eine entscheidende Bedeutung zukommt.
- Aufgrund von revaskularisierten oder kollateralisierten Arealen im frischen Infarkt kann noch ein geringes Kontrastmittelenhancement sichtbar sein.

Diffuse Erkrankungen des Nierenparenchyms

Die MRT ist zur Diagnostik von diffusen Nierenparenchymerkrankungen primär nicht indiziert und bietet meist keine Zusatzinformation gegenüber anderen bildgebenden Verfahren. Falls die Gabe von jodhaltigem Kontrastmittel bei Patienten mit eingeschränkter Nierenfunktion kontraindiziert ist, kann die MRT bei Verdacht auf eine renale Raumforderung bei bestehender Nierenparenchymerkrankung eingesetzt werden.

Akute Pyelonephritis. Die MRT kann hier vor allem zum Ausschluss von entzündlichen Komplikationen, wie z.B. Pyonephrose, Abszesse und infizierte Nierenzysten, hilfreich sein.

MRT-Spezifisches

- Die akute Pyelonephritis ist, wenn sie unilateral auftritt, durch eine Vergrößerung der Niere, eine Signalabsenkung des Parenchyms im T1w Bild, eine Signalerhöhung in T2w Sequenzen und einen Verlst der kortikomedullären Differenzierung gekennzeichnet.
- Diese Signalveränderungen können global und auch fokal auftreten.
- Zusätzlich finden sich eine Verdickung der Gerota-Faszie und entzündliche Veränderungen im perinephritischen Fettgewebe, die aber von kleinen Gefäßen im Bereich der Nierenkapsel differenziert werden müssen.

DD des Verlusts der kortikomedullren Differenzierung. Der Verlust der kortikomedullären Differenzierung (Abb. 5.101) ist ein unspezifischer Hinweis auf eine diffuse Nierenparenchymerkrankung. Differenzialdiagnostisch kann dies bei jeder Form einer akuten oder chronischen Nierenfunktionsstörung wie bei Glomerulonephritis, Pyelonephritis, Hydronephrose, Dehydration, akuter tubulärer Nekrose, Nierenarterienstenose und bei akuter Abstoßung nach Nierentransplantation auftreten. Die Kombination von klinischem Befund und den MRT-Befunden kann hilfreich bei der Eingrenzung der Differenzialdiagnose der Nierenerkrankung sein.

Bei *akutem Auftreten des Krankheitsbildes* und *bilateralem* Verlust der kortikomedullären Differenzierung kann ein akutes Nierenversagen z.B. im Rahmen eines nephrotischen Syndroms, eine akute Glomerulonephritis, eine Dehydratation oder eine akute tubuläre Nekrose vorliegen. Ein akuter *einseitiger* Verlust der kortikomedullären Differenzierung

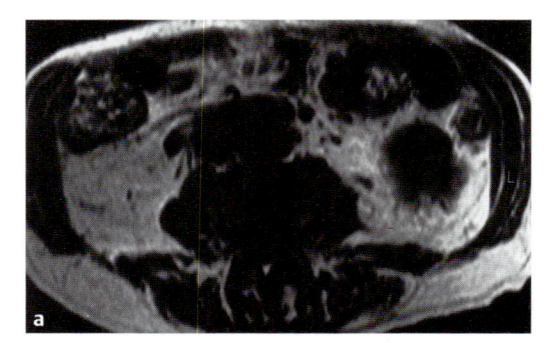

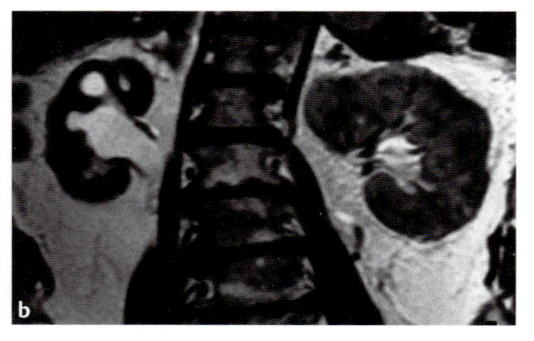

Abb. 5.101 a u. b Morbus Ormond und Zustand nach hämorrhagischem Schock mit Nierenversagen. In der T2w TSE-Sequenz (**a**) ist die rechte Niere deutlich verkleinert und das Nierenbeckenkelchsystem dilatiert durch die Einbeziehung des rechten Harnleiters in die retroperitoneale Fibrose, die in der T1w SE-Sequenz (**b**) als signalarmes Gewebe um die Aorta und die V. cava zur Darstellung kommt. Linksseitig ist die Niere vergrößert, die kortikomedulläre Differenzierung aufgehoben, und es finden sich zentral überwiegend im Bereich des Nierenmarks pathologische Signalintensitätsanhebungen, die auf einen tubulären Schaden hinweisen.

kann bei einer akuten Pyelonephritis oder einem akuten Verschluss der Nierenarterie- oder -vene vorkommen, wobei aber letztere Krankheitsbilder durch die Anwendung der kontrastverstärkten MR-Angiographie heutzutage sicher zu diagnostizieren sind.

Beim *chronischen Krankheitsbild* mit *bilateralem* Verlust der kortikomedullären Differenzierung sind chronische Glomerulonephritiden oder andere Ursachen der chronischen Niereninsuffizienz in Erwägung zu ziehen. Hierbei sind die Nieren verkleinert mit einem verschmälerten Parenchymsaum.

Bei den akuten Krankheitsbildern ist die Niere üblicherweise vergrößert, während sie bei den chronischen Formen dieser Krankheitsbilder verkleinert ist (Abb. 5.**101**).

Ein Verlust der kortikomedullären Differenzierung findet sich auch bei Komplikationen nach einer Nierentransplantation sowie bei einer Abstoßung, einer akuten tubulären Nekrose und bei Cyclosporintoxizität. Zur Differenzierung zwischen Abstoßungsreaktion und akuter tubulärer Nekrose können die Signalintensitätsverhältnisse zwischen Medulla und Nierenrinde und das zeitliche Anreicherungsverhalten von Nierenrinde, Nierenmark und des Nierenbeckens nach der Kontrastmittelgabe herangezogen werden. Zusätzlich können mit der MR-Angiographie arterielle und venöse Komplikationen erfasst werden.

> Bei akuten Krankheitsbildern mit Verlust der kortikomedullären Differenzierung sind die Nieren in der Regel vergrößert, bei chronischen Formen dagegen verkleinert.

MR-Urographie

A. Beer

Mit Hilfe der MR-Urographie gelingt es, die ableitenden Harnwege in ihrer Gesamtheit in einer dem konventionellen Ausscheidungsurogramm ähnlichen Ansicht darzustellen. Ursprünglich wurden für die MR-Urographie nur stark T2w Sequenzen eingesetzt. Ein dilatiertes Hohlsystem ließ sich mit dieser Technik gut darstellen, problematisch war die Darstellung nicht dilatierter Abschnitte der ableitenden Harnwege. Einen Fortschritt stellte die Einführung der T1w kontrastmittelunterstützten MR-Urographie dar, die eine detaillierte Darstellung auch nicht gestauter Harnwege erlaubt (Abb. 5.**102a**). Dank der zunehmenden Ortsauflösung der T2w Sequenzen und des Einsatzes niedrig dosierter Diuretika und Spasmolytika ist es heute aber auch mit dieser Technik möglich, nicht dilatierte Harnwege in guter Qualität abzubilden (Abb. 5.**102b**).

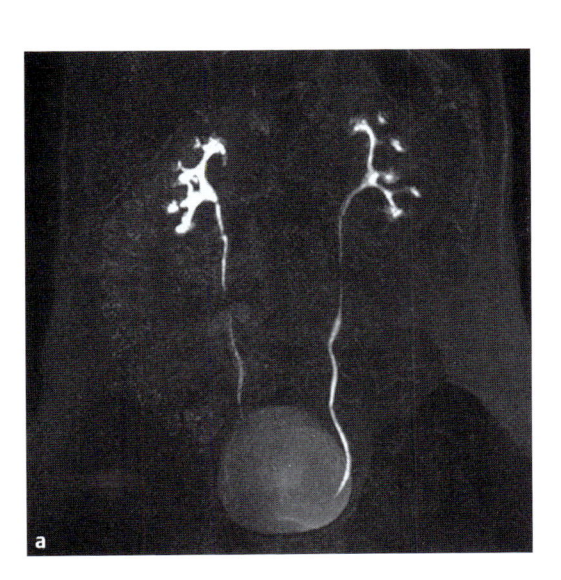

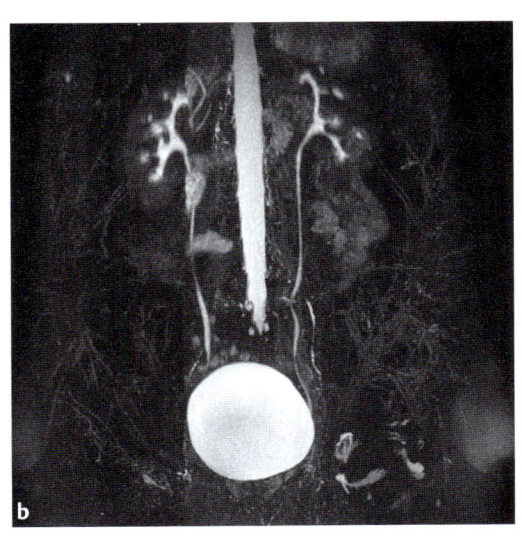

Abb. 5.102 a u. b **MR-Urographie der ableitenden Harnwege.**
a T1w Aufnahme. Normalbefund.
b T2w Aufnahme. Normalbefund.

Untersuchungstechnik

> Der Vorteil der 3-dimensionalen Sequenz liegt in der freien Wahl des Blickwinkels in der MIP-Rekonstruktion.

Eine spezielle Patientenvorbereitung im Vorfeld der Untersuchung ist nicht notwendig. Kurz vor Untersuchungsbeginn soll der Patient die Blase möglichst vollständig entleeren. Nach der Lagerung werden 10 mg Furosemid und 20 mg Butylscopolamin i. v. verabreicht um eine gute Distension sowie Relaxation der ableitenden Harnwege zu erreichen.

Nach Anfertigung eines T2w MR-Urogramms in Dickschichttechnik (HASTE) wird anhand dieses Übersichtsbildes eine T2w 3-dimensionale TSE-Sequenz geplant. Alternativ können weiterhin HASTE-Sequenzen durchgeführt werden, entweder als dicke Einzelschicht aus verschiedenen Projektionen oder in Mehrschichttechnik. Der Vorteil der 3-dimensionalen Sequenz liegt in der freien Wahl des Blickwinkels in der MIP-Rekonstruktion. Überlagerungen (z.B. durch Darmschlingen) können während der Nachverarbeitung durch Segmentation entfernt werden.

Kontrastmittel. Kann die Diagnose zum jetzigen Zeitpunkt gestellt werden, ist die Untersuchung beendet. Ansonsten sollten zusätzlich T1w MR-Urographien angefertigt werden. Hierfür werden 0,1 mmol/kg Körpergewicht Gd-DTPA i. v. verabreicht. Das Diuretikum Furosemid bewirkt eine homogene und rasche Verteilung des Kontrastmittels im Urogenitaltrakt. Im Abstand von 3–5 min werden in Atemanhaltetechnik T1w 3-dimensionale GE-Sequenzen wiederholt, bis die Phase der optimalen Kontrastierung der Harnwege erfasst ist. Bis zu einem Serumkreatininwert von 2 mg/dl ist eine homogene Kontrastierung regelmäßig möglich. Bei stärker eingeschränkter Nierenfunktion ist ähnlich wie im konventionellen Ausscheidungsurogramm meist keine ausreichende Kontrastmittelausscheidung innerhalb eines vertretbaren Zeitraumes (20–30 min) zu erreichen. Theoretisch sind Spätaufnahmen ebenso wie beim Ausscheidungsurogramm möglich, aber im Routineablauf wegen der erneuten Lagerung des Patienten aufwändig.

> Vorteile der T1w kontrastmittelunterstützten Sequenz sind die gute Detailauflösung aufgrund der Durchführung in Atemstillstand und die fehlende Überlagerung durch flüssigkeitsgefüllte Strukturen.

Vorteile der T1w kontrastmittelunterstützten Sequenz sind die gute Detailauflösung aufgrund der Durchführung bei angehaltenem Atem und die fehlende Überlagerung durch flüssigkeitsgefüllte Strukturen (Darm, Myelon, Zysten).

Fehlbildungen und Varianten

Fehlbildungen und Varianten der *oberen ableitenden Harnwege* (Nierenagenesie, Dystopien, Doppelnieren, Ureter fissus) können sehr gut in der MR-Urographie dargestellt werden. Auch die Differenzierung zwischen Ureter fissus und duplex und die Bestimmung der Teilungsstelle im Fall eines Ureter fissus sind möglich (Abb. 5.**103**).

In der Abbildung von *Fehlbildungen der Blase*, z.B. Divertikel, ist die MR-Urographie dem konventionellen Ausscheidungsurogramm aufgrund der beliebigen Wahl des Blickwinkels überlegen. Divertikelhals, Ausdehnung eines Divertikels und die Lagebeziehung zu den Ureteren sind exakt differenzierbar (Abb. 5.**104**).

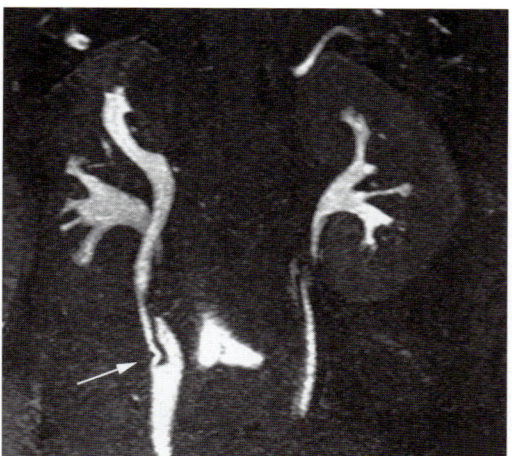

Abb. 5.103 **Ureter fissus mit Teilungsstelle (Pfeil).** T1w MR-Urographie.

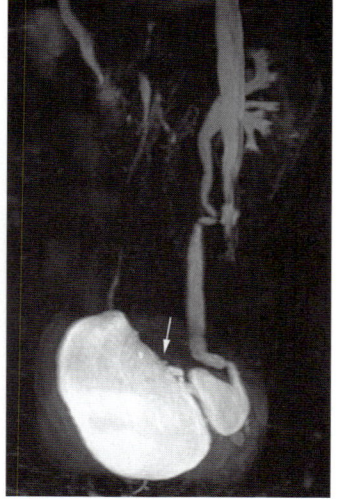

◀ *Abb. 5.104* **Blasendivertikel.** T2w MR-Urographie. Einmündung des linken Ureters (Pfeil), Stauung Grad 1 links.

Strikturen

Die Stenosehöhe bei Harnleiterstrikturen sowie die Einteilung des Grades der Harnstauung sind v. a. in den T2w Sequenzen gut möglich (Abb. 5.**105**).

Klassifizierung. Analog zum konventionellen Ausscheidungsurogramm empfiehlt sich folgende Klassifizierung des Stauungsgrades:
- Grad 1: geringe Dilatation der Kelche, Papillenimpression durchgängig erhalten.
- Grad 2: Kelcherweiterung mit Abflachung der Papillenimpression.
- Grad 3: dilatiertes Nierenbeckenkelchsystem mit aufgehobener Papillenimpression und abgerundeten Nierenkelchen, Parenchymatrophie möglich, aber nicht obligat.
- Grad 4: extrem aufgeweitetes Nierenbeckenkelchsystem mit deutlicher Parenchymatrophie.

Bei Nierenbeckenabgangsstenosen können in der T1w kontrastmittelverstärkten MR-Urographie enge Restlumina dargestellt werden. Zudem kann in einem Untersuchungsgang direkt nach der KM-Injektion ohne zusätzlichen Zeitaufwand eine MR-Angiographie durchgeführt werden, um aberrierende Gefäßverläufe zu erkennen (Abb. 5.**106**).

Tumoren

Maligne Tumoren im Bereich der *Nieren* können bei Beteiligung des Nierenbeckenkelchsystems erkannt werden (Verlagerung, Impression oder Amputation von Kelchgruppen). Das Nierenbeckenkarzinom ist durch unregelmäßige Füllungsdefekte im Bereich des Nierenbeckens charakterisiert bzw. ebenfalls durch Verlagerung und Amputation von Kelchgruppen (Abb. 5.**107**).

Tumoren der *Blase* wachsen meist papillär und sind deshalb gut abgrenzbar. Für die Rekonstruktion der Originaldatensätze ist die virtuelle Endoskopie vorteilhaft, da kleine Tumoren in der MIP maskiert werden (Abb. 5.**108**). Flache Tumoren können allein durch MR-Urographie-Sequenzen nicht erkannt werden.

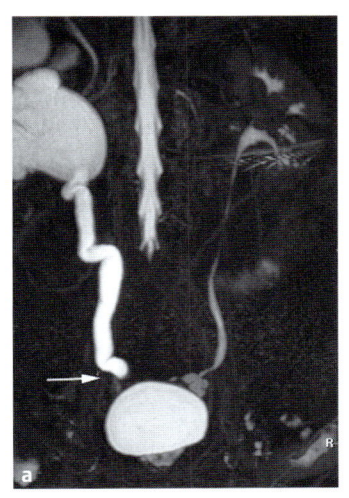

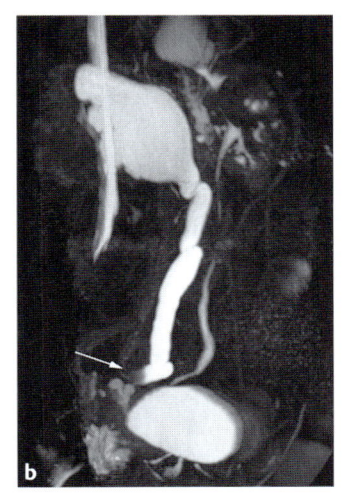

Abb. 5.105 a u. b **Distal gelegener Harnleitertumor rechts mit Abbruch des Ureters (Pfeil) und Stauung Grad 4 rechts.** T2w MR-Urographie.

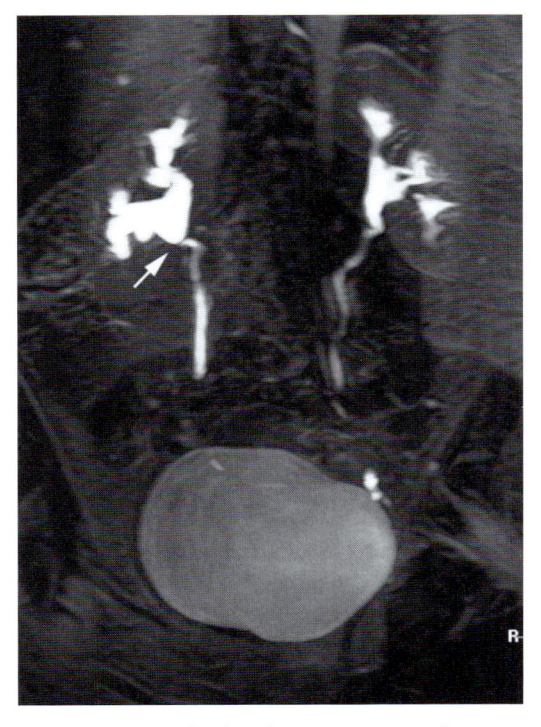

Abb. 5.106 **Nierenbeckenabgangsstenose rechts (Pfeil).** T1w MR-Urographie.

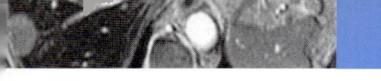

Abb. 5.107 **Nierenbeckenkarzinom.** Nierenbeckenkarzinom links mit bogiger Impression und Ausspannung des Nierenbeckens und Amputation der mittleren Kelchgruppe (Pfeil).

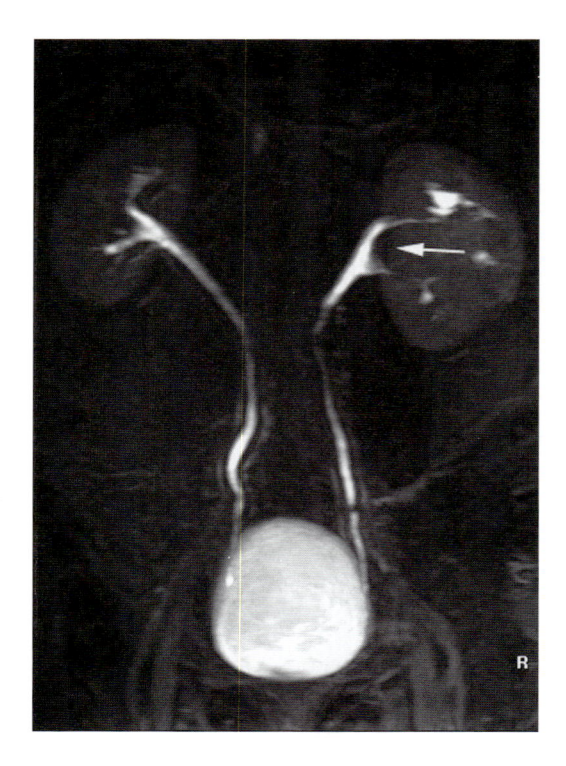

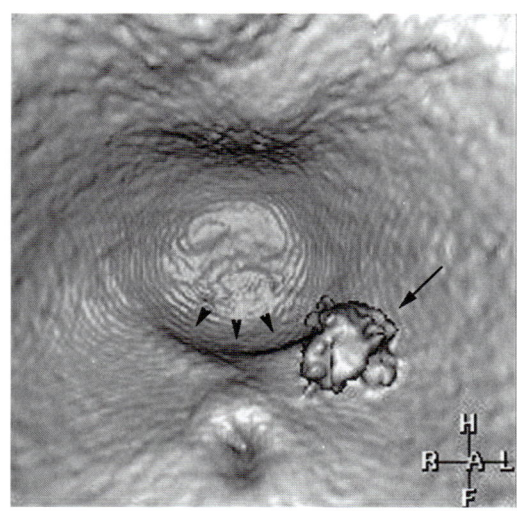

Abb. 5.108 **Virtuelle Zystoskopie.** Blick von ventral in Richtung Ureterenleiste (Pfeilspitzen); Blasentumor vor dem linken Ostium (Pfeil).

Postoperativer Situs

Für die Kontrolle des postoperativen Situs nach *Blasenersatz*, z. B. Ileum-Conduit, sind MR-Urographien sehr gut geeignet (Abb. 5.**109**). Eine häufige Komplikation sind Strikturen im Bereich der Ureteren (Abb. 5.**110**).

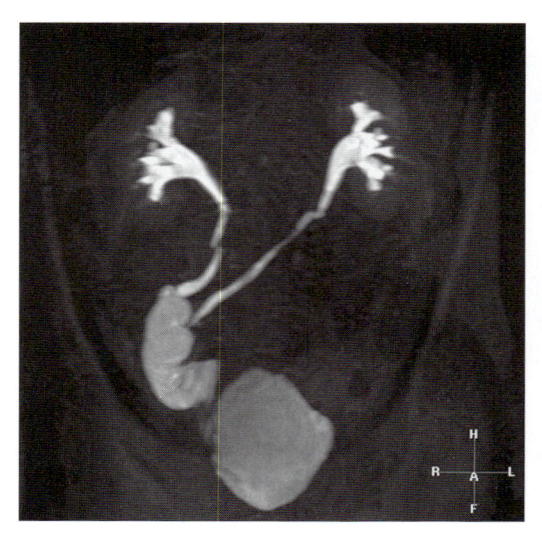

Abb. 5.109 **Neoblase.** T1w MR-Urographie. Normalbefund.

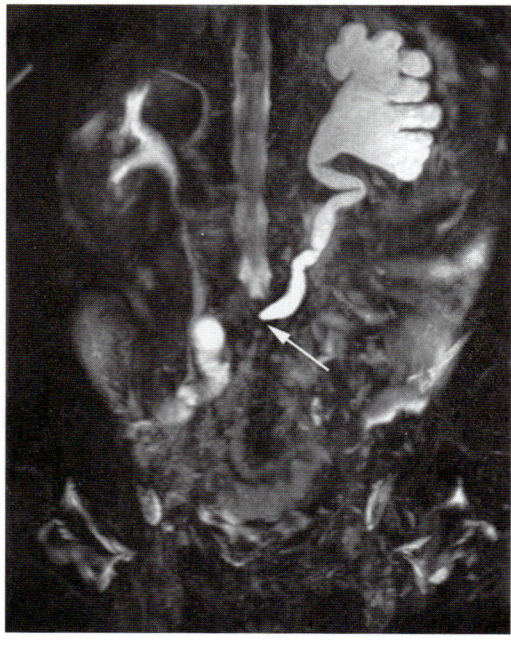

Abb. 5.110 **Ileum-Conduit.** T2w MR-Urographie mit Stenose im distalen Ureter links (Pfeil) und Stauung Grad 4 links. Gegenseite unauffällig.

Bei Z. n. *Nierentransplantation* sind ebenfalls Ureterstrikturen eine häufige Komplikation, v. a. an der Implantationsstelle in der Blase (Abb. 5.111). Der Grad der Harnstauung und die Höhe einer Harnleiterobstruktion sind ohne Belastung der Transplantatniere durch jodhaltiges Kontrastmittel kontrollierbar. Ureterfisteln lassen sich in der kontrastverstärkten MR-Urographie ebenfalls darstellen. Neben dem Vorteil der fehlenden Nephrotoxizität kann auch ohne zusätzlichen Zeitaufwand die MR-Angiographie durchgeführt werden, um weitere Pathologien (z. B. Anastomosenstenosen) zu erkennen.

Urolithiasis

Eine Schwäche der MR-Urographie liegt sicherlich noch in der Diagnose der Urolithiasis. Verantwortlich hierfür sind die noch unzureichende Ortsauflösung und die fehlende Signalintensität von Konkrementen. Größere Steine sind auch in der MR-Urographie zu erkennen; ein weiteres Einsatzgebiet ist die Verlaufskontrolle von in der Radiographie bereits lokalisierten Steinen oder nach Intervention (z. B. ESWL), um eine wiederholte Strahlenexposition zu vermeiden (Abb. 5.112).

Traumatische Läsionen

Verletzungen der ableitenden Harnwege, ob iatrogen oder traumatisch bedingt, sind durch den Kontrastmittelaustritt in der T1w MR-Urographie zu erkennen (Abb. 5.113 a). In der T2w Sequenz lässt sich hingegen das gesamte Ausmaß eines Urinoms besser darstellen (Abb. 5.113 b).

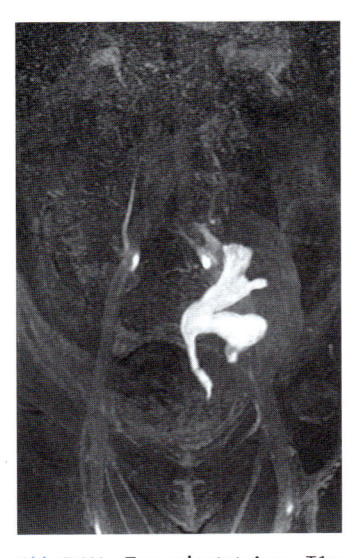

Abb. 5.111 **Transplantatniere.** T1w MR-Urographie. Stenose an der Implantationsstelle des Ureters. Kein Kontrastmittelübertritt in die Blase nachweisbar, Stauung des Ureters und Nierenbeckenkelchsystems Grad 3.

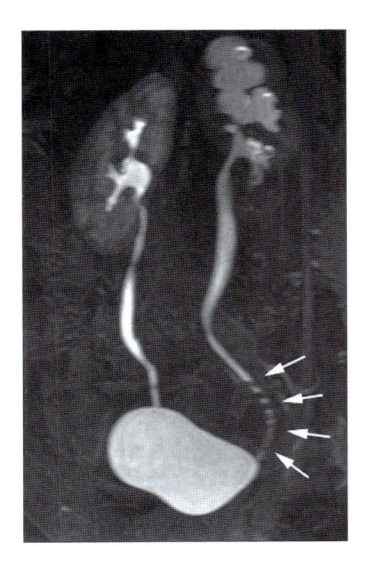

Abb. 5.112 **Steinstraße.** Steinstraße im distalen Ureter links (Pfeile) nach ESWL bei Nierenbeckenstein. T1w MR-Urographie.

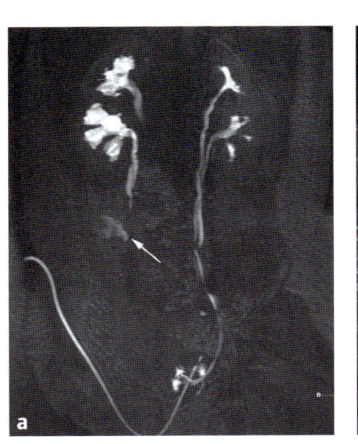

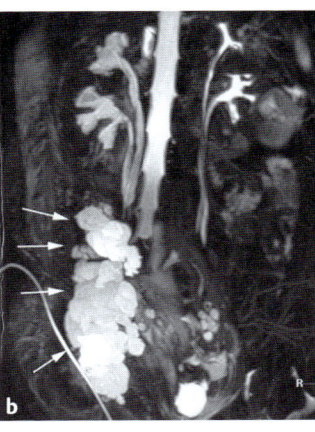

Abb. 5.113 a u. b **Ureter fissus beidseits, Harnleiterfistel rechts.**
a Kontrastmittelaustritt in der T1w MR-Urographie (Pfeil).
b Urinomausdehnung in der T2w MR-Urographie (Pfeile).

Literatur

Barbaric, Z. L.: Principles of Genitourinary Radiology, 2nd ed. Thieme, Stuttgart 1994 (151–184)

Borthne, A. S., C. Pierre-Jerome, K. I. Gjesdal, T. Storaas, F. Courivaud, M. Eriksen: Pediatric excretory MR urography: comparative study of enhanced and non-enhanced techniques. Eur Radiol 13(2003) 1423–1427

Bosniak, M. A., N. M. Rofsky: Problems in the detection and characterization of small renal masses. Radiology 198 (1996) 638–641

Bosniak, M. A.: The small (< 3,0 cm) renal parenchymal tumor: detection, diagnosis, and controversies. Radiology 179 (1991) 307–317

Catalano, C., P. Pavone, A. Laghi et al.: MR pyelography and conventional MR imaging in urinary tract obstruction. Acta radiol. 40 (1999) 198–202

Curry, N. S.: Imaging the small solid renal mass. Abdom Imaging 27 (2002) 629–636

Kawashima, A., J. F. Glockner, B. F. King Jr.: CT Urography and MR Urography. Radiol Clin North Am 41 (2003) 945–961

Kreft, B., H. H. Schild: Zystische Nierenläsionen. Fortschr. Röntgenstr. 175 (2003) 892–903

Kreft, B.: Magnetic resonance imaging of the kidneys. Curr. Opin. Urol. 7 (1997) 74–79

Krestin, G. P., G. Schuhmann-Gampieri, J. Haustein et al.: Functional dynamic MRI, pharmacokinetics and safety of Gd-DTPA in patients with impaired renal function. Europ. Radiol. 2 (1992) 16–23

Nolte-Ernsting, C. C. A., G. Staatz, J. Tacke, R. W. Günther: MR urography today. Abdom Imaging 28 (2003) 191–209

Nolte-Ernsting, C. C. A., A. Bücker, G. B. Adam et al.: Gadolinium-enhanced excretory MR urography after low-dose diuretic injection: Comparison with conventional excretory urography. Radiology 209 (1998) 147–157

Nolte-Ernsting, C. C. A., G. B. Adam, R. W. Günther: MR-urography: examination techniques and clinical applications. Europ. Radiol. 11 (2001) 355–372

Pozzi-Mucelli, R., A. Rimondini, A. Morra: Radiologic evaluation in planning surgery of renal tumors. Abdominal imaging (2004) published online

Reuther, G., B. Kiefer, E. Wandl: Visualization of urinary tract dilatation: value of single-shot MR urography. Europ. Radiol. 7 (1997) 1276–1281

Rothpearl, A., D. Frager, A. Subramanian et al.: MR-urography: technique and application. Radiology 194 (1995) 125–130

Semelka, R. C., S. M. Ascher, C. Reinhold: MRI of the Abdomen and Pelvis. Wiley-Liss, New York 1997

Tello, R., B. D. Davison, M. O'acute]Malley, H. Fenlon, K. R. Thomson, D. J. Witte, L. Harewood: MR imaging of renal masses interpreted on CT to be suspicious. AJR 174 (2000) 1017–1022

Walter, C., M. Kruessel, A. Gindele, H. G. Brochhagen, A. Gossmann, P. Landwehr: Imaging of renal lesions: evaluation of fast MRI and helical CT. Br. J. Radiol. 76 (2003) 696–703

Nebennieren

W. Heindel und B. Buerke

Die MRT der Nebennieren wird empfohlen:
- zur Charakterisierung inzidenteller Nebennierenraumforderungen,
- zur Lokalisation von Phäochromozytomen,
- zur Operationsplanung bei Nebennierenkarzinomen,
- bei Patienten mit bekannter allergoider Reaktion nach Applikation jodhaltiger Kontrastmittel oder eingeschränkter Nierenfunktion.

Ansonsten ist die Mehrschicht-Spiral-CT (MSCT) wegen ihrer meist höheren räumlichen Auflösung bildgebendes Verfahren der Wahl zur Abklärung von Nebennierenerkrankungen. Eine Nebennierenfunktionsstörung nach vorangegangener klinisch-laborchemischer Diagnosesicherung gilt weiter als primäre Indikation für eine gezielte CT-Untersuchung.

Untersuchungstechnik

Technik, Spulen, Pulssequenzen

Die MRT-Untersuchung der Nebennieren erfolgt in der Regel in Rückenlage mit erhobenen Armen unter Verwendung der *Körperspule* bzw. einer *Phased Array Coil*. Bei angepasstem Bildfeld (FOV ≤ 40 cm, Messmatrix beispielsweise 256 × 192, Auflösung ≤ 1,25 mm) wird die Nebennierenregion typischerweise transversal mit Schichtdicke ≤ 5 mm ohne Schichtlücke dargestellt. Ergänzend empfehlen sich koronare Schichten, bei denen meist weniger Bewegungsartefakte auftreten und die anatomische Beziehung zu den Nachbarorganen eindeutiger wird. Bei großen Läsionen sind sagittale Schichten hilfreich, um Raumforderungen der Nebenniere von Tumoren, die von der Niere oder der Leber ausgehen, zu unterscheiden.

Zur Verbesserung der Bildqualität sollte mit Bewegungskompensationstechniken und Einfaltartefaktunterdrückung gearbeitet werden. Die Gabe eines oralen Kontrastmittels ist nicht erforderlich.

Sequenzen. Traditionell wurden zur Darstellung der Nebennieren *T1w und T2w SE-Sequenzen* eingesetzt. Heute werden zur Einordnung einer Nebennierenraumforderung *GE-Sequenzen in Phase und in Gegenphase* entweder nacheinander oder in einer Messung verwendet. Wenn im Rahmen der interaktiven Bildauswertung keine Signalreduktion erkennbar wird, sollten eine T2w TSE-Sequenz und ein T1w Bild, ggf. mit spektraler Fettsättigung angeschlossen werden. Ergänzende dynamische Untersuchungssequenzen nach i.v. Kontrastmittelapplikation helfen nur in Einzelfällen weiter.

Tab. 5.**29** fasst typische Untersuchungsparameter zusammen.

Tab. 5.29 MRT der Nebennieren: Untersuchungstechnik bei 1,5 T

Sequenz	Gewichtung	TR (ms)	TE (ms)	Flipwinkel	Orientierung
GE-Sequenz	in-phase	70–180	4,6	60–90°	axial
GE-Sequenz	out-of-phase	70–180	2,3	60–90°	axial
Ggf. ergänzend:					
TSE-Sequenz	T2	2000–4000	10–60	90°	axial
SE-Sequenz (oder GE-Sequenz, s.u.)	T1	300–600	10–25	90°	axial
Dynamische GE-Sequenz	T1	70–180	4,6	60–90°	koronar
SE-Sequenz (oder GE-Sequenz, s.o.)	T1	300–600	10–25	90°	koronar, sagittal

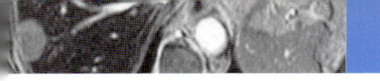

Anatomie

Beide Nebennieren liegen im perirenalen Raum, umschlossen von der *Gerota-Faszie*. Aufgrund ihrer Lage im retroperitonealen Fettgewebe können die Nebennieren MR-tomographisch regelmäßig dargestellt werden, eine Mark-Rinden-Differenzierung gelingt aber nicht.

Die *rechte Nebenniere* liegt unmittelbar dorsal der V. cava inferior, anteromedial und kranial des oberen Nierenpols zwischen rechtem Leberlappen und Zwerchfellschenkel. Im Transversalschnittbild stellt sie sich am häufigsten linear oder umgekehrt v-förmig, selten auch kommaförmig oder dreieckig dar (Abb. 5.114).

Die *linke Nebenniere* liegt posterolateral der Aorta abdominalis, mehr anteromedial als kranial des oberen Nierenpols. Sie stellt sich typischerweise umgekehrt v-, deltaförmig oder dreieckig dar (Abb. 5.115).

Die *Ausdehnung der Nebennieren in Körperlängsachse* variiert zwischen 2 und 4 cm, wobei meist ein Drüsenkörper und 2 Schenkel unterschieden werden können. Die Schenkellänge liegt zwischen 20 und 30 mm, die Schenkeldicke zwischen 5 und 8 mm. Wegen der relativ großen Form- und Größenvarianz ist bei der Diagnostik die subjektive Beurteilung von Form, Größe und Außenkonturen wichtiger als die exakte Größenbestimmung.

MR-Anatomie

— MRT-Spezifisches —

- In klassischen SE-Bildern weisen die Nebennieren im Gegensatz zum hyperintensen perinephritischen Fettgewebe eine homogen niedrige Signalintensität auf.
- Im Vergleich zum Lebergewebe sind sie auf T1w und T2w SE-Bildern iso- oder hypointens (Abb. 5.114 u. 5.115). Auf fettsupprimierten Sequenzen stellen sie sich in beiden Wichtungen im Vergleich zum angrenzenden Fett- und Lebergewebe hyperintens dar (Abb. 5.115).

Abb. 5.114 **Normalbefund der rechten Nebenniere.**
a T1w SE. Umgekehrt v-förmige rechte Nebenniere dorsolateral der V. cava inferior; hypointens zum Lebergewebe.
b T2w TSE. Isointens zum Lebergewebe.

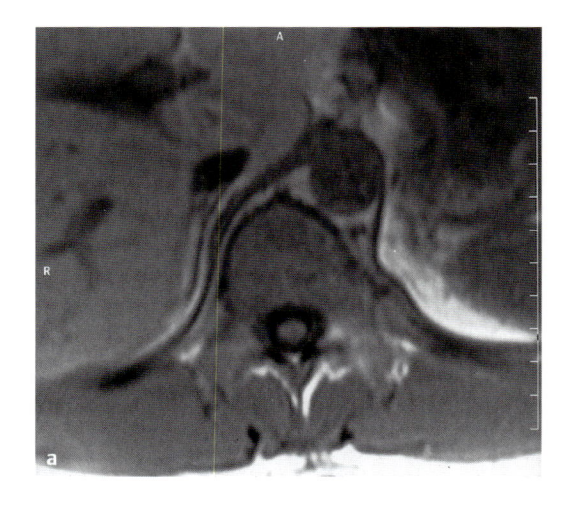

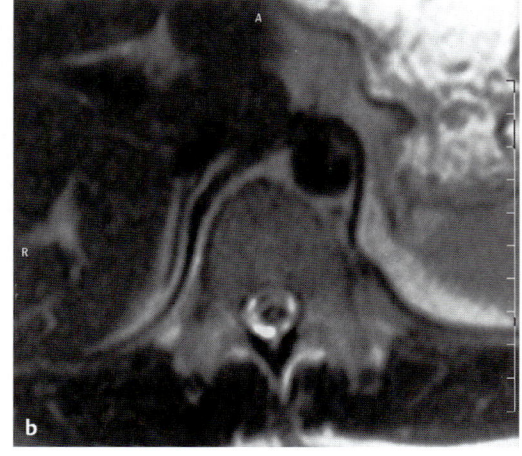

Abb. 5.115 **Normalbefund der linken Nebenniere.**
a T2w TSE. Deltaförmige linke Nebenniere anteromedial der Niere, isointens zur Milz.
b Fettunterdrückte T2w TSE. Hyperintense Darstellung der Nebenniere.

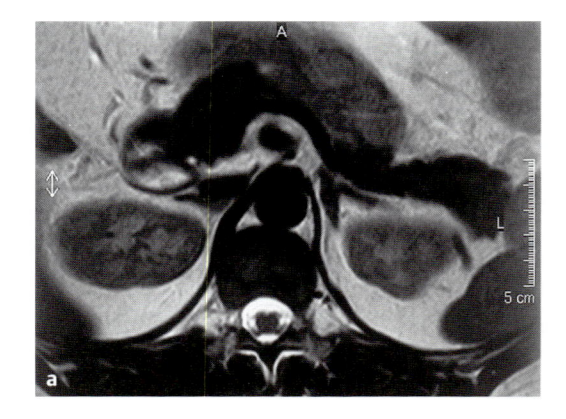

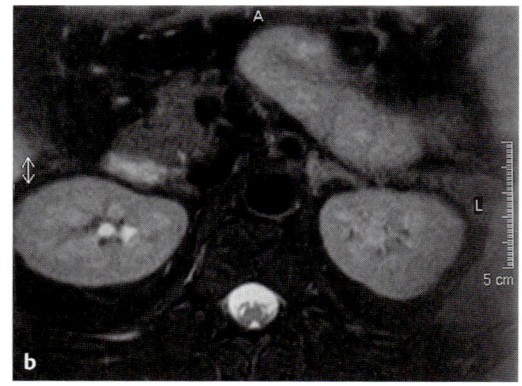

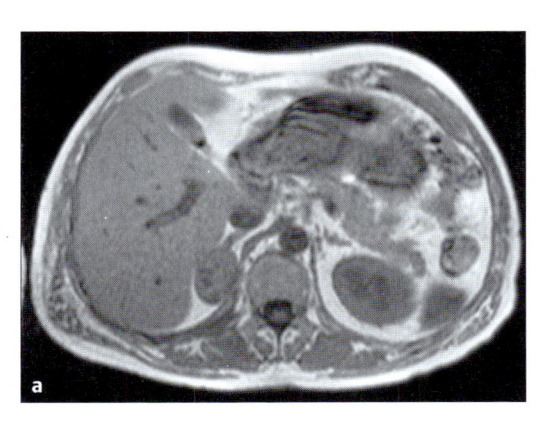

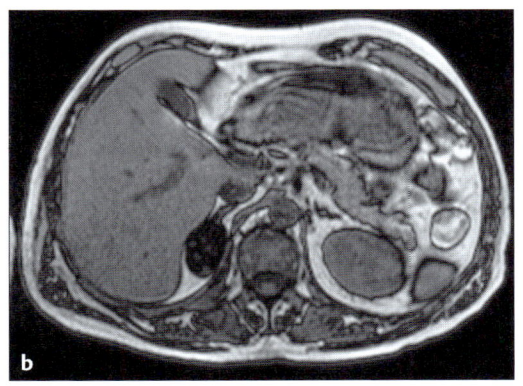

Abb. 5.116 a u. b **Normalbefund und Adenom der Nebenniere.** Wasser-Fett-Bildgebung (CSI) in Phase (**a**) und in Gegenphase (**b**) bei rechtsseitigem Nebennierenadenom und Normalbefund links. Typischer Signalverlust an der Außenkontur der Nebenniere an der Grenzfläche zum umgebenden Fettgewebe.

- Auf Gegenphasebildern zeigt sich ein Signalverlust an der Außenkontur der Nebennieren an der Grenzfläche zum umgebenden Fettgewebe (Abb. 5.**116**).

- Zusammenfassend bleibt festzuhalten, dass die Nebennieren und kleine Raumforderungen am besten auf T1w und fettunterdrückten T2w Aufnahmen darzustellen sind.

Funktionelle Nebennierenerkrankungen

Die Nebennierenrinde und das Nebennierenmark sind 2 getrennte funktionelle Einheiten unterschiedlichen embryonalen Ursprungs, die sich während der Fetalzeit in einer Kapsel vereinigen. Die *Nebennierenrinde* stammt vom mesodermalen Gewebe des urogenitalen Strangs und differenziert sich in 3 histologische Zonen:

- Die äußere Zona glomerulosa produziert Aldosteron.
- Die mittlere Zona fascicularis ist verantwortlich für die Glucocorticoid-, die innere Zona reticularis für die Androgenproduktion.

Ektodermale Zellen aus der Neuralleiste formen die primitiven sympathomimetischen Ganglien und das *Nebennierenmark*. Sie besitzen 2 Differenzierungslinien:

- chromaffine Zellen (Phäochromozyten), die Epinephrin produzieren, und
- autonome Ganglienzellen.

Wenngleich die Nebennierenrinde, die Medulla und ihre Untergliederungen mittels MRT nicht differenzierbar sind, führt ein Verständnis des histologischen Aufbaus und der zugehörigen hormonellen Funktion zu einem Raster, anhand dessen sich Nebennierenläsionen klassifizieren lassen. Anhand der Hormonfunktion lassen sich Erkrankungen der Nebenniere unterscheiden in:

- Erkrankungen, die mit einer adrenokortikalen oder -medullären Überfunktion oder einer adrenokortikalen Insuffizienz einhergehen,
- und Läsionen mit normaler hormoneller Funktion.

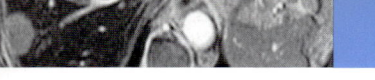

Adrenokortikale Überfunktion

Primärer Hyperaldosteronismus

Diese Erkrankung ist durch eine exzessive Mineralocorticoidproduktion der Nebenniere charakterisiert.

Klinik und Ätiologie. Klinische Manifestationen sind:
- Hypertonie,
- Hypokaliämie,
- Flüssigkeitsretention,
- Schwäche,
- Herzrhythmusstörungen.

Ein erhöhter Plasmaaldosteronspiegel und eine verminderte Plasmareninaktivität sind typische diagnostische Laborbefunde. Ungefähr 75–85 % aller Patienten mit primärem Hyperaldosteronismus haben ein benignes, *Aldosteron produzierendes Adenom (Conn-Syndrom)* und werden mittels operativer Resektion behandelt. Eine *Hyperplasie* der Nebenniere ist für 15–25 % aller Fälle verantwortlich und wird medikamentös behandelt, da eine beidseitige Adrenalektomie die klinischen Befunde u. U. nicht beseitigt. Eine exzessive Aldosteronproduktion durch ein *adrenokortikales Karzinom* kommt selten vor und ist dann mit einer ausgeprägten Hypokaliämie und einer massiven Erhöhung des Plasmaaldosterons verknüpft.

Adenome. Aldosteron produzierende Adenome sind erfahrungsgemäß klein (durchschnittlich 1,5 cm, Bereich 0,5 bis maximal 3,5 cm), sodass untersuchungstechnisch eine hohe räumliche Auflösung des Schnittbildverfahrens angestrebt werden muss. Primäres Untersuchungsverfahren ist die native Spiral-CT, aber prinzipiell ist der Adenomnachweis bei adäquater Untersuchungstechnik auch magnetresonanztomographisch möglich (Abb. 5.**117**).

Hyperplasie. Schwieriger als die Adenomlokalisation ist der Nachweis einer idiopathischen Hyperplasie. Auch bei Nachweis bilateraler Adenome ist die Lateralisation nicht möglich. In dieser Situation ist die selektive Nebennierenvenenblutentnahme zur seitengetrennten Hormonbestimmung indiziert, die eine Genauigkeit von 96 % besitzt.

Cushing-Syndrom

Klinik und Ätiologie. Das Cushing-Syndrom resultiert aus einem Glucocorticoidexzess und ist charakterisiert durch:
- Stammfettsucht,
- Hirsutismus,
- Amenorrhö,
- abdominale Striae,
- Muskelschwäche,
- Osteoporose,
- Hypertonie,
- Hyperkortisolismus.

Die häufigste Ursache eines Glucocorticoidüberschusses sind exogene Steroide im Rahmen einer Therapie. Endogene Ursachen eines Cushing-Syndroms sind Cortisol produzierende *Nebennierenadenome* in 20 %, ein *adrenokortikales Karzinom* in 10 % und eine *adrenokortikale Hyperplasie* durch exzessive ACTH-Produktion in 70 % der Fälle. Von den Patienten mit erhöhtem ACTH haben 90 % ein Cushing-Syndrom durch eine Hypophysenüberfunktion. Bei 10 % der Patienten findet sich eine ektope ACTH-

Abb. 5.117 a u. b **Hormonaktives Nebennierenadenom rechts.** Klinisch schwer einstellbarer arterieller Hypertonus, laborchemisch nachgewiesener Hyperaldosteronismus. Nachweis einer 1 cm großen, glatt begrenzten Raumforderung des medialen Schenkels der rechten Nebenniere in der In- (**a**) und Gegenphase-Bildgebung (**b**) mit deutlichem Signalabfall im Gegenphasebild als Ausdruck des Fettgehalts. Isointenses Signalverhalten zur Leber im T1w und im T2w Bild.

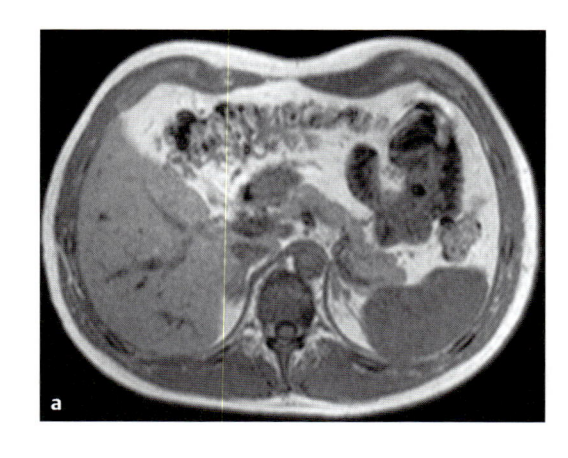

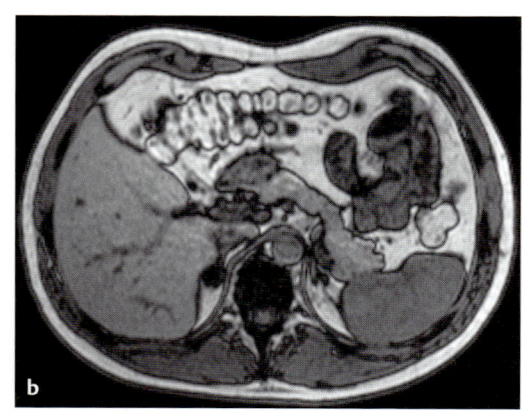

Produktion assoziiert mit Neoplasmen wie Bronchialkarzinoid, Phäochromozytom oder anderen Tumoren.

— **MRT-Spezifisches**

- *Cortisol produzierende Adenome* sind in der Regel leicht nachzuweisen, da sie gewöhnlich größer als 2 cm im Durchmesser sind. Die kontralaterale Nebenniere ist normal oder atrophisch als Ergebnis der Suppression der ACTH-Produktion durch die autonome Cortisolsekretion. Wie beim Conn-Adenom stellt sich die Raumforderung der Nebenniere typischerweise im SE-Bild in allen Gewichtungen zum Lebergewebe isointens dar; ausnahmsweise kann sich ein Adenom aber im T2w Bild sehr hyperintens darstellen und ist damit bildmorphologisch von metastatischen Veränderungen oder einem Nebennierenkarzinom nicht zu unterscheiden.
- Das typische Nebennierenadenom weist eine glatte Begrenzung und homogene Binnenstruktur auf; Kalzifikationen, zentrale Nekrosen oder Hämorrhagien sind ungewöhnlich. Bei dynamischen Serien werden eine mäßige Anreicherung und eine rasche Kontrastmittelausscheidung beobachtet (Abb. 5.**118**). Bei GE-Bildern in Gegenphase sind Adenome durch geringe Signalintensität charakterisiert.
- Die *Nebennierenhyperplasie* bei Morbus Cushing hat ein variables Erscheinungsbild. Bis zu 50 % der Patienten haben normal erscheinende Nebennieren. Eine diffuse unilaterale oder bilaterale Vergrößerung und makronoduläre Hyperplasie kann vorkommen.

Wenn eine dominierende Raumforderung gefunden wird und auch die kontralaterale Drüse sich nodulär darstellt, handelt es sich wahrscheinlich um eine *noduläre kortikale Hyperplasie*. Falls die MRT-Untersuchung der Hypophysenregion normal ist, kann in dieser Konstellation eine Venenentnahme aus dem Sinus petrosus zur Bestimmung von ACTH notwendig werden, um die Diagnose eines ACTH produzierenden Mikroadenoms zu bestätigen.

Primär pigmentierte noduläre adrenokortikale Erkrankung (PPNAD)

Diese seltene Variante des Cushing-Syndroms wird bei Kindern und jungen Erwachsenen beobachtet.

Klinik und Befunde. Die Patienten sind von kleiner Statur und leiden an einer ausgeprägten Osteoporose.

Weitere Befunde sind:
- fleckige Hautpigmentationen („Sommersprossen"),
- kalzifizierte Sertoli-Zell-Tumoren der Hoden,
- Myxome des Vorhofs und der Haut (Carney-Komplex).

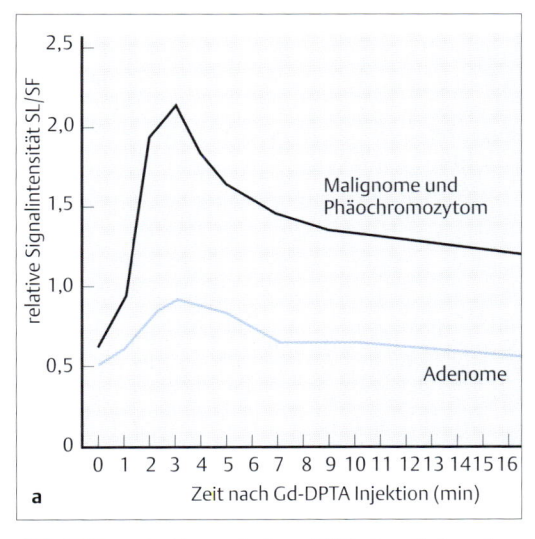

Abb. 5.118 a u. b Dynamisches MRT der Nebenniere bei Nebennierenadenom.
a Schematische Darstellung des charakteristischen Verhaltens von Nebennierenadenomen im Vergleich zu Malignomen (nach Krestin 1990).
b Signalintensitätsanalyse eines linksseitigen Nebennierenadenoms: geringe Kontrastmittelanreicherung nach 3 min mit rascher Ausscheidung (vergrößerte Darstellung – vgl. relative Einheiten).

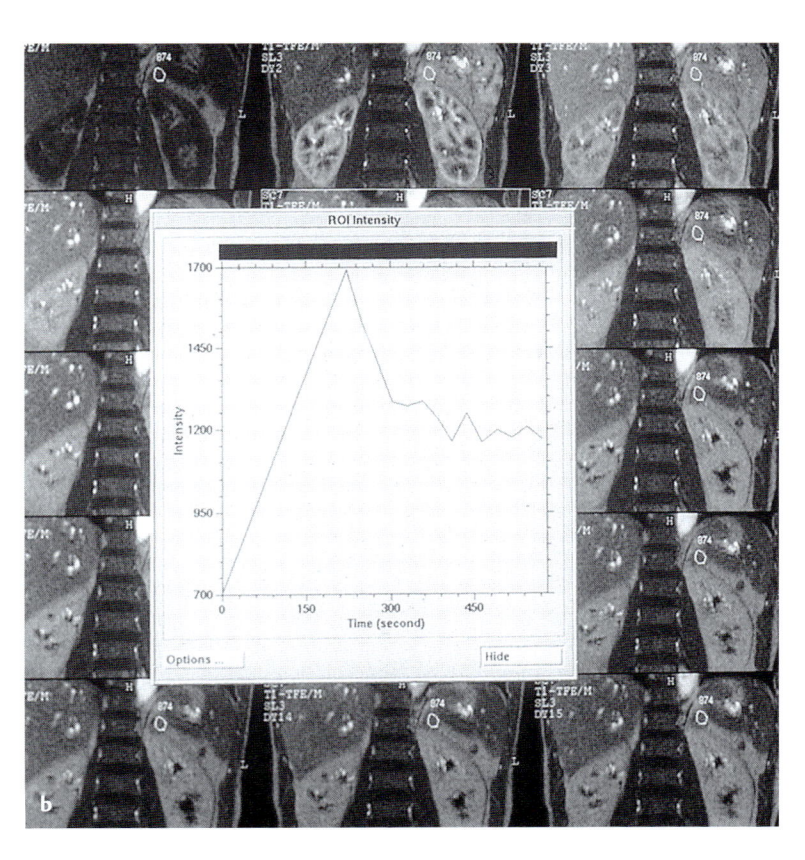

> Adrenokortikale Karzinome sind in der Regel ausgedehnte Raumforderungen (bis zu 20 cm), deren MRT-Signalcharakteristika sich nicht von denen von Nebennierenmetastasen unterscheiden.

— MRT-Spezifisches —

- Pathologisch ist die PPNAD durch multiple pigmentierte Knoten hyperplastischer Zellen bei gleichzeitiger Atrophie des Nebennierengewebes zwischen den Knoten charakterisiert.
- Entsprechende Befunde sind auf hochaufgelösten Schnittbildern zu dokumentieren, wobei die Raumforderungen sowohl im T1w wie im T2w Bild eine niedrige Signalintensität aufweisen.

Adrenokortikales Karzinom

Epidemiologie. Ein primäres adrenokortikales Karzinom ist eine seltene Erkrankung mit einer Inzidenz von 1–2/1 Mio. Personen. Eine hormonelle Überfunktion kommt bei 50% der Patienten vor.

Klinik und Befunde. In Abhängigkeit von den produzierten Hormonen sind Virilisierung, Feminisierung, Symptome eines Morbus Cushing und selten eines Hyperaldosteronismus zu beobachten. Metastasen kommen vor in den regionalen und paraaortalen Lymphknoten, in der Lunge, Leber und in Form einer vaskulären Invasion in die V. cava inferior.

— MRT-Spezifisches —

- Adrenokortikale Karzinome sind typischerweise *ausgedehnte Raumforderungen* mit einem Durchmesser von bis zu 20 cm. Die MRT-Signalcharakteristika unterscheiden sich nicht von Nebennierenmetastasen.
- *Primäre Nebennierenkarzinome* stellen sich im Vergleich zum Leberparenchym im T1w Bild hypointens und im T2w Bild hyperintens dar (Abb. 5.**119a**).
- Weitere typische Befunde sind zentrale Nekrose, Tumoreinblutungen und peripheres noduläres Enhancement (Abb. 5.**119b**).
- Kleinere Karzinome können sich relativ homogen darstellen. In 30% der Fälle finden sich auch Kalzifikationen, die magnetresonanztomographisch schwierig zu diagnostizieren sind.
- MR-spektroskopisch wurden geringe Lipidkomponenten (1,5%) in Nebennierenkarzinomen im Vergleich zu 17,5% bei benignen Adenomen beobachtet.
- Die MRT mit i.v. Kontrastmittelgabe wurde eingesetzt, um eine reine Thrombose von einer Tumorthrombose in der Nebennierenvene bzw. in der V. cava inferior zu differenzieren.

Prinzipiell lässt sich die Ausdehnung von Tumorthromben aber auch mit Spiral-CT-Untersuchungen in gleicher Weise diagnostizieren und auf reformatierten Bildern übersichtlich darstellen. Trotzdem wird in der Literatur die MRT für das präoperative Staging vor operativer Resektion von adenokortikalen Karzinomen empfohlen.

Adrenomedulläre Überfunktion

Phäochromozytom

Phäochromozytome sind seltene neuroendokrine Tumoren, die aus den chromaffinen Zellen des Nebennierenmarks entstehen. Tumoren in Paraganglien anderer Lokalisation werden Paragangliome oder Chemodektome genannt.

Klinik. Phäochromozytome sind üblicherweise hormonaktiv. Die typischen Symptome sind auf die Hypersekretion und Ausschüttung von Epinephrin und Norepinephrin zurückzuführen. Trotz ihrer Seltenheit und des geringen malignen Potenzials können Phäochromozytome letale Folgen nach sich ziehen, da sie sich häufig unerwartet manifestieren. Zahl-

Abb. 5.119 a u. b **Adrenokortikales Karzinom der Nebenniere.** Raumforderung der rechten Nebenniere mit teils inhomogenem hyperintensem Signalverhalten im T2w Bild (**a**) im Vergleich zur Leber und peripher nodulärem Enhancement im kontrastgestützten fettgesättigten T1w Bild (**b**).

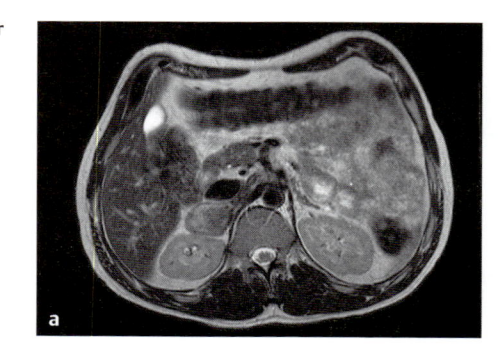

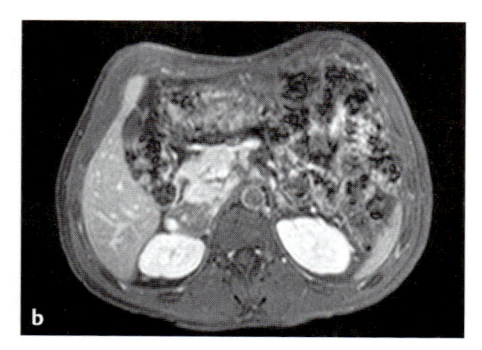

reiche Faktoren wie Narkoseeinleitung, Applikation von Röntgenkontrastmitteln, Schwangerschaft oder ein operativer Eingriff können hypertensive Krisen auslösen. Symptomatische Patienten leiden durch die wiederholten Erhöhungen der Katecholaminspiegel an paroxysmaler Hypertonie, Episoden von Angstattacken, Kopfschmerzen, Sehstörungen, Schwitzen sowie vasomotorischen Veränderungen.

Familiäre Syndrome. Familiäre Syndrome, bei denen eine Assoziation mit einem Phäochromozytom besteht, sind:
- multiple endokrine Neoplasie (MEN) Typ IIa (Phäochromozytom, medulläres Schilddrüsenkarzinom und Nebenschilddrüsenhyperplasie),
- multiple endokrine Neoplasie (MEN) Typ IIb (Phäochromozytom, medulläres Schilddrüsenkarzinom und mukokutane Erkrankungen einschließlich muköser Neurome),
- Neurofibromatose,
- Hippel-Lindau-Syndrom (Phäochromozytom, Nierenzellkarzinom, zystische Erkrankungen der Niere und des Pankreas sowie Hämangioblastom des Gehirns),
- familiäre Phäochromozytome (autosomal dominant).

Die Patienten mit MEN-Syndrom sind in etwa 50% der Fälle asymptomatisch und leiden häufig an bilateralen Tumoren, die fast immer im Bereich der Nebennieren lokalisiert sind. In 10% aller Fälle sind Phäochromozytome bilateral und in etwa 10% maligne. Bei extraadrenalen Tumoren (10% aller Paragangliome) ist Malignität sehr viel häufiger (40%).

Diagnose. Phäochromozytome der Nebenniere sind zum Diagnosezeitpunkt typischerweise größer als 3 cm. Dementsprechend besitzen sowohl die CT wie die MRT eine hohe Genauigkeit im Nachweis mit angegebenen Sensitivitäten zwischen 93% und 100%. Für die MRT wird im Vergleich zur CT als Vorteil neben der besseren Gewebecharakterisierung vor allem bei extraadrenalen Paragangliomen die multiplanare Darstellungsmöglichkeit angeführt. Dies gilt beispielsweise für mediastinale Chemodektome z. B. in juxtakardialer Lokalisation und für Phäochromozytome der Blasenwand. An vielen Zentren ist deshalb heute die MRT nach der laborchemischen Sicherung der Diagnose eines Phäochromozytoms primäres bildgebendes Verfahren.

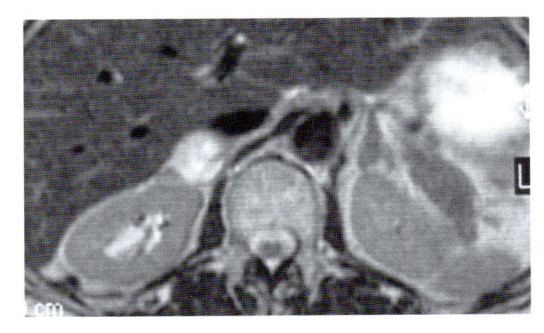

Abb. 5.120 **Phäochromozytom.** Im T2w Bild (UTSE) kommt die inhomogene Raumforderung gegenüber Leber und Milz signalhyperintens zur Abbildung.

— MRT-Spezifisches —
- Die Mehrzahl der Phäochromozytome besitzt auf T2w Aufnahmen eine sehr hohe Signalintensität (Abb. 5.**120**).
- Größere Tumoren sind tendenziell inhomogen, zentral nekrotisch oder hämorrhagisch, eher selten eierschalenförmig kalzifiziert.
- Einzelne Phäochromozytome stellen sich jedoch auf T2w Sequenzen nicht hyperintens dar, sodass sie insbesondere mit SE-Techniken als Adenome fehlklassifiziert werden können.
- Die Wasser-Fett-Bildgebung hilft zur Unterscheidung, da Phäochromozytome im Gegensatz zu den meist fetthaltigen Adenomen keinen Signalverlust im Gegenphasebild aufweisen.
- Nach der Kontrastmittelgabe reichern Phäochromozytome stark und dauerhaft an.

Neuroblastom

Das Neuroblastom ist der häufigste solide Tumor des Abdomens bei Kindern. Die Nebennierenregion ist bei etwa ein Drittel aller Patienten betroffen. In den meisten Statistiken rangiert das Neuroblastom in der Prävalenz hinter der Leukämie, dem Lymphom und den Hirntumoren, ist aber häufiger als der Wilms-Tumor und das Rhabdomyosarkom. Die meisten Neuroblastome entstehen zwischen dem 2. und 3. Lebensjahr.

Pathologisch können sie vollständig entdifferenziert und dann auch radiologisch oft schlecht abgrenzbar sein oder Ganglienzellen enthalten (Ganglioneuroblastom). Häufig führen die Tumoren zu einer Nebennierenmarküberfunktion.

> Bei der Darstellung eines Phäochromozytoms weist die MRT gegenüber der CT die Vorteile der besseren Gewebecharakterisierung und vor allem bei extraadrenalen Paragangliomen der multiplanare Darstellungsmöglichkeit auf.

◘ Ausgangspunkt, Binnenstruktur und Ausdehnung eines Neuroblastoms in den Spinalkanal sind mit der MRT besser abzubilden als mit der CT.

— **MRT-Spezifisches** —

- Im Staging des Neuroblastoms gilt die MRT dem Ultraschall und der CT überlegen, da in der Regel der Ausgangspunkt der Raumforderung, die Tumorbinnenstruktur, ein mögliches Gefäßencasement und eine Ausdehnung des Tumors in den Spinalkanal besser abzubilden sind (Abb. 5.**121**).
- Untersuchungstechnisch sind fettgesättigte T2w Sequenzen besonders hilfreich.
- Auch in der postoperativen Beurteilung gilt die MRT als nützlich, da Rest- oder Rezidivtumor von postoperativer Fibrose insbesondere im T2w Bild besser zu differenzieren sind.

Differenzialdiagnose. Problematisch kann die Differenzierung eines hämorrhagischen Neuroblastoms von einer traumatischen Nebennierenblutung bei Neugeborenen sein; in diesen Fällen sind ein Katecholamin-Screening des Urins sowie eine sonographische Kontrolluntersuchung angeraten, um eine Resorption der Blutung nachzuweisen und ein hämorrhagisches Neuroblastom auszuschließen.

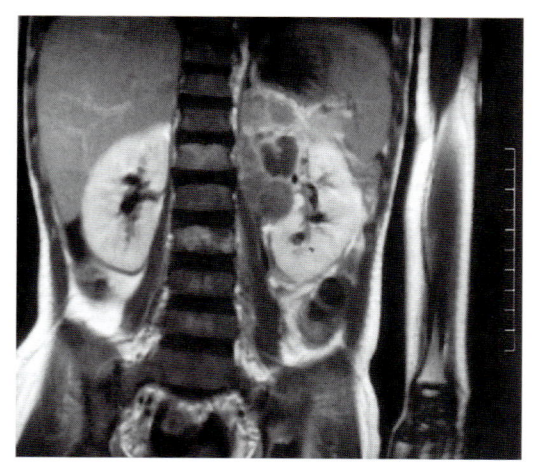

Abb. 5.121 **Neuroblastom.** Neuroblastom links bei einem 4-jährigen Mädchen. Wirbelkörpermetastasen. Die T1w SE-Sequenz nach i.v. Gabe eines Gd-Chelats zeigt die ausgedehnte, inhomogen Kontrastmittel aufnehmende Raumforderung der linken Nebennierenregion mit zystischen Anteilen. Die Nachbarstrukturen werden verlagert. Die pathologischen Kontrastmittelanreicherungen bei LWK 2 und BWK 12 sind Ausdruck einer ossären Metastasierung.

Adrenokortikale Insuffizienz

Klinik und Befunde. Die chronische adrenokortikale Insuffizienz (*Morbus Addison*) wird durch eine progressive Zerstörung der Nebennierenrinde verursacht. Typische klinische Befunde sind:
- Schwäche,
- Müdigkeit,
- Anorexie,
- vermehrte Hautpigmentation,
- Hypotonie.

Die Laboruntersuchungen zeigen niedrige Plasmacortisonspiegel und erhöhtes Plasma-ACTH.

Ätiologie. Ursächlich für die Nebenniereninsuffizienz können eine Vielzahl von Erkrankungen sein: Neben bilateralen Nebennierenblutungen und entzündlichen Erkrankungen ist ein Autoimmunprozess am häufigsten. Eine Metastasierung in die Nebennieren hingegen, obwohl insgesamt häufig, führt nur sehr selten zum Morbus Addison. Eine Nebenniereninsuffizienz tritt dabei nur in sehr fortgeschrittenem Krankheitsstadium oder in Verbindung mit einer spontanen Einblutung auf. Eine andere seltene Ursache des Morbus Addison ist die Hämochromatose. Die Schnittbilddiagnostik kann bei der Diagnose der zugrunde liegenden Erkrankung helfen.

— **MRT-Spezifisches** —

- Bei der *Autoimmunerkrankung* wird eine extreme Atrophie der Nebennieren beobachtet.
- *Nebennierenblutungen* sind beispielsweise bei bilateral vergrößerten Nebennieren anhand des Signalverhaltens MR-tomographisch (s. unten) zu diagnostizieren.
- *Vergrößerte Nebennieren ohne Einblutung* sind suspekt auf das Vorliegen einer granulomatösen Erkrankung. Am häufigsten handelt es sich dann um eine *Tuberkulose*, die in Spätstadien der Erkrankung zu Verkalkungen der Nebennieren führt, aber im aktiven Stadium auch mit beidseitiger Nebennierenvergrößerung mit hoher Signalintensität im T2w Bild einhergehen kann, welche eine maligne Erkrankung vortäuscht.

Nebennierenblutung

Ätiologie. Nichttraumatische Blutungen der Nebennieren sind selten. Die Ursachen dieser Blutungen lassen sich folgenden Kategorien zuordnen:
- Stress,
- hämorrhagische Diathese oder Koagulopathie,
- neonataler Stress,
- zugrunde liegender Nebennierentumor,
- idiopathisch.

Diagnose. Für den Radiologen ist es besonders wichtig, die Möglichkeit einer Nebennierenblutung differenzialdiagnostisch zu erwägen, da die klinischen Befunde häufig unspezifisch sind und sich im Verlauf fatale akute Nebenniereninsuffizienzen entwickeln können.

In der Akutphase liefert die CT eindeutige Befunde. Die Sonographie ist Verfahren der Wahl beim Nebennierenhämatom des Neugeborenen. Für die MRT ist inzwischen belegt, dass sie Nebennierenblutungen sensitiv nachweisen kann und dabei der CT überlegen ist.

― **MRT-Spezifisches**

- Ein *Nebennierenhämatom* lässt sich MR-tomographisch nicht nur darstellen, sondern aus dem Signalverhalten kann das Alter der Blutung abgeleitet werden.
- In der *hyperakuten Phase* stellt sich die Blutung durch das Oxyhämoglobin im T1w Bild leicht hypo- oder isointens, im T2w Bild hyperintens dar.
- In der *akuten Phase* wird das Hämatom durch Deoxyhämoglobin im T1w und im T2w Bild hypointens (Abb. 5.**122 a**).
- Eine *subakute Blutung* (7 Tage bis 7 Wochen nach dem Ereignis) wird im T1w Bildsignal von peripher nach zentral signalintensiv (Abb. 5.**122 b** u. **c**); das hohe Signal des Methämoglobins ist auf fettunterdrückten Bildern noch eindrücklicher als auf nichtfettunterdrückten T1w Bildern. Im T2w Bild ist die Blutung dann ebenfalls hell.
- Im *chronischen Stadium* (typischerweise nach 7 Wochen) beobachtet man einen hypointensen Rand in der Peripherie des Hämatoms durch Hämosiderinabsiedlungen und die Ausbildung einer Bindegewebskapsel.
- Die MRT-Bildgebung wird oft eingesetzt, um zu prüfen, ob sich ein Nebennierenhämatom homogen darstellt, ein Befund, der wahrscheinlicher für eine benigne Ursache spricht. Umgekehrt sind Signalinhomogenitäten und der Nachweis von Kontrastmittelanreicherungen suspekt auf einen zugrunde liegenden Tumor. Im Rahmen der Bildanalyse ist weiterhin auf eine begleitende Nierenvenenthrombose zu achten.

> Es ist wichtig, an die Möglichkeit einer Nebennierenblutung differenzialdiagnostisch zu denken, da die klinischen Befunde häufig unspezifisch sind und sich im Verlauf fatale akute Nebenniereninsuffizienzen entwickeln können.

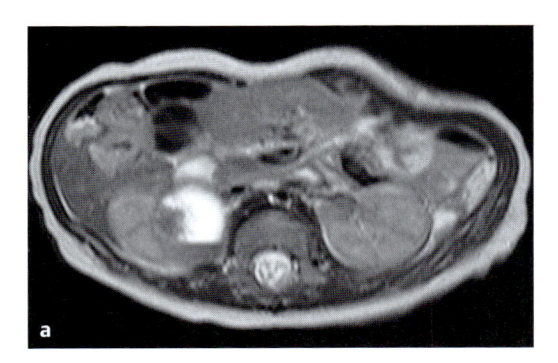

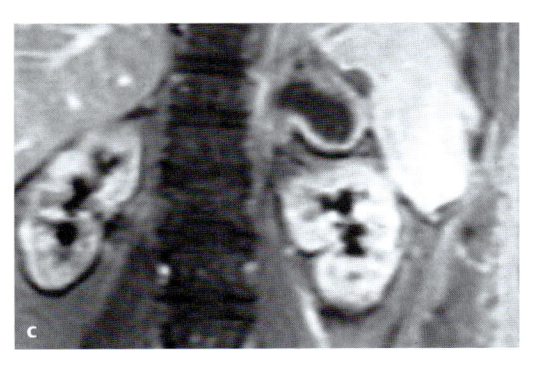

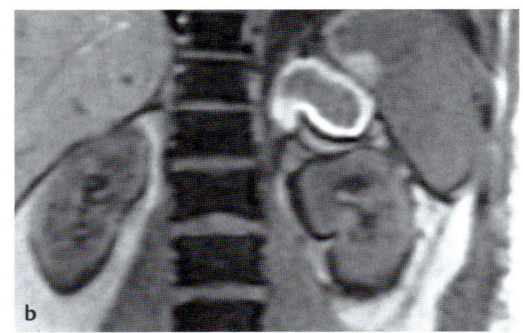

Abb. 5.122 a – c **Blutungen im Nebennierenbereich.**
a Frische Blutung der rechten Nebenniere eines Neugeborenen mit Komponenten unterschiedlicher Signalintensitäten im T2w Bild sowie soliden Anteilen und Blutspiegeln.
b u. c Subakute Blutung nach Operation im Nebennierenbereich. Nebenbefundlich Milzinfarkt. Im T1w GE-Bild nativ (**b**) zeigt sich eine Raumforderung mit hyperintensem Rand (Methhämoglobin!) in der Nebennierenregion. In der fettunterdrückten T1w GE mit Kontrastmittelgabe (**c**) keine pathologische Kontrastmittelanreicherung. Ausschluss der Differenzialdiagnose eines Abszesses.

Nebennierenraumforderungen mit normaler Funktion

Adenom

Epidemiologie. Nebennierenadenome sind die häufigsten Nebennierenraumforderungen und meistens nicht hormonaktiv. Inzidentelle Adenome werden bei Autopsien in 2–8% der Fälle gefunden. Eine leicht erhöhte Inzidenz ist bei Diabetikern (16%) und Hypertonikern (12%) beschrieben.

MRT-Spezifisches

- Adenome sind typischerweise ovale Raumforderungen mit einem Durchmesser von 1–10 cm, wobei die meisten weniger als 4 cm groß sind.
- In SE-Sequenzen haben Adenome gewöhnlich ähnliche Signalintensitäten wie das Lebergewebe sowohl bei T1- wie auch bei T2-Gewichtung (Abb. 5.**123**).
- *Metastasen und Nebennierenkarzinome* sind typischerweise hyperintens im Vergleich zur Leber im T2w Bild.

Differenzialdiagnose benigner und maligner Nebennierenläsionen. Aufgrund früher Forschungsarbeiten nahm man zunächst an, dass die Signalintensitätsverhältnisse verlässlich zwischen benignen und malignen Nebennierenläsionen differenzieren könnten. Die Signalcharakteristika von Adenomen können jedoch unglücklicherweise infolge von Einblutungen, Nekrosen und typischerweise zentralen Kalzifikationen sehr variabel sein. Umgekehrt erfüllen nicht alle metastatischen Läsionen und Phäochromozytome das typische Signalmuster. Aufgrund dieser Einschränkungen fallen 20–30% von Nebennierenraumforderungen in den Überlappungsbereich zwischen benignen und malignen Nebennierenläsionen.

Zur Verbesserung der Genauigkeit in der Einordnung von Nebennierenraumforderungen wurde nach i.v. Gd-Gabe dynamisch untersucht. Adenome zeigen typischerweise ein geringeres Enhancement (<100% Signalanstieg gegenüber dem Nativwert) und ein schnelleres Auswaschphänomen (<30% Restanreicherung nach 10 min) als Metastasen und Phäochromozytome (vgl. Abb. 5.**118**). Auch bei diesem methodischen Ansatz gibt es bei etwa 10% aller Patienten Überlappungen.

Nach heutigem Entwicklungs- und Kenntnisstand ist die *Wasser-Fett-Bildgebung (chemical shift imaging [CSI]* nicht zu verwechseln mit der oft ebenfalls mit CSI akronymisierten spektroskopischen Bildgebung) die beste Untersuchungsmethode zur Einordnung adrenokortikaler Raumforderungen. Sie ermöglicht den empfindlichen Nachweis intrazellulären Lipids bei Adenomen, basierend auf dem Resonanzfrequenzunterschied zwischen den sauerstoffgebundenen Protonen im Wasser und den kohlenstoffgebundenen Protonen im Fett. Bei einer Feldstärke von 1,5 T liegt der Frequenzunterschied bei 220 Hz. Nach der Anregung laufen die Magnetisierungen von Wasser- und Fettsignal auf einer Kreisbahn auseinander (Abb. 5.**124** u. Tab. 5.**30**). Nach 2,3 ms sind sie um 180° gegeneinander verschoben, zeigen also in gegenläufige Richtungen. Nach 4,6 ms treffen sie sich wieder, sind also gleichphasig. Alle weiteren 2,3 ms wechseln sich gegen- und gleichphasige Lagen ab. In Bildelementen von Gewebe mit nahezu gleichen Anteilen von Protonen aus Wasser und Fett werden sich die Signale bei Echoerzeugung in gleichphasi-

Während Adenome in T1w und T2w SE-Sequenzen gewöhnlich ähnliche Signalintensitäten wie das Lebergewebe haben, sind Metastasen und Nebennierenkarzinome im Vergleich zur Leber im T2w Bild typischerweise hyperintens.

Abb. 5.123 **Nebennierenadenom (Inzidentalom) bei einem Patienten mit Hypopharynxkarzinom.** T2w TSE. Glatt begrenzte Raumforderung der linken Nebenniere, isointens zur Leber, hypointens zur Milz.

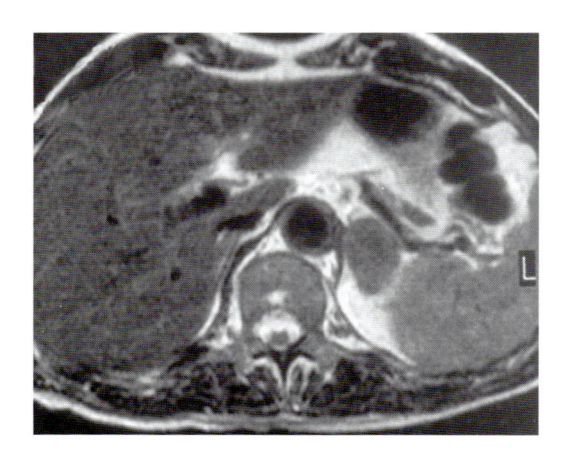

Tab. 5.30 **Wasser-Fett-Bildgebung.** (Gradienten-)Echozeiten für Wasser- und Fettprotonen in ms

B_0	$\Delta \nu_{Larmor}$	Gegenphasig	Gleichphasig
0,5 T	73 Hz	6,9	13,8
		20,7	27,6
1,0 T	146 Hz	3,5	6,9
		10,4	13,8
1,5 T	220 Hz	2,3	4,6
		6,9	9,2

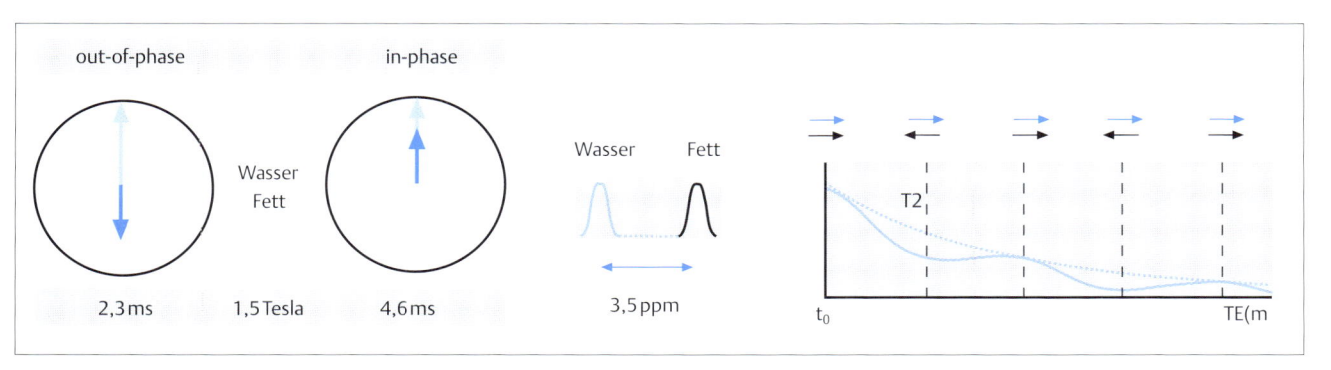

Abb. 5.124 a u. b Prinzip der Wasser-Fett-Bildgebung (chemical shift imaging). Infolge der unterschiedlichen Resonanzfrequenz zwischen den Wasser- und Fettprotonen laufen die Magnetisierungen auf einer Kreisbahn auseinander. Abhängig von der Magnetfeldstärke sind sie nach definierten Zeiten um 180° gegeneinander verschoben (Gegenphase) bzw. gleichphasig (in-phase).

ger Lage addieren, bei gegenphasiger Lage heben sich die Magnetisierungen gegenseitig auf, die Signalintensität wird klein. Wenn im Bildelement jeweils nur Wasser oder nur Fett vorhanden ist, ergibt sich dagegen – abgesehen von geringen T2-Effekten – kein Signalintensitätsunterschied, da dann bei jedem Phasenwinkel der volle Betrag der Magnetisierung der Fett- bzw. Wasserprotonen im Bild dargestellt wird. Der Unterschied zwischen Echozeiten für gleich- und gegenphasige Signale hängt wie der Resonanzfrequenzunterschied zwischen Fett und Wasser von der Feldstärke ab (bei 0,5 T: 6,9 ms; bei 1,0 T: 3,5 ms; bei 1,5 T: 2,3 ms). Echozeiten bei ungeradzahligen Vielfachen dieser Werte führen zu Bildern in Gegenphase, Echozeiten bei geradzahligen Vielfachen zu Bildern in Gleichphase.

Die *Signalintensitäten* können auf verschiedene Weise quantitativ ausgewertet werden:

- Zum einen wird die Intensitätsdifferenz der gleich- und gegenphasigen Bilder in Prozent der (größeren) gleichphasigen Signalintensität angegeben (SI-Index nach Tsushima u. Mitarb. 1993). Differenzen > 5 % sprechen für ein Adenom, Werte darunter für Metastasen oder Phäochromozytome.
- Alternativ kann die Signalintensität in Gleich- und Gegenphase jeweils auf die Intensität der Milz in Gleich- und Gegenphase normiert werden, und das normierte Signal in Gegenphase wird in Prozent des (größeren) normierten Signals in Gleichphase angegeben (ASR-Wert nach Mayo-Smith u. Mitarb. 1995). Werte unter 70 % sprechen für ein Adenom, Werte über 80 % für andere Läsionen.

Autoren wie Mitchel u. Mitarb. (1992) und Korobkin u. Mitarb. (1995) verglichen die Signalintensität der Raumforderung mit der der Leber auf GE-Bildern in Gegenphase und in Phase. Ausschließlich Adenome zeigten einen Signalabfall im relativen Signalverhältnis (Spezifität 100%, Sensitivität 81%) (Abb. 5.125). Andere Arbeitsgruppen bezogen sich auf das Verhältnis der Signalintensitäten zur Milz

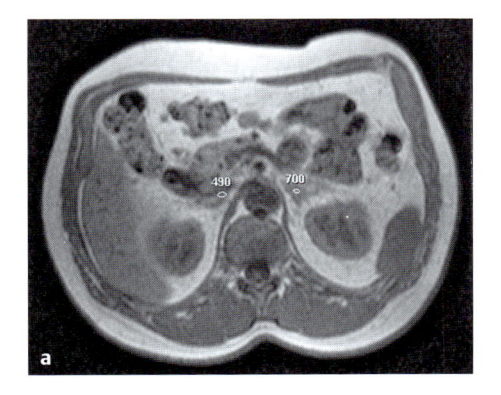

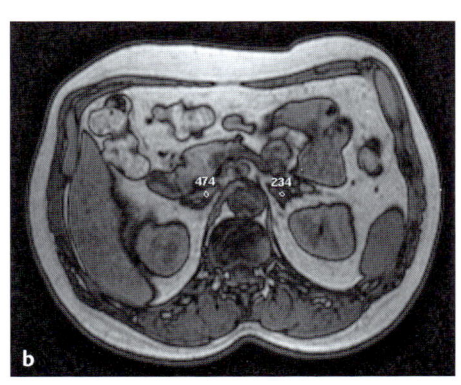

Abb. 5.125 a u. b Nebennierenadenom (hormonaktiv). Doppelecho-Wasser-Fett-Bildgebung. In Phase (**a** TE = 4,6 ms) und in Gegenphase (**b** TE = 2,3 ms). Typischer Signalverlust an den Grenzflächen. Rechts Normalbefund. Der Signalabfall im relativen Signalverhältnis beweist ein Nebennierenadenom der linken Nebenniere.

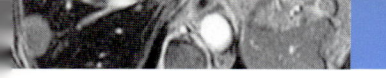

mit dem Vorteil, mögliche Verfettungen des Leberparenchyms als Fehlerquelle zur vermeiden.

An modernen MR-Systemen ist neben 2 hintereinander folgenden Messungen in Atemstillstand auch eine *Doppelecho-Chemical-Shift-Messung* mit GE in Phase und Gegenphase möglich, die darüber hinaus eine quantitative Analyse erlaubt. Wichtiger als die geringe Zeitsparnis ist dabei der sichere Ausschluss möglicher räumlicher Fehlregistrierungen bei 2 unterschiedlichen Messungen. Dabei wird von erfahrenen Untersuchern heute die visuelle Inspektion als ähnlich exakt eingeschätzt wie die quantitative Analyse.

Mit den genannten MR-Techniken kann in der Mehrzahl der Fälle eine korrekte Diagnose gestellt werden, obwohl Adenome in seltenen Fällen nicht in ausreichendem Maße Lipide enthalten.

Metastasen

Metastatische Absiedlungen variieren von mikroskopischer Infiltration der Nebenniere bis zu sehr ausgedehnten Tumormassen. Häufig sind Metastasen bilateral, gelegentlich allerdings auch einseitig. Nach Lunge, Leber und Knochen ist die Nebenniere die vierthäufigste Lokalisation metastatischer Tumorabsiedlungen. Als häufigste Primärtumoren mit Nebennierenmetastasen sind die Lunge, die weibliche Brust, das Melanom und die Nieren zu nennen. Andererseits sind die meisten isolierten Nebennierenraumforderungen bei onkologischen Patienten benigne.

Klinik. Klinisch können sich Nebennierenmetastasen durch Borderline-Befunde, eine messbare kortikale Insuffizienz oder als Morbus Addison manifestieren, je nachdem, wie viel Prozent der Drüse durch metastatisches Gewebe ersetzt sind. 33 % der Patienten mit einer bekannten Tumormetastase erleiden eine Nebenniereninsuffizienz.

MRT-Spezifisches

- Bildgebend sind Nebennierenmetastasen runde oder ovale Weichteilraumforderungen mit diffuser Auftreibung der Nebenniere.
- MR-tomographisch ist die Mehrheit der metastatischen Läsionen hyperintens im Vergleich zur Leber im T2w Bild (Abb. 5.**126a**). Selten können metastatische Läsionen sich aber auch signalarm darstellen, insbesondere wenn es sich bei dem Primärtumor um ein desmoplastisches Neoplasma handelt. Umgekehrt haben bestimmte benigne Läsionen verlängerte T2-Werte.
- Im T1w Bild sind Metastaen iso- oder hypointens im Vergleich zum Lebergewebe.
- Hilfreich kann der Vergleich der Signalintensität von Nebennierenraumforderungen mit entweder dem Pri-

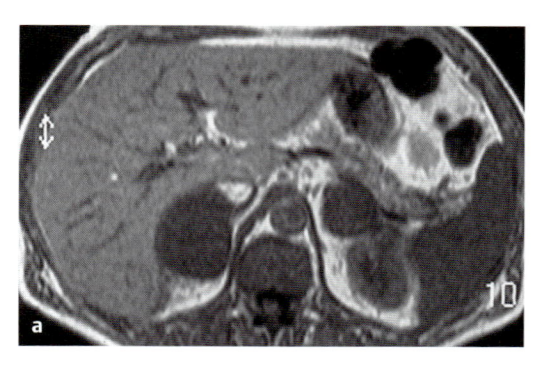

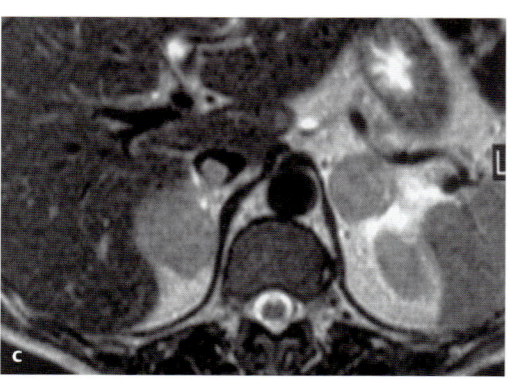

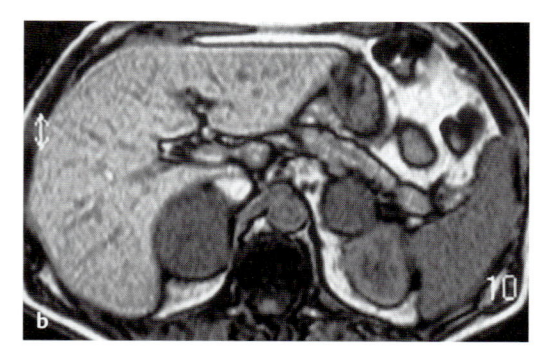

Abb. 5.126 a – c Bilaterale Nebennierenmetastasen eines Bronchialkarzinoms.

a u. **b** Wasser-Fett-Bildgebung. Ein Signalanstieg im Gegenphasenbild (**b**) gegenüber der Aufnahme in Phase (**a**) weist auf ein Malignom hin. Rein bildmorphologisch würde sich ein bilaterales Phäochromozytom ähnlich darstellen.

c T2w TSE. Hyperintense Darstellung der beidseitigen Nebennierenraumforderungen im Vergleich zum Leberparenchym. In der V. cava inferior erkennt man einen Tumorzapfen, der sich auf den Nachbarschichten als Tumorthrombose aus der Nebennierenvene entwickelt.

märtumor oder anderen metastatischen Absiedlungen sein, da die Tumorfoci häufig ein ähnliches Signalverhalten unabhängig von der Lokalistion besitzen. Metastasen besitzen oft irreguläre Grenzen und reichern heterogen an. Bei Pankreas- oder Nierenzellkarzinomen werden auch Ausbreitungen des Primärtumors per continuitatem beobachtet. Bei sehr ausgedehnten metastatischen Absiedlungen sind Nekrosen nicht ungewöhnlich. Dazu kommen häufig hämorrhagische Tumorkomponenten.

- Am verlässlichsten ist MR-tomographisch der Hinweis auf eine Metastase aus dem fehlenden Signalverlust in der Gegenphasebildgebung abzuleiten (Abb. 5.**126 b**). Gegenüber dem Milzparenchym stellen sich Metastasen in-phase isointens, out-of-phase iso- oder leicht hyperintens dar.

Myelolipom

Klinik und Befunde. Das Myelolipom ist ein benigner, nichthormonaktiver Nebennierentumor mit einem Häufigkeitsgipfel um das 50. Lebensjahr. Bei der Hälfte aller Patienten sind Myelolipome asymptomatisch. Bei den übrigen Patienten manifestiert sich die Läsion durch uncharakteristische abdominale Beschwerden, durch Flankenschmerz, als tastbare Raumforderung, gelegentlich durch Bluthochdruck, selten als retroperitoneale Blutung.

Pathologisch handelt es sich typischerweise um eine einseitige, gut umschriebene Raumforderung in einem weiten Größenbereich. Die Bildcharakteristika ergeben sich aus den unterschiedlichen Bestandteilen an reifem Fettgewebe und hämatopoetischen Elementen.

— MRT-Spezifisches —

- MR-tomographisch sind Myelolipome dementsprechend unilaterale, scharf begrenzte Raumforderungen und vor allem durch ihren hohen Lipidgehalt gekennzeichnet. Der Fettanteil in diesen Läsionen variiert.
- Die Differenzierung von einer hämorrhagischen Zyste kann anhand eines T1w Bilds allein schwierig sein. Die Diagnose ist sicher, wenn der Tumor eine hohe Signalintensität auf dem T1w Bild besitzt, die in einer Sequenz mit Fettunterdrückung verschwindet.
- Methodisch ist zu beachten, dass Myelolipome u. U. fast ausschließlich aus Fett bestehen, sodass diese Tumoren auf Gegenphasebildern nicht an Signalintensität verlieren, da ein Signalverlust nur dann auftritt, wenn Wasser und Fett in etwa gleichen Anteilen im gleichen Voxel vorliegen. Die myeloischen Anteile reichern deutlich Kontrastmittel an, sodass je nach Zusammensetzung ein heterogenes Muster resultiert.

Differenzialdiagnose. Differenzialdiagnostisch müssen vom Myelolipom der Nebenniere unterschieden werden:
- primär retroperitoneales Lipom, Liposarkom oder Teratom,
- Angiomyolipom der Niere.

Nebennierenzyste

Zysten der Nebenniere sind selten. Unter allen Zysten sind mit 45% *endotheliale Zysten* am häufigsten, in der Regel lymphangiomatöser Herkunft, klein und asymptomatisch. In 39% der Fälle liegen *Pseudozysten* vor, denen eine endotheliale Auskleidung fehlt, die meistens Folge einer Nebennierenneinblutung sind und die wegen ihrer Größe klinisch am häufigsten entdeckt werden. Bei den übrigen zystischen Läsionen der Nebenniere handelt es sich in 7% um *parasitäre Zysten* (vor allem Echinokokken) und in 9% um *echte epitheliale Zysten*.

— MRT-Spezifisches —

- *Gewöhnliche Zysten* zeigen das aus anderen Organen bekannte Signalverhalten (homogenes niedriges Signal im T1w und extreme Hyperintensität im T2w Bild). Nach Kontrastmittelgabe gibt es keinerlei Anreicherung.
- Da die *Pseudozysten* aus Nebennierenblutungen hervorgehen, wird in T1w und in T2w Aufnahmen ein variables MR-Signal beobachtet.
- Untersuchungstechnisch kann es von Bedeutung sein, insbesondere durch Spätaufnahmen nach Kontrastmittelgabe sicher ein Enhancement auszuschließen, um damit eine Zyste zu beweisen und sie von hypovaskularisierten zystischen Tumoren mit verzögerter Anreicherung abzugrenzen.

Nebenniereninzidentalom

Prinz u. Mitarb. berichteten 1982 erstmals, dass infolge der Einführung moderner Schnittbildverfahren Raumforderungen im Bereich der Nebenniere als Zufallsbefund nachgewiesen werden. Sie werden als Inzidentalome bezeichnet und stellen die häufigste pathologische Veränderung der Nebennieren dar.

Diagnostik. Trotz einer Vielzahl von Publikationen zu diesem Thema ist das diagnostische und therapeutische Vorgehen bei Nachweis eines Nebenniereninzidentaloms noch nicht standardisiert.

> Die zufällig entdeckte Raumforderung der Nebenniere wird als Inzidentalom bezeichnet und stellt die häufigste pathologische Veränderung der Nebennieren dar.

Die *endokrine Diagnostik* konzentriert sich auf den Ausschluss oder Nachweis eines Phäochromozytoms und eines Cortisol produzierenden Nebennierenadenoms. Nur bei Hypokaliämie und arterieller Hypertonie muss ein Aldosteronom ausgeschlossen werden.

Ist der Nebennierentumor endokrin inaktiv, entscheidet seine *Größe* über das weitere Vorgehen:
- Bei Tumoren mit einem Durchmesser von über 5 cm ist wegen des Malignitätsrisikos eine Operation indiziert. Nach Berechnungen von Korobkin (1995) ist nur mit einem Karzinom auf 60 Adenome bei dieser Größe zu rechnen.
- Bei kleineren inaktiven Tumoren ist eine Verlaufsbeobachtung sinnvoll. Dabei sollte die Kontrolluntersuchung bei Tumoren < 3 cm nach 6 Monaten und bei 3–6 cm großen Tumoren nach 3 Monaten erfolgen. Eine signifikante Größenzunahme stellt eine Operationsindikation dar. Verlaufskontrollen, die über 1 Jahr hinausgehen, sind erfahrungsgemäß nicht erforderlich.

--- MRT-Spezifisches ---

- Die MRT kann zur Differenzierung zwischen Adenom einerseits und Malignom/Phäochromozytom andererseits herangezogen werden.
- *Herkömmliche SE-Techniken* haben eine begrenzte Nützlichkeit für die Charakterisierung von Raumforderungen der Nebenniere, da in 21–31 % der Fälle eine Überlappung der Signalcharakteristiken von benignen und malignen Läsionen beobachtet wurde. Die Signalintensität auf T2w Bildern hängt vom Flüssigkeitsgehalt des intravaskulären, interstitiellen und intrazellulären Raums ab. Desmoplastische Neoplasmen haben einen niedrigen Flüssigkeitsgehalt und deshalb eine niedrige Signalintensität, während einige benigne Läsionen einen hohen Flüssigkeitsgehalt und dementsprechend eine höhere Signalintensität besitzen.
- *GE-Aufnahmen von Metastasen nach i. v. Kontrastmittelgabe* haben gezeigt, dass diese Tumoransiedlungen in einem größeren Ausmaß anreichern und das Kontrastmittel länger zurückhalten als benigne Adenome. Diese Technik ist allerdings nicht konsistent verlässlich aufgrund der beträchtlichen Variabilität der Blutversorgung bei benignen und malignen Veränderungen. Beispielsweise sind bei desmoplastischen Metastasen Fehlbefunde zu erwarten.
- Die *Wasser-Fett-Bildgebung (CSI)* mit Aufnahmen in Gleich- und Gegenphase ist das viel versprechendste MR-Verfahren zur Identifizierung fetthaltiger Nebennierenadenome. Nach derzeitigem Wissensstand spielen die Densitometrie mittels nativer Computertomographie und die Wasser-Fett-Bildgebung mittels MRT die Schlüsselrolle beim Management von Tumorpatienten mit zufällig entdeckten Nebennierenraumforderungen.

Als Konsequenz der beschriebenen dedizierten Untersuchungsstrategie hat die Frequenz bildgesteuerter perkutaner Biopsien bei Raumforderungen der Nebennieren abgenommen.

Literatur

Cyran, K. M., P. J. Kenney, D. S. Memel, I. Yacoub: Adrenal myelolipoma. Amer. J. Roentgenol. 166 (1996) 395–400

Dunnick, N. R., M. Krobkin: Imaging of adrenal incidentalomas: Current status. Amer. J. Roentgenol. 179 (2002) 559–568

Kawashima, A., C. M. Sandler, R. D. Ernst et al.: Imaging of nontraumatic hemorrhage of the adrenal gland. Radiographics 19 (1999) 949–963

Korobkin, M., T. J. Lombardi, A. M. Aisen et al.: Characterization of adrenal masses with chemical shift and gadolinium-enhanced MR imaging. Radiology 197 (1995) 411–418

Krestin, G. P., W. Steinbrich, G. Friedmann: Adrenal masses: evaluation with fast gradient-echo MR imaging and Gd-DTPA-enhanced dynamic studies. Radiology 171 (1989) 675–680

Mayo-Smith, W. W., M. J. Lee, M. M. J. Mc Nicholas et al.: Characterization of adrenal masses (< 5 cm) by use of chemical shift MR imaging: observer performance versus quantitative measures. Amer. J. Roentgenol. 165 (1995) 91–95

Mitchell, D. G., M. Crovello, T. Matteuci et al.: Benign adrenocortical masses: diagnosis with chemical shift imaging. Radiology 185 (1992) 345–351

Paulsen, S. D., H. V. Nghiem, M. Korobkin et al.: Changing role of imaging-guided percutaneous biopsy of adrenal masses: Evaluation of 50 adrenal biopsies. Amer. J. Roentgenol. 182 (2004) 1033–1037

Prinz, R. A., M. H. Brooks, R. Churchill et al.: Incidental asymptomatic adrenal masses detected by computed tomographic scanning. Is operation required? J. Amer. Med. Ass. 248 (1982) 701–704

Tsushima, Y., H. Ishizaka, M. Matsumoto: Adrenal masse: differentiation with chemical shift, fast low angle shot MR imaging. Radiology 186 (1993) 705–709

Gastrointestinaltrakt

J. Wessling und B. Saar

Seit der Einführung der endoskopischen Diagnostik haben konventionelle radiologische Untersuchungen des Gastrointestinaltraktes zunehmend an Bedeutung verloren. Nur der Dünndarm ist – abgesehen von den proximalen und distalen Abschnitten – einer endoskopischen Untersuchung nicht zugänglich. Die sog. *Kapselendoskopie* des Dünndarms kann derzeit noch nicht als Routineverfahren betrachtet werden. Die radiologische Dünndarmdiagnostik im Doppelkontrast (sog. *Enteroklysma*) wurde deshalb vielerorts zum Schwerpunkt des konventionellen Röntgens im Bereich des Gastrointestinaltraktes. Dieses Verfahren lässt allerdings nur begrenzt Rückschlüsse auf eine extraluminale Krankheitsmanifestation zu. Transabdominelle und endoskopische *Ultraschalltechniken* können bei sehr umschriebenen Fragestellungen weitergehende Informationen erbringen, leiden jedoch an der Untersucherabhängigkeit und der geringen Eindringtiefe. Schnittbildverfahren wie *CT und MRT* ermöglichen eine direkte Darstellung der Darmwand und der Umgebung. Schnelle atemangehaltene Sequenzen sowie geeignete Spulentechnik waren Voraussetzung, das Abdomen in der MRT relativ artefaktarm zu untersuchen. Durch Entwicklung geeigneter oraler Kontrastmittel und Applikationsschemata gewinnt die MRT des Gastrointestinaltrakts in den letzten Jahren zunehmend an Bedeutung.

Das Ziel dieses Kapitels ist daher, die technischen Hilfsmittel zur Optimierung der gastrointestinalen MRT zu erläutern, damit der deutlich bessere Gewebekontrast in der MRT gegenüber der CT am breiten Pathologiespektrum des Gastrointestinaltrakts vorteilhaft genutzt werden kann.

Untersuchungstechnik

Nach vorangegangener *Nahrungskarenz* empfiehlt sich in der Regel die Gabe geeigneter *oraler Kontrastmittel* zur suffizienten Distension und Kontrastierung des Lumens. Die *Spasmolyse* mittels Buscopan oder alternativ Glucagon führt zu einer Reduktion der Peristaltik und konsekutiv zur Artefaktminimierung. Schnelle Bildgebungssequenzen in Atemstillstandtechnik sind als Standard für die MRT des Gastrointestinaltraktes zu betrachten. Die Bildgebungssequenzen und damit Bildkontraste sollten der erwarteten Pathologie bzw. klinischen Fragestellung angepasst werden. Generell ist der Verwendung von *Phased-Array-Oberflächenspulen* zur Reduktion des Bildrauschens der Vorzug zu geben.

Orale Kontrastmittel

Orale Kontrastmittel für die MRT sollten optimalerweise folgende *Eigenschaften* besitzen: gute Distensionsfähigkeit, homogene Verteilung, keine Stimulation der Peristaltik, keine oder zumindest geringe Resorption, effektive Kontrastgebung in T1w und T2w Sequenzen sowie gute Verträglichkeit und Praktikabilität.

Der gewünschte Kontrast im Lumen wird bei der MRT durch komplexe physikalische Eigenschaften bestimmt. Paramagnetische Effekte der Präparate bewirken über eine konzentrationsabhängige Verkürzung der T1-Zeit einen positiven Kontrast mit signalreichem Darmlumen, während bei superparamagnetische Substanzen über eine Verlängerung der T1-Zeit oder aber durch Protonenfreiheit ein negativer Kontrast mit signalarmem Lumen resultiert. Zusätze wie Mannit, Methylcellulose oder Ähnliches verbessern das Passage- und Resorptionsverhalten. Nach ihrem Kontrastierungsverhalten werden orale Kontrastmittel unterteilt in *positive, biphasische* und *negative* Kontrastmittel (Tab. 5.**31**).

Positive Kontrastmittel

Positive Kontrastmittel erhöhen aufgrund ihrer paramagnetischen Wirkung mit Verkürzung der T1-Relaxationszeiten die Signalintensität in T1w Sequenzen mit entsprechend signalreichem Lumen sowohl in der T1- als auch T2-Wichtung. Nachteilig wiegt die Kontrastangleichung in den T1w Sequenzen nach i.v. Kontrastmittelgabe zwischen Kontrastmittel anreichernder Darmwand sowie dem Lumen. Zu den positiven Kontrastmitteln zählen:

> Schnelle Bildgebungssequenzen in Atemstillstandtechnik sind der Standard für die MRT des Gastrointestinaltraktes.

Tab. 5.31 ⋯▷ *Orale Kontrastmittel und ihr Kontrastverhalten in T1w und T2w Sequenzen gegenüber der Darmwand sowie markante Eigenschaften*

Substanz	Präparat	T1w	T2w	Bemerkung
Gd-DTPA/DOTA	Magnevist enteral/Dotarem	positiv	negativ	T1-Verkürzung
Manganchlorid	Lumenhance	positiv	positiv	
Bariumsulfat	z. B. Micropaque	(positiv)	positiv	hohe Konzentration negativ
Eisenammoniumcitrat	ORM (USA)	positiv	positiv	T1-Verkürzung
Perflubron	Imagent GI	negativ	negativ	sehr teuer
Eisenoxidpartikel	Lumirem	negativ	negativ	Verdünnung 1 : 3 – 1 : 4 möglich
Maiskeimöl	–	positiv	positiv	schlechte Verträglichkeit
Wasser-Methyl-Cellulose	–	(negativ)	positiv	sehr günstig
Gase	–	negativ	negativ	schlechte Verträglichkeit, stimulieren Peristaltik

- Gd-DTPA in Dosierungen bis 10 mmol/l,
- Eisenchlorid-EDTA, Eisensulfat,
- ölhaltige Substanzen (Maiskeimöl, Nahrungsersatzmittel, Babynahrung),
- Bariumsuspensionen in niedrigen Konzentrationen.

Gd-DTPA. Dieses positive Kontrastmittel wird als Gd-DTPA enteral (Schering, Berlin) in 100-ml-Portionen mit einer Konzentration von 10 mmol/l und Zusatz von 150 g/l Mannit angeboten. Nach Auffüllen mit Wasser auf 1 l ist die Lösung gebrauchsbereit und erlaubt in Magen und Duodenum sowie bei transrektaler Gabe eine gute Kolondistension. Mannit vermindert dabei eine störende Wasserrückresorption im Darm, sodass eine annehmbare Dünndarmkontrastierung und -distension gelingt. Konzentrationsabhängig führt Gd-DTPA zu einer Reduktion der T2-Relaxationszeit, sodass bei hoher Konzentration ein hypointenses Darmlumen resultiert.

Eisenchlorid-/Eisensulfatsuspensionen. Ähnliche Ergebnisse werden mit kommerziell erhältlichen Eisenchlorid- und Eisensulfatsuspensionen erzielt (Lumenhance, Bracco, Mailand).

Ölhaltige Substanzen (z. B. Maiskeimöl). Aufgrund ihres Eigengeschmacks und ihrer Konsistenz sind diese Substanzen nicht oral applizierbar. Nachteilig sind weiterhin zu beobachtende Sedimentationseffekte. Alternativ sind auch hochkalorische Nahrungsersatzmittel und Babynahrung mit hohem Lipidgehalt einsetzbar. Deren hohe Resorptionsrate reduziert allerdings die Darmdistension.

Bariumsuspensionen. Bariumsuspensionen in niedriger Konzentration erzeugen einen positiven Lumenkontrast. In derart niedriger Konzentration lässt sich jedoch häufig eine insuffiziente Verteilung der Suspension beobachten.

Biphasische Kontrastmittel

Diese Kontrastmittel sind durch ein signalarmes Lumen in T1w Sequenzen und ein signalreiches Lumen in T2w Sequenzen gekennzeichnet. Allerdings variiert das Signalverhalten dieser Sunstanzen in Abhängigkeit von ihrer Konzentration. Klassische Vertreter dieser Gruppe sind:

- manganhaltige Verbindungen (Blaubeersaft, grüner Tee),
- Wasser,
- Eisenammoniumcitrat,
- Polyethylenglycol.

Manganhaltige Verbindungen. Hierzu zählen Lumenhance (Bracco, Princeton, NL), aber auch Blaubeersaft und grüner Tee.

Wasser. Das einfachste und kostengünstigste biphasische enterale Kontrastmittel stellt Wasser dar (Abb. 5.**127**). Üblicherweise werden durch Zusatz von *Methylcellulose* die Wasserrückresorption vermindert sowie die Viskosität und damit Lumendistension erhöht.

Negative Kontrastmittel

Kontrastmittel dieser Gruppe verursachen ein signalarmes Darmlumen sowohl in der T1- als auch in der T2-Wichtung. Vorteilig ist insbesondere die geringe Bewegungsartefaktanfälligkeit bei signalar-

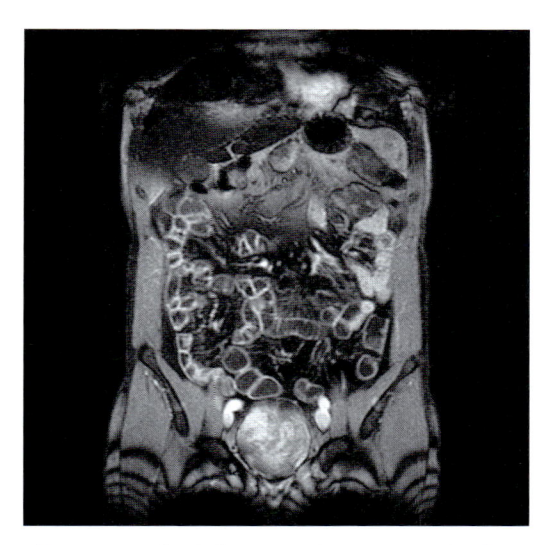

Abb. 5.127 Biphasisches enterales Kontrastmittel. Koronare T1w FLASH-Sequenz mit spektraler Fettsuppression und Gabe einer Wasser-Methylcellulose-Suspension. Die Kontrastmittel aufnehmende Darmwand ist sehr gut vom signalarmen Darmlumen abgrenzbar.

mem Lumen. Zu dieser Substanzklasse gehören 3 verschiedene Gruppen:
- superparamagnetische Eisenoxidpartikel (SPIO),
- diamagnetische Kontrastmittel (Bariumsulfat in hoher Konzentration),
- Substanzen ohne Protonengehalt (Perfluorcarbon und Gase).

SPIO (Superparamagnetic Iron Oxide). Diese Verbindungen führen durch lokale Magnetfeldinhomogenitäten zu einer Dephasierung und damit zu einem Signalverlust. Derzeit sind 2 Präparate mit superparamagnetischen Eisenoxidpartikeln (SPIO) mit Partikelgrößen von 10–50 nm zugelassen. Die Eisenpartikel sind entweder durch eine Dextranhülle umschlossen (Lumirem, Guerbet, Sulzbach) oder auf Polymerkügelchen aufgedampft (Abdoscan, Nycomed, Oslo, Produktion eingestellt). Leichte Nebenwirkungen wie Diarrhö und Übelkeit werden in ca. 5 % der Fälle beobachtet. Deshalb und wegen des geringen Einsatzes werden diese Kontrastmittel z. T. nicht mehr hergestellt (z. B. Abdoscan).

Diamagnetische Substanzen. Bariumsulfat in hoher Konzentration führt durch Suszeptibilitätseffekte zu einer Verkürzung der T2-Relaxationszeit. Dieses sichere und kostengünstige Kontrastmittel reduziert darüber hinaus die Protonendichte. Verwendet werden sollte eine Suspension mit mindestens 60 % Gewichtsanteilen Bariumsulfat, da in niedrigerer Konzentration v. a. in GE-Sequenzen sonst ein positiver Lumenkontrast resultiert.

Beurteilung

Allgemein lässt sich feststellen, dass abhängig von der verwendeten Bildsequenz und der klinischen Fragestellung ein positives, biphasisches oder negatives Kontrastmittel jeweils vorteilhafter sein kann (Tab. 5.**31**). Einheitliche Empfehlungen über die Verwendung oraler Kontrastmittel existieren bis heute nicht. Wesentlich erscheint es, die zu erwartende Signalintensität der vermuteten Pathologie zu kennen und eher eine gegenläufige intraluminale Kontrastierung zu wählen. Weiterhin sollten die wesentlichen Limitationen der verschiedenen Kontrastmittelgruppen vor Verwendung bekannt sein.

So verursachen *positive Kontrastmittel* bei peristaltikinduzierter Bewegung zusätzliche Artefakte in Phasenkodierrichtung. Weiterhin sind pathologische Kontrastmittel anreichernde Prozesse vom signalreichen Lumen schlecht abzugrenzen. Dies gilt insbesondere bei chronisch entzündlichen Darmerkrankungen wie dem Morbus Crohn.

Negative Kontrastmittel schließen hingegen die Verwendung von stark T2w Sequenzen, wie sie bei der MR-Fluoroskopie zur Anwendung kommen, aus. Darüber hinaus treten in T2*w GE-Sequenzen gehäuft Suszeptibilitätsartefakte auf, die unter Umständen eine Darmwandverdickung bzw. eine pathologische KM-Anreicherung maskieren können. Pathologika mit nur geringer Signalintensität in der T2-Wichtung wie Karzinoidtumoren oder Morbus Crohn sind bei signalarmem Darmlumen schlechter abgrenzbar. Signalreiche Abszesse sind hingegen gegenüber dem signalarmen Darmlumen bei Verwendung negativer Kontrastmittel sehr gut abgrenzbar. Aufgrund der meist eindeutigen Abszessmorphologie (keine Darmkontinuität, rund bis oval, Abszessmembran, mesenteriales Ödem) gelingt die Diagnostik in der Regel auch bei Verwendung anderer oraler Kontrastmittelgruppen.

Aus diesen Gründen sind nach Meinung der Autoren derzeit *biphasische Kontrastmittel* bevorzugt einzusetzen.

Patientenvorbereitung

Nahrungskarenz. Unabhängig von der Gabe oralen Kontrastmittels empfiehlt sich – zwecks Verminderung der Ruheperistaltik – die Einhaltung einer Nahrungskarenz von mindestens 8 Stunden. Für die MRT des Dünndarmes sollten die Patienten ab

> Für die Wahl des Kontrastmittels ist es günstig, die zu erwartende Signalintensität der vermuteten Pathologie zu kennen und eher eine gegenläufige intraluminale Kontrastierung zu wählen.

Mittag des Vortages nüchtern bleiben. Tee und Brühe dürfen getrunken werden. Zur Darmreinigung wird 1 Flasche einer Natrium-Phosphat-Lösung (Fleet) am Vortag oral verabreicht.

Wahl des oralen Kontrastmittels.
- *Ösophagus/Magen/Duodenum:* Für die Kontrastierung des oberen Gastrointestinaltraktes hat sich in der klinischen Routine die Verwendung eines negativen oralen Kontrastmittels bewährt. Dabei sollten die Patienten jeweils ca. 300 ml 15 min vor und weitere 300 ml unmittelbar bei Untersuchungsbeginn trinken. Steht die Magendarstellung im Vordergrund sollte eine Prallfüllung mit 1000 ml Kontrastmittel nach i. v. Gabe von 20 mg Buscopan erfolgen.
- *Dünndarm:* Für die Dünndarmdiagnostik bevorzugen wir den Einsatz biphasischer Kontrastmittel. Üblicherweise lassen wir den Patienten 1,5–2,5 l einer Wasser-Methylcellulose-Suspension (0,5% Methylcellulose) verteilt über 1,5 Stunden trinken. Die letzten 300 ml der Suspension werden unmittelbar vor Untersuchungsbeginn eingenommen. Alternativ können bei bevorzugt negativem Kontrast 5 × 300 ml Lumirem oder bevorzugt positivem Kontrast Magnevist enteral eingesetzt werden. Nach Holzknecht et al. kann aus ökonomischen Gründen und zur Verringerung von Suszeptibilitätsartefakten Lumirem bis 1 : 3 verdünnt werden, ohne T2w die Signalauslöschung zu verlieren. Eine optimale Dünndarmdistension gelingt bei Verwendung einer transjejunalen Sonde (z. B. 8 F Teflon). In Analogie zum konventionellen Enteroklysma sollte über eine MR-taugliche Pumpe das Kontrastmittel mit einer Einlaufgeschwindigkeit von 120 ml/min appliziert werden. Höhere Flussraten bergen das Risiko eines gastralen Refluxes mit konsekutivem Erbrechen. Die Dünndarmdistension wird üblicherweise mit einer dynamischen SS-TSE (HASTE) kontrolliert, und die eigentliche Bildgewinnung wird nach Erreichen des Zäkums gestartet. Retiniertes Barium beeinflusst die MRT – anders als die CT – nicht, sodass die MRT auch nach einem konventionellen Enteroklysma problemlos durchgeführt werden kann
- *Dickdarm:* Eine rektale bzw. Kolonkontrastierung erfolgt mittels Olive und Einlaufbeutel mit 400–1000 ml eines negativen, positiven oralen oder biphasischen Kontrastmittels wie Wasser (je nach angestrebtem Kontrast und verwendeter Untersuchungssequenz).

Lagerung. Die Lagerung des Patienten erfolgt in der Regel in Rückenlage mit Unterstützung der Knie durch eine Lagerungshilfe. Die alternativ mögliche Bauchlage beim MR-Enteroklysma bietet den Vorteil einer besseren Distanzierung und damit Beurteilbarkeit von Dünndarmschlingen, wird vom Patienten jedoch als beschwerlicher empfunden. Eine *Phased-Array-Oberflächenspule* sollte für den Oberbauch auf das Xiphoid, für den Dünndarm auf den Bauchnabel und für die Beckenregion über der Symphyse zentriert platziert werden. Eine Gurtung reduziert Atembewegungen.

Spasmolytika. Die Beurteilung des Gastrointestinaltraktes setzt die Gabe eines Spasmolytikums zur Reduktion der Darmperistaltik voraus. Aufgrund des schnellen Wirkungseintritts innerhalb einer Minute hat sich hierzu die Gabe von 20 mg Buscopan i.v. unmittelbar vor Untersuchungsbeginn bewährt. Die Wirkungsdauer von etwa 15 min macht bei längeren Untersuchungsprotokollen (insbesondere MR-Enteroklysma) eine erneute Gabe von 20 mg Buscopan i.v. notwendig. Diese sollte unmittelbar vor der i.v. Applikation von Gd-DTPA erfolgen. Bei Kontraindikationen kann alternativ Glucagon 1 mg i.m. appliziert werden. Die Wirkungsdauer beträgt allerdings nur etwa 5 min.

Spulen

Die Messungen mit herkömmlichen SE- und TSE-Sequenzen mit niedrigem Echofaktor bis 11 benötigen in der Regel nur die *Körperspule* des Geräts. Werden aber schnelle Bildgebungssequenzen wie GE/FLASH, TSE mit hohem Echofaktor, RARE, HASTE oder ähnliche Sequenzen z.B. True-FISP kombiniert mit zumeist nur einer Signalmittelung durchgeführt, reduziert sich das SRV der Sequenz beträchtlich. Hier kann die Verwendung einer *Phased-Array-Oberflächenspule* wesentlich die Bildqualität verbessern, da aufgrund der limitierten Messzeit im Atemstillstand keine Erhöhung der Signalmittelungen erfolgen kann. Nachteilig ist das relativ geringe Messfeld in der z-Achse von etwa 30 cm, das durch evtl. kombinierbare Phased-Array-Spulen mit 6 oder 8 Segmenten erweitert werden könnte.

> Die Beurteilung des Gastrointestinaltraktes setzt die Gabe eines Spasmolytikums zur Reduktion der Darmperistaltik voraus.

Pulssequenzen

Generell kommen für die Bildgebung des Gastrointestinaltraktes SE-basierte schnelle Sequenzen wie RARE (herstellerspezifisch: TSE, FSE) oder Single-Shot-RARE (herstellerspezifisch: HASTE, SS-TSE, SS-FSE) bzw. GE-basierte „balanced steady-state free precession (SSFP)" Sequenzen (herstellerspezifisch: TrueFISP bzw. balanced FFE bzw. FIESTA) oder teilweise refokussierte, RF-gespoilte SSFP (herstellerspezifisch: FLASH bzw. FFE bzw. SPGR) zur Anwendung.

Ein- und Mehrschichtsequenzen. Allgemein sind Einschichtsequenzen mit Gewinnung einer Schicht nach der anderen von Mehrschichtsequenzen mit simultaner Gewinnung gleich mehrerer Schichten abzugrenzen.

Einschichtsequenzen wie HASTE oder TrueFISP mit Akquisitionszeiten von weniger als 1,2 s pro Schicht sind ideal, um Bewegungs- und Atemartefakte zu minimieren. Der *geringe Weichteilkontrast* dieser Sequenzen erschwert jedoch die Charakterisierung pathologischer Wandprozesse.

Mehrschichtsequenzen wie TSE und FLASH generieren mehrere Schichten innerhalb eines TR-Intervalls. Akquisitionszeiten von 15–20 s machen diese Sequenzen anfällig für Bewegungs- und Atemartefakte. Anders als die Einschichtsequenzen verfügen Mehrschichtsequenzen jedoch über einen *sehr guten Weichteilkontrast* als Grundvoraussetzung zur Charakterisierung von Darmwandprozessen.

Für die Wahl der einzelnen Sequenzparameter wird auf die technischen Einführungskapitel verwiesen, da je nach Darmabschnitt und lokalen Artefaktquellen das gesamte Sequenzspektrum zu erläutern wäre.

Zur genaueren Charakterisierung pathologischer Veränderungen werden generell meist sowohl T1w als auch T2w Aufnahmen herangezogen.

T1w Sequenzen. Bei TSE-Sequenzen erzeugt der T2-Zerfall eine Signalunschärfe bzw. Verschmierung im Bild entlang der Phasenkodierrichtung, deren Stärke u.a. von der Echozuglänge abhängt. Für T1w Aufnahmen mit kurzem TR und TE kann diese Verschmierung beträchtlich sein, sodass ein Echozug von >3 hierfür nicht sinnvoll ist. Aufgrund der resultierenden Messzeitverlängerung sind TSE-Sequenzen für T1w Bilder des Gastrointestinaltraktes nicht sinnvoll. Daher sind RF-gespoilte GE-Sequenzen (Messung von 10–20 jeweils 4–8 mm dicken Schichten mit einer Mittelung in etwa 10–20 s) wegen ihres kurzen TR und damit kurzer Messzeit bzw. Bewegungsartefaktreduktion für die atemangehaltene T1w Bildgebung des Gastrointestinaltraktes zu bevorzugen.

- **FLASH:**
  - *Vorteile:* sehr gute Detaildarstellung insbesondere des Mesenteriums; in Verbindung mit einer Fettsättigung werden Bewegungsartefakte reduziert.
  - *Nachteile:* anfällig für Bewegungs- und Atemartefakte; trotz verringerter Auflösung ist zur Reduktion derselben ggf. die 2-dimensionale FLASH der 3-dimensionalen FLASH vorzuziehen.

T2w Sequenzen. In Analogie zur T1-Bildgebung sind auch für die die T2-Bildgebung des Gastrointestinaltraktes schnelle Sequenzen mit der Möglichkeit der Bildakquisition in Atemstillstand als Standard zu betrachten. Bevorzugt eingesetzt werden SE-basierte schnelle Sequenzen wie RARE oder HASTE bzw. GE-basierte „balanced steady-state free precession (SSFP)" Sequenzen wie TrueFISP.

- **HASTE:**
  - *Vorteile:* wenig anfällig für Suszeptibilitäts- und „black boundary" Artefakte, wenig anfällig für Bewegungsartefakte, hoher Kontrast zwischen Darmwand und Darmlumen.
  - *Nachteile:* anfällig für Flussartefakte mit Entstehung von „flow voids" im Darmlumen, damit möglicherweise Vortäuschung intraluminaler Prozesse; geringer Weichteilkontrast mit diagnostisch unzureichender Darstellung der Darmwand und des Mesenteriums.
- **TrueFISP:**
  - *Vorteile:* wenig anfällig für Bewegungsartefakte, homogener endoluminaler Kontrast, hoher Kontrast zwischen Darmwand und Darmlumen.
  - *Nachteile:* anfällig für Suszeptibilitätsartefakte, Auftreten sog. „black boundary" Artefakte (schwarze dünne Linie entlang der Darmwand); Letztere können durch eine geeignete Fettsättigung eliminiert werden.
- **TSE:**
  - *Vorteile:* in der T2-Wichtung optimaler Weichteilkontrast mit sehr guter Darstellung pathologischer Darmwandveränderungen; wenig anfällig für Suszeptibilitäts- und „black boundary" Artefakte.
  - *Nachteile:* anfällig für Bewegungs- und Atemartefakte.

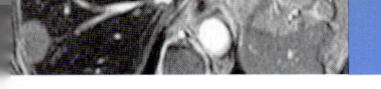

Gd-DTPA. Die i.v. Applikation von Gd-DTPA ist bereits zur Beurteilung der normalen gastrointestinalen Schleimhaut von Nutzen, da diese bei Intaktheit ein homogenes Enhancement von etwa 50% des Ausgangssignals in der T1-Wichtung zeigt. Dies kann z.B. für die Beurteilung einer Tumorinfiltration zur Bestimmung des T-Stadiums oder auch zur semiquantitativen Beurteilung eines entzündlichen Geschehens wie bei Morbus Crohn genutzt werden, wo die entzündliche Hyperämie zu stärkerem Enhancement führt. Für die i.v. Kontrastmittelgabe sollten T1w Sequenzen mit einer spektralen oder inversionsbasierten Fettsättigung (SPIR) kombiniert werden, da sich dann anreichernde Darmwandprozesse besser vom signalarmen Darmlumen (nach oraler Gabe von negativem oder biphasischem Kontrastmittel) und mesenterialem Fettgewebe abgrenzen lassen.

Indikationsspektrum

> Morbus Crohn, perianale Fisteln sowie lokales Staging und Rezidivdiagnostik des Rektumkarzinoms sind die anerkannten und etablierten Indikationen der MRT des GI-Traktes.

Ösophagus und Magen. Primärdiagnostisch stehen weiterhin die Gastroösophagoskopie sowie Endosonographie im Vordergrund, sodass die MRT in der klinischen Routine alternativ lediglich nach insuffizienter bzw. unvollständiger gastroenterologischer Diagnostik ihren Stellenwert besitzt. Vereinzelt wird eine bessere Charakterisierung von Wandprozessen, wie z.B. Duplikationszysten des Ösophagus, angeführt.

Duodenum. Auch hier wird primärdiagnostisch weiterhin die Duodenoskopie eingesetzt. Bedeutung besitzt die MRT bei der Beurteilung der lokalen Ausdehnung von Pankreasneoplasien. Insbesondere die endoskopisch nicht hinreichend beurteilbare Infiltration der Duodenalwand besitzt therapeutische Konsequenz (Standard-Whipple-OP versus duodenumerhaltene Whipple-OP). Hier empfiehlt sich aufgrund der überlegenen Kontrastauflösung der primäre Einsatz der MRT.

Dünndarm. Anerkannte Indikationen sind die Primärdiagnostik und Verlaufskontrolle der chronisch entzündlichen Darmerkrankungen, hier insbesondere des Morbus Crohn. Größere Erfahrungen mit der MR-Enteroklymsa-Diagnostik von Tumoren oder Malabsorptionssyndromen liegen derzeit nicht vor, sodass sich diesbezüglich noch keine allgemein gültigen Indikationsstellungen ableiten lassen.

Kolon. Klinisch etabliert ist der Einsatz der MRT zur Beurteilung perianaler Fisteln im Bereich des Beckenbodens, z.B. im Rahmen eines Morbus Crohn, als Alternative zur rektalen Endosonographie. Gleiches gilt für das exakte lokale Staging des Rektumkarzinoms bzw. die Rezidivdiagnostik im Rahmen von Verlaufskontrollen. Als viel versprechende klinische Anwendung darf die MR-Kolonographie zur alternativen Diagnostik von Polypen und Tumoren betrachtet werden. Zunehmend etabliert sich der Einsatz der MRT auch zur Beurteilung des Beckenbodens bei Defäkationsstörungen. Letztgenannte Untersuchungen sind derzeit Gegenstand klinischer Studien, sodass eine abschließende Wertung für deren klinischen Einsatz noch nicht getroffen werden kann.

Ösophagus/Magen

J. Wessling

MRT-Anatomie

Ösophagus. Der ca. 25 cm lange Ösophagus besteht in den oberen zwei Dritteln aus quer gestreifter, im unteren Drittel aus glatter Muskulatur. Der Abstand des oberen Ösophagussphinkters (OÖS) zur Zahnreihe beträgt ca. 15 cm. Anders als der übrige Gastrointestinaltrakt besitzt der Ösophagus keinen Serosaüberzug, sodass eine rasche Ausbreitung pathologischer Prozesse in die Umgebung möglich ist. In der MRT weist der Ösophagus eine Wandstärke von durchschnittlich 3 mm auf und stellt sich analog zur Skelettmuskulatur mit intermediärer Signalintensität in T1w und eher niedriger Signalintensität in T2w Aufnahmen dar. Nach i.v. Kontrastmittelgabe ist ein Enhancement um etwa 50% normal und am besten in fettsupprimierten Sequenzen bei Verwendung negativer oraler Kontrastmittel zu erkennen.

Magen. Die Wanddicke des Magens (Kardia, Fundus, Korpus und Antrum) ist abhängig vom Distensionsgrad. Sie beträgt bei voller Distension etwa 3 mm, bei Kollaps hingegen bis zu 2 cm (Abb. 5.**128**). Eine diagnostisch verwertbare Magenuntersuchung setzt damit eine Magenprallfüllung durch orales Kontrastmittel voraus. Postoperativ ist hingegen eine Wanddicke von ca. 10 mm im Anastomosenbereich bzw. 5 mm der Magenwand trotz guter Distension als normal zu betrachten. Das Signalverhalten der Magenwand entspricht dem der Sklettmuskulatur. Anders als im übrigen Gastrointestinaltrakt ist die physiologische Anreicherung der Magenwand nach i.v. Kontrastmittelgabe mit einer ca. 100% Signalverstärkung deutlich höher. Hiervon abzugrenzen ist eine diffuse Wandverdickung mit kräftigem Enhancement bei der Stauungsgastritis und Fundusvarizen.

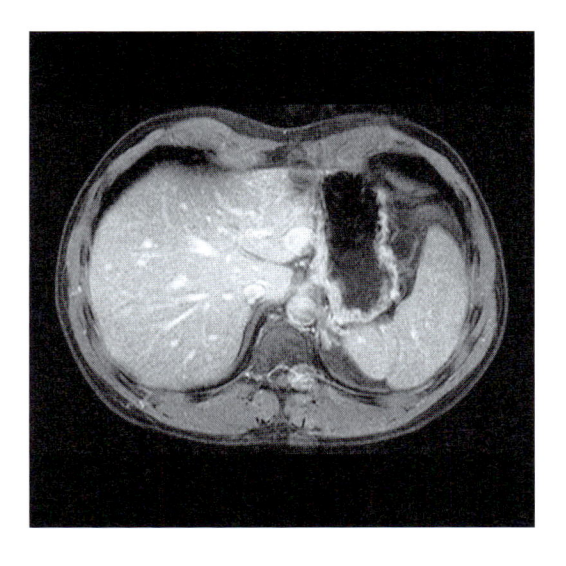

Abb. 5.128 **Normale Wanddicke des Magens.** Axiale T1w FLASH-Sequenz mit spektraler Fettsuppression nach Kontrastmittelgabe. Bei nur mäßiger Distension beträgt die normale Magenwanddicke über 3 mm. Die Magenwand zeigt physiologischerweise ein deutliches Enhancement.

Benigne Tumoren

Ösophagus

Benigne, zumeist asymptomatische Tumoren des Ösophagus sind sehr selten (ca. 1% aller Ösophagustumoren). Prinzipiell werden submuköse intramurale Tumoren (75% der Fälle) von mukösen intraluminalen Tumoren (25% der Fälle) unterschieden. Bei diesen meist zufällig durch die MRT entdeckten Befunden ergibt sich nur bei Dysphagie oder Blutung nach benigner Histologie therapeutischer Handlungsbedarf.

Muköse Tumoren (intraluminal). Im Vordergrund stehen *fibrovaskuläre Polypen,* die bisweilen eine erhebliche Größe erreichen können. Trotz fehlenden Entartungsrisikos können massive obere gastrointestinale Blutungen Anlass zur Resektion geben. Die selteneren *adenomatöse Polypen* sollten hingegen aufgrund ihres Entartungspotenzials entfernt werden. Weiterhin zu nennen sind das seltene *Plattenepithelpapillom* (meist kleiner 1 cm, selten auch als *Papillomatose*) sowie das *Fibropapillom.*

> Benigne Tumoren des Ösophagus sind insgesamt sehr selten (ca. 1% aller Ösophagustumoren).

MRT-Spezifisches

- *Intraluminale Tumoren* weisen T1w und T2w eine zum übrigen Ösophagus isointense Signalintensität auf und nehmen stärker als die übrige Wand i.v. Kontrastmittel auf.
- *Fibrovaskuläre Polypen* zeigen bisweilen T2w eine leicht erhöhte Signalintensität mit wurstförmiger Konfiguration und Positionswechseln zwischen den Untersuchungen. Auch deutliche Fettanteile mit typischer Signalintensität und ein starkes Enhancement sind nicht selten. Eine Differenzierung aufgrund des Signalverhaltens ist dennoch nicht möglich.

Submuköse Tumoren (intramural). Mit ca. 50% der Fälle ist das *Leiomyom* der häufigste benigne zumeist im distalen Drittel vorkommende Tumor des Ösophagus. Das Leiomyom erreicht eine Größe von 2–8 cm und verursacht dann meist eine Dysphagie. Wesentlich seltener sind *Lipome, Fibrome, Fibrolipome, Neurofibrome* sowie *Hämangiome* und *Hamartome.* Hiervon abzugrenzen sind weiterhin kongenitale Duplikationszysten und erworbene Retentionszysten.

MRT-Spezifisches

- *Leiomyome* verhalten sich isointens zur übrigen Wand und zeigen ein homogenes Kontrastmittelenhancement. Insbesondere bei größeren Leiomyomen sind zentrale hypointense Nekrosen mit Signalauslöschungen durch dystrophe Verkalkungen zu beobachten. Eine Abgrenzung zum Leiomyosarkom ist dann auch mit der MRT nicht mehr möglich.
- *Hämangiome und Lymphangiome* können anhand ihres hohen T2-Signals und Hämangiome wegen der Kontrastmittelanreicherung genauer charakterisiert werden.
- *Lipome* fallen aufgrund ihrer hohen Signalintensität in T1w Sequenzen und ihres intermediären T2-Signals bei fehlendem Enhancement auf. Der charakteristische Signalabfall bei Einsatz der Fettsättigung ermöglicht eine artdiagnostische Zuordnung.
- *Duplikations- oder Retentionszysten* fallen durch ihre dünne Wand und den überwiegend signalreichen Inhalt in der T2-Wichtung auf.

Magen

Anders als im Ösophagus überwiegen im Magen mit etwa 90% die benignen Tumoren deutlich. Häufig handelt es sich dabei um *hyperplastische Polypen* (80% der Fälle) ohne Entartungspotenzial. Dies gilt nicht für die wesentlich selteneren *adenomatösen Polypen,* die aus diesem Grunde entfernt werden müssen. Die damit bestehende Notwendigkeit einer Differenzierung gelingt nur histologisch. Treten Polypen gehäuft auf, sollte dies an ein Peutz-Jeghers- oder Cowden-Syndrom denken lassen.

Primär submuköse Läsionen sind in 40% der Fälle *Leiomyome.* Deutlich seltener werden hingegen neurogene Tumoren, Lipome, Hämangiome, Lymphangiome sowie ektope Pankreasanteile und Duplikationszysten diagnostiziert.

MRT-Spezifisches

- *Adenomatöse Polypen* verhalten sich isointens zur Magenwand und nehmen mäßig Kontrastmittel auf. Kleinere Polypen (< 5 mm) können mit der MRT aufgrund der eingeschränkten Auflösung übersehen werden.
- *Leiomyome* zeigen eine zur Magenwand analoge Signalgebung, heben sich aber durch ein starkes Enhancement meist deutlich nach Kontrastmittelgabe ab. Das Vorliegen von Nekrosen macht die Differenzierung zum Leiomyosarkom oder Leiomyoblastom unmöglich. Als indirekte Hinweise für eine sarkomatöse Entartung sind lokale Infiltrationszeichen zu werten.
- *Lipome und Hämangiome* zeigen ein Signalverhalten wie oben ausgeführt.
- *Lymphangiome* geben in T2w Aufnahmen ein flüssigkeitsanaloges Signal.

Maligne Tumoren

Ösophagus

Lokalisationen. Das *Ösophaguskarzinom* als häufigster Ösophagustumor tritt bevorzugt im mittleren, gefolgt vom unteren und oberen Ösophagusdrittel auf. Letztere Lokalisation geht mit einer vergleichsweise schlechten Prognose einher. Tumoren des gastroösophagealen Überganges sollten an ein sog. *Barrett-Karzinom* (Adeno- statt üblicherweise Plattenepithelkarzinom) auf dem Boden eines Endobrachyösophagus denken lassen.

Andere seltenere maligne Tumoren des Ösophagus wie Metastasen (50% bei Magenkarzinom), Lymphom, Spindelzellsarkom, Leiomyosarkom, Melanom, Leukämie und Kaposi-Sarkom weisen in der MRT keine Spezifika auf, um eine Differenzierung zu erlauben. Die Erfahrung beschränkt sich hier bisher auf Fallberichte.

Gastrointestinaltrakt

— **MRT-Spezifisches** —

- *Ösophaguskarzinome* zeigen zumeist eine isointense Wandverdickung (konzentrisch, exzentrisch, polypös) mit leicht erhöhtem Signal in T2w Sequenzen und mäßiggradiger zum Teil inhomogener Kontrastmittelaufnahme.
- Eine desmoplastische Tumorreaktion kann von einem wandüberschreitenden Tumorwachstum nicht differenziert werden.

Stellenwert der Ösophagus-MRT. Die Initialdiagnose von malignen Tumoren sowie die Bestimmung der intaluminalen Tumorausbreitung einschließlich der Bestimmung der Lumeneinengung sind Domäne der Endoskopie und des Breischluckes. Für die Bestimmung der extraluminalen Ausbreitung werden für das lokale Staging (N-Stadium) die Endosonographie, für die zusätzliche Suche nach Fernmetastasen die CT (N-/M-Stadium) eingesetzt. Der routinemäßige Einsatz der MRT hat sich bislang nicht durchsetzen können. Bzgl. des T-Stadiums sind sowohl die CT als auch die MRT der hochauflösenden Endosonographie nach bisherigen Studienergebnissen unterlegen. Gute Ergebnisse werden für das N-Stadium berichtet. Nachteilig für die MRT wiegt hier aber besonders die Anfälligkeit für Bewegungsartefakte.

Magen

Es überwiegt das *Adenokarzinom* des Magens, welches am häufigsten im Antrum und präpylorisch, in 10% der Fälle multizentrisch auftritt. Wie in der CT weist das Magenkarzinom (Abb. 5.**129**) zumeist eine umschriebene oder diffuse Verdickung der Magenwand auf. Daher ist eine suffiziente Distension mit oralem Kontrastmittel zur Beurteilung obligat, weil der kollabierte Magen stellenweise eine Wanddicke von bis zu 2 cm erreichen kann. Auch bei adäquater Distension kann z. B. eine Gastritis, sei es bei portalem Hypertonus als Stauungsgastritis oder auf entzündlicher Basis, eine starke Wandverdickung bis 2 cm hervorrufen. Eine Wandverdickung muss daher endoskopisch weiter abgeklärt werden.

Magenlymphome sind zumeist Non-Hodgkin-Lymphome (sog. MALT-Lymphome). Im Gegensatz zu Karzinomen ist die Distension des Magens hier kaum beeinträchtigt. Zu den selteneren malignen Läsionen des Magens gehören: Leiomyosarkom, Metastasen, Kaposi-Sarkom, Karzinoid. Hier sind keine charakteristischen MR-Signalverhältnisse zu erwarten, sodass die MRT häufiger zur besseren Beurteilung der lokalen Invasion und Organbeziehung verwendet wird.

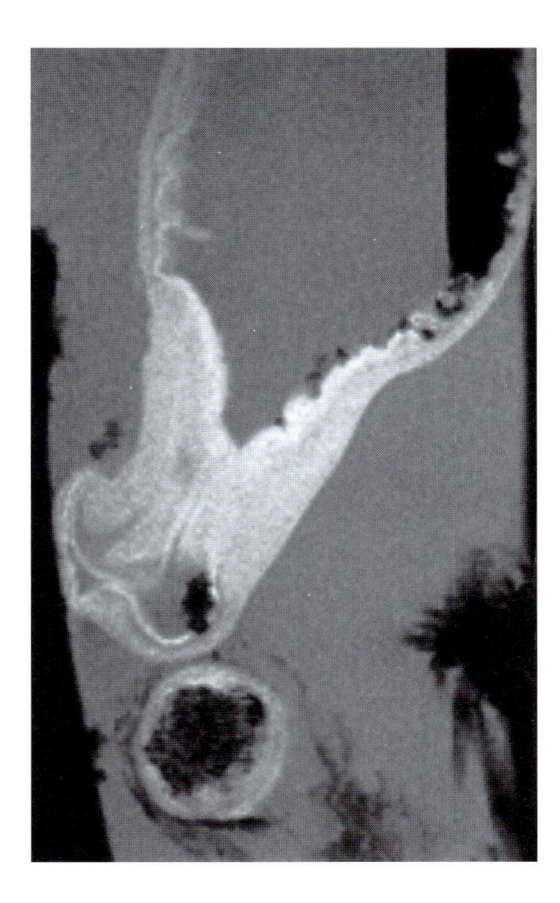

Abb. 5.129 **Adenokarzinom des Magens.** Mit freundlicher Genehmigung von Dr. Markus Düx.

➡ Der routinemäßige Einsatz der MRT bei Ösophagustumoren konnte sich bislang nicht durchsetzen.

— **MRT-Spezifisches** —

- *Magenkarzinome* zeigen eine niedrige T1-Signalintensität und ein intermediär erhöhtes T2-Signal.
- Im Gegensatz hierzu weist das diffus infiltrierende *szirrhöse Karzinom* aufgrund des Fibrosegehalts sowohl T1w als auch T2w eine niedrige Signalintensität auf.
- Lokalisierte *Lymphknotenvergrößerungen* über 8 mm, ein infiltratives Wachstumsmuster über die in T1w Sequenzen oder in Gegenphasetechnik (bei guter Distension) erkennbare Fettlamelle oder das Vorliegen von Fernmetastasen machen eine spezifischere Diagnose des Magenbefunds in der MRT möglich.
- *Magenlymphome* weisen eine starke, T1w hypointense Wandverdickung bei heterogen erhöhtem Signal in T2w Sequenzen auf. Auch das Lymphom zeigt wie das Karzinom eine Signalverstärkung in T1w Aufnahmen nach Kontrastmittelgabe, eine wandüberschreitende Infiltration fehlt in der Regel.

Stellenwert der Magen-MRT. Arbeiten an Operationspräparaten des Ösophagus und Magens an 4- bis 7-Tesla-Geräten belegen die Möglichkeit der Differenzierung aller Wandschichten, sodass ein exaktes Staging prinzipiell möglich wäre, jedoch im klinischen Betrieb mit der derzeitigen Gerätegeneration nicht umzusetzen ist. Die Rolle der MRT ist daher höchstens im Staging bei bekannter Erkrankung zu sehen.

Entzündliche Erkrankungen

Reflux- oder infektiöse Ösophagitiden weisen im Allgemeinen eine mehr oder weniger ausgeprägte Wandverdickung auf, evtl. begleitet von einer geringen Signalerhöhung T2w. Das Gleiche gilt für die *diffuse Gastritis* oder die *Ulkuskrankheit des Magens*. Letztere weist eine umschriebene Wandverdickung auf; eine evtl. Indikation für eine MRT entsteht höchstens, wenn der Verdacht auf eine Organüberschreitung besteht. Dies mag selten bei vermuteten paraluminalen Abszessen und einer Beteiligung benachbarter Organe, wie Pankreasaffektion durch ein Ulkus, der Fall sein.

Dünndarm

J. Wessling

Schnelle atemangehaltene Sequenzen sowie die Verfügbarkeit oraler Kontrastmittel ermöglichen seit Mitte der 90er-Jahre den Einsatz der MRT in der Dünndarmdiagnostik. Das sog. *MR-Enteroklysma* erlaubt die direkte Visualisierung der Darmwand und des angrenzenden mesenterialen Fettgewebes und ergänzt damit ganz wesentlich das bislang als Standardverfahren etablierte aber auf das Darmlumen beschränkte konventionelle Enteroklysma. Im Vordergrund stehen hierbei – aufgrund zumeist unmittelbarer therapeutischer Konsequenzen – die Fistel-, Abszess- und Konglomerattumorbildung. Gegenüber dem alternativ einzusetzenden CT-Enteroklysma ist neben der fehlenden Strahlenexposition insbesondere die überlegene Kontrastauflösung erwähnenswert, sodass über das Signalverhalten eine bessere Einengung der Differenzialdiagnose gelingt.

MRT-Anatomie

> Eine Beurteilung von pathologischen Prozessen, die auf die Schleimhaut beschränkt sind und Durchmesser von 5 mm unterschreiten, ist mit dem MRT-Enteroklysma im gesamten Dünndarm nicht möglich.

Die normale Wanddicke beträgt durchschnittlich 2–3 mm. Abhängig vom Grad der Dünndarmdistension kann die Wanddicke jedoch zwischen 1 und 10 mm variieren. T1w stellt sich die Wand mit intermediärem bis hypointensem Signal im Vergleich zu Skelettmuskulatur dar, T2w leicht signalreicher als Skelettmuskulatur. Auch die völlig normale Dünndarmwand kann nach i.v. Kontrastmittelgabe einen Signalanstieg von etwa 50–100 % des Ausgangswertes in T1w Aufnahmen aufweisen. Der angehobene Kontrast lässt sich am besten bei Verwendung eines negativen oder biphasischen oralen Kontrastmittels sowie fettsupprimierter T1w Sequenzen erkennen. Bei kollabierten Darmschlingen kann das physiologische Enhancement entzündliche oder tumorartige Veränderungen vortäuschen. Gegenüber dem konventionellen Enteroklysma, aber auch der CT ist die Ortsauflösung reduziert. Eine Beurteilung von pathologischen Prozessen, die auf die Schleimhaut beschränkt sind und Durchmesser von 5 mm unterschreiten, ist daher mit dem MRT-Enteroklysma im gesamten Dünndarm nicht möglich.

Dünndarmtumoren

Primäre Neoplasien des Dünndarms sind mit ca. 1,6–6 % aller Tumoren des Gastrointestinaltraktes sehr selten und zeigen generell eine Lokalisationspräferenz für das Duodenum/proximale Jejunum bzw. das distale Ileum. Sie treten bevorzugt in der 5.–6. Lebensdekade auf. 60 % dieser Tumoren sind maligne. Klinisch manifestieren sie sich mit Übelkeit, Erbrechen und Bauchschmerzen zumeist unspezifisch. Tumorbedingte Obstruktionen führen aufgrund des flüssigen Dünndarminhaltes erst spät zu einer Ileussymptomatik. Die zu diesem Zeitpunkt eingeleitete Diagnostik dokumentiert überwiegend fortgeschrittene Tumorstadien mit entsprechend geringer 5-Jahres-Überlebensrate (< 20%).

Im Vergleich mit den primären Tumoren wird ein Befall des Dünndarms durch *Metastasen* häufiger angetroffen. Diese zeigen nicht die oben genannte Lokalisationspräferenz.

Benigne Tumoren

Primäre benigne Neoplasmen des Dünndarms machen nur etwa 5% der benignen Tumoren des Darmtrakts aus, kommen in Autopsiestudien jedoch häufiger vor, da sie meist asymptomatisch sind. 90% der primär benignen Tumoren entstammen dem Mesenchym der tieferen Wandschichten und umfassen Adenome, Leiomyome, Lipome und Hämangiome.

Adenom

Der Anteil der Adenome an den benignen Dünndarmtumoren liegt bei 25%. Die zumeist 1–3 cm großen Adenome finden sich bevorzugt im Duodenum, aber auch im Ileum, insbesondere im Bereich der Ileozäkalklappe. Histologisch handelt es sich überwiegend um *Hamartome*, die in etwa der Hälfte der Fälle multipel anzutreffen und in $1/3$ dieser Fälle mit dem autosomal dominant erblichen Peutz-Jeghers-Syndrom assoziiert sind. *Adenomatöse Polypen* (tubulär und villös) mit malignem Entartungspotenzial sind selten (15% der Fälle). Größere Polypen können eine Invagination verursachen.

Im Enteroklysma sind überwiegend lobuliert erscheinende intraluminale Füllungsdefekte nachweisbar, deren Lage sowohl variabel als auch konstant sein kann, je nachdem ob ein Stiel vorhanden ist oder nicht.

Leiomyom

Leiomyome sind die häufigsten benignen Dünndarmtumoren und bestehen aus wirbelförmig angeordneten glatten Muskelzellen der Muscularis mucosae, der Muscularis propria oder der ortständigen Gefäße. Leiomyome sind bevorzugt im Jejunum lokalisiert und wachsen entweder in Richtung Darmlumen (endoenterisch) oder nach außen (exoenterisch). Im Enteroklysma zeigt sich bei submukösem Ursprung ein glatt und oval konfigurierter Füllungsdefekt, bei extraluminaler Komponente eine Schlingendistanzierung.

— **MRT-Spezifisches** —

- *Leiomyome* imponieren überwiegend als 1–10 cm große, submuköse, sphärische, glatt begrenzte Tumoren mit intermediärer Signalintensität in T1w und leicht erhöhter Signalintensität in T2w Sequenzen.
- Insbesondere die *extraluminalen Tumoranteile* sind mit der MRT gegenüber dem Enteroklysma direkt darstellbar. Es besteht eine mäßiggradige, homogene Kontrastmittelaufnahme.
- Vereinzelt führen *Kalzifikationen* zu Signalauslöschungen. *Tumornekrosen* führen zu landkartenartig signalarmen Arealen in der T1-Wichtung nach Kontrastmittelgabe.
- Eine *irreguläre Wandbegrenzung* sowie mesenteriale *Lymphknotenvergrößerungen* sollten an das differenzialdiagnostisch relevante Leiomyosarkom (s. u.) denken lassen.

Lipom

Lipome sind die zweithäufigsten benignen Dünndarmtumoren. Diese submukös entspringenden Tumoren wachsen bevorzugt nach endoluminal. Über 50% der Lipome sind im Ileum und speziell an der Ileozäkalklappe lokalisiert. Aufgrund ihrer fettigen Zusammensetzung sind die im Enteroklysma erkennbaren wandständigen Kontrastmittelaussparungen unter Kompression verformbar.

— **MRT-Spezifisches** —

- Lipome sind in der T1-Wichtung typischerweise signalreich. Insbesondere die Fettsättigung bewirkt in der T1-Wichtung einen charakteristischen Signalabfall.
- Lipome reichern kein Kontrastmittel an. Eine maligne Entartung ist beim Lipom unwahrscheinlich, eine abweichende Morphologie und ein Enhancement können aber darauf gelegentlich hinweisen.

Hämangiom

Hämangiome werden überwiegend im Jejunum gefunden und können durch schwere gastrointestinale Blutungen symptomatisch werden. *Kavernöse Hämanagiome* sind meist solitär und erscheinen wie ein submuköser Polyp, während *kapilläre Hämangiome* multipel auftreten und allenfalls als kleine flache, schwer erkennbare Füllungsdefekte im Enteroklysma imponieren. Bisweilen werden verkalkte Phlebolithen entdeckt.

— **MRT-Spezifisches** —

- Hämangiome zeigen typischerweise eine hohe Signalintensität in der T2-Wichtung sowie eine starke Anreicherung nach Kontrastmittelgabe.

- Aufgrund der begrenzten Ortsauflösung werden insbesondere die zumeist kleinen kapillären Hämangiome jedoch übersehen. Bei okkulter Blutung besteht deshalb unverändert die Indikation zur mesenterialen Angiographie.

Seltene benigne Dünndarmtumoren

Für deutlich seltenere benigne Dünndarmtumoren wie Neurofibrom, Schwannom, Ganglioneurom, Hamartom und heterotope Magenschleimhaut ist eine charakteristische MR-Morphologie bisher nicht beschrieben.

Maligne Tumoren

Karzinoid

Das Karzinoid geht von den sog. enterochromaffinen, d. h. Hormon bildenden Zellen (APUD-System) der submukösen Lieberkühn-Krypten aus. Mit 30–45% findet sich das Karzinoid am häufigsten in der Appendix – bevorzugt als benigner Zufallsbefund bei jungen Patienten. 25–35% der Karzinoide finden sich im Dünndarm, davon 90% bevorzugt im distalen Ileum. Kennzeichnend ist neben der *Serotoninproduktion* sein *invasives Wachstum* sowohl in Richtung Mukosa als auch Submukosa, einhergehend mit einer ausgeprägten fibrotischen Umgebungsreaktion.

Diagnose. Als diagnostisch entscheidend gilt neben der Bildgebung der Nachweis von Serotonin im Blut bzw. seines Abbauproduktes 5-Hydroxyindolessigsäure im 24-h-Urin, bei kleinen Tumoren die Somatostatin-Rezeptor-Szintigraphie.

— MRT-Spezifisches —

- *Karzinoide* sind in der T1-Wichtung isointens und in der T2-Wichtung eher signalarm gegenüber der Darmwand.
- Das Karzinoid ist vorwiegend durch desmoplastisch vom Tumor ausgehende streifige Ausziehungen extraluminal (sog. Radspeichenphänomen) mit mesenterialer Retraktion sowie durch Kinking und Seperation von Dünndarmschlingen gekennzeichnet.
- Das Encasement *mesenterialer Blutgefäße* kann auf dem Boden einer chronischen Ischämie zu segmentalen Wandverdickungen führen.
- *Dystrophe Verkalkungen* rufen Signalauslöschungen hervor, sind prinzipiell aber besser mit der CT nachzuweisen.
- Sowohl die hypervaskularisierten Karzinoide als auch ihre Metastasen in der Leber demarkieren sich charakteristischerweise in der *arteriellen Phase*.

> Die Bedeutung der MRT liegt beim Adenokarzinom des Dünndarms insbesondere in der Nachsorge, da lokoregionäre Rezidive vielfach mesenterial und damit extraluminal lokalisiert sind.

Adenokarzinom

Lokalisation. Adenokarzinome sind als früh lymphogen metastasierende primäre Dünndarmtumoren in ca. 50% der Fälle bevorzugt im papillennahen Duodenum, deutlich weniger häufig im Jejunum lokalisiert. Ein Tumor im Ileum entspricht eher einem Lymphom, einem Karzinoid, einem Sarkom, einer Metastase oder einem per continuitatem vorwachsenden Kolonkarzinom.

Risikofaktoren. Prädisponierende Risikofaktoren sind der Morbus Crohn, die nichttropische Sprue, das Peutz-Jeghers- bzw. Lynch-Syndrom II sowie erfolgte Teilresektionen im Bereich des oberen Gastrointestinaltraktes.

Das Enteroklysma zeigt überwiegend infiltrativ wachsende Tumoren mit konsekutiv segmentaler irregulärer Lumeneinengung.

— MRT-Spezifisches —

- *Adenokarzinome* zeigen mit intermediärem Signal in T1w und T2w Sequenzen keine wesentlichen spezifischen Zeichen.
- Es zeigt sich eine asymmetrische, knotige Wandverdickung mit mittelgradigem Kontrastmittelenhancement und inhomogener Wandstruktur. Im Gegensatz zu einem Lymphom oder einem Sarkom ist die Weichteilvermehrung eher gering.
- Entzündliche oder ischämische Wandverdickungen imponieren vorwiegend konzentrisch. Streifige Ausläufer in das mesenteriale Fettgewebe deuten auf ein organüberschreitendes Wachstum hin.
- Bei geeigneter Distension können eine regionale mesenteriale Lymphadenopathie und die Beteiligung benachbarter Organe beurteilt werden.
- Die Bedeutung der MRT liegt insbesondere in der Nachsorge, da lokoregionäre Rezidive vielfach mesenterial und damit extraluminal lokalisiert sind.

Leiomyosarkome

Lokalisation/Klinik. Leiomyosarkome sind mit ca. 10% gegenüber Fibro- oder Liposarkomen im Dünndarm deutlich häufiger anzutreffen. Wenngleich Leiomyosarkome im gesamten Dünndarm auftreten können, wird das Duodenum anders als beim Adenokarzinom deutlich seltener befallen. Lokalisationspräferenz ist mit ca. 50% das Ileum. Die überwiegend mehr als 6 cm großen Leiomyosarkome wachsen vornehmlich nach extraluminal (66%). Tumorobstruktionen sind daher eher ungewöhnlich oder aber Ausdruck eines Spätstadiums. Der nur selten asymptomatische Tumorverlauf ist klinisch geprägt von Abdominalschmerzen sowie Meläna, insbesondere dann wenn der Tumor größenbedingt zu Nekrosen und Ulzerationen neigt. Eine intraperitoneale hämatogene Tumoraussaat ist häufig, die lymphogene Metastasierung hingegen selten.

— MRT-Spezifisches —

- *Leiomyosarkome* zeigen ein zum Leiomyom (s. o.) vergleichbares Signalverhalten. Besser als im Enteroklysma gelingt in der MRT der Nachweis exzentrisch lokalisierter Tumoranteile mit zentralen signalarmen, liquid-nekrotischen Arealen sowie Signalauslöschungen infolge dystropher Kalzifikationen.
- Schließlich erlaubt die MRT den Nachweis zumeist *zystischer Metastasen* intraperitoneal und in der Leber.

Non-Hodgkin-Lymphome

Non-Hodgkin-Lymphome des Dünndarms weisen typischerweise zumeist eine asymmetrische, aber *zirkuläre Infiltration* und Verdickung der Darmwand mit begleitender *Lumendilatation* (sog. Darmaneurysma) auf. *Ulzerationen* sind häufig. Anders als bei anderen Dünndarmmalignomen bzw. dem Morbus Crohn sind erhebliche mesenteriale Lymphknotenvergrößerungen häufig.

— MRT-Spezifisches —

- *Non-Hodgkin-Lymphome* zeigen meist eine glatt begrenzte deutliche Wandverdickung mit niedriger Signalintensität in der T1-Wichtung und nur leicht erhöhter homogener Signalintensität in der T2-Wichtung. Durch die relative Gefäßarmut dieser Tumoren ergibt sich im Gegensatz zum Karzinom und Sarkom lediglich ein geringes Enhancement nach der Kontrastmittelgabe.

Stellenwert der MRT bei Dünndarmtumoren

Neben dem Enteroklysma haben Sonographie, CT und MRT bei der Abklärung von gastrointestinalen Symptomen an Bedeutung gewonnen. Insbesondere bei sekundären (Metastasen und Peritonealkarzinose) sowie exoenterisch wachsenden Tumoren ist die MRT die Methode der Wahl und dem Enteroklysma überlegen. Die hohe Kontrastauflösung der MRT ist insbesondere bei der Darmwandbeurteilung vorteilhaft einzusetzen. So können wanddestruierende Tumoren von einer Darmwandverdickung infolge eines entzündlich/ischämischen Geschehens aufgrund des u. g. „Target Sign" sicher differenziert werden. Vorwiegend intraluminal wachsende primäre Darmtumoren sind hingegen am sichersten mit dem Enteroklsyma beurteilbar. Letztlich ist eine sichere histologische Zuordnung mit allen bildgebenden Verfahren nicht möglich.

> Bei Metastasen und Peritonealkarzinose sowie exoenterisch wachsenden Tumoren ist die MRT die Methode der Wahl und dem Enteroklysma überlegen.

Entzündliche/diffuse Erkrankungen

Morbus Crohn

Lokalisationen. Obschon diese diskontinuierlich segmental auftretende Entzündung aller Wandschichten des gesamten Gastrointestinaltraktes an jeder Stelle des Verdauungstraktes vom Mund bis zum Anus vorkommt, überwiegt die Lokalisation im terminalen Ileum und Kolon (30% der Fälle betreffen nur das Ileum, 25% nur das Kolon und 45% das Ileum und Kolon) mit fakultativem Nachweis von Epitheloidzellgranulomen und mehrkernigen Langerhans-Riesenzellen auch in den regionalen Mesenteriallymphknoten.

Extraintestinale Manifestationen. Als Folge einer noch nicht hinreichend geklärten Immunaktivierung finden sich auch extraintestinale Schädigungen an der Haut (z. B. Erythema nodosum, Pyoderma gangraenosum), an den Augen (z. B. Uveitis, Episkleritis), an den Gelenken (z. B. Arthritis, in 3–16% der Fälle ankylosierende Spondylitis) sowie der Leber (z. B. in 10% der Fälle primär sklerosierende Cholangitis).

Klinik. Klinisch kennzeichnend sind Abdominalschmerzen und chronische Durchfälle mit und ohne Blutbeimengungen. Komplizierend beobachtet man Darmstenosen mit Ileus, Fisteln (40%) und anorektale Abszesse (25%) sowie Folgen der Malabsorption (megaloblastäre Anämie, Cholesteringallensteine, Oxalatnierensteine). Patienten mit Morbus Crohn erkranken nach einer Latenzzeit von etwa 25–30 Jahren gegenüber der Normalbevölkerung 4- bis 20fach häufiger an einem kolorektalen Adenokarzinom.

5 Abdomen

MRT-Spezifisches

Darmwand:

- Zumeist ist eine *Wandverdickung* des terminalen Ileums festzustellen, die sich T1w hypointens und T2w intermediär bis leicht hyperintens darstellt.
- Das in der T2w TSE erkennbare sog. ‚*Target Sign*" beschreibt die konzentrische Wandschichtung mit signalreichem Darmlumen, signalarmer Mukosa und intermediärer Submukosa, umgeben von muskelisointenser fibrotischer Muskularis und Serosa (Abb. 5.**130**). Wenngleich dieses Zeichen auch bei anderen benignen Veränderungen wie bei der akuten Enteritis, Ischämie oder Graft-versus-Host-Erkrankung beobachtet wird, deutet die symmetrische Ausprägung auf einen Morbus Crohn. Anders als bei diesen Erkrankungen ist die Ödembildung in der Submukosa beim Morbus Crohn geringer ausgeprägt, sodass über die Signalintensität in der T2-Wichtung eine Abgrenzung zu den o.g. Erkrankungen möglich erscheint.
- *Nach Gabe von Kontrastmittel* reichern akut entzündlich veränderte Darmabschnitte in der T1-Wichtung (optimal erkennbar bei Gabe eines negativen oder biphasischen oralen Kontrastmittels) an (Abb. 5.**131** u. Abb. 5.**132**). Der Grad der Signalsteigerung, aber auch der Nachweis tiefer Wandulzerationen sowie die

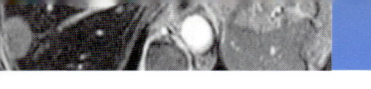

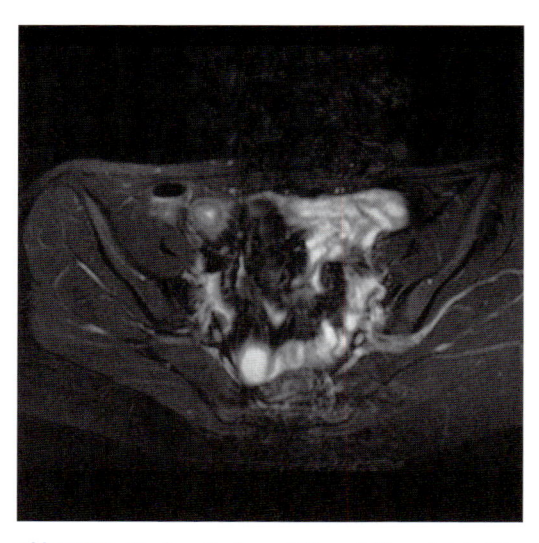

Abb. 5.130 **Morbus Crohn mit Target Sign.** Axiale T2w HASTE-Sequenz mit Wandverdickung des terminalen Ileums und konzentrischer Wandschichtung (signalreiches Darmlumen, signalarme Mukosa, intermediäre Submukosa, muskelisointense Muscularis propria). Die symmetrische Ausprägung sowie die eher geringe Ödemausbildung deuten auf einen Morbus Crohn.

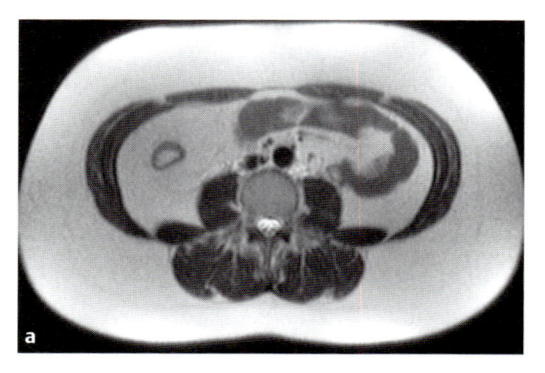

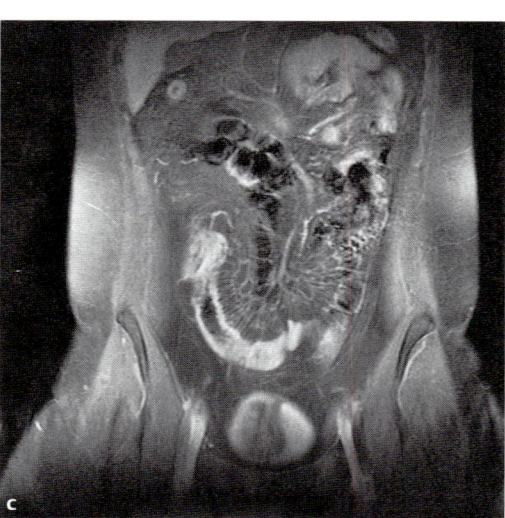

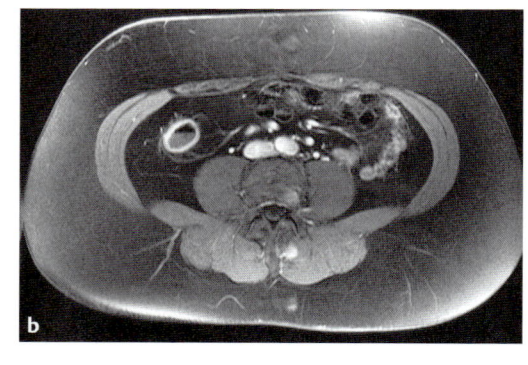

Abb. 5.131 a–c **Morbus Crohn.**
a Konzentrisch wandverdicktes terminales Ileum in der nativen axialen T2w HASTE-Sequenz ohne Fettunterdrückung.
b In der T1w FLASH-Sequenz mit Fettunterdrückung nach i.v. Gd-Applikation zeigt sich ein deutliches Wandenhancement.
c Die koronaren Aufnahmen zeigen ebenfalls die Kontrastmittelaufnahme in den wandverdickten Anteilen des terminalen Ileums ohne extraluminale Entzündungskomponente. Das hier erkennbare sog. „Comb Sign" beschreibt die entzündlich bedingte Dilatation der Vasa recta. Insgesamt korrelierend zum klinischen Befund niedriger Aktivitätsindex.

Kontrastmittelaufnahme angrenzender Lymphknoten scheinen dabei mit der Krankheitsaktivität zu korrelieren. Auch nach Kontrastmittelgabe ist das „Target Sign" erkennbar, aber gegenüber der T2-Wichtung unspezifischer.
- Das Vorhandensein eines Target Pattern spricht eher gegen das Vorliegen eines wanddestruierenden Tumors. Mit zunehmender Wandfibrose nimmt das Wandsignal in der T2-Wichtung ab und wird homogener, d.h. das „Target Sign" verschwindet.
- Als *typischer Begleitbefund* wird eine Proliferation von mesenterialem Fett- und Bindegewebe im Sinne einer Sklerolipomatose in der Nähe entzündlicher Darmveränderungen beschrieben.

Stenosen:
- Die MRT erlaubt anders als die CT die Differenzierung von fibrotischen, wenig vaskularisierten Stenosen (signalarm in der T2-Wichtung) von Kontrastmittel aufnehmenden entzündlichen Stenosen (sog. „String Sign").
- Während aktiv entzündliche Stenosen mit einer nur geringen Erweiterung des vorgeschalteten Darmsegmentes einhergehen, führt die zunehmende Fibrosierung der Darmwand schließlich zu fixierten Stenosen mit prästenotischer Dilatation.

Fisteln:
- Sinus Tracts und Fisteln (Abb. 5.**133**) sind in der T2-Wichtung sowie in der T1-Wichtung mit Fettsättigung nach Kontrastmittelgabe signalreich.
- Sinus Tracts sind aufgrund der beschränkten Auflösung schwer in der MRT zu detektieren. Häufig sind sie mit einer mesenterialen Phlegmone assoziiert.

Abszesse:
- Bei Gabe eines positiven Kontrastmittels demarkiert sich in der T1-Wichtung die dunkle Abszessflüssigkeit

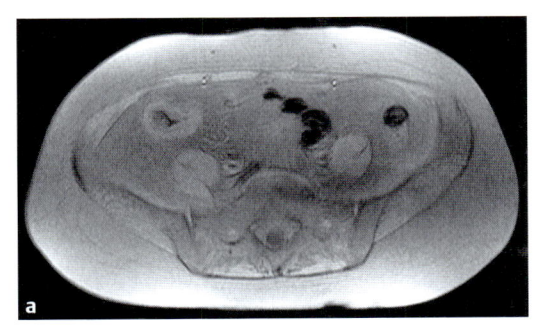

Abb. 5.132 a u. b **Morbus Crohn mit Anastomosenrezidiv.** Z.n. Ileoaszendostomie mit Anastomosenrezidiv.
a In der axialen nativen 2-dimensionalen T1w FLASH-Sequenz mit Fettunterdrückung deutlich wandverdickte Anastomose.
b In der gleichen Sequenz nach Gd-Applikation deutliche Kontrastmittelaufnahme der Wand sowie streifig extraluminal mit entzündlich infiltrierter Bauchwand im Sinne eines extramuralen Fistelgeschehens. Der Patient entwickelte im weiteren Verlauf einen Bauchwandabszess.

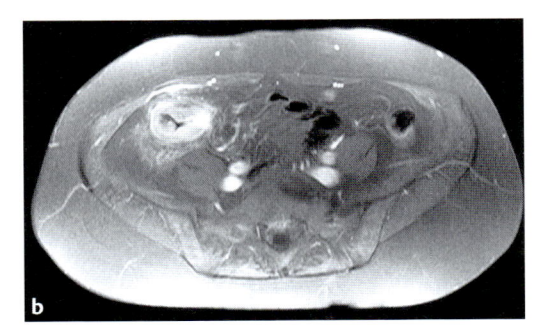

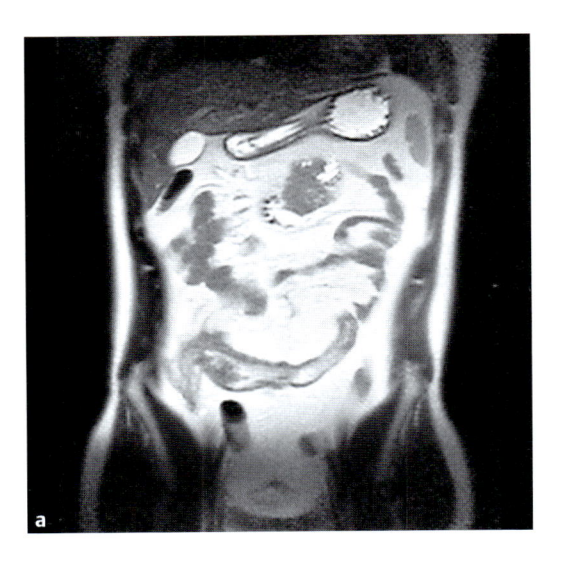

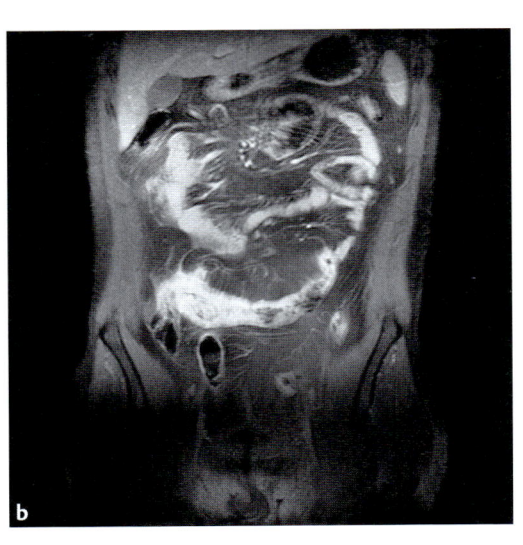

Abb. 5.133 a u. b **Morbus Crohn mit ileoilealer Fistel.**
a Koronare T2w HASTE-Sequenz mit signalarmem Fistelgang zwischen 2 Ileumschlingen.
b Nach Kontrastmittelgabe zeigt sich in der koronaren 2-dimensionalen FLASH-Sequenz eine deutliche Kontrastmittelaufnahme des Fistelganges. Der Befund wurde intraoperativ bestätigt.

vom hellen Darmlumen bzw. bei Gabe eines negativen Kontrastmittels in der T2-Wichtung das dunkle Darmlumen von der hellen Abszessflüssigkeit.
- Die zwischen 3 und 7 mm breite *Abszessmembran* nimmt deutlich Kontrastmittel auf. Die entzündliche Begleitreaktion im angrenzenden Mesenterium lässt sich am besten in fettsupprimierten T1w Sequenzen erkennen.

Stellenwert des MRT beim Morbus Crohn

Das Enteroklysma zeigt am besten Frühveränderungen an der Mukosa und Submukosa, während das MR-Enteroklysma insbesondere bei fortgeschrittenen Stadien einschließlich möglicher Komplikationen wie Fistel- und Abszessbildung dem Enteroklysma überlegen ist. Das MR-Enteroklysma ist Methode der Wahl in der Diagnostik perianaler Fisteln sowie in der Beurteilung der therapierelevanten Entzündungsaktivität. Mehrere Studien haben die hohe Korrelation zum klinischen Erscheinungsbild belegt, sodass die MRT gerade für Patienten mit akut entzündlicher Symptomatik mit dem Crohn'acute]s Disease Activity Index (CDAI) > 150 Punkte evtl. sensitiver als das Enteroklysma sein könnte. Fibröse und entzündliche Stenosen sind sicher differenzierbar. In der Abklärung von Komplikationen sollte nicht zuletzt aufgrund der fehlenden Strahlenexposition das MR-Enteroklysma als primäre Bildgebung eingesetzt werden. Da zurzeit Studien über die Kosteneffektivität der MRT sowie über die Erkennbarkeit von frühen Veränderungen des Morbus Crohn fehlen, empfiehlt es sich in der Primärdiagnostik komplettierend ein konventionelles Enteroklysma durchzuführen.

Infektiöse Enteritiden

Hierunter sind virale (z. B. Rota- und Norwalkvirus), bakterielle (Campylobacter, Shigellen, Salmonellen, Yersinien, E. coli) und parasitär (Entamoeba histolytica, Lamblien, Schistosomiasis) verursachte Enteritiden zusammenzufassen. Diagnostisch im Vordergrund stehen die Stuhluntersuchung sowie die serologische Erregerdiagnostik. Diese Erkrankungen stellen damit keine selbstständige Indikation zur MRT-Bildgebung dar, können aber differenzialdiagnostische Probleme insbesondere in der Abgrenzung des Morbus Crohn verursachen.

— MRT-Spezifisches —
- Infektiöse Enteritiden können wie bei Morbus Crohn ein „Target Sign" aufweisen. Anders als beim Morbus Crohn ist in der T2-Wichtung das Wandödem aber deutlich ausgeprägter.

▶ Das MR-Enteroklysma ist Methode der Wahl in der Diagnostik perianaler Fisteln sowie in der Beurteilung der therapierelevanten Entzündungsaktivität.

Dickdarm

B. Saar

Die Doppelkontrasttechnik, die bis vor wenigen Jahren einen wesentlichen Anteil in der bildgebenden Diagnostik des Gastrointestinaltrakts hatte, wurde durch endoskopische Verfahren (auch Endosonographie) abgelöst. Neben der Diagnostik bieten endoskopische Verfahren die Möglichkeit der Gewebeentnahme und beinhalten auch therapeutische Optionen. Die Endoskopie stellt heute den diagnostischen Standard dar. Neue MR-Verfahren mit hochauflösenden Techniken und ultraschnellen Sequenzen erlauben mittlerweile den Einsatz von MRT-Verfahren zur *Kolographie.* Der Stellenwert der MRT im *Staging des Rektumkarzinoms,* insbesondere im Hinblick auf die neoadjuvante Radio-Chemotherapie, ist bereits belegt. Es bleibt abzuwarten, ob sich durch die Weiterentwicklung der CT-Multidetektor-Technik neue diagnostische Aspekte ergeben.

Indikationen. Eine sinnvolle Indikation der MRT des Gastrointestinaltrakts ist die Fistulographie und hier vorwiegend die Darstellung *perianaler Fisteln* und *perirektaler Abszesse* bei Patienten mit chronisch entzündlichen Darmerkrankungen, wenn aufgrund hochgradiger Stenosen oder schmerzhafter Zustände, wie beispielsweise einer schmerzhaften Proktitis, eine Endosonographie ohne Intubationsnarkose nicht möglich ist (s. entsprechende Kapitel). Prozesse, die tief in der Fossa ischiorectalis lokalisiert zu sein scheinen, sollten auch ohne die oben genannten Untersuchungsbedingungen einer MRT-Untersuchung unterzogen werden.

Das Verfahren der MR-Kolographie zeigt viel versprechende Ansätze in der Diagnostik von Tumoren und Polypen. Die Inzidenz des kolorektalen Karzinoms und die Tatsache, dass es an zweiter Stelle in der Mortalität durch Neoplasien steht, macht *Screeningverfahren*, die der Koloskopie in Sensitivität und Spezifität vergleichbar sind, wünschenswert. Allerdings ist die MR-Kolographie in ihrem Wert als Screeningmethode noch nicht durch Studien belegt. Eine weitere Indikation zur MR-Kolographie könnte die *inkomplette Koloskopie* darstellen, bei der die MR-Kolographie eine sinnvolle Ergänzung im Staging von kolorektalen Tumoren darstellt.

MR-Kolographie (Abb. 5.134 – 5.139)

Patientenvorbereitung und Spulenwahl

Für die MR-Kolographie ist derzeit noch die gründliche *Darmreinigung* wie für die konventionelle Koloskopie erforderlich. Um das gesamte Volumen des Abdomens homogen darzustellen, ist die Verwendung der *Körperoberflächenspule* (phased array) in Körperlängsachse zu empfehlen. Manche Hersteller erlauben auch die Kombination mehrerer Spulen. Falls das FOV nicht ausreicht, kann die Körperspule verwendet werden.

Der Patient wird auf eine saugfähige Unterlage gelagert, die mit zusätzlichem Zellstoff verstärkt wird, um im Falle einer Inkontinenz Kontrastmittelübertritt in den Scanner zu vermeiden. Der *rektale Einlauf* zur Darmdistension erfolgt über einen rektal eingeführten Katheter mittels eines handelsüblichen Einlaufbehälters. Der Einlaufbehälter wird an einem MR-kompatiblen Infusionsständer befestigt. Der hydrostatische Druck kann durch Verstellen der Höhe des Infusionsständers individuell variiert werden. Die Verbindung zwischen Beutel und Katheter sollte stets offen bleiben, um peristaltische Wellen und entweichendes Gas auffangen zu können.

Um die Akzeptanz des Verfahrens zu erhöhen, werden Verfahren mit minimaler Patientenvorbereitung, d.h. oraler Bariumapplikation bei im Übrigen weitgehend normaler Diät und rektalem Einlauf (Wasser oder einer Bariumsuspension), in klinischen Studien untersucht („fecal tagging"). Diese Methode ist bislang jedoch noch nicht etabliert.

Kontrastmittel und Sequenzen/ Untersuchungstechnik

Für die MR-Kolographie sind *Hochfeldgeräte* mit leistungsstarken Gradienten notwendig, um die Akquisition eines Volumendatensatzes in einer Atemstillstandsphase bei hoher Ortsauflösung zu gewährleisten. Für die Datenakquisition stehen schnelle T1w 3-dimensionale GE-Sequenzen im Vordergrund.

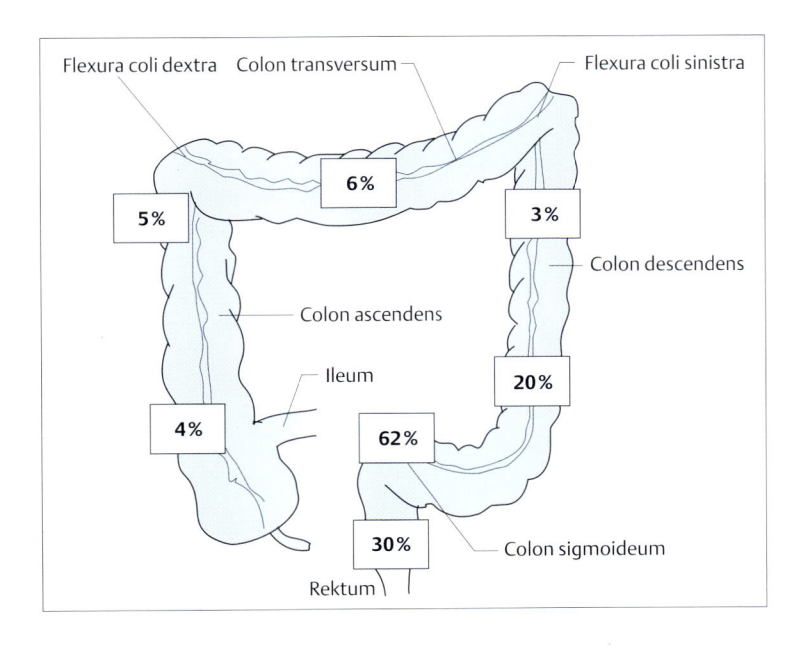

Abb. 5.134 Verteilung der Häufigkeit des kolorektalen Karzinoms.

Bright-Lumen-Technik. Für die MR-Kolographie muss eine Distension des Darmlumens erfolgen. Hierzu wurde zunächst eine wässrige Gd-Lösung (Bright-Lumen-Technik) verwendet. Es genügt eine Konzentration von 20 ml eines extrazellulären Kontrastmittels, z. B. Gd-Lösung (0,5 molar) und 2 l Wasser. Bei höheren Gd-Konzentrationen erhöht sich der T1-Gewebe-Kontrast, allerdings ist auch der Kostenaufwand höher. Bei der Bright-Lumen-Technik können Läsionen nativ nur indirekt als *Kontrastmittelfüllungsdefekte* oder unter Zuhilfenahme von 3-dimensionalen Rekonstruktionen identifiziert werden. Probleme bereiten insbesondere kleine Restverunreinigungen und Luftblasen, die leicht fehlinterpretiert werden können.

Dark-Lumen-Technik. Vor diesem Hintergrund wurde die sog. „Dark-Lumen-Technik" entwickelt, bei der als Distensionsmedium zumeist Wasser verwendet wird. Der notwendige Kontrast zur Darmwand wird durch i. v. Kontrastmittel (Gd-Chelate) erzielt (Abb. 5.**137**). Vorteil hierbei ist die *direkte Darstellung von Polypen und Tumoren* als Kontrastmittel anreichernde wandständige Läsionen. Auch diese Darstellungstechnik beruht auf schnellen T1w GE-Sequenzen. Neuere Arbeiten untersuchten auch (in Anlehnung an die CT-Kolographie-Technik) den Einsatz von *Luft als Distensionsmedium,* da Raumluft (oder auch CO_2) als besser verträglich empfunden wird und sehr einfach zu handhaben ist. Erste Publikationen fanden ein besseres SRV beim Einsatz von Luft im Vergleich zu Wasser, da das hypointense Signal der Luft homogener als das von Wasser ist. Die Befürchtung, dass Suszeptibilitätsartefakte an der Grenzfläche Darmwand/Lumen die Ergebnisse erheblich beeinträchtigen würden, konnte nicht bestätigt werden.

Untersuchungsablauf

Kurz vor Beginn der Einlaufsequenz wird ein Spasmolytikum i. v. verabreicht, um Bewegungsartefakte zu minimieren. Die *Füllungsphase* wird mit einer 2-dimensionalen GE-Sequenz, die die Akquisition von 1 Bild/s zulässt, überwacht („MR-Durchleuchtung") oder bei der Dark-Lumen-Technik mittels einer T2w Dickschicht-Single-Shot-Sequenz überprüft. Die *Datenakquisition* erfolgt bei der Bright-Lumen-Technik in Bauch- und Rückenlage. In der Dark-Lumen-Technik ist nur die Bauchlage erforderlich, da residuelle Luft ebenfalls hypointens gegen die Darmwand abzugrenzen ist und Suszeptibilitätsartefakte vernachlässigt werden können. In beiden Techniken erfolgt die Datenakquisition mit einer ultraschnellen hochauflösenden 3-dimensionalen T1w GE-Sequenz in Atemstillstand (Tab. 5.**32**). Eine möglichst *geringe Schichtdicke* ist erforderlich,

> Vorteil der Dark-Lumen-Technik ist die direkte Darstellung von Polypen und Tumoren als Kontrastmittel anreichernde wandständige Läsionen.

Tab. 5.32 Sequenzen und Parameter zur MR-Kolonographie und MRT des Rektums

Sequenz	Gewichtung/ Schichtführung	TR (ms)	TE (ms)	SL (mm)	Matrix	FS	Flipwinkel	Kommentar
2-dimensionale GE (z. B. T1w FFE, 2-dimensionale FLASH)	T1/koronar	Minimum	Minimum	150	128	nein	45°	„MR-Durchleuchtung", 1 Bild/s Überprüfung der Distension bei Gd-haltigem wässrigem Einlauf
Dickschicht- „Single-Shot"	T1/koronar	-	800	120	128	ja	90°	Überprüfung der Distension bei wässrigem Einlauf
3-dimensionale GE (z. B. T1w FFE, 3-dimensionale FLASH)	T1/koronar	Minimum	Minimum	1,5	256	nein	30°	Datenakquisition in Atemanhaltetechnik (ca. 18–22 s), je nach Schichtanzahl
TSE SPIR	T2/koronar	2500	100	5	256	ja	–	Differenzierung zwischen Artefakt und Läsion, atemgetriggert
SE	T1/axial und sagittal	456–633	13–26	6	256	nein	–	Darstellung des Tumors und der Lymphknoten jeweils ohne und mit i. v. Kontrastmittel (0,1 mmol/kg Gd-DTPA)
TSE	T2/axial und sagittal	2500	120	6	256	nein	–

um eine auch kleine Läsionen abgrenzen zu können. In der Regel werden hierfür Interpolationstechniken angewandt, um bei geringer Schichtdicke die Akquisition des gesamten Volumendatensatzes in einer Atemstillstandsphase zu ermöglichen. Der hohe Kontrast des Lumens in Relation zur Darmwand ist zur virtuellen Rekonstruktion notwendig. Die ergänzende Untersuchung mit einer T2w TSE-Sequenz in Atemgating-Technik ermöglicht häufig bereits in den Quellbildern die Detektion von Polypen. Manche Autoren empfehlen den Einsatz von RARE- oder HASTE-Sequenzen.

Beurteilung und Nachverarbeitung

Zur Beurteilung empfiehlt sich zunächst die Überprüfung des Quelldatensatzes direkt am Scanner hinsichtlich kollabierter Darmabschnitte oder Bewegungsartefakten, um evtl. die Datenakquisition rasch wiederholen zu können. Im Weiteren erfolgt die Beurteilung und Nachverarbeitung an der Workstation oder am PC. Die Software-Entwicklung von 3-D-Nachverarbeitungsprogrammen ist rasant, und mittlerweile gibt es eine Vielzahl an Darstellungs- und Nachverarbeitungsmethoden, oftmals mit automatischer Pfaderstellung und teilweise mit computerunterstützter Detektion (CAD) von wandständigen Läsionen. Viele Programme sind auf CT-Daten genormt und nicht alle automatisierten Funktionen sind mit MRT-Daten ohne weiteres kompatibel. Die virtuell-endoskopische Ansicht ist als „Suchmethode" und auch zur Demonstration der Befunde hilfreich.

— MRT-Spezifisches —

- *Kolonkarzinome* stellen sich nativ als fokale, teilweise auch polypöse Wandverdickungen der Kolonwand dar.
- *Polypen* sind umschriebene Protrusionen der normalen Mukosa in das Lumen, die entweder aus der normalen Mukosa entstehen oder auch submukös gelegen sind. Der Terminus „Polyp" sagt nichts über die Histologie aus und der Befund muss daher weiter endoskopisch abgeklärt werden (Abb. 5.**135** u. 5.**136**).
- Karzinome, Polypen und entzündliche Veränderungen weisen ein fokal akzentuiertes Kontrastmittelenhancement auf (Abb. 5.**137**).
- *Stenosierende Prozesse* werden bereits in dem Quelldatensatz entdeckt. Sie stellen sich als Wandverdickung mit Verminderung bzw. nicht mehr abgrenzbarem Lumen dar (Abb. 5.**138**). In der Rekonstruktion (MIP, SSD) lässt sich oftmals das tumortypische Apfelkern-Zeichen („Apple-Core-Sign") abgrenzen (Abb. 5.**139**).
- *Entzündlich bedingte Stenosen* sind häufig ohne prä- und poststenotische Dilatation dargestellt.

Detektion von Polypen. Die Detektion von Polypen erfordert einen größeren Aufwand, da hierzu in der Regel die MPR betrachtet werden muss und – um eine größtmögliche diagnostische Sicherheit zu gewährleisten und die Zahl der falsch positiven Befunde zu reduzieren – auch der korrespondierende Datensatz in der anderen Patientenlage hinzu gezogen werden sollte. Polypen können in Abhängigkeit von ihrer Größe mit einer hohen Sensitivität nachgewiesen werden. Je kleiner und flacher die Läsionen sind, umso schwieriger ist der Nachweis in der Schnittbilddiagnostik.

Artefakte. Artefakte sind häufig mobil und so in der Regel durch die korrespondierende Untersuchung

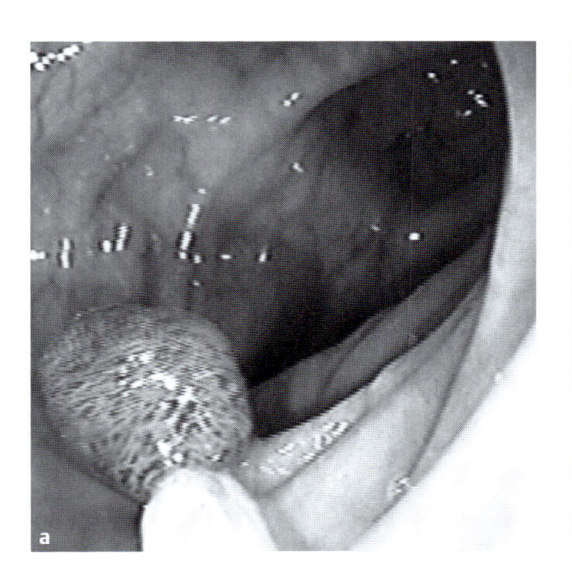

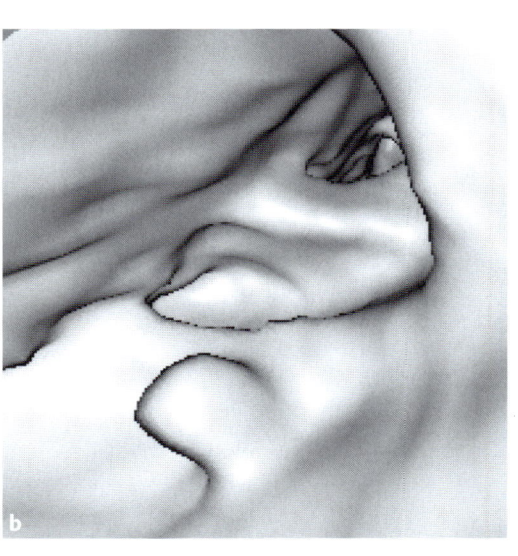

Abb. 5.135 a u. b **Kleiner gestielter Polyp (5 mm).**
a Real endoskopische Ansicht.
b „Virtuell" endoskopische Ansicht.

5 Abdomen

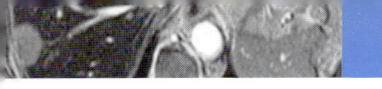

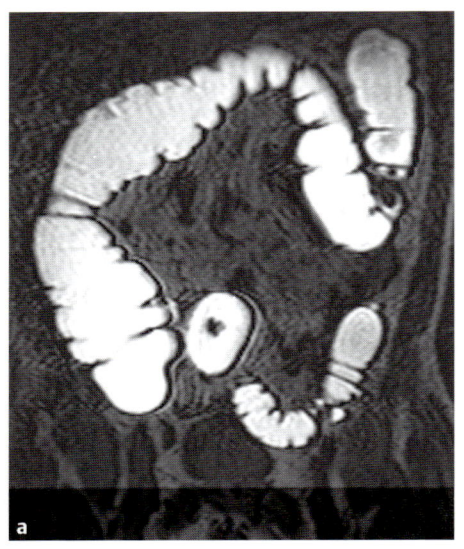

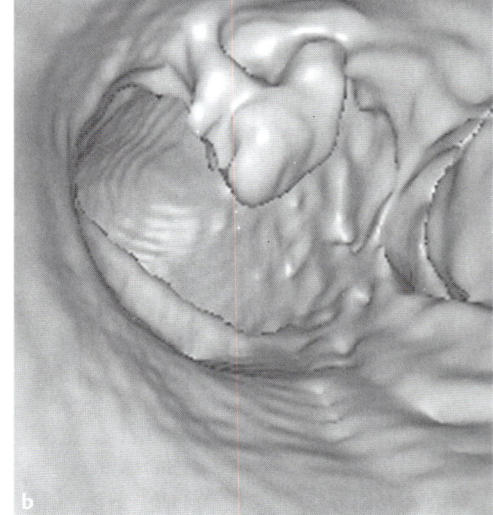

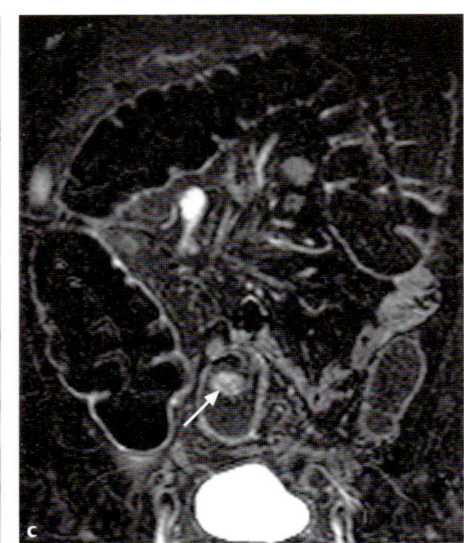

Abb. 5.136 a–c **Schmaler gestielter Polyp (8 mm).**
a Originaldatensatz.
b Virtuelle Rekonstruktion.
c Die T2-Wichtung stellt die Läsion mäßiggradig hyperintens dar und ermöglicht die Differenzierung von Artefakten.

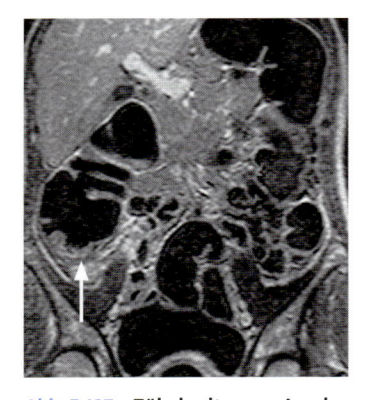

Abb. 5.137 **Zökalpoltumor in der Dark-Lumen-Technik.** Man beachte die irreguläre Darmwandverdickung und das fokale Kontrastmittelenhancement (Pfeil).

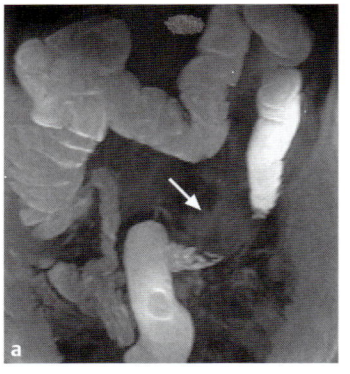

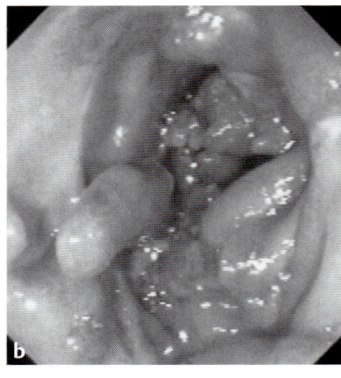

Abb. 5.138 a–c **Colitis ulcerosa.** Bei einer hochgradigen Stenose (Pfeil) kann nur histologisch zwischen entzündlicher und neoplastischer Genese unterschieden werden. Hier ist eine Colitis ulcerosa mit multiplen entzündlichen Pseudopolypen dargestellt.
a MIP.
b Real endoskopische Ansicht.
c „Virtuell" endoskopische Ansicht.

Abb. 5.139 a u. b **Stenosierender Tumor des rektosigmoidalen Übergangs.**
a Virtuelle Ansicht eines stenosierenden Tumors mit einem zusätzlichen Polypen (Pfeil) proximal der Stenose.
b Stenosierender Tumor des rektosigmoidalen Übergangs (Pfeil) in der MIP.

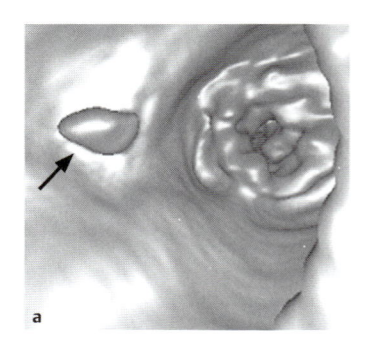

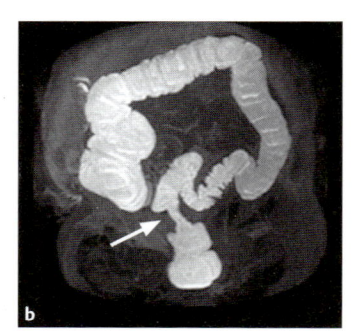

in der Bauch- bzw. Rückenlage zu differenzieren. Wandadhärente Artefakte oder Luftblasen stellen insbesondere in der Bright-Lumen-Technik ein Problem dar. Hier hilft der Einsatz von i.v. Kontrastmittel, da vitales Gewebe im Gegensatz zu Artefakten ein Kontrastmittelenhancement zeigt. Bei größeren Artefakten (z.B. Skyballa > 1,5 cm) lässt sich oftmals eine Signalalteration durch Gaseinschlüsse, die sich als hypointense spotartige Signalveränderungen darstellen, abgrenzen.

Die Subtraktionstechnik kommt zumeist nicht infrage, da die Reproduktion der exakt gleichen Atemlage in der Regel nicht gelingt.

MRT des Rektums

Rektumkarzinom. Das Rektumkarzinom wird nach der TNM-Klassifikation eingeteilt und therapiert. Das Staging und die Therapiekontrolle des Rektumkarzinoms mittels MRT sind etabliert und werden aufgrund der unterschiedlichen Therapie und Technik getrennt von der übrigen Kolondiagnostik behandelt.

Patientenvorbereitung und Spulenwahl

Es sind hierzu keine vorbereitenden Maßnahmen für den Patienten notwendig, allerdings sind milde abführende Maßnahmen vor der Untersuchung empfehlenswert. Um das Rektum zu distendieren, wird *Ultraschallgel*, dem wahlweise eisenoxidhaltiges Kontrastmittel beigemengt ist, eingesetzt. Die Menge wird durch die Toleranzschwelle des Patienten bestimmt. In der Regel wird ein Volumen von 60–120 ml toleriert. Eine vorherige Palpation ist empfehlenswert, um hochgradig stenosierende Tumoren nicht zu perforieren. Eine Applikation von *Spasmolytikum i.v.* unmittelbar vor der Untersuchung erleichtert dem Patienten, den Defäkationsreiz durch die dilatierte Ampulla recti zu tolerieren und vermindert Artefakte durch Peristaltik. Als Spule wird die *Körperoberflächenspule* (Phased-Array-Spule) verwendet, die auf die Symphyse zentriert wird. Der Patient ist auf dem Rücken gelagert. Die Anwendung einer endorektalen Spule konnte sich u.a. aufgrund der Perforationsgefahr bei geringer Patientenakzeptanz sowie der mangelhaften Lymphknotenbeurteilung bei geringem FOV nicht durchsetzen.

Kontrastmittel und Sequenzen/ Untersuchungstechnik

Zunächst erfolgen nach dem Lokalizer eine T2w sowie eine T1w Sequenz in sagittaler Schichtführung. Diese werden auch in axialer Schichtführung durchgeführt; hier sollte eine Winkelung in 90° zu dem Tumor erfolgen, um Überlagerungsphänomene zu vermeiden. Danach sollte noch eine kontrastgestützte T1w Sequenz nach i.v. Gabe von unspezifischem Kontrastmittel (Gd-Chelate) in sagittaler und axialer Schichtführung durchgeführt werden, um neben dem Tumor auch eine Beurteilung der Lymphknoten zu ermöglichen, wobei der Nutzen noch kontrovers diskutiert wird, da bereits in der T2-Gewichtung das wandüberschreitende Wachstum einer Neoplasie beurteilt werden kann. Auf eine Fettsuppression sollte verzichtet werden, da das mesenteriale Fett als natürlicher Kontrast genutzt werden kann.

Beurteilung und Nachverarbeitung (Abb. 5.140 u. 5.141)

— **MRT-Spezifisches** —

- *Neoplasien des Rektums* stellen sich in der T2-Gewichtung als (meist polypöse) Wandverdickung dar.
- Das *wandüberschreitende Tumorwachstum* kann bereits in der T2-Gewichtung beurteilt werden, was einen wesentlichen Vorteil der MRT gegenüber anderen, auch endosonographischen Verfahren darstellt.
- In der T1-Gewichtung kann neben dem raumfordernden Aspekt auch die *Imbibierung des mesorektalen Fettgewebes* beurteilt werden.
- In der Beurteilung sollte die Tumorausdehnung in kraniokaudaler Richtung wie auch in der maximalen Wanddicke bestimmt werden, was am besten in den *kontrastmittelgestützten Sequenzen* möglich ist.
- Die erhaltene *Fettlamelle* zu den umgebenden Organen bzw. zum viszeralen Peritoneum ermöglicht die

> Das wandüberschreitende Tumorwachstum kann bereits in der T2-Gewichtung beurteilt werden, was einen wesentlichen Vorteil der MRT gegenüber anderen, auch endosonographischen Verfahren darstellt.

5 Abdomen

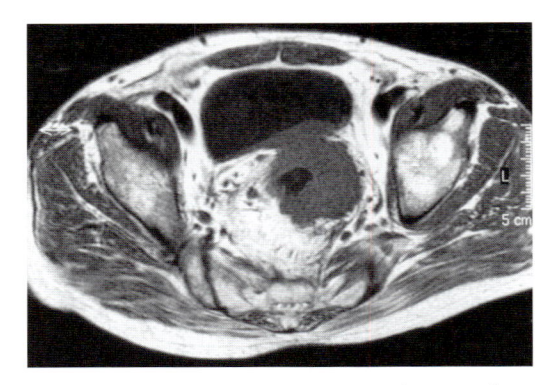

Abb. 5.140 Rektumkarzinom. T1w axiale Darstellung eines in die Harnblase infiltrierenden Rektumkarzinoms mit multiplen lokoregionären Lymphknoten bis knapp 1 cm Größe und somit als suspekt zu werten.

Differenzierung zwischen infiltrativen (T4) und nicht-infiltrativen Tumoren (T3 und geringer).

T1-Tumoren und Lymphknoten. Da derzeit eine sichere Unterscheidung der Darmwandschichten unter klinischen Bedingungen nicht möglich ist, sind T1-Tumoren in der Regel nicht zu detektieren. Die Beurteilung der lokoregionären Lymphknoten in ihrer Dignität bleibt unsicher. Es sollten sorgfältig die regionalen Lymphknoten, d. h. die perikolischen und perirektalen sowie die iliakalen Lymphknoten berücksichtigt werden, wobei nicht nur die maximale Größe, sondern auch die Anzahl kritisch zu werten ist.

Abb. 5.141 a u. b **Rektumkarzinom.**
a Sagittale T2w Darstellung eines Rektumkarzinoms mit einem histopathologisch gesicherten T2-Stadium.
b Der gleiche Tumor in der axialen T1w Darstellung.
c u. d Subtotal zirkulär wachsendes Rektumkarzinom mit typischen lokoregionären Lymphknoten in der axialen kontrastunterstützten T1-Gewichtung (**c**) und in der parasagittalen Darstellung in der T2-Gewichtung (**d**).

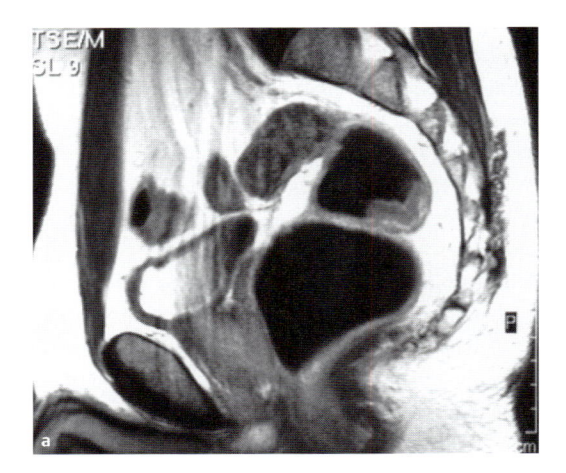

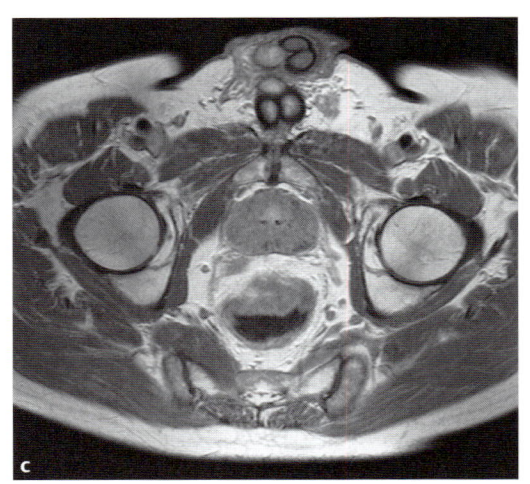

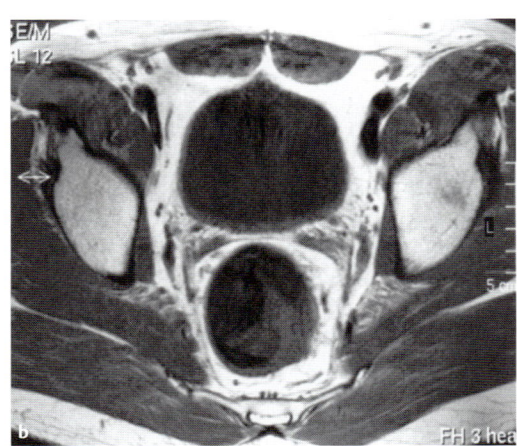

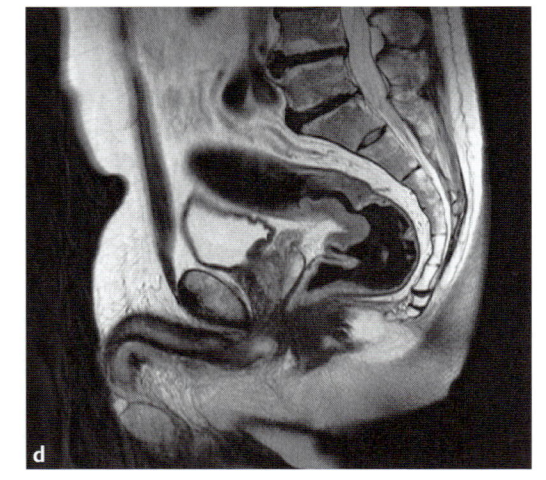

Anatomie des Dickdarms

Der Dickdarm hat eine Länge von ca. 1,5 – 1,8 m. Er liegt er als Rahmen um das Dünndarmkonvolut und wird in 4 Unterabschnitte untergliedert:
- Blinddarm,
- Zäkum mit Appendix,
- Grimmdarm (Colon) mit den Teilen Colon ascendens, Colon transversum, Colon descendens und Colon sigmoideum,
- Rektum und Canalis rectalis.

Peritoneum. Die peritonealen Verhältnisse sind variabel. Das Zäkum kann allseits von Bauchfell überzogen sein (Caecum liberum) und auch ein eigenes Meso besitzen. Bei einer Anheftung des Zäkums an der hinteren Bauchwand, d.h. im Falle einer sekundären retroperitonealen Lage, spricht man von einem Caecum fixum.

Arterielle Versorgung. Beide Dickdarmanteile werden in der Regel aus dem letzten Ast der A. mesenteria superior, der A. ileocolica versorgt. Diese teilt sich auf in die A. appendicularis, die A. caecalis anterior und posterior und in die Aa. ileales zum terminalen Ileum. Das Colon ascendens und der Großteil des Colon transversum (ca. $2/3$) werden über die A. colica dextra und media versorgt. Die A. colica dextra anastomosiert in der Regel mit der A. ileocolica und mit der A. colica media. Die Versorgung des linken Anteils des Querkolons und auch des Colon descendens wird über die A. colica sinistra und auch die A. mesenterica inferior gewährleistet. Entlang der Arterien liegen auch die lokoregionäen Lymphknotenstationen.

Venöser Abfluss. Der venöse Abfluss erfolgt über gleichnamige Venen zur Pfortader, wodurch es beim Kolonkarzinom häufig zur isolierten Lebermetastasierung kommt.

Erkrankungen des Kolons und Rektums

Nichtneoplastische Erkrankungen

Colitis ulcerosa

Die Colitis ulcerosa ist als chronisch entzündliche Darmerkrankung mit vorwiegendem und kontinuierlichem Befall des Kolons von aboral nach oral durch eine symmetrische Wandbeteiligung gekennzeichnet, die sich T1w als signalintense Wandverdickung mit Kontrastmittelenhancement darstellt. Teilweise wird ein Befall des terminalen Ileums (*Backwash-Ileitis*) beobachtet. Als häufigste und ernste Komplikation ist das *toxische Megakolon* zu nennen. Fisteln sind bei der Colitis ulcerosa im Vergleich zum Morbus Crohn selten. Treten bei einer Colitis ulcerosa segmentale Stenosen auf, dann ist die Differenzialdiagnose eines Kolonkarzinoms zu erörtern. Das Karzinomrisiko ist bei chronisch entzündlichen Darmerkrankungen um 1% erhöht.

Divertikulitis

Die *Divertikulose* stellt eine benigne, häufige Veränderung mit oft multiplen kleinen Wandausstülpungen der gesamten Darmwand dar. Diese asymptomatische Veränderung nimmt mit zunehmendem Lebensalter zu; meist sind die Divertikel im Sigma lokalisiert ($2/3$). Als *Komplikation* ist die Divertikulitis als *entzündliche Veränderung* der Divertikel anzusehen. Der Entzündungsprozess erfasst meist auch das umgebende Gewebe und es kann zu Abszedierungen, gedeckter Perforation, Blutungen, Fisteln und postentzündlichen Stenosen kommen. Als Hinweis auf eine Entzündung findet sich neben der entzündlichen Engstellung des Divertikelhalses oder einer spikulären Veränderung eine Injektion des perienterischen Fettgewebes.

— **MRT-Spezifisches** —
- *Kolondivertikel* sind als multiple Wandausstülpungen der Kolonwand leicht zu identifizieren.
- *Eingestülpte Divertikel* können nativdiagnostisch oft nicht sicher von Polypen abgegrenzt werden.

Weitere benigne Erkrankungen des Kolons

Auf Hernien, Invagination, Kolonvolvulus sowie paralytischen oder mechanischen Ileus soll hier nicht eingegangen werden, da die Diagnostik in der Regel der praktibaleren und etablierten CT vorbehalten ist.

Lipome werden selten im Kolon gefunden. Sie stellen sich als wandständige Läsionen in T1- und T2-Gewichtung mäßig signalreich dar und weisen kein Kontrastmittelenhancement auf.

Neoplastische Erkrankungen

Kolorektales Karzinom

Epidemiologie. Das kolorektale Karzinom stellt die zweithäufigste krebsbedingte Todesursache in Industrienationen dar. Derzeit gilt ein durchschnittliches Erkrankungsrisiko von 6% für asymptomatische Individuen, wobei ein Tumor, der die Darmwand nicht überschreitet, eine 5-Jahres-Überlebensrate von 90% hat, wobei die Rate auf 35–60% bei Lymphknotenbefall absinkt. Das Karzinom des Kolons ist zu 60% im Rektosigmoid gelegen, jedoch verlagert sich statistisch gesehen die Lokalisation zunehmend nach proximal.

Pathogenese. Das kolorektale Karzinom entsteht in ca. 90% aus einem tubulären oder villösen Adenom, wobei die Größe des Adenoms entscheidenden Einfluss auf die Wahrscheinlichkeit der malignen Entartung hat (Adenom-Karzinom-Sequenz). Ein 10 mm großer Polyp hat eine Entartungswahrscheinlichkeit von 10%. Daher ist eine einfache Tumorvorsorge durch Polypektomie möglich. Bei meist zirkulärem Wachstum des Kolonkarzinoms ist schließlich eine Obstruktion zu erwarten.

Diagnostik. Aufgrund des guten Weichteilkontrastes lassen sich kolorektale Tumoren gut mittels MRT differenzieren. Die TNM-Klassifikation ist in Tab. 5.33 zusammengefasst.

In 2–9% der Fälle werden Mehrfachkarzinome beobachtet. In 27–55% zeigen sich bei Vorliegen eines Karzinoms Zweitläsionen im Sinne eines oder mehrerer Polypen bzw. Adenome. Daher ist eine komplette präoperative Diagnostik des Kolons indiziert. Mittlerweile ist eine Screeningempfehlung für über 45-Jährige herausgegeben (Leitlinien der Gesellschaft für Gastroenterologie), die einen jährlichen Test auf okkultes Blut im Stuhl und eine Sigmoidoskopie alle 5 Jahre enthält. Alternativ ist die Koloskopie alle 10 Jahre empfohlen (American Cancer Society).

Syndrome. Bei Kolonkarzinomen, die proximal der Flexura lienalis auftreten und jüngere Patienten (ca. 45 Jahre) betreffen, ist das *Lynch-Syndrom* (hereditäres nichtpolypöses Kolon-Karzinom-Syndrom) differenzialdiagnostisch zu erwägen. Das Lynch-Syndrom ist 5-mal häufiger als das familäre Polyposis-Syndrom.

Andere maligne Tumoren

Über spezifische Tumoren wie das *Karzinoid*, das häufig primär im Dünndarm oder in der Appendix gelegen ist, liegen für die MRT noch keine gesicherten keine Daten vor. Aufgrund der klinisch-pathologischen Erscheinungsform (Karzinoid-Syndrom) bleibt diese Tumorform diagnostisch klinischen und endoskopisch-bioptischen Verfahren vorbehalten. Häufig tritt diese Tumorentität MR-morphologisch durch Organmetastasen in Erscheinung.

Tab. 5.33 ⇢ *Kurzfassung der TNM-Klassifikation (5. Auflage 1997) für Kolon und Rektum*

Kolon und Rektum	Befall von:
T1	Submukosa
T2	Muscularis propria
T3	Subserosa, nichtperitonealisiertes perikolisches/perirektales Gewebe
T4	andere Organe oder Strukturen/viszerales Peritoneum
N1	1–3 perikolische/perirektale Lymphknoten (von mindestens 12)
N2	> 3 perikolische/perirektale Lymphknoten (von mindestens 12)
M1	Fernmetastasen

> Aufgrund des guten Weichteilkontrastes lassen sich kolorektale Tumoren gut mittels MRT differenzieren.

Literatur

Adam, I. J., M. O. Mohamdee, I. G. Martin et al.: Role of circumferential margin involvement in the local recurrence of rectal cancer. Lancet 344 (1994) 707–711

Ajaj, W., G. Pelster, U. Treichel et al.: Dark lumen magnetic resonance colonography: comparison with conventional colonoscopy for the detection of colorectal pathology. GUT 52 (2003) 1738–1743

Ajaj, W., T. C. Lauenstein, G. Pelster et al.: MR-Colonography: How does air compares to water for colonic distension? J. Magn. Reson. Imag. 19 (2004) 216–221

Brown, J. J.: Gastrointestinal contrast agents für MR imaging. MRI Clin N. Amer. 4 (1996) 25–35

Debatin, J. F., M. A. Patak: MRI of the small and large bowel. Europ. Radiol. 9 (1999) 1523–1534

Edelman, R. R., J. J. Hesselink, M. B. Zlatkin: Clinical Magnetic Resonance Imaging, 2nd ed. Saunders, Philadelphia 1996 (pp. 1585–1602)

Gourtsoyiannis, N., N. Papanikolaou, J. Grammatikakis, G. Papamastorakis, P. Prassopoulos, M. Roussomoustakaki: Assessment of Crohn'acute]s disease activity in the small bowel with MR and conventional enteroclysis: preliminary results. Eur. Radiol. 14 (2004) 1017–1024

Hamm, B., P. G. Krstin, M. Laniado, V. Nicolas: MRT von Abdomen und Becken. Thieme, Stuttgart 1999

Heuck, A., M. Reiser: Abdominal and Pelvic MRI. Springer, Berlin 1998 (pp. 175–208)

Holzknecht, N., T. Helmberger, C. von Ritter, J. Gauger, S. Faber, M. Reiser: Dünndarm-MRT mit schnellen MR-Sequenzen bei Morbus Crohn nach Enteroklysma mit oralen Eisenpartikeln. Radiologe 38 (1998) 29–36

Lauenstein, T., G. Holtmann, D. Schoenfelder et al.: MR colonography without colonic cleansing: a new strategy to improve patient acceptance. Amer. J. Roentgenol. 177 (2001) 823–827

Lienemann, A., C. Anthuber, A. Baron, P. Kohz, M. Reiser: Dynamic MR colpocystorectography assessing pelvic-floor descent. Europ. Radiol. 7 (1997) 1309–1317

Luboldt, W., P. Bauerfeind, S. Wildermuth et al.: Colonic masses: detection with MR colonography. Radiology 21 (2000) 383–388

Paley, M. R., P. R. Ros: MRI of the gastrointestinal tract. Europ. Radiol. 7 (1997) 1387–1397

Prassopoulos, P., N. Papanikolaon, J. Grammatikakis et al.: MR enteroclysis. Imaging of Crohn disease. Radiographics 21(2001) 161–172

Ransohoff, D. F., R. S. Sandler: Screening for colorectal cancer. New Engl. J. Med. 346 (2002) 40–44

Ros, P. R., W. D. Bidgood: Abdominal Magnetic Resonance Imaging. Mosby, St. Louis 1993 (pp. 294–309)

Saar, B., J. T. Heverhagen, T. Obst et al.: Magnetic resonance colonography and virtual magnetic resonance colonoscopy with the 1.0-T system: a feasibility study. Invest. Radiol. 35 (2000) 521–526

Schreyer, A. G., J. Seitz, S. Feuerbach, G. Rogler, H. Herfarth: Modern imaging using computer tomography and magnetic resonance imaging for inflammatory bowel disease (IBD) AU1. Inflamm. Bowel Dis. 10 (2004) 45–54

Umschaden, H. W., J. Gasser: MR enteroclysis. Radiol. Clin. N. Am. 41 (2003) 231–248

Wessling, J., N. Roos, A. Luegering: Aktuelle Dünndarm-diagnostik. Radiologie up2date 4 (2001) 315–330

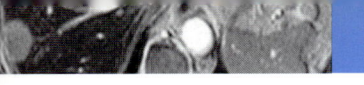

Zusammenfassung

Leber:

Für eine *optimale Bildqualität* werden schnelle Sequenzen wie die GE-Technik und die schnelle SE-Technik (parallele Bildgebung, z. B. TSE u. a.) eingesetzt. Zur *Detektion* eignen sich sowohl stark T1w als auch stark T2w Sequenzen. Eine *Verbesserung der Erkennbarkeit* von kleinen Läsionen wird durch den Einsatz von z. T. leberspezifischen Kontrastmitteln (hepatobiliäre und RES-Kontrastmittel) ermöglicht.

Die wesentlichen *Indikationen* für die MRT-Diagnostik von Lebererkrankungen bestehen in der exakten Erkennung und Charakterisierung von Leberläsionen, wenn dies mit anderen bildgebenden Verfahren nicht eindeutig möglich ist. Deshalb kann die MRT auch als Verfahren der Wahl zur Problemlösung angesehen werden. Insbesondere bei Patienten, bei denen ein chirurgischer Eingriff an der Leber erfolgen soll, hat die MRT-Diagnostik zur Detektion von kleinen Läsionen einen hohen Stellenwert.

Zur Differenzierung fokaler Leberläsionen sind insbesondere native T1w und T2w Aufnahmen sowie Aufnahmen nach Kontrastmittelgabe sinnvoll.

Primäre Lebertumoren lassen sich anhand von morphologischen Zeichen z. T. differenzieren:

- *Hämangiome* erscheinen insbesondere auf T2w Aufnahmen mit starker T2-Wichtung, z. B. einer TE-Zeit über 100 ms, stark hyperintens und glatt begrenzt. Mit geeigneten Sequenzen und dem Einsatz extrazellulärer Kontrastmittel ist die Diagnosestellung in den meisten Fällen möglich.
- Die *fokal noduläre Hyperplasie* zeigt ein lebergleiches Signal auf T1w und T2w Aufnahmen. Bei im T2w Bild deutlich hyperintenser Darstellung des zentralen Nidus kann diese Diagnose in den meisten Fällen mit großer Sicherheit gestellt werden. Auch der Einsatz von extrazellulären Kontrastmitteln zu Perfusionsuntersuchungen sowie von RES-spezifischen Kontrastmitteln zur Untersuchung des RES-Zellgehaltes hat sich in der Differenzierung der fokal noduläre Hyperplasie bewährt.
- *Leberzelladenome* sind oft nicht sicher zu differenzieren und können ähnlich wie das *hepatozellulläre Karzinom* durch Fetteinlagerungen im T1w Bild iso- oder leicht hyperintens zur Darstellung kommen und Kapselstrukturen aufweisen. Ob hier der Einsatz von fettgesättigten Sequenzen hilfreich ist, muss weiter geklärt werden.
- Etwa $1/3$ der *hepatozellulären Karzinome* tritt fokal auf und zeigt eine kapselähnliche, periphere deutlich hypointense Ringstruktur. Die interne Signalintensität auf T1w Bildern ist häufig iso- oder leicht hyperintens aufgrund von Fett- und Kupfereinlagerungen. Im T2w Bild zeigt sich ein inhomogenes Mosaikmuster. Die Detektion von kleinen HCC-Läsionen in zirrhotischen Lebern bleibt weiterhin schwierig. Diffuse hepatozelluläre Karzinome sind von Metastasen oft nicht zu unterscheiden.

Nach Gabe von *leberspezifischen Kontrastmitteln* zeigen die primären Lebertumoren eine unterschiedlich starke Kontrastmittelaufnahme, sodass auch diese zur weiteren Differenzierung eingesetzt werden können.

Lebermetastasen kommen als hypovaskuläre Läsionen auf T2w Aufnahmen nur gering hyperintens zur Darstellung, zeigen aber häufig morphologische Auffälligkeiten wie ringförmige Signalintensitätssteigerungen oder zentrale Veränderungen, die auf Nekrose schließen lassen.

Hypervaskuläre primäre und sekundäre Lebertumoren werden am besten mit einer dynamischen, Gd-unterstützten GE-Sequenz erkannt. Das arterielle Anreicherungsmuster von Perfusionskontrastmitteln kann entsprechend der bekannten CT-Kriterien auch zur Differenzierung verschiedener Leberläsionen eingesetzt werden. Auf T2w Aufnahmen können hypervaskularisierte Tumoren und deren Metastasen stark hyperintens erscheinen.

Während *Hämangiome* in der Frühphase nach der Kontrastmittelgabe ein peripher-noduläres Enhancement aufweisen, zeigen *solide primäre Lebertumoren* oft eine Blush-artige Kontrastmittelanreicherung in der arteriellen Phase. Diese starke arterielle Kontrastmittelanreicherung wird auch zur optimalen Detektion kleiner hepatozellulärer Karzinome in zirrhotischem Lebergewebe genutzt.

Bei *diffusen Lebererkrankungen* ist eine exakte Differenzierung MR-tomographisch nicht immer möglich:

- Von den diffusen Lebererkrankungen kann die *Hämosiderose* anhand der Eisenablagerungen mit Hilfe von T1w GE-Sequenzen und T2w Sequenzen, die eine deutliche Signalreduktion zeigen, sicher erkannt werden. Eine exakte Quantifizierung des Eisengehalts ist jedoch nicht möglich.
- *Leberverfettungen* sind aufgrund der typischen Signalintensitätsveränderungen (Signalintensitätssteigerung) im T1w und T2w Bild sowie un-

ter Anwendung fettgesättigter Sequenzen (Signalreduktion) gut differenzierbar.
- Die *Leberzirrhose* zeigt morphologische Veränderungen, wie sie von anderen bildgebenden Verfahren, z. B. der CT, her bekannt sind.
- Die weitere Differenzierung diffuser Lebererkrankungen bleibt auch mit der MRT-Diagnostik schwierig.

Vaskuläre Veränderungen lassen sich aufgrund des hohen Kontrasts zwischen Lebergewebe und fließendem Blut sehr gut nachweisen. Dieses gilt für Pfortaderthrombosen und auch das Budd-Chiari-Syndrom.

Die MRT-Diagnostik eignet sich insbesondere aufgrund der fehlenden Strahlenexposition auch zur Abklärung von *Lebertumoren bei Kindern.* Durch den Einsatz schneller Pulssequenzen lassen sich MRT-Aufnahmen in ausreichender diagnostischer Qualität erstellen. Sinnvoll ist der Einsatz der MRT-Diagnostik bei der präoperativen Staginguntersuchung, da die Ausdehnung der Tumoren optimal dargestellt werden kann. Die Differenzierung von kindlichen Lebertumoren bleibt auch MR-tomographisch häufig schwierig, wobei sich das Erscheinungsbild z. B. bei Zysten, Hämangiomen u. a. Lebertumoren nicht von den entsprechenden Tumoren beim Erwachsenen unterscheidet.

Pankreas:

Für die MRT-Untersuchung des Pankreas stehen eine Vielzahl von *technischen Möglichkeiten* zur Verfügung, deren sinnvolle Kombination die integrierte Beurteilung der Organmorphologie (Anatomie und Pathologie), der Gangstrukturen (Gallenwege und Pankreasgänge) und der Gefäße ermöglicht. Zur Abbildung des Organs haben sich die Techniken der schnellen T1w und T2w Bildgebung z. T. mit Kontrastmittelgabe bewährt.

Fehlbildungen, wie das Pancreas divisum oder Pancreas anulare sind in Kombination mit der Gangdarstellung (MRCP) gut erkennbar.

Zystische Raumforderungen können mit der MRT präzise abgegrenzt werden.

Die MRT ermöglicht unter Anwendung entsprechender Pulssequenzen, z.T. unter Einsatz von Kontrastmitteln und von integrierten Konzepten, wie der Abbildung der Läsion, der MRCP zur Gangdarstellung und der MR-Angiographie zur Abgrenzung der Gefäße, ein genaues *Staging* solider Raumforderungen des Pankreas und kann für diese Indikation routinemäßig eingesetzt werden.

Entzündliche Pankreaserkrankungen stellen keine etablierte Indikation zur MRT dar, da im akuten Stadium die Durchführung der MRT den oft schwerkranken Patienten nicht zumutbar ist und bei der chronischen Pankreatitis die gleichen Probleme in der Differenzierung gegenüber Tumoren bestehen wie mit den anderen Schnittbildverfahren.

Im Einzelfall ergibt sich eine klinische Indikation für eine MRT bei *diffusen Pankreaserkrankungen* und *posttraumatischen* sowie *postoperativen Problemen,* bei denen die ERCP und die anderen Schnittbildverfahren keine Klärung erbringen können.

Gallengangssystem:

Die *MRCP-Technik* basiert auf der selektiven Darstellung des pankreatobiliären Gangsystems durch schnelle stark T2-gewichtete Spinechosequenzen. Zum Einsatz kommen das Projektionsverfahren und „Multislice"-Verfahren. Letztere erlauben die Beurteilung von Einzelschichtbildern und die dreidimensionale Darstellung durch entsprechende Rekonstruktionen. Für die Beurteilung von kleinen intraluminären Strukturen oder Stenosen ist die Betrachtung von Einzelschichtaufnahmen zusätzlich zur Projektionsaufnahme unverzichtbar.

Die *Indikation* zur MRCP ergibt sich für alle diagnostischen Fragestellungen im pankreatobiliären Bereich, die bisher eine invasive Diagnostik durch die ERCP oder PTCD notwendig gemacht haben. Mit der Darstellung prästenotischer Gangabschnitte gelingt mit der MRCP eine zur ERCP komplementäre Abbildung. Damit wird bei absehbarem endoskopischem Interventionsbedarf die sichere Darstellung aller drainagebedürftigen Segmente und damit eine gezielte Interventionsplanung ermöglicht.

Einschränkungen der *Bildqualität* der MRCP gegenüber invasiven Darstellungsverfahren wie der ERCP oder der PTCD ergeben sich durch die niedrigere räumliche Auflösung. Intrahepatische Gallenwegsveränderungen und kleine intraluminäre Konkremente sind deshalb nicht mit gleicher Sicherheit nachweisbar. Postoperative Topographien sind durch die Möglichkeit der 3 D-Rekonstruktion gut zu erfassen.

Milz:

Die *Techniken* zur Darstellung der Milz unterscheiden sich prinzipiell nicht von denen zur Darstellung der Leber

Trotz sehr unterschiedlicher Ätiologien unterscheiden sich viele der fokalen und diffusen Milzveränderungen in der Bildgebung nur gering. Die *Differenzialdiagnose* wird deshalb häufig entscheidend durch zusätzlich erhobene Befunde wie

Lymphknotenvergrößerungen oder Metastasen in der Leber bestimmt.

Die MRT erlaubt im Gegensatz zu CT und Sonographie häufig eine *bessere Artdiagnose,* da sich z. B. Eisenablagerungen bei Speicherkrankheiten oder Hämorrhagien wesentlich besser detektieren lassen. Die Differenzierung von Hämangiomen und Metastasen gelingt besser mit der MRT als mit der CT.

Auch wenn bisher in der Literatur nur sehr begrenzte Informationen zur diagnostischen Effizienz von gewebeunspezifischen und -spezifischen *Kontrastmitteln* bei der Diagnostik der Milz vorliegen, ist insbesondere von den RES-spezifischen Kontrastmitteln ein deutlicher diagnostischer Zugewinn zu erwarten.

Zur Abklärung akuter Traumafolgen, wie z. B. Milzruptur u. a., ist die MRT nicht von Bedeutung.

Ob die potenziell zusätzliche diagnostische Information der MRT im Vergleich zur CT tatsächlich therapie- oder Outcome-entscheidend ist, wird allerdings nur im Einzelfall beurteilbar sein können.

Nieren:
Zur MRT der Nieren werden schnelle T1w Sequenzen vor und nach eventueller Gabe eines extrazellulären Kontrastmittels sowie T2w *TSE-Sequenzen* mit relativ starker T2-Gewichtung (Echozeit ≥ 120 ms) eingesetzt. Der zusätzliche Einsatz der koronaren oder sagittalen Schnittführung kann hilfreich sein.

Indikationen für eine MR-tomographische Untersuchung ergeben sich bei unklaren Befunden in der Sonographie und CT, wie z. B. bei hypo- und avaskulären Tumoren und bei komplizierten Zysten. Die MRT der Niere ermöglicht die sichere Detektion und Charakterisierung von fokalen Nierenläsionen.

Besonders nützlich ist die MRT bei der *Differenzialdiagnose* von komplizierten Zysten und zystischen Tumoren der Niere. Inhomogene Signalintensitäten, irreguläre Wandbegrenzungen und Kontrastmittelanreicherungen in verdickten Septen und soliden Tumoranteilen sind Hinweise auf einen potenziell malignen zystischen Tumor, der einer histologischen Abklärung bedarf.

Die MRT ist der CT gleichwertig im Nachweis von *Nierenzellkarzinomen,* während sie in der Differenzialdiagnose und beim Staging leichte Vorteile gegenüber der CT besitzt. Indikationen für die MRT bei Verdacht auf einen Nierentumor bestehen in Kontraindikationen für ein kontrastverstärktes CT sowie bei unklaren Befunden im Ultraschall und in der CT, wie z. B. zystischen Raumforderungen und hypovaskulären Tumoren. Ein relativ typisches Kriterium für ein Nierenzellkarzinom ist neben der Kontrastmittelaufnahme auch eine signalarme Pseudokapsel.

Zum sicheren *Nachweis von Fett in Angiomyolipomen* sind Sequenzen mit selektiver Fettunterdrückung oder Chemical-Shift-Sequenzen erforderlich.

Beim Nachweis und Staging von Urothelkarzinomen stellt die MRT außer bei Kontraindikation für jodhaltige Kontrastmittel derzeit noch keine Alternative zur CT dar.

MR-Urographie:
Die MR-Urographie auf der Basis T2-gewichteter Sequenzen hat sich im klinischen Alltag bewährt, in Zukunft werden auch zunehmend kontrastmittelverstärkte Sequenzen in der Routine angewandt werden.

Vorteile sind neben der fehlenden Strahlenexposition die freie Wahl des Blickwinkels, die Unabhängigkeit von der Nierenfunktion bei T2w MR-Urographien und der Verzicht auf nephrotoxisches Kontrastmittel.

Nachteile sind die immer noch höheren Kosten im Vergleich zur konventionellen Ausscheidungsurographie, die geringere Verfügbarkeit der MRT und die niedrigere Ortsauflösung, was sich vor allem limitierend bei der Steindiagnostik auswirkt.

Dagegen kann die MR-Urographie die konventionelle Ausscheidungsurographie bei *pädiatrischen Fragestellungen* und bei *Patienten mit eingeschränkter Nierenfunktion* in den meisten Fällen ersetzen.

Nebennieren:
Zur Einordnung einer Nebennierenraumforderung werden *GE-Sequenzen in Phase und in Gegenphase* entweder nacheinander oder in einer Messung verwendet. Wenn im Rahmen der interaktiven Bildauswertung keine Signalreduktion erkennbar wird, sollten eine T2w TSE-Sequenz und ein T1w Bild, ggf. mit spektraler Fettsättigung, angeschlossen werden. Ergänzende dynamische Untersuchungssequenzen nach i. v. Kontrastmittelapplikation helfen nur in Einzelfällen weiter.

Obwohl die *Spiral-CT* ist weiterhin die Methode der Wahl zum Nachweis kleiner, hormonaktiver adrenokortikaler Tumoren (Cushing- oder Conn-Syndrom) bleibt, wird die *MRT* als bildgebendes Verfahren zunehmend zur Einordnung von unklaren Nebennierentumoren eingesetzt.

Weitere etablierte MRT-Indikationen sind der Nachweis und die Lokalisation von Phäochromozytomen und extraadrenalen Paragangliomen sowie die Erfassung der Gefäßinvasion bei Nebennierenkarzinomen.

Mit Hilfe der *Wasser-Fett-Bildgebung (chemical shift imaging)* können Nebennierenadenome von primären oder sekundären Nebennierenmalignomen aufgrund ihres höheren intrazellulären Lipidgehalts in Adenomen differenziert werden. Der Nachweis eines Signalabfalls in einer Nebennierenraumforderung beim Vergleich der Bildsequenz in Phase mit der Bildsequenz in Gegenphase spricht für ein Adenom.

Gastrointestinaltrakt:
Neben der Verfügbarkeit ausreichend schneller Messsequenzen und geeigneter Spulensysteme haben die inzwischen verfügbaren positiven und negativen oralen Kontrastmittel dazu geführt, dass eine detaillierte Beurteilung des Darmtraktes möglich ist.

Ösophagus und Magen können zusätzlich auch extraluminal beurteilt werden, wobei das exakte T-Stadium allerdings nur mit Einschränkungen beurteilt werden kann. Hochfelduntersuchungen an Präparaten belegen das hohe Potenzial der Wandschichtauflösung der MRT, sodass diese mit späteren Gerätegenerationen der CT überlegen sein dürfte, die derzeit aus praktischen Gründen noch die Stagingmodalität der Wahl ist.

Die Beurteilung des *Dünndarms* hingegen gelingt durch die Kontrastauflösung der MRT und die fehlenden Überlagerungen besser als mit dem Enteroklysma und bietet eine deutliche Überlegenheit in der Beurteilung der extraluminalen Strukturen und von Organbeteiligungen. Dies gilt vor allem für chronisch entzündliche Darmerkrankungen, deren Fisteln und entzündliche Pseudotumoren nun besser beurteilbar sind. Verlaufsuntersuchungen und Therapiekontrollen sind hierdurch erleichtert.

Für die MRT des *Kolons* stehen neue ultraschnelle Sequenzen und verschiedene Nacharbeitungsprogramme zur Verfügung, wodurch die Detektion von endoluminalen Läsionen möglich wird.

Wandständige Läsionen mit einem Größendurchmesser von >8 mm können mit einer Sensitivität von >90% in der 3-dimensionalen MR-Kolonographie nachgewiesen werden. Kolontumoren können sicher erkannt werden.

Das Potenzial der MR-Kolonographie als Screeningmethode muss noch in größeren Studien belegt werden. Eine weitere viel versprechende Indikation der MR-Kolographie ergibt sich bei inkompletter konvent. Koloskopie.

Indikation zur MRT des Rektums stellen das präoperative Staging, die Verlaufskontrolle unter Chemotherapie sowie die Nachsorge nach operativer Therapie dar.

Die MRT-Untersuchung im *Staging des Rektumkarzinoms* mittels konventioneller SE- und TSE-Sequenzen erlaubt eine gute Beurteilung der Wandschichten und somit des wandüberschreitenden Wachstums. Hier sind Kontrastmittel-verstärkte T1w Aufnahmen und T2w Aufnahmen gleichwertig. Auch die Beurteilung der lokoregionären Lymphknoten ist u.a. durch den guten Weichteilkontrast sowie durch die multidirektionale Darstellungsmöglichkeit der CT und auch dem endoluminalen Ultraschall überlegen.

Bei hochakuten Krankheitsbildern des Kolons wie *Divertikulitis*, *Volvulus* und *Invagination* bleibt die CT die Methode der Wahl, wobei allerdings gezeigt werden konnte, dass eine entsprechende Diagnostik auch mit der MRT möglich ist.

6 Becken

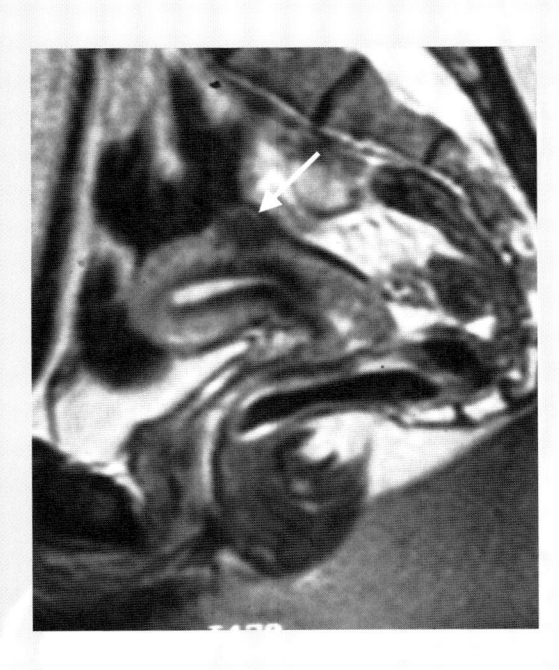

Harnblase ⇢ 348
T. M. Bernhardt

Beckenboden und Fisteln ⇢ 358
D. Caurette und A. Lienemann

Weibliches Becken ⇢ 367
M. Unterweger und R. A. Kubik-Huch

Vagina und Vulva ⇢ 370

Zervix ⇢ 372

Uterus ⇢ 375

Ovar und Adnexe ⇢ 381

Geburtshilfliche Indikationen ⇢ 387

Männliches Becken ⇢ 390

Prostata und Samenblasen ⇢ 390
U. G. Mueller-Lisse, U. L. Mueller-Lisse und M. Scherr

Hoden und Nebenhoden ⇢ 401
C. Czipull und M. Asmussen

Penis ⇢ 408
M. Asmussen und C. Czipull

Harnblase

T. M. Bernhardt

Die Indikation zur MRT der Harnblase ergibt sich vornehmlich im Rahmen der *Stadieneinteilung maligner Tumoren*. Das Karzinom der Harnblase ist einer der häufigsten malignen Tumoren im Bereich des Urogenitaltrakts. Die Infiltrationstiefe des Primärtumors und die Ausdehnung der Erkrankung sind entscheidend für die Behandlung und Prognose. Voraussetzung ist eine exakte Stadieneinteilung, die mit konventionellen radiologischen Methoden nicht zu erreichen ist.

Vorteile der MRT. Die MRT hat gegenüber anderen bildgebenden Modalitäten die folgenden Vorteile:
- Durch multiplanare Untersuchung mit sagittaler und koronarer Schnittführung ist die Untersuchung sämtlicher Abschnitte der Harnblasenwand einschließlich des Blasenbodens sowie des Blasendachs gewährleistet.
- Durch die unterschiedlichen Signalintensitäten des perivesikalen Fettgewebes, der Blasenwand und des Urins lässt sich eine sehr gute Kontrastauflösung erzielen.

In diesem Kapitel wird die Rolle der MRT bei Erkrankungen der Harnblase beschrieben und anhand von Bildbeispielen die Anatomie sowie pathologische Veränderungen der Blase aufgezeigt. Darüber hinaus sollen die notwendige Vorbereitung des Patienten, die Wahl der Sequenzen und des Kontrastmittels sowie zukünftige Entwicklungen dargestellt werden.

> Die Vorteile der MRT liegen in der Möglichkeit der multiplanaren Schnittführung und der sehr guten Kontrastauflösung durch die unterschiedlichen Signalintensitäten von Fettgewebe, Blasenwand und Urin.

Untersuchungstechnik

Patientenvorbereitung

Voraussetzung für eine adäquate Untersuchung der Blase ist die ausreichende Füllung mit Urin. In einer nicht suffizient gefüllten Blase ist der M. detrusor vesicae verdickt und kann einen umschriebenen Tumor vortäuschen. Auch die Blasenwand selbst kann bei nicht ausreichender Füllung verdickt und damit der Nachweis kleiner Tumoren erschwert bzw. unmöglich sein. Umgekehrt können bei zu starker Füllung der Blase oberflächlich wachsende Tumoren maskiert werden. Für optimale Untersuchungsbedingungen ist die Blase 2 Stunden vor dem geplanten MR-Termin zu entleeren, sodass die Blase zum Zeitpunkt der Untersuchung mit 100–200 ml Urin gefüllt ist.

Mögliche Artefakte durch Darmbewegung können durch die Gabe von Buscopan oder Glucagon reduziert werden. Bewährt hat sich die i. v. Gabe von jeweils einer Ampulle Buscopan (1 Ampulle = 20 mg à 1 ml) unmittelbar vor Beginn der Untersuchung und vor der Gabe von Kontrastmittel.

> Die Blase sollte 2 h vor dem Untersuchungstermin geleert werden, damit sie zum Zeitpunkt der Untersuchung ca. 100–200 ml Urin enthält.

Kontrastmittel

Kontrastierung des Darmtrakts. Die Wertigkeit der oralen Kontrastierung des Darmtrakts zur Verbesserung der diagnostischen Aussagekraft bei Erkrankungen im kleinen Becken wird kontrovers diskutiert. Auf der einen Seite wird die diagnostische Gesamttreffsicherheit nach Kontrastierung gesteigert, andererseits neutralisieren Bewegungs- und Suszeptibilitätsartefakte, induziert durch oral verabreichte Kontrastmittel, den diagnostischen Zugewinn.

Nach unserer Erfahrung ist zur Untersuchung der Blase beim Blasenkarzinom die orale Kontrastmittelverabreichung nicht notwendig. Lediglich bei sehr großen Tumoren mit perivesikalem Wachstum oder bei Verdacht auf Rezidivtumor nach Zystektomie kann die Kontrastierung von Dünn- und Dickdarm vorteilhaft sein.

Intravenöse Kontrastmittel. Die optimale Darstellung eines Blasentumors erfolgt ungefähr 5–15 s nach Bolusapplikation eines Gd-Chelats. Wie in anderen Körperregionen wird für die Untersuchung eine Dosis von 0,1 mmol/kg Körpergewicht empfohlen. Die kontrastmittelgestützte MRT hat sich als eine akkurate Modalität für das Staging beim Blasentumor, insbesondere bei oberflächlich wachsen-

> Die optimale Darstellung eines Blasentumors erfolgt ungefähr 5–15 s nach Bolusapplikation eines Gd-Chelats.

den oder multifokal auftretenden Tumoren, herausgestellt.

MRT-Spezifisches

- Während Harnblasenkarzinome in der Frühphase nach der Injektion (nach 5–15 s) eine Kontrastmittelanreicherung aufweisen, zeigt die Blasenwand erst nach dem Tumor eine Kontrastmittelaufnahme (Abb. 6.1).
- Deshalb lassen sich in dynamischen T1w Sequenzen Tumor, Mukosa und Muskelschicht differenzieren. Darüber hinaus kann der Tumor nach Kontrastmittelenhancement in frühen Sequenzen von dem noch nicht mit ausgeschiedenem Kontrastmittel angereicherten Urin differenziert werden.
- Bei extravesikalem Tumorwachstum sollten diese Sequenzen, da das Kontrastenhancement von Tumoren durch das Fettgewebe in der T1w Sequenz maskiert wird, durch Subtraktion nachbearbeitet werden.

Schichtführung

Die Harnblase sollte zumindest in 2 senkrecht zueinander stehenden Ebenen untersucht werden. Bewährt hat sich zunächst die axiale Schnittführung als Übersichtsdarstellung, die durch sagittale oder koronare Schichten ergänzt wird. Die Wahl der Schichtführung orientiert sich an der Tumorlokalisation.

Neue MR-Systeme erlauben die Akquisition 3-dimensionaler Datensätze, die eine Darstellung der Harnblase in frei wählbaren Ebenen ermöglicht. Für die Erfassung des Primärtumors empfiehlt sich ein kleines Bildfeld (FOV) von 150 × 200 mm, ergänzt durch ein Bildfeld (FOV) von 255 × 340 mm zur Evaluierung des Beckens und der entsprechenden Lymphknotenstationen.

Die Pixelgröße muss nach den Qualitätskriterien der Bundesärztekammer ≤1,25 mm in jede Richtung der Schichtebene betragen. Da die Vorhersagegenauigkeit der Infiltrationstiefe in die Muskelschicht der Harnblase mit höherer Auflösung zunimmt, sollte der Parameter Pixelgröße für die zur Verfügung stehende gerätetechnische Ausstattung optimiert werden.

Spulen

Zur Darstellung sämtlicher Harnblasenabschnitte wird bei optimaler Harnblasenfüllung zunächst die *Phased-Array-Spule* eingesetzt. Nur bei gezielter Fragestellung und bekannter Tumorlokalisation kommen *Oberflächen- bzw. Endorektalspulen* zum Einsatz, die aufgrund der Zunahme des SRV eine bessere anatomische Auflösung ermöglichen. Endorektale Spulen erwirken eine Zunahme der Bildqualität im Bereich von Blasenboden und dorsaler Wand der Blase unter Einbeziehung der Darstellung von Prostata und Samenbläschen, sind jedoch für die Untersuchung der gesamten Blase nicht geeignet.

Sequenzen

T2w Sequenzen. Die MRT-Untersuchung der Harnblase beginnt idealerweise mit einer T2w Sequenz, die eine Differenzierung der 3 verschiedenen

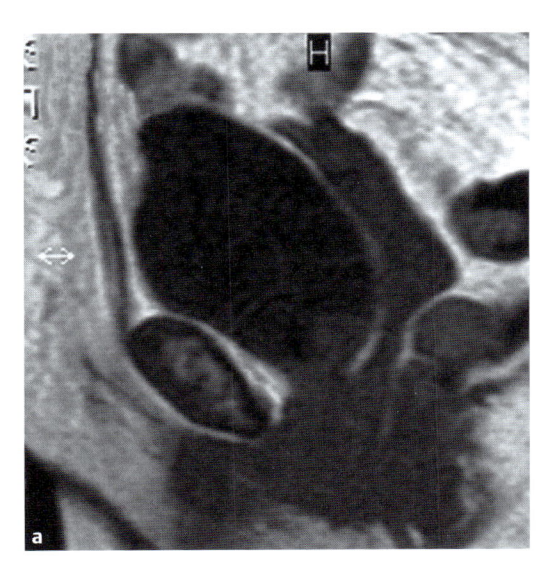

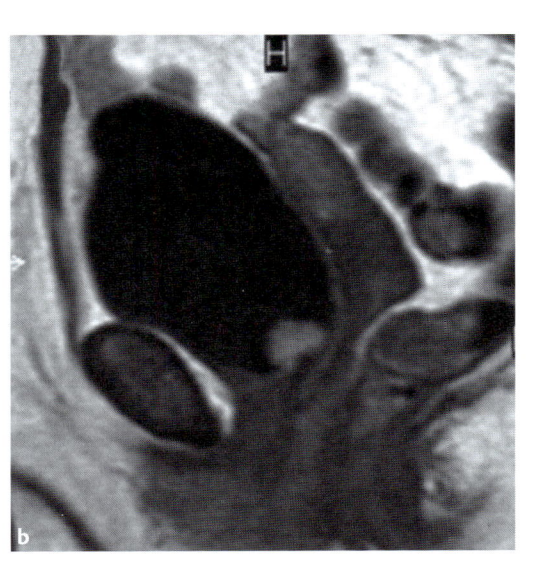

> Die Wahl der Schichtführung orientiert sich an der Tumorlokalisation. Die Pixelgröße muss nach den Qualitätskriterien der Bundesärztekammer ≤1,25 mm in jede Richtung der Schichtebene betragen.

Abb. 6.1 a u. b **Endoluminaler Tumor (Stadium 1) im Bereich des Blasenbodens.**
a Nativ in der T1w Sequenz.
b In der Frühphase nach Kontrastmittelapplikation. Nach der Kontrastmittelgabe homogene Anreicherung des Tumors gegenüber dem Urin, der bei noch nicht stattgehabter Kontrastmittelausscheidung signalarm zur Darstellung kommt.

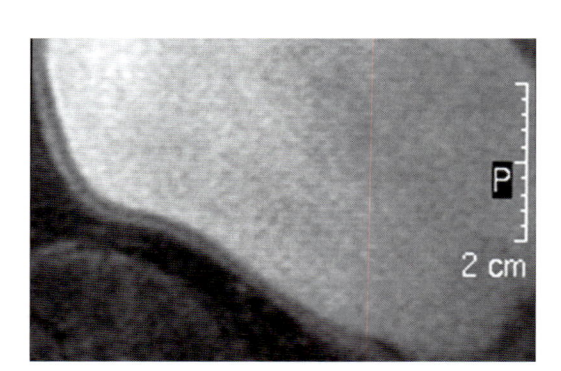

Abb. 6.2 **Darstellung der Harnblasenwand.** T2w Sequenz. Die äußere und innere Schicht der Harnblasenwand weisen eine niedrige Signalintensität auf, wohingegen sich die mittlere Schicht mit einem hohen bis intermediären Signal darstellt.

T2w Sequenzen zeigen außerdem die Infiltration der Muskelschichten der Blasenwand, der Prostata und Samenbläschen.

T1w Sequenzen. T1w Sequenzen sind zur Darstellung des Primärtumors, der Infiltration des perivesikalen Fettgewebes, der Beteiligung von Lymphknoten und des Knochenmarks geeignet. Durch den Einsatz der kontrastmittelverstärkten T1w Sequenz ist in der Frühphase (nach 6,5 s) der Tumor gegenüber dem noch nicht mit Kontrastmittel angereicherten Urin signalreich dargestellt (Abb. 6.1). Nach der Kontrastmittelgabe kommt es zu einer Anreicherung der Submukosa, die als signalreiches Band eine Differenzierung gegenüber der signalärmeren Mukosa und Muskulatur ermöglicht, nachdem der Urin in der Harnblase durch die Kontrastmittelausscheidung signalreich zur Darstellung kommt.

Schichten der Harnblasenwand erlaubt (Abb. 6.2). Die äußere (Muskularis) und innere Schicht (Mukosa) weisen eine niedrige Signalintensität auf, wohingegen sich die mittlere Schicht (Submukosa) mit einem hohen bis intermediären Signal darstellt.

In Tab. 6.1 sind typische Sequenzparameter für ein 1,5-T-System angegeben.

Anatomie

▸ Auf T1w Sequenzen lassen sich wegen der hohen Signalintensität des Fettgewebes im kleinen Becken signalarme Lymphknoten gut abgrenzen.

Die Harnblasenwand besteht aus Mukosa, Submukosa und 3 Muskelschichten (äußere longitudinale, mittlere zirkuläre, innere longitudinale Schicht). Die normale Dicke der Harnblasenwand beträgt je nach Füllungszustand rund 5 mm.

T2w Sequenzen. Auf T2w Sequenzen ist der signalreiche Urin von der signalarmen Mukosa, der signalreichen Submukosa und der signalarmen Muskularis zu unterscheiden. Das perivesikale Fettgewebe weist eine hohe Intensität auf.

T1w Sequenzen. In T1w Sequenzen weist der Urin eine niedrige Signalintensität auf. Die Muskulatur der Blasenwand stellt sich mit einem intermediären Signal dar, ohne dass die Wandschichten unterscheidbar sind. Das die Harnblase umgebende Fettgewebe zeigt eine hohe Signalintensität. Auf T1w Sequenzen sind aufgrund der hohen Signalintensität des Fettgewebes im kleinen Becken signalarme Lymphknoten gut abgrenzbar.

Tab. 6.1 ⇢ *Sequenzparameter für die Darstellung der Harnblase bei einem 1,5-T-Gerät (T1- und T2-Sequenz) und für die virtuelle Endoskopie (HASTE) bzw. T2w/T1w atemgetriggerte Sequenzen*

Gewichtung	T1	T2	HASTE	T2	T1
Orientierung	transversal	transversal	transversal	transversal	transversal
Bezeichnung	SE	TSE	HASTE	3-dimensionale TSE	T1w FFE
TR	550 ms	6100 ms	4,4 ms	2911 ms	4,5 ms
TE	12 ms	120 ms	64 ms	650 ms	1,2 ms
Dauer	4 min 20 s	5 min 20 s	20 s	5–6 min	15–20 s
FS	–	–	–	–	–
Matrix	240 × 512	240 × 512	192 × 256	256 × 189	256 × 163
FOV	255 * 340	255 * 340	150 * 200	350 * 280	350 * 350
Schichtdicke	5 mm	5 mm	6 mm	2 mm	3 mm
Atemanhaltesequenz	–	–	–	Atemtriggerung	Atemstillstand

Missbildungen

Art und Ausmaß von Missbildungen werden in der Regel durch die Sonographie und Zystographie diagnostiziert. Indikationen für die MRT ergeben sich nur bei speziellen Fragestellungen, die selten, aber klinisch relevant sind.

Urachuskarzinom. Das Urachuskarzinom tritt überwiegend bei Männern im mittleren und höheren Lebensalter auf und macht 0,22% aller Blasenkarzinome aus. MR-tomographisch lässt sich der Urachus als tubuläre Struktur zwischen Blasendach und Umbilikus in der sagittalen Schnittführung übersichtlich darstellen, sodass Raumforderungen gut nachweisbar sind.

Karzinom im Divertikel. Die Stase von Urin in den nur gering kontraktilen Divertikeln führt bei 80% der Blasendivertikel zu einer chronischen Infektion mit nachfolgender Metaplasie. Bei 7% der Blasendivertikel kommt es zur Entwicklung einer Neoplasie. Infolge der multiplanaren Schnittführung erlaubt die MRT die direkte Darstellung von Raumforderungen im Divertikel und ist damit der CT überlegen.

Entzündungen und Blutungen

Eine Entzündung der Harnblase stellt keine Indikation zur MRT dar, wird aber gelegentlich als Nebenbefund mit Verdickung der Harnblasenwand und Verkleinerung des Blasenvolumens gesehen. Auch eine Blutung in der Harnblase stellt keine Indikation zur Durchführung einer MRT dar, muss aber differenzialdiagnostisch gegenüber Tumoren abgegrenzt werden (Abb. 6.3).

— **MRT-Spezifisches** —
- In der T2w Sequenz resultiert eine diffuse Signalintensitätserhöhung bei Entzündungen, im T1-Bild ein inhomogenes Signal.
- Nach der Kontrastmittelgabe beobachtet man eine inhomogene Anreicherung der entzündlich veränderten Wand.

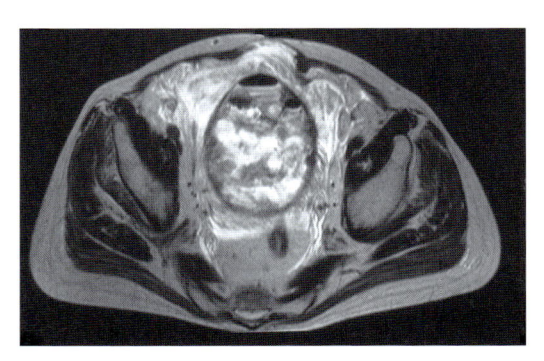

Abb. 6.3 **Blutung in die Harnblase.** Ausgedehnte Blutung in der Harnblase, die sich in der T2w Sequenz überwiegend signalreich darstellt.

Benigne Tumoren

Benigne Tumoren der Harnblase sind sehr selten. Das Signalverhalten benigner Tumoren kann durch regressive Veränderungen wie Einblutungen und Verkalkungen sehr unterschiedlich sein. Anhand des Signalverhaltens des Tumors können Leiomyome, Hämangiome, Hamartome und Fibrome nicht differenziert werden; darüber hinaus ist mit der MRT keine Aussage zur Dignität eines Tumors möglich.

Leiomyome sind meistens in der Region des Trigonums lokalisiert und können zu einer Obstruktion mit Harnverhalt führen.

Phäochromozytom. Das Phäochromozytom der Harnblase ist bislang in rund 200 Fällen publiziert worden, macht einen Gesamtanteil von 1% aller Phäochromozytome aus. Extraadrenale Phäochromozytome treten bei Erwachsenen in 15% und bei Kindern in 30% der Fälle auf. In 40% der Fälle zeigen diese Phäochromozytome eine maligne Entartung. Das Erscheinungsbild des extraadrenalen Phäochromozytoms ist unspezifisch.

> Mittels MRT ist keine Aussage zur Dignität eines Tumors möglich. Benigne Tumoren können anhand ihres Signalverhaltens nicht differenziert werden.

6 Becken

MRT-Spezifisches

- In der T2w Sequenz stellen sich diese Tumoren signalreich dar, während sie in der T1w Sequenz gegenüber der Muskulatur der Harnblasenwand indifferent oder signalabgeschwächt zur Darstellung kommen.
- Nach Kontrastmittelapplikation zeigen die Tumoren ein deutliches Enhancement.

Maligne Tumoren

95 % der Blasentumoren sind maligne. Maligne Blasentumoren treten überwiegend in der 6. und 7. Lebensdekade auf. 95 % der malignen Blasentumoren sind Übergangsepithelkarzinome, 5–10 % der Tumoren setzen sich aus Plattenepithel- oder Adenokarzinomen zusammen. Die Stadienteilung erfolgt nach der TNM-Klassifikation (Tab. 6.2). Selten sind Lymphome, Sarkome und Metastasen. Bei Kindern ist das embryonale Rhabdomyosarkom der häufigste maligne Blasentumor (Abb. 6.4).

Klinik und Risikofaktoren. Blasentumoren manifestieren sich klinisch durch eine schmerzlose Hämaturie. Ungefähr $1/3$ der Tumoren sind bei der Diagnosestellung multifokal und können ausgedehnte Areale mit Plattenepithelmetaplasien und Carcinomata in situ enthalten. Das Vorliegen eines Carcinoma in situ ist assoziiert mit einer erhöhten Inzidenz zum Rezidiv und der Wahrscheinlichkeit zur Entwicklung eines invasiv wachsenden Karzinoms.

Männer sind 4-mal häufiger betroffen als Frauen. Prädisponierende Faktoren für Harnblasentumoren sind:
- Zystitis,
- chronische Infektionen der ableitenden Harnwege.

Rauchen erhöht das Risiko eines Tumors um das 2- bis 6fache. In Endemiegebieten der Schistosomiasis besteht eine hohe Inzidenz von Blasentumoren, meist Plattenepithelkarzinome.

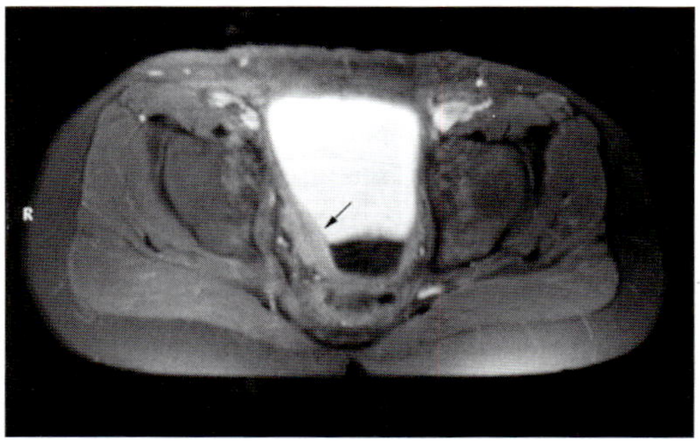

MRT-Spezifisches

- Tumorgewebe führt in der MRT durch die verlängerte T1- und T2-Relaxation zu einem indifferenten Signalverhalten oder zu einer Signalabschwächung in der T1-Wichtung, gegenüber dem Urin in der kontrastmittelverstärkten T1-Wichtung zu einer Signalverstärkung und in der T2w Sequenz zu einer Signalverstärkung gegenüber dem Signal der Muskulatur.
- Diagnostische Schwierigkeiten bei der Darstellung des Primärtumors ergeben sich bei oberflächlich wachsenden Tumoren, die kleiner als 7–8 mm sind. Tumoren, die in das Lumen der Harnblase wachsen, sind schon bei einer Größe von 4–5 mm nachweisbar.
- Die i. v. Injektion von Gadolinium führt zu einem deutlichen Enhancement der meist gut vaskularisierten Tumoren, bevor es durch die renale Ausscheidung zu einer Kontrastmittelanreicherung im Blasenlumen kommt, die zu einer Maskierung von kleinen Tumoren führen kann.

Das Untersuchungsprotokoll zur Darstellung von Harnblasenkarzinomen ist in Tab. 6.1 zusammengefasst.

Tab. 6.2 ⇢ **TNM-Klassifikation der Harnblasenkarzinome (1997)**

T0	kein Tumor nachweisbar
Tis	Carcinoma in situ
T1	Tumor infiltriert subepitheliales Bindegewebe
T2	Tumor infiltriert oberflächliche Muskulatur (innere oder äußere Hälfte)
▪ T2a	Tumor infiltriert oberflächliche Muskulatur (innere Hälfte)
▪ T2b	Tumor infiltriert oberflächliche Muskulatur (äußere Hälfte)
T3	Tumor infiltriert tiefe Muskulatur oder perivesikales Fettgewebe
▪ T3a	Tumor infiltriert tiefe Muskulatur (mikroskopisch)
▪ T3b	Tumor infiltriert perivesikales Fettgewebe (makroskopisch)
T4	Tumor infiltriert eine der folgenden Strukturen: Prostata, Uterus, Vagina, Beckenwand, Bauchwand
▪ T4a	Tumor infiltriert Prostata, Uterus, Vagina
▪ T4b	Tumor infiltriert Beckenwand, Bauchwand

Abb. 6.4 **Rhabdomyosarkom der Harnblase.** Die T1w Sequenz nach Kontrastmittelgabe und Fettsuppression zeigt eine knotige Verdickung der Harnblasenwand rechts dorsolateral (Stadium T3 a) (Pfeil).

Staging von Blasentumoren

T-Staging

Die transurethrale Resektion ist für Tumoren des Stadiums T1 kurativ. Tumoren ab dem Stadium T2 erfordern die Zystektomie. Eine Differenzierung dieser Stadien ist mit den gegenwärtig verfügbaren bildgebenden Methoden nicht möglich. Mittels der CT ist die Invasionstiefe eines Tumors in die Harnblasenwand nicht darstellbar, es kann lediglich das Stadium T3a vom Stadium T3b differenziert werden.

In experimentellen Arbeiten konnten Hayashi u. Mitarb. bei Patienten mit einem Blasenkarzinom zwischen oberflächlichem und invasivem Wachstum eines Karzinoms differenzieren. Nach Kontrastmittelgabe wurde die Unversehrtheit der Submukosa mit linearem Kontrastmittelenhancement als oberflächliches Wachstum (Stadium ≤ T1), eine Unterbrechung der Submukosa als invasives Wachstum (Stadium ≥ T2a) gewertet. Mit diesem Verfahren konnte die Treffsicherheit bei der *Unterscheidung der Stadien T1 und T2* von 60% beim transurethralen Ultraschall auf 83% bei der MRT, die Sensitivität auf 91% und die Spezifität auf 87% erhöht werden. Einschränkend ist zu erwähnen, dass sich die Vorteile dieser experimentellen Arbeit durch die Verwendung der endorektalen Spule lediglich auf den Blasenhals, die posteriore, posterolaterale und inferiore Blasenwand erstrecken, wohingegen die anterioren und kranialen Abschnitte der Blasenwand nicht ausreichend beurteilbar waren.

Die *Invasion durch die Harnblasenwand* (Stadium T3b) ist durch die Unterbrechung der in der T2-Wichtung signalarm dargestellten Muskelschicht der Harnblasenwand mit Nachweis des Tumors im perivesikalen Fettgewebe charakterisiert. Beim Nachweis der Infiltration des perivesikalen Fettgewebes (T3-Stadium) zeigt die MRT eine Sensitivität von 92% mit Abnahme des Signals gegenüber dem signalreichen Hintergrund in der T1w und T2w Sequenz durch das umgebende Fettgewebe. Die Spezifität der MRT liegt bei 85%.

Zur Darstellung einer *Infiltration der Samenbläschen* (Stadium T4) ist die MRT der CT überlegen. Bei Infiltration zeigen die Samenbläschen, die normalerweise in der T2-Gewichtung aufgrund ihres Flüssigkeitsgehalts signalreich zur Darstellung kommen, eine Abnahme der Signalintensität. Der Winkel zwischen dorsaler Harnblasenwand und Samenbläschen wird durch den Tumor ausgefüllt und ist nicht mehr darstellbar (Abb. 6.5). Die Infiltration eines Blasentumors in Nachbarorgane, wie z.B. Prostata, Uterus, Vagina und Samenbläschen (T4-Stadium) kann durch die T2w Sequenz in der MRT mit einer Sensitivität von 67% dargestellt werden.

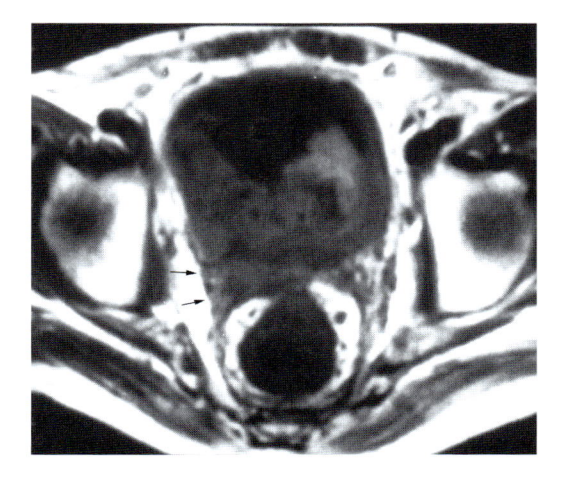

Differenzierung von Rezidiven. Bei Nachsorgeuntersuchungen, z.B. nach transurethraler Resektion eines Tumors, ist die Differenzierung zwischen Rezidiv und iatrogenen Veränderungen in der MRT in den ersten Monaten besonders problematisch. Ein Ödem, Granulationsgewebe oder narbige Veränderungen der Harnblasenwand weisen die gleiche Signalintensität wie der Primärtumor auf, können MR-tomographisch nicht differenziert werden und müssen deshalb bioptisch geklärt werden. Ein Ansatz zur Differenzierung zwischen Tumor und iatrogenen Veränderungen wurde bei einer umschriebenen Patientenzahl publiziert. In dieser Studie zeigten dynamische Kontrastmitteluntersuchungen, dass Blasenkarzinome 6,5 s nach dem Maximum des arteriellen Enhancements eine Kontrastmittelaufnahme aufweisen. Demgegenüber ist bei Gewebeläsionen nach Biopsie die Kontrastmittelanreicherung erst nach 13,6 s zu erwarten. Anhand dieses Kriteriums konnte die Gesamttreffsicherheit des Tumorstagings in der MRT von 67% auf 84% erhöht werden.

Virtuelle Endoskopie. Mit Hilfe der sog. virtuellen Endoskopie kann eine intraluminale Perspektive der Harnblase simuliert werden. Der diagnostische Wert der virtuellen Endoskopie wird jedoch kontrovers diskutiert. Im Gegensatz zur virtuellen Endoskopie des Kolons, die auf CT- als auch MRT-Daten basiert, liegt für die virtuelle Endoskopie der Harn-

Abb. 6.5 **Harnblasentumor (Stadium 4a).** Bedingt durch den Tumor der Harnblase mit Organüberschreitung (Stadium 4a) wird der Winkel zwischen Harnblasenwand und Samenbläschen rechts in der T1w Sequenz maskiert (Pfeile). Die linke Samenblase stellt sich regelrecht dar.

blase eine nur geringe Anzahl von Studien vor. In keiner dieser Studien wurden mehr als 100 Patienten untersucht. Aufgrund der vielen unterschiedlichen Empfehlungen zur Füllung der Harnblase in der MR-gestützten Endoskopie zur Erlangung eines großen Signalintensitätsunterschiedes zwischen Harnblasenlumen und -wand (Urin als natürliches Kontrastmittel, positive Kontrastmittel [Gd-Chelate], negative Kontrastmittel [Luft, CO_2]) kann derzeit noch keine einheitliche Empfehlung abgeleitet werden. Die Applikation eines negativen Kontrastmittels in der MRT führt zwar zu einem hohen Signalunterschied gegenüber dem umliegenden Gewebe, muss jedoch durch den Einsatz eines Blasenkatheters als invasive Methode angesehen werden.

Lämmle u. Mitarb. führten eine Studie mit einer T2w 3-dimensionalen TSE-Sequenz (der Urin stellt sich deutlich hyperintens dar, eine Katheterisierung ist nicht erforderlich) mit einer annähernd isotropen Darstellung und einer Auflösung von 1,5 mm durch. Dabei wurden 30 von 33 Tumoren bei 25 Patienten detektiert. Bei 13 Patienten untersuchten Beer u. Mitarb. nach Applikation von Furosemid die Harnblase sowohl mit einer T2w 3-dimensionalen TSE-Sequenz als auch mit einer T1w 3-dimensionalen Atemanhaltesequenz nach Gabe von Gd-DTPA. Der Vorteil dieses Ansatzes liegt in einer zeitgleichen Beurteilung der Harnblasenwand und des umgebenden Gewebes in den axialen Schnittbildern sowie den multiplanaren Ebenen. Der Ansatz von Bernhardt und Rapp-Bernhardt beruhte auf einem negativen Kontrastmittel (Luft) und der Anwendung einer HASTE-Sequenz. Nachteilig ist hierbei jedoch die geringe Auflösung bei einer Schichtdicke von 6 mm, wohingegen die Untersuchungszeit gegenüber den anderen Protokollen allerdings deutlich verkürzt ist. Die Detektion von Blasentumoren kleiner als 10 mm ist jedoch weniger kritisch, da das Risiko der malignen Entartung geringer ist.

Flächig wachsende Tumoren sind allein durch die virtuelle Endoskopie nicht erfassbar. Ferner ist auch eine Beurteilung der Farbe der Schleimhaut nicht möglich. Ob, wie für die virtuelle Endoskopie des Kolons beschrieben, ein Screening von Harnblasentumoren mittels der virtuellen Endoskopie sinnvoll ist, lässt sich aus der Literatur bislang nicht ableiten, da vergleichende prospektive Studien fehlen.

Die virtuelle Endoskopie kann nur im Zusammenhang mit den 2-dimensionalen Schnittbildern beurteilt und in Einzelfällen (Ablehnung der Zystoskopie durch den Patienten, Untersuchung zwischen einem regulären Zystoskopieintervall) alternativ zur Spiegelung der Harnblase eingesetzt werden (Abb. 6.6).

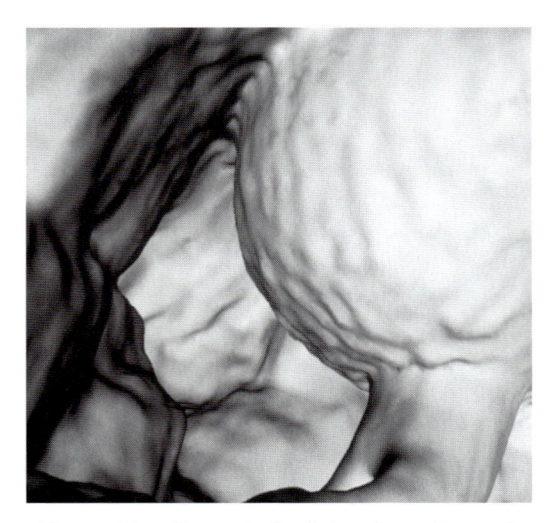

Abb. 6.6 **Virtuelle endoskopische Darstellung der Harnblase mit einem endoluminalen Blasentumor und dem Harnblasenkatheter.** Eine Beurteilung der Harnblasenwand ist mit dieser Methode nicht möglich. Extraluminale Strukturen sind nicht dargestellt.

N-Staging

Ergibt das T-Staging, dass die tiefe Muskelschicht der Blasenwand durch den Tumor infiltriert wird (T3a), liegt die Inzidenz einer Mitbeteiligung der Lymphknoten bei 30%, bei Invasion des Tumors in das perivesikale Gewebe (T3b) bei 60%. Der Nachweis von Lymphknoten bei Patienten mit invasiv wachsenden Tumoren hat einen hohen Stellenwert, da bei Befall von Lymphknoten die 5-Jahres-Überlebensrate lediglich 11%, bei Nichtbeteiligung der Lymphknoten 28% beträgt. Lymphknoten, die durch Metastasen betroffen sind, zeigen jedoch im Vergleich zu nicht befallenen Lymphknoten häufig weder im T1- noch im T2-Bild eine Signalveränderung. Wie in anderen bildgebenden Verfahren kann ausschließlich die Größe als diagnostisches Kriterium herangezogen werden. Lymphknoten werden als pathologisch vergrößert angesehen, wenn in runden Lymphknoten der kürzeste Durchmesser 8 mm oder mehr, in ovalen Lymphknoten der kürzeste Durchmesser 10 mm oder mehr beträgt. Auch bei einem Cluster von Lymphknoten mit Asymmetrie im kleinen Becken muss der Verdacht auf eine Metastasierung geäußert werden.

Metastasen zeigen in vergrößerten Lymphknoten ein frühes Kontrastmittelenhancement, ähnlich wie

> Lymphknoten werden als pathologisch vergrößert angesehen, wenn in runden Lymphknoten der kürzeste Durchmesser 8 mm oder mehr, in ovalen Lymphknoten der kürzeste Durchmesser 10 mm oder mehr beträgt.

der Primärtumor (Abb. 6.7). Allerdings kann auch in entzündlich veränderten Lymphknoten ein frühes Enhancement nachgewiesen werden, sodass zur Differenzierung von benignen und malignen Läsionen neben der Kontrastmitteldynamik eine Berücksichtigung der Größe und Form der Lymphknoten unabdingbar ist. Bei vergrößerten Lymphknoten ab 8 mm Durchmesser werden eine Sensitivität von 89 %, eine Spezifität von 92 % und eine diagnostische Genauigkeit von 91 % erreicht. Da Lymphknoten in T1w Sequenzen ähnliche Relaxationszeiten wie die Skelettmuskulatur aufweisen, können zur Darstellung von Lymphknoten, wie oben beschrieben, zusätzlich T2w Sequenzen herangezogen werden. Allerdings sind Lymphknoten in T1w Sequenzen gegenüber dem umgebenden Fettgewebe im kleinen Becken besser zu differenzieren.

In klinischen Phase-III-Studien wurden zur Verbesserung des N-Stagings bei Blasenkarzinomen ultrakleine superparamagnetische Eisenoxidpartikel erprobt. Nach Infusion dieser Kontrastmittel zeigten nicht durch Metastasen betroffene Lymphknoten eine deutliche Aufnahme dieser Nanokolloidpartikel, wohingegen Lymphknotenmetastasen keine oder eine zu vernachlässigende Aufnahme aufweisen. Es bleibt abzuwarten, ob das Kontrastmittel zugelassen wird.

M-Staging

Metastasen treten beim Harnblasenkarzinom meist sehr spät auf. Tumorabsiedlungen in Knochen, Gehirn, Lunge (Abb. 6.8) und Leber sind bei der Diagnosestellung selten, spezifische Untersuchungen bis zum Auftreten einer klinischen Symptomatik nicht erforderlich.

Die MRT kann zur Detektion von Metastasen, z. B. im Knochen, eingesetzt werden. Hier besitzt die MRT im Vergleich zur Skelettszintigraphie eine höhere Sensitivität und Spezifität.

MRT-Spezifisches

- In der T1w Sequenz stellen sich Metastasen des Knochenmarks hypointens dar, zeigen nach Kontrastmittelgabe eine Anreicherung, die in der fettunterdrückten T1w Sequenz deutlicher hervortritt.
- Die durch Metastasen betroffenen Regionen kommen in der T2w Sequenz signalreich zur Darstellung.
- Prinzipiell kann die bioptische Sicherung von Knochenmetastasen auch unter MRT-Kontrolle erfolgen.

Tumorbehandlung/-nachsorge

Die operative Option zur Behandlung eines Urothelkarzinoms der Harnblase ist abhängig vom Tumorstadium.

Stadium 1. Bei oberflächlichen Tumoren im Stadium 1 wird eine transurethrale Resektion durchgeführt. In der Tumornachsorge sollten in Ergänzung zu sonographischen und endoskopischen Kontrollen Urinuntersuchungen (Harnstatus, -sediment, Zytologie) durchgeführt werden. Hier findet die MRT keinen Einsatz.

Stadium 2–3. Tumoren des Stadiums T2–T3, d. h. muskelinfiltrierende und beginnend organüberschreitende Tumoren, können lediglich durch eine radikale Zystektomie potenziell geheilt werden. Den

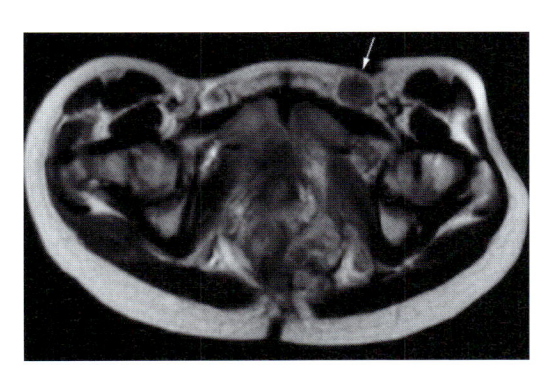

Abb. 6.7 **Rhabdomyosarkommetastase.** Links inguinal zeigt sich ein mit 2 cm pathologisch vergrößerter Lymphknoten (N1), der einer histologisch gesicherten Metastase eines Rhabdomyosarkoms entsprach (Pfeil).

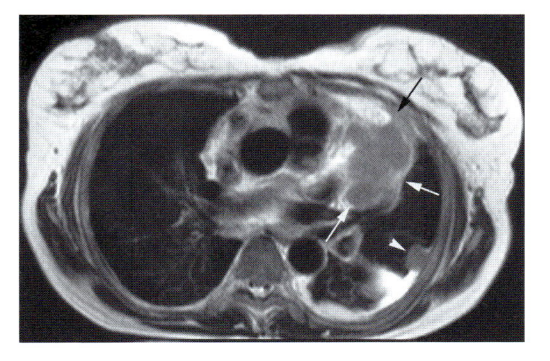

Abb. 6.8 **Lungenmetastase.** Die T2w Sequenz zeigt eine 2 cm große, gegenüber dem Lungenparenchym signalreiche Metastase bei Harnblasenkarzinom (Pfeilspitze). Zusätzlich findet sich eine Perikardinfiltration (Pfeile).

➡ Wenn das Ödem der Blasenwand weitgehend zurückgebildet ist (3 Monate nach Resektion), kann in der T2w Sequenz zwischen Narbe und Tumorwachstum unterschieden werden.

Stellenwert der MRT bestimmt in diesem Stadium das Tumorstaging. Die induktive Radio- oder Chemotherapie wird kontrovers diskutiert. Blasenteilresektionen haben sich zur dauerhaften Tumorkontrolle nicht bewährt. Die Tumorinfiltration in die Muskularis erfordert vielmehr die radikale Zystektomie. Die regionäre Lymphadenektomie ist Bestandteil dieser maximalchirurgischen Intervention und beinhaltet die Resektion der obturatorischen Lymphknoten sowie der Lymphknoten des Interna- und Externastromgebiets. Die Nachsorge erfolgt klinisch, bei Verdacht auf einen Rezidivtumor wird die MRT eingesetzt.

Stadium 4. Tumoren des Stadiums 4a und 4b werden palliativ durch Chemo- und/oder Strahlentherapie behandelt. Bei Auftreten von Metastasen wird primär eine Chemotherapie eingesetzt. Die Ansprechrate auf eine Therapie wird mit der MRT evaluiert. Das frühe persistierende Enhancement eines Tumors sprach bei einer kleinen Patientenzahl in einer Studie von Barentsz u. Mitarb. nach 2 bzw. 4 Zyklen Chemotherapie für ein Nichtansprechen.

Nachsorge. Innerhalb der ersten 3 Monate nach transurethraler Resektion kann in der MRT ein Ödem nicht vom Tumor differenziert werden. Hier kann nur das erneute Tumorwachstum mit den typischen Signalveränderungen eines Tumors in der MRT hinweisend sein (Abb. 6.9). 3 Monate nach Resektion ist das Ödem der Blasenwand weitgehend zurückgebildet und in der T2w Sequenz kann zwischen Narbe und Tumorwachstum unterschieden werden. Nach Radiatio zeigt sich eine Zunahme der Signalintensität der Harnblasenwand in der T2w Sequenz. Bei ausgeprägteren Reaktionen kommt es zu einer Zunahme der Wanddicke und typischen Signalveränderungen, wie geringes Signal der inneren Schichten bei erhöhtem Signal der äußeren Schichten, der Muskulatur der Blasenwand. Die Blasenwand reichert bis 2 Jahre nach Radiatio deutlich Kontrastmittel an (Abb. 6.10). Als Komplikationen nach Radiatio können Fisteln mit der MRT in der T2w und der T1w Sequenz vor und nach Kontrastmittelgabe nachgewiesen werden.

Abb. 6.9 a u. b **Anlage einer Neoblase nach anaplastischem Urothelkarzinom.** 68-jähriger Patient. Unregelmäßig begrenzte 2 × 2 cm große Raumforderung mit deutlicher Kontrastmittelaufnahme als Ausdruck eines Lokalrezidivs (Pfeil).

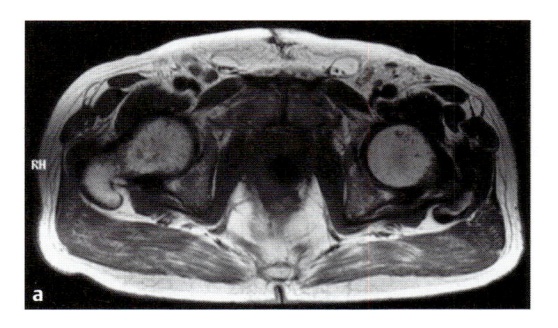

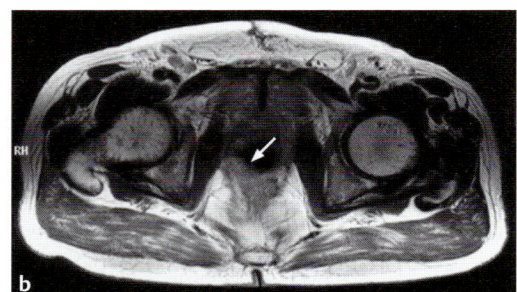

Abb. 6.10 a u. b **Rhabdomyosarkom.** 11-jähriger Patient. Z. n. Bestrahlung und Chemotherapie vor 1 Jahr.

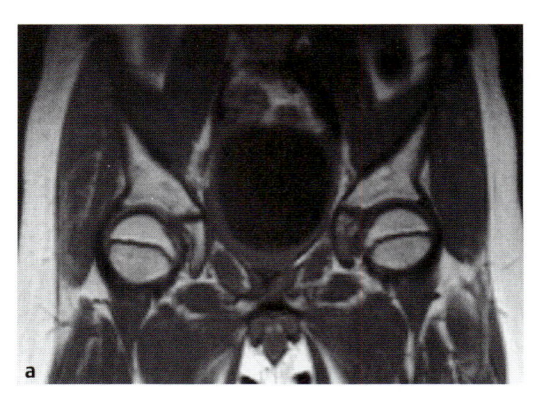

a In der T1w Sequenz ist die Harnblasenwand rechts ausgeprägter als links verbreitert.

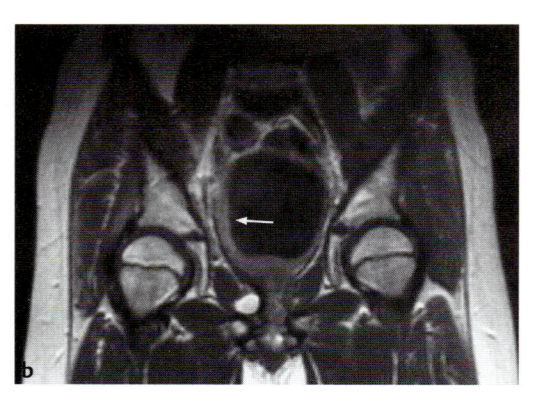

b Die Harnblasenwand zeigt nach Kontrastmittelgabe ein deutliches Enhancement (Pfeile). MR-tomographisch wird erst im Verlauf eine Differenzierung zwischen posttherapeutischen Veränderungen oder aktivem Tumorgewebe möglich.

Literatur

Barentsz, J. O., M. R. Engelbrecht, J. A. Witjes, J. J. de la Rosette, M. van der Graaf: MR imaging of the male pelvis. Europ. Radiol. 9 (1999b) 1722–1736

Barentsz, J. O., M. R. Engelbrecht, J. J. Gerrit et al.: Fast dynamic Gadolinium-enhanced MR imaging of urinary bladder and prostate cancer. J. Magn. Reson. Imag. 10 (1999) 295–304

Beer, A., B. Saar, E. J. Rummeny: Tumors of the urinary bladder: Technique, current use, and perspectives of MR and CT cystography. Abdom. Imaging 28 (2003) 868–876

Beer, A., B. Saar, T. M. Link et al.: Virtuelle Endoskopie des Urogenitaltraktes auf der Basis T2-gewichteter und kontrastmittelunterstützter T1-gewichteter Datensätze. Fortschr. Röntgenstr. 173 (2001) 997–1005

Bernhardt, T. M., U. Rapp-Bernhardt: Virtual cystoscopy of the bladder based on CT and MRI data. Abdom. Imag. 26 (2001) 325–332

Chen, M., S. A. Lipson, H. Hricak: MR imaging evaluation of benign mesenchymal tumors of the urinary bladder. Amer. J. Roentgenol. 168 (1997) 399–403

Durfee, S. M., L. H. Schwartz, D. M. Panicek, P. Russo: MR imaging of carcinoma within urinary bladder diverticulum. Clin. Imag. 21 (1997) 290–292

Hall, T. B., A. D. MacVicar: Imaging of bladder cancer. Imaging 13 (2001) 1–10

Hayashi, N., H. Tochigi, T. Shiraishi, K. Takeda, J. A. Kawamura: A new staging criterion for bladder carcinoma using gadolinium-enhanced magnetic resonance imaging with an endorectal surface coil: a comparison with ultrasonography. Brit. J. Urol. 85 (1999) 32–36

Heuck, A., J. Scheidler, R. Kimmig et al.: Lymph node staging in cervix carcinomas: the results of high-resolution magnetic resonance tomographie (MRT) with a phased-array body coil. Fortschr. Röntgenstr. 166 (1997) 210–214

Kim, J. K., J. H. Ahn, T. Park, H. J. Ahn, C. S. Kim, K. S. Cho: Virtual cystoscopy of the contrast material-filled bladder in patients with gross hematuria. Amer. J. Roentgenol. 179 (2002) 763–768

Lämmle, M., A. Beer, M. Settles, C. Hannig, H. Schwaibold, C. Drews: Reliability of MR imaging – Based virtual cystoscopy in the diagnosis of cancer of the urinary bladder. AJR 179 (2002) 1483–1488

MacVicar, A. D.: Bladder cancer staging. BJU Int. 86 (s1) (2000) 111–122

Maeda, H., T. Kinukawa, R. Hattori, N. Toyooka, T. Furukawa, H. Kuhara: Detection of muscle layer invasion with submillimeter pixel MR images: staging of bladder carcinoma. Magn. Reson. Imag. 13 (1995) 9–19

Reek, C., M. Graefen, A. Erbersdobler, A. Haese: Muzinöses Adenokarzinom des Urachus. Fallbericht und Literaturübersicht. Urologe, Ausg. A 39 (2000) 572–575

Scheidler, J., M. Reiser: MRI of the female and male pelvis: current and future applications of contrast enhancement. Europ. J. Radiol. 34 (2000) 220–228

Zieger, K., H. Wolf, P. R. Olsen, K. Hojgaard: Long-term survival of patients with bladder tumours: The significance of risk factors. Brit. J. Urol. 82 (1998) 667–672

Beckenboden und Fisteln

D. Caurette und A. Lienemann

Beckenbodendysfunktion

Der anatomische Begriff „Beckenboden" beinhaltet das Diaphragma pelvis, bestehend aus den sehnigen und muskulären Anteilen des M. levator ani. Wichtigste Funktion des Beckenbodens ist der muskuläre und bindegewebige Abschluss des Beckens und seines Inhalts. Entgegen früheren Annahmen spielen die muskulären Anteile im Gegensatz zu den ligamentären Strukturen für die Abschluss- und Haltefunktion die dominierende Rolle. Durch muskuläre Überdehnung oder Denervierung kommt es zu einer Beckenbodensenkung bis hin zu einer Beckenbodeninsuffizienz, einhergehend mit den verschiedenen Prolapsformen der pelvinen Organe.

Zu den Hauptursachen einer Beckenbodendysfunktion zählt die *vaginale Entbindung*, bei der der muskuläre Anteil des Beckenbodens stark belastet und ggf. geschädigt wird. Dies erklärt, warum Frauen von diesem Syndrom weitaus häufiger betroffen sind als Männer. Als weitere mögliche Ursachen einer Beckenbodenerkrankung werden genannt:

- „falsche" Stuhlganggewohnheiten (übermäßiges Pressen),
- Operationen (Prostataresektion, anteriore Rektumresektion bei Kolonkarzinom),
- Traumafolgen (Beckenringfraktur).

Tab. 6.3 fasst die klinischen Leitsymptome bei Beckenbodendysfunktion nach absteigender Häufigkeit zusammen.

Tab. 6.3 ⇢ Klinisches Leitsymptom/Untersuchungsindikation bei Patientinnen

Diagnostische MRT (präoperativ)	Verlaufs-MRT (postoperativ)
Harninkontinenz	Zustand nach Sakrokolpopexie
Stool-Outlet-Obstruktion	Zustand nach Rektopexie
Organprolaps	
Schmerzen	
Sonstiges	
Stuhlinkontinenz	

Untersuchungstechnik

> Für die funktionelle MRT-Untersuchung des Beckenbodens ist eine angepasste Kontrastierung der Scheide (50 ml) und des Rektums (200 ml) mit Ultraschallgel ratsam.

Das bei der funktionellen MRT insbesondere des weiblichen Beckenbodens angewendete Bezugssystem zwischen Kennorganen der jeweiligen Beckenbodenkompartimente und der pubokokzygealen Referenzlinie (PC-Linie) erlaubt einerseits eine Abgrenzung vom normalen zum pathologischen Befund, andererseits die Dokumentation und Definition der verschiedenen Manifestationsformen einer Beckenbodeninsuffizienz.

Kontrastierung. Für die funktionelle MRT-Untersuchung des Beckenbodens ist eine angepasste Organkontrastierung ratsam. *Ultraschallgel* stellt hier ein einfach zu handhabendes, billiges und exzellent verträgliches intraluminales Kontrastmittel dar. Eine Kontrastierung von Scheide (ca. 50 ml) und Rektum (ca. 200 ml) erscheint stets notwendig, da die genannten Strukturen im MRT-Bild einen vergleichbaren Kontrast aufweisen.

Bei Vorliegen einer ausgeprägten Stuhlentleerungsstörung kann es sinnvoll sein, primär auf eine Kontrastierung der Rektumampulle zu verzichten. Solche Patientinnen werden angehalten, sich am Tag vor der Untersuchung ein Klistir zu verabreichen. Der Eigenkontrast von Harnblase, Dünn- und Dickdarmschlingen im T2w MRT-Bild erübrigt eine Kontrastierung dieser Strukturen. Die Darstellung der Bezugspunkte für die konventionell-radiologische Defäkographie bestehend aus Analkanal, äußerer Analöffnung und Analfalte spielt für die MRT keine Rolle.

Vor der Untersuchung erfolgt ein Vorbereitungsgespräch zwischen der Patientin und dem untersuchenden Radiologen, wobei der Patientin Ziel und Ablauf der Untersuchung erläutert werden und sie vor allem auch deutliche Anweisungen für deren dynamischen Teil erhält. Vor der Untersuchung werden Scheide sowie Rektum und Sigma durch Füllung mit Ultraschallgel kontrastiert (Abb. 6.11).

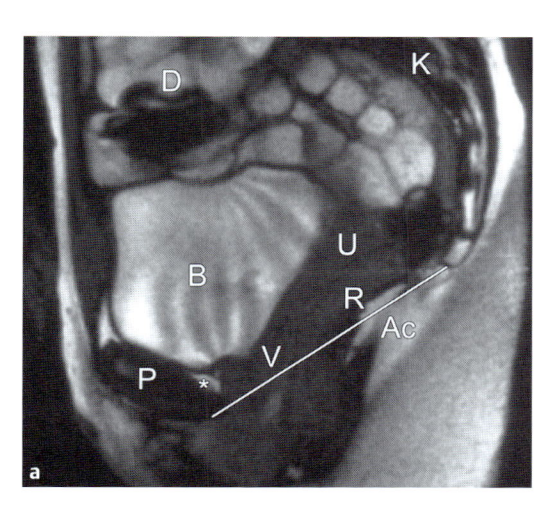

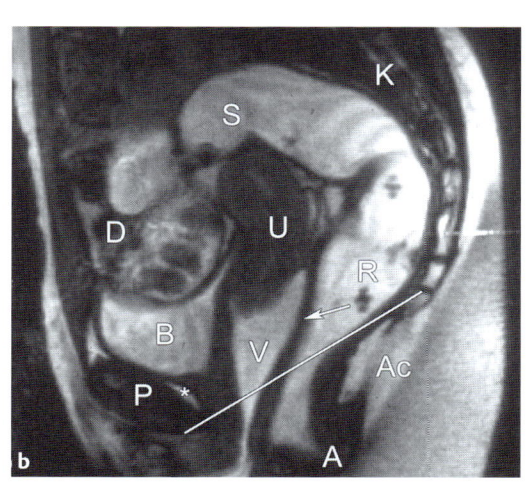

Beckenboden und Fisteln

Abb. 6.11 a u. b **25-jährige beschwerdefreie Nullipara.** Median-sagittales MRT-Bild in Ruhe.

a Nativ.
b Mit kontrastierter Scheide und kontrastiertem Rektum.

Die wichtigen knöchernen (Scham-, Kreuz-, Steißbein), muskulären (Levatoranschnitt, Spatium retropubicum [Stern]) und die abdominalen Strukturen (Dünndarmschlingen, Sigmaanteile) sind bereits im nativen Bild zu identifizieren. Bei kontrastiertem Rektum und kontrastierter Scheide sind das mittlere und hintere Kompartiment sowie das rektovaginale Septum (Pfeil) deutlich besser abgrenzbar als ohne Kontrastierung.

A	Analkanal	L	Levatoranschnitt
Ac	Lig. anococcygeum	P	Schambein
B	Harnblase	R	Rektum
C	Steißbein	S	Sigmaanteile
D	Dünndarmschlingen	U	Uterus
K	Kreuzbein	V	Scheide

Patientenlagerung. Die Untersuchung sollte idealerweise an einem *Hochfeldgerät* unter Verwendung einer *Body-Array-Oberflächenspule* durchgeführt werden. Die MRT-Untersuchung wird gerätebedingt in Rückenlage mit gering gespreizten Beinen und leicht angewinkelten Knien durchgeführt. Ein Auslaufschutz sollte durch saugfähige Unterlagen gegeben sein.

Sequenzen. Zunächst werden T2w *statische Sequenzen* in axialer und sagittaler Schichtführung aufgenommen, (TR = 3000–5000 ms, TE = 80–120 ms, Matrix > 256 × 512, 2 Akquisitionen, FOV 370–250 mm, Schichtdicke ³/₅ mm).

Der *dynamische Teil* der Untersuchung besteht aus einer *Single-Slice-True-FISP-Sequenz* in sagittaler und axialer, ggf. auch in koronarer und/oder schräger Schichtführung mit der Urethra, bzw. Fremdmaterial auf dem axialen Bild als Referenzstruktur (z. B. TR = 5,8 ms, TE = 2,5 ms, Flipwinkel 70°, Matrix 256 × 256, FOV 270 × 320 mm, Schichtdicke 7 mm, 30 Messungen, d. h. 1 Bild/1,3 s).

Während des dynamischen Teils der Untersuchung wird die Patientin bildsynchron aufgefordert, aus der entspannten Lage heraus zunächst langsam die Beckenbodenmuskulatur zu kontrahieren, um dann erneut zu entspannen. Unmittelbar danach sollte die Patientin zuerst schwach und dann immer stärker den intraabdominalen Druck durch Pressen steigern (Defäkation ausdrücklich erwünscht) und abschließend erneut entspannen. Dieser Zyklus besteht aus 30 Einzelmessungen und wird je Sequenz 2- bis maximal 4-mal wiederholt, möglichst bis eine Organentleerung erfolgt ist. Die Untersuchungsdauer beträgt pro Patientin insgesamt etwa 30 min. Bei postoperativen Verlaufsuntersuchungen nach vorausgegangener Sakrokolpopexie oder Rektopexie werden bei Bedarf zusätzliche Schrägschichten aufgenommen, bei deren Einstellung das Fremdmaterial auf den statischen axialen Bildern als Referenz dient.

Bildanalyse

Die Bildauswertung der funktionellen MRT sollte primär an der Auswertekonsole des MRT-Geräts erfolgen. Die dynamischen Bildsequenzen werden in Form einer Endlosschleife begutachtet. In der sagittalen Schicht wird jeweils die Position der Beckenbodenorgane bzgl. der PC-Linie (= Gerade zwischen Symphysenunterkante und letztem erkennbarem Kokzygealgelenk) bestimmt. Gemäß den Kriterien von Tab. 6.4 werden die Befunde einer Zystozele, eines Scheidenabschlussdeszensus (SAD), eines Uterovaginalprolapses, einer Rektozele und/oder einer Enterozele definiert.

Die Reihenfolge des Auftretens der Organvorfälle wird beobachtet und ein eventueller Wechsel des dominanten Bruchsacks bei Entleerung eines prolabierten Organs wird dokumentiert. Auch jede Stauchung oder Einfaltung des Rektums in seiner Längsachse (rektales Kinking) wird notiert. Bei den postoperativen Verlaufsuntersuchungen bei Zustand nach Sakrokolpopexie oder Rektopexie sollte zusätzlich auf die Sichtbarkeit des eingebrachten Fremdmaterials (Patch) geachtet werden.

Tab. 6.4 Diagnosen in der funktionellen MRT

Diagnose	Bemerkung
Zystozele	wenn Blasenhals, Basis oder hintere Blasenwand unterhalb PC-Linie
SAD	wenn hinteres Scheidengewölbe unterhalb PC-Linie
Rektozele	wenn Tiefe der Rektozele 3 cm
Enterozele	wenn Douglas-Pouch unterhalb PC-Linie

SAD = Scheidenabschlussdeszensus

Die ergänzenden koronaren und axialen *dynamischen Sequenzen* dienen der Begutachtung der Beckenbodenmuskulatur. Ein Auseinanderweichen der angeschnittenen Schenkel des M. levator ani und eine Aufdehnung des Hiatus urogenitalis unter Pressen sind als Ausdruck einer Insuffizienz zu werten. Darüber hinaus kann anhand dieser Schichten das Vorliegen von Zusatzbefunden (Enterozelen oder Rektozelen, rektales Kinking, Raumforderungen) lateral der 7 mm dicken Sagittalebene ausgeschlossen werden.

Anatomie

Jedes der 3 Beckenbodenkompartimente lässt sich, ebenso wie das dem Douglas-Pouch entsprechende „vierte Kompartiment" bei der Frau, in der medianen Sagittalebene und in der Axialebene in Höhe der Symphyse anhand von gewissen Kennstrukturen MR-morphometrisch abgrenzen (Tab. 6.5).

Tab. 6.5 MR-morphometrische Kennstrukturen des Beckenbodens

Struktur	Sagittal	Axial	Koronar
Muskulatur	Levatoranschnitt	Levatoranschnitt	Levatoranschnitt
	Hiatus urogenitalis	Hiatus urogenitalis	–
Vorderes Kompartiment	Blasenhals	Urethralkomplex	–
	dorsale Blasenwand	–	–
	Urethra	–	–
	Spatium retropubicum	–	–
Mittleres Kompartiment	Scheidenabschluss	Scheidenquerschnitt	–
	Portio/Uterus	–	–
Hinteres Kompartiment	Analkanal	Rektumquerschnitt	–
	Rektumvorderwand	Fossa ischiorectalis	Fossa ischiorectalis
	Rektumlängsachse	–	–
	Perinealkörper	–	–
Viertes Kompartiment	Douglas-Raum	–	–
	rektovaginales Septum	–	–
	Dünndarmschlingen	–	–

Wenngleich in der sagittalen Schichtführung auch bei einer gesunden Nullipara unter Pressen die Beckenbodenkompartimente mit ihren jeweiligen Kennstrukturen tiefer treten, so verbleiben der Blasenhals, der Scheidenabschluss bzw. die Portio und der rektovaginale (Douglas-)Raum sowie der ventrale anorektale Übergang oberhalb der PC-Linie (Abb. 6.11). Die Entleerung des Rektums unter Pressen erfolgt bei guter Compliance der Probandin in der Regel sehr zügig, während die passive Entleerung der Scheide zuweilen ausbleiben kann.

In der koronaren Schichtführung in Höhe des Promontoriums erscheint der Anschnitt des M. levator ani trichterförmig. Auch unter Pressen verändert sich die Position des Muskelanschnitts nicht wesentlich.

Die axiale Schichtführung in Höhe der Symphyse zeigt bei der gesunden Nullipara ebenfalls keine nennenswerte Aufdehnung des Hiatus urogenitalis (Abb. 6.12).

Pathologische Befunde

Ein kombinierter Organprolaps kommt weitaus häufiger vor als der isolierte Deszensus eines Beckenorgans.

Zystozele. Der am häufigsten diagnostizierte Organprolaps – sei er isoliert oder kombiniert – ist die Zystozele (Abb. 6.13).

— MRT-Spezifisches —

- In der sagittalen funktionellen MRT-Sequenz erkennt man in einem solchen Fall während des Pressvorgangs deutlich das Tiefertreten des Blasenhalses und der Blasenhinterwand unterhalb der PC-Linie.
- Eine Stressinkontinenz zeigt sich in Form einer während der Untersuchung allmählich schrumpfenden Blase.

- Bei Patientinnen, die bereits eine Blasenhalssuspension erhalten haben, kann auch nur der dorsale Anteil der Harnblase prolabieren, während der Blasenhals selbst unverändert oberhalb der PC-Linie verbleibt.

Scheidenabschlussdeszensus (SAD). Der SAD ist *bei hysterektomierten Frauen* in der funktionellen MRT an der größeren Mobilität der gesamten Scheide zu erkennen (Abb. 6.14). Beim Pressen nähert sich die Längsachse des Organs der Horizontalen an. Die Scheide erscheint verkürzt und wandverdickt. Der Scheidenabschluss verlagert sich nach dorsal und kaudal und kommt unterhalb der Referenzlinie zu liegen. Das Sonographiegel tritt bei betroffenen Patientinnen in der Regel schon beim ersten Pressvorgang aus.

▶ Die Zystozele ist der am häufigsten diagnostizierte Organprolaps.

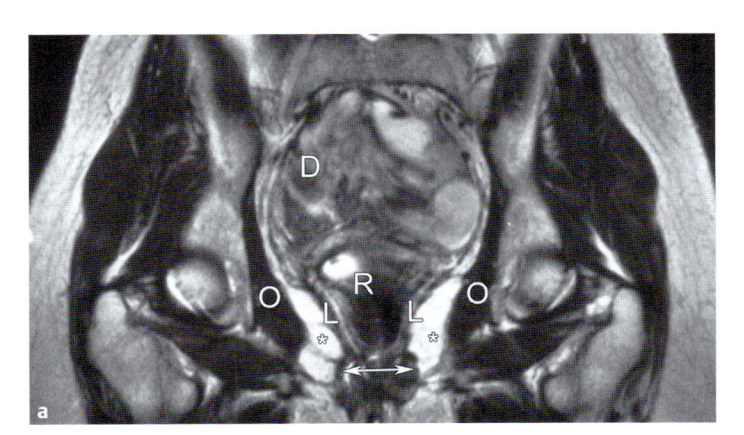

Abb. 6.12 a u. b 27-jährige beschwerdefreie Nullipara.
a Koronares MRT-Bild in Ruhe mit Darstellung des hinteren Kompartiments. Man erkennt den trichterförmigen Anschnitt des M. levator ani und weiter kaudal den Hiatus urogenitalis (Doppelpfeil) in Höhe der Sitzbeinhöcker.
D Dünndarmschlingen
L M. levator ani
O M. obturatorius internus
R Rektum
* Fossa ischiorectalis

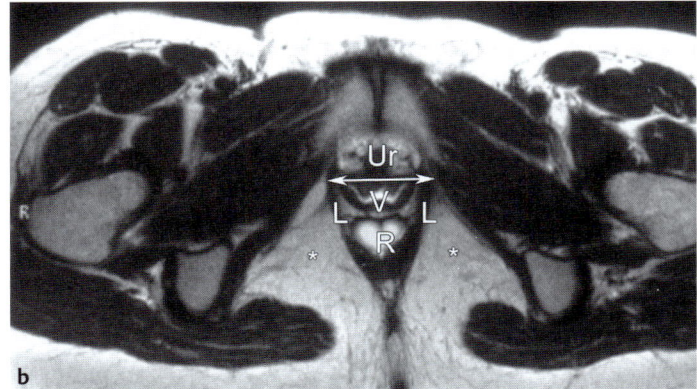

b Das axiale MRT-Bild der gleichen Probandin in Ruhe.
L M. levator ani
R Rektum
Ur Urethralkomplex
V schmetterlingsförmiger Anschnitt der Scheide
* Fossa ischiorectalis
⟷ Hiatus urogenitalis

6 Becken

Abb. 6.13 a u. b Urinverlust und erschwerter Stuhlgang. 58-jährige Patientin mit seit 3 Jahren zunehmendem unwillkürlichen Urinverlust und erschwertem Stuhlgang. Hoher Leidensdruck.

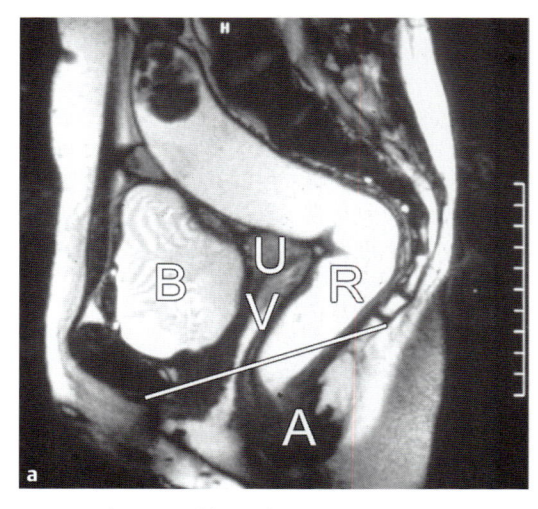

a Sagittales MRT-Bild in Ruhe.
b Während des Pressens kommt es zur Ausbildung einer Zystozele. Der Blasenhals (Pfeil) und die Hinterwand der Blase sind unterhalb der PC-Linie zu erkennen. Begleitender uterovaginaler Prolaps mit entleerter Scheide.

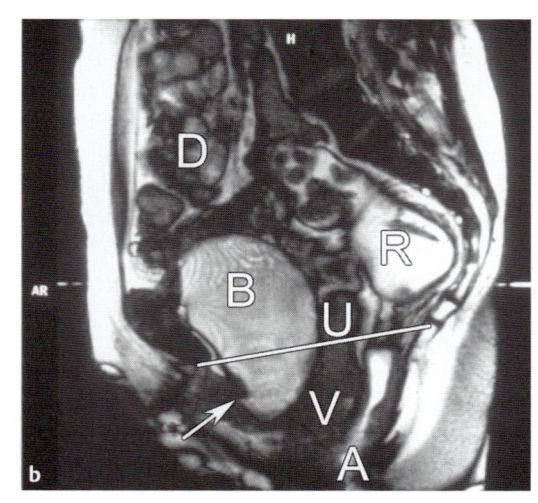

A Analkanal
B Harnblase
D Dünndarmschlingen
R Rektum
U Uterus
V Scheide

Abb. 6.14 a–c Stuhlentleerungsstörung. 53-jährige Patientin mit langjähriger Stuhlentleerungsstörung. Im Vordergrund steht ein Druck- und Fremdkörpergefühl im Analbereich, das sich beim Pressen verstärkt. Zustand nach Hysterektomie vor 15 Jahren.

a Sagittales MRT-Bild in Ruhe. In der Medianebene sind neben dem kontrastierten Rektum und der Scheide auch einzelne Dünndarmabschnitte im Douglas-Raum zu erkennen.
B Harnblase
D Dünndarmabschnitte
R Rektum
V Scheide
b Das sagittale MRT während des 1. Pressvorgangs zeigt zunächst die Ausbildung einer 3,5 cm tiefen, teilweise luftgefüllten Rektozele. Eine Rektozele kann sich nach ventral (Pfeil 1), perineal (Pfeil 2), dorsal und lateral ausdehnen. Es findet sich zusätzlich ein Scheidenabschlussdeszensus.
A Analkanal
B Harnblase
D Dünndarmschlingen
R Rektozele
V Scheidenabschlussdeszensus

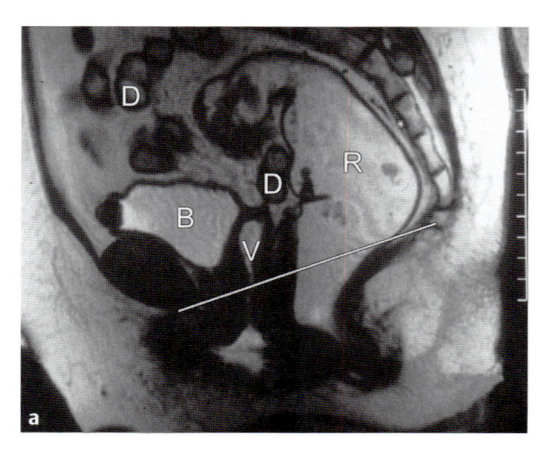

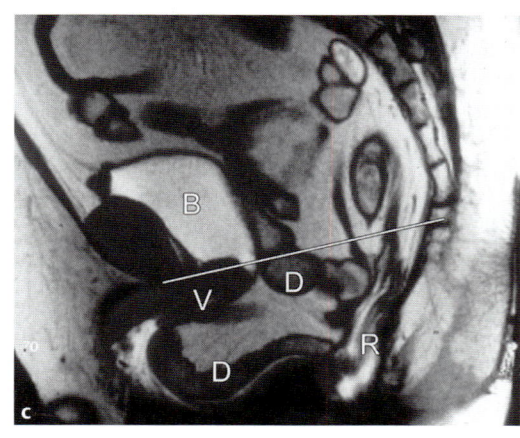

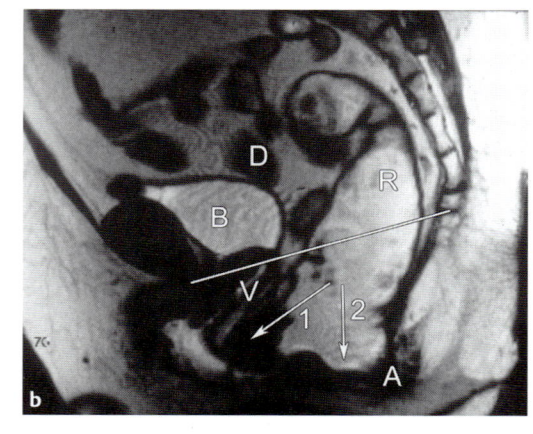

c Mit Abschluss des 3. Pressvorganges zeigt sich eine völlig andere Befundkonstellation. Eine Rektozele ist bei vollständig entleertem Rektum nicht mehr erkennbar. Stattdessen dominiert eine große Enterozele mit einzelner Dünndarmschlinge den Bildeindruck. Dadurch wird zudem ein Tiefertreten der Harnblase verhindert. Zugleich wird das Rektum von der Enterozele pelottiert.
B Harnblase
D Dünndarmschlinge
R Rektum
V Scheide

Beckenboden und Fisteln

Beim Uterusdeszensus kann die Portio unter Pressen bis in die Introitusebene der Scheide herabsinken, während der verlagerte Fundus uteri nach ventral gegen die Harnblase bzw. nach dorsal gegen das Rektum drückt und die Ausbildung einer Zystozele sowie eine unvollständige rektale Entleerung begünstigen kann. Ein Defäkationshindernis kann unter Pressen auch das Auftreten eines proximal gelegenen rektalen Kinkings bedingen (Abb. 6.15).

Rektozele. Mit Hilfe der MRT kann die Richtung der größten Ausdehnung einer Rektozele ermittelt werden. Das klinische Leitsymptom der pathologischen Rektozele, nämlich die unmögliche oder unvollständige Entleerung beim Pressen wird auf den Bildern der dynamischen MRT offensichtlich.

— **MRT-Spezifisches** —
- Die Ausdehnung einer Rektozele kann in der sagittalen Schichtführung genau dokumentiert werden.
- Es zeigt sich bei einem ausgeprägten Befund in der Regel eine Vorwölbung der Rektozele sowohl nach ventral als auch nach perineal.

Organvorfall. Die meist stufenweise Entwicklung eines Organvorfalles kann in Form des sog. dominanten Bruchsacks zu einem Wechsel des Hauptbefunds führen (Abb. 6.16). Am häufigsten wird die

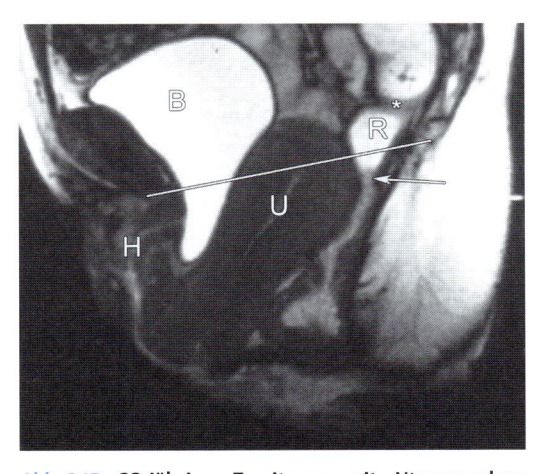

Abb. 6.15 **32-jährige Zweitpara mit Uterusprolaps und dem Gefühl der inkompletten Stuhlentleerung.** Median-sagittales MRT-Bild beim Pressen. Es zeigt sich ein ausgedehnter Deszensus des Uterus über die Introitusebene hinaus. Harnblase mit kleiner Zystozele, rotierter Deszensus der Harnröhre. Das Rektum wird durch den Fundus des Uterus komprimiert (Pfeil) und kann nur unvollständig entleert werden. Rektales Kinking (*) weiter proximal.
B Harnblase
D Dünndarmschlingen
H Harnröhre
R Rektum
U Uterus

> Die Richtung der größten Ausdehnung einer Rektozele kann in der sagittalen Schichtführung genau dokumentiert werden.

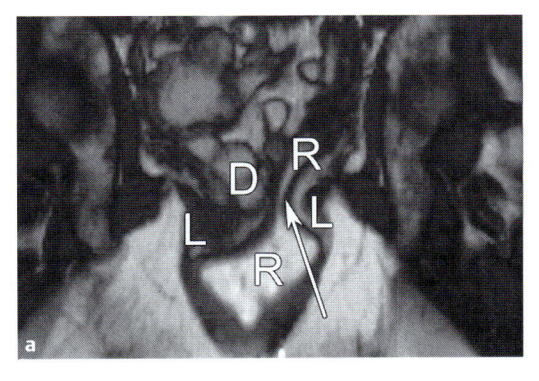

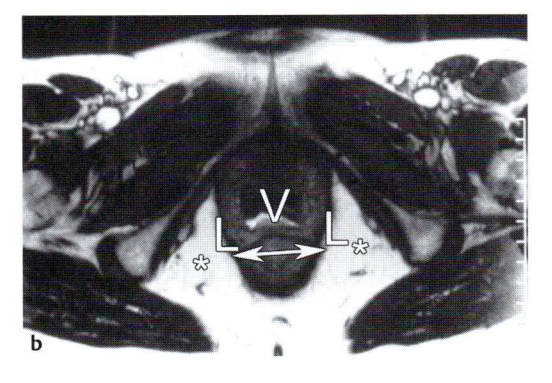

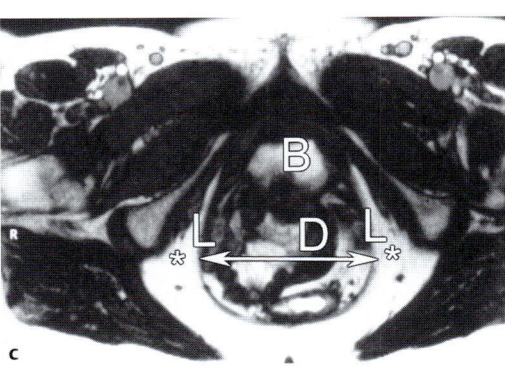

Abb. 6.16 a–c **Urinverlust und erschwerter Stuhlgang.** 58-jährige Patientin mit seit 3 Jahren zunehmendem unwillkürlichem Urinverlust und erschwertem Stuhlgang. Hoher Leidensdruck. Zustand nach Hysterektomie vor 20 Jahren.
a Funktionelles koronares MRT bei maximalem Pressen. Man erkennt unter Pressen eine deutliche Pelottierung (Pfeil) des Rektums in Höhe des Levatortores. Dies ist auch durch eine Enterozele bedingt.
D Enterozele
L Levatorschenkel
R Rektum

b u. c Funktionelles axiales MRT in Höhe des Symphysenunterrands in Ruhe (b) und bei maximalem Pressen (c). Als Ausdruck der muskulären Beckenbodenschwäche kommt es während des Pressvorgangs zu einer bauchigen Aufweitung des Levatortores. Neben dem Blasenlumen als Ausdruck einer Zystozele erkennt man auch Dünndarmschlingen als Manifestation einer Enterozele.
B Zystozele
D Dünndarmschlingen
L Levatorschenkel
V Scheide
* Fossa ischiorectalis

Maskierung einer Zystozele oder einer Enterozele durch eine zunächst nicht entleerte Rektozele beobachtet. (Tab. 6.6).

Tab. 6.6 ⸱⸱⸱▸ *Wechsel des Hauptbefunds*

Hauptbefund	Häufigkeit
Rektozele zu Zystozele	ca. 50%
Rektozele zu Enterozele	ca. 34%
Zystozele zu Enterozele	ca. 8%
Peritoneozele zu Zystozele	ca. 8%

— MRT-Spezifisches —
- Die koronare und axiale Schichtführung der funktionellen MRT zeigen die muskulären Veränderungen bei manifester Beckenbodeninsuffizienz.
- Unter Pressen weichen im koronaren Bild die trichterförmig angeschnittenen Levatorschenkel auseinander und der Hiatus urogenitalis weitet sich auf.
- Im axialen Bild hingegen erkennt man in diesem Fall eine ballonartige Aufdehnung des Levatortores mit den Lumina der vorfallenden Organe in seiner Mitte.

Fisteln

Aufgrund ihres hervorragenden Weichteilkontrasts, der Möglichkeit einer multiplanaren Bildgebung und fehlender Strahlenexposition eignet sich die MRT besonders zur Detektion und Zuordnung von Fisteln im Beckenboden und den angrenzenden Organen. Die Untersuchung ist darüber hinaus weitaus weniger invasiv als konventionell-radiologische Fistelfüllungen.

Untersuchungstechnik

> Die wichtigste MR-Sequenz zur Fisteldiagnostik im Beckenbereich ist die *fettgesättigte T2w TSE-Sequenz* in axialer und koronaer sowie ggf. zusätzlich in sagittaler oder schräger Schichtführung.

Wichtigste MR-Sequenz zur Detektion und Charakterisierung von Fisteln im Beckenbereich ist die *fettgesättigte T2w TSE-Sequenz* in axialer und koronarer Schichtführung sowie je nach Befund ggf. zusätzlich in sagittaler oder schräger Orientierung. Eine Füllung des Rektums (Scheide und Rektum bei Frauen) mit wasserisointensem Sonographiegel vor der Untersuchung ist hilfreich. Es resultiert neben einer kräftigen Organkontrastierung in T2-Gewichtung auch eine Distension der Organe sowie bei entsprechender Größe eine Fistelfüllung. Die Fettsättigung ermöglicht in T2-Gewichtung eine klare Unterscheidung zwischen perinealem Fett und flüssigkeitsgefüllten Organen und Fisteln. Es empfiehlt sich die Wahl einer großen Matrix von mindestens 256 × 256 Pixeln bei einer Schichtdicke von maximal 5 mm. Entzündliche und granulomatöse Komponenten der Erkrankung können bei Unklarheiten mit fettgesättigten T1w SE- oder TSE-Sequenzen nach Kontrastmittelinjektion zusätzlich herausgearbeitet werden und sind bzgl. der Bildqualität einer STIR-Sequenz überlegen.

Anatomie

Abb. 6.17 macht deutlich, dass zur Abgrenzung der einzelnen Beckenbodenkompartimente eine rektale (bei Frauen vaginale und rektale) Organdistension und Kontrastierung mit Sonographiegel der nativen Untersuchung vorzuziehen ist.

Die sagittale Schichtführung ermöglicht eine sichere Detektion und Begutachtung des intakten rektovesikalen Septums (bei der Frau des vesikovaginalen und des rektovaginalen Septums). Abb. 6.18 zeigt die normale MR-Anatomie des Beckenbodens in koronarer und axialer Schichtführung.

In der koronaren Schicht erkennt man den Übergang zwischen dem trichterförmigen M. levator ani und dem äußeren Sphinkter. Dies entspricht anatomisch dem Übergang zwischen Rektum und Analkanal. Die Linea dentata selbst, also die anatomische Grenze zwischen analer Haut und rektaler

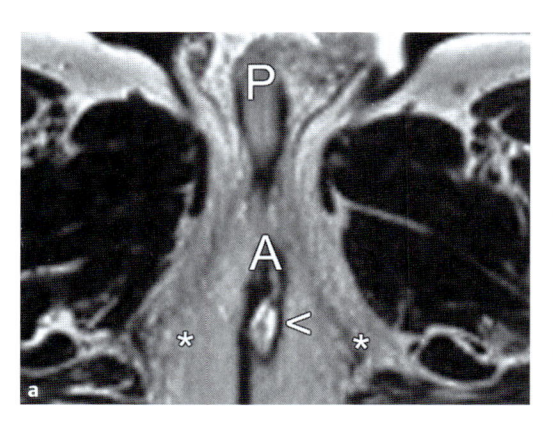

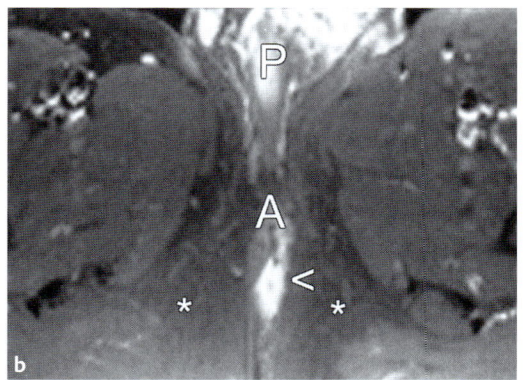

Abb. 6.17 a u. b Transsphinkterische Fistel. Axiale MRT-Schichten durch den Beckenboden eines Mannes.
a T2w TSE-Sequenz.
b T1w SE-Sequenz mit Fettsättigung und nach Applikation von Gd-DTPA.
Die hyperintense Fistel (Pfeilspitze) verläuft durch beide Sphinkteren des Analkanals in die Fossa ischiorectalis (*).
A Analkanal
P Peniswurzel

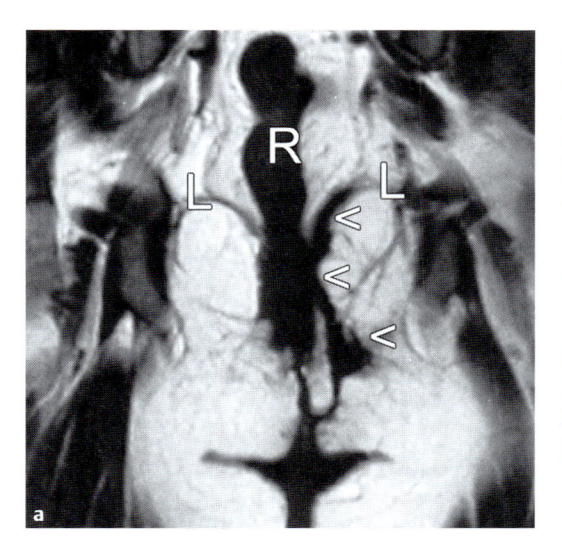

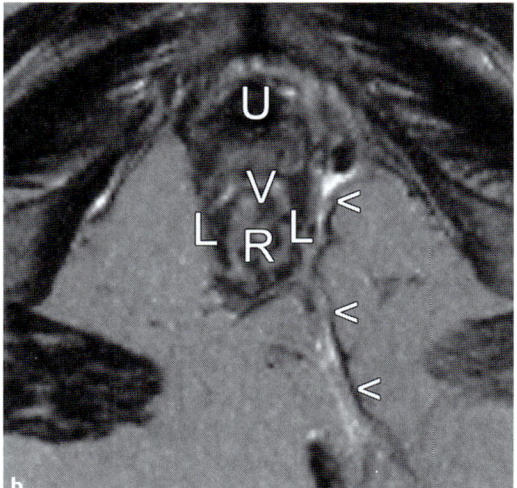

Abb. 6.18 a u. b MRT des Beckenbodens einer Frau mit supralevatorischer Fistel.
a Koronare T1w SE-Sequenz.
b Axiale T2w Sequenz mit Fettsättigung.
Die in T1-Gewichtung hypointense und in T2-Gewichtung hyperintense Fistel (Pfeilspitzen) erstreckt sich von oberhalb des linken Levatorschenkels (L) nach subkutan.
U Urethralkomplex
V Scheide
R Rektum
L Levatorschenkel

Schleimhaut, ist mit der MR-Oberflächenspule nicht abzubilden.

- Sowohl axial als auch koronar kann man im perinealen Fett den ischiorektalen, den paraanalen und den subkutanen Bereich abgrenzen.

— **MRT-Spezifisches** —

- Der innere anale Sphinkter zeigt sich im koronaren T2w Bild als relativ hyperintense bandförmige Struktur beidseits medial des äußeren Sphinkters.

Pathologische Befunde

Vesikovaginale Fisteln. Vesikovaginale Fisteln sind die am häufigsten auftretende Form im Urogenitaltrakt. Als Ursache spielen neben Verletzungen bei vaginaler Entbindung operative gynäkologische Eingriffe wie insbesondere die Hysterektomie eine Rolle. Auch das organübergreifende Wachstum eines Zervix- oder Harnblasenkarzinoms kann die Ausbildung von vesikovaginalen Fisteln bewirken, vor allem bei stattgehabter Bestrahlung.

Enterovesikale Fisteln. Die Mehrzahl enterovesikaler Fisteln ist bedingt durch Divertikulitis, pelvine Malignome oder Morbus Crohn.

▷ Vesikovaginale Fisteln sind die häufigsten Fisteln im Urogenitaltrakt.

Perianaler Abszess/perianale Fistelbildung. Eine weitere Komplikation des Morbus Crohn kann der perianale Abszess mit späterer perianaler Fistelbildung sein.

Perineale Fisteln und Abszesse. Sie werden entsprechend ihrer anatomischen Lokalisation gemäß Tab. 6.7 eingeteilt.

Vesikouterine Fisteln. Es sind Einzelfälle vesikouteriner Fisteln nach Sectio oder nach Uterusbiopsie beschrieben.

Tab. 6.7 ⋯⋯⋰ *Anatomische Klassifikation perianaler Fisteln*

Fistelart	Weg der Fistel
Subkutan	von der Linea dentata zur perianalen Haut, ohne Verbindung zum Sphinkter
Intersphinkterisch	von der Linea dentata durch den inneren Sphinkter, entlang des intersphinkterischen Raums
Transsphinkterisch	von der Linea dentata durch den inneren und äußeren Sphinkter, dann durch das perianale Fett zur perianalen Haut
Ischiorektal	von der Haut zur Fossa ischiorectalis, ohne Verbindung mit dem analen Sphinkter und dem Analkanal, oft multiple Fistelgänge
Supralevatorisch	vom M. levator ani ausgehend, Verbindung zu Analkanal oder Rektum

Literatur

Fielding, J. R.: MR imaging of pelvic floor relaxation. Radiol. Clin. North Am. 41(4) (2003) 747–756

Fletcher, J. G. et al.: Magnetic resonance imaging of anatomic and dynamic defects of the pelvic floor in defecatory disorders. Am. J. Gastroenterol. 98(2) (2003) 399–411

Fritsch, H.: Muskuläre Strukturen am Beckenboden. Kontinenz 6 (1994) 266–273

Gerber, G., H. Schoenberg: Female urinary tract fistulas. J. Urol. 149 (1993) 229

Juhan-Duguet, V. et al.: [MRI and pelvic prolapse] Gynecol. Obstet. Fertil. 30(5) (2002) 413–420

Laniado, M., F. Makowiec et al.: Perineal complications of Crohn disease: MR imaging findings. Europ. Radiol. 7 (1997) 1035–1042

Lienemann, A., C. Anthuber, A. Baron, P. Kohz, M. Reiser: Dynamic colpocystorectography assessing pelvic-floor descent. Europ. Radiol. 7 (1997) 1309–1317

Lunniss, P., P. Armstrong et al.: Magnetic resonance imaging of anal fistulae. Lancet 340 (1992) 394

Maccioni, F. et al.: Value of MRI performed with phased-array coil in the diagnosis and pre-operative classification of perianal and anal fistulas. Radiol. Med. (Torino) 104(1–2) (2002) 58–67

Schmeiser, G., R. Putz: Anatomie und Funktion des Beckenbodens. Radiologe 40 (2000) 429–436

Siproudhis, L., A. Ropert, J. Vilotte et al.: How accurate is clinical examination in diagnosing and quantifying pelvi-rectal disorders? A prospective study in a group of 50 patients complaining of defecatory difficulties. Dis. Colon Rect. 36 (1993) 430–438

Sprenger, D., A. Lienemann et al: Funktionelle MRT des Beckenbodens: normale Anatomie und pathologische Befunde. Radiologe 40 (2000) 451–457

Yoshioka, K., Y. Matsui, O. Yamada et al.: Physiologic and anatomic assessment of patients with rectocele. Dis. Colon Rect. 34 (1991) 704–708

Weibliches Becken

M. Unterweger und R. A. Kubik-Huch

Untersuchungstechnik und Pulssequenzen

Patientenvorbereitung

Grundsätzlich sollte es der Patientin bei der Lagerung im MRT so angenehm wie möglich gemacht werden, so können Bewegungsartefakte vermieden werden. Die Harnblase sollte nicht zu voll sein, damit der Fettsaum zwischen Uterus und Blase darstellbar ist und somit bei der Abklärung gynäkologischer Tumoren die Frage nach Infiltration der Harnblase zu beantworten ist. Eine vorausgehende Nahrungskarenz ist nicht erforderlich. Sieht das Untersuchungsprotokoll vor, Kontrastmittel zu verabreichen, ist möglichst vor der Untersuchung der Patientin ein venöser Zugang zu legen. Zudem kann bei der präoperativen Stadieneinteilung gynäkologischer Tumoren zur besseren Abgrenzung der Vagina ein Tampon hilfreich sein (Abb. 6.19).

Patientinnen mit einer Intrauterinspirale (IUD) können untersucht werden. Die Spirale bildet sich im Cavum uteri als signalarme Struktur ab. Anhand des heutigen Kenntnisstands sind keine schädlichen Wirkungen der MRT auf den Fetus bekannt. Dennoch sollte eine MRT-Untersuchung insbesondere im 1. Trimenon der Schwangerschaft nur nach strenger Indikationsstellung durchgeführt werden. Die Kontrastmittelgabe in der Schwangerschaft gilt als kontraindiziert. Im Übrigen gelten die üblichen MRT-Kontraindikationen.

Spulen

Üblicherweise wird das weibliche Becken mit einer sog. hochauflösenden *Oberflächenspule* untersucht. Die Verwendung von *endovaginalen* oder *endorektalen Spulen* führt im spulennahen Bereich zu einer verbesserten Bildqualität, weist jedoch einen Signalabfall in der Peripherie auf, wenn sie nicht mit einer *Becken-Phased-Array-Spule* kombiniert wird. Außerdem zeigen die Bilder vermehrt Bewegungsartefakte und die Kosten der Untersuchung werden durch die einmal verwendbaren Spulen erhöht. Bei gynäkologischen Fragestellungen hat sich ihre Anwendung deshalb nicht durchgesetzt.

Pulssequenz

T2w SE-Sequenzen. T2w schnelle SE-Sequenzen sind die wichtigsten Sequenzen für die Beurteilung der normalen MR-Anatomie des weiblichen Beckens, z.B. der zonalen Anatomie des Uterus, als auch für die Gewebedifferenzierung und Diagnose von Pathologien. Die *axiale Ebene* wird routinemäßig durchgeführt. Bei vermuteten uterinen Pathologien, z.B. bei Zervix- und Korpuskarzinomen bzw. beim Vaginalstumpfrezidiv, wird als weitere Abbildungsebene eine *sagittale T2w Sequenz* angefertigt. Zur Abklärung von Erkrankungen der Ovarien und des Vulvakarzinoms sind zusätzlich *koronare Aufnahmen* empfehlenswert. In bestimmten Fällen, wie bei der Abklärung von kongenitalen Uterusmalformationen, werden ergänzende hochauflösende *oblique T2w Aufnahmen* – parallel zum Cavum uteri – angefertigt (Abb. 6.20).

> Schädliche Wirkungen der MRT auf den Fetus sind bisher nicht bekannt, allerdings sollte die Indikation im 1. Trimenon streng gestellt werden, und die Kontrastmittelgabe ist während der Schwangerschaft kontraindiziert.

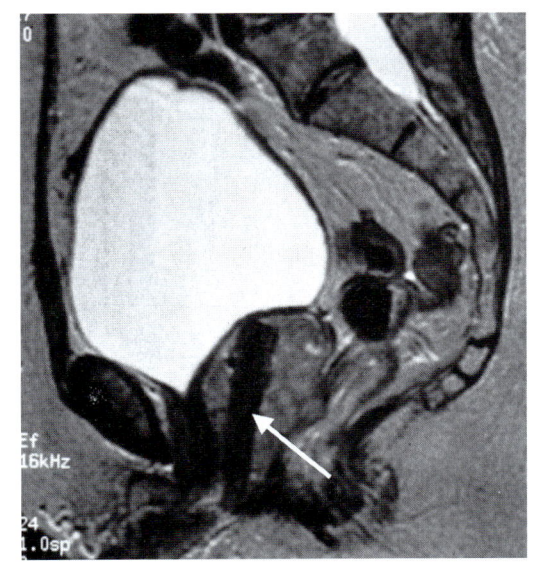

Abb. 6.19 **Vaginalstumpfrezidiv bei Status nach Hysterektomie aufgrund eines Zervixkarzinoms.** Sagittale T2w Aufnahme. Der Tampon (Pfeil) erlaubt die Abgrenzung des Vaginallumens innerhalb des Tumorrezidivs.

Abb. 6.20 **Sagittale T2w schnelle SE-Sequenz mit Planung der koronar obliquen Schichtführung durch das Cavum uteri.** Insbesondere bei der Abklärung kongenitaler Uterusmalformationen sind ergänzende oblique T2w Aufnahmen parallel zum Cavum uteri – hier bei einem retroflektierten Uterus – hilfreich für die Beurteilung des Kavums und der Organkontur.

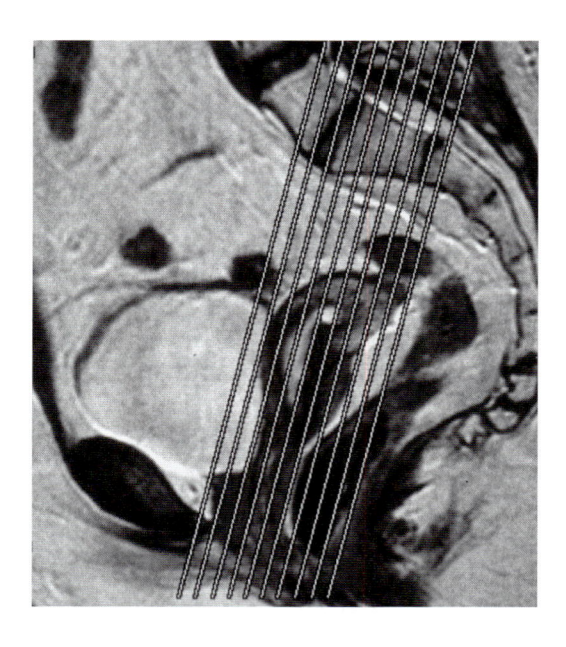

T1w Sequenzen. T1w Aufnahmen erlauben eine gute Abgrenzung von Lymphknoten im umgebenden Fettgewebe. *Kontrastmittelverstärkte T1w Aufnahmen* sind für die Stadieneinteilung der Endometriumkarzinome hilfreich, da sie die Beurteilung der myometrialen Tumorinfiltration erleichtern. Die Kontrastmittelapplikation hat sich außerdem für Untersuchungen beim Ovarialkarzinom und bei Tuboovarialabszessen als vorteilhaft erwiesen. Bei den meisten benignen Entitäten und bei der Stadieneinteilung des Zervixkarzinoms hingegen ist in der Regel keine Gd-Applikation notwendig. Die *rektale Applikation von Kontrastmittel* ist nur bei der funktionellen Abklärung des Beckenbodens sinnvoll.

Ultraschnelle T2w Echo-Train-SE-Sequenzen (SSFSE [General Electric Medical Systems, Milwaukee, USA], HASTE [Siemens, Erlangen, Deutschland], UFSE [Philips, Best, Holland]). Diese Sequenzen mit Aufnahmezeiten unter 1 s/Schicht ersetzen zunehmend die konventionellen SE-Sequenzen. Eine große Bedeutung haben sie auch bei der fetalen Bildgebung sowie bei der dynamischen Beurteilung des weiblichen Beckenbodens.

Die TrueFisp, balanced FFE oder FIESTA-Sequenz weist eine hervorragende Bildqualitt z. B. zur fetalen Diagnostik auf, ist jedoch keine reine T2w-Sequenz. Sie ist hervorragend geeignet, um eine schnelle Übersicht der anatomischen Strukturen des Beckens und Abdomens zu erhalten.

Gefäßsensitive Sequenz. Zur Beantwortung der Gefäßverhältnisse (z. B. zur Abklärung der postpartalen septischen Ovarialvenenthrombose) kann zusätzlich eine gefäßsensitive Sequenz (TOF) durchgeführt werden.

Schichtdicke, Schichtabstand, Gesichtsfeld

Die *Schichtdicken* bei der Untersuchung des weiblichen Beckens sollten nicht zu groß sein, optimalerweise 4–5 mm, der *Schichtabstand (Gap)* sollte 1 mm nicht überschreiten. Das *Messfeld (FOV)* ist möglichst klein zu halten, optimal ist es im Bereich zwischen 22 und 24 cm.

Anatomie

Der Uterus unterteilt sich in die Abschnitte Fundus, Korpus und Zervix. Histologisch zeigt sich das Corpus uteri mit 3 Gewebeschichten, dem Endometrium, dem Myometrium und der Serosa.

— **MRT-Spezifisches** —

- Der Uterus weist auf T1w nativen Aufnahmen eine relativ niedrige, homogene Signalintensität auf.
- Auf T2w Aufnahmen kommen innerhalb des Uterus 3 Schichten unterschiedlicher Signalintensität zur Darstellung (Abb. 6.**21**):- zentral gelegen eine *hyperintense Schicht*, die dem Endometrium und dem im Kavum gelegenen Schleim entspricht, – eine schmale, angrenzende *hypointense Schicht*, die „junctional" Zone, die kein sicheres histologisches Korrelat hat, sondern dem innersten, wahrscheinlich weniger Wasser enthaltenen Teil des Myometriums entspricht, – das *äußere Myometrium*, das eine mittlere Signalintensität aufweist.

In der Prämenarche und in der Postmenopause ist das Endometrium atroph und die „junctional" Zone ist nur andeutungsweise erkennbar. Während des Menstruationszyklus ist die Dicke des Endometriums in der Sekretionsphase am größten, während der Menstruation am geringsten. Die Signalintensität des Myometriums nimmt im Verlauf des Mens-

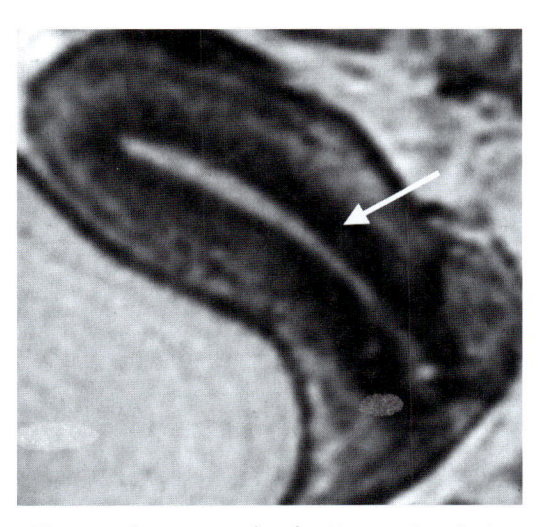

Abb. 6.21 Altersentsprechender Uterus einer Patientin im reproduktiven Alter. Die sagittale T2w Aufnahme zeigt die typische zonale Anatomie des Uterus. „Junctional" Zone (Pfeil) zwischen dem zentral gelegenen hyperintensen Endometrium und dem Myometrium mit mittlerer Signalintensität.

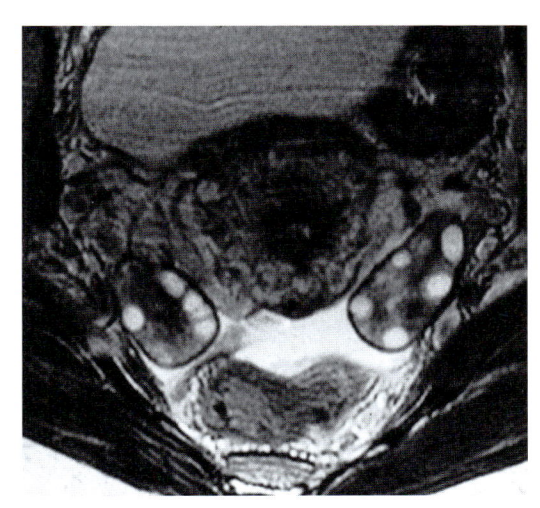

Abb. 6.22 Altersentsprechender Befund einer Patientin im reproduktiven Alter. Die axiale T2-gewichtete Aufnahme zeigt mehrere auf den T2w Aufnahmen hyperintense Follikelzysten in beiden Ovarien. Wenig Flüssigkeit im Douglas-Raum ist insbesondere in der 2. Zyklushälfte ein Normalbefund.

truationszyklus zu. Uteruskontraktionen während der Menstruation können zu einer fokalen Verdickung der „junctional" Zone führen. Diese physiologischen Veränderungen müssen von einer Adenomyose differenziert werden.

MRT-Spezifisches

Zervix
- Das Zervixstroma stellt sich wegen seines hohen Anteils fibröser Fasern auf den T1w Bildern mäßig und auf den T2w Aufnahmen deutlich hypointens dar.
- In der T2-Gewichtung zeigt sich zentral eine hyperintense Schicht, die der Mukosa des Zervikalkanals entspricht.
- Auf hochauflösenden Aufnahmen kann unter idealen Bedingungen auch der Mukus abgegrenzt werden.
- In der Umgebung der Zervix findet sich eine relativ schmale Schicht glatter Muskulatur, die sich in der Signalintensität wie das Myometrium darstellt.

Ovarien
- Die Ovarien können am besten bei Frauen im gebärfähigen Alter dargestellt werden.
- Sie zeigen auf T1w Aufnahmen eine mittlere Signalintensität, auf T2w Bildern sind die hyperintensen Follikelzysten gut abgrenzbar (Abb. 6.22).

Vagina
- Die Vagina wird unterteilt in das obere Drittel mit den Fornices, das mittlere Drittel auf Höhe der Blasenhinterwand und das untere Drittel, das ventral an die signalarme, ringförmige Urethra angrenzt.
- Auf den sagittalen T2w Aufnahmen lassen sich die vordere und hintere Vaginalwand abgrenzen.
- In der frühen Proliferationsphase besteht ein hoher Kontrast zwischen der hypointensen muskulären Vaginalwand und der zentral hyperintensen Mukosa.
- In der Sekretionsphase nimmt die Signalintensität der Vaginalwand zu, der Kontrast zur Mukosa wird geringer.
- Nach i.v. Applikation von Kontrastmittel zeigt die Vaginalwand eine deutliche, das Epithel hingegen nur eine geringe Signalanhebung.
- Das gefäßreiche Parakolpium stellt sich normalerweise signalreich dar.

Vagina und Vulva

Benigne Veränderungen

Bartholini-Zysten

Eine Bartholini-Zyste ist eine Retention des Sekrets in den Drüsen der Vagina oder Vulva, meist auf dem Boden einer chronischen Entzündung. Sie stellt in der Regel einen Zufallsbefund dar.

— **MRT-Spezifisches** —

- Die Zysten sind glatt begrenzt und zeigen wegen ihres unterschiedlich hohen Proteingehalts auf T1w Aufnahme eine mittlere bis hohe, auf T2w Aufnahme eine hohe Signalintensität.

Maligne Neoplasien

Vaginalkarzinom

Epidemiologie/Pathogenese. Vaginalkarzinome sind selten (2% der gynäkologischen Tumoren) und gewöhnlich *Adenokarzinome*. Als Rarität kommen *Lymphome* vor (Abb. 6.**23**).

Diagnose. Die Diagnose wird klinisch vermutet und dann bioptisch gesichert. Der Stellenwert der bildgebenden Verfahren ist gering. Die MRT kann eingesetzt werden, um die genaue Tumorausdehnung zu bestimmen.

— **MRT-Spezifisches** —

- Für die Stadieneinteilung sollten T2w Sequenzen in 2 Ebenen durchgeführt werden (Tab. 6.**8**).
- In den T2w Aufnahmen weist der Tumor eine hohe Signalintensität auf.
- Zur Erfassung inguinaler Lymphknotenmetastasen sind axiale T1w Aufnahmen hilfreich.

Differenzialdiagnose. Die MRT wird außerdem für die Differenzialdiagnose von Raumforderungen des Vaginalstumpfes nach Hysterektomie z. B. wegen eines Zervix- oder Endometriumkarzinomrezidivs eingesetzt (s. unten) (Abb. 6.**19** u. 6.**24**).

Abb. 6.23 a u. b **Histologisch gesichertes Vaginallymphom.** Es zeigt sich eine lobulierte, T2w hyperintense, inhomogen Gd anreichernde Raumforderung (Pfeile) an der Vorderwand der Vagina mit Infiltration in die Zervix (kleiner Pfeil = rechtes Ovar).
a Koronare T2w Aufnahme.
b Sagittale T1w kontrastmittelverstärkte Aufnahme.

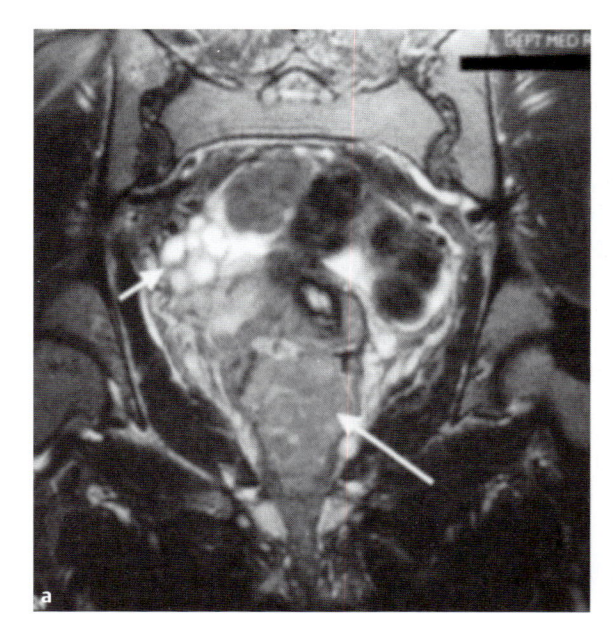

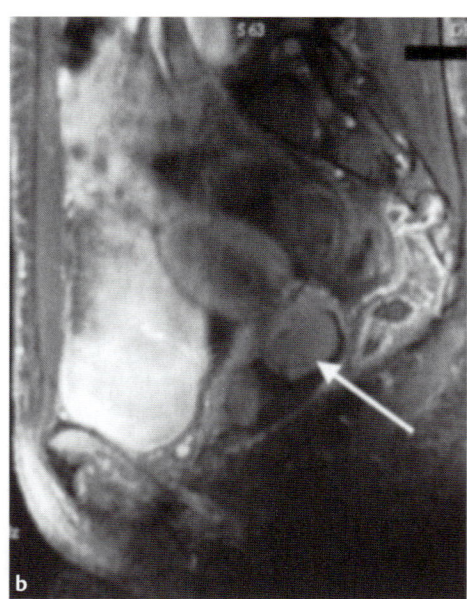

Tab. 6.8 ⇢ *Stadieneinteilung des Vaginalkarzinoms nach TNM und FIGO*

TNM	FIGO	Beschreibung
TX	–	Primärtumor nicht darstellbar
T0	–	kein Anhalt für Primärtumor
Tis	0	Carcinoma in situ
T1	I	Tumor begrenzt auf die Vagina
T2	II	Tumor infiltriert Parametrien, aber nicht bis zur Beckenwand
T3	III	Tumor erreicht die Beckenwand
T4	IV	Tumor infiltriert die Mukosa der Blase oder des Rektums bzw. überschreitet die Grenzen des kleinen Beckens

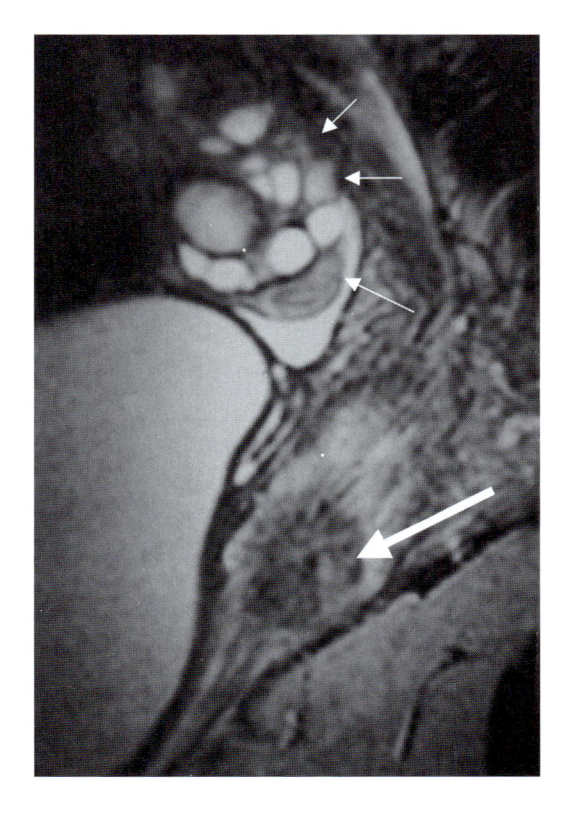

Abb. 6.24 **Vaginalstumpfrezidiv.** Sagittale T2w Aufnahme. Zweites Vaginalstumpfrezidiv bei einer 28-jährigen Patientin mit Status nach Hysterektomie wegen eines Zervixkarzinoms. Es zeigt sich eine mäßig hyperintense Raumforderung (Pfeil) im Bereich des Vaginalstumpfes (kleine Pfeile = Ovar mit Follikelzysten).

Vaginalmetastasen

Vaginalmetastasen sind häufiger als primäre Vaginalkarzinome und stammen bevorzugt von Tumoren der Vulva, der Zervix oder des Endometriums. Die MRT-Befunde gleichen denen des primären Vaginalkarzinoms.

Vulvakarzinom

Das Vulvakarzinom ist der Inspektion und Biopsie leicht zugänglich. Mittels MRT kann die Ausdehnung des Tumors in die Nachbarstrukturen, vor allem die Vagina gut erfasst werden (Abb. 6.25). Die insbesondere auch bei adipösen Patientinnen nicht immer zuverlässig palpablen inguinalen Lymphknotenmetastasen sind mit axialen T1w Sequenzen im MRT gut nachzuweisen.

⇢ Inguinale Lymphknotenmetastasen eines Vulvakarzinoms sind mit axialen T1w Sequenzen gut nachweisbar.

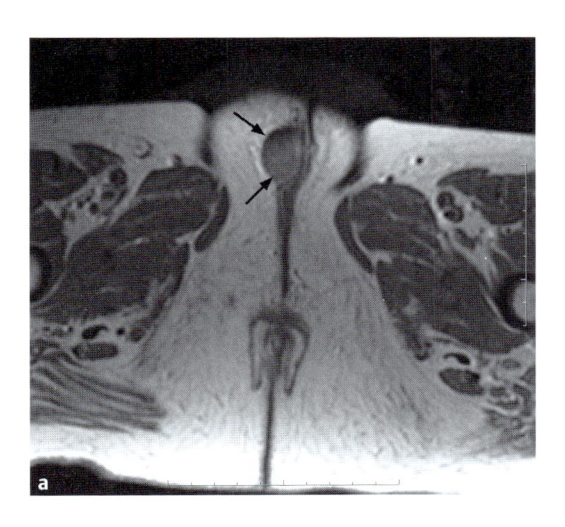

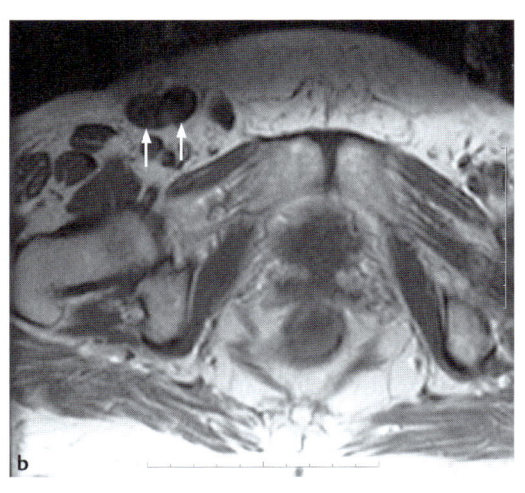

Abb. 6.25 a u. b **Vulvakarzinom.**
a Axiale T1w Aufnahme. Ca. 2 cm messende Raumforderung in der Vulva bei einer 72-jährigen Patientin, vereinbar mit dem Primärtumor (Pfeile).
b Axiale T1w Aufnahme kranial von **a**. Pathologisch vergrößerte Lymphknoten in der rechten Leiste. Histologisch wurden Lymphknotenmetastasen bestätigt (Pfeile).

Zervix

Benigne Veränderungen

Ovula Nabothi

Pathogenese. Ovula Nabothi sind benigne oberflächliche Mukusretentionszysten der endozervikalen Drüsen und in der Regel symptomlos. Sie sind selten über 4 cm groß, können jedoch in Einzelfällen bei der gynäkologischen Untersuchung zu einer Vergrößerung der Zervix führen.

— MRT-Spezifisches

- Auf den T2w Aufnahmen sind die Ovula Nabothi scharf begrenzt und hyperintens.

Differenzialdiagnose. Eine Differenzierung zwischen Ovula Nabothi und Neoplasien der Zervix ist MR-tomographisch somit möglich (Abb. 6.**26**).

Maligne Neoplasien

Zervixkarzinom

Epidemiologie/Pathogenese. Das Zervixkarzinom ist der dritthäufigste gynäkologische Tumor. Nach dem 20. Lebensjahr steigt die Inzidenz und weist ihr Maximum im Alter von ca. 50 Jahren auf. 80–90% der Fälle sind *Plattenepithelkarzinome*, ca. 10% *Adenokarzinome*. In selteneren Fällen handelt es sich um *neuroendokrine, mesenchymale oder Mischzelltumoren* (Abb. 6.**27**). Die Metastasierung erfolgt vorwiegend lymphogen mit Befall der iliakalen und später auch der retroperitonealen Lymphknoten.

Stadieneinteilung. Für die Stadieneinteilung wird in der Regel die FIGO-Klassifikation verwendet (Tab. 6.**9**). Diese Einteilung basiert auf klinischen Befunden und berücksichtigt die Lymphknotenmetastasierung nicht. Die MRT ist der CT bei der lokalen Stadieneinteilung und insbesondere der Beurteilung der parametrialen Infiltration überlegen. Sie wird heute insbesondere bei Tumoren über 1,5–2 cm Größe präoperativ ergänzend zur transvaginalen Sonographie empfohlen.

Therapie. Die Therapie ist bis Stadium FIGO IIa die Operation, in höheren Stadien wird in den meisten Zentren die Radiotherapie bevorzugt. Deshalb ist es entscheidend, das Tumorstadium präoperativ zu bestimmen.

— MRT-Spezifisches

- Das Zervixkarzinom stellt sich in der MRT auf T2w Aufnahmen hyperintens dar und ist so gegenüber dem signalarmen Stroma abgrenzbar (Abb. 6.**26**, 6.**28** u. 6.**29**).

Abb. 6.26 a u. b **Zervixkarzinom Stadium pT1 b sowie mehrere Ovula Nabothi.** Sagittale T2w Aufnahmen. Die Ovula Nabothi (kleine Pfeile) täuschten bei dieser Patientin mit Zervixkarzinom (Pfeil) bei der gynäkologischen Untersuchung ein höheres Tumorstadium vor. Der Uterus ist retroflektiert.

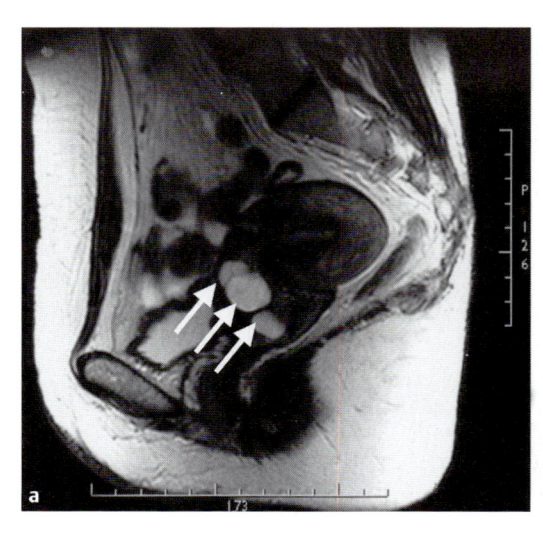

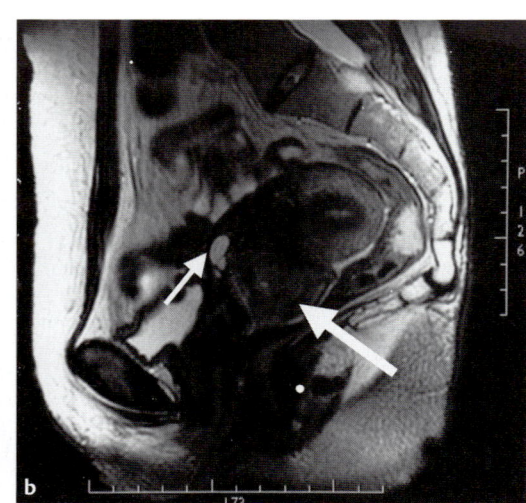

Weibliches Becken

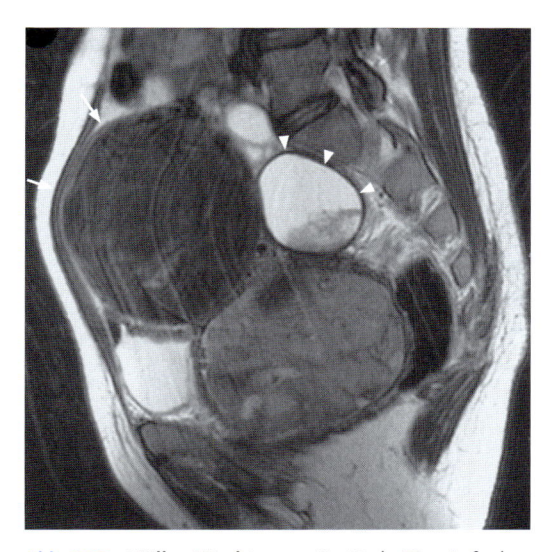

Abb. 6.27 Müller-Mischtumor. Sagittale T2w Aufnahme des kleinen Beckens bei einer 36-jährigen Patientin. Große, Kontrastmittel aufnehmende Raumforderung der Zervix, vereinbar mit dem histologisch gesicherten Müller-Mischtumor. Nebenbefundlich großes Leiomyom des Uterus (Pfeil) sowie funktionelle Ovarialzyste (Pfeilspitzen).

Tab. 6.9 Stadieneinteilung des Zervixkarzinoms nach TNM und FIGO

TNM	FIGO	Bemerkung
Tis	0	Carcinoma in situ
T1	I	Zervixkarzinom begrenzt auf den Uterus
T1a	IA	mikroskopische Diagnose
T1b	IB	Tumor größer als in Stadium T1a2 (klinisch sichtbar/nur mikroskopisch diagnostiziert)
T2	II	Tumorausdehnung jenseits des Uterus, aber nicht bis zur Beckenwand und nicht bis zum unteren Vaginaldrittel
T2a	IIA	Parametrien frei
T2b	IIB	Parametrien befallen
T3	III	Tumorausdehnung zum unteren Vaginaldrittel/Beckenwand/Hydronephrose
T3a	IIIA	Infiltration unteres Drittel der Vagina
T3b	IIIB	Ausdehnung bis zur Beckenwand und/oder Hydronephrose und/oder funktionslose Niere
T4	IV	Karzinom überschreitet die Grenzen des kleinen Beckens und/oder infiltriert die Blasen- oder Rektumschleimhaut

- Im Stadium I ist der Tumor auf den T2w Aufnahmen vollständig von dem hypointensen Zervixstroma umgeben (Abb. 6.**26** u. 6.**28**).
- Ist das hypointense Stroma durch den hyperintensen Tumor durchbrochen, so wird eine *Parametrieninvasion* – ein wichtiges Kriterium für den Therapieentscheid – postuliert (Abb. 6.**29**).
- Bei einer fortgeschrittenen Tumorausdehnung in die Parametrien zeigen sich dann außerdem eine unregelmäßige Kontur der Zervix und pathologische Weichteilstrukturen im parametranen Fettgewebe.
- Eine Infiltration der *Vagina* ist vorzugsweise auf T2w sagittalen Aufnahmen nachweisbar.

Zeigt sich auf T2w Aufnahmen, dass das hypointense Stroma vom hyperintensen Tumor durchbrochen ist, so wird eine Parametrieninvasion durch das Zervixkarzinom postuliert.

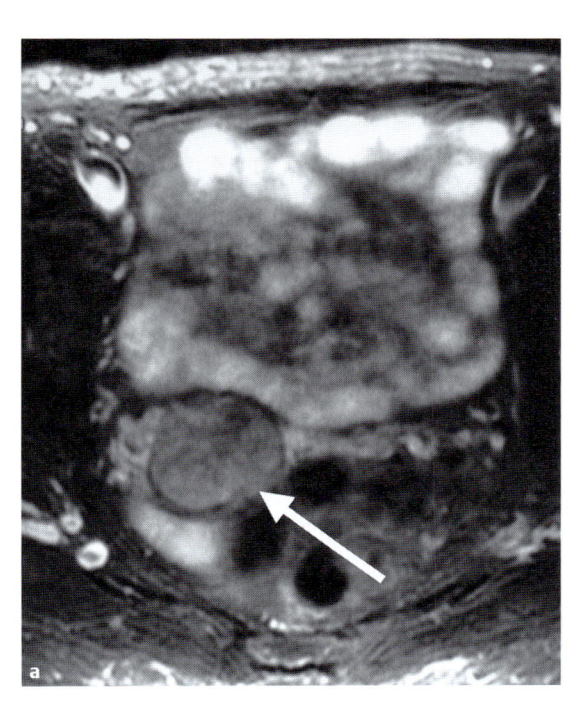

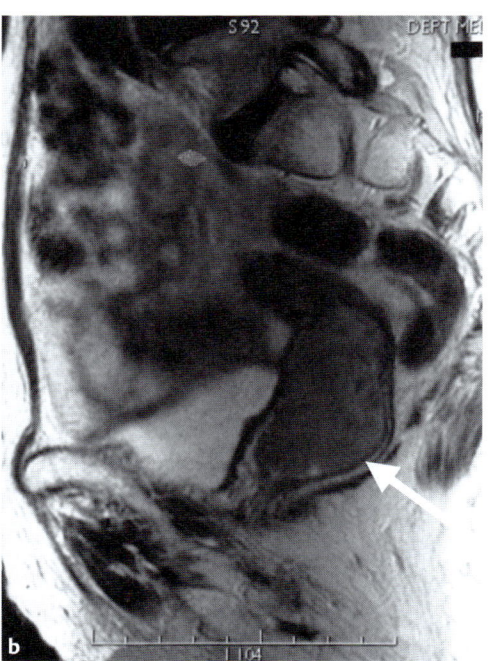

Abb. 6.28 a u. b Zervixkarzinom Stadium pT1b. Das große hyperintense Zervixkarzinom ist in der ganzen Zirkumferenz von einem hypointensen, z.T. ausgedünnten Zervixstromasaum (Pfeile) umgeben; eine Parametrieninvasion konnte damit ausgeschlossen werden. Die Fettstreifen zu Harnblase und Rektum sind erhalten.
a Axiale, fettsaturierte T2w Aufnahme.
b Sagittale T2w Aufnahme.

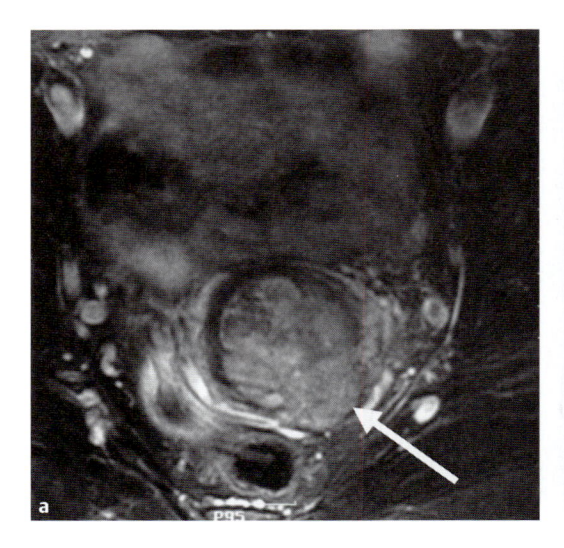

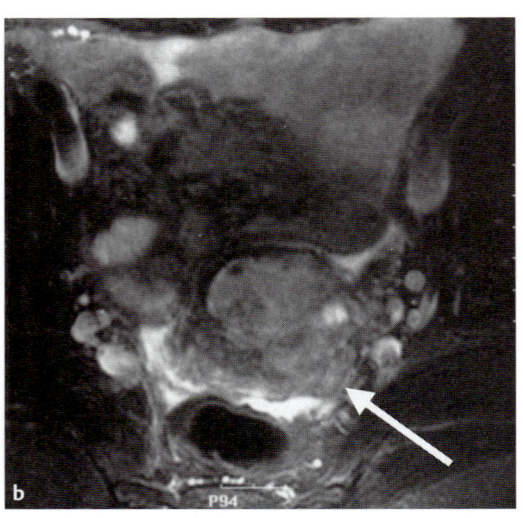

Abb. 6.29 a u. b **Zervixkarzinom Stadium pT2 b.** Axiale fettsaturierte T2w Aufnahmen. Das hyperintense Zervixkarzinom durchbricht linksseitig das hypointense Zervixstroma und infiltriert das Parametrium (Pfeile).

- Eine Infiltration der *Harnblasen- bzw. Rektumwand* wird vermutet, wenn der normalerweise vorhandene Fettstreifen zwischen diesen Organen und dem Uterus obliteriert ist. Deshalb sollte bei den sagittalen T2w Aufnahmen keine Fettunterdrückung durchgeführt werden (Abb. 6.**30**).

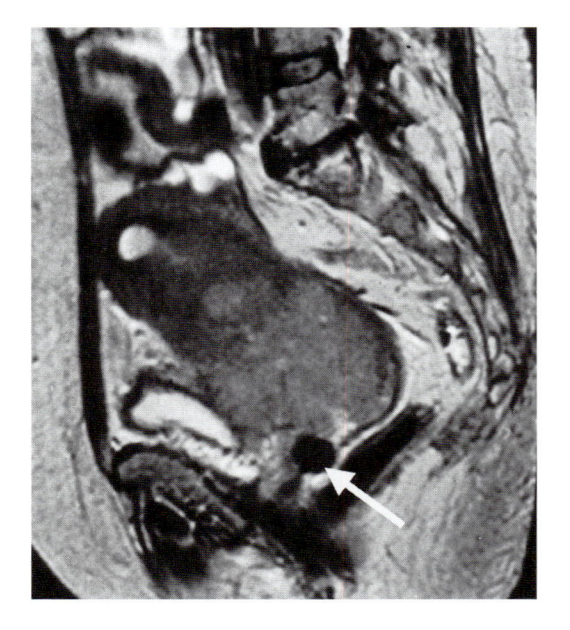

Abb. 6.30 **Zervixkarzinom Stadium T4.** Sagittale T2w Aufnahmen. Der hyperintense Tumor infiltriert die Harnblase und die distale Vagina. Der Fettstreifen zum Rektum ist erhalten, eine Rektuminfiltration kann ausgeschlossen werden (Pfeil = Tampon).

Prognose. Neben der Parametrieninfiltration ist eine *Lymphknotenbeteiligung* ein weiteres wichtiges prognostisches Kriterium beim Zervixkarzinom. Die Beurteilung der Lymphknoten erfolgt in der MRT – wie auch in der CT – zurzeit allein anhand eines Größenkriteriums von > 1 cm im Querdurchmesser und hat damit eine schlechte Sensitivität und Spezifität. Diese können jedoch in der Zukunft möglicherweise durch neue lymphknotenspezifische MR-Kontrastmittel verbessert werden (Abb. 6.**31**).

Rezidiv/Fibrose. Die meisten Rezidive des Zervixkarzinoms treten innerhalb von 2 Jahren auf. Die Unterscheidung zwischen einer Fibrose und einem Rezidiv ist insbesondere in den ersten 6 Monaten nach der Operation bzw. bis 12 Monate nach der Radiotherapie infolge von Ödem und reparativen Vorgängen mit der MRT oft nicht möglich. Beide Veränderungen stellen sich hyperintens auf den T2w Aufnahmen dar und nehmen vermehrt Kontrastmittel auf. Nach den genannten Zeiträumen zeigen narbige, fibrotische Veränderungen eine verminderte Signalintensität auf den T2w Aufnahmen und reichern kein Kontrastmittel mehr an, sodass sie von einem Lokalrezidiv, das auf den T2w Aufnahmen hyperintens ist und eine starke Gd-Aufnahme zeigt, differenziert werden können (Abb. 6.**19** u. 6.**24**).

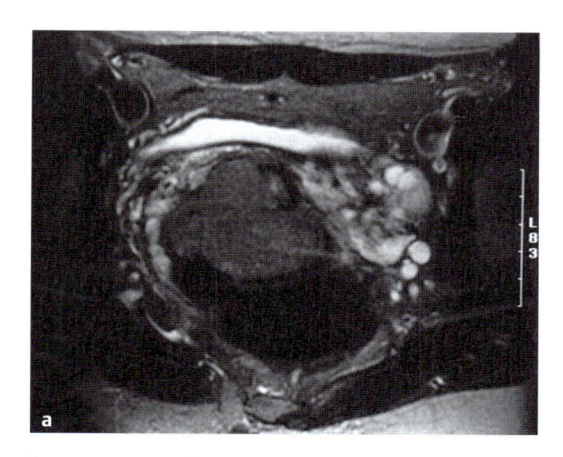

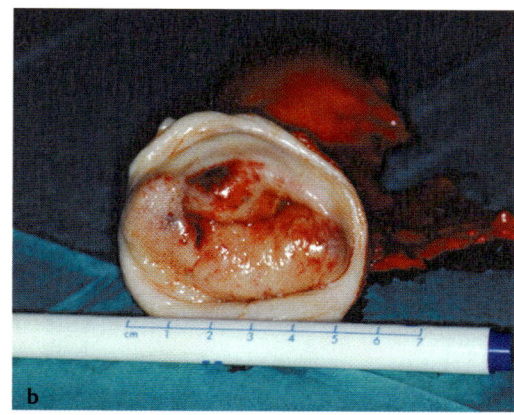

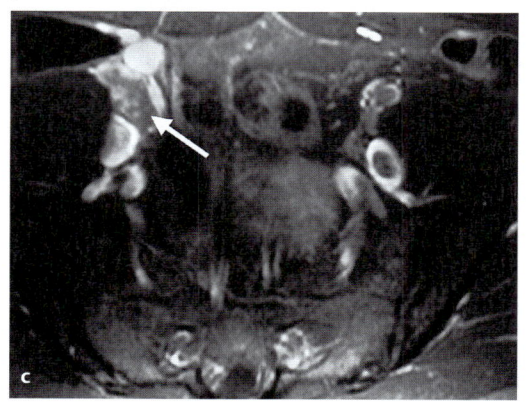

Abb. 6.31 a–c **Zervixkarzinom Stadium pT1 b N1.** Das große hyperintense Zervixkarzinom ist in der ganzen Zirkumferenz von einem hypointensen, z. T. ausgedünnten Zervixstromasaum umgeben. Eine Parametrieninvasion konnte damit ausgeschlossen werden. Bereits präoperativ wurde eine iliakale Lymphknotenmetastase rechts diagnostiziert (Pfeil).
a Axiale fettsaturierte T2w Aufnahme.
b Operationspräparat.
c Axiale fettsaturierte T1w kontrastmittelverstärkte Aufnahme.

Uterus

Endometritis/Endomyometritis

Pathogenese. Bei der Endometritis ist der entzündliche Prozess auf das Endometrium beschränkt. Greift die Entzündung auf das Myometrium über, handelt es sich um eine Endomyometritis. Die *akute Endometritis* tritt bevorzugt im Puerperium oder als Komplikation nach Kürettage bzw. Zervixdilatation auf. Die *chronische Endometritis* wird vor allem bei liegenden intrauterinen Pessaren und bei aszendierender chronischer Zervizitis beobachtet.

Diagnose. Die Diagnose wird in der Regel klinisch gestellt; der Stellenwert der MRT ist begrenzt.

— MRT-Spezifisches —

- In den T2w Aufnahmen zeigen sich ein Verlust der zonalen Anatomie und ein signalreiches Endo- und Myometrium, häufig zusammen mit einem zentralen Gewebedebris im Cavum uteri.
- Eine vermehrte Kontrastmittelaufnahme ist Ausdruck der entzündlichen Hypervaskularisation.

Kongenitale Uterusmalformationen

Epidemiologie/Pathogenese. Der weibliche Genitaltrakt (Tuba uterina, Uterus und Vagina) entwickelt sich aus dem doppelt angelegten Müller-Gang, der normalerweise zu einem singulären Uterus und der Vagina verschmilzt. Kongenitale Anomalien des weiblichen Genitaltrakts i. S. von Entwicklungs- und Fusionsstörungen kommen bei bis zu 15% aller Frauen vor. Sie sind mit einer erhöhten Inzidenz von Menstruationsbeschwerden, Infertilität sowie einem Komplikationsrisiko bei Gravidität assoziiert. Anomalien der Nieren und ableitenden Harnwege treten gehäuft auf.

Diagnose. Die Diagnose wird meist mittels transvaginaler Sonographie und Hysterosalpingographie gestellt. Die MRT ist in unklaren Fällen ein wichtiges ergänzendes, nichtinvasives Verfahren zur Abklärung kongenitaler Anomalien des weiblichen Genitaltrakts, insbesondere auch dann, wenn die Patientin noch Virgo und eine transvaginale Sonographie deshalb nicht möglich ist.

Mittels T2w Sequenzen ist eine genaue Klassifikation von Anomalien des Uterus und der Vagina möglich. Die MRT erlaubt insbesondere auch die Unterscheidung eines Uterus bicornis und Uterus septus. Dies ist mit der konventionellen Hysterosalpingographie oft nicht möglich; ist aber insofern von Bedeutung, als dass das Septum des Uterus septus hysteroskopisch entfernt werden kann. Die Korrektur des Uterus bicornis erfordert einen offenen operativen Eingriff und eine entsprechend längere anschließende Antikonzeption.

Einteilung der Anomalien (Abb. 6.32).

- *Agenesie und Hypoplasie/Mayer-Rokitansky-Küster-Syndrom* (Vaginalagenesie und unterschiedliche Uterusanomalien): Dieses Syndrom ist durch eine Vaginalagenesie und unterschiedliche Uterusanomalien von normaler bis rudimentärer Gebärmutter charakterisiert. Ovarien und Tuben sind normal ausgebildet. Das Syndrom ist jedoch mit Harntraktfehlbildungen, wie z. B. einer Nierenagenesie, vergesellschaftet.
- *Uterus unicornis:* Beim Uterus unicornis entsteht aufgrund einer fehlenden Entwicklung eines Müller-Gangs eine bohnenförmige Form des Cavum uteri, während sich Endometrium und Myometrium regelrecht darstellen.

▶ Mittels T2w Sequenzen ist eine genaue Klassifikation von Anomalien des Uterus und der Vagina möglich.

Abb. 6.32 Einteilung der kongenitalen Uterusmalformationen.

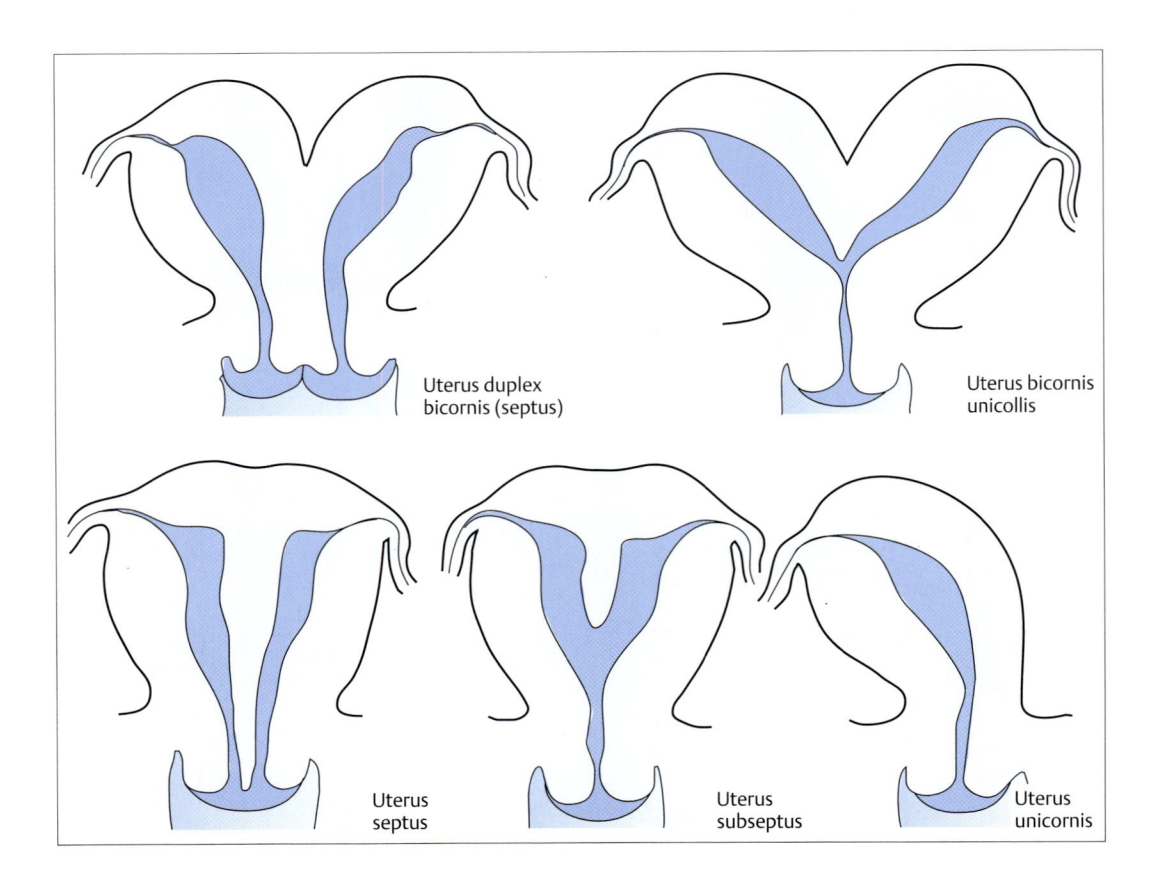

Weibliches Becken

- *Uterus didelphys:* Beim Uterus didelphys unterbleibt die Fusion der Müller-Gänge. Charakteristisch sind 2 weitgehend getrennte Uterushörner mit einer normalen zonalen Gliederung, eine gedoppelte Zervix und apikale Vagina oder ein Septum im oberen Vaginalabschnitt.
- *Uterus bicornis:* Der Uterus bicornis entsteht als Folge einer inkompletten Fusion. Das die Uterushöhlen trennende, auf den T2w Aufnahmen mäßig hyperintense Myometrium kann bis zum Isthmus (*Uterus bicornis unicollis*) oder bis zur Portio (*Uterus bicornis bicollis*) reichen (Abb. 6.33). Die interkornuale Distanz beim Uterus bicornis ist im Vergleich zum Uterus septus vergrößert und der normalerweise konvexe Fundusbereich kommt konkav zur Darstellung.
- *Uterus septus* (häufigste Anomalie): Der Uterus septus zeigt nur noch ein schmales bindegewebiges, T1w und T2w signalarmes Septum im Cavum uteri; die Funduskontur ist hier normal.
- *Uterus arcuatus:* Beim Uterus arcuatus ist nur ein angedeutetes teilweise sichtbares Myometriumseptum nachweisbar.

Benigne Neoplasien

Leiomyom

Epidemiologie/Pathogenese. Leiomyome sind die häufigsten benignen Neubildungen des Uterus und kommen bei bis zu 40% der Frauen im gebärfähigen Alter vor. Über 90% der Leiomyome präsentieren sich im Corpus uteri, die übrigen sind vor allem in der Zervix lokalisiert.

Einteilung. Entsprechend ihrer Lage werden sie eingeteilt in subseröse, intramurale und submuköse Leiomyome (Abb. 6.34).

Klinik/Diagnose. Die meisten Leiomyome sind Zufallsbefunde. Die subserösen Myome können gelegentlich sonographisch einen soliden Ovarialtumor vortäuschen. Die MRT erlaubt in diesen Fällen die genaue Organzuordnung. Insbesondere die submukösen Myome, die ca. 5–10% der Leiomyome ausmachen, können Blutungen, Infertilität und Aborte verursachen.

MRT-Spezifisches

- In der MRT sind Leiomyome scharf begrenzt und auf T1w Aufnahmen isointens zum Myometrium; auf T2w Aufnahmen haben sie eine niedrigere Signalintensität als das normale Myometrium (Abb. 6.35 u. 6.36). Sie zeigen im Vergleich zum umliegenden Myometrium eine verminderte Kontrastmittelaufnahme.
- Leiomyome sind von einer Pseudokapsel aus komprimiertem benachbartem Gewebe umgeben. MR-tomographisch zeigt sich dieses gelegentlich als schmaler hyperintenser Saum auf den T2w Aufnahmen, vermutlich verursacht durch erweiterte Venen und Lymphgefäße sowie ein leichtes Gewebsödem.
- Eine inhomogen hyperintense Signalintensität auf T2w Aufnahmen spricht für nekrotische Veränderungen.

> Leiomyome sind scharf begrenzt und haben auf T2w Aufnahmen eine niedrigere Signalintensität als das normale Myometrium.

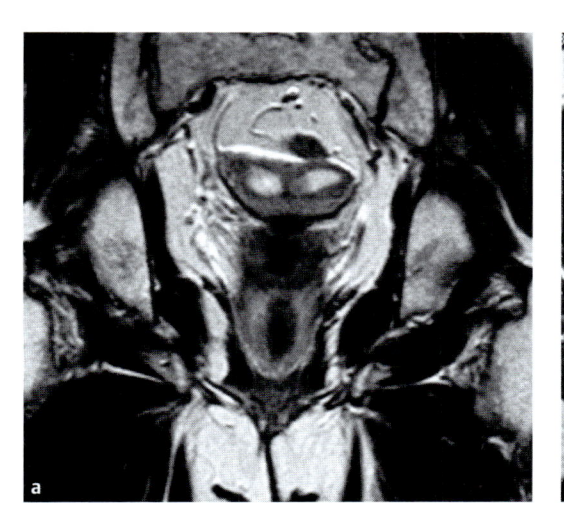

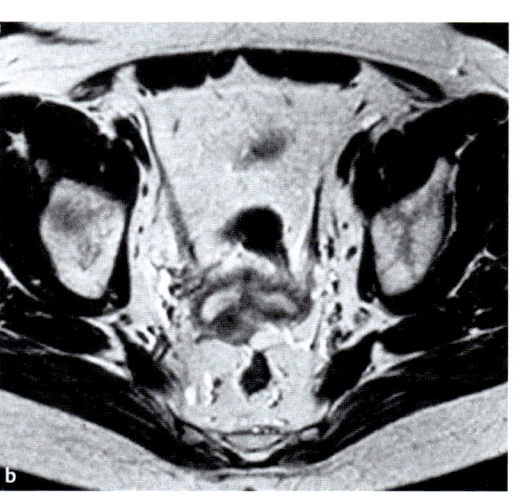

Abb. 6.33 a u. b Uterus bicornis. Der Uterus ist retroflektiert und hat eine herzförmige Konfiguration des Fundus. Die beiden Uterushöhlen sind durch mäßig hyperintens zur Darstellung kommendes Myometrium voneinander getrennt.
a Koronare T2w Aufnahme.
b Axiale T2w Aufnahme.

6 Becken

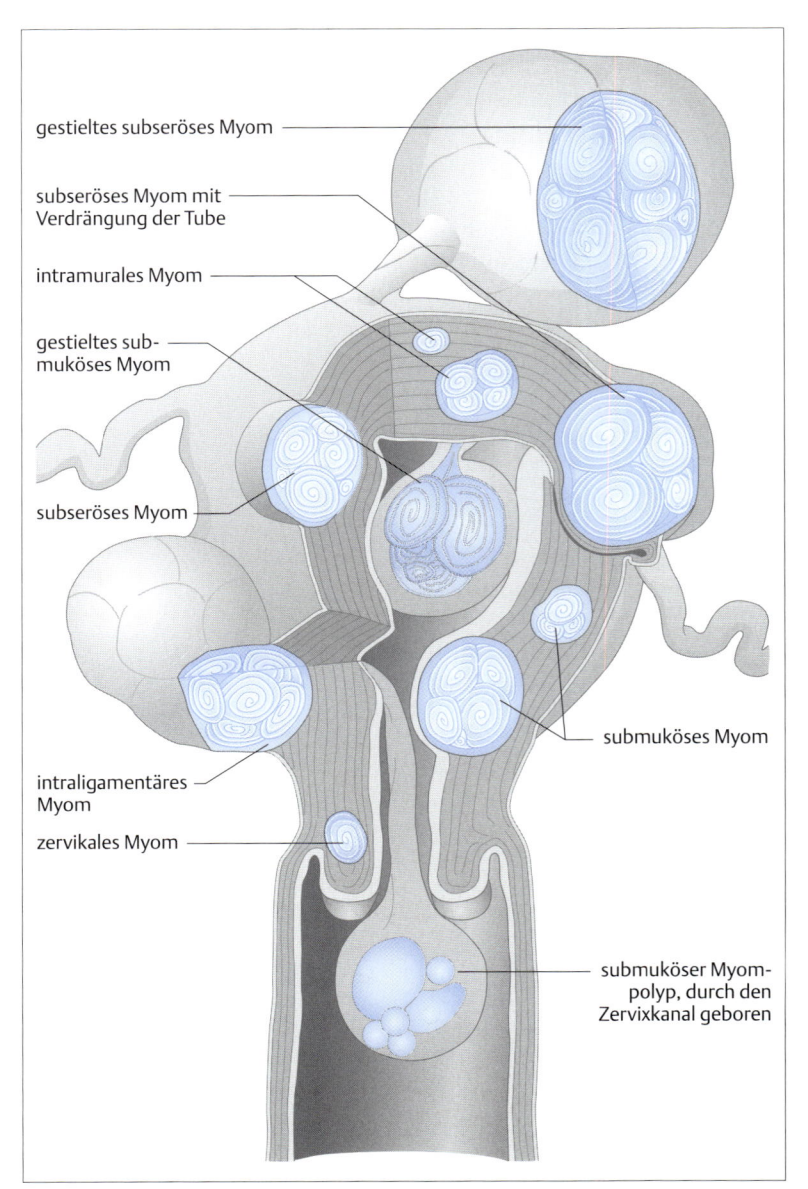

Abb. 6.34 Einteilung der Leiomyome nach ihrer Lokalisation.

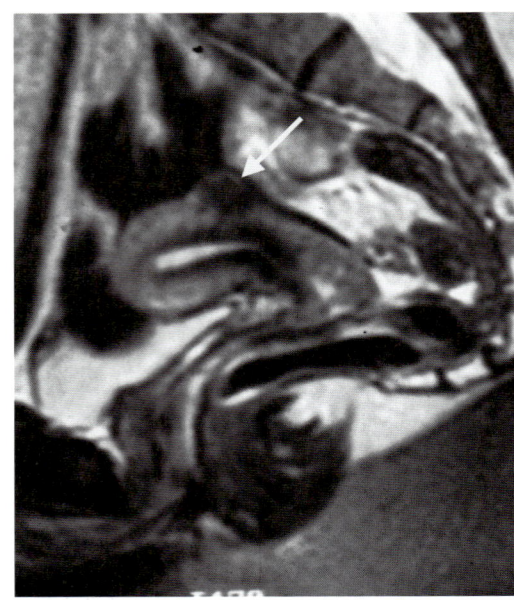

Labels (von oben nach unten):
- gestieltes subseröses Myom
- subseröses Myom mit Verdrängung der Tube
- intramurales Myom
- gestieltes sub- muköses Myom
- subseröses Myom
- intraligamentäres Myom
- zervikales Myom
- submuköses Myom
- submuköser Myompolyp, durch den Zervixkanal geboren

Abb. 6.35 Kleines subseröses Leiomyom. Sagittale T2w Aufnahme. Im Bereich der Uterushinterwand zeigt sich eine scharf begrenzte, subserös gelegene, hypointense Raumforderung (Pfeil) vereinbar mit einem kleinen Leiomyom. Im übrigen Bereich regelrechte zonale Anatomie des Uterus.

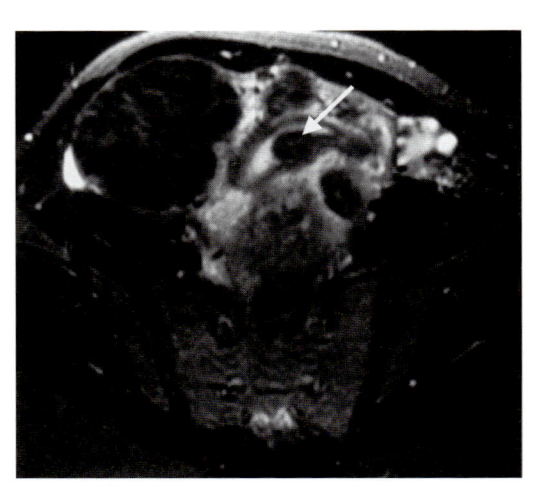

Abb. 6.36 Uterus myomatosus. Axiale T2w fettsaturierte Aufnahme. Der Uterus ist vergrößert und zeigt multiple scharf begrenzte, hypointense Leiomyome. Ein kleines Myom (Pfeil) ist submukös gelegen und führt zu einer Aufweitung des Kavums.

Die häufigste Form nekrotischer Veränderungen ist die sog. hyaline Degeneration (Abb. 6.37). Sie wird in ungefähr 60 % der Fälle beschrieben und tritt vor allem bei größeren Leiomyomen auf. Die seltenere hämorrhagische, sog. „rote" Degeneration wird vor allem in der Schwangerschaft oder unter Hormonbehandlung beobachtet.

Weibliches Becken

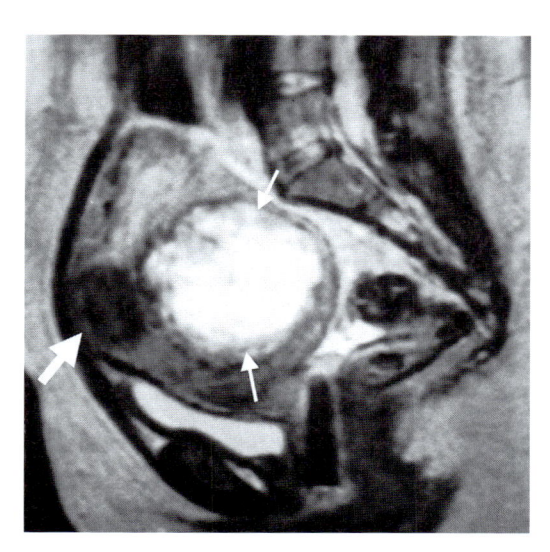

Abb. 6.37 **Uterus myomatosus.** Sagittale T2w Aufnahme. Der Uterus ist vergrößert. Neben einem kleinen hypointensen Myom in der Uterusvorderwand (dicker Pfeil) zeigt sich eine große, scharf begrenzte, jedoch hyperintense Läsion vereinbar mit einem nekrotischen Leiomyom (kleine Pfeile).

differenzieren, *welche* zyklusabhängigem Endometriumgewebe in abnormer Lokalisation außerhalb des Uterus *entspricht*. Die Adenomyose tritt bei Frauen im gebärfähigen Alter auf und ist in 36–40% mit der Endometriose assoziiert.

Einteilung. Es wird zwischen der *fokalen* und der *diffusen* Form der Adenomyose unterschieden.

Diagnose/Differenzialdiagnose. Die MRT ist als Ergänzung zur transvaginalen Sonographie insbesondere hilfreich bei der Differenzierung der Adenomyose gegenüber Leiomyomen. Die fokale Adenomyose zeigt sich in T2w Aufnahmen durch unscharf begrenzte inhomogene Läsionen im Myometrium. Im Gegensatz dazu sind Leiomyome, sofern nicht nekrotisch, auf T2w Aufnahmen homogen hypointens und deutlich begrenzt.

Adenomyose

Pathogenese/Klinik. Als Adenomyose wird zyklusunabhängiges Endometriumgewebe im Myometrium bezeichnet. Sie ist von der Endometriose zu

— **MRT-Spezifisches** —

- Bei der *diffusen Adenomyose* ist der Uterus vergrößert und auf den T2w Aufnahmen zeigen sich eine breite, unscharf begrenzte „junctional" Zone und ein inhomogenes Myometrium mit hyperintensen kleinen Foci (Abb. 6.38). Der vergrößerte Uterus nimmt bei der diffusen *Adenomyose* homogen Kontrastmittel auf.
- Bei der *fokalen Adenomyose* (Abb. 6.39) zeigt sich die „junctional" Zone in den T2w Aufnahmen fokal aufgeweitet.

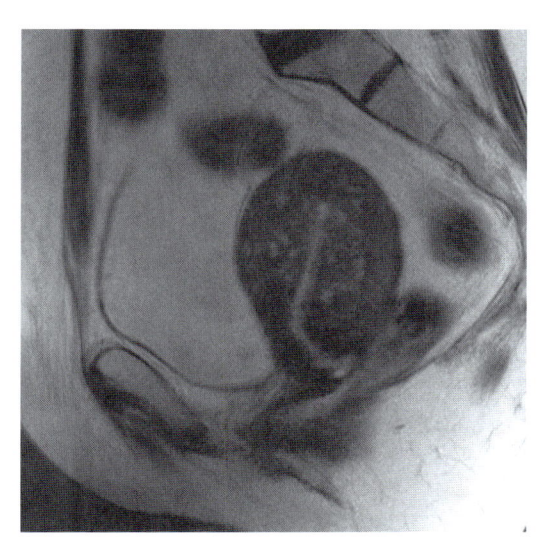

Abb. 6.38 **Diffuse Adenomyose.** Sagittale T2w Aufnahme. Diffuse Verbreiterung der „junctional" Zone mit inhomogen hyperintensen glandulären Anteilen.

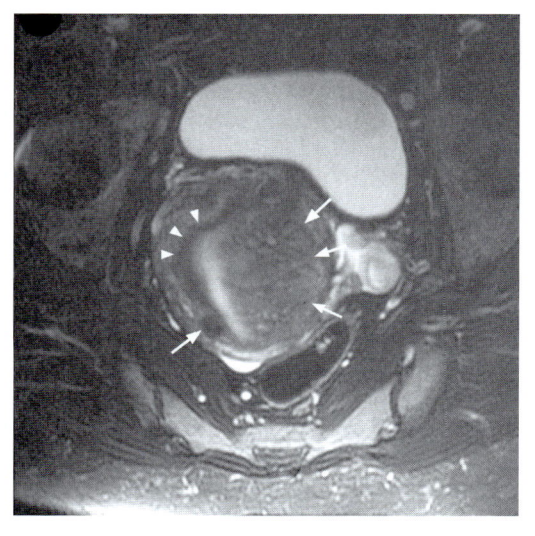

Abb. 6.39 **Fokale Adenomyose.** Sagittale fettgesättigte T2w Aufnahme. Umschriebene Verbreiterung der nicht mehr abgrenzbaren „junctional" Zone mit inhomogen hyperintensen glandulären Anteilen (große Pfeile). Auf der anderen Seite ist die zonale Anatomie des Uterus mit Differenzierung von Endometrium, „junctional" Zone (Pfeilspitzen) und restlichem Myometrium erhalten. Als Nebenbefund kleines Leiomyom im Myometrium (kleiner Pfeil).

Maligne Neoplasien

Endometriumkarzinom

Epidemiologie/Klinik. Das Endometriumkarzinom ist die häufigste maligne Neoplasie des weiblichen Genitaltrakts. Leitsymptom ist die Postmenopausen- oder Zwischenblutung.

Diagnose. Die Diagnose wird durch eine fraktionierte Kürettage histologisch gestellt. 90–95 % der Fälle sind *Adenokarzinome,* die übrigen *Sarkome.*

Prognose/Stadieneinteilung. Die Prognose wird durch das histopathologische Grading, die myometriale Infiltrationstiefe sowie die Lymphknotenmetastasierung zum Zeitpunkt der Diagnose bestimmt. Die 2 gebräuchlichen Stadieneinteilungen sind die FIGO- und die TNM-Klassifikation (Tab. 6.**10**).

Die MRT gilt heute für die prätherapeutische Stadieneinteilung als eine ausgezeichnete Untersuchungsmethode und ist der transvaginalen Sonographie diesbezüglich überlegen. Jedoch ist auch die MRT nicht gewebespezifisch und kann nicht zwischen benignen (z. B. Endometriumhyperplasie/-polypen) und malignen Veränderungen unterscheiden.

— MRT-Spezifisches —

- In der MRT stellt sich der Tumor auf T1w Aufnahmen meist isointens zum normalen Endometrium dar, auf T2w Sequenzen ist die Signalintensität variabel.

Tab. 6.10 ⋯⋙ Stadieneinteilung des Endometriumkarzinoms nach TNM und FIGO

TNM	FIGO	Bemerkung
Tis	0	Carcinoma in situ
T1	I	Karzinom auf das Corpus uteri begrenzt
T1a	–	Tumor begrenzt auf das Endometrium
T1b	–	Tumor infiltriert < 50 % des Myometriums, junctional Zone erreicht
T1c	–	Tumor infiltriert > 50 % des Myometriums
T2	II	Tumor infiltriert, breitet sich jedoch nicht jenseits des Uterus aus a: nur endometriale Drüsen: Zervixstroma
T3	III	Tumorausdehnung außerhalb des Uterus, aber nicht bis zur Blasenwand
T3a	IIIA	Tumorausdehnung auf Serosa, Adnexe oder positive Peritonealzytologie
T3b	IIIB	Vaginalbefall (direkte Ausbreitung der Metastasen)
T4	IV	Karzinom überschreitet die Grenzen des kleinen Beckens und/oder infiltriert die Blasen- oder Rektumschleimhaut

- Im *Stadium Ia* ist häufig nur eine unspezifische Verdickung des Endometriums abzugrenzen (Abb. 6.**40**).
- Eine Infiltration des Myometriums, also ein *Stadium Ib* oder höher, ist anhand einer Unterbrechung der signalarmen „junctional" Zone erkennbar (Abb. 6.**41**). Da die „junctional" Zone in der Postmenopause oft weniger deutlich abgrenzbar ist, ist dieses Kriterium nicht in allen Fällen verwertbar.

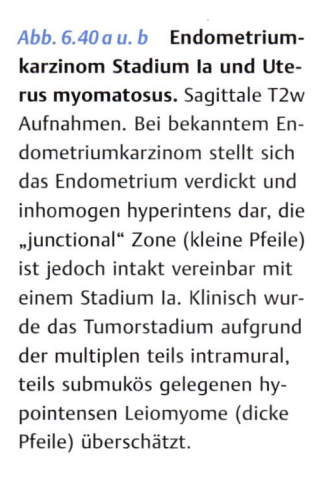

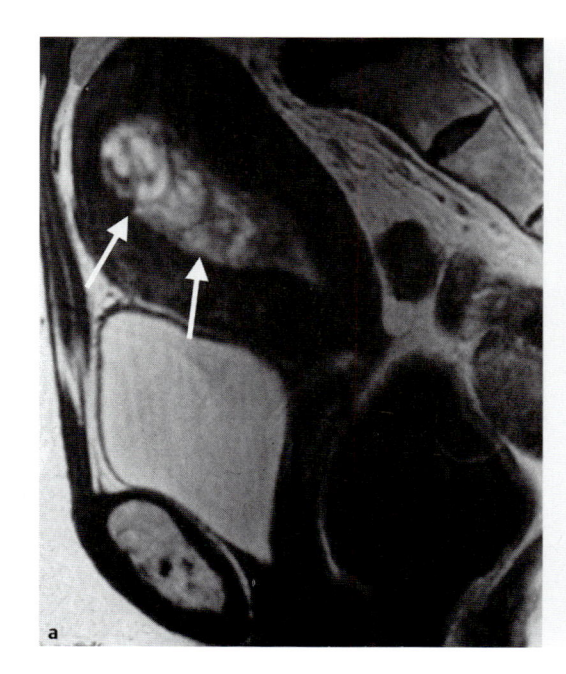

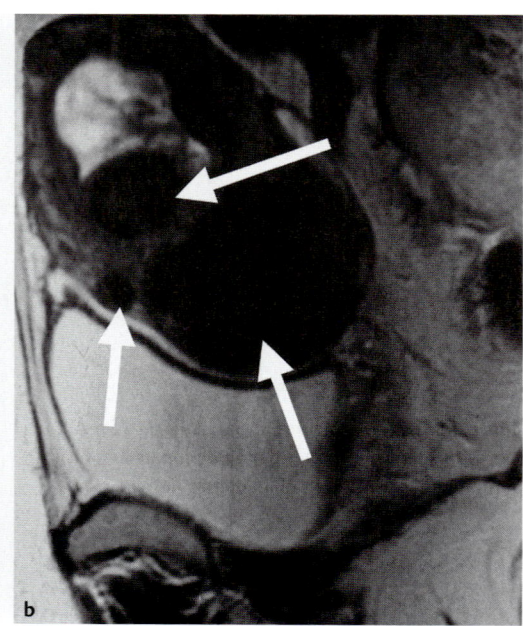

Abb. 6.40 a u. b **Endometriumkarzinom Stadium Ia und Uterus myomatosus.** Sagittale T2w Aufnahmen. Bei bekanntem Endometriumkarzinom stellt sich das Endometrium verdickt und inhomogen hyperintens dar, die „junctional" Zone (kleine Pfeile) ist jedoch intakt vereinbar mit einem Stadium Ia. Klinisch wurde das Tumorstadium aufgrund der multiplen teils intramural, teils submukös gelegenen hypointensen Leiomyome (dicke Pfeile) überschätzt.

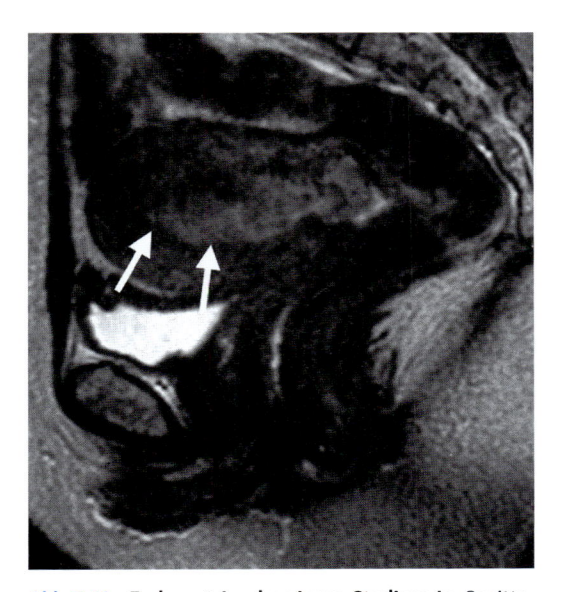

Abb. 6.41 **Endometriumkarzinom Stadium Ic.** Sagittale T2w Aufnahme. Im ventralen Anteil ist die „junctional" Zone (Pfeile) intakt, sie wird jedoch im Bereich der Uterushinterwand durch den hyperintensen Tumor durchbrochen.

- Nach *Kontrastmittelgabe* lässt sich das neoplastische Gewebe häufig besser abgrenzen und Gd-verstärkte Sequenzen sind deshalb bei der Stadieneinteilung des Endometriumkarzinoms routinemäßig zu empfehlen.
- Beim *Stadium II* zeigt sich eine Ausdehnung des Tumors auf die Zervix, welche sich am besten auf den sagittalen Bildern diagnostizieren lässt.
- Das *Stadium IV* des Endometriumkarzinoms zeichnet sich wie beim Zervixkarzinom durch eine Harnblasen- oder Rektuminfiltration aus. In diesen Fällen ist der Fettstreifen zum Uterus obliteriert und die Wand von Harnblase oder Rektum fokal verdickt. Die Darstellung eines erweiterten, auf dem M. psoas verlaufenden Ureters erlaubt die Diagnose einer Harnstauung, auch wenn die Nieren selbst außerhalb des Untersuchungsvolumens liegen. Bei entsprechendem Verdacht kann eine ergänzende MR-Urographie durchgeführt werden.

Die Tiefe der Tumorinfiltration des Myometriums korreliert mit der Häufigkeit der lymphogenen Metastasierung. Diese erfolgt hauptsächlich in die iliakalen und retroperitonealen Lymphknoten. Die hämatogene und die peritoneale Tumoraussaat sind seltener.

▶ Das sich das neoplastische Gewebe nach Kontrastmittelgabe häufig besser abgrenzen lässt, ist diese zur Stadieneinteilung des Endometriumkarzinoms routinemäßig zu empfehlen.

Ovar und Adnexe

Benigne nichtneoplastische Veränderungen

Entzündliche Erkrankungen

Klinik/Pathogenese. Entzündliche Prozesse weiblicher Genitalorgane werden normalerweise klinisch diagnostiziert. Sie treten vor allem bei Frauen im gebärfähigen Alter auf und sind seltener in der Postmenopause. Die häufigsten Erreger sind Neisseria gonorrhoeae und Chlamydia trachomatis. Die Infektion erfolgt normalerweise aszendierend über die Zervix und das Endometrium, später in die Tuben mit anschließender Ausbreitung in den Ovarien und Parametrien.

Diagnose. Die Bedeutung der Bildgebung liegt bei kompliziert verlaufenden Entzündungen im Adnexbereich. Bei entzündlichen Veränderungen sind die normalen pelvinen Strukturen in den Schnittbildverfahren infolge Imbibition und entzündlicher Obliteration der trennenden Fettgewebsschichten schlecht abgrenzbar. Freie Flüssigkeit sowie Abszessbildungen können diagnostiziert werden.

Salpingitis

Die Salpingitis ist eine bakterielle Entzündung des Eileiters, die akut oder chronisch sein kann. Durch die Verklebung des Fimbrientrichters und Retention von Eiter entsteht die *Pyosalpinx*. Greift der entzündliche Prozess auf das Ovar über, handelt es sich um eine *Salpingoophoritis* oder *-adnexitis* (pelvic inflammatory disease).

Bilateraler Tubenverschluss

Ein bilateraler Tubenverschluss als Folge einer Salpingitis kann Ursache einer Infertilität sein. Im Rahmen der Infertilitätsabklärung wird heute die Tubendurchgängigkeit mittels konventioneller Hysterosalpingographie (HSG) unter Durchleuchtung und sonographisch mit der Verwendung von Ultraschallkontrastmitteln anhand eines Kontrastmittel-

▶ Bei entzündlichen Veränderungen sind die normalen pelvinen Strukturen in den Schnittbildverfahren schlecht abgrenzbar. Freie Flüssigkeit sowie Abszessbildungen können diagnostiziert werden.

übertritts in die freie Bauchhöhle geprüft. Eine *MR-Hysterosalpingographie* ist aktuell noch in der Entwicklung, könnte jedoch in Zukunft auch klinisch von Bedeutung sein.

Tuboovarialabszess

Ein Tuboovarialabszess ist eine Komplikation einer chronischen oder rezidivierenden Salpingitis, bei der Pus in den Douglas-Raum übertritt. Die Diagnose wird gewöhnlich anhand von klinischen und sonographischen Befunden gestellt. Der Einsatz von Schnittbildverfahren ist nur bei atypischen Verläufen indiziert.

— **MRT-Spezifisches** —

- In der MRT zeigt sich in diesen Fällen eine Flüssigkeitsansammlung im Adnexbereich mit verdickter, unregelmäßiger Wand.
- Die Signalintensität der Flüssigkeit ist in Abhängigkeit von ihrem Proteingehalt und dem Vorhandensein von Blut verschieden.
- Häufig zeigt das umgebende Fettgewebe eine Imbibierung im Sinne einer entzündlichen Mitreaktion. Nach Gd-Applikation nimmt die Abszesswand vermehrt Kontrastmittel auf, während der Abszessinhalt keine Anreicherung zeigt.

Postpartale septische Ovarialvenenthrombose (SPOVT)

Epidemiologie/Pathogenese. Die SPOVT ist mit einer Inzidenz von 1 : 600 bis 1 : 6000 Geburten eine seltene Ursache des Wochenbettfiebers. Hauptursachen sind eine Stase in den Vv. ovaricae, nachdem die Flussgeschwindigkeit im Anschluss an die Entbindung plötzlich abfällt, postpartale Endometritis und geburtshilfliche Operationen. In 85% der Fälle ist die rechte Ovarialvene betroffen.

Diagnose/Differenzialdiagnose. Die klinischen Differenzialdiagnosen sind die Appendizitis, Endometritis, die stielgedrehte Ovarialzyste, ein Tuboovarialabszess oder die Pyelonephritis. Die Duplexsonographie ist die primäre bildgebende Methode; CT und MRT werden in unklaren Fällen, z.B. bei Adipositas oder Meteorismus, eingesetzt. Mittels MRT sind eine erweiterte, thrombosierte Vene mit Kontrastmittel aufnehmender Wand und ein fehlendes Flusssignal in den gefäßsensitiven Sequenzen nachweisbar.

Adnextorsion

Pathogenese/Klinik. Die Adnextorsion betrifft vor allem Mädchen vor der Pubertät. Sie kann sogar pränatal vorkommen. Ein erhöhtes Risiko besteht außerdem während der Schwangerschaft. Als Prädisposition gilt eine Raumforderung der Adnexe. Die Torsion ist eine seltene, aber folgenreiche Erkrankung, welche sich klinisch mit starken Unterbauchschmerzen, Brechreiz und bei 50% der Patientinnen mit einer palpablen Masse im Unterbauch präsentiert (Abb. 6.**42**).

Ovarialzysten

Die häufigsten Ovarialzysten sind *physiologische Zysten,* d.h. Follikelzysten als Resultat einer Follikelpersistenz und Corpus-luteum-Zysten als Folge einer Flüssigkeitsansammlung in nicht gesprungenen Follikeln mit luteinisierten Theka- oder Granulosazellen oder aber nach zentraler Verflüssigung eines normalen Corpus luteum.

— **MRT-Spezifisches** —

- In der MRT handelt es sich um rundliche, glatt begrenzte Raumforderungen mit flüssigem Inhalt und dünner Wand (Abb. 6.**43** u. 6.**44**).
- Ihre Größe misst bis zu 5 cm, selten sind sie größer als 8 cm.

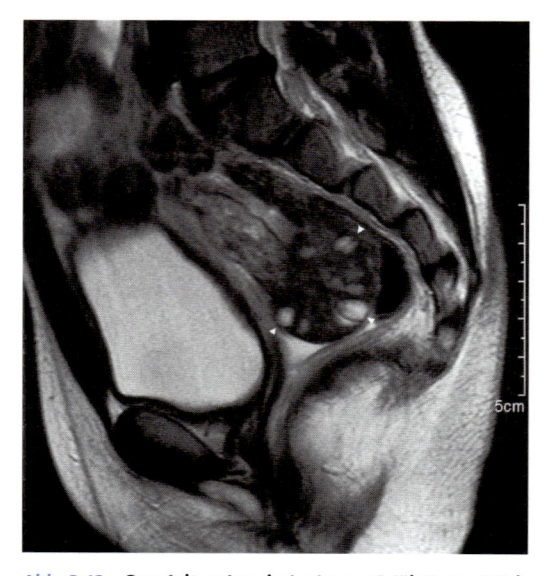

Abb. 6.42 **Ovarialtorsion bei einem 6-jährigen Mädchen.** Sagittale T2w Aufnahme. Das rechte Ovar ist deutlich vergrößert bei jedoch erhaltener Architektur mit kleinen funktionellen Zysten (Pfeilspitzen). Der torquierte Gefäßstiel ist deutlich verbreitert.

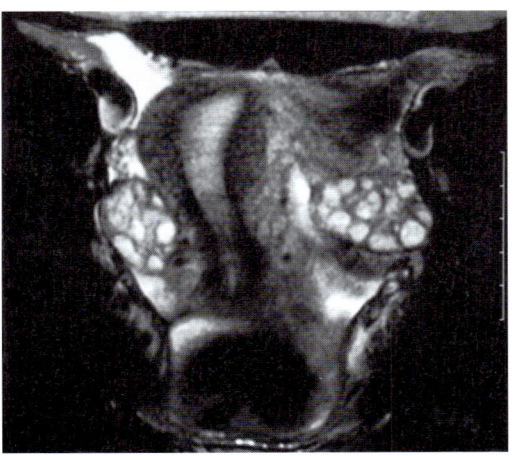

Abb. 6.43 Hormonales Überstimulationssyndrom. Axiale T2w fettsaturierte Aufnahme. Es stellen sich multiple dünnwandige, kleine, hyperintense, physiologische Ovarialzysten in beiden Ovarien dar. Das Endometrium des Uterus ist stark aufgebaut. Flüssigkeit im kleinen Becken.

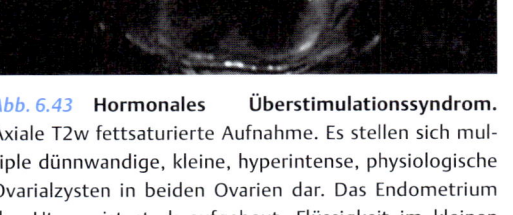

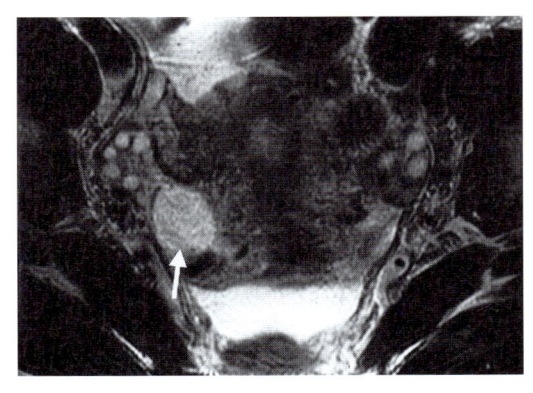

Abb. 6.44 Ovarialzyste. Axiale T2w Aufnahme. Dünnwandige, ca. 4 cm messende, hyperintense, physiologische Ovarialzyste rechts (Pfeil), weitere kleine Follikelzysten beidseits. Wenig Flüssigkeit im Douglas-Raum ist in der zweiten Zyklushälfte ein Normalbefund.

- Eingeblutete Zysten zeigen unterschiedliche Signalintensitäten und lassen sich oft nicht sicher von Endometriomen differenzieren.

Polyzystische Ovarien

Polyzystische Ovarien kommen meist zusammen mit einer primären oder sekundären Oligo- oder Amenorrhö, Sterilität und Hirsutismus im Sinne eines *Stein-Leventhal-Syndroms* vor. Ursächlich wird ein Fehlen der normalen zyklischen Veränderungen des follikelstimulierenden (FSH) sowie des luteinisierenden (LH) Hormons angenommen. Dies führt zu chronisch stimulierten, nichtrupturierten Follikeln. Die Ovarien sind bei dieser Entität auffallend groß und weisen multiple Zysten gleicher Größe in der Peripherie auf; das ovarielle Stroma ist hypertroph. Die typische perlschnurartige, periphere Aufreihung gleichgroßer Zysten bei diesem Krankheitsbild erlaubt MR-tomographisch die Unterscheidung von normalen Ovarien mit multiplen funktionellen Zysten. Beim Uterus, der oft hypoplastisch erscheint, ist die normale zonale Anatomie erhalten.

Endometriose

Pathogenese/Klinik. Als Endometriose wird funktionierendes zyklusabhängiges Endometriumgewebe in abnormer Lokalisation außerhalb des Uterus bezeichnet. Sie tritt bei Frauen im gebärfähigen Alter auf. Pathogenetisch wird bei der Endometriose die Transplantation von Endometriumgewebe durch die Tuben in die Peritonealhöhle infolge retrograder Menstruation, die Entstehung aus embryonal ektopen Geweberesten oder durch lokale Metaplasie diskutiert. Am häufigsten manifestiert sich die Endometriose in den Ovarien (ca. 50% der Fälle) in Form von unterschiedlich großen, mit altem Blut gefüllten Endometriomen, sog. „Schokoladezysten". Manifestationen außerhalb der Ovarien in den uterinen Ligamenten und im pelvinen Peritoneum sind seltener, aber dann multipel. Durch wiederholte lokale Hämorrhagien resultiert eine Fibrose, welche die Darmwand, die hintere Vaginalwand, die Harnblase oder die Ureteren infiltrieren kann, aber deren Schleimhaut normalerweise nicht penetriert.

— MRT-Spezifisches —

- Die *Endometriome* weisen auf den T1w Aufnahmen eine erhöhte Signalintensität auf und zeigen keine Änderung mit Fettsaturierung.

Diagnose. Die Diagnose ist sowohl klinisch als auch bildgebend häufig schwierig zu stellen. Die Laparoskopie gilt heute weiterhin als Methode der Wahl. Obwohl die MRT der transvaginalen Sonographie und der CT überlegen ist, ist auch ihre Sensitivität und Spezifität bei dieser Fragestellung limitiert. Bei Vorliegen eines Endometrioseherds eignet sich die MRT jedoch gut zur Therapiekontrolle. Der Nachweis intraperitonealer Herde und adhäsiver Veränderungen außerhalb des Ovars ist mit der MRT schwierig. Sie können, wenn abgrenzbar, je nach Alter der Hämoglobinabbauprodukte unterschiedliche Signalintensitäten auf den T1w und T2w Aufnahmen aufweisen. Im Bereich der Adnexe erlaubt die MRT die Diagnose von Endometriomen, wenn multiple Läsionen mit erhöhter Signalintensität auf den T1w Aufnahmen vorliegen. Eine Fettsuppressionstechnik ermöglicht außerdem die Differenzierung von ebenfalls T1w hyperintensen fetthaltigen Dermoiden.

Benigne Neoplasien

Zystadenome

Epidemiologie/Formen. Muzinöse und seröse Zystadenome stellen 25% der benignen Neoplasien des Ovars dar. Sie treten am häufigsten in der Postmenopause auf.
- *Seröse Zystadenome* sind typischerweise groß, dünnwandig und zeigen einen flüssigen Inhalt. Häufig finden sich Septen und Verkalkungen. In ca. 20% der Fälle sind sie bilateral.
- *Muzinöse Zystadenome* besitzen einen hohen Eiweißgehalt und zeigen keine Verkalkungen, während Septen häufig sind (Abb. 6.45). Eine Bilateralität wird in 5% der Fälle beschrieben.

Diagnose. Die MRT ist dank des ausgezeichneten Weichteilkontrasts und der multiplanaren Abbildungsmöglichkeiten in der Beurteilung der Organzugehörigkeit und Gewebecharakterisierung eine ausgezeichnete Methode. Die Differenzierung zwischen benignen Zystadenomen und malignen Zystadenokarzinomen kann jedoch auch mit der MRT schwierig sein (Tab. 6.11).

Tab. 6.11 ⇢ MRT-Malignitätskriterien

Hauptkriterien:
- Größe >4 cm
- solid oder solid/zystisch
- Wanddicke >3 mm
- multiple Septen
- Nekrosen

Zusatzkriterien:
- Infiltration in andere Strukturen
- Aszites
- peritoneale, mesenteriale oder omentale Veränderungen
- pathologische Lymphknoten, hämatogene Metastasen
- unscharfe Begrenzung

Abb. 6.45 a u. b Zystadenom in der Schwangerschaft. Große septierte zystische Raumforderung im kleinen Becken, welche histologisch einem muzinösen Zystadenom entsprach, bei einer 24-jährigen schwangeren Patientin im 1. Trimenon.
a Koronare TrueFisp-Aufnahme.
b Sagittale T1w Aufnahme.

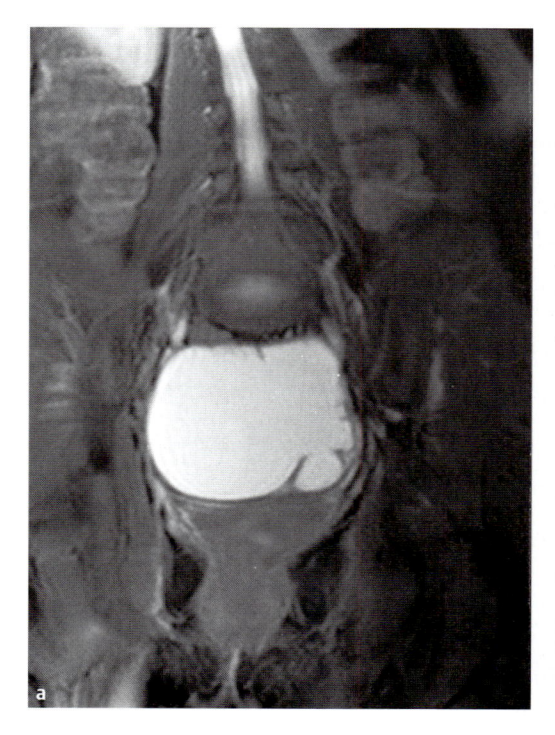

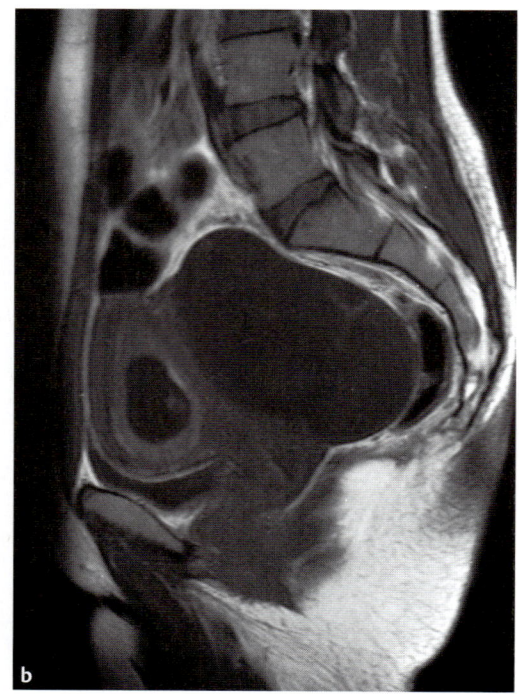

Weibliches Becken

MRT-Spezifisches

- Die Signalintensität des Zysteninhalts ist abhängig von der Zusammensetzung der Flüssigkeit (Eiweißgehalt, Hämorrhagie), wobei die Signalintensität keine Differenzierung zwischen benignen und malignen Läsionen erlaubt.
- Hämorrhagische Raumforderungen der Ovarien (in der Regel hohe Signalintensität in den T1w Aufnahmen) werden z.B. bei Zystadenomen, funktionellen Zysten oder Endometriomen, aber auch bei Zystadenokarzinomen gesehen.

Dermoid/reifes Teratom

Epidemiologie/Pathogenese. Das Dermoid bzw. das reife (zystische) Teratom ist der häufigste Keimzelltumor und die häufigste Ovarialneoplasie bei Frauen vor dem 20. Lebensjahr. 15% der Fälle sind bilateral. Dermoide sind in der Regel benigne, ein 1- bis 2%iges Risiko der malignen Entartung ist beschrieben. Die Tumoren wachsen nur langsam. Häufig werden sie als Zufallsbefund anlässlich der gynäkologischen Untersuchung diagnostiziert. Große Tumoren können aufgrund des Masseneffekts symptomatisch werden. Das Dermoid neigt außerdem zu einer Stieldrehung und präsentiert sich dann klinisch als akutes Abdomen.

Diagnose. Die Tumorzellen sind vorwiegend ektodermalen Ursprunges. Die Raumforderung enthält oft Haare und Talg. In über 80% der Fälle findet sich ein Dermoidzapfen (sog. Rokitansky-Knoten), der Zahn- und Knochenteile enthalten kann. Diese können am besten mit der konventionellen Übersichtsaufnahme oder CT abgegrenzt werden. In der MRT ist eine Raumforderung mit fettäquivalenten Signalintensitäten bzw. das Vorhandensein von positionsabhängigen Fett-Flüssigkeits-Spiegeln für dieses Krankheitsbild diagnostisch. Hierbei ist insbesondere die Anwendung von fettunterdrückten Sequenzen hilfreich, um eine sichere Differenzierung von hämorrhagischen Tumoranteilen zu erlauben (Abb. 6.46).

Maligne Neoplasien des Ovars

Ovarialkarzinom

Epidemiologie/Pathogenese. Das Ovarialkarzinom ist die gynäkologische Neoplasie mit der höchsten Letalität. Am häufigsten werden Frauen im Alter von 40–65 Jahren betroffen. 85–95% der Ovarialkarzinome sind *epithelialen Ursprungs,* von diesen sind die große Mehrzahl seröse Zystadenokarzinome gefolgt von muzinösen Zystadenokarzinomen und endometrioiden Karzinomen. Undifferenzierte

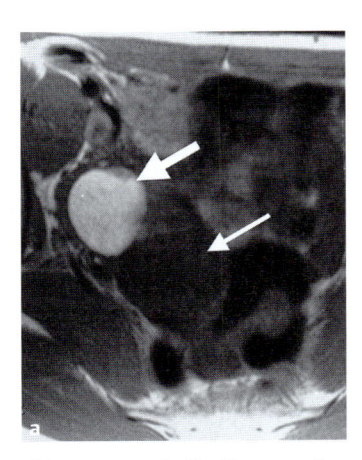

Abb. 6.46 a–c Reifes Teratom. Sonographisch wurde bei dieser Patientin ein maligner Ovarialtumor vermutet. Aufgrund der Größe ist der Tumor auch MR-tomographisch malignomsuspekt. Der dorsale Tumoranteil (kleiner Pfeil) ist zystisch. Der ventrale Tumoranteil ist in der T1- und T2-Gewichtung hyperintens und zeigt einen Signalabfall nach der Fettsaturierung (großer Pfeil). Damit konnte ein benignes, fetthaltiges Teratom diagnostiziert werden. Die Patientin befand sich in der zweiten Zyklushälfte. Die physiologische Flüssigkeit im Douglas-Raum darf nicht als Aszites fehlinterpretiert werden.
a Axiale T1w native Aufnahme.
b u. **c** T2w Aufnahmen ohne (**b**) und mit (**c**) Fettsaturierung.

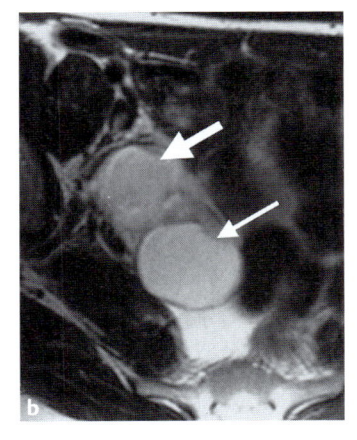

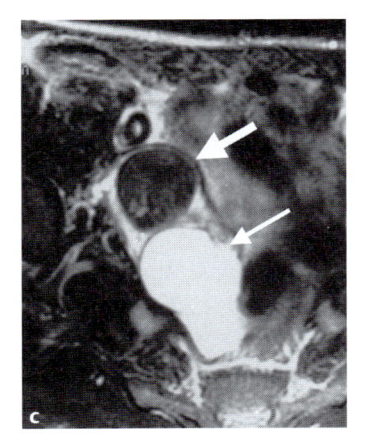

6 Becken

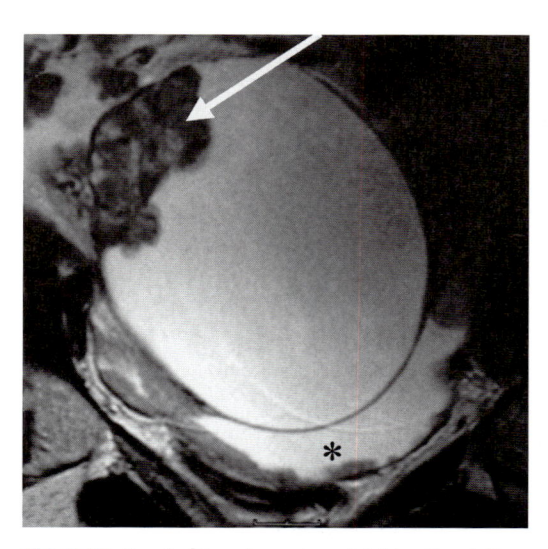

Abb. 6.47 **Gemischt serös endometrioides Ovarialkarzinom FIGO-Stadium IV.** Koronare T2w Aufnahme. Große, teils zystische, teils solide (Pfeil) Raumforderung im kleinen Becken. Peritonealkarzinomatose mit Aszites (Asterixis) (*).

Karzinome werden in 17% der Fälle beschrieben. Maligne Keimzelltumoren sind selten, in der Regel handelt es sich um Dysgerminome, die 2% aller malignen Ovarialtumoren ausmachen. Ebenfalls selten sind Granulosa- und Thekazelltumoren.

Diagnose. Der Stellenwert der MRT bei der Diagnostik von Ovarialläsionen liegt in der Differenzierung von benignen und malignen Läsionen (Abb. 6.47). Die diagnostischen Kriterien zur Differenzierung sind in Tab. 6.11 aufgeführt. Eine Ausnahme ist das oben erwähnte benigne reife Teratom. Bei dieser Neoplasie ist der Nachweis von Fett diagnostisch unabhängig von der Größe der Läsion und den anderen aufgeführten Kriterien (Abb. 6.46). Die Rolle der Schnittbildverfahren bei der präoperativen Diagnostik ist umstritten. Beim Ovarialkarzinom ist die Ausbreitung in Form von kleinen peritonealen Metastasen oft früh vorhanden. Die Sensitivität der CT wie auch der MRT ist im Nachweis dieser jedoch oft gering, deshalb erfolgt die exakte Stadieneinteilung oft chirurgisch. Die sog. Staging-Laparotomie ermöglicht die histologische Diagnose, eine genaue Stadieneinteilung und gleichzeitig eine chirurgische Tumorreduktion. Die Schnittbildverfahren können der chirurgischen Inspektion jedoch im Nachweis von Lymphknoten- und Lebermetastasen überlegen sein.

Prognose. Die Prognose eines malignen Ovarialtumors wird durch das histopathologische Grading und die Tumorausdehnung bestimmt (Tab. 6.12).

Ovarialmetastasen

Epidemiologie/Pathogenese. Metastasen in den Ovarien machen ca. 5% aller Ovarialtumoren aus. Sie können zystisch oder solide erscheinen und sind oft bilateral.

Diagnose. Ein bekannter Primärtumor – meistens ein Karzinom des Magens, seltener des übrigen Gastrointestinaltraktes oder der Mammae – kann auf die Diagnose hinweisen. Im Übrigen sind Ovarialmetastasen jedoch aufgrund der bildgebenden Befunde von primären Neoplasien oft nicht zu unterscheiden (Abb. 6.48).

Tab. 6.12 **Stadieneinteilung des Ovarialkarzinoms nach TNM und FIGO**

TNM	FIGO	Bemerkung
T1	I	Tumor begrenzt auf Ovarien
T1a	Ia	Tumor begrenzt auf ein Ovar, Kapsel intakt, kein Aszites
T1b	Ib	Tumor begrenzt auf beide Ovarien, Kapsel intakt, kein Aszites
T1c	Ic	Befall eines oder beider Ovarien, Kapselruptur auf Oberfläche oder maligne Zellen im Aszites
T2	II	Befall eines oder beider Ovarien, Tumorausbreitung im kleinen Becken
T2a	IIa	Ausdehnung auf den Uterus und/oder Tuben
T2b	IIb	Ausdehnung in andere Beckengewebe
T3	III	Wachstum in einem oder beiden Ovarien mit ausgedehnter intraperitonealer Metastasierung im Bereich des Abdomens
T3a	IIIa	mikroskopische Peritonealmetastasen
T3b	IIIb	makroskopische Peritonealmetastasen < 2 cm
T3c	IIIc	Peritonealmetastase > 2 cm oder regionäre Lymphknotenmetastasen
T4	IV	Wachstum in einem oder beiden Ovarien mit Fernmetastasen außerhalb der Peritonealhöhle

> Der Stellenwert der MRT bei der Diagnostik von Ovarialläsionen liegt in der Differenzierung von benignen und malignen Läsionen, während die Sensitivität der MRT im Nachweis kleiner peritonealer Metastasen oft gering ist.

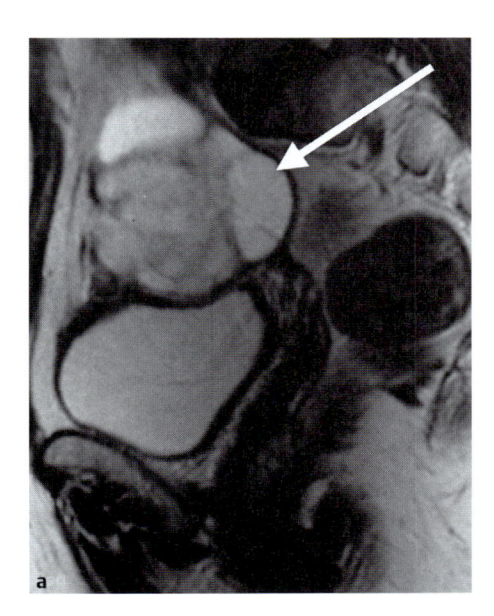

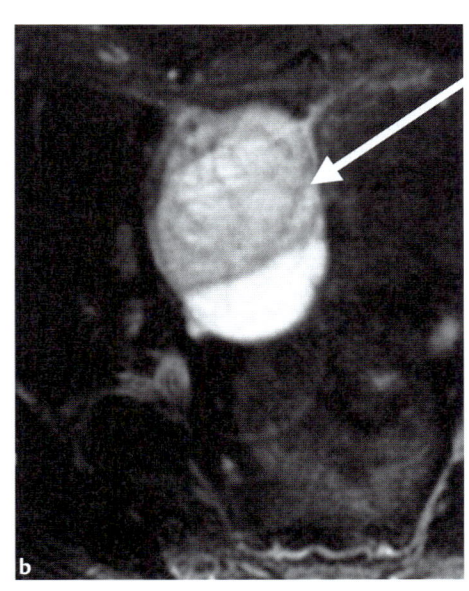

Abb. 6.48 a u. b **Ovarialmetastase eines Adenokarzinoms der Gallenblase.** Teils zystische, teils solide Raumforderung (Pfeile) im Bereich der rechten Adnexe.
a Sagittale T2w Aufnahme.
b Axiale fettsupprimierte T2w Aufnahme.

Geburtshilfliche Indikationen

MR-Pelvimetrie

Die häufigste Indikation für die Pelvimetrie (= Beckenmessung) ist die geplante vaginale Geburt bei Beckenendlage. Die Beckenmaße werden hierbei als Entscheidungsgrundlage für eine mögliche vaginale Geburt bzw. die Indikation einer Sectio caesarea eingesetzt. Andere Indikationen sind die Anamnese einer Beckendeformität, z.B. nach Trauma oder Operation sowie postpartal bei unklarem Zustand nach sekundärer Sectio oder Forzepsgeburt zur Beurteilung vor einer erneuten Entbindung.

Der Vorteil der MR-Pelvimetrie im Gegensatz zu der konventionellen Pelvimetrie oder CT-Beckenmessung ist die fehlende Belastung der Mutter und insbesondere auch des ungeborenen Kindes durch ionisierende Strahlen.

— MRT-Spezifisches —
- Für die Pelvimetrie werden axiale T1w Sequenzen durch das Becken sowie in der Medianlinie durchgeführt, auf denen dann die gewünschten Messwerte – in der Regel der intertubare und interspinale Durchmesser, die Conjugata vera obstetrica sowie die sagittale Beckenenge bzw. der sagittale Beckenausgang – bestimmt werden (Abb. 6.**49**).

> Der Vorteil der MR-Pelvimetrie gegenüber den anderen Methoden der Beckenausmessung ist die fehlende Belastung der Mutter und des Ungeborenen durch ionisierende Strahlen.

Fetale Bildgebung

Sonographie. Die Sonographie ist die Untersuchungsmethode der Wahl während der Schwangerschaft sowohl bei mütterlichen Fragestellungen als auch für die Überwachung der normalen Schwangerschaft und bei der pränatalen Diagnostik. Die sonographische Interpretation der intrauterinen Strukturen und der fetalen Anatomie sowie die Diagnostik von Pathologien erfordern allerdings eine große Erfahrung des Untersuchers.

Weiterführende Untersuchungen. Wird aufgrund der Befunde der sonographischen oder zytogenetischen Kontrollen ein Verdacht auf eine Fehlbildung geäußert, so werden weiterführende Untersuchungen veranlasst, wobei die *MRT* bei bestimmten Fragestellungen zunehmend auch klinisch an Stellenwert gewinnt. Die MRT ermöglicht ohne Verwendung ionisierender Strahlen eine Untersuchung der schwangeren Frau (Abb. 6.**50**). Bis zum jetzigen Zeitpunkt wurden weder experimentell noch kli-

6 Becken

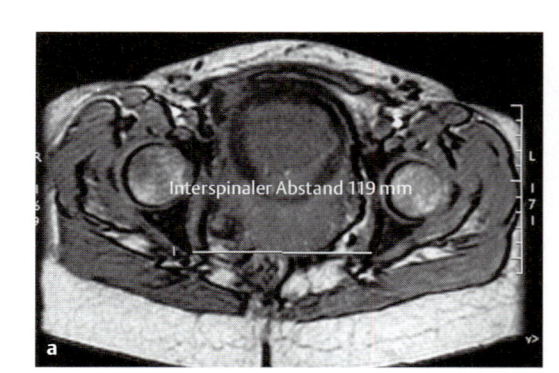

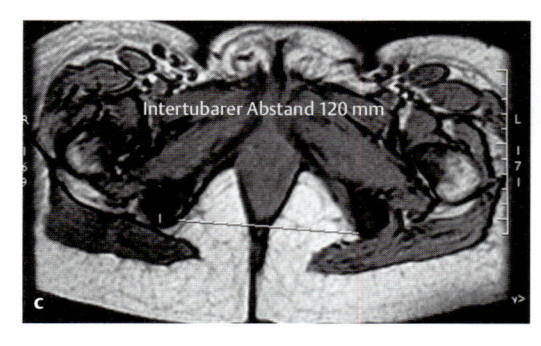

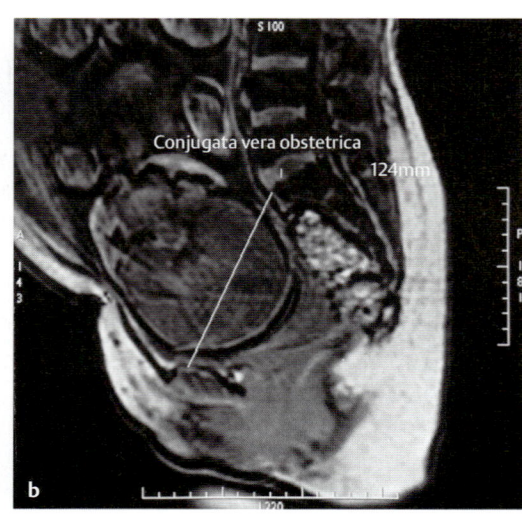

Abb. 6.49 a–c **MR-Pelvimetrie bei einer Schwangeren im 3. Trimenon.** Abgebildet sind der interspinale (**a**) und der intertubare (**b**) Abstand sowie die Conjugata vera obstetrica (**c**).
a u. **b** Axiale T1w GE-Aufnahmen.
c Sagittale T1w GE-Aufnahme.

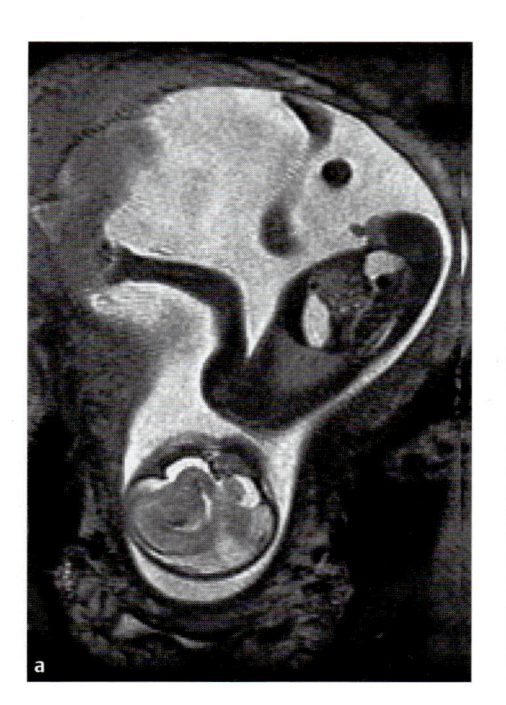

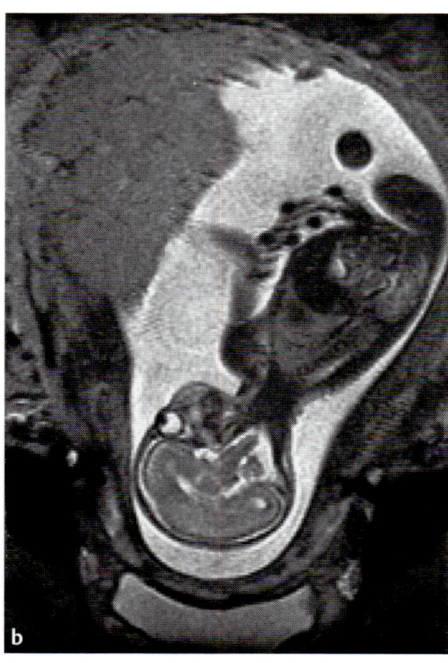

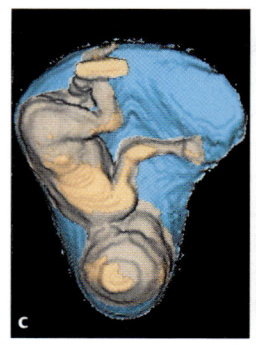

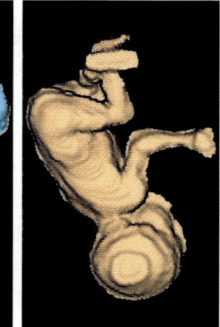

Abb. 6.50 a–c **Normale Schwangerschaft im 2. Trimenon.** Die fetale MR-Anatomie ist gut erkennbar. Die 3-dimensionale Rekonstruktion (**c**) ermöglicht die Volumenbestimmung des Fruchtwassers (hellblau) sowie eine Gewichtsberechnung des Fetus.
a u. **b** T2w ultraschnelle Echo-Train-SE-Sequenzen (SSFE, General Electric Medical Systems, Milwaukee, USA) sagittal zum Fetus.
c 3-dimensionale Rekonstruktion des Datensatzes mit Fruchtwasser (aus Kubik-Huch, R. A. et al.: Radiology 219 [2001] 567–573; Fig. 2).

Bis jetzt wurden keine Hinweise auf teratogene oder andere schädliche Effekte der MR-Bildgebung gefunden.

nisch Hinweise für mögliche teratogene oder sonstige schädliche Effekte der MR-Bildgebung gefunden.

Bis zum Ende des 2. Trimenons ist die MRT-Beurteilung des Fetus erschwert, da die fetalen Bewegungen innerhalb der meist noch reichlich vorhandenen Amnionflüssigkeit sowie die erst geringe Größe des Fetus eine exakte Darstellung der anatomischen Strukturen verhindern. Um eine gute Bildqualität zu erreichen, sind deshalb kurze Akquisiti-

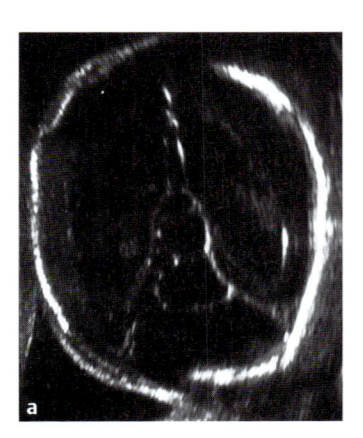

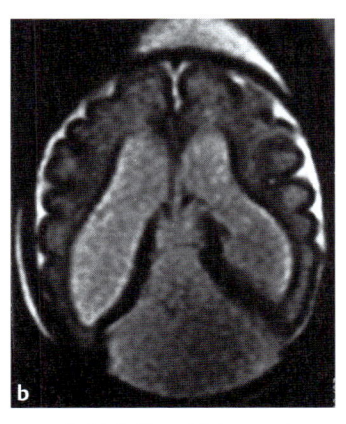

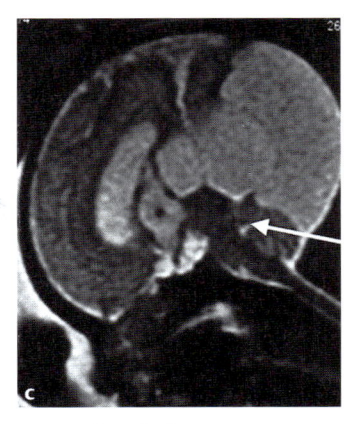

Abb. 6.51 a–c **Fetus in der 29. Schwangerschaftswoche mit einer Arachnoidalzyste.** Sonographisch wurde eine Dandy-Walker-Malformation vermutet. Die MRT demonstriert den normal großen IV. Ventrikel (Pfeil) und führt zu der Diagnose einer Arachnoidalzyste (aus Kubik-Huch, R. A., T. A. G. M. Huismann, J. Wisser et al.: Amer. J. Roentgenol. 174 [2000] 1599–1606).

a Ultraschall.
b u. c Axiale (**b**) und sagittale (**c**) T2w ultraschnelle Echo-Train-SE-Sequenzen (SSFE, General Electric Medical Systems, Milwaukee, USA) des Gehirns.

onszeiten von hoher Wichtigkeit. Nach initialer Verwendung von echoplanaren sowie schnellen gespoilten GE-Sequenzen haben sich heute sog. ultraschnelle Echo-Train-SE-Sequenzen (SSFE [General Electric Medical Systems, Milwaukee, USA], True-Fisp resp. HASTE [Siemens, Erlangen], balanced FFE resp. UFSE [Phillips, Best, Niederlande]) für die fetale Bildgebung weitgehend durchgesetzt.

Die MRT kann zum heutigen Zeitpunkt die Sonographie bei der fetalen Diagnostik nicht ersetzen. Sie ist jedoch dann hilfreich, wenn die Sonographie unklare Befunde zeigt oder die Untersuchungsbedingungen, z. B. aufgrund mütterlicher Adipositas oder eines Oligohydramnions, erschwert sind. Die MRT gestattet insbesondere oft eine bessere Beurteilung des fetalen Gehirns. Zur ergänzenden Beurteilung von im Ultraschall festgestellten fetalen Fehlbildungen gewinnt die MRT heute insbesondere bei der Abklärung zerebraler sowie komplexer fetaler Fehlbildungen zunehmend an Bedeutung (Abb. 6.51).

> Die MRT ist in der fetalen Bildgebung v. a. hilfreich bei sonographisch unklaren Befunden und schlechten Untersuchungsbedingungen sowie zur ergänzenden Beurteilung komplexer Fehlbildungen.

Literatur

Hamm, B., R. A. Kubik-Huch, B. Fleige: MR imaging and CT of the female pelvis: radiologic-pathologic correlation (pictorial review). Europ. Radiol. 9 (1999) 3–15

Huisman, T. G. M., E. Martin, R. A. Kubik-Huch, B. Marincek: Fetal magnetic resonance imaging of the brain: Technical considerations and normal brain development. Eur. Radiol. 12 (2002) 1941–1951

Jeong, Y. Y., E. K. Outwater, H. K. Kang: From the RSNA Refresher Courses Imaging Evaluation of Ovarian Masses. Radiographics 20 (2000) 1445–1470

Keller, T. M., A. Rake, S. C. A. Michel et al.: Obstetric MR pelvimetry: Reference values and evaluation of inter- and intraobserver error and intraindividual variability. Radiology 227 (2003) 37–43

Kubik-Huch, R. A., T. A. G. M. Huismann, J. Wisser et al.: Ultrafast MR imaging of Fetuses. Amer. J. Roentgenol. 174 (2000) 1599–1606

Outwater, E. K., E. S. Siegelmann, J. L. Hunt: Ovarian teratomas: tumor types and imaging characteristics. Radiographics 21 (2001) 475–490

Woodward, P. J., R. Sohaey, P. Mezzetti: Endometriosis: Radiologic-pathologic correlation. Radiographics 21 (2001) 193–216

Semelka, R. C., S. M. Ascher, C. Reinhold: MRI of the Abdomen and Pelvis. Wiley-Liss, New York 1997

UICC: TNM-Klassifikation maligner Tumoren, 5. Aufl. Springer, Berlin 1997

Männliches Becken

Prostata und Samenblasen

U. G. Mueller-Lisse, U. L. Mueller-Lisse und M. Scherr

Untersuchungstechnik

Spulen

Die Auswahl der zur Untersuchung der Prostata verwendeten Spulen richtet sich nach der Fragestellung:
- Zur Ermittlung des *Prostatavolumens* oder des Volumens der Transitionalzone der Prostata genügt der Einsatz der Körperspule, besser jedoch einer *Mehrelement-Oberflächenspule,* wie z.B. der Body-Phased-Array-Spule.
- Zum *prätherapeutischen Staging* bei Prostatakarzinom sollte die MR-Untersuchung der Prostata und Samenblasen unter Verwendung einer *Endorektalspule* erfolgen, da insbesondere die Beurteilung der Prostatakapsel sowohl eine hohe räumliche Auflösung als auch ein hohes SRV erfordern (Abb. 6.52).
- Das Einbringen der Endorektalspule in einen Phased-Array mit Körperoberflächenspulen, die über Becken und Unterbauch angebracht werden, verbessert die Bildqualität erheblich, da der deutliche Signalabfall der Endorektalspule nach ventral und lateral durch die Spulenelemente an der Körperoberfläche ausgeglichen wird.

> Zum prätherapeutischen Staging bei Prostatakarzinom sollte die MR-Untersuchung der Prostata und Samenblasen unter Verwendung einer Endorektalspule erfolgen.

Bei Einsatz der Endorektalspule können *Bewegungsartefakte* dadurch verringert werden, dass der Ballon der Endorektalspule nach Platzierung im Rektum mit 80–100 ml Luft gefüllt wird (Abb. 6.52). Der Ballon der Endorektalspule sollte vollständig im Rektum liegen, so dass die konkave Fläche der Prostata von dorsal von der Basis bis zur Apex anliegt. Die bestmögliche Ausrichtung der Endorektalspule wird erreicht, wenn die Strichmarkierung am Schaft der Endorektalspule bei Steinschnittlage des Patienten senkrecht nach oben (Richtung 12 Uhr) zeigt und die Endorektalspule nach Ballonfüllung bis zum analen Schließmuskel zurückgezogen wird. Die intravenöse Gabe von N-Butylscopolaminbromid (BS, Buscopan) oder Glukagon vermindert die Darmperistaltik (Nebenwirkungen beachten!) und damit die Bewegung der Endorektalspule. Bei korrekter Lage und Luftbefüllung der Endorektalspule ist die Hemmung der Darmperistaltik jedoch nicht notwendig.

Abb. 6.52 **Endorektalspule.**
a Endorektalspule zur MR-Untersuchung der Prostata (InnerVu Endorectal Coil, Medrad Inc., Niederlande) mit Zubehör. Ultraschallgel eignet sich als Gleitmittel zum Einbringen der Endorektalspule. Der Ballon der Endorektalspule (Pfeile in a und b) wird nach Einbringen mit Hilfe der Spritze mit 80–100 ml Luft gefüllt.
b Optimale Lage der luftbefüllten Endorektalspule (Fotomontage auf sagittaler T2w Aufnahme der Prostata).

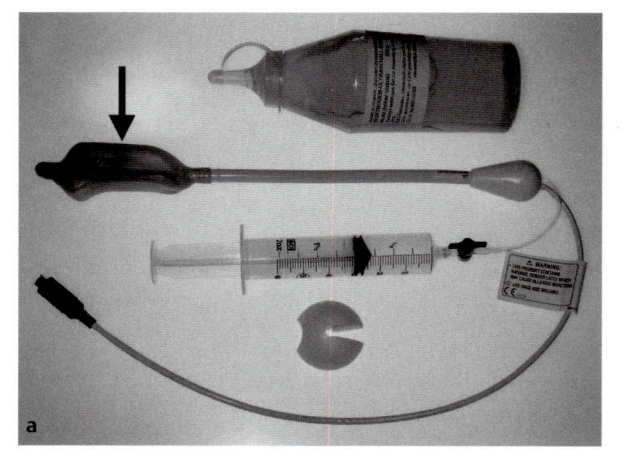

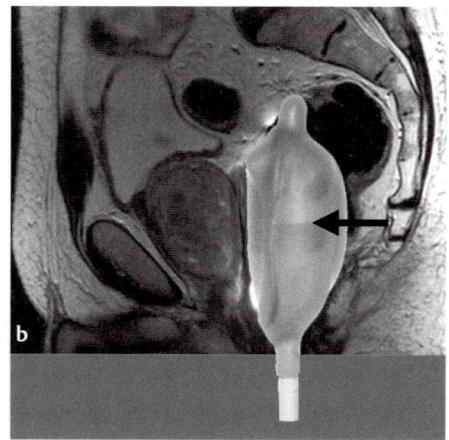

Untersuchungsgeräte und Sequenzen

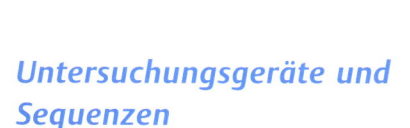

Untersuchungsgeräte. Gegenwärtig werden MR-Untersuchungen der Prostata und Samenblasen an *Hochfeld-MR-Untersuchungsgeräten,* überwiegend bei einer *Magnetfeldstärke von 1,5 T,* durchgeführt. Einzelne Berichte liegen für Hochfeldgeräte mit 1,0 T vor. Ergebnisse systematischer Untersuchungen der Prostata und Samenblasen an Niederfeld-MR-Untersuchungsgeräten liegen nicht vor.

T1w Sequenzen. Für die Tumorerkennung und das lokoregionäre Staging hat es sich bewährt, nach Aufzeichnung eines Localizers (möglichst in 3 Ebenen) zunächst axiale T1w Aufnahmen des Beckens, möglichst von der Aortenbifurkation bis einschließlich des Beckenbodens, anzufertigen. Sinnvoll ist es, den Bereich der Prostata und Samenblasen mit geringer Schichtdicke (3–4 mm) und geringem Schichtabstand (0–1 mm), die kranial davon gelegenen Beckenabschnitte jedoch mit größerer Schichtdicke (7–8 mm) und ggf. größerem Schichtabstand (1–2 mm) zu untersuchen. Während im Bereich der Prostata am besten SE- (alternativ TSE- oder FSE-) Aufnahmen verwendet werden, können für das Becken auch GE-Aufnahmen eingesetzt werden, die ggf. auch in Atemanhaltetechnik aufgezeichnet werden können.

T2w Sequenzen. Anschließend sollten T2w TSE- oder FSE-Aufnahmen in verschiedenen Schichtführungen angefertigt werden. Am wichtigsten für die Beurteilung der Prostata sind axiale Aufnahmen mit hoher räumlicher Auflösung, d.h. mit geringer Schichtdicke (3–4 mm) und geringem Schichtabstand (0–1 mm) in einem kleinen, auf die Prostata und deren unmittelbare Umgebung beschränkten Messfeld (von 12 cm bei Matrix mit max. 256 Bildpunkten je Richtung bis 20 cm bei 512 Bildpunkten). Für die Beurteilung der lokalen Tumorausdehnung beim Prostatakarzinom ist es vorteilhaft, zusätzlich koronare T2w Aufnahmen des kleinen Beckens mit geringer Schichtdicke, geringem Schichtabstand und hoher Matrix anzufertigen, die auf die Prostata und die Samenblasen zentriert sind. Die Beurteilung von Blasenboden, Blasenhals und Samenblasen kann durch die Anfertigung von T2w sagittalen Aufnahmen mit geringer Schichtdicke ergänzt werden. Aufgrund der kürzeren Aufnahmezeiten, des hohen SRV bei mehreren Akquisitionen und der höheren Genauigkeit bei der Auswertung haben sich bei den T2w Aufnahmen TSE- oder FSE-Aufnahmen gegenüber SE-Aufnahmen durchgesetzt (Tab. 6.13).

— **MRT-Spezifisches** —

- Der Einsatz von T1w Aufnahmen dient vor allem der Erkennung von Lymphknotenvergrößerungen oder -gruppierungen, von pathologischen Signaländerungen im Beckenskelett und von Einblutungen in Prostata und Samenblasen.

Tab. 6.13 ⇢ *Untersuchungsprotokoll für Prostata und Samenblasen bei Einsatz der kombinierten Endorektal-/Body-Phased-Array-Spule bei 1,5 T*

Sequenztyp	T1w SE*	T1w SE	T2w TSE	T2w TSE	T2w TSE
Region	Becken	Prostata	Prostata	Becken	Prostata
Ebene	axial	axial	axial	koronar	sagittal
TR (ms)	500–700	500–700	3500–5000	3500–5000	3500–5000
TE (ms)	15–17	15–17	90–110	90–110	90–110
Matrix	192–256 × 256	256 × 256	224 × 256 bis 256 × 512	256–512 × 512	256–512 × 512
FOV (mm)	225 × 300	160 × 160 bis 200 × 200	120 × 120 bis 200 × 200	250 × 250 bis 300 × 300	250 × 250 bis 300 × 300
Schichtdicke (mm)	7–8	3–4	3–4	3–4	3–4
Schichtabstand (mm)	1–2	0–1	0–1	0–1	0–1

* Abweichend kann das Becken auch mit einer GE- bzw. FLASH-Sequenz untersucht werden. Für FLASH werden TR 140–150 ms, TE 4,1–4,5 ms, Flipwinkel 75–90°, Matrix 163–192 × 256, FOV 225 × 300 mm, Schichtdicke 7–8 mm, Schichtabstand 1–2 mm vorgeschlagen.

- Der Einsatz von T2w Aufnahmen der Prostata und Samenblasen dient vor allem der differenzierten Beurteilung der zonalen Anatomie der Prostata (Abb. 6.**53**), der Erkennung von Tumoren (Abb. 6.**53** u. 6.**58**), Zysten und anderen pathologischen Veränderungen und der Erkennung eines kapselüberschreitenden Tumorwachstums (Abb. 6.**56** u. 6.**57**).
- In Zusammenschau von T1w und T2w Aufnahmen können Einblutungen (Abb. 6.**58**) und lokoregionäre Lymphknoten erkannt werden.

Bei Aufzeichnung der T1w und T2w axialen Aufnahmen im Bereich der Prostata sollte zur Verringerung von Phasenkodierartefakten in den entscheidenden Bildanteilen die Phasenkodierrichtung von rechts nach links und nicht von anterior nach posterior verlaufen.

Zusätzliche Sequenzen. Besteht aufgrund der angefertigten Aufnahmen oder aufgrund der Anamnese und der Vorbefunde der Verdacht auf Knochenmetastasen, können STIR-Aufnahmen mit geeigneter Inversionszeit (TI ca. 150 ms) die zugehörigen Knochenmarködeme in den Beckenknochen anhand des hohen Signals nachweisen. Die STIR-Aufnahmen sollten in gleicher Schichtführung und Schichtdicke angefertigt werden wie die T1w Aufnahmen des Beckens und der Prostata (s. oben).

Der Einsatz von i.v. Gd-haltigem Kontrastmittel kann das Erkennen einer Samenblaseninfiltration durch das Prostatakarzinom verbessern; allerdings liegen bislang nur wenige Erfahrungsberichte vor, so dass eine allgemeine Empfehlung nicht ausgesprochen werden kann.

Spezielle Anforderungen und deren Lösung

MR-Spektroskopie. Vorangehende diagnostische und therapeutische Maßnahmen an der Prostata erschweren das Erkennen und die Lokalisation von Prostatakarzinomen durch die MRT. Der Einsatz der MR-Spektroskopie der Prostata, gegenwärtig vor allem der dreidimensionalen spektroskopischen Wasserstoff-Protonen-Bildgebung (3 D-MR spectroscopic imaging bzw. 3 D-MRSI oder 3 D-chemical shift imaging bzw. 3 D-CSI), ermöglicht die gleichzeitige Aufzeichnung von Protonenspektren der Prostata aus multiplen Volumenelementen mit einer minimalen Größe von ca. 0,25 cm^3. Die MR-Spektroskopie stellt die Kennlinien von Stoffwechselprodukten der Prostata, besonders von Citrat, Cholin und Kreatin, dar. Konzentrationsverhältnisse und räumliche Verteilung dieser Stoffwechselprodukte lassen Rückschlüsse auf Gewebezusammensetzung und biochemische Aktivität zu (Abb. 6.**56**). Die Kombination der MRT mit der MR-Spektroskopie der Prostata verbessert insbesondere die Spezifität der MR-Untersuchung. Sie ist hilfreich bei der Tumorlokalisation innerhalb der Prostata, Tumoridentifikation bei Patienten mit ausgedehnten Einblutungen in die Prostata nach Biopsie, bei vorangegangener Hormontherapie, Strahlentherapie oder Kryotherapie der Prostata sowie möglicherweise auch bei der Therapieplanung einer Brachytherapie.

Neue Methoden. Neue, noch in klinischer Erprobung befindliche MRT-Untersuchungsmethoden zur Lokalisation und Charakterisierung von Prostatakarzinomen stellen die kontrastmittelunterstützte dynamische MRT mit computergestützter Berechnung der Austauschratenkonstante zur Bestimmung der Mikrogefäßdichte sowie die diffusionsgewichtete MRT dar. Der klinische Nutzen dieser neuen Methoden ist noch nicht abschließend geklärt.

MRT-Anatomie

Die Prostata des Menschen ist in Form und Lage einer auf den Kopf gestellten Birne ähnlich. Die breite Basis der Prostata weist nach kranial, grenzt an den Harnblasenboden und kann diesen bei Prostatavergrößerung anheben. Die schmale Apex weist nach kaudal, grenzt an den Beckenboden im Bereich des Diaphragma urogenitale und endet am M. sphincter externus. Ventral ist die Prostata durch gefäßreiches Fett- und Bindegewebe von der Symphyse getrennt. Der gefäßreiche periprostatische Venenplexus liegt vor allem im Fett- und Bindegewebe lateral bis dorsal der Prostata. Nach dorsal ist die Prostata durch die feste Denonvillier-Faszie und schmale Fettgewebeschichten vom Rektum getrennt. In den dorsolateralen Winkeln zwischen den beiden Schichten der lateralen Beckenfaszie, nämlich der Prostatafaszie entlang der Prostatakapsel und der Levatorfaszie lateral des Rektums, sowie

Männliches Becken

lateral an der Denonvillier-Faszie, die Prostatakapsel und Rektumvorderwand voneinander trennt, liegen beidseits die neurovaskulären Bündel, deren Nerven und Blutgefäße beidseits vorwiegend am größeren oberen Pol, im Bereich der Basis, sowie am kleineren unteren Pol, im Bereich der Apex, durch weniger dichte Stellen der Prostatakapsel in die Prostata eintreten.

MRT-Spezifisches

T2w Sequenzen

- Die MRT kann vor allem auf T2w Aufnahmen die sehr signalarme Prostatakapsel gegen das gefäßreiche periprostatische Fett-/Bindegewebe und gegen das Rektum abgrenzen. Axiale Aufnahmen zeigen das neurovaskuläre Bündel als signalarme, gruppierte Punkt- oder Strichfiguren (Abb. 6.**53**).
- Das zuerst von McNeal (1968) beschriebene Modell der zonalen Anatomie der Prostata lässt sich besonders gut auf die Darstellung der Prostata durch die MRT mit T2w Aufnahmen übertragen (Abb. 6.**53**).
- Die *Prostatakapsel* ist an der Basis und in der Mitte sehr fest, weist jedoch an der Apex sowie im Bereich der neurovaskulären Bündel Lücken auf. Ventral bis anterolateral erstreckt sich anstelle der Prostatakapsel das anteriore fibromuskuläre Band als signalarme Fortsetzung der vorderen Blasenwand mit zur Apex hin abnehmender Dicke.
- Innerhalb der bis etwa 0,1 cm schmalen, sehr signalarmen Prostatakapsel liegt vor allem dorsal und lateral, weniger ventral, die in gesundem Zustand homogen signalreiche *periphere Zone* der Prostata, die in einer gesunden Prostata ungefähr 70% des Drüsenvolumens ausmacht.
- Zwischen der peripheren Zone und den zentralen Drüsenabschnitten liegt als schmales, signalarmes Band die *Pseudokapsel der Prostata*.
- Zu den *zentralen Drüsenabschnitten* gehören die Ductuli ejaculatorii, der Colliculus seminalis (Verumontanum), die prostatische Harnröhre mit der periurethralen Zone, die zentrale Zone und die paarig angelegte Transitionalzone.
- Paramedian dorsal liegen im Bereich der Pseudokapsel an der Basis und in der Mitte der Prostata die *Dd. ejaculatorii*, welche auf dem Colliculus seminalis in Prostatamitte in die prostatische Harnröhre münden. Die gesunden Dd. ejaculatorii bilden in axialen T2w Aufnahmen signalreiche Punkte.
- Die median gelegene, signalreiche *prostatische Harnröhre* umgibt die fibromuskuläre, signalarme *periurethrale Zone* als schmale Ringstruktur von der Basis bis zur Apex.
- Lateral und ventral der periurethralen Zone verjüngt sich von der Basis bis zur Apex die bindegewebehaltige *zentrale Zone* mit inhomogen mittlerer bis höherer Signalintensität. Die zentrale Zone macht etwa 5–10% des Prostatavolumens aus.
- Lateral der zentralen Zone erstreckt sich beidseits bis zur Pseudokapsel die *Transitional- oder Übergangszone* mit sehr inhomogen signalarmem (bindegewebereichem) bis signalreichem (drüsenreichem) Gewebe. Die gesunde Transitionalzone umfasst etwa 20–25% des Prostatavolumens.
- Die *Samenblasen* liegen der Basis der Prostata und dem Boden der Harnblase von dorsal als paarige, symmetrische, weitlumige Drüsengangkonvolute an. Die ausgeprägten Windungen geben den schmalen signalarmen Drüsengangwänden und dem signalreichen Sekretinhalt ein bläschenartiges Aussehen.

> Der innere Aufbau von Prostata und Samenblasen ist auf T2w Aufnahmen gut erkennbar.

Abb. 6.53 a – c **Zonale Anatomie der Prostata.**
a Axiale Aufnahme.
b Koronare Aufnahme.
c Sagittale Aufnahme.

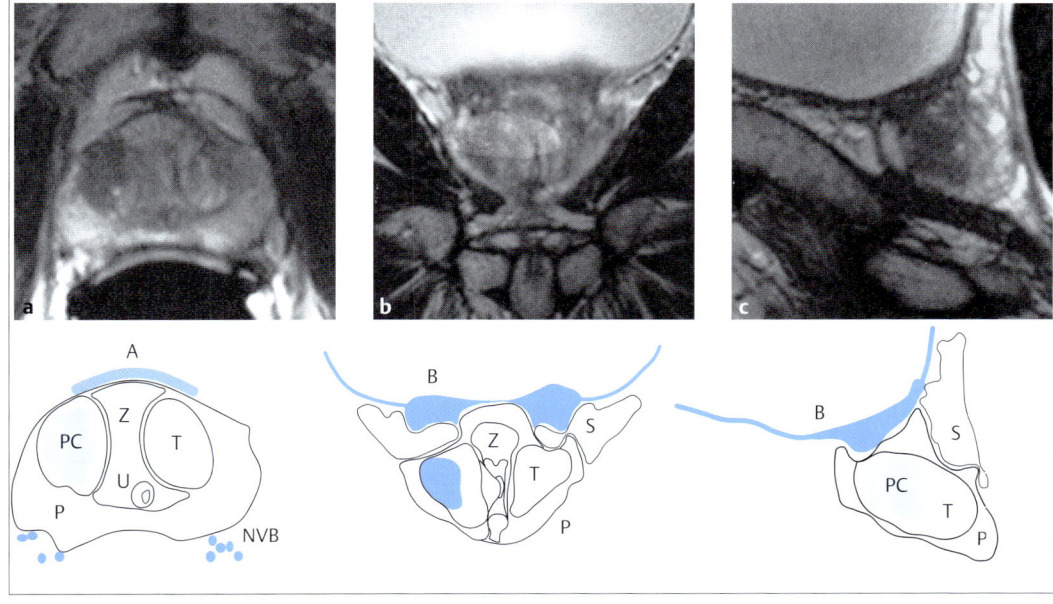

A = anteriores fibromuskuläres Band
B = Blasenboden
NVB = neurovaskuläres Bündel
P = periphere Zone mit Prostatakapsel
PC = Prostatakarzinom (Stadium T2)
S = Samenblasen
T = Transitionalzone
U = periurethrale Zone mit Urethra
Z = zentrale Zone

- Medial der Samenblasen liegt beidseits die *Ampulle des Ductus deferens* als schmale, oväläre Gangstruktur mit schmaler, signalarmer Wand und signalreichem Sekretinhalt.
- An der Prostatabasis enden Samenblasen und Dd. deferentes in den Dd. ejaculatorii.

T1w Sequenzen
- Während der innere Aufbau von Prostata und Samenblasen auf T2w Aufnahmen gut erkennbar ist, weisen beide auf T1w Aufnahmen ein homogenes mittleres bis geringes Signal auf, das eine Unterscheidung der verschiedenen Zonen im Allgemeinen nicht zulässt (Abb. 6.**58**).

Benigne Veränderungen

Die Abklärung benigner Veränderungen der Prostata erfordert nur selten den Einsatz der MRT. Aufgrund ihrer insgesamt großen Häufigkeit ist die Kenntnis benigner Veränderungen – wie insbesondere der benignen Prostatahyperplasie (BPH) – jedoch auch bei der Beurteilung und Differenzierung maligner Prozesse erforderlich.

Benigne Prostatahyperplasie (BPH)

Die BPH mit den führenden Symptomen des abgeschwächten Harnstrahls („Blasenschwäche") bis hin zum Harnverhalt durch infravesikale Obstruktion, der häufigen Miktion mit geringen Ausscheidungsmengen und der Restharnbildung stellt die häufigste benigne Prostataveränderung dar. Die BPH betrifft vorwiegend Männer im Alter über 50 Jahren und liegt bei etwa 60% der 60-Jährigen vor. Sie entsteht vorwiegend durch pathologisches Größenwachstum der Transitionalzone und kann dabei symmetrisch oder asymmetrisch, betont glandulär-zystisch oder betont fibrotisch verlaufen. Aufgrund ihrer insgesamt hohen Prävalenz findet sich die BPH zusätzlich bei vielen Patienten, die wegen eines Prostatakarzinoms untersucht und behandelt werden.

— MRT-Spezifisches
- Die betont glandulär-zystische Form der BPH stellt sich in T2w Aufnahmen mit inhomogen hohem Signal dar (Abb. 6.**54**).
- Die betont fibrotische Form kommt dagegen mit inhomogen niedrigem Signal in T2w Aufnahmen zur Darstellung.

Prostatitis

Die Prostatitis stellt im Allgemeinen keine MR-Indikation dar. Patienten mit *akuter Prostatitis* (Kategorie I der NIH-Klassifikation von 1995) haben neben Miktionsbeschwerden und Allgemeinsymptomen einer schweren Infektionskrankheit meist erhebliche Beckenschmerzen, die eine Untersuchung mit der Endorektalspule unmöglich machen können.

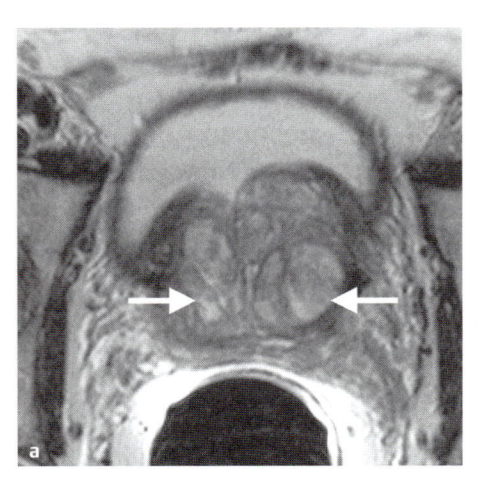

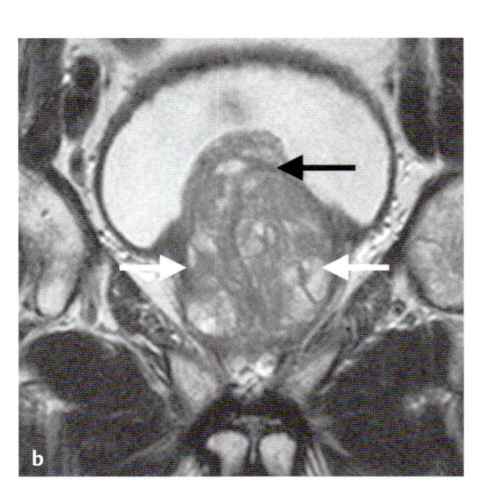

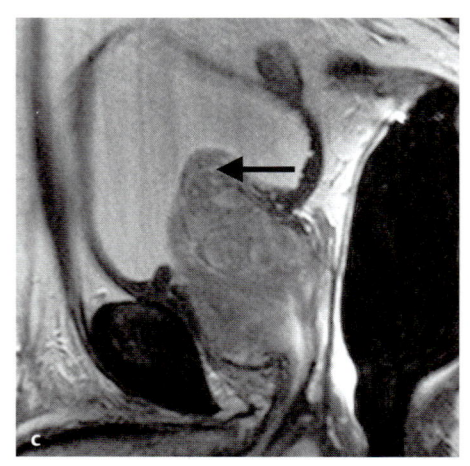

Abb. 6.54 a–c **Benigne Prostatahyperplasie.** Asymmetrische, überwiegend glandulär-zystische Vergrößerung der Transitionalzone beidseits (weiße Pfeile) und deutliche Vorwölbung eines sog. Mittellappens (schwarzer Pfeil) mit Anhebung des Blasenbodens. T2w TSE-Aufnahmen axial (**a**), koronar (**b**) und sagittal (**c**).

Patienten mit *chronischer Prostatitis* (infektiös, Kategorie II, oder nichtinfektiös mit verschiedenen Symptomen und Laborbefunden, Kategorien III, IIIa, IIIb und IV der NIH-Klassifikation von 1995) können verstärkte intraprostatische Septen, elongierte Samenblasen oder einen verdickten periprostatischen Venenplexus sowie eine inhomogene Echotextur der Prostata aufweisen; diese Befunde werden jedoch nicht einheitlich erhoben (Nickel 2002).

— MRT-Spezifisches —

- In der MRT finden sich diffuse Areale verringerter Signalintensität und ggf. eine Schrumpfung des betroffenen Prostatalappens, ohne dass eine genaue Abgrenzung zum Prostatakarzinom möglich wäre (Abb. 6.**55**).
- Als fokale Sonderform der chronischen Prostatitis kann die granulomatöse Prostatitis in T2w Aufnahmen ein Prostatakarzinom vortäuschen.

Prostataabszesse sind zwar mit der MRT darstellbar; die transrektale Ultraschalluntersuchung reicht jedoch meist aus für bildliche Darstellung und Drainage.

Zystische Prostataläsionen

Zystische Läsionen unterschiedlicher Ätiologie können intra- und paraprostatisch vorkommen, wobei Angaben zur Inzidenz zwischen 1 % und 7,9 % schwanken. *Erworbene Retentionszysten* im Rahmen einer BPH stellen die häufigste Entität dar und sind in der Regel ohne klinische Bedeutung. Diese Zysten können jedoch einbluten und auf nativen T1w Aufnahmen als signalreiche Areale vorwiegend in der Transitionalzone auffallen. *Kongenitale Zysten* kommen seltener vor und können mit anderen Fehlbildungen des Urogenitalsystems oder mit einer Infertilität vergesellschaftet sein. Kongenitale Zysten liegen median oder paramedian dorsal. Dabei finden sich Utrikuluszysten und Zysten der Dd. ejaculatorii intraprostatisch, von den Müller-Gängen ausgehende Zysten jedoch paraprostatisch dorsal an der Basis der Prostata.

— MRT-Spezifisches —

- In der MRT stellen sich zystische Prostataläsionen auf T2w Aufnahmen meist signalreich und auf T1w Aufnahmen signalarm, signalgleich oder – bei Einblutung – signalreich dar.
- Die differenzialdiagnostische Zuordnung erfolgt vor allem nach der Lokalisation der zystischen Prostataläsion.

Einblutungen in die Prostata

Einblutungen in die Prostata können spontan bei Prostatahyperplasie, im Rahmen einer Prostatitis oder in Zusammenhang mit einer Hämatospermie auftreten. In der MRT beobachtete störende Einblutungen finden sich jedoch vor allem nach vorangegangener Stanzbiopsie der Prostata. Je nach Form, Lage und Ausdehnung sowie MR-Signalcharakteristik der Einblutungen können Prostataläsionen, vor allem Tumoren, vorgetäuscht oder maskiert werden. Daher wird empfohlen, zwischen vorangehender Stanzbiopsie und nachfolgender MRT einen Abstand von mindestens 3, besser jedoch 6 Wochen einzuplanen.

> Da Einblutungen nach vorangegangener Prostatastanzbiopsie Tumoren vortäuschen oder maskieren können, sollte zwischen Stanzbiopsie und MRT ein Zeitabstand von mindestens 3, besser aber 6 Wochen liegen.

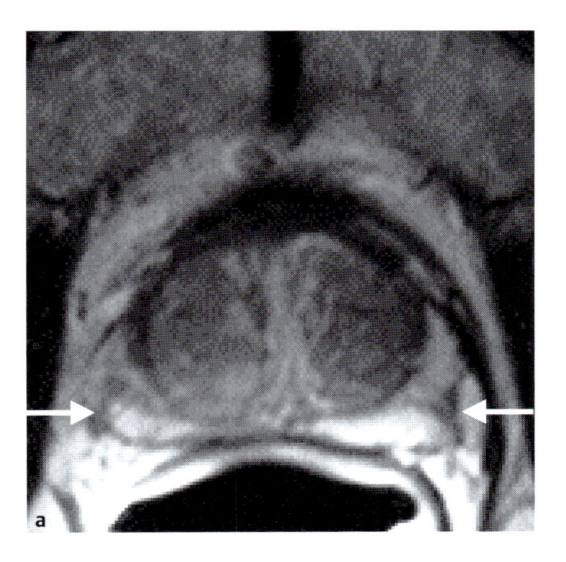

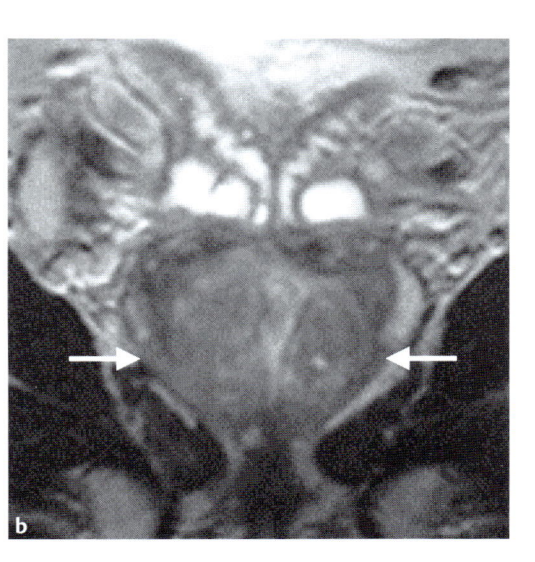

Abb. 6.55 a u. b Chronische Prostatitis.
a Axiale T2w Aufnahme.
b Koronare T2w Aufnahme. Narbige Veränderungen mit verminderter Signalintensität in der peripheren Zone der Prostata beidseits (Pfeile) sind Zeichen der chronischen Prostatitis in T2w Aufnahmen. Manchmal ist es schwierig, anhand der MRT-Aufnahmen allein zwischen chronischer Prostatitis und Prostatakarzinom zu unterscheiden.

Benigne Veränderungen der Samenblasen

In den Samenblasen können durch Einblutungen (z. B. bei Hämatospermie, aber auch nach Prostatabiopsien), chronische Entzündungen, Androgendeprivation (vor allem im Rahmen einer Hormontherapie bei Prostatakarzinom), vorausgegangene Beckenbestrahlung, Diabetes mellitus, Alkoholismus und bei Amyloidose Signalminderungen in T2w Aufnahmen auftreten, die von einer Tumorinfiltration durch Prostatakarzinome nicht immer sicher zu unterscheiden sind.

Maligne Veränderungen

Prostatakarzinom

Epidemiologie. Das Prostatakarzinom (PCA, Adenokarzinom der Prostata) stellt in den Ländern der Europäischen Union und in Nordamerika die bei weitem häufigste maligne Tumorerkrankung bei Männern dar. Die Zahl der jährlichen Neuerkrankungen (Erstdiagnosen) liegt in den USA bei über 200.000, in der Bundesrepublik Deutschland bei über 30.000 Fällen. Die jährlichen Sterbezahlen des Prostatakarzinoms liegen in den USA bei über 30.000, in der Bundesrepublik Deutschland bei über 10.000 Männern.

Früherkennung. Wesentliche prognostische Bedeutung haben Tumorstadium und Malignitätsgrad des Prostatakarzinoms bei Erstdiagnose (Tab. 6.14). Verbesserungen in der Früherkennung sind seit Ein-

Tab. 6.14 ⋯⋯> TNM-Klassifikation des Prostatakarzinoms nach der 6. Aufl. der UICC 2002 mit den wichtigsten zugeordneten MRT-Befunden (nach Heuck et al. 2003, ergänzt)

T-Stadium	Primärtumor	MRT-Korrelat
Tx	Primärtumor kann nicht beurteilt werden	Artefakte durch Bewegung, Therapie, Einblutung
T0	kein Anhalt für Primärtumor	keine signalarmen Herde auf T2w Aufnahmen
T1	klinisch nicht erkennbarer Tumor, der weder tastbar noch in bildgebenden Verfahren sichtbar ist	Tumor nicht sicher erfassbar; T2w Aufnahmen können ggf. signalarme Herde von geringer Größe zeigen ohne sichere Differenzierung von kleinen Entzündungsherden, PIN oder Fibrosearealen
▪ T1a	Tumor zufälliger histologischer Befund (incidental carcinoma) in 5% oder weniger des resezierten Gewebes bei TURP	
▪ T1b	Tumor zufälliger histologischer Befund (incidental carcinoma) in mehr als 5% des resezierten Gewebes bei TURP	
▪ T1c	Tumor durch Nadelbiopsie diagnostiziert (z. B. wegen erhöhten PSA-Werts durchgeführt)	T1c-Tumoren können in der MRT ggf. wie T2-Tumoren aussehen!
T2	Tumor begrenzt auf Prostata	signalarme (T2w) Herde, die auf die Prostata beschränkt sind; Herde können ggf. die Prostatakapsel erreichen, ohne sie zu durchbrechen
▪ T2a	Tumor infiltriert die Hälfte eines Lappens oder weniger	
▪ T2b	Tumor infiltriert mehr als die Hälfte eines Lappens	
▪ T2c	Tumor infiltriert beide Lappen	
T3	Tumor überschreitet die Prostatakapsel	signalarme (T2w) Herde mit Kapselüberschreitung oder Samenblaseninfiltration
▪ T3a	extrakapsuläre Ausbreitung, ein- oder beidseitig	extrakapsulär signalarmes (T2w) Gewebe, meist im Bereich des neurovaskulären Bündels
▪ T3b	Tumor infiltriert Samenblasen	signalarme (T2w) Knoten oder Wandverdickungen in einer oder beiden Samenblasen ohne oder mit unmittelbarem Kontakt zur Prostata
T4	Tumor infiltriert benachbarte Strukturen (Blasenhals, M. sphincter externus, Rektum, M. levator ani, Beckenwand)	signalarmes Tumorgewebe in T2w Aufnahmen mit Ausdehnung von der Prostata aus in die Nachbarstrukturen

Fortsetzung →

Tab. 6.14 ⇢ *Fortsetzung*

T-Stadium	Primärtumor	MRT-Korrelat
N-Stadium	**Regionäre Lymphknoten**	
Nx	regionäre Lymphknoten können nicht beurteilt werden	
N0	kein Anhalt für regionären Lymphknotenbefall	
N1	regionärer Lymphknotenbefall	
M-Stadium	**Fernmetastasen**	
Mx	Fernmetastasen können nicht beurteilt werden	
M0	kein Anhalt für Fernmetastasen	
M1	Fernmetastasen vorhanden	
▪ M1a	extraregionärer Lymphknotenbefall	
▪ M1b	Knochenmetastasen	
▪ M1c	andere Manifestationen	

PIN intraepitheliale Neoplasie der Prostata
TURP transurethrale Resektion der Prostata

führung zuverlässiger Labortests für das prostataspezifische Antigen (PSA) in den frühen 1990er Jahren vor allem in den USA zu verzeichnen. Der größte Teil der Prostatakarzinome wird heute in frühen, nichtsymptomatischen Tumorstadien entdeckt und weist ein lokoregionär begrenztes Wachstum mit einer insgesamt eher langen Überlebensprognose bei entsprechender Behandlung auf. Der PSA-Test gehört in der Bundesrepublik Deutschland nicht zu den Früherkennungsleistungen der gesetzlichen Krankenkassen. Der über die gesetzlichen Krankenkassen angebotene Früherkennungstest besteht in der digitalen rektalen Untersuchung (DRU), deren Sensitivität und Spezifität jedoch eingeschränkt sind. Nur ein geringer Teil der Männer, die im Rahmen ihrer gesetzlichen Krankenversicherung die DRU zur Früherkennung des Prostatakarzinoms in Anspruch nehmen könnten, nimmt diese Möglichkeit tatsächlich wahr.

Stanzbiopsie. Besteht aufgrund eines positiven Tastbefundes in der DRU oder eines verdächtigen PSA-Wertes (PSA-Serumkonzentration über 4,0 ng/ml oder PSA-Anstieg mehr als 0,75 ng/ml/Jahr) der Verdacht auf ein Prostatakarzinom, so erfolgt die weitere diagnostische Abklärung mithilfe der – meist transrektal durchgeführten – Stanzbiopsie der Prostata unter Führung durch transrektale Ultraschall-(TRUS-)Darstellung (Miller und Weißbach 1999). Dabei werden mit dem Verfahren der systematischen Random-Biopsie Stanzbiopsien aus den verschiedenen Sextanten der Prostata (rechte und linke Basis, Mitte und Apex) genommen und ggf. durch weitere Biopsien ergänzt. Bei positivem Tastbefund werden zudem gezielte Biopsien vorgenommen.

Indikationen und Ergebnisse der MR-Untersuchung. Obwohl die MRT als das genaueste Verfahren zur bildgebenden Lokalisation und zum lokoregionären Staging von Prostatakarzinomen gilt und zusammen mit der MR-Spektroskopie die einzigartige Möglichkeit zur morphologischen und metabolischen Beurteilung der Prostata mit einem einzigen, nichtinvasiven Untersuchungsverfahren bietet, gibt es bislang keine eindeutig feststehende Indikation zur MR-Untersuchung der Prostata. So sehen die Leitlinien der Deutschen Gesellschaft für Urologie den routinemäßigen Einsatz der MRT bei Patienten mit bioptisch gesichertem Prostatakarzinom nicht vor.

Ein Indikationsgebiet liegt jedoch in der *Entscheidung zwischen radikaler Prostatektomie und Strahlentherapie* bei Patienten mit Prostatakarzinom und mittlerem bis hohem Risiko für eine extrakapsuläre Tumorausdehnung. Die Staging-Genauigkeit der MRT wird gegenwärtig mit ca. 82–88 % angegeben bei einer Sensitivität von 80–95 % und einer Spezifität von 82–93 %. Bei der Bewertung der mitgeteilten Ergebnisse müssen die angewandte Untersuchungstechnik, die Bildqualität und die Erfahrung der befundenden Radiologen berücksichtigt werden. Festzustellen ist dabei, dass eine extrakapsuläre Tumorausdehnung von mehr als 1 mm durch die MRT deutlich genauer erfasst wird als ein über die Prostatakapsel hinausreichendes Tumorwachstum von weniger als 1 mm, obwohl die prognostische Bedeutung ähnlich ist. Der Vergleich mit dem transrektalen Ultraschall (TRUS) zeigt eine deutliche diagnostische Überlegenheit der MR-Tomographie für die Lokalisation und das Staging des Prostatakarzinoms.

> Bei kombiniertem Einsatz von MRT und MR-Spektroskopie und übereinstimmenden Ergebnissen liegt der positive Vorhersagewert für ein Prostatakarzinom in einem Sextanten bei über 90 %, der negative bei über 80 %

Als ähnlich gelagerte Indikation aufzufassen ist die Entscheidung zwischen *alleiniger Brachytherapie* des Prostatakarzinoms bei geringer lokoregionärer Tumorausdehnung und der *Kombination aus Brachytherapie und externer Strahlentherapie* bei lokal weiter ausgedehnten Tumoren. Biochemisches Therapieversagen (PSA-Anstieg nach Therapieabschluss bei mindestens 3 aufeinander folgenden Messungen) korreliert wesentlich nur mit dem Anteil an Tumorgewebe in den Stanzbiopsiezylindern und mit dem Verzicht auf die MRT beim Staging vor Strahlentherapie.

Als weitere Indikation zeichnet sich die *Lokalisation prostatakarzinomverdächtiger Areale* in der Prostata bei Patienten mit Verdacht auf Prostatakarzinom und vorangegangener Stanzbiopsie mit negativem Befund ab.

Wird die *MRT mit der MR-Spektroskopie kombiniert*, so liegt der positive Vorhersagewert für ein Prostatakarzinom in einem Sextanten der Prostata bei übereinstimmender Beurteilung in der MRT und MR-Spektroskopie bei über 90 %, der negative Vorhersagewert (Vorhersage tumorfreien Gewebes) bei entsprechender Übereinstimmung bei über 80 %.

Befundbeschreibung. Entsprechend der Gepflogenheit in der Urologie, die Prostata bei der TRUS-gesteuerten Stanzbiopsie nach Sextanten (rechte und linke Basis, Mitte und Apex) zu untersuchen, bietet sich dieses Raster auch für die Beschreibung der Lokalisation von prostatakarzinomverdächtigen Befunden in der MRT und ggf. der darauf aufbauenden MR-Spektroskopie an. Dabei sollte jedoch die Tumorausdehnung innerhalb des jeweiligen Sextanten mit beschrieben werden, um dem Urologen die Planung weiterer Biopsien zu erleichtern. Immerhin ist die Wahrscheinlichkeit, stanzbioptisch Tumorgewebe zu erfassen, dann als höher einzuschätzen, wenn der Tumor mehr Prostatagewebe umfasst. In axialen T2w Aufnahmen reicht die Prostatabasis vom Blasenboden bis zu der Schicht oberhalb der Schicht mit dem größten Transversaldurchmesser der Prostata, die Mitte von der Schicht mit dem größten Transversaldurchmesser der Prostata bis zu der Schicht mit der Mündung der Dd. ejaculatorii auf dem Verumontanum und die Apex von der Schicht darunter bis zum Diaphragma urogenitale bzw. dem M. sphincter externus urethrae.

— **MRT-Spezifisches** —

Zeichen des Prostatakarzinoms (Abb. 6.53, 6.56–6.58):

- in der MRT eine fokale, umschriebene Signalminderung in der sonst recht homogenen, signalreichen peripheren Zone der Prostata,
- in der MR-Spektroskopie ein Verhältnis der Flächenintegrale unter den Kennlinien von (Cholin + Kreatin)/Citrat von über 0,5 bei zuvor unbehandelter Prostata (Abb. 6.56).
- Zu beachten ist, dass das MRT-Zeichen der Signalminderung allein nicht spezifisch für das Prostatakarzi-

Abb. 6.56 a–d **Prostatakarzinom mit Kapselüberschreitung.**

a Prostatakarzinom in der peripheren Zone links (Pfeilspitzen) mit Kapselüberschreitung im Bereich des neurovaskulären Bündels (Pfeile).

b–d Die MR-Spektroskopie zeigt normales Stoffwechselmuster in der peripheren Zone rechts (**b** u. **c**) und prostatakarzinomtypisches Stoffwechselmuster in der peripheren Zone links (**b** u. **d**).

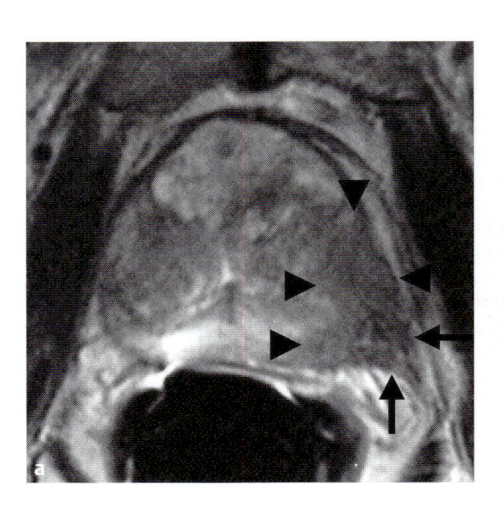

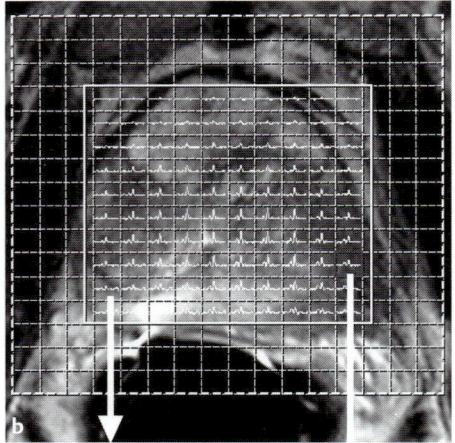

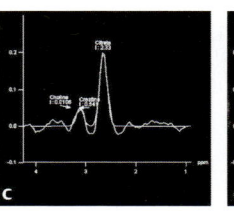

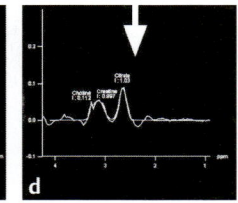

Männliches Becken

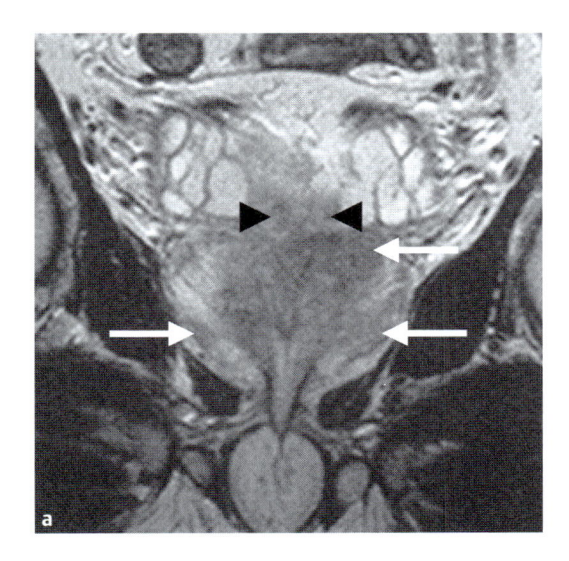

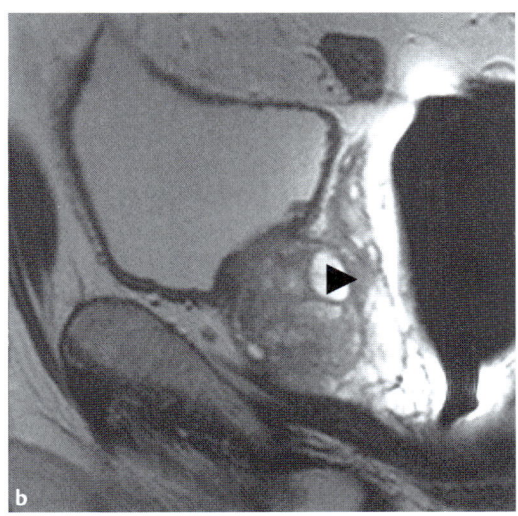

Abb. 6.57 a u. b **Multifokales Prostatakarzinom.** Prostatakarzinom (Pfeile) mit Ausdehnung auf die Ampullen des Ductus deferens beidseits über die Dd. ejaculatorii (Pfeilspitzen).

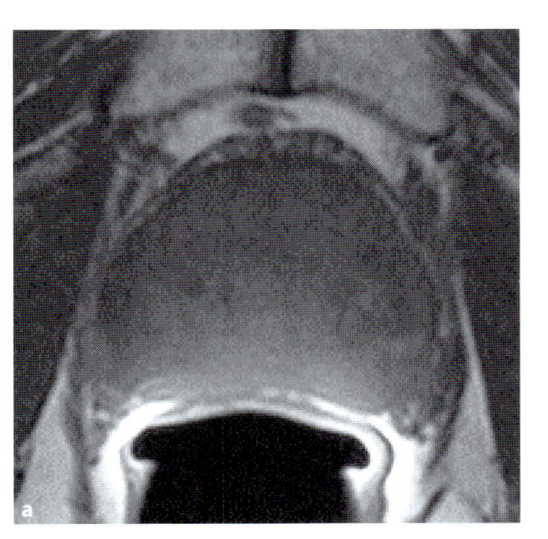

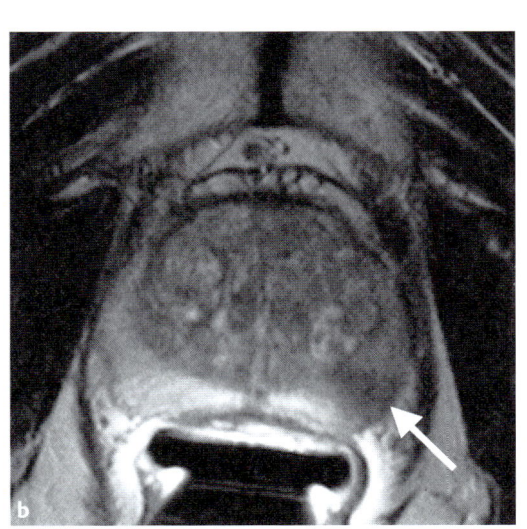

Abb. 6.58 a–d **Prostatakarzinom und Einblutung nach Stanzbiopsie.** T1w SE-Aufnahmen mit homogener mittlerer Signalintensität der Prostata (**a**) und mit Einblutung in die periphere Zone nach Stanzbiopsie (**c**). Zugehörige T2w TSE-Aufnahmen mit signalarmem Prostatakarzinom (Pfeil in **b**) bzw. mit eingebluteter peripherer Zone ohne sichere Beurteilbarkeit (Pfeile in **c** u. **d**).

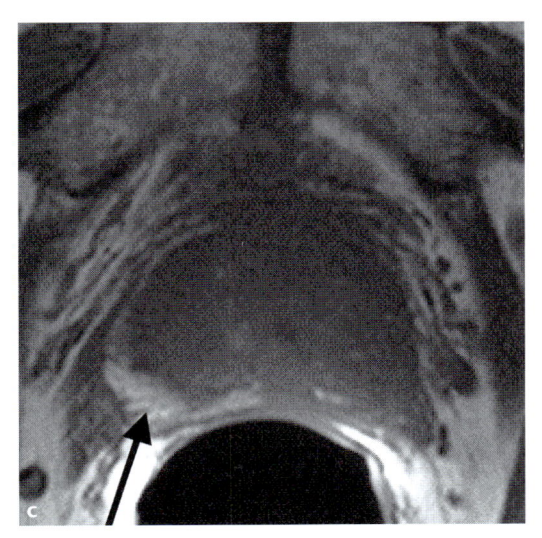

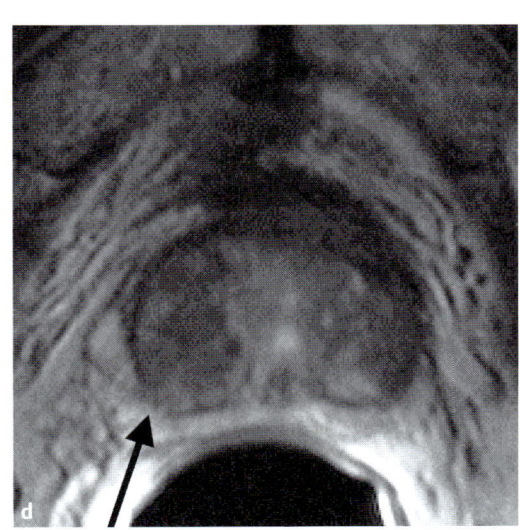

399

nom ist, sondern bei chronischer Prostatitis, Einblutungen, vorangehender Hormon- oder Strahlentherapie, Kryotherapie und Narbenbildungen ebenfalls auftreten kann.

Zeichen des kapselüberschreitenden Wachstums:
- fokale, unregelmäßige Vorwölbung der Prostatakapsel,
- Asymmetrie oder unmittelbarer Tumorbefall der neurovaskulären Bündel (Abb. 6.**56**),
- weichteilige Verlegung des rektoprostatischen Winkels.

Zeichen des Samenblasenbefalls:
- unmittelbare Tumorausdehnung von der Basis der Prostata auf die Wand bzw. auf das Lumen der benachbarten Samenblase,
- Tumorausdehnung aus der Prostata über den D. ejaculatorius auf die Ampulle des D. deferens und die Samenblase (Abb. 6.**57**),
- Samenblasenmetastase ohne unmittelbaren Kontakt zum Prostatakarzinom.
- Wesentlich ist jeweils das fokal umschriebene, niedrige Signal in axialen und koronaren T2w Aufnahmen in Abwesenheit von Zeichen der Einblutung. Die Treffgenauigkeit der MRT bei der Ausdehnung des Prostatakarzinoms auf die Samenblasen liegt bei ungefähr 90 %.

Seltene maligne Tumoren der Prostata und der Samenblasen. Seltene Tumoren von epithelialer und mesenchymaler Gewebeabstammung können mit Hilfe der MRT in ihrer Lage und Ausdehnung beschrieben werden.

Literatur

Beyersdorff, D., M. Taupitz, B. Winkelmann et al.: Patients with a history of elevated prostate-specific antigen levels and negative transrectal US-guided quadrant or sextant biopsy results: value of MR imaging. Radiology 702 (2002) 701–706

Coakley, F. V., A. Qayyum, J. Kurhanewicz: Magnetic resonance imaging and spectroscopic imaging of prostate cancer. J. Urol. 170 (2003) 69–76

Engelbrecht, M. R., G. J. Jager, R. J. Lahej et al.: Local staging of prostate cancer using magnetic resonance imaging: a meta-analysis. Eur. Radiol. 12 (2002) 2294–2302

Heuck, A., J. Scheidler, B. Sommer, A. Graser, U. G. Mueller-Lisse, J. Maßmann: MR-Tomographie des Prostatakarzinoms. Radiologe 43 (2003) 464–473

Hricak, H., G. C. Dooms, J. E. McNeal et al.: MR imaging of the prostate gland: normal anatomy. Am. J. Roentgenol. 148 (1987) 51–58

Hricak, H., D. White, D. B. Vigneron et al.: Carcinoma of the prostate gland: MR imaging with pelvic phased-array coils versus integrated endorectal-pelvic phased-array coils. Radiology 193 (1994) 703–709

Kiessling, F., M. Lichy, R. Grobholz et al.: Detektion von Prostatakarzinomen mit T1-gewichteter Kontrastmittelunterstützter dynamischer MRT. Radiologe 43 (2003) 474–480

Knowles, A., P. Piels, R. Oyen, P. van Hecke: Evaluation of high resolution diffusion weighted imaging in the prostate at 1.5 T and 3.0 T. Proceedings of the International Society for Magnetic Resonance in Medicine (ISMRM) (2002) 1899

Kubik-Huch, R. A., S. Hailemariam, B. Hamm: CT and MRI of the male genital tract: radiologic-pathologic correlation. Eur. Radiol. 9 (1999) 16–28

Kuroda, K., Y. Kaji, R. V. Mulkern, N. Takei, Y. Kitamura, M. Tamura, K. Sugimura: MR observations of prostate metabolites at 3 Tesla. Proceedings of the International Society for Magnetic Resonance in Medicine (ISMRM) (2002) 1921

McNeal, J. E.: Regional morphology and pathology of the prostate. Am. J. Clin. Pathol. 49 (1968) 347–357

Miller, K., L. Weißbach (Hrsg.): Leitlinien zur Diagnostik von Prostatakarzinomen der Deutschen Gesellschaft für Urologie. Urologe [A] 38 (1999) 388–401

Mirowitz, S. A., J. J. Brown, J. P. Heiken: Evaluation of the prostate and prostatic carcinoma with gadolinium-enhanced endorectal coil MR imaging. Radiology 186 (1993) 153–157

Mueller-Lisse, U. G., A. F. Heuck, P. Schneede et al. Postoperative MRI in patients undergoing interstitial laser coagulation thermotherapy of benign prostatic hyperplasia. J. Comput. Assist. Tomogr. 20 (1996) 273–278

Mueller-Lisse, U. G., M. Frimberger, P. Schneede et al. Perioperative prediction by MRI of prostate volume six to twelve months after laser-induced thermotherapy of benign prostatic hyperplasia. J. Magn. Reson. Imaging 13 (2001 a) 64–68

Mueller-Lisse, U. G., D. B. Vigneron, H. Hricak et al.: Localized prostate cancer: effect of hormone deprivation therapy measured by using combined three-dimensional 1 H MR spectroscopy and MR imaging: clinicopathologic case-controlled study. Radiology 221 (2001 b) 380–390

Mueller-Lisse, U. G., M. Scherr: 1 H-MR-Spektroskopie der Prostata: Ein Überblick. Radiologe 43 (2003) 481–488

Nicolas, V., J. Noldus, U. G. Mueller-Lisse, C. Heyer: Prostata. In: V. Nicolas, S. H. Heywang-Köbrunner (Hrsg.), J. Freyschmidt (Reihenhrsg.): Handbuch diagnostische Radiologie: Urogenitaltrakt, Retroperitoneum, Mamma. Springer, Berlin 2004; S. 162–192

Nickel, J. C.: Prostatitis and related conditions. In: P. C. Walsh, A. B. Retik, E. D. Vaughan, A. J. Wein (eds.): Campbell's Urology, 8th ed. Saunders, Philadelphia 2002; pp. 603–630

Schnall, M. D., H. M. Pollack: Magnetic resonance imaging of the prostate gland. Urol. Radiol. 12 (1990) 109–114

Scheidler, J., H. Hricak, D. B. Vigneron et al.: Prostate Cancer: localization with three-dimensional proton MR spectroscopic imaging – clinicopathologic study. Radiology 213 (1999) 473–480

Schiebler, M. L., M. D. Schnall, H. M. Pollack et al. Current role of MR imaging in the staging of adenocarcinoma of the prostate. Radiology 189 (1993) 339–352

Stamey, T. A., A. A. Villers, J. E. McNeal et al.: Positive surgical margins at radical prostatectomy: importance of the apical dissection. J. Urol. 143 (1990) 66–73

Vigneron, D., D. Xu, A. Chen, M. Swanson, J. Kurhanewicz: Diffusion tensor imaging of the prostate using single-shot fast spin echo. Proceedings of the International Society for Magnetic Resonance in Medicine (ISMRM) (2002) 457

Walsh, P. C.: Anatomic radical retropubic prostatectomy. In: P. C. Walsh, A. B. Retik, E. D. Vaughan, A. J. Wein (eds.): Campbell'acute]s Urology, 8th ed. Saunders, Philadelphia 2002; pp. 3107–3130

Hoden und Nebenhoden

C. Czipull und M. Asmussen

Untersuchungstechnik

Zur Untersuchung des *Skrotums* werden die Hoden hochgelagert und der Penis an der Bauchdecke fixiert. Zum Einsatz kommt üblicherweise eine *ringförmige Oberflächenspule*. Es werden T1w SE- oder TSE-Sequenzen in axialer und koronarer Orientierung und T2w/PDw TSE-Aufnahmen zumindest in koronarer Orientierung angefertigt. Dafür ist eine Schichtdicke von 3–5 mm zu wählen. Ein FOV von 16–18 cm (quadratisch) ist fast immer ausreichend. Die Matrix sollte mindestens 256×256 betragen. Eine sagittale Schichtführung bringt keine Vorteile, da die Kontaktfläche des Hodens zum Nebenhoden nicht erfasst wird und der Vergleich beider Hoden auf einer Schicht fehlt.

Zur Beurteilung der *Hodenperfusion* sowie zur Charakterisierung entzündlicher Veränderungen sollten T1w SE-/TSE-Aufnahmen nach Applikation eines paramagnetischen Kontrastmittels (niedermolekulare Gd-Chelate in einer Dosierung von 0,1 mmol/kg Körpergewicht) in axialer und koronarer Orientierung erstellt werden. Eine Fettsättigung ist aufgrund der geringen Fettgewebsanteile im Skrotum nicht erforderlich.

Bei der Suche *nichtdeszendierter Testes* wird der Patient in der *Body-Phased-Array-Spule* untersucht, da mit der Oberflächenspule lediglich hochskrotal, nicht aber abdominal gelegene Hoden erfasst werden können.

Anatomie

Die Wand des Skrotums besteht aus der fettlosen Haut und dem reichlich glatte Muskulatur enthaltenden subkutanen Bindegewebe (Tunica dartos). Im Skrotum weisen die Hoden eine längsovale Form auf. Die Nebenhoden sitzen den Hoden dorsomedial auf und bestehen aus Caput, Korpus und Kauda. Letztere geht nach dorsal in den Samenleiter über. Hoden und Nebenhoden haben einen doppelten Bauchfellüberzug (Lamina visceralis et parietalis der Tunica vaginalis testis). Zwischen beiden Blättern liegt das *Cavum scroti* als Abschnürung der Bauchhöhle. Der Hoden selbst ist von einer *fibrösen Kapsel (Tunica albuginea)* umgeben, am posterioren Aspekt des Hodens ziehen Teile der Tunica albuginea als Mediastinum testis in das Hodeninnere. Die *Samenkanälchen (Tubuli seminiferi)* bilden im Bereich des Mediastinums das *Rete testis*. Vom Rete testis verlaufen die *Ductuli efferentes* in den Nebenhodenkopf und vereinigen sich zum *Ductus epididymidis*, der den Körper des Nebenhodens bildet. Die Fortsetzung des Ductus epididymidis ist der *Ductus deferens* (Abb. 6.**59**).

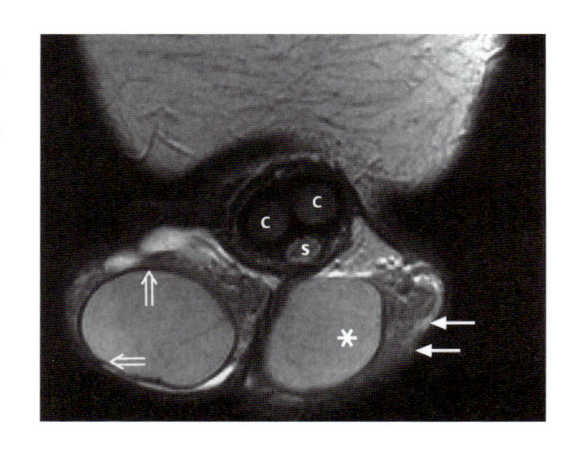

6 Becken

Abb. 6.59 **Normales Skrotum.** Die Hoden sind im koronaren T2w TSE-Bild homogen signalreich (Stern), umgeben von der signalarmen Tunica albuginea (offene Pfeile). Die anliegenden Nebenhoden (Pfeile) zeigen ein intermediäres Signal. Im Querschnitt ist der Penis mit Corpora cavernosa und Corpus spongiosum zu erkennen.
C Corpora cavernosa
S Corpus spongiosum

Benigne Erkrankungen

Trauma

Die Folgen direkter Gewalteinwirkung auf das Skrotum reichen von subkutanen Einblutungen über Hämtozelen bis zur Kontusion oder Ruptur des Hodens. Das Erscheinungsbild der Hämatozele hängt vom Alter der Blutung ab.

--- MRT-Spezifisches ---

- Eine *frische Einblutung* zeigt ein erhöhtes bis intermediäres Signal in der T1-Gewichtung und eine Signalanhebung in der T2-Gewichtung.
- Eine *chronische Hämatozele* zeigt in beiden Gewichtungen eine deutliche Signalanhebung. Die Kontusion des Hodens führt zu einer hämorrhagischen Imbibierung (Abb. 6.**60**).
- Die *Hodenruptur* kann in der T2-Gewichtung an der Unterbrechung der signalarmen Tunica albuginea mit begleitender Schädigung des Hodenparenchyms diagnostiziert werden.

Durchblutungsstörungen

Hodentorsion. Die Hodentorsion ist als Rotation des Hodens um die Längsachse des Samenstrangs definiert. Ätiologisch liegt meist eine unzureichende Fixierung des Hodens im Skrotum zugrunde.

Die akute Torsion wird klinisch und sonographisch diagnostiziert und ist in der Regel keine Indikation zur MRT. Bei unklarem Befund kann die MRT allerdings zur Klärung der Diagnose entscheidend beitragen. Die akute komplette Hodentorsion führt zumeist zu einer Größenzunahme des betroffenen Hodens, wobei dieser Befund nach 48–72 h nicht mehr nachweisbar ist und der betroffene Hoden dann eine im Vergleich zur gesunden Seite geringere Größe aufweist.

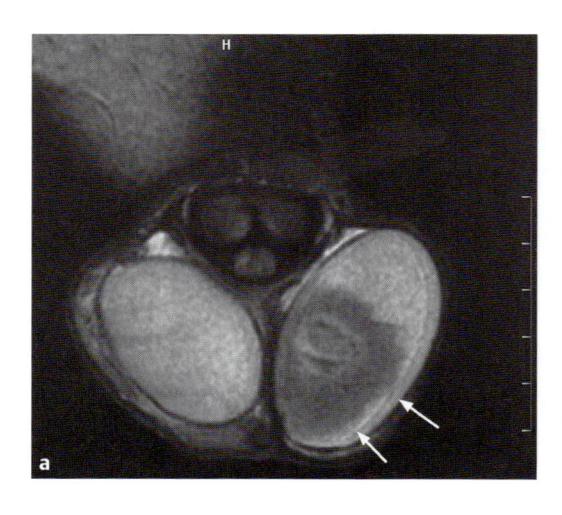

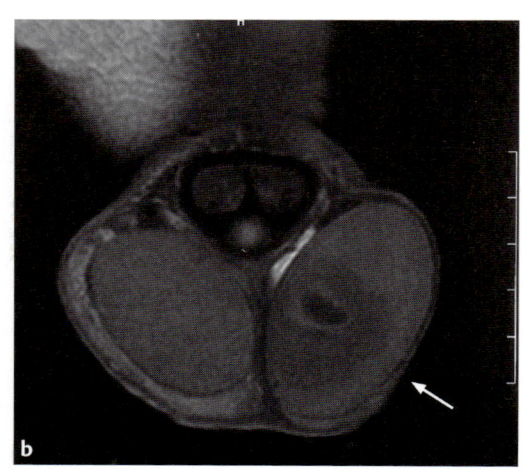

Abb. 6.60a u. b **Hodentrauma mit Einblutung in den linken Hoden.** Subakute Einblutung in den linken Hoden mit Blutabbauprodukten unterschiedlichen Alters.
a Im koronaren T2w TSE-Bild zeigt sich ein inhomogenes Signal (Pfeile).
b Im koronaren T1w TSE-Bild nach Kontrastmittelgabe zeigt sich ein intermediäres Signal (Pfeil).
Das umgebende Ödem ist in der T2-Gewichtung signalarm, im Bereich des Ödems findet sich eine verminderte Kontrastmittelaufnahme. Die Tunica albuginea ist intakt.

Männliches Becken

MRT-Spezifisches

- Der Hoden zeigt bei einer Hodentorsion zunächst sowohl im T1w als auch im T2w Bild eine normale Signalintensität. Eine diffus inhomogene Signalanhebung in der T2-Gewichtung wird vereinzelt beobachtet.
- Im T1w Bild nach Kontrastmittelapplikation ist bei der *kompletten Torsion* das fehlende Enhancement sowohl des Hodens als auch des Nebenhodens charakteristisch (Abb. 6.**61**).
- Bei einer *inkompletten Torsion* oder partiellen Retorquierung ist der betroffene Hoden inhomogen perfundiert. Es finden sich überwiegend streifige Areale ohne Enhancement. Der Nebenhoden ist meist regulär konfiguriert und perfundiert.

- Bei länger bestehender Ischämie (mehr als 4–6 h) können subakute Einblutungen in Hoden und Nebenhoden auftreten (hämorrhagische Transformation).
- Die sichtbare Torquierung des Samenstrangs (der sog. *Torsionsknoten*) gilt als pathognomonisch, ist aber nur bei 50–60% der Patienten nachweisbar. Begleitend kann ein *Whirlpool-Phänomen* zu beobachten sein, das an einer spiralförmigen, den Torsionsknoten umgebenden Struktur zu erkennen ist (Abb. 6.**61 d**).
- Ischämisch geschädigtes Hodenparenchym wird im Laufe von Wochen und Monaten *fibrotisch* umgebaut und es kommt zu einer deutlichen Volumenminderung des betroffenen Hodens. Im T2w Bild zeigt sich ein verkleinerter, streifig – bei kompletter Fibrosierung auch homogen – signalgeminderter Hoden.

> Der sog. Torsionsknoten, die sichtbare Torquierung des Samenstrangs, gilt als pathognomonisch für die Hodentorsion, ist aber nur bei 50–60% der betroffenen Patienten nachweisbar.

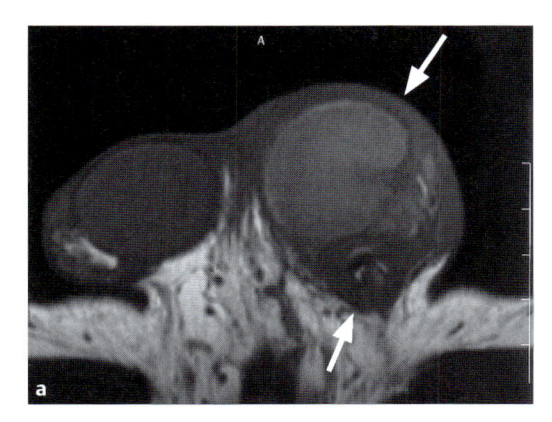

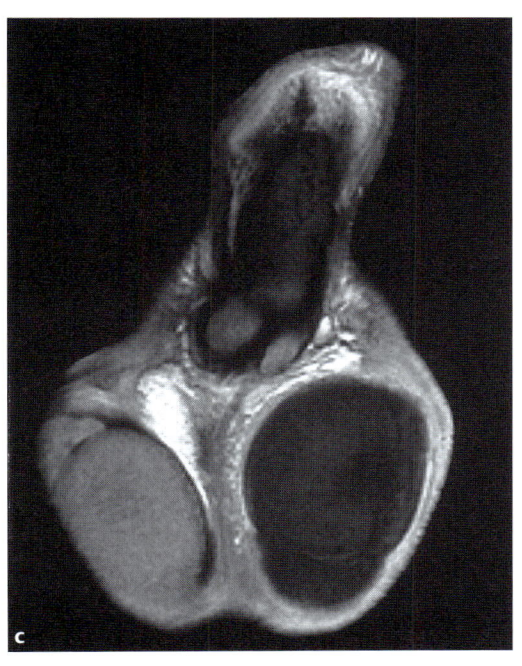

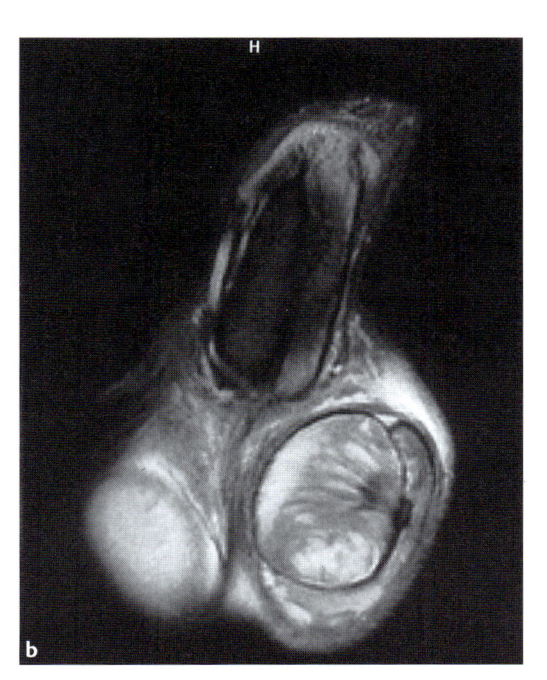

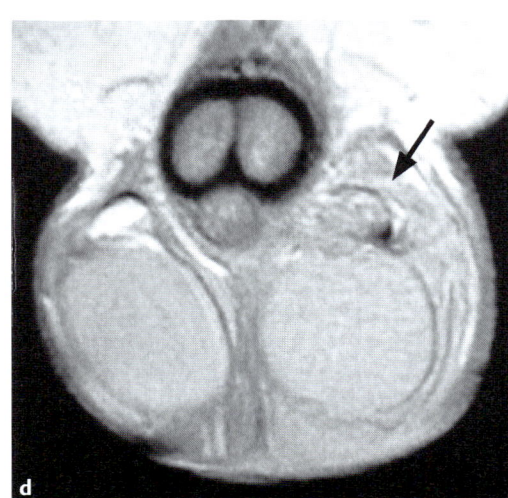

Abb. 6.61 a – d **Subakute Hodentorsion.**

a Das native T1w TSE-Bild zeigt einen vergrößerten linken Hoden (Pfeil). Aufgrund der hämorrhagischen Infarzierung ist das Signal im Vergleich zur rechten Seite angehoben. Angedeutet ist ein Torsionsknoten zu erkennen (offener Pfeil).

b Die koronare T2w TSE-Aufnahme zeigt einen vergrößerten Hoden und Nebenhoden, das Signal ist inhomogen und z. T. streifig, z. T. fleckig gemindert. Es findet sich keine Begleithydrozele, die Hodenhüllen sind nur gering verdickt.

c Nach der Kontrastmittelgabe dokumentiert das koronare T1w Bild einen kompletten Perfusionsausfall des linken Hodens sowie eine weitgehend fehlende Perfusion des Nebenhodens. Die Hodenhüllen nehmen nicht vermehrt Kontrastmittel auf.

d Das native PDw TSE-Bild zeigt einen torquierten linken Hoden. Am Ansatz des Samenstrangs ist ein sog. Torsionsknoten mit Whirlpool-Phänomen abgrenzbar (Pfeil).

Differenzialdiagnose. Die Differenzierung der subakuten oder partiellen Torsion gegenüber entzündlichen Veränderungen (Epididymitis/Orchitis) ist schwierig und im Einzelfall nicht möglich. Ein unauffälliger Nebenhoden sowie ein verkleinerter, signalgeminderter Hoden sprechen für das Vorliegen einer subakuten oder chronischen Torsion.

Nach iatrogener Verletzung der arteriellen oder venösen Gefäße im Verlauf des Samenstrangs (Leistenhernienoperation, Unterbindung des Ductus deferens, antegrade Varikozelenverödung) können Perfusionsstörungen des Hodens bis hin zur kompletten Nekrose auftreten.

Epididymitis und Orchitis

Die *akute Epididymitis* ist die häufigste entzündliche Erkrankung des Skrotums. Ätiologisch handelt es sich hier um eine deszendierende intrakanalikuläre Ausbreitung von Keimen bei Patienten mit urogenitalen Infektionen. Eine *Begleitorchitis* wird in bis zu 20% der Fälle beobachtet. Eine *isolierte Orchitis* ist selten und fast immer viraler Genese (Mumps). Bei ausgeprägten Befunden kann es zur Infarzierung des Hodens und/oder Nebenhodens kommen.

--- **MRT-Spezifisches** ---

- Bei der *akuten Epididymitis* zeigt die MRT einen vergrößerten und in der T2-Gewichtung inhomogen signalgeminderten Nebenhoden (Abb. 6.**62**). Entlang des Samenstrangs und um den Hoden sind vermehrt Gefäßanschnitte nachzuweisen. Häufig findet sich eine Begleithydrozele. Nach der Kontrastmittelgabe zeigt sich ein im Vergleich zur gesunden Seite deutlich vermehrtes Enhancement.
- Die *Begleitorchitis* fällt durch streifige oder flächige Signalminderungen in der T2-Gewichtung auf; der Hoden kann vergrößert sein. Das Kontrastmittelenhancement ist vermehrt und aufgrund des entzündlichen Ödems meist inhomogen. Diese Veränderungen betreffen das gesamte Hodenparenchym. Oft kann eine begleitende Verdickung der Skrotalhüllen und des Subkutangewebes, ebenfalls mit vermehrtem Enhancement nach Kontrastmittelgabe, beobachtet werden (Abb. 6.**63**).
- *Nekrosen oder Abszedierungen* fallen durch rundliche, in der T2-Gewichtung signalreiche Areale auf, in den kontrastmittelverstärkten T1w Bildern grenzen sich signalarme bis signalfreie Läsionen mit z.T. vermehrtem Randenhancement ab.

Differenzialdiagnose. Die Differenzialdiagnose zur subakuten bzw. inkompletten Torsion ist z.T. kritisch (s. oben), wobei der Nachweis einer vermehrten Vaskularisierung für das Vorliegen einer Epididymitis mit Begleitorchitis spricht. Bei isoliert den Hoden betreffenden Veränderungen ist Vorsicht geboten, um nicht einen Tumor zu übersehen. Der Nachweis normalen Hodenparenchyms neben der Läsion macht eine entzündliche Genese der Veränderungen unwahrscheinlich, ein sicheres MR-morphologisches Unterscheidungskriterium gibt es jedoch nicht.

Skrotale Flüssigkeitsansammlungen

Hydrozele. Die Hydrozele (Abb. 6.**62**) ist eine Ansammlung seröser Flüssigkeit zwischen viszeraler und parietaler Tunica vaginalis. Die Hydrozele kann idiopathisch auftreten, meist wird sie jedoch begleitend bei anderen Erkrankungen (z.B. Epididymitis, Trauma, Tumor) des Hodens beobachtet.

--- **MRT-Spezifisches** ---

- Als Flüssigkeitsansammlung imponiert die Hydrozele signalarm im T1w Bild und signalreich im T2w Bild.
- Die Hydrozele kann septiert sein und bei chronischem Verlauf eine asymmetrische Wandverdickung aufweisen.

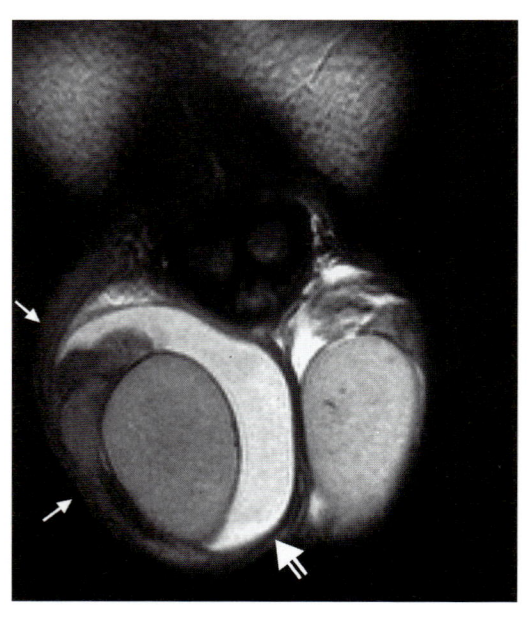

Abb. 6.62 **Epididymitis.** Die koronare T2w TSE-Aufnahme zeigt einen vergrößerten, zentral etwas inhomogen strukturierten rechten Nebenhoden (Pfeile) mit Begleithydrozele (offener Pfeil). Das Signal des Hodens ist normal.

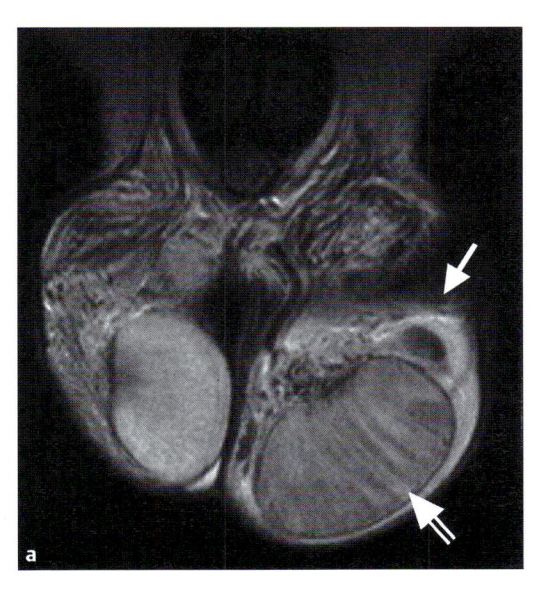

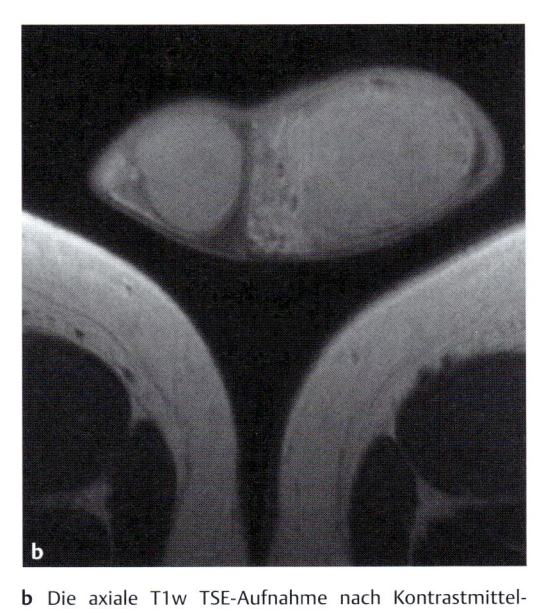

Abb. 6.63 a u. b **Schwere Epididymitis mit Begleitorchitis.**

a Im koronaren T2w TSE-Bild erkennt man den vergrößerten Nebenhodenkopf mit inhomogener Binnenstruktur (Pfeil), der Hoden ist ebenfalls vergrößert und zeigt eine streifige Signalminderung (offener Pfeil). Es findet sich nur eine geringe Begleithydrozele.

b Die axiale T1w TSE-Aufnahme nach Kontrastmittelgabe verdeutlicht die vermehrte streifige Kontrastmittelaufnahme des linken Hodens als Zeichen der Orchitis. Das gesamte Hodenparenchym ist betroffen.
Beide Aufnahmen zeigen vermehrte Gefäßanschnitte im Bereich des Samenstrangs und des Hodens.

Benigne skrotale Raumforderungen

Benigne Tumoren. Benigne Raumforderungen der Hoden machen nur 3–4% aller Hodentumoren aus. Zu ihnen zählen:
- Leydig- und Sertoli-Zelltumoren,
- Bindegewebstumoren,
- benigne Epidermoidzysten (oft als Zufallsbefund zu beobachten).

Spermatozele. Die Spermatozele ist eine Retentionszyste der kleinen Tubuli im Nebenhoden und zumeist im Nebenhodenkopf lokalisiert. Sie kann ein- oder beidseitig, uni- oder multilokulär auftreten. Das Erscheinungsbild in der MRT ist variabel und vom Proteingehalt der Zyste abhängig.

Varikozele. Die Varikozele, eine Dilatation der V. testicularis, kann als idiopathische oder als sekundäre Form bei Kompression der V. spermatica auftreten. MR-tomographisch imponieren multiple gewundene Gefäßanschnitte im Bereich des Nebenhodenkopfes und des Samenstrangs, das Signal ist abhängig von der Flussgeschwindigkeit in den dilatierten Gefäßen.

Maldescensus testis

Der *nichtdeszendierte Hoden* (Abb. 6.**64**) ist die häufigste urogenitale Anomalie. Er kann hochskrotal (im Verlauf des Samenstrangs, meist in unmittelbarer Nachbarschaft zum äußeren Leistenring), im Leistenkanal oder intraabdominal liegen. *Ektope Hoden* finden sich am häufigsten außerhalb der Deszensusbahn kranial des äußeren Leistenrings auf der Faszie des M. obliquus externus abdominis.

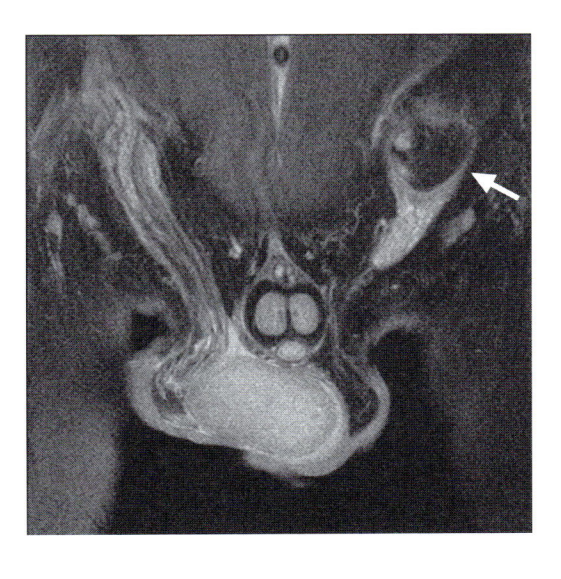

Abb. 6.64 **Atropher Leistenhoden links.** Deutlich verkleinerter linker Hoden, dystop am äußeren Leistenring links gelegen. Die koronare T1w TSE-Aufnahme nach Applikation von Kontrastmittel mit spektraler Fettsättigung zeigt ein vollständig fehlendes Enhancement (Pfeil).

> Die MRT eignet sich hervorragend zur Darstellung nichtdeszendierter Hoden, die hochskrotal oder im Leistenkanal liegen.

Die MRT eignet sich hervorragend zur Darstellung der beiden erstgenannten Fehllagen, sie ist weniger genau bei der Lokalisation hochabdominal oder ektop liegender Hoden.

Komplikationen. Nichtdeszendierte Hoden haben eine hohe Inzidenz an Komplikationen: Infertilität, maligne Entartung, Hodentorsion und Leistenhernie bei persistierendem Processus vaginalis peritonei. Etwa 10% der Hodentumoren sind mit einem nichtdeszendierten Hoden assoziiert. Wegen der Möglichkeit eines spontanen Deszensus wird die Orchipexie erst nach dem ersten Lebensjahr durchgeführt.

— MRT-Spezifisches —

- Das Auffinden der nichtdeszendierten Hoden gelingt in der Regel am besten auf *koronaren Bildern*. Bei möglicher hochabdominaler Lage empfiehlt sich eine Ausdehnung der Untersuchung bis zu den Unterpolen der Nieren.
- Der nichtdeszendierte Hoden stellt sich als ovaläre, in der T2-Gewichtung signalreiche Struktur dar, bei hochskrotal oder im Leistenkanal gelegenen Hoden sind oft auch Anteile des Nebenhodens abgrenzbar. Intraabdominal gelegene Hoden haben meist eine rundere Form.
- Ist der nichtdeszendierte Hoden *atrophiert*, zeigt die T2-Gewichtung eine Gewebsformation mittlerer bis geringer Signalintensität, die Abgrenzung gegenüber z. B. inguinalen Lymphknoten ist dann deutlich erschwert. Nach Kontrastmittelgabe weist der atrophierte Hoden ein deutlich vermindertes bzw. fehlendes Enhancement auf (Abb. 6.**65**).

Maligne Tumoren

Keimzelltumoren. Der Großteil maligner Hodentumoren sind Keimzelltumoren:
- Seminome (38%),
- Embryonalzellkarzinome (32%),
- Teratome (26%),
- Chorionkarzinome (2%).

Es können mehrere histologische Entitäten nebeneinander vorkommen.

Maligne Tumoren anderen Ursprungs.
Dies sind:
- Lymphome,
- Infiltrate bei akuter lymphatischer Leukämie,
- Metastasen (malignes Melanom, Prostata-, Bronchial-, Nierenzellkarzinom).

— MRT-Spezifisches —

- *Seminome* wachsen invasiv und nehmen meist den gesamten Hoden ein. Zwischen dem Tumor und der Tunica albuginea ist zumeist nur noch ein schmaler Saum gesunden Gewebes abzugrenzen. In der T2-Gewichtung ist der Großteil der Seminome durch eine mehr oder weniger homogene Signalminderung charakterisiert, in T1w Aufnahmen sind die Tumoren von gesundem Hodenparenchym kaum zu differenzieren, sie zeigen jedoch ein inhomogenes, vermindertes Kontrastmittelenhancement, oft mit einzelnen Septen (Abb. 6.**66**).
- *Embryonalzellkarzinome* und *Teratome* imponieren nodulär-expansiv. In T1w Aufnahmen sind die Tumoren im Vergleich zum gesunden Hodenparenchym oft signalärmer. Sie zeigen ein deutlich inhomogenes, vermindertes Kontrastmittelenhancement. Auch in der

Abb. 6.65 a u. b **Posttraumatische Hodenatrophie.**
a In der koronaren T2w TSE-Aufnahme kommt der rechte Hoden im Vergleich zur Gegenseite deutlich kleiner und signalgemindert zur Darstellung (Pfeil).
b Nach Kontrastmittelgabe (T1w axial) findet sich im rechten Hoden lediglich eine residuelle fleckförmige Perfusion (Pfeil). Homogene Perfusion des linken gesunden Hodens.

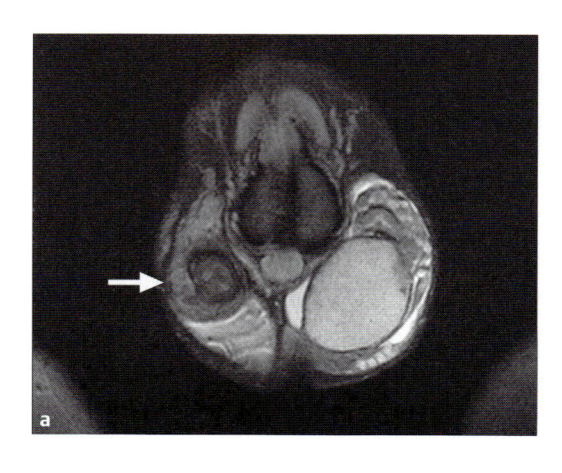

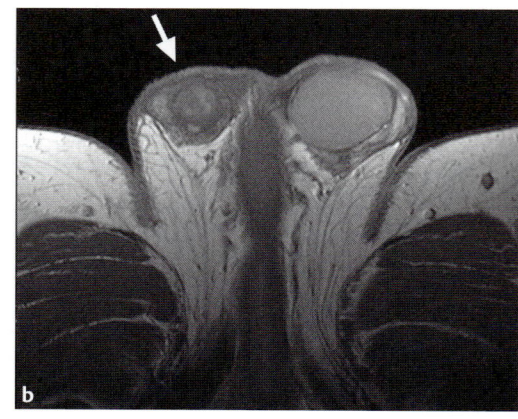

Männliches Becken

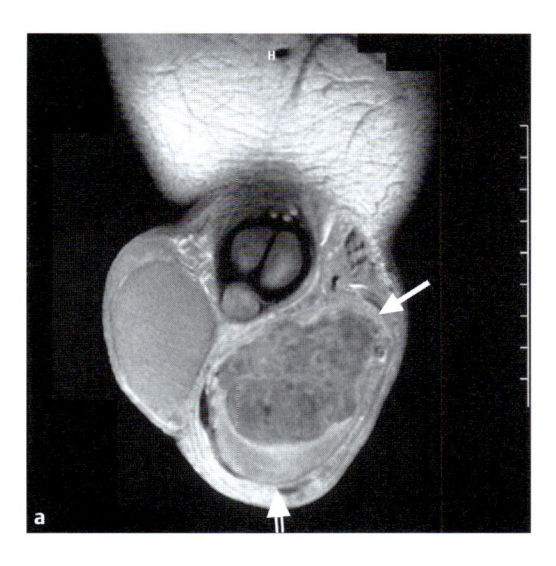

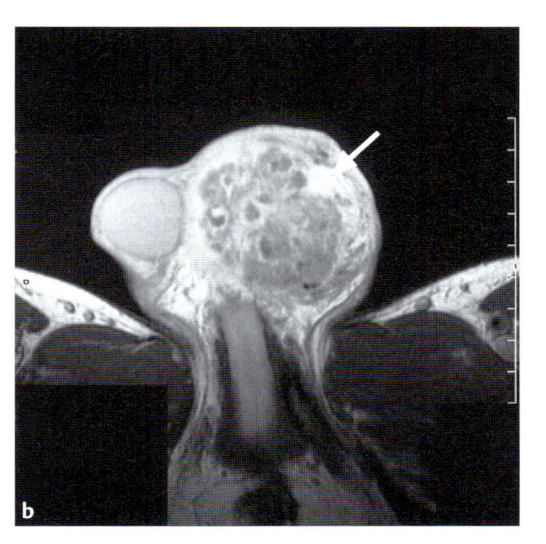

Abb. 6.66 a u. b **Seminom.** Koronare (**a**) und axiale (**b**) T1w Aufnahmen nach Kontrastmittelgabe. Im linken vergrößerten Hoden zeigt sich eine ausgedehnte Raumforderung mit einer inhomogen verminderten Kontrastmittelaufnahme (Pfeil). Nur noch ein schmaler Saum normalen Hodengewebes ist kaudal abgrenzbar (offener Pfeil). Kranial, medial und lateral werden die Organgrenzen überschritten, und die Tunica albuginea ist nicht mehr zu erkennen (**a**).

T2-Gewichtung zeigt ein Großteil der nichtseminomatösen Hodentumoren eine inhomogene Signalminderung, wobei auch Läsionen ohne Signalunterschied zum umgebenden Hodenparenchym beobachtet werden (Abb. 6.**67**). Oft ist eine signalarme Berandung nachweisbar, wobei der Nachweis dieser Begrenzung mit dem histologischen Nachweis einer Tumorkapsel korreliert.

- *Lymphome* zeigen eine diffuse Infiltration des Hodens, fast immer auch des Nebenhodens (Abb. 6.**68**). Bei beidseitigem Befall ist die Diagnose erschwert, da der Vergleich zum gesunden Hoden fehlt.

Obwohl die MRT eine hohe Sensitivität bzgl. des Läsionsnachweises besitzt, ist sie nicht gewebespezifisch und bietet keine sichere Möglichkeit der histologischen Klassifizierung. Auch die Genauigkeit des lokalen Tumorstagings ist mit 60–65 % enttäuschend, sodass die MRT hier die anfänglichen Erwartungen nicht erfüllen konnte.

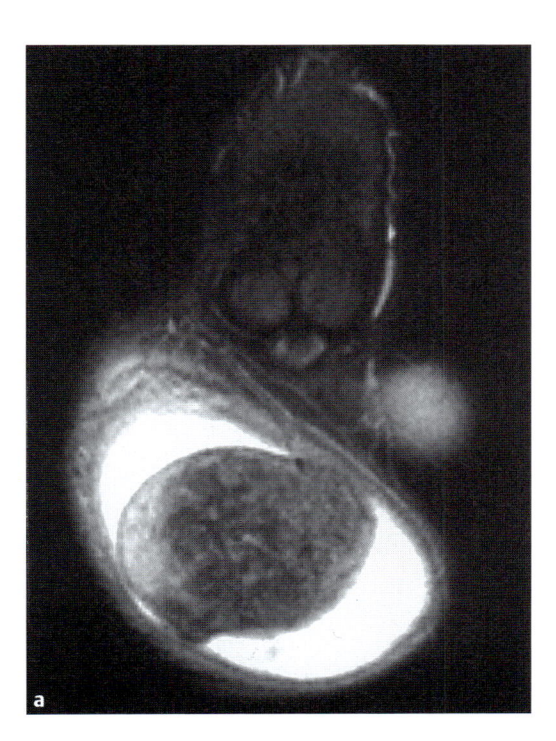

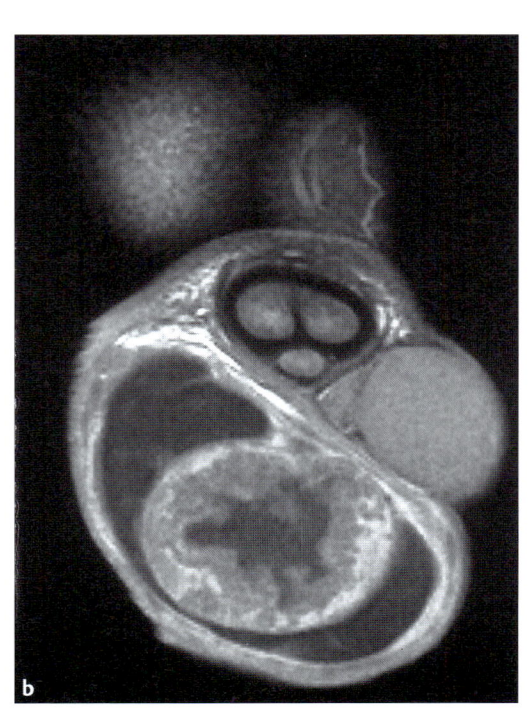

Abb. 6.67 a u. b **Embryonalzellkarzinom.** Deutliche Auftreibung des rechten Hodens durch eine nahezu den gesamten Hoden einnehmende, inhomogene, schlecht abgrenzbare Raumforderung sowohl in der koronaren T2w TSE-Aufnahme (**a**) als auch in der entsprechenden T1w TSE-Aufnahme nach Kontrastmittelgabe (**b**) mit deutlicher Begleithydrozele. Es zeigt sich eine histologisch bestätigte Unterbrechung der Tunica albuginea an der kaudalen Zirkumferenz (**a**).

Abb. 6.68 **Infiltration bei Burkitt-Lymphom.** Massive Vergrößerung des linken Hodens und Nebenhodens bei diffuser Infiltration. Im Vergleich zum rechten Hoden ist der infiltrierte Hoden im koronaren T2w TSE-Bild deutlich signalgemindert.

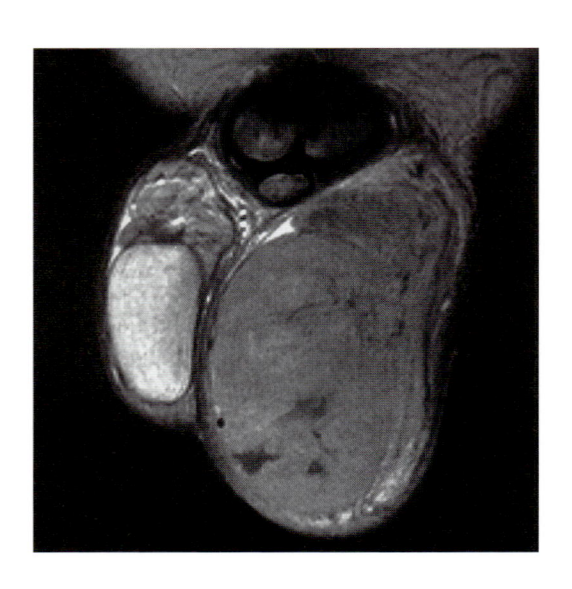

Penis

M. Asmussen und C. Czipull

Untersuchungstechnik

Die Patientenlagerung sowie die Spulenwahl entsprechen dem Vorgehen bei der Untersuchung des Skrotums. Dabei ist darauf zu achten, dass die Spule mehr auf den Penis zentriert wird. Es werden T1w SE- oder TSE-Sequenzen und T2w/PDw TSE-Aufnahmen in axialer und sagittaler Orientierung angefertigt. Die Matrix beträgt mindestens 256 × 256. Ein FOV von 16–18 cm (quadratisch) ist fast immer ausreichend. Die Schichtdicke sollte mit 3–5 mm gewählt werden. T1w Aufnahmen nach Applikation von 0,1 mmol/kg Körpergewicht niedermolekularer Gd-Chelate bringen insbesondere bei einer Tumorausbreitung im Bereich der Penisbasis bzw. des Diaphragma urogenitale Vorteile gegenüber T2w Sequenzen (unter Verwendung einer spektralen Fettsättigung).

Anatomie

Das *Corpus cavernosum* entspringt mit den paarigen Crura von den unteren Schambeinästen. Diese vereinigen sich vor der Symphyse und sind im weiteren Verlauf durch eine bindegewebige Scheidewand unvollständig getrennt. Umschlossen wird das Corpus cavernosum durch die *Tunica albuginea*, eine ca 1 mm dicke, bindegewebige Hülle. An der Unterseite des Penis liegt das *Corpus spongiosum*, wobei der Bulbus dem Diaphragma urogenitale aufliegt und die *Glans penis* die Spitze des Glieds bildet. Im Corpus spongiosum eingebettet liegt die *Harnröhre*. Die *Schwellkörper* werden von fettlosem subkutanem Bindegewebe umgeben (Abb. 6.**69**).

Männliches Becken

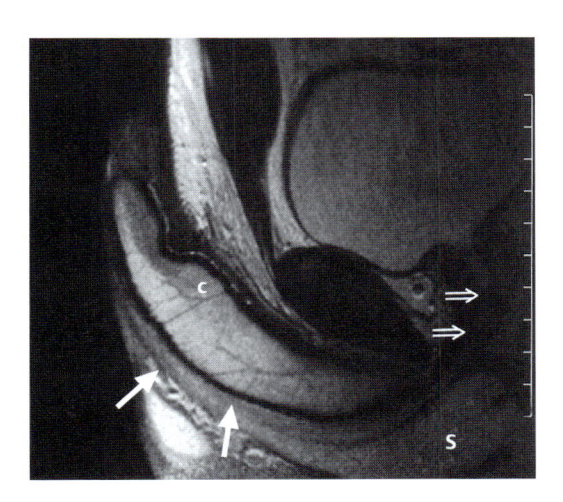

Abb. 6.69 **Normaler Penis.** In der sagittalen T2w TSE-Aufnahme ist das signalreiche Corpus cavernosum von der signalarmen Tunica albuginea (geschlossene Pfeile) umgeben. Die Urethra (offene Pfeile) verläuft im ebenfalls signalreichen Corpus spongiosum.
C Corpus cavernosum
S Corpus spongiosum

Benigne Erkrankungen

Trauma

Direkte Traumen, meist bei erigiertem Penis, können zu subkutanen Hämatomen im Bereich des Penisschafts oder der Glans penis führen. Die *Ruptur des Corpus cavernosum* oder „Penisfraktur" ist selten. Ursache ist immer ein direktes Trauma mit abnormer Beugung des erigierten Penis. Die Verletzung tritt überwiegend einseitig und meist an der Penisbasis auf, da die Corpora cavernosa hier durch das Lig. suspensorium penis teilweise fixiert sind.

— **MRT-Spezifisches** —

- Die *Ruptur der Tunica albuginea* ist durch eine Unterbrechung der signalarmen Begrenzung der Schwellkörper in T2w Bildern charakterisiert. Die begleitende Verletzung des Corpus cavernosum kann sowohl in T2w als auch in T1w Aufnahmen nach Kontrastmittelgabe als unscharf begrenztes, signalgemindertes Areal diagnostiziert werden (Abb. 6.**70**).
- Das umgebende Hämatom stellt sich in der Akutphase intermediär in den T1w Bildern und signalreich in den T2w Bildern dar (Abb. 6.**71**).

Entzündliche Erkrankungen

Induratio penis plastica. Die Induratio penis plastica ist eine entzündliche Erkrankung unklarer Ätiologie, die die Tunica albuginea sowie in unterschiedlichem Ausmaß auch die Corpora cavernosa befällt.

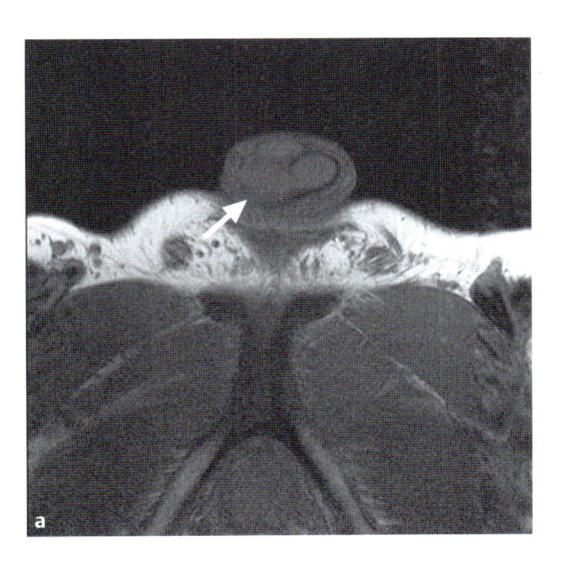

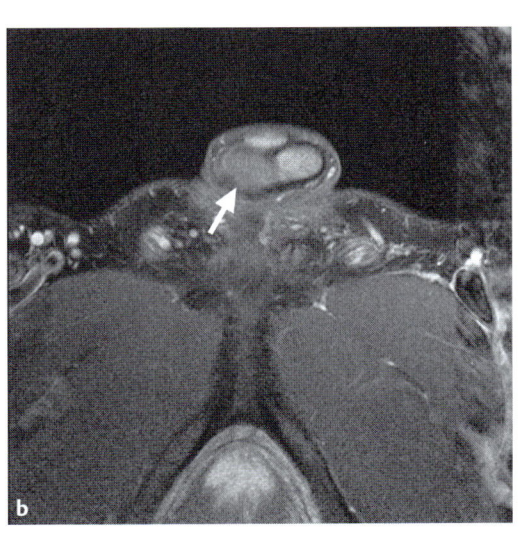

Abb. 6.70 a u. b **Penisfraktur.**
a Bereits in der axialen T1w TSE-Aufnahme ist die Unterbrechung der Tunica albuginea in Umgebung des rechten Corpus cavernosum zu erkennen (Pfeil).
b In der axialen T1w TSE-Aufnahme nach Kontrastmittelgabe mit spektraler Fettsättigung kommt das begleitend verletzte Corpus cavernosum unscharf begrenzt und signalgemindert zur Darstellung (Pfeil).

Abb. 6.71 a u. b **Hämatom des Penisschafts.**
a Im axialen T1w TSE-Bild ist das isointense Hämatom lediglich an der asymmetrischen Weichteilverdickung zu erkennen (Pfeil).
b Im axialen T2w Bild zeigt die subakute Einblutung ein inhomogenes, im Vergleich zum Subkutangewebe vermindertes Signal. Die Tunica albuginea ist intakt (Pfeile).

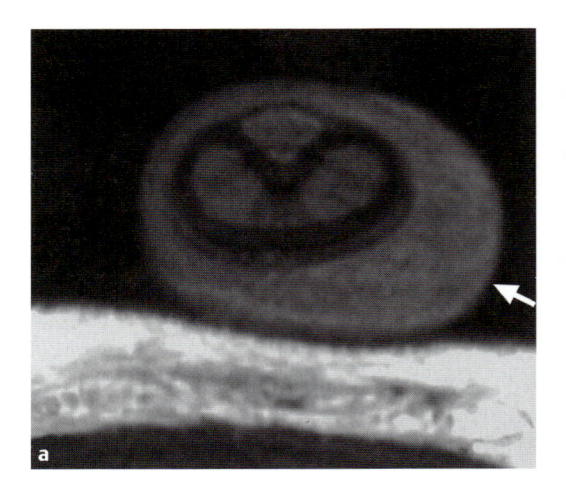

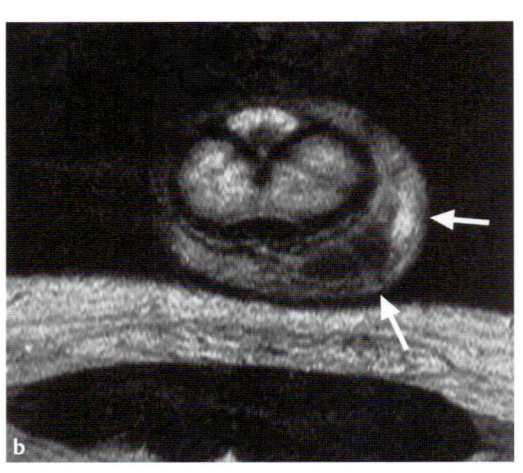

Das normale elastische Bindegewebe wird durch fibröses oder hyalines Narbengewebe ersetzt.

— MRT-Spezifisches —

- In der T1-Gewichtung fällt lediglich eine asymmetrische Verdickung der Tunica auf, in der T2-Gewichtung zeigen die Plaques eine deutlich geringere Signalintensität als die angrenzende Tunica albuginea.
- Die Plaques können im akuten Schub eine vermehrte Kontrastmittelaufnahme aufweisen (Abb. 6.**72**).

Fibrose der Schwellkörper. Die Fibrose der Schwellkörper ist eine bekannte Komplikation des prolongierten Priapismus sowie intrakavernöser Injektionen. Auch bei Bindegewebserkrankungen wie dem Lupus erythematosus wird die Schwellkörperfibrose beschrieben.

— MRT-Spezifisches —

- Die Signalintensität fibrosierter Areale variiert in nativen T1w Bildern, sie zeigen keine Kontrastmittelaufnahme.
- In T2w Bildern stellen sich fibrosierte Areale als scharf berandete Herde niederer Signalintensität dar.

Abszess in der Dammregion. Einem Abszess in der Dammregion können unterschiedlichste Ursachen, wie beispielsweise auch ein Morbus Crohn, zugrunde liegen.

— MRT-Spezifisches —

- In der nativen T1w Sequenz kommt der Abszess signalhypointens zur Darstellung, während er in den T2w Aufnahmen ein intermediäres oder hyperintenses Signalverhalten aufweist.
- Nach Kontrastmittelgabe findet sich ein charakteristisches randständiges Enhancement (Abb. 6.**73**).

Abb. 6.72 a u. b **Akuter Schub einer Induratio penis plastica.**
a Die sagittale T1w TSE-Aufnahme zeigt eine aufgelockerte und verdickte Tunica albuginea (Pfeile).
b Im axialen T1w Bild nach Kontrastmittelgabe kommt es in dem Plaque zu einem deutlichen Enhancement als Zeichen eines akuten Schubs (Pfeil).

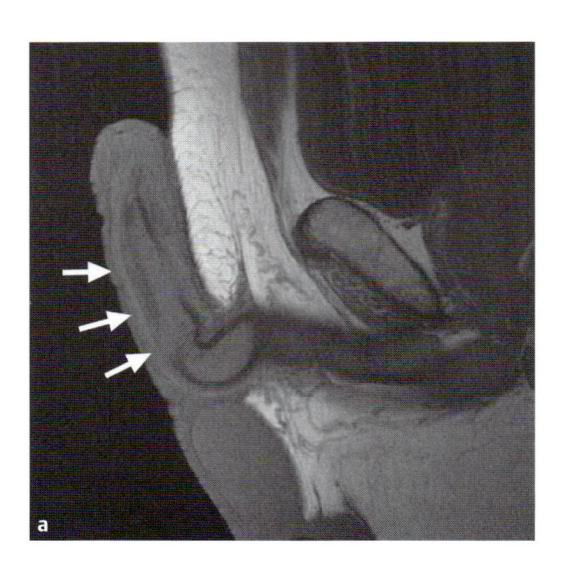

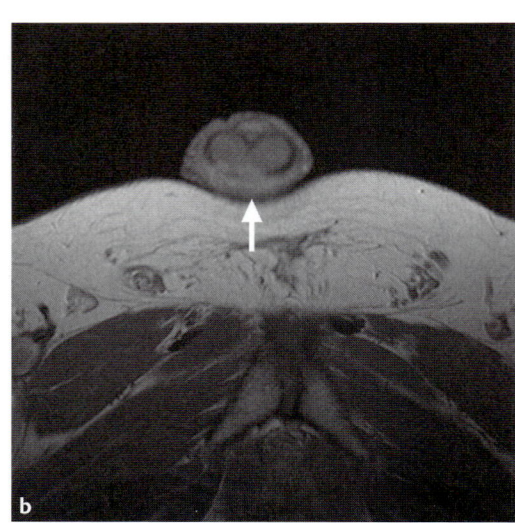

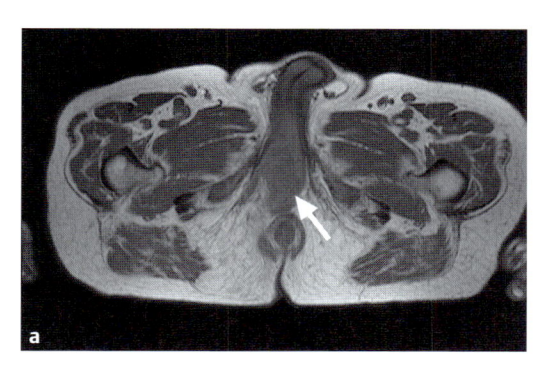

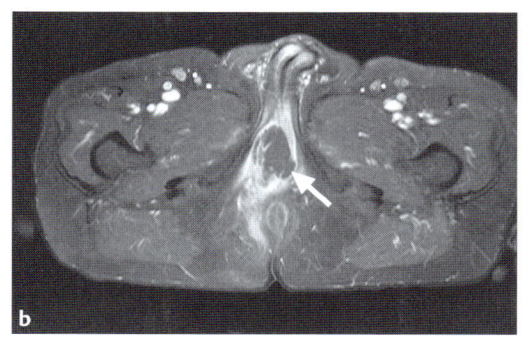

Abb. 6.73 a u. b **Abszess in der Dammregion.**
a In der axialen T1w TSE-Aufnahme sieht man ein signalhypointenses Areal an der Penisbasis (Pfeil).
b Nach Kontrastmittelgabe ist im axialen T1w Bild mit spektraler Fettsättigung eine randständige Kontrastmittelaufnahme nachweisbar. Einzelne Septen durchziehen den Abszess (Pfeil).

Maligne Tumoren

Das *Peniskarzinom* ist eine seltene Erkrankung mit einer Inzidenz von 2–5 % aller urogenitalen Tumoren. Der Tumor fällt in der Regel als Raumforderung oder Ulkus an der Glans oder dem Präputium auf. Histologisch handelt es sich in über 95 % der Fälle um Plattenepithelkarzinome.

Karzinome der männlichen Urethra sind sehr selten, auch hier handelt es sich in der Mehrzahl der Fälle um Plattenepithelkarzinome. Die Ausbreitung erfolgt primär in das angrenzende periurethrale Gewebe und in das Corpus spongiosum (Abb. 6.74).

Metastasen im Penis sind ausgesprochen selten (ca. 200 Fälle in der Literatur). Sie stammen fast immer von Tumoren des Urogenitaltrakts (Abb. 6.75); beschrieben sind auch leukämische und lymphatische Infiltrate.

— **MRT-Spezifisches** —

- Obwohl Penis- und Urethrakarzinome unterschiedliche Entitäten darstellen, bieten sie nach Infiltration der umliegenden anatomischen Strukturen MR-tomographisch das gleiche Bild.
- In der T1-Gewichtung zeigt sich meist eine etwas geringere Signalintensität im Vergleich zum angrenzenden Schwellkörper, in der T2-Gewichtung weisen die Tumoren unabhängig vom histologischen Typ eine geringe Signalintensität auf.
- Tumoren der Urethra gehen oft mit einer ausgeprägten entzündlichen Begleitreaktion, z. T. mit Abszedie-

Die klinisch bedeutsame Tumorausbreitung über die Penisbasis bzw. das Diaphragma urogenitale kann auf kontrastmittelverstärkten, fettgesättigte T1w Bildern besser beurteilbar sein als auf T2w Aufnahmen.

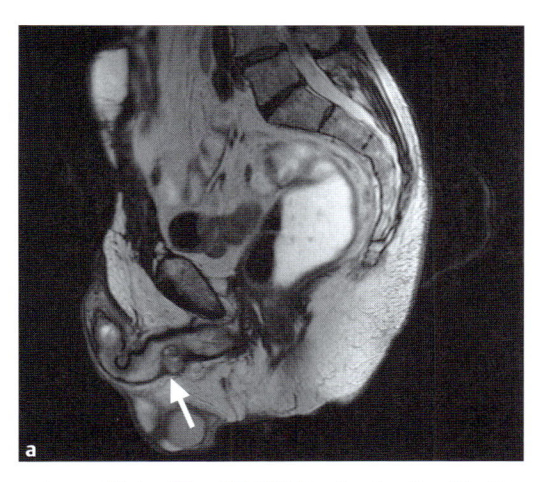

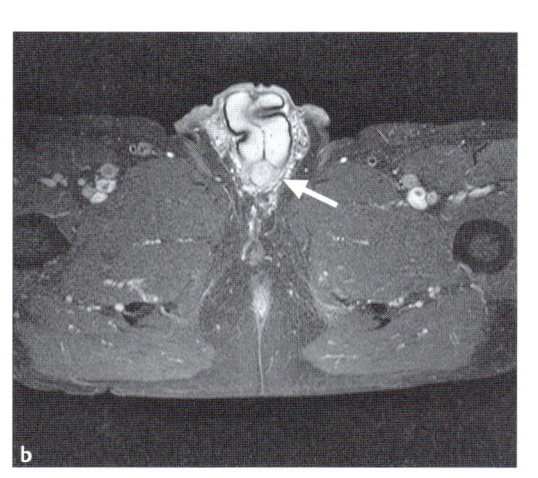

Abb. 6.74 a u. b **Lokalrezidiv eines Urothelkarzinoms.**

a Im sagittalen T2w TSE-Bild ist eine knotige Struktur mit einer inhomogenen, überwiegend verminderten Signalintensität an der Penisbasis nachweisbar (Pfeil). Zusätzlich Nachweis eines postoperativen Flüssigkeitsverhalts an der Penisspitze.

b Nach Kontrastmittelgabe ist im axialen T1w Bild mit spektraler Fettsättigung ein deutliches Enhancement der knotigen Struktur an der Penisbasis nachweisbar, die einem Rezidiv des Urothelkarzinoms entspricht (Pfeil).

rungen, einher. Die Tumorausbreitung in den Schwellkörpern kann anhand des geringen T2-Signals gut beurteilt werden. Die Tumorausbreitung über die Penisbasis bzw. das Diaphragma urogenitale ist klinisch bedeutsam (Therapie Radiatio gegenüber Resektion), hier können kontrastmittelverstärkte, fettgesättigte T1w Sequenzen Vorteile gegenüber T2w Sequenzen bringen.

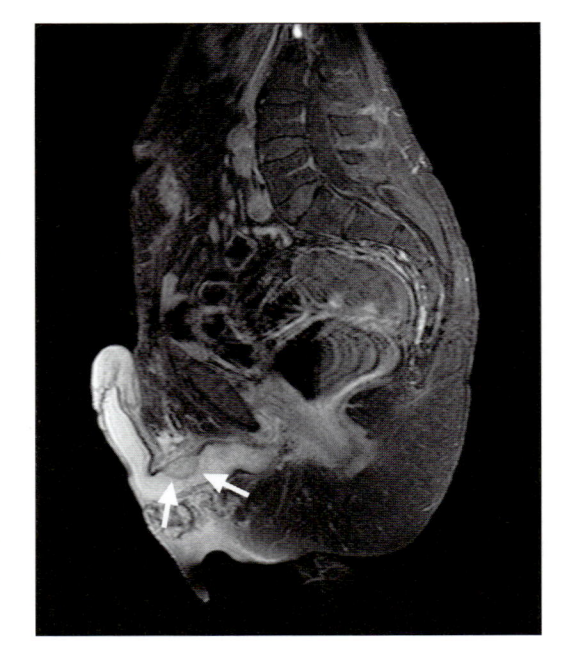

Abb. 6.75 **Penismetastase.** Die sagittale T1w TSE-Aufnahme nach Kontrastmittelgabe zeigt eine im Vergleich zum umgebenden Gewebe hypointense Raumforderung im Corpus cavernosum (Pfeile). Hierbei handelt es sich um eine Metastase eines Urothelkarzinoms der Harnblase.

Literatur

Choi, M. H., B. Kim et al.: MR imaging of acute penile fracture. Radiographics 20 (2000) 1397–1405

Hajek, P. C. H.: Magnetische Resonanztomographie (MRT) des Scrotum – erste Ergebnisse und Vergleich mit der Sonographie, Teil I. Radiologe 27 (1987) 522–528

Hajek, P. C. H.: Magnetische Resonanztomographie (MRT) des Scrotum – erste Ergebnisse und Vergleich mit der Sonographie, Teil II. Radiologe 27 (1987) 529–536

Hricak, H., B. Carrington: MRI of the Pelvis. A Text Atlas. Deutscher Ärzteverlag, Köln 1991; S. 345–415

Hricak, H. et al.: Imaging of the Scrotum. Textbook and Atlas. Raven Press, New York 1995

Johnson, J. O., R. F. Mattrey, J. Phillipson: Differentiation of seminomatous from nonseminomatous testicular tumors with MR imaging. Amer. J. Roentgenol. 154 (1990) 539–543

Just, M., S. Melchior, P. Grebe et al.: MR-Tomographie bei Hodenprozessen. Bedeutung Gd-DTPA-verstärkter Sequenzen im Vergleich zu nativen T2-gewichteten Sequenzen. Fortschr. Röntgenstr. 156 (1992) 527–531

Kalbhen, I., H. Hricak: The male pelvis: penis/male urethra and scrotum. In: Higgins, C. B., H. Hricak, C. A. Helms: Magnetic Resonace Imaging of the Body. Lippincott-Raven, Philadelphia 1997; pp. 901–928)

Menzner, A., C. Kujat, J. König, S. Pahl, B. Kramann: MRT in der Hodendiagnostik – Differenzierung von Seminomen, Teratomen und Entzündungen mit Hilfe eines statistischen Bewertungsmaßstabes (Score). Fortschr. Röntgenstr. 166 (1997) 514–521

Nagler-Reus, M., L. Guhl, C. Volz, S. Wuerstlin, I. P. Arlart: Magnetresonanztomographie des Scrotums. Radiologe 35 (1995) 494–503

Pretorius, E. S., E. S. Siegelman et al.: MR imaging of the penis. Radiographics 21 Spec No (2001) S283–S299

Sica, G. T., S. Teeger: MR imaging of scrotal, testicular and penile diseases. Magn. Reson. Imaging Clin. N. Am. 4 (1996) 545–563

Watanabe, Y., M. Dohke, et al.: Scrotal disorders: evaluation of testicular enhancement patterns at dynamic contrast-enhanced subtraction MR imaging. Radiology 217 (2000) 219–227

Zusammenfassung

Harnblase:
Bei Missbildungen, Entzündungen, Blutungen oder benignen Raumforderungen kann eine MR-Diagnostik zur differenzialdiagnostischen Abklärung eingesetzt werden.

Die Diagnose eines malignen Blasentumors wird primär mittels *Zystoskopie* und *histologischer Untersuchung* gestellt. Bei Patienten mit invasivem Tumorwachstum liegt die Fehlerquote des *klinischen Stagings* zwischen 25% und 50%. Hier ist ein *Staging mit der MRT* gerechtfertigt, die die Darstellung des Primärtumors auch bei kleinen Tumoren mit einer Größe von ≥ 5 mm ermöglicht und im Vergleich zur CT durch die multiplanare Bildgebung vor und nach Kontrastmittelgabe den Nachweis der Infiltration eines Tumors in Nachbarorgane ermöglicht.

Die *Aufgabe der MRT* besteht bei malignen Blasentumoren vorwiegend darin, die Ausdehnung des Primärtumors, die mögliche Infiltration des Tumors in das perivesikale Fettgewebe (Stadium T3b) und mögliche Lymphknotenmetastasen zur präoperativen Planung sowie nach der Therapie ein Rezidiv zu erfassen.

Beckenboden:
Die *funktionelle MRT des Beckenbodens* ermöglicht die Dokumentation und Definition der verschiedenen *Manifestationsformen einer Beckenbodeninsuffizienz*. Ein *pathologischer Organdeszensus* besteht MR-morphologisch dann, wenn in Ruhe oder unter Betätigung der Bauchpresse bestimmte Kennstrukturen der Beckenbodenkompartimente unterhalb die pubokokzygeale Referenzlinie (PC-Linie) treten. Beim *Normalbefund* zeigt sich unter Pressen kein Deszensus der Kennstrukturen unterhalb der PC-Linie und die Beckenbodenmuskulatur verändert ihre Position kaum. Ein *Organprolaps* kommt in etwa 70% der Fälle kombiniert vor. Die meist stufenweise Entwicklung eines Organvorfalls führt bei rund 20% der betroffenen Patientinnen zu einem Wechsel des Hauptbefunds. Am häufigsten ist hierbei die Maskierung einer Zystozele oder einer Enterozele durch eine Rektozele.

Zur Detektion und Charakterisierung von *Fisteln im Beckenbereich* ist als wesentliche Sequenz eine fettgesättigte T2w TSE-Sequenz in sagittaler und axialer Schichtführung sowie je nach Befund ggf. zusätzlich in koronarer oder schräger Orientierung zu nennen. Fettgesättigte T1w Sequenzen nach Kontrastmittelinjektion sind zur Visualisierung *entzündlicher Veränderungen* hilfreich.

Eine vorherige intraluminale Kontrastierung und Distension des Rektums und ggf der Vagina ist für beide Indikationen sinnvoll.

Weibliches Becken:
Der *transvaginale Ultraschall* ist heute die bildgebende Methode der Wahl für die erste Abklärung einer vermuteten Pathologie des weiblichen Genitaltrakts. Er stellt eine wichtige Ergänzung der gynäkologischen Untersuchung dar. Die *MRT* hat in den letzten Jahren dank technischer Weiterentwicklungen einen zunehmenden Stellenwert in der geburtshilflichen und gynäkologischen Diagnostik erhalten. Die MRT wird immer dort eingesetzt, wo der Ultraschall an seine Grenzen stößt und kann in unklaren Fällen wichtige Zusatzinformationen liefern. Außerdem ist die diagnostische Aussagekraft der MRT im Gegensatz zum Ultraschall weniger von der Erfahrung des Untersuchers abhängig. Die MRT hat, wie auch der Ultraschall, speziell im Becken im Vergleich zur CT den Vorteil, dass die Patientinnen keinen ionisierenden Strahlen ausgesetzt sind. Dies ist besonders bei Frauen im reproduktiven Alter bzw. in der Schwangerschaft von großer Wichtigkeit.

Kongenitale Uterusanomalien werden mit Hysterosalpingographie, transvaginalem Ultraschall oder der Laparoskopie diagnostiziert. Die MRT ist in unklaren Fällen als ergänzendes Verfahren indiziert.

Entzündliche Erkrankungen des weiblichen Genitaltrakts werden in der Regel klinisch, durch eine Bakteriologie und ggf. einen ergänzenden Ultraschall abgeklärt. Die Schnittbildverfahren haben eine untergeordnete Bedeutung und werden nur bei therapieresistenten, komplizierten Fällen eingesetzt.

Bei *benignen Neoplasien* des Uterus ist der Ultraschall die Untersuchungsmethode der Wahl. Auch die Abklärung einer *benignen Raumforderung des Ovars*, in den meisten Fällen handelt es sich um physiologische Zysten, geschieht mittels Ultraschall. Die MRT wird zur genaueren Charakterisierung einer Ovarialläsion bei unklaren oder malignomsuspekten Ultraschallbefunden eingesetzt. Die Bildgebung hat bis heute noch keinen festen Stellenwert bei der Stadieneinteilung des *Ovarialkarzinoms*. Zur Beurteilung der Tumorausdehnung wird neben dem Ultraschall die CT angewendet.

Der transvaginale Ultraschall ist initial die Methode der Wahl bei der Diagnostik eines *Zervixkarzinoms*. Bei Tumoren über 2 cm Größe wird heute präoperativ eine ergänzende MRT empfohlen. Die MRT ist für die prätherapeutische Stadieneinteilung des *Endometriumkarzinoms* eine geeignete Methode und dem Ultraschall diesbezüglich überlegen. Sie erlaubt die Beurteilung der Tiefe der myometrialen Infiltration, einer Mitbeteiligung der Zervix sowie der möglichen extrauterinen Ausbreitung.

Bei der *fetalen Bildgebung* ist der Ultraschall die Methode der Wahl. Zur ergänzenden Beurteilung gewinnt die MRT insbesondere bei der Abklärung zerebraler sowie komplexer fetaler Fehlbildungen klinisch an Bedeutung.

Männliches Becken:
Prostata und Samenblasen:

Für die MRT der Prostata empfiehlt sich gegenwärtig die Untersuchung in einem *Hochfeld-Ganzkörper-Untersuchungsgerät bei 1,5 T* unter Einsatz der kombinierten Endorektal- und Body-/Pelvis-Phased-Array-Spule. Neben axialen T1w Aufnahmen des Beckens und der Prostata sollten T2w TSE- oder FSE-Aufnahmen in wenigstens 2 (axial und koronar) Ebenen angefertigt werden. Der Einsatz i.v. injizierter Kontrastmittel im Rahmen von dynamischen Serienaufnahmen mit rascher Wiederholung ist in Erprobung. Die Anfertigung zusätzlicher dreidimensionaler MR-Spektroskopie-Aufnahmen verbessert insbesondere die Tumorlokalisation innerhalb der Prostata.

Mit Lokalisations- und Staging-Genauigkeiten von bis zu 88% ist die MR-Untersuchung der Prostata der transrektalen Ultraschalluntersuchung deutlich überlegen. *Indikationen zur MR-Untersuchung* sind in der MRT vor allem eine fokale, umschriebene Signalminderung in der sonst recht homogenen, signalreichen peripheren Zone der Prostata und in der MR-Spektroskopie ein Verhältnis der Flächenintegrale unter den Kennlinien von (Cholin + Kreatin)/Citrat von über 0,5 bei zuvor unbehandelter Prostata. Zu beachten ist, dass das MRT-Zeichen der Signalminderung allein nicht spezifisch für das Prostatakarzinom ist, sondern bei chronischer Prostatitis, Einblutungen, vorangegangener Hormon- oder Strahlentherapie, Kryotherapie und Narbenbildungen ebenfalls auftreten kann.

Hoden, Nebenhoden und Penis:
Die MRT des Skrotums und des Penis wird als Ergänzung zur klinischen und sonographischen Untersuchung bei unklaren Befunden eingesetzt. Bei nichtkonklusiven Befunden in Ultraschall und klinischem Befund liefert die MRT, insbesondere bei der Erkennung und *Differenzierung von diffusen und fokalen Parenchymstrukturveränderungen* des Hodens, entscheidende Hinweise. In der *Charakterisierung skrotaler Flüssigkeitsansammlungen* ist die MRT dem Ultraschall überlegen. Die MRT eignet sich hervorragend zur Suche nach und zur Darstellung nichtdeszendierter Hoden. Die MRT weist eine hohe Sensitivität im *Nachweis intra- und extratestikulärer skrotaler Veränderungen* auf, die Spezifität bei der Differenzierung einer partiellen/älteren Torsion gegenüber einer Epididymitis mit Begleitorchitis und der Differenzierung unterschiedlicher maligner Hodentumoren ist limitiert.

Bei der *Untersuchung der Penisbasis* im Rahmen traumatischer oder tumoröser Erkrankungen ist die MRT aufgrund der überlagerungsfreien Darstellung die Methode der Wahl.

7 Lymphknoten

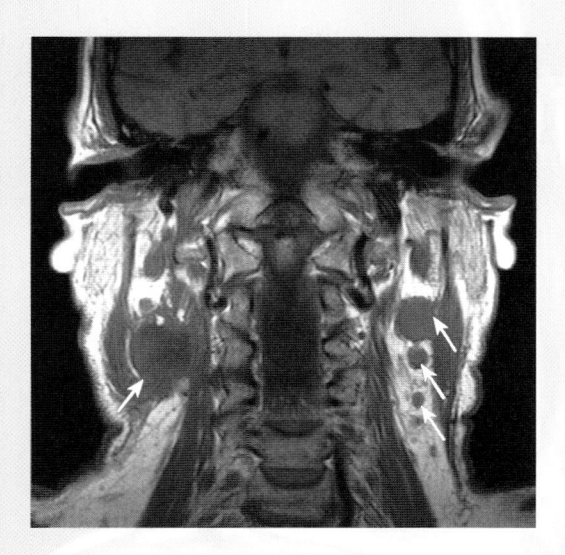

M. Taupitz

Normale Lymphknoten ⤑ 423

Pathologische Lymphknoten ⤑ 424

Bei Patienten mit einem Tumorleiden kommt im Rahmen des Stagings neben der Beurteilung des Primärtumors dem Nachweis bzw. Ausschluss von Lymphknotenmetastasen eine entscheidende Bedeutung für Therapie und Prognose zu. So hängt z. B. bei Patienten mit einem malignen HNO-Tumor die Entscheidung zwischen einer radikalen Neck Dissection oder verschiedenen Formen einer modifizierten oder selektiven Neck Dissection von der Lokalisation metastatisch befallener Lymphknoten ab. Andererseits wird beim Prostatakarzinom ein kurativer Ansatz, meist eine radikale Operation, nur durchgeführt, wenn überhaupt keine Lymphknotenmetastasen nachweisbar sind.

Diagnostische Möglichkeiten der MRT. Die MRT kann trotz ihres sprichwörtlich hohen Weichteilkontrastes nicht zwischen einer benignen und einer malignen Lymphknotenvergrößerung differenzieren. Ursache hierfür ist die Ähnlichkeit zwischen Lymphknoten- und Tumorgewebe bezüglich der T1- und T2-Relaxationszeiten sowie der Protonendichte (Dooms u. Mitarb. 1985).

In der MRT steht für die Diagnostik von Lymphknotenmetastasen lediglich das Größenkriterium zur Verfügung, wobei im Allgemeinen Lymphknoten mit einem Querdurchmesser von über 10 mm als metastatisch erachtet werden.

Ein Nachweis von Metastasen in nichtvergrößerten Lymphknoten ist mit aktuell verfügbaren Methoden nicht möglich. In Zukunft könnte die nichtinvasive Lymphknotendiagnostik durch ein intravenös injizierbares Kontrastmittel auf der Basis von Eisenoxid-Nanopartikeln verbessert werden (Deserno u. Mitarb. 2004, Harisinghani u. Mitarb. 2003). Für diese Substanz sind die klinischen Prüfungen abgeschlossen, die Zulassung für die klinische Anwendung steht noch aus.

Für die bislang verfügbaren Verfahren der MRT werden für die Sensitivität im Nachweis von Lymphknotenmetastasen je nach Zusammensetzung des Patientenkollektivs und der angewendeten Größenkriterien Werte von 0–89% und für die Spezifität Werte von 44–100% angegeben (Beer u. Mitarb. 1989, Hammerer u. Mitarb. 1991, Hawnaur u. Mitarb. 1994, Heuck u. Mitarb. 1997, Jager u. Mitarb. 1996, Nicolas u. Mitarb. 1994, Perrotti u. Mitarb. 1996, Roy u. Mitarb. 1997, Scheidler u. Mitarb. 1997, Wolf u. Mitarb. 1995). Wegen dieser Limitationen, die in gleicher Weise für die anderen Schnittbildverfahren gelten, wird der N-Status in den meisten Fällen durch die histologische Aufarbeitung des Lymphadenektomiepräparates erhoben. Dennoch bietet die MRT gegenüber der CT Vorteile. Diese liegen nicht so sehr im Nutzen des höheren Weichteilkontrasts oder der frei wählbaren Schichtorientierung, sondern in der besseren Beurteilung des lokalen Tumorstadiums durch die MRT, vor allem bei Tumoren des kleinen Beckens. So hat sich gezeigt, dass ein auf die Organgrenzen beschränkter Tumor in der Regel noch keine Lymphknotenmetastasen gesetzt hat, während ein organüberschreitender Tumor häufig mit Lymphknotenmetastasen einhergeht. Daher sollte in die MR-tomographische Lymphknotenbeurteilung das lokale Tumorstadium mit einbezogen werden.

MRT-Indikationen. Eine Indikation für eine MRT nur zur Beurteilung von Lymphknoten besteht aus folgenden Gründen nicht:
- Für dieses Verfahren sind bislang klinisch keine spezifischen Kriterien für den Nachweis von Lymphknotenmetastasen verfügbar, lymphknotenspezifische Kontrastmittel wurden klinisch geprüft, sind jedoch noch nicht für die klinische Anwendung zugelassen.
- Mit der MRT wird üblicherweise jeweils nur eine Region (Kopf-Hals-Region, Axillae/Thorax, Oberbauch, Becken) untersucht. Die Untersuchung von z.B. Hals und Thorax bei HNO-Tumoren oder etwa ein thorakoabdominelles Staging ist nur in mehreren Untersuchungsschritten und damit mit einem erhöhten Zeit- und Kostenaufwand möglich. Dies gilt auch angesichts der Tatsache, dass in jüngerer Zeit MRT-Geräte und Untersuchungsprotokolle für die sog. Ganzkörper-MRT zunehmend zur Verfügung stehen. Der Nachweis suspekt vergrößerter Lymphknoten gelingt mit ausreichender Treffsicherheit auch mit der CT, die für die Ausbreitungsdiagnostik der meisten Tumoren das Verfahren der Wahl ist, insbesondere, wenn ein modernes Spiral-CT oder ein Mehrzeilen-Spiral-CT zur Verfügung steht. Der frühere Vorteil der MRT gegenüber der CT, eine koronare oder sagittale Schichtführung zu ermöglichen und damit eine bessere Unterscheidung von Lymphknoten und Gefäßen zu erlauben, ist mit der Verfügbarkeit des Mehrzeilen-Spiral-CT aufgehoben. Mit der Mehrzeilen-Spiral-CT kann bei entsprechender Protokollwahl und annähernd isotroper Volumenauflösung jede Region beliebig multiplanar rekonstruiert werden.

Die Ausführungen in diesem Kapitel gelten daher für die Lymphknotenstationen, die im Rahmen der MR-tomographischen Untersuchung eines Primärtumors im HNO-Bereich, des Thorax einschließlich

> Im Allgemeinen werden Lymphknoten mit einem Querdurchmesser von über 10 mm in der MRT als metastatisch erachtet.

der Mammae sowie des Abdomens abgebildet werden (Tab. 7.1). Einen besonderen Stellenwert nehmen hier die Tumoren ein, bei denen der Lokalbefund mit der MRT besser als mit der CT zu beurteilen ist. Dies sind z.B. im HNO-Bereich Tumoren mit Verdacht auf Ausdehnung bis bzw. Infiltration der Schädelbasis oder Tumoren im Bereich des Beckens, nämlich gynäkologische Tumoren (Tumoren des inneren und äußeren weiblichen Genitale) und einige urologische Tumoren (Prostatakarzinom, Harnblasenkarzinom).

Untersuchungstechnik

Die Untersuchungstechnik wird im Wesentlichen durch die zu untersuchende Körper- bzw. Organregion bestimmt (s. entsprechende Kapitel in diesem Buch). Sequenzen, die für die Visualisierung von Lymphknoten besonders gut geeignet sind und in dem jeweiligen Untersuchungsprotokoll mit aufgenommen sein sollten, sind in Tab. 7.1 genannt, spezielle Parametereinstellungen finden sich in Tab. 7.2.

Spulen

Eine optimale Visualisierung auch kleiner Lymphknoten in allen Organregionen wird durch eine Kombination von *Phased-Array-Spulen* und signalreichen Sequenzen mit hoher Auflösung erzielt. Phased-Array-Spulen stehen an modernen Geräten nahezu aller Hersteller für die Kopf-Hals-Region zur Verfügung. Für Thorax und Abdomen einschließlich Axillae und Inguinalregion sollte die *Körper- oder Torso-Phased-Array-Spule* eingesetzt werden. Im Rahmen einer MRT der Mammae kann bei Verwen-

Tab. 7.1 ⇢ Indikationen und Untersuchungstechnik zur Lymphknotendarstellung

Indikation	Untersuchte Region	Sequenz	Orientierung	Bemerkung
HNO-Tumoren	Hals	PD/T1w TSE	cor/sag	Differenzierung von Gefäßen mit koronarer und/oder sagittaler Orientierung einfacher als mit axialer Orientierung
Tumoren der Mamma oder oberen Extremität	Axillae	PD/T1w TSE	tra/cor	kann im Rahmen einer MRT der Mammae nach Umschalten auf die Ganzkörperspule ohne Wechsel der Patientenposition durchgeführt werden
Tumoren des Oberbauchs (Leber, Nieren, Pankreas usw.)	Oberbauch	T1w GE		Beurteilung von retroperitonealen, mesenterialen sowie omentalen Lymphknoten
		T2w TSE (single shot)	tra ggf. cor/sag	
Tumoren des kleinen Beckens (Uterus, insbesondere Cervix uteri, Blase, Prostata)	Becken	PD/T1w TSE	tra ggf. cor	Darstellung pelviner Lymphknoten
		ggf. T2w TSE	tra	Darstellung evtl. Nekrosen in metastatischen Lymphknoten
Lymphome	je nach Manifestation	s. oben	s. oben	Lymphknotenbeurteilung nur, wenn eine gezielte MRT zur Diagnostik eines Organbefalls durchgeführt wird

Anmerkung: Dies gilt für die primäre Diagnostik wie auch für eine Verlaufskontrolle nach der Therapie, insbesondere bei Tumoren des Beckens. Eine zusätzliche kontrastmittelunterstützte Untersuchung (Gd-Chelate) in Kombination mit T1w Bildgebung kann die Abgrenzung zentraler Nekrosen (bei Metastasen bzw. Einschmelzungen [bei Entzündung]) verbessern.

cor koronar
sag sagittal
tra transversal

Tab. 7.2 ⇢ Empfohlene Pulssequenzen für die MRT-Untersuchung von Lymphknoten

Gewichtung	Orientierung	Sequenztyp	TR (ms)	TE (ms)	α (°)	ETL (z. B.)	FS	Matrix ($N_{phase} \times N_{frequ}$)	FOV (mm)	NSL	NAC	SD (mm)	TAC (min)	Atemstopp
Hals														
PD/T1	sag/cor	TSE	ca. 800	10–15	–	3–4	N	228 × 512	320 (6/8)	15–17	3	5	ca. 5	N
T1	tra (alternativ)	SE	ca. 500	15	–	–	N	192 × 256	240 (6/8)	19–23	2–3	5	ca. 5	N
T2	tra	TSE	ca. 5000	80–120	–	7–15	J/N	ca. 228 × 512	240 (6/8)	23	3	5	5–7	N
Axillae (im Rahmen einer Mamma-MRT)														
T1	cor	SE	ca. 500	15	–	–	N	256 × 256	450 (8/8)	17–19	2–3	5	ca. 5	N
Thorax/Abdomen														
PD/T1	tra	TSE	ca. 1500	10–15	–	3	N	228 × 512	320 (6/8)	23	3	8	ca. 5	N
T1	tra (alternativ)	SE	500	15	–	–	N	192 × 256	320 (6/8)	19	4	8	ca. 8	N
NT1	tra (sag/cor)	GE	165	4–5*	90	–	J/N	128 × 256	320 (6/8)	19–23	1	8	0,3	J
T2	tra	TSE	ca. 5000	80–120	–	7–15	J/N	128 × 256	320 (6/8)	23	3	8	3–5	N
T2	tra (sag/cor)	Single-Shot-TSE (z. B. HASTE)		128 × 256	320	21	1	8	0,3	J				

α   Anregungswinkel
cor   koronar
ETL   Echozuglänge (nur bei Turbo-/Fast-SE)
FOV   Fild of View
FS   Fettsättigung (fatsat)
GE   Gradienten-Echo
J/N   ja/nein
N_{AC} Anzahl der Akquisitionen
N_{frequ} Anzahl der Frequenzkodierschritte
N_{SL} Anzahl der Schichten
N_{phase} Anzahl der Phasenkodierschritte

PD   Protonendichte
sag   sagittal
lSD   Schichtdicke
SE   Spin-Echo
T_{AC} Akquisitionszeit
TE   Echozeit
TR   Repetititonszeit
tra   transversal
TSE   Turbo-/Fast-Spin-Echo
Schichtabstand immer 20% der Schichtdicke (Distanzfaktor 0,2)
Cave: Alternativ zu T2w Sequenzen mit Fettsuppression führen STIR-Sequenzen zu einer signalreichen Darstellung von Lymphknoten

dung der einfachen *Mamma-Doppelspule* beidseits die Axillarregion durch Umschalten auf die *Ganzkörperspule* ohne Umlagern des Patienten oder Spulenwechsel mit erfasst werden. Es sind jedoch auch *Mamma-Phased-Array-Anordnungen* mit Abdeckung der Axillarregion verfügbar.

Sequenzen

Generell ist für die Darstellung vergrößerter Lymphknoten die Kombination von T1- und T2-Gewichtung nicht erforderlich, es sollte diejenige Sequenz gewählt werden, mit der die beste anatomische Detailerkennbarkeit gelingt. Bei *T1w Sequenzen* ist eine Fettsuppression nativ nicht erforderlich, ohne Fettsuppression wird ein hohes SRV erzielt. Nach i. v. Injektion eines unspezifischen Gd-haltigen Kontrastmittels (s. u.) können in T1-Gewichtung mit Fettsuppression die sich kontrastierenden Strukturen besser gegenüber dem Fettgewebe abgegrenzt werden. Bei *T2w Sequenzen* führt die Fettsuppression (entweder durch spektrale Sättigung oder Inversionsvorpuls) zu einer stark hyperintensen Darstellung und guten Abgrenzbarkeit von Lymphknoten.

T1-Gewichtung. Eine *Turbo- oder Fast-SE-Sequenz* mit kurzer TE um ca. 10–15 ms und einem Turbofaktor von 3–4 liefert bei kurzer TR von ca. 500–800 ms T1w Bilder, die bei einer 512-Matrix eine sehr gute anatomische Detailerkennbarkeit ermöglichen. Die Matrix kann mit ca. 250 × 512 gewählt werden, wobei das Messfeld und die Anzahl der Phasenkodierschritte der Körperregion angepasst rechteckig gewählt wird. Mit einer solchen Technik können in einer Messzeit von ca. 3,5–5 min mehrere Mittelungen zur Reduktion von Bewegungsartefakten und zur Steigerung des SRV angefertigt werden. Sequenzen diesen Typs eignen sich für Untersuchungen der Halsregion, des Thorax sowie des Beckens. Falls eine größere Anzahl Schichten notwendig ist, z. B. im Rahmen einer Becken-MRT von Aortenbifurkation bis Beckenboden, kann die TR erhöht (1500–1800 ms) werden. Dies führt zu eher PD-gewichteten Bildern, die für die Beurteilung von Lymphknoten jedoch noch immer einen guten Kontrast aufweisen. Für die Untersuchung herznaher Strukturen kann die Abbildungsqualität durch Verwendung einer *EKG-Triggerung* verbessert werden. Diese Maßnahme ist für die Abbildung herznaher Lymphknoten alleine nicht gerechtfertigt, kann jedoch eingesetzt werden, wenn bei einem herznahen Tumor z. B. eine mögliche Perikardinfiltration MR-tomographisch beurteilt werden soll. Für Ober- und Mittelbauch hat sich die Verwendung von schnellen Sequenzen in *Atemanhaltetechnik* bewährt, da hier bei Datenakquisition während des Atmens z. T. ausgeprägte Atemartefakte entstehen.

T2-Wichtung/IR-Sequenzen. T2w Sequenzen sollten in *Turbo- oder Fast-SE-Technik* mit 512er Matrix und mit einer Fettsuppression durchgeführt werden. Dies führt zu einer gut aufgelösten und signalreichen Darstellung von Lymphknoten mit hohem Kontrast zur Umgebung. Bilder mit ähnlicher Charakteristik können mit einer *IR-Sequenz* akquiriert werden. Hierbei wird die Inversionszeit (TI) kurz gewählt, um das Fettsignal zu minimieren (short inversion time inversion recovery, STIR). Diese Sequenz ist heute auch in Kombination mit der Fast- oder Turbo-Technik durchführbar (TIRM u. Ä.). Für Ober- und Mittelbauch sollten wie für die T1-Gewichtung schnelle Sequenzen gewählt werden, die eine Messung während Atemstopp erlauben (z. B. HASTE), um Bewegungsartefakte zu vermeiden. Alternativ liefern T2w Techniken mit Atemtriggerung (z. B. mit Atemgurt, Atemkissen oder mit Navigatorsteuerung) in Kombination mit der Anwendung eines Spasmolytikums (z. B. Buscopan) im Ober- und Mittelbauch eine exzellente Bildqualität mit guter Detailerkennbarkeit.

Schichtorientierung. Zur Darstellung der *Halslymphknoten* eignen sich die sagittale und die koronare Schichtorientierung. Bewährt hat sich die Kombination von axialer T2w fettsuprimierter oder STIR-Sequenz (primär für die Darstellung des Primärtumors) mit koronarer und/oder sagittaler T1w Sequenz. Die *Axillarregion* wird bei einer normalen Thoraxuntersuchung mit axialer Orientierung gut abgebildet, bei der zusätzlichen Untersuchung im Rahmen einer MRT der Mammae empfiehlt sich die koronare Orientierung entlang des Verlaufes der Pektoralismuskulatur. Die *abdominellen und pelvinen Lymphknoten* sind primär in der transversalen Orientierung gut zu beurteilen. Ergänzend können *retroperitoneale Lymphknoten* mit koronarer Schichtorientierung oder Lymphknoten entlang der externen Iliakalgefäße mit gekippt koronarer Schichtorientierung abgebildet werden, um die Lagebeziehung zu den großen Gefäßen zu verdeutlichen bzw. L/T-Quotienten von Lymphknoten abzuschätzen. *Mesenteriale und omentale Lymphknoten* kommen ebenfalls sehr gut in koronaren Schichten zur Darstellung. Bei gezielten Untersuchungen des Pankreas oder des Magens können *peripankreatische und perigastrale Lymphknoten* gut in sagittalen Orientierungen abgebildet werden. In seltenen Fällen ist die Aufnahme doppelt angulierter Schichten notwendig, um einen suspekten Befund besser abgrenzen zu können. Alternativ können auch aus einem 3 D-Datensatz sekundär Schichten mit beliebiger Orientierung rekonstruiert werden.

Artefakte. Bei Untersuchungen des Abdomens und Beckens ist die Gabe eines Spasmolytikums zur Verminderung von Artefakten aufgrund der Darmperistaltik (z. B. Buscopan oder, bei Kontraindikationen gegen Buscopan, Glucagon) wichtig.

Kontrastmittel

Für die MR-tomographische Darstellung von Lymphknoten kommt sowohl die i. v. als auch – für die abdominopelvine Region – die orale Kontrastierung in Betracht. Ein besonderer Stellenwert wird i. v. applizierbaren, lymphknotenspezifischen Kontrastmitteln zukommen, für die die klinische Prüfung abgeschlossen ist, deren Zulassung für die klinische Anwendung jedoch noch aussteht.

Intravenöse, unspezifische Kontrastmittel. Eine Indikation zur Applikation eines unspezifischen, Gd-haltigen MR-Kontrastmittels mit Verteilung im Extrazellulärraum (z. B. Magnevist, Omniscan) für die MR-tomographische Untersuchung von Lymphknoten existiert nicht. In der T1w Nativuntersuchung kann die Abgrenzung von Lymphknoten gegenüber Gefäßen verbessert werden, hierzu kann jedoch auch die T2w Sequenz herangezogen werden. Falls im Rahmen der Untersuchung des Primärtumors eine i. v. Kontrastmittelgabe erfolgt, können evtl. vorliegende Nekrosen in metastatischen Lymphknoten bzw. Einschmelzungen in entzündlich veränderten Lymphknoten verdeutlicht werden.

Intravenöse, gewebespezifische Kontrastmittel. Für gewebespezifische Kontrastmittel mit Anreicherung im gesunden Lymphknotengewebe kann hier lediglich ein Ausblick gegeben werden kann, da sie noch nicht für die klinische Anwendung zugelassen sind (Sinerem, Fa. Guerbet, Paris). Es handelt sich um sehr kleine superparamagnetische Eisenoxidpartikel mit Durchmessern um 20 nm (ultrasmall superparamagnetic iron oxide particles – USPIO), die nach peripher-venöser Applikation in allen Körperregionen aus dem Kapillargefäßbett extravasieren und mit der Lymphflüssigkeit aus dem Interstitium in die jeweils drainierenden Lymphknoten gelangen (Taupitz u. Mitarb. 1996, Wagner u. Mitarb. 1995, Weissleder u. Mitarb. 1990). In intakten Lymphknoten kommt es aufgrund der Aufnahme in Makrophagen und durch die starke T2-Relaxationszeitverkürzung der USPIO zu einem Signalverlust, der optimal in T2*w GE-Sequenzen zu erkennen ist. In metastatisch durchsetzten Lymphknoten bleibt eine Aufnahme der Partikel aus; hier findet kein Signalverlust statt. Das Wirkprinzip ist mit dem ähnlicher Substanzen in der Diagnostik fokaler Leberläsionen vergleichbar (z. B. Endorem, Resovist, siehe Kap. 5). Vorbehaltlich der laufenden Auswertungen der klinischen Prüfung und einer Zulassung derartiger Präparate wird die Diagnostik abdomineller bzw. pelviner Lymphknoten eine Indikation für die Anwendung von USPIO werden.

Orale Kontrastmittel. Bei einer abdominopelvinen Untersuchung richtet sich die Indikation zur oralen Kontrastierung einerseits nach den Empfehlungen für die Untersuchung des jeweiligen Primärtumors. Andererseits hängt der Einsatz eines oralen Kontrastmittels, speziell zur verbesserten Darstellung von Lymphknoten, von der untersuchten Region und von den am MR-Tomographen verfügbaren Pulssequenzen ab. Wenn Aufnahmen in ausreichender Qualität in Atemstopp (z. B. FLASH, HASTE) angefertigt werden können, ist auf eine orale Kontrastierung eher verzichtbar. Bei Aufnahmen mit Messung mehrerer Mittelungen während Atmung kann die orale Kontrastierung die Abgrenzung von extraintestinalen Raumforderungen und somit auch Lymphknoten erleichtern.

Anatomie

Im Folgenden wird kurz auf die Benennung der Lymphknotengruppen von Hals, Thorax und Abdomen eingegangen, und für die verschiedenen Primärtumorlokalisationen werden die Abflussgebiete dargestellt. Bezüglich der Größenangaben gilt der kleinste, im Allgemeinen im axialen Bild bestimmbare Durchmesser.

Halslymphknoten

Im Halsbereich werden 10 Lymphknotengruppen unterschieden (Tab. 7.**3**, Abb. 7.**1**). Die Jugulariskette erhält Zuflüsse aus nahezu sämtlichen anderen Lymphknotenstationen des Nasopharyngeal-, Mundboden- und Gesichtsbereichs. Im Kieferwinkel befinden sich die zur Jugularisgruppe zählenden jugulodigastrischen Lymphknoten, bei denen ein Durchmesser bis 15 mm als nicht pathologisch gesehen wird; die übrigen Lymphknoten gelten bis zu einer Größe von 10 mm als noch normal. Im Besonderen verdächtig sind Lymphknoten der Gruppen, die normalerweise nicht zur Darstellung kommen.

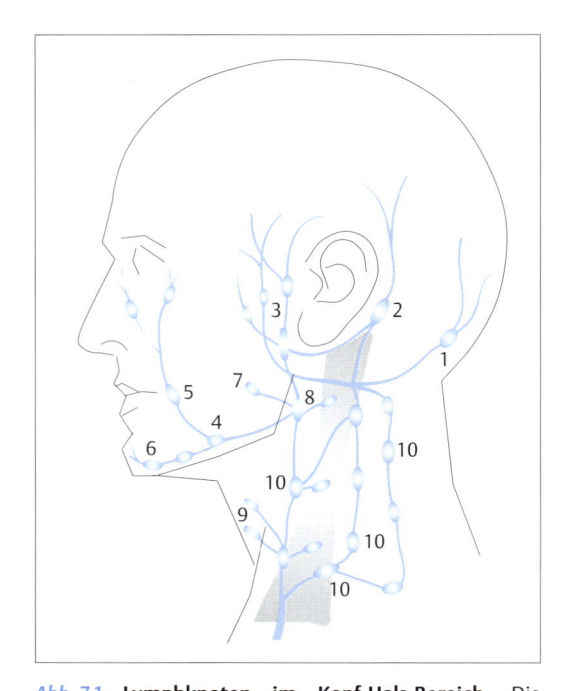

Abb. 7.1 **Lymphknoten im Kopf-Hals-Bereich.** Die Nummerierung entspricht derjenigen der Tab. 7.**3** (aus Galanski, M., M. Prokop: Ganzkörper-CT. Thieme, Stuttgart 1998, Abb. 18.1).

▶ Falls ein orales Kontrastmittel verwendet wird, muss in Abhängigkeit von der untersuchten Region die Wartezeit zwischen Kontrastmittelgabe und Untersuchung berücksichtigt werden.

▶ Lymphknoten, die zu Gruppen gehören, welche normalerweise nicht zur Darstellung kommen, sind besonders verdächtig.

Tab. 7.3 Lymphknotengruppen (TNM) der Halsregion, häufige Tumorlokalisation und Größe (aus Galanski, M., M. Prokop: Ganzkörper-CT. Thieme, Stuttgart 1998, Tab. 18.2)

LK-Station	Primärtumoren	Normale Größe
1 okzipitale LK	okzipitale Kopfhaut	n. d.
2 postaurikulare LK	parietale Kopfhaut	n. d
3 Parotis-LK	parietale und frontale Kopfhaut, Orbita, Glandula parotis	< 6 mm
4 submandibulare LK	Orbita, Glandula submandibularis, Mundhöhle, Zunge, vordere Nase	< 10 mm
5 faziale LK	Orbita, vordere Nase	n. d.
6 submentale LK	Mundhöhle, Zunge	< 10 mm
7 sublinguale LK	Mundhöhle, Zunge	n. d.
8 retropharyngeale LK	hintere Nase, Nasennebenhöhle, Nasopharynx, Oropharynx, zervikaler Ösophagus	< 6 mm
9 vordere Hals-LK	zervikaler Ösophagus, Larynx, Schilddrüse	n. d.
10 laterale Hals-LK:		
▪ oberflächliche zervikale LK	Kutis des Halses	n. d.
▪ tiefe zervikale LK		
▪ kraniale Jugularis-LK	alle Regionen	< 15 mm
▪ mediale Jugularis-LK	alle Regionen	< 10 mm
▪ kaudale Jugularis-LK	alle Regionen	< 10 mm

LK Lymphknoten
n. d. im MRT normalerweise nicht darstellbar

Thoraxlymphknoten

Die wichtigsten der Thoraxlymphknoten liegen im oberen und mittleren Mediastinum (Tab. 7.**4**, Abb. 7.**2**). Ein Querdurchmesser über 10 mm wird im Thoraxbereich als suspekt angesehen. Eine Ausnahme bilden die subkarinalen Lymphknoten und der Azygoslymphknoten, bei denen auch 15 mm noch als normal gelten.

Die *interkostalen Lymphknoten* drainieren die hintere Thoraxwand und befinden sich paravertebral im Interkostalraum. Die para- und retrosternalen Lymphknoten sowie die parakardialen Lymphknoten dienen als Lymphknotenstationen

Tab. 7.4 Lymphknotengruppen im Mediastinum (Einteilung nach der American Thoracic Society Lymph Node Map) (aus Galanski, M., M. Prokop: Ganzkörper-CT. Thieme, Stuttgart 1998, Tab. 18.3)

LK-Station		Normale Größe
1 R/L	supraklavikulare LK	< 10 mm
2 R/L	obere paratracheale LK zwischen Lungenspitze und Aortenbogen)	< 7 mm
4 R	untere, rechtsseitige paratracheale LK (zwischen Aortenbogen und Oberrand der V. azygos)	< 10 mm
4 L	untere, linksseitige paratracheale LK (zwischen Aortenbogen und Karina medial des Lig. arteriosum)	< 10 mm
5	aortopulmonale LK (sub- und paraaortal lateral des Lig. arteriosum, der Aorta oder der linken Pumonalarterie)	< 10 mm
6	vordere mediastinale LK (vor der Aorta ascendens oder der A. brachiocephalica)	n. d.
7	subkarinale LK (unmittelbar unterhalb der Karina)	< 15 mm
8	paraösophageale LK (dorsal der Tracheahinterwand)	n. d.
10 R	rechtsseitige, tracheobronchiale LK (vom Oberrand der V. azygos bis zum Abgang des rechten Oberlappenbronchus)	< 10 mm
10 L	linksseitige, tracheobronchiale LK (zwischen der Karina und dem linken Oberlappenbronchus medial des Lig. arteriosum)	< 10 mm
11 R/L	intrapulmonale LK (innerhalb der Lunge distal des Abgangs des Oberlappenbronchus)	< 10 mm
14	supradiaphragmale LK (präkardiale LK mit maximal 2 cm Abstand vom Zwerchfell)	n. d.

LK Lymphknoten
n. d. im MRT normalerweise nicht darstellbar

Abb. 7.2 **Lymphknoten im Mediastinum** (American Thoracic Society Lymph Node Map). Die Nummerierung entspricht derjenigen der Tab. 7.4 (aus Galanski, M., M. Prokop: Ganzkörper-CT. Thieme, Stuttgart 1998, Abb. 18.2).

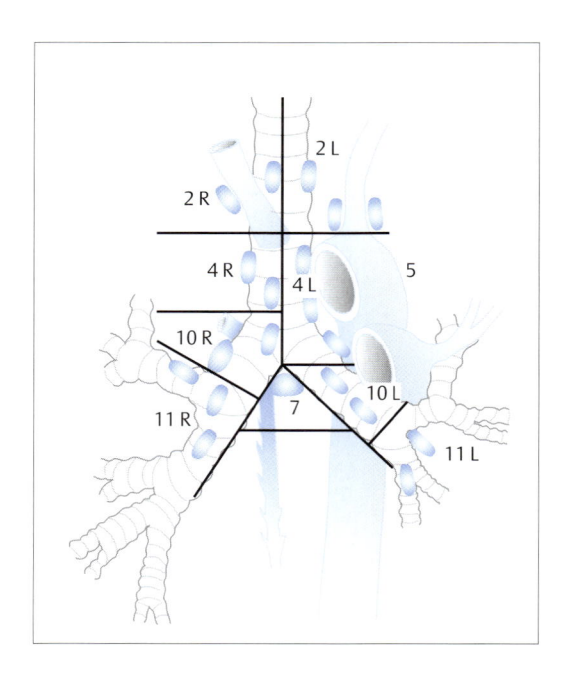

Normale axilläre Lymphknoten können eine Größe von 15 mm erreichen.

für die medialen Mammaanteile, die vordere Thoraxwand sowie die ventralen Anteile der Leberkapsel. Sie sind normalerweise in der MRT nicht erkennbar.

Die *axillären* Lymphknoten dienen als Lymphknotenstationen für den Arm, die laterale Thoraxwand und die lateralen und zentralen Anteile der Mamma. Die axillären Lymphknoten, die eine Größe von 15 mm erreichen können, lassen sich nach ihrer Beziehung zum M. pectoralis minor in 3 Gruppen einteilen:

- Level I: lateral des lateralen Muskelrandes,
- Level II: zwischen lateralem und medialem Muskelrand,
- Level III: medial des medialen Muskelrandes.

Lymphknoten im Abdomen

Die Lymphknoten in der Umgebung des Magens, des Duodenums und des Pankreas sind normalerweise nicht abgrenzbar. Die hepatischen Lymphknoten liegen in der Leberpforte. Der *Lymphabfluss der Leber* erfolgt zu Lymphknoten im Lig. hepatoduodenale, zu den Mammaria-interna-Lymphknoten und zu Lymphknoten der vorderen und hinteren Bauchwand. Die *zöliakale Lymphknotengruppe* ist zentrale Lymphknotenstation für die Organe des Oberbauchs und hat zusätzlich Zufluss vom distalen Ösophagus. Die *retrokruralen Lymphknoten* sind auf einer Abdomenuntersuchung mit abgebildet, gehören jedoch zu den intrathorakalen Lymphknoten und verbinden die Lymphknotengruppen des hinteren Mediastinums mit den paraaortalen und parakavalen Lymphknoten.

Die *Mesenteriallymphknoten* nehmen in 4 Stationen die Lymphe aus dem Darm auf. Die ersten 3 Stationen sind normalerweise nicht erkennbar. Die entlang der A. mesenterica superior bzw. inferior gelegene Lymphknotengruppe ist die letzte Station des Lymphflusses aus Dünn- und Dickdarm (Tab. 7.5).

Die *lumbalen Lymphknoten* gliedern sich gemäß ihrer Lage in folgende 5 Gruppen:

- parakavale Lymphknoten,
- präkavale Lymphknoten,
- paraaortale Lymphknoten,
- präaortale Lymphknoten und
- interaortokavale Lymphknoten (Abb. 7.3).

Die *parakavalen und paraaortalen Lymphknoten* drainieren einen Großteil der Lymphe der unteren Extremität und bilden auch die primären Lymphknotenstationen von Nieren, Nebennieren, Ovarien und Hoden. Darüber hinaus stellen sie weiterfüh-

Tab. 7.5 **Lymphknotengruppen im Abdomen**
(aus Galanski, M., M. Prokop: Ganzkörper-CT. Thieme, Stuttgart 1998, Tab. 18.4)

LK-Station	Primärtumor/Tumorlokalisation	Normale Größe
Retrokrurale LK	Lunge, Mesotheliom, Lymphom	< 6 mm
LK im Lig. hepatoduodenale	Magen (kleine Kurvatur), distaler Ösophagus, Lymphom, Pankreas, Melanom, Kolon, Mamma	< 8 mm
Pankreatikoduodenale LK	Lymphom, Pankreaskopf, Kolon, Magen, Lunge, Mamma	< 10 mm
LK im Milzhilus	Lymphom, Leukämie, Dünndarm, Ovar, Colon ascendens/transversum	< 10 mm
Paraaortokavale/retroperitoneale LK	Lymphom, Niere, Hoden, Cervix uteri, Prostata	< 10–12 mm
Hochpräaortale/zöliakale LK	alle abdominalen Tumoren, distaler Ösophagus	< 10 mm
Mesenteriale LK	Dünndarm, Dickdarm, Lymphom	< 10 mm

LK Lymphknoten

◀ **Abb. 7.3** **Lymphknoten im Retroperitoneum** (aus Galanski, M., M. Prokop: Ganzkörper-CT. Thieme, Stuttgart 1998, Abb. 18.4).

1	zöliakale Lymphknoten
2 + 3	mesenteriale Lymphknoten
4	parakavale Lymphknoten
5	präkavale Lymphknoten
6	interaortokavale Lymphknoten
7	präaortale Lymphknoten
8	paraaortale Lymphknoten
9	externe iliakale Lymphknoten
10	interne iliakale Lymphknoten

Tab. 7.6 ⇢ **Lymphknoten im Beckenbereich** (aus Galanski, M., M. Prokop: Ganzkörper-CT. Thieme, Stuttgart 1998, Tab. 18.5)

LK-Station	Tumorlokalisation	Normale Größe
Inguinale LK	Vulva, Penis, distale Vagina, distales Rektum, Anus	< 15 mm
Iliaca-communis-LK	Rektum, Prostata	< 12 mm
Iliaca-externa-LK	Harnblase, Prostata, proximale Vagina, Uterus, Ovar	< 12 mm
Iliaca-interna-LK	fast alle Beckenorgane	< 10 mm
Obturator-LK	Prostata, Blase, Zervix	< 10 mm
Präaortale/kavale LK	Ovar, Hoden	< 10 mm

LK Lymphknoten

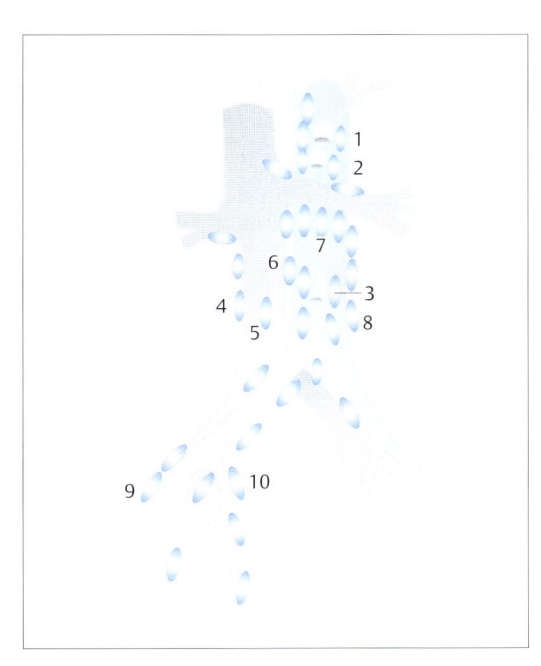

rende Lymphstationen für die Tuben und das Corpus uteri dar.

Im kleinen Becken bildet die *Obturatoriusgruppe* die primäre Lymphknotenstation für Prostata-, Blasen- und Zervixkarzinome (Tab. 7.**6**). Diese Lymphknotengruppe liegt in der Gabel von A. iliaca externa und interna. Anatomisch gehören die Obturatorlymphknoten zur Internagruppe, funktionell zur Externakette, da sie über eine pedale Röntgenlymphographie kontrastiert werden können.

Normale Lymphknoten

Lymphknoten, die weder aktiviert noch durch maligne Infiltration vergrößert sind, weisen im Mittel Durchmesser von nur wenigen Millimetern auf und sind MR-tomographisch nahezu nicht erfassbar. Mit konventionellen Untersuchungstechniken sind Lymphknoten in der Halsregion ab ca. 6 mm, intrathorakal und intraabdominell ab einer Größe von ca. 1,0 – 1,5 cm abgrenzbar. Mit optimierten Untersuchungstechniken (Phased-Array-Spulen, 512er Matrix, 3 D-Akquistion) werden Lymphknoten ab ca. 3 – 5 mm erkennbar (Abb. 7.**4**).

Normale Lymphknoten besitzen eine oväläre Form, wobei die Längsachse parallel zu den meist vaskulären Leitstrukturen verläuft. Das Verhältnis von Längen- zu Transversaldurchmesser, der *L/T-Quotient,* ist normalerweise 1,5 – 2.

Da die Gefäße meist senkrecht zur axialen Ebene verlaufen, wird auf axialen MRT-Aufnahmen lediglich deren Querdurchmesser erfasst. Nur bei Kombination von axialen und sagittalen oder koronaren Schichten oder bei Verwendung einer 3 D-Sequenz kann zusätzlich der Längsdurchmesser und damit der L/T-Quotient abgeschätzt werden.

— MRT-Spezifisches

- In T1-Gewichtung sind Lymphknoten meist muskelisointens, in T2-Gewichtung sind sie deutlich signalreicher als Muskulatur und sind iso- bis leicht hypointens im Vergleich zum Fettgewebe. In etwa entspricht das Signalverhalten dem der Milz (Abb. 7.**4**).

Der L/T-Quotient beträgt normalerweise 1,5 – 2.

7 Lymphknoten

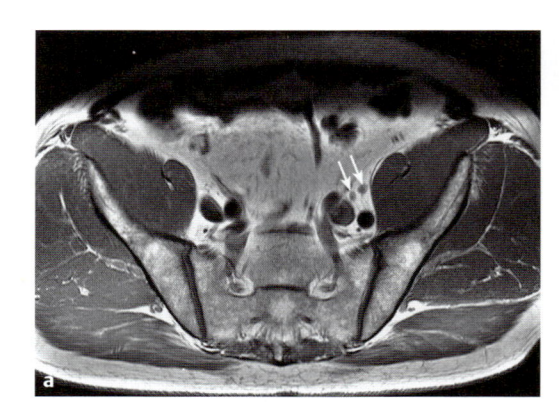

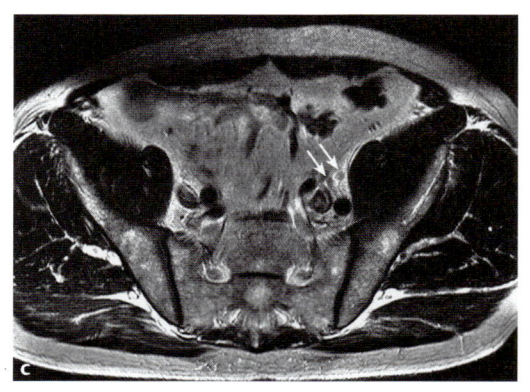

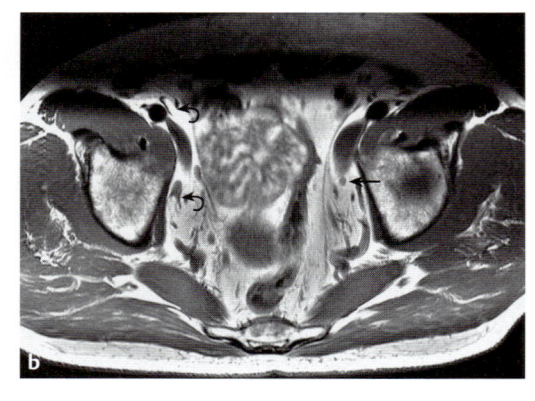

Abb. 7.4 a–c Normale pelvine Lymphknoten.

a u. b Axiale Aufnahmen mit T1w TSE-Sequenz in 2 verschiedenen Höhen.
Links 3 kleine Lymphknoten mit rundem Querschnitt (gerade Pfeile), die sich in T1-Gewichtung hypointens, in T2-Gewichtung nahezu isointens zum umgebenden Fettgewebe darstellen. Rechts 2 Lymphknoten (gebogene Pfeile) mit unterschiedlich ausgeprägter, in T1-Gewichtung gut erkennbarer Hilusverfettung (fibrolipomatöse Degeneration).
c T2w TSE-Sequenz korrespondierend zu **a** (1,5 T).

- In fettsupprimierten T2w oder in STIR-ähnlichen Sequenzen sind Lymphknoten deutlich hyperintens zur gesamten, signalarmen Umgebung (Abb. 7.**5** u. 7.**6**).

- In T1w Aufnahmen kann eine fibrolipomatöse Degeneration von Lymphknoten durch das signalreiche verfettete Mark gut erkannt werden (Abb. 7.**4 b**).

Pathologische Lymphknoten

Bei einer pathologischen Lymphknotenvergrößerung (Lymphadenopathie) kann aufgrund morphologischer Kriterien und anhand des Signalverhaltens zwischen benigner und maligner Genese nur sehr eingeschränkt unterschieden werden. Zur Dignitätsbeurteilung müssen daher ggf. Lokalisation, Anzahl und Verteilungsmuster der vergrößerten Lymphknoten sowie klinische und paraklinische Daten hinzugezogen werden und, falls ein Primärtumor mit abgebildet wurde, das Tumorstadium (Abb. 7.**5**– 7.**7**).

Benigne Lymphknotenerkrankungen

Mögliche Ursachen für entzündliche Lymphknotenvergrößerungen sind Infektionskrankheiten wie die Tuberkulose oder als seltene Ursache die Melioidose (Abb. 7.**5**). Bei lokalen Infektionen sind drainierende Lymphknoten in der Nähe der Eintrittspforte vergrößert. Andere Ursachen für benigne Lymphknotenvergrößerungen sind die Sarkoidose (Abb. 7.**6**), Silikose oder Amyloidose. Im Gegensatz zum CT sind hier Verkalkungen als differenzialdiagnostisches Kriterium nicht oder nur bei sehr ausgeprägter Form erfassbar.

Lymphknoten

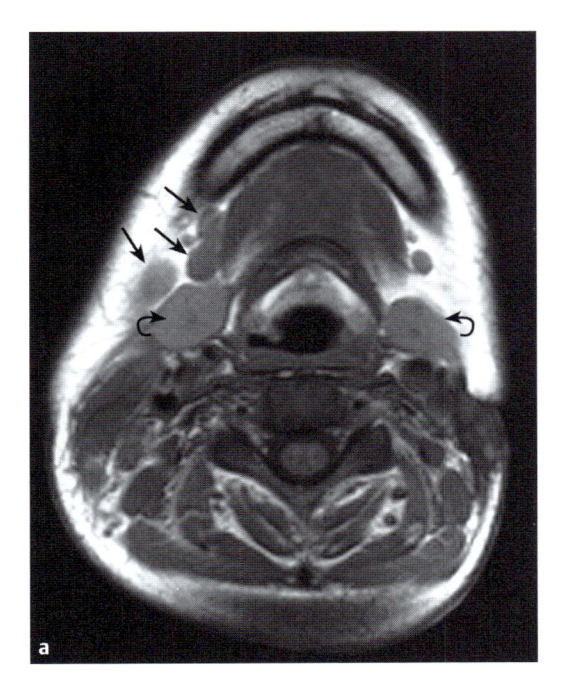

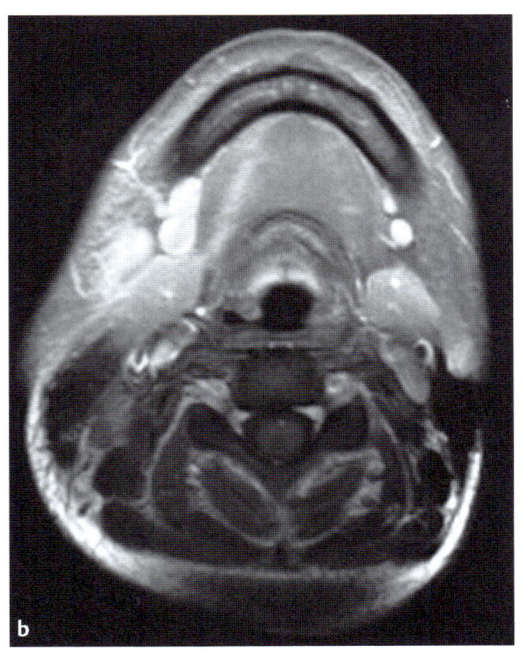

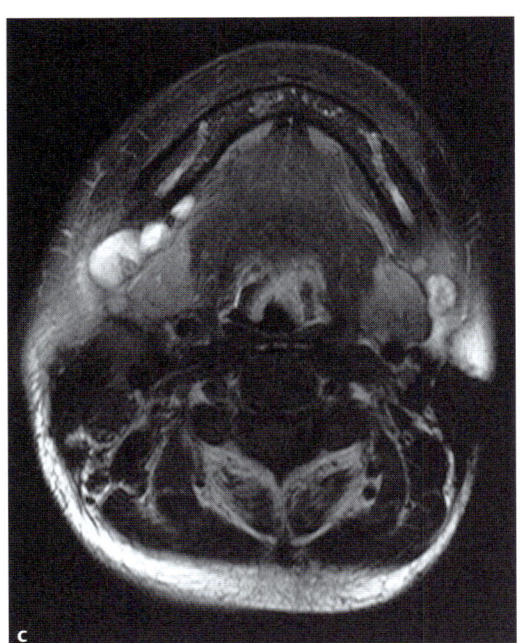

Abb. 7.5 a–c **Submentale und submandibulare Lymphadenitis bei einem Patienten mit einer Melioidose** (nach längerer Südostasienreise, Erreger: Burkholderia pseudomallei).

a u. b Axiale Aufnahmen mit T1w SE-Sequenz vor (**a**) und fettsupprimierter T1w SE-Sequenz nach (**b**) i. v. Injektion eines unspezifischen Gd-haltigen Kontrastmittels.

c Fettsupprimierte T2w TSE-Sequenz (1,5 T).

In nativer T1-Gewichtung homogene Hypo- (gerade Pfeile), in T2-Gewichtung Hyperintensität der Lymphknoten, nach Kontrastmittelinjektion homogener Signalanstieg (vergleichbares Signalverhalten wie in Abb. 7.7). Glandula submandibularis (gebogene Pfeile).

425

7 Lymphknoten

Abb. 7.6 a u. b **Mediastinale und bihiläre Lymphadenopathie bei einem Patienten mit Sarkoidose.** EKG-getriggerte T1w TSE-Sequenz in axialer (**a**) sowie T2w TSE-Sequenz in koronarer (**b**) Orientierung im Rahmen einer Herz-MRT (1,5 T).

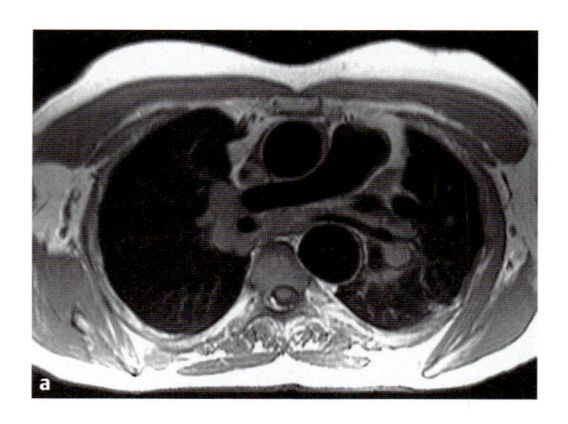

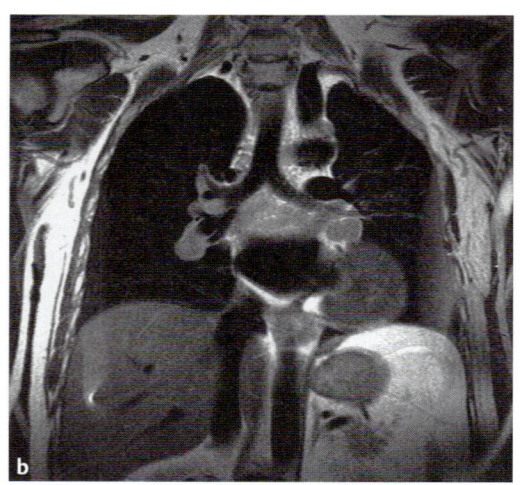

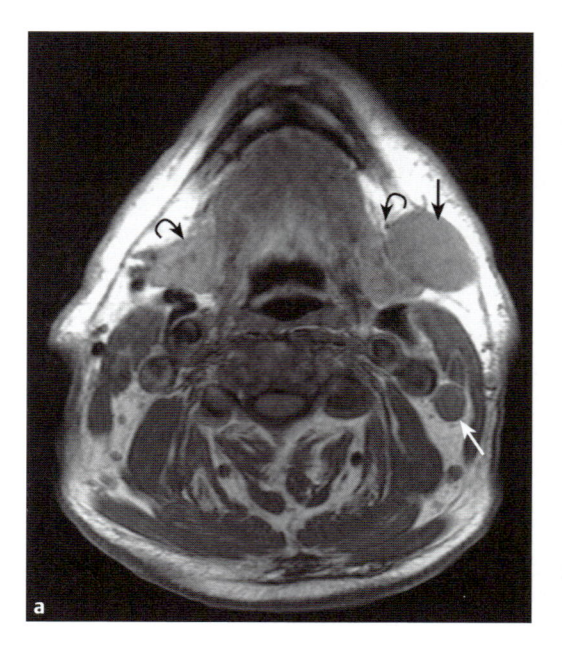

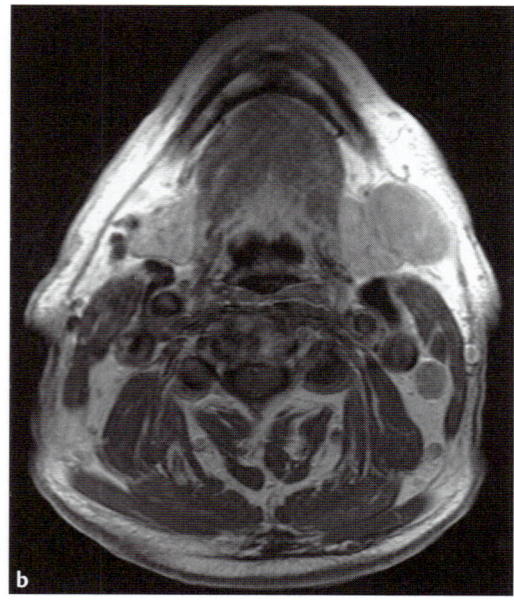

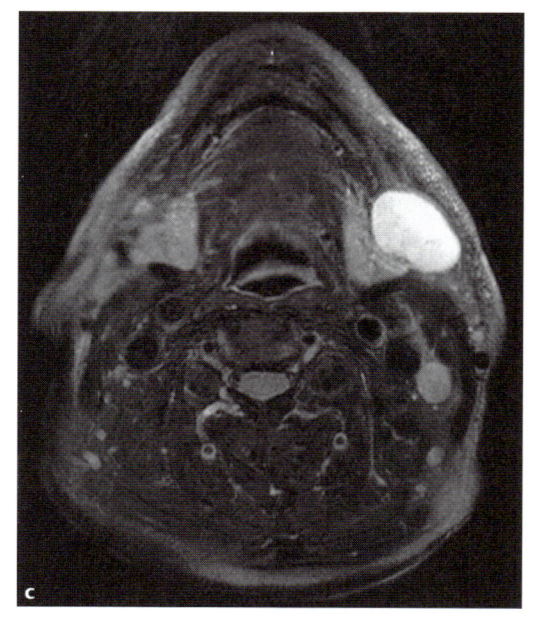

Abb. 7.7 a–c **Zervikale Lymphadenopathie links bei einem Patienten mit Morbus Hodgkin.**
a u. b Axiale Aufnahmen mit T1w SE-Sequenz vor (**a**) und nach (**b**) i. v. Injektion eines unspezifischen Gd-haltigen Kontrastmittels.
c T2w TSE-Sequenz mit Fettsuppression (1,5 T).
Insbesondere der submandibulare Lymphknoten links ist deutlich vergrößert, in den Nativsequenzen homogen und kontrastiert sich gleichförmig (gerade Pfeile); gebogene Pfeile = Glandulae mandibulares.

426

Maligne Lymphknotenerkrankungen

Maligne Lymphome

Bei malignen Lymphomen (Morbus Hodgkin oder Non-Hodgkin-Lymphome) liegen z.T. erhebliche Lymphknotenvergrößerungen vor (Abb. 7.7). Auch stark vergrößerte Lymphknoten bei Morbus Hodgkin oder Non-Hodgkin-Lymphomen sind häufig homogen, während größere metastastatische Lymphknoten häufig zentrale Nekrosen aufweisen.

Lymphknotenmetastasen

Die meisten Tumoren metastasieren primär entlang der drainierenden Lymphwege, zunächst mit Befall der regionalen Lymphknoten, später auch der distalen Lymphknotenstationen. Für die verschiedenen Primärtumoren sind die ersten Lymphknotenstationen in den Tab. 7.3–7.6 aufgeführt (Abb. 7.8–7.11). In seltenen Fällen kann bei metastatischer Verlegung von Lymphabflüssen über lymphatische Umgehungswege ein untypisches Metastasierungsmuster mit primär distalen oder kontralateralen Lymphknotenmetastasen vorkommen.

Lymphknotenkonfiguration. Wenn Aufnahmen in axialer und koronarer oder sagittaler Orientierung vorliegen, kann eine Aussage zur Konfiguration von vergrößerten Lymphknoten gemacht werden. Hier spricht eine kugelige Konfiguration (L/T ≈ 1) eher für einen malignen Befall. In der Röntgen-Lymphographie ist hierfür der Begriff der *sphärischen Transformation* geprägt worden. Eine längliche, ovaläre Konfiguration spricht eher für eine reaktive Hyperplasie. Die Verwendung von Pulssequenzen zur hochaufgelösten dreidimensionalen Untersuchung verbessert gegenüber konventionellen 2D-Techniken die Visualisierung einzelner Lymphknoten und erleichtert die Bestimmung des L/T-Quotienten.

Studienergebnisse. Unter Verwendung einer 3-dimensionalen MP-RAGE-Sequenz mit einer Voxelgröße von 1,0 × 1,3 × 1,6 mm konnten Jager und Mitarbeiter bei Patienten mit Prostata- und Blasenkarzinom pelvine Lymphknoten ab einer Größe von 3 mm identifizieren (Jager u. Mitarb. 1996). Die Autoren verwendeten als Kriterien für Malignität einen Querdurchmesser über 8 mm und einen L/T-Quotienten von unter 1,25 (rundlicher Lymphknoten). Allerdings wurden auch hier trotz optimaler morphologischer Auflösung für die Detektion metastatischer Lymphknoten eine Sensitivität von nur 60% (Prostatakarzinom) bzw. 83% (Blasenkarzinom) bei einer allerdings hohen Spezifität von jeweils 98% erreicht.

In einer Auswertung pelviner Lymphknoten bei Patientinnen mit Zervixkarzinom konnte unter Ver-

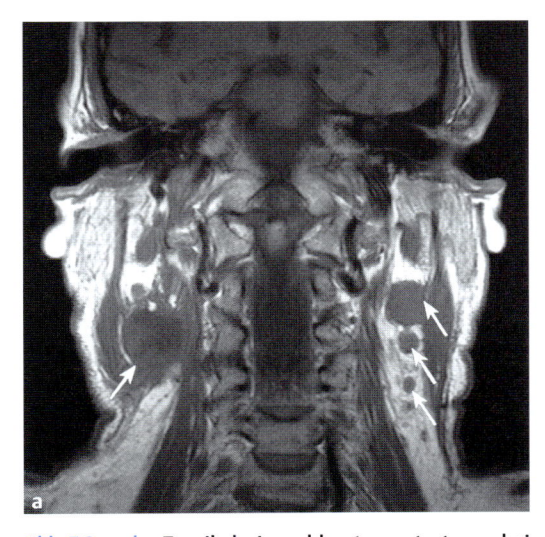

Abb. 7.8 a u. b **Zervikale Lymphknotenmetastasen bei einem Patienten mit rechsseitigem Nasopharynxkarzinom.** Koronare Aufnahmen mit T1w TSE-Sequenz vor (**a**) und nach (**b**) i.v. Injektion eines unspezifischen Gd-haltigen Kontrastmittels (1,5 T). In nativer T1-Gewichtung homogene, hypointense Darstellung der vergrößerten Lymphknoten (Pfeile). Nach Kontrastmittelinjektion zeigen die größeren Lymphknoten nur einen randständigen Signalanstieg und verbleiben überwiegend hypointens als Ausdruck einer ausgeprägten zentralen Nekrosebildung der metastatischen Lymphknoten. In der koronaren Orientierung gute Abgrenzbarkeit der Lymphknoten gegenüber Umgebungsstrukturen.

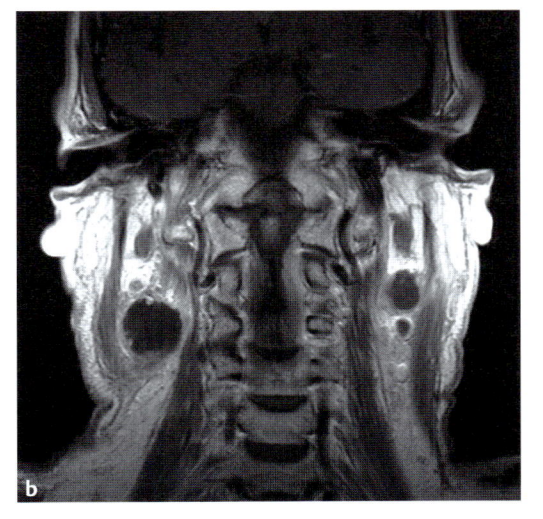

7 Lymphknoten

Abb. 7.9 a–c Axilläre Lymphknotenmetastasen bei einer Patientin mit rechtsseitigem Mammakarzinom.

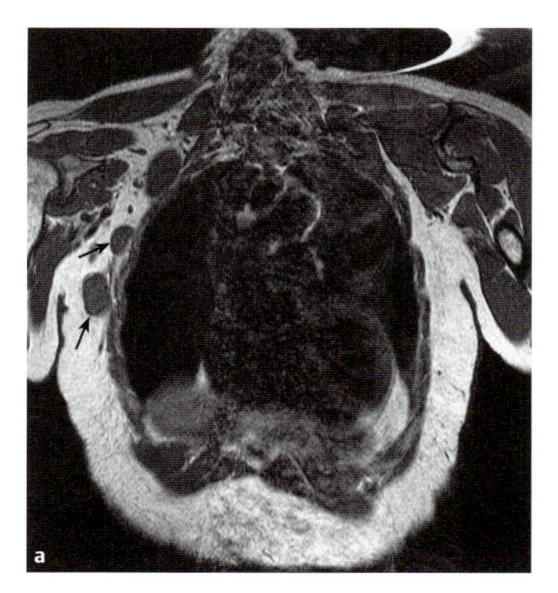

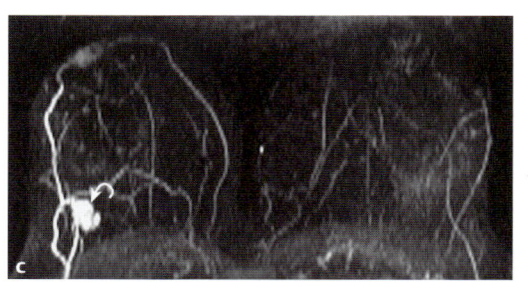

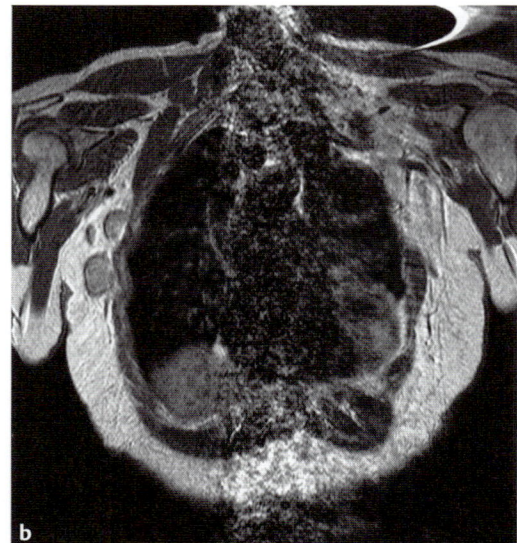

a u. b Im Rahmen einer MRT der Mammae (in Bauchlage, Mammaspule, gemessen mit Ganzkörperspule) koronare Aufnahmen mit T1w SE-Sequenz vor (**a**) und nach (**b**) i. v. Injektion eines unspezifischen Gd-haltigen Kontrastmittels.
Die metastatischen Lymphknoten (Pfeile) sind nativ homogen hypointens und kontrastieren sich nach Kontrastmittelinjektion homogen. Karzinom rechts außen interquadrantär (gebogener Pfeil).
c MR-Mammographie als MIP in kraniokaudaler Projektion (1,5 T).

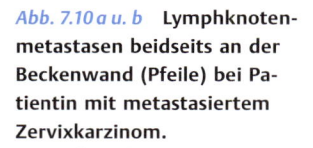

Abb. 7.10 a u. b Lymphknotenmetastasen beidseits an der Beckenwand (Pfeile) bei Patientin mit metastasiertem Zervixkarzinom.
a Axiale Aufnahme mit T1w TSE-Sequenz, 512er Matrix (1,5 T).
b Axiale Aufnahme mit T2w TSE-Sequenz, 512er Matrix (1,5 T).

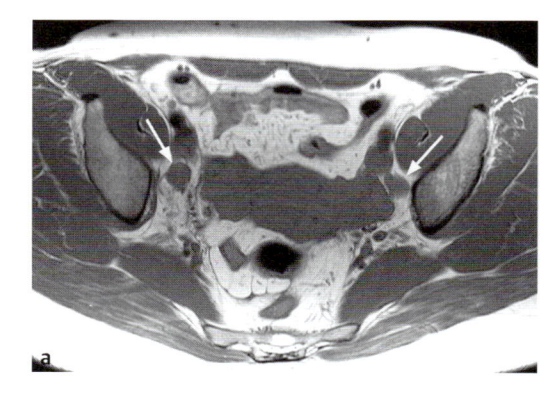

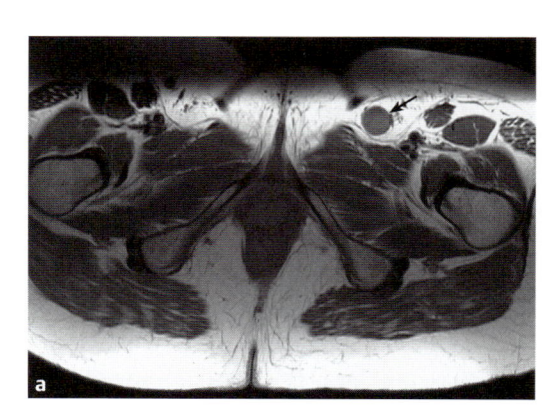

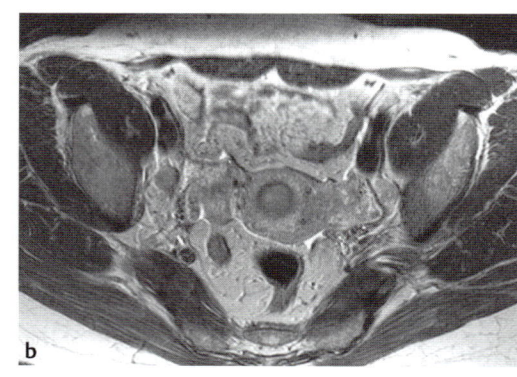

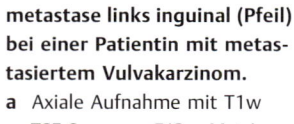

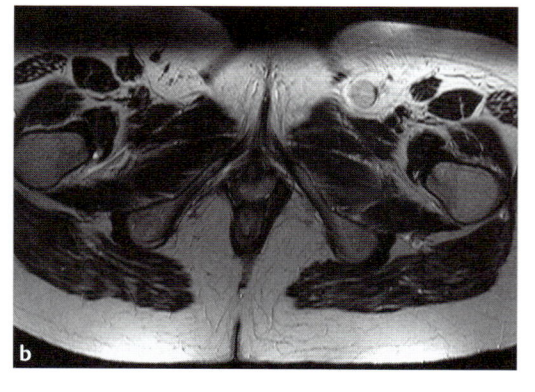

Abb. 7.11 a u. b Lymphknotenmetastase links inguinal (Pfeil) bei einer Patientin mit metastasiertem Vulvakarzinom.
a Axiale Aufnahme mit T1w TSE-Sequenz, 512er Matrix (1,5 T).
b Axiale Aufnahme mit T2w TSE-Sequenz, 512er Matrix (1,5 T).

wendung eines Schwellenwertes von 1,5 cm eine Sensitivität von 75% und eine Spezifität von 88% erzielt werden. Auch eine Seitendifferenz der Größen pelviner Lymphknoten lässt, solange die Lymphknoten Durchmesser unter 10 mm aufweisen, keine Aussage über einen möglichen metastatischen Befall zu (Roy u. Mitarb. 1997). Die schlechten Resultate für die Sensitivität beruhen auf dem häufigen Vorkommen von kleinen Metastasen in nicht vergrößerten Lymphknoten und von reaktiv vergrößerten, nicht metastatischen Lymphknoten in allen Körperregionen.

Eine histopathologische Untersuchung von 310 pelvinen Lymphadenektomien wegen Prostatakarzinom ergab bei 40 (12,9%) Patienten Lymphknotenmetastasen (Epstein u. Mitarb. 1986). Lediglich in 6 Fällen waren Lymphknoten bereits makroskopisch auffällig, bei 34 der 40 Patienten konnten Lymphknotenmetastasen erst histologisch nachgewiesen werden.

Bei Nierenzellkarzinomen ist andererseits zu beachten, dass große, reaktiv veränderte Lymphknoten mit Durchmessern bis ca. 2 cm vorliegen können. Ursache hierfür ist ein häufiger nekrotischer Zerfall des Primärtumors. Studer et al. fanden bei Patienten mit Nierenzellkarzinomen Metastasen nur in 42% der regionären Lymphknoten mit Durchmessern zwischen 1,0 und 2,2 cm (Studer u. Mitarb. 1990).

— MRT-Spezifisches

- Neben der geringen Aussagekraft des Größenkriteriums ist eine wesentliche Ursache für die schlechten Ergebnisse auch der MRT in der Lymphknotendiagnostik, dass das Signalverhalten von Lymphknoten weder in T1- noch in T2-Gewichtung Charakteristika aufweist, die für oder gegen Malignität sprechen (Dooms u. Mitarb. 1985).
- Erst bei einer fortgeschrittenen Lymphknotenmetastasierung ergebenen sich sicherere Kriterien für Malignität, z.B. eine zentrale Nekrose in metastatischen Lymphknoten, die sich in T2-Gewichtung deutlich hyperintens darstellt. Des Weiteren lässt das Vorliegen eines Lymphknotenkonglomerates oder multipler vergrößerter Lymphknoten einen metastatischen Befall sehr wahrscheinlich werden, insbesondere wenn ein entsprechender Primärtumor bekannt ist (Abb. 7.**12**).
- Lymphknotenmetastasen von melanotischen malignen Melanomen stellen bzgl. charakteristischer Zeichen für Malignität in der MRT eine Ausnahme dar. Aufgrund des relaxationszeitverkürzenden Effektes von Melanin weisen Metastasen von melanotischen Melanomen in T1-Gewichtung eine hohe Signalintensität auf; in T2-Gewichtung kann es je nach Melaningehalt zu einer mäßig hyperintensen bis hypointensen Darstellung kommen (Abb. 7.**13**) (Atlas u. Mitarb. 1990, Premkumar u. Mitarb. 1992). Metastasen amelanotischer Melanome unterscheiden sich nicht von Metastasen anderer Primärtumoren.

> Ursache der schlechten Resultate für die Sensitivität ist das häufige Vorkommen von kleinen Metastasen in nicht vergrößerten Lymphknoten und von reaktiv vergrößerten, nicht metastatischen Lymphknoten in allen Körperregionen.

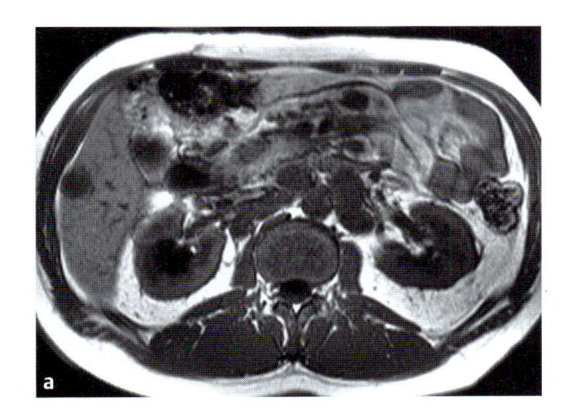

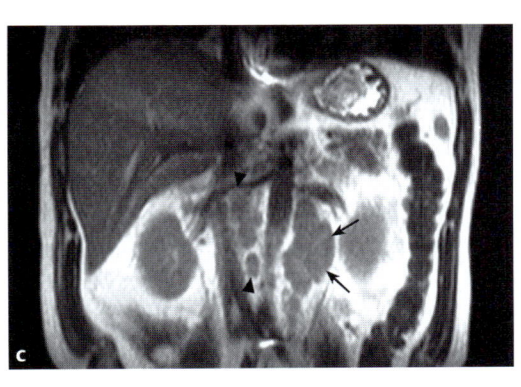

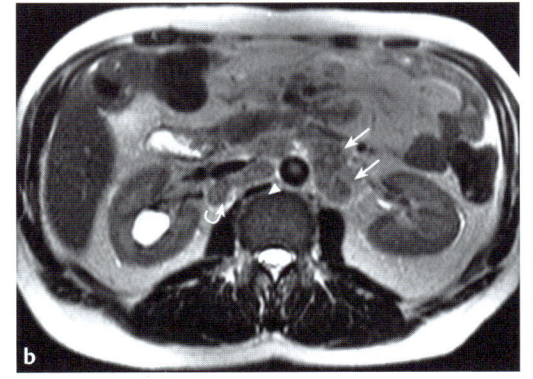

Abb. 7.12 a – c **Retroperitoneale Lymphknotenmetastasen bei einem Patienten mit Rektumkarzinom.**
a Axiale Aufnahmen mit T1w GE-Sequenz.
b u. c Axiale (**b**) und koronare (**c**) Aufnahmen mit T2w Einzelschuss-TSE-Sequenz (1,5 T).
Vergrößerte Lymphknoten paraaortal (Pfeile), interaortokaval (Pfeilspitze) und retrokaval (gebogener Pfeil). Im T1w Bild zusätzlich Darstellung einer Lebermetastase (im T2w Bild aufgrund unterschiedlicher Inspirationstiefe nicht erfasst), Harnstauung rechts.

Abb. 7.13 a u. b **Lymphknotenmetastasen eines melanotischen malignen Melanoms.**
a Aufnahme mit T1w GE-Sequenz in axialer Orientierung.
b Aufnahme mit T1w GE-Sequenz in koronarer Orientierung (1, 5).
Das paraaortale Lymphknotenkonglomerat stellt sich aufgrund des Melaningehalts in den T1w Aufnahmen hyperintens dar (Pfeil).

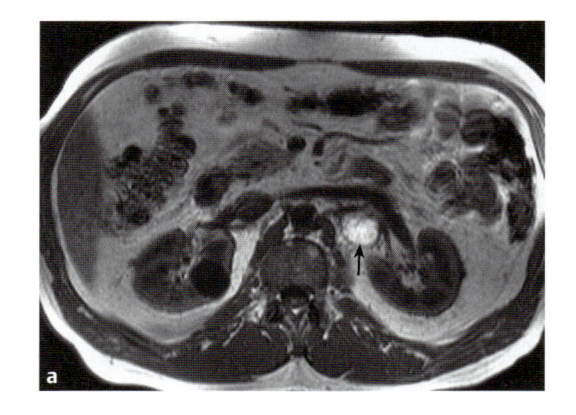

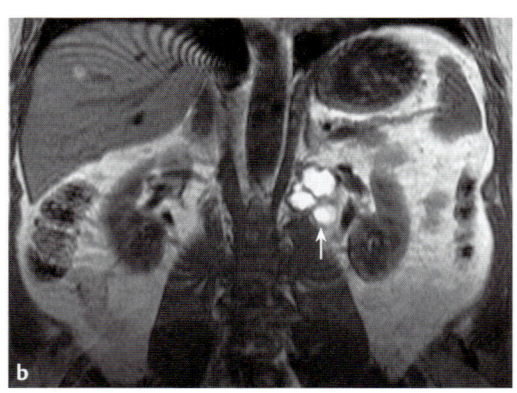

Kontrastmittelanwendung

Nach i.v. Injektion eines *unspezifischen Kontrastmittels* können sowohl reaktiv vergrößerte als auch tumoröse Lymphknoten einen Signalanstieg aufweisen, sodass diese Technik keine Verbesserung in der Unterscheidung zwischen reaktiven und metastatischen Lymphknoten mit sich bringt (Abb. 7.**5** u. 7.**7**) (Heuck u. Mitarb. 1997). Die zentrale Nekrose eines metastatischen Lymphknotens lässt sich nach Kontrastmittelapplikation im T1w Bild besser abgrenzen (Abb. 7.**8**) (Steinkamp u. Mitarb. 1992).

Demgegenüber stellen *superparamagnetische Eisenoxidpartikel* einen viel versprechenden Ansatz für eine verbesserte bildgebende Lymphknotendiagnostik dar (s. oben). Für eine Substanz dieser Art (Sinerem, Guerbet, Paris) wurden Studien im Rahmen der klinischen Prüfung bzgl. der Beurteilung von Lymphknoten in verschiedenen Regionen (Becken, Abdomen, Mediastinum, Kopf-Hals-Region, Axilla) durchgeführt. Die abschließende Auswertung dieser Studien sowie die eventuelle Zulassung für die klinische Anwendung stehen noch aus (Abb. 7.**14** u. 7.**15**).

Studienergebnisse. Deserno und Mitarbeiter konnten in einer Studie an 58 Patienten mit Harnblasenkarzinom zeigen, dass die Anwendung von USPIO

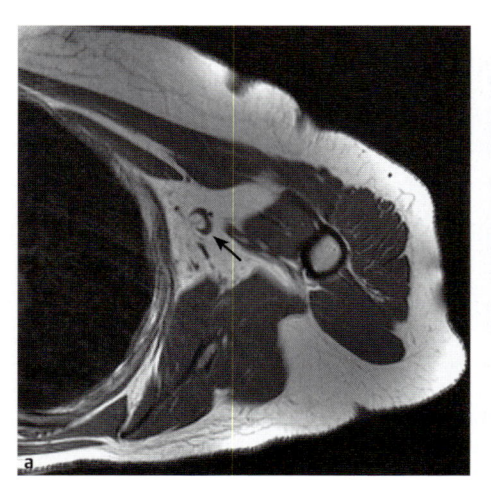

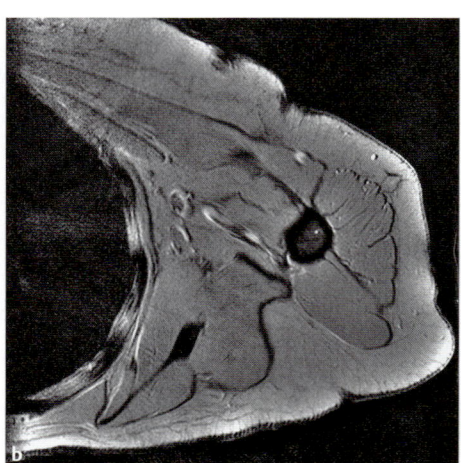

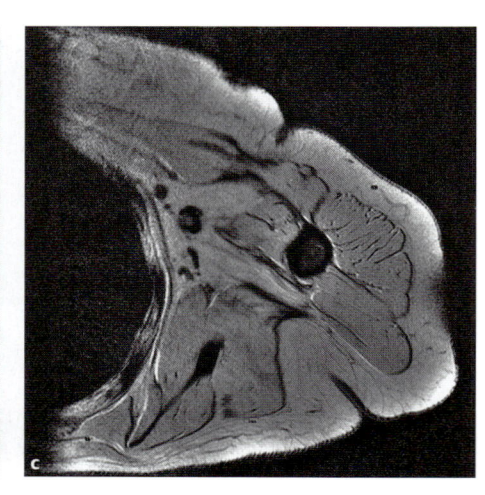

Abb. 7.14 a – c **MR-Lymphographie mit i. v. applizierten USPIO bei normalem axillarem Lymphknoten links.**
a Axiale Aufnahme mit T1w SE-Sequenz.
b u. **c** Axiale Aufnahmen mit T2*w GE-Sequenz vor (**b**) sowie 24 h nach (**c**) i. v. Injektion von USPIO.
Kleiner Lymphknoten (Pfeil) mit gut erkennbarer Hilusverfettung, in T1-Gewichtung muskelisointens, in T2*-Gewichtung nativ hyperintens, nach Kontrastmittelapplikation durch Aufnahme der Eisenpartikel mit konsekutiver Verkürzung der T2- und T2*-Relaxationszeit signalfreie Darstellung des Lymphknotenparenchyms.

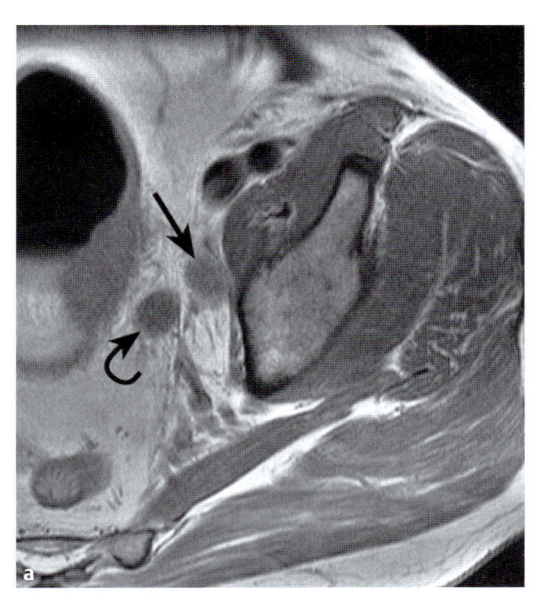

a Axiale Aufnahme mit T1w SE-Sequenz.

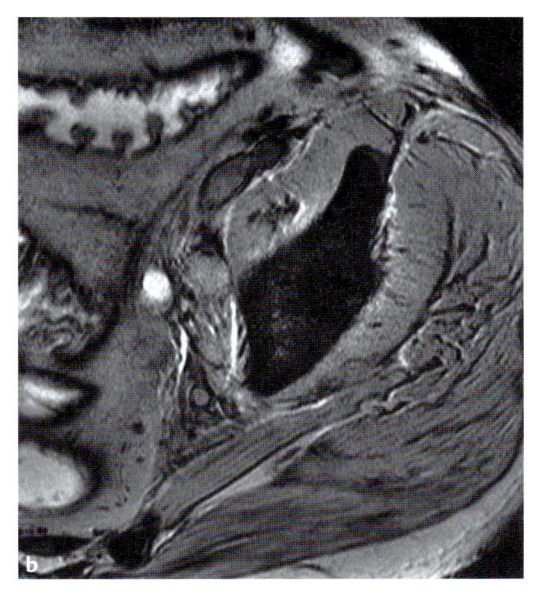

b Axiale Aufnahme mit T2*w GE-Sequenz 24 h nach i. v. Injektion von USPIO.

Abb. 7.15 a u. b MR-Lymphographie mit i. v. applizierten USPIO bei metastatischem Lymphknoten bei einem Patienten mit Harnblasenkarzinom.
Grenzwertig großer Lymphknoten an der linken Beckenwand (Pfeil), in T1-Gewichtung muskelisointens, nach Kontrastmittelapplikation in T2*-Gewichtung fehlender Signalverlust als Hinweis für eine metastatische Durchsetzung des Lymphknotens, die eine Aufnahme der Eisenpartikel verhindert. Zum Vergleich mehrere kleine signalarme (nichtmetastatische) Lymphknoten iliakal extern. Erweiterter unterer Harnleiter (gebogener Pfeil).

gegenüber dem Größenkriterium die Sensitivität von 76% auf 96% verbessert, wobei die Spezifität nur geringfügig von 99% auf 95% zurückging (Deserno u. Mitarb. 2004). Bemerkenswert war in dieser Studie, dass Metastasen in 10 von 12 Lymphknoten gefunden wurden, die nicht pathologisch vergrößert waren (< 10 mm). An einem Kollektiv von Patienten mit Prostatakarzinom fanden Harisinghani und Mitarbeiter für die USPIO-verstärkte MRT bei der Auswertung einzelner Lymphknoten im Vergleich zum Größenkriterium eine Verbesserung der Sensitivität von 35% auf 90% (Harisinghani u. Mitarb. 2003).

Literatur

Atlas, S. W., B. H. Braffman, R. LoBrutto, D. E. Elder, D. Herlyn: Human malignant melanomas with varying degrees of melanin content in nude mice: MR imaging, histopathology, and electron paramagnetic resonance. J. Comput. Assist. Tomogr. 14 (1990) 547–554

Beer, M., H. Schmidt, R. Riedl: Klinische Wertigkeit des präoperativen Stagings von Blasen- und Prostatakarzinomen mit NMR und Computertomographie. Urologe A 28 (1989) 65–69

Deserno, W. M., M. G. Harisinghani, M. Taupitz et al.: Urinary Bladder Cancer: Preoperative Nodal Staging with Ferumoxtran-10-enhanced MR Imaging. Radiology 233 (2004) 449–456

Dooms, G. C., H. Hricak, M. E. Moseley, K. Bottles, M. Fisher, C. B. Higgins: Characterization of lymphadenopathy by magnetic resonance relaxation times: preliminary results. Radiology 155 (1985) 691–697

Epstein, J. I., J. E. Oesterling, J. C. Eggleston, P. C. Walsh: Frozen section detection of lymph node metastases in prostatic carcinoma: accuracy in grossly uninvolved pelvic lymphadenectomy specimens. J. Urol. 136 (1986) 1234–1237

Hammerer, P., H. Huland: Zur Diagnostik des lokalisierten Prostatakarzinoms: Screening und präoperatives Staging. Urologe A 30 (1991) 378–386

Harisinghani, M. G., J. Barentsz, P. F. Hahn et al.: Noninvasive detection of clinically occult lymph-node metastases in prostate cancer. N. Engl. J. Med. 348 (2003) 2491–2499

Hawnaur, J. M., R. J. Johnson, C. H. Buckley, V. Tindall, I. Isherwood: Staging, volume estimation and assessment of nodal status in carcinoma of the cervix: comparison of magnetic resonance imaging with surgical findings. Clin. Radiol. 49 (1994) 443–452

Heuck, A., J. Scheidler, R. Kimmig et al.: Lymphknotenstaging beim Zervixkarzinom: Ergebnisse der hochauflösenden Magnetresonanztomographie (MRT) mit einer Phased-Array-Körperspule. Fortschr. Röntgenstr. 166 (1997) 210–214

Jager, G. J., J. O. Barentsz, G. O. Oosterhof, J. A. Witjes, S. J. Ruijs: Pelvic adenopathy in prostatic and urinary bladder carcinoma: MR imaging with a three-dimensional TIweighted magnetization-prepared-rapid gradient-echo sequence. Am. J. Roentgenol. 167 (1996) 1503–1507

Nicolas, V., M. Beese, A. Keulers, M. Bressel, H. Kastendieck, H. Huland: MR-Tomographie des Prostatakarzinoms – Vergleich konventionelle und endorektale MRT. Fortschr. Röntgenstr. 161 (1994) 319–326

Perrotti, M., R. P. Kaufman, Jr., T. A. Jennings et al.: Endorectal coil magnetic resonance imaging in clinically localized prostate cancer: is it accurate? J. Urol. 156 (1996) 106–109

Premkumar, A., L. Sanders, F. Marincola, I. Feuerstein, R. Concepcion, D. Schwartzentruber: Visceral metastases from melanoma: findings on MR imaging. Am. J. Roentgenol. 158 (1992) 293–298

Roy, C., Y. Le Bras, L. Mangold et al.: Small pelvic lymph node metastases: evaluation with MR imaging. Clin. Radiol. 52 (1997) 437–440

Scheidler, J., H. Hricak, K. K. Yu, L. Subak, M. R. Segal: Radiological evaluation of lymph node metastases in patients with cervical cancer. A meta-analysis. JAMA 278 (1997) 1096–1101

Steinkamp, H. J., T. Heim, P. Schubeus, W. Schorner, R. Felix: Magnetresonanztomographische Differentialdiagnostik zwischen reaktiv vergrößerten Lymphknoten und Halslymphknotenmetastasen. Fortschr. Röntgenstr. 157 (1992) 406–413

Studer, U. E., S. Scherz, J. Scheidegger et al.: Enlargement of regional lymph nodes in renal cell carcinoma is often not due to metastases. J. Urol 144 (1990) 243–245

Taupitz, M., S. Wagner, B. Hamm: Kontrastmittel für die magnetresonanztomographische Lymphknotendiagnostik (MR-Lymphographie). Radiologe 36 (1996) 134–140

Wagner, S., D. Pfefferer, W. Ebert et al.: Intravenous MR lymphography with superparamagnetic iron oxide particles: Experimental studies in rats and rabbits. Eur. Radiol. 5 (1995) 640–646

Weissleder, R., G. Elizondo, J. Wittenberg, A. S. Lee, L. Josephson, T. J. Brady: Ultrasmall superparamagnetic iron oxide: an intravenous contrast agent for assessing lymph nodes with MR imaging. Radiology 175 (1990) 494–498

Wolf, J. S., Jr., M. Cher, M. Dall'era, J. C. Presti, Jr., H. Hricak, P. R. Carroll: The use and accuracy of cross-sectional imaging and fine needle aspiration cytology for detection of pelvic lymph node metastases before radical prostatectomy. J. Urol 153 (1995) 993–999

Zusammenfassung

Im Rahmen der Untersuchung eines Tumors oder entzündlichen Prozesses können mit der MRT bei geeigneter Sequenzwahl die drainierenden Lymphknoten in der untersuchten Region mit guter Bildqualität und hohem Kontrast dargestellt werden.

Die Anwendung von Sequenzen mit unterschiedlichen Schichtorientierungen bzw. die Anwendung von 3 D-Sequenzen erlaubt auch die Darstellung der Konfiguration von Lymphknoten.

Trotz des hohen Weichteilkontrastes erlaubt die Kernspintomographie nicht die Differenzierung zwischen normalen, hyperplastischen und metastatischen Lymphknoten. Somit gilt in der MRT als Kriterium für die Diagnose eines metastatischen Lymphknotenbefalls im Allgemeinen ein Wert von über 1 cm (kleinster Lymphknotendurchmesser).

Die Treffsicherheit des Größenkriteriums kann durch Hinzuziehung des Primärtumorstadiums verbessert werden (höhere Tumorstadien: Lymphknotenmetastasen wahrscheinlicher). Hier bietet die MRT gegenüber der CT vor allem beim Staging von Primärtumoren der Beckenorgane Vorteile.

Gewebespezifische Kontrastmittel, die nach intravenöser Injektion die kernspintomographische Differenzierung zwischen nichtmetastatischen und metastatischen Lymphknoten verbessern können, haben die klinische Prüfung abgeschlossen, sind jedoch noch nicht für die klinische Anwendung zugelassen.

8 Peripheres Skelettsystem

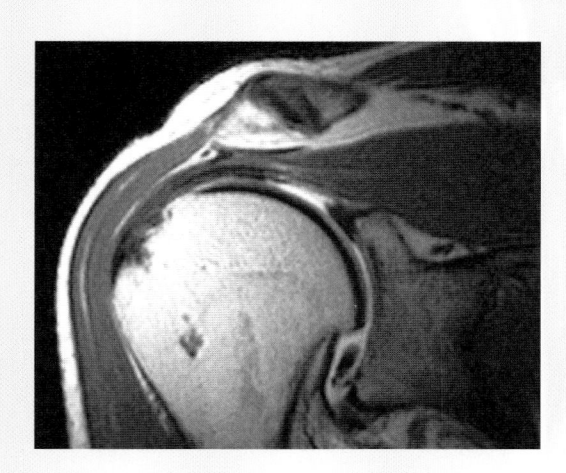

Knochen- und Weichteiltumoren ⋯▸ 434
K. Wörtler

Erkrankungen des rheumatischen Formenkreises ⋯▸ 460
T. M. Link

Infektiös bedingte Erkrankungen des Knochens und der Weichteile ⋯▸ 464
T. M. Link

Avaskuläre Nekrosen ⋯▸ 468
T. M. Link

Osteoporose ⋯▸ 471
T. M. Link

Trauma ⋯▸ 474
T. M. Link

Gelenke ⋯▸ 478

Schultergelenk ⋯▸ 478
T. M. Link

Ellenbogengelenk ⋯▸ 490
S. Waldt

Hand ⋯▸ 501
T. M. Link

Hüftgelenk ⋯▸ 511
T. M. Link

Kniegelenk ⋯▸ 522
K. Wörtler

Fuß ⋯▸ 541
S. Waldt

Knochenmark ⋯▸ 554
H. Daldrup-Link

Knochen- und Weichteiltumoren

K. Wörtler

Indikationen. Die MRT stellt derzeit neben dem konventionellen Röntgenbild das wertvollste Verfahren zur Evaluation von Knochen- und Weichteiltumoren dar. Bei malignen Läsionen ist ihre Aufgabe im Hinblick auf die Möglichkeiten einer Extremitäten erhaltenden Therapie hierbei in erster Linie in der Definition der lokalen Tumorausdehnung (lokales Staging) zu sehen. Während die MRT in der Differenzialdiagnostik von Knochentumoren nur als ergänzendes Verfahren angesehen werden kann, hat sie sich diesbezüglich bei den Weichteiltumoren als Modalität der ersten Wahl etabliert. Weitere Indikationen sind in der Detektion tumorbedingter Komplikationen (z. B. spinale Tumoren) und der posttherapeutischen Verlaufskontrolle zu sehen.

Untersuchungstechnik

> Während Längsausdehnung und Gelenkbezug eines Knochen- oder Weichteiltumors am besten auf sagittalen oder koronaren Aufnahmen zu erkennen sind, erfordern Kompartimentzuordnung und Beurteilung der Gefäß-Nerven-Scheiden transversal orientierte Sequenzen.

Grundsätzlich sollte die MRT eines muskuloskelettalen Tumors immer eine Kombination aus T1w und T2w Aufnahmen beinhalten, wobei konventionelle SE-/TSE-Sequenzen auch heute noch das Grundgerüst jeder Untersuchung darstellen.

T1w Aufnahmen eignen sich besonders zur Darstellung einer intraossären Tumorausdehnung, Differenzierung von Fett- und Tumorgewebe und Darstellung der Muskelschichten und anatomischen Kompartimente. Auf *T2w Aufnahmen* ist in der Regel eine Differenzierung von Tumor- und Muskelgewebe möglich. Hierbei sollten bei der Untersuchung von Knochentumoren konventionelle SE-Sequenzen oder fettunterdrückte FSE-Sequenzen eingesetzt werden, da nicht fettsupprimierte FSE-Sequenzen einen relativ schlechten Tumor-Fett-Kontrast aufweisen und STIR-Sequenzen Tumorgewebe, Tumorödem, zystische Anteile bzw. Nekrosen sowie – im Falle Knorpel bildender Tumoren – hyaline Matrix gleichermaßen sehr signalintensiv darstellen. *T1w Aufnahmen nach Kontrastmittelapplikation* verbessern die Beurteilbarkeit der Tumorausdehnung innerhalb der Weichteile, lassen eine Differenzierung zwischen vitalen und nekrotischen Tumorarealen zu und können mitunter charakteristische Anreicherungsmuster zeigen. Eine zusätzliche Fettunterdrückung erleichtert aufgrund der verbesserten Gefäßdarstellung den Nachweis bzw. Ausschluss einer Beteiligung der Gefäß-Nerven-Scheiden auf transversalen Aufnahmen. Prinzipiell sind die Längsausdehnung und der Gelenkbezug eines Knochen- oder Weichteiltumors am besten auf sagittalen oder koronaren Aufnahmen darstellbar. Transversal orientierte Sequenzen sind für die Kompartimentzuordnung und die Beurteilung der Gefäß-Nerven-Scheiden essenziell.

Grundkonzept. Aus dem bisher Gesagten ergibt sich zwangsläufig ein Grundkonzept, das mit wenigen Ausnahmen für die Untersuchung der meisten Knochen- und Weichteiltumoren beibehalten werden kann:

- koronar bzw. sagittal: T1w SE,
- axial: T2w SE bzw. T2w TSE (bei Knochentumoren mit Fettsättigung),
- koronar bzw. sagittal: T1w SE nach Gd-Applikation,
- axial: T1w SE mit Fettsättigung nach Gd-Applikation.

Die Schichtorientierung entlang der longitudinalen Achse (koronar oder sagittal) richtet sich einerseits nach der Lokalisation des Tumors im Knochen bzw. innerhalb der Weichteile, andererseits nach der Anatomie des benachbarten Gelenks, welches bei gelenknahen Prozessen obligat miterfasst werden muss.

> Bei gelenknahen Prozessen muss das benachbarte Gelenk MR-tomographisch obligat miterfasst werden.

Fakultativ kann dieses Minimalprogramm durch Aufnahmen in der jeweils dritten Raumebene oder durch weitere Pulssequenzen ergänzt (jedoch nicht ersetzt) werden.

Benigne Knochentumoren und tumorähnliche Läsionen

Osteoidosteom

Das Osteoidosteom tritt als benigner, Knochen bildender Tumor bei Adoleszenten und jungen Erwachsenen bevorzugt in den Diaphysen langer Röhrenknochen (vor allem Femur und Tibia) auf. Typische klinische Zeichen sind lokale, insbesondere nächtliche Schmerzen, die häufig gut auf Salicylate ansprechen. Die Läsion besteht aus einem kortikal, seltener medullär oder subperiostal gelegenen, stark vaskularisierten Nidus (Durchmesser < 1,5 cm), der den eigentlichen Knochentumor darstellt, und einem umgebenden, reaktiven Sklerosewall. Der Nidus kann eine unterschiedlich stark ausgeprägte Osteoidbildung aufweisen.

MRT-Spezifisches

- Das *Nidusgewebe* stellt sich MR-tomographisch zumeist muskelisointens auf T1w Aufnahmen und hyperintens auf T2w Aufnahmen dar und lässt nach i.v. Kontrastmittelapplikation ein kräftiges Enhancement erkennen (Abb. 8.1). *Fokale Ossifikationen* kommen, wie die Umgebungssklerose bzw. reaktive Hyperostose, in allen Pulssequenzen signalfrei zur Darstellung. Subtotal oder komplett verknöcherte Läsionen können daher relativ schlecht erkannt werden.
- Typische Zeichen sind ein regionär begrenztes *Knochenmarködem* sowie ein den Knochen nicht selten zirkulär umgebendes *Weichteilödem* (Abb. 8.1), das insbesondere auf STIR-Bildern und spektral fettunterdrückten T2w sowie kontrastmittelgestützten T1w Aufnahmen sehr betont zur Darstellung kommt und nicht selten als Malignitätszeichen fehlgedeutet wird.
- *Intraartikulär lokalisierte Osteoidosteome* können reaktive Synoviditen und Gelenkergüsse verursachen und somit klinisch und bildgebend eine Arthritis vortäuschen.

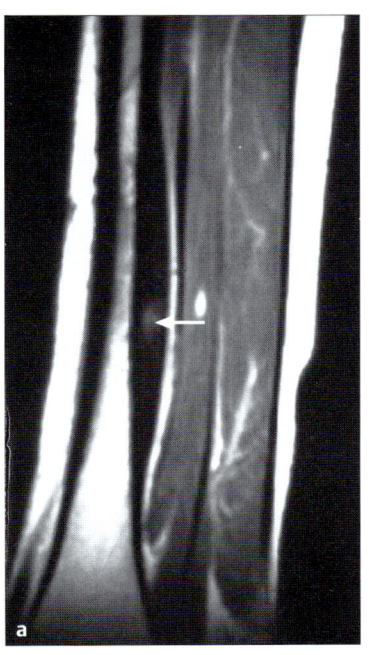

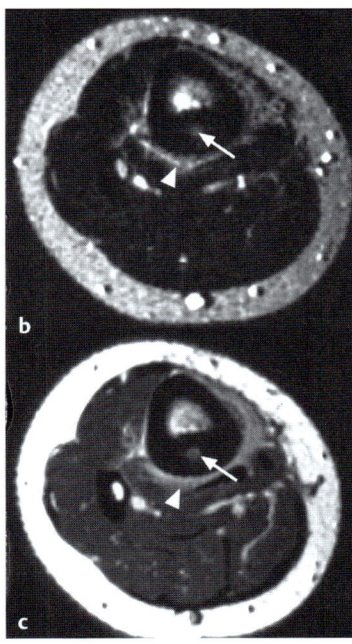

Abb. 8.1 a–c **Kortikales Osteoidosteom der Tibia.**
a Sagittale T1w SE-Aufnahme.
b Axiale T2w SE-Aufnahme.
c Kontrastverstärkte T1w SE-Aufnahme.
Die Aufnahmen zeigen einen etwa 4 mm im Durchmesser großen Nidus (Pfeile) in der stark hyperostotischen diaphysären Kortikalis. Die axialen MRT-Bilder lassen ein reaktives Knochenmarködem sowie ein die Tibia zirkulär umgebendes periostales/paraossales Weichteilödem (Pfeilspitzen) erkennen.

Osteoblastom

Das Osteoblastom unterscheidet sich vom Osteoidosteom durch die Größe des Nidus (Durchmesser > 1,5 cm) und ein histologisch häufig variableres Bild. Die sehr seltene benigne Läsion tritt vor allem innerhalb der 2. und 3. Lebensdekade auf und zeigt eine leichte Bevorzugung des männlichen Geschlechts. Im Gegensatz zum Osteoidosteom sind beim Osteoblastom häufiger die platten Knochen und die posterioren Wirbelelemente betroffen; ein Ansprechen der lokalen Beschwerden auf Salicylate ist wesentlich seltener. Postoperative Rezidive treten in etwa 10% der Fälle auf, wobei der Rezidivtumor eine gesteigerte Aggressivität aufweisen kann.

— MRT-Spezifisches

- Abhängig vom Mineralisationsgrad stellt sich der Nidus zumeist inhomogen mit geringer bis mittlerer Signalintensität auf T1w MR-Aufnahmen und mittlerer bis hoher Signalintensität auf T2w Aufnahmen dar.
- Wie beim Osteoidosteom sind in der Regel ein kräftiges Kontrastmittelenhancement sowie ein relativ ausgeprägtes perifokales Ödem zu erwarten. Bei zumeist weniger starker Umgebungssklerose und Tendenz zur Expansion des betroffenen Knochens ist der Nidus oft nur durch einen schmalen hypointensen Saum abgegrenzt, der an der Knochenoberfläche einer dünnen Neokortikalis oder auch dem nicht kalzifizierten, intakten Periost entsprechen kann (Abb. 8.**2**).

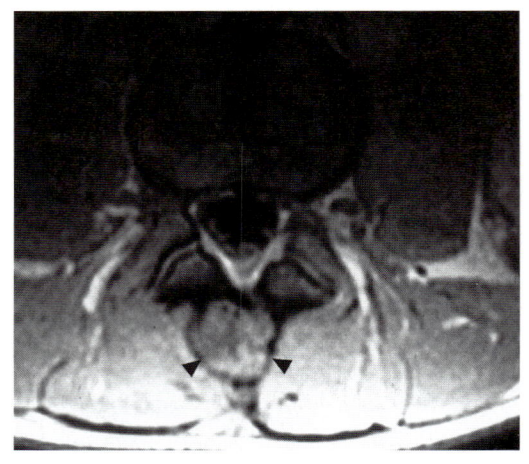

Abb. 8.2 **Osteoblastom des 4. Lendenwirbels.** Die axiale T1w SE-Aufnahme zeigt eine etwa 2 cm im Durchmesser große, signalinhomogene Läsion mit signalarmem Randsaum, die den Dornfortsatz deutlich auftreibt (Pfeilspitzen).

- Zystische Tumoranteile sollten an die Möglichkeit einer sekundären aneurysmatischen Knochenzyste denken lassen.

Enchondrom

Das Enchondrom ist ein benigner intramedullärer Knorpeltumor, der bevorzugt im Erwachsenenalter (3.–4. Dekade) entdeckt wird. 40–65% der solitären Enchondrome treten im Handskelett (Grund- und Mittelphalangen, Handwurzel), etwa 25% in den Metaphysen langer Röhrenknochen (Femur, Humerus, Tibia) auf.

Histologie. Histologisch zeigt sich eine läppchenartig aufgebaute Grundsubstanz aus hyalinem Knorpel und eingestreuten Chondrozyten, umgeben von einem fibrovaskulären Stroma, welches typischerweise kein permeatives Wachstum erkennen lässt. Hyperzellularität und leichte Kernatypien finden sich nicht selten bei proliferierenden Läsionen und können ohne die Hilfe bildgebender Befunde eine Abgrenzung gegenüber dem Low-Grade-Chondrosarkom (Grad 1) unmöglich machen.

Klinik. Klinisch sind Enchondrome fast immer asymptomatisch und stellen typische Zufallsbefunde dar. Lokale Schmerzen sollten den Verdacht auf eine pathologische Fraktur oder maligne Entartung lenken. Multiple Enchondrome mit erhöhtem Entartungsrisiko treten in unterschiedlicher Skelettverteilung im Rahmen sog. „Enchondromatosen" (z.B. Morbus Ollier) auf.

— MRT-Spezifisches

- Die MRT sollte beim Enchondrom aufgrund seines in der Regel typischen radiographischen Erscheinungsbildes nur in Einzelfällen eingesetzt werden.
- *Charakteristische Befunde* sind eine lobulierte Randkontur, ein hypo- oder muskelisointenses Signal in T1w Sequenzen und ein extrem hohes Signal in T2w und STIR-Sequenzen, welches auf den hohen Wassergehalt der hyalinen Knorpelmatrix zurückgeführt wird (Abb. 8.**3**). *Matrixmineralisationen* stellen sich zumeist als Areale mit kompletter Signalauslöschung dar.

Knochen- und Weichteiltumoren

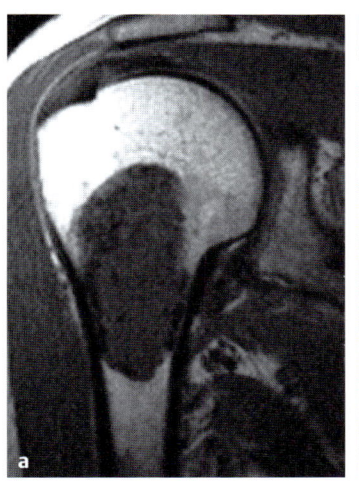

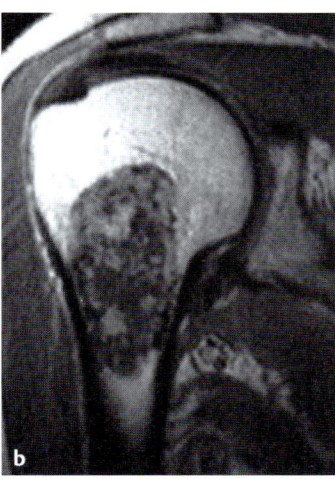

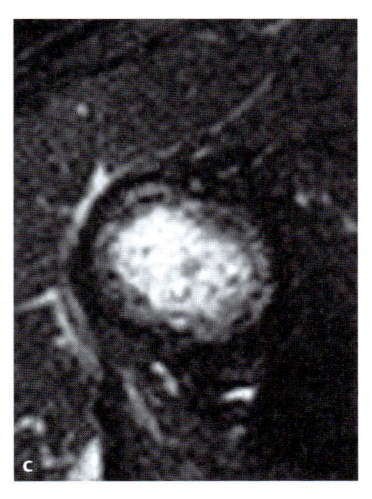

a Koronare native T1w SE-Aufnahme. **b** Kontrastverstärkte T1w SE-Aufnahme. **c** Axiale T2w SE-Aufnahme.

Abb. 8.3 a–c **Enchondrom des proximalen Humerus.** Die Aufnahmen zeigen eine lobulierte, zentral in der Metaphyse gelegene Läsion mit muskelisointensem T1- und stark hyperintensem T2-Signal. Punktförmige Signalauslöschungen innerhalb der hyalinen Matrix entsprechen Kalzifikationen. Die koronare Aufnahme nach Gd-Applikation zeigt das typische Kontrastverhalten eines hochdifferenzierten Knorpeltumors mit ring- und bogenförmigem Enhancement.

- *Schlüssel zur Diagnose* ist ein überwiegend peripheres, „ring- und bogenförmiges" Kontrastmittelenhancement, das dem vaskularisierten Stroma in der Umgebung der nicht anreichernden Knorpelläppchen entspricht (Abb. 8.**3**).
- Da der hyaline Knorpel auf fettgesättigten T1w Aufnahmen relativ signalintensiv zur Darstellung kommt, ist das charakteristische Anreicherungsmuster hochdifferenzierter Knorpel bildender Tumoren unter Verwendung dieser Sequenztechnik insbesondere bei kleineren Läsionen mitunter schlecht identifizierbar.

Bei kontrastmittelgestützten Sequenzen sollte daher zumindest in einer Untersuchungsebene auf eine spektrale Fettsättigung verzichtet werden.
- Der Nachweis *tiefer endostaler Erosionen* und *fokaler Penetrationen* der Kortikalis ist bildgebend das wichtigste Kriterium für das Vorliegen eines *hochdifferenzierten Chondrosarkoms* (zentrales Low-Grade-Chondrosarkom), dessen Nachweis allerdings bisher eindeutiger mittels Dünnschicht-CT geführt werden kann.

▶ Ein überwiegend peripheres, „ring- und bogenförmiges" Kontrastmittelenhancement in der kontrastmittelgestützten MRT ist der Schlüssel zur Diagnose eines Enchondroms.

Osteochondrom

Osteochondrome (kartilaginäre Exostosen) sind mit einem Anteil von 10–15 % die häufigsten aller Knochentumoren. Die benigne Läsion kann prinzipiell an allen Skelettelementen mit enchondraler Ossifikation auftreten, weist jedoch eine Prädilektion für die Metaphysen langer Röhrenknochen auf. Der gestielt oder breitbasig der Knochenoberfläche aufsitzende ossäre Anteil des Tumors zeigt einen regelrechten spongiösen und kortikalen Aufbau in Kontinuität mit Markhöhle und Kortikalis des Mutterknochens und ist von einer hyalinen Knorpelkappe bedeckt. Der Aufbau der Knorpelkappe ähnelt histologisch dem einer Epiphysenfuge.

Klinik. Osteochondrome sind zumeist asymptomatisch und werden in der Regel zufällig im Kindes- oder Jugendalter entdeckt. Multiple Osteochondrome treten im Rahmen der dominant erblichen Exostosenkrankheit *(multiple kartilaginäre Exostosen)* auf. Klinische Symptome können durch Kompressionssyndrome (Weichteile, Gefäße, Nerven), Fraktur und maligne Entartung entstehen. Das Entartungsrisiko wird bei solitären Exostosen mit etwa 1 %, bei multiplen Osteochondromen mit 5–25 % angegeben.

Da es sich bei dem resultierenden Malignom in der Regel um ein Low-Grade-Chondrosarkom handelt, ist die histopathologische Differenzialdiagnose, wie beim Enchondrom, schwierig.

— MRT-Spezifisches

- MR-tomographisch lässt sich die Diagnose eines Osteochondroms eindeutig stellen. Kortikalis und Knochenmark des ossären Stiels gehen typischerweise in die des tumortragenden Knochens über. Signal- und Kontrastmittelanreicherungsverhalten des kartilaginären Anteils gleichen dem beim Enchondrom (s. oben) beschriebenen, charakteristischen Befundmuster hochdifferenzierter Knorpeltumoren.

▸ Die Dicke der Knorpelkappe eines Osteochondroms kann mit der MRT am exaktesten erfasst werden; eine Dicke von mehr als 2 cm bei Erwachsenen und über 3 cm bei Kindern ist ein Hinweis auf eine maligne Entartung.

- Die auf T2w Aufnahmen signalintensive Knorpelkappe zeigt nicht selten einen zarten, signalarmen Randsaum, welcher einem intakten Perichondrium entspricht (Abb. 8.4).

MRT-Indikationen. Die MRT stellt aber weniger ein Verfahren zur Diagnosestellung (diese ist fast immer anhand des Röntgenbilds möglich) als zur Erkennung von Komplikationen bei symptomatischen Osteochondromen dar. Wichtigste Indikationen sind hierbei spinale Osteochondrome mit Kompressionseffekt auf Rückenmark und Spinalnerven sowie die Bestimmung der Knorpelkappendicke bei klinischem Verdacht auf eine maligne Transformation. Die MRT stellt das exakteste Verfahren zur Definition der Dicke der Knorpelkappe dar, die bei CT-Untersuchungen eher unterschätzt wird. Eine Dicke von mehr als 2 cm im Erwachsenenalter und mehr als 3 cm im Kindesalter sollte als Hinweis auf eine maligne Entartung gewertet werden.

Chondroblastom

Das Chondroblastom ist eine benigne, Knorpel bildende Läsion, die typischerweise in der Epiphyse oder einer Apophyse eines langen Röhrenknochens entsteht. Unter Bevorzugung des männlichen Geschlechts tritt der Tumor fast immer vor dem 30. Lebensjahr in Erscheinung. Histologisch findet sich ein relativ zellreiches Gewebe mit proliferierenden Chondroblasten, mehrkernigen Riesenzellen und einer interzellulären knorpeligen Matrix.

Klinik. Klinische Symptome sind eine oft bereits relativ lange bestehende lokale Schmerzsymptomatik, Weichteilschwellung, Gelenkerguss und Motilitätseinschränkungen. Nach Biopsie und anschließender Kürettage kommt es nur sehr selten zu Rezidiven.

— MRT-Spezifisches

- MR-tomographisch erscheint das Tumorgewebe entsprechend seinem feingeweblichen Aufbau oft inhomogener als bei anderen benignen Knorpelgeschwülsten.
- Neben Arealen, die eine lobulär aufgebaute chondrogene Matrix (s. oben) mit peripherem Kontrastmittelenhancement erkennen lassen, finden sich nicht selten diffus anreichernde Weichgewebsanteile.
- *Matrixverkalkungen* liegen in etwa 50 % der Fälle vor und führen wie metaplastische Verknöcherungen und Areale mit reparativer Fibrose zu mehr oder weniger ausgeprägten Signalauslöschungen.
- *Zytische Formationen* mit oder ohne Spiegelbildung sind ebenfalls nicht selten vorhanden und können durch fokale Nekrosen oder die Ausbildung einer sekundären aneurysmatischen Knochenzyste (etwa in 15 % der Fälle) (s. dort) entstehen.

Abb. 8.4 a u. b **Gestieltes Osteochondrom des Os ilium.**
a Koronare T1w SE-Aufnahme.
b Axiale T2w SE-Aufnahme.
Die Aufnahmen zeigen eine Kontinuität von Markraum und Kortikalis des knöchernen Stiels und des Darmbeins. Die maximal etwa 1 cm dicke Knorpelkappe weist ein muskelisointenses T1- und ein stark hyperintenses T2-Signal auf. Auf der T2w Aufnahme ist der hyaline Knorpel von den umgebenden Weichteilen durch einen zarten hypointensen Saum separiert (Pfeilspitzen in **b**).

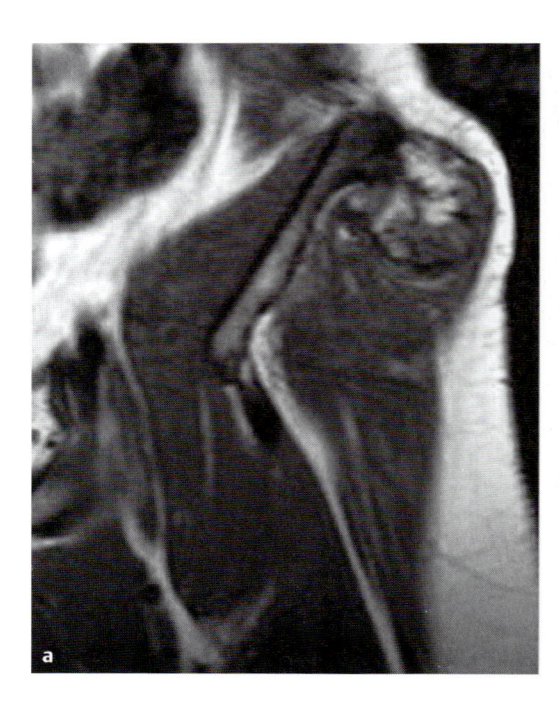

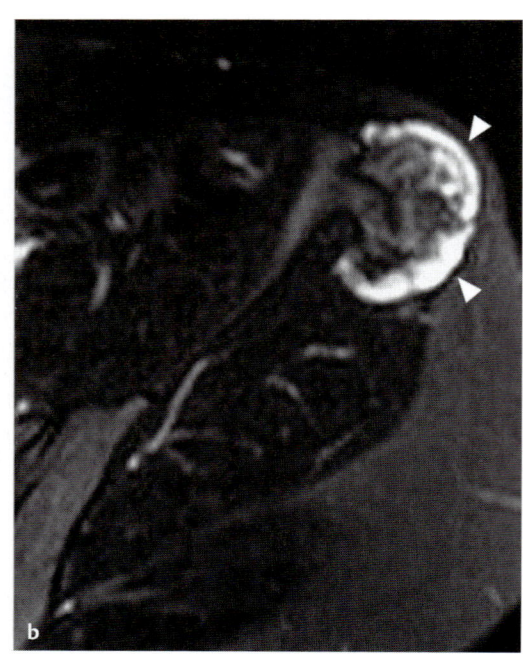

- Ein die Läsion umgebender und in allen Sequenzen *signalarmer Randsaum* findet sich bei Tumoren mit Sklerosesaum (Lodwick IA).
- Im Gegensatz zum Enchondrom ist beim Chondroblastom mit einem *perifokalen Knochenmarködem* zu rechnen, welches wie ein begleitender Gelenkerguss, eine Synovialitis sowie ein Ödem der umgebenden Weichteile als reaktives Phänomen und nicht als Malignitätszeichen gedeutet werden sollte (Abb. 8.**5**).

Intraossäres Lipom

Intraossäre Lipome gelten mit einer Häufigkeit von 0,1–2,5% aller Knochentumoren als Raritäten. Da diese Läsionen jedoch fast immer asymptomatisch sind und Zufallsbefunde darstellen, liegt ihre wahre Inzidenz wahrscheinlich höher. Die aus reifem Fettgewebe aufgebauten Tumoren können in jedem Lebensalter entdeckt werden und finden sich am häufigsten in den Metaphysen langer Röhrenknochen und im Kalkaneus.

Histologie. Histologisch unterscheidet man 3 Entwicklungsstadien:
- Im *Stadium 1* sieht man reife, vitale Fettzellen und feine fibrovaskuläre Septen.
- Das *Stadium 2* ist durch ein Nebeneinander vitaler Fettzellen, Fettgewebsnekrosen und Kalzifikationen gekennzeichnet.
- Das *Stadium 3* ist durch extensive Fettgewebsnekrosen, Verkalkungen, Zystenbildung und reaktive Knochenneubildung charakterisiert.

MRT-Spezifisches

- Das MRT-Signalverhalten eines intraossären Lipoms ist abhängig vom Entwicklungsstadium der Läsion.
- Vitale Anteile gleichen in ihrer Signalgebung dem subkutanen Fettgewebe mit hohem Signal auf T1w, intermediärem Signal auf T2w und Signalverlust auf STIR- oder spektral fettgesättigten Aufnahmen.
- In den Stadien 2 und 3 sind zumeist zentral gelegene, auf Aufnahmen aller Pulssequenzen signalfreie *Mineralisationen und/oder zystische Formationen* mit wasseräquivalentem Signalverhalten nachweisbar (Abb. 8.**6**), wobei sich im Stadium 3 vitales Fettgewebe allenfalls noch in der Peripherie der Läsion darstellen lässt.
- Die MRT ermöglicht bei nativradiologisch zweifelhaftem Befund die definitive differenzialdiagnostische Einordnung des Befunds und macht eine bioptische Klärung in der Regel überflüssig.

> Mittels MRT ist bei nativradiologisch zweifelhaftem Befund in der Regel die definitive differenzialdiagnostische Einordnung eines intraossären Lipoms und somit der Verzicht auf eine bioptische Klärung möglich.

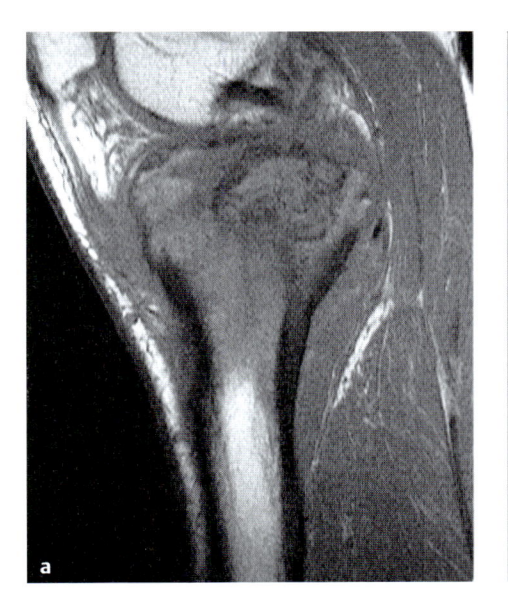

Abb. 8.5 a–c **Chondroblastom der Tibia.**
a Sagittale T1w SE-Aufnahme.
b STIR-TSE-Aufnahme.
c Kontrastverstärkte T1w SE-Aufnahme.

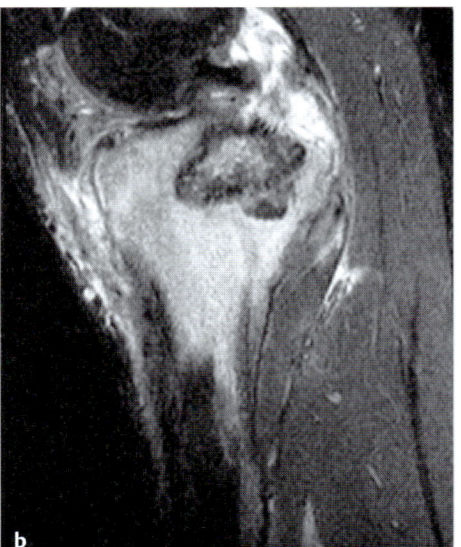

Die Aufnahmen zeigen eine epiphysär gelegene, lobulierte Läsion mit inhomogenem Binnensignal, signalarmem Randsaum und ausgedehntem Umgebungsödem im Knochenmark. Beachte die ausgeprägten reaktiv-entzündlichen Weichteilveränderungen prätibial sowie im hinteren Kapselraum des Kniegelenks (reaktive Synovialitis).

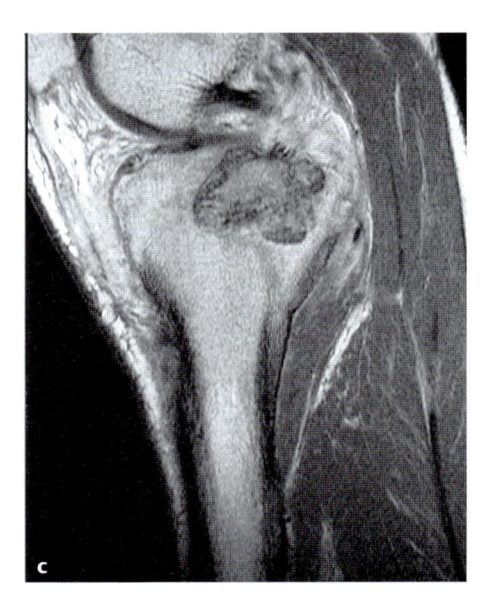

Abb. 8.6 a u. b **Intraossäres Lipom des Kalkaneus (Stadium 2).**
a Sagittale T1w SE-Aufnahme.
b T2w SE-Aufnahme.
Die Aufnahmen zeigen eine von einem zarten signalarmen Randsaum umgebene fettisointense Läsion. Im Zentrum des Lipoms sind Verkalkungen und kleinere zystische Areale erkennbar.

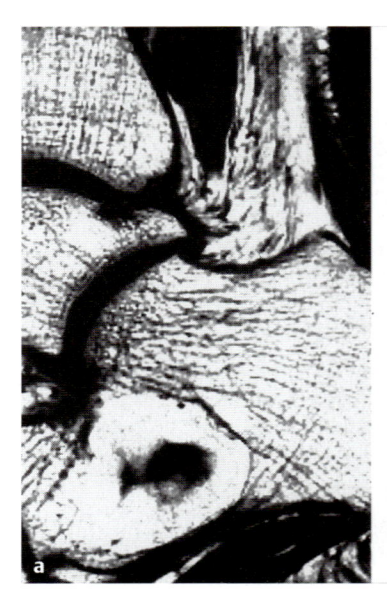

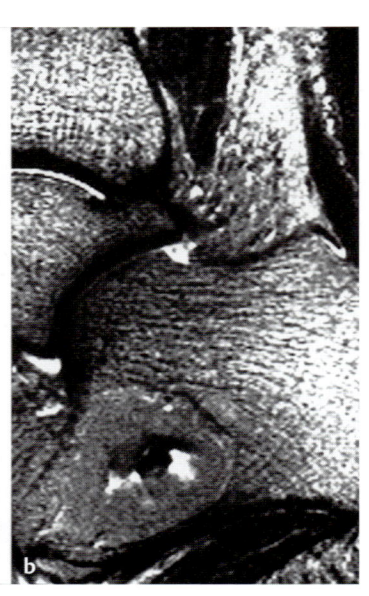

Hämangiom

Hämangiome werden als benigne vaskuläre Knochenläsionen am häufigsten bei Patienten im frühen und mittleren Erwachsenenalter entdeckt. Typische Manifestationsstellen sind Wirbelkörper, Schädel und platte Knochen, seltener lange Röhrenknochen.

Klinik. Die meisten intraossären Hämangiome stellen asymptomatische Zufallsbefunde dar. Schmerzen, pathologische Frakturen und neurologische Symptome können in seltenen Fällen, insbesondere bei Wirbelkörperhämangiomen, auftreten, wobei symptomatische Läsionen oft nicht ausschließlich intraossär lokalisiert sind, sondern zusätzlich einen extraossären Anteil aufweisen.

Histologie. Nach ihrem feingeweblichen Aufbau werden unterschieden:
- kapilläre Hämangiome,
- kavernöse Hämangiome,
- venöse Hämangiome.

Neben vaskulären Proliferationen findet man bei vielen hämangiomatösen Läsionen in unterschiedlicher Ausprägung auch lipomatöse Anteile im Sinne einer fettigen Matrix. Je nach Überwiegen der einen oder anderen Komponente kann man diese Tumoren auch als Hämangiolipom oder Lipohämangiom bezeichnen. Dementsprechend variiert auch die MR-Morphologie intraossärer Hämangiome.

--- **MRT-Spezifisches** ---

- *Fettreichere Läsionen* zeichnen sich durch ein hohes oder intermediäres Signal in T1w Sequenzen, ein intermediäres bis hohes Signal in T2w Sequenzen und einen starken Signalverlust in STIR- oder anderen fettsupprimierten Sequenzen aus (Abb. 8.**7**).
- Solche mit *vorwiegend vaskulärer Komponente* stellen sich muskelisointens auf T1w und extrem hyperintens auf T2w oder STIR-Aufnahmen dar (sog. „atypische" Hämangiome) (Abb. 8.**8**).
- In beiden Fällen zeigt sich eine mehr oder weniger ausgeprägte *Kontrastmittelanreicherung*, die im Fall eines Hämangiolipoms bzw. Lipohämangioms auf fettgesättigten oder Subtraktionsaufnahmen nach Gd-Applikation deutlicher erkennbar ist.
- Die reaktiv *verdickten Residualtrabekel* der Spongiosa produzieren auf transversalen MRT-Aufnahmen als rundliche Signalauslöschungen ein dem CT-Befund analoges Erscheinungsbild („polka dot appearance") (Abb. 8.**7**).
- Die MRT kann bei *Wirbelkörperhämangiomen* in gewissem Rahmen prognostisch hinweisgebend sein, da Hämangiome mit vorwiegend vaskulärer Komponente häufiger zu Wirbelkörperinstabilität und extraossärer Ausdehnung mit möglichen neurologischen Komplikationen neigen.

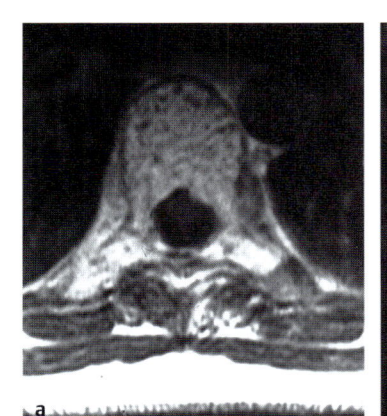

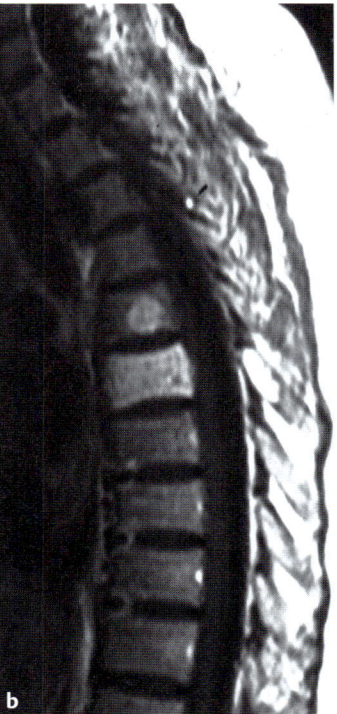

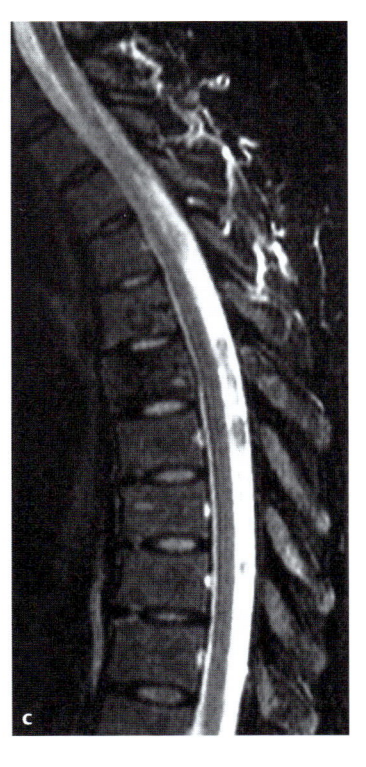

Knochen- und Weichteiltumoren

Abb. 8.7 a–c Hämangiomwirbel.
a u. b Axiale (**a**) und sagittale (**b**) T1w SE-Aufnahmen zeigen das typische Erscheinungsbild eines Hämangiomwirbels mit sehr fettreicher Matrix. Innerhalb des signalreichen Gewebes sind im axialen Bild punktförmige Signalauslöschungen erkennbar, die den vertikal orientierten, verdickten Residualtrabekeln entsprechen. Der darüber liegende Brustwirbel weist ein kleineres Hämangiom auf.
c Die sagittale STIR-Aufnahme zeigt einen deutlichen Signalverlust.

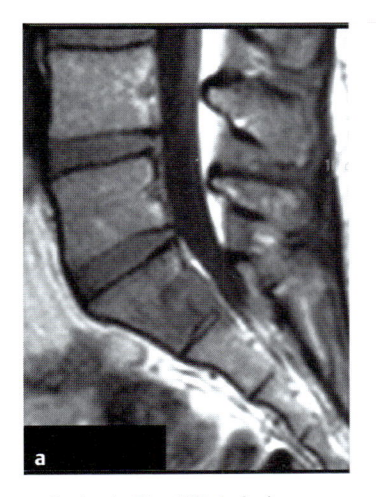

Abb. 8.8 a–c „Atypisches" Hämangiom des 1. Sakralwirbels.
Die Aufnahmen zeigen eine dorsal bis an das hintere Längsband heranreichende und auf den kranialen Anteil der Hinterkante des 2. Sakralwirbels übergreifende Läsion mit hypointensem Signal auf der T1w Aufnahme und stark hyperintensem Signal auf den T2w und STIR-Aufnahmen. Auf der T2w Aufnahme sind angedeutet vertikale Residualtrabekel erkennbar.

a Sagittale T1w TSE-Aufnahme. **b** T2w TSE-Aufnahme. **c** STIR-TSE-Aufnahme.

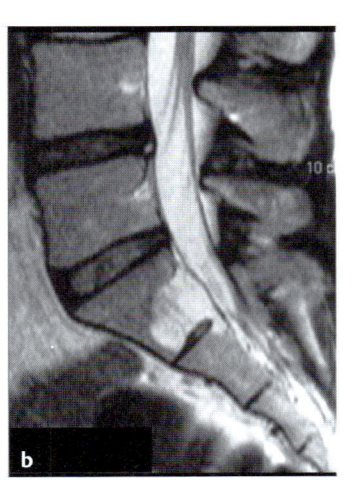

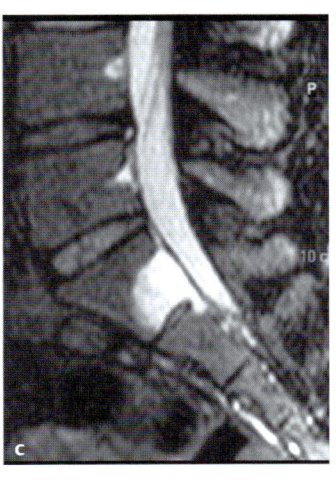

Riesenzelltumor

Bei dem Riesenzelltumor des Skelettsystems (Osteoklastom) handelt es sich um eine semimaligne Knochenläsion mit aggressivem Wachstumsverhalten und ausgeprägter lokaler Rezidivneigung. Der Tumor tritt ausschließlich nach dem Schluss der Epiphysenfugen, insbesondere zwischen dem 20. und 40. Lebensjahr, mit leichter Bevorzugung des weiblichen Geschlechts (w : m = 3 : 2) auf. Prädilektionsstellen sind die Epiphysen langer Röhrenknochen, wobei etwa 50% aller Riesenzelltumoren die kniegelenknahen Abschnitte von Femur und Tibia betreffen. Seltener manifestiert sich die Läsion an kurzen Röhrenknochen (Hand und Fuß), Becken oder Wirbelkörpern.

Histologie. Die histologische Untersuchung zeigt typischerweise ein hyperzelluläres, reich vaskularisiertes Gewebe aus spindelförmigen oder ovalären Zellen und multiplen osteklastenähnlichen Riesenzellen. Primär oder sekundär maligne Osteoklastome sind selten, jedoch auch bei histologisch benignem Erscheinungsbild ist das klinische Verhalten der Läsion in der Regel unvorhersehbar.

— **MRT-Spezifisches** —

- Die MRT eignet sich als primär multiplanares bildgebendes Verfahren am besten zur Definition der *Tumorausdehnung*. Kortikale Penetrationen mit extraossärer Tumorkomponente und Gelenkeinbruch sind keine Seltenheit und stellen wichtige Informationen für die Planung der Lokaltherapie dar.
- Der intraossär zumeist scharf begrenzte und oft von einem signalarmen Randsaum umgebene Tumor kann ein muskelisointenses Gewebesignal auf T1w und ein hyperintenses Signal auf T2w Bildern und somit eine uncharakteristische MR-Morphologie zeigen. Viele Riesenzelltumoren stellen sich jedoch auf Aufnahmen aller Pulssequenzen mehr oder weniger deutlich hypointens dar, was auf einen hohen Kollagen- und/oder Hämosideringehalt zurückgeführt wird (Abb. 8.**9**). Der *Hämosidrineffekt* kann durch T2*w GE-Aufnahmen betont und so differenzialdiagnostisch ausgenutzt werden.
- *Zystische Areale* mit Blutabbauprodukten bzw. Flüssigkeitsspiegelbildung können als Folge fokaler Hämorrhagien oder Nekrosen auftreten oder durch die Formation einer sekundären aneurysmatischen Knochenzyste bedingt sein. Solide Gewebeareale lassen in der Regel eine deutliche Kontrastmittelanreicherung erkennen.
- Nach Kürettage oder intraläsionaler Resektion und Knochenzementauffüllung bzw. Spongiosaplastik stellt die MRT ein wichtiges Verfahren zur Früherkennung von *Lokalrezidiven* dar.

> Beim Riesenzelltumor ist die MRT ist das beste bildgebende Verfahren zur Definition der Tumorausdehnung und ein wichtiges Instrument zur Früherkennung von Lokalrezidiven.

Aneurysmatische Knochenzyste

Die aneurysmatische Knochenzyste ist eine seltene tumorähnliche Knochenläsion ungeklärter Ätiologie, die entweder primär oder sekundär auf dem Boden vorbestehender Knochenläsionen (z. B. Riesenzelltumor, Osteoblastom, Chondroblastom) entstehen kann. Die primäre Form macht etwa $^2/_3$ der Fälle aus und tritt unter leichter Bevorzugung des weiblichen Geschlechts vorwiegend innerhalb der ersten 3 Lebensdekaden auf. Obwohl die Metaphysen langer Röhrenknochen und die posterioren Elemente der Wirbelsäule Prädilektionsstellen dieser expansiv wachsenden Läsion darstellen, kann prinzipiell jeder Knochen des Skeletts betroffen werden.

Histologie. Histopathologisch bietet sich ein typisches Bild mit kommunizierenden, blutgefüllten Hohlräumen, deren fibröse Wände mehrkernige Riesenzellen, Hämosiderinablagerungen, reaktives Osteoid und dilatierte Kapillaren enthalten.

Klinik. Die klinische Symptomatik der aneurysmatischen Knochenzyste ist unspezifisch. Lokaler

Abb. 8.9 a – c **Riesenzelltumor der proximalen Tibia.**
a Koronare T1w SE-Aufnahme.
b T2w SE-Aufnahme.
c Kontrastverstärkte T1w SE-Aufnahme.
Die Aufnahmen zeigen einen epimetaphysär gelegenen, in allen Pulssequenzen signalinhomogenen Tumor, der bis an die subchondrale Knochenlamelle der Tibia heranreicht, die medialseitige Kortikalis penetriert und eine kleine extraossäre Komponente aufweist. Das stark hypointense T2-Signal des Tumorgewebes wird durch extensive Hämosiderinablagerungen hervorgerufen.

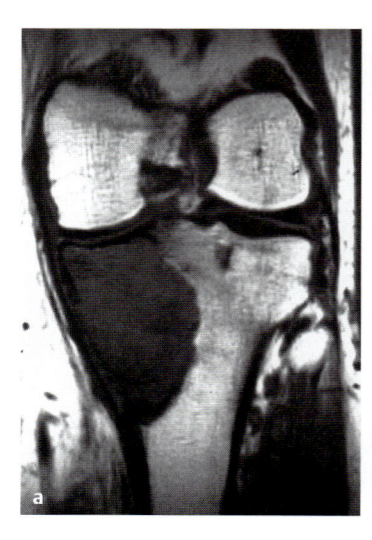

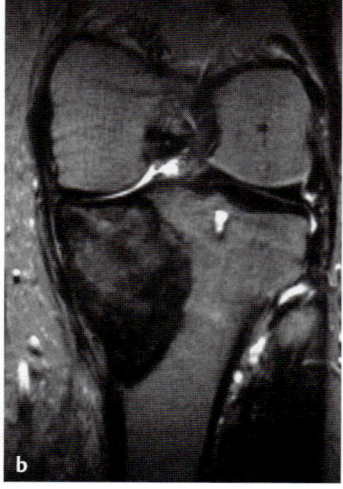

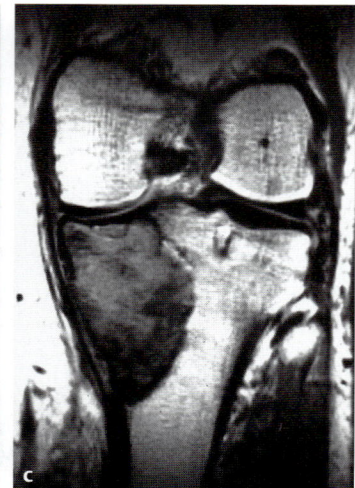

Schmerz, Schwellungen und Bewegungseinschränkungen benachbarter Gelenke gehören zu den häufigsten Symptomen. Bei vertebraler Lokalisation kommt es allerdings in etwa der Hälfte der Fälle zu manifesten neurologischen Symptomen, die durch Kompression von Myelon und/oder Nervenwurzeln ausgelöst werden. Die Rezidivrate nach intraläsionaler Kürettage liegt bei 19–44%, wobei 90% der Rezidive innerhalb der ersten beiden Jahre nach der Operation auftreten.

— MRT-Spezifisches

- Charakteristisch sind *zystische Hohlräume mit innerer Septierung*, die häufig komplett von einem signalarmen Randsaum umgeben werden.
- Der *Zysteninhalt* lässt in etwa $^2/_3$ der Fälle Flüssigkeitsspiegel erkennen, die durch die Sedimentation nichtkoagulierter Blutbestandteile entstehen und am häufigsten auf T2w Aufnahmen sichtbar sind. Die *Zystenwände* weisen nicht selten kleine, divertikelartige Aussackungen auf und scheinen nahezu ausnahmslos eine deutliche Kontrastmittelanreicherung zu zeigen (Abb. 8.**10**).

Diagnose. Mit Hilfe der MRT ist es möglich, auch bei Läsionen mit radiographisch unsicherem oder malignitätsverdächtigem Befund (zusammen etwa 40% der Fälle) eine eindeutigere präoperative Diagnose zu stellen.

Der Nachweis solider Gewebsanteile neben zystischen Kompartimenten spricht nicht grundsätzlich gegen die Diagnose einer primären aneurysmatischen Knochenzyste, ist jedoch als seltener Befund zu werten und muss zwingend an die wichtigen Differenzialdiagnosen teleangiektatisches Osteosarkom und sekundäre aneurysmatische Knochenzyste denken lassen. Die MRT kann jedoch in solchen Fällen zur Planung einer Biopsie der für die histologische Differenzialdiagnose besonders relevanten soliden Gewebsformationen hilfreich sein. Ein Ödem der umgebenden Weichteile ist insbesondere bei aneurysmatischer Knochenzyste mit erheblicher Expansivität oder Lokalisation an der Knochenoberfläche anzutreffen und darf nicht als Malignitätszeichen fehlgedeutet werden.

Wie beim Riesenzelltumor stellt die MRT auch bei der aneurysmatischen Knochenzyste in Ergänzung zum Röntgenbild einen relevanten Diagnosebaustein zur Früherkennung postoperativer Rezidive dar.

Langerhans-Zell-Histiozytose

Der solitäre Knochenbefall (eosinophiles Granulom) stellt die häufigste Manifestationsform der Langerhans-Zell-Histiozytose (früher Histiocytosis X) dar (60–80% der Fälle) und tritt zumeist bei Kindern zwischen dem 5. und 10. Lebensjahr auf. Multiple Knochenläsionen sind bei dieser Erkrankung sehr viel seltener. Nur bei etwa 20% der Patienten, die zunächst mit einer solitären Knochenläsion auffallen, werden weitere Manifestationsstellen im Skelettsystem entdeckt. Schädelkalotte, Femur, Wirbelkörper, Becken und Rippen sind als Prädilektions-

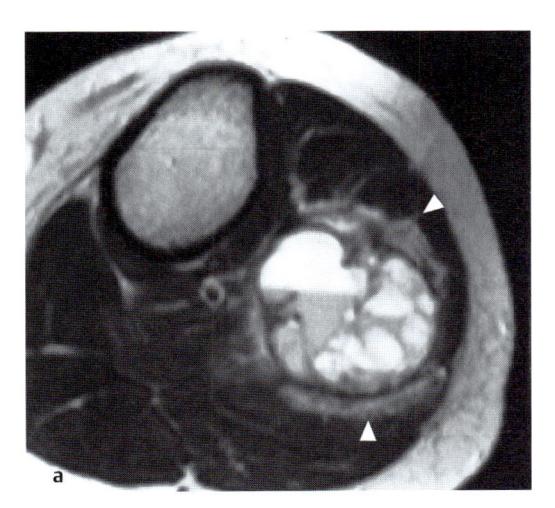

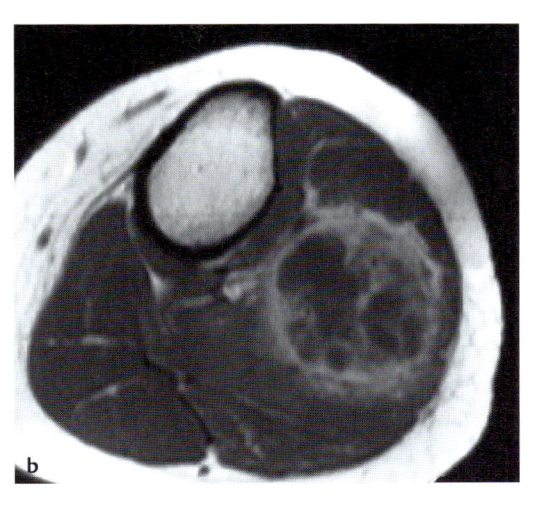

Abb. 8.10 a u. b **Aneurysmatische Knochenzyste der proximalen Fibula.**
a Axiale T2w SE-Aufnahme.
b Kontrastverstärkte T1w SE-Aufnahme.
Die Aufnahmen zeigen eine stark expansive und multipel septierte zystische Läsion mit Flüssigkeitsspiegeln und komplettem signalarmem Randsaum in der T2-Aufnahme sowie kräftigem Enhancement der Zystenwände. Beachte das Ödem der umgebenden Muskulatur (Pfeilspitzen in **a**) bei ausgeprägter Auftreibung des Knochens.

Zur prätherapeutischen Klärung der Ausdehnung der Langerhans-Zell-Histiozytose sollte anstelle der bezgl. dieser Fragestellung relativ wenig sensitiven Skelettszintigraphie eine Ganzkörper-MRT durchgeführt werden.

stellen zu nennen, der Befall anderer Skelettelemente ist selten.

Klinik und Histologie. Der Knochenbefall kann klinische Symptome, wie lokale Schmerzen und Schwellungen, hervorrufen, insbesondere bei kleineren Läsionen jedoch auch asymptomatisch sein. Histologisch finden sich typischerweise Ansammlungen von Langerhans-Zellen (Histiozyten) neben eosinophilen Granulozyten, Lymphozyten und neutrophilen Granulozyten in unterschiedlicher Anzahl.

— MRT-Spezifisches

- Die MRT zeigt zumeist zentral im Markraum des Knochens gelegene, auf T1w Aufnahmen muskelisointense und auf T2w Aufnahmen hyperintense, ovalär konfigurierte Läsionen, die von einem nicht selten sehr ausgedehnten medullären Ödem umgeben sind. Insbesondere bei Lokalisation innerhalb langer Röhrenknochen können ausgeprägte Periostreaktionen mit zirkulärem Weichteilödem vorhanden sein.
- Sowohl die Läsion selbst als auch die Umgebungsreaktion weisen in der Regel ein kräftiges Kontrastmittelenhancement auf (Abb. 8.11).

Differenzialdiagnose und Staging. Der MRT-Befund ist insgesamt unspezifisch und schließt die wichtigsten Differenzialdiagnosen (Osteomyelitis, Osteoblastom, Ewing-Sarkom) nicht sicher aus. Da die Behandlung (Lokaltherapie gegenüber Chemotherapie) des Skelettbefalls entscheidend von der Ausdehnung der Erkrankung abhängt, sollte die für die Detektion der oft rein osteolytischen Läsionen relativ wenig sensitive Skelettszintigraphie bzgl. dieser Fragestellung durch eine Ganzkörper-MRT unter Verwendung von T1w SE-Sequenzen oder STIR-Sequenzen ersetzt werden.

Abb. 8.11 a–c **Eosinophiles Granulom der Tibia.**
a Koronare T1w SE-Aufnahme.
b Kontrastverstärkte T1w SE-Aufnahme.
c Axiale T2w SE-Aufnahme.
Die Aufnahmen zeigen eine diaphysär gelegene Markraumläsion mit perifokalem Knochenmarködem und zirkulärem Weichteilödem. Nach i.v. Gd-Applikation weist die Läsion einen deutlichen Signalanstieg auf. Des Weiteren ist ein langstreckiges Enhancement entlang der Knochenoberfläche (Periostreaktion) erkennbar.

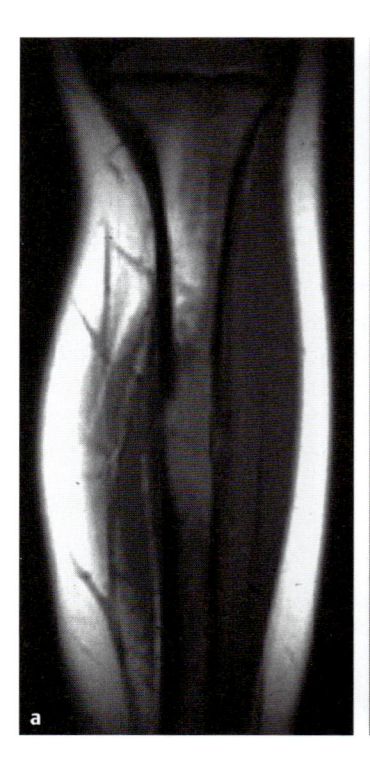

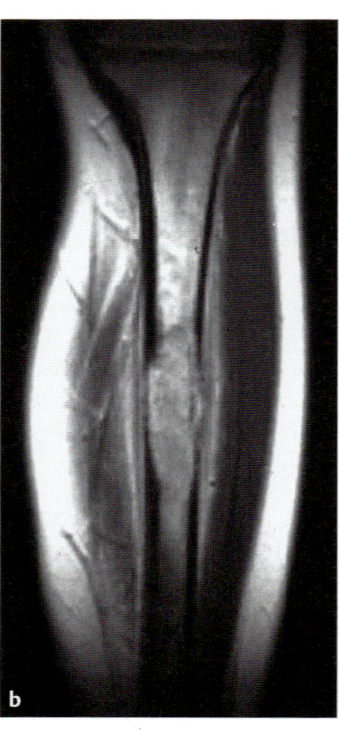

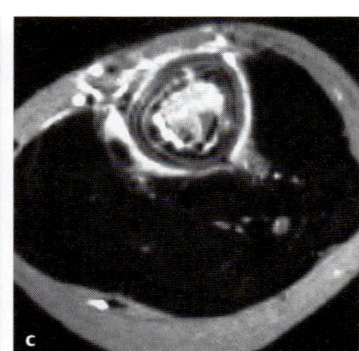

Maligne Knochentumoren

Osteosarkom

Das Osteosarkom ist der häufigste maligne Knochentumor des Kindesalters und tritt unter Bevorzugung des männlichen Geschlechts vorwiegend innerhalb der 2. Lebensdekade auf. Prädilektionsstellen sind die Metaphysen langer Röhrenknochen, insbesondere die des distalen Femurs, der proximalen Tibia und des proximalen Humerus. Der Befall anderer Röhrenknochen, platter Knochen und der Wirbelsäule ist sehr viel seltener.

Histologie. Wichtigstes histologisches Kriterium ist das Vorkommen proliferierender, Osteoid produzierender Tumorzellen. Verschiedene Subtypen des Osteosarkoms werden nach ihrer Lage im Knochen, ihrem feingeweblichen Aufbau und Differenzierungsgrad klassifiziert.

Klinik und Therapie. Lokaler Schmerz, Schwellung und Überwärmung stellen die häufigsten klinischen Symptome dar, pathologische Frakturen sind hierbei nicht selten. Als Therapie der Wahl gilt heute die Tumorresektion nach präoperativer Chemotherapie. Die Chemotherapie beeinflusst einerseits entscheidend die Prognose der Erkrankung, ermöglicht in vielen Fällen jedoch auch eine Extremitäten erhaltende operative Lokaltherapie.

— MRT-Spezifisches —

- Osteosarkome zeigen auf MRT-Aufnahmen fast immer ein inhomogenes Signalverhalten. Prinzipiell weist das Tumorgewebe bei T1-Gewichtung zumeist ein muskelisointenses Signal, bei T2-Gewichtung ein hyperintenses Signal auf. Eine stärkere Osteoidproduktion führt auf Aufnahmen aller Pulssequenzen zu Signalabsenkungen bis zur nahezu vollständigen Signalauslöschung in vorwiegend osteoplastischen Arealen (Abb. 8.**12**).
- *Chondroblastische Elemente* hingegen können zu einer Verlängerung der T2-Relaxationszeit führen.
- *Fokale Hämorrhagien* oder *zystische Komponenten* sind häufige Befunde und können zu entsprechenden lokalen Signalalterationen führen.
- Der *teleangiektatische Subtyp* des Osteosarkoms zeichnet sich durch ein der aneurysmatischen Knochenzyste ähnelndes Erscheinungsbild mit multiplen, oft Flüssigkeitsspiegel beinhaltenden, zystischen Hohlräumen aus. Neben zystischen Anteilen ist bei dieser Variante des Osteosarkoms jedoch auch eine solide Komponente zu erwarten, welche auf MR-Aufnahmen in der Regel darstellbar ist.

Diagnose. Der MRT kommt in der präoperativen Ausdehnungsbestimmung des Osteosarkoms eine entscheidende Bedeutung zu. Der Nachweis bzw. Ausschluss einer Gelenkinvasion und einer *Infiltration der Gefäß- und Nerven-Scheiden* muss jedoch immer noch als problematisch angesehen werden. Reaktive Synovitiden und Gelenkergüsse sind bei gelenknahen Tumoren häufig anzutreffen und dürfen nicht als Zeichen einer Gelenkbeteiligung gedeutet werden (Abb. 8.**12**). Ist hingegen kein Gelenkerguss nachweisbar, so ist eine artikuläre Tumorinvasion relativ unwahrscheinlich. Die Beurteilung benachbarter Gefäße und Nerven wird durch die bei Einsatz konventioneller Sequenztechniken oft extrem schwierige Differenzierung von Tumorgewebe und -ödem sowie durch ihre relativ geringe Ortsauflösung limitiert. Die Diagnose einer (beim Osteosarkom sehr seltenen) Gefäß-Nerven-Infiltration sollte daher MR-tomographisch nur bei eindeutigem Befund, d. h. falls Tumorgewebe innerhalb oder um das neurovaskuläre Bündel erkennbar ist, gestellt werden.

Skip-Läsionen, d. h. medulläre Metastasen im tumortragenden oder benachbarten Knochen, sollten bei der Erstuntersuchung eines Osteosarkoms erfasst werden. Der eigentlichen, möglichst hochauflösenden MRT-Untersuchung des Tumors sollte daher eine Darstellung des gesamten Knochens mittels Body-Phased-Array oder Körperspule (koronare T1w SE-Sequenz) vorausgehen.

Therapieverlauf. Neben der primären Definition der lokalen Tumorausdehnung gilt die MRT heute auch als relevantes Verfahren zur Beurteilung des Effekts der präoperativen Chemotherapie. Hierbei muss jedoch beachtet werden, dass die alleinige Abnahme des Tumorvolumens keinen eindeutigen Prädiktor für eine adäquate Tumor-Response darstellt. Dynamische, kontrastmittelverstärkte GE-Sequenzen erscheinen für die Differenzierung von Therapie-Respondern und -Non-Respondern besser geeignet, wobei die mit diesem Verfahren quantifizierbare therapieinduzierte Abnahme der Gefäßdichte jedoch im Therapieverlauf erst relativ spät zu einem verwertbaren Kriterium wird.

> Die Diagnose einer Gefäß-Nerven-Infiltration durch das Osteosarkom sollte MR-tomographisch nur bei eindeutigem Nachweis von Tumorgewebe innerhalb oder um das neurovaskuläre Bündel gestellt werden.

> Die Tumorresektion nach präoperativer Chemotherapie ist heute die Therapie der Wahl des Osteosarkoms.

Abb. 8.12 a–e Osteosarkom des distalen Femurs.

a u. b Koronare native (**a**) und kontrastverstärkte (**b**) T1w SE-Aufnahmen zeigen einen signalinhomogenen, gelenknah gelegenen Tumor, der die Epiphysenfuge überschreitet und eine ausgedehnte extraossäre Weichteilkomponente aufweist.

c u. d Die axialen T2w SE-Aufnahmen lassen neben signalintensiven Tumoranteilen Areale mit nahezu vollständigem Signalverlust infolge stärkerer Osteoidbildung sowie eine spikuläre Periostreaktion (Pfeile in **c**) erkennen. Des Weiteren findet sich ein reaktiver Gelenkerguss bei unmittelbar an das Femoropatellargelenk reichendem, jedoch noch extrasynovialem Weichteilanteil (Pfeilspitze in **d**).

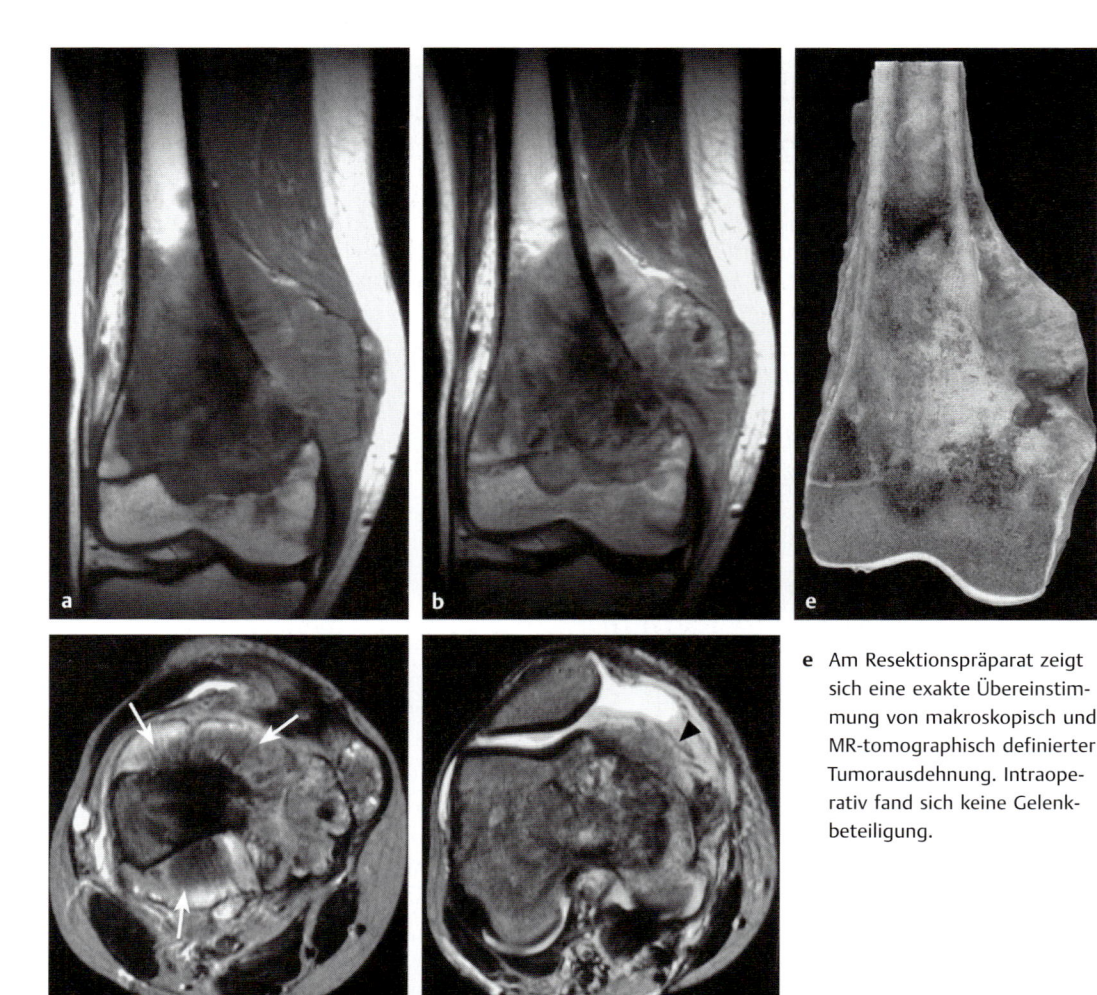

e Am Resektionspräparat zeigt sich eine exakte Übereinstimmung von makroskopisch und MR-tomographisch definierter Tumorausdehnung. Intraoperativ fand sich keine Gelenkbeteiligung.

> Bildgebend kann ein höherdifferenziertes Chondrosarkom nur anhand tiefer kortikaler Erosionen oder kompletter Kortikalispenetrationen von einem Chondrom differenziert werden.

Chondrosarkom

Das Chondrosarkom ist ein maligner, Knorpel bildender Tumor, der primär oder sekundär, d. h. auf dem Boden eines Enchondroms oder Osteochondroms, auftreten kann. *Primäre Chondrosarkome* zeigen einen Häufigkeitsgipfel innerhalb der 6. Lebensdekade, *sekundäre Chondrosarkome* finden sich auch bei jüngeren Patienten. Häufigste Lokalisationen des primären Chondrosarkoms sind das Becken und das proximale Femur, gefolgt von Schultergürtel und proximalem Humerus, Rippen und Tibia.

Klinik und Histologie. Klinisches Leitsymptom des Tumors ist der Schmerz, der bei chondrogenen Knochenläsionen allgemein als malignitätsverdächtiges Zeichen gewertet werden muss. Größere Tumoren imponieren klinisch nicht selten als tastbare, derbe Schwellungen. Prognostisch entscheidend ist der histologische Differenzierungsgrad der Läsion, der vom Low-Grade-Tumor (Grad 1) mit einer 5-Jahres-Überlebensrate von 90% bis zum dedifferenzierten Chondrosarkom (Grad 4) mit einer Überlebensrate von 10% reichen kann.

— **MRT-Spezifisches** —

- In der MRT zeigen höherdifferenzierte Chondrosarkome das typische Befundmuster Knorpel bildender Tumoren mit lobuliertem Aufbau, signalintensiver Matrix auf T2w Aufnahmen und „ring- und bogenförmiger" Kontrastmittelanreicherung. Eine *Abgrenzung gegenüber Chondromen* erscheint bei zentralen Tumoren bildgebend nur bei Nachweis tiefer kortikaler Erosionen ($> 2/3$ der Kortikalisdicke) oder kompletter Kortikalispenetrationen mit Tumor-Weichteil-Kontakt möglich.

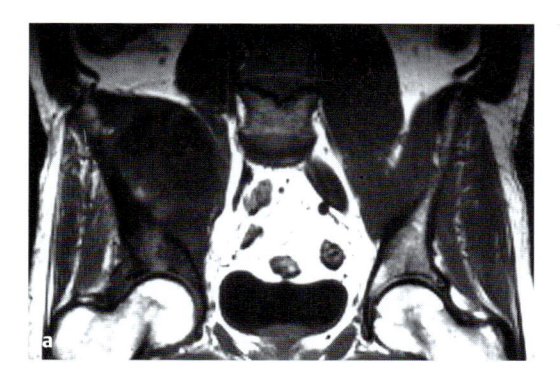

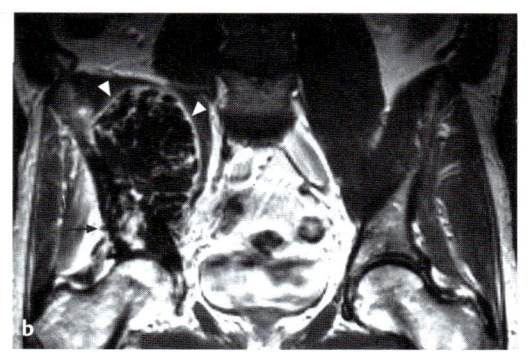

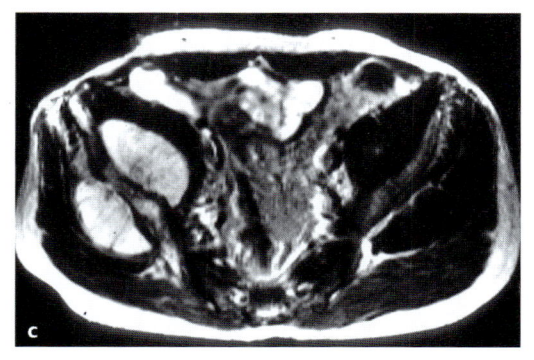

Knochen- und Weichteiltumoren

Abb. 8.13 a–c Chondrosarkom des Os ilium.
a Die koronare T1w SE-Aufnahme zeigt einen gegenüber der Muskulatur leicht hypointensen Tumor mit ausgedehntem extraossärem Anteil.
b Auf dem korrespondierenden kontrastmittelverstärkten Bild lässt der extraossäre Tumoranteil eine typische ring- und bogenförmige Anreicherung in der Peripherie (Pfeilspitzen), der intraossäre Anteil ein diffuses Enhancement (Pfeil) erkennen.
c Die axiale T2w SE-Aufnahme zeigt das charakteristische hyperintense Signal der Knorpelmatrix im Bereich der extraossär gelegenen Formationen unter dem M. iliacus und der Glutäalmuskulatur. Histologisch entsprach der Tumor extraossär einem Chondrosarkom Grad 1, intraossär jedoch einem Chondrosarkom Grad 3.

- Sind neben hyalinen Knorpelformationen *heterogene Weichteilanteile* erkennbar, liegt ein höhergradiger Tumor vor (Abb. 8.**13**).
- Das *dedifferenzierte Chondrosarkom* kann MR-tomographisch mitunter keinerlei chondrogene Matrix mehr erkennen lassen und somit nicht von anderen malignen Knochentumoren differenzierbar sein. Typisch ist jedoch ein relativ abrupter Übergang zwischen Tumoranteilen mit charakteristischen Merkmalen einer höherdifferenzierten chondrogenen Läsion und unspezifischen Weichgewebsformationen.

Ewing-Sarkom

Das Ewing-Sarkom tritt als zweithäufigstes Malignom des kindlichen Skelettsystems vorwiegend zwischen dem 5. und 15. Lebensjahr auf. Bevorzugte Lokalisationen sind Femur, Tibia, Os ilium und Humerus, wobei innerhalb langer Röhrenknochen insbesondere die proximalen diametaphysären Abschnitte befallen werden. Auch ein multifokales Auftreten ist möglich.

Histologie und Klinik. Histologisch gehört das Ewing-Sarkom zu den malignen Rundzelltumoren. Da neben lokalem Schmerz, Schwellung und Überwärmung auch eine Allgemeinsymptomatik mit Gewichtsverlust, Fieber, Leukozytose und BSG-Erhöhung bestehen kann, wird klinisch und radiologisch nicht selten die Fehldiagnose einer akuten Osteomyelitis gestellt.

Die Einführung der präoperativen Chemotherapie konnte die früher infauste Prognose der Erkrankung deutlich verbessern, wobei die 5-Jahres-Überlebensrate heute etwa bei 50 % liegt.

MRT-Spezifisches

- Die MR-Morphologie des Ewing-Sarkoms ist *unspezifisch* und lässt, wie das konventionelle Röntgenbild, in der Regel keine eindeutige Abgrenzung gegenüber den wichtigsten Differenzialdiagnosen (Osteomyelitis, malignes Lymphom, eosinophiles Granulom, Osteosarkom, Metastase) zu.
- Der Tumor zeichnet sich zumeist durch ein muskelisointenses Signal auf T1w und ein hyperintenses Signal auf T2w Aufnahmen sowie eine deutliche Kontrastmittelaufnahme aus.
- Typisch sind eine relativ ausgedehnte *extraossäre Weichteilkomponente* und ein stark ausgeprägtes *peritumorales Ödem*. Auf transversalen Aufnahmen sind

bei entsprechend hoher räumlicher Auflösung nicht selten die permeative Durchsetzung der Kortikalis sowie die *Abhebung des Periosts* mit entsprechender *periostaler Reaktion* erkennbar (Abb. 8.**14**).
- Gegenüber der *akuten Osteomyelitis* zeigt das Ewing-Sarkom auf T1w SE-Bildern zumeist eine schärfere Berandung des intraossären Tumoranteils und eine größere extraossäre Komponente.
- Die *Differenzierung von Tumorkern und -ödem* sowie die *Beurteilung benachbarter Gefäß-Nerven-Scheiden* sind, wie beim Osteosarkom, mittels konventioneller Pulssequenzen problematisch.
- Zum *Ausschluss eines multifokalen Skelettbefalls* ist die Ganzkörper-MRT der Skelettszintigraphie aufgrund ihrer höheren Sensitivität vorzuziehen.

Therapieverlauf. Die Beurteilung des Ansprechens auf eine präoperative Chemotherapie ist volumetrisch aufgrund der primär in der Regel ausgedehnteren Weichteilkomponente leichter möglich als beim Osteosarkom. Auch für das Ewing-Sarkom wurde die dynamische MRT als Verfahren zum Therapiemonitoring propagiert, wobei die tatsächliche klinische Relevanz dieser Methode jedoch aufgrund des großen Zeitintervalls zwischen Therapiebeginn und der Möglichkeit einer verlässlichen Differenzierung von Respondern und Non-Respondern eher zurückhaltend bewertet werden muss.

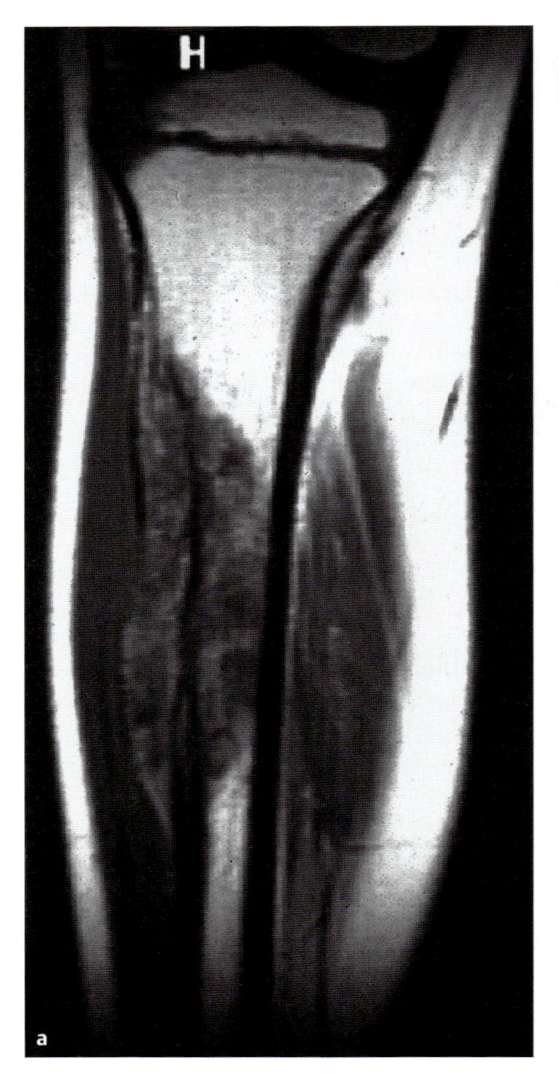

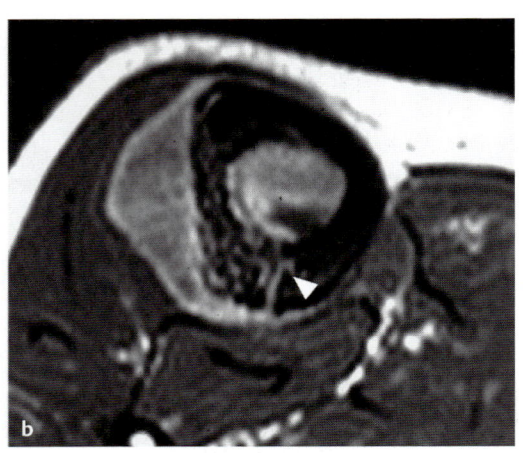

Abb. 8.14 a u. b **Ewing-Sarkom der Tibia.**
a Koronare T1w SE-Aufnahme.
b Axiale kontrastverstärkte T1w SE-Aufnahme.
Die Aufnahmen zeigen einen diaphysär gelegenen, vom Markraum ausgehenden Tumor mit exzentrischer subperiostaler Weichteilkomponente und inhomogener Kontrastmittelaufnahme. Auf der axialen Aufnahme ist deutlich die permeative Durchsetzung der Kortikalis erkennbar (Pfeilspitze in **b**).

Chordom

Chordome sind relativ langsam wachsende maligne Tumoren, die von notochordalem Restgewebe ausgehen und daher zu den Mittellinientumoren gehören. Unter Bevorzugung des männlichen Geschlechts werden Chordome am häufigsten zwischen dem 40. und 70. Lebensjahr entdeckt.

Typische Lokalisationen sind:
- Sakrokokzygealregion (50–60%),
- Sphenookzipitalregion (25–40%),
- Wirbelsäule (15–20%).

Klinik und Histologie. Insbesondere sakrokokzygeale Läsionen weisen zum Zeitpunkt der Diagnosestellung oft bereits eine erhebliche Ausdehnung auf, da sie durch uncharakteristische, langsam progrediente Schmerzen bzw. lokale Kompressionssyndrome erst relativ spät symptomatisch werden können. Chordome zeigen makroskopisch typischerweise eine lobuläre Architektur und sind von gallertartiger Konsistenz. Histologisches Kennzeichen ist der Aufbau aus pflanzenähnlichen (physaliformen) vakuolisierten Zellen und einer mukoiden Grundsubstanz mit fibrösen Septen.

MRT-Spezifisches

- In der MRT kann der *lobuläre Aufbau* von Chordomen in der Regel gut nachvollzogen werden. Die gallertige Tumormasse weist oft ein inhomogenes, fast flüssigkeitsisointenses Signal auf, wobei das T2-Signal gegenüber Liquor oder hyaliner Knorpelmatrix in der Regel etwas geringer ist. *Fibröse Septierungen* und *amorphe Kalzifikationen* kommen in allen Pulssequenzen signalarm zur Darstellung.
- T1w Aufnahmen nach Gd-Applikation zeigen ein mäßiggradiges, manchmal peripher betontes und „schleierartig" wirkendes Kontrastmittelenhancement.
- Bei Chordomen der *Sakrokokzygealregion* dehnt sich die Tumorhauptmasse häufig vorwiegend nach ventral in das kleine Becken aus (Abb. 8.**15**).
- *Spinale Chordome* neigen im Gegensatz zu den meisten anderen Tumoren der Wirbelsäule zur transdiskalen Ausdehnung auf benachbarte Segmente.

Diagnose. Die MRT stellt insgesamt durch die überlegene Darstellung der lokalen Ausdehnung des Tumors und seiner anatomischen Beziehung zu benachbarten intrakraniellen bzw. spinalen Strukturen das bildgebende Verfahren der Wahl dar.

> Aufgrund der überlegenen Darstellung der lokalen Ausdehnung von Chordomen ist die MRT bei diesen Tumoren das bildgebende Verfahren der Wahl.

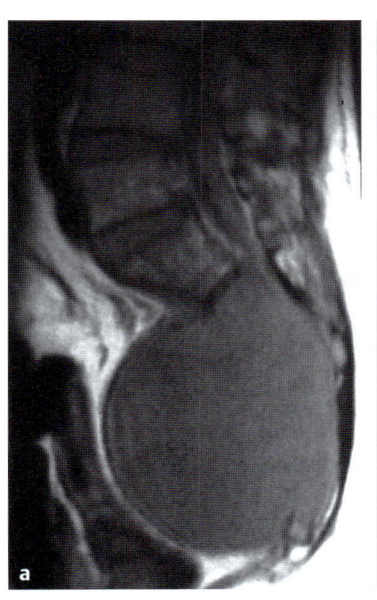

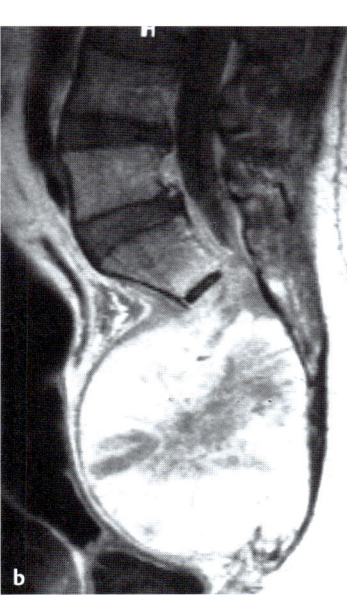

Abb. 8.15 a u. b Sakrokokzygeales Chordom.
a Sagittale T1w SE-Aufnahme vor Gd-Applikation.
b Sagittale T1w SE-Aufnahme nach Gd-Applikation.
Die Aufnahmen zeigen einen ausgedehnten sakrokokzygealen Tumor mit vorwiegend nach ventral reichender Weichteilkomponente, Infiltration des Sakralkanals und peripher betontem Kontrastmittelenhancement.

Plasmozytom und multiples Myelom

Das Plasmozytom gehört zu den niedrigmalignen Non-Hodgkin-Lymphomen und stellt mit einem Anteil von etwa 1% aller Malignome die häufigste primär vom Skelettsystem ausgehende maligne Tumorerkrankung dar. Man unterscheidet
- das seltene solitäre Plasmozytom und
- das multiple Myelom (Synonym: Plasmozytom, Morbus Kahler).

Das multiple Myelom tritt unter Bevorzugung des männlichen Geschlechts mit einem Häufigkeitsgipfel in der 6.–7. Lebensdekade auf, Patienten mit einem solitären Plasmozytom sind meistens jünger. Typische Manifestationsstellen des multiplen Myeloms sind das Achsenskelett, der Schädel, das Becken, die Rippen, die Klavikula und die proximalen Abschnitte von Femur und Humerus. Solitäre Plasmozytome sind etwa zu 50% in der Wirbelsäule gelegen.

Histologie. Histologisch findet sich eine Verdrängung des normalen Blut bildenden Knochenmarks durch eine Proliferation maligne entarteter Plasmazellen. Mit Ausnahme des sog. nichtsezernierenden Typs ist die Erkrankung durch das Auftreten monoklonaler Immunglobuline (Paraproteinämie), die von den atypischen Plasmazellen produziert werden, gekennzeichnet.

MRT-Spezifisches

- Die MRT ist dem konventionellen Röntgenbild und der Skelettszintigraphie beim Nachweis eines fokalen oder diffusen Knochenmarkbefalls (Abb. 8.**16**) überlegen.
- Das *fokale oder hochgradig diffuse Infiltrationsmuster* kann empfindlich mit der Kombination einer STIR- und einer T1w SE-Sequenz dargestellt werden, wobei sich die plasmozytären Herde im STIR-Bild signalintensiv und im T1-Bild etwa muskelisointens abbilden. Nur bei Nachweis *extraossärer Tumorkomponenten* kann in diesen Fällen eine i.v. Kontrastmittelgabe hilfreich sein.

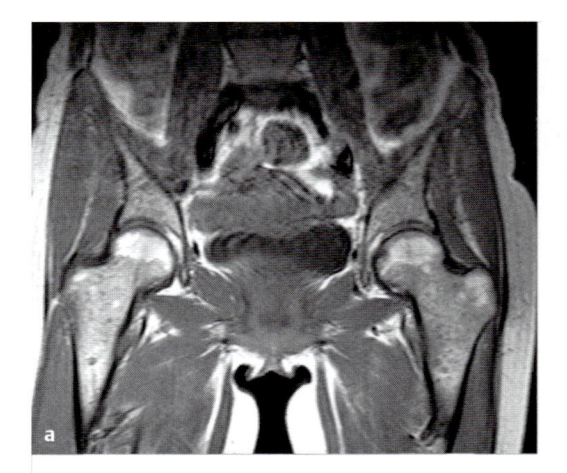

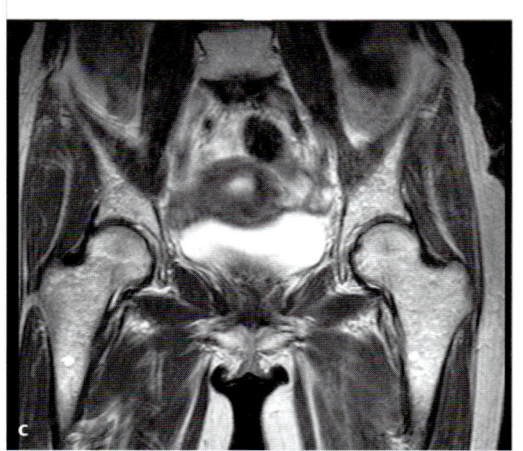

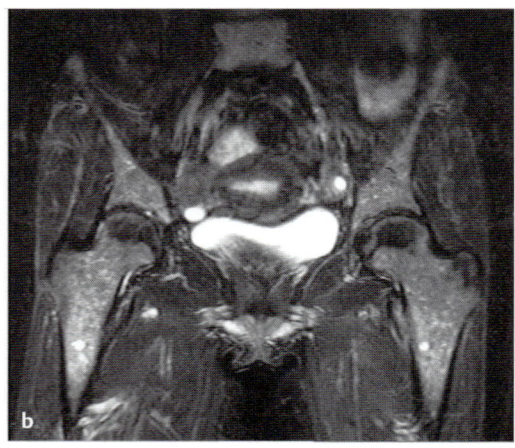

Abb. 8.16 a–c **Multiples Myelom.**
a Koronare T1w SE-Aufnahme.
b STIR-TSE-Aufnahme.
c T2w FSE-Aufnahme.
Bei leichter Absenkung des T1-Signals zeigt das Knochenmark des Beckens und der proximalen Femora eine diffus vermehrte Signalintensität auf den STIR- und T2w Aufnahmen sowie zusätzlich einzelne fokale Herde. Die Biopsie ergab einen diffusen Knochenmarkbefall durch ein multiples Myelom.

Knochen- und Weichteiltumoren

- Die Detektion eines *geringergradigen diffusen Befalls* ist mittels nativer Pulssequenzen weniger eindeutig möglich. Die Sensitivität der MRT bezüglich dieser Fragestellung kann aber durch eine Quantifizierung der Signalzunahme des Knochenmarks nach Kontrastmittelapplikation gegenüber einer nativen T1w SE-Sequenz gesteigert werden, wobei ein Signalanstieg von über 40% als signifikant angesehen werden kann.

- *Solitäre Plasmozytome* sind MR-tomographisch aufgrund ihres unspezifischen Signalverhaltens nicht von anderen im Erwachsenenalter auftretenden soliden Knochenläsionen (z.B. Skelettmetastasen) differenzierbar. Da das Tumorgewebe vielfach eine starke Vaskularisation aufweist, ist ein kräftiges Kontrastmittelenhancement zu erwarten.

Skelettmetastasen

Ossäre Metastasen primär extraskelettaler Malignome stellen bei älteren Patienten mit fokalen Knochenläsionen aufgrund ihrer Häufigkeit prinzipiell die wahrscheinlichste Differenzialdiagnose dar. Bei eindeutigen Röntgen- und Szintigraphiebefunden erübrigt sich in den meisten Fällen eine weitere bildgebende Diagnostik.

Bei *solitären Skelettmetastasen* stellt die MRT vor einer operativen Therapie analog zum Vorgehen bei anderen malignen Knochenläsionen das geeignetste Verfahren zur Definition der lokalen Tumorausdehnung dar.

MRT-Spezifisches

- Die meisten Metastasen weisen auf T1w Aufnahmen ein hypointenses und auf T2w Aufnahmen ein hyperintenses Signal auf.
- Nach der Kontrastmittelgabe reichert das Tumorgewebe zumeist deutlich an, wobei sich je nach Tumorentität mehr oder weniger ausgedehnte Nekrosezonen demarkieren können.
- Ausnahmen stellen vorwiegend oder ausschließlich *osteoplastische Läsionen* (z.B. Mamma-, Prostatakarzinom) dar, die in allen Pulssequenzen signalärmer zur Darstellung kommen.
- Die MRT stellt zudem ein äußerst sensitives Verfahren zur *Metastasensuche* dar, wobei die Kombination einer T1w SE-/TSE-Sequenz und einer STIR-Sequenz als diagnostisch ausreichend angesehen werden kann (Abb. 8.**17**). Bezüglich ihrer Detektionsleistung ist die Ganzkörper-MRT (komplette Knochenmarkdarstellung) derzeit zwischen der Skelettszintigraphie und der PET anzusiedeln.

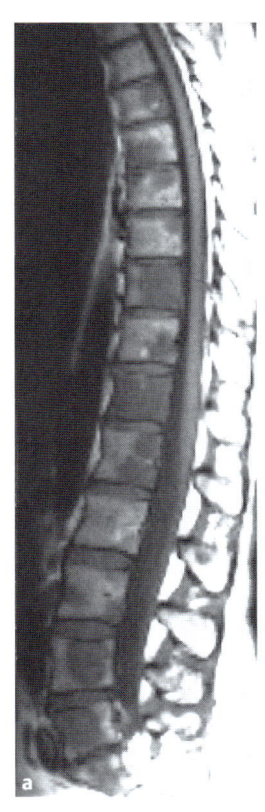

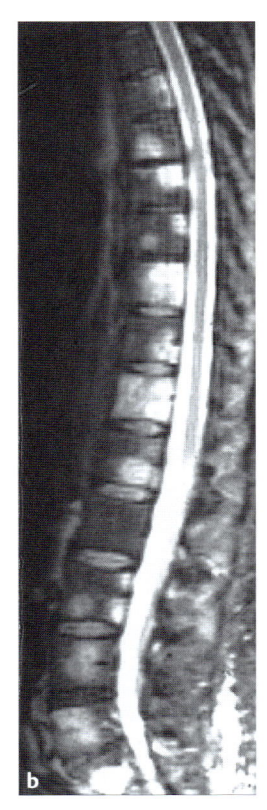

Abb. 8.17 a u. b **Spinale Skelettmetastasen eines Mammakarzinoms.**
a Sagittale T1w SE-Aufnahme.
b STIR-TSE-Aufnahme.
Die Aufnahmen zeigen multiple fokale Knochenmarkläsionen mit gegenüber dem Bandscheibengewebe hypointensem Signal auf der T1w und hyperintensem Signal auf der STIR-Aufnahme.

Benigne Weichteiltumoren

Lipom

▸ Das Signalverhalten von Lipomen gleicht dem des subkutanen Fettgewebes.

Das Lipom tritt als häufigster benigner Weichteiltumor bevorzugt zwischen dem 30. und 60. Lebensjahr in Erscheinung. Die Läsion tritt häufiger solitär (95%) als multipel auf und besteht histologisch ausschließlich aus reifem Fettgewebe, das von fibrösen Septen durchzogen sein kann. Ossifikationen sind relativ selten anzutreffen. Lipome liegen typischerweise subkutan, seltener in den tiefen Weichteilen, intramuskulär oder intraartikulär. Prädilektionsstellen sind die Weichteile der Schulterregion, der Thoraxwand, des Rückens und der Extremitäten.

— MRT-Spezifisches —

- MR-tomographisch stellen sich Lipome zumeist als scharf berandete, oft von einer zarten Kapsel umgebene, oväläre Raumforderungen dar, deren Signalverhalten dem des subkutanen Fettgewebes gleicht (Abb. 8.**18**).
- *Fibröse Septen* kommen als lineare, in allen Pulssequenzen signalarme Strukturen zur Darstellung. Im typischen Fall ist keine Kontrastmittelanreicherung erkennbar, wobei entweder spektral fettgesättigte T1w Sequenzen oder Subtraktionsaufnahmen nach Gd-Applikation eingesetzt werden sollten.
- *Intramuskuläre Lipome* können unscharfe Randkonturen mit „Infiltration" des angrenzenden Muskelgewebes zeigen.

Hämangiom

Hämangiome der Weichteile treten bevorzugt bei jungen Erwachsenen auf und werden zumeist durch lokale Schmerzen symptomatisch. Als häufigste histologische Subtypen findet man *kavernöse und kapilläre Hämangiome,* wobei Letztere vorwiegend in oberflächlicher Lokalisation auftreten. Prädilektionsstellen sind die Weichteile des Unterschenkels und des Unterarms.

— MRT-Spezifisches —

- Die MRT zeigt zumeist spindelförmig konfigurierte Läsionen mit vorwiegend niedriger Signalintensität auf T1w und sehr hoher Signalintensität auf T2w Aufnahmen (Abb. 8.**19**).
- Durch *rezidivierende Hämorrhagien* kann es aufgrund von Hämosiderinablagerungen zu einer deutlichen Signalabsenkung in beiden Bildwichtungen kommen.
- Insbesondere intramuskuläre Hämangiome weisen häufig *lipomatöse Anteile* auf, die auf T1w MRT-Bildern als signalintensive „Fiederung" oder vorwiegend peripherer Saum erkannt werden können.

Abb. 8.18 a–c **Lipom.**
a u. b Koronare T1w SE- (**a**) und axiale T2w TSE-Aufnahmen (**b**) zeigen einen subkutan gelegenen, rein lipomatösen Tumor an der Außenseite des Oberarms, der von einer dünnen Kapsel umgeben ist (Pfeilspitzen). Auf der axialen Aufnahme ist die typische Pseudoinfiltration benachbarten Muskelgewebes zu erkennen.
c Auf einer Subtraktionsaufnahme nach Gd-Applikation ist innerhalb des Fettgewebes keinerlei Enhancement nachweisbar (Pfeilspitzen).

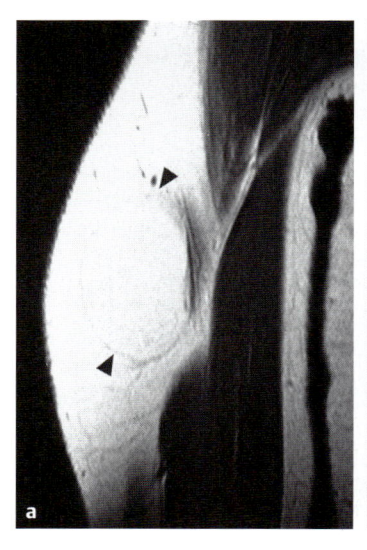

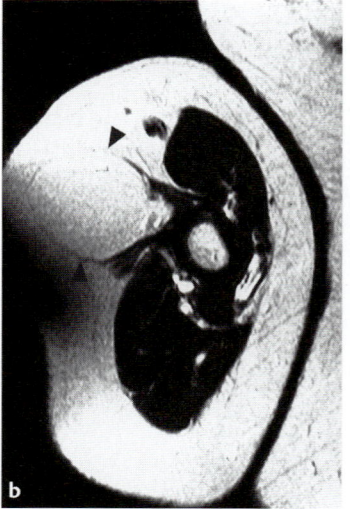

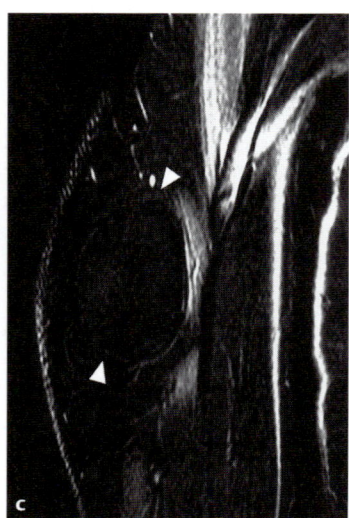

Knochen- und Weichteiltumoren

Abb. 8.19 a – c **Intramuskuläres kavernöses Hämangiom.**

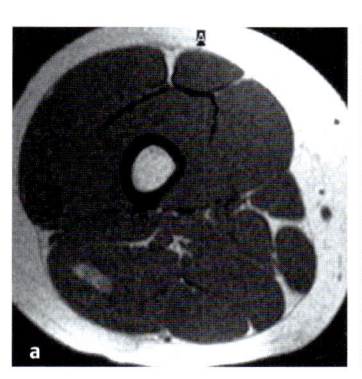

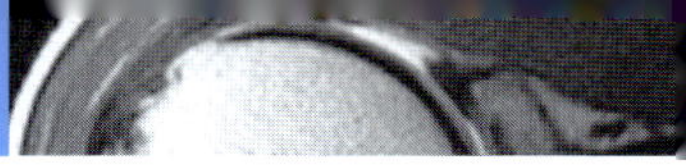

a Axiale T1w SE-Aufnahme.
b T2w TSE-Aufnahme.
c Kontrastverstärkte T1w SE-Aufnahme.

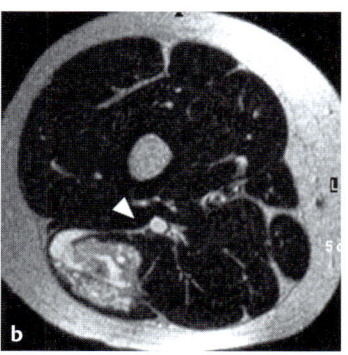

Die Aufnahmen zeigen eine im M. biceps femoris gelegene, nicht raumfordernde Läsion mit muskelisointensem T1-Signal, deutlich hyperintensem T2-Signal und kräftiger Kontrastmittelaufnahme. Das signalintensive Areal auf der T1-Aufnahme entsprach einer lipomatösen Komponente. Beachte die Darstellung der drainierenden Vene (Pfeilspitze in **b** u. **c**).

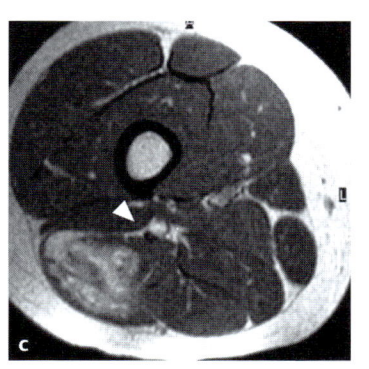

- Rundliche Signalauslöschungen können durch *Phlebolithen* oder *Thromben* hervorgerufen werden. *Flow-Voids* sind bei diesen Hämangiomtypen aufgrund ihrer niedrigen Flussrate nicht zu erwarten, sondern treten eher bei den seltenen arteriovenösen Malformationen der Weichteile auf.
- Kontrastmittelgestützte T1w Sequenzen mit spektraler Fettsättigung zeigen ein *deutliches Enhancement* und lassen nicht selten geschlängelt verlaufende Gefäßstrukturen erkennen.
- Unter Verwendung hochauflösender Oberflächenspulen kann die MR-Angiographie zur Darstellung der versorgenden Gefäße eingesetzt werden.

Benigne neurogene Tumoren

Benigne Nervenscheidentumoren werden als Neurinome (benigne Schwannome) oder Neurofibrome klassifiziert.

Neurinome entstehen aus proliferierenden Schwann-Zellen innerhalb der Nervenscheiden, weisen eine echte, vom Epineurium gebildete Kapsel auf und beinhalten keine Axone oder Kollagenfasern. *Neurofibrome* entstehen in Kontinuität mit dem betroffenen peripheren Nerv, sind nicht enkapsuliert und beinhalten histologisch alle neuralen Komponenten, wie Schwann-Zellen, myelinisierte und unmyelinisierte Axone, Fibroblasten und Kollagenfasern. Neurinome werden zumeist im Erwachsenenalter als solitäre, langsam wachsende, von einem peripheren Nerv ausgehende Tumoren entdeckt. Neurofibrome können als solitäre Läsionen bei jungen Erwachsenen auftreten, finden sich jedoch typischerweise multipel bei Patienten mit einer Neurofibromatose.

MRT-Spezifisches

- Neurinome und Neurofibrome zeigen eine scharfe Berandung, ein gegenüber der Muskulatur iso- oder leicht hyperintenses Signal auf T1w Aufnahmen und ein deutlich hyperintenses Signal auf T2w Aufnahmen.
- Auf T2w Aufnahmen und kontrastverstärkten T1w Aufnahmen kann ein „schießscheibenartiges" Signal- bzw. Anreicherungsmuster nachweisbar sein *(„target sign")*, wobei die myxomatöse Peripherie der Läsion eine höhere Signalintensität aufweist als ihr fibrosiertes Zentrum (Abb. 8.**20**).
- Liegen *zystische Areale, Einblutungen oder Nekrosen* vor, fehlt dieses Zeichen in der Regel und das T2-Signal ist deutlich inhomogen, sodass eine Differenzierung gegenüber einem malignen Nervenscheidentumor bzw. einem anderen Weichteilsarkom nicht mehr möglich ist.
- Die betroffene Nervenstruktur selbst ist mittels MRT nur infrequent darstellbar.

Abb. 8.20 a – c **Benignes Schwannom.**
Die Aufnahmen zeigen einen scharf berandeten, ovalären Weichteiltumor am distalen Oberarm. Die Läsion weist ein muskelisointenses T1-Signal (Pfeilspitze in **a**), ein homogenes und stark hyperintenses T2-Signal sowie ein kräftiges, ringförmiges Kontrastmittelenhancement (target sign) auf.

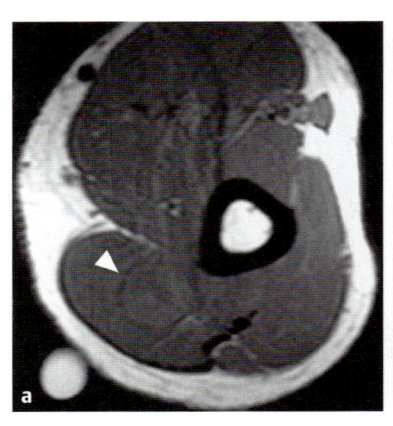

a Axiale T1w SE-Aufnahme.

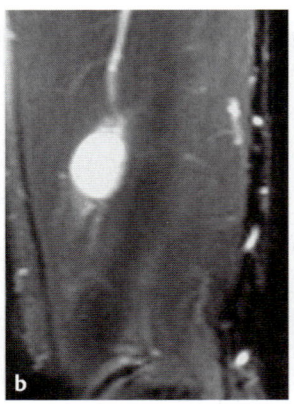

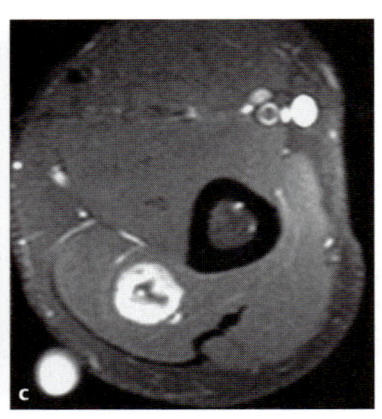

b Sagittale fettgesättigte T2w TSE-Aufnahme.

c Axiale kontrastverstärkte fettgesättigte T1w SE-Aufnahme.

Maligne Weichteiltumoren

Liposarkom

Das Liposarkom ist bei Erwachsenen mit einem Anteil von 15 – 20% das zweithäufigste Weichteilsarkom. Bevorzugte Tumorlokalisationen sind die tiefen Weichteile des Oberschenkels und der Glutäalregion sowie der Retroperitonealraum. Der Tumor fällt klinisch als langsam wachsende, relativ weiche und schmerzlose Raumforderung auf, die bei der Diagnosestellung häufig bereits eine erhebliche Ausdehnung aufweist.

Subtypen und Prognose. Subtypen des Liposarkoms sind:
- hochdifferenziertes (Low-Grade-) Liposarkom,
- myxoides Liposarkom,
- rundzelliges Liposarkom,
- pleomorphes Liposarkom.

Die Prognose hängt neben der Größe und Lokalisation des Tumors vor allem von seiner feingeweblichen Zusammensetzung ab, wobei der hochdifferenzierte Subtyp eine relativ gute Prognose, der myxoide Typ eine intermediäre und der rundzellige und pleomorphe Typ als gering differenzierte Tumoren eine schlechte Prognose aufweisen.

> Hochdifferenzierte Liposarkome können schwierig von Lipomen zu differenzieren sein, während schlecht differenzierte Liposarkome ohne lipomatöse Komponente sich nicht von anderen malignen Weichteiltumoren unterscheiden.

— **MRT-Spezifisches** —

- MR-tomographisch kann Fettgewebe innerhalb des Tumors nachweisbar sein, aber auch vollständig fehlen. *Hochdifferenzierte Liposarkome* zeigen oft eine scharfe Berandung und ausgedehnte lipomatöse Formationen, welche im Gegensatz zu Lipomen Septierungen und/oder noduläre Areale mit erhöhtem T2-Signal und Kontrastmittelanreicherung enthalten (Abb. 8.**21**). Fehlen diese Merkmale, kann die Differenzierung eines Low-Grade-Liposarkoms von einem Lipom schwierig oder sogar unmöglich sein. Weitere Anhaltspunkte für das Vorliegen eines Liposarkoms sind ein Durchmesser von mehr als 10 cm und eine subfasziale Lage.
- *Myxoide Liposarkome* können sich als scharf berandete, pseudozystische Läsionen homogen hypointens auf T1w und homogen hyperintens auf T2w Aufnahmen darstellen, wobei sie jedoch nach Kontrastmittelgabe zumindest partiell ein zentrales Enhancement erkennen lassen und somit als solide Tumoren identifiziert werden können. Im typischen Fall weisen die Läsionen jedoch auf T1w Aufnahmen erkennbare, unregelmäßige Signalanhebungen auf, die Fettanteilen entsprechen.
- *Schlecht differenzierte Liposarkome* lassen in der MRT oft keinerlei lipomatöse Komponente erkennen und sind dann nicht von anderen malignen Weichteiltumoren zu differenzieren.

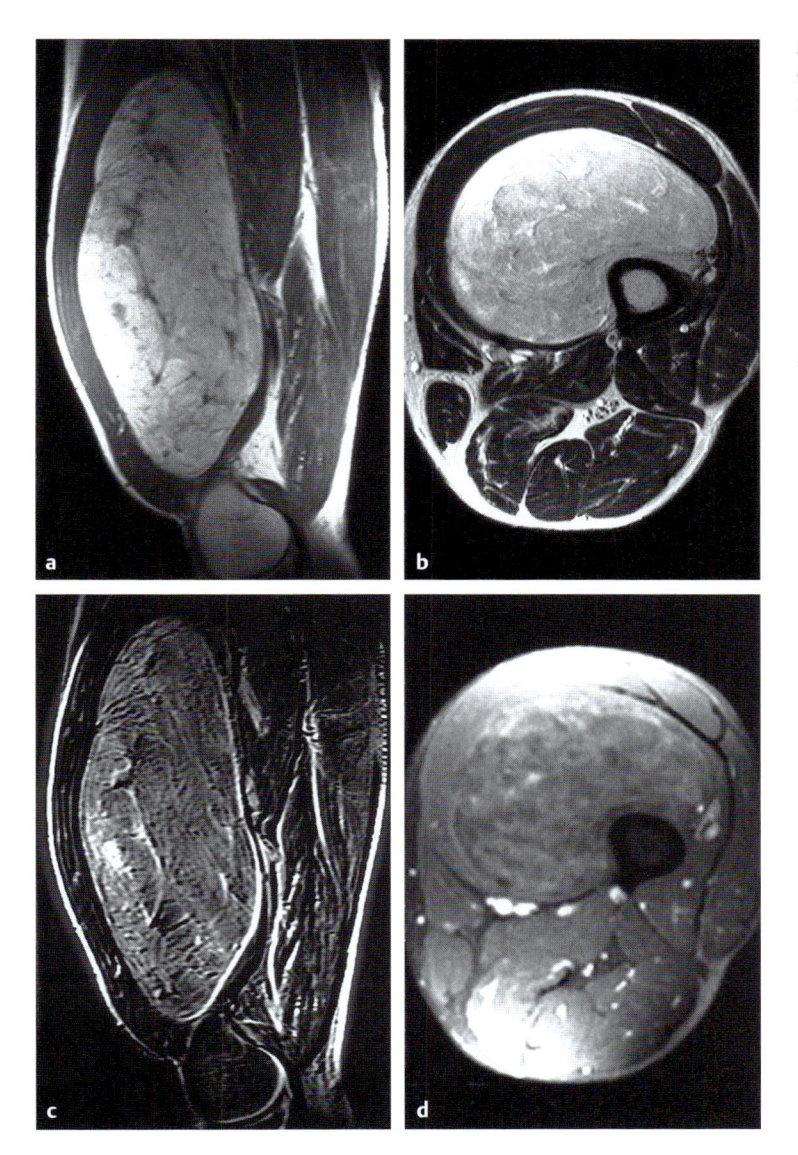

Abb. 8.21 a–d Liposarkom Grad 1.

a u. b Sagittale T1w SE- (**a**) und axiale T2w TSE-Aufnahmen (**b**) zeigen einen großen, intermuskulär gelegenen lipomatösen Oberschenkeltumor mit Kontakt zum femoralen Periost und Verlagerung der Oberschenkelgefäße.

c u. d Die im T2-Bild z. T. hyperintensen Septierungen und nodulären Areale weisen auf der Subtraktionsaufnahme nach Kontrastmittelgabe (**c**) sowie auf der axialen fettgesättigten Kontrastmittelaufnahme (**d**) ein eindeutiges Enhancement auf.

Rhabdomyosarkom

Embryonale Rhabdomyosarkome treten vorwiegend in der Kopf-Hals-Region, dem Urogenitaltrakt und Retroperitonealraum von Kindern zwischen dem 2. und 6. Lebensjahr auf. Der *alveoläre Typ* des Rhabdomyosarkoms bevorzugt das spätere Kindes- und frühe Erwachsenenalter und findet sich häufiger an den Extremitäten. Der *pleomorphe Subtyp* ist ein seltener Tumor des Erwachsenen mit Prädilektion für die Oberschenkelweichteile.

— MRT-Spezifisches —

- Die MR-Morphologie des Rhabdomyosarkoms ist mit hypointensem Signal auf T1w Aufnahmen, inhomogen hyperintensem Signal auf T2w Aufnahmen und deutlicher Kontrastmittelaufnahme unspezifisch und lässt keine sichere Differenzierung gegenüber anderen nichtlipomatösen Weichteiltumoren zu.

Synovialsarkom

▸ Hilfreich zur Differenzierung pseudozystischer Synovialsarkome von synoviale Zysten und Ganglien sind kontrastmittelgestützte Sequenzen auf denen die Synovialsarkome unregelmäßig verdickte Wandstrukturen, noduläre oder diffuse Kontrastmittelanreicherungen zeigen können.

Das Synovialsarkom ist ein maligner mesenchymaler Tumor, der unter Bevorzugung des männlichen Geschlechts vorwiegend bei jüngeren Patienten (Altersgipfel 15.– 35. Lebensjahr) in Erscheinung tritt. Der Oberschenkel und insbesondere die Kniegelenkregion und der Fuß stellen Prädilektionsstellen dar. Der Tumor liegt anatomisch typischerweise in enger Nachbarschaft zu Gelenkstrukturen, eine intraartikuläre Lokalisation ist jedoch in weniger als 5 % der Fälle zu beobachten. Ausgangspunkt des Synovialsarkoms sind wahrscheinlich undifferenzierte mesenchymale Zellen und nicht, wie früher angenommen, die Synovialzellen.

Subtypen. Man unterscheidet histologisch das häufigere biphasische Synovialsarkom von den seltener auftretenden monophasisch spindelzelligen, monophasisch epithelialen und schlecht differenzierten Synovialsarkomen.

Makroskopisch kann der Tumor von einer Pseudokapsel umgeben sein und zeigt häufig Nekrosen, zystische Areale und Einblutungen. In bis zu 50 % der Fälle sind Kalzifikationen nachweisbar.

Klinik und Prognose. Klinisch macht sich die Läsion durch eine oft bereits relativ lang bestehende Symptomatik mit Schmerzen und Schwellung bemerkbar. Die Prognose des Synovialsarkoms ist vor allem wegen seiner ausgeprägten hämatogenen Metastasierungsneigung (80 %) in Lunge, Lymphknoten und/oder Skelett ungünstig.

MRT-Spezifisches

- In der MRT stellen sich größere Tumoren typischerweise inhomogen mit einem Nebeneinander aus Kontrastmittel anreichernden soliden Anteilen, nekrotischen bzw. zystischen Formationen und Einblutungen dar. Flüssigkeitsspiegel infolge der Sedimentation von Blutbestandteilen sind nicht selten anzutreffen (Abb. 8.**22**). In bis zu 20 % der Fälle ist beim Synovialsarkom eine sekundäre Knochenbeteiligung nachzuweisen.

- Insbesondere kleinere Tumoren können ein *pseudozystisches Erscheinungsbild* aufweisen und werden daher nicht selten als Ganglien oder synoviale Zysten fehldiagnostiziert. Bei genauer Analyse ist das T2-Signal dieser Läsionen auf konventionellen SE- oder TSE-Aufnahmen jedoch zumindest partiell niedriger als das Wassersignal. Hilfreich zur Vermeidung derartig fataler Fehldiagnosen sind des Weiteren kontrastmittelgestützte Sequenzen, die bei pseudozystischen Synovialsarkomen unregelmäßig verdickte Wandstrukturen, noduläre oder diffuse Kontrastmittelanreicherungen zeigen können.

- *Verkalkungen* können naturgemäß besser auf konventionellen Röntgenaufnahmen oder CT-Schnitten detektiert werden.

Abb. 8.22 a u. b Synovialsarkom der Poplitealregion.
a Axiale T2w SE-Aufnahme.
b Kontrastverstärkte, spektral fettgesättigte T1w SE-Aufnahme.
Die Aufnahmen zeigen eine ausgedehnte tumoröse Raumforderung mit soliden, nekrotischen und hämorrhagischen Arealen. Encasement der A. politea (Pfeilspitze in **b**) und des N. ischiadicus (Pfeil in **b**).

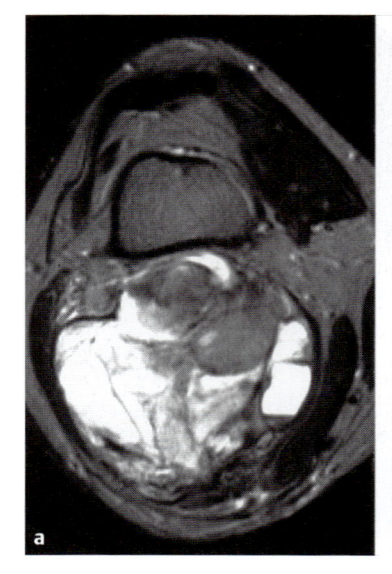

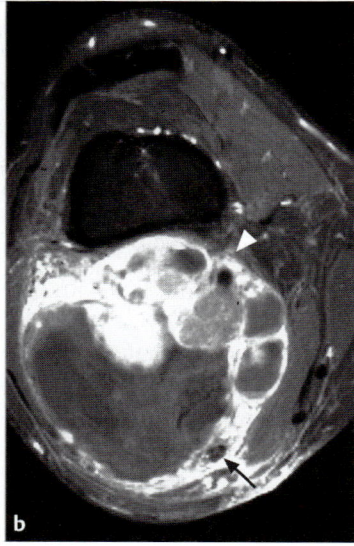

Knochen- und Weichteiltumoren

Malignes Schwannom

Das maligne Schwannom (maligner peripherer Nervenscheidentumor) ist das häufigste Malignom des peripheren Nervensystems. Etwa die Hälfte dieser Tumoren treten bei Patienten mit einer Neurofibromatose auf; der Altersgipfel liegt zwischen dem 20. und 50. Lebensjahr. Häufigste Tumorlokalisationen sind die proximalen Abschnitte der Extremitäten, insbesondere der unteren Extremität, ausgehend vom N. ischiadicus, dem Plexus sacralis oder brachialis.

Klinik und Prognose. Klinisch präsentieren sich maligne Nervenscheidentumoren als fakultativ schmerzhafte, progrediente Raumforderungen. Sensorische oder motorische Symptome können hinzutreten.

Die Prognose ist bei Patienten mit einer Neurofibromatose schlecht, solitäre Läsionen zeichnen sich durch eine 5-Jahres-Überlebensrate von etwa 75 % aus. Lokalrezidive nach Tumorresektion sind relativ häufig. Fernmetastasen betreffen vor allem die Lunge, gefolgt von Leber und Skelettsystem.

MRT-Spezifisches

- Auf MRT-Aufnahmen stellen sich maligne Schwannome (Abb. 8.**23**) in der Regel als relativ große (> 5 cm), unscharf, z. T. aber auch relativ scharf berandete Raumforderungen dar, die auf T1w Aufnahmen ein hypointenses oder intermediäres Signal, auf T2w Aufnahmen ein vorwiegend hyperintenses, meist etwas inhomogenes Signal und nach Kontrastmittelgabe ein kräftiges Enhancement aufweisen. Eine „schießscheibenartige" Kontrastanfärbung, wie bei einigen benignen neurogenen Tumoren, findet sich nicht.
- Aufgrund der anatomischen Beziehung zu peripheren Nervenstrukturen ist die Verdachtsdiagnose eines Nervescheidentumors zu stellen, eine sichere Differenzierung gegenüber einer benignen Läsion jedoch nicht immer möglich. Verdickungen des peripheren Nervs proximal und/oder distal der Tumorformation müssen als Korrelat einer epi- bzw. perineuralen Ausbreitung gewertet werden.

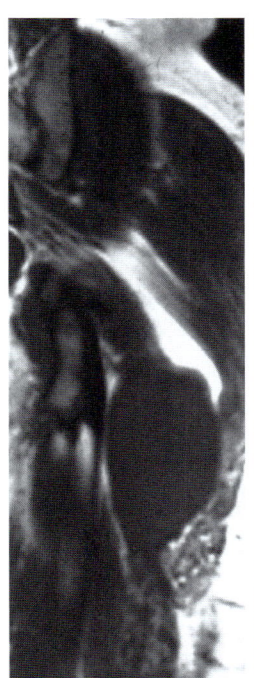

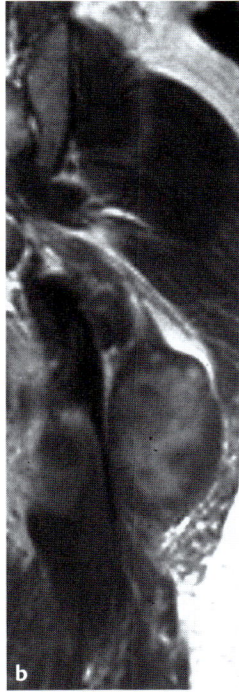

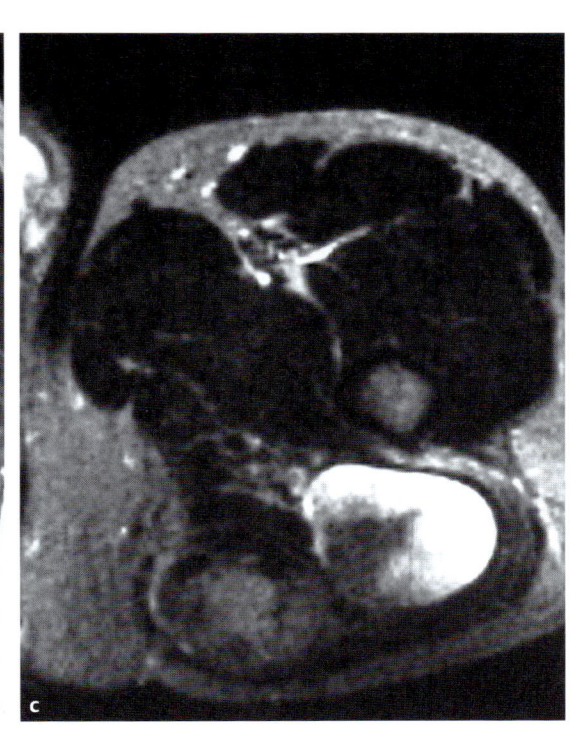

Abb. 8.23 a–c **Malignes Schwannom bei Neurofibromatose.**

a u. **b** Koronare T1w SE-Aufnahmen vor (**a**) und nach (**b**) Kontrastmittelapplikation zeigen eine muskelisointense, scharf berandete Raumforderung im Verlauf des N. ischiadicus, die eine inhomogene Kontrastmittelanreicherung aufweist.

c Auf einer der axialen T2w SE-Aufnahme erscheint der Tumor inhomogen mit stark hyperintensen und hypointensen Arealen.

Malignes fibröses Histiozytom

→ Das maligne fibröse Histiozytom neigt zu sekundären Einblutungen, die den tumorösen Charakter der Läsion maskieren können.

Das maligne fibröse Histiozytom (MFH) der Weichteile tritt als häufigster maligner Weichteiltumor des höheren Erwachsenenalters vorwiegend zwischen dem 50. und 70. Lebensjahr auf. Prädilektionsstellen sind mit einem Anteil von etwa 75 % die Extremitäten, insbesondere die untere Extremität.

Klinik und Histologie. Klinisch fällt in den meisten Fällen eine schmerzlose, über Monate progrediente Weichteilschwellung auf. Histologisch entspricht das maligne fibröse Histiozytom einem pleomorphen Sarkom mit fibroblastären und histiozytären Elementen, wobei der sog. *pleomorph-storiforme Typ* die häufigste histologische Variante des Tumors darstellt.

— MRT-Spezifisches

- Die MRT zeigt intramuskulär gelegene, oft recht große, polyzyklisch berandete Weichteiltumoren, die typischerweise ein sehr inhomogenes, auf T1w Aufnahmen voriegend intermediäres, auf T2w Aufnahmen vorwiegend hohes Signal aufweisen. Nekrosen, myxoide Anteile, Einblutungen und Verkalkungen tragen zu der oft *extremen Inhomogenität* des Tumors bei (Abb. 8.**24**).
- *Hämorrhagien* können so ausgedehnt sein, dass sie den neoplastischen Charakter der Läsion verschleiern und zur Fehldiagnose eines Hämatoms verleiten können. Kontrastmittelverstärkte MRT-Aufnahmen lassen jedoch in der Regel ein deutliches Enhancement der stark vaskularisierten soliden Tumoranteile erkennen.
- Das maligne fibröse Histiozytom neigt im Gegensatz zu den meisten anderen Weichteiltumoren zu einer *sekundären Knochenbeteiligung*. Die kortikale Infiltration stellt ein differenzialdiagnostisches Kriterium dar und ist am besten auf axial orientierten T2w Aufnahmen erkennbar.

Abb. 8.24 a u. b **Malignes fibröses Histiozytom.**
a Koronare T1w SE-Aufnahme.
b Fettsupprimierte T2w TSE-Aufnahme.
Die Aufnahmen zeigen einen inhomogenen, zentral stark hämorrhagischen Tumor im Adduktorenkompartiment des Oberschenkels.

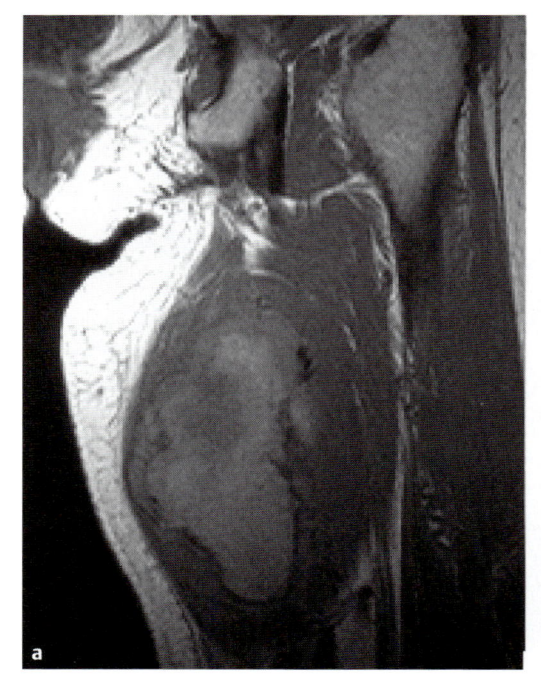

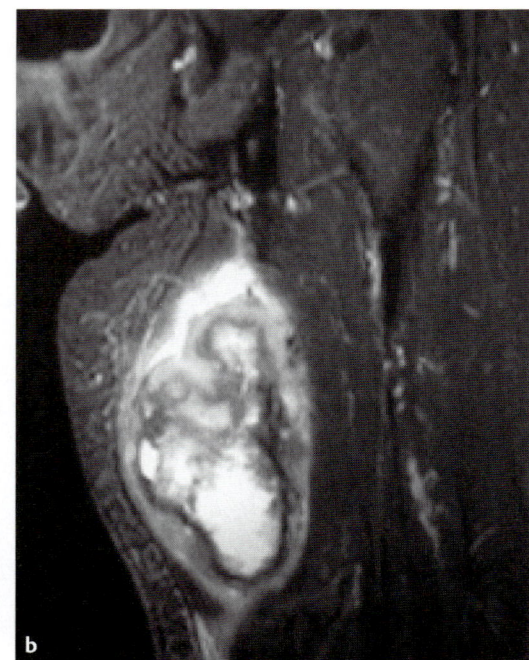

Literatur

Aoki, J., S. Sone, F. Fujioka et al.: MR of enchondroma and chondrosarcoma: rings and arcs of Gd-DTPA enhancement. J. Comput. Ass. Tomogr. 15 (1991) 1011–1016

Aoki, J., H. Tanikawa, K. Ishii et al.: MR findings indicative of hemosiderin in giant-cell tumor of bone: frequency, cause, and diagnostic significance. Amer. J. Roentgenol. 166 (1996) 145–148

Arkun, R., A. Memis, T. Akalin et al.: Liposarcoma of soft tissue: MRI findings with pathologic correlation. Skelet. Radiol. 26 (1997) 167–172

Assoun, J., G. Richardi, J. J. Railhac et al.: Osteoid osteoma: MR imaging versus CT. Radiology 191 (1994) 217–223

Beltran, J., F. Aparisi, L. M. Bonmati, Z. S. Rosenberg, D. Present, G. C. Steiner: Eosinophilic granuloma: MRI manifestations. Skelet. Radiol. 22 (1993) 157–161

Blacksin, M. F., J. R. Siegel, J. Benevenia, S. C. Aisner: Synovial sarcoma: frequency of nonaggressive MR characteristics. J. Comput. Ass. Tomogr. 21 (1997) 785–789

Daldrup-Link, H. E., C. Franzius, T. M. Link et al.: Whole-body MR imaging for detection of bone metastases in children and young adults: comparison with skeletal scintigraphy and FDG PET. Amer. J. Roentgenol. 177 (2001) 229–236

Davies, A. M., C. Pikoulas, J. Griffith: MRI of eosinophilic granuloma. Europ. J. Radiol. 18 (1994) 205–209

Herman, S. D., M. Megarzadeh, A. Bonakdarpour: The role of magnetic resonance imaging in giant-cell tumor of bone. Skelet. Radiol. 16 (1987) 635–643

Jee, W. H., Y. K. Park, T. R. McCauley: Chondroblastoma: MR characteristics with pathologic correlation. J. Comput. Ass. Tomogr. 23 (1999) 721–726

Jelinek, J. S., M. J. Kransdorf, B. M. Shmookler, A. J. Aboulafia, M. M. Malawer: Liposarcoma of the extremities: MR and CT findings in the histologic subtypes. Radiology 186 (1993) 455–459

Jones, B. C., M. Sundaram, M. J. Kransdorf: Synovial sarcoma: MR imaging findings in 34 patients. Amer. J. Roentgenol. 161 (1993) 827–830

Kransdorf, M. J., D. E. Sweet: Aneurysmal bone cyst: concept, controversy, clinical presentation, and imaging. Amer. J. Roentgenol. 164 (1995) 573–580

Kransdorf, M. J., M. A. Stull, F. W. Gilkey, R. P. Moser: Osteoid osteoma. Radiographics 11 (1991) 671–696

Kroon, H. M., J. Schurmans: Osteoblastoma: clinical and radiologic findings in 98 new cases. Radiology 175 (1990) 783–790

Laredo, J. D., E. Assouline, F. Gelbert, M. Wybier, J. J. Merland, J. M. Tubiana: Vertebral hemangiomas: fat content as a sign of aggressiveness. Radiology 177 (1990) 467–472

Lee, J. K., L. Yao, C. R. Wirth: MR imaging of solitary osteochondroma: report of eight cases. Amer. J. Roentgenol. 149 (1987) 557–560

Link, T. M., C. Brinkschmidt, N. Lindner, K. Wörtler, W. Heindel: Primary bone tumors and „tumor-like lesions" of the shoulder. Their histopathology and imaging. Fortschr. Röntgenstr. 170 (1999) 507–513

Murphey, M. D., T. M. Gross, H. G. Rosenthal: Musculoskeletal malignant fibrous histiocytoma: radiologic-pathologic correlation. Radiographics 14 (1994) 807–826

Murphey, M. D., C. L. Andrews, D. J. Flemming, H. T. Temple, W. S. Smith, J. G. Smirniotopoulos: Primary tumors of the spine: radiologic-pathologic correlation. Radiographics 16 (1996) 1131–1158

Murphey, M. D., D. J. Flemming, S. R. Boyea, J. A. Bojescul, D. E. Sweet, H. T. Temple: Enchondroma versus chondrosarcoma in the appendicular skeleton: differentiating features. Radiographics 18 (1998) 1213–1237

Propeck, T., M. A. Bullard, J. Lin, K. Doi, W. Martel: Radiologic-pathologic correlation of intraosseous lipomas. Amer. J. Roentgenol. 175 (2000) 673–678

Ryu, K. N., S. Jaovisidha, M. Schweitzer, A. O. Motta, D. Resnick: MR imaging of lipoma arborescens of the knee joint. Amer. J. Roentgenol. 167 (1996) 1229–1232

Stäbler, A., A. Baur, R. Bartl, R. Munker, R. Lamerz, M. Reiser: Contrast enhancement and quantitative signal analysis in MR imaging of multiple myeloma: assessment of focal and diffuse growth patterns in marrow correlated with biopsies and survival rates. Amer. J. Roentgenol. 167 (1996) 1029–1036

Sung, M. S., H. S. Kang, J. S. Suh et al.: Myxoid liposarcoma: appearance at MR imaging with histologic correlation. Radiographics 20 (2000) 1007–1019

Varma, D. G., A. G. Ayala, C. H. Carrasco, S. Q. Guo, R. Kumar, J. Edeiken: Chondrosarcoma: MR imaging with pathologic correlation. Radiographics 12 (1992) 687–704

Weatherall, P. T., G. E. Maale, D. B. Mendelsohn, C. S. Sherry, W. E. Erdman, H. R. Pascoe: Chondroblastoma: classic and confusing appearance at MR imaging. Radiology 190 (1994) 467–474

Wörtler, K.: Benign bone tumors and tumor-like lesions: value of cross-sectional imaging. Eur. Radiol. 13 (2003) 1820–1835

Wörtler, K., T. Vestring: Primäre und sekundäre Knochentumoren. In Heuck, A.: Radiologie der Knochen- und Gelenkerkrankungen. Thieme, Stuttgart 1997

Wörtler, K., S. Blasius, A. Hillmann, C. Marx, C. Brinkschmidt, W. Heindel: MR-Morphologie der primären aneurysmatischen Knochenzyste: Retrospektive Analyse von 38 Fällen. Fortschr. Röntgenstr. 172 (2000) 591–596

Wörtler, K., N. Lindner, G. Gosheger, C. Brinkschmidt, W. Heindel: Osteochondroma: MR imaging of tumor-related complications. Europ. Radiol. 10 (2000) 832–840

ns des
Erkrankungen des rheumatischen Formenkreises

T. M. Link

Erkrankungen des rheumatischen Formenkreises umfassen entzündlich-rheumatische und degenerative Gelenkerkrankungen. Die *konventionelle Röntgendiagnostik* ist nach wie vor Basisdiagnostik dieser Erkrankungen. Bei entzündlich-rheumatischen Erkrankungen ist ihr Nachteil jedoch der späte Nachweis radiographischer Direktzeichen – häufig erst Monate nach Krankheitsbeginn – und bei degenerativen Gelenkerkrankungen wird mit das wichtigste geschädigte Gewebe, der Gelenkknorpel, nur indirekt dargestellt. Die *MRT* hat mehrere *Vorteile:*

- Sie zeigt Veränderungen der Synovia, der Ligamente und Sehnen sowie des Gelenkknorpels direkt und erlaubt, bedingt durch ihre tomographische Darstellung, eine frühere Diagnostik von erosiven Gelenkveränderungen.
- In unklaren Fällen mit widersprüchlichen klinischen, serologischen und radiologischen Befunden kann die MRT zur Festlegung des therapeutischen Vorgehens hilfreich sein.
- Auch zur Beurteilung der Floridität entzündlicher Veränderungen im Rahmen des Therapiemonitorings ist die kontrastmittelunterstützte MRT geeignet.
- Besondere Bedeutung hat die MRT bei der Darstellung der Iliosakralgelenke, da sie sehr sensitiv ist beim Nachweis entzündlicher Veränderungen und so keine Strahlenexposition der häufig jungen Patienten erforderlich ist. Auch zeigt die MRT Schädigungen des Bandapparats.

Rheumatoide Arthritis

Die Testgelenke der rheumatoiden Arthritis sind Hand und Fuß. Typischerweise betroffen sind:
- die Karpalregion (Abb. 8.**25**),
- die Metakarpophalangealgelenke und
- die Metatarsophalangealgelenke.

Untersuchungstechnik. Die Untersuchung von Hand und Fuß erfolgt mit Oberflächenspulen, wobei flexible Spulen zur Darstellung von Handgelenk und Metakarpophalangealgelenken zu bevorzugen sind; mit Handgelenksspulen erfasst man in der Regel nur die Karpalregion oder die Metakarpophalangealgelenke. Das Sequenzprotokoll umfasst koronare T1w SE-Sequenzen vor und nach Kontrastmittelverabreichung. Die kontrastverstärkten Bilder können alternativ mit Fettsättigung durchgeführt werden

Abb. 8.25 a u. b **Rheumatoide Arthritis.** Fettgesättigte GE-Sequenz (FLASH 2-dimensional) in koronarer Schichtführung durch die Handwurzel bei einer 45-jährigen Patientin nativ (**a**) und nach Applikation von Gadopentetat (**b**). Nach Kontrastmittelapplikation zeigt sich eine intensive Kontrastmittelanreicherung in der entzündlich veränderten Synovialis.

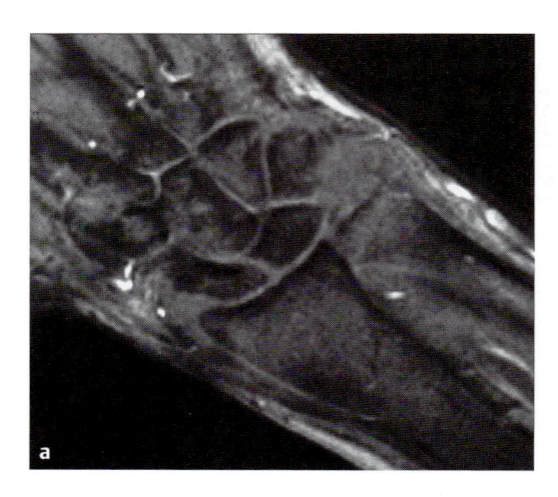

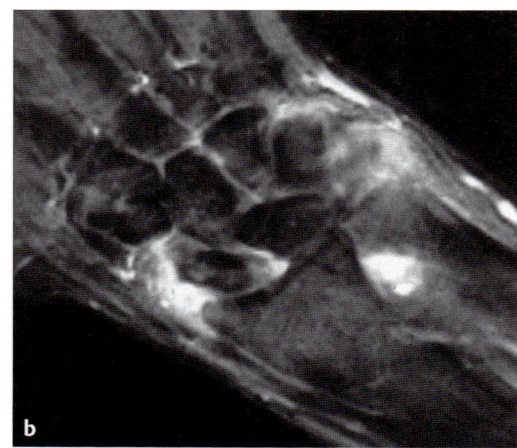

Erkrankungen des rheumatischen Formenkreises

oder können – bei gleicher Schichtführung wie vor Kontrastmittelverabreichung – von den nativen Sequenzen subtrahiert werden. Eine dynamische Untersuchung kann die Beurteilung hinsichtlich der Floridität der Erkrankung (Link u. Mitarb. 1996) verbessern. Durch die Kontrastmittelverabreichung wird die entzündlich veränderte Synovia direkt dargestellt und lässt sich damit von einem zusätzlich vorhandenen Gelenkerguss differenzieren (Abb. 8.26).

Die T1w Aufnahmen zeigen am besten die anatomischen Verhältnisse und erosiven Knochenveränderungen. Eine koronare T2w TSE-Sequenz zeigt Erguss und Ödem. Die beste Darstellung ödematöser Knochenveränderungen liefert eine fettgesättigte T2w oder eine STIR-Sequenz. Zur Beurteilung von Knorpelveränderungen können fettgesättigte T1w 3-dimensionale GE-Sequenzen (z. B. SPGR, FLASH) oder fettgesättigte PDw TSE-Sequenzen durchgeführt werden.

— MRT-Spezifisches

- MR-morphologisch zeigen sich im *Initialstadium* der rheumatoiden Arthritis Gelenkergüsse, die sich in den T2w Sequenzen signalreich darstellen.
- Des Weiteren finden sich *ödematöse Veränderungen* im periartikulären Weichteilgewebe, die in der T2-Gewichtung ebenfalls signalreich sind und in der T1-Gewichtung Kontrastmittel aufnehmen.
- *Erosive Veränderungen* des Gelenkknorpels zeigen sich in den Knorpelsequenzen bei ausreichender Ortsauflösung und ausreichendem SRV als Unterbrechung, evtl. auch als Verbreiterung und ödematöse Durchtränkung des Knorpelbelags (Tehranzadeh u. Mitarb. 2003).
- Im weiteren Verlauf kommt es zu erosiven, z. T. auch *zystischen Knochenveränderungen,* typischerweise von marginal beginnend. Die Erosionen sind in der T1-Gewichtung signalarm und reichern Kontrastmittel an.
- *Proliferatives synoviales Gewebe* bzw. der sog. Pannus reichert intensiv Kontrastmittel an; diese Anreicherung ist ein Kennzeichen für die Floridität des entzündlichen Prozesses. Im weiteren Krankheitsverlauf nimmt die Vaskularisation des Pannusgewebes ab, wobei die abnehmende Signalintensität in der T2-Gewichtung sowie das reduzierte Kontrastmittelenhancement auf eine zunehmende fibröse Transformation hinweisen. Das Kontrastenhancement ist in späteren Krankheitsstadien häufig inhomogen und ermöglicht eine Aussage über die *Aktivität der Erkrankung.*

HWS-Beteiligung. Klinisch von besonderer Bedeutung bei der langjährig bestehenden rheumatoiden Arthritis ist die Beteiligung der Halswirbelsäule. Das aggressive Pannusgewebe kann die Halswirbelkörper insbesondere atlantoaxial arrodieren und zu einer atlantoaxialen Instabilität führen mit vertikaler Dislokation des Dens axis oder axialer Dislokation des Atlasbogens gegenüber dem Dens axis (Narvaez und Mitarb. 2004). Die Destruktion des Knochens mit umgebendem Pannusgewebe laesst sich MR-tomographisch gut darstellen (Abb. 8.27).

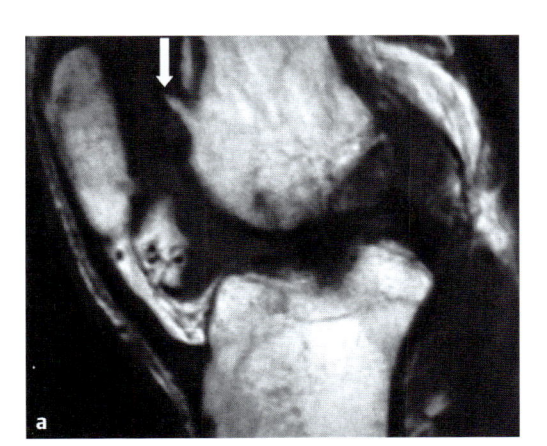

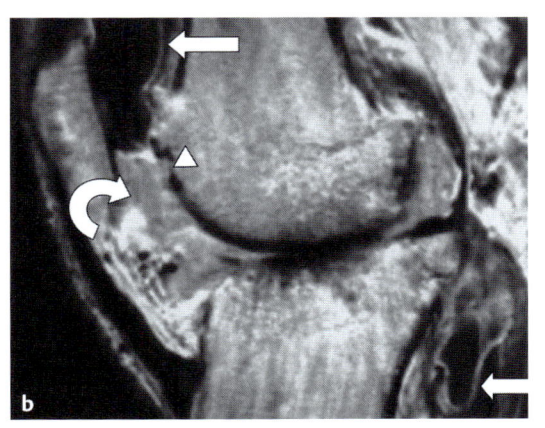

> Die Kontrastmittelanreicherung des Pannus ist ein Maß für die Floridität der entzündlichen Prozesse bzw. der Krankheitsaktivität in späteren Stadien.

Abb. 8.26 a u. b **Rheumatoide Arthritis.** T1w SE-Sequenz vor (**a**) und nach Kontrastmittelapplikation (**b**) in sagittaler Schichtführung durch das Kniegelenk bei einer 50-jährigen Patientin mit fortgeschrittener rheumatoider Arthritis. Bereits in der Nativuntersuchung zeigt sich ein verschmälerter Gelenkspalt mit regionärem Weichteilplus im Gelenk. Nach KM-Applikation kommt es zu einer intensiven Signalanreicherung des Pannusgewebes (gebogener Pfeil) und zu einer Demarkierung eines großen Gelenkergusses mit Signalanreicherung der umgebenden Synovialmembran (gerade Pfeile). An der femoralen Gelenkfläche lassen sich ein Osteophyt (gerader Pfeil in **a**) als Korrelat einer Sekundärarthrose und eine arthritische Usur (Dreieck in **b**) nachweisen.

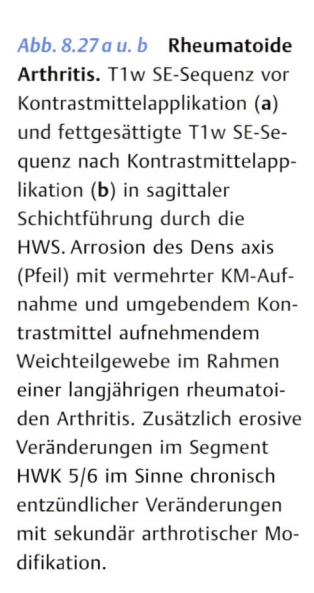

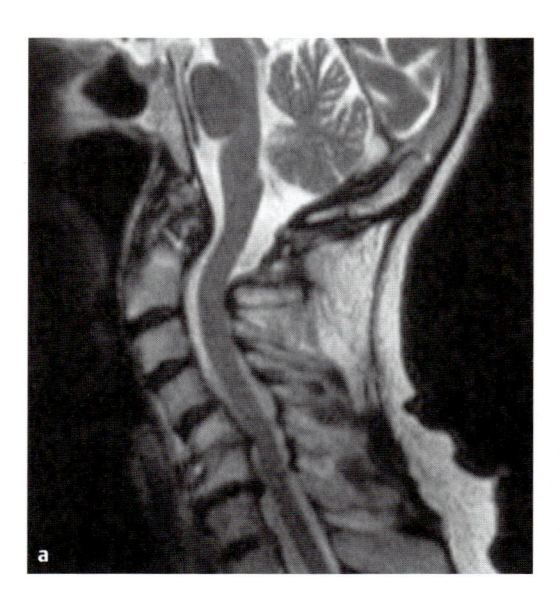

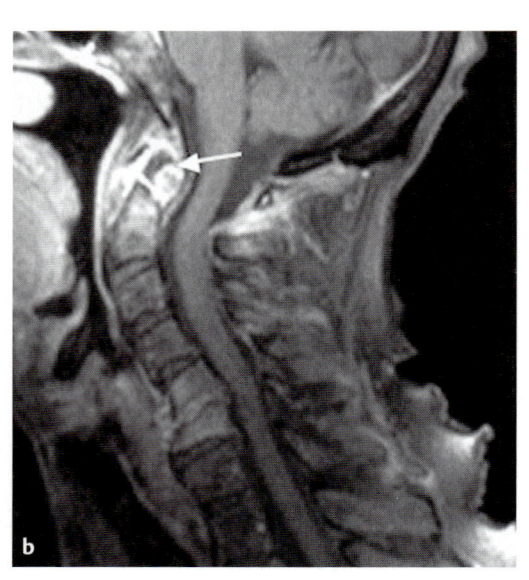

Abb. 8.27 a u. b **Rheumatoide Arthritis.** T1w SE-Sequenz vor Kontrastmittelapplikation (**a**) und fettgesättigte T1w SE-Sequenz nach Kontrastmittelapplikation (**b**) in sagittaler Schichtführung durch die HWS. Arrosion des Dens axis (Pfeil) mit vermehrter KM-Aufnahme und umgebendem Kontrastmittel aufnehmendem Weichteilgewebe im Rahmen einer langjährigen rheumatoiden Arthritis. Zusätzlich erosive Veränderungen im Segment HWK 5/6 im Sinne chronisch entzündlicher Veränderungen mit sekundär arthrotischer Modifikation.

Seronegative rheumatische Erkrankungen

Zu den seronegativen rheumatischen Erkrankungen gehören:
- Spondylitis ankylosans,
- Morbus Reiter und
- Arthritis psoriatica.

Gelenkbefallmuster. Das Testgelenk des Morbus Reiter ist das Interphalangealgelenk I des Vorfußes. Die Psoriasisarthritis betrifft meist die Fingergelenke, insbesondere die distalen Interphalangealgelenke (Transversalbefall) oder die Gelenke eines Fingers (Befall im Strahl). Ein Befall der peripheren Gelenke ist bei der Spondylitis ankylosans sehr viel seltener. Für die MR-Bildgebung hinsichtlich der peripheren Gelenke gilt das gleiche sowohl von der Untersuchungstechnik als auch von der MR-Morphologie wie für die rheumatoide Arthritis.

Bei allen 3 Erkrankungen kann es zu einem Befall der Iliosakralgelenke (ISG) kommen; dieser Befall steht bei der Spondylitis ankylosans als häufig erstes Krankheitszeichen im Vordergrund. Die konventionelle Röntgendiagnostik ist in frühen Krankheitsstadien in der Regel negativ; bei entsprechender klinischer Symptomatik mit tief sitzenden nächtlichen Rückenschmerzen und positivem HLA B27 mit Verdacht auf Spondylitis ankylosans ist die MRT indiziert (Bennett und Mitarb. 2004).

> Ein Befall der ISG ist bei allen seronegativen rheumatischen Erkrankungen möglich, bei der Spondylitis ankylosans steht er häufig als erstes Krankheitszeichen im Vordergrund.

— MRT-Spezifisches —
- Bei der MRT des ISG erfolgen in koronarer oder axialer Schichtführung T1w SE-Sequenzen vor und nach Kontrastmittelverabreichung; die T1w Sequenzen nach KM sollten fettgesättigt sein.
- Sehr sensitiv für entzündliche Veränderungen der ISG sind fettgesättigte T2w oder STIR-Sequenzen, die in axialer oder koronarer Schichtführung angefertigt werden sollten (Bollow und Mitarb. 1995). In diesen Aufnahmen leuchten Ödem und entzündlich veränderte Synovia hell auf (Abb. 8.**28**). Um ein besseres SRV zu erzielen, empfiehlt sich die Verwendung einer Oberflächenspule mit geeigneter Eindringtiefe oder einer sog. „Body-Phased-Array"-Spule.

Arthrose

In den letzten Jahren hat die MRT auch bei der Arthrose eine zunehmende Bedeutung erlangt. Mittels MRT lassen sich mit der Arthrose assoziierte Defekte des hyalinen Gelenkknorpels, Knochenmarködem sowie relativ häufige Meniskus- und Bandschäden darstellen. Bei Patienten mit Arthrose des Kniegelenks wurden in fortgeschrittenen Fällen bei mehr als 80 % der Patienten Meniskusrisse und bei 50 % Risse des vorderen Kreuzbandes nachgewiesen. Abb. 8.**29** zeigt typische MR-Veränderungen bei Arthrose.

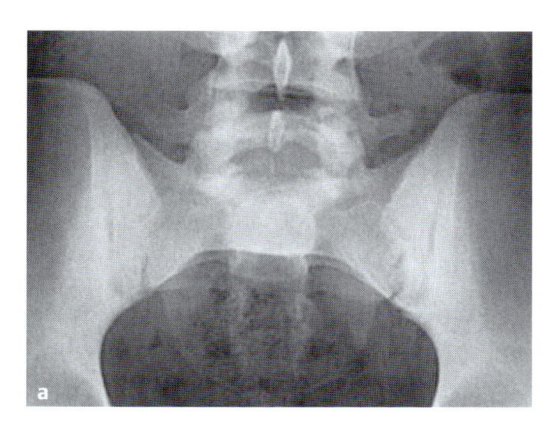

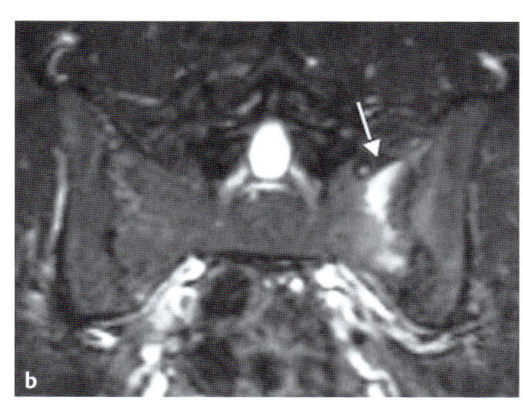

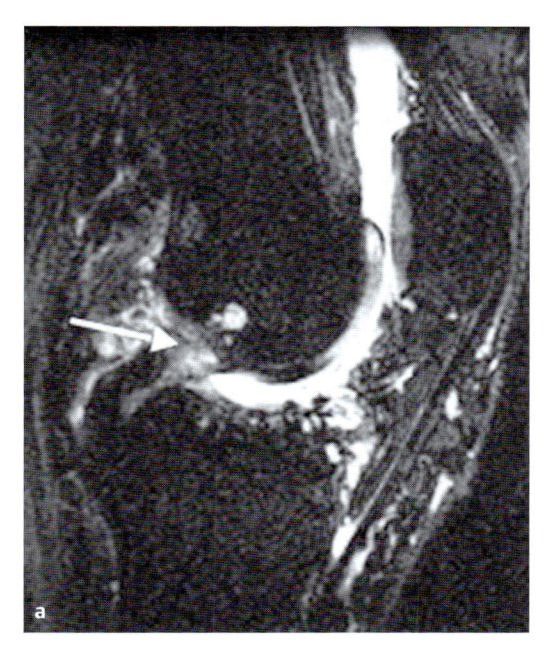

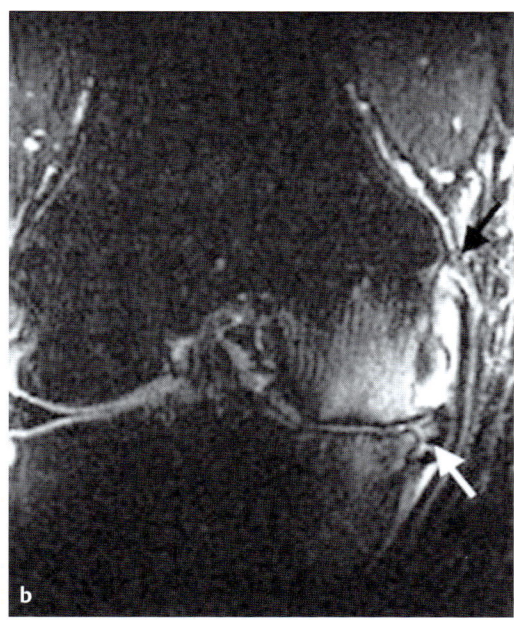

Abb. 8.28 a u. b **Entzündliche Veränderungen der ISG.**
a Konventionelles Röntgenbild der Iliosakralgelenke, das allenfalls eine diskret vermehrte Sklerosierung zeigt.
b MR-tomographisch in einer fettgesättigten T2w SE-Sequenz zeigt sich eine deutliche Signalanhebung als Korrelat eines Ödems um das linke Iliosakralgelenk (Pfeil). Leicht erhöhtes Signal auch im Bereich des rechten ISG, das nicht nur durch Gefäße zu erklären ist.

Abb. 8.29 a u. b **Kniegelenkarthrose.** Fettgesättigte T2w SE-Sequenz in sagittaler (**a**) und koronarer (**b**) Schichtführung bei 2 Patienten mit fortgeschrittener Arthrose.
a Deutlicher Gelenkerguss, Ruptur des vorderen Kreuzbandes (femurseitiger Ansatz des vorderen Kreuzbandes lässt sich nicht abgrenzen, Pfeil) und mehrere Geröllzysten.
b Deutliche Knorpelschäden medialseitig (rechts im Bild), ein destruierter subluxierter Meniskus (unterer Pfeil), ausgedehnte Knochenmarködeme und eine Ruptur des medialen Kollateralbandes (oberer Pfeil).

Untersuchungstechnik. Zur Untersuchung des Kniegelenks bei Frage nach Arthrose reichen native Sequenzen. Koronare und sagittale T1w und fettgesättigte T2w SE-Sequenzen sollten durch axiale T2w SE-Sequenzen und eine sagittale Knorpelsequenz (s. oben) ergänzt werden.

Literatur

Bennett, D. L., K. Ohashi, G. Y. El-Khoury: Spondyloarthropathies: ankylosing spondylitis and psoriatic arthritis. Radiol. Clin. North Am. 42 (2004) 121–134

Bollow, M., J. Braun, B. Hamm et al.: Early sacroiliitis in patients with spondyloarthropathy: evaluation with dynamic gadolinium-enhanced MR imaging. Radiology 194 (1995) 529–536

Link, T., G. Bongartz, K. Böger et al.: Einsatz von Gadoteridol in der MR-Diagnostik rheumatoider Gelenkveränderungen. Radiologe 36 (1996) 141–147

Narvaez, J. A., J. Narvaez, Y. Roca, C. Aguilera: MR imaging assessment of clinical problems in rheumatoid arthritis. Eur. Radiol. 12 (2002) 1819–1828

Tehranzadeh, J., O. Ashikyan, J. Dascalos: Magnetic resonance imaging in early detection of rheumatoid arthritis. Semin. Musculoskelet. Radiol. 7 (2003) 79–94

Infektiös bedingte Erkrankungen des Knochens und der Weichteile

T. M. Link

Bei den infektiös bedingten Knochenerkrankungen unterscheidet man:
- Osteomyelitis mit hämatogener Keimübertragung,
- Osteitis durch direkte Infektion des Knochens nach einem Trauma oder einer Operation.

Typischerweise ist die Osteomyelitis metaphysär in den langen Röhrenknochen lokalisiert. Bei Kindern im Alter von 1–16 Jahren verhindert die Epiphysenfuge eine Ausdehnung in die Epiphyse und das Gelenk, sofern die Metaphyse außerhalb der Gelenkkapsel liegt.

Die *konventionelle Röntgendiagnostik* ist je nach Virulenz des Keims in den ersten Tagen bis Wochen häufig negativ, danach zeigt sich ein Nebeneinander von osteodestruktiven und -proliferativen Veränderungen. Die *Knochenszintigraphie* und noch spezifischer die *Leukozytenszintigraphie* zeigen Aktivitätsmehrbelegungen bereits in frühen Stadien. Die *MRT* hat allerdings noch eine höhere Sensitivität als die nuklearmedizinischen Verfahren und liefert zusätzlich eine Aussage über die morphologische Ausdehnung der entzündlichen Läsionen im Knochen (Boutin u. Mitarb. 1998). Zudem lässt sich die Weichteil- und Gelenkausdehnung der entzündlichen Veränderungen MR-tomographisch darstellen. Die Sensitivität der MRT für entzündliche Knochen- und Weichteilprozesse wird in der Literatur mit > 90% angegeben, für die nuklearmedizinischen Verfahren beträgt sie zwischen 60 und 80% (Zynamon u. Mitarb. 1991; Morrison u. Mitarb.1993).

Untersuchungstechnik. Das *Sequenzprotokoll* sollte koronare (lange Röhrenknochen), sagittale (Wirbelsäule, lange Röhrenknochen) oder axiale (Beckenskelett) Sequenzen enthalten. Es empfehlen sich T1w SE-Sequenzen vor und nach Kontrastmittelapplikation (Abb. 8.30 u. 8.31), wobei die Sequenzen vor und nach der Kontrastmittelverabreichung identisch sein sollten und durch eine Sequenz mit einer zusätzlichen Schichtebene nach Kontrastmittelgabe ergänzt werden können. Letztere sollte mit Fettsättigung durchgeführt werden, da diese die Kontrastmittelanreicherung sensitiver, da ohne Überlagerung durch signalreiches Fett, zeigt. Zusätzlich werden T2w TSE-Sequenzen in der axialen

Abb. 8.30 a u. b **Ausgedehnte posttraumatische Osteomyelitis/Osteitis.** T1w SE-Sequenz in sagittaler Schichtführung durch den distalen Unterschenkel und die Fußwurzel vor (**a**) und nach Kontrastmittelapplikation (**b**, mit Fettsättigung) bei einem 50-jährigen Patienten. Ausgedehnte Destruktionen von Kalkaneus, Talus und Os naviculare. Umgebend in der T1w Aufnahme signalarmes Gewebe, das nach Kontrastmittelapplikation eine deutliche Signalanhebung zeigt. Entzündlicher Fokus auch in der distalen Tibia (Pfeil in **b**). Alte Fraktur der distalen Tibiadiaphyse (Pfeilspitze in **a**).

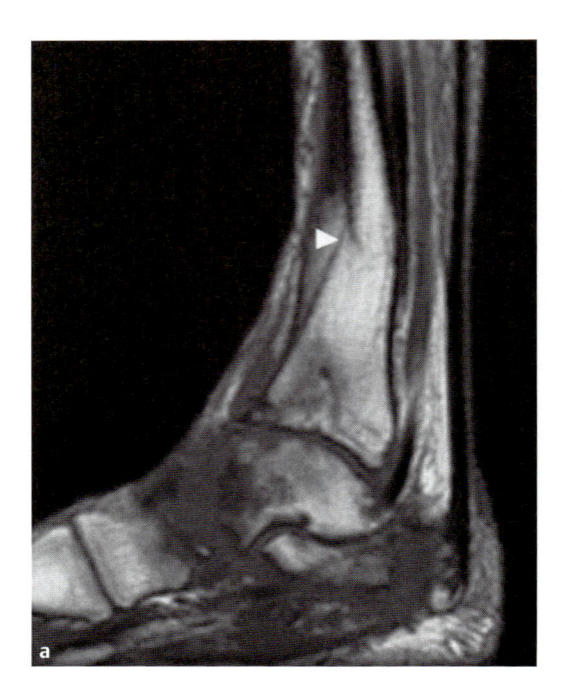

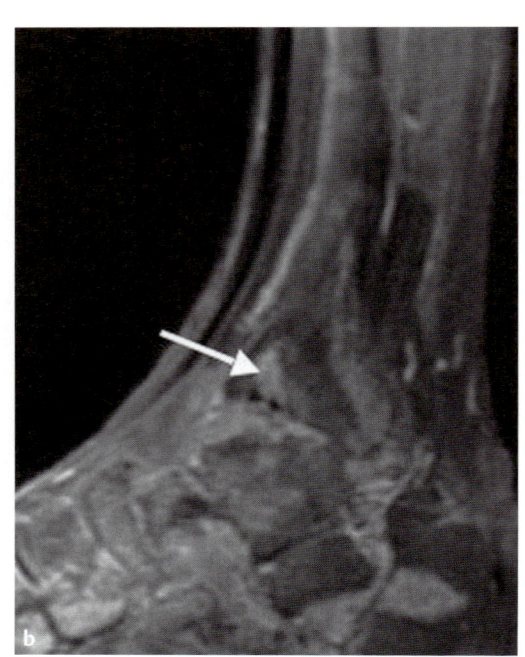

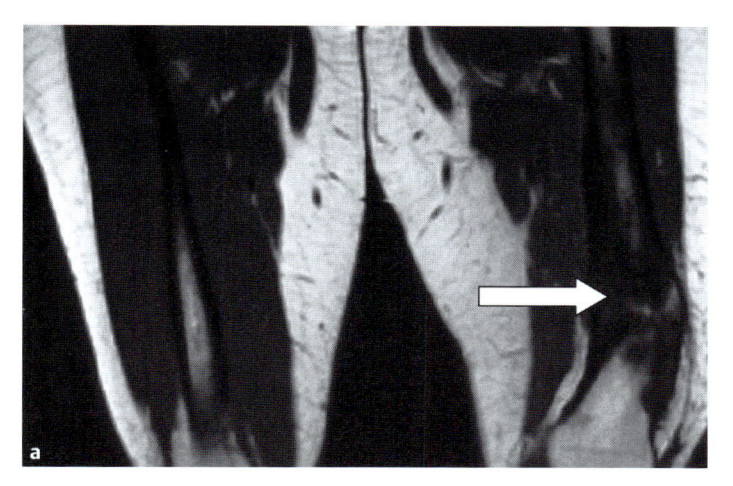

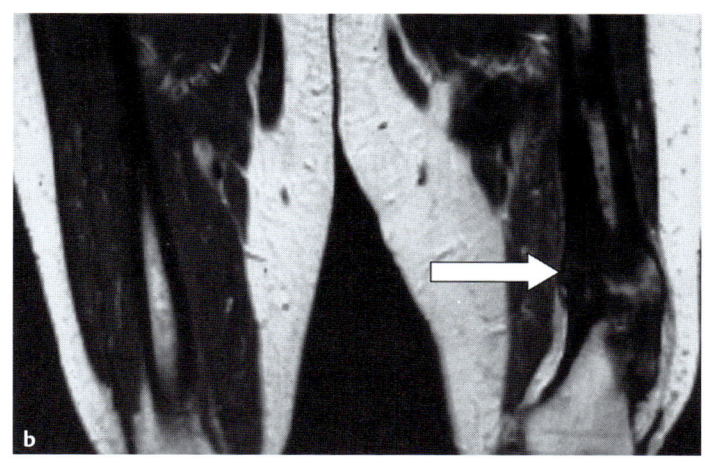

Abb. 8.31 a u. b **Chronische Osteomyelitis.** T1w SE-Sequenz in koronarer Schichtführung vor (**a**) und nach Kontrastmittelapplikation (**b**) durch den distalen Femur bei einer 31-jährigen Patientin. Zustand nach Fraktur mit Ausbildung einer chronischen Osteomyelitis (Pfeile). Diese zeigt eine nur geringe Kontrastmittelaufnahme.

(lange Röhrenknochen, Wirbelsäule) oder sagittalen (Wirbelsäule) Ebene angefertigt. Auch hier empfehlen sich bei der Untersuchung der langen Röhrenknochen fettgesättigte Sequenzen, da sie die Knochenmarkinfiltration (in der Regel Fettmark) besser darstellen. Auch STIR-Sequenzen sind sehr sensitiv im Nachweis von Ödem und Flüssigkeit und sollten daher ergänzend in koronarer oder sagittaler Ebene durchgeführt werden (Abb. 8.32). Bei einem großen Field of View (FOV) haben STIR-Sequenzen Vorteile gegenüber frequenzselektiven fettgesättigten T2w SE-Sequenzen, da bei Letzteren die Homogenität der Fettsättigung häufig eingeschränkt ist. Die Auswahl der Spule erfolgt entsprechend der Lokalisation und Ausdehnung des Befunds.

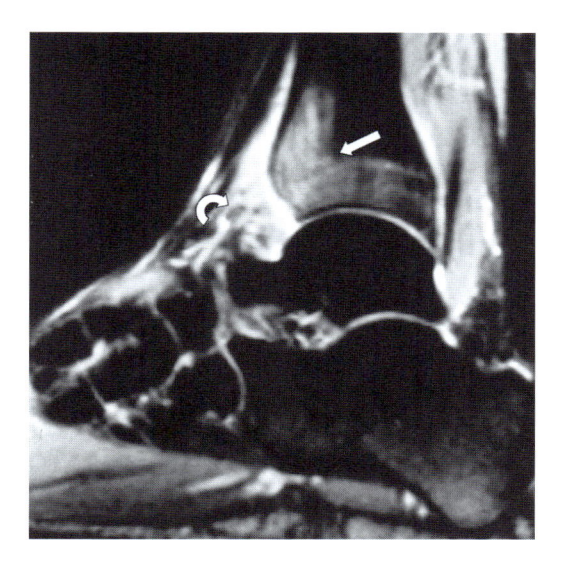

Abb. 8.32 **Posttraumatische Osteitis und Arthritis.** STIR-Sequenz in sagittaler Schichtführung durch das Sprunggelenk bei einem 28-jährigen Patienten. Die STIR-Sequenz zeigt sensitiv das Knochenmarködem (gerader Pfeil) und die zusätzliche Gelenkausdehnung (gebogener Pfeil) dieser chronisch verlaufenden posttraumatischen Osteitis mit Gelenkbeteiligung.

MRT-Spezifisches

- MR-morphologisch ist der Entzündungsherd in der T1-Gewichtung signalarm und in der T2-Gewichtung signalreich. Häufig sind derartige Läsionen unscharf begrenzt, die Kortikalis ist nicht selten destruiert mit angehobenem Signal in der T1- und der T2-Gewichtung, und es lässt sich ein regionäres Weichteilödem als Signalanhebung in der T2-Gewichtung abgrenzen (Abb. 8.30 u. 8.32).
- *Umschriebene Abszedierungen* stellen sich wie Flüssigkeit dar. In der T1-Gewichtung nach Kontrastmittelgabe reichert entzündlich verändertes Gewebe in Abhängigkeit von seiner Vaskularisation bzw. der Floridität der Entzündung an.
- *Chronische Osteomyelitiden* zeigen häufig eine ausgeprägte signalarme Sklerosezone mit nur geringer Kontrastmittelanreicherung (Abb. 8.31).
- Unter einem *Brodie-Abszess* versteht man eine subakut verlaufende Osteomyelitis bei guter Abwehrlage. MR-tomographisch zeigt sich zentral ein in der T2-Gewichtung und der STIR-Sequenz signalreicher Herd, der von einer signalärmeren Sklerosezone umgeben ist. Nicht selten ist die Läsion kanalartig konfiguriert, was differenzialdiagnostisch zum Osteoidosteom (in der Regel rundlich konfigurierter Nidus) von Bedeutung ist.
- Bei *Osteitiden* ist die Bildgebung komplexer (Abb. 8.30). Nach Frakturen und Operationen stellen sich Granulationsgewebe und die Frakturheilung mehrere Monate MR-morphologisch wie entzündlich verändertes Gewebe dar, mit Kontrastmittelanreicherung in der T1-Gewichtung und erhöhter Signalintensität in der T2-Gewichtung. Flüssigkeitsansammlungen, expansiver Charakter der Gewebeveränderungen und

ossäre Destruktionen können manchmal hilfreich sein, Infektionsherde zu erkennen.
- *Hämorrhagien* sind nach ca. 10–17 Tagen zunehmend weniger signalintensiv in der T2-Gewichtung und Hämosiderin zeigt Signalauslöschungen und Suszeptibilitätsartefakte.
- Auch *Metallclips, -späne, -platten und -schrauben* zeigen deutliche Suszeptibilitätsartefakte. Mit Hochfeldgeräten lässt sich die Region um Metallimplantate nicht mit ausreichender Sicherheit darstellen, während die Metallartefakte bei Niederfeldgeräten (< 0,5 Tesla) geringer sind und eine bessere Beurteilung zulassen.

MRT-Differenzialdiagnose der Osteomyelitiden. Diese umfasst maligne und bei mehr chronischen Veränderungen auch benigne Knochentumoren. Nicht selten helfen klinische Untersuchung und Laborbefunde hier nicht weiter. Ewing-Sarkome können sich auch vom klinischen und laborchemischen Befund wie Osteomyelitiden darstellen. Unspezifische Signalanhebungen werden gerade bei Kindern häufig in STIR-Sequenzen nachgewiesen. Des Weiteren umfasst die Differenzialdiagnose Stressfrakturen, die in der T1-Gewichtung jedoch häufig eine linienförmige Signalabsenkung aufweisen, und posttraumatische „Bone Bruises", die in der T1-Gewichtung signalarm und in der T2-Gewichtung signalreich zur Darstellung kommen.

Infektiös-entzündliche Arthritiden. Diese sind im Vergleich zu Arthritiden bei rheumatischen Erkrankungen meist monoartikulär und im Bereich der unteren Extremität lokalisiert. Häufig stehen sie auch in Verbindung mit intraartikulären Injektionen. Während sich eitrige Arthritiden sehr schnell entwickeln können, haben tuberkulöse Arthritiden einen längeren Verlauf. Typisches Kennzeichen der Arthritis ist der Gelenkerguss, und die mikrobiologische Aufarbeitung des Ergusses nach Punktion erbringt in der Regel die Diagnose.

> Die MRT ist eine ideale Untersuchungsmodalität für entzündliche Weichteilveränderungen, insbesondere im Rahmen der präoperativen Planung zur Klärung der Beziehungen zu Knochen und neurovaskulären Strukturen.

— MRT-Spezifisches —
- MR-morphologisch stellen sich infektiöse und rheumatische Arthritiden sehr ähnlich dar. Der Gelenkerguss ist in der T2-Gewichtung signalreich, und die Synovia reichert Kontrastmittel an.
- In späteren Stadien zeigen sich erosive, destruktive Veränderungen des Knorpels und Knochens.

Entzündliche Weichteilveränderungen. Für die Diagnostik entzündlicher Weichteilveränderungen wie *Phlegmone und Abszess* ist die MRT eine ideale Untersuchungsmodalität (Struk u. Mitarb. 2001). Ein Konkurrenzverfahren ist die Sonographie, die neben einer Differenzierung von solidem und liquidem Gewebe auch eine direkte Intervention, sei es diagnostisch oder therapeutisch, zulässt. Auch mit der CT ist eine direkte Intervention möglich. MR-gesteuerte Interventionen sind an bestimmtes nichtferromagnetisches Material gekoppelt, und die Verwendung dedizierter Geräte ist vorteilhaft. Derzeit werden MR-gesteuerte Interventionen daher noch nicht als Routineuntersuchungen durchgeführt.

Bei morphologisch komplexeren Herden ist die MRT das beste Verfahren zur präoperativen Planung mit der Darstellung der Nachbarschaftsbeziehung zum Knochen und den neurovaskulären Strukturen.

— MRT-Spezifisches —
- MR-morphologisch reichert das Gewebe um Abszesse Kontrastmittel an, während die Abszessflüssigkeit in der T1-Gewichtung signalarm ist (Abb. 8.**33**).
- In T2w und STIR-Sequenzen ist das Signal von Abszess und Phlegmone deutlich heller als das des umgebenden Muskels. Je nach Zusammensetzung der Abszessflüssigkeit mit variierendem Anteil an nekrotischem Material kann die Läsion sehr signalreich oder eher intermediär im Signal sein.
- Ist ein entzündlicher Prozess in einem Muskelkompartiment lokalisiert, muss bei diffuser Signalanhebung in der T2w und STIR-Sequenz im Kompartiment auch an ein Ödem im Rahmen eines Kompartment-Syndroms gedacht werden.

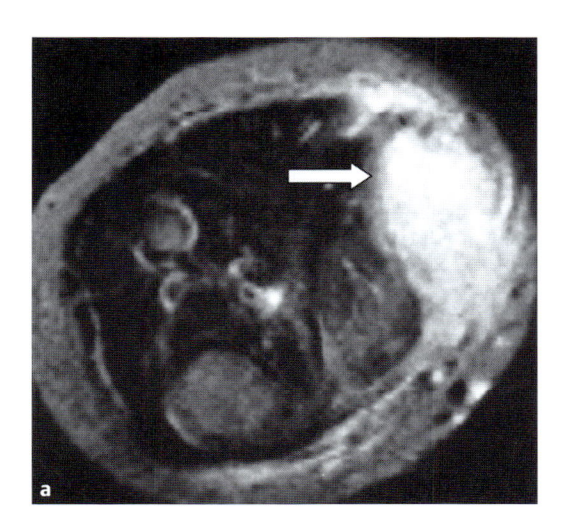

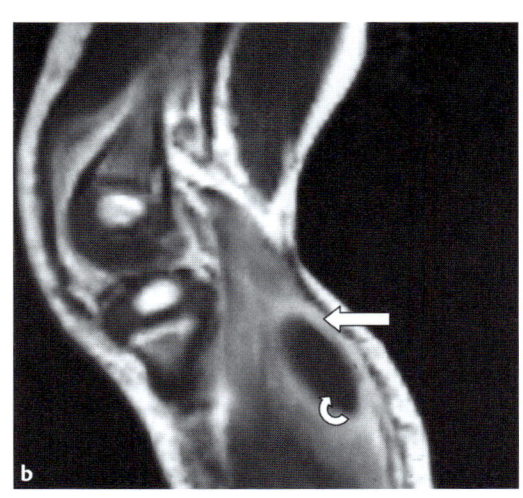

Abb. 8.33 a u. b **Weichteilabszess.**
Ausgedehnter Weichteilabszess bei einem 2-jährigen Jungen mit vorwiegend subkutaner Ausdehnung, der in der T2-Gewichtung eine diffuse Signalanhebung aufweist (Ödem und eingeschmolzenes Gewebe) (gerader Pfeil in **a**) und eine periphere Kontrastmittelaufnahme in der T1-Gewichtung zeigt (gerader Pfeil in **b**). Zentral zeigt sich aufgrund eingeschmolzenen Gewebes eine Flüssigkeitsansammlung (gebogener Pfeil in **b**).

Literatur

Boutin, R., J. Brossmann, D. Sartoris, D. Reilly, D. Resnick: Update on imaging of orthopedic infections. Orthop. Clin. N. Amer. 29 (1998) 41–66

Morrison, W., M. Schweitzer, G. Bock, D. Mitchell, E. Hume, M. Pathria, D. Resnick: Diagnosis of osteomyelitis: utility of fat-suppressed contrast-enhanced MR imaging. Radiology 189 (1993) 251–257

Struk, D., P. Munk, M. Lee, S. Ho, D. Worsley: Imaging of soft tissue infections. Radiol. Clin. North Am. 39 (2001) 277–303

Zynamon, A., T. Jung, J. Hodler, T. Bischof, G. von Schulthess: Magnetresonanzverfahren in der Diagnose der Osteomyelitis. Wert und Vergleich mit der Skelettszintigraphie. Fortschr. Roentgenstr. 155 (1991) 513–518

Avaskuläre Nekrosen

T. M. Link

Avaskuläre Nekrosen des Knochens sind die Folge einer unzureichenden vaskulären Versorgung durch:
- traumatische Läsionen von Blutgefäßen,
- intraluminale Gefäßverschlüsse durch thrombembolische Veränderungen,
- Kompression von Gefäßen.

Meist werden avaskuläre Nekrosen durch Traumata mit Gefäßverletzung verursacht, häufig sind sie Folge einer Steroidtherapie. Nicht selten sind sie kombiniert mit:
- Alkoholismus,
- Atherosklerose,
- Z. n. Nierentransplantation, Pankreatitis, Kollagenosen, Sichelzellanämie, Z. n. Radiatio und Morbus Gaucher.

Avaskuläre Nekrosen betreffen häufig den subchondralen Knochen, insbesondere den Femurkopf, die Talusrolle, den Humeruskopf und Handwurzelknochen; nicht selten kommt es aber auch zu Osteonekrosen meta-diaphysär im Markraum.

Konventionelle Röntgenaufnahmen sind Wochen bis Monate negativ und zeigen dann eine inhomogene Sklerose mit bogenförmigen Arealen vermehrter Transparenz, später ein Sichelzeichen subchondral und eine Infraktion oder Sinterung des geschädigten Knochens. Markraumnekrosen weisen im späteren Stadium girlandenförmige Verkalkungen auf. *Skelettszintigraphisch* zeigt sich im frühen Stadium eine Minderbelegung des ischämischen Areals; Wochen bis Monate später führen reparative Prozesse zu einer Aktivitätsmehrbelegung. Die *MRT* ist die sensitivste Methode zur Darstellung avaskulärer Knochennekrosen (Imhof u. Mitarb. 1997, Bluemke u. Mitarb. 1996), und eine frühe Diagnose ist wichtig zur Therapieoptimierung und Vermeidung eines frühen Gelenkersatzes (Watson u. Mitarb. 2004).

Untersuchungstechnik. Die MRT-Untersuchungstechnik bei der avaskulären Nekrose ist abhängig von der Körperregion. Bei Verdacht auf Femurkopfnekrose z. B. empfiehlt sich die Untersuchung beider Femurköpfe in der Body-Spule oder einer speziellen Phased-Array-Body-Spule. Der Vorteil der Untersuchung beider Gelenke liegt darin, dass sich so das Signalmuster beider Gelenke vergleichen lässt. Da auch hämatogenes Knochenmark ein niedriges Signal in der T1-Gewichtung hat, kann die Beurteilung nur eines Gelenks bei Kindern und jüngeren Erwachsenen problematisch sein. Nicht selten treten avaskuläre Nekrosen auch beidseitig auf. In der Regel erfolgen koronare oder sagittale Schichten (Abb. 8.34), da diese besser als axiale Schichten den subchondralen Knochenbereich darstellen.

Zur Diagnosestellung reichen in der Regel T1w SE- und T2w TSE-Sequenzen aus. Hilfreich sind aber STIR-Sequenzen oder fettgesättigte T2w TSE-Sequenzen, da sie das Knochenmarködem sehr sensitiv darstellen (Abb. 8.35).

Zur Beurteilung der Rest- oder Revaskularisation der avaskulären Nekrose und der Abgrenzung liquefizierter Areale kann die Verabreichung von Kontrastmittel hilfreich sein (Abb. 8.36 u. 8.37). Zu betonen ist aber auch, dass in Folge des vergrößerten Extrazellularraums auch das Ödem im Nekroseareal diffus Kontrastmittel anreichert.

> Die MRT ist im frühen Stadium das diagnostische Verfahren der Wahl bei V. a. eine avaskuläre Nekrose. Gd-unterstützte T1w Sequenzen können hilfreich sein, um eine evtl. vorhandene Restperfusion oder Revaskularisation nachzuweisen.

MRT-Spezifisches

- Die MRT ist im frühen Stadium das diagnostische Verfahren der Wahl und zeigt in den ersten Tagen (innerhalb von 5 Tagen) nach Beginn der Beschwerdesymptomatik als Korrelat eines Ödems eine

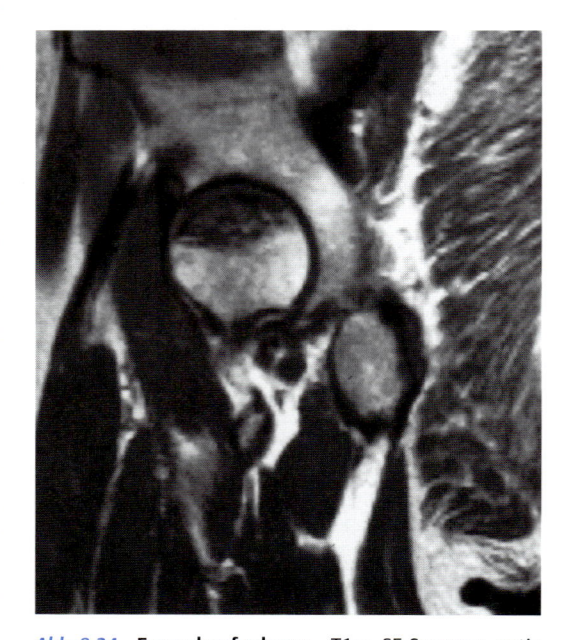

Abb. 8.34 **Femurkopfnekrose.** T1w SE-Sequenz nativ durch den proximalen Femur in sagittaler Schichtführung bei einem 35-jährigen Patienten. Signalabsenkung des Femurkopfes mit Einbruch der Gelenkoberfläche als Korrelat einer Grad-III-Femurkopfnekrose.

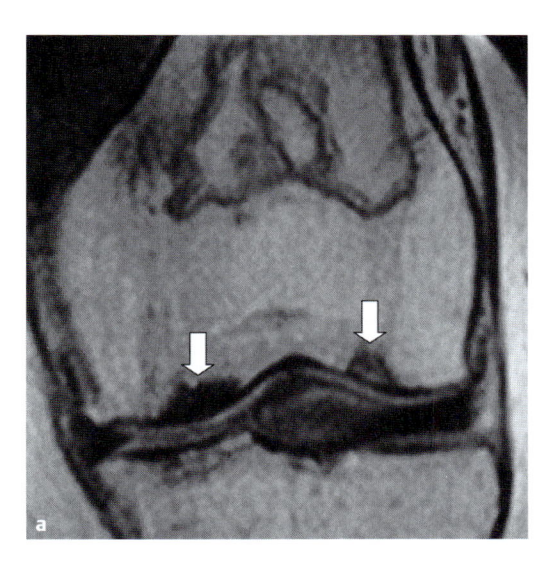

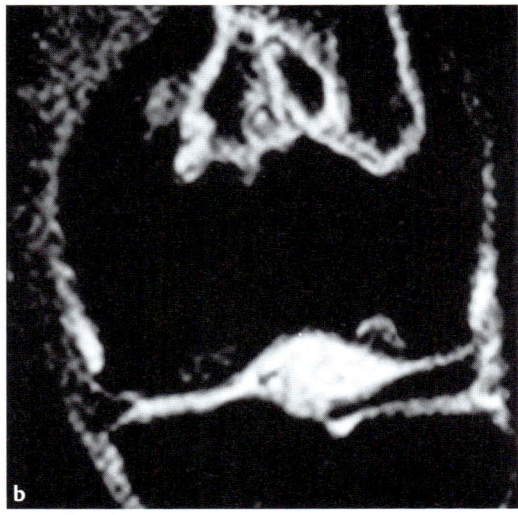

Avaskuläre Nekrosen

Abb. 8.35 a u. b **Markraum- und subchondrale Nekrosen.**
a Koronare T1w SE- und
b STIR-Sequenzen durch den distalen Femur in koronarer Schichtführung bei einer 50-jährigen Patientin. Signalreich mit girlandenförmiger Konfiguration zeigen sich ausgedehnte Markraumnekrosen bei Zustand nach Cortisontherapie. Zusätzlich zeigen sich auch kleine subchondrale Nekrosen (Pfeile in a).

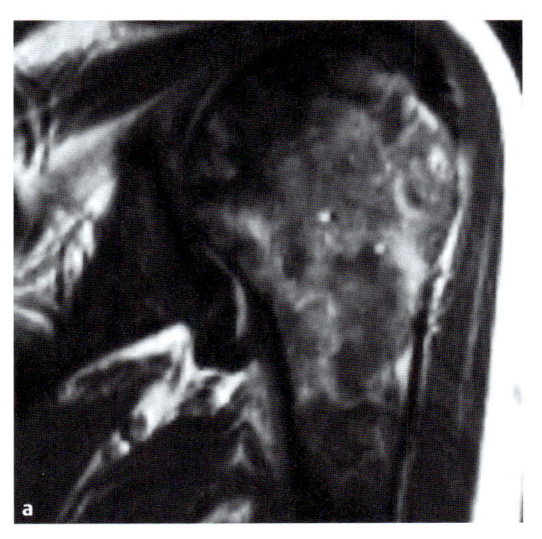

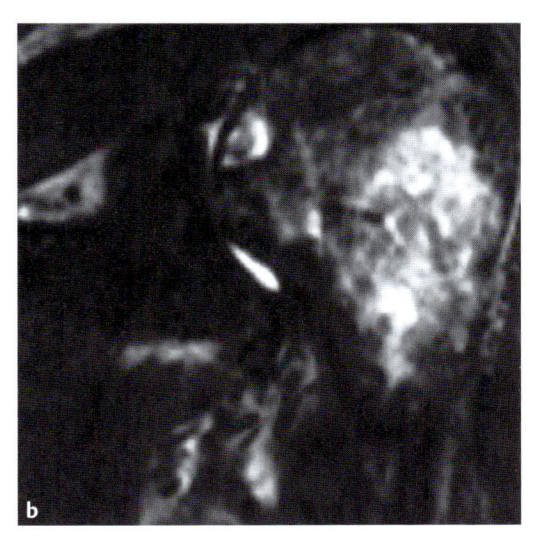

Abb. 8.36 a u. b **Humeruskopfnekrose bei Sichelzellanämie.**

a T1w SE-Sequenz in parakoronarer Schichtführung nach Kontrastmittelapplikation durch den proximalen Humerus.
b T2w SE-Sequenz in parakoronarer Schichtführung durch den proximalen Humerus eines 27-jährigen Patienten. Girlandenförmige Kontrastmittelaufnahme um zentral signalarme Areale in der T1-Gewichtung; diese Areale leuchten in der T2-Gewichtung auf und entsprechen Nekrosen. Das umliegende Gewebe mit Kontrastmittelaufnahme entspricht Granulationsgewebe. Der Befund entspricht einer ausgedehnten Humeruskopfnekrose bei Sichelzellanämie.

Signalabsenkung in der T1-Gewichtung und eine Signalanhebung in der T2-Gewichtung. Als indirekten Hinweis auf die avaskuläre Nekrose findet sich häufig ein Gelenkerguss.
- In späteren Stadien wird das Signalverhalten des nekrotischen Areals zunehmend inhomogener.
- Sich ausbildende Skleroseareale in den konventionellen Röntgenaufnahmen zeigen eine abnehmende Signalintensität in den T2w Aufnahmen; diese Nekroseareale können umgeben sein von einem ödematösen Randsaum, der in der T2-Gewichtung signalreich ist.

Dieses reaktive Ödem entspricht einer frühen Revaskularisation und einem erhöhten Druck intraossär und darf nicht dem Nekroseareal zugerechnet werden.
- Gd-unterstützte T1w Sequenzen können hilfreich sein, um eine Aussage über eine evtl. vorhandene Restperfusion oder Revaskularisation des nekrotischen Areals zu machen. Eine fehlende Kontrastmittelanreicherung spricht für eine Nekrose (Abb. 8.**37**), während eine Kontrastmittelanreicherung im Nekroseareal sowohl durch noch vitales Gewebe als auch durch Ödem bedingt sein kann (s. oben).

Abb. 8.37 a–c **Skaphoidnekrose nach Fraktur.**
a T1w SE-Sequenz in koronarer Schichtführung durch die Handwurzel.
b Fettgesättigte T2w SE-Sequenz in koronarer Schichtführung durch die Handwurzel.
c T1w SE-Sequenz in koronarer Schichtführung nach Kontrastmittelapplikation.

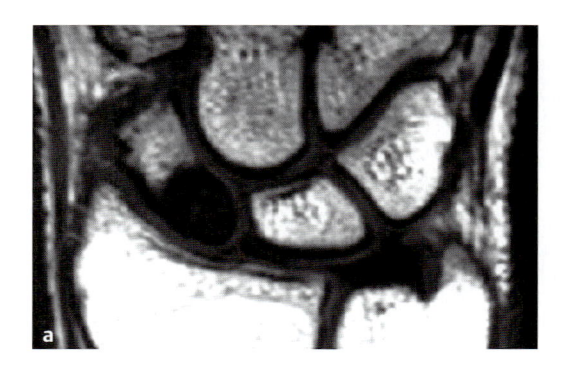

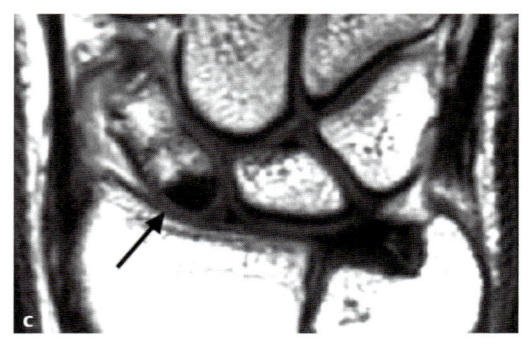

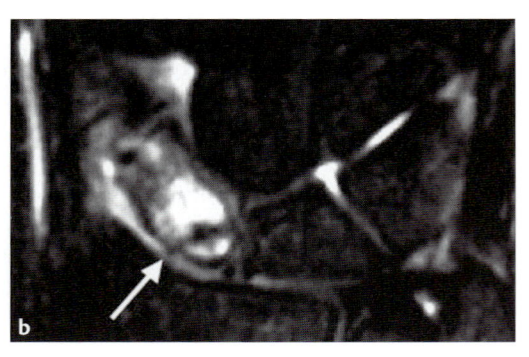

Die Frakturlinie ist gut erkennbar (Pfeil in **b**) mit Ödem im angrenzenden proximalen und distalen Skaphoidbereich. Nach Kontrastmittelapplikation (**c**) zeigt sich eine gute Signalanreicherung im distalen Pol während der nekrotische proximale Pol des Skaphoids keine Signalanreicherung zeigt (Pfeil in **c**).

Differenzialdiagnose Knocheninfarkte – Enchondrome. Konventionell-radiologisch ist die Abgrenzung von meta-diaphysär im Markraum gelegenen Knocheninfarkten gegenüber Enchondromen häufig problematisch, da beide inhomogene Verkalkungen aufweisen. MR-tomographisch lassen sich diese besser voneinander differenzieren:

— **MRT-Spezifisches** —

- *Knocheninfarkte* zeigen girlandenförmige Areale niedriger Signalintensität in der T1- und der T2-Gewichtung, die reaktiver Knochenneubildung entsprechen und ein Areal mit hohem Signal in den T1w und T2w Aufnahmen umgeben. Dieses Areal entspricht Fettmark. Zusätzlich findet sich fibroblastisches reaktives Gewebe, das nur in T2w und STIR-Aufnahmen signalreich ist. Mit zunehmender Verkalkung nimmt das Signal in der T2-Gewichtung ab.

- *Enchondrome* dagegen haben nicht die typische girlandenförmige Konfiguration, sondern sind mehr ring- und bogenförmig angeordnet. Das zentrale Areal der Enchondrome ist signalarm in der T1-Gewichtung und signalreich in der T2-Gewichtung mit multipler Lobulierung. Eingelagerte signalarme Areale entsprechen Verkalkungen. Nach Kontrastmittelapplikation zeigt sich eine recht charakteristische ring- und bogenförmige Anreicherung.

Knochenmarködem-Syndrom. Eine weitere wichtige *Differenzialdiagnose* ist das Knochenmarködem-Syndrom bzw. die transiente Osteoporose. Während ältere Studien hier eine Überschneidung zum frühen Stadium der avaskulären Knochennekrosen beschrieben (Vande Berg u. Mitarb. 1999), wird diese Krankheitsentität in der neueren Literatur als eigenständiges Krankheitsbild betrachtet (Watson u. Mitarb. 2004).

Literatur

Bluemke, D., E. Zerhouni: MRI of avascular necrosis of bone. Top. Magn. Reson. Imaging 4 (1996) 231–246

Imhof, H., M. Breitenseher, S. Trattnig et al.: Imaging of avascular necrosis of bone. Europ. Radiol. 7 (1997) 180–186

Vande Berg, B., J. Malghem, F. Lecouvet, J. Jamart, B. Maldague: Idiopathic bone marrow edema lesions of the femoral head: predictive value of MR imaging findings. Radiology 212 (1999) 527–535

Watson, R., N. Roach, M. Dalinka: Avascular necrosis and bone marrow edema syndrome. Radiol. Clin. North Am. 42 (2004) 207–219

Osteoporose

T. M. Link

Die Standarddiagnostik bei der Osteoporose zur Einschätzung der Frakturgefährdung ist die *Knochenmineraldichtemessung* (bone mineral density [BMD]). Diese wird mittels quantitativer CT oder DXA (Dual-Energy-X-Ray-Absorptiometry) durchgeführt. In den letzten Jahren hat sich aber auch die *MRT* als Verfahren erwiesen, mit dem Aussagen über Knochendichte und -struktur möglich sind.

2 Verfahren zur Osteoporosediagnostik wurden beschrieben:
- die Bestimmung der T2*-Relaxationszeit und
- die hochauflösende MRT mit Strukturanalyse der Knochenstruktur.

Bestimmung der T2*-Relaxationszeit

Bei GE-Sequenzen werden Anregepulse mit einem Flipwinkel von < 90° verwendet und im Gegensatz zu SE-Sequenzen keine refokussierenden 180°-Impulse eingesetzt. Dies führt zu einer Beschleunigung der transversalen Relaxation, die durch die sog. T2*-Zerfallszeit beschrieben wird (Abb. 8.**38**).

Beeinflusst wird die T2*-Relaxationszeit u. a. durch Inhomogenitäten des Hauptmagnetfelds und Suszeptibilitätseffekte. Die trabekuläre Struktur des Knochens bewirkt lokale Inhomogenitäten des Magnetfelds, bedingt durch Suszeptibilitätseffekte

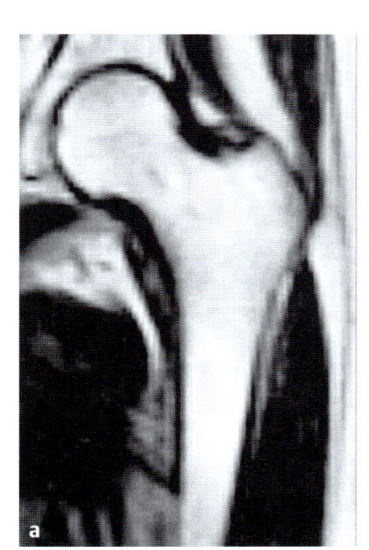

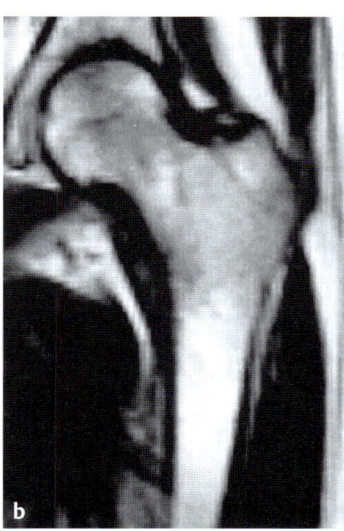

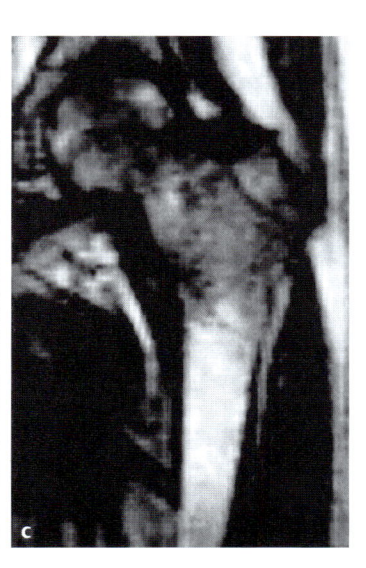

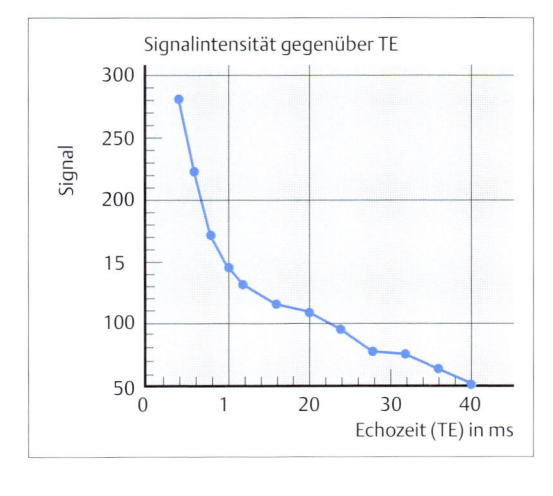

Abb. 8.38 a–d **Osteoporose: Bestimmung der T2*-Relaxationszeit.** Parakoronare GE-Sequenz durch den proximalen Femur bei einer 58-jährigen Patientin. Abfall der Signalintensität im proximalen Femur mit Zunahme der TE. Aus dem Abfall der Signalintensität wird die T2*-Zeit bestimmt. Je weniger dicht das trabekuläre Netzwerk ist, umso langsamer fällt die Signalintensität ab, d. h. osteoporotischer Knochen weist eine lange T2*-Zeit auf.

8 Peripheres Skelettsystem

▶ Osteoporotischer Knochen zeigt eine lange T2*-Zerfallszeit, während gesunder Knochen mit dichtem trabekulärem Maschenwerk und demzufolge ausgeprägten Suszeptibilitätseffekten eine kurze T2*-Zerfallszeit aufweist.

in der Grenzregion von Knochen und Knochenmark. Je dichter das trabekuläre Maschenwerk ist, umso ausgeprägter sind diese Suszeptibilitätseffekte und umso kürzer ist die T2*-Zerfallszeit. Somit zeigt osteoporotischer Knochen eine lange und dichter, gesunder Knochen eine kurze T2*-Zerfallszeit.

Praktisch wird dies mit einer GE-Sequenz gemessen bei der die Echozeit variiert wird, dabei müssen allerdings Chemical-Shift-Effekte (zwischen Protonen in Fett- und Wasserbindung) beachtet werden. Aus dem Abfall der Signalintensität in Abhängigkeit von der Echozeit wird die T2*-Zeit berechnet, die als Parameter in der Diagnostik der Osteoporose am proximalen Femur (Link u. Mitarb. 1998 b), der Wirbelsäule und dem distalen Radius verwendet werden kann.

Studien haben gezeigt, dass die T2*-Zeit gut mit der BMD korreliert und zu einem geringeren Anteil auch durch die Knochenstruktur mitbestimmt wird. Da Suszeptibilitätseffekte mit der Feldstärke korreliert sind, sollten T2*-Messungen an Hochfeldgeräten durchgeführt werden.

Hochauflösende MRT mit Strukturanalyse der Knochenstruktur

Mit modernen Hochfeld-MR-Geräten, schnellen Gradientenschaltungen und Oberflächenspulen mit hohem SRV lassen sich Ortsauflösungen im Bereich von 0,15–0,20 mm und Schichtdicken von 0,5–1 mm erzielen. Mit derartigen Ortsauflösungen lässt sich die Trabekelstruktur in vivo darstellen (Trabekeldurchmesser 0,08–0,2 mm). Diese Ortsauflösungen sind deutlich höher als die mit klinischen CT-Scannern erzielten Ortsauflösungen (Ortsauflösung ca. 0,4 mm in der Ebene und 1 mm Schichtdicke) und in der gleichen Dimension wie die mit den neuen Multi-Detektor-CT erzielten Ortsauflösungen (Ortsauflösung ca. 0,25 mm in der Ebene und 0,5 mm Schichtdicke). Verwendet werden 3-dimensionale GE- und SE-Sequenzen mit einer Akquisitionszeit von ca. 10–15 min. Bedingt durch Bewegungsartefakte bei diesen Akquisitionszeiten beschränkt sich die Untersuchung auf das periphere Extremitätenskelett wie Kalkaneus (Link u. Mitarb. 1998 a) (Abb. 8.**39**) und distalen Radius (Link u. Mitarb. 2002). Zur besseren Kontrastierung der Trabekel gegenüber dem Knochenmark ist des Weiteren Fettmark erforderlich; verbliebenes blutbildendes Mark in der Wirbelsäule reduziert den Kontrast. Eine Reihe von technischen Faktoren ist zu beachten, u. a. ist die Konstanz von TR, TE und FOV erforderlich. Mit den neuen 3-Tesla-MRT-Geräten sind höhere Ortsauflösungen möglich, so dass die Darstellung der Knochenstruktur weiter verbessert werden kann (Abb. 8.**40**).

Die MRT-Aufnahmen lassen sich in einem 2. Schritt mit sog. Texturanalyseverfahren bearbeiten, und es werden Strukturparameter berechnet, die meist analog zur Standardhistomorphometrie des Knochens definiert sind.

Abb. 8.39 a u. b **Osteoporose: Strukturunterschiede im distalen Radius.** T1w hochauflösende 3-dimensionale GE-Sequenz in axialer Schichtführung durch den distalen Radius bei einer Patientin mit osteoporotischer Wirbelkörperfraktur (**a**) und einer Probandin ohne Osteoporose gleichen Alters (**b**).

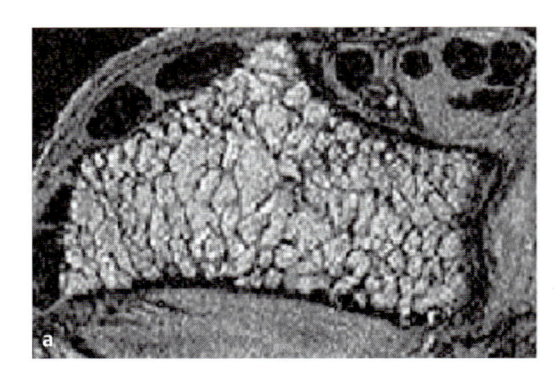

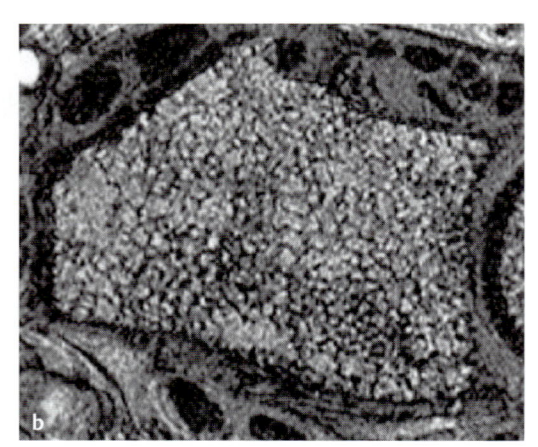

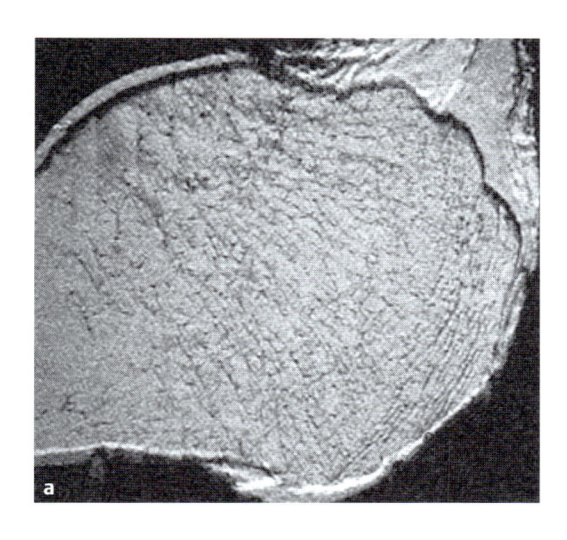

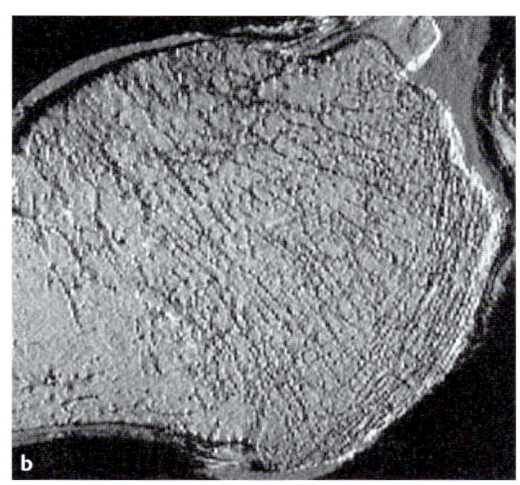

Abb. 8.40 a u. b **Osteoporose: Darstellung der trabekulären Struktur des Kalkaneus bei 1,5 und 3 Tesla.** Vergleichbare T1w hochauflösende 3-dimensionale GE-Sequenz in sagittaler Schichtführung bei 1,5 T (**a**) und 3 T (**b**). Die deutlich verbesserte Strukturdarstellung bei 3 T ist evident.

Literatur

Link, T., S. Majumdar, P. Augat et al.: In vivo high resolution MRI of the calcaneus: differences in trabecular structure in osteoporosis patients. J. Bone Mineral. Res. 13 (1998 a) 1175 – 1182

Link, T., S. Majumdar, P. Augat et al.: MRI T2* decay characteristics of the proximal femur for assessment of osteoporosis and fracture discrimination. Radiology 209 (1998 b) 531 – 536

Link, T., V. Vieth, J. Matheis, D. Newitt, Y. Lu, E. Rummeny, S. Majumdar: Bone structure of the distal radius and the calcaneus versus BMD of the spine and proximal femur in the prediction of osteoporotic spine fractures. Eur. Radiol. 12 (2002) 401 – 408

Trauma

T. M. Link

Knochen

Beim akuten Trauma werden zunächst *konventionelle Röntgenaufnahmen* angefertigt. Bei fehlendem Nachweis einer Fraktur, aber klinisch dringendem Verdacht wird die entsprechende Extremität ruhig gestellt. Gerade beim Skaphoid, dem distalen Radius und dem proximalen Femur sind okkulte Frakturen häufig (Bohndorf et al. 2002; Oka et al. 2004).

Die definitive Abklärung bzgl. einer Fraktur gelingt mit der *Skelettszintigraphie* in Abhängigkeit von der metabolischen Aktivität des Knochens erst nach einigen Tagen; bei älteren, osteoporotischen Patienten ist der Nachweis verzögert.

Die *MRT* liefert eine Diagnose dagegen bereits in den ersten Stunden, da sie ein Ödem und eine Einblutung direkt nachweist. Die MRT ist sehr sensitiv auch beim Nachweis von *Stressfrakturen* und sie stellt Knochenkontusionen, sog. *Bone Bruises,* dar (Eustace 1997).

Osteochondrale Frakturen sind durch ein Gelenktrauma bedingt, entweder direkt oder indirekt, wie z. B. durch Patellaluxation oder Bandausrisse. Sie treten typischerweise in der Adoleszenz auf. Die MRT kann hier sensitiv sowohl knöcherne Läsionen als auch Schädigungen des hyalinen Gelenkknorpels sensitiv nachweisen (Bohndorf 1999).

Untersuchungstechnik. Bei der Untersuchung muss in Abhängigkeit von der Körperregion eine geeignete Spule mit hohem SRV verwendet werden. Für die Untersuchung des Skaphoids empfehlen sich eine Handgelenkspule oder eine kleine flexible Spule. Für die Untersuchung des proximalen Femurs können eine große flexible Spule oder eine Body-Phased-Array-Spule verwendet werden.

Eine koronare Schichtführung, senkrecht zum erwarteten Frakturlinienverlauf, ist empfehlenswert; axiale Schichten können die Frakturlinie u. U. nicht nachweisen.

MRT-Spezifisches

- Native T1w SE-Sequenzen, fettgesättigte T2w TSE- und STIR-Sequenzen sind zum Nachweis einer Fraktur, eines reaktiven Ödems und einer Kontusion am besten geeignet (Abb. 8.**41** u. 8.**42**).
- Bei *osteochondralen Frakturen* zeigt sich unter dem Fragment häufig – signalreich in der T2-Gewichtung – Flüssigkeit; ein Flüssigkeitssaum um das Fragment ist verdächtig auf Instabilität und Lockerung.

Differenzialdiagnose. Ein Nachteil der MRT, ist dass – bedingt durch eine limitierte Ortsauflösung – Frakturlinien im Knochen nicht dargestellt werden und lediglich das Knochenmarködem nachgewiesen werden kann. Dies kommt bei postmenopausalen Frauen, insbesondere im Bereich des Sakrums, häufiger vor. Derartige Befunde führen nicht selten zu der Verdachtsdiagnose einer malignen Knochenmarkinfiltration. Eine Dünnschicht-CT Untersuchung kann hier weiterhelfen (Abb. 8.**43**).

▶ Native T1w SE-Sequenzen und fettgesättigte T2w TSE- und STIR-Sequenzen zeigen traumatische Läsionen am besten.

Abb. 8.41 a u. b **Fraktur des distaler Radius.**
a T1w SE-Sequenz nativ durch den distalen Radius in koronarer Schichtführung.
b STIR-Sequenz in koronarer Schichtführung.
Die Frakturlinie lässt sich bei dem 35-jährigen Patienten gut als signalarme Linie (**a**) und signalintensive Linie (**b**) im distalen Radius meta-epiphysär abgrenzen (Pfeil). Es handelt sich um eine frische Fraktur, dennoch ist kein relevantes Knochenmarködem nachweisbar.

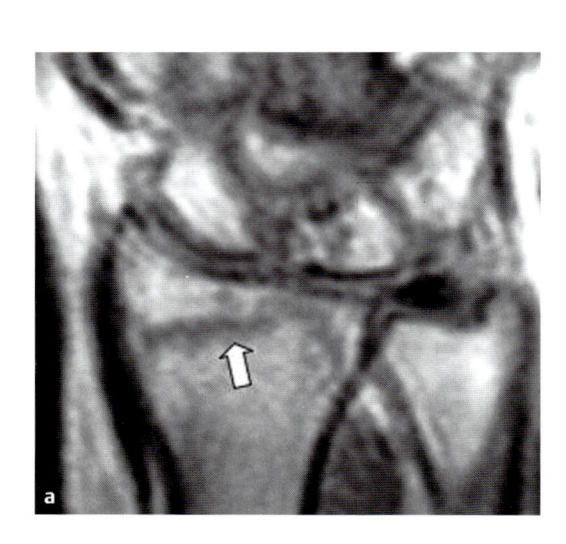

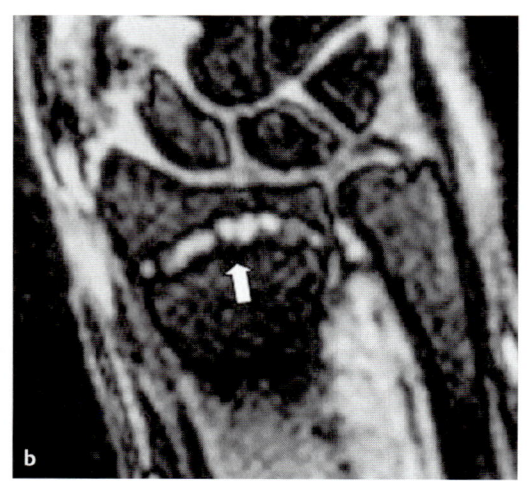

Trauma

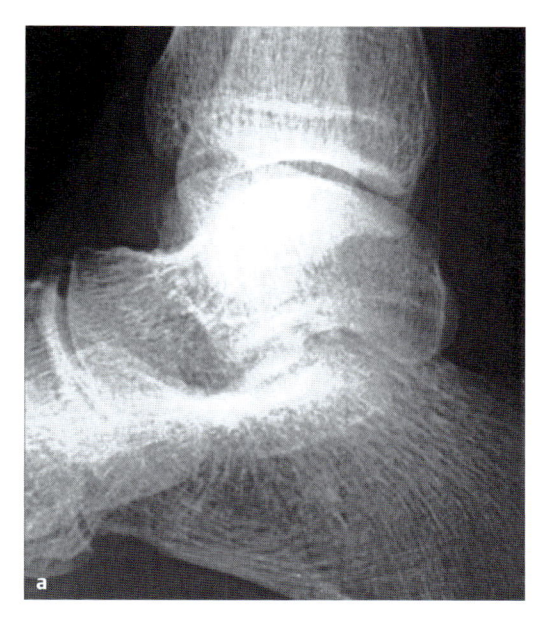

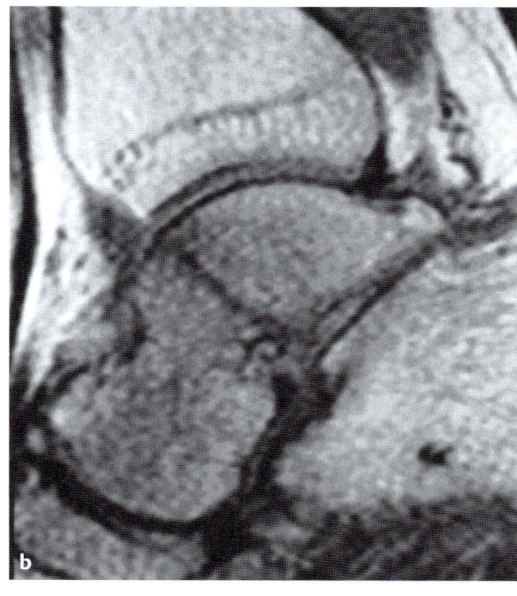

Abb. 8.42 a u. b Okkulte Fraktur des Talus.
a Seitliche konventionelle Röntgenaufnahme durch den Talus.
b T1w SE-Sequenz nativ in sagittaler Schichtführung durch den Talus.
Die MRT zeigt bei dem 50-jährigen Patienten eindeutig eine Frakturlinie, die in der konventionellen Röntgenaufnahme nicht eindeutig nachweisbar ist. Zusätzlich zeigt sich ein diffuses Knochenmarködem.

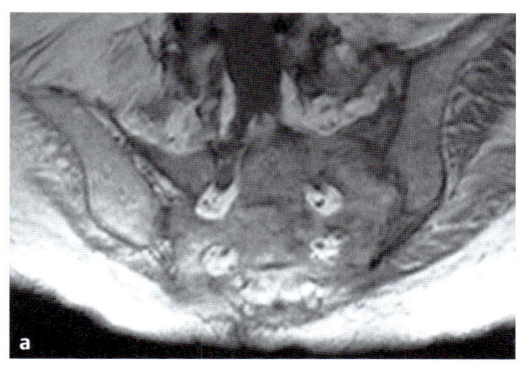

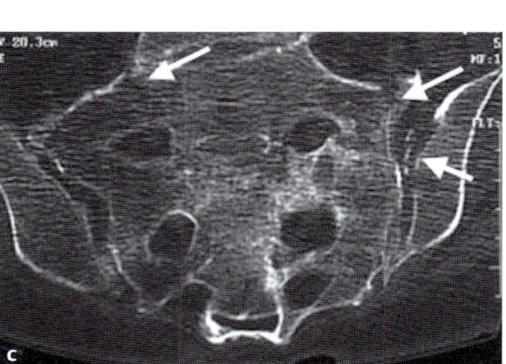

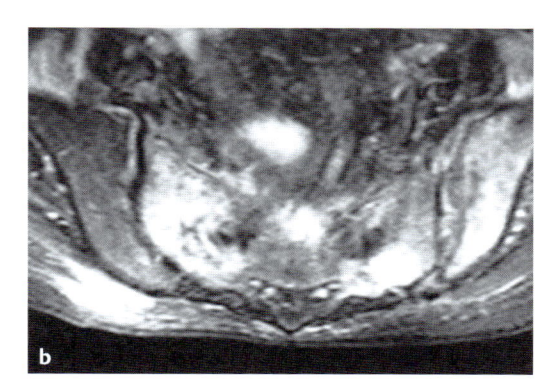

Abb. 8.43 a – c Insuffizienzfraktur des Sakrums.
a T1w SE-Sequenz nativ in koronarer Schichtführung durch das Sakrum.
b STIR-Sequenz in axialer Schichtführung.
c Multi-Slice-CT durch das Sakrum mit koronarer Reformatierung.
Die MRT der 75-jährigen Patientin zeigt ein ausgedehntes Ödem im Sakrum beidseits sowie im Os ilium links, eine Frakturlinie ist aber nicht abgrenzbar. Die CT zeigt dagegen eindeutige Frakturlinien (Pfeile) als Korrelat ausgedehnter sakraler Insuffizienzfrakturen.

475

Muskel

— MRT-Spezifisches —

- *Nach intensiver Muskelbelastung* kommt es zu einer vermehrten Wassereinlagerung, die u. a. durch Zellschädigungen und die vermehrte Einlagerung von Stoffwechselabbauprodukten (z. B. Lactat) bedingt ist. In der T2-Gewichtung sind solche Veränderungen durch eine erhöhte Signalintensität nachzuweisen, besonders empfindlich sind STIR-Sequenzen und fettgesättigte T2w TSE-Sequenzen; günstig ist eine axiale Schichtführung. Auch lässt sich so nachweisen, welche Muskelgruppen stärker belastet wurden.
- Ein *Kompartment-Syndrom* zeigt ein Ödem der gesamten Muskelregion, das sich in STIR- und T2w Sequenzen signalreich darstellt. Typisch ist eine gefiederte oder infiltrative Signalanhebung.
- *Muskelkontusionen nach Trauma* sind gekennzeichnet durch ein Ödem und stellen sich ähnlich in der Signalintensität, aber fokaler dar (Rybak et al. 2003).
- *Umschriebene Muskelhämatome* dagegen haben ein relativ typisches Signalverhalten: In der *akuten Phase* (innerhalb der ersten 2–4 Tage) ist das Hämatom signalreich in der T2-Gewichtung, und in der T1-Gewichtung ist das Signal isointens zur umgebenden Muskulatur. In der *subakuten bis chronischen Phase* (7–300 Tage nach dem Trauma) ist das Hämatom – bedingt durch eine zunehmende Met-Hb-Bildung – in der T1-Gewichtung signalreicher als die umgebende Muskulatur, ähnlich wie Fett. In der T2-Gewichtung ist das Hämatom noch signalreicher. Mit einer zunehmenden Organisation des Hämatoms und der Bildung von Hämosiderin nimmt die Signalintensität in der T1- und T2-Gewichtung wieder ab. Suszeptibilitätseffekte mit Signalauslöschung durch das Hämosiderin sind bei Hochfeldgeräten und der Verwendung von GE-Sequenzen stärker ausgeprägt als bei Niederfeldgeräten und SE-Sequenzen.
- Bei dem *interstitiellen, diffusen Hämatom* ist das Signalmuster heterogener; insbesondere in der subakuten Phase kommt es durch ein häufig begleitendes Ödem zu einer niedrigeren Signalintensität in der T1-Gewichtung, und auch in der T2-Gewichtung ist das Signal heterogener.
- Eine sich nach einem Trauma entwickelnde *Myositis ossificans* kann sich, bedingt durch Granulationsgewebe, wie ein Tumor darstellen. Noch bevor konventionell-radiographisch die typische Verkalkung nachweisbar ist, zeigt sich eine expansive, rundliche Läsion, die in der T2-Gewichtung signalreich und in der T1-Gewichtung signalarm ist. Nach Kontrastmittelapplikation zeigt sie ein intensives Enhancement (Abb. 8.**44**).

Ligamente

Auch zur Beurteilung von Bandverletzungen ist die MRT ein geeignetes Verfahren (Boutin et al. 2002). Die ligamentären Verletzungen werden im Einzelnen in den Kapiteln über die Gelenkregionen beschrieben.

Untersuchungstechnik. Zur Darstellung einer ligamentären Pathologie sind T1w SE-Sequenzen sowie fettsupprimierte T2w SE- oder STIR-Sequenzen am besten geeignet. Die Schichtorientierung sollte entsprechend des Verlaufs der Ligamente gewählt werden. Gekippte Schichtführungen haben sich bewährt, insbesondere beim vorderen Kreuzband am Kniegelenk und beim Lig. fibulotalare anterius am oberen Sprunggelenk.

— MRT-Spezifisches —

- In der T1-Gewichtung zeigen traumatisch veränderte Ligamente eine Signalanhebung und eine Auftreibung mit intermediärem Signal.
- In den T2w Sequenzen sowie in der STIR-Sequenz sind die Ligamente diffus signalangehoben.
- Die fehlende Darstellbarkeit eines Ligaments, verbunden mit einem ausgedehnten regionären Ödem, weist auf eine Ruptur hin. Begleitend findet sich häufig ein Gelenkerguss, auch knöcherne Ausrisse werden nicht selten beobachtet.

Die fehlende Darstellbarkeit eines Ligaments zusammen mit einem ausgedehnten regionären Ödem und häufig einem Gelenkerguss weisen auf eine Ruptur des Bandes hin.

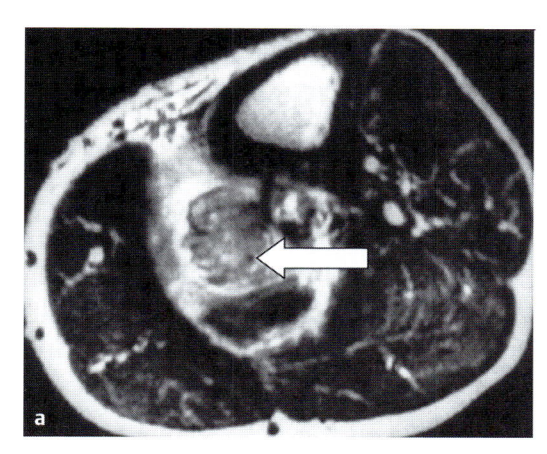

Abb. 8.44 a–c **Myositis ossificans.**
a T2w axiale SE-Sequenz durch den proximalen Unterschenkel.
b T1w sagittale SE-Sequenz nativ durch den proximalen Unterschenkel.
c T1w sagittale SE-Sequenz kontrastmittelverstärkt durch den proximalen Unterschenkel.

Die MRT zeigt bei dem 26-jährigen Patienten eine in der T2-Gewichtung signalreiche Läsion, die in der T1-Gewichtung signalarm war und nach Kontrastmittelapplikation intensiv anreichert (Pfeile). Die konventionelle Röntgenaufnahme zeigte eine rundliche Verkalkung als Korrelat der Myositis ossificans.

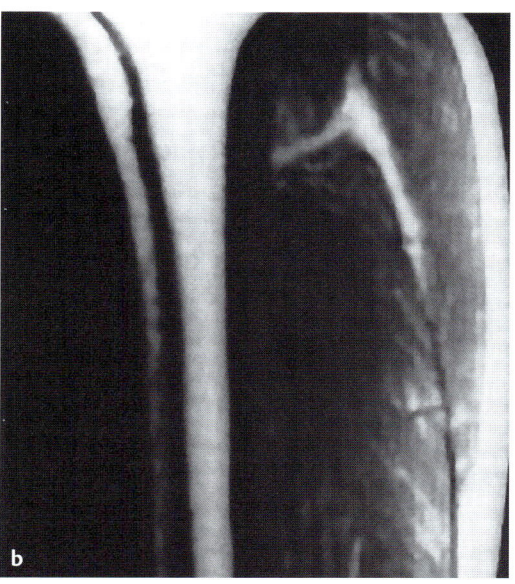

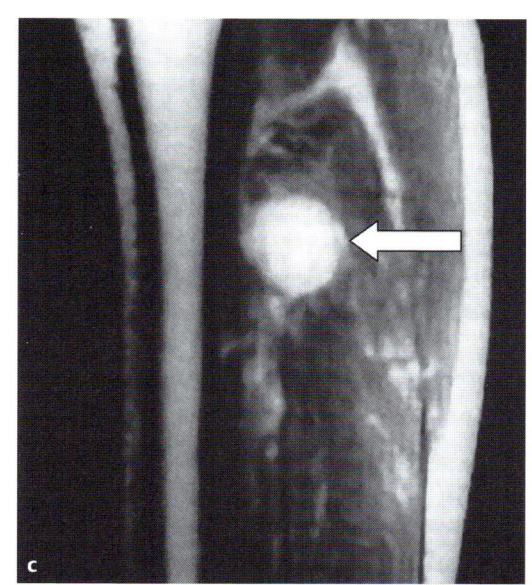

Literatur

Bohndorf, K.: Imaging of acute injuries of the articular surfaces (chondral, osteochondral and subchondral fractures). Skeletal. Radiol. 28 (1999) 545–560

Bohndorf, K., R. F. Kilcoyne: Traumatic injuries: imaging of peripheral musculoskeletal injuries. Eur. Radiol. 12 (2002) 1605–1616

Boutin, R. D., R. C. Fritz, L. S. Steinbach: Imaging of sports-related muscle injuries. Radiol. Clin. North Am. 40 (2002) 333–362, VII

Eustace, S.: MR imaging of acute orthopedic trauma to the extremities. Radiol. Clin. North Am. 35 (1997) 615–629

Oka, M., J. U. Monu: Prevalence and patterns of occult hip fractures and mimics revealed by MRI. Am. J. Roentgenol. 182 (2004) 283–288

Rybak, L. D., M. Torriani: Magnetic resonance imaging of sports-related muscle injuries. Top. Magn. Reson. Imaging 14 (2003) 209–219

Gelenke

Gelenkuntersuchungen gehören weltweit zu den häufigsten Anwendungen der MR-Tomographie. Das Verfahren hat sich in der Diagnostik traumatischer, degenerativer, entzündlicher und tumoröser Gelenkerkrankungen fest etabliert und weist für viele Fragestellungen inzwischen eine der diagnostischen Arthroskopie entsprechende Treffsicherheit auf. Neben der alleinigen Beurteilung des Gelenkbinnenraumes ist die MRT in der Lage, auch Strukturen die hinter den Grenzen der endoskopisch erfassbaren Anatomie liegen, darzustellen. Sie hat sich somit letztlich nicht allein zu einer Konkurrenzmethode gegenüber anderen bildgebenden Verfahren oder der Arthroskopie, sondern für viele Fragestellungen auch zu einem klinisch wichtigen komplementären Untersuchungsverfahren entwickelt.

Schultergelenk

T. M. Link

Untersuchungstechnik und Pulssequenzen

Mit keinem anderen Verfahren lassen sich knöcherne und Weichteilveränderungen der Schulter in ähnlicher Weise wie mit der MRT darstellen. Der MRT vorgeschaltet werden sollte aber nach wie vor die konventionelle Röntgendiagnostik, insbesondere zur Darstellung von Weichteilverkalkungen und Fibroostosen, da diese sich in der MRT in ihrem Signalverhalten unterschiedlich darstellen können. Zur Beurteilung der Rotatorenmanschette steht als Alternativverfahren zur MRT die Sonographie zur Verfügung, die Treffsicherheit dieser Methode ist jedoch stark untersucherabhängig.

Spulen und Patientenlagerung. Zur Darstellung der Schulter muss eine geeignete *Oberflächenspule* verwendet werden; je nach Hersteller stehen hier unterschiedliche Typen zur Verfügung. Das beste SRV mit der homogensten Verteilung wird mit *Phased-Array-Spulen* erzielt (Abb. 8.45), die aus mehreren Elementen bestehen. Günstig sind auch *flexible Spulen* (Abb. 8.46), bei denen die Spule um das Schultergelenk gewickelt wird.

Der Patient wird auf dem Rücken im Magneten gelagert, wobei die zu untersuchende Schulter möglichst weit zentral liegen sollte; bei neueren Geräten ist die sog. Off-Center-Einstellung des Schultergelenks in der Regel kein Problem. Der Arm sollte bequem in Neutralstellung oder leichter Außenrotation gelagert sein.

Schichtführung und Sequenzen. Die Schulter wird in 3 Ebenen abgebildet:
- parakoronar entlang der Sehne des M. supraspinatus,
- senkrecht zu dieser Ebene (parasagittal),
- axial.

Die Schichtdicke darf 3–4 mm nicht überschreiten; als FOV empfehlen sich 13–18 cm bei einer Matrixgröße von (mindestens) 256 × 256 Pixel.

Die *parakoronaren Schnitte* sollten mittels einer T1w SE-Sequenz, einer T2w fettgesättigten TSE-Sequenz oder alternativ einer PDw und T2w SE-Sequenz erfolgen. Die parakoronaren Sequenzen dienen vor allem der Beurteilung der Rotatorenmanschette und des subakromialen Raums sowie des Akromioklavikulargelenks. Für die *axiale Schichtführung* haben sich T1w und fettgesättigte T2w SE-Sequenzen bewährt. Diese zeigen Veränderungen des Labrum glenoidale, der Bizepssehne sowie des M. deltoideus und subscapularis. *Parasagittale Schichten* werden in der Regel mit fettgesättigten T2w SE-Sequenzen durchgeführt. Diese ermöglichen es, den subakromialen Raum mit der Rotatorenmanschette in einer 2. Ebene zu beurteilen und können zur besseren Klassifikation von Einrissen in der Rotatorenmanschette hilfreich sein. Bei der Abklärung von tumorösen oder entzündlichen Veränderungen ist die zusätzliche Verabreichung von *Kontrastmittel* (z. B. Gd-DTPA) erforderlich. Native und kontrastmittelgestützte Sequenzen müssen in

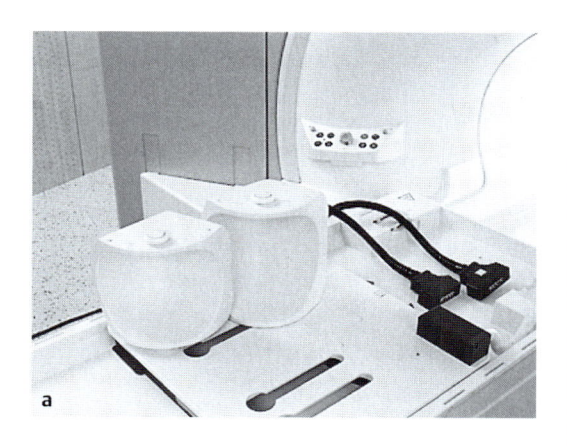

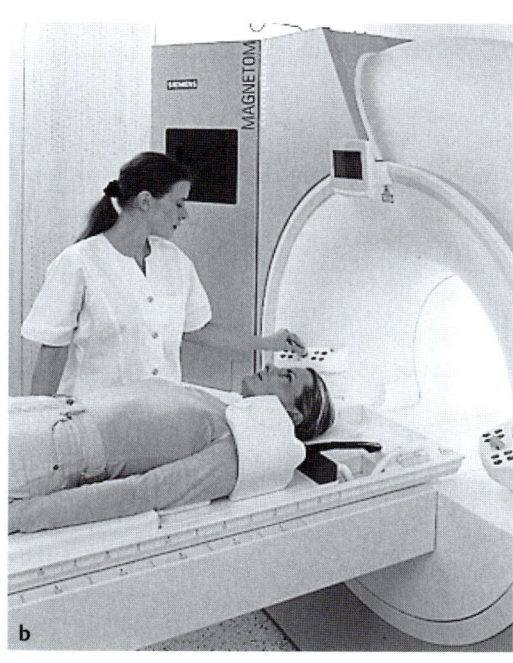

Abb. 8.45 a u. b **Phased-Array-Schultergelenkspule.**

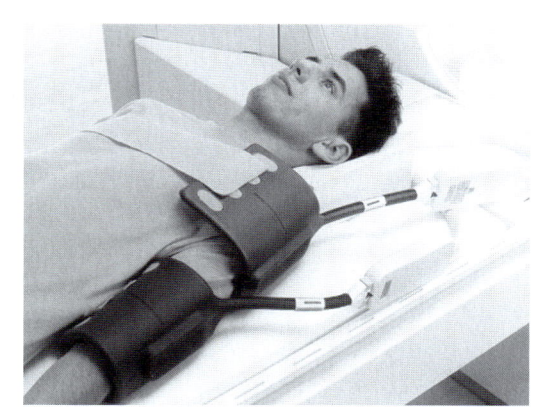

Abb. 8.46 **Flexible Mono-Array-Spule für die Untersuchung des Schultergelenks.**

der gleichen Schichtführung erfolgen, in der Regel parakoronar. Es sollte jedoch eine ergänzende T1w fettgesättigte SE-Sequenz in axialer Schichtführung durchgeführt werden. Das Sequenzprotokoll ist in Tab. 8.1 dargestellt.

In Abhängigkeit von der Fragestellung können STIR-Sequenzen zur Abklärung traumatischer Veränderungen und 3-dimensionale GE-Sequenzen zur Beurteilung des Knorpels hilfreich sein.

MR-Arthrographie. Zur Beurteilung des Labrum glenoidale, des Bizepssehnenankers und der Gelenkrezessus sowie zur optimierten Darstellung von Partialrupturen der Rotatorenmanschette sollte die MR-Arthrographie durchgeführt werden. Dabei empfiehlt sich die *direkte Arthrographie* bei der verdünntes Gd-haltiges Kontrastmittel (z. B. Gd-DTPA oder Gadodiamid) in das Gelenkkavum injiziert wird. Der Vorteil dieser Technik ist die direkte Aufdehnung des Gelenkkavums; es ist eine sichere, minimal invasive Technik, die in vielen Zentren standardmäßig durchgeführt wird (Schulte-Altedorneburg et al. 2003; Chung et al. 2004). Der Nachteil der *indirekten MR-Arthrographie* bei der Gd-haltige Kontrastmittel i. v. appliziert werden und durch aktive Bewegung des Arms das Kontrastmittel in den Gelenkspalt diffundiert, ist die fehlende Aufweitung des Gelenkkavums.

Bei der direkten MR-Arthrographie werden nach Lokalanästhesie unter Durchleuchtung über einen Zugang im unteren Drittel des Schultergelenks ca. 2–4 ml eines nichtionischen jodhaltigen Kontrastmittels injiziert. Bei korrekter intraartikulärer Lage werden zusätzlich über die liegende Nadel 12–20 ml entweder einer physiologischen NaCl-Lösung oder einer 1:150–200fach verdünnten 0,1-molaren Gadopentetat-Dimeglumin-Lösung appliziert (z. B. 0,3 ml Gadopentetat-Dimeglumin in 50 ml physiologischer NaCl-Lösung). Auf die luftblasenfreie Applikation muss sorgfältig geachtet werden.

▶ Dir direkte Arthrographie hat gegenüber der indirekten den Vorteil der Aufweitung des Gelenkkavums durch das verdünnte Kontrastmittel.

8 Peripheres Skelettsystem

Tab. 8.1 ⇢ *Sequenzprotokoll bei der Untersuchung der Schultergelenks*

Sequenz	Schichtführung	Indikation
T1w SE-Sequenz	parakoronar (axial, parasagittal)	anatomische Darstellung des Humeroskapulargelenks und des Akromioklavikulargelenks sowie der Rotatorenmanschette
Fettgesättigte T2w TSE-Sequenz STIR- oder Turbo-STIR-Sequenz T2w SE-Sequenz (z. B. als Doppelecho)	parakoronar	Pathologie der Rotatorenmanschette Flüssigkeitsansammlungen in den Bursae Knochenmarködem
T2w SE- oder TSE-Sequenz	parasagittal	Beurteilung des subakromialen Raums und der Rotatorenmanschette
Fettgesättigte T2w TSE-Sequenz	axial	Anatomie des Labrums Darstellung von Muskelpathologie und zystischen Veränderungen
Fettgesättigte T2*w 3-dimensionale GE-Sequenz	axial	Beurteilung der glenohumeralen Kapsel und des Labrums
T1w SE-Sequenz (ohne/mit Kontrastmittel sowie mit Fettsättigung)	axial/parakoronar	tumoröse Läsion entzündlicher Prozess

Anatomie

Die Anatomie des Schultergürtels (Abb. 8.47) ist komplex, da mehrere Gelenke beteiligt sind:
- Glenohumeralgelenk,
- Akromioklavikulargelenk,
- Sternoklavikulargelenk.

Bei der Artikulation von Humeruskopf und Glenoid ist ein Maximum an Beweglichkeit durch ein Minimum an glenoidaler Gelenkfläche erkauft, entsprechend sind Instabilitäten in diesem Gelenk ein Problem. Der *Humeruskopf* ist von hyalinem Ge-

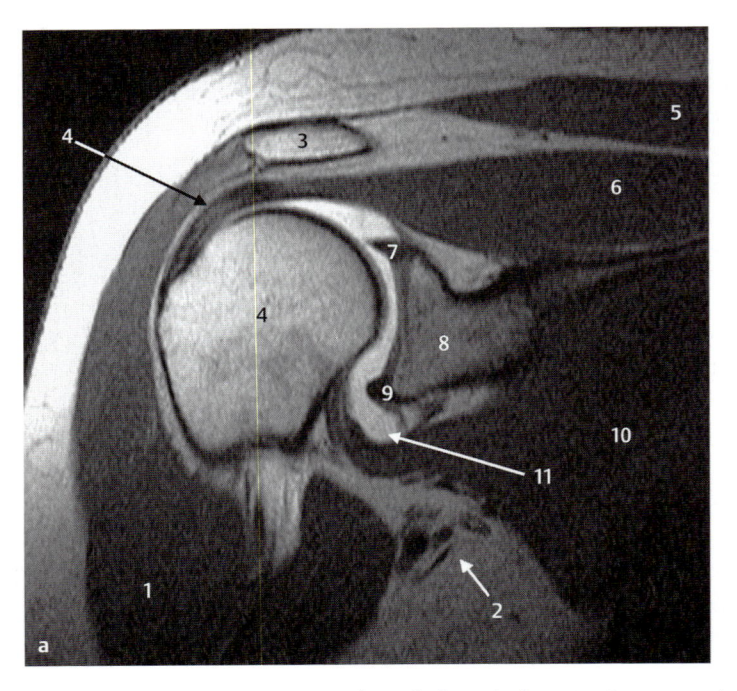

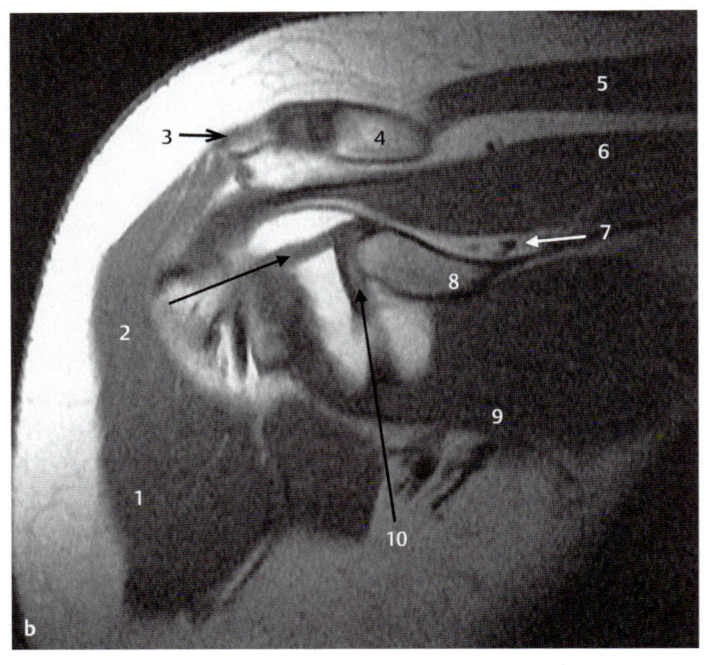

Abb. 8.47 a–f Normale Anatomie des Schultergelenks. T1w Sequenzen durch ein normales Schultergelenk nach intraartikulärer Gd-DTPA Applikation (MR-Arthrographie).

a Parakoronare Schichtführung.
1 M. deltoideus
2 axillare Gefäße
3 Klavikula
4 Humeruskopf
5 M. trapezius
6 M. supraspinatus
7 superiores Labrum
8 Glenoid
9 inferiores Labrum
10 M. subscapularis
11 axillarer Rezessus des inferioren glenohumeralen Ligaments

b Parakoronare Schichtführung.
1 M. deltoideus
2 Bizepssehne
3 Akromion
4 Klavikula
5 M. trapezius
6 M. supraspinatus
7 N./A. suprascapularis
8 Übergang Glenoid – Korakoid
9 M. subscapularis
10 mittleres glenohumerales Ligament

Fortsetzung →

Gelenke

Abb. 8.47 c–f Fortsetzung

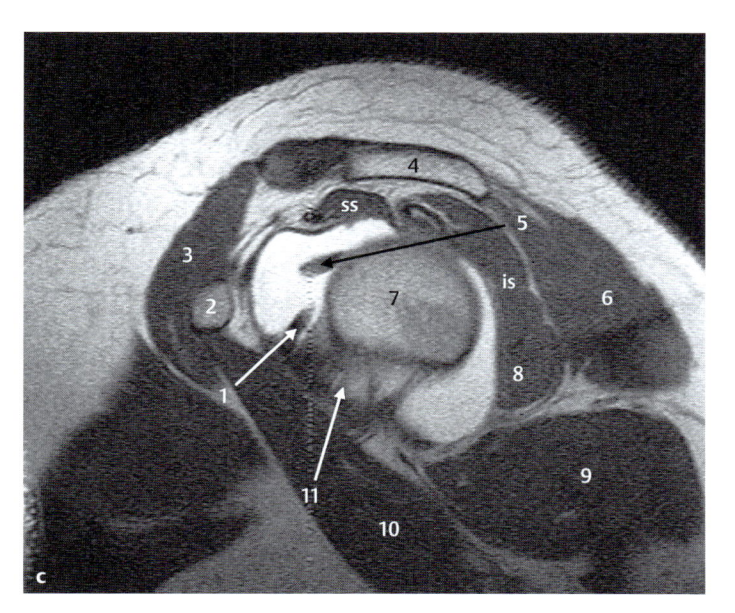

c Parasagittale Schichtführung.
1 mittleres glenohumerales Ligament
2 Korakoid
3 M. deltoideus
4 Akromion
5 Bizepssehne
6 M. deltoideus
7 Humeruskopf
8 M. teres minor
9 M. teres major
10 M. subscapularis
11 inferiores glenohumerales Ligament
is M. infraspinatus
ss M. supraspinatus

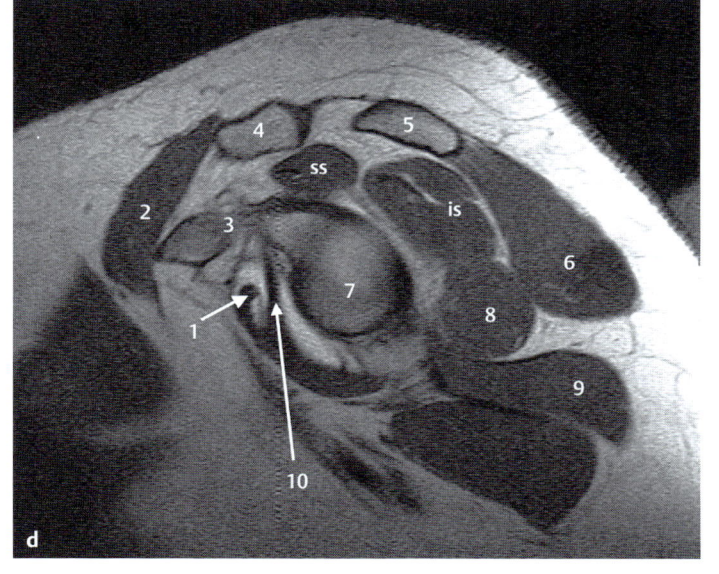

d Parasagittale Schichtführung.
1 Sehne M. subscapularis
2 M. deltoideus
3 Korakoid
4 Klavikula
5 Akromion
6 M. deltoideus
7 Glenoid
8 M. teres minor
9 M. teres major
10 mittleres glenohumerales Ligament
is M. infraspinatus
ss M. supraspinatus

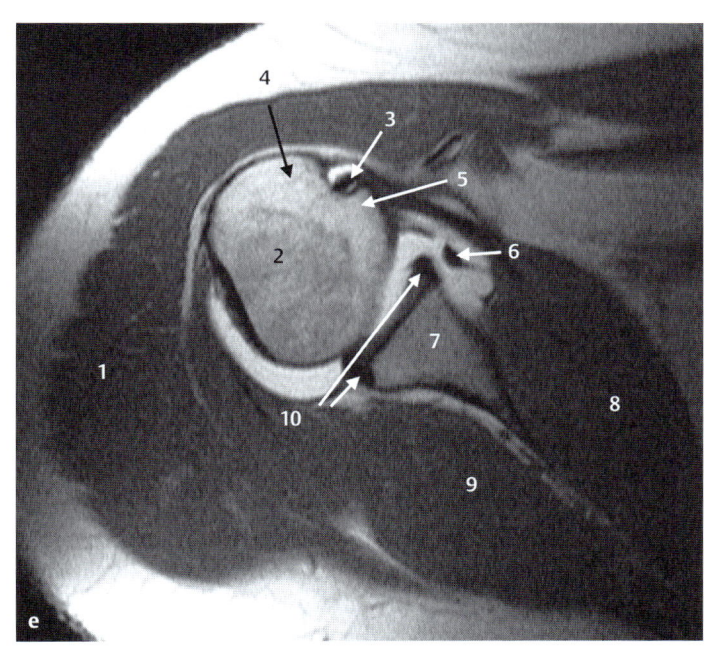

e Axiale Schichtführung.
1 M. deltoideus
2 Humeruskopf
3 Bizepssehne
4 Tuberculum majus
5 Tuberculum minus
6 mittleres glenohumerales Ligament
7 Glenoid
8 M. subscapularis
9 M. infraspinatus
10 Labrum

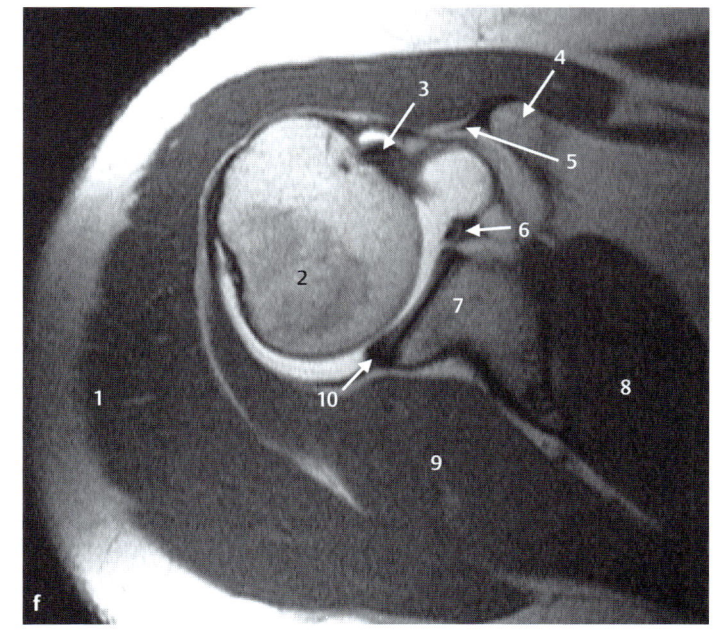

f Axiale Schichtführung.
1 M. deltoideus
2 Humeruskopf
3 Bizepssehne
4 Korakoid
5 korakohumerales Ligament
6 mittleres glenohumerales Ligament
7 Glenoid
8 M. subscapularis
9 M. infraspinatus
10 Labrum

481

lenkknorpel überzogen. In Neutralposition befindet sich ventral das Tuberculum minus und lateroventral das Tuberculum majus; zwischen beiden liegt der Sulcus intertubercularis in dem die lange Bizepssehne verläuft. Die *Skapula* ist ein komplexer Knochen, der aus der Fossa glenoidalis, dem Skapulahals und -körper sowie der Spina scapulae, dem Korakoid und dem Akromion besteht. Kranial der Spina scapulae liegt der M. supraspinatus in der gleichnamigen Fossa und kaudal liegt der M. infraspinatus. Auf der gegenüberliegenden, ventralen Seite der Skapula liegt der M. subscapularis. Das Korakoid liegt in der Nachbarschaft des Gefäß-Nerven-Bündels. Das Akromion bildet mit der *Klavikula* das Akromioklavikulargelenk und kann unterschiedliche Formvarianten aufweisen.

Das *Labrum glenoidale* vergrößert die Kontaktfläche des Humeruskopfes in der Pfanne, es ist ovalär geformt und besteht aus fibrösem Gewebe. Im Labrum inserieren die glenohumeralen Ligamente. Der lange Kopf des M. biceps inseriert superior am Labrum während der kurze Kopf zusammen mit dem M. coracobrachialis am Processus coracoideus inseriert. Der lange Bizepskopf stabilisiert den Humeruskopf. Die glenohumeralen Ligamente bilden die Gelenkkapsel anterior, das inferiore glenohumerale Ligament ist das kräftigste und größte. Der posteriore Anteil der Gelenkkapsel ist am dünnsten.

Die *Rotatorenmanschette* wird aus den Mm. supraspinatus, infraspinatus, teres minor et subscapularis gebildet. Die Mm. supraspinatus, infraspinatus et teres minor inserieren am Tuberculum majus während der M. subscapularis am Tuberculum minus inseriert. Das Lig. coracoacromiale zieht vom lateralen Anteil des Processus coracoideus zum Akromion. Dieses Ligament ist bei der subakromialen Stenose bzw. dem Impingement-Syndrom von Bedeutung. An das Akromion und das Lig. coracoacromiale grenzt die Bursa subacromialis. Lateral der Bursa subacromialis befinden sich die Sehnen des M. infraspinatus und supraspinatus; die Bursa dient als Gleitfläche zwischen Rotatorenmanschette und dem korakoakromialen Bogen. Das korakoakromiale Ligament sichert die Stabilität des Akromioklavikulargelenks. Die Gelenkflächen des Akromioklavikulargelenks werden von fibrösem Gelenkknorpel bedeckt und durch einen keilförmigen Diskus voneinander getrennt. Die Bursa subacromialis und die Bursa subcoracoidea kommunizieren miteinander, nicht aber die Bursa subcoracoidea und die Bursa subscapularis.

Rotatorenmanschettenläsionen

Subakromiale Enge, Impingement-Syndrom

Rotatorenmanschettenläsionen sind häufig Folge einer chronischen subakromialen Enge, eines akuten Traumas oder chronischer Überbeanspruchung und treten meist bei Patienten über 40 Jahren auf. Pathogenetisch werden chronische Mikrotraumen und eine Hypovaskularität der Supraspinatussehne angeschuldigt.

Ursachen der subakromialen Enge. Dies sind pathologische Veränderungen des Akromions, insbesondere:
- anteriorer akromionaler Sporn (Abb. 8.**48**),
- Formvarianten des Akromions.

Seltenere Ursachen sind:
- posttraumatische Formveränderungen des Humeruskopfes,
- Os acromiale,
- akromioklavikulare Gelenkarthrose mit osteophytären Anbauten,
- chronisch entzündliche Veränderungen der subakromialen Bursa.

Morphologie des Akromions. Die Morphologie des Akromions wird nach Bigliani in 3 Typen eingeteilt:
- *Typ 1:* glatte subakromiale Fläche,
- *Typ 2:* glatte, konkav gewölbte Unterfläche,
- *Typ 3:* wölbt sich kaudal gegen die Rotatorenmanschette vor.

Rupturen der Rotatorenmanschette sind in bis zu 80% der Fälle mit einer Konfiguration des Akromions vom Typ 3 assoziiert (Bigliani u. Mitarb. 1991).

Eine weitere mögliche Ursache für ein *Impingement-Syndrom* ist die pathologische Verringerung des Abstands zwischen Processus coracoideus und Humeruskopf, die zu einer Schädigung des M. subscapularis führt.

--- MRT-Spezifisches ---
- Zur *Beurteilung der Rotatorenmanschette* sind T1w, T2w und PDw MR-Sequenzen in parakoronarer und parasagittaler Schichtführung gut geeignet.

Gelenke

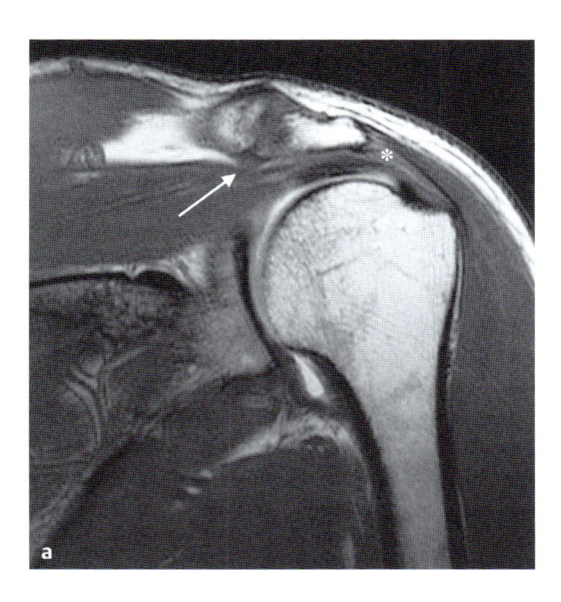

Abb. 8.48 a u. b Impingement-Syndrom bzw. subakromiale Stenose.

a T1w parakoronare Sequenz (MR-Arthrographie) bei einem 50-jährigen Patienten mit geringem Humeruskopfhochstand sowie Akromioklavikulargelenksarthrose, die sich gegen den M. supraspinatus vorwölbt und ihn umschrieben imprimiert (Pfeil). Beides resultiert in einer Verschmälerung des subakromialen Raums entsprechend einer subakromialen Enge bzw. einem Impingement-Syndrom. Degenerative Veränderungen der Supraspinatussehne mit Signalanhebung und zusätzlicher artikularseitiger Partialruptur (*).

b u. c Parakoronare fettgesättigte PDw Sequenz mit subakromialem Osteophyten (schwarzer Pfeil), der sich gegen die Rotatorenmanschette vorwölbt und zu einer Stenose führt. Zusätzlich zeigen sich eine Bursitis subacromialis (Pfeilspitze) und degenerative Supraspinatussehnenveränderungen mit Signalanhebung.

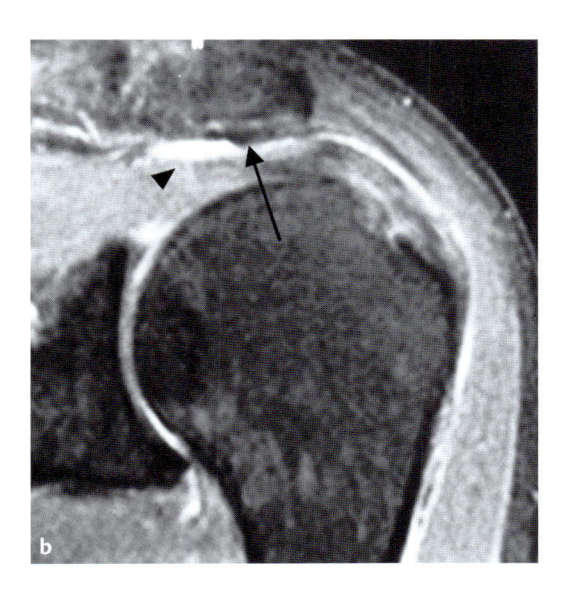

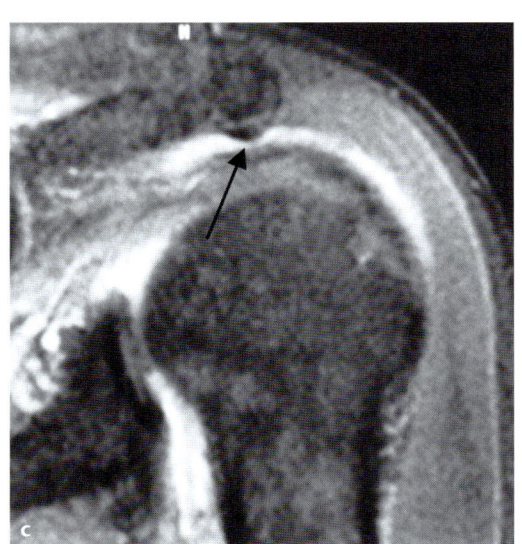

- *Entzündungen der subakromialen Bursa,* die häufig mit Rotatorenmanschettenläsionen assoziiert sind, erkennt man am besten in fettgesättigten T2w Sequenzen, die eine subakromiale Flüssigkeitsansammlung zeigen. Kleine Mengen von Flüssigkeit in der subakromialen Bursa zeigen sich jedoch auch selten physiologischerweise.
- *Degenerative Veränderungen der Rotatorenmanschette* sind in der T1-Gewichtung durch eine intermediäre Signalintensität (damit Signalanhebung gegenüber der übrigen Sehne) gekennzeichnet, in der T2-Gewichtung zeigt sich eine ähnliche intermediäre Signalintensität, und in der T2-Gewichtung mit Fettsättigung ist eine Signalanhebung nachweisbar. Bei der Beurteilung der Rotatorenmanschette ist auf sog. *Magic-Angle-Phänomene* und *Partialvolumeneffekte* zu achten, die Läsionen der Rotatorenmanschette vortäuschen können. Magic-Angle-Phänomene finden sich jedoch nur bei Sequenzen mit kurzem TE und TR (T1, GE, fettsupprimierte Aufnahmen) und sind weniger ausgeprägt auf T2w Aufnahmen (Wright et al. 2001).
- Besteht in der T2-Gewichtung ein gegenüber der T1- und PD-Gewichtung angehobenes Signalmuster, muss der Verdacht auf eine *Partialruptur* geäußert werden und die Kontinuität der Sehne exakt durchgemustert werden.
- Bei der *Differenzialdiagnose Degeneration (Tendinose)/ Ruptur* sollte beachtet werden, dass diagnostische oder therapeutische Injektionen von Lokalanästhetika und Corticoiden zu atypischen Signalveränderungen führen können. Die subakromiale Fettlinie ist normalerweise bei der Degeneration erhalten, kann aber durch die Entzündung der Bursa verstrichen sein.

▶ Parakoronare und parasagittale Ebenen stellen Rotatorenmanschettenrupturen am besten dar.

- Ein *akromialer Sporn* in typischer anteroinferiorer Position am Akromion zeigt sich am besten auf parasagittalen T1w Aufnahmen, weniger gut auf parakoronaren Aufnahmen. Ein *Os acromiale* ist in der Regel auf T1w axialen Aufnahmen gut nachweisbar.
- Die *akromioklavikulare Gelenkarthrose* weist in T2w Aufnahmen ein Ödem auf sowie signalreiche Geröllzysten und erosive Veränderungen.
- In konventionellen Röntgenaufnahmen ist die *Tendinosis calcarea* das typische Korrelat degenerativer Rotatorenmanschettenveränderungen. MR-tomographisch zeigen sich die meist in der Supraspinatussehne gelegenen Verkalkungen als signalarme Läsionen, können sich aber bei entzündlicher Überlagerung auch sehr heterogen in ihrer Signalintensität (z. B. in der T2-Gewichtung signalreich mit eingesprengten Arealen niedriger Signalintensität) darstellen.

Rotatorenmanschettenrupturen

Ursachen. Rotatorenmanschettenrupturen entwickeln sich in der Regel aus Tendinosen bzw. degenerativen Veränderungen der Rotatorenmanschette. Es kommt zunächst zu Partialeinrissen, die entweder der artikulären Seite oder der Bursa benachbart sind. Die artikularseitigen Einrisse sind in der Regel Folge degenerativer Veränderungen der Rotatorenmanschette durch Überbeanspruchung und die bursaseitigen Einrisse Folge einer subakromialen Stenose bzw. eines Impingement-Syndroms. Die Übergänge zwischen degenerativen Rotatorenmanschettenveränderungen und Partialeinrissen sind fließend. Aus den Partialeinrissen können sich vollständige Rupturen entwickeln.

Parakoronare und parasagittale Ebenen stellen Rotatorenmanschettenrupturen am besten dar. Die Partialeinrisse sind häufiger artikularseitig und 2-mal häufiger als komplette Rupturen (Abb. 8.**48** und 8.**49**).

— MRT-Spezifisches —

- In parakoronaren MRT-Aufnahmen weisen *Partialrupturen* eine angehobene Signalintensität in T1w und PDw Aufnahmen auf, die in konventionellen T2- und Turbo-T2-Sequenzen noch stärker ausgeprägt ist (Abb. 8.**48** und 8.**49**). Die Signalanhebung ist durch Flüssigkeitseinlagerungen bedingt. Die Verwendung fettgesättigter T2w Sequenzen zur Differenzierung von Fett und Flüssigkeit hat sich bewährt.
- Häufig ist die Sehnenmanschette bei Partialrupturen ausgedünnt und aufgefasert. Einige Partialeinrisse dehnen sich nur innerhalb der Rotatorenmanschette aus und erreichen die bursaseitige oder artikularseitige Oberfläche nicht. Zur besseren Beurteilung artikularseitiger Einrisse ist die MR-Arthrographie möglich (Abb. 8.**48**).
- *Vollständige Rotatorenmanschettenrupturen* zeigen MR-tomographisch in den parakoronaren Sequenzen eine Kontinuitätsunterbrechung der Rotatorenmanschette (Abb. 8.**50**) mit einer Flüssigkeitseinlagerung in T2w Sequenzen.

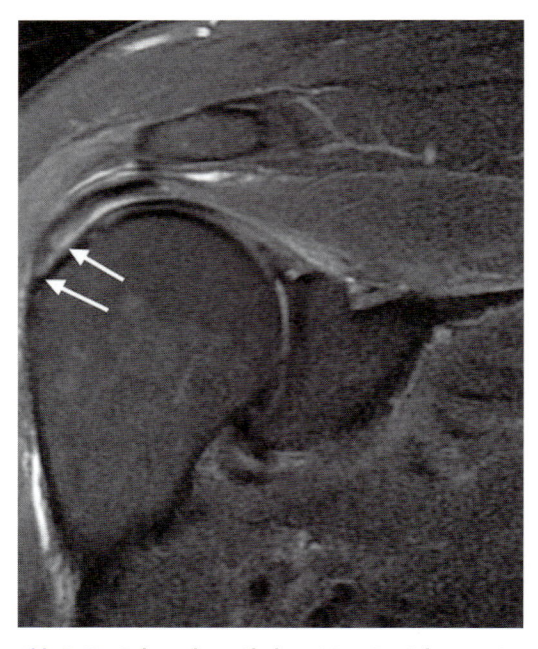

Abb. 8.49 **Subtotale artikularseitige Partialruptur im Bereich der Supraspinatussehne (Pfeile).** 54-jähriger Patient. Parakoronare fettgesättigte PDw Sequenz.

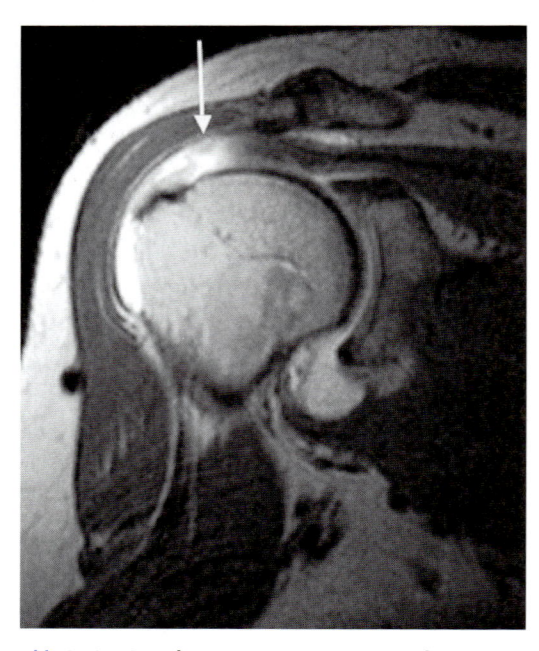

Abb. 8.50 **Komplette Rotatorenmanschettenruptur(Pfeil).** MR-Arthrographie bei einem 52-jährigen Patienten. T1w parakoronare Sequenz.

- T1w Sequenzen zeigen atrophische Veränderungen des M. supraspinatus mit Fetteinlagerungen. Der M. supraspinatus kann sich bis auf Höhe des knöchernen Labrums zurückziehen. Indirekte Zeichen der vollständigen Rotatorenmanschettenrupturen sind Flüssigkeitsansammlungen in der subakromialen und subdeltoidalen Bursa, eine Verschiebung der Übergangszone von Sehne und Muskel nach medial (in der parakoronaren Ebene regulär kranial des Zentrums des Humeruskopfes bei 12 Uhr in einem 30°-Radius) und Signalveränderungen im Bereich des subakromialen und subdeltoidalen Fettgewebes.
- *Rupturen der Sehne des M. supraspinatus* sind selten mit *Rupturen des M. subscapularis* assoziiert; die Kontinuitätsunterbrechung der Subskapularissehne im Ansatzbereich am Tuberculum minus lässt sich am besten auf axialen (fettgesättigten) T2w Sequenzen darstellen.

Sensitivität und Spezifität der MRT. Angaben zur Sensitivität und Spezifität der MRT bei der Diagnostik von partiellen und kompletten Rotatorenmanschettenrupturen schwanken zwischen 85 und 100 % (Quinn u. Mitarb. 1995). Die klinische Wertung von Rotatorenmanschettenrupturen ist jedoch problematisch, da Rupturen in 34 % der Fälle (davon 20 % partielle Rupturen) auch bei asymptomatischen Probanden nachgewiesen wurden (Sher u. Mitarb. 1995).

Glenohumerale Instabilität

Das humeroskapulare Gelenk hat die größte Beweglichkeit und die geringste Stabilität von allen Gelenken des menschlichen Körpers. Das Labrum vertieft die Gelenkkapsel und Kapsel; glenohumerale Ligamente stabilisieren den Humeruskopf.

Anteriore Instabilität. Die häufigste Form der Instabilität ist die anteriore Instabilität, die durch pathologische Veränderungen des inferioren glenohumeralen Ligaments bedingt ist. Der Ausriss des inferioren glenohumeralen Ligaments aus dem anterioren Glenoid geht mit einem Labrumeinriss und/oder knöchernen Ausrissen einher (*Bankart-Läsion*) (Abb. 8.51 u. 8.52). Seltener als die Bankart-Läsion ist die *HAGL- (Humeral-Avulsion-of-the-Glenohumeral-Ligament-) Läsion*, bei der es zu einem Ausriss des inferioren glenohumeralen Ligaments an seinem Ansatz am Humerus kommt. Nach einer Schulterluxation sind Bankart- und HAGL-Läsion häufig mit einer Hill-Sachs-Delle im Bereich der dorsolateralen Zirkumferenz des Humeruskopfes assoziiert (Abb. 8.51).

> Das humeroskapulare Gelenk hat die größte Beweglichkeit und die geringste Stabilität von allen Gelenken des menschlichen Körpers.

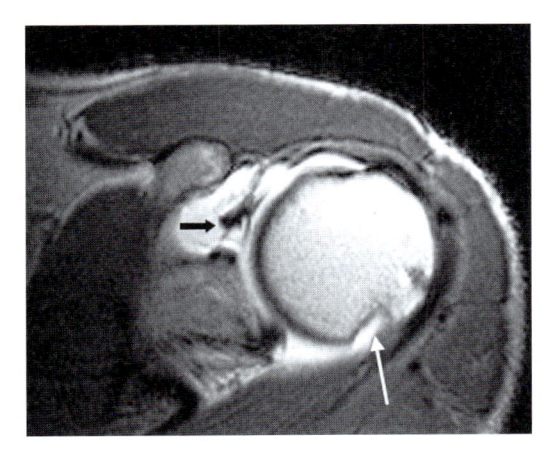

Abb. 8.51 Zustand nach Schulterluxation: Bankart-Läsion. 29-jähriger Patient. Die axiale T1w MR-Arthrographie zeigt eine Hill-Sachs-Delle im Bereich der dorsolateralen Zirkumferenz des Humeruskopfes (weißer Pfeil). Der schwarze Pfeil zeigt eine Ablösung des anterioren Labrums im Sinne einer labralen Bankart-Läsion.

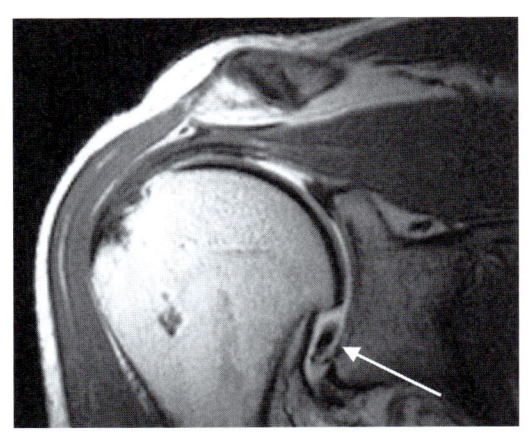

Abb. 8.52 Zustand nach Schulterluxation: Bankart-Läsion. 44-jähriger Patient. In der parakoronaren T1w MR-Arthrographie erkennt man eine labrale (nichtossäre) Bankart-Läsion (Pfeil) mit disloziertem Labrum.

MRT-Spezifisches

- *Axiale* T1w Aufnahmen zeigen ein Knochenmarködem bei knöchernen Verletzungen und T2*w oder fettgesättigte T2w Aufnahmen zeigen die Pathomorphologie des Labrums.
- *Parakoronare* Tw1 und T2*w Sequenzen zeigen den Übergangsbereich vom anterioren Anteil des inferioren glenohumeralen Ligaments und des Labrums mit pathologischen Veränderungen.

Posteriore Instabilität. Die posteriore Instabilität ist selten und ihr Anteil an den Schulterinstabilitäten beträgt nur etwa 2–4%.

MRT-Spezifisches

- MR-tomographisch zeigen sich bei der posterioren Instabilität eine *reverse Bankart-Läsion* im Bereich des posterioren Labrums und eine Impression des anteromedialen Anteils des Humeruskopfes.

Pathologie des Labrums

Untersuchungstechnik. MR-tomographisch wird das Labrum am günstigsten mit dünnen (2–4 mm) axialen Schichten untersucht, aber auch parakoronare und parasagittale Schichten sind zur vollständigen Beurteilung erforderlich. Die beste Beurteilbarkeit wird durch T2*w, T1w SE- oder fettgesättigte T2w TSE-Sequenzen erreicht. Das Labrum stellt sich in allen Sequenzen signalarm dar. Zur exakteren Beurteilung des Labrums sind Aufnahmen in Außenrotation zu empfehlen.

Die *MR-Arthrographie* ist zur Beurteilung der Labrumpathologie von besonderer Bedeutung. Mit der MR-Arthrographie werden in der Literatur Sensitivitäten und Spezifitäten von ca. 90% für die Diagnose von Labrumeinrissen angegeben, während für MR-Untersuchungen ohne Kontrastmittelapplikation die Angaben von 60–90% variieren (Connell et al. 1999; Tuite et al. 1999).

Varianten der Labrummorphologie

Das arthroskopisch normale Labrum zeigt MR-tomographisch eine sehr variable Morphologie mit unterschiedlicher Signalintensität, so dass nur sehr ausgeprägte, eindeutige Formveränderungen und Ablösungen vom Glenoid als pathologisch gewertet werden sollten (Zanetti et al. 2001).

Sublabrales Foramen. In 11–12% der Bevölkerung findet sich ein sog. sublabrales Foramen zwischen dem Labrum glenoidale und dem Glenoid im anterior-superioren Bereich. Differenzialdiagnostisch darf diese physiologische Normvariante nicht mit einer Bankart-Läsion oder einer Slap-Lesion verwechselt werden.

Buford-Komplex. Bei dem sog. Buford-Komplex handelt es sich um eine selten vorkommende (1,5%) Trias mit der Kombination einer hypoplastischen oder fehlenden Anlage des anterior-superioren Labrums und eines verdickten, rundlichen medialen glenohumeralen Ligaments, das direkt am superioren Labrum ansetzt (Abb. 8.53). Auch diese Variante ist differenzialdiagnostisch gegenüber der Bankart-Läsion abzugrenzen. Bankart-Läsionen sind inferior gelegen und zeigen eine Ablösung des anterior-in-

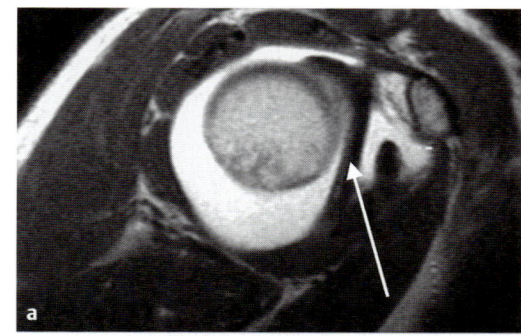

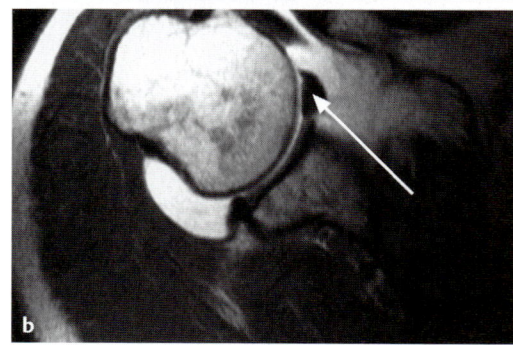

Abb. 8.53 a u. b **Buford-Komplex.** 61-jährige Patientin mit verdicktem mittlerem glenohumeralem Ligament (Pfeil), das direkt am Labrum ansetzt sowie fehlendem anterior-superiorem Labrum.
a MR-Arthrographie in parasagittaler Schichtführung.
b MR-Arthrographie in axialer Schichtführung.

ferioren Labrums vom Glenoid. Differenzialdiagnostisch problematisch kann auch hyaliner Knorpel zwischen Labrum und Glenoid sein, der in T2*w Aufnahmen eine mittlere bis hohe Signalintensität aufweist und nicht als Labrumeinriss fehlinterpretiert werden sollte.

Labrumeinrisse

Ursachen. Labrumeinrisse haben unterschiedliche Ursachen, z. B.:
- Labrumdegeneration mit Einrissen,
- chronische Überlastung,
- subakute und akute Traumata mit Fall auf den abduzierten Arm.

Besonders gefährdet sind Leichtathleten im Rahmen von Wurfsportarten (Beltran et al. 2003).

Formen. Mehrere Varianten von Labrumläsionen werden beschrieben, wie Bankart-Läsionen (s. oben), Perthes-, ALPSA(anterior labrum periosteal sleeve avulsion)- und GLAD(glenoid labrum articular cartilage disruption)-Läsionen (Wischer et al. 2002; Beltran et al. 2003). Unter Perthes-Läsionen versteht man einen Labrumeinriss ohne Riss der Kapsel und des Periosts. Bei ALPSA-Läsionen findet man einen Labrumeinriss mit posteromedialer Dislokation und Einriss von Kapsel und Periost. GLAD-Läsionen zeigen einen Labrumeinriss mit Ausriss des Knorpels.

SLAP-Läsionen. Ein besonderer Typ von Labrumeinrissen sind die sog. SLAP-Läsionen (superior labrum from anterior to posterior [bezogen auf den Ansatz der langen Bizepssehne]), die das superiore Labrum mit dem Bizepssehnenansatz betreffen. Unterteilt werden sie in mehrere Typen, die nachfolgend aufgeführten 4 Typen sind die wichtigsten:
- Bei einer *Typ-1-Läsion* ist das superiore Labrum aufgefasert und degeneriert.
- *Typ-2-Läsionen* zeigen einen Ausriss des Labrums mit der Bizepssehne vom Glenoid, d. i. es besteht ein Einriss zwischen Glenoid und Labrum (Abb. 8.54 u. 8.55).
- Unter *Typ-3-Läsionen* versteht man Korbhenkelrisse durch das superiore Labrum, jedoch ohne Beteiligung der Insertionszone der Bizepssehne.
- Bei *Typ-4-Läsionen* kommt es zu einem Korbhenkelriss des Labrums mit Beteiligung der Bizepssehne.

Typ-2- und Typ-4-Läsionen gehen häufig mit einer Instabilität des Schultergelenks einher.

— **MRT-Spezifisches** —
- Typ-1-Läsionen sind MR-tomographisch problematisch zu diagnostizieren und auch Typ-2-Läsionen sind manchmal schwierig gegenüber einem sublabralen Recessus abzugrenzen, jedoch sind Typ-2-Läsionen

⇨ Da SLAP-Läsionen teilweise MR-tomographisch problematisch zu diagnostizieren sind, sollten die MRT-Befunde nur in Zusammenschau mit den klinischen Befunden gewertet werden.

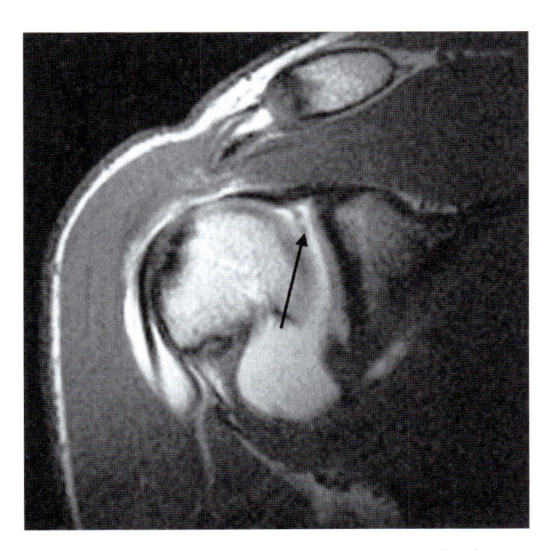

Abb. 8.54 SLAP-Läsion Typ 2. MR-Arthrographie bei einem 28-jährigen Patienten. Die parakoronare T1w SE-Sequenz zeigt eine unregelmäßige Kontur des Bizepssehnenankers und eine Distanzierung von Labrum und Glenoid im Sinne einer SLAP-Läsion Typ 2. Der Pfeil zeigt das abgelöste Labrum.

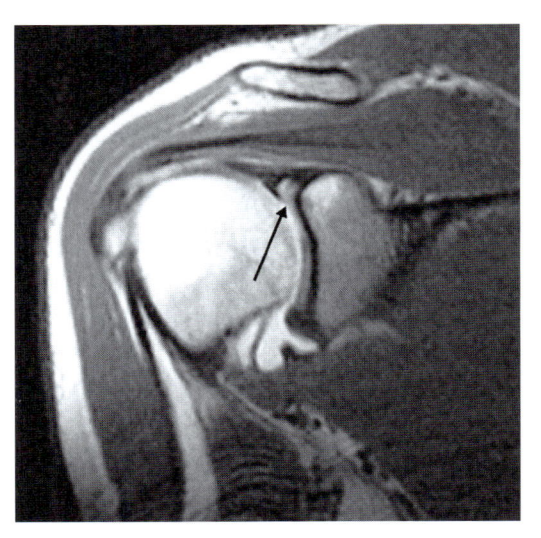

Abb. 8.55 SLAP-Läsion Typ 2. MR-Arthrographie bei einem 20-jährigen Patienten. Die parakoronare T1w SE-Sequenz zeigt eine breite Distanzierung von Labrum und Glenoid im Bereich des Bizepssehnenankers (Pfeil) im Sinne einer SLAP-Läsion Typ 2.

häufig mit einer Synovitis und einem Gelenkerguss vergesellschaftet sowie meist mehr superior und weniger anterior lokalisiert. MRT-Befunde sollten daher nur in Zusammenschau mit den klinischen Befunden gewertet werden.
- Zum Nachweis von Typ-3- und Typ-4-Läsionen haben sich parasagittale Schichten bewährt.
- Häufig finden sich in der T2-Gewichtung signalreiche *Labrumzysten* mit Einrissen des Labrums kombiniert.

Eine superiore oder posterosuperiore Labrumzyste tritt typischerweise mit einer SLAP-Läsion Typ 2 zusammen auf. Labrumzysten können zu einem Entrapment bzw. zu einer Kompression der supraskapulären Nerven führen, die mit einer Atrophie des M. supraspinatus und infraspinatus einhergehen. Die Kombination posteriorer Zysten mit einer Atrophie des M. infraspinatus ist typisch.

Frakturen

Mit der MRT lassen sich projektionsradiographisch nicht nachweisbare Frakturen sowie sog. Bone Bruises bzw. Kontusionen darstellen. Am sensitivsten sind STIR-Sequenzen und fettgesättigte T2w Sequenzen, die das regionäre Ödem darstellen. T1w Sequenzen zeigen die pathologische Anatomie der Fraktur am besten.

Degeneration und Entzündung

Arthrose. In der Regel sind konventionelle Röntgenaufnahmen zur Diagnostik der Arthrose ausreichend. Die typischen Zeichen wie Verschmälerung des Gelenkspalts, osteophytäre Anbauten, subchondrale Sklerose und Geröllzysten lassen sich auch mit der MRT darstellen. Von besonderer Bedeutung ist die akromioklavikuläre Arthrose, da sie für eine subakromiale Stenose verantwortlich sein kann (Abb. 8.56). Zusätzlich zeigt die MRT ein Knochenmarködem bei ausgeprägter Arthrose, pathologische Knorpelveränderungen (mit Vorbehalt, da der Gelenkknorpel der Schulter relativ dünn ist und entsprechend MR-tomographisch schwierig darzustellen ist) und pathologische Veränderungen der Rotatorenmanschette.

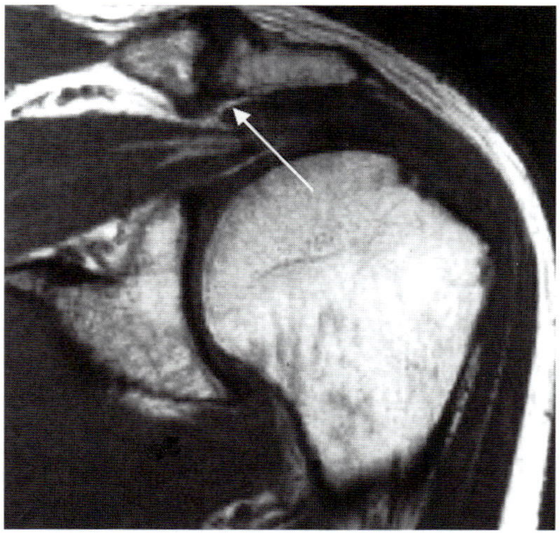

Arthritis. Bei der Arthritis (rheumatisch oder bakteriell) lassen sich MR-tomographisch synovitische Veränderungen mit Gelenkerguss sowie erosive Veränderungen marginal am Humeruskopf darstellen. In späteren Stadien der rheumatoiden Arthritis sind Humeruskopfhochstand und Rotatorenmanschettenrupturen ein typischer Befund.

Avaskuläre Nekrose. Die avaskuläre Nekrose des Humeruskopfes tritt nach Trauma, Cortisontherapie und Alkoholismus auf. Die MRT ist in Frühstadien sensitiv und zeigt ein umschriebenes Knochenmarködem (Stadium 1 nach Neer [1990]). Im Stadium II ist der Humeruskopf in seiner Form weitgehend erhalten, zeigt jedoch eine diskrete Impression der Gelenkfläche, im Stadium III kommt es zum Kollaps der Gelenkfläche und im Stadium IV ist der Humeruskopf deformiert und die Gelenkfläche inkongruent.

Abb. 8.56 **Akromioklavikulare Arthrose.** T1w parakoronare SE-Sequenz bei einem 65-jährigen Patienten. Unregelmäßige Kontur des Akromioklavikulargelenks mit Weichteilplus im Sinne einer akromioklavikularen Arthrose.

Literatur

Beltran, J., M. Jbara, R. Maimon: Shoulder: labrum and bicipital tendon. Top. Magn. Reson. Imaging 14 (2003) 35–49

Bigliani, L., J. Ticker, E. Flatow, L. Soslowsky, V. Mow: The relationship of acromial architecture to rotator cuff disease. Orthop. Trans. 10 (1991) 823–838

Chung, C. B., L. Corrente, D. Resnick: MR arthrography of the shoulder. Magn. Reson. Imaging Clin. North Am. 12 (2004) 25–38

Connell, D. A., H. G. Potter, T. L. Wickiewicz, D. W. Altchek, R. F. Warren: Noncontrast magnetic resonance imaging of superior labral lesions. 102 cases confirmed at arthroscopic surgery. Am. J. Sports Med. 27 (1999) 208–213

Neer, C.: Shoulder Reconstruction. Saunders, Philadelphia 1990

Quinn, S., R. Sheley, T. Demlow, J. Szumowski: Rotator cuff tendon tears: evaluation with fat-suppressed MR imaging with arthroscopic correlation in 100 patients. Radiology 195 (1995) 497–505

Schulte-Altedorneburg, G., M. Gebhard, W. A. Wohlgemuth, W. Fischer, J. Zentner, R. Wegener, T. Balzer, K. Bohndorf: MR arthrography: pharmacology, efficacy and safety in clinical trials. Skeletal Radiol. 32 (2003) 1–12

Sher, J., J. Uribe, A. Posada, B. Murphy, M. Zlatkin: Abnormal findings on magnetic resonance imaging of asymptomatic shoulders. J. Bone Jt. Surg. 77-A (1995) 10–15

Tuite, M. J., T. J. Shinners, M. C. Hollister, J. F. Orwin: Fat-suppressed fast spin-echo mid-TE (TE[effective] = 34) MR images: comparison with fast spin-echo T2-weighted images for the diagnosis of tears and anatomic variants of the glenoid labrum. Skeletal Radiol. 28 (1999) 685–690

Wischer, T. K., M. A. Bredella, H. K. Genant, D. W. Stoller, F. W. Bost, P. F. Tirman: Perthes lesion (a variant of the Bankart lesion): MR imaging and MR arthrographic findings with surgical correlation. Am. J. Roentgenol. 178 (2002) 233–237

Wright, T., C. Yoon, B. P. Schmit: Shoulder MRI refinements: differentiation of rotator cuff tear from artifacts and tendonosis, and reassessment of normal findings. Semin. Ultrasound CT MR 22 (2001) 383–395

Zanetti, M., T. Carstensen, D. Weishaupt, B. Jost, J. Hodler: MR arthrographic variability of the arthroscopically normal glenoid labrum: qualitative and quantitative assessment. Eur. Radiol. 11 (2001) 559–566

Ellenbogengelenk

S. Waldt

Untersuchungstechnik und Pulssequenzen

Spulen. Zur Darstellung des Ellenbogengelenkes müssen geeignete Oberflächenspulen verwendet werden. Von den Herstellern werden unterschiedliche Spulentypen angeboten. Am häufigsten werden *flexible Mono-Array-Spulen,* die um das Gelenk gewickelt werden, verwendet. Noch günstiger ist der Einsatz von *dedizierten Sende-Empfangs-Spulen,* die zur Untersuchung des Ellenbogengelenkes jedoch nicht regelmäßig zur Verfügung stehen.

Lagerung. Die Lagerung des Ellenbogengelenkes im Zentrum des Magneten stellt ein Problem dar. Meistens werden die Patienten in Rückenlage mit dem Arm neben dem Körper untersucht, und eine etwas dezentrale Lage des Gelenkes wird zugunsten der bequemen Lagerung des Patienten in Kauf genommen. Das Gelenk sollte nach Möglichkeit in Streckung und Supination (Neutralstellung) gelagert werden. Bei einem FOV von maximal 14 cm, einer Bildmatrix von 256 × 256 oder 512 × 256 sollte die Schichtdicke maximal 3 mm betragen.

Sequenzen und Ebenen (Tab. 8.**2**). Nach einem *Trauma* und bei Verdacht auf eine *Epikondylitis* sollten MR-Untersuchungen des Ellenbogengelenkes in 3 Ebenen angefertigt werden. Veränderungen im Markraum, Band- und Sehnenverletzungen können sehr sensitiv anhand von fettsupprimierten intermediär gewichteten TSE-Aufnahmen und anhand von fettsupprimierten PDw Aufnahmen diagnostiziert werden. Der Vorteil fettsupprimierter intermediär gewichteter TSE-Sequenzen (Repititionszeit: ca. 1500–2500 ms, Echozeit: ca. 35–50 ms) gegenüber PDw Sequenzen ist, dass sie aufgrund der längeren Echozeit weniger anfällig für Magic-Angle-Phänomene sind. Außerdem werden pathologische Veränderungen aufgrund des enthaltenen T2-Kontrastes sensitiver diagnostiziert, und es besteht ein

Tab. 8.2 Sequenzprotokolle zur Untersuchung des Ellenbogengelenkes

	Sequenzen und Schichtführung	Alternativen	Indikation
Trauma und Epikondylitis	triplanar intermediär w TSE FS, kor T1w SE	triplanar PDw TSE FS statt triplanar intermediär w TSE FS kor sag STIR statt kor und sag intermediär w TSE FS	Bandstatus, ossäre Verletzung, Sehnenveränderungen
	triplanar intermediär w TSE FS	ax T2w TSE statt ax intermediär w TSE FS T1w 3D GE-Sequenz mit FS	Knorpelstatus
Synoviale Prozesse	sag T1w SE ± Gd, sag T2 TSE ax T1w SE + Gd FS		Ausdehnung des synovialen Prozesses
	evtl. zusätzlich: sag T2w GE FS statt sag T2 TSE		Detektion von Hämosiderinablagerungen
Entzündliche und tumoröse Prozesse	kor STIR kor T1w SE ± Gd ax T2 TSE ax T1w SE + Gd FS	sag STIR sag T1w SE ± Gd ax T2 SE bei intraossären Läsionen	Detektion des tumorösen Prozesses
	evtl. zusätzlich: ax PDw TSE FS		Bezug des Tumors zur Gefäß-Nerven-Scheide
Osteochondrosis dissecans	kor T1w SE, kor T2w TSE	kor PD statt kor T2w TSE	Größe Dissekat und angrenzendes Ödem
	sag und kor T1w SE + Gd FS		Vitalität und Stabilität des Dissekates

kor koronar
ax axial
sag sagittal
w gewichtet

optimaler Bildkontrast zwischen Gelenkflüssigkeit, Knochen, Bändern und hyalinem Knorpel. Sagittale, axiale und koronare fettsupprimierte intermediär gewichtete TSE-Sequenzen (bzw. fettsupprimierte PDw TSE-Sequenzen) können daher mit einer koronaren T1w SE-Sequenz zur Untersuchung des Ellenbogengelenkes kombiniert werden. Alternativ können die koronare und sagittale intermediär gewichtete TSE-Sequenz durch eine STIR-Sequenz und die axiale intermediär gewichtete TSE-Sequenz durch eine T2w TSE-Sequenz ersetzt werden.

Zur Diagnostik *chondraler Läsionen* werden neben PDw und intermediär gewichteten TSE-Sequenzen auch T1w 3-dimensionale gespoilte GE-Sequenzen mit Fettsättigung verwendet. *Entzündliche und tumoröse Veränderungen* im Bereich des Ellenbogengelenkes sollten in mindesten 2 Ebenen mit i.v. Kontrastmittelapplikation untersucht werden. Koronare (bzw. sagittale, je nach Lage der Läsion) T1w SE-Sequenzen vor und nach Kontrastmittelapplikation sowie eine axiale T2w TSE-Sequenz und eine axiale fettsupprimierte T1w SE-Sequenz nach Gd werden aufgenommen.

Anatomie

Das Ellenbogengelenk ist aus folgenden Gelenken zusammengesetzt:
- Humeroulnargelenk,
- Humeroradialgelenk,
- proximales Radioulnargelenk.

Diese 3 Gelenke sind von einer gemeinsamen Kapsel umgeben.

Gelenkflächen. Artikulierende Flächen des Ellenbogengelenkes sind die Trochlea, das Capitulum humeri, die Incisurae trochlearis und radialis ulnae sowie die Fovea und die Circumferentia articularis radii (Abb. 8.**57**). Die Trochlea und das Capitulum humeri werden durch den Sulcus capitulotrochlearis verbunden.

Gelenkkapsel. Die Kapsel entspringt volar proximal der Fossa coronoidea und Fossa radialis. Sie lässt die Epikondylen frei und setzt dorsal in der Mitte der Fossa olecrani an. An der Ulna folgt der Kapselansatz ebenfalls dem Knorpelrand; er entfernt sich am Olekranon und am Processus coronoideus etwas weiter von der Knorpel-Knochen-Grenze. Am Radius inseriert die Kapsel am Collum radii. Die Kapsel bildet hier eine Ausstülpung, den Recessus sacciformis, der bei den Umwendebewegungen des Unterarmes als Reservefalte dient.

Bänder. Die Gelenkkapsel ist ventral und dorsal sehr dünn, seitlich wird sie durch Kollateralbänder verstärkt. Das *Lig. collaterale ulnare* (mediales Kollate-

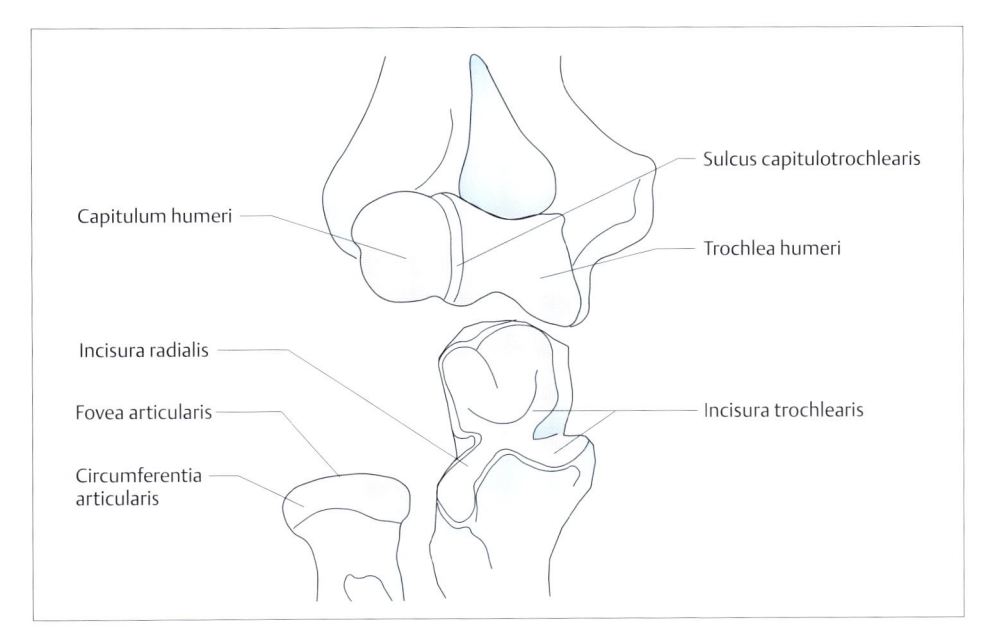

Abb. 8.57 **Übersicht der artikulierenden Flächen des Ellenbogengelenkes.** Das Humeroradialgelenk wird vom Capitulum humeri und der Fovea articularis radii gebildet. Die Trochlea humeri und die Incisura trochlearis bilden das Humeroulnargelenk und im proximalen Radioulnargelenk artikulieren die Circumferentia articularis radii und die Incisura radialis ulnae.

ralband) entspringt am Epicondylus medialis. Es inseriert mit einem dorsalen Anteil am Olekranon und mit einem anterioren, sehr kräftigen Anteil an der Basis des Processus coronoideus. Ein transversal verlaufender mittlerer Abschnitt, der sog. Cooper-Streifen verbindet die anterioren und posterioren Anteile des Kollateralbandes. Das *Lig. collaterale radiale* zieht vom Epicondylus lateralis mit einem dorsalen Anteil zur Crista supinatoris ulnae (ulnarer Anteil des Bandes). Der ventrale Anteil des Bandes strahlt in das Lig. anulare radii ein (radialer Anteil des Bandes) (Abb. 8.58). Das Lig. anulare radii ist der wichtigste Stabilisator des radioulnaren Gelenkes und kann am besten auf axialen Aufnahmen abgrenzt werden, während die Kollateralbänder am besten auf koronaren Aufnahmen beurteilbar sind. Die Bänder stellen sich auf Aufnahmen aller Pulssequenzen signalarm dar.

Muskeln. Die Muskeln, welche das Ellenbogengelenk kreuzen oder hier entspringen, werden in 4 Gruppen eingeteilt. Zur *anterioren Gruppe* gehören der M. biceps brachii und der M. brachialis. Das *dorsale Kompartiment* umfasst den M. triceps brachii und den M. anconeus. Die Muskeln der anterioren und dorsalen Gruppe können am besten auf sagittalen und axialen Bildern beurteilt werden. Der M. anconeus, der an der dorsalen Fläche des Epicondylus lateralis entspringt und weiter distal am Olekranon inseriert, unterstützt das Lig. collaterale radiale, indem er Varusstress entgegenwirkt. Die Muskeln des medialen und lateralen Kompartimentes können am besten auf koronaren und axialen Bildern beurteilt werden. Zur *medialen Gruppe* gehören der M. pronator teres und die Flexoren der Hand (M. flexor carpi radialis, M. flexor digitorum superficialis, M. flexor carpi ulnaris, M. palmaris longus); zur *lateralen Gruppe* gehören der M. supinator, der M. brachioradialis und die Extensoren der Hand (M. extensor carpi radialis longus und brevis, M. extensor digitorum, M. extensor carpi ulnaris), welche vom Epicondylus lateralis entspringen.

Abb. 8.58 a u. b **Anatomie des lateralen Bandkomplexes.**

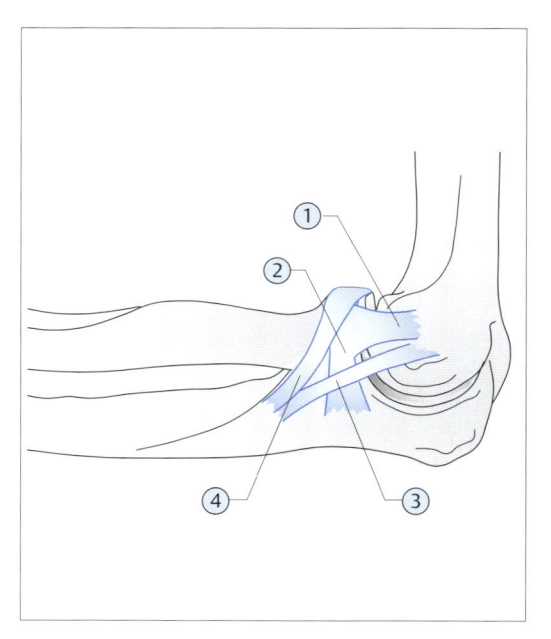

a Bestandteile des lateralen Bandkomplexes: der ventrale Anteil des Lig. collaterale radiale (1) strahlt fächerförmig in das Lig. anulare (2) ein, während der funktionell bedeutsame posteriore Anteil (3) dorsal am proximalen Radius vorbei zur Crista supinatoris ulnae zieht. Der dritte akzessorische Anteil des Lig. collaterale radiale (4) ist inkonstant vorhanden und zieht vom Lig. anulare radii zur Crista supinatoris ulnae.

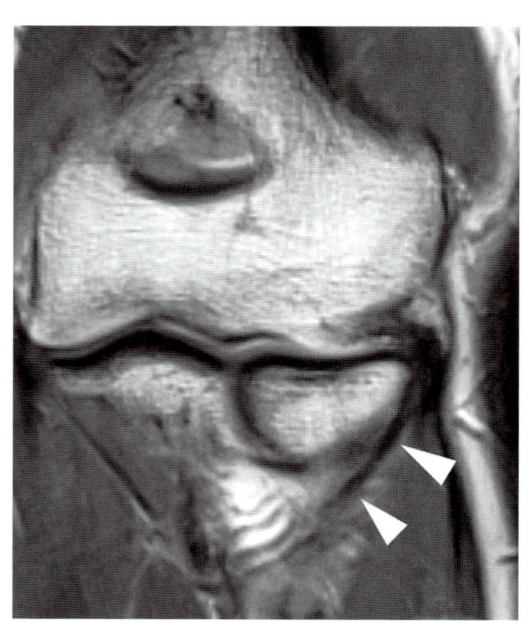

b Koronare T1w SE-Aufnahme. Die Pfeilspitzen zeigen auf den posteromedial am Radius vorbei ziehenden posterioren Anteils des Lig. collaterale laterale.

Ellenbogengelenk

Bandverletzungen

Mediales Kollateralband (Lig. collaterale ulnare)

Pathogenese. Verletzungen des Lig. collaterale ulnare sind typische Sportverletzungen von Athleten, die *Wurfsportarten* ausüben. Rezidivierende Mikrotraumen durch Valgusbelastung in der Beschleunigungsphase der Wurfbewegung führen zu degenerativen Veränderungen des Bandes. Funktionell ist insbesondere der anteriore Bandanteil des Lig. collaterale ulnare von Bedeutung, da es sich bei diesem Bandanteil um den wichtigsten Stabilisator des Gelenks bei Valgusbelastung handelt.

Akute Rupturen. Akute Rupturen des Lig. collaterale ulnare können sehr sensitiv mittels MRT detektiert und klassifiziert werden.

MRT-Spezifisches

- Der funktionell bedeutende ventrale Anteil des Lig. collaterale ulnare kann am besten auf koronaren und axialen Aufnahmen beurteilt werden, wobei fettgesättigte PDw, T2w und STIR-Sequenzen den größten Informationsgehalt aufweisen.
- Die MR-tomographische *Klassifikation* von akuten Bandverletzungen umfasst 3 Grade:- Bei *Überdehnungen* (Grad-I-Läsionen) des Bandes ist die Bandstruktur erhalten und es finden sich lediglich Signalveränderungen durch hämorrhagische oder ödematöse Veränderungen an der Oberfläche des Bandes.- *Partialrupturen* (Grad-II-Läsionen) sind durch partielle Diskontinuität und Signalveränderungen innerhalb des Bandes gekennzeichnet.- Eine vollständige Diskontinuität der Bandanteile signalisiert die *komplette Ruptur* (Grad-III-Läsion) (Abb. 5.**59**).
- Begleitend kann ein intraossäres Kontusionsareal im Ansatzbereich des Bandes abgrenzbar sein.

Da Anteile des M. flexor digitorum und des Lig. collaterale ulnare miteinander verwachsen sind, kommt es bei einer Ruptur des Lig. collaterale ulnare häufig auch zur Verletzung (Partialruptur) der Sehne oder des Muskels. Die bei Werfern beschriebene artikulärseitige Partialruptur des anterioren Anteils des Lig. collaterale ulnare kann der Diagnostik mittels konventioneller MRT entgehen. Bei der Diagnose dieser Verletzung ist die *MR-Arthrographie* deutlich überlegen. Nach Instillation einer hochverdünnten Gd-Lösung in das Gelenk lässt sich der umschriebene Einriss des tiefen Anteils des Lig. collaterale ulnare als Kontrastmitteleintritt diagnostizieren.

Chronische Verletzungen. Chronische Verletzungen des Lig. collaterale ulnare können zur Verdickung des Bandes führen. Durch degenerative und narbige Veränderungen kann es sekundär auch zu Kalzifikationen und heterotopen Ossifikationen innerhalb des Bandverlaufes kommen, die MR-tomographisch unterschiedliche Signalintensitäten (paradoxe Signalgebung) aufweisen können.

Laterales Kollateralband (Lig. collaterale radiale)

Der Verlauf des Lig. collaterale radiale ist variabler als der des Lig. collaterale ulnare. Neben dem anterioren Bandanteil, der in das Lig. anulare einstrahlt und dem posterioren Anteil (inkonstant), der an der Crista supinatoris ulnae inseriert, ist ein dritter akzessorischer Bandanteil inkonstant vorhanden, der vom Lig. anulare zur Crista supinatoris ulnae zieht (Abb. 8.**58**).

Akute Rupturen des Lig. collaterale ulnare können sehr sensitiv mittels MRT detektiert und klassifiziert werden.

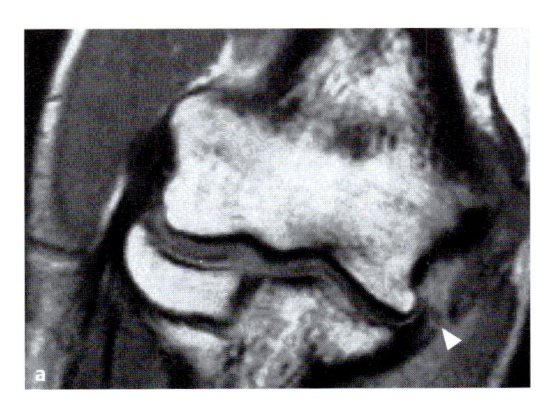

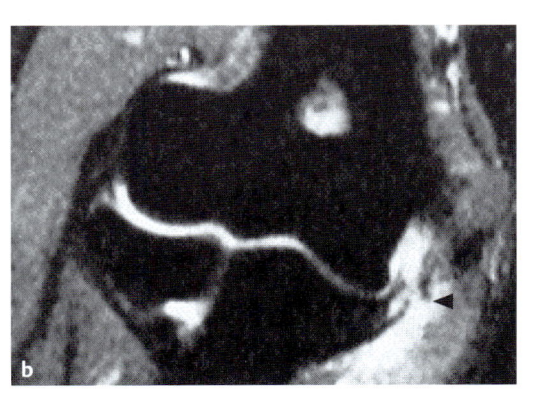

Abb. 8.59 a u. b **Ulnare Kollateralbandruptur.** Koronare T1w SE-Aufnahme (**a**) und STIR-Aufnahme (**b**). Komplette Ruptur des ulnaren Kollateralbandes. Durch das angrenzenden Hämatom/Ödem, das sich bis in den Ansatz der Flexoren erstreckt, sind die freien Bandenden in der STIR-Aufnahme (Pfeilspitze) eindeutig abgrenzbar.

▸ Verletzungen des posterioren Anteils des lateralen Kollateralbandes können sensitiv mittels MRT detektiert und klassifiziert werden.

Ruptur und posteriore Instabilität. Der posteriore Bandanteil ist bei Varusbelastung der wichtigste ligamentäre Stabilisator des Ellenbogengelenkes. Außerdem kommt dem Band eine entscheidende Bedeutung bei der Entstehung der posterioren Instabilität des Ellenbogengelenkes zu. Die Ruptur des Bandes führt zur posterolateralen Rotationsinstabilität und ermöglicht eine Subluxation von Ulna und Radius gegenüber dem Humerus. Dies wird als Frühstadium bei der Entwicklung der posterioren Instabilität des Ellenbogengelenkes angesehen. Verletzungen des posterioren Anteils des lateralen Kollateralbandes können sensitiv mittels MRT detektiert und klassifiziert werden. Diese Bandverletzungen können bei Patienten mit posterolateraler Rotationsstabilität isoliert auftreten, bei Patienten mit lateraler Epikondylitis tritt die Ruptur des Bandes häufig in Kombination mit Verletzungen der Extensorensehnen auf.

Da das Band meist proximal im Ansatzbereich reißt, ist es auf koronaren und axialen Aufnahmen am besten zu beurteilen. Die Klassifikation entspricht der der medialen Kollateralbandverletzung (s. o.).

Epikondylitis

Mediale Epikondylitis

Pathogenese. Bei der medialen Epikondylitis („Golfer-Ellenbogen") handelt es sich um eine *Tendinose* der gemeinsam am Epicondylus medialis entspringenden Muskeln (M. pronator teres, M. flexor carpi radialis, M. flexor digitorum superficialis, M. flexor carpi ulnaris und M. palmaris longus), die auf eine Überlastung der oberflächlichen Flexoren des Unterarmes zurückzuführen ist. Die Veränderungen können von einer Tendinose bis zum *kompletten Abriss* der Sehnen fortschreiten.

— MRT-Spezifisches —

- MR-tomographisch kann das Ausmaß der Verletzung genau erfasst werden; am besten sind fettsupprimierte PDw und T2w TSE-Sequenzen sowie STIR-Sequenzen geeignet, da diese am empfindlichsten intratendinöse und intramuskuläre Veränderungen darstellen.
- Flüssigkeitsansammlungen um die Sehne weisen auf eine *Peritendinitis* hin.
- Zeichen der *chronischen Tendinose* sind fokale oder auch diffuse Signalanhebungen innerhalb der verdickten Sehne. Diese Degenerationsprozesse lassen sich am besten auf Sequenzen mit kurzen Echozeiten, wie z. B. PDw TSE-Sequenzen abgrenzen und sind im Wesentlichen auf angiofibroblastische Hyperplasien und weniger auf entzündliche Veränderungen zurückzuführen.
- *Partialrupturen* im Bereich des Sehnenansatzes sind durch Ausdünnungen der Sehne und durch umschriebene intratendinöse Signalanhebungen charakterisiert, die sich nicht nur auf Aufnahmen mit kurzen Echozeiten sondern auch auf Aufnahmen mit langen Echozeiten abgrenzen lassen.
- Bei einer *Komplettruptur* besteht eine vollständige Diskontinuität der Sehnenfasern bzw. ein kompletter Abriss am Epicondylus medialis mit angrenzenden ödematösen und hämorrhagischen Veränderungen.
- Auch die benachbarte Muskulatur kann eine Mitreaktion mit umschriebenen oder diffusen Signalanhebungen auf T2w und STIR-Aufnahmen zeigen, die auf ödematöse bzw. entzündliche Veränderungen zurückzuführen sind.

Wichtig ist es zu beachten, dass intramuskuläre Signalveränderungen nach *therapeutischen Injektionen* in die proximale Flexorenmuskulatur bis zu einem Monat fortbestehen. Bei Patienten, die bereits intramuskuläre Injektionen erhalten hatten, müssen diese iatrogenen Signalveränderungen von entzündlichen Veränderungen der Muskulatur differenziert werden.

MR-tomographisch können auch das angrenzende *mediale Kollateralband* und der in enger Nachbarschaft liegende *N. ulnaris* mitbeurteilt werden. Begleitende Neuritiden liegen bei 25–50% der Patienten vor, bei denen eine operative Therapie der Epikondylitis vorgenommen wird. Das postoperative Outcome ist bei begleitender Neuritis deutlich schlechter.

Laterale Epikondylitis

Pathogenese. Bei der Epicondylitis lateralis, dem „Tennis-Ellenbogen", handelt es sich typischerweise um eine Partialruptur der Sehne des M. extensor carpi radialis bei vorbestehender Tendinose, welche in Folge einer chronischen Überlastung der oberflächlichen Extensoren des Unterarmes entsteht. Von den Extensoren, die am Epicondylus lateralis entspringen (M. extensor carpi radialis longus und brevis, M. extensor digitorum, M. extensor carpi ulnaris) ist die Sehne des M. extensor carpi radialis brevis meist zuerst von den Veränderungen, die von einer initialen *Tendinose* bis zum *kompletten Abriss* der Sehne reichen können, betroffen. Im weiteren Verlauf können auch die Ursprünge der übrigen Extensoren miteinbezogen werden.

Diagnose. Mittels MRT kann das Ausmaß der Sehnenverletzung relativ genau erfasst werden (Abb. 8.60). Außerdem können Verletzungen des lateralen Kollateralbandes und intramuskuläre Begleitreaktionen diagnostiziert werden. Bei der Epicondylitis lateralis ist häufig der posteriore Anteil des lateralen Kollateralbandes mit verletzt. Das Untersuchungsprotokoll und die Klassifikation der medialen und lateralen Epikondylitis sind identisch (s. Epicondylitis medialis). Während die Diagnose einer Epicondylitis lateralis meistens bereits anhand des klinischen Untersuchungsbefundes gestellt werden kann, ist es Aufgabe der MRT, größere Partial- und Komplettrupturen von konservativ therapierbaren Sehnenverletzungen der Extensoren abzugrenzen.

Differenzialdiagnosen. Wichtige Differenzialdiagnosen der Epicondylitis lateralis sind die posterolaterale Rotationsinstabilität, Verletzungen der radiohumeralen Meniskusfalte, Kapitulum- und Radiusköpfchenfrakturen.

> Bei der Epicondylitis lateralis ist es die Aufgabe der MRT, größere Partial- und Komplettrupturen von konservativ therapierbaren Sehnenverletzungen der Extensoren abzugrenzen.

Okkulte Frakturen

Frakturtypen. Während bei Kindern die *suprakondyläre Humerusfraktur* der häufigste Frakturtyp im Bereich des Ellenbogengelenkes ist, stellen bei Erwachsenen die *Radiusköpfchenfrakturen* die größte Gruppe von Frakturen in dieser Region dar. Proximale Radiusfrakturen entstehen typischerweise durch Sturz auf den ausgestreckten Arm, da das radiale Kompartiment durch die physiologische Valgusstellung im Ellenbogengelenk bevorzugt verletzt wird. Bei gering oder nicht dislozierten Frakturen des Radiusköpfchens ist häufig das positive Fettpolsterzeichen auf dem konventionellen Röntgenbild das einzige indirekte Frakturzeichen.

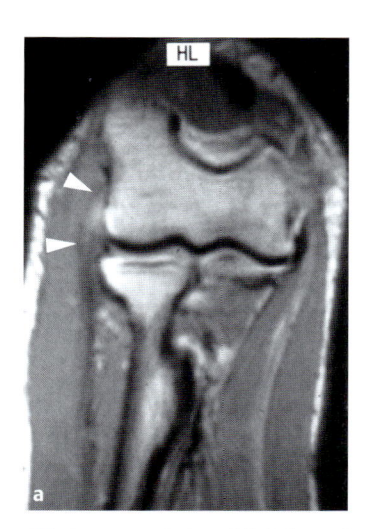

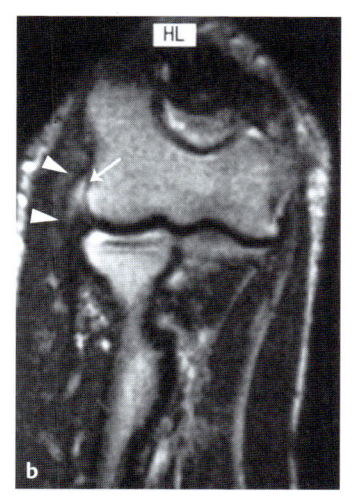

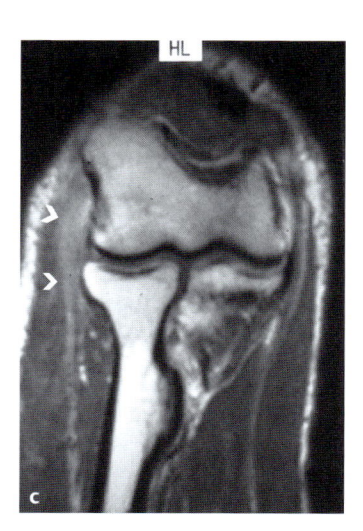

Abb. 8.60 a–c **Epicondylitis lateralis („Tennis-Ellenbogen").**
a Koronare PDw TSE-Aufnahme.
b Koronare T2w TSE-Aufnahme.
c Koronare kontrastverstärkte T1w SE-Aufnahme.
Die Aufnahmen zeigen eine deutliche Auftreibung der Sehne des M. extensor carpi radialis im Ansatzbereich am Epicondylus lateralis humeri (Pfeilspitzen). Die umschriebene lineare Signalanhebung (Pfeil in **b**) auf der T2w TSE Aufnahme deutet auf eine Partialruptur der Sehne hin. Das Ausmaß der degenerativ/entzündlichen intratendinösen Veränderungen ist am besten auf der PDw-Aufnahme und der kontrastverstärkten T1w SE-Aufnahme erkennbar. Nach Kontrastmittelgabe finden sich auch deutliche Kontrastmittelanreicherungen in der angrenzenden Muskulatur (M. extensor carpi radialis) (offene Pfeilspitzen in **c**).

➡️ MR-tomographisch können röntgennegative Frakturen sehr sensitiv dargestellt werden.

— MRT-Spezifisches —

- MR-tomographisch können röntgennegative Frakturen sehr sensitiv dargestellt werden. Die Fraktur stellt sich auf Aufnahmen aller Pulssequenzen als *signalarme Linie* mit ödematösen, bzw. hämorrhagischen Veränderungen im angrenzenden Markraum dar (Abb. 8.**61**).
- Am sensitivsten ist der Frakturnachweis mit fettsupprimierten intermediär gewichteten TSE-, fettsupprimierten PDw- oder STIR-Sequenzen möglich.

Ossäre Begleitverletzungen bei Luxation. Typische ossäre Begleitverletzungen der hinteren Ellenbogengelenksluxation sind Abscherfrakturen des Processus coronoideus, „Kissing-Fractures" von Radiusköpfchen und Kapitulum und Abrissfrakturen der Kondylen. Kleinere Abscherfrakturen des Processus coronoideus entgehen oft der konventionellen Röntgendiagnostik, sind aber insofern von Bedeutung, dass sie einen prädisponierenden Faktor für wiederholte Luxationen und nach Ellenbogengelenksreposition die häufigste Ursache freier Gelenkkörper darstellen. MR-tomographsich sind diese Frakturen auf sagittalen STIR-Aufnahmen, in der Regel leicht zu diagnostizieren.

Frakturen bei Kindern. Das zeitlich unterschiedliche Auftreten der Knochenkerne des distalen Humerus kann bei Kleinkindern nach Traumen zu diagnostischen Schwierigkeiten führen. Die *laterale Kondylusfaktur* ist die häufigste die Wachstumsfuge kreuzende Fraktur des kindlichen Ellenbogengelenkes. Sie wird bei Kindern im Alter zwischen 2 und 14 Jahren beobachtet, mit einem Häufigkeitsgipfel zwischen dem 6. und 10. Lebensjahr. Frakturen der knorpeligen Anlagen des distalen Humerus sind röntgennegativ. Dadurch kann bei fehlender Darstellung des intraartikulären Frakturanteiles eine korrekte Klassifikation der Fraktur anhand des konventionellen Bildes unmöglich sein. In diesen Fällen ist eine MRT indiziert, um die Fraktur im knorpeligen Anteil des Knochens darzustellen. Während Typ-II-Verletzungen nach Salter und Harris (Epiphyseolysen) in der Regel als stabil eingestuft werden, gelten Typ-IV-Verletzungen (epimetaphysäre Frakturen) als instabil und stellen eine OP-Indikation dar.

Abb. 8.61 a–c **Röntgennegative Fraktur des Radiusköpfchens.**
a Koronare STIR-Aufnahme.
b Koronare T1w SE-Aufnahme.
c Sagittale T1w SE-Aufnahme
Die koronaren Aufnahmen zeigen eine nicht dislozierte Fraktur des Radiusköpfchens. Die Frakturlinie ist auf beiden Aufnahmen als signalarme Linie (Pfeilspitzen) abgrenzbar mit angrenzenden ödematösen/hämorrhagischen Veränderungen. Auf der STIR-Aufnahme lässt sich ein begleitender Erguss (Pfeil in **a**), der dringend verdächtig auf einen intraartikulären Frakturanteil ist, nachweisen. Die sagittale T1w SE-Aufnahme zeigt, dass die Fraktur in die Gelenkfläche des Caput radii einstrahlt (Pfeilspitze in **c**).

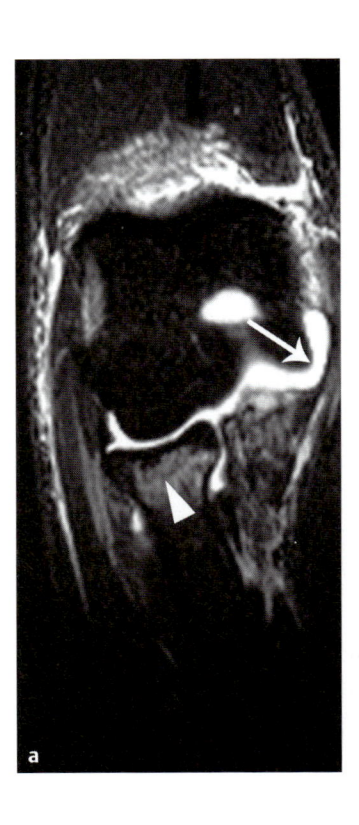

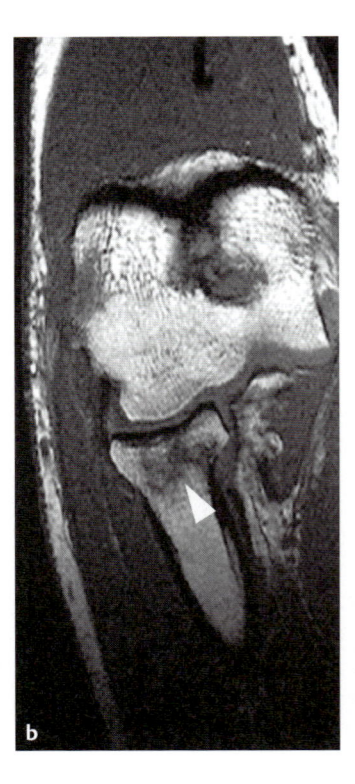

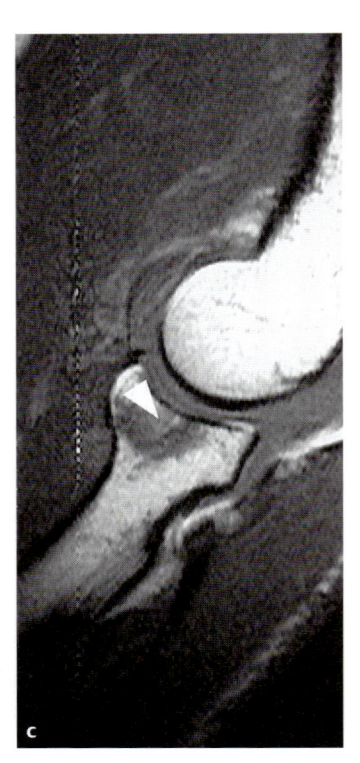

Bizepssehnenruptur

Pathogenese. Im Vergleich zu den proximalen Bizepssehnenrupturen (Caput longum; 90–97%) sind die distalen Bizepssehnenrupturen selten. Am häufigsten tritt die *distale Bizepssehnenruptur* in der 5. Lebensdekade am dominanten Arm und unter starker Bevorzugung des männlichen Geschlechtes auf. Bei Kraftsportlern kommt die Verletzung typischerweise auch schon in früheren Jahren vor. Der M. biceps brachii entspringt mit dem Caput longum am Tuberculum supraglenoidale und mit dem Caput brevis am Processus coracoideus. Weiter distal vereinigen sich die beiden Muskelbäuche zu einer ca. 7 cm langen Endsehne, die an der Tuberositas radii inseriert. An der ulnaren Seite der Endsehne spalten sich Fasern ab, die als Lacertus fibrosus (Aponeurosis m. bicipitis brachii) zur tiefen Unterarmfaszie ziehen.

Klinik. In den meisten Fällen kommt es zu einer Ruptur der Sehne im Ansatzbereich an der Tuberositas radii, wobei Komplettrupturen insgesamt deutlich häufiger als Partialrupturen sind. Nur wenn bei einer Komplettruptur der distalen Bizepssehne auch die Aponeurose komplett rupturiert ist, kommt es zur Retraktion des Muskelbauches nach proximal. Bei intaktem Lacertus fibrosus kann die Flexionsfähigkeit des M. biceps brachii zum Teil erhalten sein, während die Supinationsfähigkeit aufgehoben ist.

MRT-Spezifisches

- MR-tomographisch können Tendinosen, Partial- und Komplettrupturen differenziert werden. Bei vollständiger Diskontinuität der Sehnenfasern und Retinakula ist eine *Komplettruptur* leicht diagnostizierbar.
- Im Falle einer *frischen Ruptur* lässt sich auf PDw, T2w und T1w Aufnahmen ein Areal erhöhter Signalintensität um die rupturierten Sehnenanteile abgrenzen, welches auf ödematöse bzw. hämorrhagische Veränderungen zurückzuführen ist (Abb. 8.**62**). Eine begleitende *Verletzung der Aponeurose* kann am besten auf axialen Aufnahmen abgegrenzt werden.
- Bei einer *chronischen Tendinose* kommt es zur Auftreibung der Sehne mit linearen und fokalen intratendinösen Signalanhebungen. Diese Signalalterationen sind am besten auf intermediär w TSE-Aufnahmen und auf PDw Aufnahmen abgrenzbar und schwierig von *Partialrupturen* zu differenzieren. Ein hohes Signal der Läsionen auf T2w Aufnahmen spricht eher für eine Partialruptur. Begleitende fibroostotische Veränderungen an der Tuberositas radii treten im Rahmen der chronischen Tendinose auf. Spontane distale Bizepssehnenrupturen auf dem Boden einer Tendinose werden beobachtet.
- Bei Verletzungen der distalen Bizepssehne besteht häufig eine begleitende *Bursitis bicipitalis radialis*. MR-tomographisch ist diese auf axialen fettsupprimierten PDw, T2w, STIR-Aufnahmen sowie auf fettsupprimierten, kontrastmittelverstärkten T1w Aufnahmen durch *Flüssigkeitsnachweis* in der Bursa zwischen Tuberositas radii und Sehnenansatz diagnostizierbar.

> MR-tomographisch können Tendinosen, Partial- und Komplettrupturen der Bizepssehne differenziert werden.

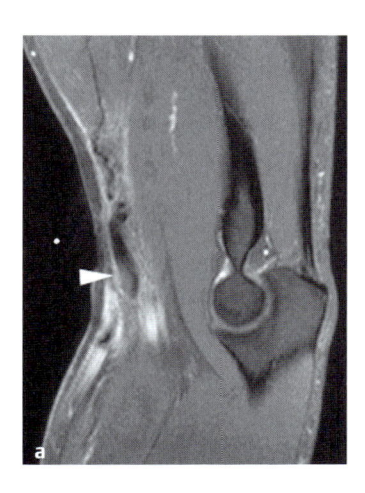

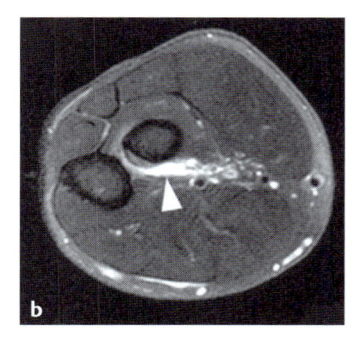

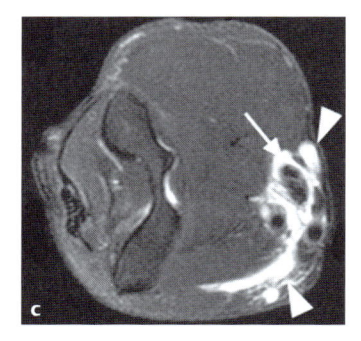

Abb. 8.62 a–c Komplettruptur der distalen Bizepssehne.

a Die sagittale fettsupprimierte T1w SE-Aufnahme zeigt eine Komplettruptur der distalen Bizepssehne mit deutlicher Retraktion des proximalen Anteils, welcher von ödematösen/hämorrhagischen Veränderungen umgeben wird.

b Axiale intermediär gewichtete fettsupprimierte TSE-Aufnahme. Fehlender Ansatz der distalen Bizepssehne an der Tuberositas radii. Nachweis eines Hämatoms an der Abrissstelle.

c Axiale intermediär gewichtete fettsupprimierte TSE-Aufnahme. Der retrahierte Sehnenanteil wird von einem Hämatom umgeben, das sich epifaszial weit nach ulnar erstreckt.

Abb. 8.63a u. b **Pseudotumoröse Partialruptur der distalen Bizepssehne.**
a Axiale T2w TSE-Aufnahme
b Axiale kontrastverstärkte T1w SE-Aufnahme mit Fettsupprimierung.
Die Abbildungen zeigen einen pseudotumorösen Prozess in der Ellenbeuge, in den die komplett degenerierte distale Bizepssehne (Pfeilspitzen) und die Bursa bicipitalis radialis (Pfeile) einbezogen sind. Die starken Kontrastmittelanreicherungen sind Ausdruck von erheblichen entzündlichen Veränderungen.

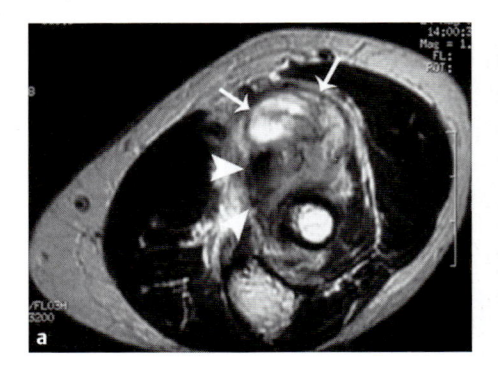

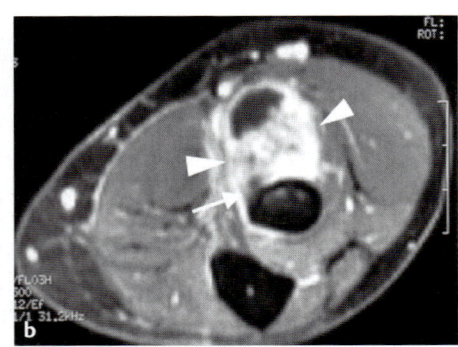

- Degenerationsprozesse und Partialrupturen der Bizepssehne können zusammen mit einer begleitenden Bursitis bicipitalis radialis zu *pseudotumorösen Prozessen* in der Ellenbeuge führen, die Durchmesser von bis zu 5 cm erreichen und aufgrund der entzündlichen, degenerativen und reaktiven Veränderungen erhebliche Anreicherungen nach Kontrastmittelapplikation aufweisen (Abb. 8.**63**).

Therapie. Eine rasche Diagnosestellung der Sehnenruptur und eine frühzeitige operative Refixation der Bizepssehne sind sinnvoll, da ältere Rupturen aufgrund der retrahierten, mit dem Muskelbauch verwachsenen Sehnenanteile nur erschwert mobilisiert werden können und mit einem höheren operativen Risiko (Schädigung des N. radialis) verbunden sind.

Nervenkompressionssyndrome

Nervenkompressionssyndrome sind im Bereich des Ellenbogengelenkes häufig. Die MRT kann zur Aufdeckung der Ursache und zur Lokalisation der Nervenschädigung beitragen. Die topographische Lagebeziehung der normalerweise von Fett umgebenden Nerven kann am besten auf axialen Bildern beurteilt werden.

— MRT-Spezifisches —
- Pathologische Veränderungen des Nervensignals, Verlagerung der Nerven durch tumoröse oder knöcherne Läsionen und Dislokationen der Nerven lassen sich am besten auf axialen fettsupprimierten PDw TSE oder T2w TSE-Aufnahmen und auf fettsupprimierten T1w Aufnahmen nach Kontrastmittelgabe abgrenzen.

Kubitaltunnelsyndrom. Am häufigsten wird der N. ulnaris, der im Bereich des Ellenbogengelenkes durch den relativ engen Kubitaltunnel verläuft, mechanisch beeinträchtigt. Der N. ulnaris verläuft an der dorsalen Fläche des Epicondylus medialis in einem engen Gleitlager, dem Sulcus ulnaris. Hier kann es bei starker Belastung des Ellenbogengelenkes zur mechanischen Reizung kommen. Zusammen mit den angrenzenden Weichteilen bildet der Sulcus ulnaris den Kubitaltunnel. Die laterale Begrenzung wird proximal von einem variablen Retinakulum gebildet, weiter distal stellt die Aponeurose des M. flexor carpi ulnaris die laterale Begrenzung dar. Die Kapsel des Ellenbogengelenkes und der posteriore Anteil des medialen Kollateralbandes stellen die mediale Begrenzung dar (Abb. 8.**64**). Ein *Fehlen des Retinakulums,* was ca. 10% der Bevölkerung betrifft, kann zu einer Neuritis des N. ulnaris führen, da der Nerv bei Flexion des Ellenbogengelenkes nach ventral über den Epicondylus medialis luxieren kann. Auch eine *Verdickung des Retinakulums* („Osborne-Läsion"), kann zur mechanischen Reizung durch Einengung des Kubitaltunnels führen. Bei etwa 10% der Bevölkerung findet sich anstelle des Retinakulums ein *akzessorischer Muskel,* der M. anconeus epitrochlearis, der ebenfalls statischen Druck auf den N. ulnaris ausüben kann.

— MRT-Spezifisches —
- Die MRT kann beim Kubitaltunnelsyndrom die für die Nervenreizung *prädisponierenden Faktoren* aufdecken und zeigt den *Reizzustand des Nervs* als Verdickung und ödematöse Veränderung an (Abb. 8.**65**).

Ellenbogengelenk

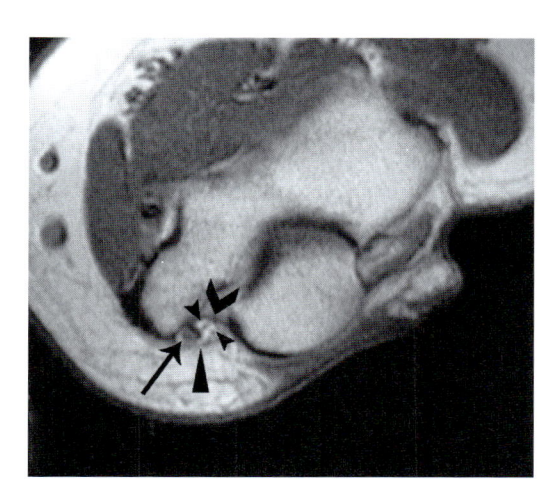

Abb. 8.64 **Verlauf des N. ulnaris im Kubitaltunnel.** Axiale T1w SE-Aufnahme. Der Kubitaltunnel (physiologische Engstelle im Verlauf des N. ulnaris) wird durch den Sulcus ulnaris des Epicondylus humeri, ein variables Retinakulum (Pfeilspitze) und posteriore Anteile des medialen Kollateralbandes bzw. Anteile der Gelenkkapsel (offene Pfeilspitze) gebildet. N. ulnaris (Pfeil), begleitende Gefäße, A. und V. concomittans n. ulnaris (kleine Pfeilspitzen).

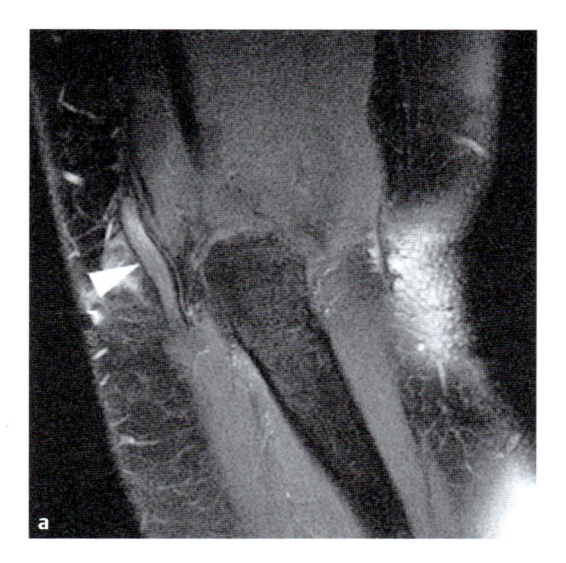

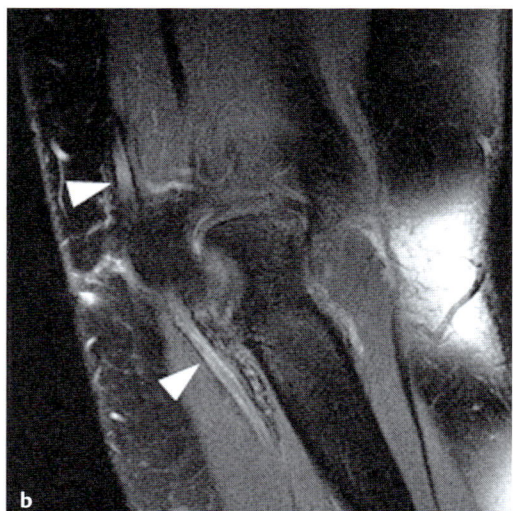

Abb. 8.65 a u. b **Neuritis des N. ulnaris.** Koronare intermediär gewichtete TSE-Aufnahmen. Langstreckige Verdickung und deutliche Signalanhebung des N. ulnaris als Zeichen einer Neuritis.

Osteochondrosis dissecans

Epidemiologie. Knie-, Ellenbogen- und Sprunggelenk sind die häufigsten Lokalisationen der Osteochondrosis dissecans. Unter starker Bevorzugung des männlichen Geschlechtes tritt die Osteochondrosis dissecans mit einer relativ breiten Altersspanne zwischen Kindheit und mittlerem Erwachsenenalter auf, deutlich gehäuft allerdings zwischen dem 10. und 17. Lebensjahr. Am Ellenbogengelenk findet man die Osteochondrosis dissecans in ca. 20% der Fälle bilateral. Typische Lokalisation ist das Capitulum humeri, selten sind die Trochlea humeri und das Radiusköpfchen betroffen.

Stadieneinteilung. Die MRT ist insbesondere bei der Frühdiagnose der Osteochondrosis dissecans anderen Untersuchungsverfahren überlegen. In Anlehnung an die Einteilung von Berndt und Harty wird die Osteochondrosis dissecans MR-tomographisch in 4 Stadien eingeteilt.

▬ MRT-Spezifisches

Stadien:
- *Stadium I* (konventionelles Röntgenbild unauffällig): Nachweis einer unscharf demarkierten Ödemzone (hypointens auf T1w Aufnahmen, korrespondierend hyperintens auf T2w Aufnahmen).
- *Stadium II* (subchondrale Verdichtung im konventionellen Bild): Angrenzend an das subchondrale Fragment lässt sich bei erhaltenem hyalinem Knorpelüberzug eine auf Aufnahmen aller Pulssequenzen signalarme Linie abgrenzen (Demarkierung der Nekrose).

Abb. 8.66 a u. b **Osteochondrosis dissecans Stadium IV des Capitulum humeri.**
a Koronare T1w SE-Aufnahme.
b Koronare PDw TSE-Aufnahme mit Fettsupprimierung.
Beide Aufnahmen zeigen einen ossären Defekt des Capitulum humeri (Pfeilspitzen) nach Herauslösung und Dislokation des osteochondralen Fragmentes.

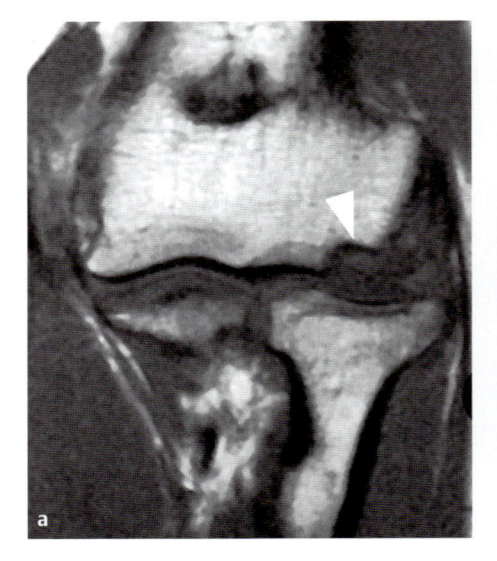

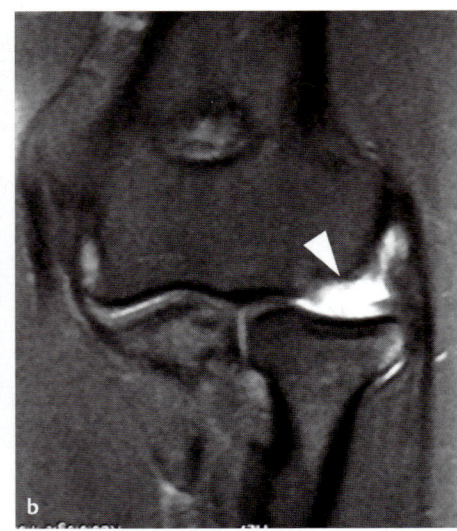

- *Stadium III:* Charakteristisch ist ein auf T2w Aufnahmen signalreicher Randsaum um das Dissekat herum, der auf angrenzendes Granulationsgewebe oder auf durch den diskontinuierlichen Knorpelüberzug eingetretene Gelenkflüssigkeit zurückzuführen ist.
- *Stadium IV:* vollständige Herauslösung und Dislokation des Fragmentes (freier Gelenkkörper) (Abb. 8.**66**).

Dissekat:
- Prognostisch und therapeutisch wichtige Faktoren sind die *Stabilität und Vitalität* des Dissekates. Mit Hilfe fettsupprimierter T1w Aufnahmen nach Kontrastmittelapplikation können Informationen zur Stabilität und Vitalität des Dissekates gewonnen werden.
- Eine Kontrastmittelaufnahme des subchondralen Fragmentes zeigt die Vitalität an. Lassen sich im Bereich des T2-signalreichen Randsaumes Kontrastmittelanreicherungen nachweisen, so spricht dies für Granulationsgewebe und gegen eingetretene Gelenkflüssigkeit, also für eine größere Stabilität des Fragments.

MR-Arthrographie:
- Das Ausmaß des *chondralen Schadens* kann am genauesten mittels MR-Arthrographie erfasst werden.
- Der durch die intraartikuläre Applikation einer hochverdünnten Gd-Lösung optimierte Kontrast zwischen Gelenkflüssigkeit und hyalinem Knorpelüberzug erlaubt eine genauere Abgrenzung des chondralen Schadens sowie eine exaktere Beurteilung der Stabilität.

Prognose. Da am Ellenbogengelenk mehr als 50% der Patienten im Krankheitsverlauf eine Sekundärarthrose entwickeln, gilt die Osteochondrosis dissecans als präarthrotische Deformität. Die Patienten profitieren von einer möglichst exakten Diagnose und frühzeitigen Behandlung.

Literatur

Bauer, M., K. Jonsson, P. O. Josefsson, B. Linden: Osteochondrosis dissecans of the elbow. A long-term follw-up. Clin. Orthop. 284 (1992) 156–160

Carrino, J. A., W. B. Morrison, K. H. Zou, R. T. Steffen, W. N. Snearly, P. M. Murray: Lateral ulnar collateral ligament of the elbow: optimization of evaluation with two-dimensional MR imaging. Radiology 218 (2001) 118–125

Fritz, R. C.: MR imaging in sports medicine: the elbow. Semin. Musculoskelet. Radiol. 1 (1997) 29–49

Fritz, R. C., L. S. Steinbach, P. F. J. Tirmann, S. Martinez: MR imaging of the elbow. Radiol. Clin. North America 35 (1997) 117–144

Gabel, G., B. F. Morrey: Operative treatment of medial epicondylitis. Influence of concomitant ulnar neuropathy. J. Bone Jt Surg. [Am] 77 (1995) 1065–1069

Kannus, P., L. Josza: Histopathological changes preceding spontaneous rupture of a tendon. A controlled study of 891 patients. J. Bone Jt Surg. [Am] 73 (1991) 1507–1525

Morrey, B. F.: Tendon injuries about the elbow. In: Morrey B. F. (ed.): The elbow and its disorders. Philadelphia, PA: Saunders 1993 pp. 792–804

Munshi, M., M. L. Pretterklieber, C. B. Chung, P. Haghighi, J. Cho, D. J. Reudell, D. Resnick: Anterior bundle of ulnar collateral ligament: evaluation of anatomic relationships by using MR imaging, MR Arthrography, and gross anatomic and histologic analysis. Radiology (2004) published online before print April 22

O'[acute]Driscoll, S. W., D. F. Bell, B. F. Morrey: Posterolateral rotatory instability of the elbow. J. Bone Jt Surg. [Am] 73 (1991) 440 – 446

Regan, W. D., B. F. Morrey: Fracures of the coronoid process of the ulna J Bone Jt Surg. [Am] 71 (1989) 1348 – 1351

Resendes, M., C. A. Helms, R. C. Fritz, H. K. Genant: MR appearance of intramuscular injections. AJR 158 (1992) 1293

Rosenberg, Z. S., J. Beltran, Y. Y. Cheung, S. Y. Ro, S. M. Green, S. R. Lenzo: The elbow: MR features of nerve disorders. Radiology 188 (1993) 235 – 240

Sofka, C. M., H. G. Potter: Imaging of elbow injuries in the child and adult athlete. Radiol. Clin. N. Am. 40 (2002) 251 – 265

Hand

T. M. Link

Untersuchungstechnik und Pulssequenzen

Zur Darstellung der knöchernen Anteile der Hand und der Weichteile ist eine hohe Ortsauflösung mit kleinem FOV und gutem SRV erforderlich. Spezielle Oberflächenspulen werden benötigt; je nach Hersteller werden unterschiedliche Spulen angeboten:
- flexible Mono-Array-Spulen,
- Mehr-Element-Phased-Array- oder Birdcage-Spulen (Abb. 8.**67**).

Phased-Array- oder *Birdcage-Spulen* liefern im Vergleich zu den flexiblen Mono-Array-Spulen ein besseres SRV. Die *Lagerung* der Hand ist ein weiterer kritischer Punkt: Bei manchen Geräten muss die Spule zentral in der Röhre platziert werden, bei flexiblen Spulen kann dies unter dem Gesäß erfolgen, diese Lagerung ist für den Patienten relativ bequem. Größere Spulengehäuse erfordern jedoch eine Lage der Hand über dem Kopf. Die Bauchlage ist hier für den Patienten angenehmer als die Lage auf dem Rücken. Dennoch ist bei dieser Lage die Untersuchungszeit auf maximal ca. 30 min zu limitieren, da Parästhesien und Schmerzen in der Schulter und im Arm eine ruhige Lage der Hand nach einiger Zeit unmöglich machen. Optimal ist die Lage der Hand exzentrisch im Gerät in der Handgelenksspule entspannt, ausgestreckt lateral neben dem Patienten in Rückenlage. Normalerweise wird die Hand proniert und mit ausgestreckten Fingern untersucht.

Die *Schichtdicke* sollte 3 mm nicht überschreiten, das FOV sollte 8 – 12 cm und die Matrixgröße 256 × 256 oder 512 × 256 Pixel betragen. Entsprechend den Qualitätsleitlinien der Bundesärztekammer wird eine Ortsauflösung mit einer Voxelgröße von 0,25 × 0,5 × 2 mm gefordert.

Sequenzen und Ebenen. Je nach Fragestellung wird zunächst eine koronare (und ggf. auch axiale) *T1 w SE-Sequenz* durchgeführt. Diese stellt die knöchernen anatomischen Strukturen mit hoher Ortsauflösung dar. Koronare *STIR- oder Turbo-STIR-Sequenzen* zeigen mit hoher Sensitivität ödematöse Veränderungen im Bereich von Knochen und Weichteilen wie sie im Rahmen von Traumata (Bone Bruise, Fraktur) auftreten, auch lassen sie durch einen quasi arthrographischen Effekt den triangulären Faserknorpel und die intrinsischen Ligamente der Karpalregion beurteilen. Einen ähnlichen Effekt haben fettgesättigte T2 w oder PD w Sequenzen.

Die 3-dimensionalen Sequenzen haben den Vorteil einer hohen Ortsauflösung mit geringer Schichtdicke und der Möglichkeit einer Rekonstruktion des Datensatzes in verschiedenen Schnittebenen. *Koronare fettgesättigte T1w 3-dimensionale*

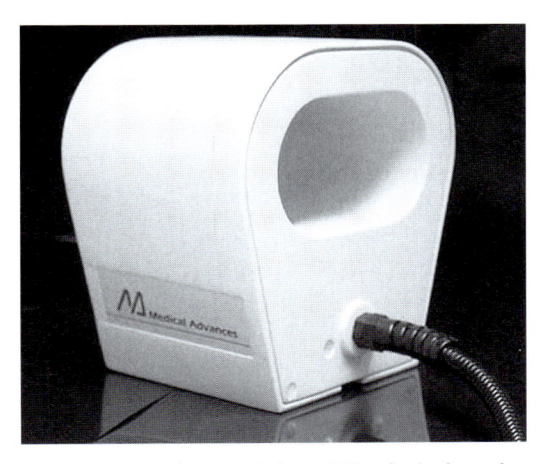

Abb. 8.67 „Quadrature Birdcage" Handgelenksspule.

GE-Sequenzen lassen gut den Gelenkknorpel analysieren (FLASH, SPGR).

Axiale STIR- oder Turbo-STIR-Sequenzen und *fettgesättigte T2w TSE-Sequenzen* sollten zur Darstellung des N. medianus (Karpaltunnelsyndrom), der Sehnen und der Sehnenscheiden (Tenosynovitis, Ganglien) sowie von tumorösen Veränderungen eingesetzt werden.

T1w SE-Sequenzen in sagittaler Schichtführung lassen Fehlstellungen und Instabilitäten radiokarpal und kapitolunär beurteilen. Bei entzündlichen und tumorösen Veränderungen ist die Verabreichung von Kontrastmittel erforderlich, auch lässt sich damit mit gewissen Einschränkungen eine Aussage zur Vaskularisation von Os lunatum und Os scaphoideum bei Verdacht auf avaskuläre Nekrose oder nach Fraktur (Skaphoid) machen, dabei ist aber zu bedenken, dass ödematös veränderter Knochen unabhängig von seiner Vaskularisation nicht selten Kontrastmittel aufnimmt.

Tab. 8.3 zeigt die zur Untersuchung der Hand zu verwendenden Sequenzen und die entsprechenden Indikationen.

MR-Arthrographie. Die MR-Arthrographie mit Injektion von Kontrastmittel in das Gelenk verbessert die Beurteilbarkeit des *Discus triangularis* und der *intrinsischen Ligamente* der Hand signifikant (Schmitt et al. 2003). Sie ist aber derzeit keine Routineuntersuchung, wird nur an wenigen Zentren durchgeführt und bleibt nur wenigen Fragestellungen vorbehalten. Auch dynamische Handgelenkuntersuchungen zur Analyse des Bewegungsablaufs im Handgelenk in Ulnar- und Radialabduktion sowie in Flexion und Extension sind keine Standarduntersuchungen und erfordern eine hohe zeitliche Auflösung.

Anatomie

Gelenkkompartimente. Handgelenk und -wurzel sind komplex aufgebaut. Radius und Ulna sind durch Ligamente und den triangulären Faserknorpel miteinander verbunden. Das *1. Gelenkkompartiment* liegt proximal des Discus triangularis und hat physiologischerweise keinen Kontakt zum Karpus.

Die *proximale Reihe der Handwurzelknochen* besteht aus:
- Os scaphoideum,
- Os lunatum,
- Os triquetrum mit Os pisiforme.

Zwischen Discus triangularis und den 3 Handwurzelknochen liegt das *2. Gelenkkompartiment;* Lig. scapholunatum und Lig. lunotriquetrum bilden die Barriere zum übrigen Karpalbereich. Das *3. Gelenkkompartiment* liegt zwischen den distalen Abschnitten dieser Handwurzelknochen und den proximalen Abschnitten von Os trapezium, Os trapezoideum, Os capitatum und Os hamatum. Dieses Gelenkkompartiment kann physiologischerweise mit einigen der karpometakarpalen Gelenke (CMC II–V) kommunizieren.

Tab. 8.3 ⋯ *Sequenzprotokoll bei der Untersuchung der Hand*

Sequenz	Schichtführung	Indikation
T1w SE-Sequenz	koronar (axial, sagittal)	Alignment und Pathomorphologie der ossären Strukturen
STIR- oder Turbo-STIR-Sequenz oder fettgesättigte T2w Turbo-SE-Sequenz oder fettgesättigte T2*w 3-dimensionale GE-Sequenz	koronar	Trauma, Fraktur Beurteilung des triangulären Faserknorpels und der intrinsischen Ligamente der Karpalregion (quasi arthrographischer Effekt)
fettgesättigte T1w 3-dimensionale GE-Sequenz	koronar	Darstellung des Gelenkknorpels
STIR- oder Turbo-STIR-Sequenz oder fettgesättigte T2w Turbo-SE-Sequenz oder fettgesättigte T2*w 3-dimensionale GE-Sequenz	axial	Beurteilung des N. medianus (Karpaltunnelsyndrom) Tenosynovitis Ganglion Tumor
T1w SE-Sequenz (ohne und mit Kontrastmittel sowie mit Fettsättigung)	axial/koronar	tumoröse Läsion entzündlicher Prozess

Bänder. Im Karpalbereich unterscheidet man intrinsische und extrinsische Ligamente. Die *extrinsischen Ligamente* inserieren am Radius, der Ulna oder den Metakarpalia. Dazu gehören die radio- und ulnokarpalen Ligamente. Der trianguläre Faserknorpel inseriert am ulnaren Anteil des distalen Radius und mit 2 Anteilen proximal und distal am Processus styloideus der Ulna (Abb. 8.**68**). Zu dem *triangulären Faserknorpelkomplex* gehören außer dem triangulären Faserknorpel noch die dorsalen und volaren radioulnaren Ligamente, die ulnolunären und -triquetralen Ligamente und das sog. Meniskushomolog, das an das ulnare Kollateralband angrenzt (Abb. 8.**68**).

Die *intrinsischen Ligamente* inserieren innerhalb des Karpus, dazu gehören das skapholunäre (SL-) und das lunotriquetrale (LT-)Ligament. Diese lassen sich ebenfalls MR-tomographisch darstellen. Weitere intrinsische Ligamente sind die Ligg. arcuata (von Os capitatum zu Os triquetrum, Os lunatum und Os scaphoideum), das trapeziotrapezoidale Ligament und die Ligamente zwischen Os trapezium und Os capitatum sowie zwischen Os capitatum und Os hamatum.

Sehnen und Retinacula. Volarseitig finden sich die Sehnen des M. flexor digitorum profundus et superficialis. Der N. medianus verläuft zwischen den Sehnen durch den Karpaltunnel. Volar wird der Karpaltunnel durch das Retinaculum flexorum begrenzt. Weiter distal dehnt sich die Palmaraponeurose aus. Der N. ulnaris verläuft oberflächlicher zusammen mit der gleichnamigen Arterie in der Nachbarschaft des Os pisiforme. Dorsal verlaufen die Sehnen der Extensorenmuskulatur. Extensoren- und Flexorensehnen sind von einer Vagina synovialis umgeben. Volar hat die Vagina synovialis communis flexorum Verbindung zur Vagina synovialis von Digitus V, nicht aber zu Digitus II–IV. Der M. flexor pollicis longus hat eine eigene Sehnenscheide.

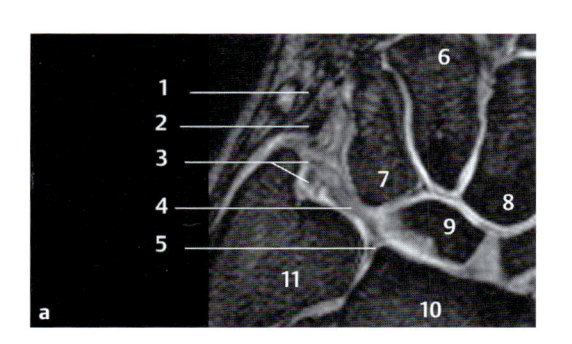

Abb. 8.68 a–c **Normale Anatomie der Hand.**

a Koronare fettgesättigte 3-dimensionale FLASH-Sequenz zur Darstellung der Anatomie des triangulären Faserknorpelkomplexes.
1 ulnares Kollateralband
2 Meniskushomolog
3 Ansatz Discus triangularis an der Ulna
4 Discus triangularis
5 Ansatz Diskus am Radius
6 Os hamatum
7 Os triquetrum
8 Os capitatum
9 Os lunatum
10 Radius
11 Ulna

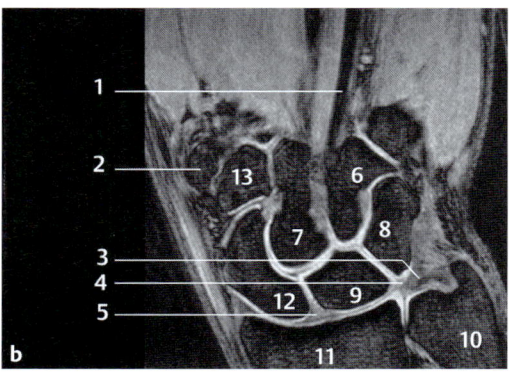

b Koronare fettgesättigte 3-dimensionale FLASH-Sequenz der Handwurzel.
1 Flexorensehne
2 Os trapezium
3 Discus triangularis
4 lunotriquetrales Ligament
5 skapholunäres Ligament
6 Os hamatum
7 Os capitatum
8 Os triquetrum
9 Os lunatum
10 Ulna
11 Radius
12 Os scaphoideum
13 Os trapezoideum

Fortsetzung →

Abb. 8.68 c Fortsetzung

c Axiale T1w SE-Sequenz durch die Handwurzel.

1	Os lunatum
2	Os triquetrum
3	Os pisiforme
4	Flexorensehnen
5	N. medianus
6	Sehne des M. flexor carpi radialis
7	Extensorensehnen
8	Os scaphoideum
9	Os hamatum
10	Os capitatum
11	Os trapezoideum
12	Os trapezium
13	Tuberkulum des Os trapezoideum
14	M. opponens pollicis
15	Retinakulum
16	N./A. ulnaris
17	M. flexor et abductor digiti minimi

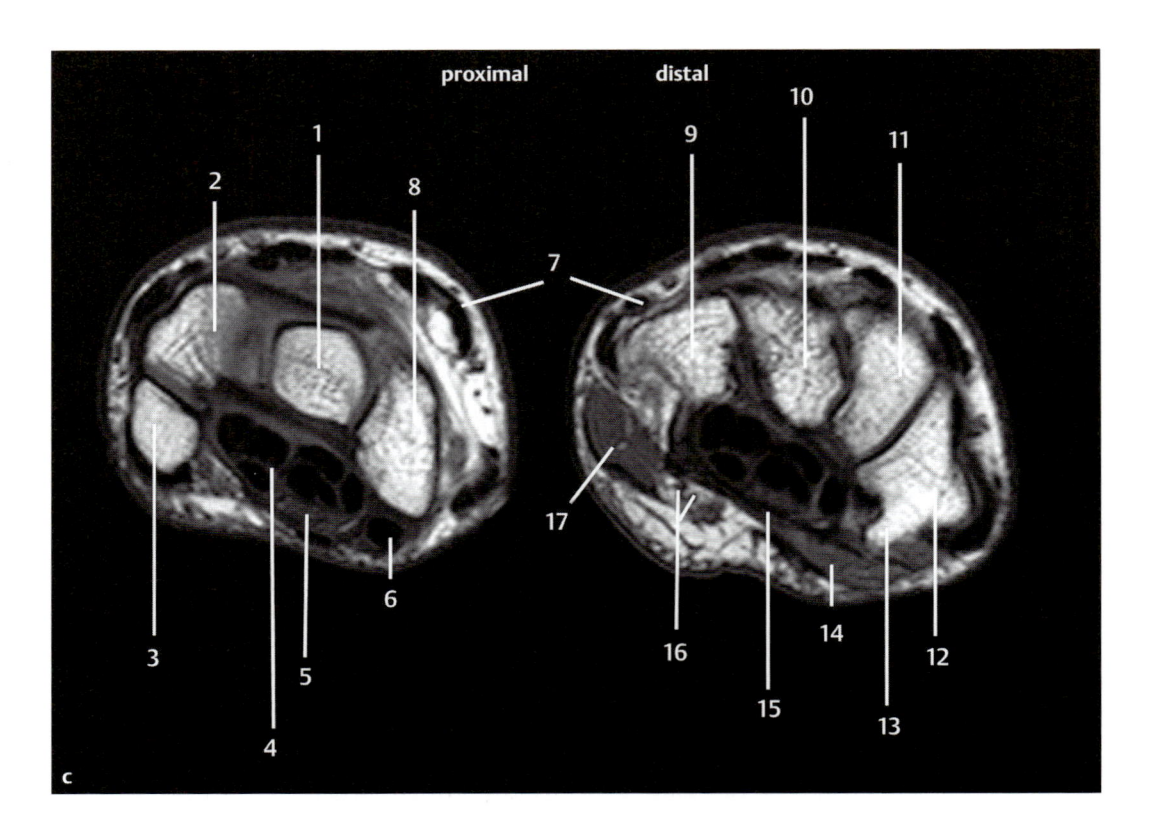

Mittels MRT lassen sich die Veränderungen bei avaskulären Nekrosen früher nachweisen als konventionell-radiographisch.

Avaskuläre Nekrosen

Os scaphoideum

Pathogenese. Nekrosen des Kahnbeins sind in der Regel posttraumatischer Genese. Die vaskuläre Versorgung des Os scaphoideum erfolgt hauptsächlich über den distalen Anteil; nach Skaphoidquerfrakturen oder proximalen Frakturen des Os scaphoideum kommt es zu einer Minderperfusion des proximalen Anteils.

Diagnose. Konventionell-radiographisch kommt es zu einer Sklerose des proximalen Pols und zu einer Demineralisation des hyperämischen distalen Pols. Diese Veränderungen sind Korrelat eines fortgeschrittenen Stadiums, mittels MRT lassen sich diese Veränderungen jedoch früher nachweisen (Schmitt et al. 1997).

— MRT-Spezifisches

- In der T1-Gewichtung ist der nekrotische Knochen signalarm (Abb. 8.**69**), in der T2-Gewichtung kann der Knochen je nach Ödemausprägung signalarm (bei sklerotischem Umbau) oder signalreich sein. Andererseits kann auch das distale, nichtnekrotische Fragment bedingt durch eine Hyperämie pathologische Signalveränderungen zeigen. Die *Differenzierung von Hyperämie und Nekrose* gelingt in frühen Stadien am besten mit kontrastmittelunterstützten (dynamischen) fettgesättigten T1w Sequenzen. Das nekrotische Fragment zeigt häufig eine fehlende oder verzögerte Kontrastmittelaufnahme (Golimbu et al. 1995; Schmitt et al. 1997).
- Eine *Pseudarthrose* zeigt in sämtlichen Gewichtungen Signalarmut, die Fragmente können durch Flüssigkeit getrennt sein (in der T2-Gewichtung signalreich).

Os lunatum

Pathogenese. Die avaskuläre Nekrose (Morbus Kienböck) tritt im Alter von 20–40 Jahren auf und ist häufig mit einem älteren Trauma oder schwerer körperlicher Belastung der Hand assoziiert. In 75% der Fälle liegt eine Ulna-Minus-Variante vor.

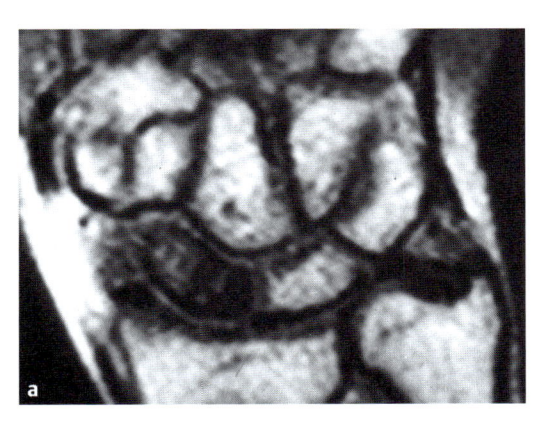

a T1w koronare SE-Sequenz der Karpalregion vor Gd-DTPA-Applikation.
b T1w koronare SE-Sequenz der Karpalregion nach Gd-DTPA-Applikation.
Das Os scaphoideum zeigt nativ eine diffuse Signalabsenkung, die proximal stärker als distal ausgeprägt ist. Nekrose des proximalen Anteils des Os scaphoideum. In Folge der Sklerose und der fehlenden Perfusion des proximalen Anteils keine relevante Kontrastmittelanreicherung distal. Mäßige Kontrastmittelanreicherung des vitalen, nichtsklerosierten distalen Abschnitts. Das Ödem des distalen Abschnitts ist u.a. durch eine reaktive Hyperämie ausgelöst.

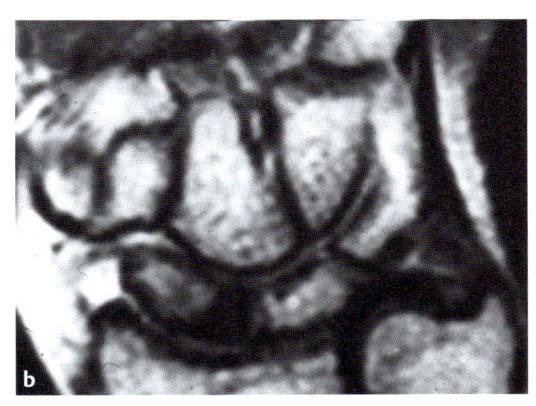

Abb. 8.69 a u. b **Zustand nach Fraktur des Os scaphoideum mit Nekrose des proximalen Fragments.**

─ **MRT-Spezifisches** ─

- Modifiziert nach Alexander u. Lichtmann (1988) werden in der MRT 4 Stadien unterschieden:
- Im *Stadium I* treten uncharakteristische Handgelenkbeschwerden auf, das Röntgenbild ist negativ und MR-tomographisch zeigen sich in der T1-Gewichtung umschriebene Signalminderungen (Abb. 8.70), in der T2-Gewichtung kann der Knochen hell oder dunkel sein. Zusätzlich finden sich Zeichen einer Synovitis mit Gelenkerguss.
- Im *Stadium II* zeigt sich im Röntgenbild eine vermehrte Sklerose des Os lunatum und in der MRT ein niedriges Signal sowohl in der T1- als auch in der T2-Gewichtung.
- Im *Stadium III* kollabiert das Os lunatum und es kann zu Gelenkfehlstellungen mit Proximalwanderung des Os capitatum kommen.
- Im *Stadium IV* zeigen sich zusätzliche sekundärarthrotische Veränderungen im Bereich der benachbarten Gelenke.

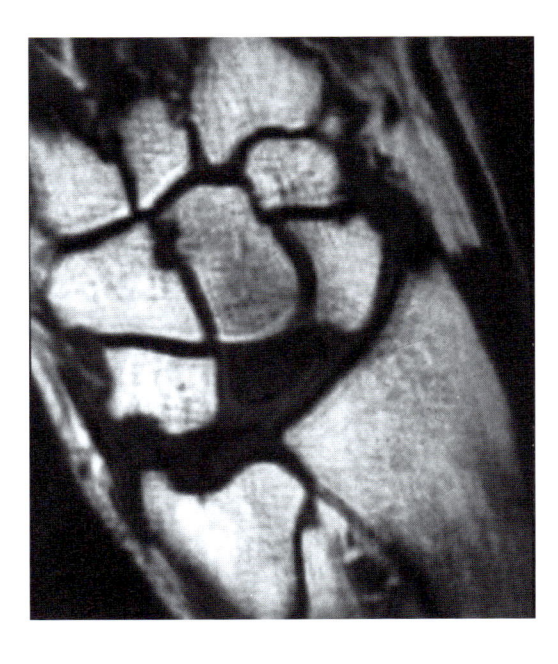

Abb. 8.70 **Lunatumnekrose.** T1w koronare SE-Sequenz der Karpalregion. Signalabsenkung des Os lunatum als Korrelat einer Lunatumnekrose.

Nervenkompressionssyndrome

Karpaltunnelsyndrom

Epidemiologie/Pathogenese. Das Karpaltunnelsyndrom geht mit motorischen und sensorischen Funktionsminderungen im Versorgungsgebiet des *N. medianus* einher, tritt vorwiegend bei Frauen (Verhältnis m : w = 5 : 1) im Alter von 30–60 Jahren auf und ist in bis zu 50% der Fälle beidseitig. Neben Parästhesien und Sensibilitätsausfällen kommt es in späteren Stadien zu einer Atrophie der Thenarmuskulatur. Ein *sekundäres Karpaltunnelsyndrom* kann durch Frakturen, Tumoren, Einblutungen und infektiöse Veränderungen ausgelöst werden.

Der N. medianus liegt zwischen dem Retinakulum und den Flexorensehnen in der Nachbarschaft der Sehne des Flexors des Mittelfingers und des M.

flexor carpi radialis. Der N. medianus ist ovalär und hat ein intermediäres Signal, höher als das der benachbarten Flexorensehnen (Abb. 8.**68**).

— MRT-Spezifisches
- MR-tomograhisch fassbare Veränderungen des N. medianus sind die pathologische *segmentale Verdickung* (hier empfiehlt sich ein Vergleich mit der Gegenseite, aber *Cave:* beidseitiges Karpaltunnelsyndrom), die *pathologische Signalanhebung* in der T2-Gewichtung und die *Abflachung* des N. medianus.
- Signalveränderungen des N. medianus lassen sich am besten in *STIR-Sequenzen* nachweisen.

Für die Schwellung und die Abflachung des N. medianus werden in der Literatur Grenzwerte angegeben (Keberle et al. 2000). Wichtig ist die MRT vor allem, um raumfordernde Veränderungen wie Tumoren, Ganglien, Tenosynovitiden und Neurofibrome auszuschließen.

Wichtig ist die MRT vor allem, um Veränderungen wie Tumoren, Ganglien, Tenosynovitiden und Neurofibrome auszuschließen.

Kompression des N. ulnaris im Guyon-Kanal

Der Guyon-Kanal befindet sich im Bereich des Handgelenks zwischen Os pisifome und dem Hamulus ossis hamati, volar, ulnarseitig lokalisiert und enthält den N. ulnaris und die A. ulnaris. Der N. ulnaris hat nur einen Durchmesser von ca. 3 mm. Bei entsprechender Klinik mit Sensibilitätsstörungen und Schmerzen im Bereich des 4. und 5. Fingers kann die MRT pathologische Veränderungen wie Ganglien, Tumoren und entzündliche Veränderungen aufdecken.

Degenerative Veränderungen

Die Beurteilung degenerativer Veränderungen ist die Domäne der konventionellen Radiologie, die MRT kann ergänzende Informationen über ligamentäre, Knorpel- und Diskusveränderungen liefern. Degenerative Veränderungen sind gekennzeichnet durch:
- Gelenkspaltverschmälerung,
- osteophytäre Anbauten,
- Geröllzysten (Abb. 8.**71**).

— MRT-Spezifisches
- Zur Darstellung von *Knorpelveränderungen* empfehlen sich fettgesättigte T1w 3-dimensionale GE-Sequenzen mit geringer Schichtdicke und hoher Ortsauflösung (3-dimensionale FLASH- oder SPGR-Sequenzen). In diesen Sequenzen stellt sich der *Knorpel hell* dar und der *Gelenkerguss dunkel*.
- Zur Darstellung des *Discus triangularis* sind T2*w 3-dimensionale GE-Sequenzen, STIR-, fettgesättigte PDw oder T2w SE-Sequenzen wegen des pseudoarthrographischen Effekts besser geeignet. Zur exakten Beurteilung ist aber eine MR-Arthrographie zu empfehlen.

Die Pathomorphologie des Discus triangularis wird im Abschnitt Trauma (S. 508, 509) ausführlicher beschrieben.

Abb. 8.71 a u. b Degenerative Veränderungen.
a Koronare T1w SE-Sequenz.
b Fettgesättigte koronare GE-Sequenz (3-dimensionale FLASH).
60-jährige Patientin mit ausgeprägter Arthrose im Karpometakarpalgelenk I (Rhizarthrose) sowie zwischen Os trapezium und Os scaphoideum. Nachweis von osteophytären Anbauten (großer Pfeil), einer Gelenkspaltverschmälerung und multiplen Geröllzysten (kleiner Pfeil) sowie einer Subluxationsstellung im Karpometakarpalgelenk I.

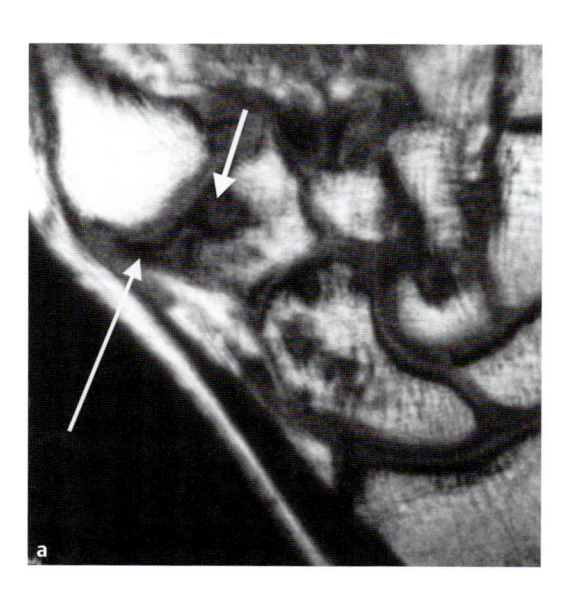

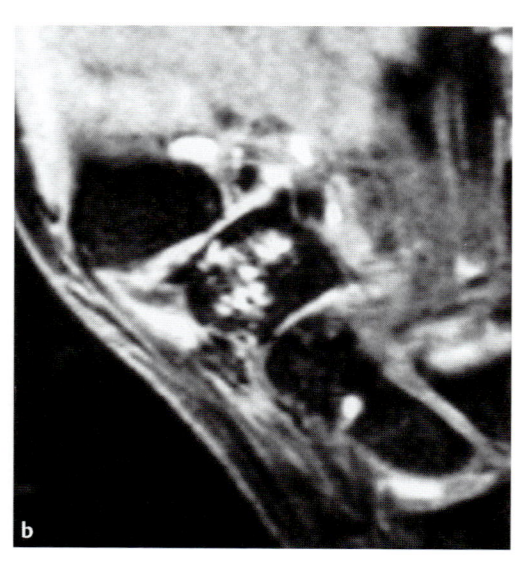

Entzündliche Veränderungen

Indikationen. Bei frühen entzündlich-rheumatischen Veränderungen zeigt die MRT deutlich früher als die konventionellen Röntgenaufnahmen pathologische Veränderungen. Zusätzlich lassen sich mit der kontrastgestützten MRT Aussagen über die *Aktivität* entzündlich-rheumatischer Veränderungen machen; dies ist zur Beurteilung des Ansprechens auf eine Therapie erforderlich. Die direkte Darstellung von *Knorpeldestruktionen* sowie von *ligamentären und Diskusläsionen* ist ein weiteres Indikationsfeld bei rheumatischen Erkrankungen.

MRT-Spezifisches

- *Erguss* und *entzündlich veränderte Synovia* stellen sich in T2w Sequenzen signalreich dar. In fettgesättigten T1w SE-Sequenzen reichert die entzündlich veränderte Synovia (bei rheumatoider Arthritis Pannus) intensiv Gd-haltige Kontrastmittel an, während der Erguss signalarm bleibt. Der Gelenkerguss reichert durch Diffusion jedoch zeitlich verzögert auch an (Prinzip der indirekten MR-Arthrographie).
- *Tendosynovitiden* können sowohl eine entzündliche als auch traumatische Ursache haben. In axialen T2w Aufnahmen zeigt sich signalreiche Flüssigkeit um die Sehne; diese kann verdickt sein und sowohl in der T1- als auch in der T2-Gewichtung eine Signalanhebung aufweisen.
- *Erosive knöcherne Veränderungen* lassen sich mit der MRT sensitiver als mit der konventionellen Röntgendiagnostik darstellen (Abb. 8.**72**).

Differenzialdiagnose. Grundsätzlich zeigen infektiöse und rheumatische Arthritiden eine gleichartige MR-Morphologie, wobei infektiöse Arthritiden in der Regel aber monoartikulär verlaufen und eine raschere Progredienz der osteodestruktiven Veränderungen zeigen; letztlich sind hier auch klinische und laborchemische Parameter zur Differenzierung erforderlich.

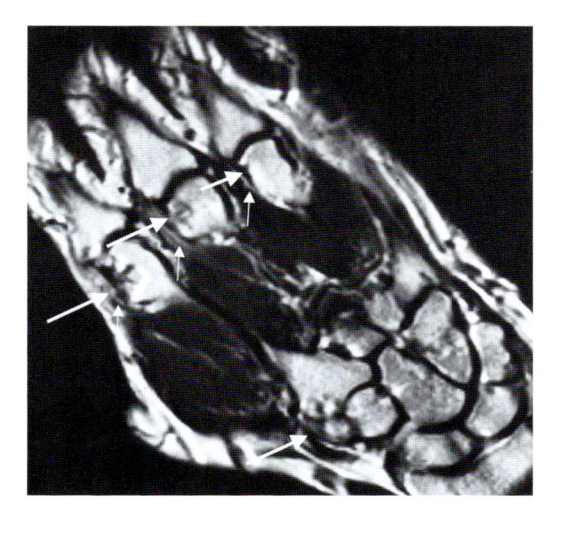

Bei der Differenzialdiagnose gegenüber anderen synovialen Erkrankungen liefert die MRT ebenfalls wichtige Hinweise. Hier sind die PVNS (pigmentierte villonoduläre Synovitis) und chronische Gelenkeinblutungen bei Hämophilie anzuführen, die bedingt durch Hämosiderinablagerungen Suszeptibilitätsartefakte mit Signalauslöschungen bewirken, insbesondere bei Hochfeldgeräten und der Verwendung von GR-Sequenzen.

Abb. 8.72 Erosive knöcherne Veränderungen bei rheumatoider Arthritis. T1w kontrastverstärkte SE-Sequenz durch die Karpal- und Metakarpalregion bei einer 50-jährigen Patientin mit mäßig fortgeschrittener rheumatoider Arthritis. Es zeigen sich erosive Veränderungen marginal im Bereich der Metakarpophalangealgelenke und des Karpometakarpalgelenks II (große Pfeile), die leicht Kontrastmittel aufnehmen. Zusätzlich zeigt sich ein synoviales Enhancement (kleine Pfeile).

> Erosive knöcherne Veränderungen können mit der MRT sensitiver als mit der konventionellen Röntgendiagnostik dargestellt werden.

Trauma

Frakturen

Skaphoidfrakturen. Von den Frakturen der Hand sind die des Os scaphoideum eine besondere diagnostische Herausforderung. Skaphoidfrakturen sind häufig auch trotz mehrerer Projektionen im konventionellen Röntgenbild negativ. Wiederholungsaufnahmen nach 10 Tagen werden bei negativem initialem Röntgenbild durchgeführt, um Resorptionssäume zu zeigen; zur frühzeitigeren Detektion bieten sich Knochenszintigraphie und MRT an, die Knochenszintigraphie wird aber erst, in Abhängigkeit vom Knochenstoffwechsel, nach einigen Tagen positiv.

70% der Skaphoidfrakturen finden sich im mittleren Drittel und haben ein erhöhtes Risiko einer avaskulären Nekrose (S. 504) oder einer Pseudarthrose.

MRT-Spezifisches

- Zur Detektion einer Fraktur sind *STIR-Sequenzen* am sensitivsten, Frakturödem, Hämatom und Hyperämie leuchten in diesen Sequenzen hell auf (Abb. 8.**73**).
- In den T1w Sequenzen ist der Frakturbereich signalarm, in den T2w Sequenzen meist signalreich und der Frakturspalt demarkiert sich als signalärmere Linie, die in den kortikalen Knochen ausstrahlt.
- Mit T2*w GE-, fettgesättigten PDw oder T2w SE-Sequenzen lassen sich zusätzliche Diskus- oder Bandläsionen erkennen.

Zwar ist die MRT sehr sensitiv bei der Detektion von Frakturen (Breitenseher et al. 1997), ein Nachteil ist jedoch, dass sich auch bei „Bone Bruises" ein pathologisches Signal zeigt, ohne dass eine Fraktur vorliegt. Daher gehen Handchirurgen zunehmend dazu über, die Operationsindikation bei Skaphoidfrakturen mithilfe von Dünnschicht-CT-Untersuchungen zu stellen (Meier et al. 2003).

Frakturen des Os triquetrum. Sie sind im Bereich des Karpus am zweithäufigsten.

Weitere Frakturen. Die übrigen Handwurzelknochen sind deutlich seltener frakturiert. Frakturen der Metakarpalia und Phalangen lassen sich in der Regel gut mit der konventionellen Bildgebung darstellen und sind selten eine Indikation für die MRT. Auch distale Radiusfrakturen sind selten eine Indikation für die MRT, jedoch lassen sich mit der MRT bei diesen Frakturen zusätzliche Läsionen des triangulären Faserknorpels und der Ligamente nachweisen.

Die MRT eignet sich auch gut zur Evaluation von Komplikationen der Frakturen wie Osteonekrosen, Pseudarthrosen und Ostitiden.

Weichteilverletzungen

Triangulärer Faserknorpel. Der trianguläre Faserknorpel (triangular fibrocartilage [TFC]) verbindet Radius und Processus styloideus der Ulna und hat eine große Bedeutung für Bewegung und Stabilität des Handgelenks. Pathologische Veränderungen des TFC sind entweder traumatischer oder degenerativer Genese.

Zur Beurteilung des TFC eignet sich am besten eine koronare Schichtebene; in sämtlichen Sequenzen ist das Signal des bikonkaven Diskus gering oder intermediär, aber homogen. Zur Beurteilung sind STIR-Sequenzen, fettgesättigte PDw, T2w SE-Sequenzen oder T2*w GE-Sequenzen gut geeignet. In diesen ist der TFC gegenüber der umgebenden Flüssigkeit dunkel. Am besten können pathologische Veränderungen des TFC jedoch mit der direkten *MR-Arthrographie* dargestellt werden (Abb. 8.74) (Meier et al. 2003). Distal und ulnar des TFC liegt das Meniskushomolog, das nur invariabel in der MRT zur Darstellung kommt.

Pathologische TFC-Veränderungen mit zentraler Perforation sind häufig und wurden bei bis zu 50% der über 50-Jährigen beschrieben (Mikic 1978). Diese Veränderungen sind häufig klinisch asymptomatisch.

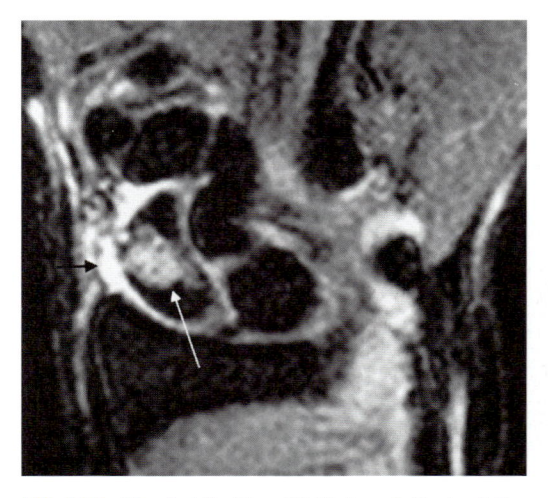

Abb. 8.73 **Skaphoidfraktur.** 30-jähriger Patient mit Zustand nach einem Trauma. Koronare STIR-Sequenz durch die Handwurzel. Es zeigt sich eine Signalanhebung im Os scaphoideum entsprechend einer Fraktur mit regionärem Ödem (weißer Pfeil). Zusätzlich zeigt sich ein Gelenkerguss (schwarzer Pfeil). Die eigentliche Frakturlinie stellt sich bei dieser Untersuchung in einem 0,2-Tesla-Niederfeldgerät nicht dar. Die Frakturlinie lässt sich exakter mit der Dünnschicht-CT darstellen.

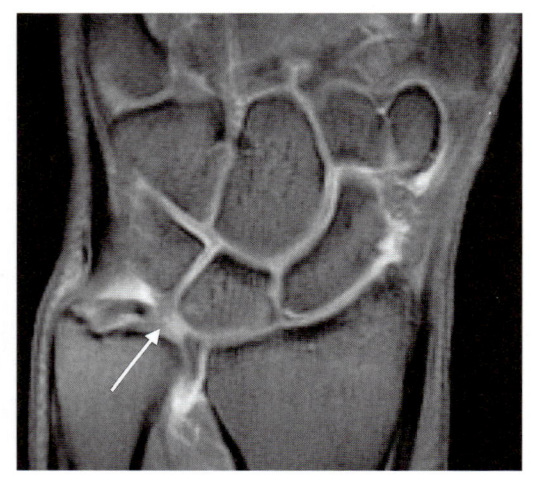

Abb. 8.74 **Zentrale Ruptur im triangulären Faserknorpel (TFC).** MR-Arthrographie, koronare fettgesättigte T1w SE-Sequenz durch den distalen Radius und die Karpalregion. Signalanhebung zentral im TFC mehr radialseitig als Korrelat einer zentralen Perforation des Discus triangularis (weißer Pfeil), die sich auch arthroskopisch bestätigte.

MRT-Spezifisches

- In T2*w Aufnahmen sind degenerative TFC-Veränderungen oder -Perforationen signalreich.
- Risse des TFC sind ulnarseitig schwieriger als radialseitig abzugrenzen. Einrisse sind häufig nahe der *radialen Insertion* nachweisbar und zeigen sich in der MRT als Irregularität oder Konturunterbrechung (Abb. 8.**74**). Nicht selten sind diese Risse mit Subluxation im distalen radioulnaren Kompartiment oder perilunären Dislokationen assoziiert. Einrisse im Bereich der *ulnarseitigen Insertion* des TFC sind meist traumatischer Genese, insbesondere im Rahmen distaler Radiusfrakturen. Ulna-Plus-Varianten sind ebenfalls häufiger mit Einrissen des TFC assoziiert.

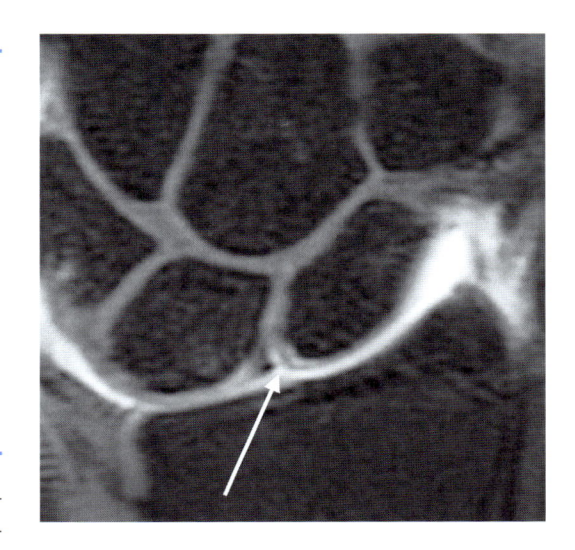

Abb. 8.75 **Ruptur des skapholunären Ligaments.** MR-Arthrographie, koronare fettgesättigte T1w-Sequenz durch den distalen Radius und die Karpalregion. Einriss des skapholunären Ligaments im Bereich der Insertion am Skaphoid (Pfeil).

Patienten mit symptomatischen TFC-Veränderungen haben typischerweise ulnarseitige Beschwerden im Handgelenk mit Schmerzen und Klickgeräuschen.

SL-Band. Das skapholunäre Ligament (SL-Band) hat in koronaren Schnitten in 90% eine dreieckförmige Konfiguration, ist signalarm und stellt sich am besten auf koronaren T2*w GE- oder STIR-Sequenzen dar; auch fettgesättigte T2w TSE-Sequenzen haben sich als hilfreich erwiesen. Die Diagnostik von *Bandrupturen* ist problematisch und stellt hohe Anforderungen an die Bildgebung; eine geeignete Oberflächenspule und dünne Schichten ≤ 3 mm sind Voraussetzung, trotzdem wird die Sensitivität sehr unterschiedlich angegeben (0–86%) (Hobby et al. 2001). Dies liegt auch daran, dass sich das gesunde SL-Band in Anteilen signalreicher darstellen kann. Die Treffsicherheit für Bandläsionen ist besser bei Vorliegen eines *Gelenkergusses* und kann durch die MR-Arthrographie gesteigert werden (Abb. 8.75). Eine SL-Bandruptur wird durch eine *skapholunäre Dissoziation* gesichert; dazu können Aufnahmen in Radial- und Ulnarabduktion erforderlich sein. Eine SL-Bandruptur kann zu einer Subluxation des Os scaphoideum und in späteren Stadien zu einer karpalen Instabilität vom DISI- (Dorsal-Intercalated-Segment-Instability-)Typ führen.

LT-Band. Das lunotriquetrale Ligament (LT-Band) ist noch zarter als das SL-Band. Das intakte LT-Band ist entweder linear oder dreieckförmig konfiguriert, meist stellt es sich hypointens dar, kann aber auch wie das SL-Band signalreichere Anteile (in 25%) aufweisen. Für die Bildgebung gelten die gleichen Anforderungen wie für das SL-Band. Die Sensitivität für *Bandrupturen* ist niedriger als die für SL-Bandrupturen und wird mit 0–50% (Hobby et al. 2001) angegeben. Das Problem der Diagnostik von LT-Bandrupturen liegt neben seiner zarteren Konfiguration auch an der meist fehlenden ossären Dissoziation von Os lunatum und Os triquetrum. Bei fehlender intraartikulärer Flüssigkeit ist die Diagnostik weiter eingeschränkt. LT-Bandrupturen sind nicht selten mit TFC-Läsionen assoziiert. Eine LT-Bandruptur kann zu einer Subluxation des Os lunatum mit Volarflexion und zu einer karpalen Instabilität vom VISI- (Volar-Intercalated-Segment-Instability-)Typ führen.

Tumoren

Die meisten Knochentumoren der Hand sind benigne. Zur Diagnostik sind in der Regel konventionelle Röntgenaufnahmen ausreichend. Bei den Weichteiltumoren sind aber 2 relativ häufige Entitäten hervorzuheben, bei denen die MRT indiziert sein kann. Es handelt sich um Ganglien und Riesenzelltumoren der Sehnenscheiden.

Ganglien. Ganglien sind häufig den Gelenken oder Sehnen benachbart und sind als Ausstülpungen der Synovia zu werten.

MRT-Spezifisches

- Ganglien sind signalreich in der T2-Gewichtung und signalarm in der T1-Gewichtung.
- In der Regel sind sie scharf begrenzt und nehmen meist kein Kontrastmittel auf.

Riesenzelltumoren. Riesenzelltumoren (bzw. PVNS) der Sehnenscheiden sind extraartikuläre Weichteilschwellungen, die häufig dorsalseitig im Bereich der Digiti (insbesondere Digitus II) lokalisiert sind (Abb. 8.76).

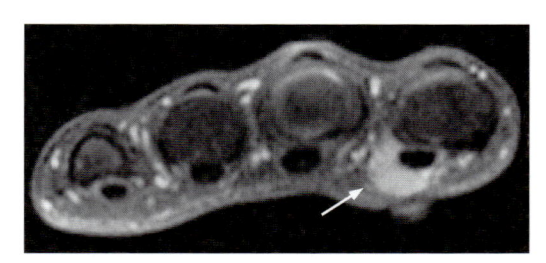

Abb. 8.76 **Riesenzelltumor der Sehnenscheide.** Axiale fettgesättigte T1w SE-Sequenz durch die Metacarpalia. Die Flexorensehne von Digitus II partiell umgebend, zeigt sich eine Kontrastmittel aufnehmende signalreiche Formation, die histologisch einem Riesenzelltumor der Sehnenscheide entsprach.

MRT-Spezifisches

- Da die Tumoren häufig *Hämosiderin* enthalten, können sie in der T1- und T2-Gewichtung signalarm sein.
- Die Suszeptibilitätseffekte stellen sich in GE-Sequenzen noch deutlicher dar.

Literatur

Alexander, A., D. Lichtmann: Kienböck's disease. In Lichtmann, D.: The Wrist and its Disorders. Saunders, Philadelphia 1988

Breitenseher, M. J., V. M. Metz, L. A. Gilula, C. Gaebler, C. Kukla, D. Fleischmann, H. Imhof, S. Trattnig: Radiographically occult scaphoid fractures: value of MR imaging in detection. Radiology 203 (1997) 245–250

Golimbu, C. N., H. Firooznia, M. Rafii: Avascular necrosis of carpal bones. Magn. Reson. Imaging Clin. N. Am. 3 (1995) 281–303

Hobby, J. L., B. D. Tom, P. W. Bearcroft, A. K. Dixon: Magnetic resonance imaging of the wrist: diagnostic performance statistics. Clin. Radiol. 56 (2001) 50–57

Keberle, M., M. Jenett, W. Kenn, K. Reiners, M. Peter, R. Haerten, D. Hahn: Technical advances in ultrasound and MR imaging of carpal tunnel syndrome. Eur. Radiol. 10 (2000) 1043–1050

Mikic, Z.: Age changes in triangular fibrocartilage of the wrist joint. J. Anat. 126 (1978) 367

Meier, R., C. Krettek, H. Krimmer: Bildgebende Verfahren am Handgelenk. Unfallchirurg 106 (2003) 999–1009

Meier, R., R. Schmitt, G. Christopoulos, H. Krimmer: TFCC-Läsionen. Wertigkeit der Arthro-MRT im Vergleich zur Handgelenkarthroskopie. Unfallchirurg 106 (2003) 190–194

Schmitt, R., G. Christopoulos, R. Meier, G. Coblenz, S. Frohner, U. Lanz, H. Krimmer: Die direkte MR Arthrographie des Handgelenks im Vergleich zur Arthroskopie: eine prospektive Studie bei 125 Patienten. Fortschr Roentgenstr 175 (2003) 911–919

Schmitt, R., A. Heinze, F. Fellner, N. Obletter, R. Struhn, W. Bautz: Imaging and staging of avascular osteonecroses at the wrist and hand. Eur. J. Radiol. 25 (1997) 92–103

Hüftgelenk

T. M. Link

Untersuchungstechnik und Pulssequenzen

Häufig können pathologische Veränderungen des Hüftgelenks, insbesondere des Knochenmarks, nur im Seitenvergleich beurteilt werden. Deshalb wird entsprechend den Qualitätsleitlinien der Bundesärztekammer eine in Neutralstellung reproduzierbare, vollständige Abbildung beider Hüftgelenke gefordert. Dazu empfiehlt sich die Verwendung einer *Body-Phased-Array-Spule,* wie sie auch für die Untersuchung des Abdomens verwendet wird. Die Untersuchung nur in der Körperspule hat ein schlechtes SRV und Limitationen bei der anatomischen Auflösung. Für die Untersuchung nur eines Hüftgelenks wird die Verwendung von *Oberflächenspulen* empfohlen, z. B. flexible Spulen, die um Hüftgelenk und proximalen Femur gewickelt werden (Abb. 8.77).

Als *Schichtdicke* werden 4–5 mm empfohlen mit möglichst geringem Abstand zwischen den Schichten (interslice gap) und einer Matrixgröße von 256 × 256 oder 256 × 512 Pixeln.

Sequenzen und Ebenen. Das *Sequenzprotokoll* ist von der Fragestellung abhängig, folgendes Standardprotokoll hat sich jedoch bewährt (Tab. 8.4):

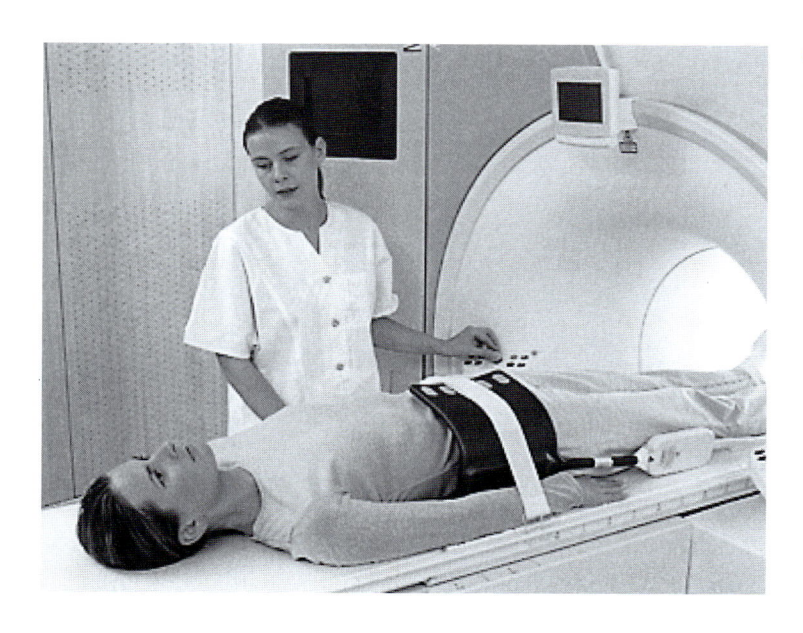

Abb. 8.77 Flexible Spule, die um Hüftgelenk und proximalen Femur gewickelt wird.

Tab. 8.4 Sequenzprotokoll bei der Untersuchung des Hüftgelenks

Sequenz	Schichtführung	Indikation
T1w SE-Sequenz	koronar, komplettes Becken	Knochenmarksignal beider Femora im Vergleich avaskuläre Knochennekrose
T1w SE-Sequenz	sagittal	Beurteilung des Femurkopfes bei avaskulärer Knochennekrose
T1w SE-Sequenz	parakoronar	Verdacht auf Fraktur des proximalen Femurs
T1w SE-Sequenz (ohne und mit Kontrastmittel sowie mit Fettsättigung)	parakoronar axial	tumoröse Läsion entzündlicher Prozess
T2w SE-Sequenz (mit Fettsättigung)	axial	tumoröse Läsion entzündlicher Prozess
STIR-Sequenz	parakoronar/axial	Trauma/Verdacht auf Tumor
3-dimensionale GE-Sequenz (z. B. FLASH, SPGR mit Fettsättigung)	koronar/sagittal	Knorpel (Labrum)

- Koronare T1w-SE-Sequenz.
- T1w SE-Sequenz in einer 2. Ebene:
  - axial bei Weichteilprozessen oder tumorösen Veränderungen,
  - parakoronar bei Verdacht auf Femurfrakturen,
  - sagittal zur Beurteilung von Femurkopf (z. B. bei Frage nach avaskulärer Nekrose) und Azetabulum.
- T2w Sequenz, vorzugsweise fettgesättigt, als TSE-Sequenz in axialer Schichtführung zur Beurteilung tumoröser oder entzündlicher Veränderungen.
- Zur Beurteilung traumatischer Veränderungen bietet sich eine STIR-Sequenz an; zur Beurteilung ossärer Pathologie des proximalen Femurs in parakoronarer Schichtführung und sonst in axialer Schichtführung.
- Bei tumorösen oder entzündlichen Veränderungen wird Kontrastmittel (z. B. Gd-DTPA) verabreicht, die T1w Sequenz sollte in der gleichen Schichtführung erfolgen wie die native T1w Sequenz (vorzugsweise koronar oder axial); die Verwendung einer Fettsättigung hat sich bewährt. Bei großem FOV und frequenzselektiver Fettsättigung wird häufig nur eine recht inhomogene Fettsättigung erzielt. Mit Hilfe dynamischer Sequenzen ist eine Quantifizierung der Perfusion des Femurkopfes bei avaskulärer Nekrose und Zustand nach Femurfraktur möglich.
- Die Durchführung einer MR-Arthrographie, sei es indirekt oder direkt, durch intraartikuläre Applikation von Kontrastmittel bleibt speziellen Fragestellungen vorbehalten, insbesondere bei Verdacht auf Pathologie des azetabulären Labrums (Petersilge 2001).
- Zur Darstellung knorpeliger Veränderungen des Azetabulums und des Femurkopfes eignen sich fettgesättigte T1w GE-Sequenzen (z. B. 3-dimensionale FLASH oder 3-dimensionale SPGR-Sequenzen).

Anatomie

Mit Ausnahme der Fovea capitis femoris ist der Femurkopf vollständig mit Knorpel bedeckt. Die azetabuläre Gelenkfläche umgibt hufeisenartig die zentrale, mit Fett ausgefüllte *Fossa acetabularis*. Von der Fossa acetabularis zieht das Lig. capitis femoris zur *Fovea capitis femoris*.

Die Hüftkapsel wird aus sehr straffen festen Ligamenten gebildet:
- Lig. iliofemorale,
- Lig. ischiofemorale,
- Lig. pubofemorale.

95 % des Schenkelhalses liegen intrakapsulär. Der Femurkopf wird durch die A. circumflexa femoris medialis et lateralis aus der A. femoralis profunda versorgt, nur ein kleiner Teil der Gefäßversorgung kommt aus der A. capitis femoris.

Bei der Auswertung von MRT-Aufnahmen des proximalen Femurs sind Signalinhomogenitäten wegen Blut bildenden Knochenmarks zu berücksichtigen. Ab dem 7.–10. Lebensjahr findet sich Fettmark in der Femurkopfepiphyse, während metaphysär Blut bildendes Mark lokalisiert ist, das in der T1- und der T2-Gewichtung ein intermediäres Signal zeigt. Bei Erwachsenen kommt es zu einer sukzessiven Umwandlung des Blut bildenden Marks in Fettmark und ab dem 50. Lebensjahr findet sich im proximalen Femur weitgehend Fettmark.

Die T1w Sequenzen stellen die Anatomie des Hüftgelenks am besten dar. **Abb. 8.78** zeigt repräsentative Schnitte durch Hüftgelenke und Becken in koronarer und axialer Schichtführung.

> Die T1w Sequenzen stellen die Anatomie des Hüftgelenks am besten dar.

Avaskuläre Knochennekrose

Die wichtigste Indikation zur Untersuchung des Hüftgelenks ist der Verdacht auf eine avaskuläre Knochennekrose des Hüftkopfes. Die frühe Diagnosestellung ist von großer Bedeutung, da im frühen Stadium die operative Therapie die Prognose deutlich verbessert.

Pathogenese. Ursache der avaskulären Knochennekrose sind Traumata mit Gefäßverletzung oder atraumatische Gefäßverschlüsse unklarer Genese; ätiopathogenetisch werden Fettembolien diskutiert. In bis zu 70 % der Fälle treten avaskuläre Knochennekrosen beidseitig auf. Mögliche Auslöser sind:
- Steroidtherapie,
- Alkoholismus,

Hüftgelenk

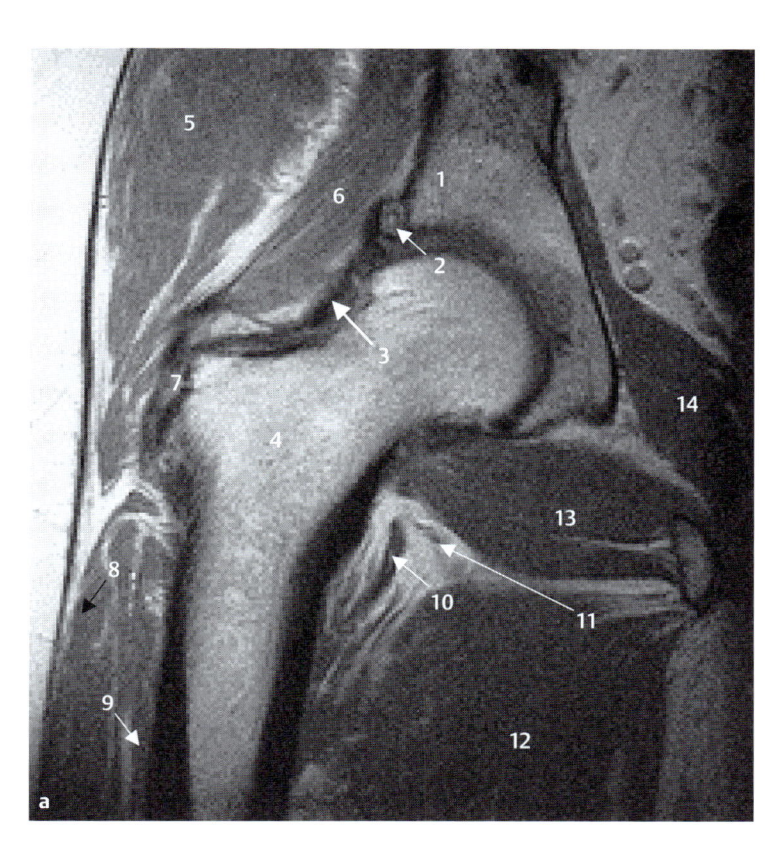

Abb. 8.78 a u. b Normale Anatomie des Hüftgelenks.

a Koronare T1w SE-Sequenz.
1 Azetabulum
2 Labrum
3 Lig. iliofemorale
4 Femur
5 M. glutaeus maximus
6 M. glutaeus minimus
7 Trochanter major
8 M. tensor fasciae latae
9 M. vastus lateralis
10 Sehne des M. iliopsoas
11 A. circumflexa femoris
12 Adduktorenmuskulatur
13 M. obturatorius externus
14 M. obturatorius internus

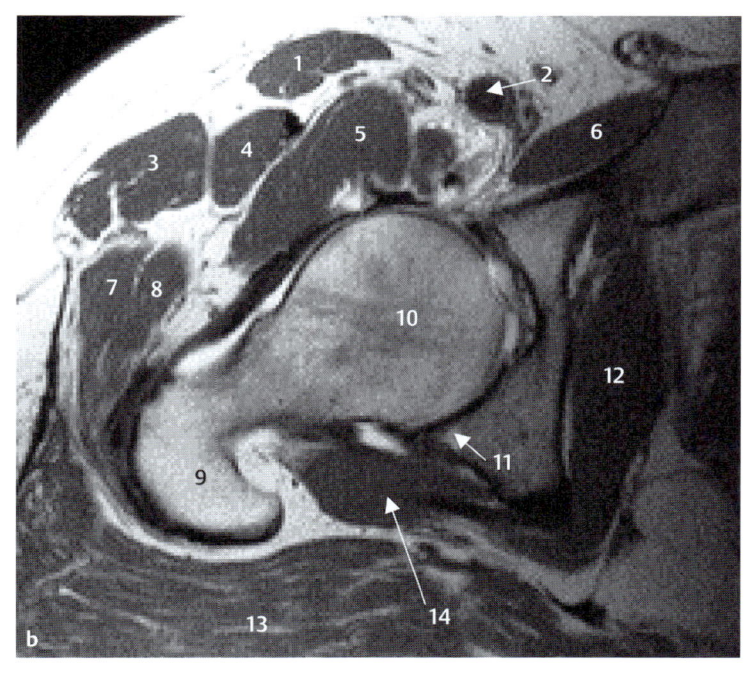

b Axiale T1w SE-Sequenz nach intraartikulärer Gd-DTPA-Applikation.
1 M. sartorius
2 A./V. femoralis
3 M. tensor fasciae latae
4 M. rectus femoris
5 M. iliopsoas
6 M. pectineus
7 M. glutaeus medius
8 M. glutaeus minimus
9 Trochanter major
10 Femur
11 Labrum
12 M. obturatorius internus
13 M. glutaeus maximus
14 M. quadratus femoris

- Atherosklerose,
- Pankreatitis,
- Kollagenosen,
- Sichelzellanämie,
- Morbus Gaucher.

In 25 % der Fälle treten avaskuläre Knochennekrosen jedoch idiopathisch ohne nachweisbare Ursache auf. Das Alter der Patienten beträgt in der Regel 20–50 Jahre; klinisch imponieren Hüftschmerzen, die bis in das Kniegelenk ausstrahlen können, und eine eingeschränkte Laufstrecke.

8 Peripheres Skelettsystem

› Die MRT zeigt pathologische Veränderungen bei der avaskulären Knochennekrose in der Regel bereits nach einigen Tagen.

Diagnose. Konventionelle Röntgenaufnahmen sind erst nach einem Verlauf von mehreren Monaten positiv. Szintigraphische Untersuchungen wie die Knochen- und Knochenmarkszintigraphie haben eine Sensitivität von 80–85 % und sind schon im frühen Stadium positiv. Die MRT hat eine Sensitivität von 90–100 % bei einer Spezifität von über 90 %. In 6 % der Fälle ist die avaskuläre Knochennekrose klinisch okkult. Die MRT zeigt pathologische Veränderungen bei der avaskulären Knochennekrose in der Regel bereits nach einigen Tagen.

Meist ist der anterolaterale Anteil des Femurkopfes betroffen. Ein Einbruch des Femurkopfes ist unwahrscheinlich, wenn weniger als 25 % des Femurkopfes nekrotisch sind.

Sequenzprotokoll. Für die MRT haben sich koronare und sagittale Schichtführungen bewährt. Das Sequenzprotokoll umfasst in der Regel:

- koronare T1w SE-Sequenz,
- koronare fettgesättigte T2w TSE-Sequenz oder alternativ
- STIR-Sequenz sowie
- sagittale T1w SE-Sequenz zur exakten Beurteilung der Ausdehnung der Nekrose (Abb. 8.79).

MRT-Spezifisches

- *Nekrosen* sind in der T1-Gewichtung typischerweise signalarm und in der T2-Gewichtung signalreich.
- Zur Klassifikation der AVN hat sich das *Einteilungssystem nach Ficat u. Arlet* (1980) (Tab. 8.**5**) bewährt:
- Im *Stadium I* zeigt sich in der T1-Gewichtung eine Signalabsenkung, manchmal mit einer einzelnen Linie, und in der T2-Gewichtung ein doppeltes Linienzeichen mit Signalanhebung.
- Im *Stadium II* ist die MR-Morphologie ähnlich, die Signaländerung hat jedoch häufig eine keilförmigere Konfiguration, histologisch wird das Nekroseareal von umgebender reaktiver Knochenneubildung demarkiert (Abb. 8.**79 b** u. 8.**80**).

Abb. 8.79 a u. b **Beidseitige avaskuläre Knochennekrosen.** Sagittale T1w SE-Sequenz des rechten (**a**) und linken (**b**) proximalen Femurs. Die sagittalen Sequenzen zeigen die Ausdehnung der Nekrose, der Fraktur und Deformierung des rechten Hüftkopfs am besten (Stadium III). Der linke Hüftkopf zeigt keine Deformierung (Stadium II).

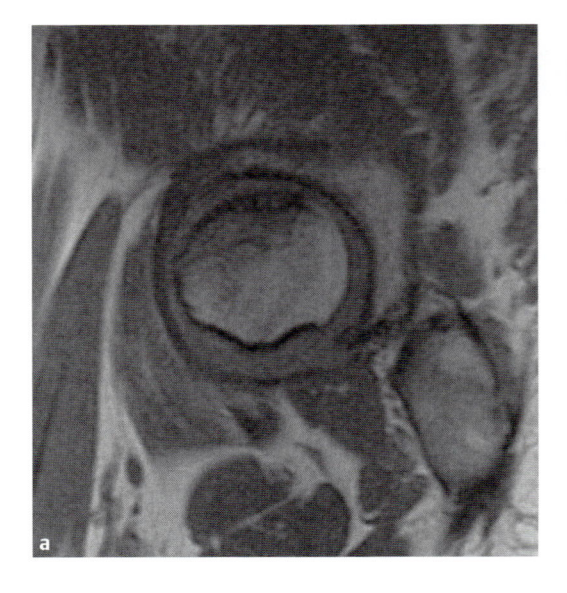

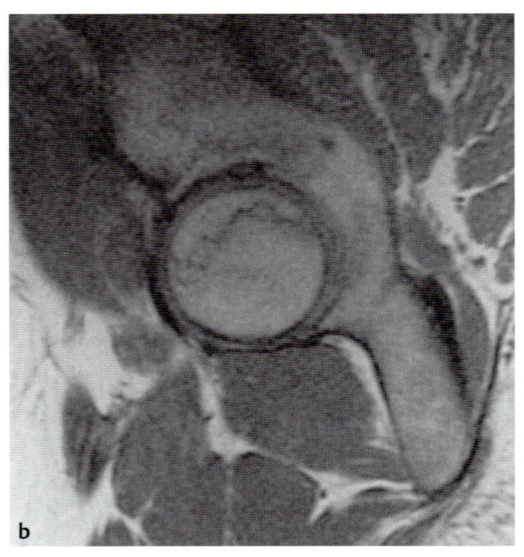

Tab. 8.5 ⇢ *Einteilung der avaskulären Knochennekrose* (modifiziert nach Ficat u. Arlet 1980)

Stadium	Klinischer Befund	Röntgenbild	MRT	Pathologie	Therapie
I	(Schmerzen)	(Osteoporose)	Signalverlust, inhomogen in T1-Gewichtung	Zellnekrose, hypoplastisches Mark	konservativ, Dekompression
II	Schmerzen	Osteoporose und -sklerose	keilförmiger Signalverlust in der T1-Gewichtung	Nekrose, beginnende Revaskularisation	s. oben
III	Schmerzen, ausstrahlend	Sichelzeichen, kortikaler Einbruch	kortikaler Einbruch	Granulationsgewebe um sequestriertes Gewebe	Arthroplastie
IV	schwere Schmerzen, Hinken	Sekundärarthrose, verschmälerter Gelenkspalt	Sekundärarthrose	s. oben	s. oben

Hüftgelenk

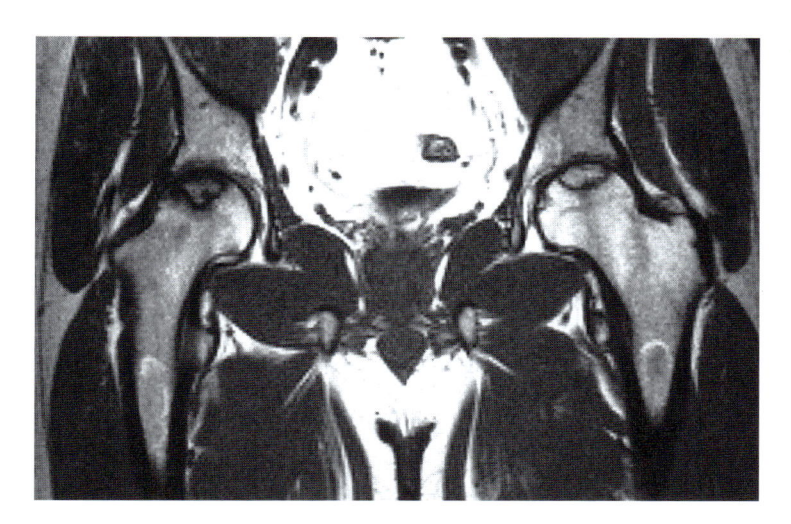

Abb. 8.80 **Avaskuläre Knochennekrose.** Koronare T1w SE-Sequenz des Beckens bei einem 42-jährigen Patienten nach Cortisonmedikation. Stadium II links mit erhaltener Kontur des Femurkopfes und Stadium III mit kortikalem Einbruch rechts.

- Im *Stadium III* kommt es zu einer Deformierung des Hüftkopfes als Korrelat eines Einbruchs von subchondralem Knochen; im Röntgenbild zeigt sich das sog. Sichelzeichen (Abb. 8.**79a**, 8.**80** u. 8.**81**).
- *Stadium IV* geht mit einem Progress der Deformierung und des Einbruchs des subchondralen Knochens einher; es kommt zu einer Knorpeldestruktion und zu einer zunehmenden Gelenkspaltverschmälerung.

Therapie. Bei noch fehlendem subchondralem Einbruch (Stadium I und II) hat die chirurgische Dekompression gute Erfolgsergebnisse. In späteren Stadien können Umstellungsosteotomien und Arthrodesen durchgeführt werden; in Abhängigkeit vom Alter werden Totalendoprothesen implantiert.

Differenzialdiagnose. Differenzialdiagnostisch problematisch von einer frühen avaskulären Knochennekrose abgrenzbar ist das Knochenmarködem wie es z. B. bei der transitorischen Osteoporose vorkommt. Ein Übergang von der transitorischen Osteoporose in eine avaskuläre Knochennekrose wurde selten beschrieben. Einige Autoren beschreiben beide Entitäten auch als pathogenetisch unterschiedliche Krankheitsbilder (Watson et al. 2004).

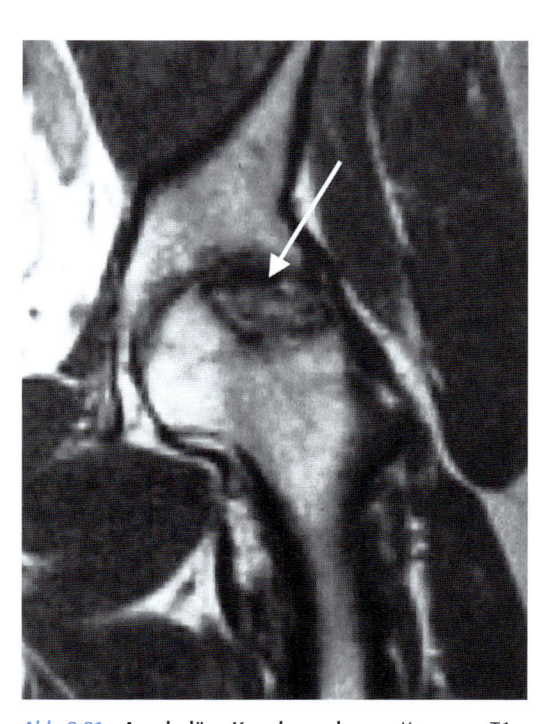

Abb. 8.81 **Avaskuläre Knochennekrose.** Koronare T1w SE-Sequenz des linken Hüftgelenks bei einem 50-jährigen Patienten. Signalarme Zone im Femurkopf (Pfeil), die einem Stadium III (mit Einbruch der Gelenkfläche) entspricht.

Degenerative Veränderungen

In der Regel sind degenerative Veränderungen des Hüftgelenks keine Indikation für eine MRT-Untersuchung. Im Rahmen der MRT-Abklärung von Schmerzzuständen der Hüftgelenkregion muss die Pathomorphologie degenerativer Veränderungen aber bekannt sein.

Koxarthrose. Röntgenologisch zeigen sich bei der Koxarthrose eine *Gelenkspaltverschmälerung*, eine vermehrte *Sklerose* der Gelenkfläche und *osteophytäre Anbauten* im Bereich von Pfannenerker, Femurkragen und Fovearand. MR-tomographisch finden sich die gleichen morphologischen Zeichen (Abb. 8.**82**), zusätzlich können sich aber auch ein

8 Peripheres Skelettsystem

Abb. 8.82 **Koxarthrose mit Osteophyt (Pfeil).** T1w SE-Sequenz in sagittaler Schichtführung durch das Hüftgelenk nach intraartikulärer Gd-DTPA-Applikation.

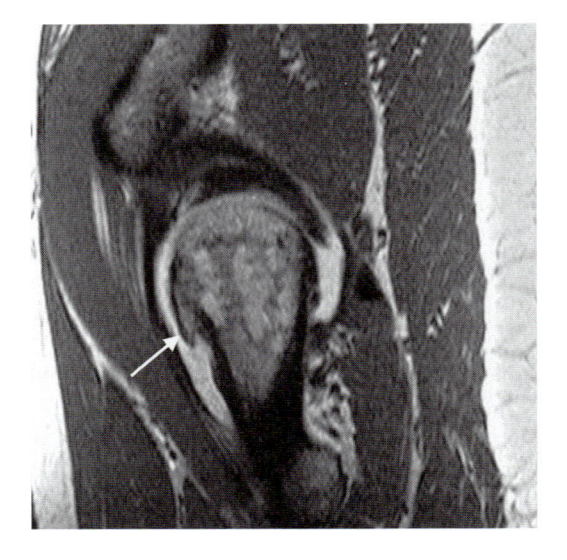

Ödem und ausgedehnte zystische Veränderungen nachweisen lassen.

Präarthrotische Deformitäten. Präarthrotische Deformitäten sind eine Hüftdysplasie, ein Zustand nach Morbus Perthes oder Epiphysiolysis capitis femoris. MR-tomographisch lassen sich degenerative Knorpelveränderungen in koronaren und sagittalen fettgesättigten GE-Sequenzen nachweisen. Bedingt durch die geringe Knorpeldicke ist die Beurteilung des Knorpels jedoch nicht unproblematisch.

Degenerative Geröllzysten/synoviale Plaques. Degenerative Geröllzysten sind in der T2-Gewichtung signalintensiv und differenzialdiagnostisch von den physiologischen synovialen Plaques im Schenkelhals zu differenzieren (Abb. 8.83).

Ganglion. Bei nur geringen degenerativen Gelenkveränderungen ist eine zystische Veränderung im Femurkopf und Azetabulum häufig auch Korrelat eines Ganglions.

Synovialchondromatose. Degenerative Veränderungen können mit einer Synovialchondromatose einhergehen. Die *nodulären intraartikulären Formationen* können je nach Fett-, Knorpel- oder Kalkgehalt ein sehr unterschiedliches Signalverhalten zeigen.

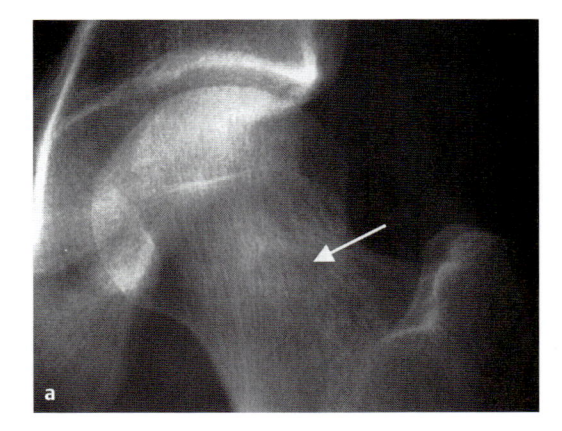

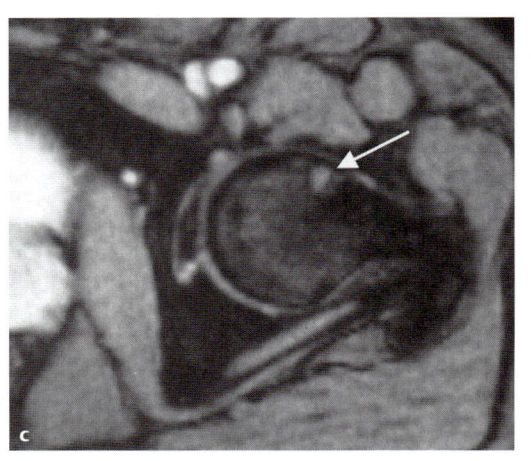

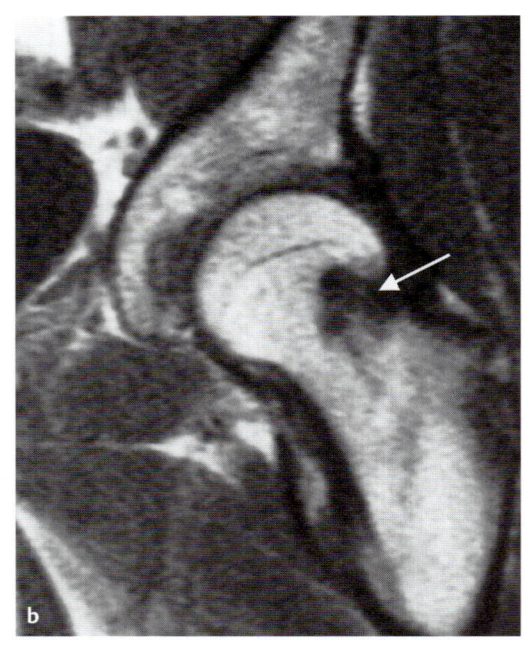

Abb. 8.83 a–c Synovialer Plaque bzw. sog. Herniation Pit (Pfeil).
a Konventionelles Röntgenbild.
b T1w koronare SE-Sequenz.
c T2w axiale GE-Sequenz.

Entzündliche Veränderungen

Arthritiden

Arthritiden im Hüftgelenk haben eine bakteriell-entzündliche oder eine rheumatische Genese.

Infektiöse Arthritiden. Häufig haben infektiöse Arthritiden eine typische Anamnese mit Fieber, durchgemachter Sepsis, Immunsuppression oder immunmodulierenden Erkrankungen wie z.B. Diabetes. Im frühen Stadium sind konventionelle Röntgenaufnahmen negativ. Gelenknahe Osteoporose als arthritisches Kollateralphänomen, Gelenkspaltverschmälerung als Korrelat knorpeldestruktiver Veränderungen und erosive Knochenveränderungen entwickeln sich je nach Virulenz des Keims erst im Verlauf von mehreren Tagen oder Wochen.

MRT-Spezifisches

- Die MRT ist bereits im frühen Stadium positiv und zeigt einen Gelenkerguss mit *Synovialitis*.
- Die entzündlich veränderte Synovia reichert intensiv Kontrastmittel an.
- Frühe Knorpelveränderungen kann man mit geeigneten Sequenzen und Oberflächenspulen direkt darstellen.

Rheumatische Arthritiden. Diese beteiligen das Hüftgelenk zu einem späten Zeitpunkt. Bei den HLA-B27-assoziierten seronegativen Spondylarthritiden (Morbus Reiter, Arthritis psoriatica, Spondylitis ankylosans, 10–20% bei Colitis ulcerosa und 5% bei Morbus Crohn) ist die Beteiligung des Hüftgelenks besonders für die Spondylitis ankylosans typisch (in 20–30%) und kann hier schon in frühen Krankheitsstadien auftreten. Die MR-Morphologie ist die gleiche wie bei den bakteriellen Arthritiden, die rheumatischen Koxarthritiden verlaufen jedoch meist protrahierter und können sekundär arthrotische Veränderungen zeigen.

Differenzialdiagnose PVNS. Eine wichtige Differenzialdiagnose zu den entzündlichen synovialen Erkrankungen ist die pigmentierte villonoduläre Synovitis (PVNS). Die PVNS tritt typischerweise in der 3.–5. Lebensdekade auf; ihre Ätiologie ist unklar. Die Hauptlokalisation ist das Kniegelenk, relativ häufig ist jedoch auch das Hüftgelenk involviert. Röntgenologisch ist die PVNS im frühen Stadium negativ, und in späten Stadien zeigen sich zystische Veränderungen im Bereich von Femur und Azetabulum.

MRT-Spezifisches

- MR-tomographisch zeigen sich synoviale *zystische Veränderungen*, die in der T1-Gewichtung dunkel sind und in der T2-Gewichtung hell erscheinen.
- Bedingt durch *Hämosiderinablagerungen* können sich die Läsionen in der T2-Gewichtung auch dunkel darstellen.
- Suszeptibilitätsempfindliche GE-Sequenzen können regionäre Signalauslöschungen zeigen (Abb. 8.**84**).
- Die synovialen Veränderungen zeigen in der Regel eine deutliche Kontrastmittelaufnahme.

> Die MRT ist bei Arthritiden bereits im frühen Stadium positiv und zeigt einen Gelenkerguss mit Synovialitis.

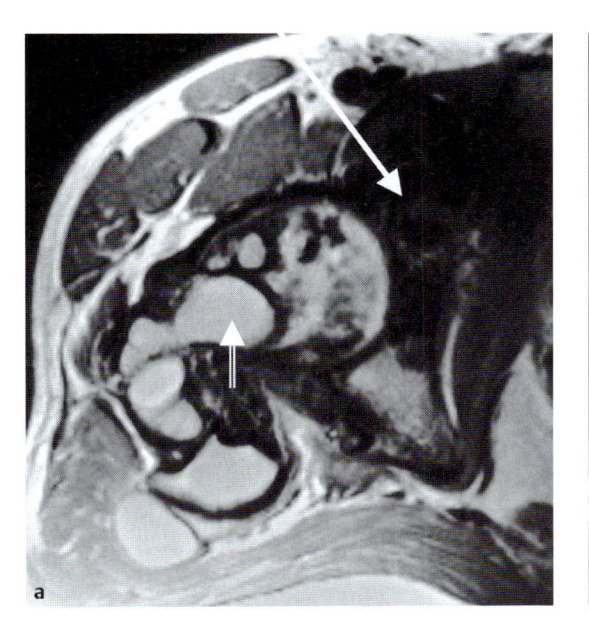

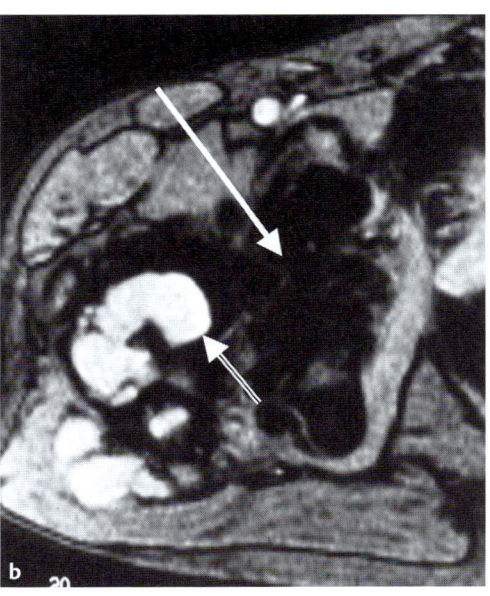

Abb. 8.84 a u. b Pigmentierte villonoduläre Synovitis (PVNS).
a PDw axiale SE-Sequenz.
b T2w GE-Sequenz.
Junger männlicher Patient mit PVNS und Herden sowohl im Azetabulum, Femur und periartikulär. Zystische Herde, die in (**a**) ein intermediäres Signal aufweisen und in (**b**) signalreich zur Darstellung kommen (kurze Pfeile). Zusätzlich zeigen sich hämosiderinhaltige Areale, die insbesondere im Azetabulum und in der GE-Sequenz (**b**) zu einer Signalauslöschung führen (lange Pfeile).

Osteomyelitiden

MRT-Spezifisches

- Osteomyelitiden zeigen ein charakteristisches Signalverhalten: Sie sind in der T1-Gewichtung gegenüber dem umgebenden Knochenmark dunkel, in der T2-Gewichtung hell und demonstrieren eine deutliche Signalanhebung nach Kontrastmittelapplikation.
- Bei nicht typischer Anamnese kann die Differenzierung gegenüber tumorösen Prozessen problematisch sein.

Trauma

Die Diagnostik traumatischer *Azetabulum- und Femurfrakturen* erfolgt in der Regel durch konventionelle Röntgenaufnahmen oder zur besseren präoperativen Planung mittels CT mit 2- und ggf. 3-dimensionaler Rekonstruktion.

MRT-Indikationen. Die MRT hat jedoch einige wichtige Indikationen:
- frühzeitige Erkennung einer Femurkopfnekrose bei dislozierten Frakturen (bei proximalen Schenkelhalsfrakturen kommt es in bis zu 30% der Fälle zu Femurkopfnekrosen),
- Nachweis von begleitenden Weichteilverletzungen des regionären Gewebes, z. B. des N. ischiadicus, aber auch von Läsionen des Knorpels und des azetabulären Labrums,
- Nachweis von Frakturen ohne Dislokation, von Stressfrakturen und von Insuffizienzfrakturen bei Osteoporose.

Frakturen. Gerade die Insuffizienzfrakturen können radiographisch und auch computertomographisch negativ sein und sich nur magnetresonanztomographisch oder mittels Szintigraphie darstellen lassen. Je nach Fragestellung sind parakoronare (proximaler Femur) oder axiale (Azetabulum) Schichtführungen am besten geeignet. Bei Verdacht auf Schenkelhalsfrakturen sind parakoronare Schichten zu verwenden.

MRT-Spezifisches

- Zur Beurteilung traumatischer Veränderungen sind STIR-Sequenzen oder fettgesättigte T2w SE-Sequenzen am sensitivsten; in diesen Sequenzen zeigt die *Fraktur mit begleitendem Ödem* ein helles Signal (Abb. 8.**85**).
- Zur Beurteilung der *anatomische Ausdehnung* von Frakturen sind T1w Sequenzen am günstigsten, das Ödem ist in dieser Gewichtung signalarm.

Azetabuläres Labrum. Die Abklärung des azetabulären Labrums stellt hohe Anforderungen an die Bildgebung; hier ist die Verwendung einer Oberflächen-

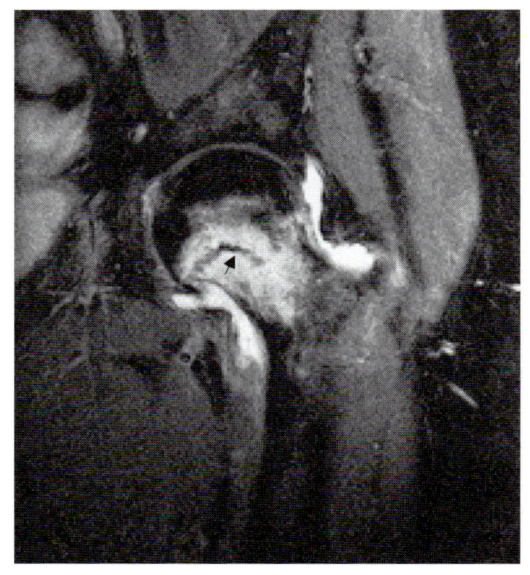

Abb. 8.85 **Schenkelhalsfraktur.** T2w fettgesättigte SE-Sequenz in parakoronarer Schichtführung. Schenkelhalsfraktur (Pfeil) mit regionärem Ödem sowie Gelenkerguss.

spule sowie einer großen Matrix (512 × 512 Pixel) mit einem kleinen FOV (z. B. 15–20 cm) erforderlich. T2w oder PDw SE-Sequenzen sind zur Darstellung des Labrums gut geeignet. Die Aussagekraft nativer Untersuchungen bei der Beurteilung von *Labrumläsionen* ist jedoch eingeschränkt. Eine substantielle Verbesserung der diagnostischen Leistung ist durch die MR-Arthrographie zu erzielen (Czerny u. Mitarb. 1996).

Weichteilverletzungen. Mit der MRT lassen sich auch Weichteilverletzungen in der das Gelenk umgebenden Muskelmanschette nachweisen; bei Laufsportlern ist besonders die Adduktorenmuskulatur eine kritische Region. Mit fettgesättigten T2w oder STIR-Sequenzen lassen sich sehr sensitiv *Ödeme und Hämatome* darstellen. Axiale Schichten lassen eine Aussage über eine umschriebene *Muskelatro-*

phie zu; zu empfehlen ist hier ein Vergleich mit Aufnahmen der Gegenseite. Hämatome zeigen in späteren Stadien insbesondere in GE-Sequenzen Suszeptibilitätsartefakte mit umschriebenen Signalauslöschungen. Aus Hämatomen entwickeln sich selten Pseudozysten.

Posttraumatische Veränderungen. Sich posttraumatisch entwickelndes *fibröses Gewebe* kann differenzialdiagnostisch an einen tumorösen Prozess denken lassen. Auch *posttraumatische Muskelabrisse* können MR-tomographisch ein ähnliches Bild wie eine Osteomyelitis oder ein Tumor bieten. *Posttraumatische Verkalkungen* sind unterschiedlich im Signal, meist aber signalfrei oder signalarm. Eine ergänzende aktuelle Röntgenaufnahme muss zur korrekten Interpretation der MRT daher immer vorliegen. *Ausrissfrakturen* im Bereich der Tuberositas ischii können mit einer ausgeprägten *Kallusformation* einhergehen, die zu Beschwerden führt und sich in der MRT wie ein Tumor darstellen kann. Auch hier helfen die Sportanamnese und ein typisches Röntgenbild weiter.

Bursitiden und Tendinitiden. Überlastungsbedingt kann es zu Bursitiden und Tendinitiden kommen. Bursitiden lassen sich gut mit der MRT darstellen;

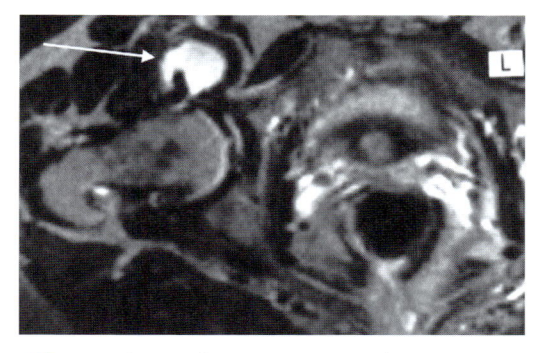

Abb. 8.86 **Iliopsoasbursitis.** T2w axiale SE-Sequenz. Zystische signalreiche Formation ventral des Hüftgelenks und medial des M. iliopsoas im Sinne einer Iliopsoasbursa. Diese kommuniziert in 15% der Fälle mit dem Hüftgelenk.

insbesondere die Bursa trochanterica, die ischioglutäale und die Iliopsoasbursa sind hier aufzuführen (Abb. 8.86).

— MRT-Spezifisches —
- In T2w und STIR-Sequenzen leuchten Ödem und Flüssigkeit hell auf, nach Kontrastmittelverabreichung reichern die Wand der Bursa und das umgebende Ödem an.

Hüfte beim Kind

Morbus Perthes

Der Morbus Perthes betrifft typischerweise Kinder im Alter zwischen 4 und 7 (–9) Jahren und kommt 4-mal häufiger bei Jungen als bei Mädchen vor. In der Regel erfolgt die Diagnose durch konventionelle Röntgenaufnahmen, die jedoch häufig erst nach mehreren Monaten pathologische Veränderungen zeigen. Mit Hilfe der MRT gelingt eine Diagnose schon in frühen Stadien (Kramer et al. 2002).

— MRT-Spezifisches —
- In T1w und je nach Ausmaß der Sklerose auch in T2w Aufnahmen finden sich signalarme Veränderungen; häufig ist ein begleitender Gelenkerguss (Abb. 8.87).

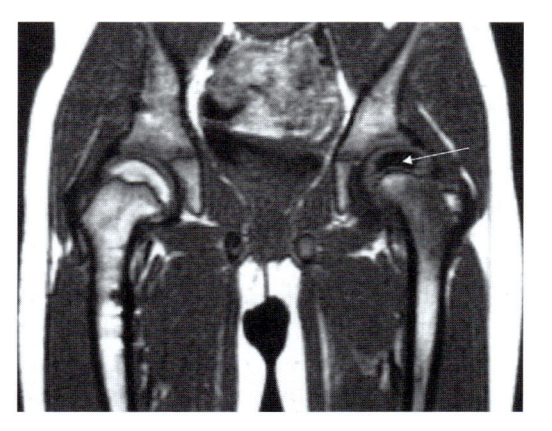

Abb. 8.87 **Morbus Perthes.** Koronare T1w SE-Sequenz. Rechts reparierter Morbus Perthes mit Deformierung des Hüftkopfes und Zustand nach Umstellungsosteotomie mit Metallartefakten. Links aktiver Morbus Perthes mit durch Sklerose und Ödem bedingter Signalabsenkung des Femurkopfes (Pfeil) sowie geringer ausgeprägter Signalabsenkung im Halsbereich, die durch ein Ödem verursacht ist.

> Die MRT ermöglicht eine Diagnose des Morbus Perthes schon in frühen Stadien.

Epiphysiolysis capitis femoris

Die genaue Ätiologie der Epiphysiolyse ist nicht bekannt, jedoch tritt die Erkrankung gehäuft bei männlichen Kindern mit Adipositas, Zustand nach Trauma und hormonellen Störungen auf. Die Diagnose wird mit konventionellen Röntgenaufnahmen gestellt; die MRT hat eine untergeordnete Bedeutung, kann aber hilfreich sein zum Nachweis einer zusätzlich bestehenden Osteonekrose des Femurkopfes. Zur Beurteilung der Femurkopfepiphyse sind koronare Schichten am besten geeignet (Abb. 8.**88**).

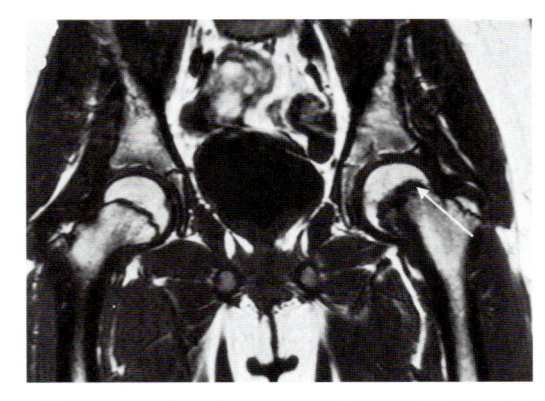

Abb. 8.88 **Epiphysiolysis capitis femoris links (Pfeil).** Koronare T1w SE-Sequenz. Regelrechtes Fettsignal in der Femurkopfepiphyse ohne Hinweis auf Nekrose.

Hüftdysplasie

Bei komplexen dysplastischen Veränderungen des Hüftgelenks in den ersten Lebensmonaten können Ultraschall und konventionelle Röntgenbildgebung problematisch sein, die *MRT* hat hier mehrere *Vorteile:*
- Mit der MRT ist eine multidimensionale Bildgebung möglich.
- Der Knorpel wird direkt dargestellt, und die Stellung des Hüftkopfes kann auch beurteilt werden, wenn der Hüftkopf noch nicht ossifiziert ist.
- Je nach der Größe der Gantryöffnung ist auch eine Untersuchung im Gips möglich.
- Eine Strahlenexposition kann vermieden werden.
- Komplikationen einer Hüftdysplasie, wie z. B. Femurkopfnekrose und Gelenkerguss, können in einem frühen Stadium erkannt werden. Zur Darstellung einer Hüftkopfnekrose sollte eine T2w Sequenz verwendet werden.

Die Untersuchung erfolgt in der Regel in koronarer (und axialer) Schichtführung mittels einer T1w SE-Sequenz und einer knorpelspezifischen Sequenz. Mit den koronaren Sequenzen ist die Beurteilung eines Femurkopfüberdachungsdefizits sowie eines pathologisch vergrößerten Pfannenneigungswinkels möglich.

Transitorische Osteoporose

Ein Ödemmuster im proximalen Femur mit Signalarmut in der T1-Gewichtung, Signalanhebung in der T2-Gewichtung und Kontrastmittelenhancement ist ein relativ häufiger Befund mit unterschiedlicher Ätiologie: Häufige Ursachen sind die transiente Osteoporose und die Hüftkopfnekrose, seltener sind Trauma, Insuffizienzfraktur, Infektion und Tumor.

Die transiente Osteoporose tritt bei Frauen (meist linke Hüfte) und Männern mittleren Alters auf. Die Ätiologie ist unklar, doch Ähnlichkeiten zur Reflexdystrophie machen eine neurogene Komponente wahrscheinlich.

Befunde. Radiologisch zeigt sich 3–6 Wochen verzögert nach den ersten Symptomen mit Leistenschmerzen und Gehbeschwerden eine Kalksalzminderung. MR-tomographisch ist neben dem Ödemmuster auch häufig ein Gelenkerguss nachweisbar (Abb. 8.**89**). Im Gegensatz zur avaskulären Knochennekrose sind die Veränderungen diffus und fokale Läsionen sind nicht nachweisbar oder nur klein. Die Beschwerdesymptomatik ist meist reversibel und bildet sich zusammen mit den MRT-Veränderungen nach 6–10 Monaten zurück. Übergänge in eine avaskuläre Knochennekrose sind aber auch beschrieben.

Für eine reversible transitorische Osteoporose und gegen eine irreversible AVN sprechen die folgenden Kriterien:
- Ödem ohne fokale subchondrale Veränderungen,
- subchondrale Veränderungen mit einem Durchmesser von weniger als 12,5 × 4 mm in fettgesättigten T2w und kontrastverstärkten T1w Sequenzen (Vande Berg et al. 1999).

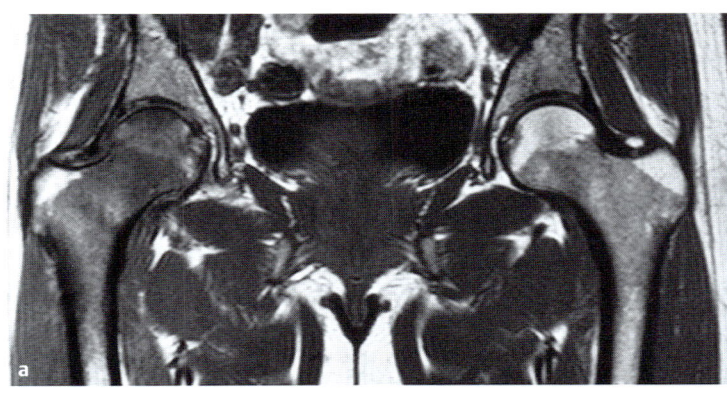

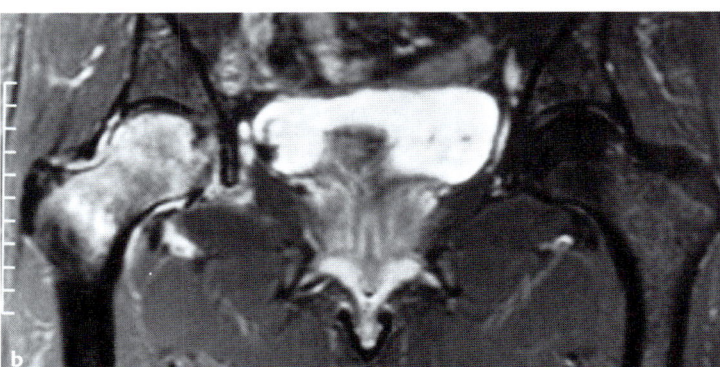

Abb. 8.89 a u. b **Transitorische Osteoporose.**
a Koronare T1w SE-Sequenz.
b Fettgesättigte T2w SE-Sequenz.

Rechts ausgedehntes Ödem im proximalen Femur ohne Deformierung des Kopfes oder lineare Signalveränderungen, die auf eine Nekrose hinweisen würden.

Literatur

Berquist, T.: MRI of the Musculoskeletal System. Raven, New York 1990

Czerny, C., S. Hoffmann, A. Neuhold: Lesions of the acetabular labrum: accuracy of MR imaging and MR arthrography in detection and staging. Radiology 200 (1996) 225–230

Ficat, R., J. Arlet: Necrosis of the femoral head. In Hungerford, D.: Ischemia and Necrosis of the Bone. Williams & Wilkins, Baltimore 1980

Kramer, J., S. Hofmann, A. Scheurecker, C. Tschauner: Morbus Perthes. Radiologe 42 (2002) 432–439

Petersilge, C. A.: MR arthrography for evaluation of the acetabular labrum. Skeletal Radiol. 30 (2001) 423–430

Vande Berg, B. C., J. J. Malghem, F. E. Lecouvet, J. Jamart, B. E. Maldague: Idiopathic bone marrow edema lesions of the femoral head: predictive value of MR imaging findings. Radiology 212 (1999) 527–535

Watson, R. M., N. A. Roach, M. K. Dalinka: Avascular necrosis and bone marrow edema syndrome. Radiol. Clin. North Am. 42 (2004) 207–219

Kniegelenk

K. Wörtler

Untersuchungstechnik und Pulssequenzen

Zur Untersuchung des Kniegelenks sollte eine *dedizierte Sende-Empfangs-Spule* eingesetzt werden, die bei gutem SRV eine hochauflösende Darstellung der anatomischen Strukturen erlaubt. Bei einem FOV von 16 cm und einer Bildmatrix von 512 × 256 sollte die Schichtdicke unter Verwendung 2-dimensionaler Pulssequenzen nicht mehr als 3 mm betragen. Bei transversalen Pulssequenzen ist auf eine mediolaterale Orientierung der Phasenkodierrichtung zu achten, da „Geisterartefakte" infolge der Pulsation der A. poplitea pathologische Veränderungen des Patellaknorpels vortäuschen können.

Sequenzen und Ebenen. In der sagittalen Bildebene sollte eine T1w SE-/TSE-Sequenz mit einer fettgesättigten PDw oder T2w TSE-Sequenz oder einer STIR-TSE-Sequenz kombiniert werden. Für die koronare Untersuchungsebene kann eine fettgesättigte PDw oder T2w TSE-Sequenz bzw. eine STIR-TSE-Sequenz als ausreichend angesehen werden. Insbesondere bei pathologischen Veränderungen des Femoropatellargelenks oder des anterioren Extensormechanismus sollte das Untersuchungsprotokoll durch eine transversal orientierte PDw oder T2w TSE-Sequenz mit spektraler Fettunterdrückung ergänzt werden. Grundsätzlich umfasst die Untersuchung also neben T1w Aufnahmen wassersensitive Aufnahmen in allen 3 Raumebenen. Werden PDw Sequenzen eingesetzt, ist es vorteilhaft, die Echozeiten auf einen Wert zwischen 33 und 50 ms (geräteabhängig) zu verlängern. Die so entstehenden intermediär (PD/T2) gewichteten Aufnahmen weisen optimale Kontrastverhältnisse auf und sind, verglichen mit rein PDw Aufnahmen, weniger anfällig für Magic-Angle-Effekte.

Zur Darstellung des *vorderen Kreuzbands* kann in Einzelfällen eine zusätzliche, in den Verlauf des Bands angulierte parakoronare Pulssequenz (PDw/T2w) hilfreich sein. Als Referenzebene dient hierbei die Sagittalebene, auf der die korrekte Angulierung der Schichten parallel zum Dach des Interkondylarraums eingestellt wird.

Bei Verdacht auf eine *synoviale Erkrankung* werden sagittale T1w SE/TSE-Sequenzen vor und nach i. v. Kontrastmittelgabe sowie eine sagittale T2w TSE-Sequenz aufgenommen. Bei der Suche nach Hämosiderinablagerungen sollte zusätzlich eine T2*w GE-Sequenz angefertigt werden, um den Suszeptibilitätseffekt der synovialen Eisenablagerungen zu verstärken. Komplettiert wird die Untersuchung durch axiale spektral fettgesättigte, kontrastmittelgestützte SE/TSE-Aufnahmen in T1-Gewichtung.

MR-Arthrographie. Die MR-Arthrographie weist bei speziellen Fragestellungen Vorteile gegenüber der konventionellen Untersuchungstechnik auf. Nach lateraler Punktion des Femoropatellargelenks ist eine intraartikuläre Injektion von etwa 20 ml einer im Verhältnis 1 ÷ 200 mit Kochsalzlösung verdünnten Lösung eines 0,5 molaren Gd-Chelats ausreichend. Anschließend werden T1w Pulssequenzen (ggf. mit Fettsuppression) in allen 3 Raumorientierungen aufgenommen. Die Akquisition einer zusätzlichen wassersensitiven Sequenz in mindestens einer longitudinalen Ebene ist empfehlenswert, um auch Knochenmarködeme und intrinsische Bandveränderungen zu erfassen. Als *Indikationen* für den Einsatz der Methode am Kniegelenk werden Knorpelschäden, die Osteochondrosis dissecans, freie Gelenkkörper und der postoperative Meniskus angesehen.

> Grundsätzlich umfasst die Untersuchung des Kniegelenks neben T1w Aufnahmen wassersensitive Aufnahmen in allen 3 Raumebenen.

Anatomie

Das Kniegelenk (Abb. 8.**90**) besteht als größtes Gelenk des menschlichen Skelettsystems prinzipiell aus 2 Gelenkeinheiten:
- Femorotibialgelenk,
- Femoropatellargelenk.

Das größere Femorotibialgelenk wird von den Kondylen des Femurs und der Tibia gebildet, welche mit Ausnahme der Fossa intercondylaris bzw. der Eminentia intercondylaris mit hyalinem Knorpel überzogen sind. Der Interkondylarraum unterteilt das Gelenk in ein *mediales* und ein *laterales femorotibiales Kompartiment*.

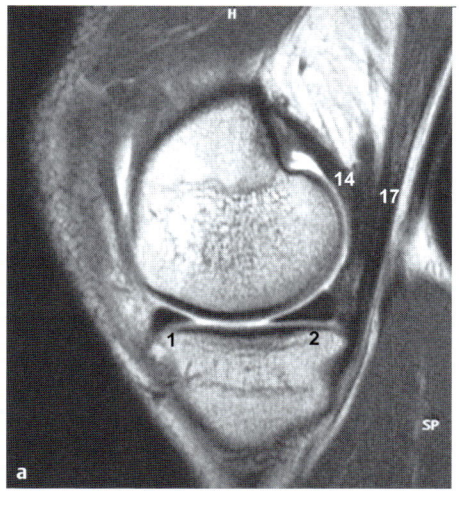

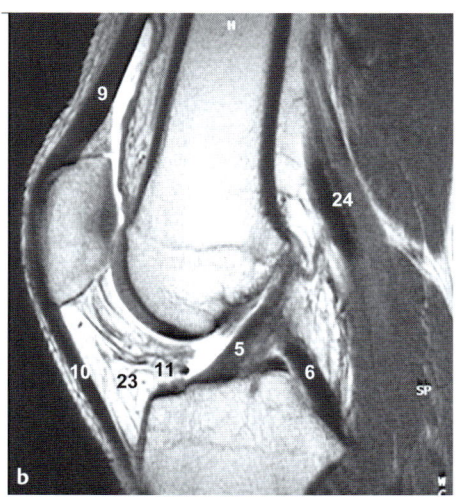

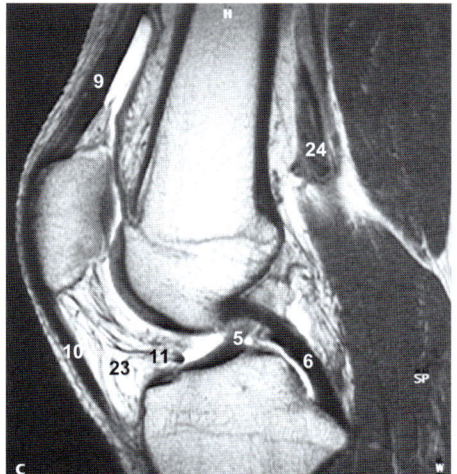

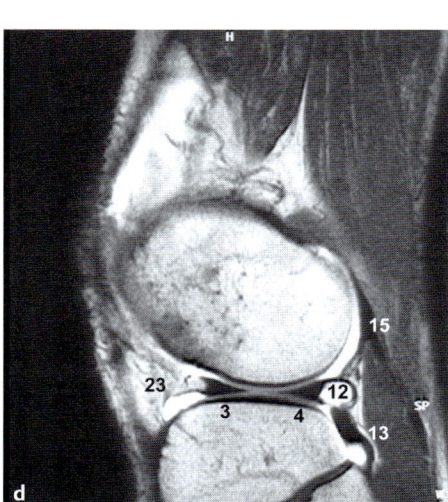

Abb. 8.90 a–h **Normale Schnittbildanatomie des Kniegelenks.**

a–d	Sagittale T1w SE-Aufnahmen (MR-Arthrographie).
1	Vorderhorn des Innenmeniskus
2	Hinterhorn des Innenmeniskus
3	Vorderhorn des Außenmeniskus
4	Hinterhorn des Außenmeniskus
5	vorderes Kreuzband
6	hinteres Kreuzband
7	mediales Kollateralband
8	laterales Kollateralband
9	Quadrizepssehne
10	Lig. patellae
11	Lig. transversum
12	Hiatus popliteus
13	Popliteussehne
14	mediale Gastrocnemiussehne
15	laterale Gastrocnemiussehne
16	Semimembranosussehne
17	Semitendinosussehne
18	Gracilissehne
19	M. sartorius
20	Bizepssehne
21	mediales Retinaculum patellae
22	laterales Retinaculum patellae
23	infrapatellarer Fettkörper (Hoffa)
24	A. und V. poplitea

Fortsetzung →

Menisci. Die kraftübertragenden Oberflächen der femoralen und tibialen Gelenkflächen werden durch die faserknorpeligen Menisci getrennt, die im sagittalen oder koronaren Schnitt eine Dreieckform aufweisen. Der mediale oder *Innenmeniskus* ist mit dem medialen Kollateralband verwachsen und größer als der beweglichere und mehr C-förmig konfigurierte laterale oder *Außenmeniskus*. Auf sagittalen Schnittbildern stellt sich das Hinterhorn des Innenmeniskus größer als sein Vorderhorn dar, während Vorder- und Hinterhorn des Außenmeniskus annähernd gleich groß erscheinen. Die Vorderhörner der Menisci sind durch das quer verlaufende *Lig. tranversum genus* verbunden. Das Hinterhorn des Außenmeniskus zeigt ligamentäre Verbindungen zum hinteren Kreuzband und dem medialen Femurkondylus, die als *Ligg. meniscofemoralia* ventral (Humphrey) bzw. dorsal (Wrisberg) vom hinteren Kreuzband verlaufen. Die posterolaterale Fixierung des Außenmeniskus weist eine etwa 1 cm große Lücke *(Hiatus popliteus)* auf, durch die die Sehne des M. popliteus verläuft. Dieser „Popliteusschlitz" wird von einem oberen und einem unteren Faszikel gebildet. Die Menisci stellen sich wie ihre Bänder MR-tomographisch auf Aufnahmen aller Pulssequenzen homogen signalarm dar. Meniskusrisse können auf sagittalen Bildern im Bereich der Übergänge der Vorderhörner zum Lig. transversum durch die flüssigkeitsgefüllte Sehnenscheide des M. popliteus dorsal des Außenmeniskushinterhorns, des Weiteren durch Partialvolumeneffekte am konkaven äußeren Rand der Menisci vorgetäuscht werden. Die Kenntnis dieser anatomischen Fallstricke verhindert in der Regel eine Fehlinterpretation.

Kreuzbänder. Auch die Kreuzbänder sind auf MRT-Aufnahmen normalerweise homogen signalarm dargestellt. Eine Ausnahme bildet der tibiale Ansatz

Abb. 8.90 e – h **Fortsetzung**
e u. f Koronare T1w SE-Aufnahmen (MR-Arthrographie).
g u. h Transversale T1w SE-Aufnahmen (MR-Arthrographie).
1 Vorderhorn des Innenmeniskus
2 Hinterhorn des Innenmeniskus
3 Vorderhorn des Außenmeniskus
4 Hinterhorn des Außenmeniskus
5 vorderes Kreuzband
6 hinteres Kreuzband
7 mediales Kollateralband
8 laterales Kollateralband
9 Quadrizepssehne
10 Lig. patellae
11 Lig. transversum
12 Hiatus popliteus
13 Popliteussehne
14 mediale Gastrocnemiussehne
15 laterale Gastrocnemiussehne
16 Semimembranosussehne
17 Semitendinosussehne
18 Gracilissehne
19 M. sartorius
20 Bizepssehne
21 mediales Retinaculum patellae
22 laterales Retinaculum patellae
23 infrapatellarer Fettkörper (Hoffa)
24 A. und V. poplitea

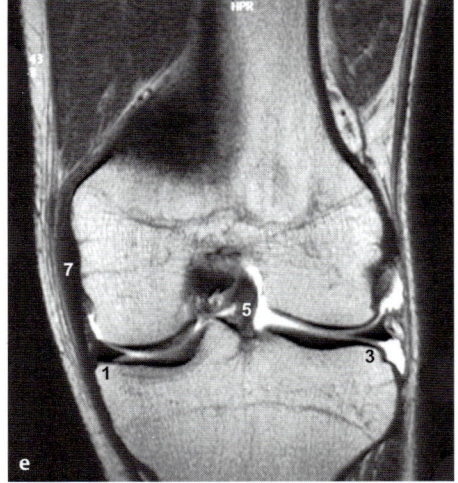

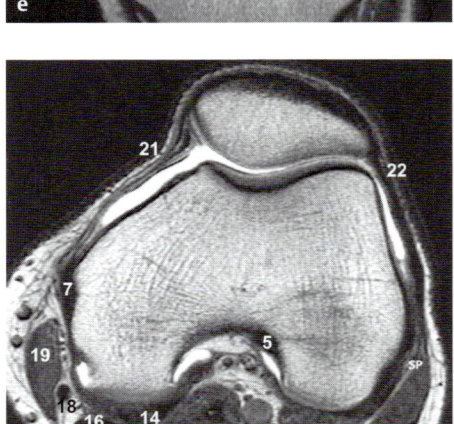

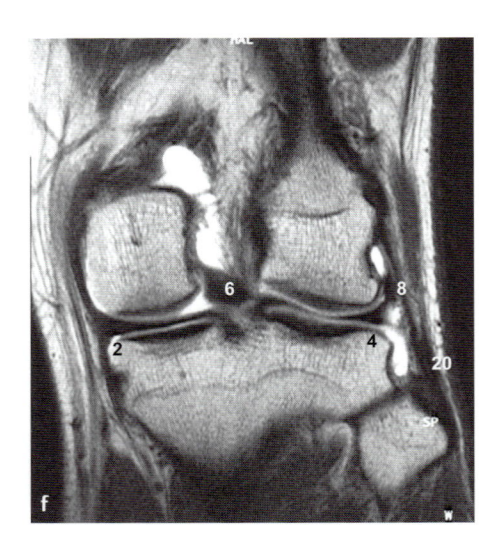

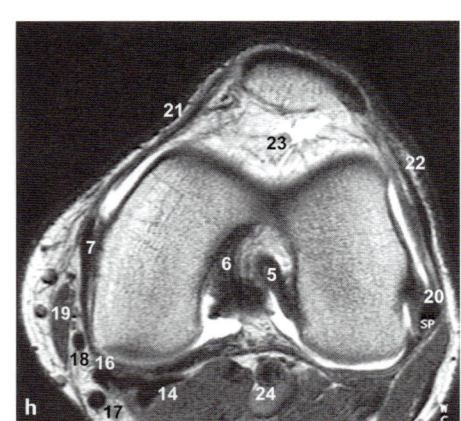

des vorderen Kreuzbands, wo zwischen den Bandfasern regelhaft Fettgewebe eingelagert ist. Das *vordere Kreuzband* verläuft von der medialen Seite des lateralen Femurkondylus schräg lateromedial, kraniokaudal und dorsoventral zur anterioren Area intercondylaris der Tibia. Aufgrund seiner Verlaufsrichtung werden zur Darstellung des Bands häufig parasagittale (15 – 20°) oder parakoronare Sequenzen empfohlen. Bei der Untersuchung des Kniegelenks in mehreren Raumebenen kann auf diese Angulierung jedoch in der Regel verzichtet werden. Das kräftigere *hintere Kreuzband* verläuft fast exakt in der Sagittalebene von der anterolateralen Seite des medialen Femurkondylus zur hinteren Area intercondylaris der Tibia und wird auf sagittalen Aufnahmen auf Höhe der Interkondylarregion im gesamten Verlauf dargestellt. Die Kreuzbänder liegen intraartikulär, aber extrasynovial.

Kollateralbänder. Das mit der Gelenkkapsel verwachsene *mediale (tibiale) Kollateralband* ist auf koronaren Aufnahmen aufgrund seines annähernd vertikalen Verlaufs vom medialen Epikondylus des Femurs zur proximalen Tibia als homogen signalarme Struktur gut darstellbar. Das *laterale (fibulare) Kollateralband* zeigt einen schräg nach dorsal und etwas nach lateral gerichteten Verlauf vom lateralen femoralen Epikondylus zur proximalen Fibula und ist deutlich von der Gelenkkapsel separiert. Das Band ist daher nicht selten besser auf weit lateral gelegenen, sagittal orientierten Aufnahmen beurteilbar.

Anteriorer Extensormechanismus. Nach ventral wird die Gelenkkapsel vom sog. anterioren Extensormechanismus des Kniegelenks ersetzt, der von kranial nach kaudal von der Quadrizepssehne, der Patella mit ihren medialen und lateralen Retinacula und der Patellasehne gebildet wird. Die Sehne des M. quadriceps femoris zeigt einen 3-schichtigen Aufbau, die Patellasehne stellt sich MR-tomographisch normalerweise homogen signalarm dar. Auf sagittalen MRT-Aufnahmen mit kurzer Echozeit findet sich im Verlauf der Patellasehne häufig eine umschriebene, bandförmige Aufhellung, die einem durch den Magic-Angle-Effekt bedingten Magnetfeldartefakt entspricht.

Bursen. In anatomischer Beziehung zum Kniegelenk finden sich in variabler Ausbildung verschiedene Schleimbeutel, die z.T. mit dem Gelenkkavum kommunizieren und sich in der MRT bei vermehrtem Flüssigkeitsgehalt darstellen können. Als wichtigste Strukturen sind hierbei die zwischen Patella und Haut gelegene *Bursa praepatellaris,* die zwischen Tuberositas tibiae und Patellasehne gelegene *Bursa infrapatellaris profunda,* die posteromedial gelegene und über den Schlitz zwischen dem medialen Gastrocnemiuskopf und der Semimembranosussehne mit dem Kniegelenk kommunizierende *Bursa semimembranosa* (Baker-Zyste!) und die zwischen dem medialen Kollateralband und dem Pes anserinus gelegene *Pes-anserinus-Bursa* zu nennen.

Kreuzbänder und Kollateralbänder

Vorderes Kreuzband

Die MRT-Diagnostik akuter Rupturen des vorderen Kreuzbands basiert auf der Erkennung direkter und indirekter Rupturzeichen.

Direkte Zeichen der Komplettruptur. Die wichtigsten direkten Zeichen einer kompletten vorderen Kreuzbandruptur sind:
- Diskontinuität der Bandfasern,
- atypische Verlaufsrichtung und
- diffuse Signalanhebung (Abb. 8.91).

— **MRT-Spezifisches** —
- Rupturierte Bandanteile verlaufen auf sagittalen Aufnahmen nicht mehr parallel zum Dach des Interkondylarraums (Blumensaat-Linie), sondern zeigen eine eher horizontale Ausrichtung parallel zum Tibiaplateau.
- Die Signalintensität des vorderen Kreuzbands und seiner Umgebung ist oft sowohl auf T1w als auch auf PDw oder T2w bzw. STIR-Aufnahmen diffus angehoben bis hin zu komplett aufgehobener Abgrenzbarkeit der gesamten Bandstruktur (Abb. 8.91).

Indirekte Zeichen der Komplettruptur. Wichtige indirekte Hinweiszeichen auf eine Komplettruptur sind:
- atypischer Verlauf des hinteren Kreuzbands,
- anteriore Subluxation der Tibia,
- knöcherne Begleitverletzungen,
- Verletzungen der Strukturen der posterolateralen Gelenkecke,
- Verletzungen des Hoffa-Fettkörpers.

Das *hintere Kreuzband* lässt in Folge einer anterioren Dislokation der Tibia nicht selten einen vermehrt angulierten Verlauf erkennen (Abb. 8.91 b).

Die *Subluxation der Tibia* selbst ist auf sagittalen MRT-Bildern verifizierbar. Legt man eine vertikal verlaufende Tangente an die dorsale Zirkumferenz des lateralen Femurkondylus, so sollte diese Linie im Normalfall das posterolaterale Tibiaplateau schneiden. Bei anteriorer Translokation der Tibia findet sich eine Distanzierung dieser Hilfslinie von der dorsalen Knochenoberfläche von mehr als 5 mm.

Knochenkontusionen (Bone Bruises) des lateralen Femurkondylus und des posterolateralen Tibiaplateaus entstehen bei vorderen Kreuzbandrupturen als Folge einer traumatischen Valgisierung des Kniegelenks mit gleichzeitiger anteriorer Subluxation der Tibia. Auch die proximalen Anteile der Fibula können betroffen sein (Abb. 8.91 d). Der Nachweis dieser Läsionen gelingt MR-tomographisch sehr sensitiv mittels STIR- oder fettgesättigter T2w bzw. PDw Sequenzen und ist nahezu beweisend für eine komplette Ruptur des vorderen Kreuzbands. Auch eine *Impressionsfraktur des lateralen femorokondylären Sulkus* (osteochondrale Verletzung) (Abb. 8.91 d) oder ein *knöcherner Kapselausriss am lateralen Tibiaplateau* (Segond-Fraktur) stellen sensitive indirekte Hinweiszeichen dar. Ossäre Eminentiaausrisse sind mit einem Anteil von etwa 5% seltene knöcherne Begleitverletzungen.

Besonderes Augenmerk sollte bei Verdacht auf Läsionen des vorderen Kreuzbands auch auf die anatomischen Strukturen der *posterolateralen Gelenkecke* (Poplitussehne, -muskelbauch, Lig. arcuatum, posterolaterale Gelenkkapsel) gerichtet werden. Nicht selten ist es möglich, Begleitverletzungen dieser Strukturen direkt oder indirekt durch den Nachweis pathologischer Flüssigkeitsansammlungen zu diagnostizieren.

Abb. 8.91 a–d **MRT-Befunde bei Verletzungen des vorderen Kreuzbands.**
a u. b Sagittale fettsupprimierte PDw TSE-Aufnahmen. Fokale Diskontinuität (Pfeilspitze in **a**) und atypischer Verlauf des vorderen Kreuzbands (**a**) sowie angulierte Konfiguration des hinteren Kreuzbands (Pfeilspitze in **b**) bei femurnaher Komplettruptur.
c Sagittale T1w SE-Aufnahme. Vollständige Aufhebung der Bandstrukturen (Stern) bei Komplettruptur des vorderen Kreuzbands.
d Sagittale T2w TSE-Aufnahme mit Fettsuppression. Knochenkontusionen am posterolateralen Tibiaplateau und Fibulaköpfchen, Impressionsfraktur des lateralen femorokondylären Sulkus (Pfeilspitzen) sowie anteriore Translokation der Tibia bei kompletter vorderer Kreuzbandruptur.

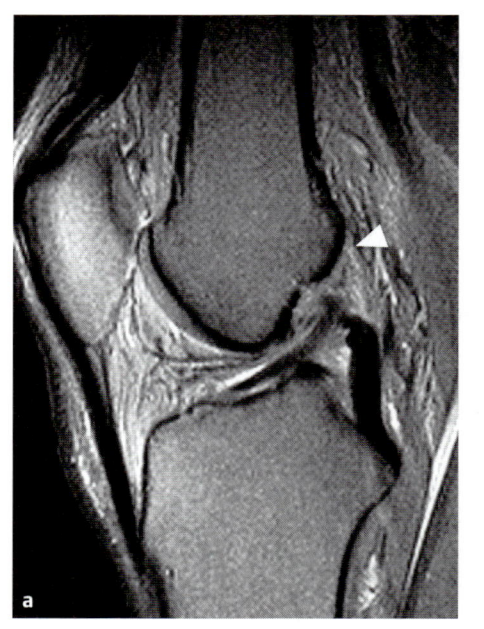

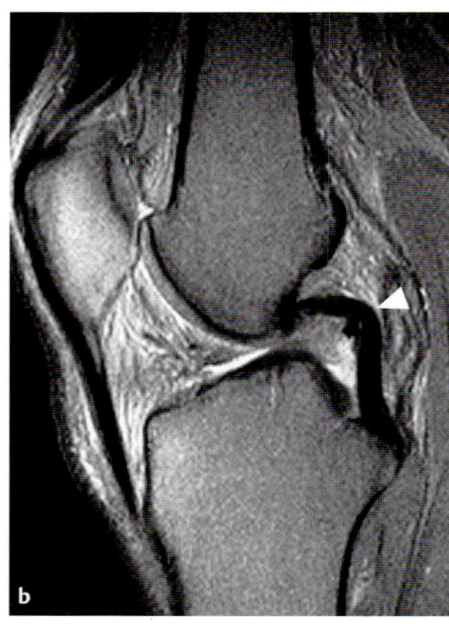

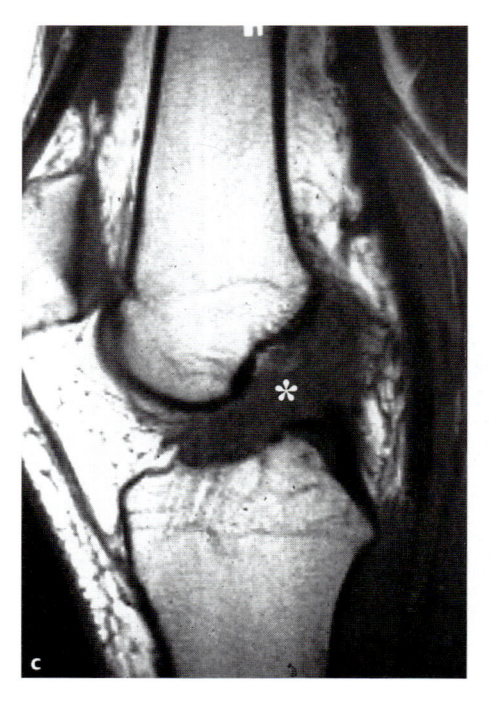

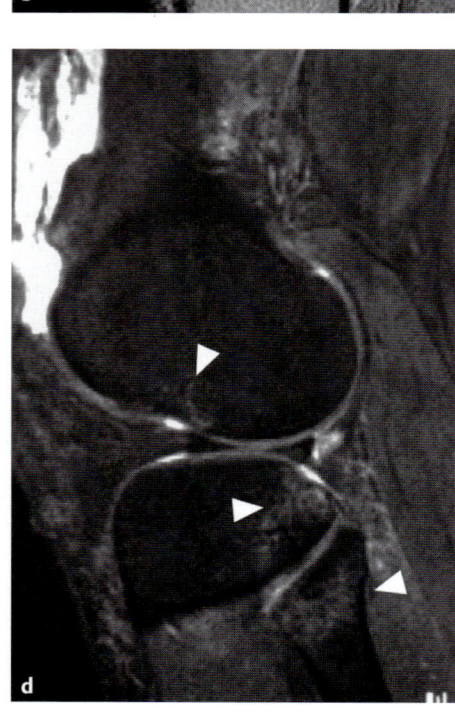

Läsionen des Hoffa-Fettkörpers stellen Scherverletzungen dar, die im Rahmen der traumatischen Translationsbewegung auftreten. MR-tomographisch können sie als vorwiegend horizontal orientierte Einblutungen oder ödematöse Durchsetzung des Fettgewebes erkannt werden (Abb. 8.92).

Partialrupturen. Partialrupturen des vorderen Kreuzbandes sind wesentlich schwieriger zu diagnostizieren als vollständige Bandrupturen. Fokale Signalanhebungen, insbesondere auf T2w oder PDw Aufnahmen, lokalisierte Angulationen und fokale Auftreibungen des Bandes bei ansonsten relativ unauffälligem Bandverlauf stellen die wesentlichen diagnostischen Kriterien dar.

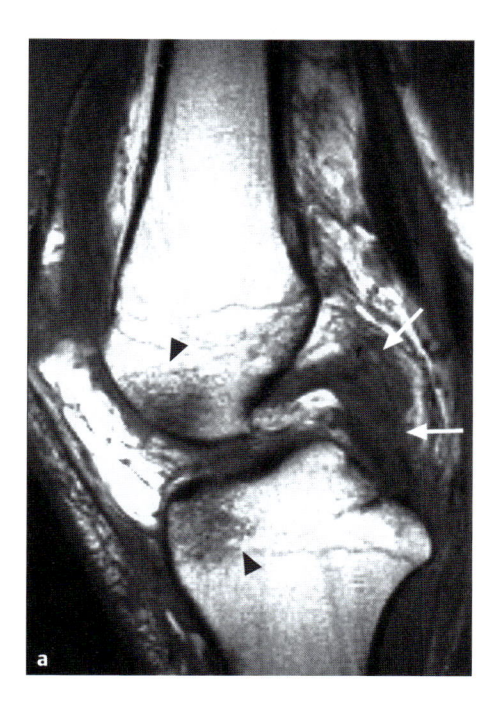

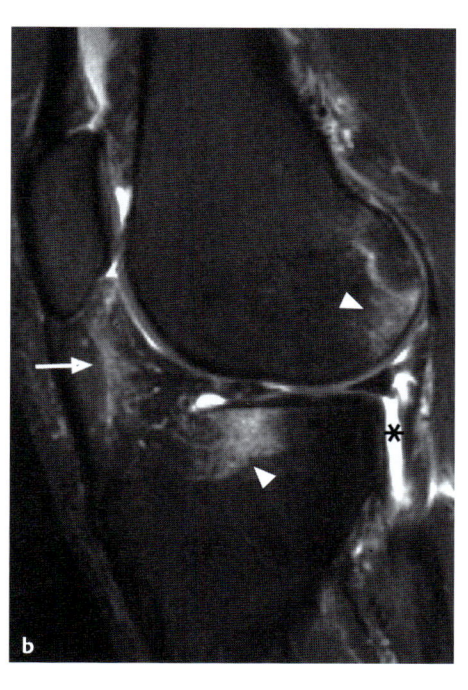

Abb. 8.92 a u. b MRT-Befunde bei Verletzungen des hinteren Kreuzbands.

a T1w SE-Aufnahme. Komplettruptur nach Hyperextensionstrauma. Diffuse Signalanhebung, Auftreibung und atypischer Verlauf des hinteren Kreuzbands (Pfeile) sowie Knochenkontusionen (Pfeilspitzen) am anterolateralen Femurkondylus und anterolateralen Tibiaplateau.

b Sagittale PDw TSE-Aufnahme mit Fettsuppression. Kombinierte vordere und hintere Kreuzbandruptur nach Hyperflexionstrauma. Knochenkontusionen (Pfeilspitzen) am posterolateralen Femurkondylus und anterolateralen Tibiplateau als Folge der hinteren Kreuzbandruptur sowie anteriore Translokation der Tibia, Scherverletzung des Hoffa-Fettkörpers (Pfeil) und Begleitverletzung der posterolateralen Gelenkecke (Stern) infolge der vorderen Kreuzbandruptur.

Hinteres Kreuzband

Verletzungen des hinteren Kreuzbands sind einerseits seltener als die des vorderen Kreuzbands, treten andererseits aber auch sehr selten isoliert auf, d.h. sie sind zumeist mit anderen intrinsischen Kniegelenkläsionen, insbesondere Verletzungen des vorderen Kreuzbands, des medialen Kollateralbands und/oder des Innenmeniskus, assoziiert.

Direkte Zeichen der Komplettruptur. Die wichtigsten direkten Zeichen der Komplettruptur des hinteren Kreuzbandes sind (wie beim vorderen Kreuzband):
- Diskontinuität der Bandfasern,
- atypischer Verlauf und
- diffuse Signalanhebung (Abb. 8.92).

Indirekte Zeichen der Komplettruptur. Dies sind vor allem:
- Knochenkontusionen des anterolateralen Tibiaplateaus und des lateralen Femurkondylus.

Die *Ödemzone* im lateralen Femurkondylus ist typischerweise ventral gelegen, falls die hintere Kreuzbandruptur Folge eines massiven Hyperextensionstraumas ist; sie ist nach Hyperflexionstraumen hingegen im posterioren Anteil des Kondylus zu finden (Abb. 8.92). *Femorale oder tibiale knöcherne Ausrisse* treten etwa bei 7% aller Verletzungen des hinteren Kreuzbands auf.

Teilrupturen. Teilrupturen sind, analog zum vorderen Kreuzband, durch den Nachweis fokaler Signalanhebungen, umschriebener Auftreibungen oder Angulationen gekennzeichnet.

Mediales Kollateralband

Verletzungen des medialen Kollateralbands können am besten auf koronar orientierten MRT-Aufnahmen nachgewiesen werden, wobei fettgesättigte PDw oder T2w bzw. STIR-Sequenzen den größten Informationsgehalt aufweisen.

MRT-Spezifisches

- Sog. *Bandüberdehnungen (Grad I)* stellen sich als oberflächliche Signalanhebungen infolge ödematöser Veränderungen bzw. Hämorrhagien bei normaler Signalintensität, Form und Verlaufsrichtung der Bandstrukturen dar (Abb. 8.93).
- Zusätzlich nachweisbare fokale Siganlanhebungen im Bandverlauf, eine Abhebung der Fasern vom Knochen oder der direkte Nachweis einer partiellen Diskontinuität weisen auf eine *Teilruptur (Grad II)* hin.
- Die komplette Diskontinuität der Bandfasern bzw. eine diffuse Anhebung des Binnensignals (Abb. 8.93) sind Zeichen einer *kompletten Ruptur des Innenbandes (Grad III)*.

▶ Verletzungen der Kollateralbänder kommen am besten auf koronaren fettgesättigten PDw oder T2w bzw. STIR-Aufnahmen zur Darstellung.

▶ Direkte Zeichen der Komplettruptur eines Kreuzbandes sind Diskontinuität der Bandfasern, atypischer Verlauf und diffuse Signalanhebung.

8 Peripheres Skelettsystem

Abb. 8.93 a–c **MRT-Befunde bei Verletzungen des medialen Kollateralbandes.**
a u. b Koronare intermediär gewichtete TSE-Aufnahmen mit Fettsuppression. Bandüberdehnung mit Signalanhebung der periligamentären Weichteile.
c Koronare PDw TSE-Aufnahme. Komplettruptur mit vollständiger Diskontinuität der Bandfasern und ausgedehnten hämorrhagisch-ödematösen Veränderungen.

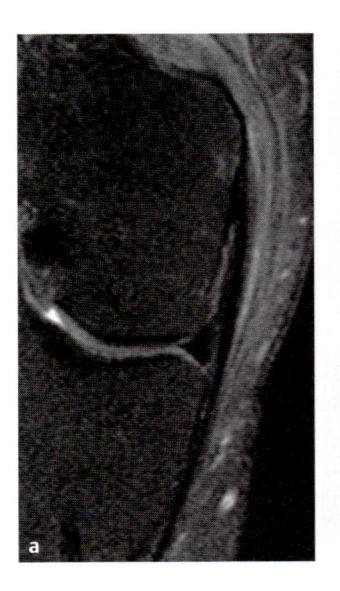

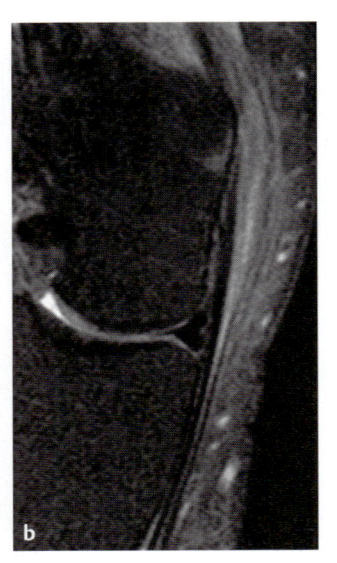

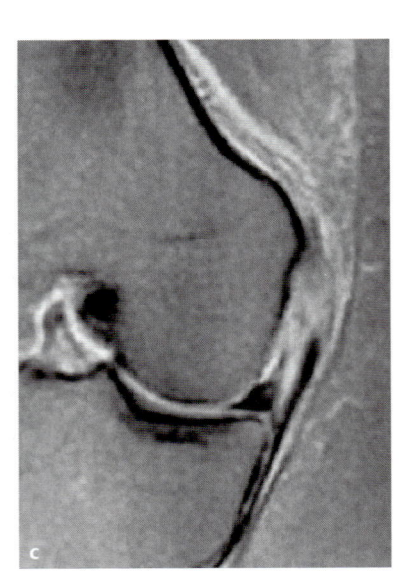

Laterales Kollateralband

Rupturen des lateralen Kollateralbandes sind sehr viel seltener als solche des medialen Kollateralbandes und sind praktisch immer mit anderen Verletzungen, wie Kreuzbandläsionen, kombiniert. Assoziierte Verletzungen posterolateraler Gelenkstrukturen sind knöcherne Kapselausrisse, Kapselrupturen, Läsionen der Sehnen des M. biceps femoris und M. popliteus.

— **MRT-Spezifisches** —
- *Partielle oder komplette Rupturen* im Bandverlauf (Abb. 8.**94**) können am besten auf wassersensitiven MRT-Aufnahmen dargestellt werden (s. o.).
- Statt einer Bandruptur kann auch ein nicht selten relativ großer *knöcherner Ausriss* des gemeinsamen Ansatzes des lateralen Kollateralbandes und der Bizepssehne an der Fibulaspitze auftreten.

Abb. 8.94 a u. b **Komplettruptur des lateralen Kollateralbandes.** Koronare PDw TSE-Aufnahmen mit Fettsuppression. Vollständige Diskontinuität des Außenbandes (Pfeilspitzen) und begleitendes Weichteilödem posterolateral sowie im Popliteus-Muskelbauch (P). Sehne des M. popliteus intakt (Pfeil in **b**).

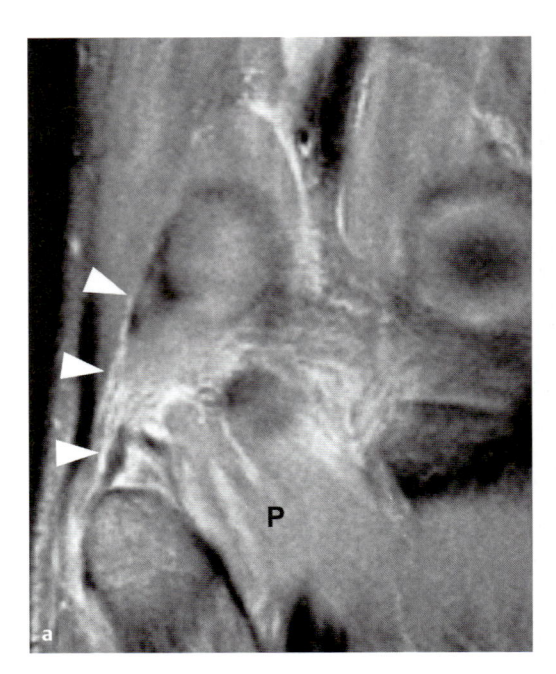

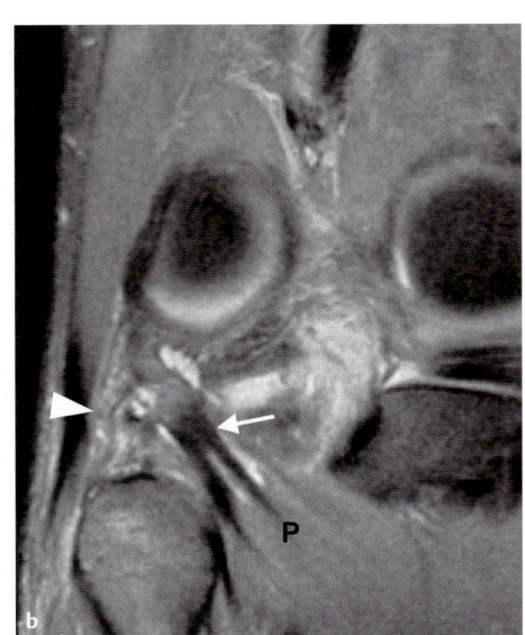

Menisci

Untersuchungstechnik. Meniskusrisse stellen sich MR-tomographisch zumeist als lineare Signalanhebungen mit Kontakt zu einer oder mehreren Meniskusoberflächen dar und müssen gegenüber der mukoiden Binnendegeneration des Faserknorpels (rundliche oder lineare Signalanhebung ohne Oberflächenkontakt) abgegrenzt werden. Zur sicheren Detektion und Klassifizierung von Meniskusrissen sollten Aufnahmen in sagittaler und koronarer Schichtorientierung eingesetzt werden, wobei entweder eine T1w SE/TSE-Sequenz mit einer fettgesättigten PDw oder T2w TSE-Sequenz kombiniert werden sollte oder fettgesättigte PDw oder T2w Sequenzen in beiden Schichtorientierungen aufgenommen werden sollten. PDw Sequenzen sind hierbei allerdings wegen ihrer größeren Sensitivität für ältere bzw. degenerative Risse T2w Sequenzen vorzuziehen.

Klassifikation. Bei der Klassifikation von Meniskusläsionen unterscheidet man:
- zum einen in Bezug auf die Verlaufsrichtung zur Schnittbildebene *Horizontal- und Vertikalrisse*, zum anderen in Bezug auf die Verlaufsrichtung zur Meniskusachse *Longitudinal-, Radiär- und Schrägrisse* (flap tear bzw. „Lappenriss") (Abb. 8.95a u. b).

Bei vertikal verlaufenden Rissen sollte zudem angegeben werden, ob es sich um eine Läsion der *peripheren* oder *zentralen* Meniskuszone handelt, da im Erwachsenenalter nur Läsionen der vaskularisierten peripheren Zone erfolgreich durch rekonstruktive Maßnahmen behandelt werden können.

> Zur sicheren Detektion und Klassifizierung von Meniskusrissen sollten Aufnahmen in sagittaler und koronarer Schichtorientierung eingesetzt werden.

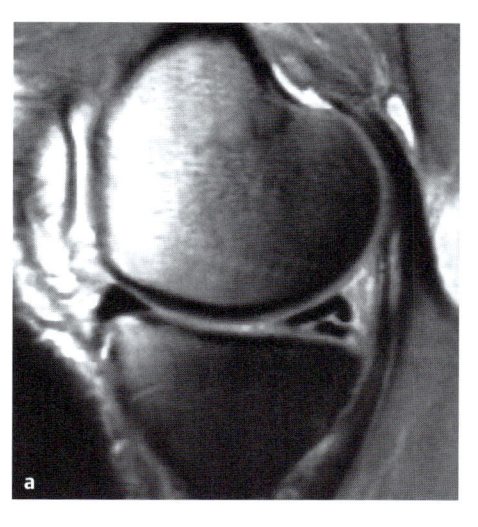

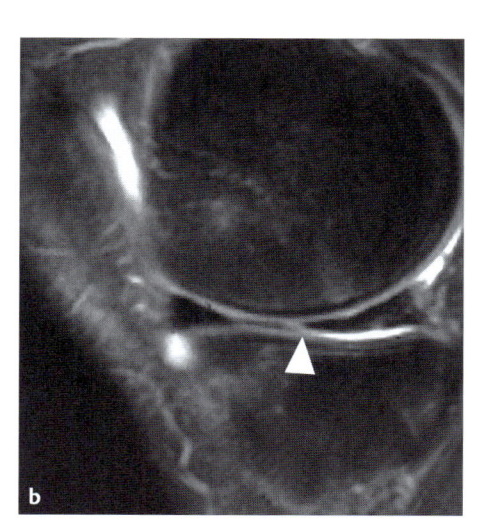

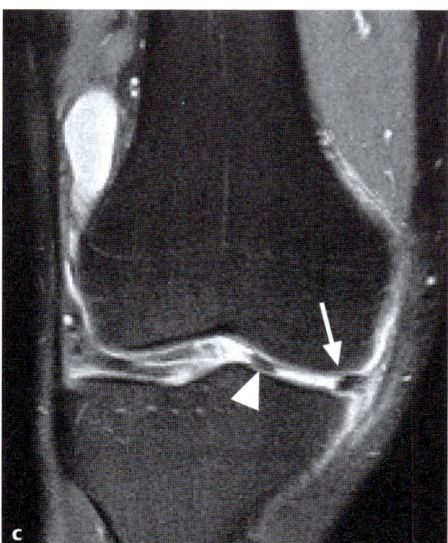

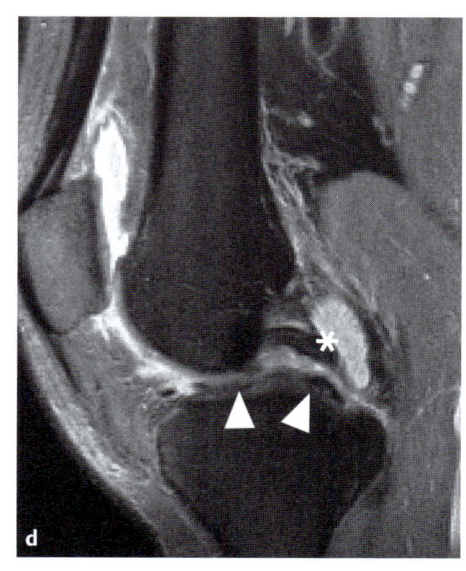

Abb. 8.95 a–d Meniskusläsionen.
- **a** Sagittale fettsupprimierte PDw TSE-Aufnahme. Horizontalriss im Innenmeniskushinterhorn mit Beteiligung der tibialen Meniskusoberfläche.
- **b** Sagittale fettsupprimierte PDw TSE-Aufnahme. Radiärer Riss (Pfeilspitze) der Pars intermedia des Außenmeniskus.
- **c u. d** Korbhenkelriss des Innenmeniskus: „Amputation" des Innenmeniskus (Pfeil) und Darstellung eines nach medial dislozierten Fragments (Pfeilspitze) auf einer koronaren PDw TSE-Aufnahme mit Fettsuppression (**c**). Die korrespondierende sagittale Aufnahme (**d**) zeigt eine dem dislozierten Meniskusfragment entsprechende signalarme, bandförmige Struktur (Pfeilspitzen) vor dem hinteren Kreuzband (Stern) (= „double-PCL"-Zeichen).

Korbhenkelriss. Der sog. Korbhenkelriss (Abb. 8.**95 c u. d**) stellt die Extremform eines vertikalen Meniskusrisses dar, bei der der freie Rand (zumeist des Innenmeniskus) nach medial, möglicherweise bis in den Interkondylarraum, disloziert sein kann. Die Läsion macht sich klinisch zumeist durch Einklemmungs- bzw. Blockierungserscheinungen bemerkbar und stellt eine absolute Operationsindikation dar. Dennoch gehört der Korbhenkelriss zu den MR-tomographisch am häufigsten nicht oder fehldiagnostizierten Verletzungen des Kniegelenks.

— MRT-Spezifisches

Zeichen auf sagittalen Aufnahmen:
- In Folge des Defekts der Par intermedia erscheinen das Meniskusvorder- und/oder -hinterhorn „amputiert" und die Kontinuität der Pars intermedia ist unterbrochen (sog. „*absent bow-tie*"-Zeichen).
- Abhängig von der Größe und Lokalisation des Risses und vom Ausmaß der Fragmentdislokation kann das normale *Größenverhältnis* zwischen Vorder- und Hinterhorn verändert bzw. umgekehrt werden. Beim „*flipped meniscus*" liegt der scheinbaren Vergrößerung des Vorderhorns eine vertikale Auflagerung des dislozierten Fragments zugrunde.
- Das nach medial verlagerte Korbhenkelfragment kann als längliche signalarme Struktur vor dem hinteren Kreuzband liegen und so ein „zweites" hinteres Kreuzband vortäuschen („*double-PCL*"-Zeichen).

Zeichen auf koronaren Aufnahmen:
- Meniskusvorder- und -hinterhorn können eine *Verkürzung* bis hin zur fehlenden Darstellung eines Meniskusanteils zeigen.
- Das dislozierte Korbhenkelfragment kann als signalarme Struktur im zentralen Gelenkbereich nachgewiesen werden („*fragment-in-notch*"-Zeichen).

Zeichen auf transversalen Aufnahmen:
- Bei entsprechend geringer Schichtdicke ist die *korbhenkelartige Morphologie* des Meniskus nicht selten direkt visualisierbar.

Meniskokapsuläre Separation. Die meniskokapsuläre Separation ist MR-tomographisch nur infrequent diagnostizierbar. Flüssigkeitsansammlungen zwischen dem Innenmeniskus und dem Innenband, eine kapselseitig irreguläre Meniskuskontur und eine Distanzierung des Innenmeniskus vom medialen Kollateralband können hinweisgebend sein.

Meniskusganglien. Meniskusganglien entstehen als Folge einer mukoiden Degeneration des Faserknorpels (häufiger des Außenmeniskus) zumeist auf dem Boden eines Meniskusrisses.

— MRT-Spezifisches

- MR-tomographisch stellen sich Meniskusganglien als oft *lobulierte, zystische Gebilde* mit wasseräquivalentem Signalverhalten in anatomischer Beziehung zum betroffenen Meniskus dar.
- Kontrastverstärkte Aufnahmen zeigen keine oder allenfalls eine periphere Anreicherung.

Postoperativer Meniskus. Der Nachweis bzw. Ausschluss eines erneuten Einrisses nach vorausgegangener Meniskusnaht oder Meniskusteilresektion ist mittels konventioneller Pulssequenzen problematisch. Zum einen können sich Nähte als lineare Signalanhebungen mit Oberflächenkontakt darstellen und so eine Rezidivläsion vortäuschen, zum anderen ist die Detektion von Rissen in den oft signalalterierten Meniskusresiduen schwierig. Die diagnostische Leistung der MRT bezüglich dieser Fragestellung kann durch die direkte *MR-Arthrographie* gesteigert werden. Meniskale Kontrastmitteleintritte sind hierbei als Riss zu werten, während intakte Meniskusnähte bzw. intakte Meniskusreste kein Eindringen von Kontrastmittel erkennen lassen.

Patellofemorales Gelenk und Extensormechanismus

Transiente Patellaluxation

Die stattgehabte transiente Patellaluxation im Rahmen einer traumatischen Innenrotation oder Valgisierung des Kniegelenks wird bei der klinischen Untersuchung oft nicht erkannt, ist MR-tomographisch aber zumeist sicher diagnostizierbar (Abb. 8.**96**).

Die transiente Patellaluxation ist MR-tomographisch zumeist sicher diagnostizierbar.

— MRT-Spezifisches

- Transversale PDw, T2w oder STIR-Aufnahmen zeigen eine Konturunregelmäßigkeit, Auffaserung oder sogar komplette Diskontinuität des *medialen Retinaculum patellae* mit begleitendem Weichteilödem.
- Als Folge eines während der Luxation durch den Zug des M. vastus medialis hervorgerufenen Anpralls der Patella am lateralen Femurkondylus können *Knochenkontusionen* der medialen Patella und des Kondylus nachgewiesen werden. Typischerweise kommt es vor

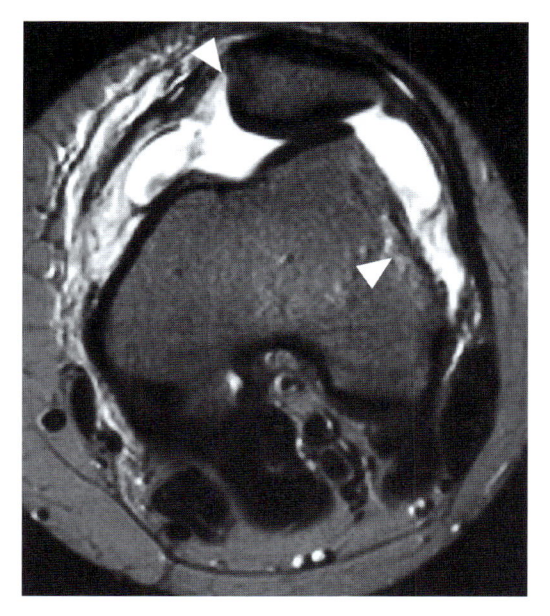

Abb. 8.96 Transiente Patellaluxation. Axiale T2w TSE-Aufnahme. Knochenkontusion am lateralen Femurkondylus und osteochondrale Läsion an der (dysplastischen) medialen Patellafacette (Pfeilspitzen), Ruptur des medialen Retinakulums und persisitierende laterale Subluxation der Patella.

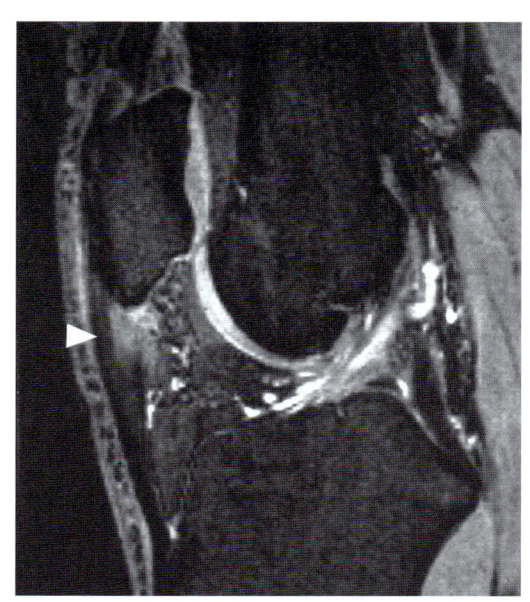

Abb. 8.97 Patellaspitzensyndrom (jumper's knee). Sagittale 3-dimensionale DESS-Aufnahme mit selektiver Wasseranregung. Auftreibung und Signalanhebung des Lig. patellae am unteren Pol der Kniescheibe (Pfeilspitze) mit umschriebenem Umgebungsödem.

allem an der medialen Facette zu ostechondralen Verletzungen der Kniescheibe bis hin zur Ablösung eines freien Gelenkkörpers.
- Die Patella lässt nach spontaner Reposition häufig noch eine geringfügige *Lateralisation* erkennen.

Sehne, die typischerweise die posterioren Faserbündel betrifft, mitunter schwierig.
- *Komplette Rupturen* sind hingegen aufgrund der vollständigen Diskontinuität aller Faserbündel mit Retraktion der Patella leicht diagnostizierbar.

Patellasehne

Die chronische Tendinose der Patellasehne (Patellaspitzensyndrom, jumper's knee) betrifft den proximalen fibroossären Ansatz und tritt vor allem bei Sportlern auf.

— MRT-Spezifisches —

- Bei der *Tendinose* zeigen sagittale und axiale MRT-Aufnahmen eine Auftreibung der Sehne am unteren Patellapol mit konvexbogiger Kontur des posterioren, normalerweise konkaven Sehnenrands. Abhängig vom Ausmaß der Mikrorupturierung mit konsekutiver Faserdegeneration sind mehr oder weniger ausgeprägte, vor allem den zentralen Sehnenanteil betreffende Signalanhebungen erkennbar (Abb. 8.**97**).
- Sind Signalalterationen sowohl auf T1w als auch auf PDw und T2w Aufnahmen nachweisbar, ist die Differenzierung einer Tendinose von einer *Partialruptur* der

Quadrizepssehne

Verletzungen der Quadrizepssehne treten bevorzugt bei älteren Patienten auf und betreffen zumeist die fibroossäre Verbindung der Sehne mit dem oberen Patellapol, seltener den Muskelbauch des M. quadrizeps, den muskulotendinösen Übergang oder den mittleren Sehnenabschnitt.

MRT-Spezifisches

- Im Normalfall zeigt die Quadrizepssehne MR-tomographisch einen *3-schichtigen Aufbau*, wobei die oberflächliche Schicht den Fasern des M. rectus femoris, die mittlere Schicht den Fasern des M. vastus medialis und lateralis und die tiefe Schicht den Fasern des M. vastus intermedius entspricht.
- *Partialrupturen* der Sehne sind bei Diskontinuität einer oder zweier der Faserschichten diagnostizierbar, wobei begleitende Signalanhebungen als Folge hämorrhagischer und ödematöser Veränderungen zumeist sowohl auf T1w als auch auf PDw und T2w Aufnahmen nachweisbar sind (Abb. 8.**98**).
- Eine Unterbrechung aller Faserschichten zeigt eine *Komplettruptur* der Sehne an, die in der Regel durch die konsekutive Retraktion des Sehnenstumpfs leicht diagnostizierbar ist.

Bursitis praepatellaris/ infrapatellaris superficialis/ infrapatellaris profunda

Entzündliche Affektionen der Bursa praepatellaris oder der Bursa infrapatellaris profunda können als Begleitphänomen bei verschiedenen entzündlichen Gelenkerkrankungen, posttraumatisch sowie als eigenständiges Krankheitsbild auftreten.

MRT-Spezifisches

- Der betroffene Schleimbeutel wird auf sagittalen und axialen MRT-Aufnahmen als ovalär konfigurierte *Flüssigkeitsansammlung* sichtbar.
- Fettunterdrückte kontrastmittelgestützte Aufnahmen in T1-Gewichtung lassen ein randständiges Enhancement als Ausdruck der entzündlichen Affektion der Synovia erkennen.
- Auf fettgesättigten T2w oder STIR-Aufnahmen zeigt sich nicht selten ein lokal begrenztes Weichteilödem in der Umgebung der Bursa (Abb. 8.**99**).

Abb. 8.98 a u. b **Quadrizepssehnenruptur.**
a Sagittale T1w SE-Aufnahme.
b Fettsupprimierte PDw TSE-Aufnahme.
Die Aufnahmen zeigen eine subtotale Ruptur am oberen Patellapol mit erheblichem Umgebungsödem und begleitendem Gelenkerguss.

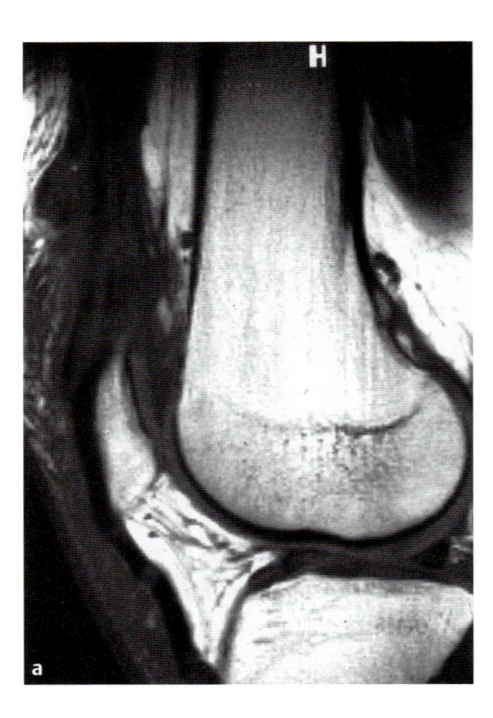

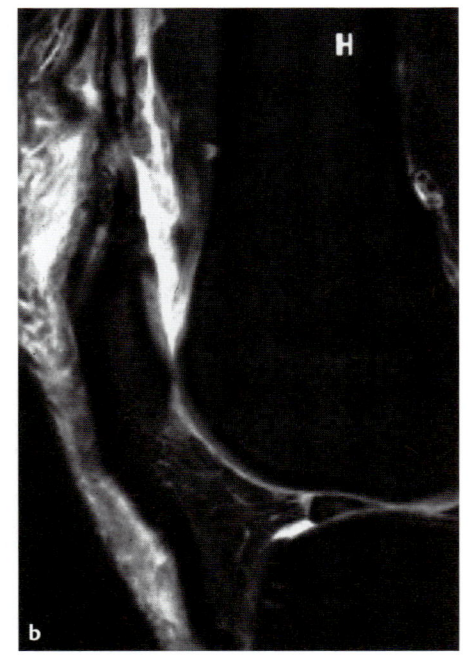

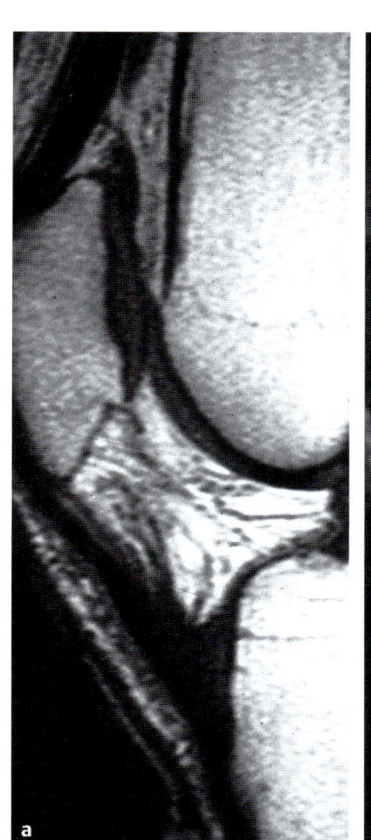

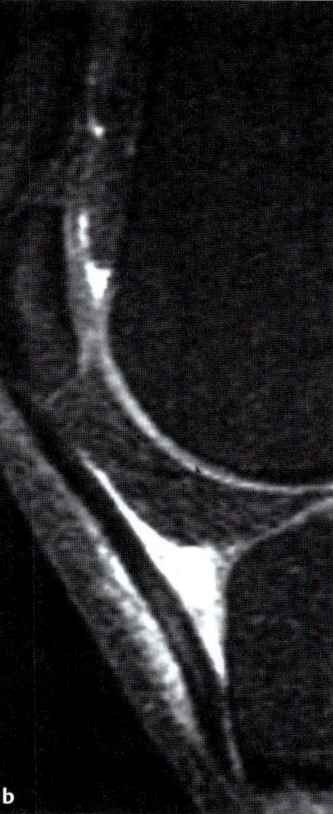

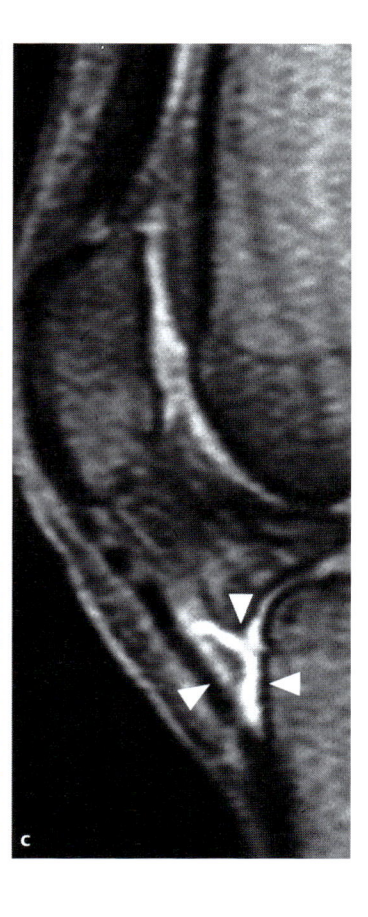

Kniegelenk

Abb. 8.99 a – c **Bursitis infrapatellaris profunda.**
a u. b Die sagittale T1w SE- (a) und die fettgesättigte T2w TSE-Aufnahme (b) zeigen einen Erguss in der Bursa sowie ein deutliches Umgebungsödem.
c Die korrespondierende kontrastverstärkte T1w GE-Aufnahme lässt eine Demarkierung der Wandstruktur bei pathologischem synovialem Enhancement (Pfeilspitzen) erkennen.

Gelenkknorpel

Zu einer umfassenden MRT-Diagnostik des Kniegelenks im Rahmen traumatischer, degenerativer oder entzündlicher Erkrankungen gehört heute auch die Beurteilung des hyalinen Gelenkknorpels.

Klassifikation. Die MRT-Evaluation von *Knorpelläsionen* sollte sich an der klinischen bzw. arthroskopischen Klassifizierung orientieren (Abb. 8.**100** u. 8.**101**):
- Beim *Grad I* der Chondromalazie findet sich eine Erweichung des Knorpels mit ödematösen Veränderungen.
- Beim *Grad II* treten Fibrillationen und Fissurierungen sowie Blasenbildungen hinzu.
- Die *Grade III und IV* beschreiben unterschiedlich ausgedehnte Oberflächendefekte, die beim *Grad IIIA* weniger als 50%, beim *Grad IIIB* mehr als 50% der Knorpeldicke und beim *Grad IV* die gesamte Knorpeldicke mit Exposition des subchondralen Knochens („Knorpelglatze") einnehmen.

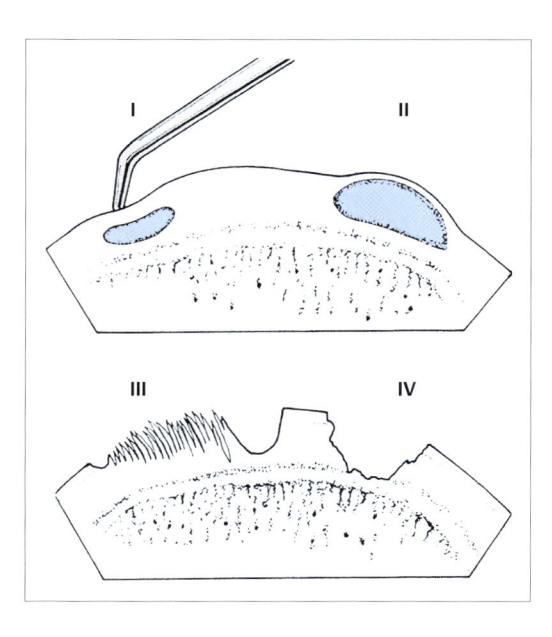

Abb. 8.100 Arthroskopische Graduierung von Gelenkknorpelläsionen.

Untersuchungstechnik. Grundvoraussetzungen für eine suffiziente Knorpelbeurteilung mittels MRT sind zum einen ein ausreichender Kontrast zwischen Gelenkflüssigkeit, Knorpel und Knochen,

Abb. 8.101 a–f **MRT-Knorpeldiagnostik.**

a Kontrastverhältnisse in einer fettsupprimierten T1w 3-dimensionalen FLASH-Aufnahme: Der intakte Gelenkknorpel grenzt sich signalreich gegenüber Knochen, Fettgewebe und (falls vorhanden) Gelenkflüssigkeit ab.

b 3-dimensionale DESS-Aufnahme mit selektiver Wasseranregung: Scharf berandete Knorpelläsion Grad 4 der Patella (Pfeilspitze). Signalintensive Darstellung der Gelenkflüssigkeit.

c Axiale T2w TSE-Aufnahme. Chondromalazie der Patella. Ausgedehnter Oberflächendefekt (Grad III–IV) über der medialen Facette und dem Patellafirst (Stern) neben fokalen Signalanhebungen des Knorpels über der lateralen Facette (Pfeilspitze) als Korrelat einer Chondromalazie Grad I.

d Axiale T2w TSE-Aufnahme. Chrondromalazie der Patella. Knorpelschwellung und tiefe Fissur an der medialen Patellafacette (Pfeil) (Grad II–III). Grad-I-Läsionen über dem Patellafirst und der lateralen Facette (Pfeilspitzen).

e Axiale intermediär gewichtete TSE-Aufnahme mit spektraler Fettsuppression. Intrinsische Signalalterationen des Patellaknorpels mit fokalen Signalanhebungen (Pfeilspitzen) und kleinen oberflächlichen Fissuren (Pfeil) als Korrelat degenerativer Knorpelschäden der Grade I und II.

f Koronare T1w SE-Aufnahme (MR-Arthrographie). Umschriebener drittgradiger Knorpeldefekt (Pfeilspitze) am medialen Femurkondylus.

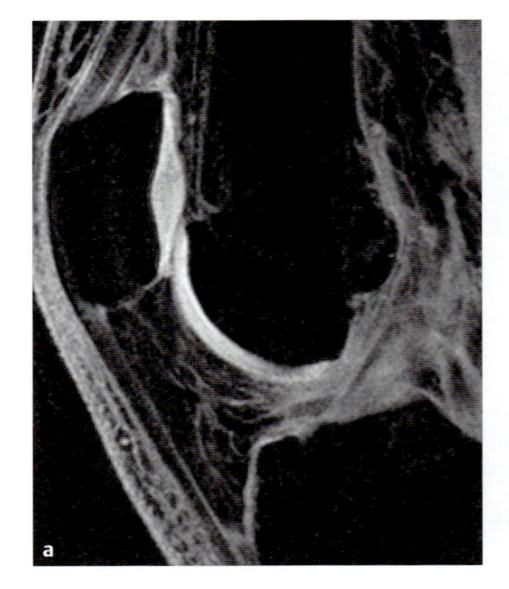

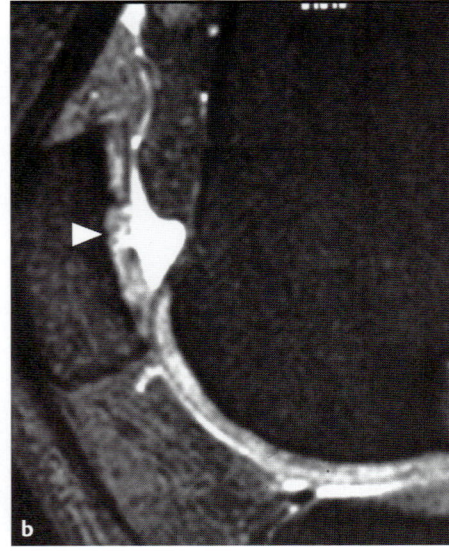

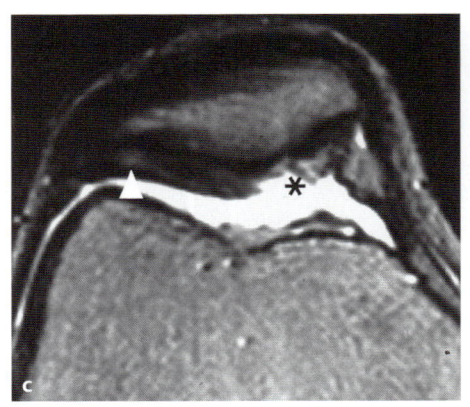

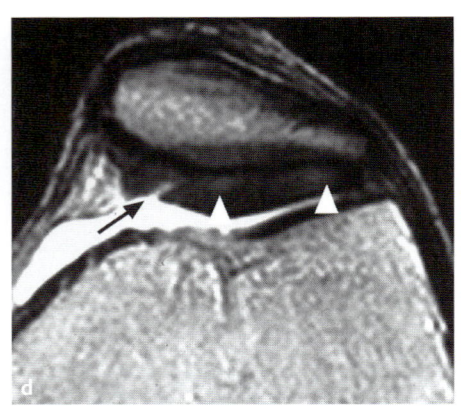

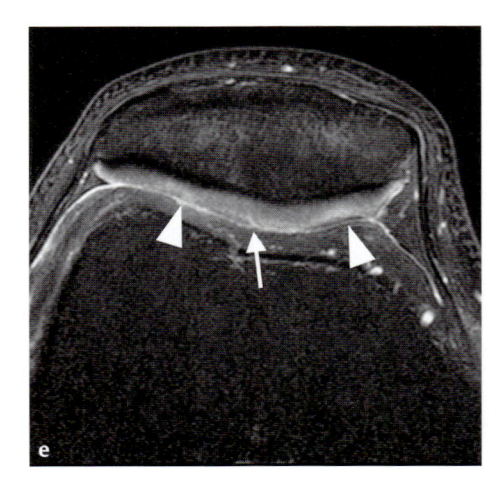

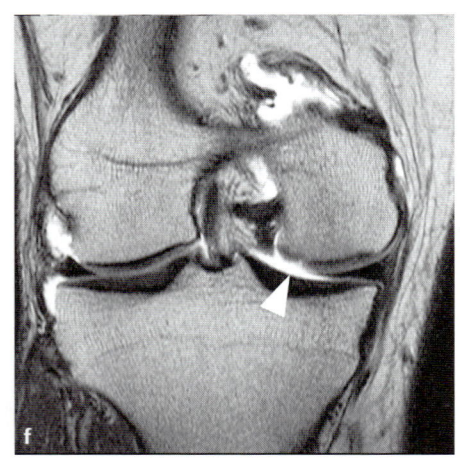

zum anderen eine relativ hohe Ortsauflösung. Um gleichzeitig beiden Anforderungen gerecht werden zu können, wurden bisher vorwiegend 3-dimensionale GE-Sequenzen, die eine Schichtdicke < 2 mm bei gutem SRV ermöglichen, eingesetzt. Als Standardsequenzen werden von einigen Autoren T1w 3-dimensional aufgenommene, gespoilte GE-Sequenzen (SPGR, FLASH) mit spektraler Fettunterdrückung oder indirekter Fettsättigung durch selektive Wasseranregung angesehen, die den Gelenkknorpel signalintensiv und die Gelenkflüssigkeit und den Knochen gleichermaßen signalarm abbilden (Abb. 8.101a). Mit Hilfe dieser Sequenztechnik können Oberflächenläsionen (Grad III–IV) sensitiv nachgewiesen werden, die Detektion früher chondromalazischer Veränderungen (intrinsische Knorpelveränderungen) ist aufgrund des primär sehr hohen Knorpelsignals jedoch nur eingeschränkt möglich.

Als Alternative 3-dimensionale Technik können DESS-(Dual-Echo-Steady-State-) Sequenzen in Kombination mit einer selektiven Wasseranregung eingesetzt werden (Abb. 8.101b), die den T1w GE-Sequenzen bzgl. der Erkennung von Oberflächenläsionen annähernd gleichwertig sind. Ein sicherer Nachweis von Knorpelläsionen der Grade I und II gelingt jedoch auch mit dieser Sequenztechnik nicht.

In mehreren Raumrichtungen aufgenommene 2-dimensionale PDw, intermediär oder T2w TSE-Sequenzen (Abb 8.**101c – e**) weisen ebenfalls eine hohe Treffsicherheit für die Detektion von Oberflächendefekten des Gelenkknorpels auf, besitzen jedoch auch einen für den Nachweis struktureller Alterationen günstigen intrinsischen Knorpelkontrast. Knorpelerweichungen und Fissuren stellen sich bei dieser Sequenztechnik als fokale Signalanhebungen dar. In Kombination mit spektralen Fettsättigungspulsen können diese Sequenzen im Gegensatz zu den GE-Techniken auch reaktive bzw. degenerative Veränderungen des subchondralen Knochens sensitiv erfassen. Viel versprechend ist der Einsatz von TSE-Sequenzen in Kombination mit hochauflösenden MR-Techniken an Hochfeldgeräten unter Einsatz kombinierter Spulensysteme, von dem künftig eine deutliche Verbesserung der klinischen Knorpeldiagnostik erwartet werden kann.

MR-Arthrographie. Als derzeit exaktestes MR-tomographisches Verfahren für den Nachweis und die Darstellung der Ausdehnung von Knorpeldefekten gilt die direkte MR-Arthrographie unter Verwendung hochverdünnter Gd-haltiger Kontrastmittel und T1w Pulssequenzen (Abb. 8.101f). Die MR-Arthrographie erzeugt Aufnahmen mit optimalen Kontrastverhältnissen zwischen Gelenkraum, Knorpel, subchondraler Grenzlamelle und Knochenmark. Experimentelle und erste klinische Studien deuten die Möglichkeit an, mittels zusätzlicher Spätaufnahmen nach Diffusion des Kontrastmittels in den Gelenkknorpel auch frühere Stadien der Knorpeldegeneration mit hoher Sensitivität nachzuweisen.

Osteochondrosis dissecans

Lokalisationen/Pathogenese. Die Osteochondrosis dissecans ist eine Erkrankung des Adoleszenten und jungen Erwachsenen, die unter Bevorzugung des männlichen Geschlechts am Kniegelenk in der Mehrzahl der Fälle (80%) den medialen Femurkondylus (lateraler Anteil) betrifft. Läsionen des lateralen Femurkondylus (18%) oder der Patella (2%) sind wesentlich seltener. Die Pathogenese dieser sowohl zu den Osteonekrosen als auch zu den osteochondralen Verletzungen gezählten Erkrankung konnte bisher nicht eindeutig geklärt werden, die ätiologische Bedeutung einzelner oder repetitiver Traumen ist jedoch kaum noch umstritten. Fraglich ist, ob der Erkrankung eine aseptische Knochennekrose zugrunde liegt oder ob die Osteonekrose lediglich sekundär auf dem Boden einer osteochondralen Verletzung eintritt.

— **MRT-Spezifisches** —

- Die MRT stellt in Ergänzung zum Röntgenbild das wichtigste bildgebende Verfahren zur Frühdiagnose und Stadieneinteilung der Osteochondrosis dissecans sowie zur Beurteilung des Gelenkknorpelüberzugs, der Vitalität und Stabilität des Dissekats dar.
- Im röntgennegativen *Stadium I* der Erkrankung zeigen MRT-Aufnahmen eine umschriebene subchondrale Ödemzone ohne Fragmentdemarkierung.
- Im *Stadium II* demarkiert sich ein vom gesunden Knochenmark nicht abgelöstes Fragment durch eine in allen Bildgewichtungen signalarme Linie, wobei der hyaline Knorpelüberzug zumeist intakt bleibt (Abb. 8.**102a**).
- Im *Stadium III* findet sich eine Dissektion von Knochen und Knorpel, und die Ablösung des Dissekats beginnt (Abb. 8.**102b – e**). Schwierig bleibt in diesem Stadium die Beurteilung der Stabilität des dissezierten Fragments. Eine Abgrenzung des Dissekats durch eine auf PDw, T2w oder STIR-Aufnahmen signalreiche Linie (Interface) kann sowohl hypervaskularisiertem Granulationsgewebe als auch eingetretener Gelenkflüssigkeit (Ablösung) entsprechen. Aufnahmen nach i.v. Kontrastmittelapplikation können in dieser Situation zur Differenzierung beitragen. Avitale Dissekate oder Dissekatanteile zeigen auf Aufnahmen aller Pulssequenzen einen Signalverlust. Ein Knochenmarködem innerhalb des Fragments und/oder eine Kontrastmittelaufnahme sind Zeichen der Vitalität.

▶ In Ergänzung zum Röntgenbild stellt die MRT bei der Osteochondrosis dissecans das wichtigste bildgebende Verfahren zur Frühdiagnose und Stadieneinteilung dar.

Abb. 8.102 a–f MRT-Befunde bei Osteochondrosis dissecans.

a   Koronare T1w SE-Aufnahme. Stadium II: deutlich demarkiertes Dissekat innerhalb einer Ödemzone am medialen Femurkondylus.

b–d Stadium III: Sagittale T2w TSE- (b), native (c) und kontrastverstärkte (d) T1w SE-Aufnahmen zeigen eine transchondrale Dissektion. Das auf der T2w Aufnahme signalintensive Interface lässt eine deutliche Kontrastmittelanreicherung erkennen und entspricht somit Granulationsgewebe. Das Dissekat selbst zeigt als Ausdruck der Teilnekrose bei deutlichem Verlust des T1- und T2-Signals nur partiell eine Kontrastmittelaufnahme.

e   Sagittale T2w TSE-Aufnahme. Stadium III: Eintritt von Gelenkflüssigkeit um das Dissekat bei beginnender Ablösung.

f   Axiale T1w SE-Aufnahme (MR-Arthrographie). Bei Osteochondrosis dissecans des medialen Femurkondylus (Stadium IV) ist retropatellar ein freies osteochondrales Fragment (Pfeilspitze) nachweisbar.

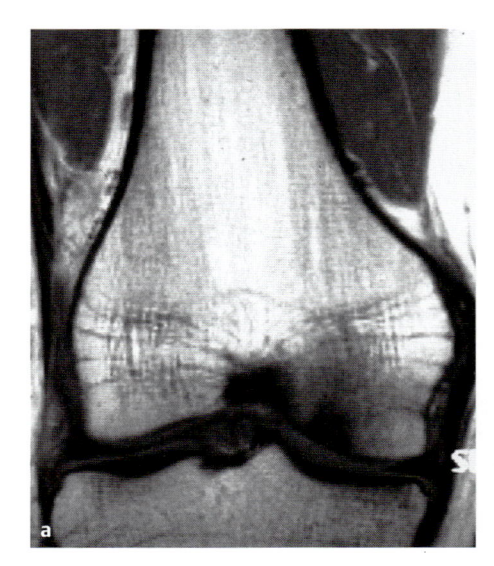

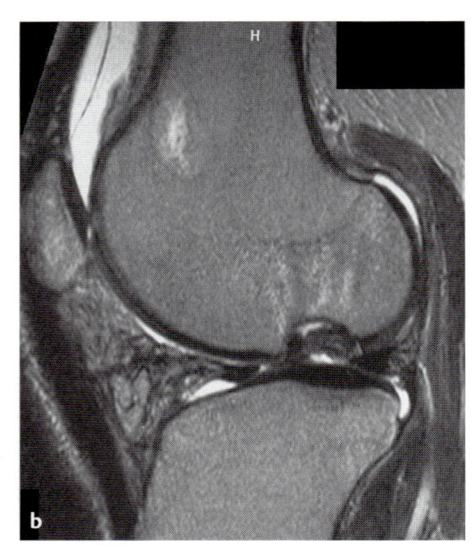

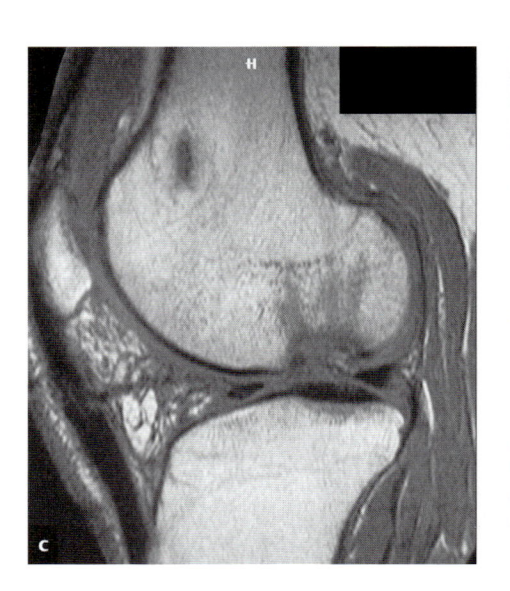

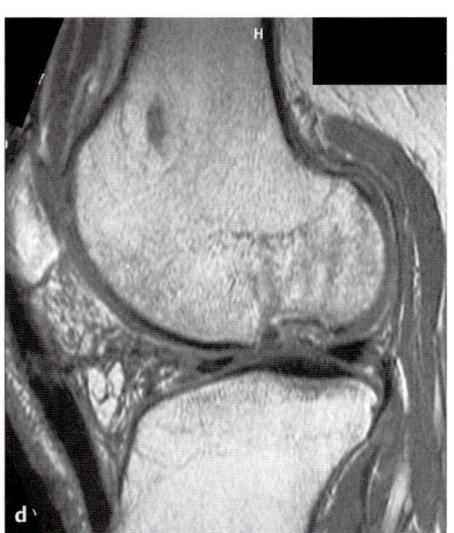

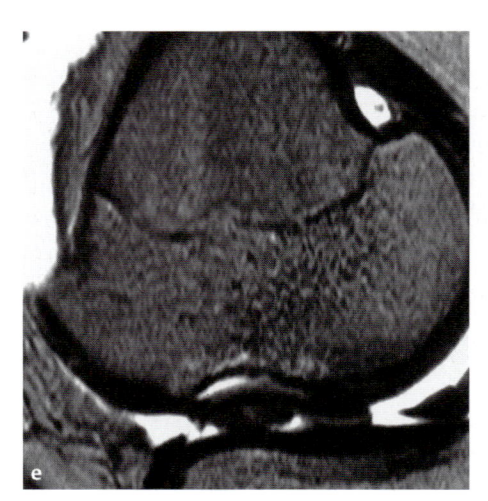

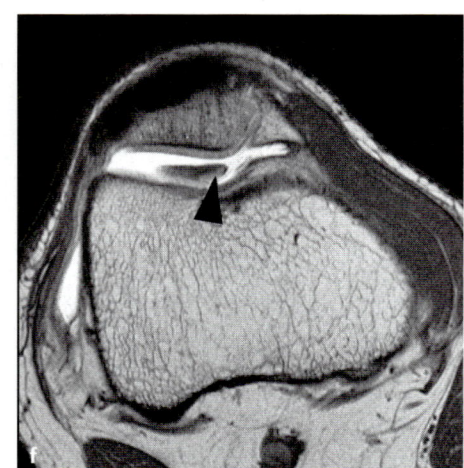

- Im *Stadium IV* kommt es schließlich zur vollständigen Ablösung und möglichen Dislokation des Fragments (Abb. 8.**102f**).
- *MR-Arthrographie und CT-Arthrographie* sind der konventionellen MRT bzgl. der Beurteilung der Integrität des Knorpelüberzugs, der Erkennung einer beginnenden Dissekatablösung und der Detektion freier Gelenkkörper (Abb. 8.**102f**) überlegen.

Morbus Ahlbäck

Die idiopathische Osteonekrose am Kniegelenk (Morbus Ahlbäck) tritt im Gegensatz zur Osteochondrosis dissecans typischerweise bei älteren, oft weiblichen Patienten auf und betrifft am häufigsten die Belastungszone des medialen Femurkondylus. Nur selten manifestiert sich die Erkrankung am lateralen Femurkondylus oder am medialen oder lateralen Tibiaplateau. Nach einem röntgennegativen Initialstadium kann es einige Wochen nach Beginn der Beschwerden zu einer Abflachung des Femurkondylus, später zu einer Demarkierung eines subchondralen Nekroseareals, Fragmentierung und Sinterung des Kondylus kommen.

— **MRT-Spezifisches** —

- Die MRT ist in der Lage, die Erkrankung bereits im Initialstadium nachzuweisen.
- Fettsupprimierte PDw, T2w und STIR-Aufnahmen zeigen ein *regionäres Knochenmarködem* des betroffenen Femurkondylus bzw. des Tibiaplateaus.
- Im Gegensatz zum sog. *transitorischen Knochenmarködem* finden sich beim Morbus Ahlbäck zusätzlich umschriebene subchondrale Signalminderungen als Ausdruck der *Osteonekrose* (Abb. 8.**103**). Eine Größe dieser hypointensen Areale von mehr als 14 mm in horizontaler Orientierung und von mehr als 4 mm in vertikaler Orientierung sowie eine Lokalisation in der Tiefe des Kondylus wurden als relativ sichere Zeichen einer irreversiblen Nekrose beschrieben.
- Lineare signalintensive und/oder signalarme Strukturen innerhalb des Knochenmarks sind als Frakturen zu werten und zeigen eine bereits eingetretene *Fragmentierung* an.
- *Avitale Knochenareale* lassen einen Signalverlust auf Aufnahmen aller Pulssequenzen erkennen, weisen kein Knochenmarködem auf und zeigen keine Kontrastmittelaufnahme.
- Die MRT erlaubt zudem eine Beurteilung des Knorpelüberzugs der betroffenen Epiphysenregion. Gelenkergüsse und ein gelenknahes Weichteilödem sind häufige MR-tomographische Begleitbefunde (Abb. 8.**103**).

Mittels MRT kann ein Morbus Ahlbäck bereits im Initialstadium nachgewiesen werden.

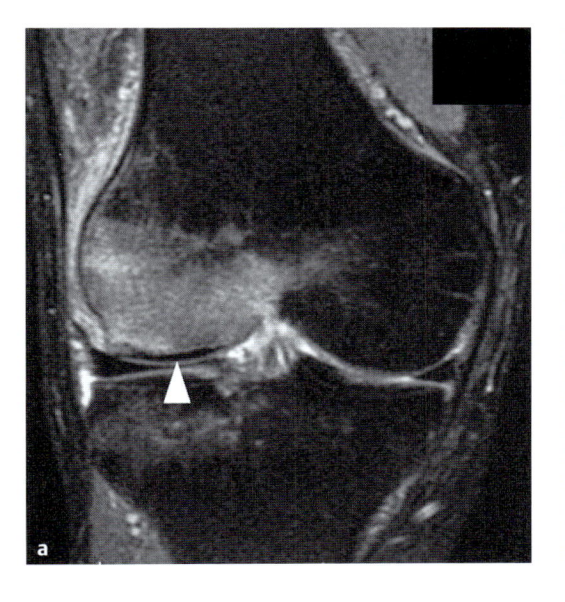

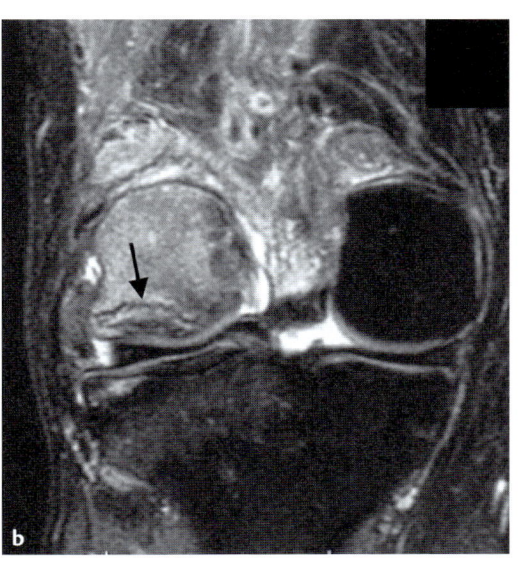

Abb. 8.103 a u. b **Morbus Ahlbäck.** Koronare STIR-TSE-Aufnahmen zeigen ein umschriebenes Knochenmarködem des lateralen Femurkondylus sowie subchondrale bandförmige Signalminderungen (Pfeilspitze) und eine dorsal verlaufende Frakturlinie (Pfeil). Begleitendes Weichteilödem und reaktive Synovialitis.

Synoviale Erkrankungen des Kniegelenks

Pigmentierte villonoduläre Synovialitis (PVNS)

Definition/Klinik. Die PVNS ist eine idiopathische proliferative Synovialerkrankung, die fokal oder diffus Gelenke, Schleimbeutel und Sehnenscheiden befallen kann. Die Erkrankung tritt fast immer monoartikulär innerhalb der 3. oder 4. Lebensdekade auf und manifestiert sich mit einer Häufigkeit von 80% der Fälle bevorzugt am Kniegelenk. Klinisch steht eine über Monate bis Jahre progrediente Symptomatik mit Schmerzen, Schwellungen und rezidivierenden, serosanguinösen Gelenkergüssen im Vordergrund.

Pathologie/Histologie. Die pathologische Untersuchung zeigt eine villöse und noduläre Proliferation der Gelenkinnenhaut, die typischerweise eine gelbliche bis bräunliche Verfärbung („Pigmentierung") zeigt. Histologisch findet sich ein fibröses Stroma mit mononukleären Zellen, mehrkernigen Riesenzellen, Schaumzellen sowie intra- und extrazellulären Hämosiderinablagerungen, die die Pigmentierung des Gewebes hervorrufen.

MRT-Spezifisches

- Die MRT zeigt eine fokale oder diffuse Hyperplasie der Synovialis bis zur kompletten Ausfüllung des Gelenkkavums. Die synovialen Proliferate zeigen im typischen Fall ein inhomogenes, durch den *Suszeptibilitätseffekt* der Eisenablagerungen in allen Bildgewichtungen vorwiegend hypointenses Signal (Abb. 8.**104**). Liegt nur eine geringfügige Hämosiderose des Gewebes vor, oder finden sich ausgedehntere Verfettungen, kann dieses relativ typische Signalverhalten allerdings fehlen.
- T2*w GE-Sequenzen können zur Verstärkung des Suszeptibilitätseffekts und somit zur Identifizierung geringerer Hämosiderinablagerungen eingesetzt werden.
- Kontrastmittelverstärkte MRT-Aufnahmen zeigen in der Regel ein diffuses Enhancement der synovialen Veränderungen.

Ossäre Läsionen treten bei der PVNS am Kniegelenk aufgrund seines relativ großen Kapselvolumens seltener auf als an anderen Gelenken, wie dem Hüft- oder Ellenbogengelenk. *Subchondrale Zysten* entstehen durch ein sekundäres Einwachsen der synovialen Proliferate in den gelenknahen Knochen oder durch das Eindringen von Gelenkflüssigkeit (Abb. 8.**104**). *Erosive Veränderungen* treten bevorzugt marginal, im Bereich der Bare Areas, d. h. der intraartikulär gelegenen, aber nicht von hyalinem Knorpel überzogenen Knochenabschnitte, auf. Diese chronischen Druckarrosionen zeigen, wie auch die subchondralen Zystenformationen, radiographisch typischerweise eine Randsklerosierung, die auf MRT-Bildern als signalarmer Randsaum zur Darstellung kommt.

Differenzialdiagnose. Auch die *hämophile Arthropathie*, die *Amyloidarthropathie* und die *chronische Polyarthritis* im Stadium des Narbenpannus können MR-morphologisch ähnliche Gelenkveränderungen mit „schwarzer" Synovialis hervorrufen. Anhand der Anamnese und des bei diesen Erkrankungen typischerweise polyartikulären, zumeist symmetrischen Befallsmusters können diese Synovialerkrankungen differenzialdiagnostisch jedoch leicht von der PVNS abgegrenzt werden.

Abb. 8.104 a u. b **PVNS des Kniegelenks.** Axiale T2w TSE-Aufnahmen. Ausgeprägt signalarme synoviale Proliferationen im femoropatellaren Gelenk und suprapatellaren Rezessus (Pfeilspitzen). Zystische Läsion im lateralen Femurkondylus (Pfeil).

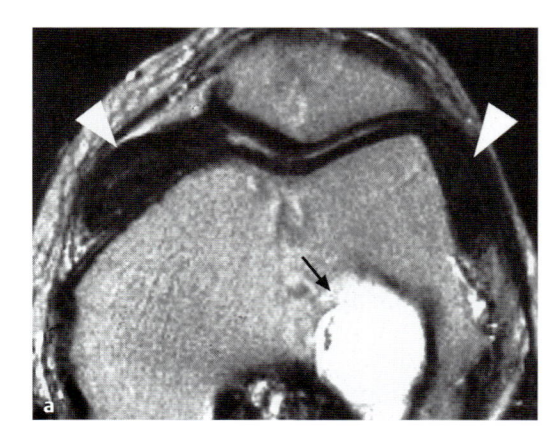

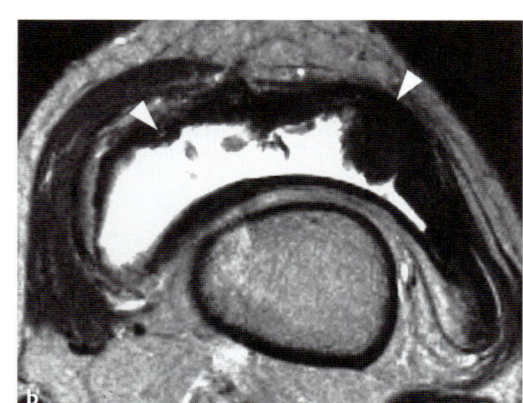

Synoviale Osteochondromatose

Die synoviale Osteochondromatose kann sekundär als Epiphänomen einer Arthrose oder primär als eigenständiges Krankheitsbild (Morbus Reichel) in Erscheinung treten.

Pathogenese. Die *primäre Form* tritt als monoartikuläre Synovialerkrankung unter leichter Bevorzugung des männlichen Geschlechts mit einem Häufigkeitsgipfel in der 5. Lebensdekade auf und manifestiert sich in etwa der Hälfte der Fälle fokal oder diffus am Kniegelenk. Dem Leiden liegt eine osteokartilaginäre Metaplasie in der Gelenkinnenhaut zugrunde, aus der sich multiple, zunächst knorpelige, später osteochondrale oder komplett ossifizierte Gebilde entwickeln, die der Synovialis anhaften oder sich von ihr ablösen und somit zu freien Gelenkkörpern werden können. Die anfängliche Hypertrophie der Gelenkinnenhaut kann nach längerem Verlauf in eine synoviale Atrophie übergehen.

Sekundärveränderungen. Typische Sekundärveränderungen sind:
- Druckarrosionen der intraartikulär gelegenen Knochenabschnitte,
- sekundäre Arthrose.

Die maligne Entartung in ein (fast immer hochdifferenziertes) Chondrosarkom stellt eine Rarität dar.

Da röntgenologisch nachweisbare Verkalkungen oder Verknöcherungen in bis zu 35% der Fälle fehlen können, kommt der MRT für die Diagnosestellung eine wichtige Bedeutung zu.

— **MRT-Spezifisches** —

- MR-tomographisch kann sich die synoviale Osteochondromatose in unterschiedlichen Erscheinungsformen präsentieren:
- Das Gelenk kann von einer ausgedehnten *hyalinen Knorpelmasse* ausgefüllt sein, die sich mit einer lobulierten Kontur auf T1w Aufnahmen hypointens und auf T2w oder T2*w Aufnahmen stark hyperintens darstellt. Nach der Kontrastmittelgabe sieht man ein kräftiges peripheres, oft ring- und bogenförmig angeordnetes Enhancement der hypertrophierten Synovialis (Abb. 8.**105**).
- Bei der „*mikrochondromatösen*" Form finden sich unzählige kleine Knorpelpartikel, die auf T2w Aufnahmen aufgrund ihrer hohen Signalintensität nur schwer von einem Gelenkerguss differenzierbar sein können. Wichtiges Indiz für das Vorliegen einer Chondromatose ist in diesen Fällen der Nachweis feiner punktförmiger Signalauslöschungen, die Verkalkungen der Knorpelpartikel darstellen. Die Synovialis ist bei dieser Form der Erkrankung oft nur gering verdickt und zeigt zumeist eine unwesentlich vermehrte Kontrastmittelaufnahme.
- Schließlich können unterschiedlich verkalkte und verknöcherte *intraartikuläre (Osteo-)Chondrome* nachweisbar sein, die in der Regel bereits auf Röntgenaufnahmen die Diagnosestellung ermöglichen.
- *Druckarrosionen des Knochens* stellen sich MR-tomographisch zumeist gut dar und sind entsprechend ihrer Randsklerosierung von einem in allen Pulssequenzen signalarmen Randsaum begrenzt.

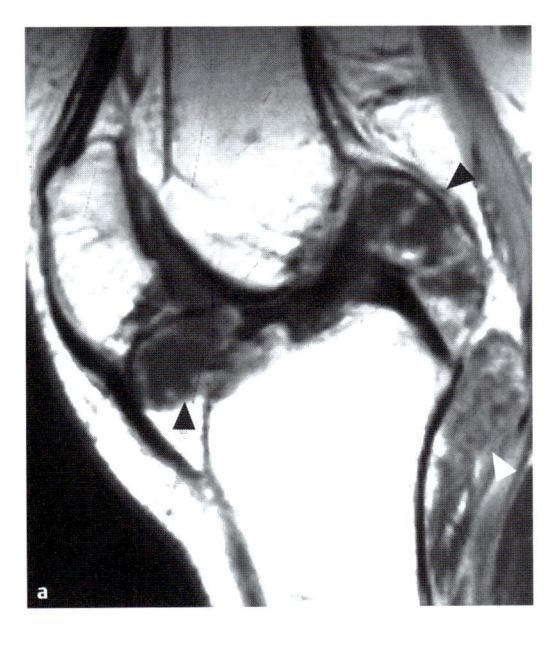

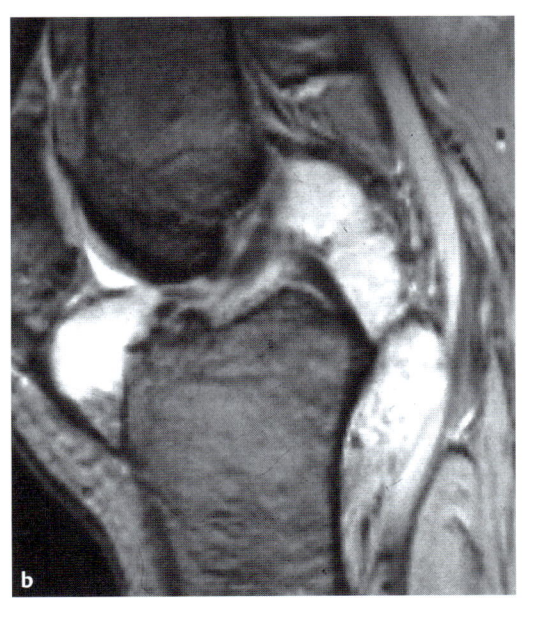

Abb. 8.105 a u. b Synoviale Osteochondromatose des Kniegelenks.
a Sagittale kontrastverstärkte T1w SE-Aufnahme.
b T2*w GE-Aufnahmen.
Die Aufnahmen zeigen eine lobulierte Raumforderung im hinteren Kapselraum und Hoffa-Fettkörper (Pfeilspitzen). Die Knorpelmassen lassen ein nahezu wasserisointenses T1-Signal mit ring- und bogenförmigem Randenhancement der verdickten Gelenkinnenhaut und ein stark hyperintenses T2-Signal erkennen. Punktförmige Signalauslöschungen entsprechen fokalen Verkalkungen.

Literatur

Brandser, E. A., M. A. Riley, K. S. Berbaum, G. Y. El-Khoury, D. L. Bennett: MR imaging of anterior cruciate ligament injury: independent value of primary and secondary signs. Amer. J. Roentgenol. 167 (1996) 121–126

Cobby, M. J., M. E. Schweitzer, D. Resnick: The deep lateral femoral notch: indirect sign of a torn anterior cruciate ligament. Radiology 184 (1992) 855–858

Crotty, J. M., J. U. Monu, T. L. Pope: Synovial osteochondromatosis. Radiol. Clin. N. Amer. 34 (1996) 327–342

De Maeseneer, M., L. Lenchik, M. Starok, R. Pedowitz, D. Trudell, D. Resnick: Normal and abnormal medial meniscocapsular structures: MR imaging and sonography in cadavers. Amer. J. Roentgenol. 171 (1998) 969–976

Disler, D. G., T. R. McCauley, C. G. Kelman et al.: Fat-suppressed three-dimensional spoiled gradient-echo MR imaging of hyaline cartilage defects in the knee: comparison with standard MR imaging and arthroscopy. Amer. J. Roentgenol. 167 (1996) 127–132

Firooznia, H., C. Golimbu, M. Rafii: MR imaging of the menisci: fundamentals of anatomy and pathology. Magn. Reson. Clin. N. Amer. 2 (1994) 325–347

Hayes, C. W., M. K. Brigido, D. A. Jamadar, T. Propeck: Mechanism-based pattern approach to classification of complex injuries of the knee depicted at MR imaging. Radiographics 20 (2000) 121–134

Hughes, T. H., D. J. Sartoris, M. E. Schweitzer, D. Resnick: Pigmented villonodular synovits: MRI characteristics. Skelet. Radiol. 24 (1995) 7–12

Kramer, J., M. Recht, D. M. Deely et al.: MR appearance of idiopathic synovial osteochondromatosis. J. Comput. Ass. Tomogr. 17 (1993) 772–776

Kramer, J., R. Stiglbauer, A. Engel, L. Prayer, H. Imhof: MR contrast arthrography (MRA) in osteochondrosis dissecans. J. Comput. Assist. Tomogr. 16 (1992) 254–260

Lecouvet, F. E., B. C. Vande Berg, B. E. Maldague et al.: Early irreversible osteonecrosis versus transient lesions of the femoral condyles. Prognostic value of subchondral bone and marrow changes on MR imaging. Am. J. Roentgenol. 170 (1998) 71–77

Peterfy, C. G., H. K. Genant: Emerging applications of magnetic resonance imaging in the evaluation of articular cartilage. Radiol. Clin. N. Amer. 34 (1996) 195–213

Recht, M. P., D. Resnick: MR imaging of articular cartilage: current status and future directions. Amer. J. Roentgenol. 163 (1994) 283–290

Recondo, J. A., E. Salvador, J. A. Villanua, M. C. Barrera, C. Gervas, J. M. Alustiza: Lateral stabilizing structures of the knee: functional anatomy and injuries assessed with MR imaging. Radiographics 20 (2000) 91–102

Robertson, P. L., M. E. Schweitzer, A. R. Bartolozzi, A. Ugoni: Anterior cruciate ligament tears: evaluation of multiple signs with MR imaging. Radiology 193 (1994) 829–844

Sonin, A. H., S. W. Fitzgerald, F. L. Hoff, H. Friedman, M. E. Bresler: MR imaging of the posterior cruciate ligament: normal, abnormal, and associated injury patterns. Radiographics 15 (1995) 551–561

Sonin, A. H., S. W. Fitzgerald, M. E. Bresler, M. D. Kirsch F. L. Hoff, H. Friedman: MR appearance of the extensor mechanism of the knee: functional antomy and injury patterns. Radiographics 15 (1995) 367–382

Stäbler, A., C. Glaser, M. Reiser: Musculoskeletal MR: knee. Europ. Radiol 10 (2000) 230–241

Stoller, D. W., W. D. Cannon, L. J. Anderson: The knee. In Stoller, D. W.: Magnetic resonance imaging in orthopaedics & sports medicine. Lippincott-Raven, Philadelphia 1997

Waldschmidt, J. G., R. J. Rilling, A. A. Kajdascy-Balla, M. D. Boynton, S. J. Erickson: In vitro and in vivo MR imaging of hyaline cartilage: zonal anatomy, imaging pitfalls and pathologic conditions. Radiographics 17 (1997) 1387–1402

Weiss, K. L., H. T. Morehouse, I. M. Levy: Sagittal MR images of the knee: a low signal band parallel to the posterior cruciate ligament caused by a displaced bucket-handle tear. Amer. J. Roentgenol. 156 (1991) 117–119

Wörtler, K., H. Bürger, J. Möller, E. J. Rummeny: In vitro MR imaging evaluation of patellar articular cartilage lesions after placement in gadopentetate dimeglumine solution. Radiology 230 (2004) 768–773

Wörtler, K., T. M. Link, S. Blasius, R. Rödl, T. Vestring: Pigmentierte villonoduläre Synovitis der Hüfte. Fortschr. Röntgenstr. 168 (1998) 410–412

Wörtler, K., T. M. Link, E. J. Rummeny. Radiologische Diagnostik und Differenzialdiagnostik der Osteonekrose. Arthroskopie 16 (2003) 15–22

Wörtler, K., M. Strothmann, B. Tombach, P. Reimer: Detection of articular cartilage lesions: experimental evaluation of low- and high-field-strength MR imaging at 0,18 and 1,0 Tesla. J. Magn. Reson. Imag. 11 (2000) 678–685

Wright, D. H., A. A. De Smet, M. Norris: Bucket-handle tear of the medial and lateral meniscus of the knee: value of MR imaging in detecting displaced fragments. Amer. J. Roentgenol. 165 (1995) 621–625

Fuß

S. Waldt

Untersuchungstechnik und Pulssequenzen

Zur Untersuchung des Fußes sollten geeignete Oberflächenspulen verwendet werden, je nach Hersteller stehen unterschiedliche Spulentypen zur Verfügung. Das beste SRV wird mit *dedizierten Sende-Empfangs-Spulen (Kniespule)* erreicht. Möglich ist auch der Einsatz von flexiblen Spulen. Bei einem FOV zwischen 14 und 16 cm, einer Bildmatrix von 256 × 256 oder 512 × 512 (256) sollte die Schichtdicke maximal 3 mm betragen.

Bei der Diagnostik pathologischer Veränderungen des oberen Sprunggelenkes und des Fußes lässt sich aufgrund der vielfältigen Fragestellungen, die unterschiedliche anatomische Regionen betreffen, kein allgemeingültiges Sequenzprotokoll erstellen. Die axialen Schichten werden bei einer MRT des oberen Sprunggelenkes parallel zum Gelenk, bei einer MRT des Fußes parallel zur langen Achse der Metatarsalknochen ausgerichtet. Die sagittalen und koronaren Schichten werden bei der MRT des oberen Sprunggelenkes orthograd zum Gelenk ausgerichtet. Bei der MRT des Fußes werden die koronaren Schichten senkrecht zu den Metatarsalknochen und die sagittalen Schichten parallel zum Rückfuß geplant.

Oberes Sprunggelenk. Routinemäßig sollten MR-Untersuchungen des oberen Sprunggelenkes nach einem *Trauma* in 3 Ebenen angefertigt werden. Veränderungen im Markraum können am empfindlichsten mit fettsupprimierten Sequenzen detektiert werden. PDw TSE-Sequenzen mit spektraler Fettsättigung in sagittaler, axialer und koronarer Schichtführung sind sehr gut geeignet, zumal auf diesen Aufnahmen auch der *Bandstatus* am besten beurteilt werden kann. Alternativ kann die koronare PDw TSE-Sequenz durch eine STIR-Sequenz und die sagittale PDw TSE-Sequenz durch eine T1w SE-Sequenz ersetzt werden. Zur Diagnostik *chondraler Läsionen* sind PDw TSE-Sequenzen ebenfalls geeignet, hier werden in enger Schichtführung auch sagittale T1w 3-dimensionale gespoilte GE-Sequenzen mit Fettsättigung verwendet, alternativ auch DESS-Sequenzen mit selektiver Wasseranregung. Alle Sequenzen weisen bislang Limitationen bei der Diagnostik chondraler Läsionen am Sprunggelenk auf.

Bei *synovialen Prozessen* sollten, wie auch am Kniegelenk (s. Untersuchungstechnik Kniegelenk), sagittale T1w SE-Sequenzen vor und nach Kontrastmittelgabe und eine sagittale T2w TSE-Sequenz aufgenommen werden. Bei der Suche nach Hämosiderinablagerungen ist es sinnvoll, zusätzlich eine sagittale T2- w GE-Sequenz mit Fettsättigung anzufertigen.

Sehnen. Die *Achillessehne* sollte in enger Schichtführung axial und sagittal untersucht werden. Es ist empfehlenswert, in sagittaler Schichtführung eine Sequenz mit kurzer und eine mit langer Echozeit zu verwenden. Gut geeignet sind PDw und T2w TSE-Sequenzen. Für die Untersuchung der übrigen Sehnen gilt die axiale Schichtführung als Hauptuntersuchungsebene.

Vorfuß. Schmerzhafte Veränderungen im Vorfußbereich sollten in axialer und koronarer Schichtführung untersucht werden. Axiale T1w SE-Sequenzen vor und nach Kontrastmittelapplikation sowie eine koronare T2w TSE-Sequenz und eine koronare fettsupprimierte T1w SE-Sequenz nach Gd werden aufgenommen, um pseudotumoröse Prozesse, wie Ganglien, Morton-Neurome, echte Tumoren und Stressfrakturen zu differenzieren.

Als Basis für die MRT-Untersuchung des oberen Sprunggelenkes und des Fußes kann das Sequenzprotokoll in der Tab. 1 dienen.

Tab. 8.6 Sequenzprotokolle zur Untersuchung des Fußes

	Sequenzen und Schichtführung	Alternativen	Indikation
Trauma	ax PDw TSE FS, kor PDw TSE FS, sag PDw TSE FS	kor STIR statt kor PDw TSE FSax T2w TSE statt ax PDw TSE FS	Bandstatus, ossäre Verletzung
	sag T1w SE		Sinus tarsi, ossäre Verletzung
	ax PDw TSE FS, kor PDw TSE FS, sag PDw TSE FS	T1w 3 D GE-Sequenz mit FS, sag DESS 3 D	Knorpelstatus
Synoviale Prozesse	sag T1w SE ± Gd, sag T2 TSE ax T1w SE + GdFS		Ausdehnung des synovialen Prozesses
	sag T2w GE FS statt sag T2 TSE		Detektion von Hämosiderinablagerungen
Achillessehne	sag PDw TSE FS, sag. T2w TSE ax PDw TSE FS	ax T1w SE statt ax PDw TSE FS	Kontinuität der Sehne und intratendinöse Signalveränderungen
Prozesse im Vorfußbereich	ax STIR, ax T1w SE ± Gd, kor T2w TSE, kor T1w SE + Gd FS		DD Pseudotumoren, wie Morton-Neurom, Ganglion, echte Tumoren, Stressfraktur, Riesenzelltumor
Osteochondrosis dissecans	kor T1w SE, kor T2w TSE	kor PD statt kor T2w TSE	Größe Dissekat und angrenzendes Ödem
	sag und kor T1w SE + Gd FS		Vitalität und Stabilität des Dissekates

kor koronal
ax axial
sag sagittal

Anatomie

Das Fußskelett wird anatomisch in 3 Abschnitte gegliedert:
- *Fußwurzel* (Tarsus): Kalkaneus, Talus, Os naviculare, Ossa cuneiformia und Os cuboideum,
- *Mittelfuß* (Metatarsus): Ossa metatarsalia,
- *Zehen* (Digiti): Phalangen.

Wichtig ist es, zu berücksichtigen, dass klinisch meist eine funktionelle Einteilung des Fußes in Rückfuß (Kalkaneus und Talus), Mittelfuß (Os naviculare, Ossa cuneiformia und Os cuboideum) und Vorfuß (Ossa metatarsalia und Phalangen) vorgenommen wird.

Oberes Sprunggelenk (OSG). Die *Articulatio talocruralis* (oberes Sprunggelenk) stellt ein einachsiges Gelenk dar, wobei die Trochlea tali von der Malleolengabel umfasst und von einer Gelenkkapsel umhüllt wird. Die Anheftungsstelle der Gelenkkapsel orientiert sich an der Knochen-Knorpel-Grenze (Ausnahme am Talushals). Die dünnwandige Gelenkkapsel wird medial (Lig. deltoideum) und lateral (fibulare Bänder) verstärkt.

Unteres Sprunggelenk (USG). Das untere Sprunggelenk besteht aus 2 voneinander getrennten Gelenken, der *Articulatio subtalaris,* die den hinteren Teil, und der *Articulatio talocalcaneonavicularis,* die den vorderen Anteil bildet. Die beiden Gelenkräume werden durch im Sinus tarsi verlaufende und sich teilweise kreuzende Bandverbindungen (Lig. talocalcaneum interosseum) getrennt.

Bänder. 3 Bandgruppen stabilisieren das Sprunggelenk:
- die *distale Syndesmose* mit dem Lig. tibiofibulare anterius und posterius,
- der *fibulare Bandkomplex* mit dem Lig. fibulotalare anterius, dem Lig. fibulocalcaneare und dem Lig. fibulotalare posterius und
- das medial liegende *Lig. deltoideum,* welches 4 Anteile aufweist (Pars tibionavicularis, Pars tibiocalcanearis, Pars tibiotalaris anterior und posterior und Pars calcaneonavicularis).

Die meisten Bänder stellen sich auf Aufnahmen aller Pulssequenzen homogen signalarm dar. Bänder, bei denen in Verlaufsrichtung Fettgewebe eingelagert ist, weisen ein heterogenes Signalverhalten auf, was als Streifung imponieren kann. Dies trifft insbesondere für das Lig. tibiofibulare anterius, den tiefen Anteil des Lig. deltoideum und das Lig. talofibulare posterius zu.

Sehnen. Die Sehnen, die das obere Sprunggelenk kreuzen, können in 4 Gruppen eingeteilt werden:

- zur *medialen Gruppe* gehören die Sehnen des M. tibialis posterior, des M. flexor digitorum und des M. flexor hallucis longus;
- zur *anterioren Gruppe* gehören die Sehnen des M. tibialis anterior, des M. extensor hallucis longus, des M. extensor digitorum und des M. peroneus tertius;
- die *laterale Gruppe* besteht aus den Sehnen des M. peroneus longus und brevis;
- *dorsal* läuft allein die Achillessehne.

Alle Sehnen mit Ausnahme der Achillessehne sind von einer *Sehnenscheide* umgeben. Etwas Flüssigkeit innerhalb der Sehnenscheiden kann als physiologisch angesehen werden und stellt keinen pathologischen Befund dar. Dies trifft insbesondere für die Sehnenscheide des M. flexor hallucis longus zu, da diese in etwa 20% mit dem oberen Sprunggelenk kommuniziert. Die Sehnen kommen auf Aufnahmen aller Pulssequenzen sehr signalarm zur Darstellung. Zu beachten ist jedoch, dass insbesondere bei Verwendung von Sequenzen mit kurzen Echozeiten in den Sehnenanteilen, die in einem Winkel von ca. 55° zum Magnetfeld liegen, artifizielle Signalanhebungen durch Magic-Angle-Effekte hervorgerufen werden können.

Bänder des oberen Sprunggelenkes

Bandverletzungen des oberen Sprunggelenkes sind die häufigsten Sportverletzungen. In über 80% der Fälle ist der fibulare Bandapparat betroffen. Bei einem Supinationstrauma des oberen Sprunggelenkes wird als erstes das Lig. fibulotalare anterius verletzt, gefolgt von dem etwas stabileren Lig. fibulocalcaneare. Das Lig. fibulotalare posterius ist das kräftigste der 3 fibularen Bänder und reißt erst bei entsprechend schweren Traumen.

Diagnostik. Mittels MRT wird das Ausmaß der Bandverletzung genau erfasst. Aufgrund fehlender therapeutischer Konsequenzen besteht eine Indikation zur MRT im Regelfall jedoch nur bei klinischem Verdacht auf *Begleitverletzungen*, wie z.B. einer chondralen Abscherfraktur („Flake Fracture") oder einer Syndesmosenruptur. Bei Leistungssportlern, bei denen eine operative Therapie der fibularen Bandverletzung indiziert sein kann, wird MR-tomographisch das Ausmaß der ligamentären Verletzung zur Therapieplanung dargestellt.

— MRT-Spezifisches —

- Die Darstellung des *anterioren fibulotalaren Ligaments* und der *Syndesmose* gelingt am besten auf axialen Aufnahmen (Abb. 8.**106**). Am besten sind PDw Sequenzen geeignet, alternativ können aber auch T2w TSE-Sequenzen verwendet werden.
- Das *fibulocalcaneare Ligament* lässt sich am besten auf koronaren Aufnahmen abgrenzen (Abb. 8.**107**). Eine

Aufgrund fehlender therapeutischer Konsequenzen kommt die MRT bei Bandverletzungen nur beim Verdacht auf Begleitverletzungen zum Einsatz.

Abb. 8.106 a–c Anatomie der vorderen Syndesmose, des Lig. talofibulare anterius und des Lig. fibulocalcaneare.

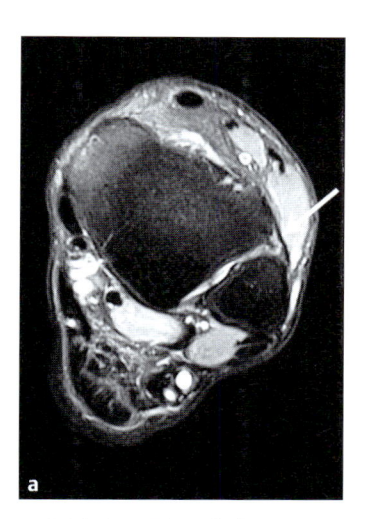

a Axiale PDw TSE-Aufnahme mit Fettsättigung. Die Aufnahme zeigt eine intakte vordere Syndesmose (Lig. tibiofibulare anterius; Pfeil).

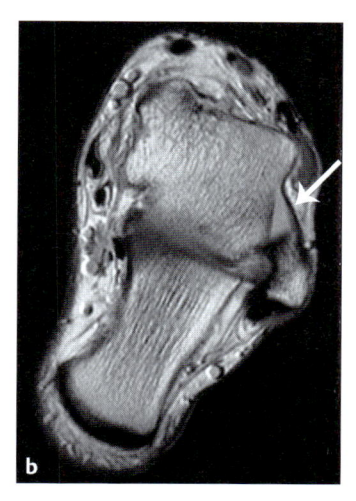

b Axiale PDw TSE-Aufnahme. Von der Fibulaspitze nach ventral zieht das Lig. fibulotalare anterius (Pfeil).

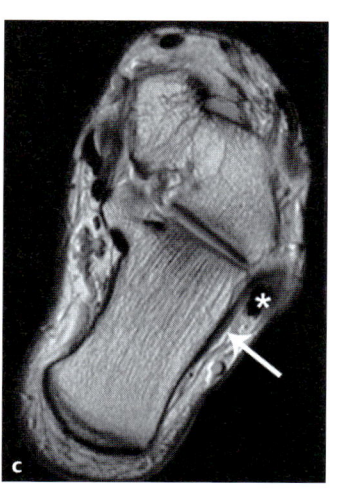

c Axiale PDw TSE-Aufnahme. Das Lig. fibulocalcaneare (Pfeil) zieht von der Fibulaspitze in enger Beziehung zu den Peronealsehnen (Stern) nach dorsokaudal.

mäßige Plantarflexion des Fußes verbessert die Abgrenzbarkeit des Ligamentes auf axialen Aufnahmen.
- Das *posteriore fibulotalare und tibiofibulare Band* sind im Allgemeinen sowohl auf koronaren als auch auf axialen Schichten abgrenzbar (Abb. 8.**108**).
- Akute Bandverletzungen können MR-tomographisch klassifiziert werden:- Bei „Überdehnungen" des Bandes *(Grad-I-Läsion)* lässt sich eine normale Bandstruktur mit Signalanhebungen an der Oberfläche als Ausdruck ödematöser und hämorrhagischer Veränderungen abgrenzen.- Partielle Diskontinuitäten und Signalveränderungen innerhalb des Bandes sind Zeichen einer partiellen Ruptur *(Grad-II-Läsion)*.Die vollständige Diskontinuität des Bandes signalisiert die komplette Ruptur *(Grad-III-Läsion)* (Abb. 8.**109** u. 8.**110**). Es findet sich häufig ein an die rupturierten Bandanteile angrenzendes Hämatom und/oder Ödem bzw. ein intraossäres Kontusionsareal an der Abrissstelle.
- *Chronische Verletzungen* können zur Verdickung (Abb. 8.**109**), Ausdünnung des Bandes oder zu einem atypischen (welligen) Bandverlauf führen.
- *Narbige Veränderungen* führen zu Signalabsenkungen in allen Sequenzen im an das Band angrenzenden Fettgewebe.
- Das *Lig. deltoideum* (Abb. 8.**108**) weist normalerweise auf koronaren Schichten im tiefen Anteil eine Streifung auf, die durch in den Bandverlauf eingelagertes Fettgewebe hervorgerufen wird. Bei Verletzungen kommt es hier zu einer homogenen Signalabsenkung, die aus dem Ödem/Hämatom im interponierten Fettgewebe resultiert.

Abb. 8.107 a – c **Anatomie des Lig. fibulocalcaneare.** Koronare PDw TSE-Aufnahmen. Auf den sequenziellen Aufnahmen kann der Verlauf des Lig. fibulocalcaneare (Pfeile) von der Fibulaspitze zum lateralen Aspekt des Calcaneus genau verfolgt werden. Das Band verläuft medial der Peronealsehnen (Stern).

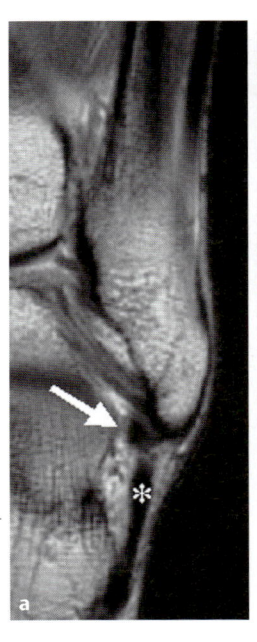

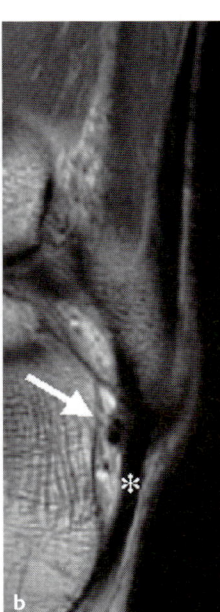

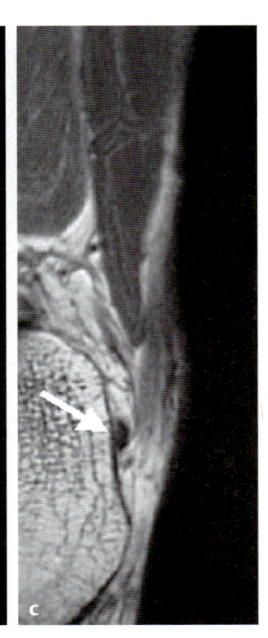

Abb. 8.108 a u. b **Anatomie des Lig. deltoideum und des Lig. fibulotalare posterius.**
a Koronare PDw TSE-Aufnahme. Das Lig. fibulotalare posterius kann auf koronaren Aufnahmen gut abgegrenzt werden (Pfeil), kranial davon ist die hintere Syndesmose (Lig. tibiofibulare posterius) mit abgebildet (Pfeilspitze).
b Koronare PDw TSE-Aufnahme. Die koronare Aufnahme zeigt den schrägen Verlauf des tiefen Anteils des Lig. deltoideum, welches durch in den Bandverlauf eingelagertes Fettgewebe „gestreift" imponiert.

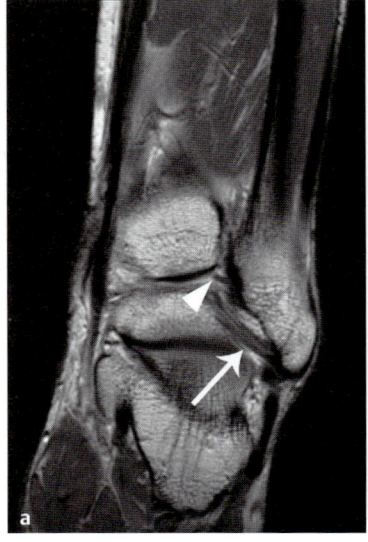

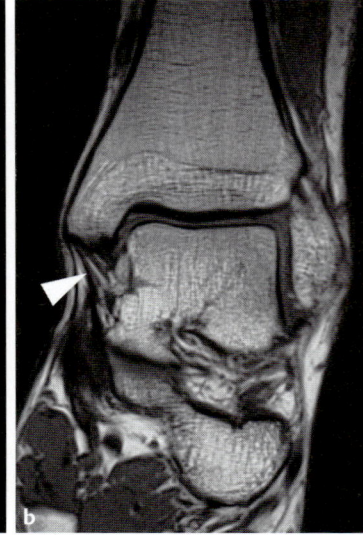

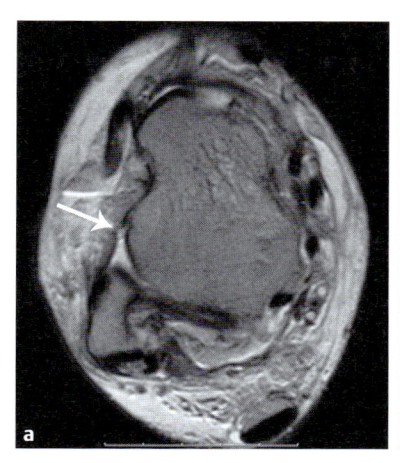

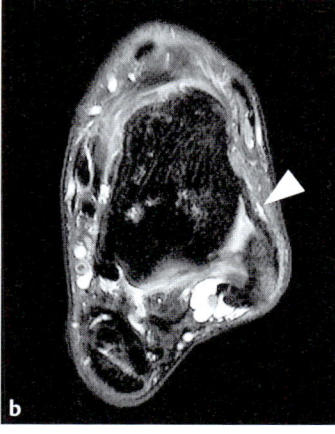

Abb. 8.109 a u. b **Chronische und akute Verletzungen des Lig. fibulotalare anterius.**
a Axiale T2w TSE-Aufnahme. Die Aufnahme zeigt eine Komplettruptur des Lig. fibulotalare anterius (Pfeil).
b Axiale PDw TSE-Aufnahme mit Fettsättigung. Rezidivierende Verletzungen des Lig. fibulotalare anterius (Pfeilspitze) haben zu einer deutlichen Verdickung des Bandes geführt.

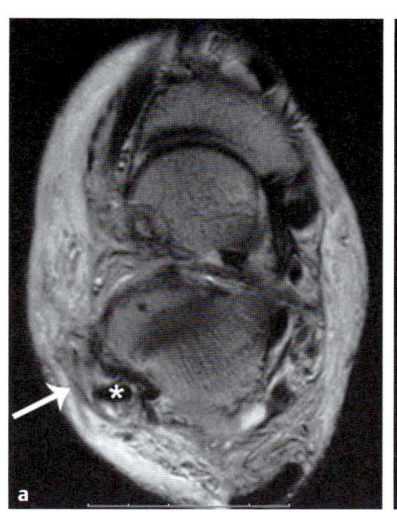

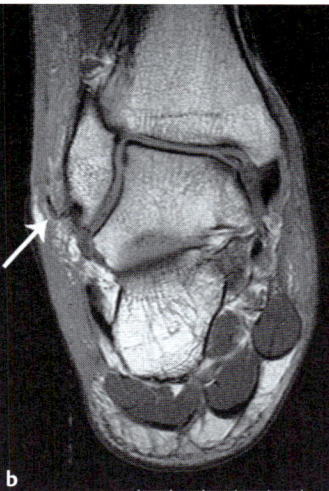

Abb. 8.110 a u. b **Frische Ruptur des Lig. fibulocalcaneare.**
a Axiale T2w TSE-Aufnahme.
b Koronare T1w SE-Aufnahme. Die Aufnahmen zeigen eine frische Ruptur des Lig. fibulocalcaneare (Pfeil). Der abgerissene Bandanteil weist einen welligen Verlauf auf, und angrenzend an die freien Bandenden finden sich ödematöse und hämorrhagische Veränderungen.

Sinus-tarsi-Syndrom

Klinik. Klinisch stehen beim Sinus-tarsi-Syndrom Schmerzen im Bereich des Außenknöchels und eine Druckschmerzhaftigkeit oberhalb des Sinus tarsi im Vordergrund. Häufig geben betroffene Patienten zusätzlich ein Gefühl der Instabilität im Rückfußbereich an. Typischerweise lassen die Schmerzen nach Injektion eines Lokalanästhetikums in den Sinus tarsi nach.

Ätiologie. Am häufigsten tritt das Sinus-tarsi-Syndrom *posttraumatisch* auf (70%). Entzündliche Erkrankungen, wie z. B. die rheumatoide Arthritis, ankylosierende Spondylitiden, Ganglien und Fußdeformitäten sind weitere Ursachen. Supinationstraumen des oberen Sprunggelenkes können nach einer Ruptur des Lig. fibulotalare anterius und des Lig. fibulotalare posterius auch zu Rupturen der interossären Ligamente führen. Mögliche Folgen sind eine Instabilität im subtalaren Gelenk und ein chronischer Reizzustand, der eine Synovialitis unterhält.

— **MRT-Spezifisches** —

- MR-tomographisch stehen *Signalveränderungen* im Vordergrund, die durch die Synovialitis hervorgerufen werden.
- Das *Fettgewebe* im Sinus tarsi ist häufig nicht mehr abgrenzbar, und der Sinus tarsi kommt homogen signalarm auf T1w Aufnahmen und korrespondierend signalreich auf T2w Aufnahmen zur Darstellung.

Verlauf. In Einzelfällen kann eine chronische Schädigung der interossären Bänder zu einer ganglionären Degeneration führen (Abb. 8.111). In fortgeschrittenen Fällen kommt es häufig zur Ausbildung einer Sekundärarthrose im unteren Sprunggelenk.

Abb. 8.111 a–c Sinus-tarsi-Syndrom.
a Sagittale STIR-Aufnahme.
b Sagittale kontrastverstärkte T1w SE-Aufnahme mit Fettsuppression.
c Sagittale Reformation einer CT-Untersuchung (Knochenfensterausspielung).
Bei einem Patienten mit chronischer lateraler Instabilität findet sich eine ganglionäre Degeneration des Lig. talocalcaneare interosseum mit einem intraossären Ganglionanteil (Pfeilspitzen). Als Korrelat der begleitenden Synovialits lassen sich auf der STIR-Aufnahme Signalanhe-

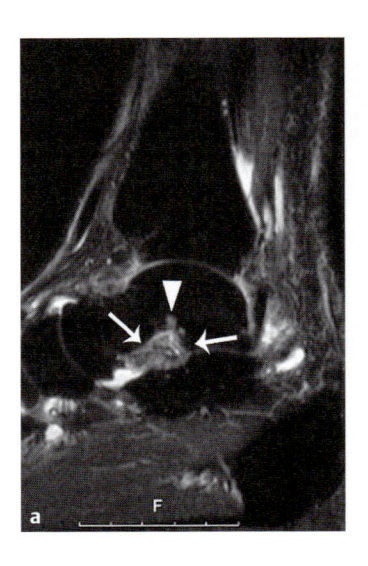

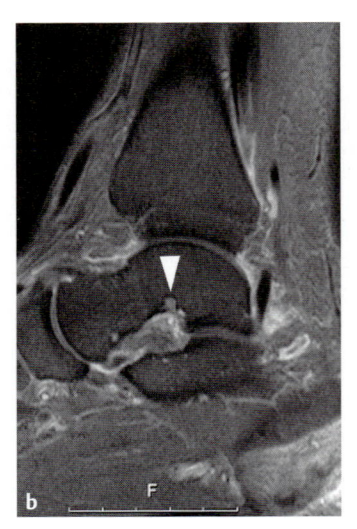

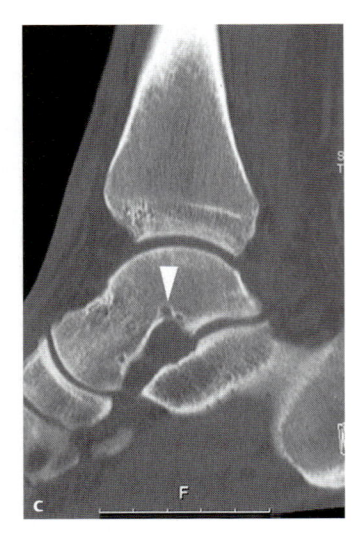

Sehnen

Achillessehne

Die Achillessehne ist als kräftigste Sehne im Fußbereich am häufigsten von Verletzungen betroffen. Die 3 Köpfe des M. triceps surae (Mm. gastrocnemii und M. soleus) inserieren mit einer gemeinsamen Endsehne, der Achillessehne, am Tuber calcanei. Sowohl *Komplett*- als auch *Partialrupturen* der Achillessehne treten am häufigsten bei sportlichen Patienten mittleren Alters auf. Rupturen treten typischerweise 2–6 cm oberhalb des Ansatzes am Tuber calcanei auf.

— **MRT-Spezifisches** —

- Die *normale Sehne* kommt auf Aufnahmen aller Pulssequenzen homogen signalarm zur Darstellung. Der Querschnitt der Sehne ist im ventralen Anteil abgeflacht und dorsalseitig konvexbogig konfiguriert.
- Zeichen der *Komplettruptur* (Abb. 8.**112**) ist eine vollständige Diskontinuität der Sehnenfasern. Häufig kommt es durch den fortbestehenden Muskelzug zur Retraktion des proximalen Sehnenanteils. Durch ödematöse und hämorrhagische Veränderungen lassen sich an die freien, zum Teil aufgefaserten Sehnenenden angrenzend flüssigkeitsisointense Signalveränderungen abgrenzen.
- Fokale oder lineare Signalanhebungen innerhalb der Sehne, partielle Diskontinuitäten und Verdickungen der Sehne sind Zeichen der *Partialruptur*.

Abb. 8.112 a–c Komplettruptur der Achillessehne.
a Sagittale T1w SE-Aufnahme.
b Sagittale STIR-Aufnahme.
c Axiale T2w TSE-Aufnahme.
Nachweis einer kompletten Ruptur der Achillessehne (Pfeilspitzen) im muskulotendinösen Übergangsbereich mit großem, an die Sehnenenden angrenzendem Hämatom, das sich weit nach kranial in die Muskelloge der Mm. gastrocnemii ausdehnt.

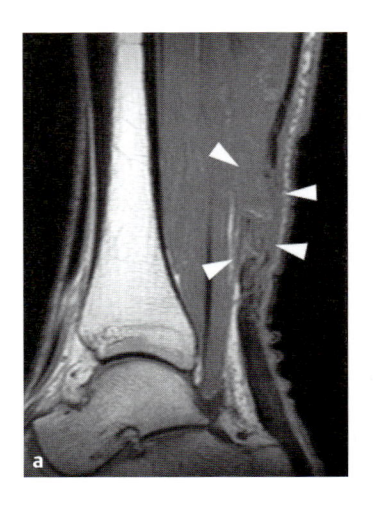

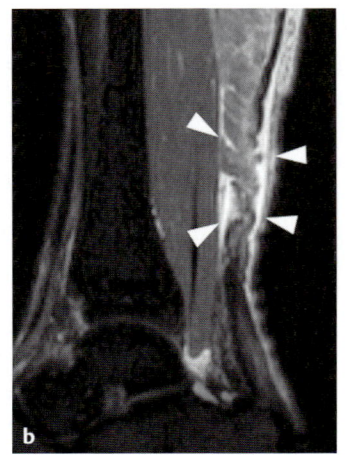

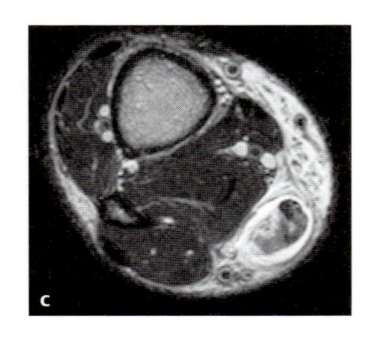

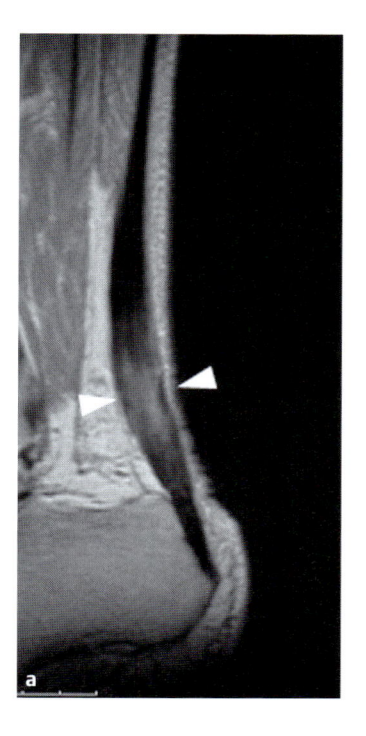

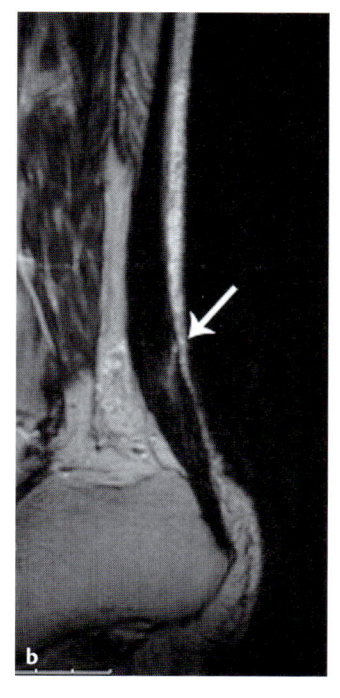

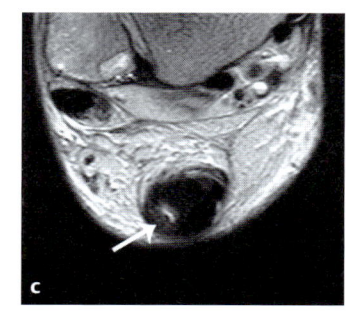

Abb. 8.113 a – c Chronische Tendinopathie der Achillessehne mit frischer Partialruptur.
a Sagittale PDw SE-Aufnahme. Die PDw Aufnahme zeigt eine fusiform verdickte Achillessehne (Pfeilspitzen) mit multiplen intratendinösen Signalanhebungen, bei denen es sich vorwiegend um degenerative Veränderungen handelt.
b Sagittale T2w SE-Aufnahme. Auf der sagittalen T2w Aufnahme kann zudem eine frische Partialruptur abgegrenzt werden (Pfeil).
c Axiale T2w TSE-Aufnahme. Die axiale Aufnahme zeigt die frische Partialruptur (Pfeil) und eine konvexe anteriore Begrenzung (Pfeilspitze) durch die fusiforme Auftreibung der Sehne.

MR-tomographisch sind die Kriterien der *Partialruptur* und der *chronischen Tendinopathie* (Abb. 8.113) sehr ähnlich. Bei der chronischen Tendinopathie kommt es ebenso zu fokalen oder linearen Signalveränderungen innerhalb der fusiform verdickten Sehne. Diese sind durch den Degenerationsprozess, zu geringem Anteil auch durch entzündliche Veränderungen und durch intratendinöse Faserrisse bedingt. Intratendinöse degenerative Veränderungen lassen sich im Gegensatz zu intratendinösen Rissen am besten auf Sequenzen mit kurzen Echozeiten abgrenzen, während Risse auch auf Sequenzen mit langen Echozeiten nachweisbar sind. Zusammen mit den klinischen Angaben und durch den Nachweis von begleitenden intratendinöse Hämorrhagien, subkutanen und auch intramuskulären ödematösen Veränderungen kann eine akute Partialruptur von einer chronischen Tendinopathie meist gut differenziert werden.

Tibialis-posterior-Sehne

Die Sehne des M. tibialis posterior setzt fächerförmig am Os naviculare an. Die Sehne verhindert ein Absinken des Taluskopfes und hat dadurch eine wesentliche Stützfunktion für das Längsgewölbe des Fußes. *Rupturen* der Tibialis-posterior-Sehne sind die häufigste Ursache von *Plattfüßen*. Chronische Verletzungen der Tibialis-posterior-Sehne treten typischerweise bei Frauen mittleren Alters auf, es kommt zur Entwicklung eines einseitigen Plattfußes (häufig ohne relevantes Trauma). Prädisponierende Faktoren für eine Ruptur der Tibialis-posterior-Sehne sind: Prominenz des medialen Tuberkulums des Os naviculare, gestörtes talonavikuläres Alignment und Vorhandensein eines akzessorischen Os naviculare (Abb. 8.114).

Die mediale Sehnengruppe (Sehnen des M. tibialis posterior, M. flexor digitorum longus und M. flexor hallucis longus) kann am besten auf axialen Bildern beurteilt werden.

— MRT-Spezifisches

- Zur MR-tomographischen *Klassifikation* von Rupturen der Tibialis-posterior-Sehne ist eine Einteilung in 3 Typen entwickelt worden, welche auch auf andere Sehnen im Körper angewandt wird (Abb. 8.115): Die *Typen I und II* entsprechen Partialrupturen, der *Typ III* einer Komplettruptur der Sehne.
- Beim *Typ I* kommt es zur Verdickung der Sehne mit intratendinösen Signalveränderungen aufgrund von vertikalen Rissbildungen und mukoiden Degenerationen. *Typ-II-Partialrupturen* sind durch Ausdünnungen der Sehne gekennzeichnet mit normalem oder ebenfalls etwas angehobenem Signal innerhalb der Sehne.

Abb. 8.114 **Partialruptur der Tibialis-posterior-Sehne bei akzessorischem Os naviculare.** Axiale T2w TSE-Aufnahme. Bei akzessorischem Os naviculare (Pfeilspitze) Nachweis einer Partialruptur der Tibialis-posterior-Sehne mit deutlicher Auftreibung im Ansatzbereich (Pfeil). Unauffällige Darstellung der Sehnen des M. flexor digitorum und des M. flexor hallucis longus (Sterne).

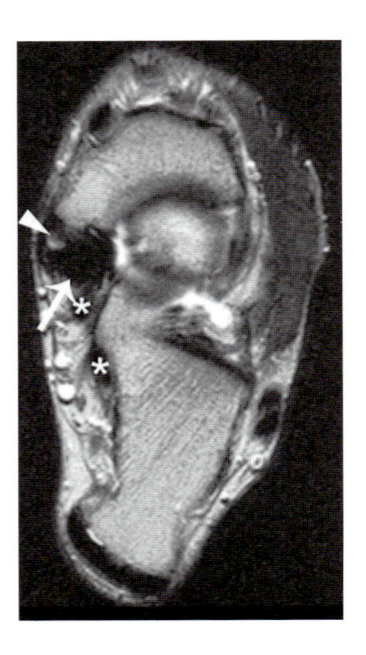

Abb. 8.115 a u. b **Partialruptur bei chronischer Tendinopathie der Tibialis-anterior-Sehne.**
a Sagittale STIR-Aufnahme. Nach einem Trauma (Treppensturz) nachweisbare spindelförmige Auftreibung der Tibialis-anterior-Sehne (Pfeilspitzen).
b Axiale kontrastmittelverstärkte T1w SE-Aufnahme mit Fettsättigung. Die ausgedehnten zum Teil zirkulären Kontrastmittelanreicherungen zeigen vorbestehende degenerative Veränderungen an.

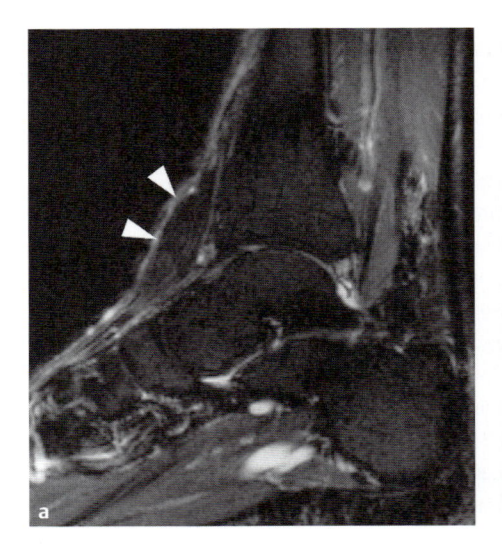

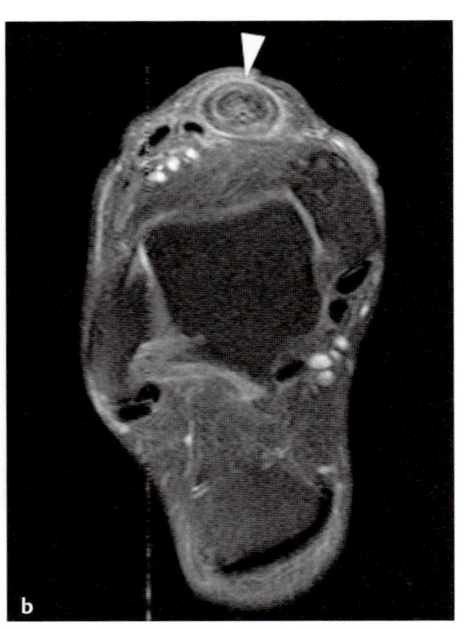

Plantarfasziitis

Die weitaus häufigste Ursache des plantaren Fersenschmerzes (Kalkaneodynie) stellt die Plantarfasziitis dar. Hierbei handelt es sich um entzündliche Veränderungen der Plantarfaszie am kalkanealen Ursprung. Als Ursache werden rezidivierende Mikrotraumen durch Fehl- oder Überbelastungen angesehen. Die Plantarfasziitis tritt typischerweise bei Läufern, Tänzern und übergewichtigen Patienten auf.

— MRT-Spezifisches
- Auf sagittalen und koronaren Aufnahmen aller Pulssequenzen lässt sich die *normale Plantarfaszie* als signalarme Struktur mit einer Dicke von bis zu 3 mm abgrenzen, welche von der Tuberositas calcanei nach ventral zieht.
- Bei der *Plantarfasziitis* kommt es zu einer Verdickung der Faszie auf bis zu 6 mm mit intratendinösem Signalanstieg (Abb. 8.**116**). Begleitend lassen sich häufig ödematöse Veränderungen im umgebenden Weichteilgewebe und ein reaktives Knochenmarködem im Kalkaneus abgrenzen.

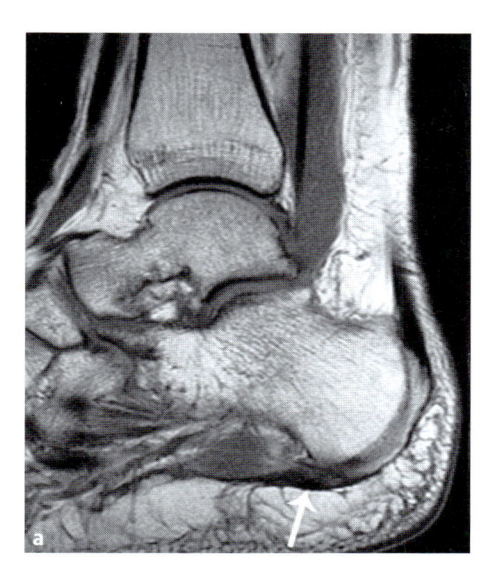

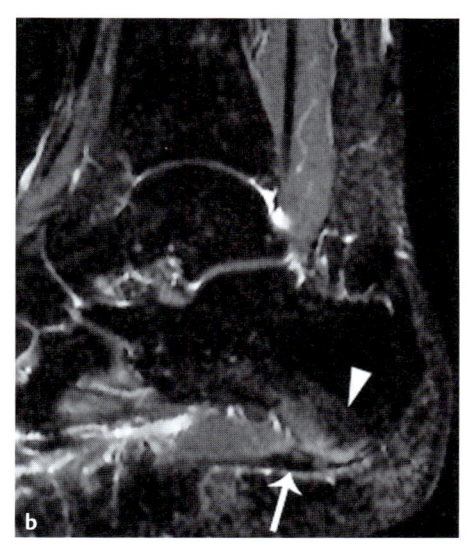

Abb. 8.116 a u. b **Plantarfasziitis.**
a Sagittale T1w SE-Aufnahme.
b Sagittale STIR-Aufnahme.
Verdickung der Plantaraponeurose im Ansatzbereich am Kalkaneus (Pfeil) mit angrenzendem reaktiven Knochenmarködem (Pfeilspitze).

Differenzialdiagnose. Im Gegensatz zur plantaren Fibromatose, die durch noduläre Verdickungen der Plantarfaszie gekennzeichnet ist, ist die Verdickung bei der Plantarfasziitis eher langstreckig. Aufgabe der MRT ist es in erster Linie, andere Ursachen des plantaren Fersenschmerzes, wie Stressfrakturen des Kalkaneus, Sehnenverletzungen und Knochenkontusionen, auszuschließen.

> Beim plantaren Fersenschmerz ist es Aufgabe der MRT, andere Ursachen als die Plantarfasziitis (Stressfrakturen des Kalkaneus, Sehnenverletzungen und Knochenkontusionen) auszuschließen.

Morton-Neurom

Definition/Klinik. Bei Morton-Neuromen handelt es sich um reaktive Läsionen im Vorfußbereich, denen eine perineurale Fibrose und neurale Degeneration der Intermetatarsalnerven zugrunde liegt. Morton-Neurome treten überwiegend bei Frauen auf. Klassische Lokalisationen sind der 2. oder 3. Interdigitalraum auf Höhe der Metatarsalköpfchen. Klinisch besteht meist eine starke Druckschmerzhaftigkeit im Vorfußbereich. Die Patienten klagen über elektrisierende oder brennende Schmerzen, die bei Belastung zunehmen.

--- **MRT-Spezifisches** ---

- MR-tomographisch kommen Morton-Neurome typischerweise *relativ signalarm* auf T1w und auf T2w Aufnahmen zur Darstellung (Abb. 8.**117**).
- Die Abgrenzung der Läsion im umgebenden Fettgewebe ist am besten auf nativen T1w Aufnahmen möglich.
- Das niedrige Signal auf den T2w Aufnahmen wird durch den hohen Anteil an dichtem Bindegewebe hervorgerufen. Dieses Signalverhalten ermöglicht eine differenzialdiagnostische Abgrenzung gegenüber einer *intermetatarsalen Bursitis* und einem *echten Neurinom*. Beide in gleicher Lokalisation auftretende Läsionen kommen typischerweise hyperintens auf T2w Aufnahmen zur Darstellung.

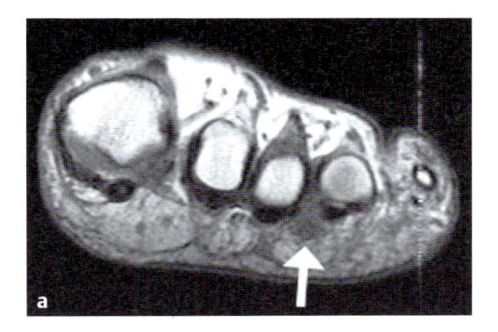

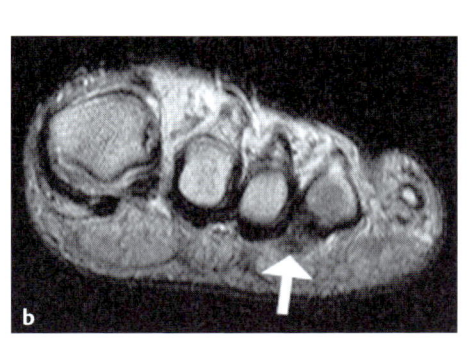

Abb. 8.117 a u. b **Morton-Neurom.**
a Koronare T1w SE-Aufnahme.
b Koronare T2w TSE-Aufnahme.
Auf Höhe der Metatarsalköpfchen lässt sich im 3. Interdigitalraum eine sanduhrförmige auf der T1w und der T2w Aufnahme relativ signalarme Formation (Pfeil) abgrenzen.

Tarsale Koalitio

▶ Im Vergleich zur CT ist die MRT bei der Diagnostik und Charakterisierung von fibrösen und fibrokartilaginären Koalitionen überlegen.

Bei den tarsalen Koalitionen handelt es sich um Fusionen der Tarsalknochen, denen eine inkomplette Segmentation ihrer knorpeligen Vorstufen zugrunde liegt. Die Inzidenz wird in der Literatur mit 1–5% angegeben. Die Verbindung kann ossär, fibrös oder fibrokartilaginös sein. Am häufigsten sind die talokalkaneare und die kalkaneonavikulare Koalitio, die zusammen etwa 90% aller Fälle ausmachen.

Diagnostik. Die kalkaneonavikulare Koalitio lässt sich im *konventionellen Röntgenbild* im schrägen Strahlengang einfach diagnostizieren, wenn es sich um eine ossäre Verbindung zwischen beiden Knochen handelt. Fibröse und fibrokartilaginöse Koalitionen jedoch sind konventionell-radiologisch häufig nicht abgrenzbar. Dies trifft in vielen Fällen auch für talokalkaneare Koalitionen zu. Meistens ist die subtalare Facette des Gelenkes betroffen. *MR-tomographisch und computertomographisch* kann die talokalkaneare Koalition mit hoher Sensitivität diagnostiziert werden. Im Vergleich zur CT ist die MRT bei der Diagnostik und insbesondere bei der Charakterisierung von fibrösen und fibrokartilaginären Koalitionen überlegen.

MRT-Spezifisches

- Bei *ossären Koalitionen* geht der Markraum der betroffenen Knochen kontinuierlich ineinander über und MR-tomographisch lässt sich homogenes Fettmarksignal im Fusionsbereich abgrenzen.
- Bei *fibrösen Koalitionen* sind die Konturen der angrenzenden Knochen häufig irregulär und wirken verzahnt (Abb. 8.**118**). Die Verbindung kommt MR-tomographisch auf allen Pulssequenzen signalarm zur Darstellung und es findet sich häufig ein reaktives Ödem des angrenzenden Knochenmarks.
- *Fibrokartilaginäre Koalitionen* hingegen weisen einen schmalen Saum höheren Signals im Fusionsbereich auf, und die Kontur der angrenzenden Knochen ist meist etwas glatter als bei der fibrösen Koalitio.

Osteochondrosis dissecans

Neben dem Knie- und Ellenbogengelenk tritt die Osteochondrosis dissecans auch häufig am oberen Sprunggelenk auf. Prädilektionsstelle ist die *mediale Talusschulter*. Es handelt sich um eine Erkrankung des Adoleszenten und jungen Erwachsenen.

Klassifikation. In Anlehnung an die Einteilung von Berndt und Harty wird die Osteochondrosis dissecans MR-tomographisch in 4 Stadien eingeteilt.
- Im *Stadium I* (konventionelles Röntgenbild unauffällig) findet sich subchondral eine unscharf demarkierte Ödemzone (hypointens auf T1w

Abb. 8.118 a u. b Kalkaneonavikulare Koalitio.
a Sagittale STIR-Aufnahme.
b Sagittale T1w SE-Aufnahme.
Die Aufnahmen zeigen eine (röntgennegative) fibröse kalkaneonavikuläre Koalition mit angrenzendem reaktivem Knochenmarködem (Pfeilspitzen). Die partiell fusionierten Anteile des Kalkaneus und des Os naviculare weisen typische Irregularitäten der kortikalen Konturen auf. Am ehesten durch Fehlbelastung induziertes Knochenmarködem im Ansatzbereich der Plantaraponeurose.

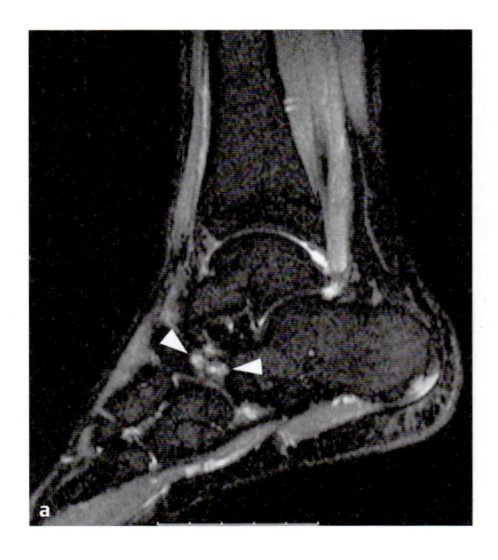

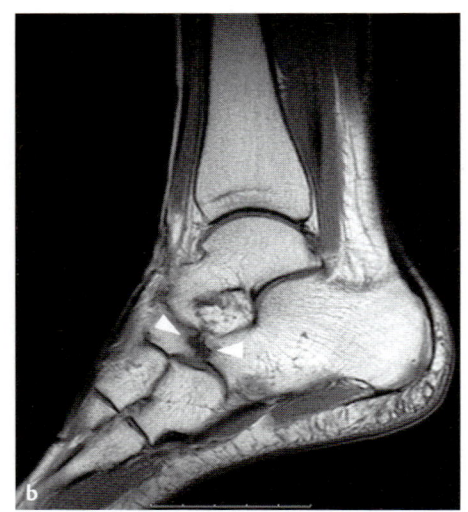

Aufnahmen, korrespondierend hyperintens auf T2w Aufnahmen.
- Im *Stadium II* (subchondrale Verdichtung im konventionellen Bild) lässt sich bei erhaltenem hyalinem Knorpelüberzug eine auf Aufnahmen aller Pulssequenzen signalarme Linie abgrenzen, die das subchondrale Fragment demarkiert.
- Das *Stadium III* ist durch einen signalreichen Randsaum um das Dissekat auf T2w Aufnahmen gekennzeichnet, der auf angrenzendes Granulationsgewebe oder auf eingetretene Gelenkflüssigkeit zurückzuführen ist.
- Im *Stadium IV* besteht eine vollständige Herauslösung und Dislokation des Fragmentes. Prognostisch und therapeutisch wichtige Faktoren sind die Stabilität und Vitalität des Dissekates sowie der Zustand des Knorpelüberzuges des osteochondralen Fragmentes. Mithilfe fettsupprimerter T1w Aufnahmen nach Kontrastmittelapplikation können Informationen zur *Stabilität und Vitalität des Dissekates* gewonnen werden. Kontrastmittelaufnahme zeigt die Vitalität des osteochondralen Fragmentes an. Lassen sich im Bereich des T2-signalreichen Randsaumes Anreicherungen nach Kontrastmittelapplikation nachweisen, so spricht dies für Granulationsgewebe und gegen eingetretene Gelenkflüssigkeit, also für eine größere Stabilität des Fragments.

MR-Arthrographie. Das Ausmaß des chondralen Schadens kann am genauesten mittels MR-Arthrographie erfasst werden. Der durch die intraartikuläre Applikation einer hochverdünnten Gd-Lösung optimierte Kontrast zwischen Gelenkflüssigkeit und hyalinem Knorpelüberzug erlaubt eine genauere Abgrenzung des chondralen Schadens.

Frakturen

Okkulte Frakturen

MRT-Spezifisches
- Mittels MRT können sehr sensitiv okkulte (röntgennegative) Frakturen diagnostiziert werden.
- Diese stellen sich auf Aufnahmen aller Pulssequenzen als *signalarme Linien* mit ödematösen/hämorrhagischen Veränderungen im angrenzenden Markraum dar.

Tarsale Frakturen. Insbesondere tarsale Frakturen, wie beispielsweise die Fraktur des Processus lateralis tali (Abb. 8.**119**) können der konventionellen Diagnostik leicht entgehen. Diese tritt typischerweise nach schweren Anpralltraumen (Autounfällen) oder Distorsionsverletzungen beim Snowboardfahren (snowboarders' ankle) auf und ist in der überwiegenden Anzahl der Fälle röntgennegativ, kann aber

> Mittels MRT können sehr sensitiv okkulte (röntgennegative) Frakturen diagnostiziert werden.

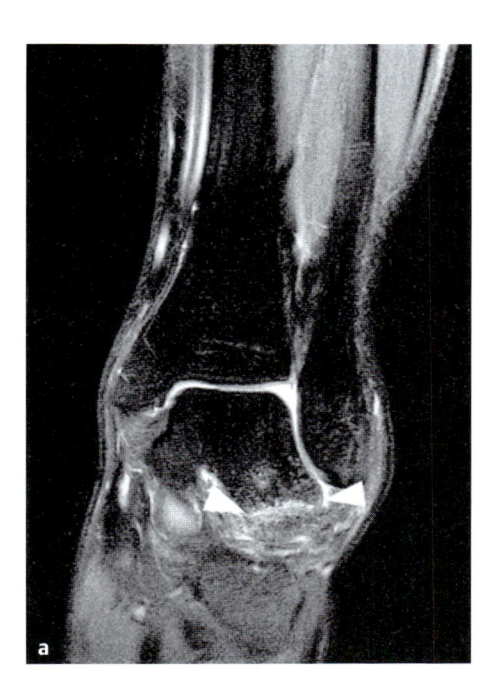

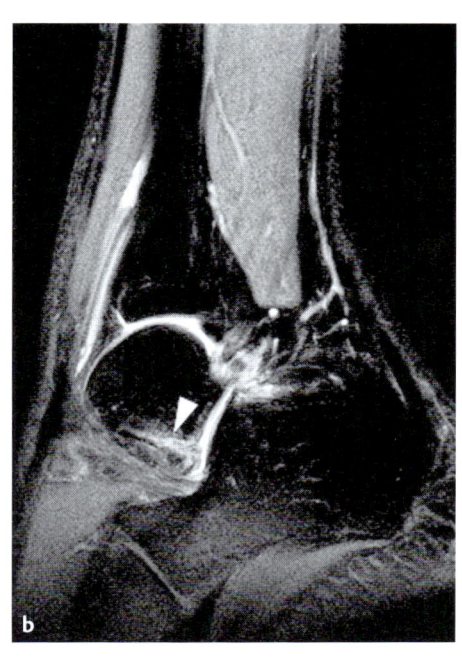

Abb. 8.119 a u. b **Röntgennegative Fraktur des Processus lateralis tali („snowboarders' ankle").**
a Koronare PDw TSE-Aufnahme mit Fettsättigung.
b Sagittale PDw TSE-Aufnahme mit Fettsättigung. Die Aufnahmen zeigen eine bei einem Distorsionstrauma (Snwoboardverletzung) des oberen Sprunggelenkes aufgetretene Fraktur des Processus lateralis tali. In beiden Ebenen ist die Frakturlinie (Pfeilspitzen) gut abgrenzbar.

MR-tomographisch sowohl auf *koronaren* als auch auf *sagittalen* Aufnahmen gut abgegrenzt werden.

Flake Fractures. Typische Begleitverletzungen von Supinationstraumen sind osteochondrale bzw. chondrale „Flake Fractures". Dabei kommt es zur Abscherung eines chondralen oder osteochondralen Fragmentes (Abb. 8.120). Diese Verletzungen sind ebenfalls am besten auf *koronaren* und *sagittalen* MR-Aufnahmen abgrenzbar.

Stress- und Insuffizienzfrakturen

Pathogenese. Stress- und Insuffizienzfrakturen entstehen durch repetitive Belastung des Knochens, wobei die einwirkenden Kräfte unterhalb der Belastungsgrenze liegen, die eine akute Fraktur hervorrufen. Während *Stressfrakturen* bei Überbelastung an gesundem Knochen auftreten, treten *Insuffizienzfrakturen* bei normaler Belastung pathologisch veränderter Knochen auf. Zugrunde liegende Erkrankungen sind beispielsweise die Osteoporose, die rheumatoide Arthritis und der Morbus Paget. Eine typische Insuffizienzfraktur im Fußbereich ist die Sinterungsfraktur des Kalkaneus. Klassische Lokalisationen von Ermüdungsfrakturen im Fußbereich sind das Os metatarsale II und III. Relativ häufig ist auch die sagittal verlaufende Fraktur im mittleren Drittel des Os naviculare.

Diagnostik. Bei der Diagnostik von Stress- und Insuffizienzfrakturen weisen die *Skelettszintigraphie* und die *MRT* eine ähnlich hohe Sensitivität auf. Szintigraphisch zeigt sich im Frakturbereich aufgrund der erhöhten osteoblastischen Aktivität meist eine deutliche Mehrbelegung. Die MRT hat den Vorteil, dass sie bei etwa gleicher Sensitivität eine höhere Spezifität aufweist.

> Bei Stress- und Insuffizienzfrakturen hat die MRT gegenüber der Skelettszintigraphie den Vorteil, dass sie bei etwa gleicher Sensitivität eine höhere Spezifität aufweist.

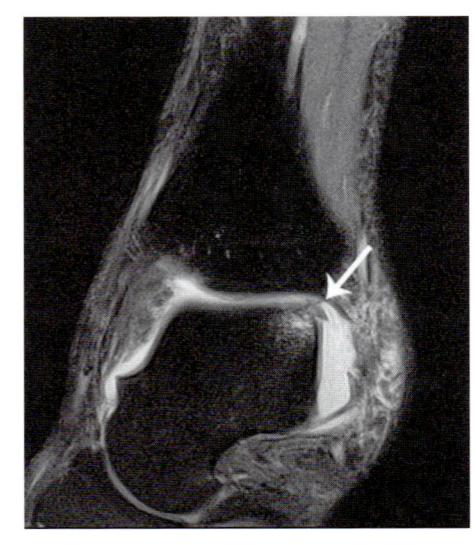

Abb. 8.120 „Flake Fracture" nach Distorsionstrauma. Koronare PDw TSE-Sequenz mit Fettsättigung. Nachweis einer typischen Begleitverletzung bei Distorsionen des oberen Sprunggelenkes: chondrale Abscherfraktur, „Flake Fracture" (Pfeil). Begleitender Gelenkerguss und Kontusionsareal im angrenzenden Talus.

MRT-Spezifisches

- Bevor eine Fraktur auftritt, kommt es im Knochen aufgrund der Überlastung zu Umbauprozessen mit ödematösen bzw. hämorrhagischen Veränderungen und erhöhter osteoblastischer Aktivität. Diese Umbauprozesse werden als *Stressreaktion* bezeichnet und erzeugen MR-tomographisch das gleiche Bild wie z. B. eine Knochenkontusion. Es finden sich Knochenmarkareale mit Hypointensität auf den T1w SE-Aufnahmen und Hyperintensität auf T2w Aufnahmen.
- Bei *eingetretener Fraktur* lässt sich zusätzlich eine auf Aufnahmen aller Pulssequenzen signalarme Linie abgrenzen.
- An den Diaphysen der Metatarsalknochen lässt sich zumeist eine parallel zur Kortikalis verlaufende signalarme Linie abgrenzen, die einer *lamellären Periostreaktion* entspricht.
- Bei *älteren Stressfrakturen* entwickelt sich im Heilungsverlauf durch eine solide periostale Knochenapposition eine reaktive Verdickung des kortikalen Knochens (kortikale Hyperostose).

Literatur

Bachmann, G., I. Jurgensen, J. Siaplaouras: The staging of osteochondritis dissecans in the knee and ankle joints with MR tomography. A comparison with conventional radiology and arthroscopy. Fortschr. Röntgenstr. 163 (1995) 38–44

Berkowitz, J. F., R. Kier, S. Rudicel: Plantar fasciitis: MR imaging. Radiology 179 (1991) 665–667

Berndt, A. L., M. Harty: Transchondral fractures (osteochondritis dissecans) of the talus. Amer. J. Orthop. 41-A (1959) 988–1020

De Smet, A. A., D. R. Fisher, M. I. Burnstein, B. K. Graf, R. H. Lange: Value of MR imaging in staging osteochondral lesions of the talus (osteochondritis dissecans): results in 14 patients. Amer. J. Roentgenol. 154 (1990) 555–558

Grasel, R. P., M. E. Schweitzer, A. M. Kovalovich, D. Karasick, K. Wapner, P. Hecht, D. Wander: MR imaging of plantar fasciitis: edema, tears, and occult marrow abnormalities correlated with outcome. Amer. J. Roentgenol. 173 (1999) 699–701

Hollister, M. C., A. A. de Smet: MR imaging of the foot and ankle in sports injuries. Semin. Musculoskelet. Radiol. 1 (1997) 105–126

Khoury, N. J., G. Y. el-Khoury, C. L. Saltzman, E. A. Brandser: MR imaging of posterior tibial tendon dysfunction. Amer. J. Roentgenol. 167 (1996) 675–682

Klein, M. A.: MR imaging of the ankle: normal and abnormal findings in the medial collateral ligament. Amer. J. Roentgenol. 162 (1994) 377–383

Lektrakul, N., C. B. Chung, Ym. Lai, D. J. Theodorou, J. Yu, P. Haghighi, D. Trudell, D. Resnick: Tarsal sinus: arthrographic, MR imaging, MR arthrographic, and pathologic findings in cadavers and retrospective study data in patients with sinus tarsi syndrome. Radiology 219 (2001) 802–810

Mesgarzadeh, M., C. D. Schneck, J. Tehranzadeh, V. P. Chandnani: Magnetic resonance imaging of ankle ligaments. Emphasis on anatomy and injuries to lateral collateral ligaments. Magn. Reson. Clin. N. Am. 2 (1994) 39–58

Rosenberg, Z. S., J. Beltran, J. T. Bencardino: From the RSNA Refresher Courses. Radiological Society of North America. MR imaging of the ankle and foot. Radiographics 20 (2000) S153–179

Stafford, S. A., D. I. Rosenthal, M. C. Gebhardt, T. J. Brady, J. A. Scott: MRI in stress fracture. Amer. J. Roentgenol. 147 (1986) 553–556

Trevino, S., J. F. Baumhauer: Tendon injuries of the foot and ankle. Clin. Sports Med. 11 (1992) 727–739

Rosenberg, Z. S.: Chronic rupture of the posterior tibial tendon. Magn. Reson. Clin. N. Amer. (1994) 79–87

Schoenberg, N. Y., W. B. Lehmann: Magnetic resonance imaging of pediatric disorders of the ankle and foot. Magn. Reson. Clin. N. Amer. 2 (1994) 109–122

Waldt, S., H. Rechl, E. J. Rummeny, K. Woertler: Imaging of benign and malignant soft tissue masses of the foot. Eur. Radiol. 13 (2003) 1125–1136

Knochenmark

H. E. Daldrup-Link

Das Knochenmark ist das viertgrößte Organ des Körpers. Seine Hauptfunktion ist die Hämatopoese, d.h. es versorgt den Körper mit adäquaten Mengen an Erythrozyten, Leukozyten und Blutplättchen um die Oxygenation, Immunfunktion und Autoreparaturfunktion des Körpers aufrecht zu erhalten. Die Kenntnis der MRT-Signalgebung des Knochenmarks ist essenziell für die Befundung von MRT-Aufnahmen, da das Knochenmark auf Aufnahmen jeder Körperregion mit abgebildet ist und folglich stets mit beurteilt werden muss. Dedizierte MRT-Untersuchungen des Knochenmarks haben sich für das Staging und die Verlaufskontrolle von primären oder sekundären Tumorinfiltrationen bewährt. Als Vorteil gegenüber der FDG-PET bietet die MRT eine bessere anatomische Auflösung zur Lokalisation und Beurteilung der lokalen Ausdehnung der pathologischen Prozesse. Die FDG-PET bietet eine bessere Übersicht und bisher noch technisch unkompliziertere Durchführbarkeit von Ganzkörperuntersuchungen. Zukünftige Entwicklungen der PET-CT und PET-MRT haben das Potenzial, die Vorteile dieser beiden Verfahren zu kombinieren.

Untersuchungstechnik

> Die Bildgebung der langen Röhrenknochen erfolgt vorzugsweise in koronarer Schichtorientierung, die Bildgebung der Wirbelsäule in sagittaler Schichtorientierung.

Spulen und Ebenen. Die Untersuchung des Knochenmarks erfolgt in der Regel unter Verwendung einer *Oberflächenspule* für den zu untersuchenden Körperbereich. Ganzkörperuntersuchungen können mit der *Körperspule* und/oder mit *Oberflächenspulen* durchgeführt werden, die die Akquisition eines großen FOV erlauben. Die Bildgebung der langen Röhrenknochen erfolgt vorzugsweise in *koronarer* Schichtorientierung, die Bildgebung der Wirbelsäule in *sagittaler* Schichtorientierung. Zur optimalen Befunddarstellung können zusätzliche *axiale* Aufnahmen durchgeführt werden. Ist bereits ein pathologischer Prozess aufgrund anderer bildgebender Untersuchungen (z.B. konventioneller Röntgenaufnahmen) bekannt, sollte die Untersuchung mit Hilfe dieser Aufnahmen geplant werden.

Sequenzen. Jede Untersuchung des Knochenmarks sollte mit nativen T1w Pulssequenzen sowie STIR- oder fettgesättigten T2w Pulssequenzen durchgeführt werden. Erstere dokumentieren den Zellgehalt des Knochenmarks, Letztere zeigen die Pathologie.
STIR-Sequenzen bieten den Vorteil einer robusten Fettunterdrückung sowie einer hohen Sensitivität für die Darstellung von Knochenmarkpathologien. *Fettgesättigte T2w Sequenzen* bieten ein höheres SRV, die selektive Fettsättigung ist aber anfälliger für Magnetfeldinhomogenitäten, insbesondere bei großem FOV. Konventionelle T2w SE- oder TSE-Sequenzen ohne Fettsättigung bieten nur einen geringen Kontrast zwischen hämatopoetischem und fettigem Knochenmark, haben nur eine geringe Sensitivität für die Darstellung pathologischer Knochenmarkprozesse und sind daher den STIR- und fettgesättigten T2w Sequenzen unterlegen.

Opposed-Phase-Pulssequenzen bieten die Möglichkeit, fettgesättigte T2w MRT-Aufnahmen mit ähnlichem Kontrastverhalten wie STIR-Sequenzen mit sehr kurzer Akquisitionszeit (wenige ms) zu erstellen. Allerdings unterdrücken Opposed-Phase-Sequenzen ausschließlich das Fettsignal von Gewebe, das sowohl fett- als auch wassergebundene Protonen enthält (z.B. partiell fettig konvertiertes normales Knochenmark). Sog. „Fettinseln" oder komplett fettig konvertiertes normales Knochenmark (z.B. nach Radiatio oder Chemotherapie) stellen sich auf Opposed-Phase-Sequenzen mit ähnlich hoher Signalintensität wie pathologische Prozesse (z.B. Metastasen) dar und können somit zu diagnostischen Schwierigkeiten führen. Die Differenzierung lässt sich häufig durch einen Vergleich der entsprechenden Signalintensitäten auf T1w Aufnahmen lösen, auf denen Fettmark signalreich, die meisten pathologischen Prozesse signalarm zur Darstellung kommen. Das genannte Problem lässt sich jedoch vermeiden, indem man andere, oben genannte T2w Sequenzen verwendet.

Diffusionsgewichtete Pulssequenzen haben sich zur Differenzierung von pathologischen Frakturen auf dem Boden einer Osteoporose oder maligner Tumorinfiltration bewährt. Benigne osteoporotische und posttraumatische Frakturen stellen sich auf diffusionsgewichteten MRT-Aufnahmen hypo- oder isointens zu normalem Knochenmark dar, da die Protonen innerhalb des bestehenden Knochenmarködems in ihrer Diffusion nicht eingeschränkt sind. Pathologische Frakturen auf dem Boden von malignen Tumorinfiltraten oder infektiösen Prozessen stellen sich hyperintens dar, da die intra- und interzellularen Protonen in ihrer Diffusion eingeschränkt sind. Dies gilt für die Differenzialdiagnostik vor Therapie. Unter Radiatio und Chemotherapie kann sich durch Entwicklung eines Knochenmarködems die Diffusion der Protonen in malignen Tumorinfiltraten verbessern und kann dann MR-tomographisch nicht mehr von anderen Entitäten zu unterscheiden sein.

Kontrastmittel

In den meisten Fällen benötigt man für die Untersuchung des Knochenmarks kein Kontrastmittel.

Gd-Chelate. Auf nichtfettgesättigten T1w MRT-Aufnahmen nach Gd-DTPA-Applikation ist die Abgrenzbarkeit von enhancenden pathologischen Prozessen gegenüber dem signalreichen Knochenmark des Erwachsenen in der Regel schlechter als auf nativen T1w Aufnahmen. In speziellen Fällen kann die Injektion von niedermolekularen Gd-Chelaten (z. B. Gd-DTPA, Magnevist oder Gd-DTPA-BMA, Omniscan) die *Vaskularisation* eines pathologischen Prozesses verdeutlichen, insbesondere bei Verwendung fettgesättigter T1w Aufnahmen.

Eisenoxidpartikel. Zur verbesserten Abgrenzbarkeit von pathologischen Prozessen in zellreichem, normalem hämatopoetischem Knochenmark kann die Applikation von ultrakleinen superparamagnetischen Eisenoxidpartikeln (z. B. Ferumoxtran, Sinerem) hilfreich sein, die sich *in normalem Knochenmark* anreichern und hier zu einem Signalabfall auf T2w Aufnahmen führen, während pathologische Prozesse die Eisenoxidpartikel nicht aufnehmen und signalreich zur Darstellung kommen. Das Prinzip ist ähnlich wie bei der Leberbildgebung mit Eisenoxidkontrastmitteln, allerdings verwendet man für die Leberbildgebung die größeren superparamagnetischen Eisenoxidkontrastmittel (z. B. Ferumoxides, Endorem oder Ferucarbotran, Resovist), während man für die Knochenmarkbildgebung die kleineren USPIO verwendet.

Normales Knochenmark

Das Knochenmark füllt die zentrale Knochenmatrix aus und besteht aus 3 Komponenten:
- einem *stabilisierenden Anteil* an primären und sekundären Knochentrabekeln,
- einer *zellulären Komponente* aus hämatopoetischen Zellen, Fettzellen, RES-Zellen und Fibroblasten sowie
- einer *supportiven Komponente* aus Gefäßen, Sinusoiden und Nerven.

Die relative Zusammensetzung des Knochenmarks aus diesen Komponenten bestimmt den relativen Gehalt an Wasser, Fett, Protein und Trabekeln, der die Signalgebung auf dem resultierenden MRT-Bild bestimmt:
- Zellreiches, „rotes", hämatopoetisch aktives Knochenmark besteht aus etwa 40% Wasser, 40% Fett und 20% Protein und stellt sich signalarm im T1w Bild und signalreich im STIR-Bild dar.
- Fettreiches, *hämatopoetisch inaktives oder wenig aktives*, „gelbes" Knochenmark besteht aus etwa 80% Fett, 15% Wasser und 5% Protein und stellt sich signalreich im T1w Bild und signalarm im STIR-Bild dar.

Fettmarkkonversion

Im Laufe des Lebens kommt es zu einer Änderung der Knochenmarkzusammensetzung von überwiegend hämatopoetischem, zellreichem Knochenmark zu überwiegend Fettmark.

MRT-Spezifisches

- Diese sog. „Knochenmarkkonversion" lässt sich am besten auf nativen T1w MRT-Aufnahmen nachweisen (Abb. 8.121).
- *Säuglinge und Kleinkinder* haben ein überwiegend zellreiches, hämatopoetisches Knochenmark, das sämtliche Skelettanteile ausfüllt und sich im nativen T1w Bild mit äquivalenter oder geringerer Signalintensität im Vergleich zur angrenzenden Muskulatur darstellt.
- Mit *zunehmenden Lebensalter* kommt es dann zu einer langsamen, progredienten Fettmarkkonversion, die von peripheren Skelettanteilen zum Achsenskelett fortschreitet und sich auf T1w Aufnahmen als langsam zunehmende Signalintensität des Knochenmarks darstellt (Abb. 8.121).

Verlauf. Innerhalb der langen Röhrenknochen beginnt die Fettmarkkonversion in den Epiphysen und Apophysen, betrifft dann die Diaphysen und später die distalen und proximalen Metaphysen (Abb. 8.122). Innerhalb der Epiphysen schreitet die Fettmarkkonversion von zentral nach peripher fort. Die proximalen Femurepiphysen können bei Kin-

Abb. 8.121 **Fettmarkkonversion.** Sagittale T1w SE-Aufnahmen der normalen LWS zeigen eine zunehmende Signalintensität des Knochenmarks mit zunehmendem Lebensalter, bedingt durch eine zunehmende Konversion von hämatopoetischem zellreichem Knochenmark zu fettreichem zellarmem Knochenmark.

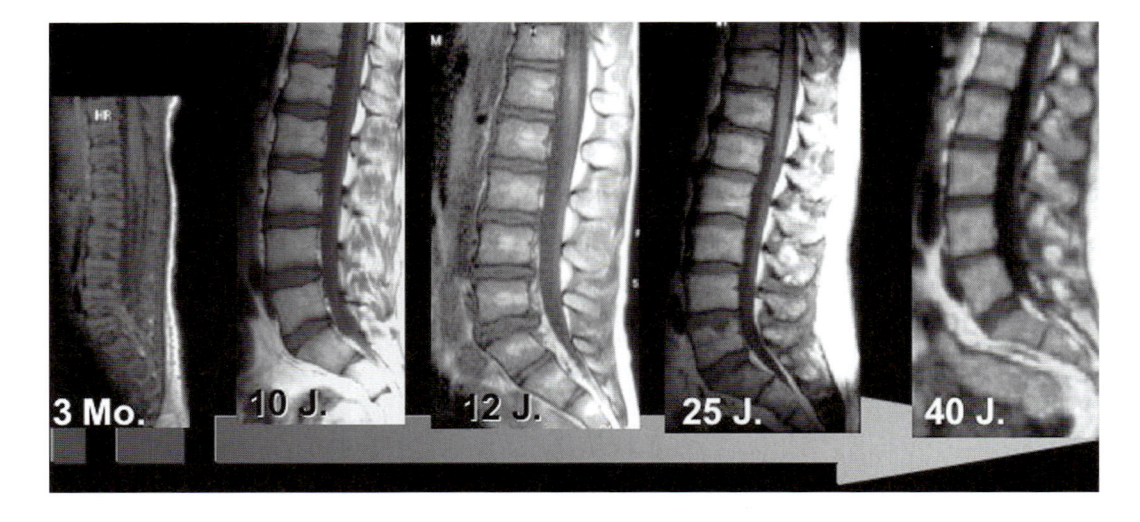

Abb. 8.122 **Graphische Darstellung der altersabhängigen Verteilung des hämatopoetischen Knochenmarks (dunkel) und Fettmarks (hell).**

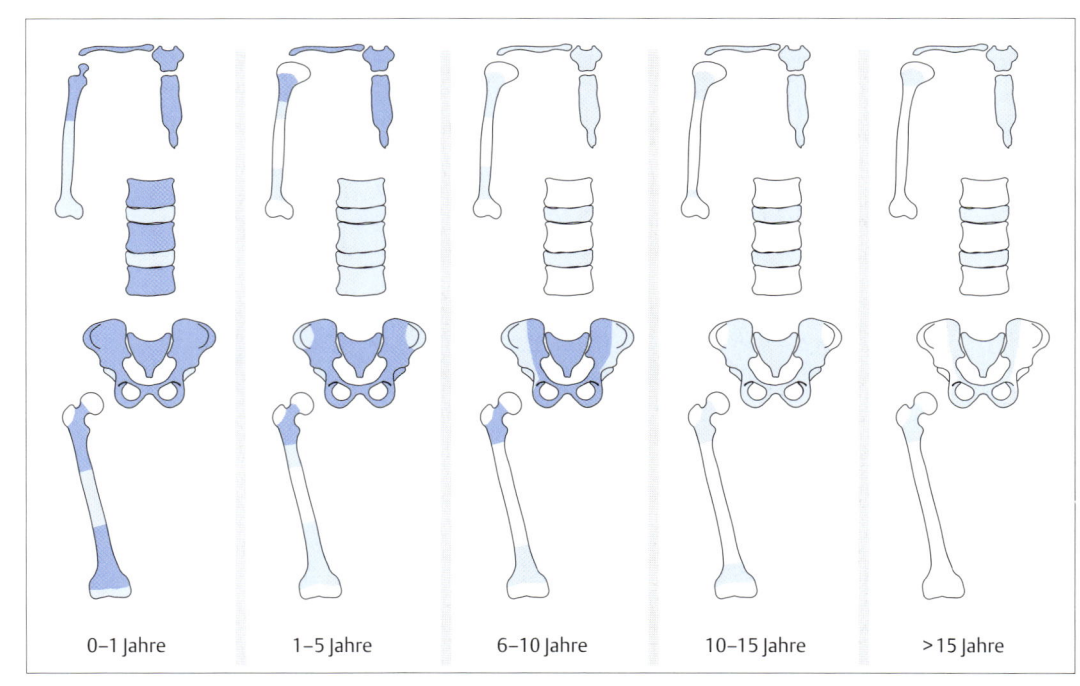

dern einen residuellen schmalen Rand an hämatopoetischem Mark zeigen, der im Gegensatz zu einer frühen AVN heller als Skelettmuskulatur auf T1w Aufnahmen zur Darstellung kommt. Innerhalb des Beckens vollzieht sich die Konversion von den ventralen Anteilen der Acetabulae und der Ossa ilii nach dorsal. Die Wirbelkörper zeigen initial eine fettige Konversion um den zentralen Venenplexus herum, die dann langsam nach peripher fortschreitet.

Der *Erwachsene* zeigt ein fettäquivalentes, sehr signalreiches Knochenmark der peripheren Skelettanteile, während das Knochenmark der zentralen Skelettanteile (Wirbelsäule, Becken, proximale Femura) häufig eine etwas geringere Signalintensität als das der peripheren Skelettanteile aufweist. Bei Patienten im Alter *zwischen etwa 50 und 70 Jahren* können die Wirbelkörper Anteile von residuellem hämatopoetischem Knochenmark und komplett fettig konvertiertem Mark nebeneinander aufweisen, die eine inhomogene Darstellung des Knochenmarks auf T1w Aufnahmen bedingen, die nicht als pathologisch fehlgedeutet werden sollte. Als Faustregel gilt, dass das normale Knochenmark bei Patienten > 10 Jahren auf T1w Aufnahmen ein helleres Signal als die Skelettmuskulatur und ein helleres Signal als normale Zwischenwirbelscheiben aufweist.

Normales Knochenmark weist bei Patienten > 10 Jahren auf T1w Aufnahmen ein helleres Signal als die Skelettmuskulatur und als normale Zwischenwirbelscheiben auf.

Rekonversion

Unter Bedingungen, die mit einem *vermehrten Bedarf* an hämatopoetischen Zellen im peripheren Blut vergesellschaftet sind, z. B. bei Anämie, zyanotischen Herzfehlern, bei Aufenthalt in großen Höhen, bei starken Rauchern, nach Blutverlust, bei Leistungssportlern, nach Chemotherapie etc., kann es zu einer vermehrten Mobilisierung des hämatopoetischen Knochenmarks kommen. Dies äußert sich in der Kindheit in einem Ausbleiben der „Knochenmarkkonversion" und beim Erwachsenen in einer „Rekonversion" von Fettmark zu hämatopoetischem Mark (Abb. 8.**123**).

Verlauf. Die Rekonversion verläuft in *umgekehrter Reihenfolge* wie die Konversion, d. h. sie betrifft zunächst das zentrale Knochenmark und erst später

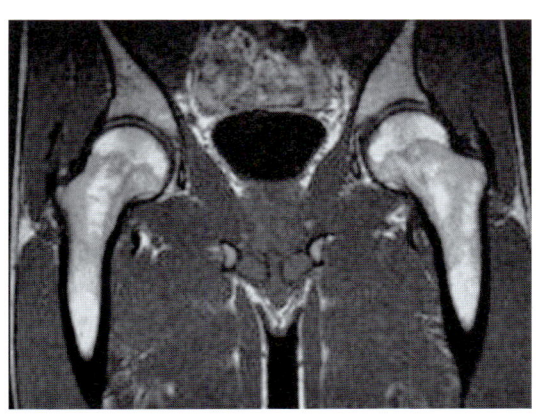

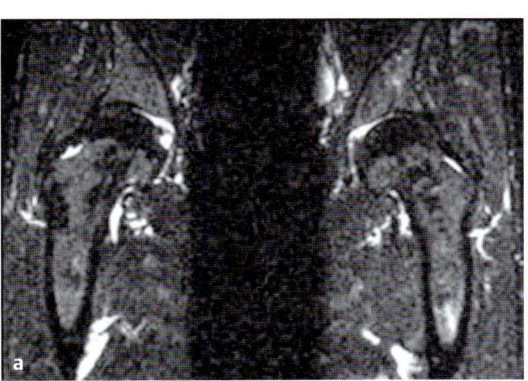

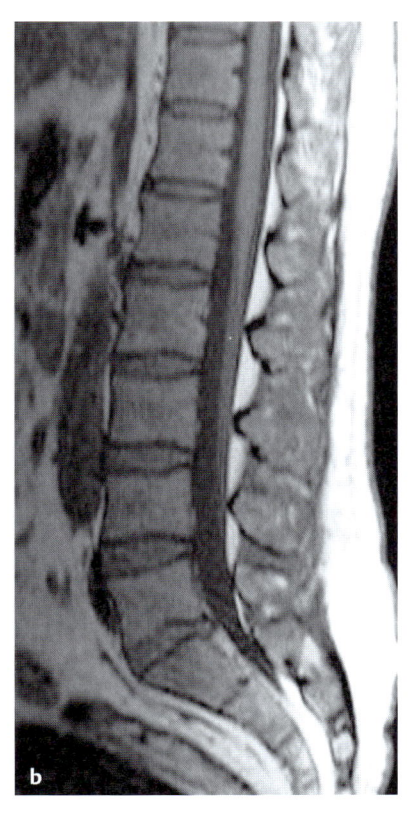

Abb. 8.123 a u. b **Rekonversion von fettreichem zu zellreichem hämatopoetischem Knochenmark.** Rekonversion des Knochenmarks bei Patienten, die einen vermehrten O$_2$- und Zellbedarf im peripheren Blut entwickeln, z. B. Extremsportler (**a**) und Raucher (**b**). Das hämatopoetische Knochenmark stellt sich in T1w Aufnahmen signalarm und in STIR-Sequenzen signalreich dar.

das periphere Knochenmark. Innerhalb langer Röhrenknochen wird zunächst das hämatopoetische Knochenmark in den Metaphysen, dann in den Diaphysen aktiviert. Nur in extrem ausgeprägten Fällen sind auch die Epiphysen betroffen, was zur Differenzierung von pathologischen Prozessen hilfreich sein kann, die in der Regel kontinuierlich fortschreiten und die Epiphysen früher mit betreffen. Die Humeri und Femora sind in der Regel symmetrisch betroffen.

MRT-Spezifisches

- Das *rekonvertierte Knochenmark* kann sich sehr signalarm im T1w und signalreich im STIR-Bild darstellen und kann von diffus infiltrierenden neoplastischen Prozessen schwer zu unterscheiden sein.
- In fraglichen Fällen kann die *Gabe von Gd-DTPA* hilfreich sein: normales zellreiches hämatopoetisches Knochenmark soll beim Erwachsenen einen Signalanstieg ≤ 10 % aufweisen, während neoplastisches Knochenmark einen Signalanstieg ≥ 10 % zeigen soll. Die Spezifität dieser Faustregel ist jedoch noch nicht letztendlich geklärt. Auch gilt sie nicht für Kinder, deren normales hämatopoetisches Knochenmark v. a. im Achsenskelett sehr gut vaskularisiert ist und ein sehr ausgeprägtes Enhancement aufweisen kann.
- Alternativ kann man *USPIO-Kontrastmittel* (s. o.) applizieren, die einen T2-Signalabfall des normalen hämatopoetischen Knochenmarks, nicht jedoch des diffus infiltrierenden malignen Prozesses bewirken. Diese Methode eignet sich sehr gut zur Differenzierung von rekonvertiertem hämatopoetischem Knochenmark und fokalen malignen Knochenmarkinfiltrationen. Sie eignet sich auch zur Differenzierung des normalen Knochenmarks von diffus infiltrierenden Neoplasien, wenn eine maligne Zellinfiltration von mehr als 30 % vorliegt.

Pathologisches Knochenmark

> Zur optimalen Detektion von Pathologien des Knochenmarks eignen sich in den meisten Fällen STIR- oder fettgesättigte T2w Aufnahmen am besten.

Die MRT-Bildgebung des pathologischen Knochenmarks ist sehr sensitiv, aber wenig spezifisch. Für die Diagnostik von pathologischen Prozessen sollte man zunächst den Zellgehalt des Knochenmarks auf T1w Aufnahmen überprüfen, was bei der näheren Charakterisierung des zugrunde liegenden Krankheitsprozesses helfen kann. Zur optimalen Detektion der Pathologie eignen sich in den meisten Fällen STIR- oder fettgesättigte T2w Aufnahmen am besten.

Verminderter Zellgehalt. Prozesse mit vermindertem Zellgehalt stellen sich sehr signalreich im T1w und signalfrei im STIR-Bild dar und umfassen Prozesse mit Stammzellverlust und Fettzellproliferation, z. B. aplastische Anämien oder Knochenmarkverfettung unter Chemotherapie (diffus) oder Radiatio (lokal) (Abb. 8.**124**). Eine Ausnahme sind Prozesse mit Stammzellverlust und Markfibrose, die sich signalarm im T1w und STIR-Bild darstellen (Abb. 8.**125**).

Vermehrter Zellgehalt. Prozesse mit vermehrtem Zellgehalt stellen sich signalarm im T1w und signalreich im STIR dar und umfassen Prozesse mit Zellproliferation auf dem Boden einer Stammzelldysplasie oder malignen Transformation, z. B. hämatologische Systemerkrankungen, Leukämien, Lymphome, Metastasen. Eine Ausnahme sind Prozesse, die mit einer zusätzlichen Ablagerung von Eisen oder Calcium im Knochenmark einhergehen und sich signalfrei im T1w und STIR-Bild darstellen.

Knochenmarködem. Als initiale unspezifische Manifestation eines pathologischen Prozesses zeigt sich häufig ein Knochenmarködem. Dieses kann bei normalem Zellgehalt des Knochenmarks (z. B. nach Trauma, transienter Synovitis, Stress, Ischämie, RDS) oder als zusätzliche Manifestation von Prozessen mit vermehrtem Zellgehalt (Tumorinfiltration) des Knochenmarks auftreten. Das Ödem stellt sich als diffuse oder perifokale Signalintensitätserhöhung auf STIR- und fettgesättigten T2w Sequenzen dar. Fortgeschrittene Ödeme führen zusätzlich zu einem Signalabfall auf T1w Aufnahmen. Die Abgrenzung des Knochenmarködems, das durch eine Vermehrung der extrazellulären Flüssigkeit gekennzeichnet ist, von malignen Zellinfiltraten, die durch vermehrte intrazelluläre Flüssigkeit gekennzeichnet sind, ist mit nativen konventionellen Pulssequenzen problematisch. Hilfreich sind hier diffusionsgewichtete Pulssequenzen oder die Gabe von Kontrastmitteln (s. o.).

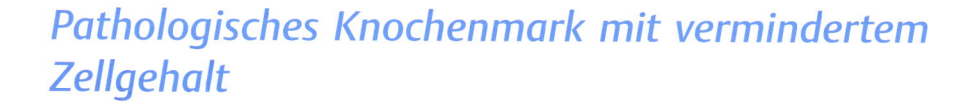

Pathologisches Knochenmark mit vermindertem Zellgehalt

Aplastische Anämie

Die aplastische Anämie ist charakterisiert durch eine diffuse Azellularität oder Hypozellularität des Knochenmarks. Häufig ist sie idiopathisch, kann jedoch durch Medikamente, Virusinfekte, Toxine oder Hepatitis ausgelöst worden sein.

— MRT-Spezifisches

- Typischerweise stellt sich das *aplastische Knochenmark* sehr signalreich auf nativen T1w Aufnahmen und signalfrei auf fettgesättigten STIR- oder T2w Aufnahmen dar. Die Signalintensität des Knochenmarks ist ähnlich der des subkutanen Fettgewebes.
- Unter Therapie können sich unterschiedlichste *Signalveränderungen* zeigen:- Durch multiple Transfusionen kann es zu einer Hämosiderose mit Eisenablagerungen im Knochenmark kommen, die sich signalfrei auf T1w und T2w Aufnahmen darstellen. – Ferner kann es unter Therapie zu einer zunehmenden Zellularität des Knochenmarks kommen, die sich in einem Signalabfall im T1w und einem Signalanstieg im STIR/fettgesättigten T2w Bild äußert.

Eine zunehmende Zellularität muss in Zusammenhang mit den klinischen Befunden bewertet werden, da sie sowohl Ausdruck einer Regeneration des hämatopoetischen Marks, aber auch der Entwicklung eines myeloproliferativen Syndroms sein kann. Im Zweifelsfall können die oben beschriebenen Kontrastmitteluntersuchungen bei der Charakterisierung des zugrunde liegenden Prozesses helfen.

„Knochenmarkverfettung" unter Therapie

Eine Verminderung der normalen hämatopoetischen Zellen mit Ersatz durch Fettzellen findet man lokal unter Radiatio (Abb. 8.**124**) oder diffus nach Chemotherapie.

Radiatio. Das Areal der Knochenmarkverfettung nach Radiatio entspricht in der Regel dem Bestrahlungsfeld.

— MRT-Spezifisches

- In der *akuten Phase* (Tag 1–3) der Radiatio findet man ein T1w signalarmes, T2w signalreiches Knochenmarködem.
- In der *folgenden Phase* (Tag 4–10), können T1w signalreiche und T2w signalarme hämorrhagische Areale innerhalb des Knochenmarks auftreten.
- *Ab Tag 10* können die verminderte Zellularität und Verfettung des Knochenmarks MR-tomographisch nachweisbar sein. Je nach applizierter Dosis und initialem Zellgehalt des Knochenmarks kann die Fettmarkkonversion auch erst Wochen nach der Radiatio sichtbar werden.

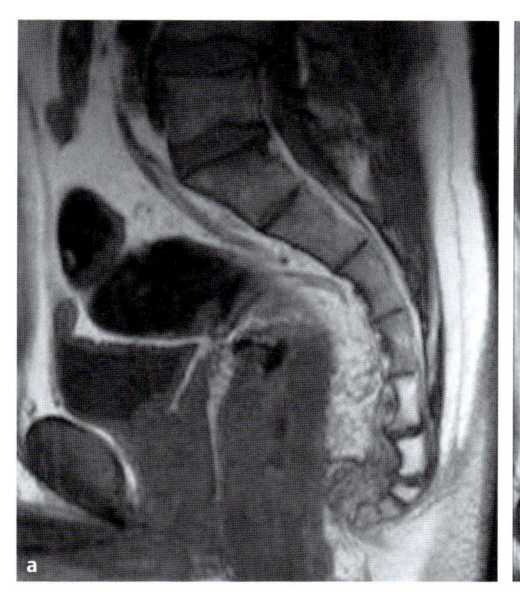

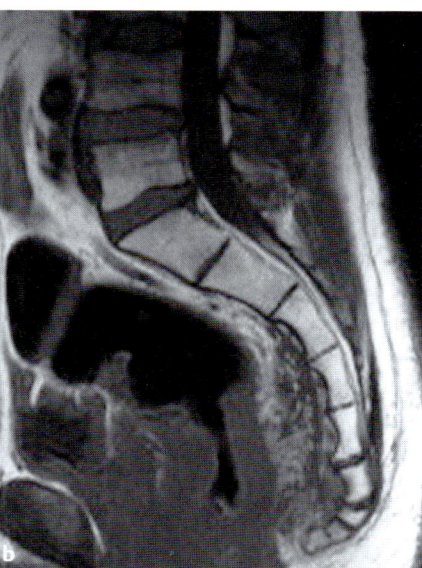

Abb. 8.124 **Konversion des Knochenmarks nach Radiatio.** Konversion des Marks des Os sacrum von T1w signalarmem hämatopoetischem Knochenmark (**a**) zu T1w signalreichem Fettmark nach perkutaner Bestrahlung (**b**). Die Bestrahlungsgrenze ist deutlich als horizontale Grenzzone innerhalb des LWK 5 erkennbar.

Die Fettmarkkonversion wurde bereits nach einer Bestrahlung mit relativ geringen Dosen von insgesamt 8 Gy beschrieben, sie ist nach einer Bestrahlung mit < 30–40 Gy reversibel, nach einer Radiatio mit > 40 Gy irreversibel.

Chemotherapie. Die Knochenmarkverfettung nach Chemotherapie zeigt sich in einer diffusen, häufig inhomogenen und reversiblen Verfettung des Knochenmarks. Die Rekonversion des verfetteten Marks nach Chemotherapie wird durch die Gabe von GCSF (Granulozyten stimulierendem Faktor) unterstützt, um die posttherapeutische Phase der Aplasie zu verkürzen, und kann sich in der MRT in einer anschließenden Hyperzellularität des Knochenmarks äußern.

Myelofibrose

Die „Myelofibrosen" repräsentieren eine sehr heterogene Gruppe von Erkrankungen, die durch myeloproliferative Erkrankungen oder Therapie von Leukämien oder Lymphomen bedingt sein können. Myelofibrosen entstehen durch eine Fibroblastenproliferation innerhalb des Knochenmarks und können mit vermehrtem, normalem oder vermindertem Gehalt des Knochenmarks an hämatopoetischen Zellen einhergehen. Daher können sich Myelofibrosen – je nachdem, ob der Fibrosierungsprozess oder der Zellgehalt des Knochenmarks überwiegt – signalreich oder signalarm auf T1w und T2w Aufnahmen darstellen.

— MRT-Spezifisches

- Die typische Darstellung in der MRT-Bildgebung ist eine inhomogene, diffuse Fibrosierung des Knochenmarks der *zentralen Skelettelemente* (Wirbelsäule, Becken), die sich in der initialen Phase ausschließlich sehr signalarm in der T2-Wichtung, mit zunehmender Fibrose dann auch sehr signalarm in der T1-Wichtung darstellt (Abb. 8.**125**).
- Die *peripheren Extremitäten* zeigen häufig eine Hyperplasie des normalen hämatopoetischen Knochenmarks, das sich folglich signalarm im T1w und signalreich im STIR-Bild darstellt. Erst mit Fortschreiten des Krankheitsprozesses findet man dann auch eine Fibrosierung des Knochenmarks der peripheren Skelettanteile.
- Begleitend zeigt sich eine zunehmende, ausgeprägte *Vergrößerung von Leber und Milz,* die die Hämatopoese mit übernehmen.

Eine *lokalisierte Fibrosierung* des Knochenmarks kann auch als Therapiefolge, z.B. nach Radiato, beobachtet werden. In diesem Fall findet man dann einen umgrenzten T1- und T2-Signalabfall des Knochenmarks, der dem Bestrahlungsfeld entspricht.

Pathologisches Knochenmark mit vermehrtem Zellgehalt

Hämatologische Systemerkrankungen

Bei den hämatologischen Systemerkrankungen kommt es zu einer Proliferation der hämatologischen Zellen des Knochenmarks, um eine verminderte Oxygenierung der Peripherie auszugleichen. Die MRT-Signalgebung des Knochenmarks von Patienten mit Stammzelldysplasien wie Sichelzellanämie, Thalassämie oder Sphärozytose, wird geprägt durch 3 Faktoren:
- das Ausmaß der zugrunde liegenden *Anämie,* die das Ausmaß der Zellproliferation des Knochenmarks bestimmt,
- Auftreten und Ausmaß von *Knochenmarkischämien,*
- das Ausmaß an *Hämosiderinablagerungen* durch wiederholte Transfusionen.

Bei sämtlichen Stammzelldysplasien findet man die Zeichen der Knochenmarkhyperplasie mit zellreichem, rekonvertiertem, T1w signalarmem, in STIR-Sequenzen signalreichem Knochenmark.

Sichelzellanämie. Bei der Sichelzellanämie findet man ein Nebeneinander der o.g. 3 Faktoren. Schmerzhafte Knochenmarkläsionen sind meistens durch *Knochenmarkinfarkte* bedingt (Abb. 8.**126**). Seltener können sie auch durch eine (Salmonellen-)*Osteomyelitis* verursacht sein. Im fortgeschrittenen Krankheitsstadium kann man die typische H-Form der Wirbelkörper nachweisen (Abb. 8.**127**).

Thalassämie und Sphärozytose. Bei der *Thalassämie* überwiegt die Proliferation der hämatopoetischen Zellen, die zu einer Expansion des Markraums führen kann. Extramedulläres hyperplastisches hämatopoetisches Mark kann sich als paraossäre Weichteilformation und/oder Epiduraltumor manifestieren. Dieses extraossäre hyperplastische hämatopoetische Knochenmark zeigt im Gegensatz zu malig-

▶ Bei allen Stammzelldysplasien findet man die Zeichen der Knochenmarkhyperplasie.

Knochenmark

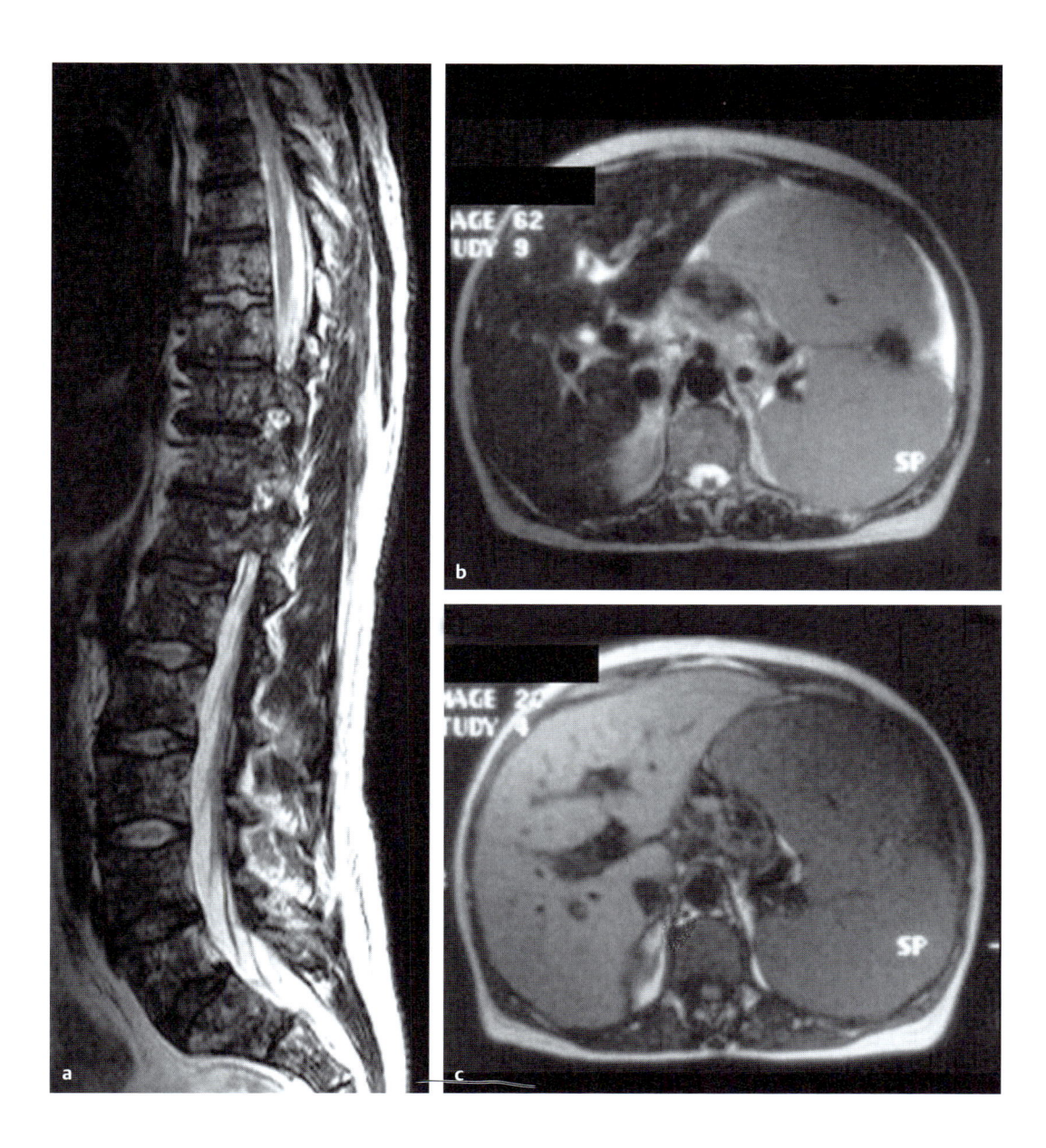

Abb. 8.125 a – c **Patient mit Osteomyelofibrose.** Fibroseareale innerhalb des Knochenmarks stellen sich typischerweise T2w und T1w signalarm dar. In diesem Fall ist es sinnvoll, T2w Aufnahmen ohne Fettsättigung zu erstellen (**a**), um die Fibroseareale vom normalen fettig konvertierten Mark zu differenzieren. Axiale T2w (**b**) und T1w (**c**) Aufnahmen zeigen eine begleitende ausgeprägte Hepatosplenomegalie, die durch extramedulläre Hämatopoese bedingt ist.

nen Tumoren eine deutliche Aufnahme von USPIO-Kontrastmitteln (s. o.). Auch bei der *Sphärozytose* findet man vorwiegend eine Knochenmarkhyperplasie, die mit *extramedullärer Hämatopoese* einhergehen kann.

Differenzialdiagnose Polyzythämie. Bei der Polyzythämie findet man eine unkontrollierte Stammzellproliferation, die ebenfalls eine Hyperplasie des hämatopoetischen Knochenmarks bedingt, die MR-tomographisch nicht von der bei Stammzelldysplasien zu unterscheiden ist.

Maligne Zellinfiltrationen des Knochenmarks

Bei den Knochenmarkneoplasien kommt es zu einer fokalen, multifokalen oder diffusen *Verdrängung* des normalen Knochenmarks durch proliferierende maligne Zellen. Die Beurteilung der malignen Knochenmarkinfiltrate sollte die Anzahl, Lokalisation und Verteilung der Veränderungen einschließen.

Knochenmarkmetastasen

Primärtumoren. Die hohe Vaskularisation und Ausdehnung des Knochenmarks bedingt die hohe Frequenz an metastatischen Absiedlungen in diesem

8 Peripheres Skelettsystem

Abb. 8.126 a–e **Patient mit Sichelzellanämie.**

a u. b Unauffällige konventionelle Röntgenaufnahmen.

c Sagittale MRT-Aufnahmen zeigen eine angedeutete H-Form der unteren BWK und oberen LWK. Native sagittale T2w Aufnahmen zeigen ein hyperintenses Signal in LWK 2 und 5 mit girlandenförmigen Inhomogenitäten. Diese Signalveränderungen wären auf fettgesättigten Aufnahmen besser zur Darstellung gekommen.

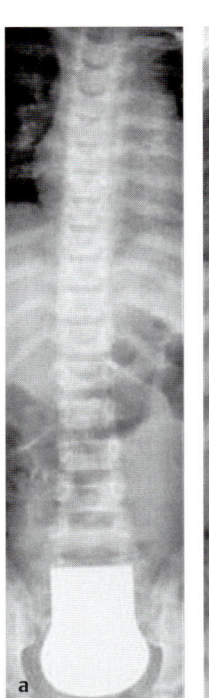

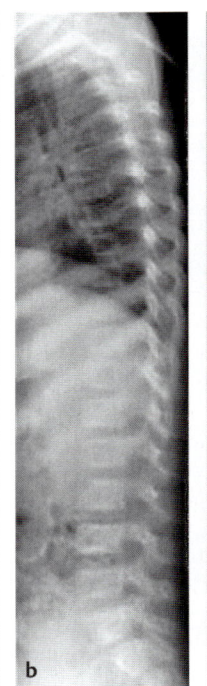

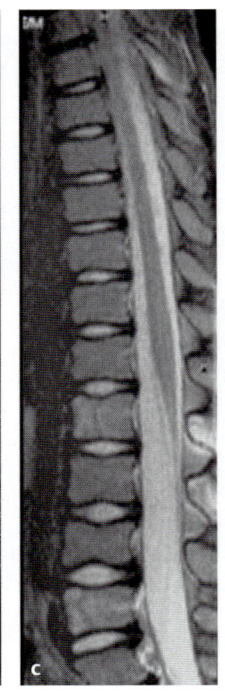

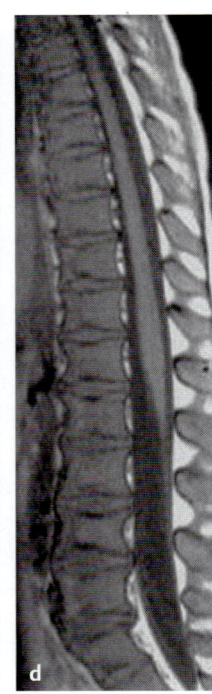

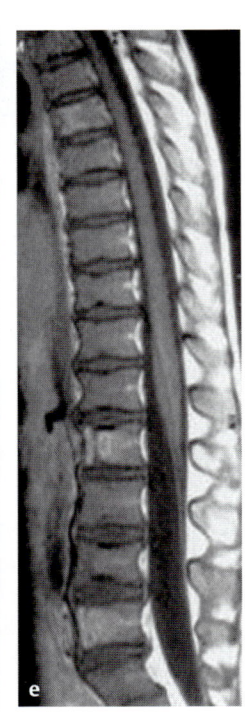

d T1w Aufnahmen zeigen ein sehr zellreiches, signalarmes Knochenmark. Die Pathologie ist auf dieser Sequenz nicht abgrenzbar.

e T1w Aufnahmen nach Gd-DTPA-Injektion zeigen eine inhomogene Kontrastmittelanreicherung in BWK 7 sowie LWK 2 und 5. Diese Befunde sind mit Knocheninfarkten vereinbar. Unauffälliger Spinalkanal.

Abb. 8.127 a–d **Fortgeschrittene Sichelzellanämie.**

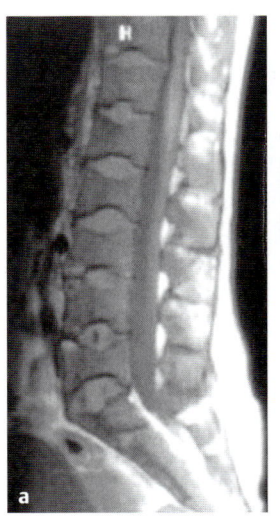

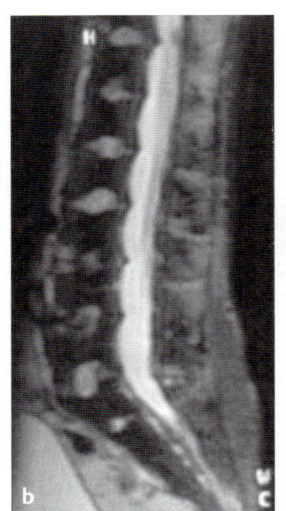

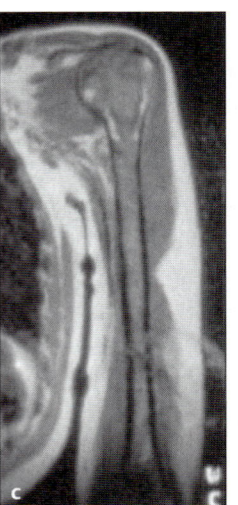

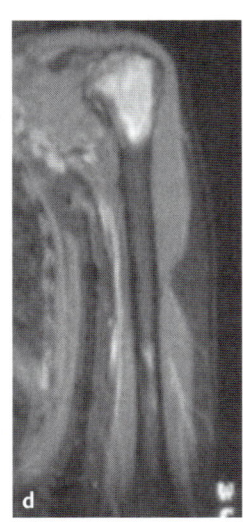

a u. b Sagittale T1w (**a**) und STIR-Aufnahmen (**b**) zeigen die ausgeprägte H-Form der Wirbelkörper, keine fokalen Läsionen. Das Knochenmark ist zellreich, T1w signalarm. Im STIR-Bild stellt sich das Knochenmark mit extrem geringem Signal (schwarz) dar, bedingt durch eine begleitende Hämosiderose nach multiplen Transfusionen. Beachte, dass diese Hämosiderose häufig nur auf T2w bzw. STIR-Aufnahmen zur Darstellung kommt. Die Eisenablagerungen innerhalb des Knochenmarks erzeugen erst in noch fortgeschritteneren Fällen auch eine Signalauslöschung in der T1-Wichtung.

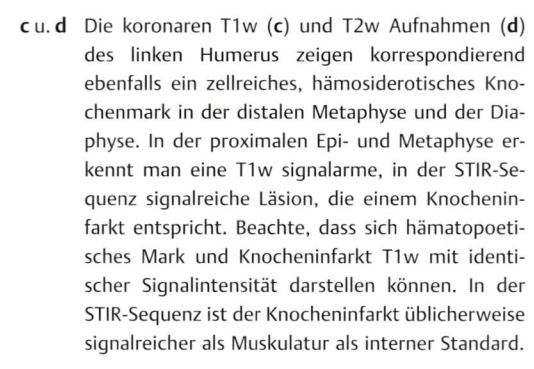

c u. d Die koronaren T1w (**c**) und T2w Aufnahmen (**d**) des linken Humerus zeigen korrespondierend ebenfalls ein zellreiches, hämosiderotisches Knochenmark in der distalen Metaphyse und der Diaphyse. In der proximalen Epi- und Metaphyse erkennt man eine T1w signalarme, in der STIR-Sequenz signalreiche Läsion, die einem Knocheninfarkt entspricht. Beachte, dass sich hämatopoetisches Mark und Knocheninfarkt T1w mit identischer Signalintensität darstellen können. In der STIR-Sequenz ist der Knocheninfarkt üblicherweise signalreicher als Muskulatur als interner Standard.

Organ. Typische Primärtumoren für Knochen(mark)metastasen sind Mamma- (35%), Prostata- (30%), Bronchial- (10%), Nierenzell- (5%), Uterus- (2%), Schilddrüsen- (2%), Magen- (2%) und Kolonkarzinom (1%). Die Wahrscheinlichkeitsverteilung bei der Diagnostik von Knochenmarkmetastasen und bisher unbekanntem Primärtumor ist Prostatakarzinom (25%), Lymphom (15%), Mammakarzinom (10%) und Bronchialkarzinom (10%). Da die metastasierenden Tumorzellen über die Gefäße zunächst das Knochenmark erreichen, hier proliferieren und erst sekundär Knochentrabekel und Kortikalis arrodieren, kann die MRT Knochen(mark)metastasen früher nachweisen als die Skelettszintigraphie.

Lokalisation. Bedingt durch die ausgeprägtere Vaskularisation des hämatopoetischen im Vergleich zum fettig konvertierten Knochenmark findet man beim *Erwachsenen* Knochenmarkmetastasen am häufigsten im Achsenskelett. Bei *Kindern* sind die zentralen Skelettanteile ebenfalls häufiger betroffen als die peripheren, Metastasen in den peripheren Skelettabschnitten sind jedoch häufiger als bei Erwachsenen. Solide Tumoren führen in der Regel zu fokalen oder multifokalen Knochenmarkmetastasen, erst in sehr fortgeschrittenen Stadien kommt es zu einer diffusen Tumorinfiltration. Die Ausbreitung der Tumorinfiltrate beginnt innerhalb der Wirbelkörper um den zentralen Venenplexus herum, von hier breiten sich die Tumorzellen bevorzugt in den dorsalen Wirbelkörperanteilen und den Pedikeln aus. Eine begleitende paravertebrale und/oder epidurale Tumorkomponente kann nachweisbar sein.

MRT-Spezifisches

- Die überwiegende Mehrzahl der Knochenmarkmetastasen stellt sich T1w signalarm und T2w signalreich dar (Abb. 8.**128**).
- Auch Metastasen, die eine konventionell-radiographisch nachweisbare *Kalzifikation* zeigen, können T2w signalreich zur Darstellung kommen (Abb. 8.**129**).
- Metastasen mit sehr ausgeprägter *Sklerosierungsreaktion*, z. B. bei Prostatakarzinom, stellen sich T1w und T2w signalfrei dar (Abb. 8.**129**).

Lymphoproliferative Systemerkrankungen: Leukämien und Lymphome

Die Knochenmarkinfiltration bei lymphoproliferativen Systemerkrankungen kann solitär oder multipel, fokal, multifokal oder diffus erfolgen (Abb. 8.**130**). Eine diffuse Knochenmarkinfiltration ist MR-tomographisch ab einer Infiltration mit 30% malignen Zellen nachweisbar. Bei multifokaler Knochenmarkinfiltration kann die Knochenmarkbiopsie aus dem Beckenkamm falsch negativ ausfallen, hier kann bei klinischem Verdacht auf eine Knochenmarkinfiltration die MRT zur Suche einer geeigneten Biopsiestelle herangezogen werden.

> Die MRT kann Knochen(mark)metastasen früher nachweisen als die Skelettszintigraphie.

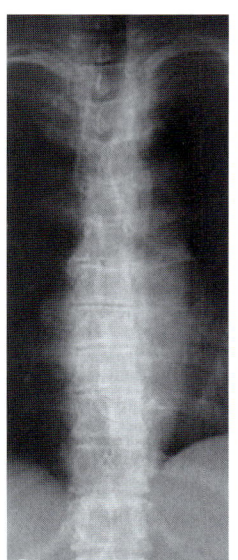

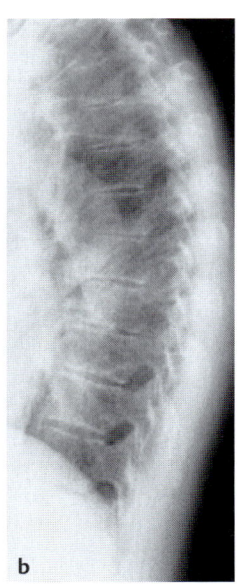

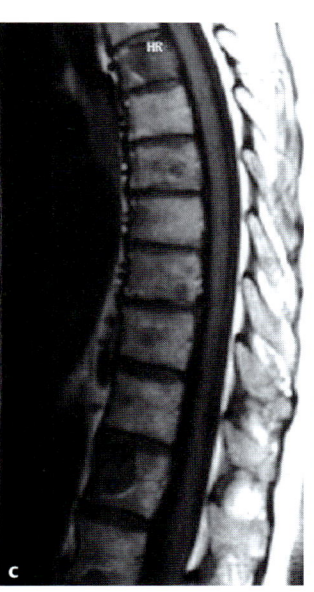

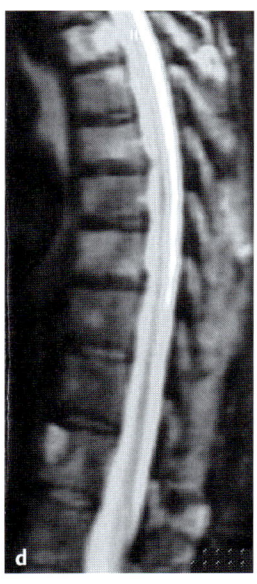

Abb. 8.128 a – d **Patientin mit multiplen Knochenmarkmetastasen bei Mammakarzinom.**
- **a u. b** Konventionelle Röntgenaufnahmen zeigen diskrete Unregelmäßigkeiten der Pedikel der mittleren BWK.
- **c u. d** MRT-Aufnahmen zeigen multiple, T1w signalarme (**c**), in der STIR-Sequenz (**d**) signalreiche Läsionen in sämtlichen BWK. Im T1w Bild stellt sich normales Knochenmark signalreicher dar als die Zwischenwirbelscheiben, Metastasen kommen dagegen isointens oder hypointens zur Darstellung.

8 Peripheres Skelettsystem

Abb. 8.129 a–d **Patient mit Knochenmetastasen bei Prostatakarzinom.**
a u. **b** Konventionelle Röntgenaufnahmen.
c u. **d** MRT-Aufnahmen. Auch Knochenmarkmetastasen bei Prostatakarzinom stellen sich T1w (**c**) überwiegend signalarm und in der STIR-Sequenz (**d**) signalreich dar. Erst bei ausgeprägter Sklerose, wie hier in LWK 2 und 3, ergibt sich eine Signalauslöschung im T1w und T2w MRT-Bild.

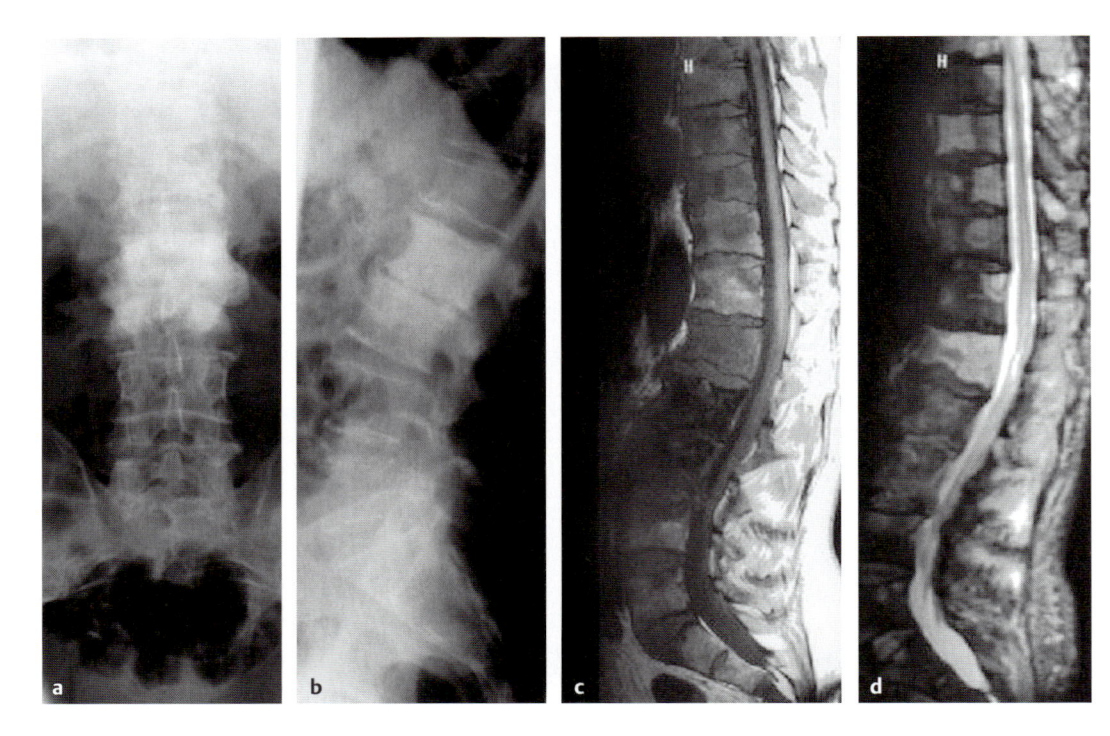

Abb. 8.130 a–c **Knochenmarkbefall bei lymphoproliferativen Systemerkrankungen.** Dieser ist nachzuweisen als fokale (**a**), multifokale (**b**) oder diffuse Signalminderung (**c**) im T1w MRT-Bild. Bei Lymphomen findet man häufig paraossäre Lymphknoten, z. B. prävertebral (**c**).

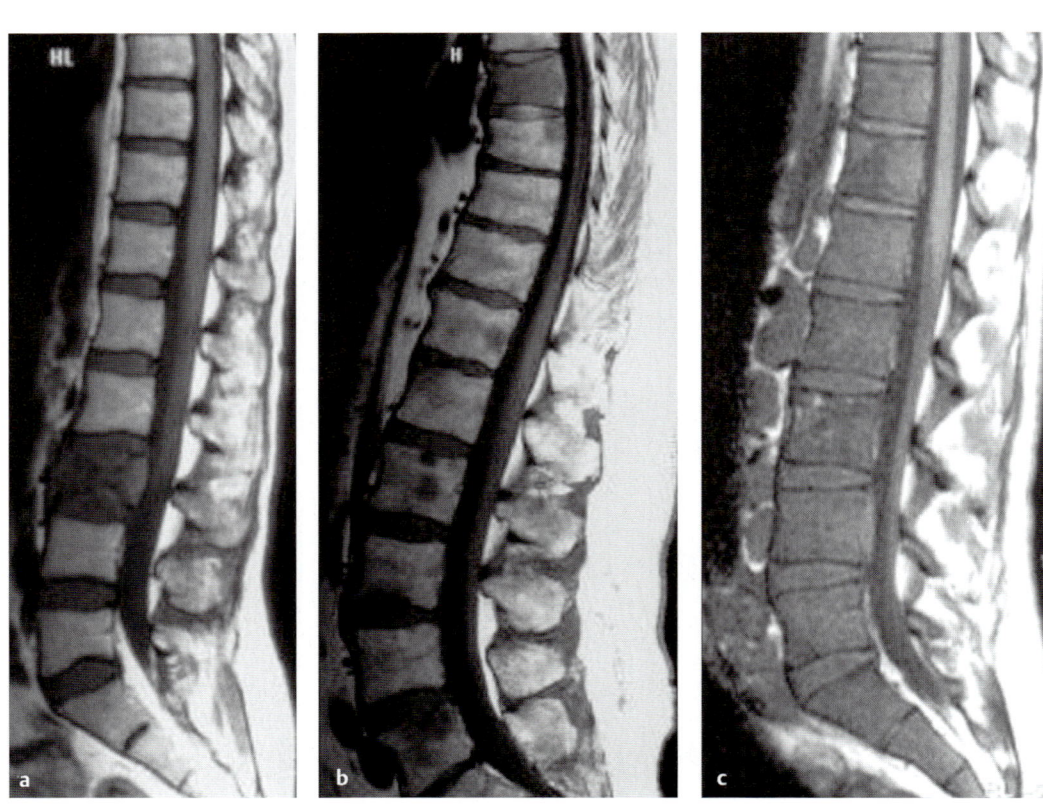

Leukämien. Die Veränderungen des Knochenmarks bei Leukämien entstehen durch maligne Proliferation von Zellen, die aus dem Knochenmark stammen, im Gegensatz zu anderen Knochenmarkneoplasien, die auf sekundärer Einwanderung von malignen Zellen beruhen.

MRT-Spezifisches

- Bei den *akuten leukämischen Leukämien* findet man häufig eine diffuse Knochenmarkinfiltration, die sich als diffuse T1-Signalminderung und T2-Signalerhöhung des Knochenmarks darstellt (Abb. 8.**131**).
- Bei den *akuten myeloischen Leukämien* findet man häufiger einen multifokalen Befall des Knochenmarks, d. h. multiple mehr oder weniger umschriebene T1w signalarme und T2w signalreiche Areale in „normalem" hämatopoetischem oder Fettmark (Abb. 8.**131**). Die AML zeigt ferner häufiger als die ALL Ausbreitungen der malignen Zellinfiltrate in das paraossäre Gewebe und/oder den Epiduralraum.
- Fettgesättigte T1w Aufnahmen nach Gd-DTPA-Injektion zeigen ein deutliches Enhancement (> 10 %) der Zellinfiltrate.

Etwa 5 % der Patienten mit AML entwickeln *Chlorome*, maligne Zellinfiltrate im extraossären Weichteilgewebe, die separat oder in Kontinuität mit Knochenmarkinfiltraten zu finden sein können. Chlorome sind sehr viel seltener bei ALL-Patienten. Sie stellen sich unspezifisch T2w signalreich, T1w signalarm, mit Gd-DTPA-Enhancement dar. Bei klinischem Verdacht auf eine Leukämie ist die Aufdeckung von Chloromen jedoch wichtig, da diese in manchen Fällen die erste Manifestation der Erkrankung darstellen und häufig einer Biopsie gut zugänglich sind.

Lymphome. Lymphome entstehen durch maligne Proliferationen von lymphatischen Zellen (Lymphozyten, Histiozyten und deren Vorläufer) in Lymphknoten, Leber, Milz, Thymus, Knochenmark oder extralymphatischem Gewebe. Die malignen Zellen können nahezu jedes Organ infiltrieren. Die Differenzierung einer primären extranodalen Manifestation von einer sekundären extranodalen Infiltration ist wichtig, da Erstere mit einer schlechteren Prognose vergesellschaftet ist. Eine Knochenmarkinfiltration ist sowohl beim *Morbus Hodgkin* als auch bei den *NHL* mit einer ungünstigeren Prognose verbunden. Für das Staging von Lymphompatienten hat sich die FDG-PET als Methode der Wahl durchgesetzt.

Morbus Hodgkin. Der Morbus Hodgkin zeigt selten (in 5–15 % der Fälle) eine Knochenmarkinfiltration. Diese ist in aller Regel Folge einer sekundären Einwanderung von malignen Zellen und gleichbedeutend mit einem Stadium IV. Ein primärer Knochenmarkbefall ist extrem selten, und einige Autoren bezweifeln seine Existenz. Die malignen Knochen-

> Bei der Diagnostik der Lymphome ist die MRT vorwiegend bei Patienten mit Plasmazellneoplasien bedeutsam.

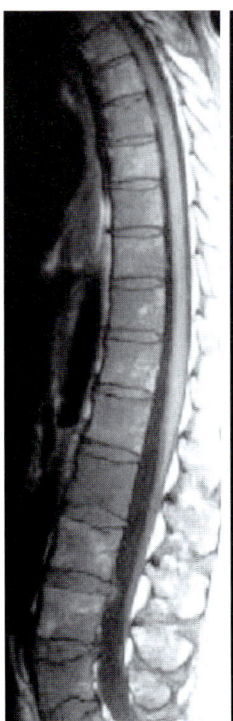

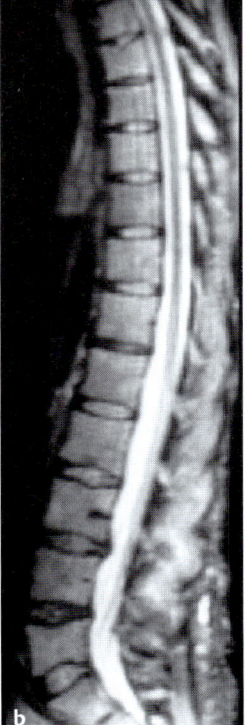

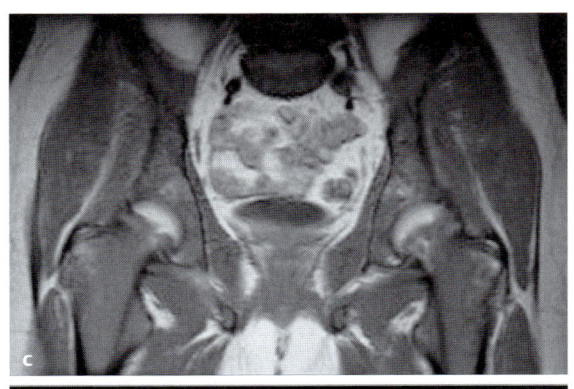

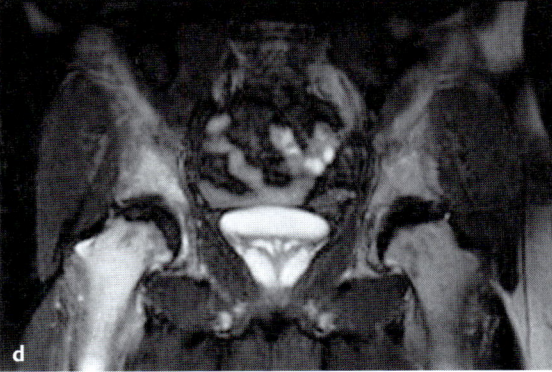

Abb. 8.131 Knochenmarkbefall bei Leukämien.
a u. **b** Typischer inhomogen diffuser, T1w (**a**) signalarmer und in der STIR (**b**) signalreicher Knochenmarkbefall bei ALL.
c u. **d** Fortgeschrittener Fall eines diffusen T1w (**c**) signalarmen und in der STIR (**d**) signalreichen Knochenmarkbefalls bei AML. Die Zellinfiltrationen überschreiten die Kortikalisgrenze. Wie hier gezeigt, können auch bei neoplastischem Knochenmarkbefall die Epiphysen weitgehend ausgespart sein. Geringe Infiltrationen der proximalen Femurepiphysen sind v. a. auf der T1w Aufnahme (**c**) zu erkennen.

markinfiltrate stellen sich MR-tomographisch in der Regel als fokale oder multifokale T1w signalarme, in der STIR-Sequenz signalreiche Läsionen dar.

Non-Hodgkin-Lymphome. NHL zeigen häufiger als der Morbus Hodgkin, in etwa 25–40% der Fälle, eine sekundäre Knochenmarkinfiltration. Diese ist in der Mehrzahl der Fälle multifokal, seltener diffus, und bedeutet ebenfalls ein fortgeschrittenes Stadium IV. Unter Therapie können die fokalen Läsionen eine *zystische Transformation* zeigen, sie stellen sich dann folglich sehr signalarm im nativen T1w und sehr signalreich im STIR-/T2-Bild dar (Abb. 8.132). *Primär ossäre NHL* stellen ein bezüglich Manifestation, Diagnose und Therapie unterschiedliches Krankheitsbild dar. MR-tomographisch findet man eine fokale, STIR/T2w signalreiche, T1w signalarme, Gd-DTPA-enhancende Läsion, häufig mit extraossärer Ausbreitung. Im Gegensatz zu anderen primären Knochentumoren erscheint die Kortikalis typischerweise intakt (weitere Details sind im Kapitel Knochentumoren zu finden).

Abb. 8.132 a–c **Patient mit malignem NHL, histologisch gesichertem Knochenmarkbefall, Z. n. Chemotherapie und GCSF-Therapie.**

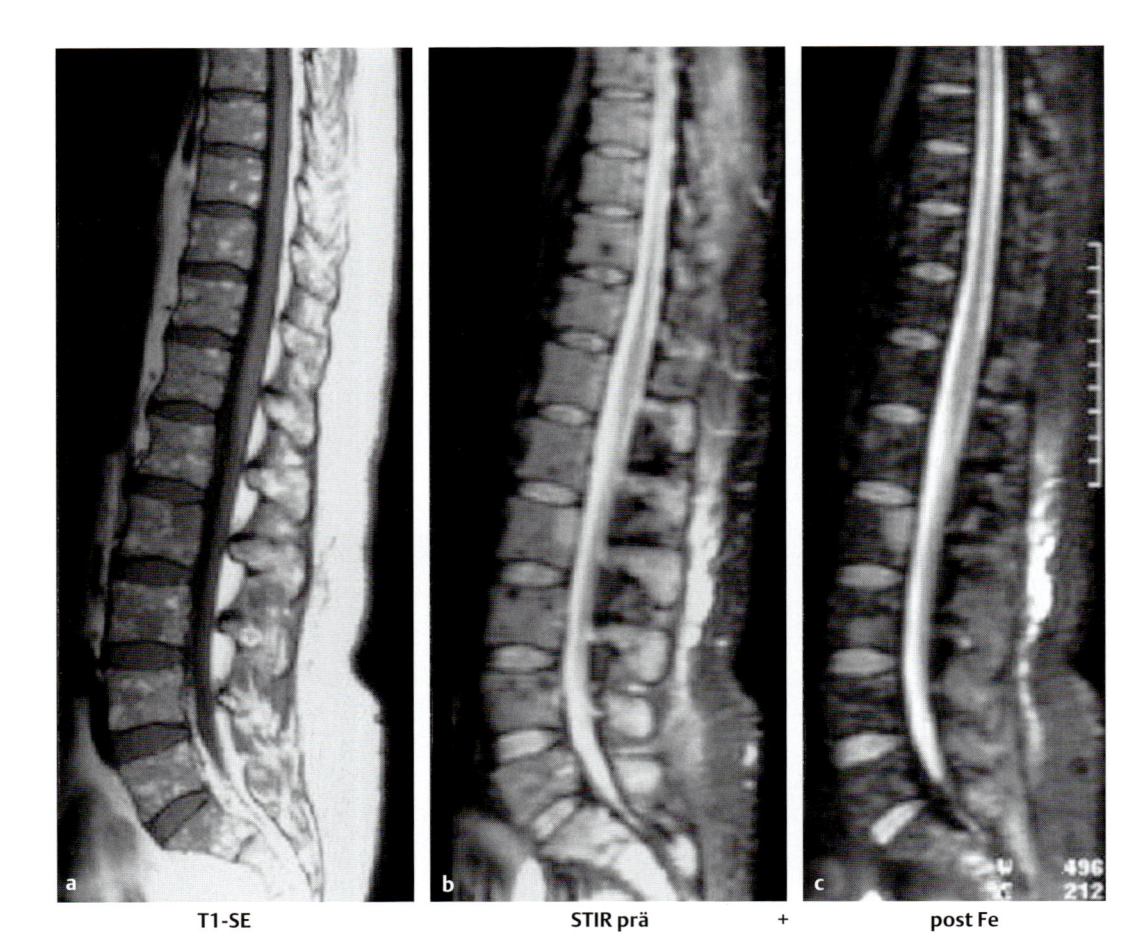

a   **b**   **c**

T1-SE   **STIR prä**   **+**   **post Fe**

a u. b Die sagittale T1w Aufnahme der Wirbelsäule (a) zeigt ein zellreiches rekonvertiertes Knochenmark nach GCSF-Therapie. Das STIR-Bild (b) stellt das rekonvertierte Mark signalreich dar. Beachte, dass das rekonvertierte Mark im T1w Bild signalreicher und im STIR-Bild signalärmer als die Zwischenwirbelscheiben zur Darstellung kommt. Zusätzlich finden sich fokale neoplastische Knochenmarkinfiltrate in LWK 2 und 3, die typischerweise im T1w Bild iso- oder hypointens und im STIR-Bild iso- oder hyperintens zur Zwischenwirbelscheibe zur Darstellung kommen.

c Im Zweifelsfalle hilft die i. v. Infusion von Eisenoxidkontrastmittel (USPIO, Sinerem), das sich im rekonvertierten Mark anlagert und hier zu einem ausgeprägten Signalverlust im STIR-Bild führt. Tumorinfiltrate nehmen USPIO nicht auf und kommen sehr signalreich zur Darstellung. Die USPIO-unterstützte STIR-Aufnahme demarkiert mehrere zusätzliche Läsionen, die auf den nativen Aufnahmen nicht sichtbar waren.

Plasmazellneoplasien. Die Plasmazellneoplasien stellen eine sehr *heterogene Untergruppe der NHL* dar, die mit der Produktion von charakteristischen Immunglobulinen einhergehen.

Solitäres Plasmozytom. Die Plasmazellneoplasien zeigen selten, in etwa 2%, eine solitäre Skelettmanifestation, die in der überwiegenden Mehrzahl der Fälle das Achsenskelett betrifft. Die Definition des solitären Plasmozytoms beruht weiterhin auf der konventionellen Radiographie, obwohl die MRT in multiplen Studien eine bessere Sensitivität gezeigt hat. Ein solitäres Plasmozytom liegt vor, wenn der konventionelle Skelettröntgenstatus eine solitäre Läsion zeigt, die bioptisch gesicherte Plasmazellinfiltrate enthält und wenn eine generalisierte Knochenmarkinfiltration durch Beckenkammbiopsie ausgeschlossen wurde. Die solitären Knochenmarkinfiltrate stellen sich mehr oder weniger T1w signalarm und STIR/T2w signalreich dar. Insbesondere ein Befall eines Wirbelkörpers kann mit einer pathologischen Fraktur einhergehen. Die Therapie erfolgt in der Regel durch Bestrahlung des Befundes mit 45 Gy, wodurch eine irreversible Fettmarkkonversion des bestrahlten Knochenmarks resultiert. Eine neue Fraktur eines betroffenen Skelettabschnitts unter Therapie muss keine Tumorprogression bedeuten, da auch die Eradikation der Tumorzellen zu einer sekundären Instabilität führen kann. Die überwiegende Mehrzahl der Patienten mit solitärem Plasmozytom entwickelt im weiteren Verlauf der Erkrankung ein multiples Myelom. Es wird daher empfohlen, bei Patienten, die zur MRT eines solitären Plasmozytoms zugewiesen werden, mindestens eine Pulssequenz des Achsenskeletts mit einem möglichst maximalen FOV durchzuführen, um weitere okkulte Knochenmarkläsionen aufzudecken. Derzeit wird in klinischen Studien geprüft, ob diese Patienten von einer frühzeitigen systemischen Therapie profitieren.

Multiples Myelom. In über 90% der Fälle manifestieren sich die malignen Plasmazellneoplasien durch multifokale oder diffuse Knochenmarkinfiltrationen. Klinisch unterscheidet man nach einer Einteilung von Salmon und Durie 3 Stadien (Tab. 8.7). Stadium 1 mit geringer Tumorlast erfordert keine Therapie. Stadium 2 ist definiert als intermediär, zwischen Stadium 1 und 3. Stadium 3 bedeutet ausgeprägte Tumorzellinfiltration und macht eine Chemotherapie erforderlich.

MR-tomographisch kann man eine multifokale, eine sehr fein multifokale (sog. „Salz und Pfeffer") oder eine diffuse Infiltration des Knochenmarks nachweisen (Abb. 8.**133** u. 8.**134**). Die multifokalen Manifestationen sind mit etwa 60–70% häufiger als die diffusen mit 25–30% (Rest ist solitär). Multifokale Läsionen > 1 cm sind häufiger mit radiographisch nachweisbaren Osteolysen vergesellschaftet als „Salz-und-Pfeffer"-Infiltrationen oder diffuse Knochenmarkinfiltrationen. Eine diffuse Infiltration des Knochenmarks mit weniger als 30% malignen Zellen ist auch MR-tomographisch nicht nachweisbar, daher zeigen etwa 10% der Patienten mit multiplem Myelom ein scheinbar normales Knochenmark in der MRT.

Der MRT-Befund wird derzeit bei der klinischen Stadieneinteilung der Patienten nicht berücksich-

Tab. 8.7 Stadieneinteilung des Plasmozytoms nach Salmon und Durie

Stadium I:
- Hb > 10 g/dl
- Serumcalcium normal oder ≤ 12 mg/dl
- Röntgenbild normal oder solitäre Läsion
- IgG < 5 g/dl; IgA < 3 g/dl
- Bence-Jones-Protein < 4 g/24 h
- β_2-Mikroglobulin < 3,5 mg/l und Albumin ≥ 3,5 g/dl

Stadium II:
- weder I noch III

Stadium III:
- Hb < 8,5 g/dl
- Serumcalcium > 12 mg/dl
- Röntgenbild fortgeschrittene Osteolysen
- IgG > 7 g/dl; IgA > 5 g/dl
- Bence-Jones-Protein > 12 g/24 h

Subklassifikationen:
- A: Serumkreatinin < 2,0 mg/dl
- B: Serumkreatinin ≥ 2,0 mg/dl

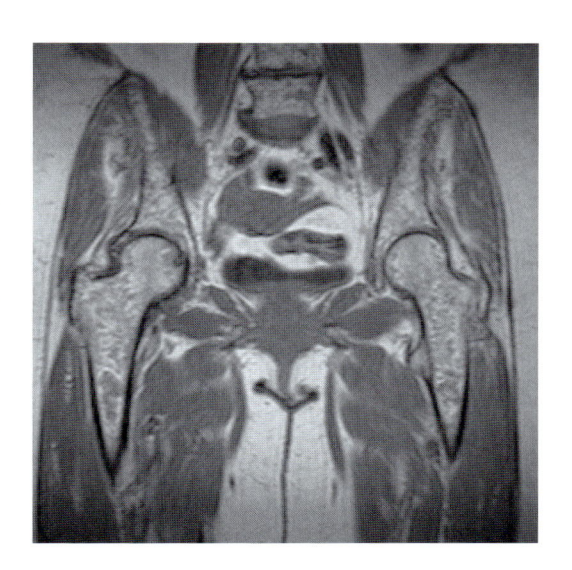

Abb. 8.133 **Plasmozytom.** Native koronare T1w MRT-Aufnahme des Beckens mit multiplen hypointensen Knochenmarkläsionen bei einem Patienten mit Plasmozytom. Die Läsionen bilden das sog. „Pfeffer-und-Salz-Muster".

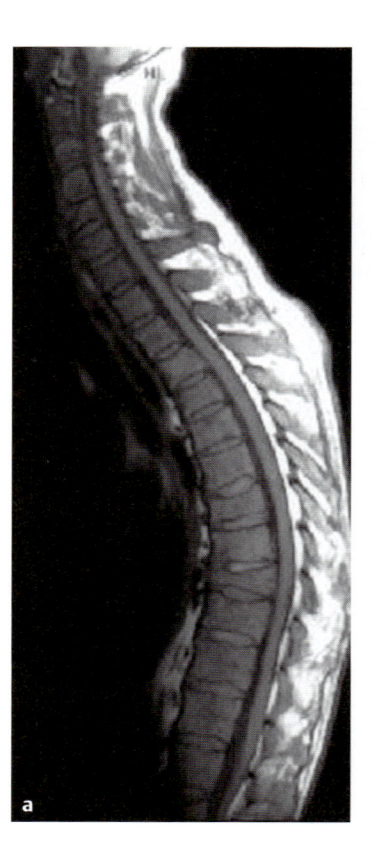

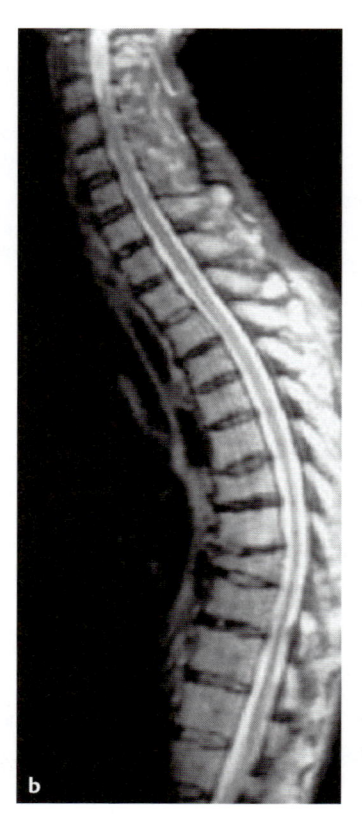

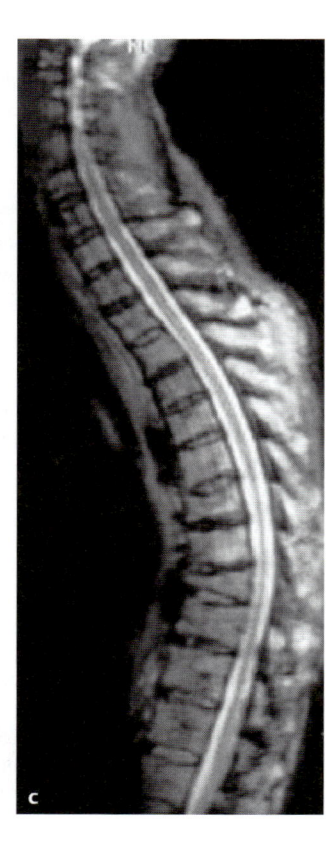

Abb. 8.134 a–c **Diffuse Knochenmarkinfiltration bei einem Patienten mit Plasmozytom nach Hochdosischemotherapie und GCSF-Therapie.**
a u. b Kompressionsfraktur von BWK 7 und 9, Deckplatteneinbruch von BWK 10. Bei diesem Patienten war initial unklar, ob die diffusen T1w signalarmen und in der STIR-Aufnahme signalreichen Knochenmarksignalveränderungen durch rekonvertiertes Mark oder erneute diffuse Knochenmarkinfiltration bedingt waren.
c Die STIR-Aufnahme nach Eisenoxidapplikation zeigt nur einen minimalen Signalverlust des Knochenmarks, vereinbar mit neoplastischer Knochenmarkinfiltration, die sich bioptisch bestätigte.

> Die MRT kann bei einem Plasmozytom unter Therapie einen partiellen oder kompletten Rückgang der Tumorinfiltrate zeigen.

tigt. Dennoch kann die MRT dem Kliniker folgende *wichtige Informationen* bieten:
- Patienten im Stadium I mit negativem Röntgenbefund und negativem MRT haben eine bessere Prognose als Patienten mit negativem Röntgenbefund und nachweisbarer Knochenmarkinfiltration in der MRT.
- Patienten im Stadium III mit multifokalem Knochenmarkbefall haben eine bessere Prognose als Patienten mit diffusem Befall.
- Bei Patienten mit neurologischen Symptomen kann die MRT sensitiv paraossäre und/oder epidurale Tumorkomponenten nachweisen.
Diffusionsgewichtete Pulssequenzen können bei der Differenzierung zwischen benignen und malignen Kompressionsfrakturen hilfreich sein (s. o.).

Auch die Beurteilung eines *Therapieansprechens* erfolgt derzeit nach klinischen Kriterien. Die MRT kann einen partiellen oder kompletten Rückgang der Tumorinfiltrate zeigen, der sich in einem Rückgang der Größe der Tumorinfiltrate und/oder zunehmender Angleichung des abnormen T1w hypointensen, T2w hyperintensen Knochenmarksignals an das normale Knochenmarksignal äußern kann. In manchen Fällen können die MR-tomographischen Tumorinfiltrate trotz klinischen Ansprechens auf die Therapie keine Änderung auf nativen MRT-Aufnahmen zeigen. In diesem Fall können Gd-DTPA-unterstützte Aufnahmen hilfreich sein, die einen Rückgang der Knochenmarkperfusion bzw. des Enhancements zeigen.

Morbus Waldenström. Patienten mit Morbus Waldenström, einer niedriggradigen Plasmazellneoplasie, zeigen in > 90% der Fälle eine diffuse Knochenmarkinfiltration in der MRT; multifokale Knochenmarkinfiltrate sind extrem selten. Auch hier zeigt sich bei Ansprechen auf systemische Therapie ein Rückgang der Knochenmarkperfusion.

Speicherkrankheiten

Hämosiderose und Hämochromatose

Die häufigste erworbene Speicherkrankheit ist die Hämosiderose. Ursache ist in den meisten Fällen eine *Eisenüberladung* des Körpers durch häufige Bluttransfusionen. Das überschüssige Eisen wird in Zellen des RES von Leber, Milz und Knochenmark gespeichert und führt in diesen Organen initial zu einem Signalverlust auf T2w Aufnahmen, mit zunehmender Eisenüberladung dann auch auf T1w Aufnahmen (Abb. 8.**135**).

Die sekundäre Hämosiderose ist zu unterscheiden von der *primär angeborenen Hämochromatose*, bei der es zu einer erhöhten Absorption von Eisen aus dem Magen-Darm-Trakt kommt und bei der das Eisen primär außerhalb des RES in Leber, Pankreas und Herzmuskulatur abgelagert wird und in diesen Organen zu einem T1- und T2-Signalverlust führt (Abb. 8.**135**). Bei der Hämochromatose zeigen Knochenmark und Milz initial ein normales MRT-Signal im T1w und T2w Bild. Im fortgeschrittenen Krankheitsstadium der Hämochromatose entwickeln die Patienten dann auch eine sekundäre Hämosiderose mit konsekutiver Mitbeteiligung von Milz und Knochenmark, wie oben beschrieben.

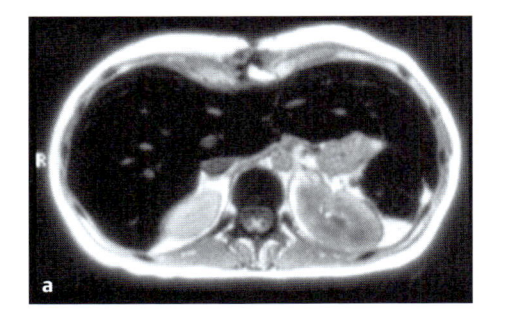

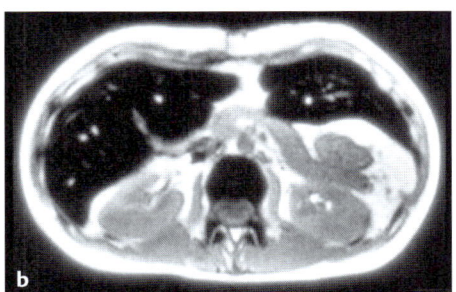

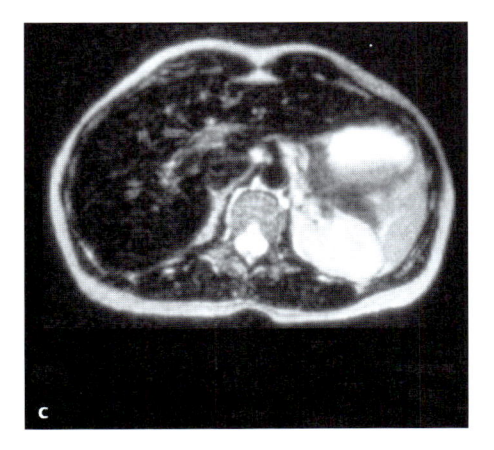

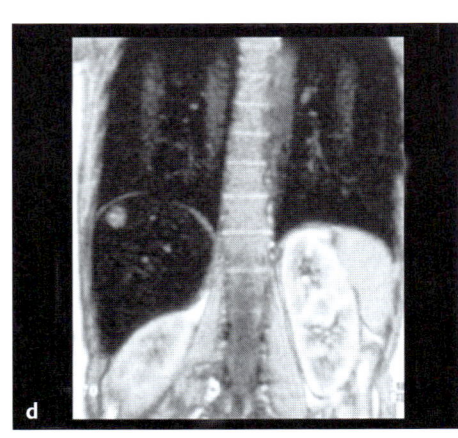

Abb. 8.135 a – d **Unterschied zwischen Hämosiderose und Hämochromatose im T2w MRT-Bild.**
a ;u. **b** Bei der Hämosiderose findet man einen Signalabfall in Leber, Milz und Knochenmark.
c u. **d** Bei der Hämochromatose kommt es zu einem Signalabfall in Leber, Pankreas und Myokard. Die Milz und das Knochenmark sind typischerweise ausgespart und zeigen erst bei zusätzlicher Entwicklung einer Hämosiderose ebenfalls Signalveränderungen. Beachte ferner die fokale Leberläsion, die einem hepatozellulären Karzinom entspricht.

Morbus Gaucher

Pathogenese/Klinik. Die häufigste angeborene *Lysosomspeicherkrankheit* ist der Morbus Gaucher. Er beruht auf einem angeborenen Mangel an dem lysosomalen Enzym Glucocerebrosidase, der zu einer Akkumulation des Lipids Glucocerebrosid in Lysosomen des RES führt. Es wurden über 50 verschiedene zugrunde liegende Mutationen des Glucocerebrosidasegens beschrieben. Die lipidbeladenen Makrophagen, die auch als „Gaucher-Zellen" bezeichnet werden, verdrängen normale Zellen in Leber, Milz und Knochenmark und führen damit zu Hepatosplenomegalie, Organdysfunktion, Anämie, Thrombozytopenie und Knochenmarkinfarkten.

Typen. Man unterscheidet 3 Typen des Morbus Gaucher:
- Der häufigste Typ 1 (1/60000–1/200000) ist panethnisch, aber relativ häufiger bei Osteuropäern (1/500–1/1000) und zeigt einen *chronisch non-neuropathischen* Verlauf vom Kindes- bis ins Erwachsenenalter.
- Typ 2 (<1/100000) ist *akut neuropathisch* und verläuft in der Regel fatal innerhalb der ersten 2 Lebensjahre.
- Typ 3 (<1/50000) verläuft *subakut neuropathisch* mit langsam progredienten neurologischen Symptomen und langsam progredienten Organ- und Skelett-/Knochenmarkmanifestationen.

Diagnose. Die Diagnose der Erkrankung erfolgt anhand von Leukozyten-Assays, DNA-Mutationsanalysen oder Knochenmarkbiopsien. Die Knochenmarkveränderungen beim Morbus Gaucher folgen der Verteilung des hämatopoetischen Knochenmarks, zunächst im axialen Skelett der Wirbelsäule, des Beckens und der proximalen Femora. Mit zunehmender Anämie kommt es zu einer Rekonversion von hämatopoetischem Mark im peripheren Skelett und dann auch zu Lipidablagerungen in den dortigen RES-Zellen.

--- MRT-Spezifisches ---
- Die Ansammlungen von *lipidbeladenen Makrophagen* stellen sich MR-tomographisch inhomogen, z.T. signalreich und z.T. signalarm im T1w und T2w Bild dar (Abb. 8.**136**).
- Bei ausgeprägtem Knochenmarkbefall kann es zur Knochenmarkexpansion mit Skelettremodellierung kommen, typischerweise beim Femur mit „*Erlenmeyer-Kolben-Deformität*".
- Die expansiven Zellansammlungen beeinträchtigen die Knochenmarkperfusion und führen zu *Knochenmarkinfarkten*, die sich als meist sehr schmerzhafte, lineare oder ringartige MRT-Signalveränderungen mit peripher-linearem Gd-DTPA-Enhancement manifestieren.

Therapie. Die Therapie der Wahl ist die *Enzymersatztherapie*, die zu einer Rückbildung der Organ- und Knochenmarkveränderungen inklusive normaler Konversion des Knochenmarks führt. Heutzutage erhalten etwa 1200 Patienten weltweit diese Therapie. Für den Radiologen ist noch die Information wichtig, dass Patienten mit Morbus Gaucher eine erhöhte Inzidenz an malignen Neoplasien aufweisen, insbesondere Leukämien und Lymphome.

Abb. 8.136 a u. b **Morbus Gaucher.** Das koronare T1w Bild (**a**) und das axiale T2w Bild (**b**) zeigen inhomogene Signalveränderungen des Knochenmarks, bedingt durch Ablagerung von „Gaucher-Zellen". Zusätzliche girlandenförmige Inhomogenitäten sind durch Knocheninfarkte bedingt, die gehäuft bei der Erkrankung auftreten.

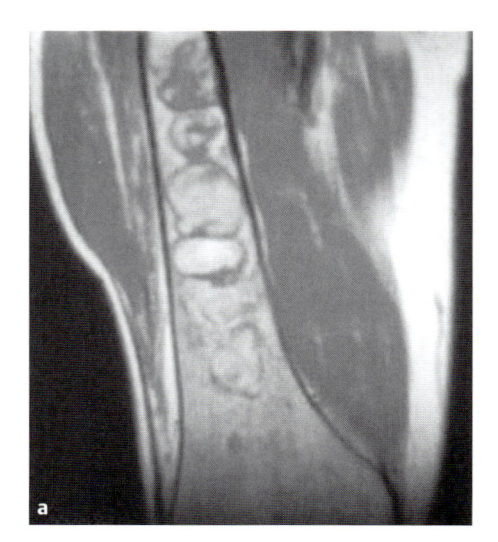

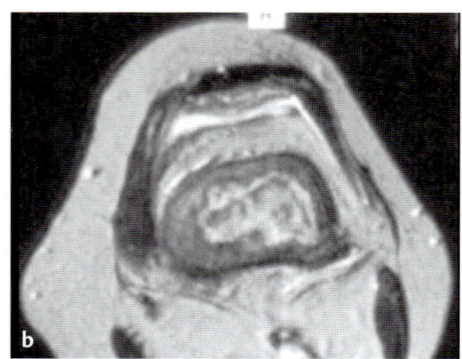

Literatur

Baur, A., Stabler, R. Bruning et al.: Diffusionweighted MR imaging of bone marrow: differentiation of benign versus pathologic compression fractures. Radiology 207 (1998) 349–356

Castillo, M., A. Arbelaez, J. K. Smith et al.: Diffusion-weighted MR imaging offers no advantage over routine noncontrast MR imaging in the detection of vertebral metastases. AJNR 21(5) (2000) 948–953

Daldrup-Link, H. E., E. J. Rummeny, B. Ihssen, J. Kienast, T. M. Link: Iron-oxide-enhanced MR imaging of bone marrow in patients with non-Hodgkin'acute]s lymphoma: differentiation between tumor infiltration and hypercellular bone marrow. Eur. Radiol. 12(6) (2002) 1557–1566; Epub 2002 Feb 05

Dawson, K. L., S. G. Moore, J. M. Rowland: Agerelated marrow changes in the pelvis: magnetic resonance and anatomic findings. Radiology 183 (1992) 47–51

Hoane, B. R., A. F. Shields, B. A. Porter, H. M. Shulman: Detection of lymphomatous bone marrow involvement with magnetic resonance imaging. Blood 78(3) (1991) 728–738

Kricun, M. E.: Red-yellow marrow conversion: Its effect on the location of some solitary bone lesions. Skel. Radiology 14 (1985) 10

Lecouvet, F. E., B. C. Vande Berg, L. Michaux et al.: Stage III multiple myeloma: clinical and prognostic value of spinal bone marrow MR imaging. Radiology 209(3) (1998) 653–660

Montazel, J. L., M. Divine, E. Lepage, H. Kobeiter, S. Breil, A. Rahmouni: Normal spinal bone marrow in adults: dynamic gadolinium-enhanced MR imaging. Radiology 229 (3) (2003) 703–709

Moore, S. G.: MR Imaging of Bone Marrow. In Syllabus: Special Course in MR 1990. The Radiological Society of North America, Chicago 1990; pp. 219–227

Moulopoulos, L. A., D. G. Varma, M. A. Dimopoulos et al.: Multiple myeloma: spinal MR imaging in patients with untreated newly diagnosed disease. Radiology 185(3) (1992) 833–840

Zusammenfassung

Knochen- und Weichteiltumoren:

Die MRT hat in der Diagnostik von Knochen- und Weichteiltumoren einen hohen Stellenwert nicht nur bzgl. der Definition der Tumorausdehnung, sondern auch als ergänzendes Verfahren in der Differenzialdiagnostik. Um fatale Untersuchungs- und Interpretationsfehler zu vermeiden, ist jedoch die Anfertigung konventioneller Röntgenaufnahmen vor einer MRT-Diagnostik obligat zu fordern.

Die Untersuchung sollte standardisiert unter Verwendung nativer und kontrastverstärkter T1w SE-Aufnahmen (ohne Fettsättigung) in koronarer oder sagittaler Schichtorientierung sowie T2w SE- bzw. fettsupprimierter FSE-/TSE-Aufnahmen und kontrastverstärkter T1w Aufnahmen in axialer Schichtorientierung (mit Fettsättigung) erfolgen. GE-Sequenzen sind allenfalls ergänzend zur Beurteilung spezifischer Fragestellungen (z.B. Hämosidereineffekt) einzusetzen.

Bei *benignen Tumoren* kann die MRT in Ergänzung zum Röntgenbild zur Differenzialdiagnose, Lokalisations- bzw. Ausdehnungsbestimmung und Detektion spezifischer Komplikationen eingesetzt werden. Radiologische Blickdiagnosen (z.B. nichtossifizierendes Fibrom) stellen natürlich *keine* Indikationen für eine MRT-Untersuchung dar.

Bei *malignen Knochen- und Weichteiltumoren* ist die MRT Verfahren der Wahl zur prätherapeutischen Definition der lokalen Tumorausdehnung. Neben der Erfassung der betroffenen Kompartimente muss die Beziehung des Tumors zu Gefäß-Nerven-Strukturen und benachbarten Gelenken dargestellt werden.

Erkrankungen des rheumatischen Formenkreises/infektiös bedingte Erkrankungen/avaskuläre Nekrosen/Osteoporose/Trauma:

Entzündliche Veränderungen:

Unterschieden werden entzündlich-rheumatische Erkrankungen und infektiös bedingte, entzündliche Veränderungen. Bei entzündlich-rheumatischen Erkrankungen unterscheidet man die rheumatoide Arthritis und die seronegativen Spondarthropathien.

Die MRT wird bei den *rheumatischen Erkrankungen* nur zur Abklärung unklarer Fälle im Rahmen der *Frühdiagnostik* und zum *Therapiemonitoring* eingesetzt. Kontrastmittelgestützte Untersuchungen zeigen eine Anreicherung der entzündlich veränderten Synovia und des Pannus. Besondere Bedeutung hat die MRT bei den seronegativen Spondarthropathien zur Darstellung einer *Iliosakralgelenkarthritis*.

Bei *infektiös bedingten Arthritiden, Osteomyelitiden und Weichteilläsionen* ist die MRT die beste Methode zur Beurteilung der *Ausdehnung* des Prozesses und zur Beurteilung der *Aktivität*. Fettgesättigte T2w oder kontrastmittelgestützte T1w Sequenzen zeigen diese Veränderungen am sensitivsten.

Avaskuläre Nekrosen:
Die MRT ist das empfindlichste Verfahren für die *Frühdiagnostik* der Knochennekrosen. T1w und fettgesättigte T2w Sequenzen zeigen die Knochenmarkveränderungen am sensitivsten. Kontrastmittelgestützte Untersuchungen können zur Beurteilung der Vitalität infarzierter Areale hilfreich sein.

Osteoporose:
Die MRT ist derzeit keine Routinemethode. Mit Hilfe der T2*-Zerfallszeit lässt sich eine Aussage über die Knochendichte machen, mit hochauflösenden Sequenzen lässt sich die Trabekelstruktur des Knochens analysieren.

Trauma:
Die MRT ist ein sensitives Verfahren zum Nachweis *röntgenologisch nicht erkennbarer Frakturen* (z. B. Skaphoid-, proximale Femurfrakturen) oder von Knochenkontusionen. T1w und fettgesättigte T2w Sequenzen zeigen die Veränderungen am sensitivsten. Auch *muskuläre und ligamentäre Verletzungen* lassen sich mit den oben genannten Sequenzen gut nachweisen. Die Myositis ossificans lässt sich MR-tomographisch vor dem Auftreten röntgenologisch erkennbarer Verkalkungen nachweisen.

Schultergelenk:
Bei der Untersuchung des Schultergelenks hat die *MR-Arthrographie* eine zunehmende Bedeutung.

Wichtige Indikationen sind pathologische Veränderungen der *Rotatorenmanschette* und eine *subakromiale Enge.* Unterschieden werden Partialeinrisse und komplette Rupturen der Rotatorenmanschette. *Magic-Angle-Phänomene* können Rotatorenmanschettenläsionen vortäuschen.

Bei der *glenohumeralen Instabilität* finden sich *Bankart-Läsionen, HAGL-Läsionen* und *Hill-Sachs-Dellen.*

Das *Labrum der Schultergelenkpfanne* weist eine Reihe von Varianten auf, z. B. das *sublabrale Foramen* und den *Buford-Komplex.* Pathologische Veränderungen des Labrums lassen sich in der Regel nur mit der MR-Arthrographie suffizient darstellen. Unter *SLAP-Läsionen* versteht man Einrisse im Bereich des superioren Labrums mit Beteiligung des Bizepssehnenankers.

Die *Akromioklavikulargelenkarthrose* spielt eine besondere Bedeutung beim Impingement der Rotatorenmanschette.

Avaskuläre Nekrosen des Humeruskopfes treten bevorzugt nach Trauma und Cortisontherapie auf.

Ellenbogengelenk:
Die MRT spielt bei der Diagnostik von degenerativen und traumatischen Veränderungen des Ellenbogengelenks eine wichtige Rolle.

Weichteilverletzungen, die überwiegend auf akute oder chronische *Valgusbelastung* des Ellenbogengelenks zurückzuführen sind, wie die Ruptur des medialen Kollateralbandes, degenerative/entzündliche Veränderungen sowie Partial- und Komplettrupturen am Ursprung der Unterarmflexoren („Golfer-Ellenbogen"), ulnare Traktionsosteophyten und die Neuropathie des N. ulnaris, werden zuverlässig mittels MRT diagnostiziert, ebenso wie durch *Varusbelastung* induzierte Verletzungen, wie die Epicondylitis lateralis („Tennis-Ellenbogen") und laterale Bandverletzungen.

Posttraumatische ossäre Verletzungen, wie okkulte Frakturen, Stressfrakturen, Knochenkontusionen und apophyseale Abrissfrakturen, werden sehr sensitiv mittels fettsupprimierter intermediär gewichteter und PDw TSE-Sequenzen bzw. STIR-Sequenzen nachgewiesen.

Bei der Untersuchung von *kindlichen Ellenbogengelenkverletzungen* dient die MRT u. a. zum Ausschluss von Frakturen in den knorpeligen Anteilen des Knochens.

Das Ausmaß von entzündlichen bzw. degenerativen Veränderungen und Rupturen der *Bizeps- und Trizepssehne* kann genau mittels MRT erfasst werden.

Hand:
Zur Darstellung der Hand und des Handgelenks sind *Oberflächenspulen* mit hohem SRV erforderlich.

Avaskuläre Nekrosen finden sich nicht selten posttraumatisch nach *Skaphoidfrakturen* im proximalen Abschnitt des Skaphoids und lassen sich mittels MRT gut darstellen. *Lunatumnekrosen* sind meist Folge eines chronischen Traumas und häufig mit einer Ulna-Minus-Variante assoziiert.

Beim *Karpaltunnelsyndrom* kann der N. medianus pathologische Veränderungen zeigen, die sich gut in STIR-Sequenzen nachweisen lassen. Hauptaufgabe der MRT ist es, Raumforderungen, z. B. Tumoren und Ganglien, im Karpaltunnel nachzuweisen.

Entzündliche Veränderungen der Gelenke, des Knochens und der Sehnen lassen sich mittels MRT früh und sensitiv erfassen. Der Nachweis von *degenerativen* Veränderungen des Gelenkknorpels und des *Discus triangularis (TFC)* stellt hohe Anforderungen an die Bildgebung.

Zusammenfassung

Röntgenologisch *okkulte Frakturen* (insbesondere Skaphoidfrakturen, distale Radiusfrakturen) lassen sich MR-tomographisch nachweisen. Auch Komplikationen von Frakturen, wie z. B. Nekrosen und Osteitiden, sind ein Indikationsfeld der MRT. Pathologische Veränderungen des *TFC* finden sich in bis zu 50% bei über 50-Jährigen. Das *skapholunäre* und das *lunotriquetrale Band* der Hand lassen sich nur mittels MR-Arthrographie suffizient darstellen.

Ganglien und Riesenzelltumoren der Sehnenscheiden sind die häufigsten Tumoren der Hand.

Hüftgelenk:

Bei Verdacht auf pathologische Knochenmarkveränderungen empfiehlt sich die Untersuchung beider Hüftgelenke in einer initialen Sequenz. In einem 2. Schritt sollte die pathologisch veränderte Hüfte mit einer Oberflächenspule untersucht werden.

Die wichtigste Indikation für die Untersuchung des Hüftgelenks ist die *avaskuläre Nekrose*. In Stadium I und II (Ficat und Arlet) ist der Hüftkopf noch nicht eingebrochen und eine Anbohrung ist therapeutisch sinnvoll. Ab Stadium III ist der Hüftkopf eingebrochen und eine Arthroplastie wird erforderlich. Im Initialstadium ist die transitorische Osteoporose eine wichtige Differenzialdiagnose der avaskulären Nekrose.

Degenerative Veränderungen sind in der Regel keine MR-Indikation. *Arthritiden* haben eine typische MR-Morphologie. Die *PVNS* zeigt synoviale Proliferationen, zystische Veränderungen und Suszeptibilitätseffekte durch Hämosiderinablagerungen.

Im Rahmen *traumatischer Veränderungen* ist die MRT indiziert bei Verdacht auf röntgenologisch okkulte proximale Femurfrakturen, bei begleitenden Weichteilverletzungen (z. B. N. ischiadicus) und zum frühen Nachweis einer Femurkopfnekrose nach Fraktur. Posttraumatische Veränderungen im Weichteilgewebe oder nach Ausrissfrakturen können sich ähnlich wie tumoröse Veränderungen darstellen.

Beim Kind können *Morbus Perthes, Epiphysiolysis capitis femoris und Hüftdysplasie* Indikationen zur MRT sein. Ein Morbus Perthes lässt sich im Frühstadium diagnostizieren und eine Hüftkopfnekrose bei der Epiphysiolyse früh erfassen. Bei der Hüftdysplasie lassen sich mittels MRT Komplikationen darstellen, und die Stellung im Hüftgelenk kann ohne Strahlenexposition kontrolliert werden.

Ein *Ödem des proximalen Femurs* kann mehrere Ursachen haben, wie z. B. die transitorische Osteoporose, avaskuläre Nekrose, Infektionen, Trauma oder Tumor. Bei der *transitorischen Osteoporose* ist das Ödem diffus und bildet sich nach 6–10 Monaten zurück; Übergänge in eine avaskuläre Nekrose werden aber beschrieben.

Kniegelenk:

Die *MRT-Untersuchung des Kniegelenks* sollte darauf abgestimmt sein, *alle* gelenkbildenden Strukturen, d. h. Knochen, Bänder, Menisci, Gelenkknorpel und umgebende Weichteile, suffizient beurteilen zu können. Neben den für die Beurteilung der intrinsischen Strukturen besonders sensitiven fettunterdrückten PDw oder T2w FSE-/TSE-Sequenzen bzw. STIR-Sequenzen sollte daher zumindest eine T1w SE-Sequenz und ggf. eine ergänzende 3-dimensionale Knorpelsequenz aufgenommen werden.

Bei der Untersuchung von *Kreuzbandverletzungen* kommt es weniger auf die Beurteilung der verletzten Bandstrukturen selbst (klinisch zumeist relativ sicher erfassbar), sondern auf die Detektion von Begleitverletzungen (Knochenkontusionen, okkulte Frakturen, Läsionen der posterolateralen Gelenkecke, Meniskus- und Knorpelschäden) an.

Meniskusrisse sind mittels fettgesättigter PDw Sequenzen besonders sensitiv erfassbar. Der *Korbhenkelriss* gehört zu den radiologisch am häufigsten übersehenen Pathologien, kann aber in der MRT anhand charakteristischer Zeichen sicher diagnostiziert werden.

Die *Beurteilung des Gelenkknorpels* mittels MRT muss sich an gängigen klinischen Klassifikationssystemen orientieren. Während die Detektion von Oberflächenläsionen bei Wahl geeigneter Pulssequenzen mit großer Sicherheit möglich ist, stellt die Erkennung früher Knorpelschäden auch heute noch ein ungelöstes Problem dar.

Fuß:

Die MRT des Fußes besitzt in der Diagnostik von akuten *traumatischen Verletzungen des OSG* einen hohen Stellenwert. Bei gegebener Indikation (z. B. Leistungssportler) können Bandverletzungen, die zu den häufigsten Sportverletzungen überhaupt gehören, exakt dargestellt und klassifiziert werden. Wichtiger ist jedoch das Aufdecken von Begleitverletzungen, die u. U. eine operative Therapie erfordern, wie die Syndesmosenruptur und chondrale Abscherfrakturen („Flake-Fractures").

Auch *ossäre Verletzungen* (Knochenkontusionen, röntgennegative Frakturen, z. B. „Snowboarder's ankle"), Stressfrakturen, osteochondrale Läsionen) werden mittels fettsupprimierter intermediär gewichteter und PDw Sequenzen bzw. STIR-Sequenzen sehr sensitiv diagnostiziert.

Chronische und durch Überlastung induzierte *Weichteilveränderungen,* wie das Sinus-tarsi-Syndrom und die Plantarfasziitis werden zuverlässig anhand der reaktiven entzündlichen und Degenerationsprozesse der Bänder bzw. der Aponeurose diagnostiziert. Hier besteht die Indikation zur MRT in erster Linie darin, bei therapieresistenter Beschwerdesymptomatik tumoröse Veränderungen und operationsbedürftige Veränderungen auszuschließen.

Wichtig ist es, bei unklaren tumorösen und entzündlichen Prozesses des Fußes ein *standardisiertes Untersuchungsprotokoll* zu wählen. Anhand der Lokalisation, des Alters des Patienten und der MR-Morphologie ist dann u. U. eine differenzialdiagnostische Zuordnung des Prozesses (z. B. Morton-Neurom) möglich.

Nicht zuletzt das Ausmaß von Degenerationsprozessen und Partial- bzw. Komplettrupturen der *Sehnen* am Fuß wird MR-tomographisch sicher erfasst.

9 Gefäße

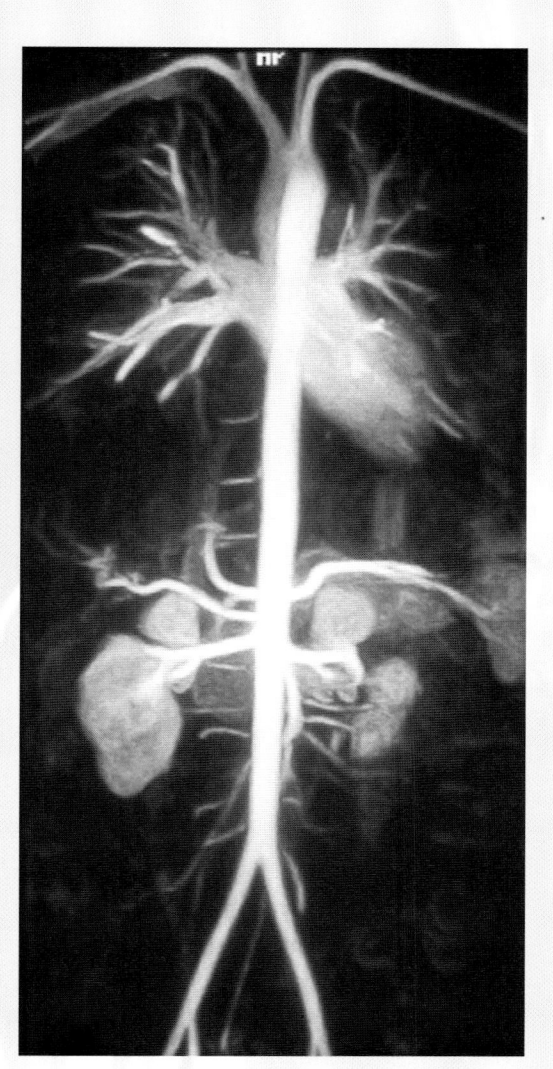

Technik der Gefäßdarstellung ⇢ 576

G. Bongartz und M. Brändli

Halsgefäße ⇢ 581

M. Brändli und G. Bongartz

Thorakale Gefäße ⇢ 593

M. Brändli und G. Bongartz

Abdominalgefäße ⇢ 613

P. Reimer und R. Vosshenrich

Periphere Gefäße ⇢ 627

P. Reimer und R. Vosshenrich

Technik der Gefäßdarstellung

G. Bongartz und M. Brändli

Die Darstellung der Gefäße in der MRT unterscheidet sich von der Parenchymdarstellung verschiedener Organe durch zusätzliche, ganz spezielle Kontrastierungseffekte: das Signal wird dabei nicht nur durch die gewebetypischen verschiedenen Relaxationszeiten definiert, sondern vor allem von der besonderen Empfindlichkeit der Methode auf Bewegungen bestimmt. Spezifische Bewegungsmuster bewirken also in der MRT typische Signale oder wenigstens Signalbeeinflussungen. Diese Zusammenhänge wurden zu Beginn der MRT zunächst eher als störend empfunden, da es aufgrund der Fließbewegung in der Regel zu Artefakten kam. Derartige Artefakte zeigen sich in Verzerrung oder Verlagerung des Signals und können limitierend sein für die Darstellung von Strukturen in unmittelbarer Nachbarschaft von Gefäßen. Durch bestimmte MR-typische Kompensationsmechanismen können diese Störsignale inzwischen allerdings zu einer eigenen Art der Bildgebung herangezogen werden, die sich als *MR-Angiographie* mittlerweile etabliert hat.

Dabei werden die intraluminalen Signale in der Regel verstärkt/signalreich dargestellt, wohingegen der Hintergrund weitgehend unterdrückt wird (sog. *Bright-Blood-MR-Angiographie*).

Als alternative Methode steht die Unterdrückung des Blutsignals und die Sichtbarmachung der Gefäßumgebung und der Gefäßwand zur Verfügung, die als *Schnittbildtechnik* meist in Einzelbildern gewisse Abschnitte der Gefäße darstellen kann. Wird eine derartige Technik zur ausschließlichen Gefäßabbildung herangezogen, so kann sie auch als *Black-Blood-MR-Angiographie* bezeichnet werden.

Beide Methoden lassen sich entweder als *2- oder 3-dimensionale Datensätze* erheben. In beiden Fällen ist die lückenlose Abbildung ganzer Gefäßabschnitte notwendig, um aus den erhobenen Daten vollständige Gefäßrekonstruktionen zu ermöglichen. Diese Rekonstruktionen führen üblicherweise zu Gefäßabbildungen, die einer konventionellen Angiographie sehr ähnlich sehen, weshalb sich auch der Name MR-Angiographie etabliert hat.

Technik der MR-Angiographie

> Für die richtige Interpretation einer MR-Angiographie ist die Kenntnis der Flussphänomene in der MRT erforderlich.

Da die Gefäßabbildung in der MRT durch physiologischen oder pathologischen Fluss beeinflusst wird, kann ein Gefäß in der MR-Angiographie anders präsentiert werden als in der konventionellen Angiographie. Die Unterschiede können demzufolge zu Fehlinterpretationen in der MR-Angiographie führen, wenn die typischen Erscheinungsformen einzelner Flusseffekte nicht korrekt eingeschätzt werden.

Flussphänomene und native MR-Angiographie

> Native MR-Angiographie-Sequenzen dauern üblicherweise zwischen 3 und 10 min, wodurch sie auf Regionen beschränkt sind, die in diesem Zeitraum keine wesentlichen Gesamtbewegungen aufweisen.

Die Bewegung einer Struktur oder einer Flüssigkeit (Blut) innerhalb eines MR-Datensatzes hat sowohl Einfluss auf die Signalamplitude (Längsmagnetisierung, T1) wie auch auf die Phase des Signals (Quermagnetisierung, T2). Die MR-Angiographie ohne Kontrastmittel (native MR-Angiographie) nutzt also die Veränderung der bekannten Relaxationsprozesse zur angiographischen Bilderzeugung aus.

Die MR-Angiographie-Sequenzen beruhen in der Regel auf GE-Sequenzen und dauern abhängig vom Untersuchungsvolumen und den Sequenzparametern üblicherweise zwischen 3 und 10 min. Der Zeitbedarf der Untersuchung limitiert die Anwendung auf Regionen, die keinen wesentlichen Gesamtbewegungen ausgesetzt sind (Kopf, Hals, Becken, Extremitäten).

Inflow-Phänomene und Time-of-Flight-(TOF-) MR-Angiographie

Während der Datenakquisition eines definierten Datenraums oder Messvolumens führt die kontinuierlich repetierte Deposition von Hochfrequenzanregungspulsen zu einer Reduktion des Signals. Indem zwischen den kurz hintereinander geschalteten Hochfrequenzpulsen nicht die gesamte Längsmagnetisierung wieder in die Ausgangslage zurückkehren kann, sinkt die zur Verfügung stehende Längsmagnetisierung (Amplitude) auf ein niedrigeres Niveau ab (Sättigungseffekt). Diese Bedingung ist dann erfüllt, wenn T1 länger ist als TR. Entsprechende Parameterkonstellationen werden mit GE-Sequenzprotokollen einfach erreicht. Durch kurze TR lassen sich also deutliche *Sättigungseffekte* für nicht bewegte Bildanteile erzielen.

Wird das Messvolumen von einem Blutleiter durchflossen, so erreicht während der Messzeit immer ein Anteil vorangehend nicht angeregter Spins (*ungesättigte Spins*) innerhalb des Gefäßes das Bildfeld. Dieses Blut wurde von den vorgeschalteten Hochfrequenzpulsen nicht erfasst und abgesättigt, daher steht ihm noch die vollständig erhaltene Längsmagnetisierung zur Verfügung. Das Resultat ist ein deutlicher Signalunterschied zwischen dem ungesättigten, signalreichen Blut und dem abgesättigten, statischen Hintergrund.

Die Signale einer derartigen Gefäßabbildung beruhen also auf T1-Effekten oder Unterschieden in der Längsmagnetisierung, die durch Inflow-Effekte manipuliert wurden. Diese Art der MR-Angiographie wird TOF-Angiographie genannt.

Lediglich bei sehr langsamem Blutfluss oder Fluss innerhalb der Bildebene kann auch innerhalb des Blutleiters ein Sättigungsproblem auftreten, welches die TOF-MR-Angiographie stören kann (Sättigungseffekte in der TOF–MRA).

Phasendispersion und Phasenkontrast-MR-Angiographie

Phasendispersion. Der zweite Flusseffekt, der sich in der MRT zunächst als Artefakt bemerkbar machte, ist der Einfluss der ortskodierenden Gradienten auf Spins, die sich während der Datenakquisition im Gradientenfeld bewegen. Die Gradienten führen während der Anregungssequenz dazu, dass die Spins je nach ihrer Lokalisation zu einem bestimmten Grad aus der Ursprungsphase abgelenkt werden und durch einen zweiten, späteren Gradientenimpuls wieder in die Ausgangslage zurückgelangen. Diese Rechnung geht allerdings nur für diejenigen Spins auf, die sich während der Akquisition nicht bewegen.

Durch die ortsabhängig unterschiedliche Stärke der Gradientenimpulse ist bei bewegten Spins die Auslenkung (Dephasierung) und die Rephasierung nicht gleich stark, es resultiert ein Phasenfehler. Dieser Restwinkel ist direkt proportional zu der Geschwindigkeit der gemessenen Spins und kann demzufolge auch zur Geschwindigkeits- oder Flussmessung herangezogen werden. In der MRT werden derartige Phasenfehler als örtliche Fehlregistrierung eines Signals empfangen.

Für die normale Schnittbildgebung lassen sich zusätzliche, rephasierende Gradientenpaare in die Sequenzen einbauen, die bewegungsinduzierte Phasenfehler kompensieren (*gradient motion rephasing [GMR]*). Entsprechende GMR-Gradienten sind heutzutage in sehr viele Bildgebungssequenzen implementiert. Auch für die TOF-MR-Angiographie sind sie Voraussetzung.

Phasenkontrast-MR-Angiographie. Während bisher nur der Ausgleich der Phasendispersion (Phasenfehler) behandelt wurde, kann alternativ auch das Ausmaß der bewegungsabhängigen Phasenverschiebung zur Signalgebung herangezogen werden. Dieses Verfahren nennt sich Phasenkontrast-MR-Angiographie und ist prinzipiell komplizierter als die Vergleichsmethode TOF.

Für die Phasenkontrast-MR-Angiographie werden für jede Ortsrichtung (x, y, z) jeweils noch bewegungskodierende Gradientenpaare in die Sequenz eingefügt. Diese Gradientenpaare sind sensibel für bestimmte Bewegungs- oder Flussgeschwindigkeitsbereiche und müssen also vor Messbeginn entsprechend ausgewählt sein (velocity encoding [VENC] = Geschwindigkeitskodierung). Durch komplexe Verschachtelung und Subtraktion von je einer Sequenz pro Raumrichtung (x, y, z) und einer unkodierten Sequenz lassen sich die Bewegungsanteile in jede Richtung zu einem Gesamtbild der Fließbewegung zusammenfügen. Die Messung dauert bei identischer räumlicher Auflösung entsprechend länger als die TOF-MR-Angiographie, leidet dagegen aber nicht unter Sättigungsproblemen oder residuellem Hintergrundsignal. Mittels Phasenkontrast-MR-Angiographie lassen sich auch langsame Flussraten bildgebend erkennen.

> Die Signale der TOF-MR-Angiographie beruhen auf T1-Effekten oder Unterschieden in der Längsmagnetisierung, die durch Inflow-Effekte manipuliert wurden.

> Der Phasenfehler ist direkt proportional zu der Geschwindigkeit der gemessenen Spins und kann somit auch zur Geschwindigkeits- oder Flussmessung herangezogen werden.

> Bei der Phasenkontrast-MR-Angiographie wird anstelle des Phasenfehlers das Ausmaß der bewegungsabhängigen Phasenverschiebung zur Signalgebung herangezogen.

Kontrastmittel-MR-Angiographie

Die Signalabhängigkeit von der Flussbewegung der nativen MR-Angiographietechniken wird bei der Kontrastmittel-MR-Angiographie oder engl. Contrast-Enhanced-MR-Angiography (CE-MR-Angiography) nicht zur Signalerzeugung herangezogen: hier wird ausschließlich die ausgeprägte T1-Zeitverkürzung des Bluts durch intravenös injiziertes Kontrastmittel zur Bildgebung genutzt.

Generelle Prinzipien

Grundprinzip. Das Grundprinzip ist vordergründig mit der Erstellung einer CT-Angiographie vergleichbar: Während der Datenakquisition wird zeitgleich ein Kontrastmittelbolus peripher-venös injiziert, der die zu untersuchenden Gefäße signalreich vom Hintergrund abhebt.

Wesentlich ist die First-Pass-Untersuchung des Kontrastmittelbolus, noch bevor eine Durchmischung (Äquilibrium) mit dem gesamten Blut und ein Austausch mit dem Extravasalraum stattfinden können. Für die MR-Angiographie heißt dies, dass eine Kontrastmittel-MR-Angiographie ausschließlich mit ultraschnellen Sequenzen erfolgen kann, welche die Messzeit für ein zu untersuchendes Volumen auf die entsprechende Erstperfusionszeit eines Kontrastmittelbolus reduzieren können. Diese Sequenzen wiederum erfordern eine moderne Hardware und Software, wobei die Gradientenperformance und die Gradientenstärke die wesentlichen Rollen spielen. Durch die erzielte Beschleunigung des Messablaufs werden erstmals Untersuchungen in Atemstillstand möglich, so dass auch der Körperstamm der MR-Angiographie zugänglich wird.

Vergleich CT-/MR-Angiographie. Die Besonderheit der MR-Angiographie im Vergleich zur CT-Methode besteht im Ablauf der Datenerhebung: Während in der CT die Schichten kontinuierlich und sukzessiv entlang der Körperachse aufgenommen werden, ist die Signalerfassung in der MRT durch die Auslese des sog. „k-Raums" definiert. Hierbei ist der Zeitablauf nicht mit der Räumlichkeit (wie bei der CT) gekoppelt, vielmehr wird in einer MRT das gesamte Datenvolumen quasi gleichzeitig aufgenommen. In jedem Datenpunkt des k-Raums ist bereits das gesamte Untersuchungsvolumen partiell widergespiegelt. Die äußeren Zeilen des k-Raums sind dabei für die räumliche Auflösung, und die zentralen Zeilen für die Kontrastauflösung verantwortlich. Ist zum Zeitpunkt der Datenakquisition des k-Raum-Zentrums nicht genügend Kontrastmittel im Gefäß, so ergibt sich kein verwertbarer Kontrast. Ist dagegen der Randbereich des k-Raums ungenügend mit intravasalem Kontrastmittel belegt, so können sich trotzdem starke angiographische Kontraste ergeben – allerdings mit unzureichender Ortsauflösung.

Der k-Raum wird zeilenweise ausgelesen, wobei die Randzeilen die hohen Frequenzen und die zentralen Zeilen die niedrigen Frequenzen beinhalten. Entsprechend dem vorangehend Geschilderten repräsentieren also die niedrigen Frequenzen den Kontrast und die hohen Frequenzen die räumliche Auflösung. Bei der üblichen Auslesereihenfolge (von einem Randbereich über die Mitte zum gegenseitigen Randbereich) werden die kontrastdefinierenden Signale folglich zur Mitte der Datenakquisition aufgenommen.

Die Mindestanforderung an die Gefäßkontrastierung in der Kontrastmittel-MR-Angiographie ist dann erfüllt, wenn etwas mehr als die Hälfte des Datenraums (darunter auf jeden Fall auch die zentralen 20% des k-Raums) mit intravasalem Kontrastmittel belegt sind. Das wichtigste Prinzip zur Erzielung eines ausreichenden Gefäßkontrastes mit der Kontrastmittel-MR-Angiographie ist daher die Abstimmung des Kontrastmittelbolus im First Pass mit der Akquisition der zentralen k-Raum-Zeilen.

Zeitfenster. Da in den meisten Fällen die Indikation zu einer MR-Angiographie entweder eine rein arterielle oder rein venöse Fragestellung ist, soll die Überlagerung des jeweilig anderen Gefäßsystems vermieden werden. Somit ist das Zeitfenster für die arterielle MR-Angiographie durch den venösen Rückfluss begrenzt. Für unterschiedliche Gefäßregionen ist dieses Zeitfenster unterschiedlich lang, z.B. 6–9 s für die Karotiden/Jugularvenen oder bis zu 60 s für die AV-Differenzierung der Extremitätengefäße. Aus dem Gesagten folgt, dass die zeitliche Koordination von Kontrastmittelinjektion und Messzeit das Hauptproblem bei der Durchführung einer Kontrastmittel-MR-Angiographie darstellt.

▶ Durch den beschleunigten Messablauf der MR-Angiographie mit Kontrastmittel sind Untersuchungen in Atemstillstand möglich, so dass auch der Körperstamm MR-angiographisch untersucht werden kann.

▶ Die Abstimmung des Kontrastmittelbolus im First Pass mit der Akquisition der zentralen k-Raum-Zeilen ist die Grundlage eines ausreichenden Gefäßkontrastes in der Kontrastmittel-MR-Angiographie.

Zeitliche Abstimmung der Injektion

Um ein gutes Kontrastierungsergebnis zu erzielen, ist die individuelle Bestimmung der Perfusionsgeschwindigkeit günstig. Ein Testbolus von 1–2 ml Gd-Lösung wird dabei peripher-venös (kubital) mit einem definierten Fluss (meist 2–3 ml/s) verabreicht. Gleichzeitig wird über der interessierenden Gefäßregion eine zeitaufgelöste Einzelschichtsequenz gestartet, mit deren Hilfe es möglich ist, das Eintreffen des Kontrastmittelbolus im zu untersuchenden Gefäß festzulegen (bolus arrival time [BAT]). Der Wert kann dann für die anschließende MR-Angiographiesequenz übernommen werden unter der Voraussetzung, dass sämtliche Injektionsparameter identisch bleiben. Für die meisten Applikationen ist eine Standarddosierung von 0,1 mmol Gd/kg Körpergewicht des Patienten ausreichend.

Die Bolusgeometrie wird entscheidend beeinflusst durch den nachfolgenden NaCl-Flush, der bei gleich bleibender Injektionsgeschwindigkeit den Kontrastmittelbolus durch die zuleitende Vene nach zentral befördert. Die Menge des NaCl-Flush sollte ausreichend hoch gewählt werden (z. B. 30 ml) und muss ebenfalls für Testbolus und MR-Angiographiebolus unverändert beibehalten werden.

Die berechnete BAT kann mit der jeweilig angestrebten MR-Angiographie-Messdauer und dem angenommenen Erscheinungszeitpunkt des venösen Signals derart koordiniert werden, dass die Injektion zu einer starken Kontrastierung der zentralen k-Raum-Zeilen und einer nur wenig reduzierten Kontrastierung der hinteren k-Raum-Zeilen führt. Die Venen dagegen sollten erst dann Kontrastmittel führen, wenn die Hochkontrastphase der zentralen k-Raum-Zeilen bereits beendet ist (hintere k-Raum-Zeilen).

Automatisierte Techniken sind in der Lage, die beiden Sequenzen (Testbolus und MR-Angiographiesequenz) miteinander zu verkoppeln. Hierbei werden die entstehenden Bilder auf dem Monitor in Real-Time rekonstruiert. Dadurch kann individuell das Eintreffen des Kontrastmittelbolus erkannt und die Datenerhebung für die MR-Angiographie unmittelbar gestartet werden.

Bei besonders schneller Datenakquisition kann unter bestimmten Gegebenheiten auch gänzlich auf das Bolus-Timing verzichtet werden: Durch das Hintereinanderschalten mehrerer derartiger kurzer Sequenzen bei gleichzeitiger Kontrastmittelinjektion kann der arterielle First Pass in mindestens einer der Sequenzen dargestellt werden, wogegen die vorher und nachher akquirierten Bilder entweder signalfrei oder mit arteriovenösem Mischsignal erfasst werden.

Spulen

Wie bei allen MR-Untersuchungen bestimmt die Auswahl der angewandten Spulen das Signal-Rausch-Verhältnis (SRV) des Bildresultates. *Lokale Messspulen,* die das Untersuchungsvolumen eng umschließen, haben eine günstigere Signalausbeute als großvolumige Körperspulen. *Phased-Array-Konzepte* ermöglichen neben der interaktiven Volumenanpassung während der Datenerhebung auch noch die Anwendung paralleler Bildgebung zur Messzeitverkürzung oder zur Verbesserung der Ortsauflösung. Für die Datenakquisition bei zusammengesetzten MR-Angiographie-Volumina, wie beispielsweise bei der peripheren MRA der Becken- und Beinstrombahn, ist die Anwendung *spezifischer MRA-Spulen* besonders empfehlenswert, da ansonsten die diagnostische Aussagekraft möglicherweise stark beeinträchtigt wird. Derartige Spulen erfordern die Umschaltung der jeweils aktiven Spulenanteile während der Messung entsprechend dem gerade untersuchten Anteil der Gesamtdarstellung. Die modernen Konzepte mit Multikanalsystemen eröffnen hier die Möglichkeit, den gesamten Körper in einer Sitzung zu untersuchen.

Vorteile und Grenzen der Methode

TOF-MR-Angiographie. Bei der TOF-MR-Angiographie ist die Vorzugsebene senkrecht zum untersuchten Gefäß – was wiederum die zu untersuchende Gefäßstrecke einschränkt. Bei der Ausrichtung einer TOF-MR-Angiographie entlang eines Gefäßes werden Sättigungseffekte unterstützt und die Endstrecken unzureichend erfasst.

Kontrastmittel-MR-Angiographie. Die Kontrastmittel-MR-Angiographie dagegen erlaubt die Bildgebungsorientierung entlang des Gefäßverlaufs ohne erkennbare Signalminderung. Für größere Abschnitte wie z. B. entlang der Aorta, den Becken-Bein-Gefäßen oder auch entlang der Karotiden ist sie von großem Nutzen. Die Kontrastmittel-MR-Angiographie lässt weiterhin kaum Dephasierungseffekte erkennen, da die ultrakurzen Echozeiten

(< 2 ms) keine merklichen Phasendispersionen zulassen. Durch die Koordination der Messung mit einer Atemstillstandsperiode des untersuchten Patienten ist die Methode auch für Gefäße im Thorakal- und Abdominalbereich einzusetzen. In der Peripherie der Extremitäten ist durch den hohen Kontrast auch bei fortgeschrittenen arteriosklerotischen Durchblutungsstörungen noch eine Darstellung der Endgefäße möglich. In dieser Anwendung scheint die MRA sogar die bislang als Goldstandard anerkannte konventionelle Katheterangiographie/DSA zu überbieten.

Als wesentliche Limitation der Kontrastmittel-MR-Angiographie findet sich die bei kurzer Messzeit prinzipiell reduzierte Ortsauflösung, die gelegentlich durch Partialvolumeneffekte oder Gefäßunschärfen in Erscheinung tritt. Stenosierungen der Gefäße können hierdurch inkorrekt eingestuft werden. Dieser Nachteil wird durch Weiterentwicklungen in der Sequenzgestaltung und durch immer bessere Gradientenschaltungen zunehmend kompensiert.

Literatur

Herold T., C. Paetzel, M. Volk, et al.: Contrast-enhanced magnetic resonance angiography of the carotid arteries: influence of injection rates and volumes on arterial-venous transit time. Invest. Radiol. 39 (2004) 65–72

Ho, V. B., M. R. Prince: Thoracic MR aortography: imaging techniques and strategies. Radiographics 18 (1998) 287–309

Prince, M. R., M. G. Grist, J. F. Debatin: 3D Contrast MR Angiography, 3rd ed. Springer, Berlin 2003

Reimer, P., P. M. Parizel, F. A. Stichnoth: Clinical MR Imaging, 2nd ed. Springer, Berlin 2003

Halsgefäße

M. Brändli und G. Bongartz

Die MR-Angiographie der Halsgefäße ist seit der Einführung dieser Technik in die klinische Routine überführt worden. Dies liegt begründet in der geradlinigen Anatomie der Karotiden und Vertebralgefäße sowie in den spezifischen Flussbedingungen, die den frühen MR-Angiographie-Techniken (TOF- oder Phasenkontrast-MR-Angiographie) zunächst entgegen kamen. Dennoch erstreckten sich diese Techniken zumeist nicht auf das gesamte Karotisstromgebiet, sondern konzentrierten sich auf die Region der wahrscheinlichsten Pathologie: die Karotisbifurkation.

Methoden zur Untersuchung der Halsgefäße

Kontrastverstärkte MR-Angiographie. In zunehmendem Maße wird neuerdings die Kontrastmittel-MR-Angiographie der Halsgefäße eingesetzt. Die *Vorteile* bestehen darin, dass jetzt ein längeres Bildfeld vom Ursprung der Karotiden am Aortenbogen bis hin zum Karotissiphon abgebildet werden kann, die Messung insgesamt deutlich schneller abläuft und Probleme der Sättigung bzw. Turbulenzartefakte reduziert sind. *Negativ* dagegen ist die bislang noch eher geringere Ortsauflösung gegenüber der konkurrierenden TOF-MR-Angiographie zu benennen.

Digitale Subtraktionsangiographie. Als Hauptindikation zur Darstellung der hirnzuführenden Gefäße ist die *zerebrovaskuläre Durchblutungsstörung* zu nennen, in erster Linie hervorgerufen durch arteriosklerotische Stenosierung. Ein weiteres wichtiges Indikationsgebiet stellen *Dissektionen,* traumatisch oder degenerativ dar. Die konventionelle digitale Subtraktionsangiographie (DSA) gilt immer noch als Goldstandard für die Evaluation zervikaler Arterien und weist hinsichtlich Ortsauflösung und Flussinformation einen hohen Informationswert auf. Die Methode ist allerdings invasiv, beinhaltet deswegen ein Risiko zerebrovaskulärer Zwischenfälle, vor allem bei gleichzeitiger kardiovaskulärer Grunderkrankung. Die Angaben über Zwischenfälle variieren zwischen 1,3 und 4,5 % (kleinere Zwischenfälle) bzw. zwischen 0,6 und 1,3 % für Schlaganfälle und andere bedrohliche Zustände. Die Ursachen der Komplikationen sind einerseits in dem invasiven Kathetergebrauch mit der Möglichkeit einer Thromboembolie oder Wandverletzung zu suchen, andererseits auch in dem Risiko einer Kontrastmittelinteraktion. Weitere Probleme der DSA sind einerseits die Kosten der Untersuchung und andererseits die oft ungenaue Definition einer vorliegenden Stenose: Die Angiographie liegt nur in 1–3 Projektionen vor, so dass der wahre Stenosegrad möglicherweise falsch berechnet wird. Eine direkte Querschnittsevaluation ist primär unmöglich.

Darüber hinaus haben große internationale Studien (NASCET 1991, ECST 1991) gezeigt, dass die Stenosegradberechnung auf der Basis einer reinen ‚Luminographie" zu unterschiedlichen Resultaten führen kann. Wünschenswert ist also die gleichzeitige Darstellung des Arterienquerschnitts, der Außenwand sowie des noch offenen Arterienlumens. Solche Angaben können allerdings nur über Schnittbildverfahren erzielt werden.

Doppler-Sonographie. Die Doppler-Sonographie hat sich inzwischen als wichtigste Screeningmethode zur Beurteilung von Karotisstenosen etabliert. Hauptnachteile dieser Technik sind allerdings die Abhängigkeit von der Erfahrung des Untersuchers, das auf den Ultraschallapplikator begrenzte Bildfeld sowie eine Schallauslöschung hinter größeren kalzifizierten Plaques. Die sonographische Untersuchung der Karotiden umfasst in der Region eine B-Bildgebung, eine Doppler-Sonographie mit Flussmessung und Bestimmung der Flussgradienten als indirektes Maß für die tatsächliche Stenose. Derartige funktionelle Daten müssen seitengleich erhoben werden und bieten daher bei beidseitiger Pathologie ein weiteres Problem. Derzeit sind Ultraschallkontrastmittel in der Diskussion, wodurch das intraluminale Signal um $>20\,\text{dB}$ angehoben wird und die Zuverlässigkeit der Untersuchung verbessert wird.

CT-Angiographie. Neuerdings wird die CT-Angiographie der Karotisbifurkation als weitere Untersuchungsmethode diskutiert. Bei prinzipiell guter Kontrastierung und guter Ortsauflösung ergeben sich Probleme dort, wo die Gefäße in unmittelbarer Nachbarschaft zu Knochen oder zu Kalk liegen. Dies gilt vor allem für die Schädelbasis, so dass hier Siphonläsionen ohne weiteres verpasst werden können. Die Nachteile der ionisierenden Strahlung und des jodhaltigen Kontrastmittels schließen die CT-Angiographie als Screeningmethode praktisch aus.

Patientenmanagement. Im Management der Patienten steht derzeit die Ultraschalluntersuchung vorne, in der Regel zur Definition weiterer Maßnahmen. Je nach Konzept bieten sich hier zur exakten Dokumentation entweder die DSA oder neuerdings die MR-Angiographie an.

Untersuchungstechnik

Spulen

Im Hinblick auf ein optimales SRV sollte für die MR-Angiographie der zervikalen Arterien nach Möglichkeit eine spezielle *Kopf-Hals-Spule* verwendet werden. Es ist hierbei wichtig, dass die Spule den oberen Thorax mit einschließt, damit auch die Gefäßabgänge ausreichend dargestellt werden können. Falls eine Kopf-Hals-Spule nicht verfügbar ist, wird alternativ eine *Phased-Array-Körperspule* verwendet.

Sequenzen

TOF-Techniken

Zwei physiologische Voraussetzungen der zervikalen Arterien, nämlich der geradlinige Verlauf und eine relativ hohe Flussgeschwindigkeit begünstigen die Durchführung einer TOF-Technik. Zur Anwendung gelangen sowohl 2- als auch 3-dimensionale Techniken, bevorzugt axial zum Gefäßverlauf orientiert, um Sättigungsprobleme zu minimieren (Tab. 9.1). Sättigungsprobleme stellen ein Hauptproblem bei allen TOF-Techniken dar. In der 2-dimensionalen Akquisition steht die In-Plane-Sättigung im Vordergrund, in der 3-dimensionalen Akquisition die Sättigung in Flussrichtung (through-plane).

2-dimensionale TOF-MR-Angiographie. Eine 2-dimensionale TOF-MR-Angiographie ist sensitiv auf langsamen Fluss und kann einen minimalen Restfluss, z.B. distal einer subtotalen Stenose zuverlässig nachweisen. In Kauf genommen wird dafür eine schlechtere Auflösung mit verstärkter Intravoxel-Dephasierung (große Voxel durch Schichtdicken im Millimeterbereich). Hierdurch kommt es in der Regel zu einer Überschätzung von Stenosen. Der weitere Nachteil ist die verstärkte Signalsättigung in den Gefäßanteilen, die entlang der Primärschicht verlaufen (In-Plane-Sättigung).

3-dimensionale TOF-MR-Angiographie. Eine 3-dimensionale TOF-MR-Angiographie ist aufgrund kürzerer Echozeit und kleiner Voxelgröße (3-dimensio-

Tab. 9.1 ⇢ *Vor- und Nachteile der 2- und 3-dimensionalen TOF-Technik und spezielle Anwendungen*

2-dimensionale TOF-Technik
Vorteile:
- sensitiv auf langsamen Fluss
- großes Inflow-Signal, keine Through-Plane-Sättigung
- kürzere Messzeit der Einzelschicht

Nachteile:
- schlechtere Auflösung (Schichtdicke 2–4 mm)
- verstärkte Intravoxel-Dephasierung durch größere Voxel
- In-Plane-Sättigung
- schlechteres SRV
- Bewegungen führen zu unzureichender Rekonstruktion = Genauigkeit

3-dimensionale TOF-Technik
Vorteile:
- höhere Auflösung (Schichtdicken 0,6–1 mm)
- weniger Intravoxel-Dephasierungen durch kleinere Voxel
- höheres SRV der 3-dimensionalen Akquisition

Nachteile:
- empfindlicher auf Sättigungseffekte, insbesondere bei langsamem Fluss
- längere Messzeit: ein Bewegungsartefakt kompromittiert damit den gesamten 3-dimensionalen Datensatz und nicht nur eine Einzelschicht

Spezielle Anwendungen
- MOTSA
- TONE

MOTSA Multiple Overlapping thin Slab Acquisition
SRV   Signal-Rausch-Verhältnis
TOF   Time of Flight
TONE   Tilted Optimized Non-saturating Excitation

nale Partitionen < 1 mm) weniger anfällig auf turbulenzbedingte Spin- bzw. Intravoxel-Dephasierungen und vermag damit Stenosegrade zuverlässiger zu beurteilen. Die längere Akquisitionszeit macht die Technik aber anfällig für Bewegungsartefakte (Patientenbewegung, Schlucken). Die Sättigungsproblematik im Gesamtvolumen begrenzt den Abbildungsbereich entlang der A. carotis, so dass in einem Datensatz nicht gleichzeitig Ursprung und Ende der Arterie erfasst werden können (Abb. 9.1).

MOTSA. Eine Möglichkeit, die Sättigungsprobleme zu begrenzen, besteht in der Anwendung der sog. *MOTSA (multiple overlapping thin slab acquisition)*. Dabei werden mehrere kürzere 30–50% überlappende 3-dimensionale Datensätze akquiriert. Das effektive MR-Signal wird schließlich aus den zentralen Anteilen der 3-dimensionalen Volumina gewonnen und die peripheren Anteile, die Sättigungseffekten unterliegen, werden nicht berücksichtigt. Diese Kombination einer sequenziellen Akquisition mit einer 3-dimensionalen Methode vereint die Vorteile beider Techniken: Sie besitzt die hohe Auflösung einer 3-dimensionalen TOF-MR-Angiographie, behält aber eine ausreichende Sensitivität gegenüber langsamem Blutfluss, was ansonsten ein Charakteristikum der 2-dimensionalen Technik ist.

TONE. Eine weitere Möglichkeit, Sättigungseffekte zu minimieren, besteht in der Anwendung von *TONE-Pulsen* (TONE = tilted optimized non-saturating excitation). Der primär verkleinerte Flipwinkel wird hierbei kontinuierlich in Flussrichtung vergrößert: Im Flusseintrittsbereich wird so eine geringere Sättigung bewirkt, wogegen der größere Flipwinkel distal ein stärkeres Signal liefert. Hierdurch wird dem Sättigungseffekt entgegengesteuert.

Überlagerung. Zur Vermeidung der Überlagerung *venöser Blutsignale* in einer arteriellen MRA können die Venen in der TOF-MR-Angiographie richtungsselektiv abgesättigt werden. Hierzu wird ein breiter Sättigungspuls auf den Confluens sinuum platziert. Dieser löscht alle vom Kopf zurückfließenden Blutsignale aus. Bei invertiertem Flussverlauf (Subclavian-Steal-Syndrom) werden somit natürlich auch arterielle Bereiche gesättigt.

Darüber hinaus ist der TOF-Methode durch die zugrunde liegende T1-Abhängigkeit eine starke Empfindlichkeit für Fettsignale eigen. Da sich entlang der Halsgefäße und speziell in Höhe der Karotisbifurkation üblicherweise eine gewisse Menge an *Fettstrukturen* findet, sind hier Überlagerungsprobleme möglich. Aus diesem Grunde sollten für die TOF-MR-Angiographie der Halsgefäße Fettsättigungspulse angewandt werden.

Messzeit/Zuverlässigkeit. Handicap der 3-dimensionalen TOF-Methode (MOTSA/TONE) bleibt eine relativ lange Messzeit (5–15 min), abhängig von der gewählten Ortsauflösung und dem Abbildungsumfang sowie eine – den nativen Verfahren inhärente – eingeschränkte Zuverlässigkeit im Bereich turbulenter Strömungsverhältnisse. In diesen Punkten erscheinen die neuerdings eingeführten, Kontrastmittel verwendenden MR-Angiographie-Verfahren überlegen.

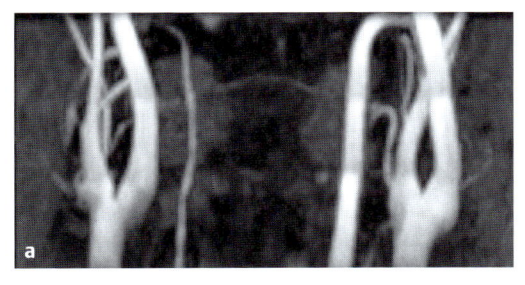

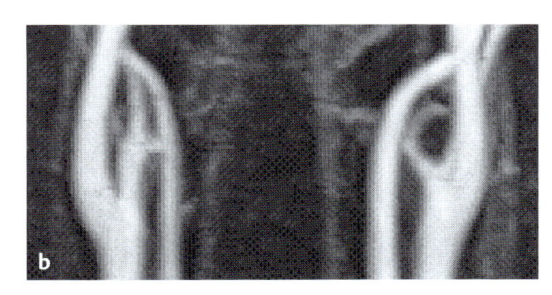

Abb. 9.1 a u. b **Kleiner Ausschnitt der normalen zervikalen arteriellen Strombahn.**
a 3-dimensionale TOF-MRA.
b 3-dimensionale Kontrastmittel-MR-Angiographie.
Die 3-dimensionale TOF-MRA (**a**) erfasst, im Gegensatz zur 3-dimensionalen Kontrastmittel-MR-Angiographie (**b**), lediglich ein Segment der arteriellen Halsgefäße. Die Ortsauflösung einer TOF-MR-Angiographie (ca. $0{,}8 \times 0{,}8 \times 1\,mm^3$) ist dafür aber höher als diejenige der Kontrastmittel-MR-Angiographie (ca. $1{,}3 \times 1{,}3 \times 1{,}5\,mm^3$). Dies wird deutlich, wenn die Kontrastmittel-MR-Angiographie auf den entsprechenden Ausschnitt vergrößert wird.

Phasenkontrast-MR-Angiographie

Die Phasenkontrast-MR-Angiographie kann prinzipiell den Fluss der Karotisstrombahn mit guter Auflösung abbilden. Zwei wesentliche Nachteile haben die hochaufgelöste 3-dimensionale Phasenkontrast-MR-Angiographie allerdings für diese Applikation in den Hintergrund treten lassen:
- Die relativ langen Messzeiten vertragen sich nicht gut mit der vom Patienten zu fordernden ruhigen Lage ohne zu schlucken.
- Bei den zu untersuchenden Stenosen treten starke Schwankungen der Flussdynamik auf. Hierdurch muss der jeweils eingesetzte Geschwindigkeitsbereich (VENC) angepasst werden. Da die genaue physiologische Flusskondition vor der Untersuchung nicht bekannt ist, treten häufig Artefakte durch Fluss-Aliasing auf.

3-dimensionale Kontrastmittel-MR-Angiographie

Die Grundlage der Signalgebung beruht bei der Kontrastmittel-MR-Angiographie auf der T1-Verkürzung des Bluts und ist weitgehend flussunabhängig. Turbulenzeffekte sind vernachlässigbar, da die erzielte T1-Verkürzung Dephasierungsprobleme minimiert. Akquisitionen in der koronaren und sagittalen Ebene werden möglich und können damit die supraaortalen Äste in ihrem gesamten Verlauf abdecken. Die Verwendung ultraschneller GE-Sequenzen erlaubt kurze Messzeiten. Damit ist die Anfälligkeit gegenüber Bewegungsartefakten (z. B. Schluckartefakten) gering. Eine Kontrastmitteldosis von 0,1–0,15 mmol/kg Körpergewicht, appliziert mit einer Flussrate von 2 ml/s erscheint optimal. Subtraktionstechniken (Subtraktion Prä-Kontrastmittel-Bilder von Post-Kontrastmittel-Bildern) reduzieren das Signal des Hintergrunds (Gewebe, Fett) (Abb. 9.**2**).

Zwei physiologische Eigenschaften der zerviko-zerebralen Blutversorgung erschweren eine isolierte Darstellung der Karotiden, d. h. eine Darstellung der Karotiden ohne störende jugular-venöse Überlagerung:
- Das arteriovenöse Fenster (Zeitintervall zwischen Kontrastierung des arteriellen Karotissystems und der V. jugularis interna) beträgt weniger als 10 s.
- Die Blut-Hirn-Schranke ist normalerweise nicht durchgängig für Gd-Chelate, d. h. nahezu die gesamte Kontrastmittelmenge findet sich im venösen System wieder.

Diese Problematik verlangt entweder eine zeitaufgelöste Untersuchungstechnik mit Messzeiten, die kürzer sind als die arteriovenöse Passagezeit oder

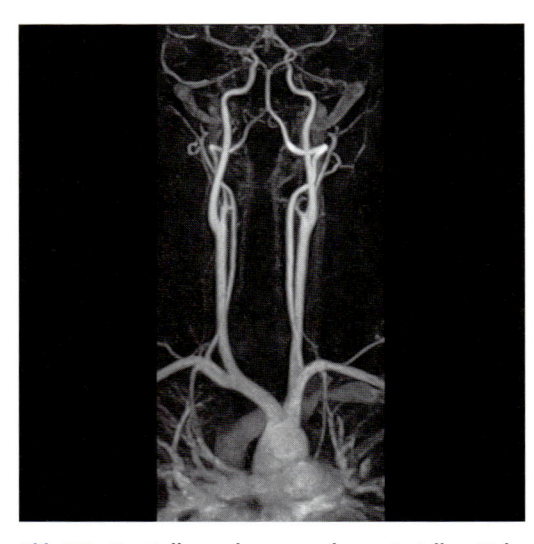

Abb. 9.2 **Darstellung der normalen arteriellen Halsgefäße.** Eine 3-dimensionale Double-Dose-Kontrastmittel-MR-Angiographie erfasst die gesamte Karotisstrombahn vom supraaortalen Ursprung bis zum Circulus arteriosus Willisii in einer einzigen Untersuchung.

aber ein sehr exaktes Kontrastmittel-Timing für längere Messzeiten.

Zeitaufgelöste 3-dimensionale Technik mit kurzen Messzeiten (5–10 s). In Kauf genommen wird eine schlechtere Ortsauflösung. Die Methode erlaubt eine dynamische Perfusionsbeurteilung; in einem der Datensätze gelangt zumeist die arterielle Phase ohne venöse Überlagerung zur Darstellung.

Längere Messzeiten (20–30 s) mit höherer Auflösung. Für eine möglichst überlagerungsfreie arterielle Darstellung muss die arterielle Kontrastmitteleinflutung mit der Akquisition der kontrastsensiblen k-Raum-Zeilen genau koordiniert werden. In jedem Fall muss die zur Anwendung gelangende Sequenz hinsichtlich ihres k-Raum-Ablaufs überprüft werden. Bei sog. „asymmetrischen" Sequenzen z. B. wird das kontrastsensible Zentrum des k-Raums nicht zur Mitte der Messzeit abgetastet, was wiederum Einfluss nimmt auf das optimale Kontrastmittel-Timing. Für das optimale Timing kann initial ein Kontrastmitteltestbolus mit zeitaufgelöster 2-dimensionaler FLASH-Sequenz über dem Zielgebiet (z. B. Karotisbifurkation) zur Bestimmung der Kreislaufzeit angewandt werden, oder die entsprechenden k-Raum-Zeilen werden durch eine implementierte fluoroskopisch getriggerte Kontrastmittel-MR-Angiographie (sog. „CARE"-Bolus oder „fluoro-prep") automatisch ohne vorgängigen Testbolus akquiriert.

Anatomie

Die Blutversorgung des Gehirns beträgt ca. 15 % des Schlagvolumens oder ungefähr 750 ml/min. Das notwendige Blut wird im Halsbereich über 2 arterielle Gefäßsysteme transportiert:
- über die ventral gelegene Karotisstrombahn (Aa. carotides communes bzw. internae beiderseits),
- über die dorsal gelegene vertebrobasilare Strombahn (Aa. vertebrales beiderseits bzw. A. basilaris).

Beide Systeme sind symmetrisch angelegt und kommunizieren untereinander und bilateral über den intrakraniell lokalisierten Circulus arteriosus Willisii.

A. carotis communis. Auf der linken Seite entspringt die A. carotis communis direkt aus dem Aortenbogen, auf der rechten Seite im Umweg über die A. brachiocephalica; als Normvariante kann auch die linke A. carotis communis unmittelbar aus dem Truncus brachiocephalicus abgehen (bovine arch) (Abb. 9.3). Die A. carotis communis zieht in der Vagina carotica (Bindegewebsscheide) zusammen mit der jeweils lateral verlaufenden V. jugularis interna und dem dorsal gelegenen N. vagus nach kranial.

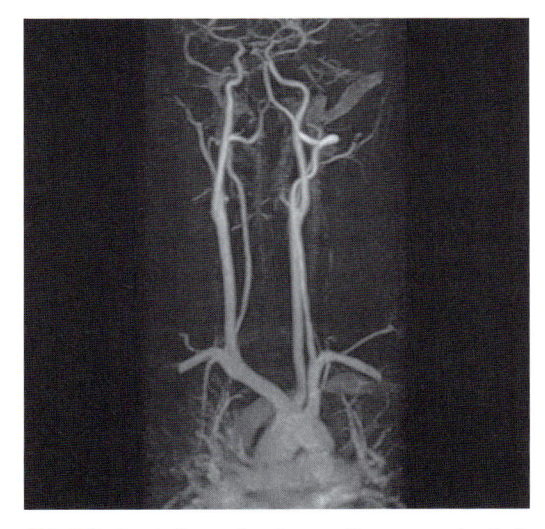

Abb. 9.3 **Darstellung der A. carotis communis.** 3-dimensionale Single-Dose-Kontrastmittel-MR-Angiographie. Die linke A. carotis communis geht aus dem Truncus brachiocephalicus ab (bovine arch), weiter distal dann regelrechte Aufteilung des Truncus brachiocephalicus in die rechte A. subclavia und die rechte A. carotis communis.

A carotis interna und externa. Auf Höhe von HWK 4 bzw. im oberen Schildknorpelbereich liegt die Bifurkation mit Aufteilung in eine normalerweise posterolateral gelegene A. carotis interna und eine anteromedial gelegene A. carotis externa. In 15 % der Fälle erfolgt die Aufteilung bereits auf Höhe von HWK 6. Die A. carotis interna zieht – immer noch flankiert von Nerv und Vene – ohne Abgabe von Arterienästen zur Schädelbasis. Durch den Canalis caroticus des Felsenbeins gelangt sie in die Schädelhöhle. Die A. carotis externa versorgt Weichteile und Knochen des Gesichts und gibt hierbei multiple Äste ab.

A. vertebralis. Die A. vertebralis geht in der Regel beiderseits als erster Abgang von der A. subclavia ab. Die rechte A. vertebralis ist oft kaliberstärker als die linke. In ca. 5 % der Fälle entspringt die linke A. vertebralis direkt aus dem Aortenbogen. Sie wendet sich nach posteromedial und verläuft meist ab dem 6. HWK durch die Foramina transversaria nach kranial. In etwa 12 % der Fälle erfolgt der Eintritt in die Foramina auf anderer Höhe, nämlich – nach Häufigkeit genannt – auf Höhe von HWK 5 und HWK 7. Beide Aa. vertebrales gelangen durch das Foramen magnum in die Schädelhöhle und vereinigen sich auf dem Klivus am unteren Rand des Pons zur A. basilaris. Äste der A. vertebralis sind die *Aa. spinales posterior/anterior* und die *A. cerebelli inferior* (versorgt das kaudale Kleinhirn).

Anatomische Varianten

Karotissystem

Eine Aplasie oder Agenesie der A. carotis interna sind seltene Normvarianten. Im Fall der Agenesie fehlt die Arterie vollständig, im Falle der Aplasie ist sie auf einen schmallumigen fibrösen Strang reduziert. Da weitere arterielle Gefäßmissbildungen (dilatierte Anastomosengefäße, intrakranielle Aneurysmen, Anomalien des Circulus arterious Willisii) gehäuft auftreten, ist eine Abklärung der anderen zervikalen und zerebralen Gefäße sinnvoll.

Arteria lusoria

Siehe hierzu an entsprechender Stelle im Buch.

Vertebrobasilares System

Eine Aplasie oder Agenesie der proximalen A. vertebralis findet sich häufig zusammen mit persistierenden embryonalen karotidovertebralen Anastomosen, auch *präsegmentale Arterien* genannt. Diese Verbindungen bestehen zwischen A. carotis interna und dem primitiven vertebrobasilaren System um die 6. Gestationswoche. Während sie im Normalfall mit Ausbildung der kranial davon gelegenen A. communicans posterior verschwinden, können sie in seltenen Fällen persitieren (0,1–1%). In bis zu 50% der Fälle ist die entsprechende vertebrobasilare Strombahn proximal der Anastomose hypo- oder aplastisch. Da weitere Gefäßanomalien (Aneurysmen, AV-Malformation, karotidokavernöse Fistel) gehäuft auftreten, ist ein entsprechendes Screening sinnvoll.

— **MRT-Spezifisches** —
- Die Kontrastmittel-MR-Angiographie bietet sich wegen der fehlenden Invasivität in Kombination mit einem 3-dimensionalen Zugang zu der atypischen Anatomie an (Abb. 9.**3**).

Hämangiome

Histologie und Klinik. Hämangiome sind die häufigsten benignen Tumoren von Hals und Kopf. Histologisch werden *kapillare* und *kavernöse Formen* unterschieden. Klinisch kann sich das Hämangiom als komprimierbare, bläuliche oder rötliche Weichteilschwellung präsentieren.

Diagnose. Die Diagnose erfolgt meist klinisch und anamnestisch. Ultraschall, CT und besonders MRT sind hilfreich bei speziellen Fragestellungen. Eine Biopsie ist selten indiziert. Da beim Vorliegen von Hämangiomen andere arterielle Gefäßmissbildungen gehäuft auftreten, ist eine weitere Abklärung der anderen zervikalen und zerebralen Gefäße sinnvoll.

> Hämangiome treten häufig mit anderen arteriellen Gefäßmissbildungen zusammen auf, weshalb die Diagnose eines Hämangioms eine weitere Abklärung der anderen zervikalen und zerebralen Gefäße sinnvoll macht.

— **MRT-Spezifisches** —
- T2w SE-Bilder zeigen Hämangiome als hyperintens.
- Mittels Kontrastmittel-MR-Angiographie in mehreren Phasen lässt sich – in Analogie zu Leberhämangiomen – die Hämodynamik und damit der histologische Typ näher charakterisieren:- schnelle Kontrastmittelfüllung = kapillares Hämangiom,- langsame Kontrastmittelfüllung = kavernöses Hämangiom.
- In der arteriellen Phase lässt sich zudem die Beziehung des Hämangioms zum arteriellen System (zuleitende Arterie) genauer definieren.

Stenosen/Verschlüsse

Stenosen oder Verschlüsse treten im Zusammenhang mit verschiedenen Krankheitsbildern auf:
- Atherosklerose,
- Dissektionen,
- Arteriitiden,
- fibromuskuläre Dysplasie,
- Glomustumor.

Bei Arteriitiden oder im Fall der fibromuskulären Dysplasie werden gleichzeitig oft auch aneurysmatische Läsionen gefunden.

Atherosklerose

Die Atherosklerose ist eine häufige Zivilisationskrankheit, begünstigt durch Fettstoffwechselstörungen, Nikotinabusus, Bluthochdruck, Diabetes mellitus und eine entsprechende familiäre Disposition. Die Atherosklerose der A. carotis ist Hauptursache des Schlaganfalls; atherosklerotische Läsionen betreffen dabei vor allem die Karotisbifurkation und die A. carotis interna.

Stenosegraduierung. Verschiedene Studien (die bekanntesten: NASCET [North American Surgical Endarterectomy Trial], ECST [European Carotid Surgery Trial]) verwenden unterschiedliche Methoden zur Quantifizierung von Stenosen. Sie unterscheiden sich bzgl. der Referenzgröße, mit der eine Stenose verglichen wird (Abb. 9.**4**).

Die NASCET-Studie vergleicht das residuelle Lumen der Stenose mit einem distalen Referenzlumen. Die ESCT-Studie vergleicht die maximale bulbäre Stenosierung mit der im Angiogramm extrapolierten Weite des Bulbus. Je nach Protokoll ergeben sich damit unterschiedliche Resultate. Das ECST-System ist präziser unter der Voraussetzung, dass der äußere Gefäßanteil auch erkannt wird (z.B. Ultraschall, CT, MRT). Die NASCET-Studie bezieht sich ausschließlich auf die DSA-Untersuchung und tendiert, da sich eine Arterie normalerweise nach distal verjüngt, zu einer Unterschätzung des tatsächlichen Stenosegrads. Eine 50%ige NASCET-Stenose entspricht dabei in etwa einer 70%igen ECST-Stenose, eine 70%ige NASCET-Stenose einer > 80%igen ECST-Stenose. In der Literatur haben sich zwischenzeitlich die NASCET-Kriterien durchgesetzt. Eine aktuelle Re-Evaluation der beiden ursprünglichen Studien ergab, dass Patienten mit einer symptomatischen Stenose > 50% von einer Intervention profitieren. Diese besteht heute in aller Regel in der chirurgischen Endarterektomie. Die Karotisstenteinlage stellt eine mögliche Alternative zur operativen Therapie dar. Prospektiv-randomisierte Langzzeitstudien, welche dieses Heilverfahren mit dem derzeitigen Standard Karotis-TEA vergleichen, liegen aber zum aktuellen Zeitpunkt (noch) nicht vor. Der Nutzen einer TEA wird vor allem deutlich für hochgradige Stenosen > 70% (mit Ausnahme der subtotalen Stenose).

Symptomatik. Für die Pathogenese eines zerebrovaskulären Insults sind arterioarterielle Embolien wichtiger als die Stenosierung der A. carotis selbst. Nur bei insuffizientem Circulus arteriosus Willisii können einseitige höhergradige Stenosen zu hämodynamisch bedingten Endstrominfarkten in den sog. „letzten Wiesen" führen, ansonsten besteht über den Circulus arteriosus eine suffiziente Kollateralisation.

Verschlüsse der proximalen Vertebralarterien sind die häufigsten Läsionen der proximalen supraaortalen Äste. Sie sind bei adäquater Kompensation durch die Karotiszirkulation oft asymptomatisch. Symptome einer vertebrobasilaren Insuffizienz können daher bei gleichzeitiger Kompromittierung der Karotiden durch eine Karotisendarteriektomie gebessert werden.

> Die Atherosklerose der A. carotis ist Hauptursache des Schlaganfalls, wobei die atherosklerotischen Läsionen vor allem die Karotisbifurkation und die A. carotis interna betreffen.

— **MRT-Spezifisches** —

- Die *3-dimensionale TOF-Technik* (höhere Auflösung, weniger turbulenzabhängig als 2-dimensionale Technik) (Abb. 9.**5**) evtl. in Kombination mit einer 2-dimensionalen Technik (zur Detektion eines langsamen Flusses hinter der Stenose) ist zuverlässig für die Beurteilung geringgradiger Stenosen, führt aber bei mittel- und höhergradigen Stenosierungen oftmals zu Überschätzung des Stenosegrads infolge turbulenzbedingter poststenotischer Signalverluste.
- Bei alleiniger Anwendung einer TOF-Technik besteht potenziell immer die Gefahr, dass mittelgradige Ste-

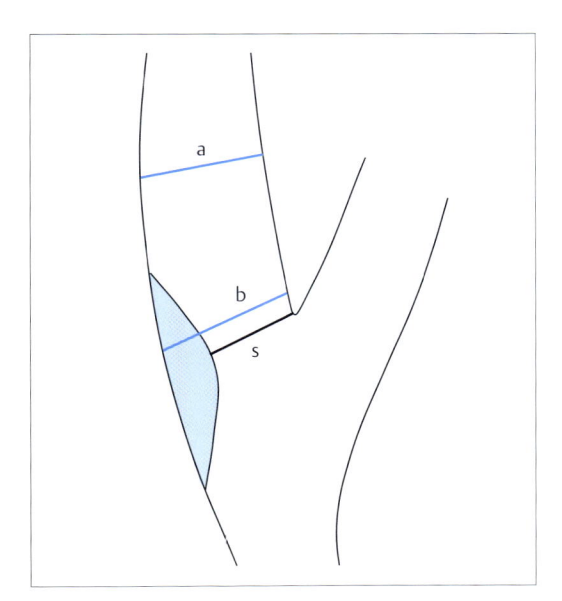

Abb. 9.4 a u. b **Stenosegraduierung.** Erläuterung der Stenosegraduierung nach NASCET (**a**) und ECST (**b**). In der NASCET-Graduierung wird der stenotische Querschnitt (s) mit dem nachgeschalteten normalen Gefäßabschnitt verglichen, wohingegen die ECST-Graduierung den Stenosequerschnitt dem tatsächlichen Lumen in der Bulbusregion entgegenstellt.

nosen artefaktbedingt überschätzt und damit unnötigerweise einer Endarteriektomie zugeführt würden. In Kenntnis dieses Missstands wurden *EKG-getriggerte TOF-Sequenzen* versucht, mit Datenakquisitionen in der flussschwächeren Diastole, jedoch unter Inkaufnahme einer längeren Messzeit.

- Komplette Gefäßokklusionen sind zuverlässig mittels einer *2-dimensionalen TOF-Sequenz* diagnostizierbar. Wenn das Gefäß hierbei auf einer oder mehreren Schichten kein Signal liefert, kann die Untersuchung ohne kraniales Sättigungsband zur Venenunterdrückung wiederholt werden, um eine Flussumkehr auszuschließen.
- Die *Kontrastmittel-MR-Angiographie* ist weitestgehend flussunabhängig und daher nicht an eine quer zu den Gefäßen gerichtete Akquisitionsrichtung gebunden. Durch Wahl einer koronaren (oder sagittalen) Bildorientierung lässt sich eine Gesamtaufnahme der zervikalen Gefäße erreichen. Dank des hohen intraluminalen Signals und einer reduzierten Sensitivität gegenüber Flussirregularitäten sollte die *3-dimensionale Kontrastmittel-MR-Angiographie* die ideale MR-Angiographie-Methode in der Quantifizierung von Stenosen darstellen (Abb. 9.**5**). Flussartefakte sind minimal (vgl.

kurze TE-Zeiten); zusammen mit Partialvolumeneffekten (abhängig von der im Vergleich zur 3-dimensionalen TOF-MR-Angiographie derzeit noch schlechteren Ortsauflösung) können sie zwar noch zu Stenoseüberschätzungen (vor allem in den MIP-Darstellungen) führen. Diese betreffen aber zumeist die geringgradigen, chirurgisch irrelevanten Stenosen. Für die chirurgisch relevanten Stenosen > 70 % werden je nach Studie Spezifitäts- und Sensitivitätswerte von 90–100 % angegeben. Der Stenosegrad kann in den MPR-Bildern zuverlässiger beurteilt werden.

- Studien zur Gefäßwandanalyse mittels MRT beruhen zumeist auf *hochaufgelösten T1w SE-Sequenzen*. Ziel ist die Differenzierung fetthaltiger und fibrotischer bzw. verkalkter Plaqueanteile. Blutungen weisen ein charakteristisches Signalverhalten auf.
- Elongierte Karotiden sind überdurchschnittlich häufig mit Atherosklerose assoziiert. Eine elongierte, gewundene A. carotis communis oder interna kann sich als pulsierende, retropharyngeale Masse präsentieren. Schnittbildverfahren wie CT, MRT oder MR-Angiographie können unnötige und gefährliche Biopsien verhindern.

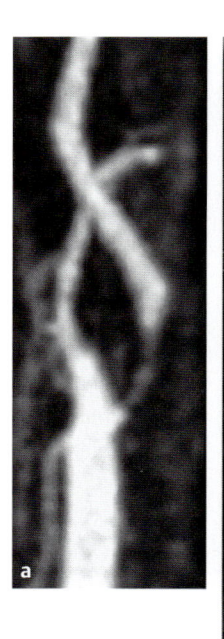

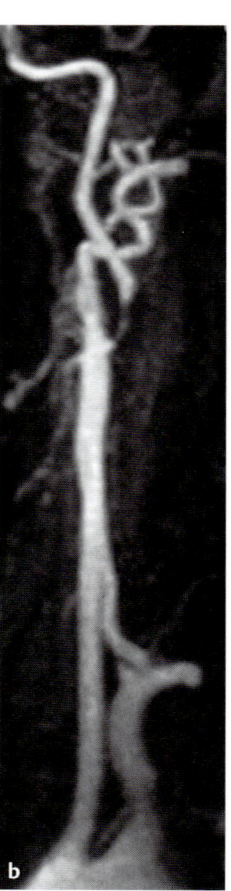

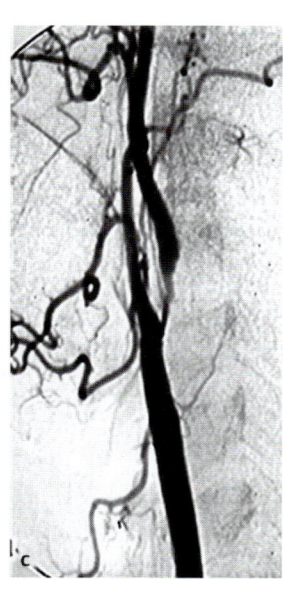

Abb. 9.5 a–c Längerstreckige, maximal 80 % betragende Stenose der proximalen A. carotis interna links. Sowohl die 3-dimensionale TOF-MR-Angiographie (**a**) als auch die 3-dimensionale Kontrastmittel-MR-Angiographie (**b**) neigen gegenüber der DSA zur Überschätzung des Stenosegrads, die TOF-MR-Angiographie aufgrund eines turbulenten stenotischen Flusses, die Kontrastmittel-MR-Angiographie durch eine gegenüber der DSA (**c**) und auch der TOF-Untersuchung schlechtere Ortsauflösung (mit freundlicher Genehmigung von St. Wetzel, Universitätsspital Basel).

a 3-dimensionale TOF-MR-Angiographie.
b 3-dimensionale Kontrastmittel-MR-Angiographie.
c DSA.

Fibromuskuläre Dysplasie

Epidemiologie und Histologie. Eine fibromuskuläre Dysplasie lässt sich angiographisch in etwa 0,6%, autoptisch in bis zu 1,1% der Bevölkerung nachweisen. Frauen sind häufiger betroffen als Männer. Histologisch findet sich eine nichtentzündliche Desorganisation der Arterienwand unklarer Ätiologie, die zu Stenosierungen, Aneurysmen und Dissektionen prädisponiert. Bevorzugte Lokalisationen sind die Nierenarterien (rechts häufiger als links) und die Karotiden. Die A. carotis interna ist vor allem im mediozervikalen Segment beteiligt.

--- **MRT-Spezifisches** ---

- Zur Diagnose der fibromuskulären Dysplasie muss die MR-Angiographie von besonders hoher Qualität sein. Methodisch sind die Grenzen vor allem in der minimal erreichbaren Voxelgröße zu sehen.
- Das typische Bild einer fibromuskulären Dysplasie ist gekennzeichnet durch eine wechselnde Abfolge aneurysmatischer und stenotischer Läsionen in einem längerstreckigen Gefäßabschnitt, die im angiographischen Befund an das Erscheinungsbild einer Perlenkette erinnern. Seltener kommen auch unifokale oder tubuläre Stenosierungen vor. Im Nachweis diskreter Befunde ist die Katheterangiographie aufgrund einer höheren Auflösung der MR-Angiographie überlegen.

Arteriitiden

Siehe hierzu an entsprechender Stelle im Buch.

Dissektionen

Dissektion der Arteria carotis interna

Die Dissektion der A. carotis interna wird für etwa 5% der zerebralen Schlaganfälle insgesamt und für 10–25% der Schlaganfälle bei jungen Erwachsenen verantwortlich gemacht. Der extrakranielle Anteil der A. carotis interna ist deutlich häufiger betroffen als der intrakranielle Anteil. In bis zu 20% ist die Dissektion bilateral oder assoziiert mit einer vertebralen Dissektion.

Pathogenese und Klinik. Pathophysiologische Auslöser sind abrupte Bewegungen oder Traumen, aber auch banale Traumatisierungen z.B. durch Erbrechen sind beschrieben. Wandschwächen (fibromuskuläre Dysplasie, Morbus Behçet, degenerativ) scheinen zu prädisponieren. Oft liegt die Einrissstelle dicht oberhalb des Bulbus. Hier prädisponiert eine histologische Übergangszone, in der die elastischen Fasern der Media zunehmend verschwinden, was die Arterienwand verletzlicher macht. Alternativ kann eine Dissektion auch ohne Intimaeinriss auftreten; infolge einer Läsion der Vasa vasorum findet sich eine Einblutung in die Media (Wandhämatom).

Frühzeichen einer Dissektion sind bedingt durch eine lokale Irritation von Nachbarstrukturen durch das Dissektionsereignis selbst:
- Gesichtsschmerz,
- Horner-Syndrom,
- Lähmung der unteren Hirnnerven,
- pulsatiler Tinnitus.

Stunden und Tage nach dem Dissektionsereignis (in 80% der Fälle innerhalb der 1. Woche) finden sich Zeichen einer zerebralen oder retinalen Ischämie als Ausdruck embolischer Komplikationen.

Therapie und Prognose. Eine frühe korrekte Diagnose mit Einleitung einer antithrombotischen Therapie ist entscheidend. Die Prognose ist schlecht in Fällen ischämischer Komplikationen mit schweren Folgeschäden/Tod in 15% der Fälle.

Diagnostik. Eine *TOF-MR-Angiographie, kombiniert mit einer zerebralen MRT,* gilt als Methode der Wahl bei der Frage nach einer Karotisdissektion. Die Methode erlaubt (durch Studium der MIP-/MPR-Rekonstruktionen) eine genaue Bestimmung der Befundausdehnung. Durch Kombination mit einer ze-

> TOF-MR-Angiographie, kombiniert mit einer zerebralen MRT, gilt als Methode der Wahl bei der Frage nach einer Karotisdissektion.

rebralen MRT (Diffusions-, T2-Gewichtung) lassen sich Ischämien im Karotisstromgebiet diagnostizieren. Im Unterschied zur DSA wird parallel zum durchflossenen Lumen das intramurale Hämatom abgebildet als Beweis der Dissektion; die *DSA* hingegen kann ohne den Befund eines eindeutigen „falschen Lumens" die Diagnose einer Dissektion nur aufgrund mehr oder weniger typischer Sekundärkriterien stellen. Eine alleinige Lumeneinengung in der Angiographie (Abb. 9.**6**) ist unspezifisch und kann z. B. auf eine fibromuskuläre, arteriosklerotische, neoplastische oder dissektionsbedingte Ursache hinweisen. Die *Sonographie* als weitere Alternativmethode ist nur in einem eingeschränkten Blickfeld anwendbar und insbesondere im schädelbasisnahen Abschnitt inadäquat.

― **MRT-Spezifisches** ―

- Die nachfolgend dargestellten *MR-Angiographiekriterien für eine Dissektion* (Abb. 9.**6**) sind in der Reihenfolge ihrer Verlässlichkeit genannt.
- *Vergrößerung des äußeren Gefäßdurchmessers:* Die intramurale Wühlblutung führt zu einer Ausweitung des Gefäßes, d. h. zur Vergrößerung des äußeren Gefäßdurchmessers. Der Befund eines „aufgeweiteten Lumens" ist vor allem dann hilfreich, wenn sich eine Dissektionsmembran nicht sicher von Flussartefakten abgrenzen lässt.
- *Intramurales Hämatom:* Infolge eines Intimaeinrisses kommt es zu einer Wühlblutung in die Arterienwand und zur Ausbildung eines Wandhämatoms. Die Veränderung der Signalintensität im zeitlichen Verlauf ist im Wesentlichen dem T1-verkürzenden Effekt des Methämoglobinanteils zuzuschreiben: initial isointens zur Muskulatur, Signalintensitätszunahme bis 2 Monate,

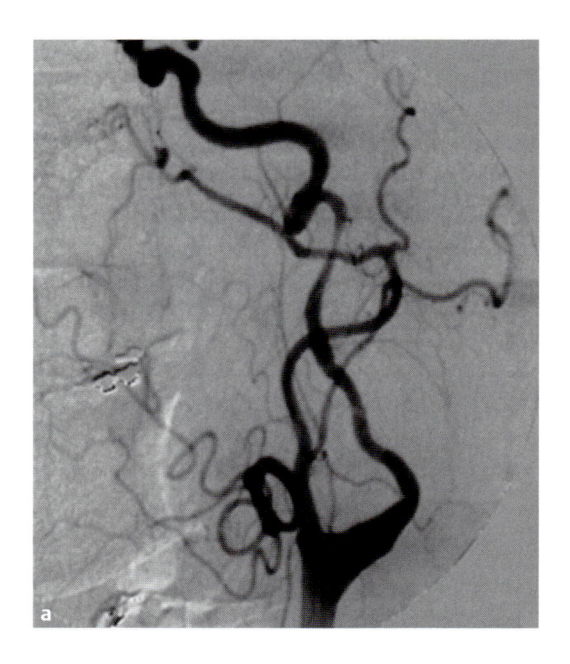

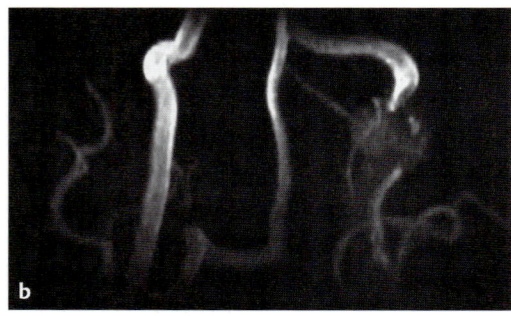

Abb. 9.6 a–g **Karotisdissektion links** (mit freundlicher Genehmigung von St. Wetzel, Universitätsspital Basel).

a Die DSA zeigt eine langstreckige irreguläre Lumenengstellung der linken A. carotis interna im mittleren und distalen zervikalen Drittel.

b In der MIP-Darstellung der 3-dimensionalen TOF-MR-Angiographie findet sich neben einem bizarren Gefäßcoiling im distalen Drittel ein periluminaler Saum von intermediärer bis hyperintenser Signalgebung (mittleres/distales Drittel); dieser Befund entspricht dem intramuralen Hämatom.

c u. d Die Quellbilder vor (**c**) und nach Schaltung (**d**) des zusätzlichen Sättigungspulses demonstrieren dabei das auslöschbare Flusssignal, während das Hämatom zu beiden Untersuchungszeiten hyperintens zur Darstellung gelangt.

e Selektive Darstellung des Hämatoms in einer MIP-Rekonstruktion nach zusätzlichem kaudalem (arteriellem) Sättigungspuls.

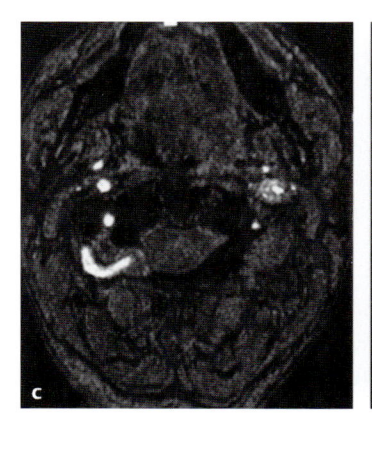

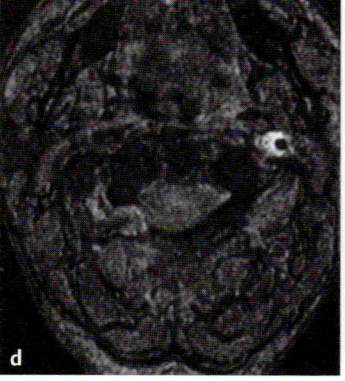

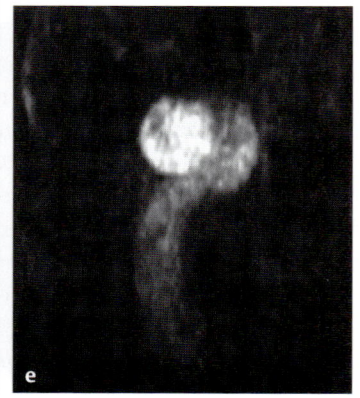

Fortsetzung →

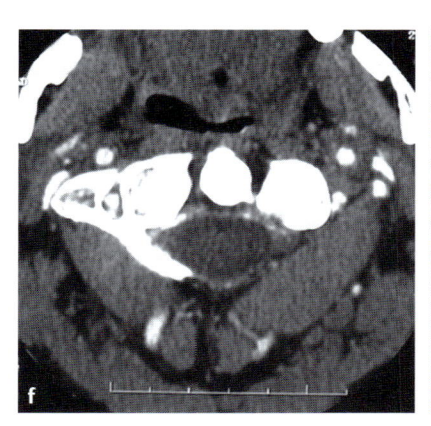

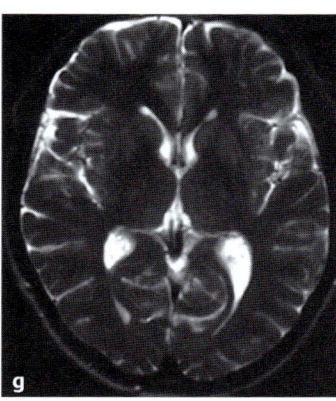

Abb. 9.6f–g **Fortsetzung**
f Im Vergleich dazu zeigt eine kontrastmittelunterstützte CT das Hämatom als unspezifische hypodense Wandverdickung.
g Eine zusätzlich angefertigte MRT des Neurokraniums weist keine komplizierenden frischen Ischämien zum Untersuchungszeitpunkt nach.

dann erneut Abnahme der Signalintensität. In einem sehr frühen Stadium (Stunden bis Tage), wenn das Hämatom noch kein verstärktes Signal liefert, können also lediglich die anderen beiden Zeichen Vergrößerung des äußeren Gefäßdurchmessers oder Lumeneinengung Hinweis auf das Vorliegen einer Dissektion geben. Falls das intramurale Hämatom aufgrund eines hohen Methämoglobinanteils in der TOF-MR-Angiographie hyperintens erscheint, wird es möglicherweise von einem ebenfalls signalintensiven durchbluteten Lumen nicht sicher differenziert. In diesen Fällen ist die zusätzliche Durchführung einer identischen MR-Angiographie-Sequenz mit kaudalem arteriellem Sättigungspuls (black blood) hilfreich. Dadurch wird das Signal des arteriellen Flusses unterdrückt und der Thrombus wird selektiv abgebildet. Die direkte Visualisierung des Hämatoms ist ein Vorteil der TOF-Technik gegenüber der Phasenkontrasttechnik; in der Phasenkontrasttechnik wird stationäres Gewebe subtraktionsbedingt nicht dargestellt. Wird eine Phasenkontrasttechnik aber ergänzend mit einer fettsupprimierten T1w SE-Sequenz (zur Sichtbarmachung des Hämatoms) kombiniert, ergibt sich eine weitere Protokolloption für die Abklärung einer Dissektion.

- *Lumeneinengung:* Weniger spezifisch für den Nachweis einer Dissektion ist der Nachweis einer Lumeneinengung. Dieses Kriterium liegt der DSA zugrunde. Das alleinige Zeichen eines verschmälerten Lumens ist allerdings unspezifisch. Im Gegensatz zur DSA lässt sich bei der MR-Angiographie die Differenzialdiagnose eines eingeengten Lumens (Atherosklerose, Dissektion, Raumforderung usw.) durch Mitdarstellung der Wand bzw. des Wandhämatoms verfeinern: Helles Wandsignal findet sich aufgrund eines intramuralen Thrombus bei Dissektion (s. oben), arteriosklerotische Plaques bei Atherosklerose sind signalarm oder schwarz abgebildet. Selten kann eine hämorrhagische, arteriosklerotische Plaque eine kurzstreckige Dissektion vortäuschen.

Dissektion der Arteria vertebralis

Pathogenese und Klinik. Dissektionen der A. vertebralis treten häufig im Rahmen einer Traumatisierung der oberen Halswirbelsäule auf. Betroffen ist zumeist das distale Drittel. Die Assoziation zwischen Frakturen/Dislokationen zervikaler Wirbel mit vertebraler Dissektion ist aufgrund des Gefäßverlaufs einleuchtend. Die Häufigkeit bei Frakturbeteiligung der Processus transversi wird auf 50 % geschätzt; da aber eine einseitige Dissektion bei guter kollateraler Perfusion häufig asymptomatisch verläuft und die vertebralen Gefäße in der Regel nur bei neurologischem Zustandsbild weiter abgeklärt werden, ist die genaue Inzidenz nicht bekannt. Dennoch sollte bei entsprechendem Trauma eine routinemäßige Evaluation des vertebrobasilaren Stromgebiets durchgeführt werden.

Therapie und Prognose. Da eine Okklusion trotz antithrombotischer Therapie in etwa 30 % der Fälle persistieren kann, sind auch weitere Verlaufskontrollen gerechtfertigt. Das Wissen um eine verminderte posteriore Zirkulationsreserve kann bzgl. künftigen Risikoverhaltens für den Betroffenen von Vorteil sein.

— **MRT-Spezifisches** —

- Aufgrund des geringeren Gefäßkalibers sind die Dissektionen im Vertebralisstromgebiet schwieriger mit der MR-Angiographie zu erkennen als gleichartige Läsionen in den Karotiden.
- Auch hier ist die *TOF-MR-Angiographie* wegen der benannten Möglichkeit, Lumen und Dissektat gleichzeitig abzubilden, die Methode der ersten Wahl.

Bei weiterhin guter Sensitivität (bis 100%) sind die Spezifitätswerte (35%) dieser Methode aufgrund des physiologisch schmaleren Gefäßdurchmessers und variierenden Kalibers deutlich schlechter als im Falle einer Karotisdissektion.

- Als Alternative zur DSA ist die TOF-MR-Angiographie eine vergleichbare nichtinvasive Option; insbesondere können durch eine gleichzeitig durchführbare zerebrale MRT ischämische Läsionen im Vertebralisstromgebiet gesucht werden.

Literatur

Boos, M., K. Scheffler, H. W. Ott, E. W. Radü, G. Bongartz: Konventionelle MR-Angiographie und CE-MR-Angiographie der extrakraniellen Gefäßabschnitte. Radiologe 37 (1997) 515–528

Goyal, M., J. Nicol, D. Gandhi: Evaluation of carotid artery stenosis: contrast-enhanced magnetic resonance angiography compared with conventional digital subtraction angiography. Can Assoc Radiol J. 55 (2004) 111–119

Herold T., C. Paetzel, M. Volk, et al.: Contrast-enhanced magnetic resonance angiography of the carotid arteries: influence of injection rates and volumes on arterial-venous transit time. Invest. Radiol. 39 (2004) 65–72

Jewells, V., M. Castillo: MR angiography of the extracranial circulation. Magn. Reson. Imaging Clin. North Am. 11 (2003) 585–597

Prince, M. R., M. G. Grist, J. F. Debatin: 3D Contrast MR Angiography, 3rd ed. Springer, Berlin 2003

Randoux, B., B. Marro, F. Koskas, J. Chiras, D. Dormont, C. Marsault: Proximal great vessels of aortic arch: comparison of three-dimensional gadolinium-enhanced MR angiography and digital subtraction angiography. Radiology 229 (2003) 697–702

Reimer, P., P. M. Parizel, F. A. Stichnoth: Clinical MR Imaging, 2nd ed. Springer, Berlin 2003

Rothwell, P. M., M. Eliasziw, S. A. Gutnikov, et al.: Analysis of pooled data from the randomised controlled trials of endarterectomy for symptomatic carotid stenosis. Lancet 361 (2003) 107–116

Thorakale Gefäße

M. Brändli und G. Bongartz

In der Evaluation aortaler Pathologien gelangen sowohl Black-Blood-Verfahren (T1w SE, HASTE) als auch Bright-Blood-Verfahren (Phasenkontrast, TOF, Kontrastmittel-MR-Angiographie) zur Anwendung:

- Die *Black-Blood-Bilder* erlauben aufgrund des signalarmen Gefäßlumens häufig eine bessere Darstellung von pathologischen Wandveränderungen und sind gut geeignet für Kalibermessungen. Sie sind anfällig für Slow-Flow-Artefakte, die eine Thrombosierung vortäuschen können.
- Die ideale *Bright-Blood-Technik* ist eine 3-dimensionale Kontrastmittel-MR-Angiographie. Diese Technik verbindet ein gutes SRV und eine hohe Bildauflösung mit relativ kurzen Akquisitionszeiten und kann in Atemanhaltetechnik durchgeführt werden. Dadurch lassen sich Bewegungsartefakte des Aortenbogens minimieren. Ältere, kein Kontrastmittel verwendende 2-dimensionale TOF-Techniken (mit EKG-Triggerung und Atemkompensation) werden aufgrund der Überlegenheit der Kontrastmittel-MR-Angiographie nur noch selten verwendet.
- *Cine-Techniken* – durchgeführt mittels GE- oder Phasenkontrastsequenzen – erlauben eine semi-/quantitative Beurteilung des intraluminalen Blutflusses/Flussvolumens und sind hilfreich in der hämodynamischen Beurteilung von Stenosen oder komplizierenden Klappenfehlern.

Untersuchungstechnik

Black-Blood-Techniken

SE-Sequenzen sind die Grundlage der Black-Blood-Techniken. Schnell fließendes Blut (arterieller Fluss) stellt sich in SE-Sequenzen schwarz dar. Vorgeschaltete Sättigungspulse verstärken diesen Effekt. Als Sequenzen werden EKG-getriggerte T1w SE-Sequenzen (Dauer mehrere Minuten) oder ultraschnelle TSE-Sequenzen (HASTE) verwendet. Letztere nehmen zugunsten einer deutlich schnelleren Akquisitionszeit (ca. 20 Bilder in 1 min) mit verminderten Bewegungsartefakten ein geringes SRV in Kauf, weshalb optimale Spulensysteme wie z. B. eine Phased-Array-Spule verwendet werden müssen. Optional verwendbare T2w Sequenzen zeigen eine vermehrte intramurale oder perivaskuläre Flüssigkeitseinlagerung im Falle von Vaskulitiden.

Die Black-Blood-Techniken sind anfällig auf Flussverlangsamungen, wie sie z. B. bei Dissektionen und im Rahmen einer Linksherzinsuffizienz auftreten. Signalanhebungen können dann einen Thrombus vortäuschen. Die ergänzende Durchführung einer Bright-Blood-Technik ermöglicht die Differenzierung.

Black-Blood-Techniken sind unabhängig von Dephasierungseffekten, wie sie im Bereich turbulenter Strömung auftreten. Stenosen sollten dadurch besser beurteilbar sein. Andererseits erscheinen Wandverkalkungen gleichfalls schwarz und können fließendes Blut imitieren (Unterschätzung des Stenosegrads).

Bright-Blood-Techniken

Als Bright-Blood-Techniken werden angewendet:
- Kontrastmittel-MR-Angiographie,
- Cine-MR-Techniken (GE, Phasenkontrast).

Kontrastmittel-MR-Angiographie. Der große Vorteil der Kontrastmittel-MR-Angiographie ist ihre weitgehende Unabhängigkeit von Inflow-Effekten. Damit ist die In-Plane-Ebene im Gegensatz zu den flussabhängigen MR-Angiographie-Verfahren frei wählbar. Aneurysmen, Dissektionen, aber auch angeborene Anomalien können die gewohnte Topologie verändern, was initial mittels großzügig gewähltem axialem Localizer (2-dimensionale GE) zu prüfen ist. Mit dem Ziel einer möglichst großen Volumenabdeckung wird – unter Berücksichtigung der individuellen Anatomie – eine sagittale oder koronare Bildorientierung gewählt.

Messungen in *Atemanhaltetechnik* sind vor allem für eine zuverlässige Beurteilung des Aortenbogens und der supraaortalen Arterienabgänge notwendig, während die deszendierende Aorta durch ihre paravertebrale, fixierte Lage weniger atmungsabhängigen Bewegungsartefakten unterliegt. Falls der Zu-

> Schnell fließendes Blut (arterieller Fluss) stellt sich in SE-Sequenzen schwarz dar, Wandverkalkungen allerdings auch, weshalb ein Stenosegrad unterschätzt werden kann.

stand des Patienten ein Atemanhalten nicht erlauben sollte, kann alternativ ein länger dauerndes (3–4 min), dafür höher auflösendes Untersuchungsprotokoll mit größerer Matrix, dünneren Schichten und Mehrfachakquisitionen gewählt werden. Dadurch entfällt ein exaktes Bolustiming und es ist einfacher, die Kontrastmitteleinflutung mit der Akquisition der zentralen, Kontrast bestimmenden k-Raum-Zeilen zu koordinieren. Nachteil sind vermehrte Gefäßunschärfen (der supraaortalen Abgänge) sowie eine nicht zu vermeidende venöse Überlagerung.

Eine Kontrastmitteldosis von 0,1–0,2 mmol/kg Körpergewicht, appliziert mit einer Flussrate von 2 ml/s und einer kräftigen NaCl-Spülung im Anschluss mit gleicher Flussrate, erscheint optimal.

Für die Abstimmung von *Kontrastmittelpräsenz* im Zielgebiet mit der *Akquisition der zentralen k-Raum-Zeilen* sind 3 Methoden gebräuchlich:
- fixes Protokoll (z.B. 10 s verzögerte Sequenzauslösung nach kubitaler Injektion von 0,1–0,2 mmol Gd/kg Körpergewicht bei einer Scanzeit von 30–40 s),
- initial Bestimmung der Kreislaufzeit durch zeitaufgelöste 2-dimensionale GE-Sequenz über dem Zielgefäß nach Testbolus,
- Sequenzauslösung mit einem automatischen Boluserkennungssystem.

Eine weitere Datenakquisition in der venösen oder Äquilibriumskontrastmittelphase (unmittelbar im Anschluss an die arterielle Messung) liefert ergänzende Detailinformationen bzgl. Durchgängigkeit schmaler Lumina, wenn sich diese bei der ersten Kontrastmittelpassage ungenügend kontrastiert haben.

Bestrebungen, die Messzeit zu verkürzen, ohne dabei Ortsauflösungseinbussen in Kauf nehmen zu müssen, sind bisher ein Hauptanliegen der Kontrastmittel-MR-Angiographie gewesen und werden es auch in Zukunft bleiben. Durch Verbesserung der Gradintenperformance, höhere Magnetfeldstärken und Sequenzoptimierungen konnte die Messzeit in den letzten Jahren bereits deutlich verkürzt werden. Dabei wurde aber ebenfalls klar, dass weiteren Entwicklungen in diese Richtung physiologische Grenzen (theoretische Möglichkeit von neuromuskulären Stimulationen durch schnelle Gradientenschaltungen, Erreichen der SAR-Grenzwerte durch die dichte Abfolge von RF-Pulsen) gesetzt sein würden. Einen bedeutenden Fortschritt stellen daher die neuerdings verfügbaren *parallelen Bildgebungstechniken* dar. Im Gegensatz zu den bisher angewendeten Rekonstruktionsalgorithmen, welche nur das Signal einer einzigen Empfangsspule berücksichtigt haben, werden hier gleichzeitig („parallel") zwei oder mehrere unabhängig voneinander arbeitende Empfangsspulen für die Datenakquisition eingesetzt. Durch das unterschiedliche Empfindlichkeitsprofil der einzelnen Spulen ist hierbei bereits ein Teil der räumlichen Information im empfangen Signal enthalten. Dadurch lässt sich die Anzahl der ansonsten (für die Ortsauflösung) notwendigen, Zeit konsumierenden Phasenkodierschritte – und damit die Messzeit – verringern.

Cine-MR-Techniken. Cine-MR-Techniken eignen sich für eine dynamische bzw. funktionelle semi-/quantitative Beurteilung des intraluminalen Blutflusses bzw. von Klappeninsuffizienzen. Zur Anwendung gelangen GE- oder Phasenkontrastsequenzen. Im Unterschied zum EKG-getriggerten SE erfolgt die Datenakquisition während des gesamten Herzzyklus in einer frei wählbaren Schicht; der Datensatz wird retrospektiv auf einzelne Phasen des Herzzyklus aufgeteilt (*retrospektives Gating*). Dadurch werden mehrere Momentaufnahmen erhalten, die in Folge abgespielt werden können und so einen Videoclip des Blutflusses über den gesamten Herzzyklus liefern.

In den Cine-GE-Bildern zeigt fließendes Blut ein hohes Signal. Die Technik ist angewiesen auf einen kontinuierlichen Einstrom ungesättigter Protonen und ist daher für langsamen Blutfluss oder Fluss innerhalb der Bildebene (in-plane flow) wenig geeignet. Andererseits führen turbulente Flussverhältnisse, wie sie bei Stenosen und Klappeninsuffizienzen auftreten, über Spindephasierungen zu Signalverlusten, was diagnostisch verwertet werden kann. Postläsionelle Signalverluste in der Systole bzw. präläsionelle Signalverluste in der Diastole weisen auf Stenosen (Aortenstenose, Koarkatation) bzw. einen Reflux bei Klappeninsuffizienzen hin. Die Artefaktgröße korreliert dabei gut mit dem klinischen Schweregrad des Befunds.

Flusskodierende Cine-Phasenkontrast-Sequenzen erlauben quantitative Flussgeschwindigkeits- und Flussvolumenmessungen über den Herzzyklus. Hierbei wird die Messebene senkrecht zum Gefäßlumen orientiert. Messungen in der Aorta ascendens und descendens können ohne Atemanhaltetechnik durchgeführt werden, für den Aortenbogen bzw. die supraaortalen Abgänge ist eine Untersuchung in Atemstillstand empfehlenswert.

Spulen, Lagerung

Für alle erwähnten Techniken gilt, dass sie mit elevierten Armen durchgeführt werden sollten (um Einfaltungsartefakte zu minimieren) – außer für die Evaluation der Aa. subclaviae bzw. der Armarterien, da hierbei Stenosen vorgetäuscht werden können. Eine *Körperspule* hat den Vorteil, dass die gesamte Aorta (thorakal und abdominal) abgedeckt wird mit homogener Signalempfindlichkeit im erfassten FOV. Moderne Mehrkanalspulen besitzen ein höheres SRV als die Körperspule, sodass eine verbesserte Bildqualität erzielt werden kann.

Pädiatrische Patienten passen manchmal in die *Kopfspule* mit einem mindestens 4-fachen SRV der Körperspule.

Aorta und Aortenäste

Anatomie

Die Aorta wird unterteilt in:
- Aorta ascendens,
- Arcus aortae,
- Aorta descendens.

Die *Aorta ascendens* liegt nahezu vollständig intraperikardial, rechts begrenzt durch die V. cava superior, auf der linken Seite durch den Truncus pulmonalis. Der *Arcus aortae* gibt die supraaortalen Arterien ab. Er zieht von rechts-anterior nach links-dorsal und überquert dabei die rechte A. pulmonalis und den linken Hauptbronchus; er liegt vor der Trachea und vor dem Ösophagus. Die *Aorta descendens* hat einen supradiaphragmalen und einen infradiaphragmalen Anteil. Unmittelbar vor der Wirbelsäule liegend, gibt der supradiaphragmale Anteil viszerale (Rr. bronchiales, Rr. oesophagei, Rr. pericardiaci, Rr. mediastinales) und parietale Äste (Aa. intercostales posteriores, A. subcostalis) ab und zieht zum Hiatus aorticus des Zwerchfells.

Anatomische Varianten

Vascular Ring. Der Begriff Vascular Ring bezeichnet eine anomale Entwicklung des Aortenbogens. Varianten sind:
- linksseitiger Aortenbogen mit posterior aberrierender rechter A. subclavia (A. lusoria: 0,5 – 1 % der Bevölkerung; häufig asymptomatisch),
- rechtsseitiger Aortenbogen (Abb. 9.7) mit posterior aberrierender linker A. subclavia,
- doppelter Aortenbogen.

Durch ringartige Umschließung von Trachea und Ösophagus können entsprechende *Kompressionssymptome* (Stridor, Dysphagie) auftreten, meist schon im Säuglingsalter.

── MRT-Spezifisches ──
- Eine T1w SE-Untersuchung in verschiedenen Orientierungen (axial, sagittal) reicht zur Erfassung der topographischen Verhältnisse und des Grades der Verlagerung von Nachbarstrukturen (Trachea, Ösophagus) aus.
- Es handelt sich häufig um pädiatrische Patienten, bei denen ein schneller arterieller Blutfluss eine gute Qualität der Black-Blood-Aufnahmen ermöglicht.

Aortenkoarktation

Pathogenese und Klinik. Die Aortenkoarktation ist die häufigste angeborene Anomalie der Aorta. Es handelt sich um eine umschriebene Einengung der thorakalen Aorta meist unmittelbar distal, seltener proximal der linken A. subclavia. Die *infantile präduktale Form* (25 %) ist vergesellschaftet mit einem Rechts-links-Shunt durch einen offenen Ductus Botalli mit konsekutiver Zyanose der unteren Körperhälfte. Aufgrund einer frühen kardialen Dekompensation ist eine operative Korrektur bereits im frühen

Abb. 9.7 a–c **Rechtsseitiger Aortenbogen.**

a u. b 3-dimensionale Kontrastmittel-MR-Angiographie, MIP-Darstellungen. Als erstes Gefäß geht die linke A. carotis communis ab, dann folgen die rechte A. carotis communis, die rechte A. subclavia (*cave:* kein Truncus brachiocephalicus) und schließlich die verspätet abgehende linke A. subclavia mit Ursprung vom distalen Aortenbogen und retroösophagealem Verlauf.

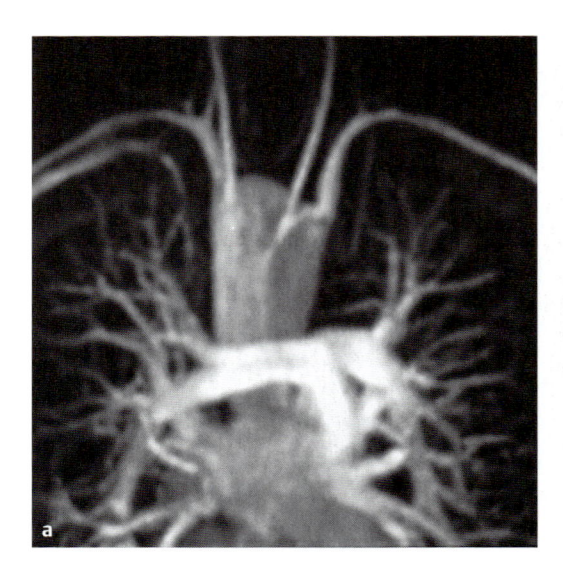

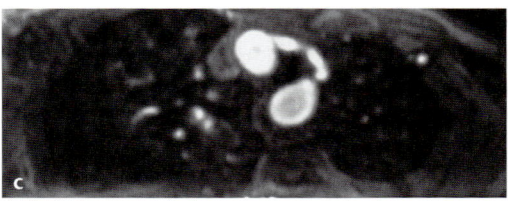

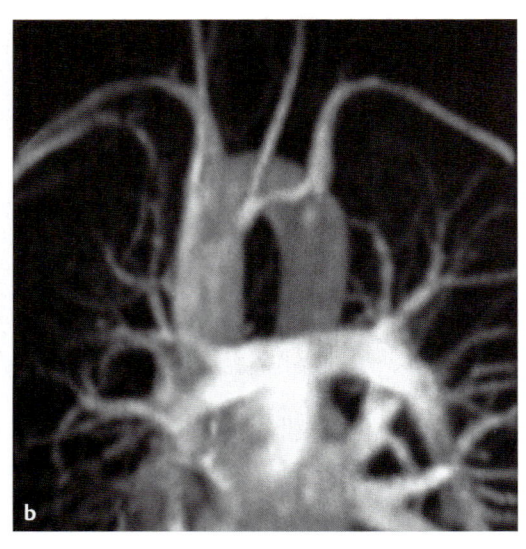

c Im Beispiel findet sich zusätzlich eine Verbindung zwischen der zuerst abgehenden A. carotis communis sinistra und der zuletzt abgehenden A. subclavia links (= linksseitiger „Truncus brachiocephalicus") mit konsekutiver Ringbildung um Ösophagus und Trachea (vgl. MPR).

Säuglingsalter notwendig. Bei der häufigeren *postduktalen Form* (75%) ist der Ductus Botalli meist verschlossen, und das Blut wird vermehrt über beide Aa. mammariae und retrograd über die erweiterten Interkostalarterien der deszendierenden Aorta zugeführt. Männer sind 4-mal so häufig betroffen wie Frauen. In mehr als der Hälfte der Fälle besteht zusätzlich eine bikuspide Aortenklappe, die mit einer Stenose oder Insuffizienz einhergehen kann.

Prognose und Therapie. Im Falle hämodynamisch relevanter Koarktationen ist die Lebenswartung ohne Therapie aufgrund hypertoniebedingter arteriosklerotischer Veränderungen im prästenotischen Gebiet deutlich vermindert (Gefahr einer Apoplexie, einer Aortenruptur oder eines Herzinfarktes). Therapie ist daher eine operative Stenosebeseitigung spätestens bis Schulbeginn. Posttherapeutisch sind bildgebende Verlaufskontrollen angezeigt zur Erkennung von Komplikationen wie Rezidivstenose oder Aneurysmen.

— **MRT-Spezifisches** —

- Eine optimale Diagnostik berücksichtigt einerseits die morphologisch-anatomische Beurteilung des Lokalbefunds, andererseits aber auch (semi-)quantitative Messungen für eine quantitative Beurteilung des Kollateralkreislaufs.
- *Black-Blood-Aufnahmen* im Verlauf der Aorta (schräg-oblique Bildorientierung) oder axial zeigen den Lokalbefund in seiner Beziehung zum Aortenbogen sowie eine mögliche poststenotische Dilatation. Axiale Schichtführungen erlauben Kalibermessungen. Im postoperativen Screening lassen sich Komplikationen wie Restenosen oder aneurysmatische Lumenaufweitungen aufzeigen (Abb. 9.**8**).
- Eine *Kontrastmittel-MR-Angiographie* bietet aufgrund eines größeren SRV und höherer Auflösung eine bessere Detaildarstellung des Lokalbefunds. Die 3-dimensionale Datenakquisition ermöglicht multiplanare Rekonstruktionen. Hochgradige filiforme Stenosierungen lassen sich so von einem komplett unterbrochenen Aortenbogen abgrenzen, was mittels SE- oder Cine-MR-Untersuchung aufgrund von Flussartefakten schwierig ist. Morphologisch kann der Kollateralkreislauf gut mittels Kontrastmittel-MR-Angiographie gezeigt werden (Abb. 9.**8**).
- Die Anwendung von *Cine-MR-Techniken,* akquiriert über den gesamten Herzzyklus, ermöglicht eine Beurteilung der hämodynamischen Verhältnisse sowohl im Bereich der Stenose selbst als auch bzgl. des Ausmaßes des kollateralen Kreislaufs.
- Ein *poststenotischer schweifartiger Signalverlust* in Cine-GE-Bildern weist auf eine relevante Stenose mit poststenotisch turbulenter Strömung hin. Die Länge des Signalverlusts korreliert grob mit dem klinischen Schweregrad. In gleicher Weise lassen sich assoziierte Aortenklappenfehler abklären (turbulenter Reflux in der Diastole bei Aorteninsuffizienz).

Thorakale Gefäße

Abb. 9.8 a–c **Aortenkoarktation** (mit freundlicher Genehmigung von J. Bremerich, Universitätsspital Basel).

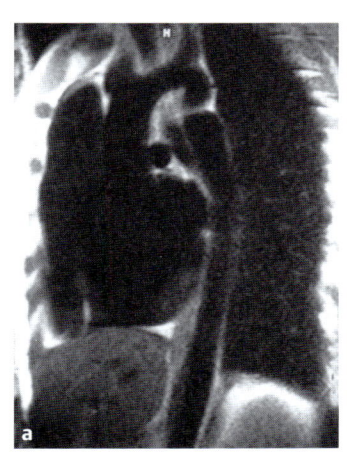

a Die Black-Blood-Darstellung in sagittaler Bildorientierung ermöglicht eine exakte Vermessung des Lokalbefunds.

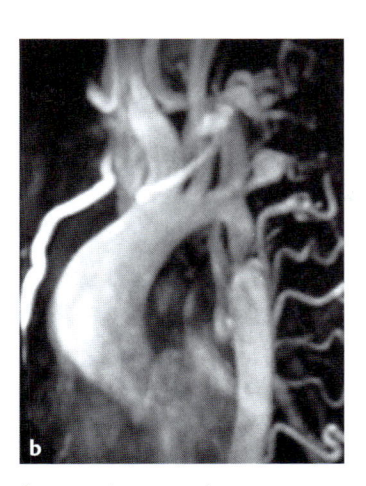

b Die 3-dimensionale Kontrastmittel-MR-Angiographie (MIP) zeigt die hochgradige Einengung sowie eine ausgedehnte Kollateralisation über ein vorderes (Aa. mammariae internae) bzw. posteriores System (paraskapulare Arterien) und deutlich aufgeweitete Interkostalarterien.

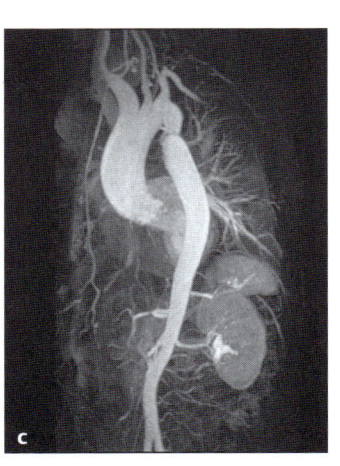

c 3-dimensionale Kontrastmittel-MR-Angiographie (MIP) einer weiteren Patientin mit Aortenkoarktation. Trotz hochgradiger Stenose fehlt hier eine eindrückliche Kollateralisation.

- *Quantitative Flussmessungen* sind durch eine flusskodierende Cine-Phasenkontrast-Technik möglich. Das Ausmaß der kompensatorischen kollateralen Zirkulation über die Interkostalarterien wird abgeschätzt, indem der aortale Blutfluss auf 2 unterschiedlichen Höhen, nämlich unmittelbar distal der Koarktation und auf Höhe des Diaphragmas bestimmt wird. In der normalen Aorta nimmt der Fluss bis auf Höhe des Diaphragmas um ca. 8 % ab, im Falle einer hämodynamisch relevanten Koarktation wächst er aber aufgrund retrograder Füllung über die Kollateralen um ca. 80 %.

Eine weitere Möglichkeit einer funktionellen Situationsbeurteilung ergibt sich durch die Bestimmung der maximalen Blutflussgeschwindigkeit über der Koarktation. Damit lässt sich letztendlich der Druckgradient berechnen.

- Solche (semi-)quantitativen Messungen helfen in der differenzialdiagnostischen Abgrenzung von *Pseudokoarktationen*. Dies sind vorgetäuschte Koarktationen bei elongiertem, evtl. geknicktem Aortenverlauf; es bestehen aber kein Druckgradient und keine Kollateralisation.

Aortenaneurysma

Aufweitungen der thorakalen Aorta > 4 cm Durchmesser werden als Aneurysmen bezeichnet. Aneurysmen > 6 cm oder solche, die schnell wachsen, verlangen wegen der erhöhten Rupturgefahr eine chirurgische Sanierung. Das kumulative 5-Jahres-Risiko einer Ruptur wächst 5fach für thorakale Aneurysmen > 6 cm.

Thorakale Aneurysmen finden sich bei 10 % der älteren Bevölkerung, aber lediglich 15 % aller Aortenaneurysmen betreffen den thorakalen Abschnitt. Aneurysmen sind oft multifokal. Ungefähr $^1/_4$ der Patienten mit thorakalem Aneurysma hat gleichzeitig ein abdominales, meist infrarenal gelegenes Aneurysma, was eine routinemäßige Evaluation der gesamten Aorta bei einem Patienten ohne Traumaanamnese sinnvoll macht.

Formen. Vom Erscheinungsbild her wird zwischen einer *sakkiformer (sackförmiger)* und *fusiformer (spindelförmiger) Konfiguration* unterschieden. Je nach Wandaufbau wird das *wahre* vom *falschen Aneurysma (Pseudoaneurysma)* abgegrenzt. Das wahre Aneurysma (Abb. 9.**10**) beschreibt eine Erweiterung aller 3 Wandschichten (Intima, Media und Adventitia). Im Fall des falschen Aneurysmas (Abb. 9.**9**) besteht ein Leck in der Arterienwand,

597

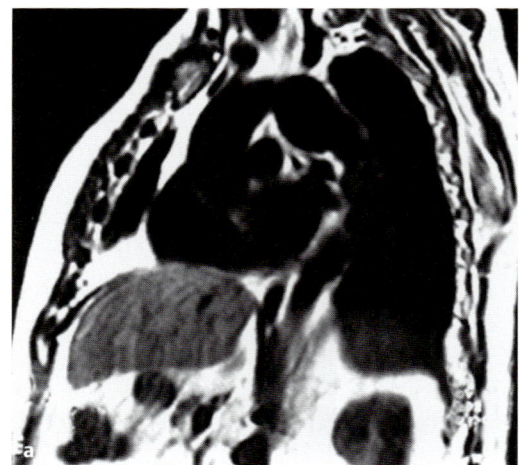

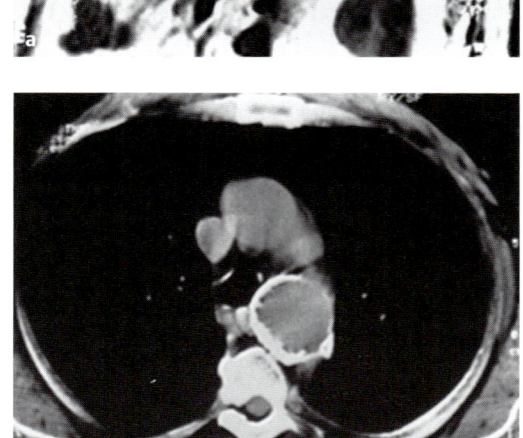

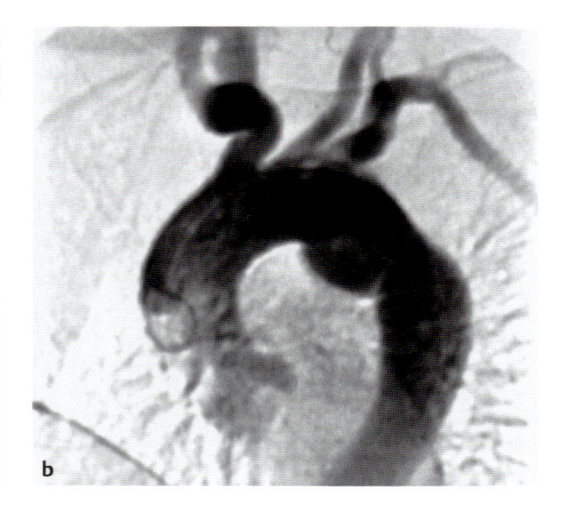

Abb. 9.9a–c Traumatisches Pseudoaneurysma (mit freundlicher Genehmigung von C. H. Buitrago-Téllez, Universitätsspital Basel).

a u. b Sagittales Black-Blood-Bild (**a**) und DSA (**b**). Umschriebene irreguläre Kaliberaufweitung an typischer Lokalisation (Lig. arteriosum, unmittelbar distal der linken A. subclavia). In speziellen Fällen kann die Abgrenzung von einem Duktusdivertikel schwer fallen; Letzteres zeigt aber eine glatte Kontur sowie eine stumpfwinklige Konfiguration zur Aortenwand.

c Kontrastverstärkte CT. Eine irreguläre Kontur mit umschriebener Auswölbung der anterolateralen Zirkumferenz der deszendierenden Aorta deutet auf die Lazerationsstelle.

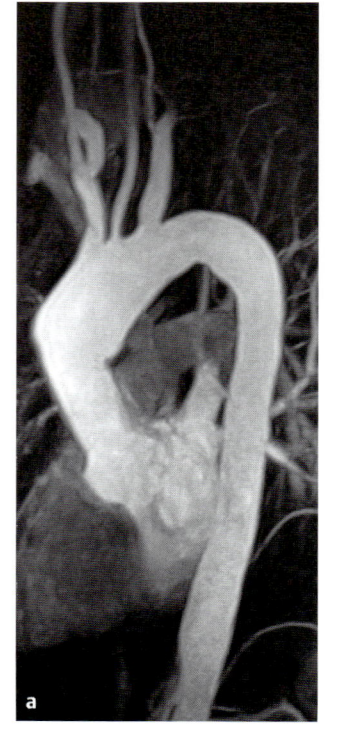

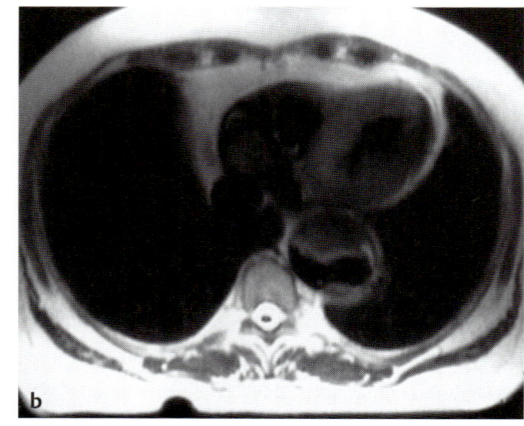

Abb. 9.10a u. b Wandthrombosiertes Aortenaneurysma.

a 3-dimensionale Kontrastmittel-MR-Angiographie, MIP. Aneurysmatische Aufweitung der A. ascendens mit kontinuirlicher Verjüngung bis nach Abgang der linken A. subclavia.

b Die HASTE-Sequenz zeigt den hauptsächlichen ventralseitig lokalisierten Thrombus

durch das Blut nach extravasal gelangt; es bildet sich eine bindegewebige Kapsel (keine Gefäßwand!). Bezüglich der Konfiguration handelt es sich häufig um die sakkiforme Variante. Die Ursachen sind traumatisch, infektiös oder iatrogen (z. B. Anastomoseninsuffizienz oder -infekt). Wandulzerationen können die innere elastische Membran der Media (glatte Muskulatur) der Aortenwand durchbrechen und zu intramuralen Einblutungen führen.

— MRT-Spezifisches

- Da Aortenaneurysmen oft multifokal sind, ist eine bildgebende Evaluation der gesamten Aorta (thoracalis/abdominalis) gerechtfertigt.
- *Black-Blood-Techniken* (axial, sagittal) demonstrieren übersichtsmäßig die *aortale Morphologie*. Sie zeigen die Befundausdehnung, evtl. Wandthrombosierungen und periaortale Hämatome (Abb. 9.**9**). Ein akutes intramurales Hämatom kommt als isointense, das subakute aufgrund des hohen Methämoglobinanteils als T1-hyperintense Wandverdickung zur Darstellung. Manchmal kann es schwierig sein, einen Wandthrombus von einer chronischen Dissektion abzugrenzen; der solide Anteil der chronischen Dissektion ist glatt begrenzt, verläuft in der Regel spiralig und beteiligt die Aorta längerstreckig (> 7 cm).
- *Kalibermessungen* sind mittels Black-Blood-Techniken gut durchführbar. Im Falle einer Verlaufskontrolle, wo es lediglich darum geht zu prüfen, ob eine Lumenaufweitung progredient ist, ist die Black-Blood-Technik als einzige Untersuchungsmodalität ausreichend.
- Nachteile einer Black-Blood-Technik sind eingeschränkte Nachverarbeitungsmöglichkeiten bei 2-dimensionaler Datenakquisation, eine relativ lange Messzeit für SE-Protokolle und die Anfälligkeit auf Slow-Flow-Artefakte. Eine exaktere Situationsbeurteilung der intraluminalen Verhältnisse erfordert die ergänzende Durchführung einer *Bright-Blood-Technik*.
- Das optimale Untersuchungsprotokoll der *Kontrastmittel-MR-Angiographie* berücksichtigt eine Atemanhaltetechnik zur Vermeidung respirationsbedingter Gefäßunschärfen und eine zweizeitige Datenakquisition (arteriell/venös) zur besseren Erfassung von Wandunregelmäßigkeiten oder engen Gefäßabgängen. Die Kontrastmittel-MR-Angiographie ist wie die konventionelle Angiographie eine Luminographie, d. h. sie zeigt das durchflossene Lumen des Aneurysmas bzw. seine Beziehung zu den supraaortalen Arterienabgängen. Eine Vergleichsstudie zwischen Kontrastmittel-MR-Angiographie und konventioneller Angiographie/Chirurgie zeigte eine 100%ige Verlässlichkeit der Kontrastmittel-MR-Angiographie in der Beurteilung der Aneurysmagröße, -ausdehnung und seiner Beziehung zu den supraaortalen Abgängen. Bei alleiniger Durchführung einer Kontrastmittel-MR-Angiographie kann ein subakutes hyperintenses Hämatom durch hyperintenses intraluminales Kontrastmittel maskiert werden. Sinnvollerweise wird die Kontrastmittel-MR-Angiographie also immer in Kombination mit einer Black-Blood-Technik durchgeführt (Abb. 9.**10**).
- Mittels axial oder koronar orientierter *Cine-MR-Untersuchungen* durch die Aortenklappe lässt sich ein komplizierender Klappenfehler nachweisen.

> Im Rahmen der Untersuchung eines Aortenaneurysmas sollte die Kontrastmittel-MR-Angiographie optimalerweise in Atemanhaltetechnik und in Kombination mit einer Black-Blood-Technik durchgeführt werden.

Stenosen/Verschlüsse der supraaortalen Äste

Ursachen. Verschlüsse der proximalen supraaortalen Äste sind seltener als Stenosen im Bereich der Karotisbifurkation. Ursachen, genannt nach ihrer Häufigkeit, sind:
- Atherosklerose,
- Arteriitiden (Takayasu-Arteriitis, Riesenzellarteriitis),
- strahlungsinduzierte Fibrose,
- fibromuskuläre Dysplasie.

Ferner treten Verschlüsse der supraaortalen Äste im Rahmen einer proximalen Aortendissektion auf.

Hämodynamik. Am häufigsten sind atherosklerotische proximale Verschlüsse der A. vertebralis, gefolgt von Verschlüssen der A. subclavia (links 3-mal häufiger als rechts). Sowohl im Falle der Subklaviastenose (Subclavian-Steal-Syndrom: Blutentzug aus dem vertebrobasilaren Stromgebiet zugunsten der Armversorgung über retrograden Fluss in der entsprechenden A. vertebralis) als auch im Falle des Vertebralisverschlusses können Symptome einer vertebrobasilaren Insuffizienz auftreten (Schwindel, Ataxie, zentrale Sehstörungen). Da aber eine Kompromittierung der vertebrobasilaren Strombahn durch eine adäquate Versorgung über das Karotissystem ausreichend kompensiert und ein retrograder Fluss über die Vertebralarterie auch physiologischerweise einen alternativen kollateralen Seitenweg darstellt, ist in beiden Fällen zumeist eine gleichzeitige Beteiligung anderer supraaortaler Äste mitverantwortlich für das Zustandsbild.

> Eine Kontrastmittel-MR-Angiographie in Atemanhaltetechnik ist die MRT-Methode der Wahl zur Darstellung von Stenosen der supraaortalen Abgänge.

— **MRT-Spezifisches** —

- MRT-Methode der Wahl ist eine *Kontrastmittel-MR-Angiographie in Atemanhaltetechnik*. Dadurch lassen sich atmungsbedingte Unschärfen der supraaortalen Abgänge vermeiden. Stenosen sind dadurch zuverlässig darzustellen. Atherosklerotische Stenosen liegen irregulär umschrieben und exzentrisch im Gegensatz zu Stenosen bei Arteriitiden, die längerstreckig und eher konzentrisch auftreten.
- Für die Darstellung der *Karotiden und Aa. vertebrales* kann eine *neurovaskuläre Kopf-Hals-Spule* verwendet werden, die – für eine zuverlässige Darstellung der Gefäßabgänge – die obere Thoraxapertur mit einschließen muss.
- Die Evaluation der *A. subclavia* (inklusive proximale Armarterien) verlangt ein relativ großes Messvolumen von ca. 90 mm (FOV 350–400 mm), was bei Anwendung einer Atemanhaltetechnik eine mittelmäßige Auflösung (z. B. Voxelgröße ca. $1{,}5 \times 1{,}5 \times 1{,}7\,mm^3$) zur Folge hat. Hierbei wird eine *Phased-Array-Körperspule* verwendet, die leicht exzentrisch platziert wird. Die Kontrastmittelapplikation erfolgt über eine kontralateral gelegene Kubitalvene; dadurch lassen sich Suszeptibilitätsartefakte durch venös einströmendes Kontrastmittel minimieren. Die Arme des Patienten werden nicht eleviert, um keine artefiziellen Stenosen zu provozieren.
- Flussrichtungkodierende Phasenkontrastuntersuchungen oder TOF-Techniken mit Sättigungspulsen zeigen im Falle eines *Subclavian-Steal-Syndroms* den umgekehrten Blutfluss.

Aortendissektion

Pathogenese und Klinik. Infolge eines Innenwandeinrisses kommt es durch Wühlblutung zur Ausbildung eines zweiten, falschen Lumens, evtl. mit distaler Wiedereinmündung. Klinisch manifestiert sich die Dissektion als plötzliches retrosternal oder dorsal lokalisiertes Schmerzereignis von schneidendem Charakter, im zeitlichen Verlauf evtl. nach abdominal wandernd. Pathogenetisch wird angenommen, dass der Intimaeinriss ebenso spontan als auch sekundär bei intramuralem Hämatom infolge einer geschwächten Aortenwand erfolgen kann. Häufig (70–90%) findet sich als prädisponierender Faktor eine Hypertonie. Des Weiteren ist die Dissektion gehäuft mit verschiedenen kongenitalen Leiden (Morbus Marfan, Morbus Turner, Morbus Ehler-Danlos, Koarktation), Aortenklappenfehlern, Aneurysmen, zystischer Medianekrose, Arteriitiden (entzündlich/infektiös) vergesellschaftet.

Therapie und Prognose. Die Lokalisation entscheidet über das therapeutische Prozedere. Nach *Stanford* werden 2 Typen unterschieden:
- *Typ A* bezeichnet eine Dissektion mit Ursprung proximal der linken A. subclavia,
- *Typ B* entsprechend distal davon.

Aufgrund der Gefahr schwerwiegender Komplikationen (Herzbeuteltamponade, akute Aortenklappeninsuffizienz, Verlegung der Koronararterien mit Herzinfarkt) wird die proximale Form primär operativ angegangen. Typ B kann vorerst konservativ durch blutdrucksenkende Maßnahmen therapiert werden, falls nicht Komplikationen wie Verlegung der Nieren-/Mesenterialarterien (Organinfarkte) oder eine Aortenruptur (Hämatothorax, Mediastinal-, Abdominalblutung) ein akutes Vorgehen (z. B. interventionelle Fensterung, Operation) erfordern. Unbehandelt versterben 80% der Patienten mit einer Dissektion innerhalb von 2 Wochen an einer Ruptur.

Diagnostik. Die bildgebende Abklärung einer Aortendissektion verlangt die Darstellung der gesamten Aorta von der Aortenklappe bis zu den Iliakalarterien. Folgende Fragen werden an eine adäquate Bildgebung gestellt:
- exakte Befundausdehnung?
- Verlegung aortaler Gefäßabgänge?
- Nachweis intramuraler, mediastinaler, pleuraler oder perikardialer Einblutungen?
- begleitende Aorteninsuffizienz?

> Im Rahmen der bildgebenden Abklärung einer Aortendissektion ist die Darstellung der gesamten Aorta von der Aortenklappe bis zu den Iliakalarterien erforderlich.

— **MRT-Spezifisches** —

- *Black-Blood-Techniken* (HASTE, T1w SE-Untersuchung) in axialer/sagittaler Orientierung erlauben eine Beurteilung der Aortenwand sowie eine Prüfung des pleuralen und perikardialen Raums auf Einblutungen. Die Perfusionssituation ist durch diese Sequenzen aber nicht zuverlässig zu beurteilen (Abb. 9.**11**).
- Die *Flussverhältnisse* in beiden Lumina der dissezierten Aorta sind zwar zuverlässig mittels *Cine-Techniken* abklärbar, die Beziehung der aortalen Abgänge zu den beiden Lumina ist aber deutlich besser mittels *Kontrastmittel-MR-Angiographie* zu beurteilen aufgrund der 3-dimensionalen Technik, einer höheren Auflösung und eines günstigeren SRV.
- Die Anwendung einer *Atemanhaltetechnik* minimiert Bewegungsartefakte und ermöglicht selbst die Beur-

Thorakale Gefäße

Abb. 9.11 a – e **Typ-B-Dissektion.**

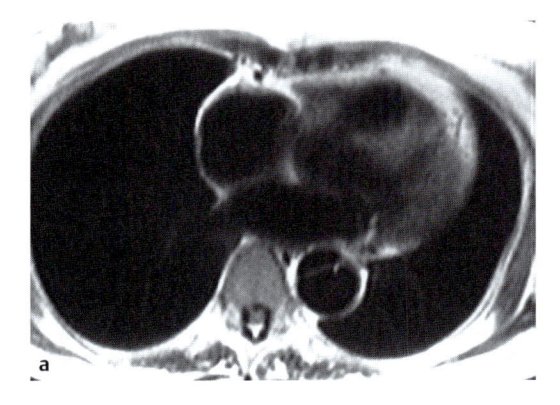

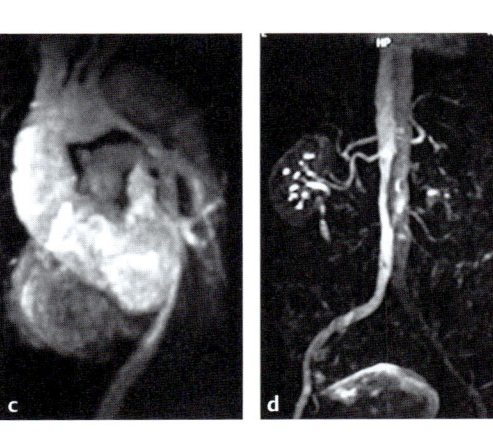

a u. **b** Axiales und sagittales T1w TSE. In der axialen Schichtführung (**a**) wird die Dissektionsmembran exakt dargestellt. Die beiden Lumina zeigen kein Signal, sodass beiderseits ein Fluss angenommen werden kann. In den sagittalen TSE-Darstellungen (**b**) sind signalintense Flussartefakte gegenwärtig und von Wandthrombosierungen nicht zu differenzieren.
c 3-dimensionale Kontrastmittel-MR-Angiographie. Eine MIP-Darstellung demonstriert exakt die Einrissstelle der Aortenwand unmittelbar distal der linken A. subclavia, sodass sich die Diagnose einer Typ-B-Dissektion stellen lässt.
d Nach distal erstreckt sich die Dissektion bis zur Aortenbifurkation (MIP); die linke A. iliaca communis geht dabei vollständig aus dem falschen Lumen hervor, die rechte A. iliaca communis entspringt aus dem wahren Lumen.
e Eine axiale MPR-Darstellung auf Höhe des Truncus coeliacus zeigt dessen Abgang vom wahren Lumen.

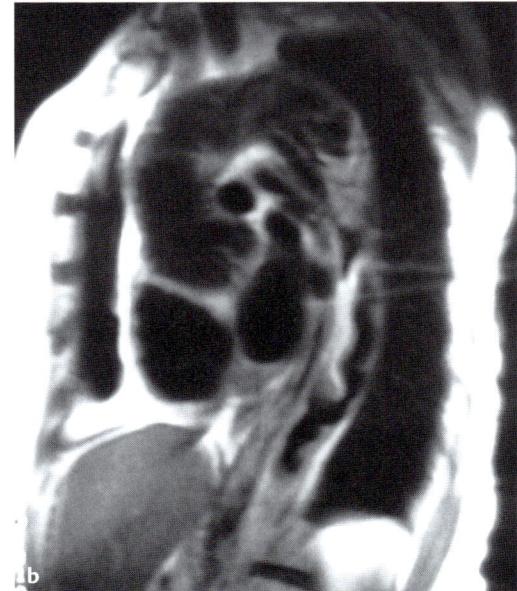

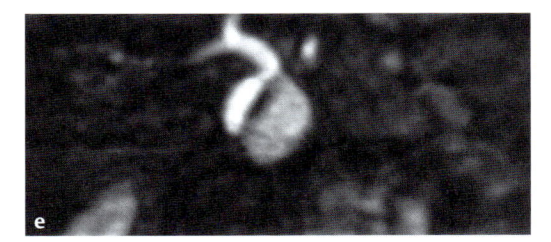

teilung der Koronararterienabgänge. Ein *zweizeitiges Protokoll* (arteriell/venös) liefert ergänzende Information bzgl. Durchgängigkeit von wahrem Lumen, falschem Lumen und der abgehenden Arterienäste. *Multiplanare Rekonstruktionen* zeigen, von welchem Lumen die abgehenden Arterien versorgt werden, ob sich die Dissektion in die Abgänge hinein ausdehnt und ob ein distaler Re-Entry (Kommunikation zwischen falschem und wahrem Lumen) vorliegt (Abb. 9.**11**).
- Die *abgelöste Intimalamelle* (intimal flap) wird ausreichend gut dargestellt. Differenzialdiagnostisch täuschen Ghost-Artefakte manchmal einen Intimal Flap vor. Als Unterscheidungshilfe kann gelten, dass Artefakte im kraniokaudalen Verlauf fix orientiert sind, während ein Intimal Flap typischerweise spiralig verläuft.
- Morphologische und flussspezifische Kriterien helfen bei der *Differenzierung* zwischen *falschem und wahrem Lumen*. Das wahre Lumen ist meist schmaler, oval konfiguriert und liegt im Bereich der inneren Kurvatur des Aortenbogens. Häufiger entspringen die aortalen Äste vom wahren Lumen. Es ist selten thrombosiert und hat normalerweise einen schnelleren Blutfluss, falls kein distaler Re-Entry vorliegt. Die unterschiedlichen Flussgeschwindigkeiten in den beiden Lumina lassen sich mittels ergänzend durchführbarer Cine-Phasenkontrast-Untersuchung bestimmen. Im Gegensatz dazu ist das falsche Lumen meist größer, sichelförmig konfiguriert und liegt im Bereich der äußeren Aortenkurvatur. Es ist häufiger thrombosiert.
- Bei *aortalen Erkrankungen* muss zur Charakterisierung der proximalen Ausdehnung oft die Aorta ascendens und ggf. die Aortenklappe (vgl. komplizierende Aortenklappeninsuffizienz) mit dargestellt werden.

Intramurales Hämatom

Pathogenese. Das intramurale Hämatom wird von gewissen Autoren auch als *Dissektion ohne Intimaruptur* angesehen. Zumindest wird es aber – wegen des Risikos eines sekundären Intimaeinrisses mit Wühlblutung – in seinen therapeutischen Konsequenzen wie eine Dissektion angegangen, d. h. bei proximaler Lokalisation erfolgt eine Operation, bei distaler Lokalisation eine konservative blutdrucksenkende Therapie. Die Ätiologie des intramuralen Hämatoms ist unklar; einerseits wird eine spontane Ruptur der versorgenden Wandgefäße (Vasa vasorum) angenommen, andererseits die Möglichkeit eines penetrierenden atherosklerotischen Wandulkus diskutiert.

MRT-Spezifisches

- Der *Nachweis* eines intramuralen Hämatoms lässt sich gut mittels T1w SE-Sequenz erbringen: Ein akutes Hämatom kommt als isointense Wandverdickung, ein subakutes Hämatom als hyperintense Wandverdickung zur Darstellung.
- In T2w Sequenzen findet sich sowohl beim akuten als auch beim subakuten Hämatom (extrazelluläres Methämoglobin) eine hyperintense Wandverdickung. Erst in einer späteren Phase führen Hämosidereinlagerungen zu erkennbaren T2-Signalverlusten.
- Im Gegensatz zur Dissektion besteht meist keine Lumeneinengung und es kann kein Intimal Flap nachgewiesen werden (Abb. 9.**12**).
- Die *Kontrastmittel-MR-Angiographie* kann besser Wandulzerationen darstellen, ein subakutes Hämatom wird aber möglicherweise durch intraluminales signalreiches Kontrastmittel maskiert.
- Fettgesättigte T1w SE-Sequenzen nach KM-Gabe erlauben die oftmals schwierige Abgrenzung eines akuten intramuralen Hämatoms von *entzündlichen Aortenerkrankungen*. Bei entzündlichen Aortenerkrankungen findet sich im Gegensatz zu frischen Wandeinblutungen ein verstärktes KM-Enhancement der verdickten Wand.

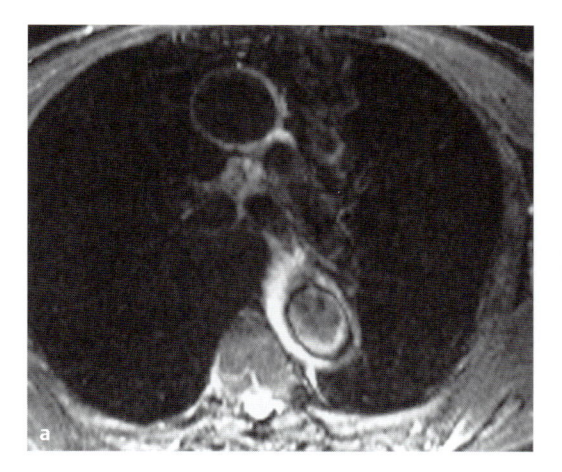

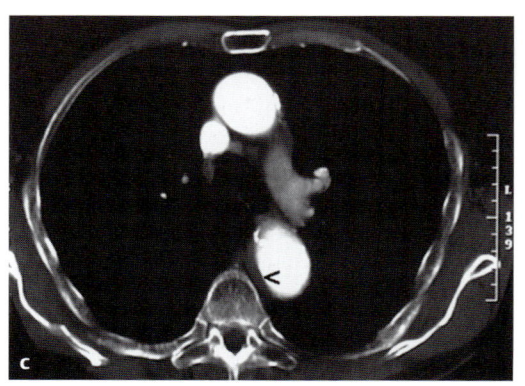

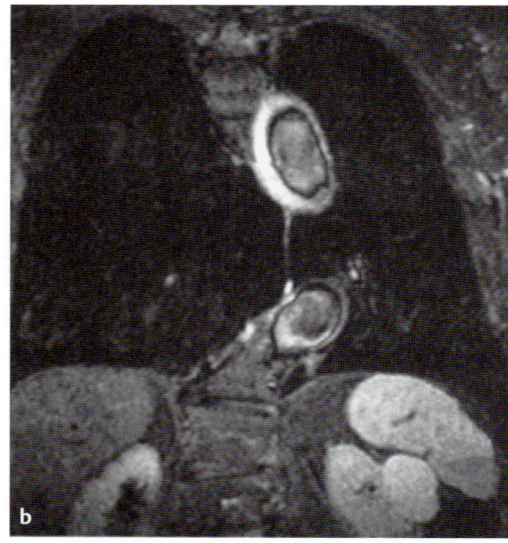

Abb. 9.12 a–c **Intramurales Hämatom**
(mit freundlicher Genehmigung von J. Bremerich, Universitätsspital Basel).
a u. **b** Axiale (**a**) und koronare (**b**) TIRM-Sequenz. Durch kurze Inversionszeiten (etwa 160 ms bei 1,5 T) lässt sich eine zuverlässige Unterdrückung des mediastinalen Fetts erzielen. Das Hämatom stellt sich als hyperintense, ca. 5 mm breite Verdickung der aortalen Wand des distalen Aortenbogens sowie der proximalen Aorta descendens dar.
c In einer kontrastmittelunterstützten CT zeigt sich eine hypodense Wandverdickung in entsprechender Lokalisation.

Arteriitiden

Takayasu-Arteriitis. Die Takayasu-Arteriitis ist eine Arteriitisform unklarer Ätiologie meist jüngerer Frauen und tritt gehäuft in Südostasien auf. Das Verhältnis von Frauen zu Männern beträgt 9 ÷ 1. Die Takayasu-Arteriitis befällt hauptsächlich den Aortenbogen und die proximalen supraaortalen Abgänge. In 45% der Fälle wird auch eine pulmonal-arterielle Beteiligung beschrieben. Stenosierende Läsionen überwiegen gegenüber aneurysmatischen Läsionen im Verhältnis 4 ÷ 1. Klinische Symptome sind:
- Claudicatio intermittens eines oder beider Arme mit fehlenden Radialispulsen,
- evtl. Komplikationen einer pulmonal-arteriellen Hypertonie.

Riesenzellarteriitis. Die Riesenzellarteriitis (*Arteriitis temporalis Horton*) ist eine Arteriitisform unklarer Ätiologie meist älterer Frauen. Frauen sind doppelt so häufig betroffen wie Männer. Die Riesenzellarteriitis befällt hauptsächlich die A. temporalis. Komplizierend finden sich in 10–40% der Fälle eine Beteiligung der A. centralis retinae (mit Erblindungsgefahr!) und in 17% der Fälle eine Beteiligung der thorakalen und abdominalen Aorta inklusive Abgänge. Aneurysmatische Läsionen kommen ebenso vor wie stenosierende Läsionen. Klinische Symptome sind:
- schmerzhaft verdickte A. temporalis,
- Sehstörungen (Amaurosis fugax, Erblindungsgefahr!),
- Manifestationen aortaler Komplikationen (Aneurysma, Dissektion).

Diagnose und Therapie. Beide Arteriitisformen zeigen eine deutlich erhöhte BSG. Therapeutika der Wahl sind Glucocorticoide. Im Falle der Takayasu-Arteriitis besteht eine ungenügende Korrelation zwischen Klinik und Laborparametern (BSG, CRP) auf der einen Seite und Krankheitsaktivität auf der anderen Seite, sodass hier alternativ eine verlässliche bildgebende Diagnostik in der Standortbestimmung notwendig ist.

MRT-Spezifisches

- Die MRT besitzt – wie auch CT und Sonographie – gegenüber der konventionellen Angiographie den Vorteil, *morphologische Wandveränderungen* bereits vor dem Auftreten stenotischer oder aneurysmatischer Läsionen aufzeigen zu können. EKG-getriggerte T1w SE-Sequenzen zeigen meist konzentrische Wandverdickungen, die jedoch in aller Regel noch keine Unterscheidung zwischen aktivem entzündlichem und inaktivem narbigem Gewebe zulassen.
- Ein *hyperintenses Wandödem* in einer ergänzend durchgeführten fettgesättigten T2w SE-Sequenz oder ein verstärktes Wandenhancement in einer fettgesättigten T1w SE-Sequenz nach Kontrastmittelgabe geben Hinweis auf ein aktives Geschehen.
- Die Kontrastmittelapplikation lässt sich gleichzeitig für eine *Kontrastmittel-MR-Angiographie* der Aorta und der proximalen Aortenabgänge verwenden. Dadurch ist eine angiographische Abklärung stenosierender oder aneurysmatischer Läsionen bzw. anderer Komplikationen (z. B. Dissektion) gegeben.

> Im Gegensatz zur konventionellen Angiographie können MRT, CT und Sonographie morphologische Wandveränderungen bereits vor Auftreten stenotischer oder aneurysmatischer Läsionen aufzeigen.

Lungengefäße

Anforderungen an eine pulmonale MR-Angiographie sind:
- hohe Auflösung zur Abbildung subsegmentaler Arterienäste,
- optimales SRV für eine sichere Abgrenzbarkeit des Gefäßsystems vom Hintergrund,
- möglichst kurze Messzeiten für eine Durchführbarkeit in Atemanhaltetechnik mit verminderten Bewegungsartefakten.

Dies sind Bedingungen, die ohne gegenseitige Kompromisse durch die konventionellen, nicht Kontrastmittel verwendenden Verfahren (TOF, Phasenkontrast, black blood) nicht gegeben sind. Anfälligkeit auf Fluss- und Pulsationsartefakte sowie Suszeptibilitätsartefakte (Luft-Gewebe-Grenzen) sind weitere Nachteile der konventionellen Verfahren.

Obgleich die CT-Angiographie in der Abklärung von Lungenemboliepatienten aktuell die Methode der Wahl ist, weisen neuere Studien darauf hin, dass die Kontrastmittel-MR-Angiographie die CT-Angiographie im Hinblick auf die Darstellung peripherer Embolien übertreffen könnte. Vorteile der Kontrastmittel-MR-Angiographie sind:
- Möglichkeit multiplanarer Rekonstruktionen durch die 3-dimensionale Aufnahmetechnik,
- keine ionisierende Strahlung,
- bessere Kontrastmittelverträglichkeit (kaum allergische Reaktionen, keine Nephrotoxizität).

Untersuchungstechnik

Aktuelle pulmonale Kontrastmittel-MR-Angiographie-Protokolle verwenden ultraschnelle 3-dimensionale GE-Sequenzen mit TR-Zeiten < 5 ms und entsprechend kurzen Akquisitionszeiten (20–30 s); TE-Zeiten < 2 ms reduzieren Dephasierungs- und Suszeptibilitätsartefakte. Das SRV wird durch Anwendung einer angepassten *Phased-Array-Spule* (Abb. 9.13) verbessert. Die neuerdings verfügbaren *parallelen Bildgebungstechniken* verwenden für die Datenakquisition gleichzeitig mehrere unabhängig arbeitende Empfangsspulen; deren unterschiedliches lokales Empfindlichkeitsprofil liefert bereits vorab einen Teil der Rauminformation. Diese gewissermaßen geschenkte Rauminformation erlaubt eine Reduzierung der ansonsten notwendigen zeitaufwändigen Phasenkodierschritte und damit eine Verkürzung der Messzeit.

Die Durchführung der *Untersuchung in Atemanhaltetechnik* gewährleistet eine diagnostisch verwertbare Bildqualität ohne respirationsbedingte Bewegungsartefakte, verlangt aber eine entsprechende Compliance des Patienten. Die maximal mögliche Atemanhaltezeit wird vor der Untersuchung geprüft und ergibt eine Richtgröße für die realistische Dauer der Messzeit. Das Atemanhalten wird erleichtert durch vorgängige Hyperventilation und Sauerstoffgabe.

Die Akquisition erfolgt in der *koronaren oder sagittalen Ebene*. Beide Strategien haben ihre Vor- und Nachteile. Ein koronar orientiertes Messvolumen erlaubt die gleichzeitige Akquisition beider Lungen. Das FOV muss ausreichend groß gewählt werden (40–50 cm), um Einfaltungsartefakte zu minimieren. Während Einfaltungen der Arme durch deren Elevation über den Kopf vermieden werden können, lassen sich Einfaltungen der Schultern praktisch nicht verhindern. Alternativ – in der Absicht, das Messvolumen zugunsten einer höheren Auflösung bzw. einer verkürzten Messzeit klein zu halten – können beide Lungen in sagittaler Orientierung getrennt untersucht werden. Nachteile sind eine ungenügende Darstellung des zentralen Truncus pulmonalis (da in der Bildperipherie liegend) und die Notwendigkeit der 2fachen Kontrastmittelapplikation.

Meist werden *Single- oder Double-Dose-Applikationen* (0,1 mmol/kg Körpergewicht; 0,2 mmol/kg Körpergewicht) gewählt. Höhere Dosen scheinen das Resultat unwesentlich zu verbessern; insbesondere müssen dann Signalverluste durch zusätzliche T2*-Effekte mitberücksichtigt werden (vor allem für die FISP-Sequenzen von Bedeutung).

In einer Studie konnte gezeigt werden, dass die Verwendung einer Single Dose eine deutlich bessere Gefäßdarstellbarkeit ermöglicht als die Verwendung einer Half Dose (0,05 mmol/kg Körpergewicht). Der Verbesserungseffekt bei abermaliger Dosisverdoppelung (Double-Dose-Applikation) war aber gering. Somit ist aus pharmakologischen und aus Kostengründen – bei ähnlich guter Bildgebung – die Single Dose der Double Dose vorzuziehen. Die Verwendung der kleineren Dosis verlangt jedoch ein exakteres Bolustiming für eine adäquate Koordination von Kontrastmittelpräsenz im Messgebiet und Akquisition der kontrastsensiblen k-Raum-Zeilen.

Das *Timing der Kontrastmittel-MR-Angiographie* erfolgt üblicherweise durch eine vorgeschaltete Testsequenz mit Testbolusinjektion von 2 ml Kontrastmittel. Für unproblematische Fälle (keine Rechtsherzinsuffizienz, keine pulmonal-arterielle Hypertonie) können bei kubitaler Injektion und den üblichen Flussraten (2–3 ml/s) Kontrastmittelankunftszeiten im rechten Ventrikel von 5 s angenommen werden, sodass in diesen Fällen auch Routineprotokolle ohne vorgängiges spezielles Bolustiming möglich sind. Das *pulmonal-arterielle Fenster*

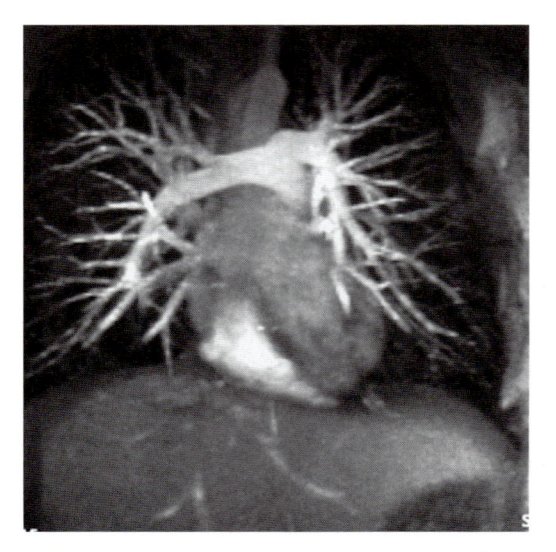

Abb. 9.13 **Normale pulmonal-arterielle Strombahn einer 24-jährigen Frau.** 3-dimensionale Single-Dose-Kontrastmittel-MR-Angiographie, MIP-Darstellung. Eine venöse Überlagerung lässt sich aufgrund der kurzen pulmonal-arteriellen/pulmonal-venösen Passagezeit (< 2 s) kaum verhindern. Durch Subtraktion eines Präkontrastmitteldatensatzes werden Hintergrundstrukturen subtrahiert.

(Zeitintervall zwischen pulmonal-arteriellem und -venösem Enhancement) ist sehr klein (< 2 s); eine streng selektive pulmonal-arterielle Kontrastierung verlangt theoretisch entsprechend kurze Akquisitionszeiten und ist derzeit bei hoher Ortsauflösung (noch) nicht möglich.

Solche Überlegungen finden ihren Niederschlag in neueren dynamischen MR-Angiographie-Studien (Abb. 9.14). Durch *fraktionelle Datenakquisition* sind dabei sehr kurze Messzeiten von einigen Sekunden realisierbar – jedoch unter Inkaufnahme von Messvolumen-, Auflösungs- und SRV-Einbußen. Die Akquisition mehrerer solcher Datensätze in Folge ergibt eine dynamische Perfusionsstudie der pulmonal-arteriellen und pulmonal-venösen Gefäße. Die eingangs erwähnten parallelen Bildgebungstechniken werden hier trotz kurzer Messzeiten verbesserte Ortsauflösungen ermöglichen.

Substraktionstechniken (Subtraktion des Prä- vom Post-Kontrastmittel-Datensatz), wie sie von der DSA bestens bekannt sind, werden auch sonst bei der MR-Angiographie angewendet – und führen bei der pulmonalen MR-Angiographie zu einer günstigen Subtraktion des mediastinalen und subkutanen Fetts.

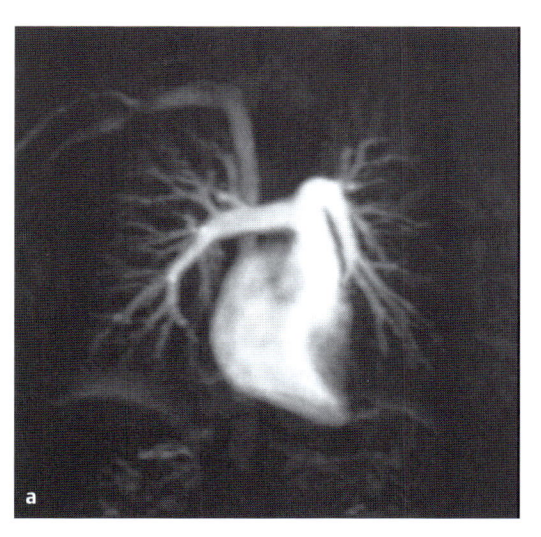

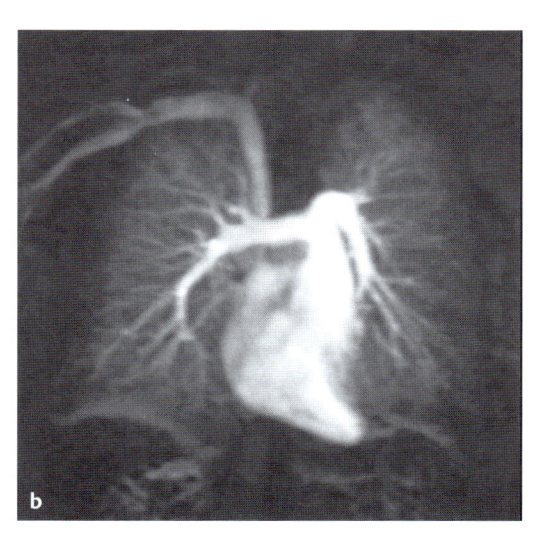

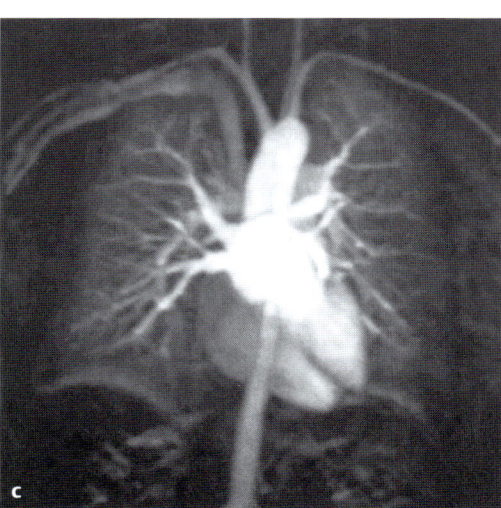

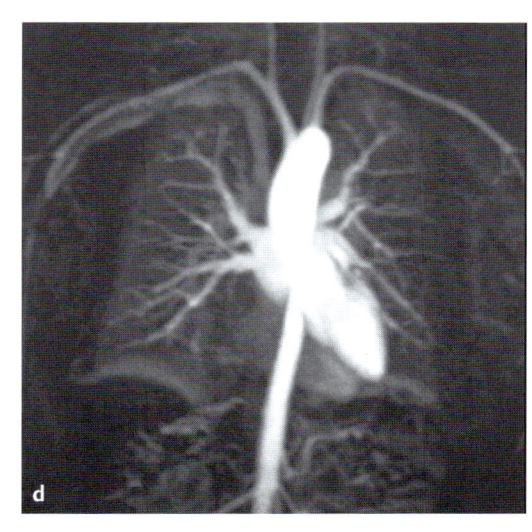

Abb. 9.14 a – d **Dynamische kontrastmittelunterstützte 3-dimensionale MR-Angiographie (Turbo-FLASH, Single Dose) mit einer zeitlichen Auflösung von 3,2 s.** Gesunde 28-jährige Probandin (mit freundlicher Genehmigung von S. Sonnet, Universitätsspital Basel).

a Koronare 3-dimensionale MIP-Rekonstruktion: klare früharterielle Kontrastierung des Truncus pulmonalis, der rechten und linken Pulmonalarterien und der proximalen segmentalen Aufzweigungen.

b Koronare 3-dimensionale MIP-Rekonstruktion: gute Kontrastierung der segmentalen Pulmonalarterien und parenchymatöse Kontrastierung.

c Koronare 3-dimensionale MIP-Rekonstruktion: Kontrastierung der zentralen pulmonalen Venen in der pulmonal-venösen Phase.

d Koronare 3-dimensionale MIP-Rekonstruktion: deutliche Kontrastierung des Aortenbogens und seiner proximalen Aufzweigungen in der systemisch-arteriellen Phase.

Anatomie

Der pulmonale Kreislauf führt das gesamte Herzschlagvolumen vom rechten zum linken Herzen. Der Durchmesser des Truncus pulmonalis kann dabei etwas größer sein als derjenige der Aorta ascendens. Im Gegensatz zum Körperkreislauf handelt es sich beim Lungenkreislauf um ein Niederdrucksystem (systolischer Druck ca. 25 mmHg, diastolischer Druck ca. 10 mmHg), was in einer dünneren Wanddicke der pulmonalen Arterien zum Ausdruck kommt. Von den zentralen Lungenarterien bis in die Lungenperipherie teilt sich der Gefäßbaum stets dichotom auf und verjüngt sich dabei zusehends. Auf Niveau des Kapillarsystems findet der Gasaustausch über die Alveolen statt. Über je 2 Pulmonalvenen gelangt das arterialisierte Blut zurück zum linken Vorhof.

Angeborene Veränderungen des Lungengefäßsystems

Pulmonalstenose

Formen. Eine Pulmonalstenose ist meist angeboren (betrifft ca. 0,07% aller Lebendgeborenen), evtl. kombiniert mit anderen Herzfehlern (Vorhofseptumdefekt). Als subvalvulär gelegene Infundibulumstenose ist die Pulmonalstenose ein Bestandteil der Fallot-Tetralogie. Die erworbenen Formen sind selten; sie können nach bakteriellen Endokarditiden, z.B. gehäuft bei i.v. Drogenabusus oder infolge einer Endokardfibrose bei Karzinoidsyndrom, auftreten.

Pathophysiologie. Pathophysiologisch führt die Pulmonalstenose zu einer Druckbelastung des rechten Herzens mit dem morpholgischen Korrelat einer konzentrischen rechtsventrikulären Hypertrophie.

MRT-Spezifisches

- Die *getriggerte T1w SE-Untersuchung* zeigt den anatomischen Befund der pulmonal-arteriellen Gefäßeinengung, evtl. in Kombination mit einer poststenotischen Dilatation.
- Für eine detailliertere Beurteilung, insbesondere weiter peripher gelegener Stenosen, ist eine *Kontrastmittel-MR-Angiographie* notwendig.
- *Cine-MR-Techniken* erlauben eine qualitative/quantitative Beurteilung der hämodynamischen Situation.

AV-Malformation

Formen. AV-Malformationen sind meist angeboren, seltener erworben (posttraumatisch). Es handelt sich um Shuntbildungen zwischen Pulmonalarterien und Pulmonalvenen, seltener auch zwischen Bronchial- und Pulmonalarterien oder zwischen Bronchialarterien und Pulmonalvenen. Sie sind in 30% der Fälle multipel und in 10% der Fälle bilateral. Nach der Zahl der zuleitenden bzw. drainierenden Gefäße werden abgegrenzt:

- einfache AV-Malformationen (einzelne Arterie und Vene),
- komplexe AV-Malformationen (mehrere Arterien).

Die einfachen Formen sind 4-mal häufiger als die komplexen Varianten.

Klinik und Therapie. Da AV-Malformationen gehäuft in den Lungenbasen auftreten (65% der Läsionen), ist ein evtl. vorhandener Links-rechts-Shunt im Sitzen stärker ausgeprägt als im Liegen. Dieses Phänomen kann mittels arterieller Blutgasanalyse in sitzender und liegender Position gezeigt werden. Pulmonale AV-Malformationen sind häufig asymptomatisch, werden aber in der Regel aufgrund potenziell schwerwiegender Komplikationen (zerebrale Embolien, Hirnabszesse, massive Hämoptysis) frühzeitig therapeutisch embolisiert. Ohne Therapie wird über eine Sterblichkeit von 11% berichtet. AV-Malformationen kommen im Rahmen eines Morbus Osler-Weber-Rendu vor.

MRT-Spezifisches

- Die *Kontrastmittel-MR-Angiographie* ermöglicht theoretisch die Abbildung der AV-Malformation und Aussagen über Zahl und Größe der zuleitenden und drainierenden Gefäße. Diese Information ist wichtig für die Planung der Intervention bzgl. Typ und Größe der zu verwendenden Katheter und Embolisationsballons.
- Die MRT hat neben der konventionellen DSA aber (noch) keinen Stellenwert; Einzelfälle sind beschrieben.

Aneurysma

Pulmonal-arterielle Aneurysmen sind im Zusammenhang mit dem Morbus Behçet und dem Marfan-Syndrom beschrieben worden. Ferner kann es bei Gefäßwandläsionen durch eine angrenzende tuberkulöse Kaverne (Rasmussen-Pseudoaneurysma), durch ein spitzes oder stumpfes Thoraxtrauma, durch Neoplasmen oder als Komplikation einer pulmonal-arteriellen Katheterisierung zu pseudoaneurysmatischen Aufweitungen kommen.

— MRT-Spezifisches

- Prinzipiell lassen sich derartige Veränderungen an den großen Gefäßen mit der MRT erfassen, die Kontrastmittel-MR-Angiographie erlaubt die 3-dimensionale Rekonstruktion (Abb. 9.15).

Lungenembolie

Pathogenese und Klinik. Abhängig vom Patientenkollektiv treten bei 1–2 % aller stationären Patienten Lungenembolien auf. Nur $^1/_3$ der Embolien wird vor dem Tod diagnostiziert. Pathogenetisch werden in die Pulmonalarterien verschleppte Thromben angenommen, die zu 90 % aus dem Einzugsgebiet der V. cava inferior stammen. Die restlichen 10 % stammen aus dem Einflussgebiet der oberen Hohlvene und aus dem rechten Herzen. Anamnese und Klinik sind oft unspezifisch; typische Symptome wie Dyspnoe, Thoraxschmerzen, Tachykardie und Husten in Verbindung mit einer einseitigen Beinschwellung können fehlen.

Therapie. Ohne Therapie ist die Sterblichkeit hoch (26 % innerhalb der ersten 8 Wochen); durch adäquate Therapie mittels Antikoagulation kann sie deutlich gesenkt werden (2,5 % innerhalb des 1. Jahres). Auf der anderen Seite beinhaltet eine Antikoagulationstherapie das potenzielle Risiko einer größeren Einblutung (Heparin 3,4–7,8 %; Warfarin 1,7 %), sodass die Therapie nur mit entsprechend

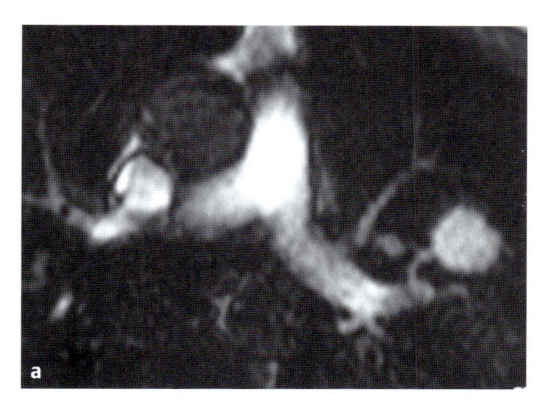

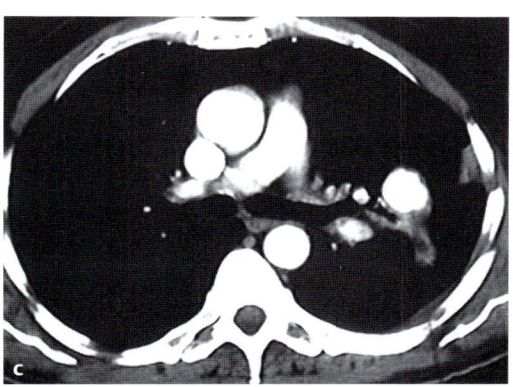

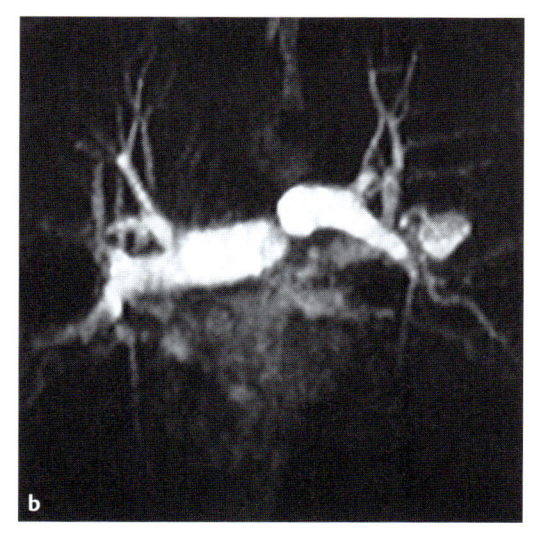

Abb. 9.15 a–c **Komplizierendes mykotisches Aneurysma spurium bei pulmonaler Aspergillose.**
a u. b Die axiale (a) und die koronare Ausschnitts-MIP (b) zeigen das Aneurysma mit Anschluss an die linke Unterlappenversorgung.
c In der CT konnte das zuführende Gefäß nicht dargestellt werden.

> Die pulmonale MR-Angiographie hat bei der Abklärung der Lungenembolie aufgrund der relativ langen Akquisitionszeit für die großteils dyspnoischen Patienten bislang noch keinen Eingang in die klinische Routine gefunden.

strenger Indikationsstellung angeordnet werden sollte.

Diagnose. Goldstandard für die pulmonal-arterielle Gefäßdarstellung ist die pulmonale DSA, eine invasive Methode mit dem Risiko schwerwiegender Komplikationen, insbesondere bei pulmonal-arterieller Hypertonie (Morbidität 4 %, Mortalität 0,2 %). Alternativ wurden andere diagnostische Strategien getestet. Die kombinierte Perfusions-Ventilations-Szintigraphie ist eine Methode mit hoher Sensitivität (98 %), aber niedriger Spezifität (10 %), sodass zusätzlich die Durchführung einer Doppler-Sonographie der tiefen Bein- und Beckenvenen angestrebt wird. Ein großes Potenzial besitzen Schnittbildverfahren wie CT und MRT. Die CT-Angiographie hat in der Emboliediagnostik bereits ihren festen Platz. Mittels MR-Angiographie werden in 2 Studien von Meany und Gupta an 30 bzw. 36 Patienten ermutigende Sensitivitäts-/Spezifitätswerte von 100 %/95 % bzw. 85 %/96 % erreicht. Gegenüber der CT wurde insbesondere eine bessere Abbildung peripherer Thromboembolien und eine anschaulichere Bildrekonstruktion beschrieben.

Stellenwert der pulmonalen MR-Angiographie. Obgleich technisch prinzipiell hervorragend für die Lungenemboliediagnostik geeignet, ist die Kontrastmittel-MR-Angiographie für einen akut erkrankten ggf. dyspnoischen Patienten mit aufwändigem Monitoring derzeit oft nicht ausreichend gut zu tolerieren, sodass diese Untersuchung bislang keinen Eingang in die klinische Routine gefunden hat. Bis auf weiteres scheint die CT-Angiographie hier überlegen: hohe Auflösung, schnelle Datenaufnahme und gute Verfügbarkeit der ständig verbesserten CT-Scanner haben hier einen großen Vorsprung der Technik im Vergleich zur MR-Angiographie bewirkt. Andererseits sind die Strahlen- und Kontrastmittelbelastung nachteilig zu benennen. Die besondere Kontrastmittelempfindlichkeit der MR-Tomographie eröffnet darum prinzipiell gute Chancen für die MR-Angiographie in dieser Fragestellung.

Die MRT gibt theoretisch die Möglichkeit, einen Lungenemboliepatienten komplett von Kopf bis Fuß abzuklären: von den Ursachen (MR-Venographie der Becken- und Beinvenen), über die Darstellung der Lungenembolien bis hin zu den Komplikationen (Nachweis einer Rechtsherzvergrößerung in der T1w SE-Untersuchung bzw. Nachweis einer pulmonal-arteriellen Hypertonie durch verminderten systolischen Fluss und verstärkten retrograden diastolischen Fluss in einer Cine-PC-Untersuchung des Truncus pulmonalis).

Unter günstigsten Bedingungen ist mittels Kontrastmittel-MR-Angiographie eine gute periphere Gefäßdarstellung bis zur 7. Gefäßordnung gezeigt worden, sodass periphere Thromben theoretisch dargestellt werden können.

Das *Hauptproblem* liegt in der (noch) *relativ langen Akquisitionszeit* (ca. 20 s), vor allem wenn man bedenkt, dass die potenziellen Patienten zu einem bedeutenden Teil ein dyspnoisches Zustandsbild präsentieren (Abb. 9.**16**). Künftige Optimierungen laufen daher hauptsächlich in Richtung einer weiteren Messzeitverkürzung, sodass adäquate 3-dimensionale Kontrastmittel-MR-Angiographie-Protokolle auch für dyspnoische Patienten zunehmend realistisch werden sollten. Neue Horizonte eröffnen in diesem Zusammenhang *parallele Bildgebungstechniken* und *optimierte Mehrkanalspulen,* welche sowohl die Messzeiten verkürzen als auch das SRV verbessern. Diese innovativen Technologien werden aktuell von den meisten Herstellern als integrierte Systemlösungen angeboten.

--- MRT-Spezifisches ---

- Grundsätzlich gibt es 3 mögliche Ansätze, Lungenembolien MR-bildgebend nachzuweisen:
  - Darstellung der pulmonal-arteriellen Strombahn in einer Kontrastmittel-MR-Angiographie (in Analogie zur konventionellen DSA) mit Darstellung intraluminaler Füllungsdefekte als direkter Nachweis der Thromben (Abb. 9.**17**)
  - direkte Darstellung der Thromben mittels nativer MRT und
  - der indirekte Nachweis von Embolien durch Sichtbarmachen der Perfusionsdefekte in einer dynamischen Kontrastmittel-MR-Angiographie.

Kontrastmittel-MR-Angiographie (in Analogie zur konventionellen DSA) mit Darstellung intraluminaler Füllungsdefekte als direkter Nachweis der Thromben

- Wenn immer möglich, wird die Durchführung einer ultraschnellen 3-dimensionalen Kontrastmittel-MR-Angiographie in *Atemanhaltetechnik* angestrebt. Bei entsprechender Atemanhaltekapazität erfolgt die Datenakquisition koronar mit Abbildung beider Lungen. Durch eine seitengetrennte sagittale Akquisition der Einzellungen kann ohne Ortsauflösungseinbußen in etwa eine Halbierung der Messzeit erreicht werden. Als Nachteil ergibt sich hierbei die Notwendigkeit der 2-maligen Kontrastmittelapplikation. Eventuell muss hierbei die Einzeldosis sogar reduziert werden, um die zugelassene Maximaldosis von 0,3 mmol/kg Körpergewicht nicht zu überschreiten. Der Truncus pulmonalis liegt bei der seitengetrennten sagittalen

Thorakale Gefäße

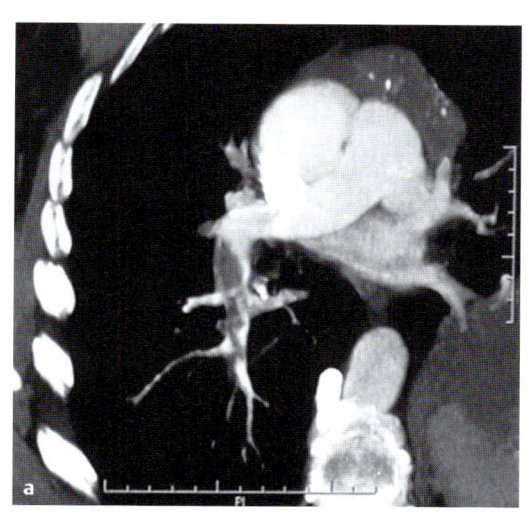

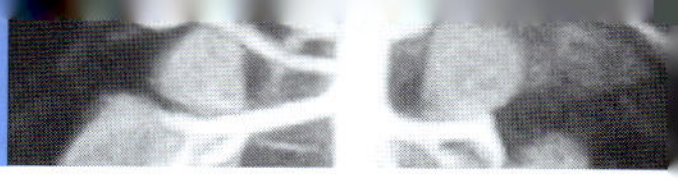

a CT-Angiographie, 2-dimensionale Rekonstruktion im Verlauf der rechten Pulmonalarterie. Großer Embolus von der rechten A. pulmonalis bis in die Segmentarterien reichend. Im Verlaufe des Thrombus lässt sich ein minimaler Restfluss erkennen.

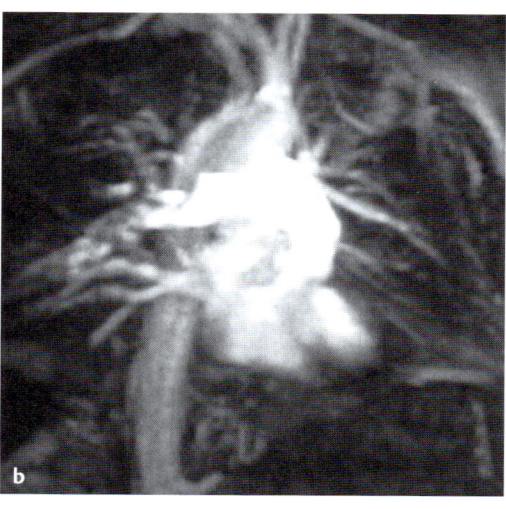

b Insuffiziente Qualität einer 3-dimensionalen Kontrastmittel-MR-Angiographie. Trotz Begrenzung der Untersuchungszeit auf 16 s tolerierte der Patient diese Atemanhaltephase nicht komplett. Die Ergebnisprojektionen der Kontrastmittel-MR-Angiographie zeigen dennoch den scharfkantigen und abrupten Kalibersprung im Hauptstamm der rechten Pulmonalarterie, direkt distal des Abgangs der Oberlappenarterie.

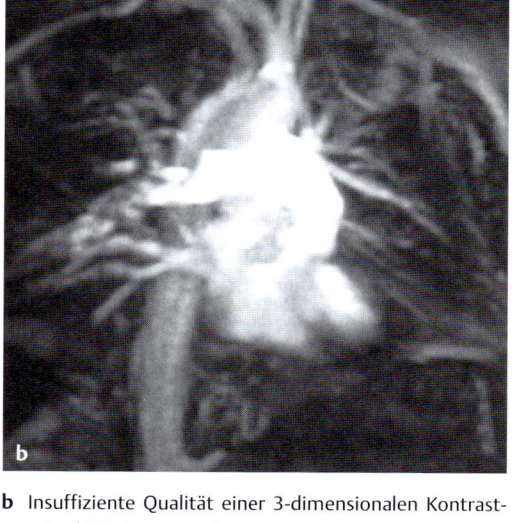

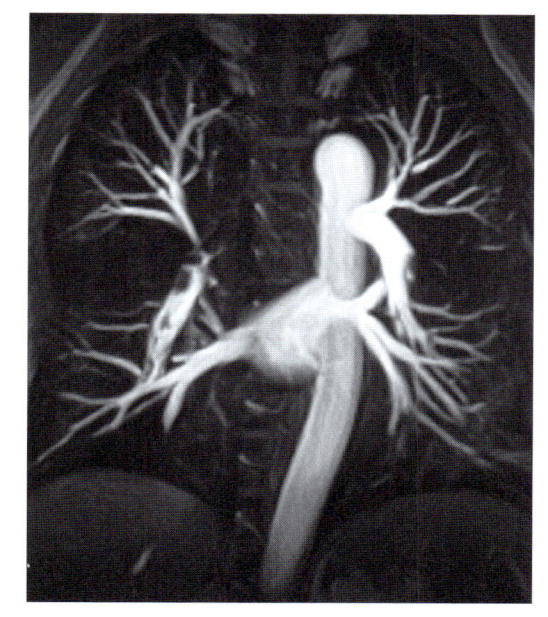

Abb. 9.16 a u. b **Große zentrale Lungenembolie rechts bei einem Patienten mit malignem Thymom.**

Abb. 9.17 **Multiple Lungenembolien unter oraler Kontrazeption bei einer 38-jährigen Patientin.** Eine Ausschnitts-MIP der pulmonalen MR-Angiographie zeigt mehrere kleinere umflossene Emboli als Kontrastmittelaussparungen im rechten Unterlappen (aus Bongartz, G., M. Boos, K. Winter, M. Brändli, K. Scheffler: Radiologe 37 [1997] 529–538).

Akquisition in der Bildperipherie und ist daher nur eingeschränkt zu beurteilen.

- *Kriterien für Lungenembolien* sind – in Analogie zur konventionellen Angiographie – konstante intraluminale Füllungsdefekte oder abrupte Gefäßabbrüche. Das Bildmaterial wird anhand der MIP- und insbesondere auch der MPR-Rekonstruktionen analysiert; in den MIP-Rekonstruktionen kann das Blutsignal einen nicht vollständig okkludierenden Thrombus überlagern. Atelektasen oder proteinreiche Pleuraergüsse mit kurzen T1-Zeiten sowie eine schnelle Kontrastmittelextravasation können die Gefäßerkennbarkeit und die Bildqualität beeinträchtigen. Im Falle von Atmungsartefakten sind segmentale oder subsegmentale Thromben aufgrund der Bildunschärfe nicht auszuschließen und die Bilder sollten entsprechend vorsichtig interpretiert werden.
- Wenn das Zustandsbild des Patienten eine Atemanhaltetechnik gänzlich unmöglich macht, kann – neben der Möglichkeit, auf eine MR-Angiographie-Untersuchung zu verzichten oder eine andere Untersuchungsmodalität (CT-Angiographie, DSA, Lungenszintigraphie) zu wählen – als minderwertige Alternative eine *atemgetriggerte 2-dimensionale Technik* (mit Anwendung von Navigatorpulsen zur Evaluation der Zwerchfelllage) in Erwägung gezogen werden. Eine 2-dimensionale Technik hat gegenüber einer 3-dimensionalen Technik den Vorteil, dass ein Bewegungsartefakt während der Messung nicht den gesamten Datensatz, sondern nur die jeweils veratmete Schicht kompromittiert. Dafür werden aber schwerwiegende Nachteile

einer 2-dimensionalen Akquisition in Kauf genommen: größere Auflösung, schlechtere Rekonstruierbarkeit sowie zusätzlich Artefakte durch Partialvolumeneffekte. Ein 2-dimensionales Protokoll dauert länger und verlangt eine konstante intraluminale Kontrastmittelpräsenz über einen längeren Zeitraum, was mit den aktuell gebräuchlichen Substanzen wegen Extravasation ins Gewebe nur durch verlängerte Injektionsprotokolle möglich ist.

Direkte Darstellung der Thromben mittels nativer MRT

- Sowohl mittels schneller SE-Sequenzen (z.B. HASTE) als auch durch schnelle GE-Sequenzen (z.B. 2-dimensionale Turbo-FLASH) lassen sich theoretisch *ältere Thromben* ohne vorherige Kontrastmittelapplikation aufgrund ihres T1-verkürzenden Methämoglobinanteils als hyperintense Läsionen darstellen. Die zusätzliche Anwendung einer Black Blood Preparation bzw. IR-Schaltung vermag darüber hinaus Fluss- bzw. das Eigensignal von Blut zu unterdrücken.
- In diesem Zusammenhang dürften künftig auch Negativkontrastmittel, die gleichfalls das Blutsignal supprimieren, interessant sein. Diesbezüglich sind wenige Studien bisher veröffentlicht worden, die gute Resultate für die Detektion zentral gelegener Thromben, jedoch geringe Zuverlässigkeit in der Darstellung subsegmentaler Thromben aufzeigen. Vielversprechend erscheint für die Zukunft in diesem Zusammenhang auch die Verwendung von SSFP-Sequenzen (mit oder ohne vorgeschalteten Inversionspuls). Die Bilder lassen sich in Single-Shot-Technik akquirieren, sind weitestgehend flussunabhängig und besitzen einen T2/T1-Kontrast von hohem SRV.

Indirekter Nachweis von Embolien durch Sichtbarmachen der Perfusionsdefekte in einer dynamischen KM-mRA

- Eine zeitaufgelöste, mehrfach repetierte ultraschnelle 3-dimensionale FLASH-Sequenz des kompletten Thorax nach i.v. Kontrastmittelapplikation (TR/TE = 1,7/0,8; Repetitionszeit 1 s) hat zwar eine verminderte Ortsauflösung, eignet sich aber für die Beurteilung der Perfusionssituation. Bei Subtraktion eines nativen Datensatzes werden hierbei lediglich das kontrastmittelanreichernde Parenchym bzw. die perfundierten Gefäße abgebildet.
- *Keilförmige Perfusionsdefekte* sind typisch für Lungenembolien. Perfusionsdefekte können aber auch im Rahmen anderer Lungenpathologien (pleurale Ergüsse, Infiltrate, Atelektasen) auftreten. Daher erfordert eine zuverlässige Lungenemboliediagnostik ergänzende Untersuchungen, z.B. die ergänzende Durchführung einer höher auflösenden 3-dimensionalen Kontrastmittel-MR-Angiographie mit längeren Messzeiten, gezielt im minderperfundierten Lungenabschnitt.
- Eine weitere Möglichkeit für ergänzende Untersuchungen sind *Ventilationsstudien*. Molekularer Sauerstoff ist zwar ein schwaches paramagnetisches Kontrastmittel, das aber – wenn in reiner Form eingeatmet – zu einer messbaren T1-Zeit-Verkürzung von Lungengewebe und Kapillarblut führt. Die Ausnutzung dieser Eigenheit erlaubt die statische Darstellung der Lungenbelüftung nach Einatmen von reinem Sauerstoff. Eine weitere interessantere Variante einer MR-tomographischen Ventilationsstudie ergibt sich, wenn anstelle von Wasserstoff hyperpolarisiertes Edelgas (^{129}Xe und insbesondere ^{3}He) als Zielelement für die Spinanregung gewählt wird. Hyperpolarisiertes Edelgas liefert hierbei nicht nur ein gutes SVR, sondern erlaubt zudem dynamische Untersuchungen in In- und Exspiration. In Analogie zur kombinierten Perfusions-Ventilations-Szintigraphie spricht ein nichtperfundiertes, normal belüftetes Areal (mismatch) für eine Lungenembolie, korrespondierende Perfusions-/Ventilationsdefekte (match) entsprechen eher einer anderen Ätiologie. Während die Szintigraphie eine Projektionstechnik ist, erlaubt die kombinierte MR-Perfusions-Ventilations-Untersuchung aufgrund der 3-dimensionalen Datenakquisition eine bessere räumliche Befundzuordnung.

Chronische thromboembolische Erkrankung

Pathogenese und Klinik. In 0,4–5% der Fälle einer akuten Lungenembolie tritt im späteren Verlauf das Bild einer CTEPH (chronic thromboembolic pulmonary hypertension) auf. Ursachen sind sowohl eine inkomplette Auflösung der Lungenembolien (körpereigene Lyse, Antikoagulationstherapie) als auch rezidivierende Lungenembolien. Die Patienten entwickeln eine pulmonal-arterielle Hypertonie (ab einer Okklusion von ca. 60% des pulmonal-arteriellen Gefäßbetts) und werden symptomatisch durch ein Rechtsherzversagen.

Therapie. Therapie der Wahl ist eine pulmonale Thrombendarteriektomie. Dabei werden sowohl der Thrombus als auch die Intima des betroffenen Gefäßabschnitts entfernt. Die Mortalität der Therapie ist relativ hoch (5–17%). Gute Therapieresultate werden bei hauptsächlich zentral gelegenen Befunden erreicht.

Diagnostik. Die obligat nachzuweisende pulmonale Hypertonie bedeutet ein 4fach erhöhtes Mortalitätsrisiko für die konventionelle DSA-Untersuchung, weshalb diese Methode nur ungern zur Diagnostik eingesetzt wird. Die CT-Angiographie ist zurzeit Methode der Wahl. Neben geringerer Invasivität liegt der Vorteil der Schnittbildverfahren (CT, MRT) gegenüber der DSA sicherlich in der zusätzlichen Darstellbarkeit wandständiger Thromben. Der Stellenwert der pulmonalen Kontrastmittel-MR-Angiographie muss noch weiter evaluiert werden.

— MRT-Spezifisches

- Bildgebende *MR-Angiographie/CT-Angiographie-Kriterien* für eine CTEPH sind: organisiertes thrombotisches Material (wandadhärent, sichelförmig, exzentrisch liegend, meist irregulär berandet), Wandverdickungen, Gefäßabbrüche sowie irreguläre, verschmälerte oder fehlende Abbildung der (sub-)segmentalen Pulmonalarterien,
- *Morphologische Zeichen* einer thromboembolisch bedingten pulmonal-arteriellen Hypertonie sind: Durchmesser des Pulmonalishauptstamms > 29 mm, Kalibersprung beim Übergang zu kleineren Gefäßen, rechtsventrikuläre/-atriale Vergrößerung. Die Verbreiterung der zentralen Pulmonalarterien ist oft asymmetrisch (im Gegensatz zur nichtthromboembolisch bedingten pulmonal-arteriellen Hypertonie).
- Die Durchführung einer *Cine-Phasenkontrast-MR-Angiographie* erlaubt zusätzlich eine Beurteilung der Flusssituation im Truncus pulmonalis: Verminderter Maximalfluss in der Systole bzw. retrograder Fluss in der Diastole sind Hinweise auf eine pulmonal-arterielle Hypertonie.

Differenzialdiagnose. Es gibt 2 wichtige Differenzialdiagnosen einer CTEPH: Ein pulmonal-arterielles *Angiosarkom* kann potenziell als Thrombus missgedeutet werden; typischerweise zeigt der Tumor aber eine deutliche Kontrastmittelaufnahme und führt zu einer Aufweitung des betroffenen Gefäßes. Eine *Takayasu-Arteriitis* – als Differenzialdiagnose der Wandverdickung – betrifft in der Regel sowohl die Aorta als auch die Pulmonalarterien. Die Wandalterationen zeigen – in Abhängigkeit von der Krankheitsaktivität – ein unterschiedliches Kontrastmittelenhancement.

Tumoren
Tumorinvasion

Die CT (Thorax mit Oberbauch, Schädel) ist Standardverfahren bei der Primärdiagnostik und beim Staging des Bronchialkarzinoms.

— MRT-Spezifisches

- Die MRT wird alternativ zur CT eingesetzt bei Patienten mit Kontrastmittelallergie und bei speziellen Fragestellungen wie Invasion von Thoraxwand oder zentralen Gefäßen (Abb. 9.**18**).
- Brustwandinfiltrationen bei Pancoast-Tumoren sind durch koronare und sagittale Schnittführungen besser darstellbar als in der CT.
- Multiplanare Rekonstruktionen zeigen besser eine Infiltration vaskulärer Strukturen oder des Herzens ohne Rekonstruktionsartefakte wie bei der CT (vgl. 3-dimensionaler Datensatz).
- Aktuelle Daten belegen, dass auch die Mitbeteiligung segmentaler Pulmonalarterien mittels MR-Angiographie adäquat beurteilbar ist.

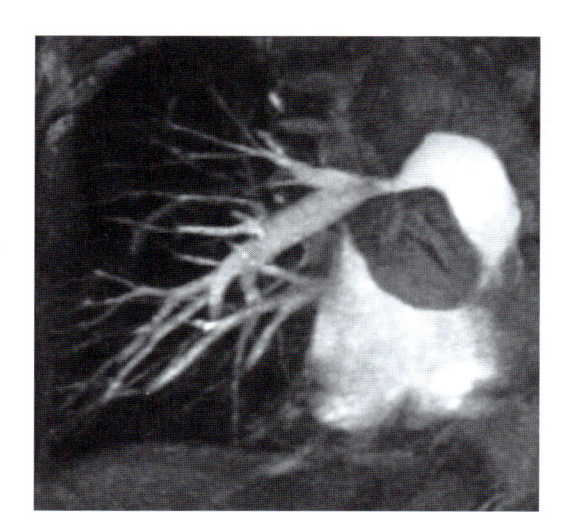

Abb. 9.18 **Rechtsseitiges Mediastinalrezidiv eines Bronchuskarzinoms nach linksseitiger Pneumonektomie.** Die durch das Rezidiv hervorgerufene Stenose der rechten A. pulmonalis ist in der 3-dimensionalen Kontrastmittel-MR-Angiographie eindeutig dargestellt und kann in allen Raumebenen ausgemessen werden (aus Bongartz, G., M. Boos, K. Winter, M. Brändli, K. Scheffler: Radiologe 37 [1997] 529–538).

Infiltrationen der Thoraxwand, des Herzens und der zentralen Gefäße durch ein Bronchialkarzinom sind in der MRT besser darstellbar als in der CT.

Angiosarkom

Pathogenese und Klinik. Obwohl das primäre Angiosarkom der häufigste Primärtumor des Herzens und der großen Gefäße ist, ist es sehr selten. Die Patienten sind in der Regel zwischen 45 und 55 Jahre alt. Männer und Frauen sind gleich häufig betroffen. Mögliche klinische Symptome sind:

- Dyspnoe,
- Brustschmerzen,
- Husten,
- Hämoptyse,
- unerklärbarer Gewichtsverlust.

Therapie und Prognose. Trotz chirurgischer Therapie (Pneumonektomie, lokale Tumorexzision) mit oder ohne adjuvante Chemo-/Strahlentherapie ist die Prognose mit einer 5-Jahres-Überlebensrate von maximal 6% schlecht.

MRT-Spezifisches

- Das Angiosarkom manifestiert sich als intraluminaler Füllungsdefekt mit Ausweitung des betroffenen Gefäßabschnitts.
- EKG-getriggerte T1w SE-Sequenzen vor und nach Kontrastmittelgabe zeigen ein unterschiedliches *Anreicherungsverhalten in Abhängigkeit vom Differenzierungsgrad:* Je besser der Differenzierungsgrad, desto intensiver die Kontrastmittelanreicherung. Schlecht differenzierte Läsionen mit ausgedehnten nekrotischen und thrombosierten Anteilen zeigen evtl. lediglich in der Peripherie ein geringgradiges Enhancement.
- Wenn die Abgrenzung von akuten oder chronischen Wandthromben schwer fallen sollte, favorisieren ein Einzelbefund und der Nachweis einer Gefäßaufweitung die Diagnose eines Angiosarkoms.

Literatur

Bongartz, G., M. Boos, K. Scheffler, W. Steinbrich: Pulmonary circulation. Europ. Radiol. 8 (1998) 698–706

Chen, Q., C. V. Quijano, V. M. Mai, S. K. Krishnamoorthy, W. Li, P. Storey, P. R. Edelman: On improving temporal and spatial resolution of 3 D contrast-enhanced body MR angiography with parallel imaging. Radiology 231 (2004) 893–899

Gupta, A., C. K. Fraser, J. M. Fergudow et al.: Acute pulmonary embolism: diagnosis with MR angiography. Radiology 210 (1999) 353–359

Ho, V. B., M. R. Prince: Thoracic MR aortography: imaging techniques and strategies. Radiographics 18 (1998) 287–309

Kauczor, H.-U., A. Hanke, E. J. R. van Beek: Assessment of lung ventilation by MR imaging: current status and future perspectives. Europ. Radiol. 12 (2002) 1962–1970

Kluge, A., C. Muller, J. Hansel, T. Gerriets, G. Bachmann: Real-time MR with TrueFISP for the detection of acute pulmonary embolism: initial clinical experience. Eur. Radiol. 14 (2004) 709–718

Meany, J. F., J. G. Weg, T. L. Chenevert, D. Stafford-Johnson, B. H. Hamilton, M. R. Prince: Diagnosis of pulmonary embolism with magnetic resonduce angiography. New Eng. J. Med. 336 (1997) 1422–1427

Meany, J. F., M. R. Prince: Pulmonary MR Angiography. Magn. Reson. Imag. Clin. North Amer. 7 (1999) 393–409

Oberholzer, K., B. Romaneehsen, P. Kunz, T. Kramm, M. Thelen, K. F. Kreitner: Contrast-enhanced 3 D MR Angiography of the pulmonary arteries with integrated parallel acquisition technique (iPAT) in patients with chronicthromboembolic pulmonary hypertension CTEPH. Rofo Fortschr. Geb. Rontgenstr. Neuen Bildgeb. Verfahren 176 (2004) 605–609

Prince, M. R., M. G. Grist, J. F. Debatin: 3 D Contrast MR Angiography, 3rd ed. Springer, Berlin 2003

Raab, B. W., R. Vosshemerich, U. Fischer, M. Funke, E. Grabbe: Intramural hematomas of the aorta. Radiologe 41 (2001) 653–659

Reimer, P., P. M. Parizel, F. A. Stichnoth: Clinical MR Imaging, 2nd ed.. Springer, Berlin 2003

Abdominalgefäße

P. Reimer und R. Vosshenrich

Indikationen

Die MR-Angiographie hat sich für die klinische Beurteilung der Abdominalgefäße durch die Kontrastmittel-MR-Angiographie zu einem relevanten Verfahren entwickelt. Dabei wirken die kontinuierliche Weiterentwicklung der Scanner, der Gradienten-Hardware, der Spulen und der Pulssequenzen synergistisch auf die kontinuierliche Verbesserung der Untersuchungsergebnisse. Für die Beurteilung der großen arteriellen und venösen Abdominalgefäße stellt die Kontrastmittel-MR-Angiographie, ergänzt durch den Blutfluss oder Gefäßwände darstellende Pulssequenzen, für viele Indikationen bereits das Verfahren der ersten Wahl dar und wird zunehmend auch für die Untersuchung pathologischer Veränderungen kleinerer Gefäße und subtilerer Pathologien eingesetzt. In dem vorliegenden Kapitel werden die Anatomie, die Untersuchungsmethodik, klinische Anwendungen und methodische Grenzen der MR-Angiographie der Abdominalgefäße behandelt.

Untersuchungstechnik

Patientenvorbereitung und Spulenwahl

Die Patienten werden *mit i.v. Zugang in Rückenlage* gelagert. Bei Verwendung atemgehaltener Pulsequenzen ist die Spasmolytikagabe nicht zwingend erforderlich. Zur Maximierung des SRV sind sog. *Array-Spulen* mit zirkulärer Polarisation sinnvoll, die optimal an die darzustellende Anatomie angepasst werden können. Bei den meisten Geräten wird die Signalverstärkung auf das Zentrum der zu untersuchenden Schicht in Abhängigkeit vom Durchmesser des Patienten automatisch justiert bzw. Signalunterschiede ausgeglichen.

Sequenzen

Für die MR-Angiographie der abdominalen Arterien und Venen sowie des portalvenösen Systems werden vorzugsweise kontrastmittelverstärkte Techniken mit *atemgehaltenen 3-dimensionalen FLASH- oder Spoiled GRASS-Sequenzen* verwendet. Als Kontrastmittel werden extrazelluläre Gd-Chelate manuell oder mit einer automatischen Spritze i.v. mit einer Injektionsgeschwindigkeit von 2–4 ml/s injiziert. Die Kontrastmittel-MR-Angiographie-Techniken benötigen sehr schnelle Magnetfeldgradienten und sind meist nur in Kombination mit Hochfeldgeräten (≥ 1 T) sinnvoll. Alternativ können allenfalls noch axiale oder koronare *2-dimensionale TOF-Sequenzen* in Atemanhaltetechnik eingesetzt werden. Phasenkontrastaufnahmen werden lediglich zur Flussquantifizierung verwendet.

Um eine möglichst gute Bildqualität zu erzielen, muss eine genaue zeitliche Zuordnung zwischen Kontrastmittelinjektion und der Datenakquisition gewährleistet sein. Das Gesamtresultat ist dann optimal, wenn die MR-Datenaufnahme unabhängig von der Methode der k-Raum-Abtastung (insbesondere die Aufnahme der zentralen, den Bildkontrast bestimmenden Datenzeilen im k-Raum) genau dann stattfindet, wenn der Kontrastbolus im Zielgebiet sein Signalmaximum erreicht.

In der klinischen Anwendung hat es sich bewährt, die physiologische Transitzeit des Kontrastmittels durch Injektion eines Testbolus zur Bestimmung der Bolusankunftszeit mit einer schnellen GE-Sequenz zu bestimmen. Aktuelle Geräte bieten zudem eine automatisierte oder interaktive Triggerung.

Für die klinische Praxis ist es ratsam eine *3-dimensionale 2-Phasen-MR-Angiographie* durchzuführen. Mit dieser Technik ist eine separate Darstellung sowohl des arteriellen als auch des venösen Gefäßsystems möglich. Beide Phasen werden nach manueller oder maschineller Injektion von 0,1–0,2 mmol Gd/kg Körpergewicht in Atemanhaltetechnik durchgeführt. Für das portalvenöse System hat sich in klinischen Studien der Einsatz von

> Eine genaue zeitliche Zuordnung zwischen Kontrastmittelinjektion und Datenakquisition ist erforderlich, um eine möglichst gute Bildqualität zu erzielen.

Gadobenate dimeglumine bewährt. Das Präparat ist für die MR-Angiographie allerdings noch nicht explizit zugelassen. Die Verzögerung zwischen der ersten, in der arteriellen Phase durchgeführten Akquisition und der zweiten, in der portalvenösen Phase durchgeführten Messung beträgt ca. 30–50 s. Beide Datensätze werden voneinander subtrahiert, und der subtrahierte Datensatz wird nachverarbeitet. Die Rekonstruktion der Datensätze kann auf einer Workstation mit kommerziell erhältlicher Software unter Verwendung sog. MIP vorgenommen werden. Für die Diagnose ist eine Analyse der Einzelbilder bzw. eine interaktive Reformatierung der Datensätze in verschiedenen Ebenen unerlässlich. Eine alleinige Betrachtung der MIP-Aufnahmen ist nicht ausreichend.

Alternativ zu der Aufnahme eines dedizierten MR-Angiographie-Datensatzes kann die Bildgebung der parenchymatösen Oberbauchorgane, der Nieren und der großen Gefäße auch indirekt mit einer MR-Angiographie-äquivalenten Technik kombiniert werden. Die verschiedenen Hersteller bieten für die kontrastmittelunterstützte Bildgebung fettgesättigte 3-dimensionale GE-Sequenzen mit kurzen Aufnahmezeiten in Atemstillstand an (z. B. VIBE), die auch eine hervorragende Gefäßdarstellung bieten. Bei vielen Fragestellungen kann auf eine zusätzliche MR-Angiographie-Messung verzichtet werden.

Eine Verkürzung der Aufnahmezeit sollte bei absehbaren Schwierigkeiten der Patienten, eine Atemanhaltephase von ca. 20 s einzuhalten, wie z. B. bei Kindern oder Jugendlichen, eingeplant werden. Durch Reduktion der räumlichen Auflösung und Einsatz paralleler Bildgebung (PAT) kann die Aufnahmezeit auf wenige Sekunden reduziert werden. Die Beschleunigungsfaktoren (PAT-Faktoren) und die damit verbundenen Scanparameter müssen je nach Hersteller und Hardware optimiert werden. Es bietet sich dann an, mehrere solcher Datensätze zu messen und dann den besten Datensatz zu verwenden. Dieses Vorgehen wird auch als *TR- (time resolved) MR-Angiographie* bezeichnet.

Anatomie

Die *Aorta abdominalis* (Abb. 9.**19**) erstreckt sich vom Hiatus aortae bis zur Aortenbifurkation, wo sie sich in die beiden Aa. iliacae communes teilt.

Folgende Äste der Aorta abdominalis können unterschieden werden:
- laterale Äste:
  - Aa. phrenicae inferiores,
  - Aa. suprarenales mediae,
  - Aa. renales,
- dorsale Äste:
  - Aa. lumbales,
  - A. sacralis mediana,
- ventrale Äste:
  - Truncus coeliacus mit Aufzweigung in die A. hepatica communis, A. lienalis und A. gastrica sinistra,
  - A. mesenterica superior,
  - A. mesenterica inferior.

Die *Pfortader* (Abb. 9.**20**) entsteht dorsal des Caput pancreatis aus dem Zusammenfluss der V. lienalis, der V. mesenterica superior und der V. mesenterica inferior.
- Die *V. lienalis* verläuft an der Hinterfläche des Pankreas und nimmt die Vv. gastricae breves, Vv. pancreaticae, Vv. duodenales und die V. gastroepiploica sinistra auf.
- Die *V. mesenterica superior* hat Zuflüsse durch die Vv. jejunales et ilei, V. ileocolica, V. colica media, Vv. pancreaticae, Vv. pancreaticoduodenales und V. gastroepiploica dextra.
- Die *V. mesenterica inferior* hat Zuflüsse aus der V. colica sinistra, Vv. sigmoideae und V. rectalis superior.

Die *V. cava inferior* verläuft rechts von der Aorta abdominalis und nimmt die Vv. renales, Vv. suprarenales und V. ovarica/testicularis dextra auf.

Abdominalgefäße

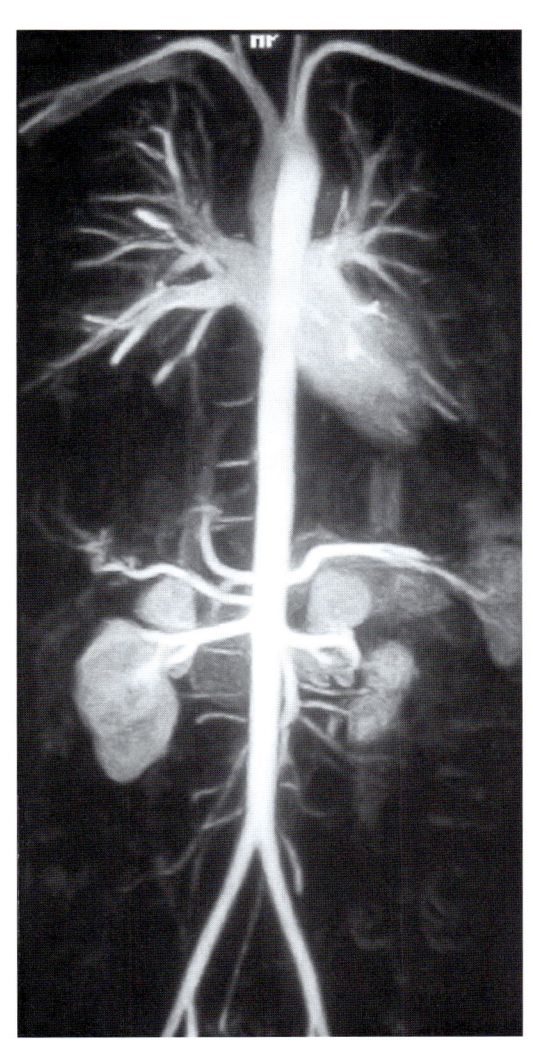

◀ *Abb. 9.19* **Aorta und ihre Äste.** Darstellung der gesamten Aorta mit unauffälliger Darstellung der ventralen, dorsalen und lateralen Äste: Kontrastmittel-MR-Angiographie.

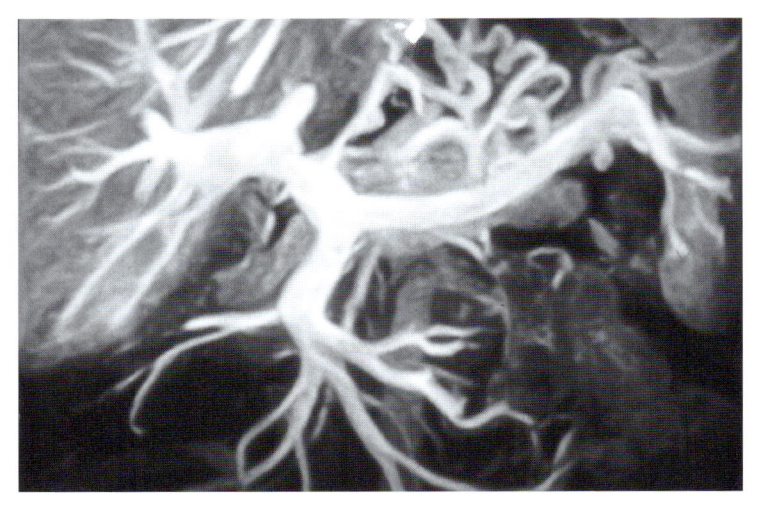

Abb. 9.20 **V. portae und ihre Zuflüsse.** Darstellung der portalen Strombahn mit regulärer Abbildung der V. lienalis, der V. mesenterica und der Pfortader: Kontrastmittel-MR-Angiographie.

Aorta abdominalis

Die häufigsten Indikationen für die Abklärung von Erkrankungen der Aorta abdominalis mit der MR-Angiographie sind:

- Aortenaneurysma,
- Aortendissektion,
- Aortenstenose bzw. Aortenverschluss,
- Aortitis.

Aortenaneurysma (Abb. 9.**21**)

Ursachen und Formen. Abdominale Aortenaneurysmen sind nach Autopsiestudien mit einer Inzidenz von 1,8–6,6% häufige Erkrankungen. Die meisten Aneurysmen entstehen sekundär im Rahmen der Arteriosklerose. Seltenere Ursachen sind Entzündungen, Traumen, Syphilis oder zystische Medianekrose. Von einem *wahren Aneurysma* wird gesprochen, wenn der Durchmesser über 4 cm beträgt und im Gegensatz zu einem *falschen bzw. Pseudoaneurysma* alle Wandschichten (Intima, Media und Adventitia) betroffen sind.

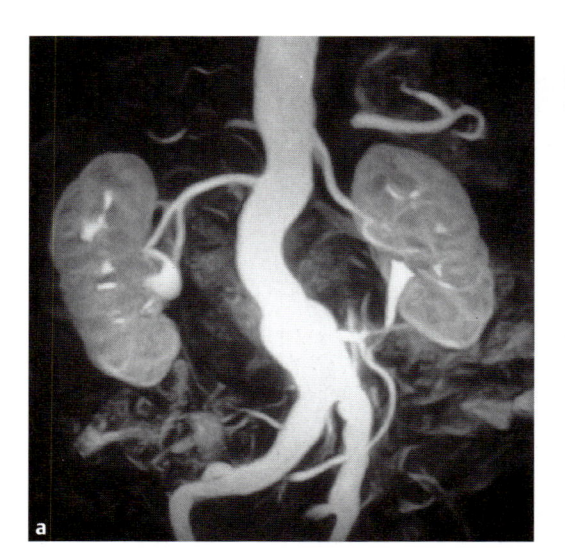

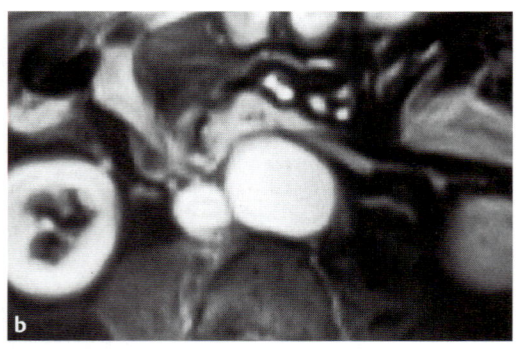

Abb. 9.21 a u. b Aortenaneurysma. Kontrastmittel-MR-Angiographie.
a Aorta abdominalis mit Dokumentation eines sackförmigen Aneurysmas im distalen Anteil.
b In der axialen Aufnahme kein Nachweis einer Teilthrombosierung des Lumens.

> Der Vorteil der Schnittbildverfahren gegenüber der konventionellen Katheterangiographie liegt in der simultanen Darstellung des perfundierten Lumens und der Wandkomponenten.

Größe und Rupturrisiko. Die meisten Patienten mit abdominalem Aortenaneurysma sind klinisch asymptomatisch. Abdominale Aortenaneurysmen mit einem Durchmesser zwischen 4 und 6 cm wachsen im Durchschnitt um 4 mm pro Jahr. Das Risiko der Aneurysmaruptur zeigt dabei eine proportionale Abhängigkeit von der Aneurysmagröße. Nach Autopsiestudien beträgt bei einer Aneurysmagröße über 7 cm das Rupturrisiko zu Lebzeiten ca. 50 %. Kleinere Aneurysmen gelten als gefährdet für eine Ruptur, wenn sie bei Verlaufskontrollen eine signifikante Größenzunahme aufweisen.

Präoperative Abklärung. In der präoperativen Abklärung von abdominalen Aortenaneurysmen galt die *konventionelle Katheterangiographie* vor der Einführung des *Ultraschalls* und der *CT* als Goldstandard. Mit ihr kann die Lagebeziehung zu den Viszeral-, Nieren- und Beckenarterien exakt beurteilt werden. Der Vorteil der Schnittbildtechniken liegt in der simultanen Darstellung des perfundierten Lumens und der Wandkomponenten (Thrombus, Kalk, Gefäßwand). Im Gegensatz zur Sonographie und der konventionellen CT gelingt mit der *Spiral-CT* oder der *Mehrzeilen-CT* aufgrund der lückenlosen Schichtung eine exaktere Darstellung der Lagebeziehung von Aneurysma und Nieren- bzw. Viszeralarterien. Derzeit erscheint neben der CT die *Kontrastmittel-MR-Angiographie* die vielversprechendste Methode zur präoperativen Abklärung von Aortenaneurysmen zu sein.

― **MRT-Spezifisches** ―

- Auch *seltene Komplikationen* von Aortenaneurysmen wie das Vorliegen einer aortokavalen Fistel, die in ca. 1% aller Aortenaneurysmen gefunden werden kann, sind mit der Kontrastmittel-MR-Angiographie darstellbar.
- Generell empfiehlt sich neben der Analyse der Einzelbilder des 3-dimensionalen Datensatzes die Anfertigung von *multiplanaren Schnittbildsequenzen* (beispielsweise axiale und koronare T1w atemgehaltene GR-Sequenzen) zur genauen Größenbestimmung des Aneurysmas, da die Kontrastmittel-MR-Angiographie vergleichbar der konventionellen Angiographie lediglich das durchströmte Lumen darstellt und nicht die wahre Ausdehnung bei teilthrombosierten Aneurysmen.
- *Vorteile* der Kontrastmittel-MR-Angiographie: Im Vergleich zur CT liegen die Vorteile der Kontrastmittel-MR-Angiographie in dem Fehlen ionisierender Strahlung sowie dem Fehlen relevanter nephrotoxischer Effekte bei i.v. Injektion von extrazellulären Gd-Chelaten.
- *Nachteile* der Kontrastmittel-MR-Angiographie: Nachteilig ist die längere Untersuchungszeit der Kontrastmittel-MR-Angiographie im Vergleich zur CT, sodass Akutpatienten mit Verdacht auf eine Aortenperforation eher mit der Sonographie und/oder der CT als mit der Kontrastmittel-MR-Angiographie untersucht werden.

Inflammatorisches Aortenaneurysma. Das inflammatorische Aortenaneurysma ist charakterisiert durch eine deutliche Verdickung der Aortenwand sowie eine dicke perianeurysmatische Fibrose. Die Inzidenz beträgt ca. 4,5–12 % bezogen auf alle Aneurysmen. Die Patienten sind in der Regel symptomatisch und weisen eine erhöhte Blutsenkung auf. Nach älteren Literaturangaben ist das zuverlässigste Verfahren in der präoperativen Diagnostik die CT. Aufgrund des höheren Weichteilkontrasts der MRT kann die Diagnose eines inflammatorischen Aortenaneurysmas mit der MR-Angiographie zumindest mit einer vergleichbaren Sensitivität gestellt werden.

Aortendissektion

Ursachen und Formen. Eine Dissektion der abdominalen Aorta wird zumeist im Rahmen der distalen Ausdehnung einer thorakalen Aortendissektion gefunden. Eine isolierte Dissektion der abdominalen Aorta ist mit einer Inzidenz von 0,02–4% selten und in der Regel Folge eines Traumas. Die Unterscheidung der Dissektionen erfolgt nach dem Alter:
- akute Dissektionen: < 14 Tage,
- subakute Dissektionen: 15 Tage bis 2 Monate,
- chronische Dissektionen: > 2 Monate.

Durch einen Mediaeinriss entstehen bei der Aortendissektion 2 Lumina, die als *wahres bzw. falsches Lumen* bezeichnet werden. Die Unterscheidung zwischen wahrem und falschem Lumen ist in der Regel möglich, wenn das wahre Lumen im gesamten Verlauf der Dissektion verfolgt werden kann. Bei der Mehrzahl der akuten Dissektionen, regelhaft bei chronischen Dissektionen, ist das wahre Lumen im abdominalen Verlauf schmaler als das falsche Lumen. Falls Dissektionen mit mehreren Membraneinrissen und Lumina vorliegen, kann die Unterscheidung zwischen wahren und falschen Lumina schwierig sein.

MRT-Spezifisches

- Aufgrund der fehlenden Invasivität sowie der hohen diagnostischen Aussagefähigkeit sind die *CT-Angiographie* und die *Kontrastmittel-MR-Angiographie* in Kombination mit Bildsequenzen die Verfahren der Wahl in der Diagnostik der Aortendissektion (Abb. 9.**22**). Beide Verfahren ermöglichen in aller Regel unter Verwendung multiplanarer Rekonstruktionen die genaue Darstellung des Verlaufs der Dissektionsmembran sowie die Zuordnung der Gefäßabgänge zum wahren bzw. falschen Lumen. Allerdings ist der Einsatz der MR-Angiographie in akuten Notsituationen aus logistischen Überlegungen problematisch.
- *Vorteile* der MR-Angiographie gegenüber der CT liegen in der besseren Beurteilbarkeit der Flussgeschwindigkeiten in den wahren und falschen Lumina bei Verwendung von *Cine-GE-Sequenzen* sowie in der Diagnostik einer durch die Dissektion entstandenen Aorteninsuffizienz.

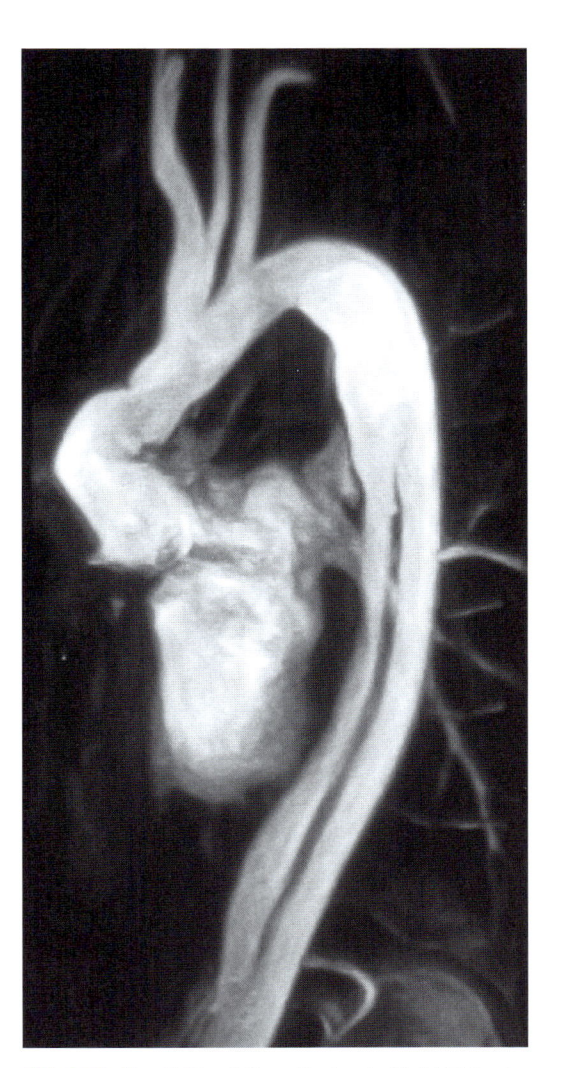

Abb. 9.22 **Typ-B-Dissektion.** Kontrastmittel-MR-Angiographie der thorakalen und abdominalen Aorta.

- Falls sich eine frische Dissektion zunächst nur mit einem *intramuralen Hämatom* manifestiert, ist die MRT aufgrund der in den Bildsequenzen nachweisbaren Signalanhebung der CT überlegen.

> Bei der Aortendissektion ermöglichen in aller Regel multiplanare Rekonstruktionen die Darstellung des Verlaufs der Dissektionsmembran und die Zuordnung der Gefäßabgänge zum wahren bzw. falschen Lumen.

Aortenulzera

Patienten mit Aortenulzerationen haben oftmals eine der Aortendissektion vergleichbare klinische Symptomatik.

— **MRT-Spezifisches**
- Mit der MRT und der Kontrastmittel-MR-Angiographie können sowohl die Ulzerationen in der Aortenwand als auch, falls vorhanden, ein intramurales Hämatom nachgewiesen werden.

Aortenstenose und Aortenverschluss

Aortenstenosen treten häufig bei schwerer Arteriosklerose auf. Die am häufigsten betroffenen Segmente sind die infrarenale Aorta und die Iliakalarterien (s. Abschnitt „Periphere Gefäße"). Das Spektrum der arteriellen Verschlusskrankheit reicht von einer flachen Wandplaque mit nur geringer Gefäßunregelmäßigkeit bis zum kompletten Gefäßverschluss. Durch die Kontrastmittel-MR-Angiographie ist die Bedeutung der diagnostischen Katheterangiographie bei vergleichbaren Ergebnissen in den Hintergrund getreten (Abb. 9.**23**).

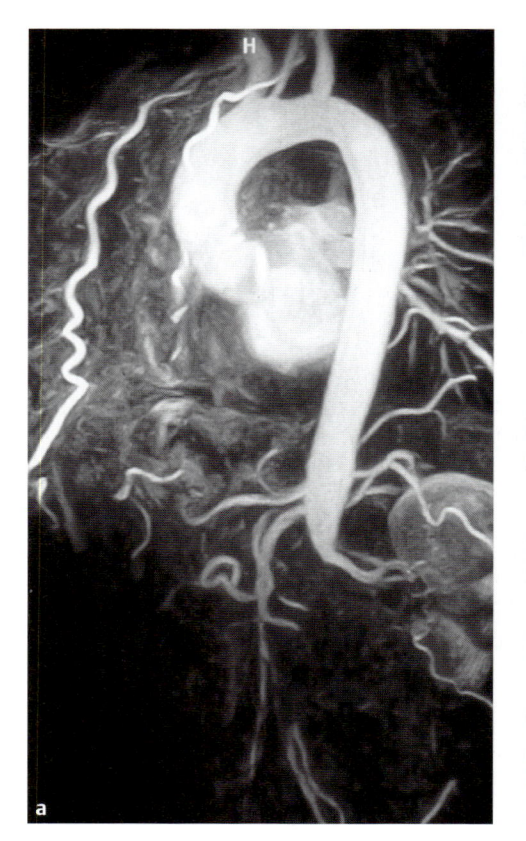

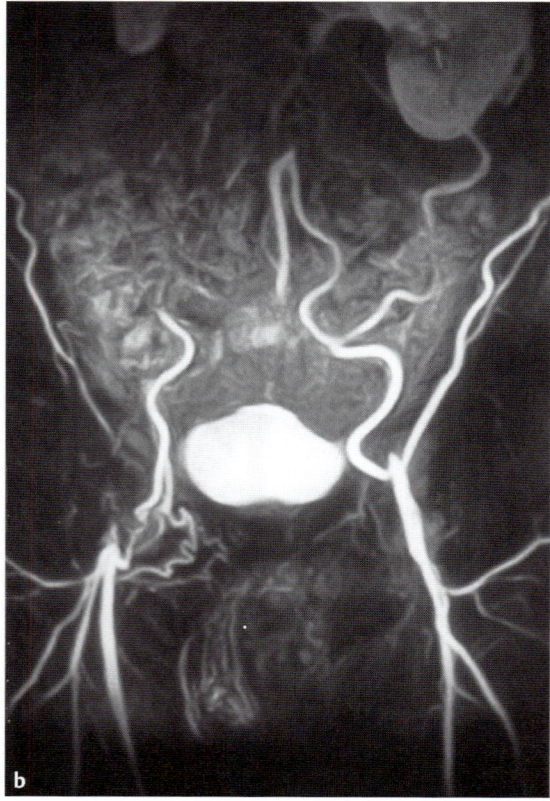

Abb. 9.23 a u. b **Verdacht auf Aortenverschluss. Kontrastmittel-MR-Angiographie.**
a Nachweis eines Verschlusses der Aorta abdominalis und der Beckenarterien.
b Über Kollateralkreisläufe Darstellung der proximalen Oberschenkelarterien.

Postoperative und postinterventionelle Kontrollen

Die anfängliche Zurückhaltung in der Anwendung der MRT zur postoperativen oder postinterventionellen Kontrolle wegen möglicher Artefakte durch Gefäßclips oder Stents und unerwünschter Nebenwirkungen durch die Metalle ist deutlich relativiert worden. Chirurgisch eingebrachte Gefäßprothesen sind mit der Kontrastmittel-MR-Angiographie einfach und zuverlässig zu untersuchen. Artefakte und damit auch die Beurteilbarkeit nach der Einbringung von Stents oder Endoprothesen hängen von dem verwendeten Stentmaterial ab (Abb. 9.24). Mittlerweile wird die Kontrastmittel-MR-Angiographie der CT im Nachweis von Endoleaks als überlegen angesehen.

— MRT-Spezifisches

- *Stents auf Stahl- oder Edelstahlbasis* zeigen ausgeprägte Artefakte mit kompletten Signalauslöschungen. Eine sinnvolle Beurteilung der Gefäßlumina ist nicht möglich.
- *Nitinolbasierte Stents* (Sinus Flex, Smart, Luminex u. a.) oder *Endoprothesen* (Talent, Hemobahn, Excluder u. a.) zeigen mit kürzer werdenden Echozeiten kaum noch relevante Signalauslöschungen und können deshalb gut mit der Kontrastmittel-MR-Angiographie kontrolliert werden.

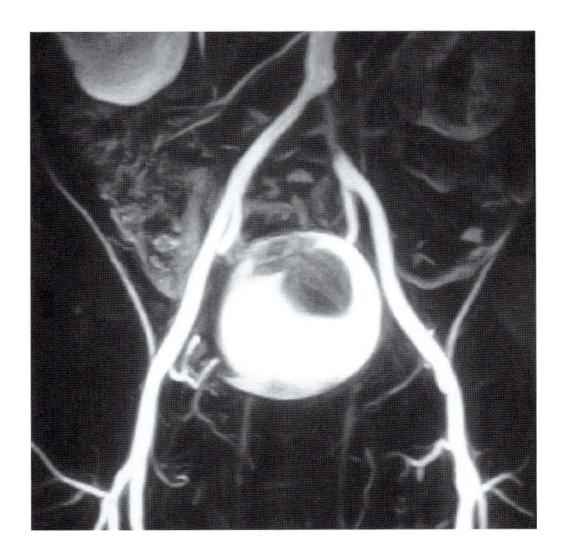

Abb. 9.24 **Kontrastmittel-MR-Angiographie nach Einbringen eines Stents in die linke A. iliaca communis.** Aufgrund von Suszeptibilitätsartefakten durch den Stent ergibt sich eine fehlende Beurteilungsmöglichkeit des Innenlumens. An den übrigen Beckenarterien liegen keine Auffälligkeiten vor.

Aortitis

Eine Entzündung der Gefäßwand (Vaskulitis) tritt häufiger thorakal und zervikal auf (s. Abschnitt „Thorakale Gefäße"), kann sich aber auch an der Bauchaorta oder den Beckengefäßen manifestieren. In der Regel sind jüngere Patienten, insbesondere Frauen, betroffen. Differenzialdiagnostisch sollte bei stenosierenden Veränderungen junger Patientinnen ohne Atherosklerose an eine Vaskulitis gedacht werden.

— MRT-Spezifisches

- Die Kontrastmittel-MR-Angiographie stellt besonders bei der geschilderten Patientengruppe die Methode der Wahl dar, da mit zusätzlichen axialen Aufnahmen der *Entzündungsprozess in der Gefäßwand* nachgewiesen werden kann. Dazu werden fettgesättigte T2w schnelle SE-Sequenzen vor Kontrastmittelinjektion und fettgesättigte T1w Sequenzen vor und nach Kontrastmittelinjektion gemessen.
- Ein *florider Entzündungsprozess* ist, abgesehen von einer Wandverdickung, durch eine Ödembildung (FS-T2-signalreich) und Kontrastmittelanreicherung (FS-T1-signalreich) charakterisiert. Die abgehenden Viszeralgefäße und Beckengefäße können ebenfalls betroffen sein.

Bei V. a. eine Aortitis die Kontrastmittel-MR-Angiographie die Methode der Wahl, da sie mit zusätzlichen axialen Aufnahmen den Entzündungsprozess in der Gefäßwand direkt nachweisen kann.

Viszeral- und Nierenarterien

Die Kontrastmittel-MR-Angiographie hat die diagnostische Katheterangiographie zur präoperativen Darstellung der Gefäßanatomie der Viszeral- und Nierenarterien abgelöst.

Gefäßvarianten. Gefäßvarianten der proximalen Viszeral- und Nierenarterien können ebenso zuverlässig dargestellt werden (Abb. 9.25 und 9.26). Dabei sind die Ergebnisse der Kontrastmittel-MR-Angiographie vergleichbar mit denen der CT-Angiographie. Die peripheren Gefäße der verschiedenen Organe, insbesondere die Aufzweigungen der A. hepatica und der A. mesenterica superior, sind allerdings unverändert besser mit einer selektiven Katheterangiographie zu untersuchen.

Lebergefäße. Für die präoperative Beurteilung der Gefäßanatomie der Leber wird die Kontrastmittel-MR-Angiographie als ausreichend angesehen. Dies gilt für die Vorbereitung von Lebendspendern, für Leberresektionen und zur Abklärung der venösen Kollateralen (Abb. 9.25 und 9.26). Intrahepatische arteriovenöse Fisteln und Verschlüsse der Lebervenen im Rahmen des Budd-Chiari-Syndroms sind ebenfalls darstellbar. Allerdings ist hier ist der Einsatz dynamisch aufgenommener fettgesättigter T1w 3-dimensionaler GE-Sequenzen nach Kontrastmittelinjektion oft mehr als ausreichend.

Aneurysmen

Aneurysmen der Viszeralgefäße werden üblicherweise als Zufallsbefunde diagnostiziert.

Lokalisationen. Häufigste Lokalisationen sind:
- Milz- und Leberarterie,
- A. mesenterica superior.

Seltenere Lokalisationen sind:
- A. gastroduodenalis,
- A. pancreaticoduodenalis.

Ursachen. Aneurysmen der *A. hepatica* sind gewöhnlich traumatischen Ursprungs. Demgegenüber

Abb. 9.25 **Kontrastmittel-MR-Angiographie vor einer Lebertransplantation.** Abbildung einer ligamentären Stenose des Truncus coeliacus (Pfeil).

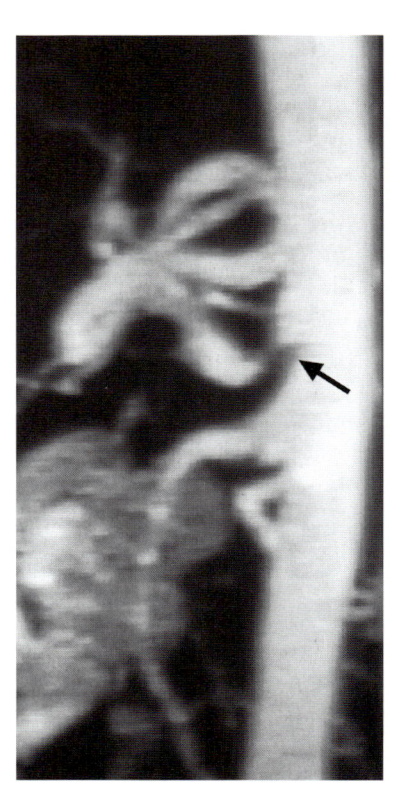

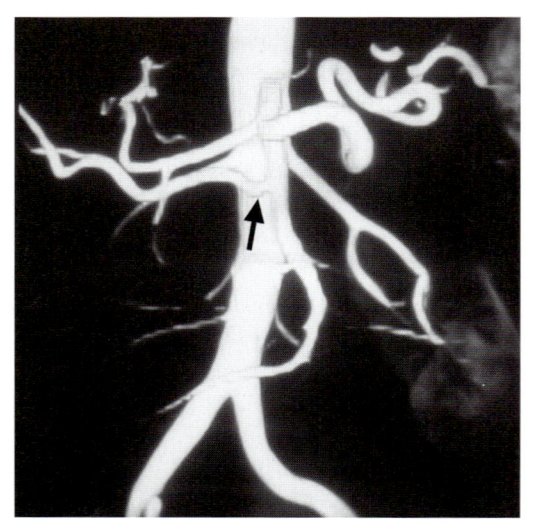

Abb. 9.26 **Kontrastmittel-MR-Angiographie vor einer Leberteilresektion.** Ursprung der A. hepatica dextra aus der A. mesenterica superior im Sinne einer Versorgungsvariante der Leber (Pfeil).

sind Aneurysmen der *A. lienalis* in Zusammenhang mit einer akuten Pankreatitis oder auf der Basis einer Atherosklerose zu sehen. Aneurysmen der *A. mesenterica superior* sind vorwiegend mykotischer Genese oder durch eine akute Pankreatitis bedingt.

Der Nachweis gelingt sowohl mit der Kontrastmittel-MR-Angiographie als auch mit der CT-Angiographie.

Mesenteriale Ischämie

Die Duplex- bzw. Doppler-Sonographie ist das primäre, nichtinvasive Verfahren zum Nachweis einer okklusiven mesenterialen Durchblutungsstörung. Häufig ist ihre Beurteilung aufgrund von Darmgasüberlagerungen eingeschränkt. In der Diagnostik der chronischen intestinalen Ischämie mit der MRT hat sich die ergänzende Anwendung der Phasenkontrasttechniken zur Flussquantifizierung als sinnvoll erwiesen. Trotz der verbesserten Darstellbarkeit der Viszeralgefäße mit der CT-Angiographie und der Kontrastmittel-MR-Angiographie sollten Patienten mit klinischem Verdacht auf eine akute okklusive oder nichtokklusive mesenteriale Ischämie ohne Zeitverzögerung mit der selektiven Katheterangiographie untersucht und ggf. interventionell behandelt werden. Dies gilt auch für mesenteriale Blutungen. Hier kann ggf. auch die Kombination mit einer CT-Untersuchung sinnvoll sein. Die Kontrastmittel-MR-Angiographie ist nur in Einzelfällen bei guter Atemkooperation anzuwenden.

Nierenarterienstenose

Die renovaskuläre Hypertonie besitzt eine Prävalenz von 1–5%.

Diagnostik. In der Diagnostik der renovaskulären Hypertonie kommt den radiologischen Verfahren eine wesentliche Bedeutung zu, wobei sich das Interesse auf eine *nichtinvasive Diagnostik* konzentriert, die den Patienten wenig belastet. Etablierte, allerdings nicht im eigentlichen Sinne bildgebende Screeningverfahren sind die Captopril-Nierenfunktionsszintigraphie und die farbkodierte Duplexsonographie.

Aufgrund der niedrigen Prävalenz von hämodynamisch relevanten Nierenarterienstenosen ist die invasive Katheterangiographie als Screeningtest wenig geeignet. Neben der CT-Angiographie ist die MR-Angiographie das wichtigste nichtinvasive Verfahren in der Diagnostik der renovaskulären Hypertonie.

Stellenwert der Kontrastmittel-MR-Angiographie. Die heute beste MR-Angiographie-Technik zur Darstellung der Nierenarterien besteht in der Kontrastmittel-MR-Angiographie mit einer Sensitivität von > 90% im Nachweis hämodynamisch relevanter ostialer oder ostiumnaher Nierenarterienstenosen (Abb. 9.**27**). Auch akzessorische Nierenarterien sowie fibromuskuläre Dysplasien sind mit dieser Technik darstellbar (Abb. 9.**28**– 9.**30**).

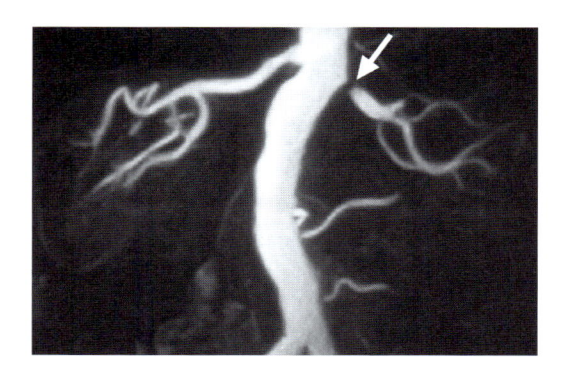

Abb. 9.27 **Hypertonie.** Kontrastmittel-MR-Angiographie. Nachweis einer hämodynamisch relevanten Nierenarterienstenose links (Pfeil).

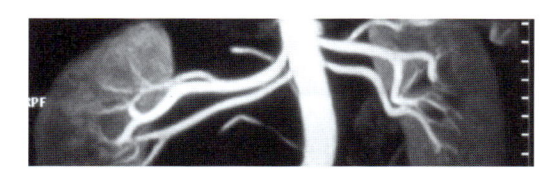

Abb. 9.28 **Kontrastmittel-MR-Angiographie vor einer Nierenlebendspende.** Dokumentation einer arteriellen Doppelversorgung beider Nieren.

Die Treffsicherheit der Kontrastmittel-MR-Angiographie ist aufgrund der Ortsauflösung bei den intrarenalen Arterien reduziert, und bei diesen Fragestellungen sollte auch weiterhin die selektive Katheterangiographie präferiert werden. Aufgrund der kleinen Gefäßlumina insbesondere bei hochgradigen Stenosen ist die präzise Graduierung von hoch- und höchstgradigen Stenosen nicht unproblematisch und eine generelle Tendenz zur Überschät-

9 Gefäße

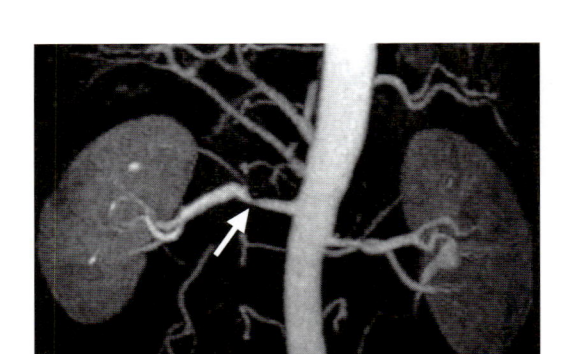

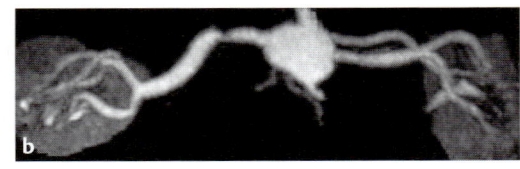

Abb. 9.29 a u. b **Kontrastmittel-MR-Angiographie bei trunkaler Nierenarterienstenose.**
a Trunkale Stenose der rechten Nierenarterie (Pfeil).
b Doppelversorgung der linken Niere.

Zur Beurteilung der Nierenarterien sind die Betrachtung der Einzelschichten sowie eine möglichst gute Ortsauflösung und Kontrastierung unerlässlich.

MRT-Spezifisches

- Die *Betrachtung der Einzelschichten* ist unerlässlich, und mehr noch als in anderen Gefäßregionen muss auf eine möglichst gute Ortsauflösung und Kontrastierung besonderen Wert gelegt werden.
- Der komplementäre Einsatz der *Flussmessung mit der Phasenkontrasttechnik* ist zwar noch wenig verbreitet, die etwas aufwändige Methode liefert aber sehr gute Ergebnisse in der Stenosequantifizierung.
- *Postoperative oder postinterventionelle Kontrollen* sind prinzipiell mit der Kontrastmittel-MR-Angiographie gut möglich.
- Die üblicherweise in die Nierenarterien eingebrachten ballonmontierten *Stents* verursachen bedingt durch Suszeptibilitätseffekte eine Signalauslöschung, sodass das Stentlumen nicht beurteilt werden kann (Abb. 9.**31**).
- Eine weitere Anwendungsmöglichkeit der Kontrastmittel-MR-Angiographie besteht in der Beurteilung der *Perfusion von Transplantatnieren*, und zwar sowohl in der direkten Darstellung der arteriellen und der venösen Anastomosen als auch der Nierenperfusion des Transplantates. Zum Nachweis umschriebener Perfusionsdefekte in einer transplantierten Niere oder von Parenchym- oder Gefäßverletzungen nach Traumen ist die subtile Beurteilung der Einzelbilder der 3-dimensionalen Datensätze erforderlich (Abb. 9.**32**).

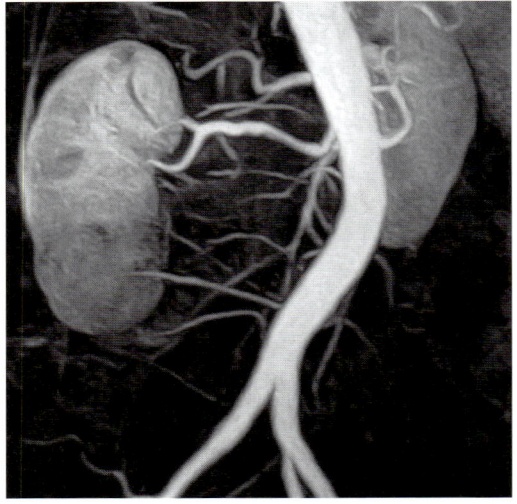

Abb. 9.30 **Kontrastmittel-MR-Angiographie bei fibromuskulärer Dysplasie.** Wellige Kontur der rechten Nierenarterie bei fibromuskulärer Dysplasie.

zung der Stenosen besteht weiterhin. Publizierte Daten zur Präzision der Stenosegraduierung wirken angesichts der Erfahrungen in der klinischen Routine zweifelhaft.

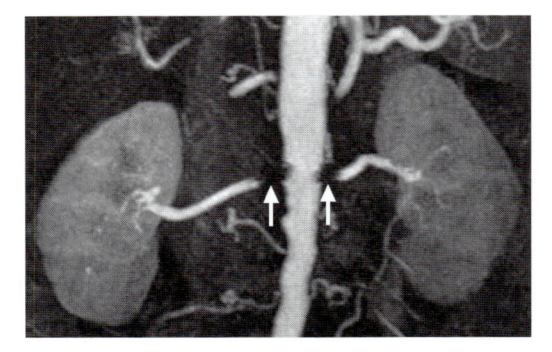

Abb. 9.31 **Kontrastmittel-MR-Angiographie nach beiderseitigen Nierenstents.** Signalauslöschungen in beiden proximalen Nierenarterien nach Einbringen von Stents (Pfeile).

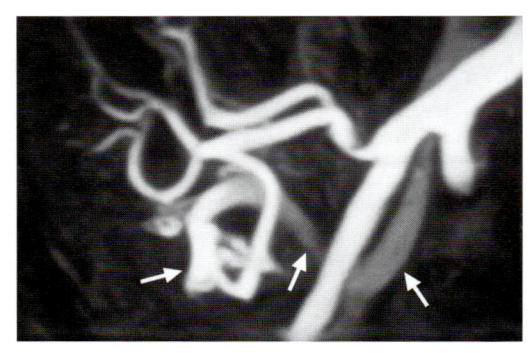

Abb. 9.32 **Kontrastmittel-MR-Angiographie nach einer Nierentransplantation.** Abbildung einer hämodynamisch relevanten arteriovenösen Fistel nach Biopsie mit frühzeitiger Kontrastierung der rechtsseitigen Beckenvenen (Pfeile).

Pfortaderkreislauf

Häufige pathologische Veränderungen des Pfortaderkreislaufs sind:

- portale Hypertension,
- Pfortaderthrombose,
- kavernöse Transformation.

Portale Hypertension

Pathogenese. In den meisten Fällen ist eine portale Hypertension auf eine alkoholtoxisch bedingte Leberzirrhose zurückzuführen. Durch die Druckerhöhung resultiert eine Umleitung des Bluts von der Leber in systemische Venen. Der häufigste und klinisch wichtigste Kollateralkreislauf erfolgt über die V. coronaria ventriculi und den ösophagealen Venenplexus. Andere Kollateralen verlaufen über gastrosplenische, splenorenale, retroperitoneale sowie periumbilikale Venen.

Diagnostik. Mit der Doppler- bzw. Duplexsonographie als initiales Untersuchungsverfahren können nicht nur Flussrichtung und Flussgeschwindigkeit in der Pfortader, sondern auch andere Veränderungen (z.B. Aszites, Splenomegalie) in der Regel gut beurteilt werden.

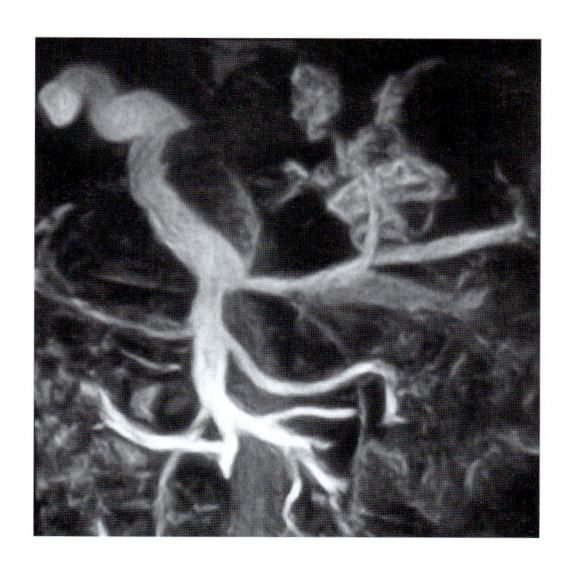

Abb. 9.33 **Kontrastmittel-MR-Angiographie bei bekannter Leberzirrhose.** Nachweis einer erweiterten V. gastrica sinistra und Darstellung von Varizen im Magenfundus als Ausdruck einer portalen Hypertension.

MRT-Spezifisches

- Aufgrund des großen Messfelds ermöglicht die Kontrastmittel-MR-Angiographie im Vergleich zu der Sonographie eine *überlagerungsfreie Darstellung* des splenoportalen Gefäßsystems sowie dessen Kollateralen (Abb. 9.33).
- Dynamisch aufgenommene *fettgesättigte T1w 3-dimensionale GE-Sequenzen nach Kontrastmittelinjektion* sind allerdings mittlerweile oft mehr als ausreichend, sodass Kontrastmittel-MR-Venographien nur in Einzelfällen gemessen werden müssen.
- Trotz der überzeugenden Bildqualität ist die fehlende Beurteilbarkeit der Flussrichtung und der Flussgeschwindigkeit in der Pfortader ein Nachteil kontrastverstärkter Techniken. *Phasenkontrasttechniken* ermöglichen eine Quantifizierung des Blutflusses in der Pfortader und *2-dimensionale TOF-Sequenzen* können mit Bolustracking zur Beurteilung eines hepatofugalen oder hepatopetalen Blutflusses verwendet werden.

Pfortaderthrombose

Ursachen. Eine Thrombose der Pfortader bzw. der Mesenterialvenen kann durch verschiedene Pathologien verursacht werden. Neben einer direkten Tumorinfiltration (Abb. 9.34) oder einer Tumorkompression (Lymphome) können abdominale Infektionen, Traumen, eine Polycythaemia rubra vera oder die Einnahme oraler Kontrazeptiva dem Krankheitsbild zugrunde liegen.

Diagnostik. Die Sonographie ist prinzipiell das einfachste nichtinvasive Verfahren in der Diagnostik der Pfortaderthrombose. Einschränkungen bestehen im Nachweis von Thrombosen in Seitenästen der Pfortader und der V. mesenterica superior oder bei schlechten Untersuchungsverhältnissen durch störende Darmgasüberlagerungen. Hier ergeben sich Vorteile für die CT mit CT-Angiographie und die MR-Angiographie unter Verwendung der Kontrastmittel-MR-Angiographie oder noch einfacher mit dyna-

➡ Eine Kontrastmittel-MR-Angiographie oder dynamisch aufgenommene fettgesättigte T1w 3-dimensionale GE-Sequenzen nach Kontrastmittel zur Beurteilung der Gefäßinfiltration sind ein wichtiger Baustein im präoperativen Staging des Pankreaskarzinoms.

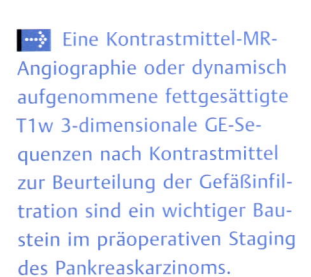

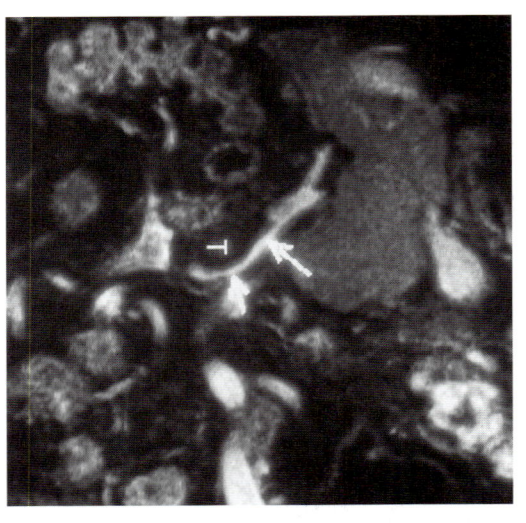

Abb. 9.34 **HCC mit Tumoreinbruch in die Pfortader.** Kontrastmittel-MR-Angiographie bei hepatozellulärem Karzinom mit extrahepatischen Tumoranteilen und Tumoreinbruch (T) in die Pfortader (Pfeil).

mischen Gd-unterstützten fettgesättigten 3-dimensionalen T1w Aufnahmen (s. dazu auch Abb. 5.**50**). Eine akute Mesenterialischämie mit der Fragestellung einer Mesenterialvenenthrombose ist allerdings mit größerer Sicherheit mittels selektiver Multi-Slice-CT zu untersuchen.

Die zuverlässige Beurteilung einer Tumorinfiltration sowohl der Pfortader als auch der Milz- und Mesenterialgefäße ist neben dem Ausschluss von Lebermetastasen das wichtigste Kriterium im Staging von Pankreastumoren (s. Kap Pankreas). Hier sind dynamisch aufgenommene fettgesättigte T1w 3-dimensionale GE-Sequenzen nach Kontrastmittelinjektion oft mehr als ausreichend, und es müssen nur in Einzelfällen Kontrastmittel-MR-Angiographie-Aufnahmen des venösen Systems gemessen werden. Für die Beurteilung der Gefäßinfiltration werden obligat die Einzelbilder der MR-Angiographie sowie die transversalen Schnittbilder analysiert, da ein normalkalibriges Gefäßlumen in der MR-Angiographie eine Infiltration der äußeren Gefäßwand nicht ausschließt.

Kavernöse Transformation

Bei kavernöser Transformation zumeist als Folge eines Pfortaderverschlusses bildet sich ein Kollateralnetz von Gefäßen aus, welches das portalvenöse Blut nach intrahepatisch führt. Dieses Kollateralnetz ist besser auf Einzelbildern eines 3-dimensionalen Datensatzes beurteilbar als in Projektionen.

Vena cava inferior

Anomalien

Unter den seltenen Anomalien der V. cava inferior sind die *Duplikatur der V. cava* sowie die *Aplasie der V. cava inferior* mit Kontinuation der V. azygos und hemiazygos die beiden häufigsten Varianten. Diese Anomalien sind sowohl mit Bildsequenzen, der 2-dimensionalen TOF-Technik als auch mit der Kontrastmittel-MR-Angiographie sicher diagnostizierbar. Von den aktuellen Sequenzen bietet sich die True-FISP oder Balanced FFE ohne Kontrastmittelinjektion an.

Thrombose

Eine Tumorinfiltration mit Tumorthrombus oder eine thrombotische Verlegung der V. cava inferior oder der Beckenvenen ist ebenfalls sowohl mit Bildsequenzen (inklusive True-FISP/Balanced FFE), der 2-dimensionalen TOF-Technik als auch mit der Kontrastmittel-MR-Angiographie sicher diagnostizierbar (Abb. 9.**35**– 9.**37**). Die Differenzierung zwischen einer Kompression der Vene oder einer direkten Wandinfiltration kann trotz aller Weiterentwicklungen schwierig sein. Eine Differenzierung zwischen

Abdominalgefäße

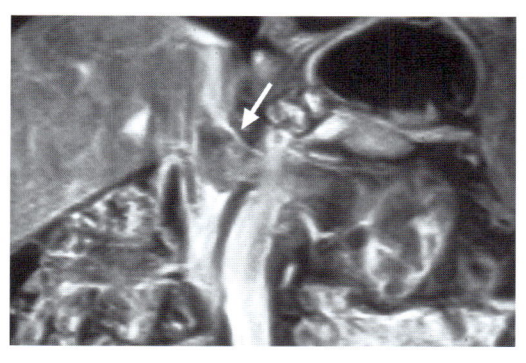

Abb. 9.35 Kontrastmittel-MR-Angiographie bei Nierenzellkarzinom. Dokumentation eines Tumoreinbruchs in die V. renalis sinistra mit Tumorzapfen in der V. cava inferior (Pfeil).

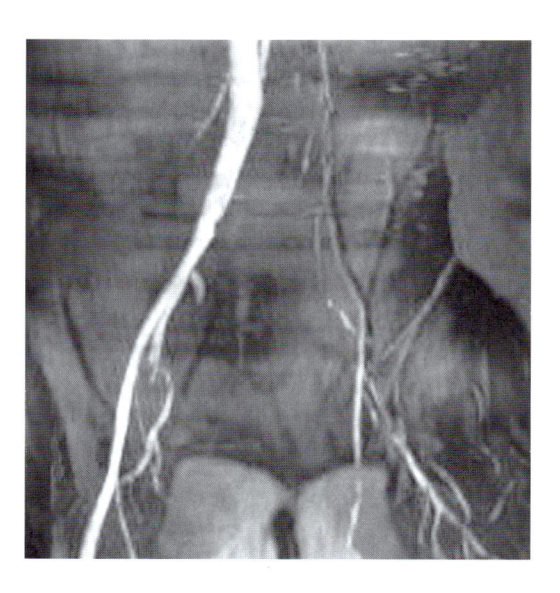

Abb. 9.36 Beckenvenenthrombose. Dokumentation einer kompletten linksseitigen Beckenvenenthrombose bei freier rechter Seite mittels TOF-Venographie.

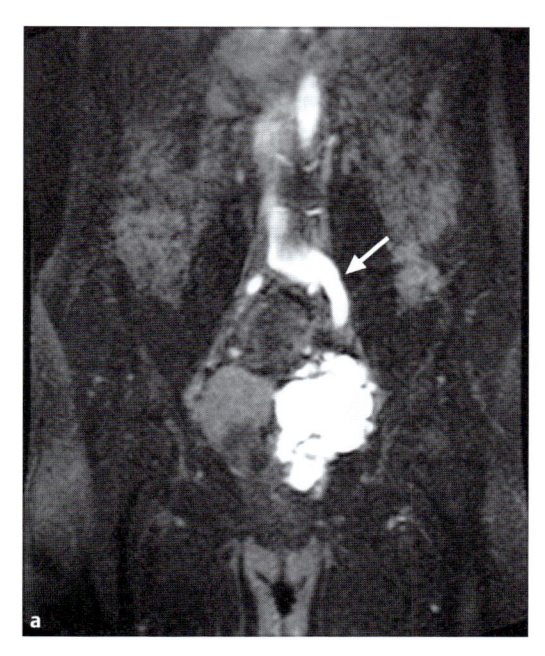

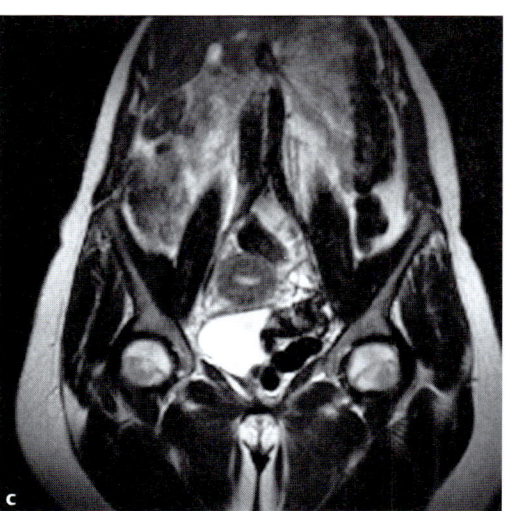

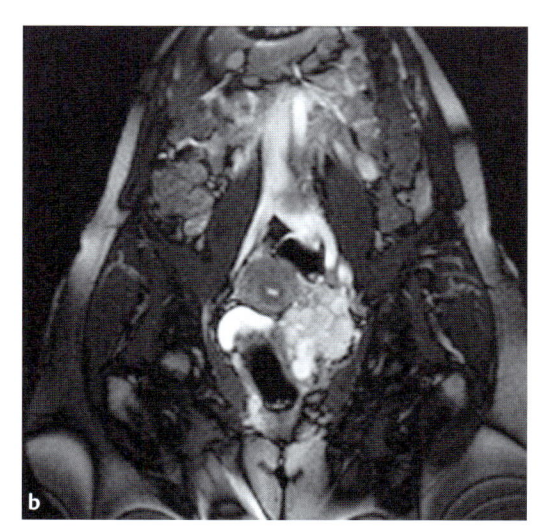

Abb. 9.37 Arteriovenöse Fisteln. Bei der 21-jährigen Patientin liegt anamnestisch ein Z.n. Tubenschwangerschaft links mit Notoperation vor 2 Jahren vor. Aktuell Vorstellung wegen Druckbeschwerden im linken Unterbauch.
a Das Einzelbild eines MR-Angiographie-Datensatzes zeigt ein Gefäßkonvolut mit rascher Füllung aus der Beckenarterie und Abstrom in die Beckenvene (Pfeil).
b Die True-FISP-Aufnahme zeigt die Lagebeziehung zum Uterus und der linksseitigen Adnexregion.
c Die HASTE-Aufnahme zeigt die Kompressionswirkung auf die Harnblase.
Die AV-Fisteln wurden interventionell behandelt.

blandem und tumorösem Thrombus erfordert die i.v. Injektion paramagnetischer Kontrastmittel, wobei im Gegensatz zu blanden Thromben eine Kontrastmittelaufnahme bei tumorösen Thromben analog zum Primärtumor gefunden werden sollte. Dies betrifft zumeist Tumorthromben von Nierenzellkarzinomen (Abb. 9.**35**, s. dazu auch Kapitel Niere). Auch hier ist der Einsatz dynamisch aufgenommener fettgesättigter T1w 3-dimensionaler GE-Sequenzen nach Kontrastmittelinjektion sinnvoll. Nur in Einzelfällen ist dann noch die Aufnahme einer Kontrastmittel-MR-Angiographie des venösen Systems erforderlich, die dann auch ggf. mit peripher venöser bipedaler Injektion erfolgen sollte.

Literatur

Balci, N. C. et al.: Intrahepatic arterioportal fistula: demonstration by dynamic 3 D magnetic resonance angiography in under four seconds. J. Magn. Reson. Imaging 16(1) (2002) 94–96

Boeve, W. J. et al.: Superior diagnostic strength of combined contrast enhanced MR-angiography and MR-imaging compared to intra-arterial DSA in liver transplantation candidates. Magn. Reson. Imaging 19(5) (2001) 609–622

Boeve, W. J., W. J. Sluiter, R. L. Kamman: Optimization of scantiming in abdominal breathhold contrast-enhanced MRA: an empirical guideline. Magn. Reson. Imaging 19(2) (2001) 193–200

Choyke, P. L. et al.: Hepatic MR angiography: a multiobserver comparison of visualization methods. Am. J. Radiol. 176(2) (2001) 465–470

De Cobelli, F., M. Venturini, A. Vanzulli et al. Renal arterial stenosis: prospective comparison of color doppler US and breath-hold, three-dimensional dynamic gadolinium-enhanced MR angiography. Radiology 214 (2000) 373–380

Eubank, W. B. et al. Preoperative evaluation of patients awaiting liver transplantation: comparison of multiphasic contrast-enhanced 3 D magnetic resonance to helical computed tomography examinations. J. Magn. Reson. Imaging 16(5) (2002) 565–575

Hagspiel, K. D. et al.: MR angiography of the mesenteric vasculature. Radiol. Clin. North Am. 40(4) (2002) 867–886

Hilfiker, P. R., H. H. Quick, J. F. Debatin: Plain and covered stent-grafts: in vitro evaluation of characteristics and three-dimensional MR angiography. Radiology 211 (1999) 693–697

Lavelle, M. T. et al.: Dynamic contrast-enhanced three-dimensional MR imaging of liver parenchyma: source images and angiographic reconstructions to define hepatic arterial anatomy. Radiology 218(2) (2001) 389–394

Leyendecker, J. R., E. Rivera, W. K. Washburn, S. P. Johnson, D. C. Diffin, J. D. Eason: MR angiography of the portal venous system: techniques, interpretation and clinical applications. Radio Graphics 17 (1997) 1425–1443

Lin J. et al.: Budd-Chiari syndrome: diagnosis with three-dimensional contrast-enhanced magnetic resonance angiography. World J. Gastroenterol. 9(10) (2003) 2317–2321

Lin, J. et al.: Three-dimensional contrast-enhanced MR angiography in diagnosis of portal vein involvement by hepatic tumors. World J. Gastroenterol. 9(5) (2003) 1114–1118

Low, R. N., A. G. Martinez, S. M. Steinberg et al.: Potential renal transplant donors: evaluation with gadolinium-enhanced MR angiography and MR urography. Radiology 207 (1998) 165–172

Meany, J. F., M. R. Prince, T. T. Nostrand: Gadolinium-enhanced magnetic resonance angiography in patients with suspected chronic mesenteric ischaemia. J. Magn. Reson. Imaging 7 (1997) 171–176

Meany, J. F.: Non-invasive evaluation of the visceral arteries with magnetic resonance angiography. Eur. Radiol. 9 (1999) 1267–1276

Muthupillai, R. et al.: Time-resolved contrast-enhanced magnetic resonance angiography in pediatric patients using sensitivity encoding. J. Magn. Reson. Imaging 17(5) (2003) 559–564

Rieder, S. J., M. A. Bernstein, J. F. Breen et al.: Three-dimensional contrast-enhanced MR angiography with real-time fluoroscopic triggering: design specifications and technical reliability in 33 patient studies. Radiology 215 (2000) 584–593

Shetty, A. N., K. G. Bis, M. Kirsch, J. Weintraub, G. Laub: Contrast-enhanced breath-hold three-dimensional magnetic resonance angiography in the evaluation of renal arteries: optimization of technique and pitfalls. J. Magn. Reson. Imaging 12 (2000) 912–923

Vosshenrich, R., B. Engeroff, S. Obenauer, E. Grabbe: Kontrastmittel-gestützte 3 D-MR-Angiographie des arteriellen und portalvenösen Gefäßsystems der Leber mit unterschiedlicher KM-Konzentration. Fortschr. Röntgenstr. 175(9) (2003)1239–1243

Vosshenrich, R., U. Fischer, E. Grabbe: MR-Angiographie bei portaler Hypertension. Eine aktuelle Bestandsaufnahme. Radiologe 41(10) (2001) 868–876

Vosshenrich, R., U. Fischer: Contrast-enhanced MR angiography of abdominal vessels: is there still a role for angiography? Eur. Radiol. 12(1) (2002) 218–230

Periphere Gefäße

P. Reimer und R. Vosshenrich

Die MR-Angiographie der peripheren Gefäße ist fest im klinischen Ablauf etabliert und nicht mehr nur auf spezielle Anwendungen mit Abbildung einzelner Gefäßregionen beschränkt.

Die *Einstrommethode (TOF)* und die *Phasenkontrastmethode (Phasenkontrastangiographie)* werden nur noch vereinzelt eingesetzt. Die klinische Anwendung der TOF-MR-Angiographie an den peripheren Gefäßen ist durch zu kleine Messvolumina und lange Untersuchungszeiten aufgrund der orthograd zum Gefäßverlauf zu messenden Schichten eingeschränkt. Bei nicht exakt orthogradem Gefäßverlauf zur auszulesenden Schicht werden die Spins der einfließenden Protonen gesättigt und es resultieren Signalverluste. Bei turbulentem Fluss, insbesondere durch Flussbeschleunigungen nach hochgradigen Stenosen, kann durch Dephasierungen eine Signalabnahme bis hin zu einem völligen Signalverlust auftreten. Diese Signalverluste können als Stenose oder Verschluss der Gefäße fehlinterpretiert werden. Der triphasische Fluss kann ebenfalls eine Stenose vortäuschen. Für die Phasenkontrast-MR-Angiographie wurden EKG-getriggerte Sequenzen mit variabler Geschwindigkeitskodierung entwickelt, die eine koronare oder sagittale Schichtorientierung erlauben. Durch Einschränkungen der diagnostischen Aussagekraft und lange Messzeiten bis zu einer Stunde konnte sich diese Methode klinisch nicht etablieren.

In den letzten Jahren hat sich die MR-Angiographie nach Kontrastmittelinjektion mit technischer Durchführung analog zur DSA oder CT-Angiographie bei einer Messzeit < 25 s pro 3-dimensionalem Volumen etabliert. Für die untere Extremität wird vorwiegend eine Schrittverschiebetechnik mit Verschiebung des Patienten auf der Untersuchungsliege angewendet. Im Bereich der oberen Extremität werden häufiger Messungen mit definierten Spulenpositionen durchgeführt.

Im Folgenden wird die Kontrastmittel-MR-Angiographie mit ihren verschiedenen methodischen Variationen als Untersuchungsmethode dargestellt.

Untersuchungstechnik

Patientenvorbereitung

Eine spezielle Patientenvorbereitung ist für die Kontrastmittel-MR-Angiographie nicht notwendig. Nach Anlage eines i.v. Zugangs ist es für die Untersuchung in Atemanhaltetechnik sinnvoll, vor dem Start der eigentlichen Messung mit dem Patienten „Atemübungen" während der Aufklärung und im Magnetresonanztomographen durchzuführen. Wird die Nativmessung als Atemübung verwendet, können Subtraktionsfehler auftreten. Nach durchgeführter Atemübung wird ein Datensatz als *Nativaufnahme* aufgenommen, von dem nachfolgend der Kontrastmitteldatensatz optional subtrahiert werden kann. Auch alle Lokalisationssequenzen (scout) sollten möglichst bei angehaltenem Atem durchgeführt werden.

Über den bevorstehenden Start der Kontrastmittel-MR-Angiographie-Messung sollten die Patienten informiert werden und präzise Anweisungen erhalten. Die Messung bei Untersuchung des Körperstamms (Schulter, Becken) wird bei mäßiger Inspiration gestartet. In dieser Atemlage können die Patienten im Allgemeinen die Zwerchfellposition am längsten in konstanter Position halten. Allenfalls die Anwendung von EKG-getriggerten Phasenkontrast- oder TOF-Sequenzen erfordert die Anlage der EKG-Elektroden am Patienten, was in Einzelfällen problematisch sein kann. Liegt kein Sinusrhythmus vor, sollte auf eine prospektive EKG-Triggerung verzichtet werden.

Spulen

Grundsätzlich können für die MR-Angiographie alle zur Verfügung stehenden Spulen verwendet werden. *Oberflächennahe Spulen* (Array-Spulen mit mehreren Elementen) erlauben selektive Darstellungen begrenzter Bildfelder (FOV), die zu einem Gesamtbild zusammengefügt werden. Das Signal-Rausch-Verhältnis (SRV) wird mit diesen Oberflächenspulen deutlich verbessert. Die *Standardkörperspule* sollte wegen des eingeschränkten SRV nicht mehr zur Anwendung kommen. Die verschiedenen verfügbaren *Phased-Array-Spulen* können für die periphere MR-Angiographie miteinander kombiniert werden. Einzelne Hersteller bieten Spezialspulen für die periphere MR-Angiographie an. Zur selektiven Darstellung der Hand- und Fußarterien können verschiedene *flexible Spulen (Wickelspulen)*, die *Kopfspule* oder die *Extremitätenspule* angewendet werden. In jedem Fall ist eine bequeme Lagerung erforderlich (Abb. 9.**38**).

Prinzip der Kontrastmittel-MR-Angiographie

Die Kontrastmittel-MR-Angiographie-Technik basiert auf dem Prinzip der Reduktion der T1-Zeit durch die Injektion paramagnetischer Kontrastmittel mit Messung der Daten im sog. „first pass" durch das zu untersuchende Gefäßsystem. Dazu werden gegenwärtig für diese Anwendung zugelassene extrazelluläre niedermolekulare (0,5-molare) Gd-Chelate und ein 1-molares Gd-Chelat verwendet. Die Zulassung spezieller Kontrastmittel mit einem prolongierten Enhancement (Blut-Pool-Kontrastmittel) kann für die kommenden Jahre erwartet werden.

Bei Anwendung stark T1w ultraschneller GE-Sequenzen kommt es zu einem sehr hohen Gefäßkontrast. Wahlweise wird nur der Kontrastmitteldatensatz nachverarbeitet oder es wird in Analogie zur DSA eine Subtraktion von einem zuvor gemessenen nativen Datensatz vorgenommen. Der zu bearbeitende Datensatz kann mit den bekannten Algorithmen, wie der MPR und der MIP, nachverarbeitet werden, um verschiedene Projektionen des Gefäßbaums oder transversale Schichten (Gefäßquerschnitte) zu berechnen. Basis der Beurteilung sind unverzichtbar immer die Rohdaten, die zur Qualitätskontrolle und Beurteilung zu betrachten sind.

Gefäßkontrast und k-Raum

Für die Kontrastmittel-MR-Angiographie existieren Sequenzen mit linearer Phasenkodierung, die kontinuierlich k-Raum-Datenzeile für -Datenzeile auslesen (symmetrische Sequenzen) und Sequenzen mit asymmetrischer k-Raum-Abdeckung. Die Kenntnis des Aufnahmeschemas ist für die Planung der Untersuchung relevant.

Bei *symmetrischen Sequenzen* beginnt die Aufnahme mit der äußeren k-Raum-Zeile und die zent-

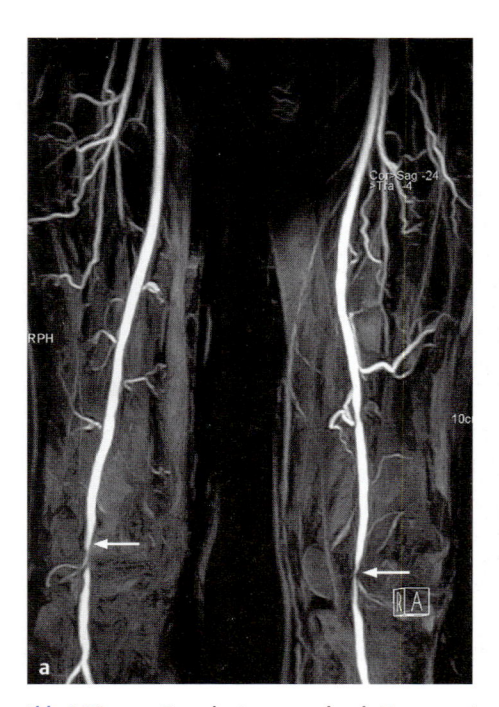

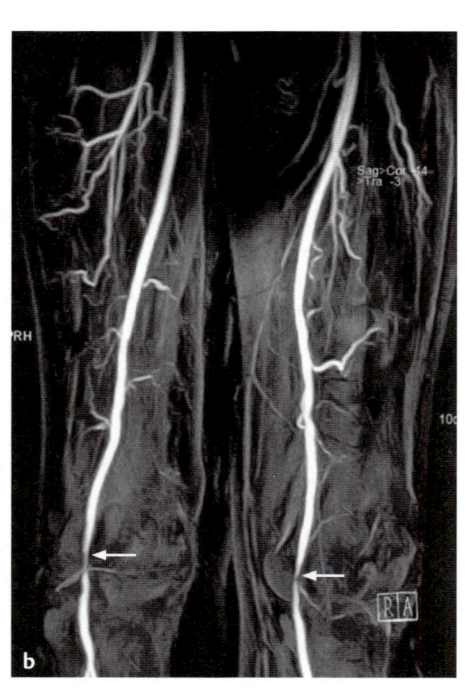

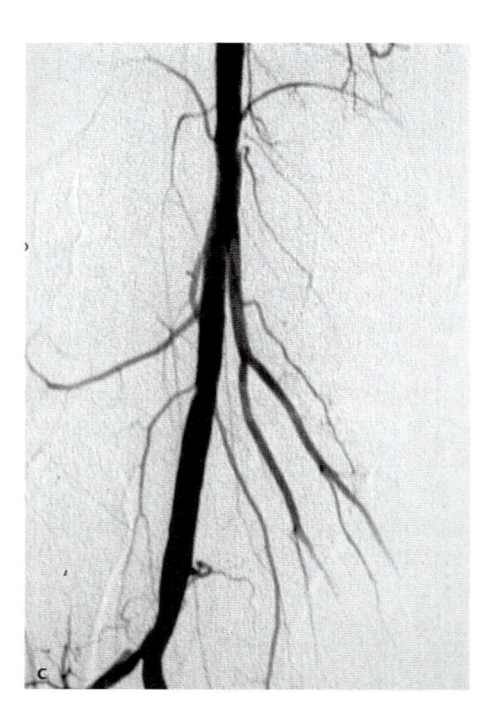

Abb. 9.38 a–c **Pseudostenosen durch Kompression von Lagerungskissen.**
a u. b Vorstellung eines Patienten zur Intervention mit der Diagnose beidseitiger Stenosen (Pfeile) der A. poplitea in einer Kontrastmittel-MR-Angiographie. Es sind zwei Projektionen gezeigt. Die Stenosen wurden durch in der Kniekehle gelagerte und die A. poplitea komprimierende Rollen verursacht.
c Die DSA zeigt eine normalkalibrierte A. poplitea.

rale k-Raum-Zeile wird bei 50% der Messzeit ausgelesen. Anschließend wird vom Zentrum nach außen gehend wiederum die zweite Hälfte der Zeilen aufgenommen. Die äußeren k-Raum-Zeilen bestimmen über die höheren Frequenzen die Ortsauflösung. Die zentralen Zeilen bestimmen über die tieferen Frequenzen (zentrale k-Raum-Linien) den Bildkontrast.

Bei *asymmetrischen Sequenzen* mit asymmetrischer k-Raum-Abdeckung stimmt die Mitte der Messzeit nicht mit der Aufnahme der zentralen Zeilen überein. Da das Maximum der Kontrastierung zur Mitte des k-Raums erfolgen soll, ist es unbedingt erforderlich, dies zu berücksichtigen. Besonders geeignet erscheinen Sequenzen mit einer elliptischen k-Raum-Abtastung.

Das Kontrastmittel sollte die zu untersuchenden Arterien oder Venen erreichen, bevor die ca. 20% zentralen k-Raum-Zeilen gemessen werden. Der Grad der Randschärfe der Gefäße und der Auflösung hängen davon ab, ob beim First Pass zum Zeitpunkt der Messung der äußeren k-Raum-Zeilen (hohe Frequenzen) noch Kontrastmittel durch das Gefäß strömt. Theoretisch wird durch eine Kontrastierung über die gesamte Messzeit eine optimale Bildqualität erreicht. In Abhängigkeit von der Gefäßregion kommt es jedoch zu einem unterschiedlich schnellen venösen Rückstrom mit Überlagerung der arteriellen Gefäße. Deshalb wird entweder mit hoher Zeitauflösung (z.B. Datensätze mit einer Messzeit von jeweils 4–8 s) bei entsprechend niedrigerer räumlicher Auflösung (≥ 128 × 256) gemessen oder für eine Messung mit hoher räumlicher Auflösung (≥ 256 × 512) ein Bolustiming vorgenommen. Die Anflutung des Kontrastmittelbolus sollte ca. 10% vor der k-Raum-Mitte erfolgen, d.h. nach Aufnahme von 40% der k-Raum-Zeilen einer symmetrischen Sequenz. Der venöse Rückstrom sollte frühestens nach Aufnahme von 60% des k-Raums einer symmetrischen Sequenz beginnen. Wegen der fehlenden Atmungs- und Bewegungsanfälligkeit sind bei Kontrastmittel-MR-Angiographie-Messungen der peripheren Arterien (z.B. Beinarterien) längere Messzeiten mit höheren Auflösungen möglich. Limitationen ergeben sich durch einen schnelleren arteriovenösen Transit in den distalen peripheren Gefäßen, z.B. den Hand- oder Fußarterien (Abb. 9.**39**).

Sequenzparameter

Die Sequenzparameter sollten sich nach der notwendigen Größe des Bildfeldes und der klinisch erforderlichen Auflösung richten. Im Prinzip sollen die TR und die TE so kurz wie möglich sein, um möglichst kurze Messzeiten (z.B. für Messungen in Atemanhaltetechnik) zu erreichen und um Fluss- und Suszeptibilitätsartefakte (z.B. Darmgas usw.) zu minimieren. Andererseits erlauben sehr kurze TE keine kleinen FOV im Sinne einer Auflösungsverbesserung (es wird eine längere Bandbreite not-

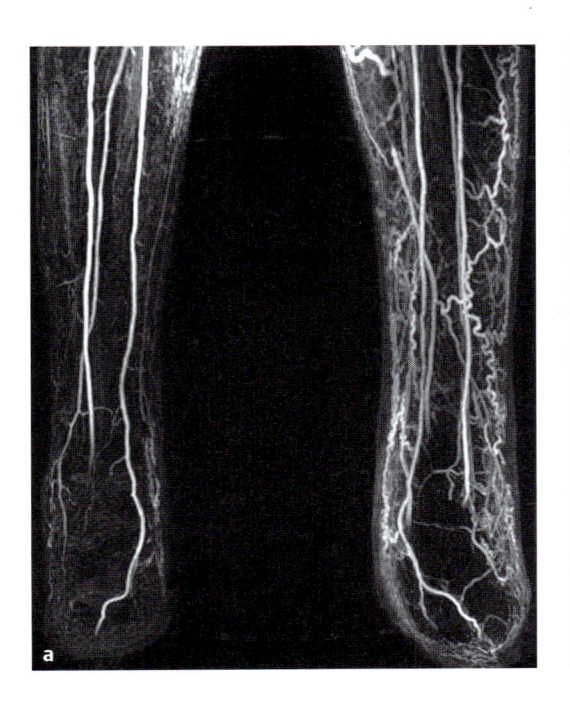

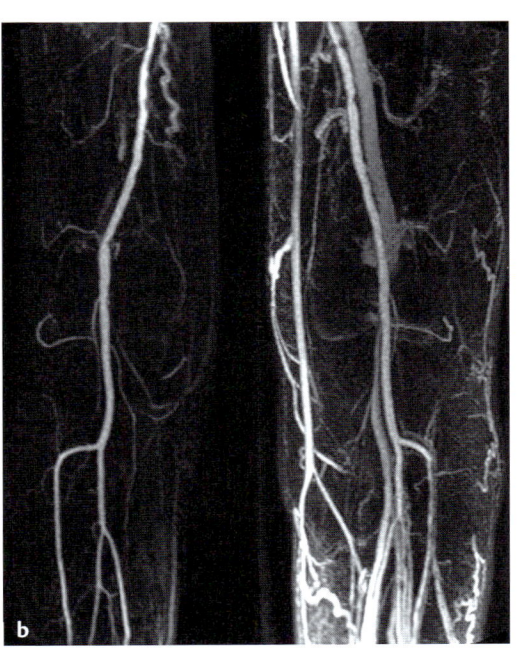

Abb. 9.39 a u. b **Ausgeprägter früher venöser Rückstrom im Unterschenkel.** In der Kontrastmittel-MR-Angiographie der unteren Extremität ist ein ausgeprägter linksseitiger venöser Rückstrom erkennbar, der die Beurteilbarkeit beeinträchtigt. Ursache der frühen venösen Füllung ist ein ausgedehntes Erysipel des linken Unterschenkels.

> Für eine gute räumliche Auflösung sind eine 512er Bildmatrix in Frequenzkodierrichtung, eine Bildmatrix > 256 in Phasenkodierrichtung, eine Partitionsdicke von unbedingt < 2 mm und kurze TR- und TE-Zeiten sinnvoll.

wendig). Höhere Auflösung bedeutet mehr Phasenkodierschritte. Dies wiederum erfordert längere Akquisitionszeiten. Grundsätzlich sollte zwar für ein möglichst exaktes Stenosegrading die höchste räumliche Auflösung definiert werden, gleichzeitig verschlechtert sich jedoch auch das SRV, was sich negativ auf die detailgetreue Darstellung des Restlumens einer Stenose auswirkt. Die Wahl des richtigen Flipwinkels ist nicht besonders kritisch, er sollte zwischen 30–50° betragen. Für eine gute räumliche Auflösung ist die Verwendung einer 512er Bildmatrix in Frequenzkodierrichtung, einer Bildmatrix > 256 in Phasenkodierrichtung, einer Partitionsdicke von unbedingt < 2 mm und die Anwendung kurzer TR- und TE-Zeiten sinnvoll.

Alternativ zum Timing der Kontrastmittel-MR-Angiographie kann die zeitaufgelöste Methode (Time-Resolved- [TR-] MR-Angiographie) angewendet werden. Allerdings ist die TR-Kontrastmittel-MR-Angiographie immer mit einer Reduktion der Auflösung verbunden und die detailgetreue Abbildung kleinerer Gefäße wird der kurzen Messzeit geopfert. Die Reduktion der Auflösung bezieht sich dabei zuerst auf die Schichtselektionsrichtung (Partitionsrichtung), da in dieser Richtung bei gleich bleibender Matrix weniger Partitionen gemessen werden. Der Bildeindruck einer koronaren MIP-Rekonstruktion ändert sich zwar bei anzahlmäßig reduzierten, dickeren Partitionen kaum, die Gefäße werden jedoch in sagittaler Projektionsrichtung deutlich unschärfer und mit einem unrealistischen größeren Durchmesser dargestellt. Sequenzen mit Schichtinterpolation können zwar optisch die sagittale MIP-Darstellung verbessern, die tatsächlich gemessene Auflösung in Schichtselektionsrichtung bleibt jedoch reduziert und die Stenosegraduierung problematisch. Die Ansätze können auch kombiniert werden, indem einzelne Etagen (insbesondere Unterschenkel) zusätzlich mit einer zeitaufgelösten Technik zur Vermeidung venöser Überlagerungen aufgenommen werden. Eine Verbesserung der zeitlichen und räumlichen Auflösung wird in aktuellen MR-Geräten durch den Einsatz der parallelen Bildgebung erzielt. Die Beschleunigungsfaktoren (PAT-Faktoren) und die damit verbundenen Scanparameter müssen je nach Hersteller und Hardware optimiert werden.

Gefäßkontrast und Kontrastmittelbolusgeometrie

Die T1-Verkürzung im Blut hängt von der Konzentration des Kontrastmittels im First Pass ab. Als Ziel der Kontrastmittel-MR-Angiographie soll eine möglichst maximale Kontrastmittelkonzentration ohne Suszeptibilitätseffekte erreicht werden. Diese maximale Kontrastmittelkonzentration soll möglichst während der Akquisition der zentralen und der äußeren k-Raum-Zeilen (in der zweiten Hälfte) konstant bleiben. Insbesondere wirken sich starke Konzentrationsänderungen während der Messung der tiefen Frequenzen (k-Raum-Mitte) negativ auf das Bildergebnis aus. Es entstehen Streifenartefakte entlang der Gefäße, die auch als *Ringing* bezeichnet werden. Die Bolusgeometrie im Gefäß hängt von den Injektionsparametern (Flussrate = Injektionsrate, Kontrastmitteldosis [-volumen] und NaCl-Spülvolumen) ab. Zusätzlich spielen individuelle physiologische und pathophysiologische hämodynamische Faktoren wie Blutvolumen und Blutfluss eine große Rolle.

Methodische Untersuchungen haben gezeigt, dass eine Flussrate von 1–3 ml/s gute Ergebnisse liefert. Die Erhöhung des NaCl-Nachspülvolumens (> 30 ml) führt zu einer Verlängerung des Bolus und optimaleren Ausnutzug der Kontrastmitteleffekte. Die Planung der Parameter und somit der Boluslänge in Relation zur Messzeit sollte berücksichtigen, dass nach der Aufnahme von 40% der k-Raum-Zeilen bis zum Ende der Messung Kontrastmittel im Gefäß vorhanden sein sollte. Ist der Bolus zu kurz, zieht dies unweigerlich einen Verlust an Auflösung in Schichtselektionsrichtung nach sich. Dies ist praktisch gleichbedeutend mit dickeren Partitionen, die prinzipiell auch primär eingestellt werden können und im Vorhinein den Vorteil einer Messzeitverkürzung beinhalten.

Die Bolusgeometrie des Kontrastmittels muss an die definierten Sequenzparameter (Messzeit und Auflösung) angepasst werden, um eine optimale Ausnutzung des Kontrastmittels und eine optimale Qualität der MR-Angiographie zu erreichen.

> Eine Kontrastmittelflussrate von 1–3 ml/s liefert gute Ergebnisse. Die Bolusgeometrie muss zur Optimierung der Bildqualität an Messzeit und Auflösung angepasst werden.

Messung der Bolustransitzeit

Für die Berechnung der Bolustransitzeit (BT) wird eine Testdosis von 1–3 ml Kontrastmittel injiziert. Das NaCl-Nachspülvolumen (20–30 ml mit 1–3 ml/s) und die Injektionsrate (1–3 ml/s) sollten auch unverändert für die anschließende Kontrastmittel-MR-Angiographie-Messung verwendet werden. Für das Bolustiming wird eine 2-dimensionale GE-Sequenz mit hoher zeitlicher Auflösung (z. B. 2-dimensionale Turbo-FLASH mit 1 Bild/s) orthograd zum 3-dimensionalen Block im mittleren oder distalen Drittel gemessen. Ein arterielles Gefäß muss auf dieser Schicht eindeutig identifizierbar sein. Sequenz und Injektion werden simultan gestartet. Die Transitzeitmessung, die native Messung und die Kontrastmittelmessung sollten für das Becken bei Atemstillstand in der gleichen Atemphase vorgenommen werden. Für die peripheren Gefäße ist kein Atemstillstand erforderlich.

Anhand einer Signalintensität-Zeit-Kurve wird die Zeit bis zum Anfluten des Kontrastmittels im Gefäß bestimmt. Wird eine lineare Phasenkodierung mit symmetrischem k-Raum benutzt, kann die Zeitverzögerung vom Start der Injektion bis zum Beginn der Messung (scan delay, T_{sd}) mit verschiedenen Formeln berechnet werden (MZ = Messzeit), die nahezu identische Ergebnisse liefern. Für asymmetrische Sequenzen muss die Berechnung an die Sequenz angepasst werden. Je nach Geräteausstattung können auch automatische oder fluoroskopische Bolusdetektionstechniken eingesetzt werden (z. B. care-bolus, smart-prep usw.). Exemplarisch sind 2 der gängigen Formeln aufgeführt:

- $T_{sd} = BZ - (1/2\ MZ - 10\%\ MZ)$
- $T_{sd} = BZ + 5\ s - 40\%\ MZ$

T_{sd}: Scan Delay

BZ: Boluszeit, Zirkulationszeit des Testbolus in die Messregion

MZ: Messzeit der Sequenz

Becken- und Beinarterien

Becken-Bein-MR-Angiographie

In der Praxis ist die Darstellung der gesamten Becken-/Beinarterien von den Nierenarterien bis zum Fuß möglich. Dieses Vorgehen entspricht wegen der Prävalenz der Atherosklerose in den dargestellten Gefäßabschnitten auch dem Anspruch an eine vollständige diagnostische Untersuchung der unteren Extremität. Ziel der Untersuchung ist der zuverlässige Nachweis hämodynamisch relevanter und damit therapeutisch relevanter Stenosen. Gefäßverschlüsse werden mit der Kontrastmittel-MR-Angiographie präzise und bezüglich der Anschlußgefäße vielleicht sogar präziser als mit der DSA dargestellt.

Die häufigste Technik besteht in einer Tischverschiebung in 2–3 Positionen von der abdominellen Aorta bis zu den distalen Unterschenkelarterien. Sollen die Nierenarterien und der Arcus plantaris mit abgebildet werden, sind je nach FOV und Patientengröße 3–4 Positionen erforderlich. Im Bereich der Unterschenkel- und Fußarterien bestehen die größten Probleme in Form von venöser Überlagerung, unzureichender Kontrastierung oder zu geringer räumlicher Auflösung. Deshalb besteht ein Lösungsansatz in dem Beginn der Messung distal mit Abbildung vom Knie bis zum Fuß. Danach erfolgt die Messung der proximalen Etagen. Die Qualität der distalen Abschnitte wird zu Ungunsten der proximalen Abschnitte verbessert. Proximal kommt es insbesondere bei Anwendung des höher konzentrierten Gadoliniums durch kontrastierende Darmwände zu störenden Überlagerungen, die nicht immer subtrahiert werden können.

Neuere Entwicklungen tragen diesem Dilemma Rechnung: Es wird wahlweise pro Etage, vorzugsweise im Unterschenkel, räumlich und zeitlich hochaufgelöst untersucht. Dadurch kommt auch ein bislang fehlender und der DSA vergleichbarer dynamischer Aspekt hinzu. Die venöse Überlagerung der Unterschenkel- und Fußarterien kann auch durch Anlage einer dosierten Kompression (40–60 mmHg) der Oberschenkel minimiert werden. Durch eine Zunahme des interstitiellen Volumens verringert sich die venöse Überlagerung. Die verschiedenen prinzipiellen technischen Ansätze der peripheren Kontrastmittel-MR-Angiographie werden im Folgenden kurz skizziert:

Becken-Bein-MR-Angiographie mit Spulenwechsel

Die schrittweise Darstellung mit Spulenwechsel und erneuten Kontrastmittelinjektionen ist mit jedem modernen MR-Gerät möglich. Der Einsatz einer *Phased-Array-Spule* ist vorteilhaft. Aufgrund der gesetzlichen Höchstdosis der Gd-Chelate von 0,3 mmol/kg Körpergewicht wird 0,1 mmol Gadolinium pro Körperetage injiziert. Zunächst wird die *Beckenetage* unter Einschluss der Nierenarterien untersucht. Hier muss einschränkend bemerkt werden, dass bei optimaler Abbildung und Kontrastierung der Beckenetage die Nierenarterien in Abhängigkeit von der Messzeit nicht optimal kontrastiert sind und bereits eine venöse Überlagerung zeigen können. Hier ist eine möglichst kurze Messzeit vorteilhaft. Danach erfolgt die Untersuchung der *Oberschenkeletage* und abschließend die Untersuchung der *Knie- und Unterschenkeletage* einschließlich der *Füße*. Für die dritte Etage ist die Verwendung der Phased-Array-Spule obligat, da aufgrund des höheren SRV kleinere Gefäße besser aufgelöst werden können. Unter Berücksichtigung der Höchstdosis kann es sehr schwierig sein, die Nieren-, Becken-, Oberschenkel-, Unterschenkel- und Fußarterien in jeweils adäquater Qualität darzustellen. Bei schrittweiser Aufnahme wird die beste Qualität erreicht, wenn vor jeder Kontrastmittel-MR-Angiographie-Messung eine Nativmessung für spätere Subtraktionen angefertigt wird (DSA). Die optimale Darstellung der Nierenarterien gelingt nicht immer. Auch die Fußarterien sind technisch oftmals nicht präzise beurteilbar und bedürfen dann einer speziellen Untersuchung in der Kopf- oder Extremitätenspule. Die gesamte Untersuchung dauert mit Messung von 3 nativen Datensätzen, 3 Kontrastmitteldatensätzen und Subtraktion in der Regel 30–45 min. Eine erneute Kreislaufzeitmessung für die 2. und 3. Etage ist zumeist nicht erforderlich, in Einzelfällen jedoch sinnvoll. Alternativ kann zur Minimierung der venösen Überlagerung in den Unterschenkeln mit den Unterschenkelgefäßen von distal nach proximal vorgehend begonnen werden. In der Beckenetage können dann Überlagerungen durch kontrastierte Darmwände qualitätsmindernd wirken.

Eine *Phasenkontrast-MR-Angiographie* kann als Scout gemessen werden. Ist keine Pathologie in der Phasenkontrast-MR-Angiographie erkennbar, kann die initial für die Beckenetage gemessene Kreislaufzeit um jeweils 5 s verlängert werden. Bei hochgradigen Stenosen oder schlecht kollateralisierten Verschlüssen muss die Kreislaufzeit verlängert werden. Für die Untersuchung der Unterschenkel- und Fußarterien wäre eine Dosiserhöhung wünschenswert. In der Unterschenkeletage kann es insbesondere bei separaten Spulenpositionen zu venösen Überlagerungen durch das vorab injizierte Kontrastmittel kommen, die sich partiell durch Subtraktion minimieren lassen.

Vorschlag Untersuchungsprotokoll:
- Scout,
- Nativmessung (fakultativ),
- Kreislaufzeitmessung mit 1–2 ml Gd mit 2 ml/s und 30 ml NaCl mit 2 ml/s,
- Kontrastmittelmessung mit 0,1 mmol Gd/kg Körpergewicht,
- Subtraktion der Datensätze.

Becken-Bein-MR-Angiographie mit Tischverschiebung

Für die Tischverschiebung werden die Patienten fußwärts gelagert. Der Untersuchungstisch wird je nach Hersteller automatisch oder manuell in 2–4 definierte Positionen aus dem Scanner herausbewegt. Das Kontrastmittel wird parallel infundiert. Die Tischverschiebung ermöglicht eine rasche Untersuchung der gesamten Becken-/Beinarterien. Der Patient muss zwischen den einzelnen Schritten nicht umgelagert werden. Das limitierte SRV und die schlechtere Auflösung der Körperspule sowie die möglichen Venenüberlagerungen können sich distal der Poplitealarterien nachteilig auswirken. Das Bolustiming für die Beckenetage wird in Atemstillstand identisch zur Kontrastmittelmessung geplant. Für die Oberschenkel,- und Unterschenkeletagen atmet der Patient normal weiter. Es existiert eine Vielzahl verschiedener Protokolle für die verschiedenen Gerätetypen der verschiedenen Hersteller. Maßgeblich für die Protokolle ist die Beziehung von Messzeit und Kontrastmittelanflutung. Für die Tischverschiebung ist eine Subtraktion nicht unbedingt erforderlich, hier empfiehlt es sich alternativ den Flipwinkel nicht zu klein ($>30°$) zu wählen, da dann das Hintergrundsignal (insbesondere von Fett und Knochenmark) besser unterdrückt wird. Bei Verwendung von Phased-Array-Spulen kann die räumliche Auflösung für die bessere Darstellung der Unterschenkel- und Fußarterien erhöht werden.

Vorschlag Untersuchungsprotokoll:
- Scout,
- Nativmessungen aller Etagen (fakultativ),

- Kreislaufzeitmessung mit 1–2 ml Gd mit 2 ml/s und 30 ml NaCl mit 2 ml/s in der Mitte der ersten Etage,
- Kontrastmittelmessungen mit ≤ 5 s Verschiebezeit mit ≤ 0,3 mmol Gd/kg Körpergewicht mit 1–2 ml Gd/s und 30 ml NaCl mit 1–2 ml/s,
- ggf. Subtraktion der Datensätze.

Becken-Bein-MR-Angiographie mit Spezialspulen

Von verschiedenen Herstellern werden überwiegend flexible Spulen zur Abbildung der gesamten unteren Extremität angeboten. Je nach Hersteller kann eine unterschiedliche Anzahl von Spulen kombiniert werden (z.B. Total Imaging Matrix, TIM) oder der Patient unter eine Array-Spule durchbewegt (Angio-Surf) werden. Durch eine Reduktion der Messzeit kann auch eine „Ganzkörper"-MR-Angiographie mit Abbildung der Gefäße von der Schädelbasis bis zu den Füßen erreicht werden. Für die verschiedenen Konzepte existieren spezielle Protokolle in Abhängigkeit von den gewählten Gerätetypen und Spulenkombinationen der unterschiedlichen Hersteller.

Vorschlag Untersuchungsprotokoll:
- Scout,
- Nativmessungen aller Gefäßetagen (fakultativ),
- Kreislaufzeitmessung mit 1–2 ml Gd und 30 ml NaCl, Flow dem Kontrastmittelprotokoll angepasst,
- Kontrastmittelmessungen mit ≤ 5 s Verschiebezeit mit
- Kontrastmittelmenge < 30 ml 0,5-molar bzw. < 20 ml 1,0-molar,
- Kontrastmittelfluss 1–1,5 ml/s (1. Hälfte), 0,5–0,8 ml/s (2. Hälfte),
- NaCl-Menge 30 ml,
- NaCl-Fluss 0,5–0,8 ml/s,
- ggf. Subtraktion der Datensätze.

Anatomie

Die Gefäße werden analog zur intraarteriellen DSA dargestellt, wobei zwei wesentliche Unterschiede bestehen. Die DSA liefert mit einer Bildfrequenz von 0,5–2 Bilder/s einen dynamischen Aspekt, den die räumlich hochauflösende Kontrastmittel-MR-Angiographie aufgrund der Messzeit von 20–30 s nicht bieten kann. Eine selektive arterielle DSA zeigt ebenfalls eine höhere räumliche Auflösung. Der fehlende dynamische Aspekt wird partiell durch aktuelle Entwicklungen der zeitlich aufgelösten MR-Angiographie kompensiert.

Klinische Anwendung der MR-Angiographie

Periphere arterielle Verschlusskrankheit (pAVK)

Mit der Kontrastmittel-MR-Angiographie ist eine diagnostische Untersuchung bei peripherer arterieller Verschlusskrankheit (pAVK) mit einigen wenigen Einschränkungen möglich. Hierzu zählen die fehlende Analysemöglichkeit der Kontrastmittelanflutung, die fehlende Darstellung von Gefäßkalk, die mitunter unzureichende Abbildung der Fußarterien und eine geringere Ortsauflösung.

Die Verschiebeangiographie mit den verschiedenen Phased-Array-Spulenkonzepten führt zur besten und konstantesten Abbildungsqualität. Klinische Vergleichsstudien zeigen sehr gute Resultate für die Kontrastmittel-MR-Angiographie mit Sensitivitäten und Spezifitäten von ≥ 90%. Die Kontrastmittel-MR-Angiographie kann klinisch relevante Stenosen > 50–70% von klinisch nichtrelevanten Stenosen differenzieren. Verschlussstrecken werden zuverlässig abgebildet, und Anschlussgefäße sind oftmals sogar besser sichtbar als mit der DSA (Abb. 9.**40**–9.**43**).

Der zusätzliche Einsatz der 2-dimensionalen TOF-Technik kann den Nachweis auch extraanatomischer Anschlussgefäße noch weiter verbessern. Aneurysmen werden mit der Kontrastmittel-MR-Angiographie ebenso sicher nachgewiesen. Es verbleiben allerdings auch einige Probleme: Es besteht auch für die Kontrastmittel-MR-Angiographie eine Tendenz zur Überschätzung des Stenosegrads, sodass höchstgradige Stenosen wie kurzstreckige

> Die Kontrastmittel-MR-Angiographie kann klinisch relevante Stenosen > 50–70% von klinisch nichtrelevanten Stenosen differenzieren und Verschlussstrecken sowie Anschlussgefäße zuverlässig abbilden.

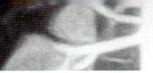

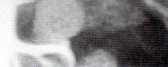

Abb. 9.40 a–d **Generalisierte pAVK bds.** Becken-Bein-Kontrastmittel-MR-Angiographie zur Therapieplanung mit 4 Verschiebeschritten. Der KM-Datensatz wurde von einem nativen Datensatz subtrahiert und dann verarbeitet. In allen Etagen sind atherosklerotische Gefäßstenosen oder Verschlüsse sichtbar. Die Unterschenkelgefäße sind bis zum Arcus plantaris dargestellt.

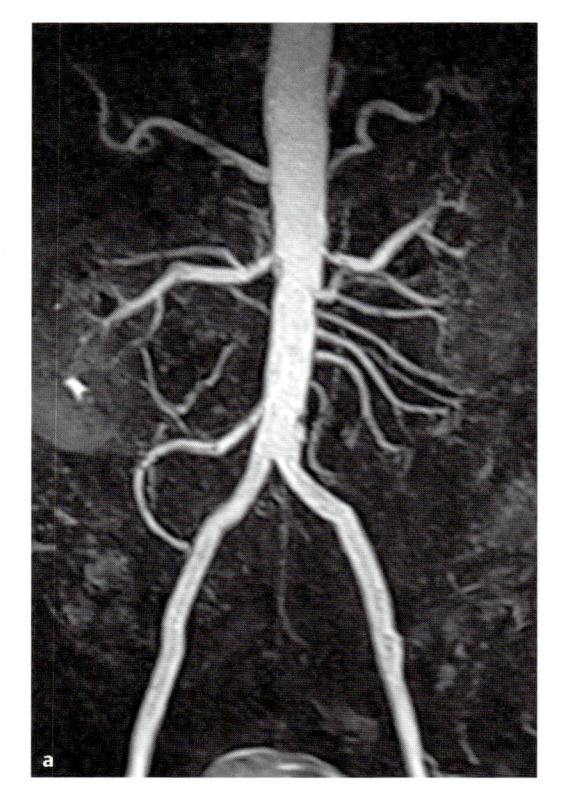

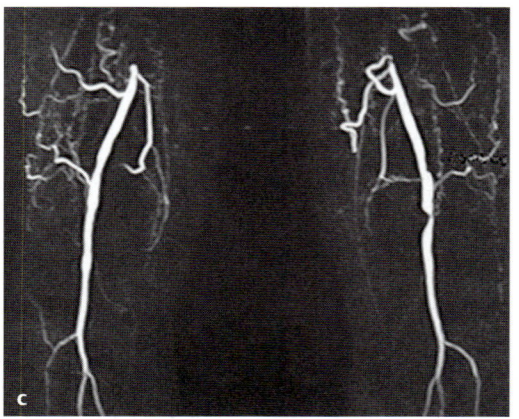

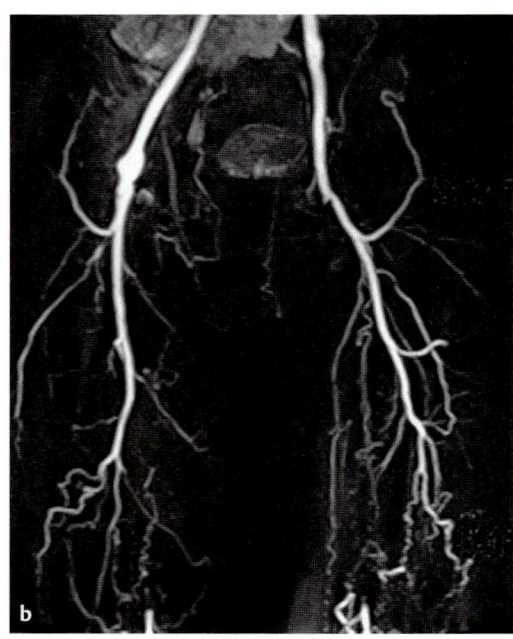

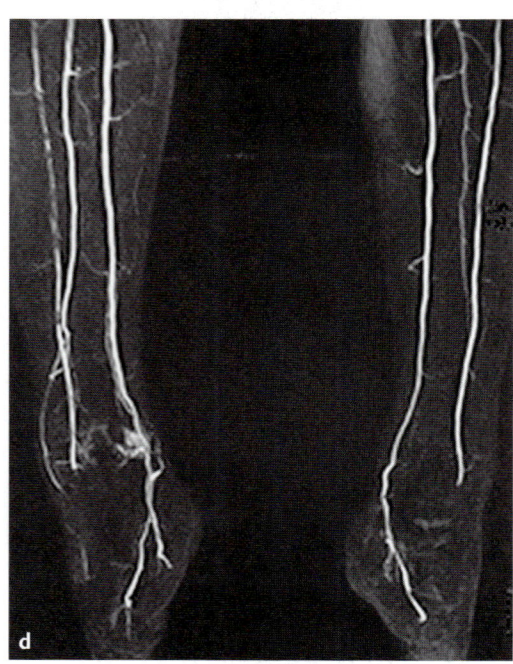

Verschlüsse imponieren können. Das Ausmaß der Überschätzung ist bei ausreichender Ortsauflösung allerdings geringer als bei der TOF- oder Phasenkontrast-MR-Angiographie. Durch den unkritischen Einsatz von Nachverarbeitungsfiltern kann es zu einer Unterschätzung der Pathologie kommen. Für die allgemeine Diagnostik der pAVK und der Therapieplanung reicht bis zum proximalen Unterschenkel eine mittlere Auflösung mit Voxelgrößen von ca. 1–1,5 mm^3 (isotrop) aus. Distaler ist eine höhere Ortsauflösung von ≤ 1 mm^3 vorteilhaft.

Die klinische Bedeutung von Stenosen (Stenosegrad und Lokalisation) und der für die Therapieentscheidung wichtigen Kollateralnetze lässt sich bei adäquater Technik zuverlässig darstellen. Dabei können auch Projektionen in sagittaler Richtung erforderlich sein, wenn insbesondere die Verhältnisse im Bereich der proximalen Femoralisgabel (Interventionszugangsplanung) eingeschätzt werden sol-

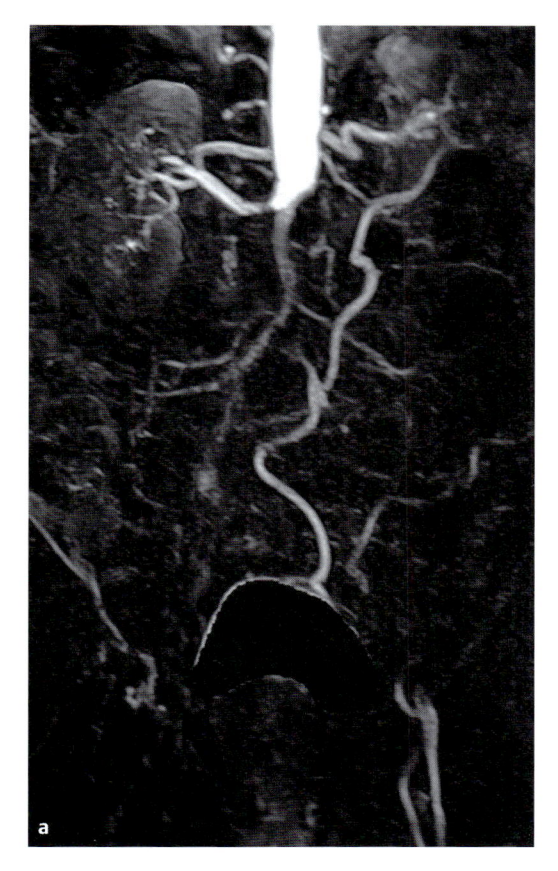

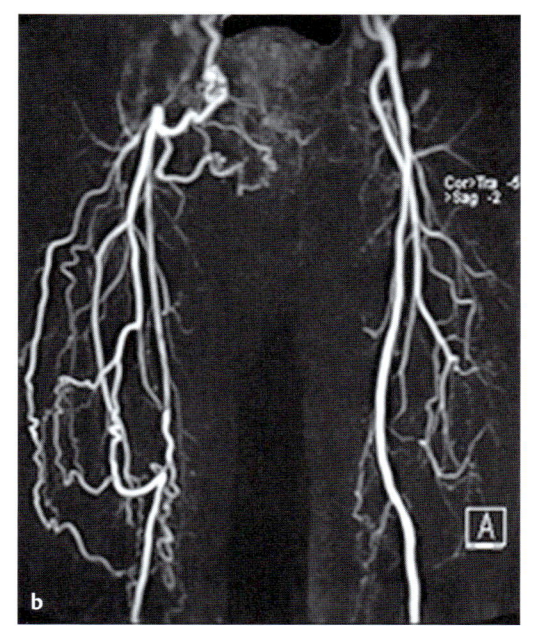

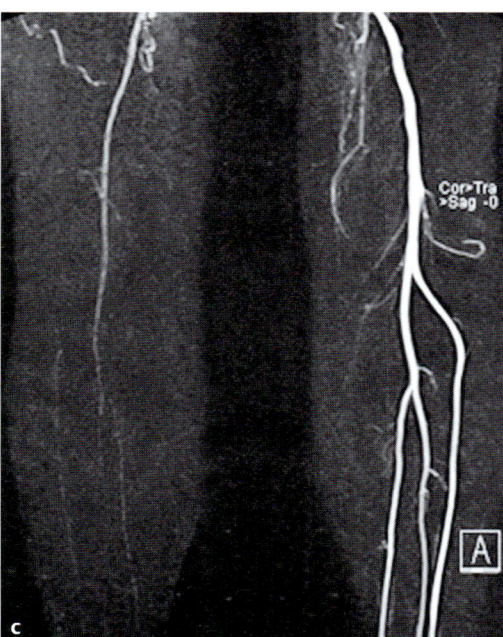

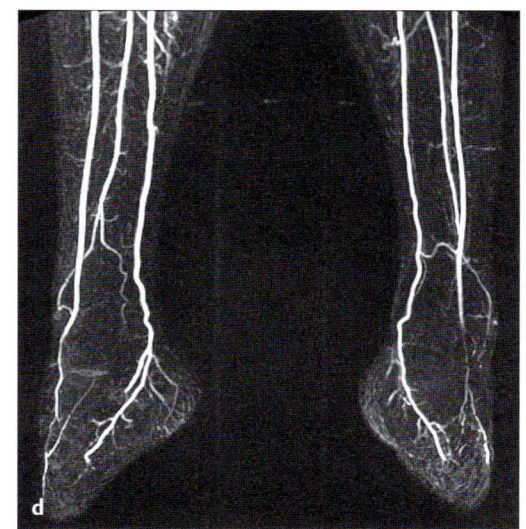

Periphere Gefäße

Abb. 9.41 a–d **Infrarenaler Aortenverschluss.** Die Becken-Bein-Kontrastmittel-MR-Angiographie zur Therapieplanung bei nichtpalpablen Leistenpulsen wurde mit 4 Verschiebeschritten durchgeführt und zeigt einen infrarenalen Aortenverschluss (Leriche-Syndrom) mit übersichtlicher Darstellung der Kollateralen und der Wiederanschlüsse. Der Patient war zur Nierenarterienintervention zugewiesen worden. Bei der Patientenaufklärung fiel ein fehlender beidseitiger Leistenpuls auf, sodass eine Kontrastmittel-MR-Angiographie veranlasst wurde.

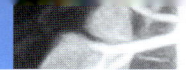

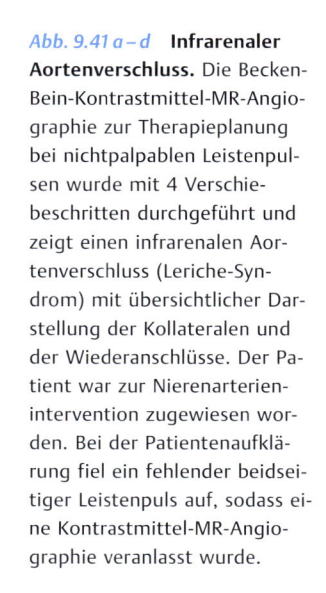

a   Renal zeigen sich ein Verschluss links und eine ostiale Stenose rechts.
b u. c   Die nachfolgende Oberschenkeletage (**b**) zeigt einen besseren Wiederanschluss links bei Verschluss der A. femoralis superficialis rechts, sodass es in der Knieetage (**c**) zu einem zeitlich differenten Signal kommt.
d   Die Unterschenkel- und Fußarterien sind in diagnostischer Qualität kontrastiert.

len. Nach aktuellen Publikationen wird die Kontrastmittel-MR-Angiographie gegenüber der TOF-MR-Angiographie und der Ultraschalluntersuchung als überlegen bestätigt. Für klinisch auffällige Patienten wird sogar vor Koronarangiographie eine Kontrastmittel-MR-Angiographie der Beckenetage und ggf. einzelner Aortenabschnitte als sinnvoll angesehen.

635

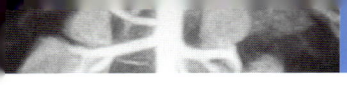

Abb. 9.42 a–d **Prothesenverschluss bei pAVK.** Becken-Bein-Kontrastmittel-MR-Angiographie zur Therapieplanung mit 3 Verschiebeschritten.
a Es zeigt sich ein Verschluss der beiderseitigen distalen Beckenetage. Rechts ist eine iliakofemorale Prothese verschlossen und links liegen vorgeschaltete exulzerierte Plaques und Stenosen vor.
b Beiderseits sind die Oberschenkelarterien verschlossen, und es ist eine Kollateralversorgung mit Zustand nach distaler Oberschenkelamputation rechts dargestellt.
c Der linke Unterschenkel weist einen inkompletten Zweigefäßaustrom auf.

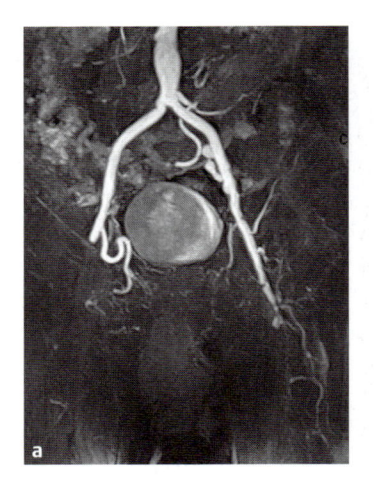

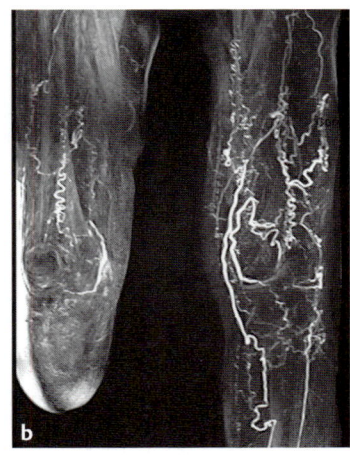

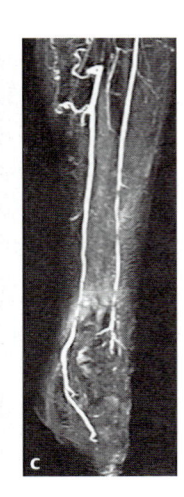

Die nichtinvasive Befund- und Qualitätskontrolle nach gefäßchirurgischen Eingriffen und vaskulären Interventionen kann hervorragend mit der Kontrastmittel-MR-Angiographie durchgeführt werden.

Planung und Kontrolle von Interventionen

Der Zustrom und Abstrom einer Gefäßpathologie kann mit der *Kontrastmittel-MR-Angiographie* zuverlässig dargestellt werden, wodurch die diagnostische Angiographie ersetzt werden kann. Dies ist sogar mit der *EKG-getriggerten 2-dimensionalen Phasenkontrast-MR-Angiographie* in Kombination mit einer orthograd zum Gefäß platzierten hochauflösenden TOF-MR-Angiographie zur Beurteilung der Gefäßwand und des Gefäßlumens möglich. Die Abbildungsmöglichkeiten der untersuchten Gefäßetagen entsprechen dabei den Bildeinstellungen der DSA. Zusätzlich beinhaltet der Datensatz der Phasenkontrast-MR-Angiographieaufnahmen bei EKG-Triggerung neben der reinen Flussdarstellung funktionelle Informationen, wie die Darstellung der Flussrichtung und -geschwindigkeitsprofile der abgebildeten Gefäße, die zur kompletten Beurteilung pathologischer Gefäße hinzugezogen werden können.

Mit der *axialen 2-dimensionalen TOF-Technik* kann die Gefäßwand zuverlässiger beurteilt werden, da mit der DSA lediglich Verkalkungen identifiziert werden können. Eine direkte Wandbeurteilung ist nur mit der MRT unter Anwendung verschiedener Sequenzen zur Beurteilung der unterschiedlichen Wandkomponenten möglich. Vergleichbare Informationen können alternativ nur invasiv mit dem intravaskulären Ultraschall gewonnen. Perkutane Ultraschallverfahren sind hingegen nicht in der Lage, die beschriebenen Gefäßwandveränderungen sicher zu erfassen. Im klinischen Einsatz vor und nach Gefäßinterventionen kann die hochauflösende 2-dimensionale TOF-Technik deshalb eine wertvolle Alternative zum intravaskulären Ultraschall darstellen. Darüber hinaus ermöglichen hochauflösende T1w, PDw und T2w Sequenzen nicht nur eine anatomische Differenzierung der Wandschichtung, sondern auch eine noch detailliertere Differenzierung pathologischer Wandprozesse. Dabei ist allerdings bekannt, dass beispielsweise der Nachweis einer Intimadissektion oder einer Plaqueruptur mit dem intravaskulären Ultraschall den klinischen Verlauf und die Restenosierungsrate nicht vorhersagen kann. Dies dürfte gleichermaßen auch für die hochauflösende MR-Angiographie zutreffen.

Interventionsplanung und postinterventionelle Verlaufskontrolle können allerdings durch die Kombination aus Flussbild und Wandbeurteilung des pathologischen Gefäßsegments verbessert werden. Die Zukunft der MR-Angiographie sollte deshalb in der kombinierten Untersuchung des Gefäßlumens und der Gefäßwand liegen, da so die inhärenten Vorteile der Methode zum Tragen kommen und Informationen erfasst werden, die man weder mit der DSA noch mit der perkutanen Duplexsonographie erhält.

Postoperative und postinterventionelle Kontrollen

Die Befund- und Qualitätskontrolle nach gefäßchirurgischen Eingriffen und vaskulären Interventionen lässt sich hervorragend mit der Kontrastmittel-MR-Angiographie durchführen (Abb. 9.**44**–9.**47**). Dargestellt werden sollten der Zustrom, das behandelte Segment und der Abstrom. Insbesondere hochaufgelöste Kontrastmittel-MR-Angiographie-

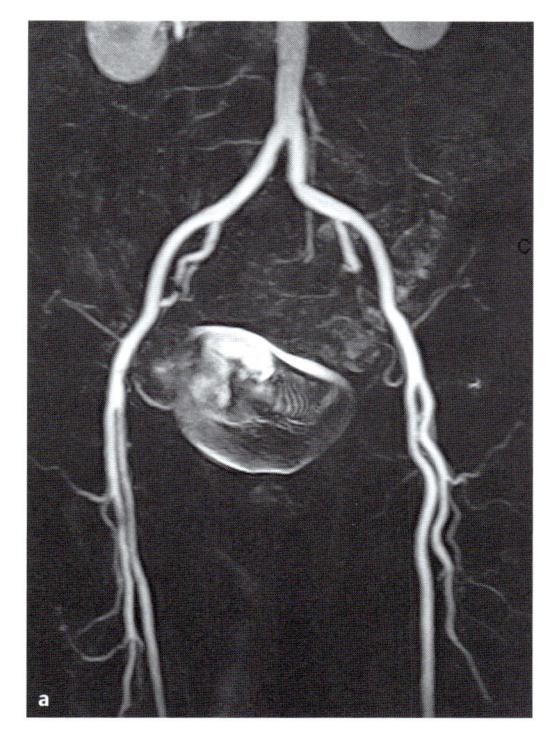

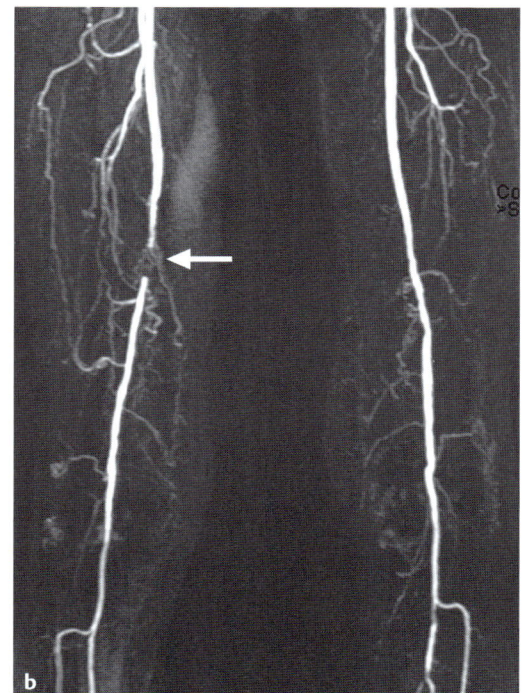

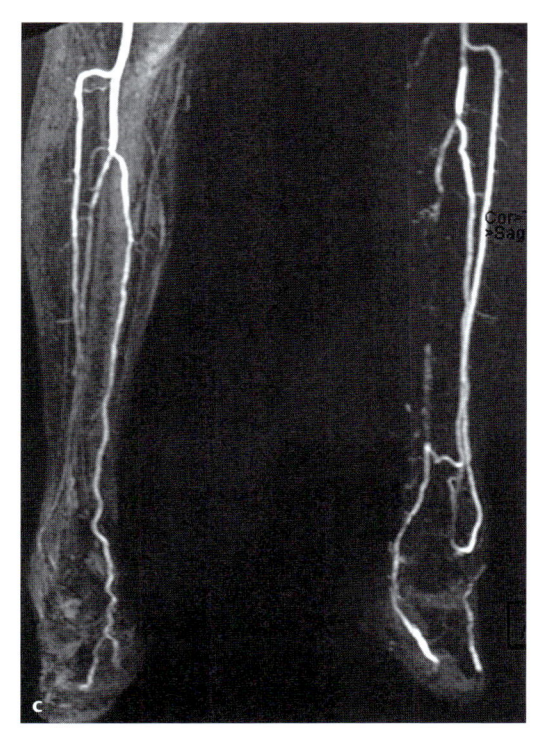

Abb. 9.43 a–c Therapieplanung bei akutem Ischämieschmerz. Kontrastmittel-MR-Angiographie der unteren Extremität einer 80-jährigen Patientin mit 3 Verschiebeschritten.
a Durchgängige Beckenetage.
b Gering kollateralisierter, kurzstreckiger Verschluss der A. femoralis superficialis rechts (Pfeil).
c Die Unterschenkelarterien weisen multisegmentale Stenosen und Verschlüsse auf.
Basierend auf der Kontrastmittel-MR-Angiographie wurde der Oberschenkelverschluss interventionell behandelt.

aufnahmen demonstrieren Anastomosenstenosen oder nachgeschaltete embolische Verschlüsse kleiner Gefäße, wie der Unterschenkelarterien.

Interventionell mittels Ballon-PTA behandelte Gefäßsegmente und der Erfolg von Lysebehandlungen können sicher beurteilt werden. Implantierte Stents führen in Anhängigkeit von den Materialien zu Signalauslöschungen (Abb. 9.**46**, s. dazu auch Abb. 9.**24**). Die Abklärung einer postoperativen Infektion, insbesondere nach der Implantation von Prothesen, ist anschaulich möglich (Abb. 9.**48** u. 9.**49**).

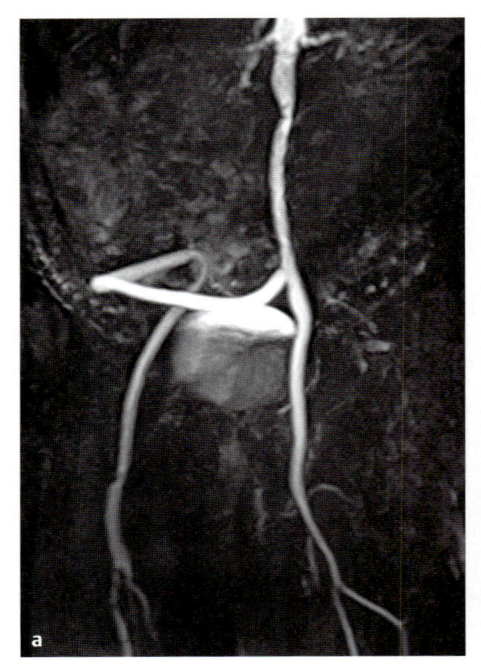

Abb. 9.44a–c Postinterventionelle und postoperative Kontrolle. Bei Z. n. aortobifemoraler Prothese war es rasch zu progredienten Nahtaneurysmen aller 3 Anastomosen gekommen. Wegen deutlich eingeschränkter Operabilität wurde eine aortomonoiliakale Endoprothese von links infrarenal in den bestehenden Prothesenschenkel implantiert. Danach erfolgte die Anlage einer femorofemoralen Prothese mit Ligatur der A. iliaca externa rechts. Die Leistenaneurysmen wurden im Rahmen der Prothesenanlage ausgeschaltet. Die Kontrastmittel-MR-Angiographie in 3 Projektionen dokumentiert frei durchgängige Prothesen mit offenen Nierenarterien.

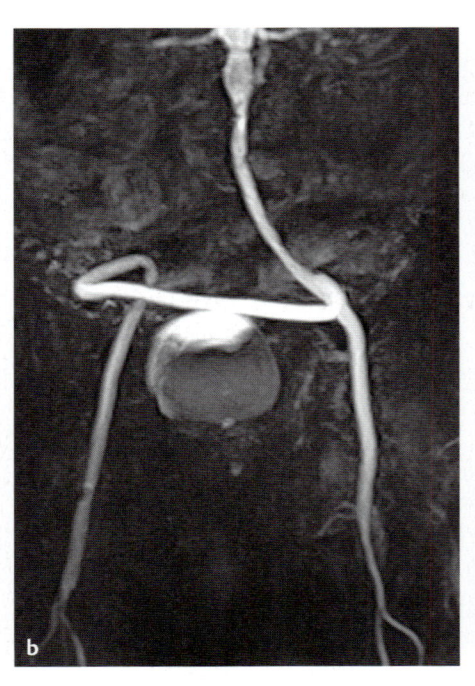

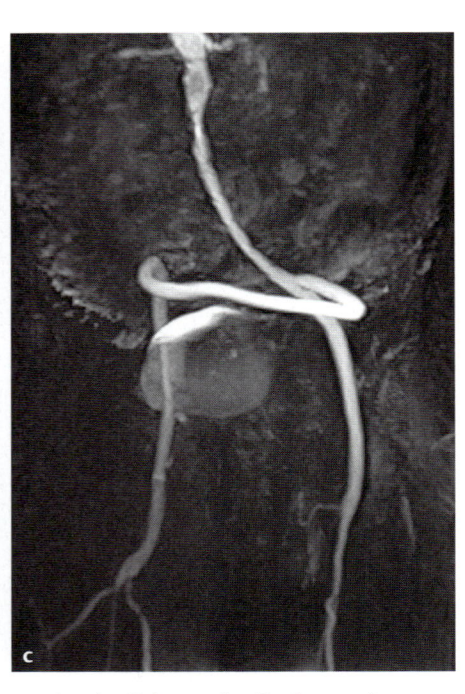

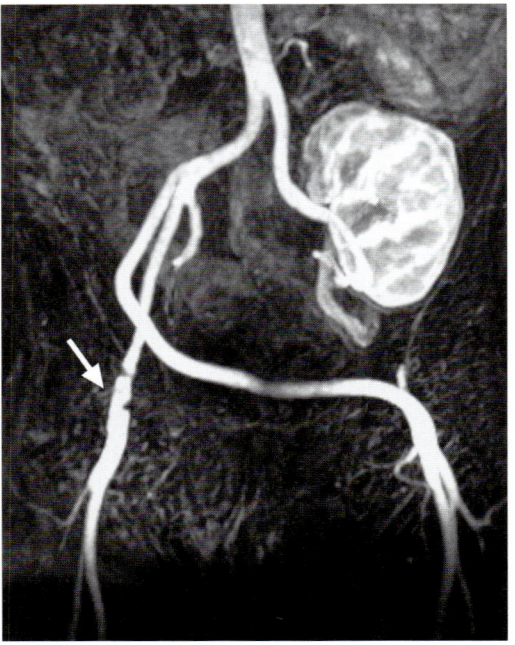

◄ **Abb. 9.45 Nierentransplantat bei femorofemoralem Bypass.** Die Kontrastmittel-MR-Angiographie dokumentiert eine frei durchgängige Prothese von der rechten A. iliaca communis auf die linke A. femoralis communis bei Verschluss der linken A. iliaca externa nach Nierentransplantation. Die Transplantatarterie ist frei durchgängig und der venöse Rückstrom bereits erkennbar. Die rechte A. femoralis communis zeigt atherosklerotische Wandveränderungen (Pfeil).

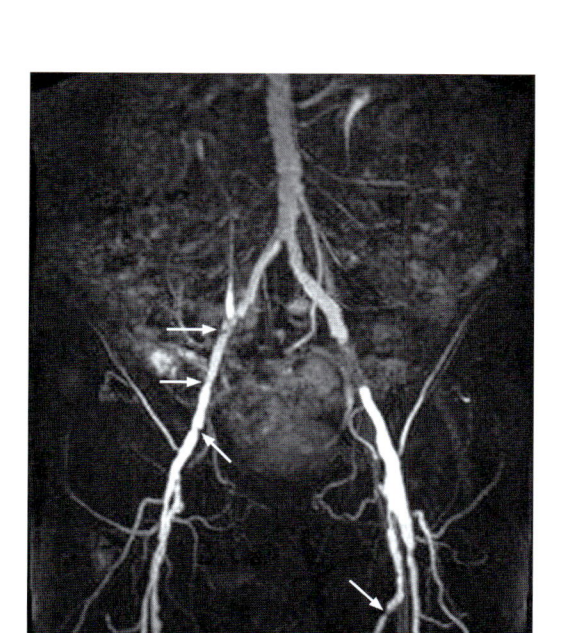

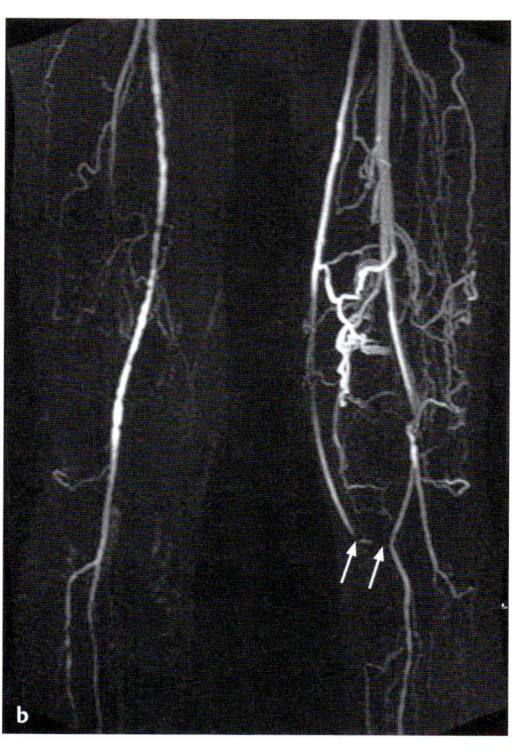

Abb. 9.46 a u. b Kontrolle nach kombinierter Therapie bei pAVK Stadium 4 links.
a Die Kontrastmittel-MR-Angiographie der Beckenetage dokumentiert einen durchgängigen Nitinolstent links mit partieller Signalauslöschung und atherosklerotische Plaques rechts (Pfeile).
b Der bei Verschluss der A. femoralis superficialis angelegte venöse femoropopliteale Bypass zeigt bereits 3 Monate nach der Anlage proximale und distale Stenosen (Pfeile).

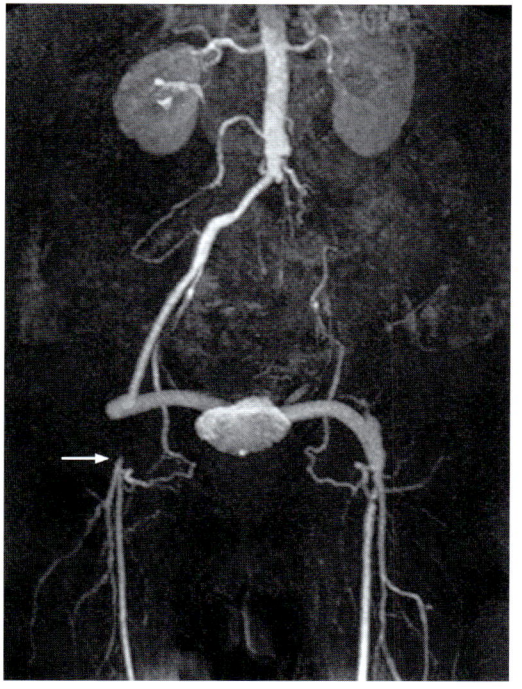

◀ **Abb. 9.47 Kontrolle nach femorofemoralem Bypass mit akuter Ischämie rechts.** Die Kontrastmittel-MR-Angiographie dokumentiert eine frei durchgängige Prothese von der rechten A. iliaca externa/A. femoralis communis auf die linke A. femoralis communis. Der Anschluss an die rechte A. femoralis communis ist postoperativ verschlossen (Pfeil) und das rechte Bein ausschließlich über Kollateralen versorgt.

9 Gefäße

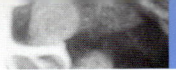

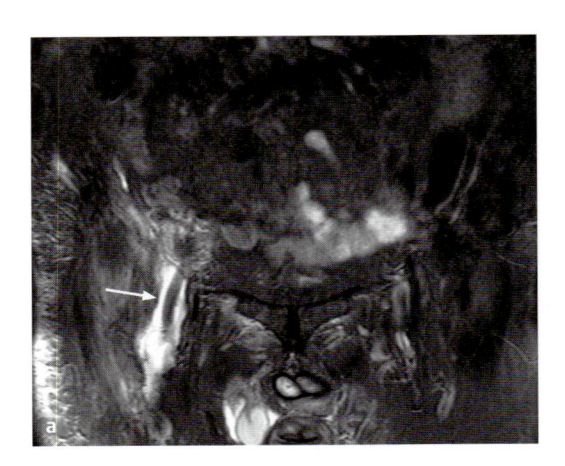

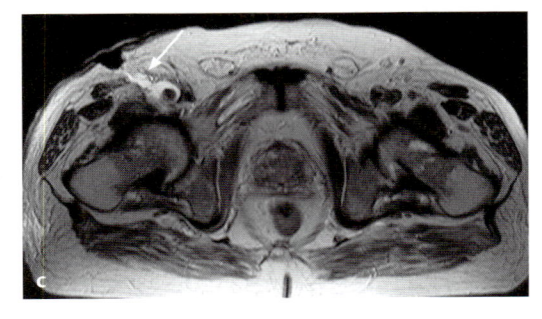

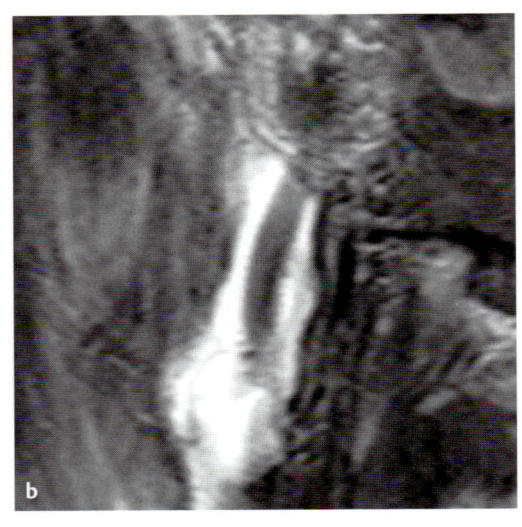

Abb. 9.48 a–c Iliakofemorale Prothese mit Wundinfekt. Untersuchung am 9. postoperativen Tag bei Z. n. iliakofemoraler Prothese rechts.
a In der koronaren fettgesättigten T2w Aufnahme ist die Prothese (Pfeil) von signalreicher Flüssigkeit umgeben.
b Die Kontur des Prothesengerüstes ist in der Vergrößerung erkennbar.
c Die axiale Aufnahme lässt eine perkutane Fistel (Pfeil) zur Prothese erkennen.

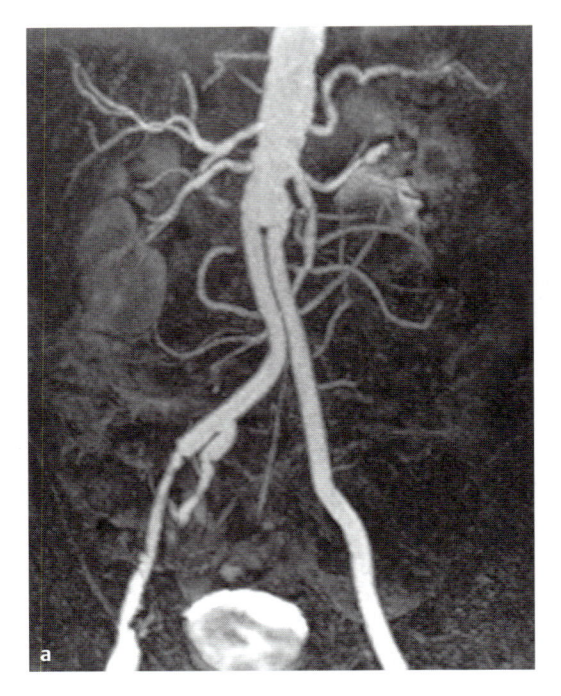

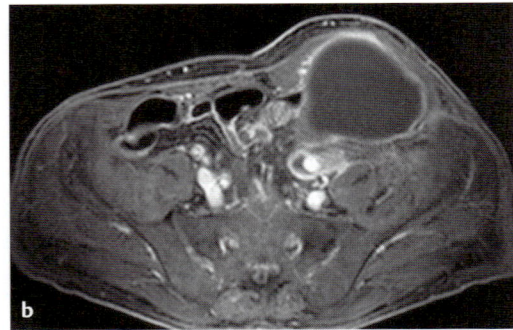

Abb. 9.49 a–d Postoperative Schwellung im linken Unterbauch nach aortofemoraler Prothese links und iliakalem Anschluss rechts.
a Die Kontrastmittel-MR-Angiographie zeigt eine durchgängige Prothese ohne Aneurysma.
b In den fettgesättigten T1w Aufnahmen nach Gadolinium ist die Prothese iliakal und femoral von Flüssigkeit umgeben und zieht durch eine große zystische Raumforderung, die einer Perigraftzyste/Lymphozele entspricht. Sekundär kam es zu einem linksseitigen Harnstau. Der Patient wurde mehrere Wochen antibiotisch behandelt.

Fortsetzung →

640

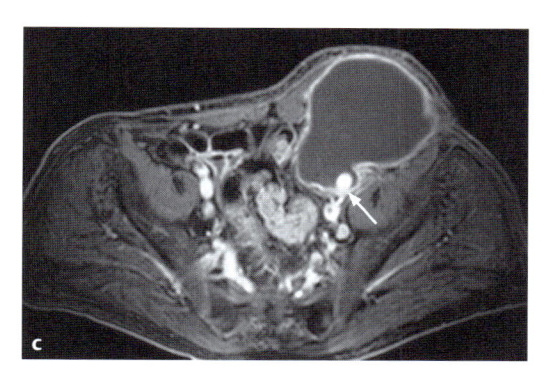

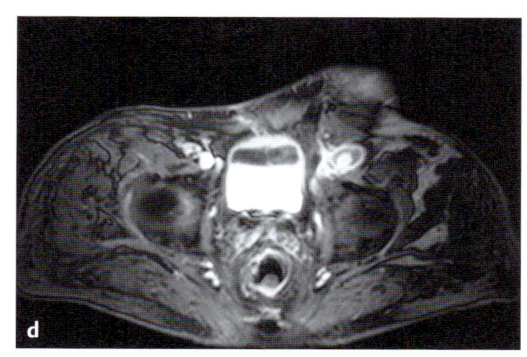

Abb. 9.49c u. d **Fortsetzung**
c u. d In den fettgesättigten T1w Aufnahmen nach Gadolinium ist die Prothese (Pfeil) iliakal und femoral von Flüssigkeit umgeben und zieht durch eine große zystische Raumforderung, die einer Perigraftzyste/Lymphozele entspricht. Sekundär kam es zu einem linksseitigen Harnstau. Der Patient wurde mehrere Wochen antibiotisch behandelt.

MR-gesteuerte Interventionen

Die Durchführung von Gefäßinterventionen unter direkter MR-Kontrolle befindet sich immer noch im experimentellen Stadium. Gegenwärtig konzentriert sich die Entwicklung auf MR-kompatible Materialien, Tracking-Systeme, Messtechniken und Blut-Pool-Kontrastmittel.

Schulter- und Oberarmarterien

Eine optimale Spule für die Schulter- und Armarterien existiert nicht. Mit der *Body-Phased-Array-Spule* wird momentan die beste Qualität der Schulter- und Oberarmetage erzielt. Für die Darstellung des Ellenbogens und Unterarms wird der Patient exzentrisch in die Body-Phased-Array-Spule gelagert, seitlich auf die Wirbelsäulen-Phased-Array-Spule gelegt, oder es wird eine flexible Spule eingesetzt. Die Kontrastmittelstandarddosis ist für die Darstellung ausreichend und die Auflösung sollte ≤ 2 mm betragen. Bis auf dedizierte Ellenbogen-/Unterarmuntersuchungen sollten Schulter- und Oberarmuntersuchungen in Atemanhaltetechnik vorgenommen werden. Gefäßpathologien wie die Arteriosklerose, akute Minderdurchblutungen, Traumafolgen, Infektionen, Bindegewebserkrankungen, Bestrahlungsreaktionen, Fibrodysplasien oder Dissektionen können mit der 3-dimensionalen Kontrastmittel-MR-Angiographie nachgewiesen werden (Abb. 9.50 u. 9.51).

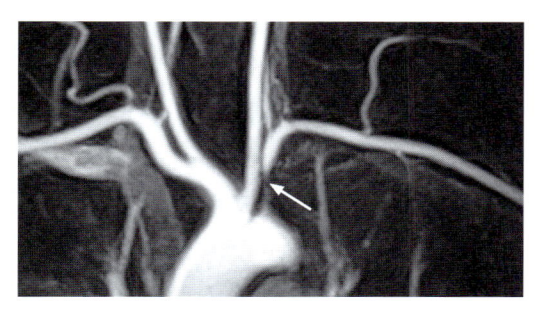

Abb. 9.50 **Subklaviastenose links.** Die Kontrastmittel-MR-Angiographie zeigt eine hochgradige Stenose der proximalen A. subclavia links (Pfeil).

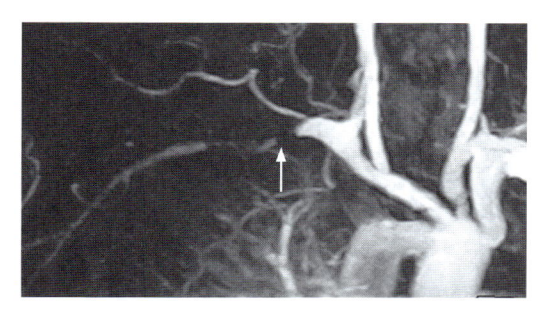

Abb. 9.51 **Subklaviaverschluss rechts.** Die Kontrastmittel-MR-Angiographie zeigt einen gering kollateralisierten Verschluss der A. subclavia rechts (Pfeil) nach dem Abgang der A. vertebralis.

Auch Therapieplanungen und Follow-up-Untersuchungen sind diagnostisch sinnvoll. Thoracic-Outlet- und Thoracic-Inlet-Syndrome werden mit separater Darstellung in Neutralstellung und Abduktionsstellung unter Verwendung der Standarddosis untersucht. Die Kontrastmittel-MRA sollte bei dieser Indikation nur eingesetzt werden, wenn eine DSA in Funktionsstellung nicht möglich ist. Zur Vermeidung störender Überlagerungen durch Armvenen muss das Kontrastmittel von der Gegenseite injiziert werden.

Unterarm- und Handarterien

Beim Unteram und der Hand werden höchste Anforderungen an die räumliche Auflösung mit isotropen Voxelgrößen von ca. 1–1,5 mm gestellt. Aufgrund des schnellen venösen Kontrastmittelrückstroms sollte die Messzeit allerdings auch nicht zu lang gewählt werden (< 30 s), um störende Venenüberlagerungen zu vermeiden. Die Dicke des koronaren Messvolumens kann in der Regel auf 50 mm reduziert werden. Zur Verlängerung der Transitzeit wurde von Wentz eine gezielte arterielle Kompression (timed arterial compression [tac]) vorgeschlagen. Dadurch kann das Aufnahmefenster vervierfacht und der Zeitgewinn in eine noch höhere räumliche Auflösung zur Verbesserung der Bildqualität investiert werden. Eine Hyperämie durch Aufwärmung über 15–60 min in warmem Wasser kann die Darstellung der Handarterien verbessern.

Klinisch findet die MR-Angiographie der Hand zunehmend Anwendung bei der rein diagnostischen Untersuchung von Kollagenosen. Bei Dialysepatienten kann der Shunt kontrolliert werden.

Fußarterien

Die Messung in der Kopf-, der Extremitätenspule oder in flexiblen Spulen verbessert das SRV. Aufgrund des venösen Kontrastmittelrückstroms sollte die Messzeit nicht zu lang gewählt werden. Mit sagittalen Messvolumina kann die Zahl der Partitionen vergleichsweise niedrig gehalten werden, sodass die Messzeit selbst bei isotropen Voxelgrößen von ≤ 1 mm³ unter 30 s bleiben kann. Eine Hyperämie durch ein warmes Fußbad kann die Darstellung der Fußarterien verbessern. Venenüberlagerungen können allerdings trotz exakter Planung bei arteriovenösen Shunts zu einer raschen Kontrastmittelfüllung der Venen führen. Hier kann eine graduelle Oberschenkelkompression hilfreich sein.

Für eine hochauflösende Kontrastmittel-MR-Angiographie des Fußes sollte die Dosis auf 0,15–0,2 mmol Gd/kg Körpergewicht erhöht werden. Da bei der pAVK oder bei Mikroangiopathien der Fluss in die Fußarterien oftmals verzögert ist und die Transitzeit sich kaum direkt messen lässt, kann hier die zeitaufgelöste MR-Angiographie mit hoher Ortsauflösung sinnvoll eingesetzt werden. Dazu wird simultan eine Serie von hintereinander ablaufenden MR-Angiographieaufnahmen gemessen und retrospektiv der am besten kontrastierte Datensatz von der Nativmessung subtrahiert. Mit Einzelmesszeiten von < 20 s ist bei insgesamt 3–5 Gesamtmessungen die arterielle Füllung nahezu immer suffizient erfassbar.

Klinische Anwendungen bei Patienten mit diabetischen Füßen zeigen eine Überlegenheit gegenüber der arteriellen DSA, da Kollateral- und Anschlussgefäße nach Verschlüssen besser nachgewiesen werden konnten (Abb. 9.52 u. 9.53). Bei dieser Patientengruppe ist auch die Nierenverträglichkeit vorteilhaft, und durch einen gezielten Einsatz kann die Amputationsrate gesenkt werden.

> Eine Hyperämie durch Aufwärmung über 15–60 min in warmem Wasser kann die Darstellung der Hand- und der Fußarterien verbessern.

Periphere Gefäße

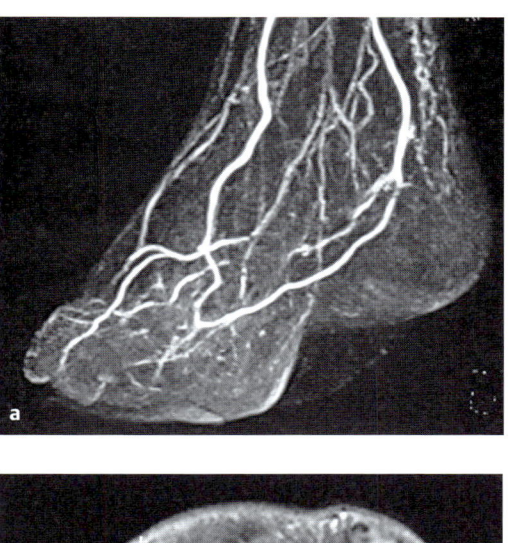

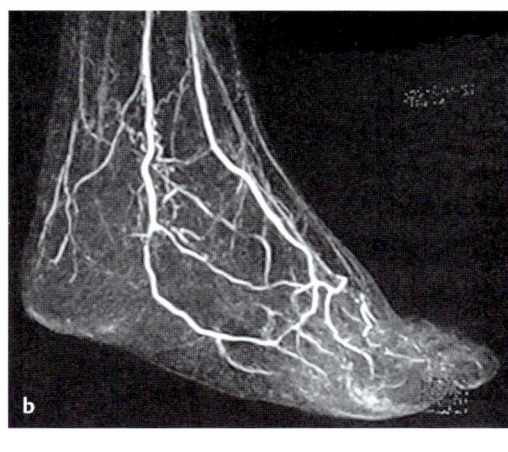

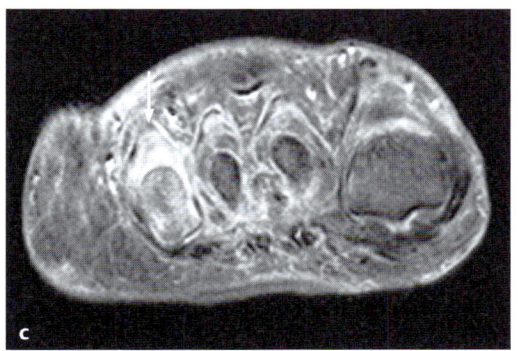

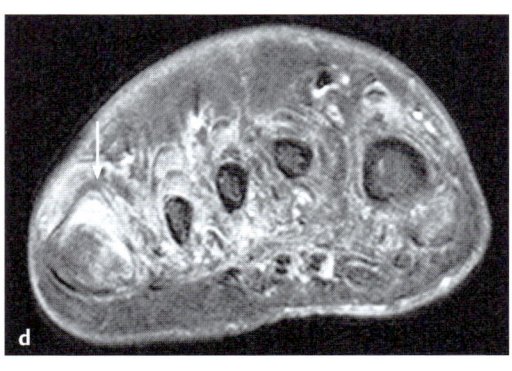

Abb. 9.52 **Diabetischer Fuß.**

a u. b Die multiphasische Kontrastmittel-MR-Angiographie mit der Kopfspule mit 2 Projektionswinkeln der MIP demonstriert einen kompletten Arcus plantaris inklusive einzelner abgehender Metatarsalarterien.

c u. d Die ossäre Beteiligung der distalen Anteile von Metatarsale 4 und 5 inklusive der begleitenden entzündlichen Weichteilveränderungen sind in axialen Gd-unterstützten fettgesättigten T1w SE-Aufnahmen erkennbar (Pfeile).

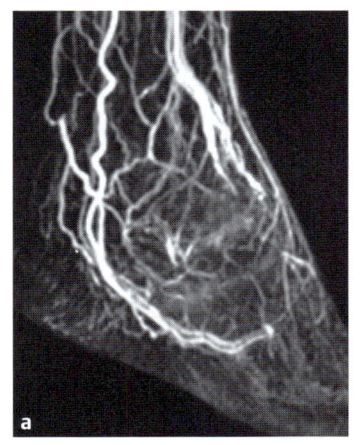

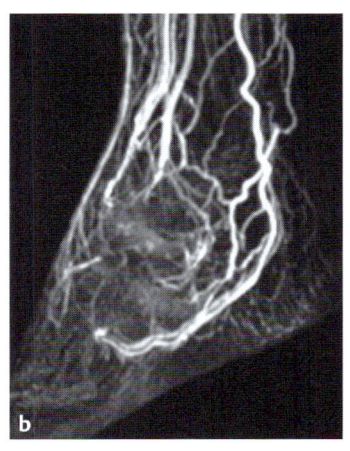

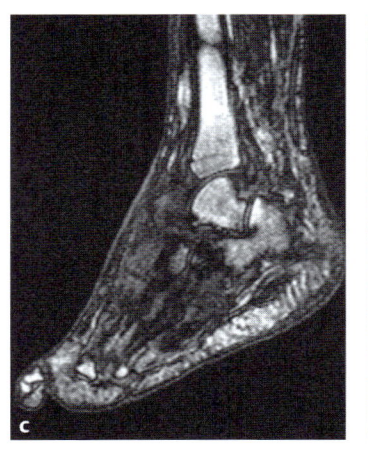

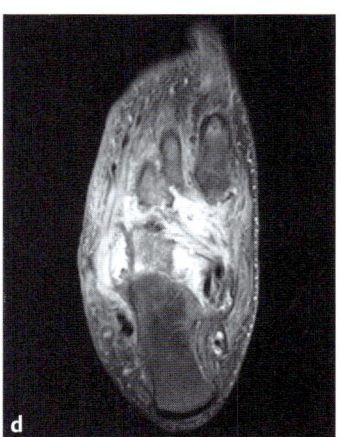

Abb. 9.53 **Diabetischer Fuß.**

a u. b Die multiphasische Kontrastmittel-MR-Angiographie mit der Kopfspule mit zwei Projektionswinkeln der MIP demonstriert einen Arcus plantaris mit distalen Verschlüssen und einsetzender Venenfüllung.

c u. d Die ossären Destruktionen des Mittelfußes und Rückfußes mit den begleitenden entzündlichen Weichteilveränderungen sind in den sagittalen 3-dimensionalen DESS- (**c**) und axialen Gd-unterstützten T1w SE-Aufnahmen (**d**) erkennbar.

643

Limitationen, Tipps für die Praxis und Ausblick

Fehler und Limitationen

Die sorgfältige Lagerung der Patienten und Planung der Untersuchung sichert den Einschluss der zu untersuchenden Gefäße bei ausreichendem Gefäßkontrast. Häufige Fehler sind im Untersuchungsblock nicht erfasste dorsale Iliakalarterien, ventrale Femoralarterien, dorsale Poplitealarterien oder ein unzureichender Kontrast über dem Messfeld.

Bei der Bildnachverarbeitung müssen die Originaldaten betrachtet werden. Durch die Nachverarbeitung können falsch positive und falsch negative Pathologien geschaffen werden. Ohne Betrachtung der Originaldaten kann dies nicht erkannt werden.

Die unerwünschte venöse Überlagerung am Unterschenkel und den Füßen kann zu einer Beeinträchtigung der Beurteilbarkeit der schmalkalibrigen Unterschenkel- und Fußarterien führen. Untersuchungen von Wang et al. haben gezeigt, dass die mittlere Dauer der arteriellen Phase bei Patienten mit venöser Überlagerung von 49 ± 8 s auf 35 ± 9 s bei moderater Überlagerung und 20 ± 4 s bei erheblicher Überlagerung abnimmt. Diese Verkürzung der Transitzeit tritt gehäuft bei Patienten mit entzündlichen Weichteilveränderungen wie einer aseptischen Zellulitis auf. Bei Patienten nach Myokardinfarkt mit dadurch eingeschränkter Herzfunktion wird die Verkürzung nicht beobachtet.

Tipps für die klinische Praxis

Nachfolgend sind die wichtigsten Punkte zur Sicherung der Bildqualität zusammengefasst:
- Standardisierung der Injektion mit einem automatischen Injektor vornehmen!
- Präzises Bolustiming einhalten!
- Ausreichende Kontrastmitteldosis (≥ 0,1 mmol Gd/kg Körpergewicht) verwenden!
- Ausreichende Ortsauflösung ist elementar für die Stenosegraduierung.
- Nachinjektion mit NaCl zur Erhöhung der Gadoliniumkonzentration im „First-Pass" durchführen!
- Atemanhalteübungen minimieren Bewegungsartefakte.
- Sorgfältige Positionierung sichert Erfassung der zu untersuchenden Gefäße.
- Subtraktion des Kontrastmitteldatensatzes von einem nativen Datensatz kann den Kontrast verbessern und Venenüberlagerungen reduzieren.
- Anlage einer Staubinde mit 40–60 mmHg um die Oberschenkel kann venöse Überlagerung der Unterschenkelvenen reduzieren.
- Anlage einer gezielten arteriellen Kompression am Oberarm kann die Abbildungsqualität der Unterarm- und Handarterien verbessern.
- Dedizierte Phased-Array-Spulen verbessern die Bildqualität.

Ausblick

Gefäßkontrast und Bildeindruck der peripheren Kontrastmittel-MR-Angiographie sind, abgesehen von der fehlenden Kontrastmitteldynamik und fehlenden Kalkdarstellung, ähnlich denen der DSA. Die Abbildungsqualität kann durch Kombination verschiedener Array-Spulen mit der Tischverschiebung unter Verwendung einer möglichst hohen Ortsauflösung bis hin zu einer Ganzkörper-MR-Angiographie erheblich verbessert werden. Es bestehen bereits Ansätze zum Einsatz einer kontinuierlichen Tischbewegung analog zur Spiral-CT oder Multi-Slice-CT. In den nächsten Jahren werden Blut-Pool-Kontrastmittel mit einer zeitlich verlängerten Signalwirkung verfügbar werden. Die periphere Kontrastmittel-MR-Angiographie dient zunehmend der Untersuchung von Patienten mit pAVK, während die DSA dem gezielten Einsatz im Rahmen von Interventionen vorbehalten bleibt.

Mit der peripheren Kontrastmittel-MR-Angiographie werden zunehmend Patienten mit pAVK untersucht, und die arterielle DSA mehr im Rahmen von Planung und Durchführung von Interventionen eingesetzt.

Literatur

Cronberg, C. N. et al.: Peripheral arterial disease. Contrast-enhanced 3D MR angiography of the lower leg and foot compared with conventional angiography. Acta Radiol. 44(1) (2003) 59–66

Du, J. et al.: Time-resolved, undersampled projection reconstruction imaging for high-resolution CE-MR-Angiographie of the distal runoff vessels. Magn. Reson. Med. 48(3) (2002) 516–522

Eiberg, J. P. et al.: Peripheral vascular surgery and magnetic resonance arteriography – a review. Eur. J. Vasc. Endovasc. Surg. 22(5) (2001) 396–402

Grist, T. M.: MR-Angiographie of the abdominal aorta and lower extremities. J. Magn. Reson. Imaging 11 (2000) 32–43

Hentsch, A. et al.: Gadobutrol-enhanced moving-table magnetic resonance angiography in patients with peripheral vascular disease: a prospective, multi-centre blinded comparison with digital subtraction angiography. Eur. Radiol. 13(9) (2003) 2103–2014

Herborn, C. U. et al.: Optimization of contrast-enhanced peripheral MR angiography with mid-femoral venous compression (VENCO). Fortschr. Geb. Rontgenstr. Neuen Bildgeb. Verfahr. 176(2) (2004) 157–162

Hood, M. N. et al.: High-resolution gadolinium-enhanced 3D MR-Angiographie of the infrapopliteal arteries. Lessons for improving bolus-chase peripheral MR-Angiography. Magn. Reson. Imaging 20(7) (2002) 543–549

Katzen, B. T.: The future of catheter-based angiography: implications for the vascular interventionalist. Radiol. Clin. North Am. 40(4) (2002) 689–692

Koelemay, M. J. et al.: Magnetic resonance angiography for the evaluation of lower extremity arterial disease: a meta-analysis. Jama 285(10) (2001) 1338–1345

Krause, U. et al.: MR angiography of the hand arteries. Angiology 52(11) (2001) 763–772

Kreitner, K. F., P. Kalden, A. Neufang, C. Dueber, F. Krummenauer, E. Kustner, G. Laub, M. Thelen: Diabetes and peripheral arterial occlusive disease: prospective comparison of contrast-enhanced three-dimensional MR angiography with conventional digital subtraction angiography. Am. J. Roentgenol. 174 (2000) 171–179

Kruger, D. G. et al.: Continuously moving table data acquisition method for long FOV contrast-enhanced MR-Angiographie and whole-body MRI. Magn. Reson. Med. 47(2) (2002) 224–231

Leiner, T. et al.: Comparison of treatment plans for peripheral arterial disease made with multi-station contrast medium-enhanced magnetic resonance angiography and duplex ultrasound scanning. J. Vasc. Surg. 37(6) (2003) 1255–1262

Madhuranthakam, A. J. et al.: Time-resolved 3D contrast-enhanced MR-Angiographie of an extended FOV using continuous table motion. Magn. Reson. Med. 51(3) (2004) 568–576

Meaney, J. F.: Magnetic resonance angiography of the peripheral arteries: current status. Eur. Radiol. 13(4) (2003) 836–852

Reimer, P., P. Landwehr: Non-invasive vascular imaging of peripheral vessels. Eur. Radiol. 8 (1998) 858–872

Ruehm, S. G. et al.: Rapid magnetic resonance angiography for detection of atherosclerosis. Lancet 357 (2001) 1086–1091

Sharafuddin, M. J., J. T. Wroblicka, S. Sun, M. Essig, S. O. Schoenberg, W. T. Yuh: Percutaneous vascular intervention based on gadolinium-enhanced MR angiography. J. Vasc. Interv. Radiol. 11 (2000) 739–746

Wang, Y. et al.: Bolus arterial-venous transit in the lower extremity and venous contamination in bolus chase three-dimensional magnetic resonance angiography. Invest. Radiol. 37(8) (2002) 458–463

Wentz, K. U. et al.: High-resolution magnetic resonance angiography of hands with timed arterial compression (tac-MR-Angiographie). Lancet 361 (2003) 49–50

Zusammenfassung

Technik der Angiographie:

Die *MR-Angiographie* hat sich klinisch fest etabliert. Die Methode ist nicht bzw. nur minimal invasiv. Die *Kontrastmittel-MR-Angiographie* verwendet i.v. appliziertes Gadolinium, das die Erholung der Längsmagnetisierung von Blut beschleunigt und dadurch zu einer Signalverstärkung im Gefäßlumen führt. Die räumliche Orientierung des FOV ist in der Kontrastmittel-MR-Angiographie – im Gegensatz zu den nativen Methoden – frei wählbar und im Hinblick auf eine möglichst komplette Gefäßabdeckung mit Vorteil nach dem Gefäßlängsverlauf auszurichten. Die verwendeten ultraschnellen Sequenzen der Kontrastmittel-MR-Angiographie stellen hohe Anforderungen an die Hardware und sind nur auf modernen Geräten realisierbar. Die kurzen Messzeiten ermöglichen rein arterielle Bildakquistionen von Gefäßen mit rascher venöser Rezirkulation. Prinzipiell gibt es 2 unterschiedliche Untersuchungsstrategien:

- dynamische Untersuchung mit Verwendung kurz dauernder repetierter Datensätze (Dauer jeweils 1 bis wenige Sekunden); mindestens ein Datensatz liegt hierbei rein-arteriell;
- Anwendung einer länger dauernden, höher auflösenden Sequenz; dies erfordert eine exakte Abstimmung von Kontrastmittelpräsenz im Messfeld mit der Akquisition der zentralen k-Raum-Zeilen (Kontrastmittelbolustiming, Care-Bolus-Technik, asymmetrische k-Raum-Auslese).

Messzeit und Bildauflösung stellen in der MRT konkurrierende Parameter dar; hierdurch ergibt sich im ersten Fall bei kürzerer Messzeit eine schlechtere örtliche Auflösung (vgl. z.B. Messzeitverkürzung durch Verzicht auf 3. Dimension; pulmonale 2-dimensionale Projektionsangiographie), im zweiten Fall wird bei besserer Auflösung eine längere Messzeit mit möglicher venöser Kontamination in Kauf genommen. Bei der Darstellung der thorakalen Aorta sind störende venöse Überlagerungen weniger ein Problem; bei der Darstellung des Aortenbogens und der proximalen supraaortalen Abgänge sollte nach Möglichkeit eine Atemanhaltetechnik angewendet werden, um atmungsbedingte Bewegungsartefakte zu minimieren.

Halsgefäße:

In der Diagnostik der aortalen und supraaortalen Gefäße hat die Kontrastmittel-MR-Angiographie (zusammen mit der CT-Angiographie und Sonographie) die diagnostische Katheterangiographie weitgehend ersetzt. Die MR-Angiographie der Halsgefäße ist seit der Einführung dieser Technik wohl am frühesten in die klinische Routine überführt worden. In zunehmendem Maße wird neuerdings die kontrastverstärkte MR-Angiographie der Halsgefäße eingesetzt. Die *Vorteile* bestehen darin, dass jetzt ein längeres Bildfeld vom Ursprung der Karotiden am Aortenbogen bis hin zum Karotissiphon abgebildet werden kann, die Messung insgesamt deutlich schneller abläuft und Probleme der Sättigung bzw. Turbulenzartefakte reduziert sind.

Die *älteren nativen Methoden* sind allerdings keineswegs aus der Routine der zervikalen MR-Angiographie verschwunden.

Die *TOF-MR-Angiographie* gilt als Methode der Wahl in der Diagnostik der Dissektion im Bereich der Halsgefäße.

Die *Phasenkontrast-MR-Angiographie* wird bei speziellen physiologischen/funktionellen Fragestellungen verwendet, z.B. Frage nach Flussumkehr in der A. vertebralis bei Subclavian-Steal-Syndrom.

Thorakale Gefäße:

In der Evaluation aortaler Pathologien gelangen sowohl Black-Blood-Verfahren als auch Bright-Blood-Verfahren zur Anwendung: Die *Black-Blood-Bilder* erlauben aufgrund des signalarmen Gefäßlumens häufig eine bessere Darstellung von pathologischen Wandveränderungen und sind gut geeignet für Kalibermessungen. Sie sind anfällig für Slow-Flow-Artefakte, die eine Thrombosierung vortäuschen können.

Die ideale *Bright-Blood-Technik* ist eine 3-dimensionale Kontrastmittel-MR-Angiographie. *Cine-Techniken* erlauben eine semi-/quantitative Beurteilung des intraluminalen Blutflusses/Flussvolumens und sind hilfreich in der hämodynamischen Beurteilung von Stenosen oder komplizierenden Klappenfehlern.

Die CT-Angiographie stellt in der Abklärung von Lungenemboliepatienten aktuell die Methode der Wahl dar. Die Kontrastmittel-MR-Angiographie hat sich im Vergleich verbessert und erscheint im Hinblick auf die Darstellung peripherer Embolien ebenbürtig.

Abdominalgefäße:

Durch die Kombination von *Kontrastmittel-MR-Angiographie* und Phased-Array-Oberflächenspulen wurde in der abdominalen Gefäßdiagnostik ein wesentlicher Fortschritt erzielt. Die Kontrastmittel-

Zusammenfassung

MR-Angiographie kann die konventionelle Katheterangiographie in der abdominalen Gefäßdiagnostik bei zahlreichen Fragestellungen (prinzipielle Ausnahme: Angiographie in Interventionsbereitschaft) ablösen.

Akzeptierte Indikationen des arteriellen Systems betreffen Aneurysmen, Stenosen, Verschlüsse, Tumorinfiltrationen, Normvarianten oder Entzündungen der großen und kleinen Bauchgefäße. Grenzen ergeben sich bei der Diagnostik von Darmblutungen oder peripheren Gefäßen innerhalb der parenchymatösen Organe.

Im venösen System werden Anomalien, Thrombosen, Tumorinfiltrationen, Shunts oder Verschlüsse untersucht. Die Untersuchungen werden vereinzelt auch durch native Techniken ergänzt oder seltener auch ausschließlich nativ durchgeführt (Thrombosediagnostik in der Schwangerschaft).

Periphere Gefäße:
Für die Kontrastmittel-MR-Angiographie der peripheren Gefäße steht eine Vielzahl von technischen Möglichkeiten zur Verfügung.

Gefäßkontrast und *Bildeindruck* der Kontrastmittel-MR-Angiographie sind prinzipiell vergleichbar mit denen der DSA. Unterschiedlich sind die fehlende Dynamik der *Kontrastmittelanflutung* in der Kontrastmittel-MR-Angiographie und die unterschiedliche *Graduierung von Stenosen*, die auch mit der Kontrastmittel-MR-Angiographie tendenziell noch überschätzt werden.

Die diagnostische Beurteilung der *Aorta, der Becken-, Oberschenkel- und Knieetage* ist ausreichend und therapeutisch relevant möglich.

Die nur wenige Millimeter durchmessenden *Unterschenkel- und Fußgefäße* erfordern eine höhere anatomische Auflösung und Kontrastauflösung, sodass mitunter hier die Grenzen der Beurteilbarkeit erreicht werden. In Einzelfällen ist dann die Verwendung kleinerer Spulen sinnvoll.

Eine *periphere Kontrastmittel-MR-Angiographie* wird heute optimalerweise mit automatisierten Tischbewegungen, integrierten Array-Spulen und Bolustriggerung durchgeführt.

Ausblick:
Optimierungen und Neuentwicklungen von MR-Kontrastmitteln mit spezieller Ausrichtung auf die Kontrastmittel-MR-Angiographie und die fortlaufende Geräteentwicklung werden zu einer weiteren Verbesserung der MR-Angiographie führen.

10 Ganzkörper-MRT und -MRA, Hochfeld-MRT

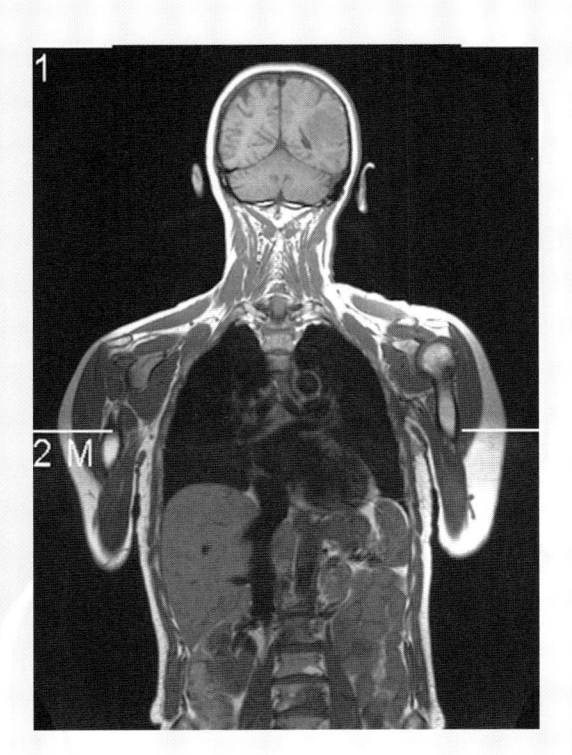

Ganzkörper-MR-Tomographie ⇢ 650
J. Gaa

Ganzkörper-MR-Angiographie ⇢ 656
B. Tombach

Hochfeld-MRT bei 3 Tesla ⇢ 661
R. Bachmann und H. Kugel

Ganzkörper-MR-Tomographie

J. Gaa

Der Gedanke, dass mit der MRT eine potenzielle Methode zur Abbildung des gesamten Körpers zur Verfügung steht, wurde bereits Anfang der 70er Jahre von den MR-Pionieren Damadian und Lauterbur geäußert. Aufgrund der damals noch sehr langen Messzeiten und der begrenzten Verfügbarkeit wurde die MRT zunächst nur für die Darstellung bestimmter Organregionen (z. B. Kopf, Wirbelsäule und Gelenke) eingesetzt.

Obwohl eine Ganzkörperbildgebung heute auch mit CT und CT/PET-Methoden möglich ist, könnte die Ganzkörper-MRT aufgrund ihres hohen Weichteilkontrastes, der Möglichkeit zur nichtinvasiven Angiographie und nicht zuletzt aufgrund der Tatsache, dass keine ionisierende Strahlung zum Einsatz kommt, einen besonderen Stellenwert erhalten.

Die Entwicklung moderner Hybrid- und Single-Shot-Pulssequenzen ermöglichte eine Darstellung des ganzen Körpers mit erheblich kürzeren Messzeiten. Allerdings traten bei Verwendung schneller Gradientenechosequenzen, insbesondere der echoplanaren Bildgebung, ausgeprägte Suszeptibilitätsartefakte (z. B. an Grenzflächen zwischen solidem Gewebe und Luft) auf, welche eine breite Anwendung dieser Techniken verhinderten. Eustace und Mitarb. propagierten demgegenüber den Einsatz von Turbo-STIR-Sequenzen insbesondere in der Diagnostik von Skelettmetastasen (Eustace und Mitarb. 1999). Mit Hilfe der Ganzkörperspule und der Verwendung einer Tischverschiebetechnik in 4 Schritten konnte der menschliche Körper in koronarer Schnittführung mit 8 mm dicken Schichten und einer 256er Bildmatrix innerhalb von 12 min ohne eine störende Spulenumpositionierung untersucht werden (O'Connel und Mitarb. 2002). Durch die Verwendung der Ganzkörperspule war jedoch die Bildqualität in Bezug auf Ortsauflösung und SRV eingeschränkt. Eine Verbesserung dieser Parameter wurde mit Hilfe der *Angio-SURF-* bzw. *Body-SURF-* (System of unlimited rolling field-of-view) Methode erreicht. Das System wurde erstmals für die Ganzkörper-MRA eingesetzt. Im Rahmen der Metastasendiagnostik konnte der gesamte Körper unter Verwendung einer axialen 2-dimensionalen TRUE-FISP-Sequenz in lediglich 30 s untersucht werden (Barkhausen und Mitarb. 2001). Unter Einsatz einer 3-dimensionalen Gradientenechosequenz war ein Tumorstaging in weniger als 15 min durchführbar (Lauenstein und Mitarb. 2002).

Technische Konzepte

Eine Ganzkörper-MRT ist derzeit mit 3 verschiedenen Techniken möglich:
- Ganzkörperspule,
- Angio-SURF bzw. Body-SURF,
- Mehrkanal-Oberflächenspulen-Technik (z. B. Tim).

Ganzkörperspule. Eine Ganzkörperuntersuchung mit der großen, fest eingebauten Körperspule ist prinzipiell an jedem konventionellen 1,0-T- bzw. 5-T-Magnetresonanztomographen durchführbar. Aufgrund des limitierten Messfeldes von maximal 50 cm sind jedoch mehrere Umpositionierungen des Patienten erforderlich, falls keine verbesserte, frei bewegliche Tischplattenerweiterung (MobiTrak, Philips Medical Systems) zur Verfügung steht. Die begrenzte räumliche Auflösung erfordert in der Regel den Einsatz von mehreren Datenakquisitionen.

Angio- bzw. Body-SURF-Technik. Diese basiert auf einem Rolltisch, der auf dem Patiententisch eines konventionellen MRT-Gerätes montiert wird und sich frei in der z-Achse bewegen lässt. Der Signalempfang erfolgt über 2 Elemente der Wirbelsäulenspule im Zentrum der Gantry und über die am Patiententisch fixierte Phased-Array-Körperspule. Während schlanke Patienten in der Regel gut zu untersuchen sind, können sich mit der SURF-Technik bei adipösen Patienten jedoch erhebliche Probleme ergeben. Ein Kompromiss in Bezug auf die Bildqualität ergibt sich insbesondere in der Kopf-Hals-Region durch den Einsatz einer speziell für die Abdomenbildgebung konzipierten Body-Array-Spule.

Tim-Technologie. Seit über einem Jahr ist die aus einer Kombination von mehreren Oberflächenspu-

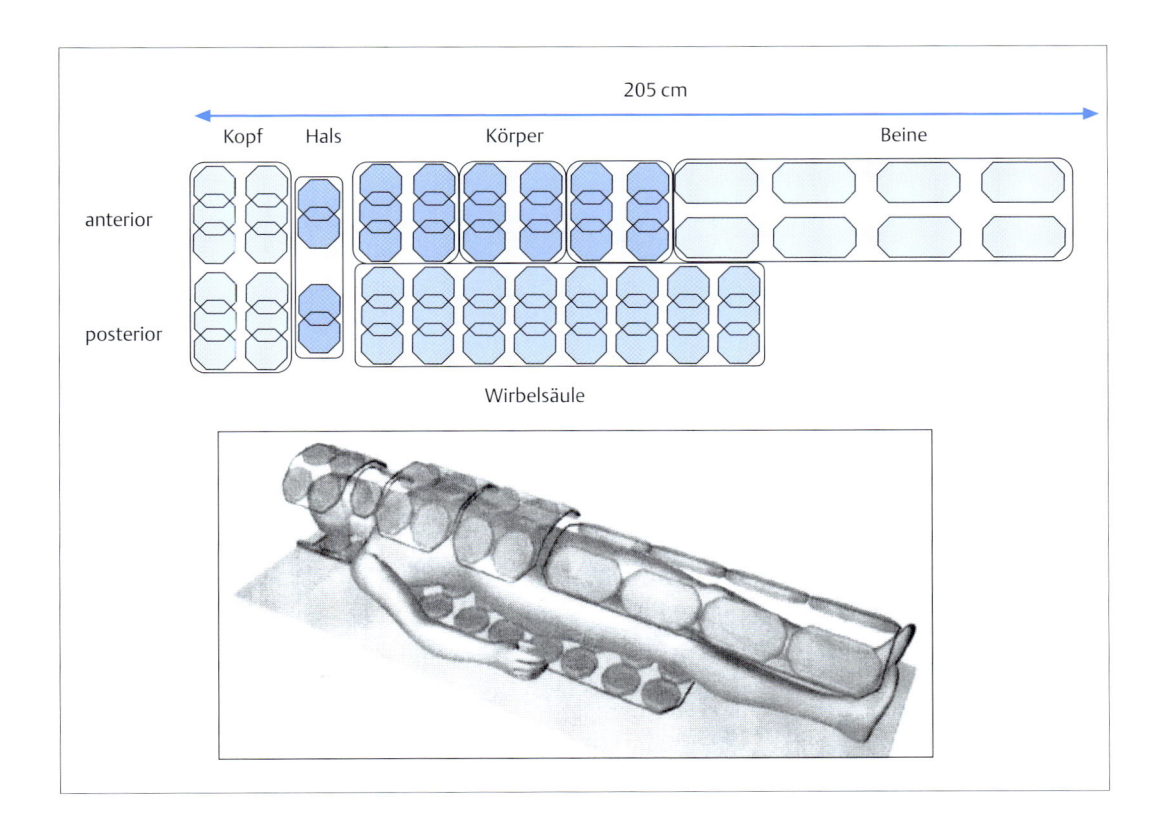

Abb. 10.1 **Tim-Technologie.**
Die Tim-Technologie ermöglicht die Kombination von bis zu 76 Empfangsspulen mit 32 Hochfrequenzkanälen. Das maximale Messfeld beträgt 205 cm.

len bestehende Tim-Technologie („Total imaging matrix", Siemens Medical Systems) im klinischen Einsatz. Mit dieser Technik ist jetzt erstmals eine hochauflösende Abbildung des gesamten menschlichen Körpers (bis zu einer Körperlänge von 205 cm) in einem einzigen Untersuchungsgang mit 4 oder 5 automatischen Tischverschiebungen möglich. Durch Tim können bis zu 76 Empfangsspulen mit 32 Hochfrequenzkanälen variabel kombiniert werden, während bei herkömmlichen MR-Geräten simultan nur 8 Empfangskanäle angesteuert werden konnten (Abb. 10.1). Der durch das neuartige Spulenkonzept mögliche Einsatz der parallelen Bildgebung in allen 3 Raumrichtungen erlaubt neben einer höheren Ortsauflösung eine Reduktion der Messzeit und somit eine Ganzkörperuntersuchung in einem akzeptablen Zeitrahmen.

Spulen, Patientenlagerung, Sequenzen

Für die Ganzkörper-MRT werden die Patienten in Rückenlage untersucht. Bei der Verwendung der Ganzkörperspule und der Angio- bzw- Body-SURF-Technik erfolgt die Patientenpositionierung im Gegensatz zur Tim-Technik mit „feed-first". Die für das Anlegen der Tim-Spulen (Kopf-Hals-, Thorax- und Körper-Array-sowie Becken-Bein-Spule) benötigte Zeit beträgt ca. 2–3 min. Mit den in Tab. 10.1 und 10.2 vorgeschlagenen Sequenzprotokollen kann der gesamte Körper mit T1- und T2-Kontrasten in ca. 25 min untersucht werden. Zur Vermeidung von Artefakten empfiehlt sich bei Verwendung der T1w

Tab. 10.1 *Sequenzprotokoll für eine koronare Ganzkörper-MRT mit T1- und T2-Kontrasten und Oberflächenspulen* (Magnetom Avanto, Siemens Medical Systems)

	T2-HASTE	T2-Turbo-STIR*	T1-TSE*
TR (ms)	–	8020	560
TE (ms)	118	73	11
TI (ms)	–	150	–
Flipwinkel (°)	150	150	150
Schichtdicke (mm)	6	5	5
Matrix	307 × 384	269 × 384	307 × 384
GRAPPA	2	2	2
Messzeit (min)	2:45	9:32	13:32

* Zur Vermeidung von Atemartefakten werden die T2-STIR- und T1-TSE-Sequenzen im Thorax und Abdomen in Atemhaltetechnik durchgeführt.

Tab. 10.2 ⤑ *Sequenzprotokoll für eine koronare MRT unter Verwendung der Ganzkörperspule* (Intera, Philips Medical Systems)

	T2-TSE	T2-Turbo-STIR	T1-TSE
TR (ms)	4082	2772	472
TE (ms)	90	68	19
TI (ms)	-	165	-
Schichtdicke (mm)	5	5	5
Matrix	356 × 464	180 × 256	152 × 192
Messzeit (min)	7:08	9:03	7:26

FLASH-Sequenz und der T2-Turbo-STIR-Sequenz die Untersuchung des Thorax und des Abdomens in Atemanhaltetechnik. Im Anschluss kann dann ohne zeitaufwändige Umlagerung oder Repositionierung des Patienten eine gezielte Untersuchung einzelner Körperpartien in Abhängigkeit von der jeweiligen klinischen Fragestellung erfolgen (Abb. 10.2 u. 10.3). Probleme können sich bei der Untersuchung von Patienten mit kräftigem Körperbau ergeben, da sich hier sowohl die Schultern als auch die Kniegelenke im Grenzbereich des Messfeldes befinden.

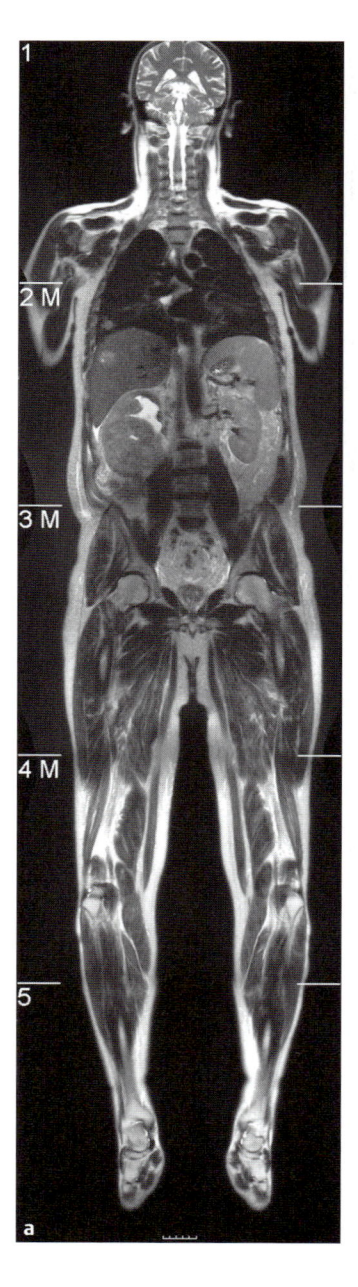

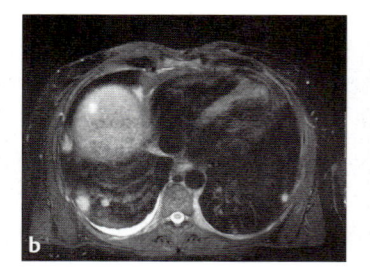

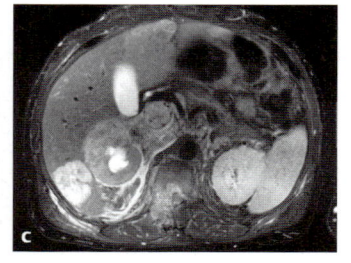

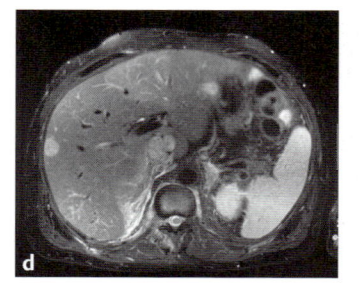

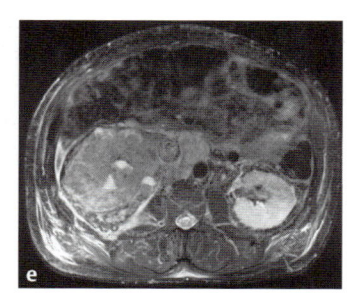

Abb. 10.2 Ganzkörper-MRT bei V. a. Nierentumor. 53-jähriger Patient mit Rückenschmerzen und einer Gewichtsabnahme von 5 kg in 3 Monaten. Sonographisch wurde der Verdacht auf einen Nierentumor rechts gestellt. In der koronaren T2-HASTE-Sequenz (**a**) und der hochauflösenden fettsupprimierten axialen T2-TSE-Sequenz (**b–e**) Nachweis eines ca. 9 cm großen Hypernephroms rechts mit Leber- und Lungenmetastasen. In Höhe von LWK 2 Nachweis einer ossären Destruktion rechts mit Einbruch in den Spinalkanal. Zusätzlich bestehen ein ausgedehnter Tumorthrombus in der V. renalis dextra und in der V. cava inferior und ein kleiner Pleuraerguss rechts.

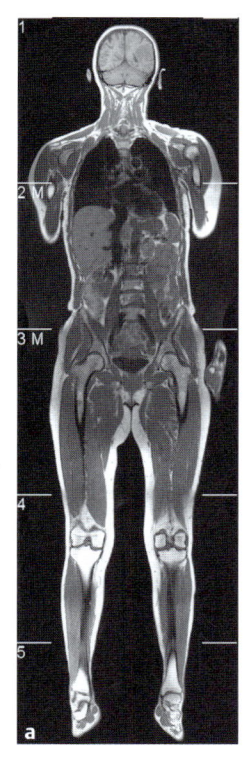

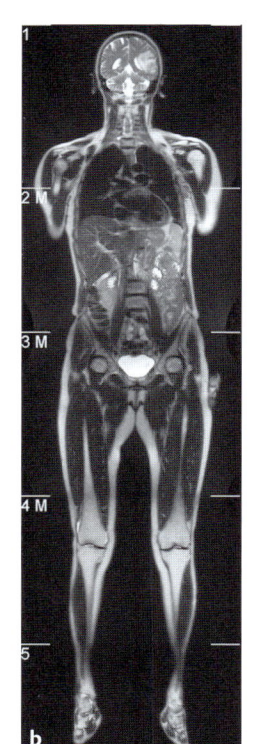

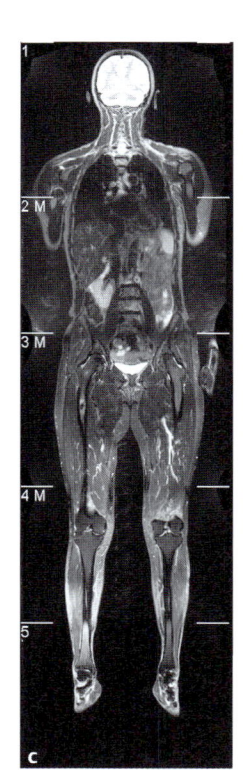

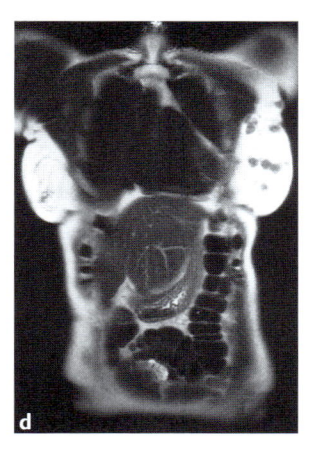

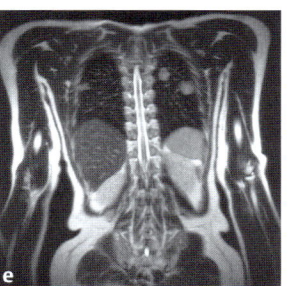

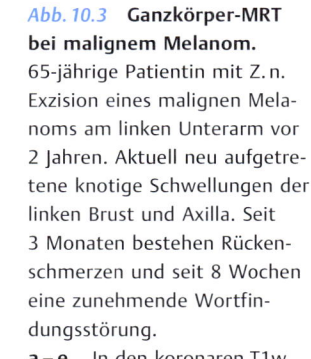

Abb. 10.3 **Ganzkörper-MRT bei malignem Melanom.** 65-jährige Patientin mit Z. n. Exzision eines malignen Melanoms am linken Unterarm vor 2 Jahren. Aktuell neu aufgetretene knotige Schwellungen der linken Brust und Axilla. Seit 3 Monaten bestehen Rückenschmerzen und seit 8 Wochen eine zunehmende Wortfindungsstörung.

a–e In den koronaren T1w TSE- (**a**) und T2w HASTE- (**b, d, e**) bzw. Turbo-STIR-Sequenzen (**c**) Nachweis einer ausgedehnten zerebralen, pulmonalen und ossären Metastasierung. Auch in der linken Axilla und der linken Mamma lassen sich multiple Metastasen abgrenzen.

f u. g Unmittelbar nach den Ganzkörpersequenzen erfolgt eine gezielte Untersuchung des Hirnschädels mit T1w und T2w Sequenzen.

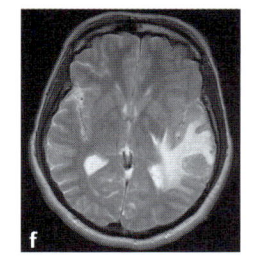

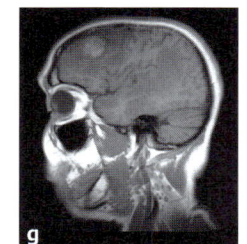

Anwendungsgebiete

Mögliche Anwendungen ergeben sich im Rahmen der sekundären Gesundheitsvorsorge, bei benignen Erkrankungen, die mehrere Organe betreffen können, sowie bei onkologischen Erkrankungen zur exakten Ausbreitungsdiagnostik.

Vorsorge

In den letzten Jahren hat in der Bevölkerung das Interesse an Früherkennungsuntersuchungen mit bildgebenden Verfahren erheblich zugenommen. Aufgrund des neuen Oberflächenspulenkonzeptes sind jetzt sowohl kardiovaskuläre Ganzkörper-MRT und Früherkennungsuntersuchungen mit der Ganzkörper-MRT mit einer sehr hohen Ortsauflösung durchführbar. In den nächsten Jahren bedarf es auf diesen Gebieten zunächst der Erarbeitung einer breiten Datenbasis mit klaren Kosten-Nutzen-Berechnungen, da es bisher noch keine gesicherten Daten gibt, dass ein Screening überhaupt zu einer Senkung der Mortalität führt. Vor einem unkritischen bzw. ungezielten Einsatz der Ganzkörper-MRT muss daher dringend abgeraten werden.

Benigne Erkrankungen

Benigne Erkrankungen, die multiple Organregionen befallen können wie die Langerhans-Zell-Histiozytose oder die multiple endokrine Neoplasie, können zukünftig ebenso eine potenzielle Anwendung für die Ganzkörper-MRT darstellen wie auch eine krankheitsbezogene Untersuchung (z. B. Diabetes mellitus).

Bei polyostotischen Skeletterkrankungen im Kindesalter könnte die Ganzkörper-MRT – nicht zuletzt auch aus Strahlenschutzgründen – die konventionelle Radiographie und die Skelettszintigraphie ablösen. Die Möglichkeiten der Ganzkörper-MRT in der Diagnostik der Polymyositis wurden kürzlich von O'Connell und Mitarb. beschrieben. Unter Verwendung von STIR-Sequenzen konnte das Ausmaß des Muskelbefalls exakt beurteilt sowie insbesondere ein geeignetes Areal für eine anschließende Muskelbiopsie bestimmt werden. Auch für die Verlaufsbeurteilung nach Therapie erwies sich die Methode als hilfreich.

Daneben bietet sich die Ganzkörper-MRT für die Beurteilung der Ausdehnung des Körperfettgehaltes sowie für eine Verlaufsbeurteilung nach körperlichem Training an. Patriquin und Mitarb. empfehlen die Ganzkörper-MRT aufgrund ihrer hohen Sensitivität als hilfreiche Ergänzung bzw. Alternative zur Autopsie.

Onkologische Applikationen

Skelettmetastasen. Eines der ersten Anwendungsgebiete der Ganzkörper-MRT bestand in der Diagnostik von Skelettmetastasen als Alternative zur Skelettszintigraphie. In mehreren Vergleichsstudien konnte gezeigt werden, dass die MRT eine der Szintigraphie vergleichbare, teilweise auch höhere Sensitivität aufweist (Hargaden und Mitarb. 2003). In einer vergleichenden Untersuchung von Engelhardt und Mitarb. bei 22 Patientinnen mit Mammakarzinom resultierten für die MRT des Skeletts eine Sensitivität von 92%, eine Spezifität von 90% und eine Treffsicherheit von 91%. Demgegenüber resultierten für die Szintigraphie eine Sensitivität von 83%, eine Spezifität von 80% und eine Treffsicherheit von 82%. Das Untersuchungsprotokoll beinhaltete koronare STIR-, axiale T2w TSE- und sagittale T1w SE-Sequenzen für die Wirbelsäule. Allerdings wiesen Tausig und Mitarb. darauf hin, dass bei alleiniger Verwendung von STIR-Sequenzen die Ganzkörper-MRT im Nachweis von thorakalen Metastasen (Rippen!) und von Metastasen im Schädelbereich der Szintigraphie unterlegen ist.

Neben der Beurteilung der knöchernen Strukturen erlaubt die Ganzkörper-MRT eine gleichzeitige Beurteilung der Weichteilorgane. In einer ersten Studie an 17 Patienten mit Mammatumoren entdeckte die MRT bei 11 Patienten Skelettmetastasen, bei 5 Patienten Lebermetastasen und bei 3 Patienten intrakranielle Metastasen (Walker und Mitarb. 2000). Aufgrund der fehlenden Strahlenbelastung empfehlen Eustace und Mitarb. die Ganzkörper-MRT als Verfahren der Wahl bei Patientinnen, die in der Schwangerschaft an einem malignen Tumor erkranken (Eustace und Mitarb. 1999).

CUP-Syndrom. Bei ca. 15% der Patienten mit Skelettmetastasen ist der Primärtumor unbekannt und macht umfangreiche laborchemische, endoskopische und bildgebende Verfahren erforderlich. In einer Studie von Eustace konnte der Primärtumor in der Schilddrüse, der Lunge und der Prostata nachgewiesen werden. Eine größere Vergleichsstudie von Ganzkörper-MRT und PET/CT in der diagnostischen Abklärung bei unklarem Primärtumor liegt bisher noch nicht vor.

Plasmozytom. Das Plasmozytom (multiples Myelom) ist eine neoplastische Erkrankung der Plasmazellen, die meist vom Knochenmark ausgehend zu osteolytischen Destruktionen (solitär, multipel, diffus, disseminiert) des Skelettsystems und zu einer Verdrängung der normalen Hämatopoese durch Expansion der Tumormasse führt. Dabei kommt es zu einem bevorzugten Befall des Schädels, der Rippen, der Wirbelsäule, des Becken und der Oberarme und Oberschenkel. Für die routinemäßige bildgebende Diagnostik des Plasmozytoms werden derzeit in den meisten Zentren Röntgenaufnahmen des gesamten Skelettsystems (Schädel, Hals-, Brust- und Lendenwirbelsäule, Becken, Rippen, Oberarme und Oberschenkel) durchgeführt. Die Projektionsradiographie des Skelettsystems nimmt jedoch eine erhebliche Zeit in Anspruch und liefert häufig am Stammskelett falsch negative Befunde. Die MRT ist derzeit unter Verwendung von T1w SE- und T2w STIR-Sequenzen das sensitivste Verfahren (bei allerdings geringer Spezifität), um eine Tumorinfiltration nachzuweisen. Sie bietet sich daher sowohl zur Diagnostik als auch zur Therapiekontrolle an.

Lymphome. In bis zu 20% aller Hodgkin- und 40% aller Non-Hodgkin-Lymphome ist mit einem sowohl osteolytischen als auch osteosklerotischen Skelettbefall zu rechnen. Wie beim Plasmozytom ist eine ossäre Manifestation des malignen Lymphoms mit hoher Sensitivität in der MRT unter Verwendung von T1w SE- und T2w Turbo-STIR-Sequenzen nachzuweisen.

Literatur

Barkhausen, J., H. H. Quick, T. Lauenstein et al.: Whole-body MR imaging in 30 seconds with real-time true FISP and a continuously rolling table platform: feasibility study. Radiology 220 (2001) 252–256

Eustace, S., R. E. Walker, M. Blake, K. Yucel: Whole-body MR imaging, practical issues, clinical applications, and future directions. Magn. Reson. Clin. North Am. 9 (1999) 209–235

Hargaden, G., M. O'Connell, E. Kavanagh, T. Powell, R. Ward, S. Eustace: Current concepts in whole-body imaging using short tau inversion recovery MR imaging. AJR 180 (2003) 247–252

Lauenstein, T., S. Goehde, C. Herborn et al.: Three-dimensional volumetric interpolated breathhold MR imaging for whole-body tumor staging in less than 15 minutes. AJR 179 (2002) 445–449

O'Connell, M. J., G. Hargaden, T. Powell, S. J. Eustace: Whole-body turbo short tau inversion recovery MR imaging using a moving tabletop. AJR 179 (2002) 866–868

Walker, R., K. Harper, S. Eustace: Whole-body turbo STIR MR imaging in breast carcinoma: preliminary clinical experience. J. Magn. Reson. Imaging 11 (2000) 343–350

Ganzkörper-MR-Angiographie

B. Tombach

Die nichtinvasive Darstellung des gesamten Gefäßsystems ist insbesondere im Hinblick auf die zunehmende Prävalenz generalisierter Gefäßerkrankungen, wie der Atherosklerose, von zunehmendem klinischem Interesse. Neben den Gefäßpathologien in symptomatischen Gefäßarealen lassen sich häufig assoziierte Gefäßwandveränderungen in verschiedenen Gefäßterritorien, wie den Koronar-, den Nieren- und den Becken-Bein-Arterien sowie in den supraaortalen Ästen nachweisen, so dass zur Diagnostik und Therapieplanung die Darstellung des gesamten arteriellen Stromgebietes von „Kopf bis Fuß" wünschenswert ist.

Die intraarterielle Gefäßdarstellung in DSA-Technik (*i. a. DSA*) ist wegen ihrer Invasivität, der Strahlenbelastung und der erheblichen Kontrastmittelmengen mit dem assoziierten Risiko einer Nierenfunktionsverschlechterung sowie allergoider Reaktionen für die Darstellung sämtlicher Gefäßregionen im Sinne einer Ganzkörper-Angiographie ungeeignet. Der Stellenwert der *Mehrzeilencomputertomographie* ist trotz exzellenter Bildqualität und Weiterentwicklungen im Niedrigdosisbereich besonders aus strahlenhygienischer Sicht kritisch zu sehen.

Die bereits in der Routinediagnostik etablierte *kontrastmittelunterstützte 3-dimensionale MRA* ermöglicht heute mit MR-Tomographen neuester Bauart die hochaufgelöste Darstellung (<1 mm³) des arteriellen Gefäßsystems in einem Abbildungsfeld (FOV, maximal ca. 50 cm in Abhängigkeit von der Bauart des Magneten und der verwendeten Spulen) und hat die diagnostische i. a. DSA weitgehend verdrängt. Prinzipiell ist eine Ganzkörper-Gefäßdarstellung mit der MRT (Ganzkörper-MRA) durch 4–5 aufeinander folgenden MR-Angiographien mit jeweils separater Kontrastmittelapplikation für jedes zu untersuchende Areal (FOV) realisierbar. Allerdings ist die Kontrastierung von Organen und Venen nach der ersten Kontrastmittelapplikation als wesentlicher limitierender Faktor anzusehen; dies auch trotz Anwendung von Subtraktionsverfahren. Des Weiteren ist bei dieser multiphasischen Technik die für extrazelluläre Gd-Chelate maximal zugelassene Dosierung von 0,3 mmol/kg Körpergewicht zu berücksichtigen, so dass das für jeden einzelnen MRA-Abschnitt zur Verfügung stehende Kontrastmittelvolumen eingeschränkt ist. Die bereits in der Diagnostik der Becken-Bein-Arterien etablierte automatische Tischverschiebetechnik ermöglicht heute die überlappende, nichtinvasive Darstellung von 3–4 hochaufgelösten 3-dimensionalen Datensätzen unter kontinuierlicher Kontrastmittelapplikation und somit die Abbildung großer anatomischer Gefäßareale in einer Untersuchung (Becken-Bein-MRA, *Bolus-Chase-Technik*). Durch die Verwendung von Hochleistungsgradienten in modernen MR-Tomographen ist diese Bolus-Chase-Technik auf 4–5 nacheinander zur Abbildung kommende Körperabschnitte (FOV; in Abhängigkeit von der Magnetfeldhomogenität ≈ Länge des Magneten) erweiterbar und stellt prinzipiell eine elegante Möglichkeit zur Ganzkörper-MRA dar.

Technische Konzepte

Technisch basieren sämtliche bislang publizierten Untersuchungskonzepte zur Ganzkörper-MRA auf einer *Tischverschiebetechnik* unter Ausnutzung einer mono- bzw. biphasischen *kontinuierlichen Kontrastmittelapplikation* in eine kubitale Vene, wobei die Gefäßareale von den supraaortalen Gefäßen bis zum oberen Sprunggelenk dargestellt werden.

In Abhängigkeit vom verwendeten Spulensystem werden 4 Ganzkörper-MRA-Konzepte unterschieden.

- Ganzkörper-MRA mit der eingebauten Körperspule,
- Ganzkörper-MRA mit einer Kombination aus Körperspule und dedizierten Spulensystemen,
- Ganzkörper-MRA mit einer auf einer rollenden Tischplattform montierten Oberflächenspule,
- Ganzkörper-MRA mit einer Vielzahl von Oberflächenspulen.

Auch wenn prinzipiell die sequenziellen Akquisitionen der überlappenden 3-dimensionalen Daten-

> Alle bislang publizierten Konzepte zur Ganzkörper-MRA basieren auf einer Tischverschiebetechnik und einer mono- bzw. biphasischen kontinuierlichen Kontrastmittelapplikation in eine Kubitalvene.

sätze in allen FOV mit der eingebauten Körperspule technisch möglich sind, bieten Oberflächenspulen ein höheres SRV (Faktor 2–3) und ermöglichen somit eine exaktere Beurteilung insbesondere kleiner Gefäßabschnitte (supraaortale Gefäße, Unterschenkelarterien). Somit kommen den beiden letztgenannten Untersuchungskonzepten unter Verwendung einer auf einer rollenden Tischplattform montierten Oberflächenspule (AngioSURF, MR-Innovation GmbH, Essen) bzw. der Verwendung einer Vielzahl von dedizierten Spulensystemen, die das gesamte darzustellende Gefäßterritotium abdecken („Mumientechnik"), eine besondere klinische Relevanz zur Gewährleistung einer diagnostischen Ortsauflösung aller Gefäßterritorien zu.

Sequenzen und Injektionsprotokolle

Für alle Ganzkörper-MRA-Techniken sollten die für die MR-tomographische Darstellung einzelner Gefäßterritorien verwendeten Sequenzen sowohl im Hinblick auf die notwendige Ortsauflösung der in den jeweiligen FOV zu untersuchenden Gefäßabschnitte als auch zur Gewährleistung einer möglichst kurzen Untersuchungszeit zur Vermeidung venöser Überlagerungen, insbesondere in den distalen Gefäßabschnitten, optimiert werden. Für die präzise Planung der 3-dimensionalen Volumina werden zunächst schnelle 3-dimensionale Phasenkontrast- oder refokussierte GE-Sequenzen (balanced fast field echo = bFFE, trueFISP) in Analogie zur Becken-Bein-MRA verwendet. Beginnend im kranialen Gefäßabschnitt (FOV) zur Beurteilung des anatomischen Verlaufes der supraaortalen Äste werden die Angulierungen und Abmessungen der 3-dimensionalen Datensätze für den gesamten Gefäßverlauf entlang der thorakalen und abdominellen Aorta, der Iliakal- und Femoralarterien bis zu den distalen Unterschenkelgefäßen bzw. dem Arcus plantaris festgelegt.

Angio-SURF-System. Beim Angio-SURF-System wird der Patient auf einer auf den Patiententisch aufgelegten rollenden Tischplattform gelagert, und die Akquisition der hochaufgelösten 3-dimensionalen Datensätze erfolgt während der kontinuierlichen Kontrastmittelapplikation zwischen 2 im Isozentrum des Magneten positionierten Oberflächenspulen durch eine sequenziell manuelle Verschiebung von Kopf bis Fuß. Die Ganzkörper-MRA unter Verwendung dieses Systems ermöglicht durch eine um jeweils 3 cm überlappende Akquisition der 3-dimensionalen Datensätze in insgesamt 5 FOV eine Abbildung des arteriellen Systems in einer Gesamtlänge von 176 cm auf einem 1,5 T MR-Tomographen (Sonata, Siemens AG, Erlangen). Nach Ermittlung der Kreislaufzeit mit einem manuellen Testbolusverfahren im proximalen Drittel der Aorta descendens erfolgt die Akquisition der 3-dimensionalen Datensätze in insgesamt 5 FOV mit einer Messzeit von jeweils 12 s und einer rekonstruierten Ortsauflösung von $0,8 \times 0,8 \times 2,0$ mm durch manuelle Verschiebung der rollenden Tischplattform (jeweils 3 s), so dass die kumulative Akquisitionszeit 72 s beträgt. Für die kontinuierliche Kontrastmittelinjektion wird ein biphasisches Injektionsprotokoll mit einer Dosierung von 0,2 mmol/kg KG (0,5 M MultiHance, Bracco, Italien) empfohlen. Die erste Hälfte des mit NaCl auf ein Gesamtvolumen von 60 ml verdünnten Kontrastmittels wird mit einer Injektionsrate von 1,3 ml/s appliziert, gefolgt von der zweiten Hälfte mit einer Injektionsrate von 0,7 ml/s und einem 30 ml NaCl-Bolus mit einer Injektionsrate von 1,3 ml/s (Abb. 10.4). Der limitierende Faktor der Angio-SURF-Technik liegt allerdings in der manuellen Verschiebung der rollenden Tischplattform,

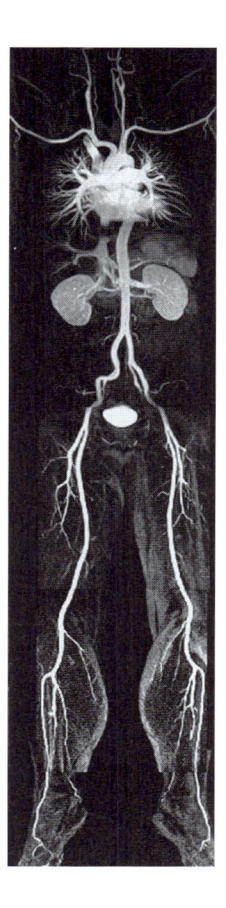

Abb. 10.4 **Ganzkörper-MRA unter Verwendung des AngioSURF-Systems (1,5 T Sonata, Siemens AG, Erlangen).** Akquisition der 3-dimensionalen Datensätze in insgesamt 5 FOV mit einer rekonstruierten Ortsauflösung von $0,8 \times 0,8 \times 2,0$ mm durch manuelle Verschiebung der rollenden Tischplattform (kumulative Akquisitionszeit 72 s) (mit freundlicher Genehmigung von PD Dr. Mathias Goyen, Essen).

die keine exakt reproduzierbare Positionierung des Patienten für den nativen und KM-unterstützten Datensatz erlaubt. Auf die Akquisition nativer 3-dimensionaler Datensätze und somit die Möglichkeit der Subtraktion muss daher verzichtet werden.

Mumientechnik. Die Ganzkörper-MRA mit der „Mumientechnik" ermöglicht unter Verwendung einer Kombination aus Körper-Array-Spule für die supraaortalen Gefäße und den Aortenbogen (FOV I) und einer Becken-Bein-Spule für die distale thorakale/abdominelle Aorta und die Iliakalarterien (FOV II), die Femoralarterien (FOV III) und die Unterschenkelarterien (FOV IV) eine Abbildung des arteriellen Systems in einer Gesamtlänge von 185 cm (Abb. 10.5). Zur Gewährleistung eines solchen Abbildungsfeldes auf einem mit einer Standard-Hardware ausgerüsteten, klinischen 1,5-T-MR-Tomographen (Gyroscan Intera, Philips Medical Systems, Best, Niederlande) muss allerdings eine auf die motorgetriebene Tischplattform aufgelegte Tischverlängerung verwendet werden (Abb. 10.6). Unter Ausnutzung paralleler Bildgebungstechniken in allen 4 FOV ermöglichen die im Hinblick auf eine hohe Ortsauflösung und eine kurze Untersuchungszeit optimierten Sequenzen Voxelgrößen von $1,0 \times 1,0 \times 1,8$ mm im FOV I (supraaortale Gefäße: SENSE-Faktor 2,2; Messzeit 12,9 s), $0,9 \times 0,9 \times 1,5$ mm im FOV II (abdominelle Aorta: SENSE-Faktor 2,2; Messzeit 8,0 s), $0,9 \times 0,9 \times 1,5$ mm im FOV III (Femoralarterien: SENSE-Faktor 2,0; Messzeit 7,1 s) und $0,9 \times 0,9 \times 0,6$ mm im FOV IV (Unterschenkelarterien: SENSE-Faktor 2,0; Messzeit 78,3 s) (Abb. 10.7). Für die kontinuierliche Kontrastmittelinjektion wird bei dieser Technik ebenfalls ein biphasisches Injektionsprotokoll empfohlen, wobei ein Gesamtvolumen von 20 ml 1 M Gadovist (Schering AG, Berlin, Deutschland) unverdünnt appliziert wird (10 ml mit einer Injektionsrate von 1,3 ml/s, gefolgt von 10 ml mit einer Injektionsrate von 0,7 ml/s und einem 20 ml NaCl-Bolus mit einer Injektionsrate von 1,3 ml/s).

Abb. 10.5 **Patientenlagerung für eine Ganzkörper-MRA.** Lagerung unter Verwendung einer Kombination aus Körper-Array-Spule für die supraaortalen Gefäße und den Aortenbogen (FOV I) und einer Becken-Bein-Spule für die distale thorakale/abdominelle Aorta und die Iliakalarterien (FOV II), die Femoralarterien (FOV III) und die Unterschenkelarterien (FOV IV) (1,5 T Gyroscan Intera, Philips Medical Systems, Best, Niederlande).

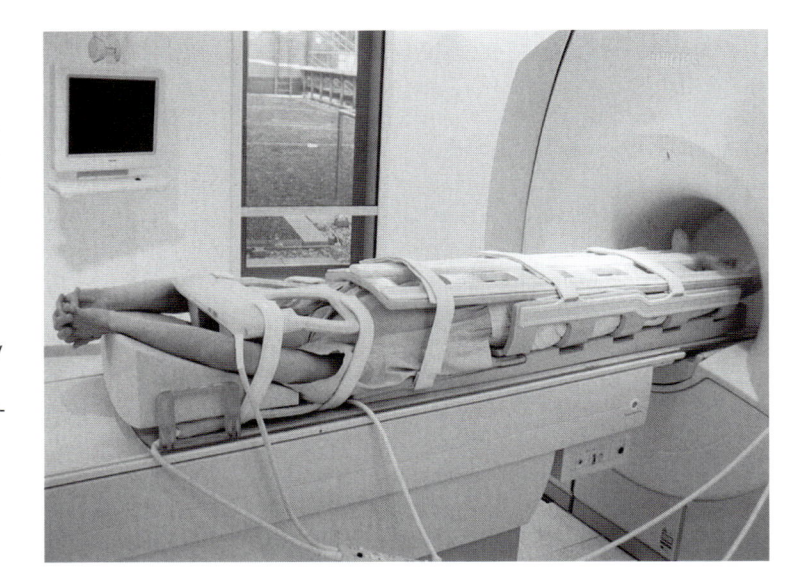

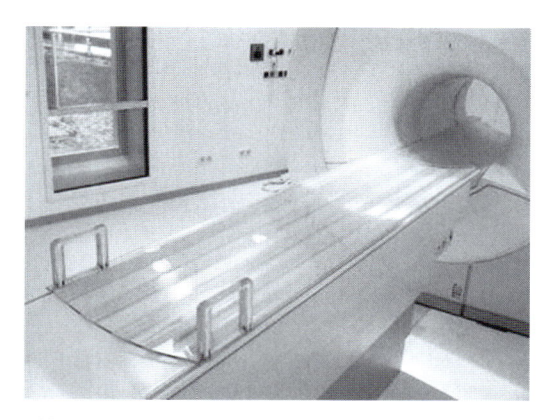

Abb. 10.6 **Tischverlängerung für die Ganzkörper-MRA.** Tischverlängerung zur Gewährleistung eines Abbildungsfeldes von 185 cm auf einem mit einer Standard-Hardware ausgerüsteten klinischen 1,5-T-MR-Tomographen (Gyroscan Intera, Philips Medical Systems, Best, Niederlande).

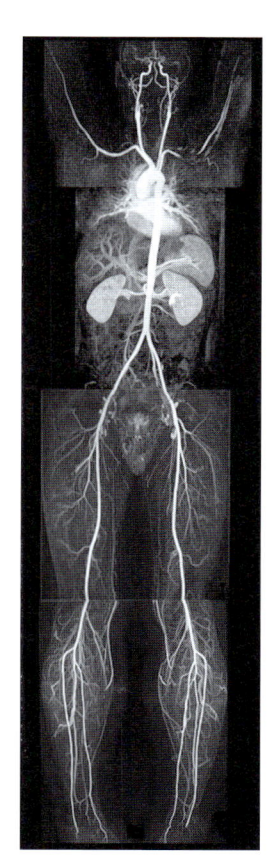

Abb. 10.7 **Ganzkörper-MRA mit einer Kombination aus Oberflächenspulen unter Verwendung paralleler Datenakquisitionen in allen 4 FOV (1,5 T Gyroscan Intera, Philips Medical Systems, Best, Niederlande).** Rekonstruierte Ortsauflösung $1{,}0 \times 1{,}0 \times 1{,}8$ mm im FOV I (SENSE-Faktor 2,2; Messzeit 12,9 s), $0{,}9 \times 0{,}9 \times 1{,}5$ mm im FOV II (SENSE-Faktor 2,2; Messzeit 8,0 s), $0{,}9 \times 0{,}9 \times 1{,}5$ mm im FOV III (SENSE-Faktor 2,0; Messzeit 7,1 s) und $0{,}9 \times 0{,}9 \times 0{,}6$ mm im FOV IV (SENSE-Faktor 2,0; Messzeit 78,3 s).

Weiterentwicklungen

Auch wenn die oben beschriebenen Ganzkörper-MRA-Konzepte technisch zuverlässig in der klinischen Routine einsetzbar sind, stellen die gegenüber der i. a. DSA in allen Gefäßsegmenten geringere Ortsauflösung und die relativ langen Messzeiten mit der Gefahr der venösen Überlagerung, insbesondere im Bereich der Unterschenkelarterien, die entscheidenden Limitationen dar.

Venöse Kompression am Oberschenkel. Eine preisgünstige Möglichkeit zur Vermeidung einer venösen Überlagerung der Unterschenkelgefäße scheint der Einsatz einer *venösen Kompressionstechnik* im Bereich der Oberschenkel mit einer Kompressionsmanschette (50–70 mm Hg) zu sein, die prinzipiell bei jedem Ganzkörper-MRA-Konzept verwendet werden kann. Bei erhaltenem arteriellem Blutfluss resultiert ein verminderter venöser Rückstrom während der KM-Applikation und erste Ergebnisse dokumentieren eine verbesserte Bildqualität der Unterschenkelgefäße.

Parallele Bildgebungstechniken. Die Entwicklung von *parallelen Akquisitionstechniken* mit der Möglichkeit der Verkürzung der Untersuchungszeit bei gleicher Ortsauflösung oder der gesteigerten Ortsauflösung bei vergleichbarer Akquisitionszeit hat entscheidend zum Fortschritt der Ganzkörper-MRA beigetragen. So ist das oben beschriebene Ganzkörper-MRA-Konzept unter Verwendung einer Vielzahl von Oberflächenspulen bereits im Hinblick auf die für die unterschiedlichen Gefäßterritorien notwendigen Ortsauflösungen bei möglichst kurzer Akquisitionszeit unter Ausnutzung paralleler Bildgebungstechniken (SENSE) optimiert. Auch für die Angio-SURF-Technik liegen inzwischen erste Erfahrungen mit parallelen Akquisitionstechniken (PAT) zur Steigerung der Ortsauflösung bei gleicher Messzeit vor. Im Vergleich zum Standard-SURF-Protokoll ermöglicht das PAT-Protokoll eine Reduktion der Voxelgröße um den Faktor 3 in jedem der 5 FOV und trotz eines verminderten SRV eine verbesserte Abgrenzbarkeit der Gefäßsegmente.

Geräteoptimierung. Neueste Gerätegenerationen weisen auch bereits baulich eine gezielte Optimierung für die Ganzkörper-MRT und -MRA durch Verwendung verlängerter Patiententische mit integrierten Oberflächenspulensystemen, der Möglichkeit paralleler Akquisitionstechniken in allen FOV und automatischen Nachverarbeitungsalgorithmen auf.

Neueste Entwicklungen. Neueste Entwicklungen der Ganzkörper-MRA basieren auf der Anwendung *segmentierter k-Raum-Akquisitionstechniken* (Keyhole, Tricks) in den verschiedenen FOV zur Gewährleistung der Akquisition der den Kontrast bestimmenden zentralen k-Raum-Zeilen während einer homogen hohen arteriellen Kontrastmittelkonzentration im zu untersuchenden Gefäßterritorium. In diesem Zusammenhang werden auch die Einsatzmöglichkeiten von *Blutpool-Kontrastmittel* zu diskutieren sein, die ein konstant hohes intravaskuläres Signal nach dem sog. „first-pass" und somit die spätere Akquisition der die Ortsauflösung bestimmenden peripheren k-Raum-Zeilen ermöglichen. Auch erste Ergebnisse zur Datenakquisition während einer *kontinuierlichen Tischverschiebung* („Spiral-MR") sind viel versprechend mit dem Potenzial einer im Vergleich zu herkömmlichen Konzepten gesteigerten Zeitauflösung und einer automatischen Adaption der Tischgeschwindigkeit an den arteriellen Kontrastmittelbolus. Ferner wird die Ganzkörper-MRA auch von der Entwicklung der *Hochfeld-MRT* profitieren, da das bei höheren Feldstärken gegenüber 1,5 T zur Verfügung stehende vermehrte Signal die Verwendung höherer paralleler Akquisitionsfaktoren und somit eine weitere Reduktion der Untersuchungszeit bzw. gesteigerte Ortsauflösung ermöglicht.

Literatur

Ruehm, S. G., M. Goyen, H. H. Quick et al.: Whole-body MRA on a rolling table platform (AngioSURF). Rofo. 172(8) (2000) 670–674

Ruehm, S. G., M. Goyen, J. Barkhausen et al.: Rapid magnetic resonance angiography for detection of atherosclerosis. Lancet.7;357(9262) (2001) 1086–1091

Kruger, D. G., S. J. Riederer, R. C. Grimm, P. J. Rossman: Continuously moving table data acquisition method for long FOV contrast-enhanced MRA and whole-body MRI. Magn. Reson. Med. 47(2) (2002) 224–231

Goyen, M., H. H. Quick, J. F. Debatin: Whole-body three-dimensional MR angiography with a rolling table platform: initial clinical experience. Radiology 224(1) (2002) 270–277

Goyen, M., C. U. Herborn, K. Kroger, T. C. Lauenstein, J. F. Debatin, S. G. Ruehm: Detection of atherosclerosis: systemic imaging for systemic disease with whole-body three-dimensional MR angiography – initial experience. Radiology 227(1) (2003) 277–282; Epub 2003 Feb 19.

Quick, H. H., F. M. Vogt, S. Maderwald: High spatial resolution whole-body MR angiography featuring parallel imaging: initial experience. Rofo. 176(2) (2004) 163–169 Erratum in: Rofo Fortschr Geb Rontgenstr Neuen Bildgeb Verfahr. 176(4) (2004) 622

Tombach, B.: Whole-body CE-MRA with Gadovist. Eur Radiol. 14 Suppl 5 (2004) M26–27

Hochfeld-MRT bei 3 Tesla

R. Bachmann und H. Kugel

In den letzten Jahren konnten 3-Tesla-Geräte zunehmend in der klinischen Routine etabliert werden. Derzeit sind schätzungsweise 200 3-Tesla-Scanner weltweit installiert. Voraussetzung für den Schritt von reinen Forschungsgeräten zu in der klinischen Routine einsetzbaren Scannern war die Entwicklung aktiv abgeschirmter Magnete. Die heute von allen großen Herstellern angebotenen 3-Tesla-Maschinen unterscheiden sich in Gewicht und Größe in der Regel nicht mehr wesentlich von den Standard-1,5-Tesla-Geräten. Der Kontrollbereich (0,5-mT-Linie), zu dem z. B. Träger von Herzschrittmachern keinen Zutritt haben, ist ebenfalls nicht mehr wesentlich größer als bei älteren Standardinstallationen. Damit ist die Voraussetzung geschaffen, Hochfeldgeräte auch außerhalb von Forschungseinrichtungen in Instituten und Kliniken zur Patientenversorgung zu installieren.

Die weitaus größten Erfahrungen in der Hochfeldbildgebung liegen bisher im *neuroradiologischen Bereich* vor. Die ersten installierten Systeme verfügten in der Regel noch nicht über große homogene Körperspulen zur Anregung, sondern wurden mit kleineren Sende- und Empfangsspulen, zumeist einer Kopfspule, ausgeliefert. Erst durch die Entwicklung funktionsfähiger Körperspulen, mit denen ein ausreichend homogenes B_1-Feld erreicht werden konnte, ist es in den letzten 2 Jahren gelungen, erste Erfahrungen auch auf dem Gebiet der *Ganzkörper-MR-Tomographie* zu sammeln.

Während sich in der neuroradiologischen Bildgebung in einzelnen Bereichen klare Vorteile der höheren Feldstärke erkennen lassen (TOF-MRA, fMRI), liegen über Anwendungen im Ganzkörperbereich bisher deutlich weniger Erfahrungen vor. Viele der grundsätzlichen Probleme, denen man beim Übergang von 1,5 Tesla zu 3 Tesla begegnet, sind jedoch unabhängig von der untersuchten Körperregion. Im Folgenden sollen deshalb einige grundsätzliche Erwägungen zum Einsatz der höheren Feldstärke dargestellt und die bisher bestehenden Erfahrungen in der Anwendung im Ganzkörperbereich aufgezeigt werden.

Physikalische Effekte

Sicherheitsaspekte

Auf die Sicherheitsaspekte beim Betrieb von MR-Tomographen wird im Kapitel 1 unter „Risiken und Nebenwirkungen der MR" detailliert eingegangen. Das dort Gesagte gilt grundsätzlich auch für Untersuchungen bei 3 Tesla. Allerdings müssen einige Sicherheitsprobleme im Hochfeldbereich besonders betrachtet werden.

Biomedizinische Implantate. Das für die Praxis relevanteste Problem, das im Moment bei der täglichen Arbeit mit Hochfeldgeräten auftritt, ist die Frage nach der Sicherheit biomedizinischer Implantate. Hierüber gibt es bisher nur wenig publizierte Daten. Grundsätzlich ist zu beachten, dass die Kraft, die durch ein statisches Magnetfeld auf ein ferromagnetisches Objekt ausgeübt wird, von der Feldstärke abhängt. Sie nimmt proportional zum Produkt aus Feldstärke und Feldgradient zu. Während in der Regel neuere biomedizinische Implantate keine ferromagnetischen Eigenschaften aufweisen, ist dennoch der Rückschluss, dass die bei 1,5 T als sicher getesteten Implantate auch bei 3 Tesla bedenkenlos untersucht werden können, nicht erlaubt. So konnten im Einzelfall Implantate identifiziert werden, die bei einer Feldstärke von 1,5 Tesla keine signifikante Deflektion zeigten, jedoch bei 3 Tesla eine relevante Ablenkung erfuhren.

Neben einer möglichen Patientengefährdung durch *Dislokationen* ist auch die Möglichkeit einer *Beschädigung* des Implantates selber in Betracht zu ziehen. Ein Beispiel hierfür findet sich bei magnetisch verstellbaren Hydrozephalusventilen. Dieser Implantattyp kann bei 1,5 Tesla problemlos untersucht werden, wenn anschließend eine Kontrolle der Einstellung erfolgt. Es gibt aber Hinweise, dass es bei 3 Tesla zu einer dauerhaften Schädigung des Einstellmechanismus kommen kann.

Problematischer als ferromagnetische Kräfte sind jedoch potenzielle *Erwärmungen* durch die eingestrahlten Radiofrequenzpulse. Die kritische Länge

▶ Da Dislokationen, Beschädigungen und Erwärmungen von biomedizinischen Implantaten durch 3-T-Untersuchungen nicht auszuschließen sind, sollte die Indikation bei Patienten mit Implantaten über 10 cm Länge restriktiv gestellt werden.

der Implantate für Resonanzeffekte, bei der ein Objekt sehr warm werden kann, liegt für 3 Tesla bei einer Größe ab etwa 10 cm, im Gegensatz zu etwa 20 cm bei 1,5 Tesla. Dies hat vor allem praktische Relevanz bei Patienten mit osteosynthetisch versorgten Frakturen (Marknagel, Fixateur interne). Auch wenn diese Implantate keine ferromagnetischen Eigenschaften aufweisen, ist aufgrund ihrer elektrischen Leitfähigkeit eine deutliche Erwärmung durch Induktion nicht auszuschließen. Deshalb werden in unserem Institut Patienten mit biomedizinischen Implantaten, die länger als 10 cm sind, in der Regel nicht untersucht. Zum jetzigen Zeitpunkt erscheint eine eher restriktive Handhabung zur Indikationsstellung bei Patienten mit biomedizinischen Implantaten auch deshalb notwendig, weil in der Regel eine medizinische Indikation zur gezielten Untersuchung an einem Hochfeldgerät statt an einem 1,5-Tesla-Gerät nicht vorliegt.

Signal-zu-Rausch-Verhältnis

Der entscheidende Vorteil einer höheren Feldstärke ist das *verbesserte Signal-zu-Rausch-Verhältnis (SRV)*. Theoretisch ist bei einer Verdopplung der Feldstärke von 1,5 auf 3 Tesla von einer Verdopplung des SRV auszugehen. Verschiedene Effekte führen dazu, dass in der Praxis dieser Wert in der Regel nicht erreicht wird. Hier sind vor allem die veränderten Relaxationszeiten sowie die erhöhte Suszeptibilität zu nennen. Grundsätzlich kann jedoch das gewonnene SRV entweder in eine schnellere Bilddatenakquisition (Gewinn an zeitlicher Auflösung) oder eine verbesserte Detaildarstellbarkeit (Gewinn an räumlicher Auflösung) investiert werden.

Änderung der Relaxationszeiten

Die Relaxationszeiten T1 und T2 sind eine Funktion der Feldstärke und ändern sich in Abhängigkeit von dem statischen Magnetfeld. Als Faustregel kann gelten, dass bei einer Erhöhung der Feldstärke von 1,5 auf 3 Tesla keine großen Änderungen der T2-Relaxationszeiten auftritt. Die T1-Relaxationszeit hingegen nimmt in Abhängigkeit vom Gewebetyp um etwa 30–50% zu. Dies führt dazu, dass sich das Kontrastverhalten biologischer Gewebe feldstärkenabhängig ändert. Ein gut bekanntes Beispiel ist der reduzierte Grau-Weiß-Kontrast bei SE-Sequenzen in der zerebralen Bildgebung. Um solchen Phänomenen zu begegnen, ist eine Adaptation der Sequenzen notwendig (z.B. Anpassung der TR-Zeit). Andererseits führt die Verlängerung der T1-Zeit zu einer deutlichen Verbesserung der Bildqualität bei TOF-Angiographien, da das Hintergrundgewebe wegen der geringeren T1-Relaxation bei kurzem TR während der gesamten Messung besser unterdrückt wird.

Suszeptibilität und chemische Verschiebung

Suszeptibilitätseffekte. Ein Nachteil der höheren Feldstärke ist die deutliche Sensitivitätssteigerung für Suszeptibilitätseffekte, die sich im Bereich der funktionellen Bildgebung zwar günstig auswirkt, im Rahmen der Körperstammdiagnostik jedoch durchaus Probleme bereitet. Eine gegebene Suszeptibilitätsdifferenz bewirkt größere Magnetfeldunterschiede bei 3 T als bei 1,5 T. Die resultierende schnellere Dephasierung von Spins stellt sich bei 3 T als verkürzte T2*-Zeit dar. Während dieser Effekt im Bereich der funktionellen MRT (BOLD-Kontrast-Bildgebung) zu einem verbesserten Signal führt, leidet die morphologische Bildgebung häufig unter den stärkeren Suszeptibilitätssprüngen und Auslöschungsartefakten, die an Grenzflächen das Bild stärker stören. Um diese für die Bildqualität negativen Effekte auszugleichen, müssen Sequenz- und Rekonstruktionsparameter entsprechend optimiert werden (Reduzierung der Echozuglänge, Segmentation des k-Raumes, parallele Bildgebung).

Chemical-Shift-Artefakt. Da sich der Frequenzunterschied zwischen Wasser- und Fettprotonen von 223 Hz bei 1,5 T auf 447 Hz bei 3 T verdoppelt, ist bei gleicher Bandbreite der Pulssequenz die Verschiebung der Fett- gegenüber den Wasserprotonen und entsprechend das Chemical-Shift-Artefakt doppelt so groß. Solche prominenten Wasser-Fett-Verschiebungen können die Qualität der Bildgebung durchaus beeinträchtigen. Neben einer Erhöhung der Bandbreite, die aber zu einem Verlust von SRV führt, sind deshalb Fettunterdrückungstechniken hilfreich. Frequenzabhängige Fettsättigungstechniken haben im Bereich der Hochfeldbildgebung eine erhebliche Bedeutung, erfordern aber eine gute Feldhomogenisierung durch leistungsfähige Shim-Techniken mit Korrekturfeldern erster und zweiter Ordnung.

Wenn man Signalvariationen durch gleich- bzw. gegenphasige Wasser- und Fettsignale erzielen will („in phase/out of phase"-Bildgebung), müssen zudem die Echozeiten an die Feldstärke angepasst werden. Während bei 1,5 T die Echozeiten für Gleich- und Gegenphase bei 4,5 ms und 6,7 ms liegen, verschieben sich die minimalen Zeiten bei 3 T auf 2,2 und 3,4 ms (Abb. 10.8).

Spezifische Absorptionsrate (SAR)

Der am meisten limitierende Faktor bei der Reduktion von Messzeiten ist der *Grenzwert der spezifischen Absorptionsrate (SAR)*. Das absolute Limit für Ganzkörperuntersuchungen von Patienten liegt bei 4 Watt/kg Körpergewicht, damit soll bei einer Sequenzdauer von 15 min eine Erwärmung der Körpertemperatur um mehr als 1 °C verhindert werden. Die SAR wird im Wesentlichen von den eingestrahlten Radiofrequenzpulsen bestimmt. Sie ist proportional zum Quadrat des Flipwinkels der gewählten Sequenz und zum Quadrat der Feldstärke des statischen Magnetfelds. Dies bedeutet, dass bei Verwendung gleicher Radiofrequenzpulse bei 3 Tesla im Vergleich zu einer 1,5-Tesla-Untersuchung das Vierfache an Energie deponiert wird. Besonders hohe SAR-Raten werden beim Einsatz von Sättigungspulsen und TSE-Sequenzen mit einer Vielzahl von 180°-Pulsen erzielt, die deshalb in der Regel für den Einsatz bei 3 T adaptiert werden müssen. Daher ist die theoretische Verkürzung der Akquisitionszeit im Vergleich zu 1,5 Tesla um den Faktor 4 bei gleichem SRV in der Praxis normalerweise nicht zu erreichen.

Spulentechnologie

Im Vergleich zu 1,5-Tesla-Geräten ist zurzeit das Angebot an Oberflächenspulen im Hochfeldbereich noch deutlich reduziert. Die meisten Anwender verfügen zwar inzwischen über *Phased-Array-Körperspulen*, dedizierte Oberflächenspulen für die muskuloskelettale Bildgebung stehen jedoch nur in begrenztem Umfang zur Verfügung. Insgesamt gibt es im Bereich der Hochfeldspulentechnologie noch einen großen Entwicklungsbedarf. Grundsätzlich muss man berücksichtigen, dass das effektiv erzielbare SRV nicht nur von der Feldstärke abhängt, sondern wesentlich auch von der eingesetzten Empfangsspule bestimmt wird. Nur die Kombination eines gut abgestimmten Systems aus Sende- und Empfangsspule ermöglicht eine optimale Bildqualität.

Parallele Bildgebung

Parallele Bildgebungstechniken haben sich in den letzten Jahren zunehmend im Bereich der klinischen Routinebildgebung etablieren können. Der große Vorteil dieser Methoden ist die Reduktion der Akquisitionszeit durch die gleichzeitige Aufnahme von Bilddaten, die sonst nacheinander gemessen werden. Die Möglichkeit der Datenaufnahme mit *mehreren voneinander unabhängigen Empfangsspulen* und eine entsprechende Zahl von Empfangskanälen ist eine Voraussetzung für diese Aufnahmetechnik. Mittels eines speziellen Bildrekonstruktionsalgorithmus können die gleichzeitig von verschiedenen Spulen aufgenommenen Daten aufgrund der unterschiedlichen Spulensensitivitäten der jeweils richtigen Position zugeordnet werden. Die Technik kann eingesetzt werden, um die Akquisitionszeit zu reduzieren oder bei gleicher Mess-

> Der Grenzwert der SAR ist der am meisten limitierende Faktor bei der Reduktion von Messzeiten.

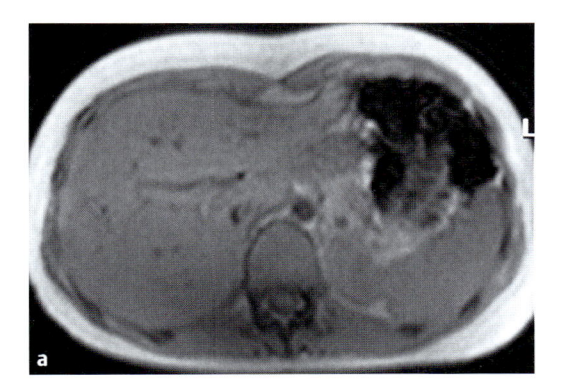

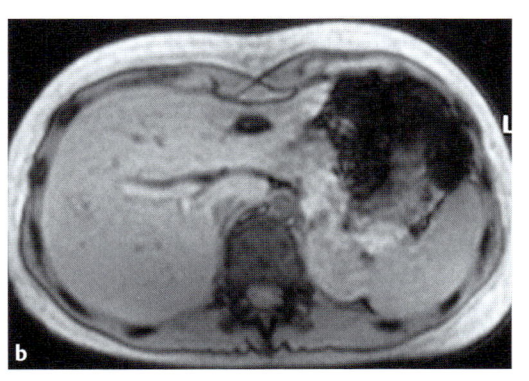

Abb. 10.8 a u. b **Patientin mit fokaler Mehrverfettung im linken Leberlappen.** In der In-phase-Aufnahme (**a**) ist der Befund nur angedeutet erkennbar. In der Out-of-phase-Darstellung (**b**) deutlicher Signalabfall.

dauer die räumliche Auflösung zu erhöhen. Limitierend ist der erhebliche Verlust an SRV, der bei vielen Anwendungen im Bereich üblicher Feldstärken Probleme bereitet. Da im Hochfeldbereich häufig ein Signalüberschuss zur Verfügung steht, ist der der Methode inhärente Signalverlust besser tolerierbar. Weitere Vorteile ergeben sich, da Suszeptibilitätsartefakte bei EPI-Messungen reduziert werden können und der SAR-Grenzwert später erreicht wird.

Tab. 10.3 ⇢ *Feldstärkenabhängige Effekte beim Übergang von 1,5 zu 3 T*

T1-Zeiten verlängern sich um 30–50%
T2-Zeiten bleiben im Wesentlichen unverändert
SRV steigt theoretisch um den Faktor 2
SAR steigt um den Faktor 4 bei gleicher Sequenz
Empfindlichkeit für Suszeptibilitätseffekte wird größer
Fett-Wasser-Verschiebung nimmt zu
Relaxivität von Gadolinium nimmt zu

Kontrastmittel

Die Relaxivität von Kontrastmitteln ist feldstärkenabhängig. Bekannt ist, dass bei höheren Feldstärken die Relaxivität von Gadolinium zunimmt. Dies führt zu einem relativen Signalzuwachs in T1w Sequenzen, der zumindest theoretisch zu einem verbesserten Kontrast-zu-Rausch-Verhältnis führen sollte. Allerdings verlaufen diese Prozesse nicht proportional. Grundsätzlich ist davon auszugehen, dass sich bei entsprechend optimierten T1w Sequenzen das Kontrast-zu-Rausch-Verhältnis zwischen Läsion und umgebendem Gewebe verbessert. Zum jetzigen Zeitpunkt liegen allerdings keine ausreichenden Erfahrungen vor, um generell zu einer Reduzierung der Kontrastmitteldosis bei Hochfelduntersuchungen zu raten, was unter wirtschaftlichen Gesichtspunkten natürlich wünschenswert wäre. Deshalb wird in der Hochfelddiagnostik auch weiterhin überwiegend die bei 1,5 Tesla üblich Standarddosis eingesetzt. Gleiches gilt für kontrastmittelverstärkte Angiographien, für die Dosisfindungsstudien zur Bestimmung der optimalen Kontrastmittelmenge noch ausstehen.

Tab. 10.**3** fasst die Effekte beim Übergang der Feldstärke von 1,5 zu 3 Tesla noch einmal zusammen.

Klinische Anwendungen

Bildgebung des Herzens

Bei der Herzbildgebung ist ein potenzieller Gewinn an SRV besonders attraktiv, da die relativ langen Messzeiten der Sequenzen immer noch eine substanzielle Limitation im klinischen Einsatz darstellen. Gleichzeitig stellt das Herz aufgrund seiner komplexen Anatomie und der großen Beweglichkeit eine besondere Herausforderung dar. Hinzu kommen Suszeptibilitätsprobleme durch das angrenzende Lungengewebe sowie Flussphänomene, insbesondere bei der Bildakquisition mit Steady-State-Free-Precession-Sequenzen (bFFE, trueFISP), die das Arbeitspferd der Funktionsbildgebung bei 1,5 Tesla sind. Diese Artefakte können durch geeignete Shim-Techniken und Reduzierung der Auslenkwinkel bisher nur begrenzt ausgeglichen werden. Viel versprechend ist im Bereich der Herzbildgebung der Einsatz von parallelen Bildgebungstechniken, da die Scanzeiten reduziert und die SAR-Grenzwerte eingehalten werden können. Der Verlust an SRV kann dabei durch die höhere Feldstärke effektiv ausgeglichen werden. Der erfolgreiche Einsatz von „Black-Blood-" und „Bright-Blood-"Techniken ist möglich (Abb. 10.**9**), größere vergleichende Studien

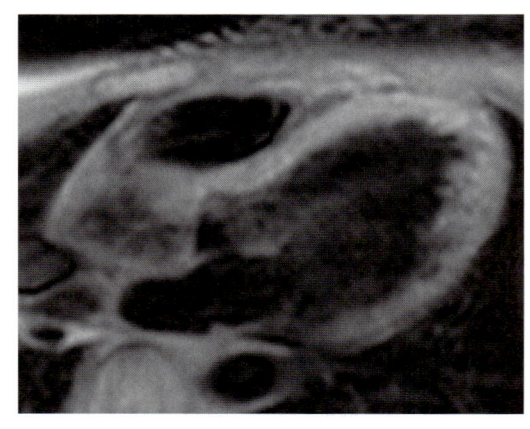

Abb. 10.9 T1w TSE-Sequenz mit spektraler Fettunterdrückung und Black-Blood-Puls. Gut sichtbar sind auch filigranere Herzstrukturen wie die Segel der Mitralklappe in diesem Semi-Vierkammerblick.

liegen jedoch aus dem Bereich der Herzbildgebung zurzeit noch nicht vor. Grundsätzlich ist der Einsatz von höheren Feldstärken natürlich auch im Bereich der MR-Koronarangiographie viel versprechend. Auch hier stellen sich SSFP-Sequenzen eher problematisch dar. Größere Studien zur vergleichenden Bildgebung liegen bisher noch nicht vor.

Angiographie und hochaufgelöste Gefäßwanddarstellung

Bei der Darstellung des *intrakraniellen Gefäßsystems* hat die Hochfeld-MR-Angiographie in den letzten Jahren schon deutliche Vorteile gegenüber der Standardfeldstärke von 1,5 T zeigen können. Die verbesserte räumliche Auflösung bietet hier erhebliche diagnostische Vorteile. Aus dem Bereich der kontrastverstärkten Angiographie der Oberbaucharterien sowie der Nierengefäße gibt es bisher noch keine publizierten Studien. Aufgrund der bisher vorliegenden Erfahrungen ist aber dennoch davon auszugehen, dass sich innerhalb relativ kurzer Zeit klare Indikationen für die Hochfeldangiographie erkennen lassen werden. Kontrollierte Studien, die anhand von optimierten Sequenzprotokollen die tatsächliche Umsetzung der potenziellen Möglichkeiten der Hochfeldbildgebung demonstrieren, stehen allerdings noch aus.

Ein weiterer Bereich, in dem Hochfelduntersuchungen ein ausgesprochen viel versprechendes Potenzial haben, ist die *Plaque- und Gefäßwanddarstellung* (Abb. 10.10). Hierbei handelt es sich um Untersuchungen, die eine extrem hohe räumliche Auflösung benötigen. Viele der bisher durchgeführten Untersuchungen bei 1,5 Tesla leiden unter den sehr langen Messzeiten, die im klinischen Betrieb nur teilweise sinnvoll zu realisieren sind. Auf diesem Gebiet ist ebenfalls ein deutlicher Gewinn durch die Hochfeldtechnologie zu erwarten.

Bildgebung im Bereich des Oberbauches

Vergleichende Untersuchungen z. B. zur Leberbildgebung bei 1,5 und 3 Tesla stehen aktuell noch nicht zur Verfügung. Es ist absehbar, dass im nächsten Jahr hierzu erste Ergebnisse veröffentlicht werden können. Grundsätzlich gestaltet sich die Bildgebung im Körperstamm problematisch, da aufgrund der dielektrischen Eigenschaften des Körpers das anregende B_1-Feld (das Hochfrequenzfeld) nicht über den ganzen Körper homogen ist. Insbesondere wenn das HF-Feld im Körper sog. „stehende Wellen" ausbildet, können die Signalintensitäten recht inhomogen werden, da sowohl die Pulsanregung als auch die Aufnahme der Resonanzsignale über den Körperquerschnitt variieren (Abb. 10.11). Viel versprechende Ergebnisse finden sich bei der Bildgebung der *Gallenwege*. Der zusätzliche Signal-zu-Rausch-Gewinn bei 3 Tesla ermöglicht eine verbesserte Darstellung der Gallenwege in der Peripherie, so dass hier möglicherweise auch diskretere Veränderungen, z. B. bei sklerosierender Cholangitis, besser detektiert werden können (Abb. 10.12). Ähnlich wie bei der Herzbildgebung ist auch im Bereich der Leberbildgebung eine Verkürzung der Untersuchungszeit wünschenswert, um die Atemanhalteperiode möglichst kurz zu halten. Alternativ können bei 1,5 T verwendete Protokolle mit einer verbesserten räumlichen Auflösung implementiert werden.

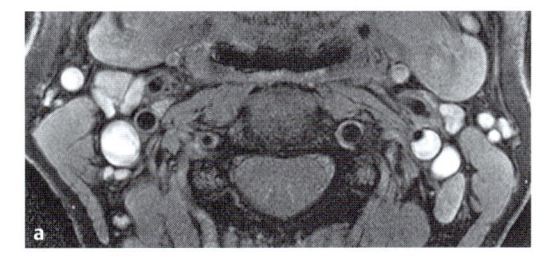

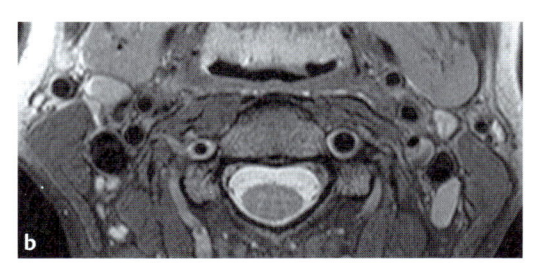

Abb. 10.10 a u. b **Akute Dissektion der linken A. carotis interna.** Deutlich hyperintenses halbmondförmiges Wandhämatom in der T1w FFE-Sequenz (**a**) und gemischt hyperintenses Signal in der T2w TSE-Sequenz (**b**) in hochaufgelöster Untersuchungstechnik (Schichtdicke 1 mm). In beiden Sequenzen ist das noch durchströmte Restlumen abgrenzbar.

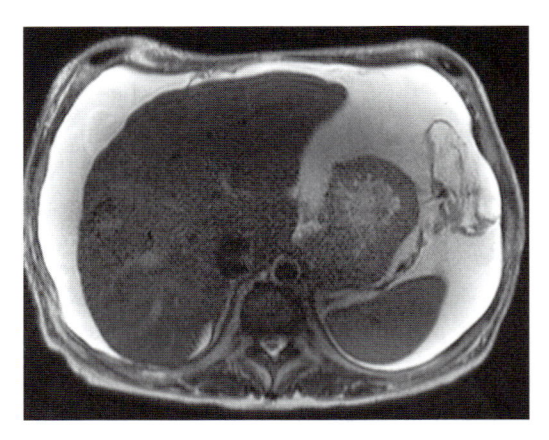

Abb. 10.11 **T2w TSE-Sequenz bei Patient mit Leberzirrhose und deutlichem Aszites.** Größere Flüssigkeitsansammlungen im Abdomen führen zu erheblichen Feldinhomogenitäten, die die Bildqualität bei 3 Tesla deutlich einschränken können.

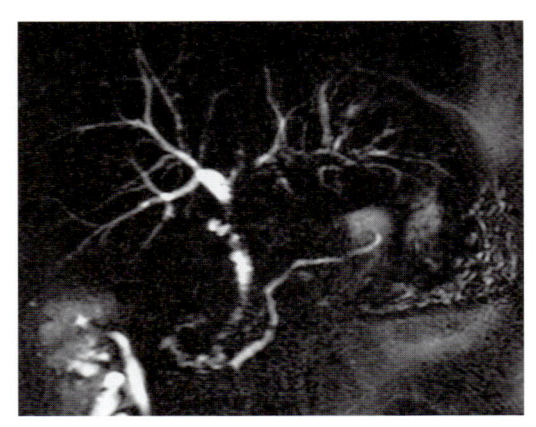

Abb. 10.12 **MRCP.** Die Wandunregelmäßigkeiten in den Gallengängen zweiter Ordnung sind bei dieser Patientin mit primär sklerosierender Cholangitis gut erkennbar. Die Untersuchung profitiert deutlich von dem verbesserten SRV der höheren Feldstärke.

Muskuloskelettale Bildgebung

Der Bereich der muskuloskelettalen Bildgebung eignet sich grundsätzlich gut für den Einsatz von Hochfeldgeräten. Eine hohe räumliche Auflösung ist hier besonders wünschenswert, um auch kleine Strukturen sicher identifizieren zu können. Ein anatomisch besonders interessierendes Gebiet ist z. B. das *Handgelenk*. Hier können in Kombination mit geeigneten Oberflächenspulen Schichtdicken von 1,5 mm bei einer Akquisitionsmatrix von 512 × 512 Pixeln realisiert werden, ohne dass sich die Messzeiten im Vergleich zur Standard-1,5-Tesla-Untersuchung verlängern. Dies führt z. B. zu deutlichen Vorteilen bei der Darstellung der intrinsischen und extrinsischen Ligamente und des triangulär fibrokartilaginären Komplexes (TFCC) im Handgelenk (Abb. 10.**13** u. 10.**14**). Ähnliche Vorteile deuten sich auch im Bereich des Kniegelenks an.

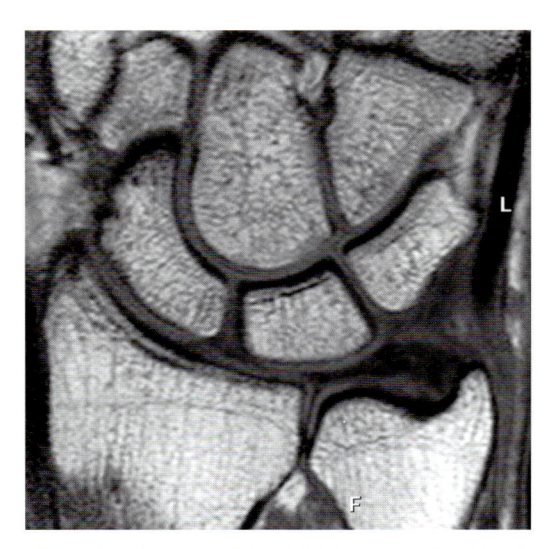

Abb. 10.13 **Koronare T1w TSE-Sequenz des Handgelenkes, Schichtdicke 1,5 mm.** Insbesondere die Darstellung kleiner anatomischer Strukturen wie des triangulär fibrokartilaginären Komplexes (TFCC) profitiert erheblich von der verbesserten räumlichen Auflösung. Gut erkennbar ist die ulnare Anheftungsstelle des TFCC.

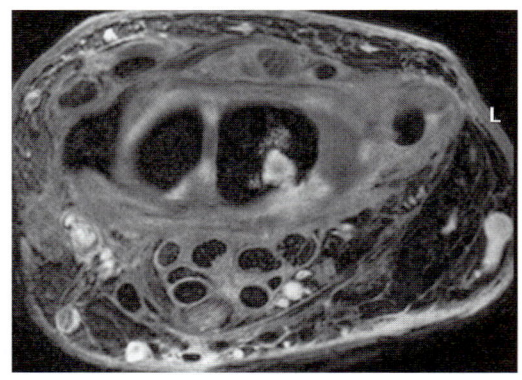

Abb. 10.14 **Axiale T1w TSE-Sequenz mit Fettunterdrückung nach Gd-Gabe.** Im Os naviculare erkennt man deutlich das kräftig Kontrastmittel anreichernde intraossäre Ganglion. Man achte auch auf die präzise Abbildung der Beugesehnen sowie des N. medianus mit seinen einzelnen Faszikeln.

Literatur

Al-Kwifi, O., D. J. Emery, A. H. Wilman: Vessel contrast at three Tesla in time-of-flight magnetic resonance angiography of the intracranial and carotid arteries. Magn. Reson. Imaging 20 (2002) 181–187

Baudendistel, K. T., J. T. Heverhagen, M. V. Knopp: Klinische MRT bei 3 Tesla: Aktueller Stand. Radiologe 44 (2004) 11–18

Bloch, B. N., N. M. Rofsky, R. H. Baroni, R. P. Marquis, I. Pedrosa, R. E. Lenkinski: 3 Tesla magnetic resonance imaging of the prostate with combined pelvic phased-array and endorectal coils; Initial experience. Acad Radiol 11 (2004) 863–867

Botnar, R. M., M. Stuber, R. Lamerichs et al.: Initial experiences with in vivo right coronary artery human MR vessel wall imaging at 3 tesla. J Cardiovasc Magn Reson 5 (2003) 589–594

Gold, G. E., E. Han, J. Stainsby, G. Wright, J. Brittain, C. Beaulieu: Musculoskeletal MRI at 3.0 T: relaxation times and image contrast. Am J Roentgenol 183 (2004) 343–351

Hinton, D. P., L. L. Wald, J. Pitts, F. Schmitt: Comparison of cardiac MRI on 1.5 and 3.0 Tesla clinical whole body systems. Invest Radiol 38 (2003) 436–442

Lenk, S., B. Ludescher, P. Martirosan, F. Schick, C. D. Claussen, H. P. Schlemmer: Hochauflösende 3.0 Tesla MRT der carpalen Ligamente und des TFCC. Röfo 176 (2004) 664–667

McGee, K. P., J. P. Debbins, E. B. Boskamp, L. Blawat, L. Angelos, K. F. King: Cardiac magnetic resonance parallel imaging at 3.0 Tesla: technical feasibility and advantages. J Magn Reson Imaging 19 (2004) 291–297

Schröder, R. J., F. Fischbach, F. N. Unterhauser, A. Weiler, R. Felix, H. Bruhn: Wertigkeit verschiedener MR-Sequenzen bei einer Feldstärke von 1,5 und 3,0 Tesla für die Analyse von Knorpeldefekten der Patella im Tiermodell. Röfo 176 (2004) 1667–1675

Shellock, F. G.: Biomedical implants and devices: assessment of magnetic field interactions with a 3.0-Tesla MR system. J Magn Reson Imaging 16 (2002) 721–732

Sommer, T., D. Maintz, A. Schmiedel et al.: Hochfeld-Magnetresonanztomographie: Magnetische Anziehungs- und Rotationskräfte auf metallische Implantate bei 3,0 T. Röfo 176 (2004) 731–738

Trattnig, S., A. Ba-Ssalamah, I. M. Nöbauer-Huhmann, M. Barth, K. Pinker, V. Mlynarik: Kontrastmittelanwendung auf Hochfeld-(3 T-)MRT. Radiologe 44 (2004) 56–64

Zusammenfassung

Ganzkörper-MRT:

Durch die Entwicklung schneller Sequenzen, neuer Oberflächenspulenkonzepte (Tim) in Verbindung mit der parallelen Bildgebung sowie schneller Bildrechner wurden in jüngster Zeit deutliche Fortschritte auf dem Gebiet der Ganzkörper-MRT erzielt.

Die bisher vorliegenden Ergebnisse der Ganzkörper-MRT in der onkologischen Diagnostik sind ermutigend und die Entwicklung der kardiovaskulären Ganzkörper-MRT zur Früherkennung in vollem Gange. Die Ganzkörper-MRT zeichnet sich besonders durch einen hohen Weichteilkontrast und die fehlende Strahlenbelastung gegenüber anderen Verfahren aus. Zukünftig sind jedoch kontrollierte prospektive, vergleichende Studien gegenüber der Mehrzeilen-Spiral-CT sowie der PET/CT notwendig, um den Stellenwert der Ganzkörper-MRT in der radiologischen Diagnostik endgültig bewerten zu können.

Ganzkörper-MRA:

Die bereits in der Routinediagnostik etablierte kontrastmittelunterstützte 3-dimensionale MRA ermöglicht heute mit MR-Tomographen neuester Bauart die hochaufgelöste Darstellung ($< 1\,mm^3$) des arteriellen Gefäßsystems in einem Abbildungsfeld (FOV, maximal ca. 50 cm in Abhängigkeit von der Bauart des Magneten und der verwendeten Spulen) und hat die diagnostische i.a. DSA weitgehend verdrängt.

Prinzipiell ist eine Ganzkörper-Gefäßdarstellung mit der MRT (Ganzkörper-MRA) durch 4–5 aufeinander folgende MR-Angiographien mit jeweils separater Kontrastmittelapplikation für jedes zu untersuchende Areal (FOV) realisierbar. Allerdings ist die Kontrastierung von interstitiellen Organen und Venen nach der ersten Kontrastmittelapplikation als wesentlicher limitierender Faktor anzusehen; dies auch trotz Anwendung von Subtraktionsverfahren. Des Weiteren ist bei dieser multiphasischen Technik die für extrazelluläre Gadoliniumchelate (Gd-Chelate) maximal zugelassene Dosierung von 0,3 mmol/kg Körpergewicht zu berücksichtigen, so dass das für jeden einzelnen MRA-Abschnitt zur Verfügung stehende Kontrastmittelvolumen eingeschränkt ist.

Durch die Verwendung von Hochleistungsgradienten in modernen MR-Tomographen ist diese Bolus-Chase-Technik auf 4–5 nacheinander zur Abbildung kommende Körperabschnitte (FOV; in Abhängigkeit von der Magnetfeldhomogenität ≈ Länge des Magneten) erweiterbar und stellt prinzipiell eine elegante Möglichkeit zur Ganzkörper-MRA dar.

Neueste Entwicklungen der Ganzkörper-MRA basieren auf der Anwendung *segmentierter k-Raum-Akquisitionstechniken* (Keyhole, Tricks) in den verschiedenen FOV zur Gewährleistung der Akquisition der den Kontrast bestimmenden zentralen k-Raum-Zeilen während einer homogen hohen arteriellen Kontrastmittelkonzentration im zu untersuchenden Gefäßterritorium. In diesem Zusammenhang wird auch der Einsatz von *Blutpool-Kontrastmitteln* zu diskutieren sein, die ein konstant hohes intravaskuläres Signal nach dem sog. „first-pass" und somit die spätere Akquisition der die Ortsauflösung bestimmenden peripheren k-Raum-Zeilen ermöglichen.

Hochfeld-MRT bei 3 Tesla:
3-Tesla-Scanner sind in den letzten 2 Jahren klinisch eingesetzt und evaluiert worden. Dabei ist deutlich geworden, dass eine Reihe von feldstärkeabhängigen Vor- und Nachteilen auftritt. Keinesfalls sind 3 Tesla ohne weiteres und in jedem Fall als doppelt so leistungsfähig wie 1,5 Tesla anzusehen.

Grundsätzlich eignen sich Hochfelduntersuchungen immer dann, wenn möglichst homogene, bewegungsarme Objekte hochaufgelöst abgebildet werden sollen. Dies ist prinzipiell im Bereich der Neuroradiologie wünschenswert und gilt ebenfalls für den Bereich der muskuloskelettalen Bildgebung. In der Herzbildgebung und der Oberbauchdiagnostik gibt es noch eine Reihe physikalischer und technischer Probleme (stehende Wellen, hohe SAR, schlechter Shim), für die in Zukunft Lösungen erarbeitet werden müssen.

Trotz des der hohen Erwartungen an Hochfeldgeräte, die durch die Industrie z.T. noch unterstrichen werden, werden 3-Tesla-Geräte auch in Zukunft die 1,5-Tesla-Geräte nicht ersetzen. Vielmehr werden sich voraussichtlich zunehmend feldstärkenspezifische Indikationen ergeben. In Zukunft wird zu einer optimal durchgeführten MRT-Untersuchung nicht nur die Wahl der richtigen Sequenzparameter und der korrekten Spule gehören, sondern auch die Entscheidung über die am besten für die Fragestellung geeignete Feldstärke.

Sachverzeichnis

A

Abdomen, akutes, bei parasitärem Gallenwegsbefall 261
Abdominalgefäße 613 ff
– Untersuchung 613 f
– – Indikation 613
– – Patientenvorbereitung 613
– – Sequenzen 613 f
Abdominalorgane, Anatomie 614 f
Abernethy-Syndrom 200
Abscherfraktur
– chondrale 543
– osteochondrale 552
Absent bow-tie-Zeichen 530
Absorptionsrate, spezifische, Hochfeld-MRT 663
Abstimmung, fehlerhafte 39
Abszess 466 f
– Dammregion 410 f
– bei Morbus Crohn 331 f
– paratonsillärer 52
– perianaler 332, 366
– perinealer 366
– perirektaler 332
– retropharyngealer 53
– zervikaler 62
Achillessehne
– Komplettruptur 546
– Partialruptur 546 f
– Tendinopathie, chronische 547
– Untersuchung 541
– Verletzung 546 f
Addison, Morbus 310
Adenoide 48
Adenokarzinom
– Dünndarm 328
– Gallenblase, Ovarialmetastase 387
– kolorektales, bei Morbus Crohn 329
– Magen 325
– Nasenhaupthöhle 49
– Nasennebenhöhle 49
– Pankreas s. Pankreaskarzinom
– Prostata s. Prostatakarzinom
– pulmonales 153
– Speicheldrüse 60
– zervikales 372
Adenom
– hepatozelluläres 195, 200 f
– – Differenzialdiagnose 201
– – Einblutung 200 f
– – Kapselstruktur 200
– – Typen 200
– pleomorphes
– – maligne Entartung 59
– – Speicheldrüse 59
Adenom-Karzinom-Sequenz 340
Adenomyose, Uterus 379
Adnextorsion 382
ADPCKD (Autosomal dominant polycystic Kidney Disease) 225
Adrenokortikale Erkrankung, noduläre, primär pigmentierte 307 f
Adrenokortikale Insuffizienz 310 f
Adrenokortikale Überfunktion 306 ff
Adrenomedulläre Überfunktion 308 ff

Aerobilie 262 f
AFP (α-Fetoprotein) 203
AHA-Koronarsegmenteinteilung 72 f
Ahlbäck, Morbus 537
Akinesie, regionale 83
Akrominon 480 f
Akromioklavikulargelenk 480 ff
Akromion, Morphologie 482
Aldosteronspiegel im Plasma, erhöhter 306
ALPSA(Anterior Labrum periosteal Sleeve Avulsion)-Läsion 487
Alveolarkammkarzinom 54
AMI-25 29
Amöbenabszess der Leber 215 f
Ampulla
– ductus deferentis 394
– Vateri 270
Amyloidarthropathie 538
Amyloidose
– Milzbeteiligung 280
– Myokardbeteiligung 101
Analkanal 359, 365
Anämie, aplastische, Knochenmarkbefund 559
Anastomose
– biliodigestive 253, 262
– – Cholestase 265 f
– karotidovertebrale 586
Aneurysma
– linksventrikuläres, kongenitales 128
– pulmonalarterielles 607
– spurium, mykotisches 607
Angiofibrom 47
Angiographie, Hochfeld-MRT 665
Angiomyolipom, Niere 288 f
Angiosarkom
– intrathorakales 612
– kardiales 112 f
– der Leber 208 f
– – im Kindesalter 228
– Milz 282
– pulmonalarterielles 611
Angio-SURF-System 657 f
Angio-SURF-Technik 650
Antigen, prostataspezifisches 397
Aorta 595 ff
– abdominalis 614 f
– – Äste 614 f
– – Hämatom, intramurales 617
– Anatomie 595
– anatomische Varianten 595
– ascendens 71, 595
– descendens 595
– Hämatom, intramurales 602
– thoracalis 94
– – rechts deszendierende 94
Aortenaneurysma
– abdominales 615 ff
– – Computertomographie 616
– – Kontrastmittel-MR-Angiographie 616
– – präoperative Abklärung 616
– – Rupturrisiko 616
– – Ultraschalldiagnostik 616
– falsches 597 f, 615

– fusiformes 597
– inflammatorisches 616 f
– Kalibermessung 599
– sakkiformes 597
– thorakales 597 ff
– – Kontrastmittel-MR-Angiographie 598 f
– wahres 597 f, 615
Aortenbogen 595
– Anomalie 595
– rechtsseitiger 595 f
Aortendissektion
– abdominale 617
– – Alter 617
– – CT-Angiographie 617
– – Kontrastmittel-MR-Angiographie 617
– – multiplanare Darstellung 617
– – Lumendifferenzierung 601, 617
– – Pathogenese 600, 617
– – thorakale 600 f, 617
Aortenisthmusstenose (s. auch Aortenkoarktation) 93 f
– postduktale 93, 596
– präduktale 93, 595
Aortenklappe 71
– bikuspide 116, 596
Aortenklappenersatz, operativer, Indikation 116
Aortenklappeninsuffizienz, erworbene 118
Aortenklappenöffnungsfläche 116
Aortenklappenregurgitation 117 f
Aortenklappenstenose, erworbene 115 f
Aortenkoarktation (s. auch Aortenisthmusstenose) 595 ff
– Black-Blood-Aufnahme 596 f
– Cine-MR-Technik 596
– Flussmessung 597
– Kollateralisation 596 f
– Kontrastmittel-MR-Angiographie 596 f
– postduktale 93, 596
– präduktale 93, 595
Aortenstenose 618
– infrarenale 618
– subvalvuläre membranöse 90
– valvuläre 90
Aortenulzeration 618
Aortenverschluss 618
– infrarenaler 635
Aortitis 619
Apex cordis 77 f
Apple-Core-Sign 335
APUD-System 328
Arachnoidalzyste, fetale 389
Arcus
– aortae s. Aortenbogen
– plantaris 643
Area nuda 191
Arkusstenose 93
Artefakt 41
– Leber-MRT 187
– systembedingter 39 f
Arteria(-ae)
– basilaris 585

– carotis
– – communis 585
– – externa 585
– – interna 44, 585
– – – Agenesie 585
– – – Aplasie 585
– – – Aufweitung 590
– – – Dissektion 589 ff
– – – – Frühzeichen 589
– – – – Hämatomdarstellung 590 f
– – – – Hochfeld-MR-Angiographie 665
– – – – Lumeneinengung, dissektionsbedingte 591
– – – Stenose 588
– – – Wandhämatom 590 f
– coronaria
– – dextra 71 ff
– – – Abgangsanomalie 121 f
– – – sinistra 71 ff
– hepatica 191 f
– – Aneurysma 620
– – communis 191
– – dextra 191
– – – Ursprung aus der Arteria mesenterica superior 620
– – sinistra 191
– lienalis, Aneurysma 620 f
– lusoria 595
– mesenterica superior, Aneurysma 620 f
– poplitea 524
– pulmonales 71
– renalis s. Nierenarterie
– subclavia 585
– – dextra, aberrierende 595
– – sinistra, kreuzende 94
– – Untersuchung 600
– – Verschluss 599
– ulnaris, Handwurzelbereich 504
– vertebralis 585
– – Dissektion 589, 591 f
– – proximale
– – – Agenesie 586
– – – Aplasie 586
– – – Verschluss 587
– – retrograder Fluss 599
– – Verschluss, proximaler 599
Arteria-iliaca-communis-Stent, Kontrastmittel-MR-Angiographie 619
Arteria-thoracica-interna-Bypass, MR-Koronarangiographie 123 f
Arterielle Verschlusskrankheit s. Verschlusskrankheit, arterielle
Arterien, präsegmentale 586
Arterienwandödem 603
Arteriitis
– Halsgefäße 586
– temporalis 603
– thorakale Gefäße 603
Arthritis
– Hüftgelenk 517
– infektiös bedingte 466
– – Hüftgelenk 517
– posttraumatische 465
– psoriatica 462

669

Sachverzeichnis

Arthritis, rheumatoide 460ff
– – Fußuntersuchung 460f
– – Handgelenk 507
– – Handuntersuchung 460f
– – Hüftgelenk 517
– – HWS-Beteiligung 461f
– – Kniegelenkuntersuchung 461
– – Krankheitsaktivität 461, 507
– – Schultergelenk 488
Arthropathie, hämophile 538
Arthrose 462f
– akromioklavikulare 484, 488
Arthroskopie, Gelenkknorpelläsion, Graduierung 533
Articulatio
– subtalaris 542
– talocalcaneonavicularis 542
– talocruralis 542
Ascaris lumbricoides, Gallenwegsbefall 260f
ASD (Vorhofseptumdefekt) 88
Aspergillose, pulmonale, Aneurysma spurium, mykotisches 607
Aspergillusinfektion, Sinusitis 45
Asplenie 275
– funktionelle 278f
Ast, supraaortaler
– Stenose 599f
– Verschluss 599f
Ästhesioneuroblastom 48
Atelektase 153f
Atemanhaltetechnik
– Kontrastmittel-MR-Angiographie 593f
– – pulmonale 604
– Leberuntersuchung 186
– MR-Koronarangiographie 120
Atemstillstandstechnik, Gastrointestinaltraktuntersuchung 317f
Atemsynchronisation, Herzuntersuchung 76
Atherosklerose, Halsgefäße 587f
Atomkern, Eigendrehimpuls s. Kernspin
Auflösung 13f
Ausflusstrakt
– linksventrikulärer 71, 79, 82
– rechtsventrikulärer 71, 79
Außenmeniskus
– Hinterhorn 523f
– mukoide Degeneration 530
– Pars intermedia, radiärer Riss 529
– Vorderhorn 523f
Auswaschphänomen 169
Autoimmunerkrankung, Nebennierenatrophie 310
Autosplenektomie 278f
AV-Malformation, pulmonale 606
Axillarlymphknoten 422
– Untersuchung 419
Azetabulum 513
– Fraktur, traumatische 518
– Ganglion 516
– Insuffizienzfraktur 518
Azinuszellkarzinom
– Nasenhaupthöhle 49
– Nasennebenhöhle 49
Azygoslymphknoten 421

B

Baker-Zyste 525
Ballon-PTA 637
Bandbreite 13f
Bandkomplex, fibularer 542
Bandruptur 476
Bandverletzung 476
Bankart-Läsion 485ff
Bariumsulfat 319
Barrett-Karzinom 324
Bartholini-Zyste 370
Bauchorgandarstellung, MR-Angiographie-äquivalente Technik 614
Becken
– männliches 390ff
– weibliches 367ff
– – Untersuchung 367f
– – – Patientenvorbereitung 367
– – – Pulssequenz 367f
– – – Spulen 367
Becken-Bein-Gefäße, Anatomie 633
Becken-Bein-MR-Angiographie 631ff
– Messung, etagenweise 631f
– Spezialspulen 633
– mit Spulenwechsel 632
– mit Tischverschiebung 632f
– Untersuchungsprotokoll 632
Beckenboden 358ff
– Anatomie 360f
– Fisteldiagnostik 364
– Kennstrukturen, MR-morphometrische 360
– Kompartimente 360f, 364
– Untersuchung
– – Indikation 358
– – Normalbefund 359
Beckenbodendysfunktion 358ff
– Leitsymptom 358
– Untersuchung 358ff
– – Bildanalyse 360
– – Kontrastierung 358
– – Patientenlagerung 359
– – Sequenzen 359
Beckenbodenfistel 364ff
Beckenknochenmetastasen, STIR-Aufnahmen bei Verdacht 392
Becken-Phased-Array-Spule 367
Beckentumor, Lymphknotendiagnostik 417
Beckenvenenthrombose 625
Beinischämieschmerz, akuter, Interventionsplanung 637
Belastung, pharmakologische
– First-Pass-Perfusionsuntersuchung 119
– Nebenwirkungen 119
Bewegungsartefakt 35
– bei Endorektalspule 390
Bezold-Mastoiditis 62
Bildartefakt 35ff
– messmethodischer 36ff
– physiologischer 35f
Bildfeld 13
Bildgebung
– dreidimensionale 17
– fetale 387ff
– metabolische 79, 86
– muskuloskelettale, Hochfeld-MRT 666
– parallele
– – Ganzkörper-MR-Angiographie 658f

– – Hochfeld-MRT 663f
Bildkontrast, SE-Sequenz 14
Bildmittelung 36
Bildrauschen 39
Bildrechner 23
Biopsieeinrichtung 173
Birdcage-Resonator 22
Birdcage-Spule, Handuntersuchung 501
Bismuth-Typen, Gallengangskarzinom 267
Bizepssehne 480f
Bizepssehnenanker, MR-Arthrographie 479
Bizepssehnenpartialruptur, distale 498
Bizepssehnenruptur 497f
– distale 497f
– – komplette 497
– proximale 497
Black-Blood-Aufnahme
– Aortenaneurysma 599
– Aortenkoarktation 596f
– Pseudoaneurysma, aortales 598
Black-Blood-SE-Sequenz 593
Black-Blood-TSE-Sequenz 94, 96, 593
Blalock-Shunt 90
Blalock-Taussig-Shunt 90
Blutpool-Kontrastmittel 30, 628
– Ganzkörper-MR-Angiographie 660
Blutung in die Harnblase 351
BMD (Bone Mineral Density) 471
Body-Array-Oberflächenspule, Beckenbodenuntersuchung 359
Body-Phasen-Array-Spule, Sakroiliakalgelenk-Untersuchung 462
Body-SURF-Technik 650
Boltzmann-Statistik 4
Bolus-Chase-Technik der Kontrastmittelapplikation 656
Bone Bruises 474, 525
Bone Mineral Density 471
Bosniak-Klassifikation, Nierenzyste 287
BPH (benigne Prostatahyperplasie) 394
Brightblood-GE-Sequenz 80, 89, 94, 97f, 117
Bright-Blood-Technik 594
Bright-Lumen-Technik, MR-Kolographie 334
Bronchialkarzinom 151f
– Gefäßinvasion 611
– Lymphknotenstaging 152
– Nebennierenmetastasen 314
– Pleurainfiltration 152
– Rezidiv nach Pneumonektomie 611
– Staging 140ff, 151f
– Thoraxwandinfiltration 148f
Brown-Molekularbewegung 24
Bruchsack, dominanter 363
Brust s. auch Mamma
Brustdoppelspule 159
Brustdrüsenparenchym 160f
– physiologische Veränderungen 161f
Brustimplantat 179ff
– Defekt 179, 181f
– Fremdkörperreaktion 182
Brustwirbelkompressionsfraktur 568
Budd-Chiari-Syndrom 221f, 620
– Ursache 222
Buford-Komplex 486
Bulbus aortae 71
Burkitt-Lymphom 50
– Hoden 408

Bursa
– infrapatellaris profunda 525
– praepatellaris 525
– semimembranosa 525
– subacromialis 482
Bursitis
– bicipitalis radialis 497
– infrapatellaris profunda 532f
– ischioglutäale 519
– praepatellaris 532
– subakromiale 483
– trochanterica 519
Bypass
– femorofemoraler 638f
– femoropoplitealer 639
Bypass-Diagnostik, MR-Koronarangiographie 123f

C

Capitulum humeri 491
– Osteochondrosis dissecans 499f
Carcinoma in situ
– duktales 162, 167f
– lobuläres 167
– Papillom, invertiertes 48
Carney-Komplex 307
Caroli-Syndrom 258f
Carr-Purcell-Meiboom-Gill-Sequenz 14
Caruncula sublingualis 58
Cavitas nasi s. Nasenhaupthöhle
Cavum
– infraglotticum 56
– oris 51
– scroti 401
CE-FAST-Sequenz 15
CE-GRASS-Sequenz 15
Charcot-Trias 260
Chemical Shift Imaging s. Wasser-Fett-Bildgebung
Chemical-Shift-Artefakt
– Hochfeld-MRT 662f
– Silikon-Mammaprothese 181
Chemical-Shift-Effekt 472
Chemical-Shift-Sequenz
– Nierenangiomyolipom-Nachweis 289
– Nierenuntersuchung 285
Chemodektom 308
Chemotherapie, Knochenmarkverfettung 560
Chilaiditi-Syndrom 193
Chlorom 565
Cholangiographie, perkutane transhepatische 253
Cholangiokarzinom 207f
– bei Gallenwegszysten 258
Cholangiopankreatikographie, endoskopische, retrograde s. ERCP
Cholangitis
– bakterielle, akute, aufsteigende 260
– parasitäre 260f
– primär sklerosierende 259ff
– – Differenzialdiagnose 260
– – Komplikation 260
– – MRCP-Indikation 260
– – Stadien 260
Choledocholithiasis 262f
Choledochozele 258
Choledochuszyste 258
Cholelithiasis 269

670

Sachverzeichnis

Cholezystektomie, laparoskopische
– anatomische Varianten 256 f
– Gallengangsstriktur, postoperative 265 f
Cholezystitis 269
Chondroblastom 438
Chondrom, laryngeales 57
Chondromalazie 533
Chondrosarkom 349, 446 f
– hochdifferenziertes, Zeichen 437
– laryngeales 57
Chordae tendineae 70 f
Chordom 449
– sakrokokzygeales 449
CINE-GE-Sequenzen 108
Cine-MR-Technik 81 ff, 90
– Aortenkoarktation 596
– Bright-Blood-Technik 594
Cine-Phasenkontrast-MR-Angiographie, Truncus-pulmonalis-Untersuchung 611
Cine-Phasenkontrast-Sequenzen, flusskodierte 594
Circulus arteriosus Willisii 585
– insuffizienter 587
Circumferentia articularis radii 491
Claudicatio intermittens der Arme 603
Colitis ulcerosa 259, 261, 336, 339
Comb Sign 330
Computertomographie, quantitative 471
Concha nasalis
– inferior 44
– media 44
– superior 44
Conn-Syndrom 306
Contrast Enhancement, delayed 86
Coronary-Steal-Effekt 119
Corpus
– cavernosum 402, 408 f
– – Ruptur 409
– spongiosum 402, 408 f
Corpus-luteum-Zyste 382
CPMG-Bildgebungssequenz (Carr-Purcell-Meiboom-Gill-Sequenz) 14
Crista terminalis 70
Crohn, Morbus 329 ff
– Abszess 331 f
– Anastomosenrezidiv 331
– Darmwandverdickung 330
– extraintestinale Manifestation 329
– Fistelbildung 329, 331
– Lokalisation 329
– MRT
– – Kontrastmittelgabe 330
– – Stellenwert 332
CSPAMM-Technik 81
CT-Angiographie
– Halsgefäße 581 f
– Lungenembolie 603, 609
– Vergleich mit der Kontrastmittel-MR-Angiographie 578
CTEPH (Chronic thromboembolic pulmonary Hypertension) 610
CUP-Syndrom, Ganzkörper-MR-Tomographie 654
Cushing-Syndrom 306 f
Cystosarcoma phylloides 167
C-Zell-Karzinom 65

D

Dammregion, Abszess 410 f
Dandy-Walker-Syndrom, Pränataldiagnostik 389
Dark-Lumen-Technik, MR-Kolographie 334
Darmaneurysma 329
Darmstenose, Morbus Crohn 331
Darmtraktkontrastierung, Harnblasenuntersuchung 349
Darmwandverdickung 330
Datenfehler 40
Daumenkarpometakarpalgelenk, Arthrose 506
DCIS (duktales Carcinoma in situ) 162, 167 f
Degeneration, hepatolentikuläre 219 f
Delayed Contrast Enhancement 126 f
Denonvillier-Faszie 392 f
Dens axis, Arrosion 462
Dephasierung, gradientenbedingte 10
Dermoid
– Mundhöhle 53
– oropharyngeales 53
– Ovar 385
Dermoidkarzinom, mukoides
– Nasenhaupthöhle 49
– Nasennebenhöhle 49
Dermoidzyste 58
DESS (Dual Echo Steady State) 15
DESS-Sequenz, Knorpeldiagnostik 535
Deszendensstenose 93
Diamagnetische Substanzen, Gastrointestinaltraktuntersuchung 319
Dickdarm (s. auch Kolon) 332 ff
– Anatomie 339
– arterielle Versorgung 339
– MRT, Indikation 332 f
– Peritonealverhältnisse 339
– Untersuchung, Kontrastmittelwahl 320
– venöser Abfluss 339
Dickdarmläsion, wandständige, Detektion, computerunterstützte 335
Dickdarmprozess
– rektosigmoidaler, stenosierender 336
– stenosierender 335 f
Dickdarmstenose, entzündlich bedingte 335
Diffusionsbildgebung 20
Dilatation, rechtsventrikuläre 103
Dipolmoment, magnetisches 3
– kollektives Verhalten 4
Discus triangularis 502 f
– Darstellung 506
Dissekat
– Ellenbogengelenk 500
– Kniegelenk 535
Dissoziation, skapholunäre 509
Divertikulitis 339
Divertikulose 339
Dobutamin-Belastungsuntersuchung 119 f
– niedrig dosierte 126
Dokumentation 23
Doppelecho-Chemical-Shift-Messung, Nebennierenraumforderung 314
Doppellumen-Mammaprothese 179
Doppeltes-hinteres-Kreuzband-Zeichen 529 f

Doppler-Sonographie, Halsgefäße 581
DORV (Double Outlet Right Ventricle) 93
Double Outlet Right Ventricle 93
Double-Duct-Konfiguration 240, 268
Double-PCL-Zeichen 529
Doughnut-Zeichen 211
Douglasraum, Eiteransammlung 382
Druckbelastung, linksventrikuläre 116
DRU (digitale rektale Untersuchung) 397
D-Transposition der großen Arterien 92
Dual-Inversion-Technik 79
Ductuli
– deferentes 394
– efferentes 401
– ejaculatorii 393
Ductus
– arteriosus 71
– – offener 595
– – offenhalten 90
– – persistierender 91
– Botalli s. Ductus arteriosus
– choledochus 256
– – Divertikel 258
– – Signalaussparung 262 f
– – Sphinkterkomplex 270 f
– – Wandunregelmäßigkeit 260
– cysticus 256 f
– – Mündungsvariante 256 f
– deferens 401
– epididymidis 401
– hepaticus communis 191, 256
– hepatocholedochus 256
– – Dilatation 258
– pancreaticus, Sphinkterkomplex 270 f
– parotideus 58
– Santorini 232 f
– sublingualis major 58
– submandibularis 58
– Wirsungianus 231, 233
Ductus-cysticus-Komkrement 269
Ductus-hepaticus-Gabel, Verschluss, karzinombedingter 267
Ductus-thyreoglossus-Zyste 61 f
Dünndarm 326 ff
– Lumendilatation 329
– MRT-Anatomie 326
– Polypen, adenomatöse 327
– Untersuchung
– – Indikation 322
– – Kontrastmittelwahl 320
– Wanddicke 326
Dünndarmadenom 327
Dünndarmhämangiom 327
Dünndarmhamartom 327
Dünndarmkarzinoid 328
Dünndarmkarzinom 328
– papillennahes 328
Dünndarmleiomyom 327
Dünndarmleiomyosarkom 328 f
Dünndarmlipom 327
Dünndarmmetastase 327
Dünndarmobstruktion, tumorbedingte 326 f
Dünndarmtumor 326 ff
– benigner 327 f
– extraluminale Anteile 327
– Kalzifikation 327
– maligner 328
– MRT-Stellenwert 329
– Radspeichenphänomen 328
Dünndarmulzeration 329

Dünndarmwandbegrenzung, irreguläre 327
Dünndarmwandverdickung
– asymmetrische, zirkuläre 329
– knotige, asymmetrische 328
– konzentrische 330
Duodenaldivertikel, juxtapapilläres 262 f
Duodenalkarzinom 272
Duodenalpapille 270
Duodenalpapillenstenose s. Papillenstenose
Duodenum, Untersuchung
– – Indikation 322
– – Kontrastmittelwahl 320
Durchblutungsstörung
– okklusive, mesenteriale 621
– zerebrovaskuläre, Subtraktionsangiographie, digitale 581
Durchwanderungsmeningitis 46
Dysgerminom 386
Dyskinesie, regionale 83
Dysplasie, fibromuskuläre, Halsgefäße 586, 589
Dysplasie-Dreieck 102

E

Echinococcus
– granulosus 216
– – Milzbefall 276
– multilocularis 216
Echinokokkose 216 f
Echinokokkuszyste 216 f
Echo Planar Imaging 15, 18
Echoamplitude 8
Echo-Signale 7 ff
Echo-Train-SE-Sequenz, ultraschnelle, T2-gewichtete, Fetusdarstellung 388 f
Echozeit 8
ECST-Stenosegraduierung 587
Einfaltung 36
Einschichtsequenzen, Gastrointestinaltraktuntersuchung 321
Eisenabsorption, erhöhte 569
Eisenammoniumcitrat 318
Eisenchloridsuspension 318
Eisenmenger-Reaktion 89, 92
Eisenoxid, kristallines 24
Eisenoxidpartikel, superparamagnetische 25, 29
– Gastrointestinaltraktuntersuchung 319
– Knochenmarkuntersuchung 555
– Lymphknotendiagnostik 430
– ultrakleine 29 f
– – intravenös applizierte, MR-Lymphographie 431
Eisenspeicherkrankheit s. Hämochromatose
Eisenspeicherung 219
Eisensulfatsuspension 318
Eisenüberladung 569
Ejektionsfraktion
– Berechnung 82
– GE-Sequenzen-Verwendung 72
– SSFP-Sequenzen-Verwendung 72
EKG-Gating, retrospektives 75
EKG-Triggerung 75, 81
– MR-Koronarangiographie 120
– prospektive 75
– Thoraxuntersuchung 130

671

Sachverzeichnis

Elektronen, ungepaarte 24
Ellenbogengelenk 490 ff
– Anatomie 491 f
– Bänder 491 f
– Bandverletzung 493 f
– entzündlicher Prozess, Untersuchungsparameter 490
– Fraktur
– – beim Kind 496
– – okkulte 495 f
– Gelenkflächen 491
– Instabilität, posteriore 494
– Kollateralband 491
– – laterales s. Ligamentum collaterale radiale
– – mediales s. Ligamentum collaterale ulnare
– Muskeln 492
– Nervenkompressionssyndrom 498 f
– Osteochondrosis dissecans 499 f
– – Untersuchungsparameter 490
– pseudotumoröser Prozess 498
– Rotationsinstabilität, posterolaterale 494
– synovialer Prozess, Untersuchungsparameter 490
– Trauma, Untersuchungsparameter 490
– tumoröser Prozess, Untersuchungsparameter 490
– Untersuchung 490 f
– – Lagerung 490
– – Sequenzen 490 f
– – Spule 490
Ellenbogengelenkkapsel 491
Ellenbogengelenkluxation, Begleitverletzung, ossäre 496
Embolie
– arterioarterielle 587
– bei Mitralklappenstenose 116
Embryonalzellkarzinom 406 f
Enchondrom 436 f
– Differenzierung vom Knocheninfarkt 470
Endometriose 379, 383 f
Endometritis 375
Endometrium 368 f
Endometriumkarzinom 380 f
– Nachbarorganinfiltration 381
– Stadieneinteilung 380
– Vaginalstumpfrezidiv 370
Endomyometritis 375
Endorektalspule
– Bewegungsartefakt 390
– Harnblasenuntersuchung 349
– Prostatauntersuchung 390 f
– Samenblasenuntersuchung 390 f
Endoskopie 332
– virtuelle, Harnblasentumor 353 f
Endothelzellen, maligne 208 f
Energiestoffwechsel, myokardialer 86
Entamoeba histolytica 215
Enteritis, infektiöse 332
Enterozele 360, 363
– Maskierung 364
Enzephalitis, sinugene 46
Enzephalozele 51
EPI (Echo Planar Imaging) 15, 18
Epidermoid
– Mundhöhle 53
– oropharyngeales 53
Epididymitis 404 f

Epiglottis 56
– Karzinominfiltration 57
Epikondylitis 494 f
– laterale 494 f
– mediale 494
– Untersuchungsparameter 490
Epipharynxkarzinom, lymphoepitheliales 50
Epiphysiolysis capitis femoris 520
Epithelkörperchen 61
Epitheltumor
– papillärer, Pankreas 242
– solider, Pankreas 242
Epstein-Barr-Virus 50
ERCP (endoskopische retrograde Cholangiopankreatikographie) 253
– bei chronischer Pankreatitis 246
– bei Papillenstenose 271
Erlenmeyer-Kolben-Deformität, Femur 570
Ermüdungsfraktur, Os
– metatarsale 552
– naviculare 552
Erosion, kortikale 446
Erwärmung
– im Gewebe 33
– im Körper 22 f
Ewing-Sarkom 447 f
– Differenzialdiagnose 448
– Lungenmetastasen 153
– Weichteilkomponente 447
Exostose(n), kartilaginäre 437 f
– multiple 437
Extensormechanismus, anteriorer, Kniegelenk 524 f

F

FADE (Fast Acquisition Double Echo) 15
Fallot-Tetralogie 90, 606
Falte
– aryepiglottische 56
– glossoepiglottische 52
Fascia parotidea 58
Faserknorpel, triangulärer, Ruptur 508 f
Faserknorpelkomplex, triangulärer 503
– Hochfeld-MRT 666
FAST (Fourier Acquisition in the Steady State) 15
Fast-Card-Sequenzen 80
Fast-Field-Echo-Sequenzen 15 f, 80
– balanced 82
Fast-Imaging-with-Steady-Precession-Sequenzen 80
Fast-Low-Angle-Shot-Sequenz s. FLASH-Sequenz
Fehlbildung, fetale 387
– sonographisch unklarer Befund 389
Feldinhomogenität 7
Feldspule 31
Feldstärke 20
– Wechsel zu 3 Tesla, Effekte 664
Femoropatellargelenk 522
Femorotibialgelenk 522
Femur
– Erlenmeyer-Kolben-Deformität 570
– proximales
– – Insuffizienzfraktur 518
– – Osteoporose, transitorische 520 f
Femurfraktur, traumatische 518

Femurkondylus
– lateraler, Knochenkontusion 525, 530
– medialer
– – Osteochondrosis dissecans 535 f
– – Osteonekrose, idiopathische 537
Femurkopf, Ganglion 516
Femurkopfdeformierung 515
Femurkopfnekrose 468
– avaskuläre 512 ff
– – Diagnose 514
– – Pathogenese 512 f
– – Sequenzprotokoll 514
– nach proximaler Schenkelhalsfraktur 518
Ferromagnetisches Objekt, Magnetfeldwirkung 31
Fersenschmerz, plantarer 548
α-Fetoprotein 203
Fettgewebe
– perirenales, Tumorinfiltration 294
– Signalintensität 180
Fettgewebsnekrose, postoperative, Mamma 176
Fettkörper, infrapatellarer 524
– Läsion 526
Fettleber 217
Fettlinie, subakromiale 483
Fettmarkkonversion 556 f
Fettsättigungstechnik, Pankreasuntersuchung 232
Fettunterdrückung 180
– Leberuntersuchung 187
– Nebennierendarstellung 304
– Nierenangiomyolipom-Nachweis 289
– Nierenuntersuchung 285
FFE-Sequenz 15 f, 80
– balanced 82
Fibroadenom 164 f
– adenomatöses 165
– Differenzialdiagose 165
– faserreiches 165
– Kontrastmittelanreicherung 165
– Mammographie 164
– myxoides 165
– Sonographie 164
Fibroelastom, papilläres, kardiales 111
Fibrom, kardiales 111 f
Fibrose
– myokardiale 106
– perianeurysmatische 616
FID (Free Induction Decay) 7
Field of View (Bildfeld) 13
First-Pass-Belastungsuntersuchung 119 f
First-Pass-Perfusionsuntersuchung 119 f
– Myokard 83 ff
First-Pass-Ruheuntersuchung 119
FISP-Sequenzen (Fast Imaging with Steady Procession) 15, 80
Fistel
– aortokavale 616
– arteriovenöse 625
– – intrahepatische 620
– enterovesikale 365
– intersphinkterische 366
– perianale 366
– – sukutane 365
– perineale 366
– perkutane 640
– supralevatorische 365 f
– transsphinkterische 365 f
– vesikouterine 366

– vesikovaginale 365
Fistelbildung, Morbus Crohn 329, 331
FLAIR (Fluid-Attenuated Inversion Recovery-Sequenz) 15
Flake Fracture 543, 552
FLASH-Sequenz 15 f, 80
– Abdominalgefäßdarstellung 613
– 2-dimensionale 82
– 3-dimensionale, atemgehaltene 613
– Gastrointestinaltraktuntersuchung 321
Flipped menicus 530
Flow-Void-Phänomen 52, 63
Flussartefakt, intravasaler 187
Flusseffekt, Bildartefakt 35
Flüssigkeitsansammlung
– perikardiale 71
– skrotale 404
Flüssigkeitssignale 16
Flussmessung, Aufnahmetechnik 79
Flussphänomene 576
Flussreserve, koronare 123
Follikelzyste 382
Foramen
– caecum 61
– ovale 70
– – persistierendes 92
– – sublabrales 486
Fossa
– ischiorectalis 361, 363
– ovalis 70
– pterygoidea, Glandula-parotis-Ausläufer 58
– pterygopalatina, Gliom 51
Fourier-Bildgebung
– 2-dimensionale 10 ff
– 3-dimensionale 13
Fourier-Transformation 2, 7
FOV (Field of View; Bildfeld) 13
Fovea
– articularis radii 491
– capitis femoris 512
Fragment-in-notch-Zeichen 530
Fraktur 476 f
– okkulte, Ellenbogengelenk 495 f
– osteochondrale 474
– Schultergelenk 488
– tarsale 551
Free Induction Decay 7
Fremdkörper, metallischer 37
Fremdkörperreaktion bei Silikon-Mammaprothese 182
Frequenz, räumliche 10
Frequenzkodierung 11 f
Frequenz-Offset 10
Frontobasis 44
Fruchtwasser, Volumenbestimmung 388
FSE (Fast Spin Echo) 15
FT (Fourier-Transformation) 2, 7
Funktionsparameter, linksventrikuläre, regionale 72
Fusion, splenogonadale 275
Fuß 541 ff
– Anatomie 542 f
– Bänder 542
– diabetischer 642 f
– Distorsionsverletzung 551
– Fraktur 551 f
– Insuffizienzfraktur 552
– Kontrastmittel-MR-Angiographie, hochauflösende 642 f

672

Sachverzeichnis

– MR-Angiographie 642 f
– Sehnenscheiden 543
– Stressfraktur 552
– Supinationstrauma 543
– Untersuchung 460 f, 541 f
Fußwurzel 542
Fußwurzelknochendestruktion, osteomyelitische 464

G

Gadobensäure-Dimeglumin 26, 28, 189 f
– MR-Angiographie 614
Gadobutrol 26
Gadodiamid 26
Gadoliniumchelate 30, 119, 200
– Knochenmarkuntersuchung 555
– Milzuntersuchung 273
– niedermolekulare, extrazelluläre 26 f, 628
– – anaphylaktische Reaktion 27
– – Dosierung 27
– – Elimination 26 f
– – Nebenwirkungen 27
– – Osmolalität 27
– – Verträglichkeit 27
Gadopentetsäure-Dimeglumin 26, 200
– Gastrointestinaltraktuntersuchung 318, 322
– MR-Urographie 298
Gadoteridol 26
Gadotersäure-Meglumin 26
Gadoxetsäure-Dinatrium 28, 189 f
Galaktographie 166
Galleaufstau 269
Gallenblase 193, 256 f, 268 ff
– Luft-Flüssigkeits-Spiegel 269
– septierte 268
Gallenblasenagenesie 268
Gallenblasendivertikel 268 f
Gallenblasenhydrops 271
Gallenblaseninfundibulum, Konkrement 269
Gallenblasenkarzinom 269 f
– Ovarialmetastase 387
– polypöses 270
Gallenblasenkonkrement 269
Gallenblasenperforation 269
Gallenblasenschrumpfung 269
Gallenblasentumor
– lumenfüllender 270
– polypöser 270
Gallenblasenwand
– Gangrän 269
– Verdickung, tumoröse 270
Gallengang
– Signalaussparung 262
– Sphinkterkomplex 270 f
Gallengangsatresie, kongenitale 259
Gallengangsdilatation 271 f
Gallengangshamartome 194
Gallengangskarzinom 267 f, 272
– Bismuth-Typen 267
– Differenzialdiagnose 267 f
– hilusnahes 267 f
– MTCP-Befund 267
– prädisponierende Erkrankungen 267
Gallengangspolyp 263
Gallengangsrhabdomyosarkom im Kindesalter 228

Gallengangsstein(e) 262 f
– intrahepatische, bei primär sklerosierender Cholangitis 260
Gallengangsstenose
– karzinombedingte 267 f
– maligne 264, 267 f
– Pankreaskarzinom 268
Gallengangsstriktur 264 ff
– Differenzialdiagnose 264
– ischämische 265
– postoperative 264 f
Gallengangssystem 343
Gallenwege
– aberrant mündender rechtsposteriorer Segmentast 256 f, 259
– extrahepatische 256
– Hochfeld-MRT 665 f
– intrahepatische 256 f
– – Segmentzuordnung 257
Gallenwegsdilatation, kongenitale 258
Gallenwegssystem 253 ff
– Anatomie 256 f
– Anomalie, kongenitale 258 f
– MRCP-Indikation 253
– Untersuchung 253 ff
– – Patientenvorbereitung 253
– – Sequenzen 254
Gallenwegszyste(n)
– intrahepatische 258
– kongenitale 258 f
Gandy-Gamna-Körperchen 279
Ganglion
– der Hand 509 f
– Hüftgelenk 516
Gangsystem
– biliäres s. Gallenwegssystem
– pankreatobiliäres 254
Ganzkörpermagnetsystem 20 f
Ganzkörper-MR-Angiographie 656 ff
– Angio-SURF-System 657 f
– Bildgebungstechnik, parallele 658 f
– Blutpool-Kontrastmittel 660
– Datenakquisition, parallele 658 f
– Geräteoptimierung 660
– Hochfeld-MRT 660
– Injektionsprotokoll 657
– Kontrastmittelapplikation 656
– – Bolus-Chase-Technik 656
– k-Raum-Akquisitionstechnik, segmentierte 660
– Mumientechnik 657 f
– Patientenlagerung 658
– Sequenzen 657
– Spulensystem 656
– venöse Kompression am Oberschenkel 659
Ganzkörper-MR-Tomographie 650 ff
– Angio-SURF-Technik 650
– Body-SURF-Technik 650
– bei Ewing-Sarkom 448
– Patientenlagerung 651
– Sequenzen 651 f
– Spulen 651 M
– 3-Tesla-Gerät 661
– TIM-Technologie 650 f
Ganzkörperspule 650
Gardner-Syndrom, Duodenalpapillenstenose 271
Gastritis 326
Gastrointestinaltrakt 317 ff, 345
– Untersuchung 317 ff

– – Bildbeurteilung 319
– – Indikation 322
– – Kontrastmittel
– – – biphasische 318
– – – negative 318 f
– – – orale 317 f
– – – Wahl 320
– – Nahrungskarenz 319
– – Patientenvorbereitung 319 f
– – Pulssequenzen 321 f
– – Spasmolytikumgabe 320
– – Spulen 320
Gastrocnemiussehne
– laterale 524
– mediale 524
Gaucher, Morbus 220, 570
Gaucher-Zellen 570
Gd-BOPTA s. Gadobensäure-Dimeglumin
Gd-Chelate s. Gadoliniumchelate
Gd-DOTA (Gadotersäure-Meglumin) 26
Gd-DTPA s. Gadopentetsäure-Dimeglumin
Gd-DTPA-BMA (Gadodiamid) 26
Gd-EOB-DTPA (Gadoxetsäure-Dinatrium) 28, 189 f
Gd-HP-DO3 A (Gadoteridol) 26
GE-Bildgebung (Gradienten-Echo-Bildgebung) 16 ff
Gefäßdarstellung 576 ff
– Kontrastmittel-MR-Angiographie 578 ff
– MR-Angiographie, native 576 f
Gefäße
– periphere 627 ff
– – Untersuchung 627 ff
– – – Patientenvorbereitung 627
– – – Spulen 627 f
– pulmonale, Tumorinvasion 611
– thorakale 593 ff
– – Untersuchung 593 ff
– – – Black-Blood-Technik 593
– – – Bright-Blood-Technik 593 f
– – – Lagerung 595
– – – Spulen 595
Gefäßintervention, MR-gesteuerte 641
Gefäßkontrast 628 f
Gefäßmalformation
– Mundhöhle 52
– Oropharynx 52
Gefäßprothese
– aortobifemorale 638
– aortofemorale 640
– femorofemorale 638
– iliakofemorale 640
– Kontrastmittel-MR-Angiographie 619
– Verschluss 636
Gefäßstent 637
Gefäßwanddarstellung, hochaufgelöste, Hochfeld-MRT 665
Gehörschutz 32
Gelbluten 179, 181
Gelenkerguss 466, 469
Gelenkknorpel 533 ff
– Untersuchungstechnik 533 ff
Gelenkknorpelläsion 462, 533
– arthroskopische Graduierung 533
– Klassifikation 533
Gelenkknorpelveränderung, erosive 461
Gelenkkörper, freier
– Ellenbogengelenk 500

– Kniegelenk 531
Gelenktrauma 474
Gelenkuntersuchung 478 ff
Geröllzysten 463, 488
– Handgelenk 506
– Hüftgelenk 516
GE-Sequenz
– 3-dimensionale, fettgesättigte, koronare, Handuntersuchung 501 f
– Kontrastverhalten 16
– mehrphasische, Herzfunktionsuntersuchung 80 f
– Parameter
– – linksventrikuläre 72
– – rechtsventrikuläre 72
– ultraschnelle, Herzuntersuchung 80 f
Gewebe
– lymphatisches, oropharyngeales 52
– Relaxationszeit 5
– Wassergehalt 5
Ghost-Artefakt 187
Gibbs-Artefakt 39
GLAD(Glenoid Labrum articular Cartilage Disruption)-Läsion 487
Glandula
– parathyroidea 61
– parotis 58
– – Metastasen 60
– – Mischtumor, benigner 59
– – Mukoepidermoidkarzinom 60
– – Plattenepithelkarzinom 60
– – Zystadenolymphom 60
– – Zyste 58
– sublingualis (Unterzungendrüse) 58
– – Retentionszyste 59
– submandibularis (Unterkieferdrüse) 58
– – Retentionszyste 59
– thyroidea s. Schilddrüse
Glans penis 408
Gleichgewichtsmagnetisierung 4
Glenohumeralgelenk 480 ff
– Instabilität 485 f
Glenoid 481
Gliom, nasales 51
Glomerulonephritis 296 f
Glomus-caroticum-Tumor 63 f
Glomus-jugulare-Tumor 63
Glomus-vagale-Tumor 63
Glucocerebrosidablagerung 570
Glucocerebrosidase, Mangel 570
Glucocorticoidexzess 306
Glühbirnenzeichen 211
Glykogenspeicherkrankheit 220
GMR-Gradient 577
Golfer-Ellenbogen 494
Gracilissehne 524
Gradientenamplitude 12
Gradienten-Echo, Entstehung 10
Gradienten-Echo-Bildgebung 16 ff
Gradientenfehler 40
Gradientenfeld 9, 32, 34
Gradientenrotation 36
Gradientenschaltung 21 f
Gradientensystem 21 f
Granulom, eosinophiles 443 f
Granulomatöse infektiöse Erkrankung, Sinusitis 45
GRAPPA (Generalized Autocalibrating Partially Parallel Acquisition) 15
GRASE (Gradient and Spin Echo) 15

673

GRASS (Gradient Recalled Acquisition in the Steady State) 15
– spoiled 15 f
Groove-Karzinom 241
Groove-Pankreatitis 241

H

HAGL(Humeral-Avulsion-of-the-Glenohumeral-Ligament-)-Läsion 485
Half-Fourier-Matrize 14
Halo-Phänomen 37, 211
Halsdreieck
– mittleres 61
– seitliches 61
Halsfistel 62
Halsgefäße 581 ff
– Anatomie 585 f
– – Varianten 585 f
– arterielle, Normalbefund 283
– CT-Angiographie 581 f
– Doppler-Sonographie 581
– Kontrastmittel-MR-Angiographie 581
– – 3-dimensionale 584
– Phasenkontrast-MR-Angiographie, 3-dimensionale 584
– Subtraktionsangiographie, digitale 581
– TOF-MR-Angiographie 582 f
– Untersuchung 581 ff
– – Patientenmanagement 582
– – Sequenzen 582 f
– – Spulen 582
Halsgefäßstenose 586 ff
Halsgefäßverschluss 586 ff
Halslymphknoten 61, 420 f
– Jugulariskette 420
– Untersuchung 419
Halsphlegmone 53, 62
Halstumor
– benigner 63
– maligner 65
– neurogener 63
Halsweichteile 61 ff
Halszyste
– laterale 56, 62
– mediane 61 f
Hämangioendotheliom
– epitheliales, hepatisches 209
– hepatisches, im Kindesalter 224
Hämangiom 452 f
– atypisches 440 f
– Dünndarm 327
– intramuskuläres 452 f
– intraossäres 440 f
– kapilläres 327, 452, 586
– kavernöses 327, 452, 586
– – hepatisches 195 f
– Kopf-Hals-Region 586
– laryngeales 57
– Leber 211, 277
– Milz 280 f
– Mundhöhle 52
– Oropharynx 52
– Ösophagus 324
Hämangiomwirbel 440 f
Hamartom
– Dünndarm 327
– der Mamma 166
– Milz 280

Hämatologische Systemerkrankung, Knochenmarkbefund 560 f
Hämatom, intramurales, aortales 602
Hämatopoese, extramedulläre, mediastinale 137 f
Hämatospermie 396
Hämatozele 402
Hämochromatose 219 f, 569
– Karzinom, hepatozelluläres 219 f
– Milzbeteiligung 278 f
– myokardiale 101
– Pankreasbeteiligung 249
Hämosidereineffekt 442
Hämosidereineinlagerung
– fokale 279
– in Leberregeneratknoten 218
Hämosiderose 219, 562, 569
– sekundäre 569
Hand
– Anatomie 502 ff
– Ganglion 509 f
– Knochentumor 509
– MR-Angiographie 642
– MR-Arthrographie 502
– Riesenzelltumor 510
– Untersuchung 460 f, 501 f
– – Lagerung 501
– – Schichtdicke 501
– – Sequenz 501 f
– – Spule 501
Handextensoren 492
Handflexoren 492
Handgelenk
– Arthritis 507
– degenerative Veränderungen 506
– Gelenkspaltverschmälerung 506
– Hochfeld-MRT 666
– rheumatische Veränderungen 507
Handgelenkerguss 507
Handgelenkkompartimente 502
Handgelenkspule 501
Handwurzel
– Ligamente 503
– – extrinsische 503
– – intrinsische 503
– Trauma 507 f
Handwurzelknochen 502 ff
– Fraktur 507 f
Harnblase 348 ff, 359
– Anatomie 350
– Blutung 351
– Endometriumkarzinominfiltration 381
– Rhabdomyosarkommetastase 355
– Übergangsepithelkarzinom 352
– Untersuchung 348 ff
– – Kontrastmittel 348 f
– – Parameter 350
– – Patientenvorbereitung 348
– – Schichtführung 349
– – Sequenzen 349 f
– – Spulen 349
– Zervixkarzinominfiltration 373 f
Harnblasendivertikel 298
– Karzinomentwicklung 351
Harnblasenentzündung 351
Harnblasenersatz, postoperativer Situs 300 f
Harnblasenfehlbildung 298
Harnblasenkarzinom 352 ff
– Behandlung 356 f
– Lungenmetastase 355

– Lymphknotenmetastasen 431
– Nachsorge 356
– Staging 353 ff
– TNM-Klassifikation 352
– Untersuchungstechnik 348 f
Harnblasenleiomyom 351
Harnblasenmissbildung 351
Harnblasenphäochromozytom 351
Harnblasenrhabdomyosarkom 352, 356
Harnblasentumor
– Behandlung 355 f
– benigner 351 f
– endoluminaler 349
– Endoskopie, virtuelle 353 f
– maligner 352
– M-Staging 355
– Nachsorge 356
– N-Staging 354 f
– Rezidivdifferenzierung 353
– Staging 353 ff
– T-Staging 353 f
Harnblasenwand 350
– Darstellung 350
Harnleiter s. Ureter
Harnröhre s. Urethra
Harnwege, ableitende
– Fehlbildung 298
– MR-Urographie 297 ff
– Verletzung 301
HASTE-Sequenz (Half-Fourier Acquisition Single-Shot Turbo-SE) 15, 94
– Gastrointestinaltraktuntersuchung 321
– MRCP 255
Hautmyxom 307
Hepatitis 220 f
Hepatoblastom
– Differenzialdiagnose 227
– im Kindesalter 226 f
Hepatozyten, maligne entartete 202
Herniation Pit 516
Herz 70 ff
– Anatomie 70 ff
– Bildgebung, metabolische 79, 86
– Morphologie 78 ff
– Normalbefunde 82
– segmentale koronararterielle Versorgung 84
– Untersuchung 73 ff
– – Atemsynchronisation 76
– – Einzelschichtakquisition 79
– – EKG-Triggerung 75, 81
– – Hochfeld-MRT 664 f
– – Kontrastmittelapplikation 74
– – kontrastmittelgestützte 83 ff
– – Leitlinien 74
– – Magnetfeldstärke 74
– – Mehrschichtakquisition 80
– – Patientenlagerung 74
– – Qualitätssicherung 74
– – Schichtnachführungstechnik 76
– – Schnittführung, axiale 78
– – SE-Blackblood-Technik 77
– – Spulen 74 f
– – Standardangulationen 76 ff
– – T1-Gewichtung 80
– – T2-Gewichtung 80
– – technische Voraussetzungen 73 f
– – Volumetrie 81 ff
– – Flächen-Längen-Methode 81

– – Simpson-Methode 82
Herzachse
– horizontale 81
– kurze 77, 79, 81 f
– vertikale 81
Herzbasis 77
Herzerkrankung, koronare 118 ff
– First-Pass-Perfusionsuntersuchung 119 f
– MRT-Indikation 118
Herzfehler
– angeborener 87 ff
– – morphologische Leitstrukturen 87
– – Untersuchungstechnik 87
– zyanotischer 90
Herzfunktion
– GE-Sequenzen, mehrphasische 80 f
– globale, Aufnahmetechnik 79
Herzhöhlen
– linke 71
– rechte 70 f
Herzinsuffizienz, Bildgebung, metabolische 86
Herzklappenerkrankung, erworbene 115 ff
Herzklappeninsuffizienz
– erworbene 117 f
– Regurgitationsvolumen 117
Herzklappenstenose, erworbene 115 ff
Herzschlag, Bildartefakt 35
Herzschrittmacherträger, Feldstärkegrenze 20
Herztumor s. Tumor, kardialer
Herzwand 71
Herzwandbewegung, regionale 83 f
– Aufnahmetechnik 79
– Graduierung 83
– Mehrsegmentmodelle 83 f
Herzwanddicke, enddiastolische 119, 126
HF-Einheit 22 f
HF-Fehler 40
Hiatus
– popliteus 523 f
– urogenitalis 361
High-Dose-Dobutamin-Stress-MRT 120
High-grade-DCIS 168
Hill-Sachs-Delle 485
Hippel-Lindau-Syndrom 309
Hirnabszess
– MRT-Befund 46
– sinugener 46
Hirnmetastasen, kontrastmittelgestützte MRT 27
Hirnnerven 44
Hirnödem, SE-Experiment 9
Hirnsubstanz, weiße, SE-Experiment 9
Histiocytosis X s. Langerhans-Zell-Histiozytose
Histiozytom, fibröses, malignes 458
– kardiales 113
– Knochenbeteiligung 458
– pleomorph-storiformes 458
HNO-Tumor, Lymphknotendiagnostik 417
Hochdosis-Dobutamin-Belastungsuntersuchung 120
Hochfeldgerät, T2*-Relaxationszeitmessung 472
Hochfeld-MR-Angiographie 665
Hochfeld-MRT 661 ff
– Absorptionsrate, spezifische 663

Sachverzeichnis

- Bildgebung, parallele 663 f
- Chemical-Shift-Artefakt 662 f
- Erwärmung biomedizinischer Implantate 661 f
- Ganzkörper-MR-Angiographie 660
- Herzuntersuchung 664 f
- Implantat, biomedizinisches 661 f
- In-phase/out-phase-Bildgebung, Echozeitanpassung 663
- Kontrastmittel 664
- Relaxationszeiten 662
- Sicherheit 661
- Signal-Rausch-Verhältnis 662
- Spulentechnologie 663
- Suszeptibilitätseffekt 662

Hochfrequenzeinstrahlung 40
Hochfrequenz-Feld 4 f
- Gefahren 32 ff

Hochfrequenz-Puls, Abschaltung 5 f
Hoden 401 ff
- Anatomie 401
- Durchblutungsstörung 402 f
- nichtdeszendierter 405 f
- - atrophierter 406
- - Komplikation 406
- - Suche 401, 406
- Volumenminderung 403

Hodenatrophie, posttraumatische 406
Hodeneinblutung 402
Hodenlymphom 407 f
Hodenperfusion 401
Hodenruptur 402
Hodenteratom 406
Hodentorsion 402 f
- subakute 403

Hodentumor
- benigner 405
- maligner 406 ff

Hodgkin-Lymphom
- AIDS-assoziiertes 281
- Knochenmarkinfiltration 565 f
- Leberbefall 213
- Lymphadenopathie 426 f
- Milzbeteiligung 281
- Tonsillenbefall 55
- Zungengrundbefall 55

Hoffa-Fettkörper 524
- Läsion 526

Horton-Arteriitis 603
Hüftdysplasie 520
- Komplikation 520

Hüftgelenk 511 ff
- Anatomie 512 f
- Arthritis 517
- - infektiöse 517
- - rheumatoide 517
- degenerative Veränderung 515 f
- entzündliche Veränderung 517 ff
- beim Kind 519
- MR-Arthrographie 512
- posttraumatische Veränderung 519
- präarthrotische Deformität 516
- Synovialchondromatose 516
- Synovialitis, villonoduläre, pigmentierte 517
- Trauma 518 f
- Untersuchung 511 f
- Weichteilverletzung 518 f

Hüftgelenkkapsel 512
Hüftkopf s. Femurkopf

Hüftschmerz, Untersuchung, Sequenzprotokoll 514
Humeroradialgelenk 491
Humeroulnargelenk 491
Humerusepiphyseolyse 496
Humerusfraktur
- distale 496
- suprakondyläre 495

Humeruskondylen-Abrissfraktur 496
Humeruskondylusfraktur, laterale, beim Kind 496
Humeruskopf 480 f
Humeruskopferosion, marginale 488
Humeruskopfnekrose 469
- avaskuläre 488

Hustenfurchen der Leber 194
Hydatide 216
Hydrozele 404
Hydrozephalusventil, magnetisch verstellbares, Hochfeld-MRT 661
Hyperaldosteronismus 306
Hypernephrom, Ganzkörper-MR-Tomographie 652
Hyperostose, kortikale 552
Hyperparathyreoidismus
- primärer 134
- sekundärer 134

Hyperplasie
- adrenokortikale 306
- hepatozelluläre
- - fokal noduläre 195, 197 ff
- - - Nidus 197
- - noduläre, regenerative 201 f
- lymphatische, epipharyngeale 48

Hypertension, portale 218, 278, 623
Hypertonie
- arterielle, renovaskuläre 621
- portale 222
- pulmonalarterielle 116, 610
- - thromboembolisch bedingte, morphologische Zeichen 611
- - Thrombusnachweis 611

Hypertrophie
- linksventrikuläre, konzentrische 116
- rechtsventrikuläre 91 f

Hypervaskularisation 52, 63
Hypokinesie, regionale 83
Hypopharynx 56 ff
Hypopharynxentzündung 56
Hypopharynxkarzinom 57
Hypopharynxschleimhautverdickung 56
Hypopharynxtumor, benigner 56 f
Hysterektomie, Scheidenabschlussdeszensus 361

I

Ikterus, schmerzloser 267
Ileum-Conduit 300
Ileumtumor 328
Iliakalarterienstenose 618
Iliakalarterien-Stent, Kontrastmittel-MR-Angiographie 619
Iliopsoasbursa, Entzündung 519
Iliosakralgelenk 462 f
Impingement-Syndrom 482 f
Implantat 33
- biomedizinisches, Hochfeld-MRT 661 f

Incisura
- radialis ulnae 491

- trochlearis 491

Induktionszerfall, freier 7 ff
Induratio penis plastica 410
Infektion
- Lymphadenopathie, mediastinale 135
- postoperative 637

Infertilität 381
Infiltrat, leukämisches, Nasennebenhöhle 50
Inflow-Phänomene 577
Infundibulektomie 90
Infundibulumstenose 606
Innenmeniskus
- Hinterhorn 523 f
- - Horizontalriss 529
- - Korbhenkelriss 529
- Vorderhorn 523 f

Inselzelltumor 241
Instabilität
- glenohumerale 485 f
- - anteriore 485 f
- - posteriore 486
- kapitolunäre 502
- karpale
- - DISI-Typ 509
- - VISI-Typ 509
- radiokarpale 502

Insuffizienz
- adrenokortikale 310 f
- vertebrobasiläre 599

Insuffizienzfraktur
- Fuß 552
- Sakrum 475

Insult, zerebrovaskulärer 587
Intermetatarsalnervendegeneration 549
Intimal flap 601
Intrauterinspirale 367
Inversion-Recovery-Bildgebung 15 f, 180
Inversionszeit 15 f
Inzidentalom, Nebenniere 312, 315 f
IR-Bildgebung (Inversion-Recovery-Bildgebung) 15 f, 180
IR-Vatiante, effiziente 16
Ischämie
- mesenteriale 621
- retinale 589
- zerebrale 589

IUD (Intrauterinspirale) 367

J

Jet-Phänomen 90
Jugularvenenphlebitis 62 f
Jumper's knee 531

K

Kahler, Morbus 450 f
Kahnbein der Hand s. Os scaphoideum
Kalkaneodynie 548
Kalkeinlagerung, perikardiale 105 f
2-Kammer-Blick 79
- apikaler 84

4-Kammer-Blick 79, 82
- apikaler 84

Kammerscheidewand 70 f
Kantenoszillationen 38 f
Kardiomyopathie 95 ff
- dilatative 95 ff

- hypertrophe 95, 97 ff
- - asymmetrische 100
- - nichtobstruktive 95, 100
- - obstruktive 95, 98 ff
- kongestive 95 ff
- MRT-Indikation 96
- rechtsventrikuläre, arrhythmogene 95, 101 f
- - MRT-Befunde 103
- - Prädilektionsstellen 103
- restriktive 95, 100 f

Karotisbifurkation, CT-Angiographie 581 f
Karotisdissektion 589 ff
- Frühzeichen 589
- Hämatomdarstellung 590 f

Karotisstenose
- Doppler-Sonographie 581
- Graduierung 587
- Symptomatik 587

Karotisstrombahn 585
Karotissystem, anatomische Varianten 585
Karpaltunnelsyndrom 505 f
- sekundäres 505
- Untersuchung 502

Karzinoid
- bronchiales 152
- Dünndarm 328

Karzinoidsyndrom 340
Karzinom
- adenoidzystisches
- - Nasenhaupthöhle 49
- - Nasennebenhöhle 49
- - Speicheldrüse 60
- - der Trachea 150 f
- adrenokortikales 306, 308
- cholangiozelluläres 207 f
- - bei primär sklerosierender Cholangitis 260
- im Harnblasendivertikel 351
- hepatozelluläres 202 ff
- - Diagnosesicherung 203, 205
- - Einblutung 203
- - Einbruch in die Pfortader 624
- - fibrolamelläres 206 f
- - fokales 202
- - bei Hämochromatose 219 f
- - bei Hepatitis-C-Virus-Infektion 221
- - Histologie 202
- - Kapsel 203
- - Klinik 203
- - Labor 203
- - bei Leberzirrhose 203 f, 218
- - Okuda-Stadieneinteilung 205
- - TNM-Klassifikation 206
- - Wachstumsverhalten 203
- intraepitheliales, Mamille 168
- kolorektales 340
- bei Morbus Crohn 329
- Pathogenese 340
- Verteilung 333
- lymphoepitheliales 50
- periampulläres 272

Kavernosusthrombose, septische 46
Kayser-Fleischer-Kornealring 219
Kehlkopf 56 ff
- Tumor benigner 56 f

Kehlkopfeingang 56
Kehlkopfentzündung 56

Sachverzeichnis

Kehlkopfkarzinom 57 f
– Metastasierung 57
– supraglottische Ausdehnung 57
Kehlkopfschleimhautverdickung 56
Keilbeinhöhle 44
– Mündung 44
Keilbeinhöhlentumor, Knochendestruktion 51
Keilbeinmeningeom, medianes 51
Keilbeinplasmozytom 50 f
Keimzelltumor
– extragonadaler 134
– – maligner 134
– maligner 386
– ovarieller 386
– testikulärer 406
Kerndipolmoment s. Dipolmoment
Kernresonanz, magnetische
– Entdeckung 2
– Prinzip 3 ff
Kernspin 3
Kieferhöhle, Sekretretention, tumorbedingte 49
Kieferhöhlenkarzinom 48 f
– Ausdehnung 48 f
– lymphoepitheliales 50
Kieferhöhlentumor, destruierender 49
Kieferwinkelregion, Lymphknotenmetastasen 54
Kiemenbogenanomalie 56
Kiemenbogenzyste 58
Kienböck, Morbus 504
Kinking, rektales 360
Kissing-fractures, Radiusköpfchen 496
Klatskin-Tumor 268
Klavikula 480
Kleidung 33 f
Kniegelenk 522 ff
– Anatomie 522 ff
– Bursen 525
– erosive Veränderungen 538
– Extensormechanismus, anteriorer 524 f
– Kollateralband
– – laterales 524
– – – knöcherner Ausriss 528
– – – Komplettruptur 528
– – – Verletzung 528
– – mediales 524
– – – Verletzung 527 f
– Kompartiment, femorotibiales
– – laterales 522
– – mediales 522
– MR-Arthrographie 522
– Osteochondromatose, synoviale 349
– Osteochondrosis dissecans 535 ff
– Osteonekrose, idiopathische 537
– synoviale Erkrankung 538 f
– Synovialitis, villonoduläre, pigmentierte 538
– Untersuchung 463, 522
– Valgisierung, traumatische 525
Kniegelenkarthrose 462 f
Kniegelenkecke, posterolaterale 525
Kniegelenkknorpel 533 ff
– Untersuchungstechnik 533 ff
Kniespule, Fußuntersuchung 541
Knochen
– subchondraler
– – Einbruch, Femurkopf 515
– – Exposition 533

– Untersuchung, Sequenzen 464 f
Knochenareal, avitales 537
Knochenerkrankung, infektiös bedingte 464 ff
Knocheninfarkt 570
– Differenzierung vom Enchondrom 470
Knochenkontusion 474
Knochenläsion
– fettreiche 440
– tumorähnliche 442 f
Knochenmark 554 ff
– aplastisches 559
– – Zellularitätszunahme 559
– Azellularität 559
– Diagnostik 29
– hämatopoetisch
– – aktives 555 f
– – – altersabhängige Verteilung 556
– – inaktives 555
– Hypozellularität 559
– pathologisches 558 ff
– Salz-und-Pfeffer-Aspekt 567
– stabilisierender Anteil 555
– supportive Komponente 555
– Untersuchung 554 f
– – Kontrastmittel 555
– – Normalbefund 555
– – Sequenz 554 f
– – Spule 554
– Zellgehalt
– – vermehrter 558, 560 ff
– – verminderter 558 ff
– Zellinfiltration, maligne 561, 563
– zelluläre Komponente 555
Knochenmarkfibrosierung 560
– lokalisierte 560
Knochenmarkinfarkt 560, 562
Knochenmarkinfiltration, lymphoproliferative Systemerkrankung 563 ff
Knochenmarkkonversion 556 f
– chemotherapiebedingte 560
– strahlentherapiebedingte 559
Knochenmarkmetastasen 561, 563
– Lokalisation 563
– Primärtumor 563
Knochenmarködem 462, 515, 560
– Fraktur 474 f
– reaktives 549
– regionäres 435
Knochenmarködem-Syndrom 470
Knochenmarkrekonversion 557 f
Knochenmarkverfettung unter Therapie 559 f
Knochenmineraldichtemessung 471
Knochennekrose
– avaskuläre 468 ff
– – MRT-Sensitivität 514
– – MRT-Spezifität 514
– – Pathogenese 512 f
– – subchondrale 469
Knochenstruktur
– Analyse, MRT, hochauflösende 471 f
– bei Osteoporose 472 f
Knochentrauma 474 f
Knochentumor 434 ff
– benigner 435 ff
– hämorrhagischer 458
– Hand 509
– Kortikalispenetration 446
– maligner 445 ff
– – beim Kind 447

– MR-Untersuchung 434
– Randsaum, signalarmer 439
– Sklerosesaum 439
Knochenzyste, aneurysmatische 442 f
Knorpeldiagnostik 533 ff
Knorpelglatze 533
Knorpelmassen, hyaline, intraartikuläre 349
Koalition
– kalkaneonavikulare 550
– tarsale 550
– – fibrokartilaginäre 550
– – fibröse 550
– – ossäre 550
Kollateralband, ulnares, karpales 503
Kolographie 332
Kolon s. auch Dickdarm
– Untersuchung, Indikation 322
Kolondivertikel, eingestülpte 339
Koloninterposition, hepatodiaphragmale 193
Kolonkarzinoid 340
Kolonkarzinom
– Lebermetastase 211 f
– Milzmetastase 274
– MR-Kolographie 335
– TNM-Klassifikation 340
Kolon-Karzinom-Syndrom, nichtpolypöses, hereditäres 340
Kolonpolyp
– gestielter 336
– MR-Kolographie 335
Komedokarzinom 167
Kompartment-Syndrom 466, 476
Komplex, fibrokartilaginärer, triangulärer s. Faserknorpelkomplex, triangulärer
Kontrastmittel 24 ff, 41
– Applikation, Bolus-Chase-Technik 656
– Bioverteilung 25
– biphasische 318
– First-Pass-Perfusion 83
– Gd-haltiges, Arthrographie 479
– gewebespezifische 28 ff, 189 ff, 199
– hepatobiliäres 26, 28, 189 f
– Hochfeld-MRT 664
– intravenöses
– – Harnblasenuntersuchung 349 f
– – Lymphknotendiagnostik 419 f
– – Leberuntersuchung 188 ff
– – negative 318
– orale 317 f
– – Lymphknotendiagnostik 420
– paramagnetische, MR-Angiographie 628
– RES-spezifische 189 ff
– temporär proteinbindende, niedermolekulare 30
– supermagnetische 190
Kontrastmittelbolus
– Geometrie 630
– Transitzeitmessung 631
Kontrastmittelflussrate 630
Kontrastmittelklassen 25 ff
Kontrastmittel-MR-Angiographie 578 ff
– Aortenaneurysma 598 f
– Aortendissektion
– – abdominale 617
– – thorakale 600 f
– Aortenverschluss 618
– Bildqualitätssicherung 644

– Bright-Blood-Technik 593 f
– 3-dimensionale 656
– – Aortenkoarktation 596 f
– – dynamische, pulmonale 605
– – Halsgefäße 584
– – Messzeit
– – – kurze 584
– – – längere 584
– – zeitaufgelöste 584
– Fehler 644
– Fuß, diabetischer 642 f
– Fußarterien 642 f
– Gefäßprothese 619
– Grenzen 579 f
– Halsgefäße 581
– Kontrastmittelanflutung 629
– Kontrastmitteldosis 594
– Kontrastmittelinjektion
– – automatisierte 579
– – zeitliche Abstimmung 579
– Limitationen 644
– Lungenembolie 603
– Nierenarterienstenose 621
– Nierenarterienstent 622
– periphere 627 ff
– – Interventionsplanung 636
– – postinterventionelle 636 f
– – Spulen 627 f
– – technische Ansätze 631 ff
– Prinzip 578, 628
– pulmonale 603 ff
– – Bildgebungstechnik, parallele 604
– – Datenakquisition, fraktionelle 605
– – Kontrastmittelapplikation 604
– – Sequenzen 604
– – Spule 604
– – Subtraktionstechnik 605
– – Timing 604
– Sequenzen
– – asymmetrische 628 f
– – mit linearer Phasenkodierung 628 f
– – symmetrische 628
– Sequenzparameter 629
– Spulen 579
– Subklaviastenose 641
– Subklaviaverschluss 641
– Subtraktionsmethode 628
– supraaortale Äste 599
– Timing 630
– Überlagerung, venöse 631, 644
– Vergleich mit der CT-Angiographie 578
– Vorteile 579 f
– zeitaufgelöste Methode 630
– Zeitfenster 578
Kontrastverstärkung 24 f
Kopf-Hals-Spule, neurovaskuläre 600
Kopfspule 22
Korakoid 481
Korbhenkelriss 529 f
Koronaraneurysma 121 ff
Koronararterie(n) 71 ff
– Darstellung 79
– linke 71 ff
– rechte 71 ff
– – Abgangsanomalie 121 f
– Versorgungstyp
– – indifferenter 72
– – linksdominanter 72
– – rechtsdominanter 72
Koronararterienaneurysma 123
Koronare Herzkrankung 118 ff

Sachverzeichnis

- First-Pass-Perfusionsuntersuchung 119 f
- MRT-Indikation 118
- Koronargefäßanomalie 121 f
- MR-Koronarangiographie 121
- Koronarsegmenteinteilung, numerische 72 f
- Körperfettgehalt, Ganzkörper-MR-Tomographie 654
- Körperoberflächenspule, MR-Kolographie 333
- Körper-Phased-Array-Spule, Lymphknotendiagnostik 418
- Körperspule 22, 303
- Gastrointestinaltraktuntersuchung 320
- Knochenmarkuntersuchung 555
- Kortikalis, Knochentumorpenetration 446
- Koxarthrose 515 f
- k-Raum 12 f, 628 f
- k-Raum-Abdeckung
  - asymmetrische 628 f
  - symmetrische 628
- k-Raum-Akquisitionstechnik, segmentierte, Ganzkörper-MR-Angiographie 660
- k-Raum-Zeilen, Akquisition 594
- Kreuzband
  - hinteres 523 f
  - – Angulierung 525 f
  - – Komplettruptur 527
  - – Teilruptur 527
  - vorderes 523 ff
  - – Komplettruptur 525
  - – Partialruptur 526
  - – tibialer Ansatz 523 f
- Kreuzbandriss 462 f, 525 ff
- Kreuzbein 359
- Krise, hypertensive 309
- Kryostat 21
- Kubitaltunnel, Retinakulum
  - fehlendes 498
  - Verdickung 498
- Kubitaltunnelsyndrom 498 f
- Kupferspeicherkrankheit 219 f
- Kupffer-Sternzellen 29

L

- Labrum
  - acetabulare 513
  - – Abklärung, posttraumatische 518
  - glenoidale 481 f
  - – Einriss 487
  - – morphologische Varianten 486
  - – MR-Arthrographie 479, 486
  - – superiores, anteriores, hypoplastisches 486
  - – Untersuchung 486
- Laktation 162
- Lamor-Frequenz 3
- Langerhans-Zellen 444
- Langerhans-Zell-Histiozytose 443 f
  - Differenzialdiagnose 444
  - Ganzkörper-MR-Tomographie 654
- Laryngozele 56
- Larynx s. Kehlkopf
- Lc/rLL (Verhältnis der Querdurchmesser von Lobus caudatus und rechtem Leberlappen) 218
- LCA (linke Koronararterie) 71 ff
- LCIS (lobuläres Carcinoma in situ) 167
- Leber 342 f
  - Anatomie 191 ff
  - Blutversorgung 191 f
  - Dextroposition 194
  - Diagnostik 29
  - Formanomalie 193 f
  - Gefäßerkrankung 221 ff
  - Hustenfurchen 194
  - Kontrastmittelenhancement, noduläres 196
  - Lageanomalie 193 f
  - Lymphdrainage 193, 422
  - Lymphombefall 213 f
  - polyzystische 194
  - Strukturanomalie 194 f
  - T1w Aufnahmen 186 f
  - T2w Aufnahmen 187
  - Untersuchung 186 ff
  - – Artefakt 187
  - – Atemanhaltetechnik 186
  - – Fettunterdrückung 187
  - – Kontrastoptimierung 186
  - – MR-Kontrastmittel 188 ff
  - – – extrazelluläre 189, 197
  - – – gewebespezifische 199
  - – – hepatobiliäre 189
  - – – RES-spezifische 189
  - – – präoperative 187
  - – Pulssequenzen 186 ff
- Leberabszess 214 f
  - bakterieller 214
  - cholangitischer 214
- Leber-Amöbenabszess 215 f
- Leberangiosarkom 208 f
  - im Kindesalter 228
- Leberarterienaneurysma 620
- Leberfibrose, kongenitale 194
- Lebergefäße 620
  - präoperative Beurteilung 620
- Leberhämangioendotheliom
  - epitheliales 209
  - im Kindesalter 224
- Leberhämangiom 211, 277
  - kavernöses 195 f
- Leberhämangiosarkom, Milzmetastase 282
- Leberhamartom, mesenchymales, im Kindesalter 225
- Leberkarzinom, Stadieneinteilung 205
- Leberlappen, akzessorischer 194
- Leberlappenagenesie 194
- Leberlappenhypoplasie 194
- Leberlappenverfettung, Hochfeld-MRT 663
- Leberlipom im Kindesalter 225
- Lebermetastasen 210 ff
  - grafische Darstellung 210 f
  - hypervaskuläre 212
  - im Kindesalter 228
  - muzinöse 195
  - Primärtumor 210
  - – hypervaskulärer 210
- Leberoberfläche, Buckelung 194
- Leberparenchym 193
- Leberperfusion 188
- Leberpforte 191
- Lebersarkom 209
  - im Kindesalter 227 f
- Lebersegmente 192 f
- Lebertransplantation, Gallengangsstriktur, ischämische 265
- Lebertumor
  - benigner 195 ff
  - – im Kindesalter 224 f
  - cholangiozellulärer
  - – benigner 195
  - – maligner 202, 207 f
  - hepatozellulärer
  - – benigner 195
  - – maligner 202
  - hypervaskularisierter 188
  - hypovaskularisierter 188
  - im Kindesalter 223 ff
  - – Untersuchungsprotokoll 223
  - maligner 202 ff
  - – im Kindesalter 226 ff
  - – sekundärer 202, 210 ff
  - mesenchymaler
  - – benigner 195
  - – maligner 202, 209
  - veränderte Ausdehnung in T2w Aufnahmen 211
- Leberumbau, zirrhotischer 218
- Leberuntersuchung, Hochfeld-MRT 665 f
- Lebervenenverschluss 620
  - akuter 221
  - chronischer 221
- Leberverfettung 217
- Lebervergrößerung, globale 194
- Leberverkleinerung
  - generalisierte 194
  - partielle 194
- Leberzirrhose 218 f
  - Karzinom, hepatozelluläres 203 f, 218
  - Kontrastmittel-MR-Angiographie 623
  - bei primär sklerosierender Cholangitis 260
- Leberzystadenokarzinom 208
- Leberzystadenom 208
- Leberzyste 194 f, 211
  - im Kindesalter 225
- Leiomyom
  - Dünndarm 327
  - Harnblase 351
  - laryngeales 57
  - Magen 324
  - Ösophagus 324
  - Uterus 377 ff
- Leiomyompolyp 378
- Leiomyosarkom
  - bronchiales 152
  - Dünndarm 328 f
  - kardiales 113 f
- Leistenhoden, atropher 405
- Leiter, metallischer 33
- Leitungsbahnen, zervikale 61
- Leriche-Syndrom 635
- Leukämie
  - akute 565
  - Knochenmarkinfiltration 564 f
- Levatoranschnitt 359 f
- Levatorschenkel 363, 365
- Ligament
  - glenohumerales 482
  - – inferiores 480 f
  - – – humeraler Ausriss 485
  - – – mediales, verdicktes 486
  - – – mittleres 480 f
  - korakohumerales 481
  - lunotriquetrales 503
  - – Ruptur 509
  - skapholunäres 503
  - – Ruptur 509
  - trapeziotrapezoidales 503
- Ligamente, perihepatische 191
- Ligamentum(-a)
  - anococcygeum 359
  - anulare radii 492
  - arcuata, karpale 503
  - capitis femoris 512
  - collaterale
  - – radiale 492
  - – – Ruptur 494
  - – – Verletzung 493 f
  - – ulnare 491
  - – – Ruptur, akute 493
  - – – Verletzung 493
  - deltoideum 542
  - – Anatomie 544
  - – Verletzung 544
  - falciforme 191
  - fibulocalcaneare 542 ff
  - – Anatomie 544
  - – Ruptur 545
  - – Verletzung 543
  - fibulotalare
  - – anterius
  - – – Anatomie 543
  - – – Verletzung, chronische 544 f
  - – posterius, Anatomie 544
  - hepatoduodenale 191
  - hepatogastricum 191
  - iliofemorale 512 f
  - ischiofemorale 512
  - lunotriquetrum 502
  - meniscofemoralia 523
  - patellae 524
  - pubofemorale 512
  - scapholunatum 502
  - talocalcaneare interosseum, ganglionäre Degeneration 546
  - talofibulare
  - – anterius 542 f
  - – – Verletzung 543
  - – posterius, Ruptur 543
  - teres hepatis 191
  - transversum genus 523 f
- Linea dentata 364
- Linguini-Zeichen 179, 181 f
- Links-rechts-Shunt
  - intrapulmonaler 606
  - auf Ventrikelebene 89
  - auf Vorhofebene 88 f
- Lipom 452
  - Dünndarm 327
  - fibröse Septen 452
  - Hals 63
  - hepatisches, im Kindesalter 225
  - intraossäres 439 f
  - kardiales 110
  - mediastinales 139
  - Mundhöhle 53
  - Niere 289
  - oropharyngeales 53
  - Ösophagus 324
  - Prädilektionsstellen 452

Lipomatose
- mediastinale 142
- Pankreas 249

Liposarkom 454 f
- hochdifferenziertes 454
- kardiales 113 f
- myxoides 454
- schlecht differenziertes 454

Lobus
- accessorius hepatis 193
- caudatus hepatis 193
- pyramidalis glandulae thyroideae 61

LT-Band s. Ligament, lunotriquetrales
L/T-Quotient 419
Lunatumnekrose, avaskuläre 504 f
Lungenembolie 607 ff
- CT-Angiographie 609
- Diagnose 608
- Kontrastmittel-MR-Angiographie 603
- – 2-dimensionale 609
- – 3-dimensionale 608 f
- Kriterien 609
- MR-Angiographie 608
- – Akquisitionszeit 608
- MRT, native 610
- MR-Venographie 608
- Nachweis 610
- rezidivierende 610
- Thrombusdarstellung, direkte 610
- Ventilationsstudien 610
- zentrale 609

Lungenembolien, multiple 609
Lungenembolusauflösung, inkomplette 610
Lungengefäße 603 ff
- Anatomie 606
- Untersuchung 604 f

Lungeninfiltration bei progressiver Systemsklerose 154
Lungenmetastasen 152 f
- bei Harnblasenkarzinom 355

Lungenparenchymumbau, honigwabenartiger 154
Lungenparenchymveränderung, diffuse 153 f
Lungenperfusionsdefekt, keilförmiger 610
Lungensequestration 150
LVOT (linksventrikulärer Ausflusstrakt) 71, 79, 82
Lymphadenitis 424 f
Lymphadenopathie
- Lymphom, malignes 427
- mediastinale 135
- – bei Infektion 135
- Sarkoidose 426

Lymphangiom 52
- Milz 280 f
- Ösophagus 324
- zystisches 56

Lymphgefäße, Leber 193
Lymphknoten 416 ff
- abdominelle 419, 422 f
- Anatomie 420 ff
- axilläre 419, 422
- interkostale 421
- intramammäre 166
- jugulodigastrische 420
- lumbale 422
- mediastinale 72, 421 f
- mesenteriale 419, 422

- MRT-Indikation 416 f
- Normalbefund 423 f
- Obturatoriusgruppe 423
- omentale 419
- paraaortale 422
- parakavale 422
- pathologische 424 ff
- pelvine 419, 423 f
- – Seitendifferenz 429
- perigastrale 419
- peripankreatische 419
- retrokrurale 422
- retroperitoneale 419
- sphärische Transformation 427
- Untersuchung 417 ff
- – Artefaktvorbeugung 419
- – Kontrastmittel 419 f
- – – Anwendung 430
- – Schichtorientierung 419
- – Sequenzen 418 f
- – Spulen 417 f
- zervikale 61
- zöliakale 422

Lymphknotenerkrankung
- benigne 424 ff
- maligne 427 ff

Lymphknotengröße, pathologische 420
Lymphknotenmetastasen 427 ff
- jugulare 54, 57
- Kieferwinkelregion 54
- Lymphknotenkonfiguration 427
- MR-Lymphographie 431
- Nachweis 416
- paraaortale 430
- paratracheale 57, 135
- retroperitoneale 429
- Studienergebnisse 427, 429
- zervikale 57, 65, 427

Lymphknotenstaging bei Bronchialkarzinom 152
Lymphknotenvergrößerung
- entzündliche 424 f
- lokalisierte, Magendiagnostik 325
- Malignitätszeichen 65, 429
- mesenteriale 327

Lymphom
- Ganzkörper-MR-Tomographie 655
- malignes
- – Hoden 407 f
- – kardiales 114
- – Knochenmarkinfiltration 565
- – Leberbefall 213 f
- – Lymphknotendiagnostik 417
- – Mammabefall 171
- – mediastinales 135
- – Milzbefall 281 f
- – Nasenhaupthöhle 50
- – Nasennebenhöhle 50
- – Niereninfiltration 294
- – Pankreasbefall 242 f
- – Pleurabefall 146
- – Thoraxwand 149
- – Tonsillenbefall 55
- – zervikales 65
- – Zungengrundbefall 55

Lymphoproliferative Systemerkrankung 563 ff
- Knochenmarkinfiltration 563 ff

Lymphozele 640
Lynch-Syndrom 340
Lysosomspeicherkrankheit 570

M

Madelung-Fetthals 63
Magen
- MRT-Anatomie 323
- Untersuchung
- – Indikation 322
- – Kontrastmittelwahl 320

Magenfundusvarizen 623
Magenkarzinom 325
Magenleiomyom 324
Magenlymphom, malignes 325
Magenpolypen
- adenomatöse 324
- hyperplastische 324

Magentumor
- benigner 324
- maligner 325

Magenwanddicke 323
Magenwandverdickung, diffuse 323
Magic-Angle-Phänomen 483
Magnet 20 f
- supraleitender 20 f

Magnetfeld
- externes, Kerndipolmoment-Ausrichtung 3
- Homogenität 20
- statisches 34
- – biologische Effekte 31
- – Wirkung auf ferromagnetische Objekte 31 f

Magnetfeldgradient 9 f
Magnetfeldinhomogenität 40
- patienteninduzierte, Artefakt 39

Magnetfeldvariation, lineare 9
Magnetische Substanzen 20
Magnetisierbarkeit des Messobjekts 6 f
Magnetisierung, makroskopische 4 ff
- Bewegung unter resonanter HF-Einstrahlung 6
- Transversalkomponente 6

Magnetisierungstransfer-Kontrast 19
Magnetisierungsvektor 4
Magnetresonanz s. auch MR
- Nebenwirkungen 31 ff, 41

Magnetresonanzcholangiopankreatikographie s. MRCP
Magnetresonanztomographie
- dynamische
- – Leberuntersuchung 189, 197
- – Pankreasuntersuchung 230
- Gefahrenvermeidung 34
- hochauflösende, Knochenstrukturanalyse 471 f
- Vorteile 2

Makrohämaturie, schmerzlose 293
Makromoleküle, Gd-haltige, paramagnetische 30
Makroregenerationsknoten der Leber 201 f
- Hämosidereineinlagerung 218

Makrozyste 163
Maldescensus testis 405 f
MALT-Lymphom
- Magen 325
- Zungengrund 55

Mamille
- Kontrastmittelanreicherung, asymmetrische 169
- Mobus Paget 168 f

Mamma (s. auch Brust) 158 ff

- Entzündungsreaktion, strahlentherapiebedingte 176
- Hormoneinfluss 161 f
- Implantat s. Brustimplantat; s. Mammaprothese
- kleine, unspezifische Kontrastmittel-Anreicherungsherde 172 f
- Lymphombefall 171
- MRT-Diagnostik s. MR-Mammographie
- ödematöse Veränderung 163
- postoperative Veränderung 174 f
- therapiebedingte Veränderung 174 ff

Mammaabszess 163 f
Mammabiopsie
- Freihandlokalisation 173
- Indikationsstellung 172 f
- MR-gesteuerte 173

Mammafettgewebsnekrose, postoperative 176
Mammahamartom 166
Mammakarzinom 167 f
- Chemotherapie, neoadjuvante, Parenchymveränderung 174
- duktales, invasives 169 f
- inflammatorisches 164, 170 f
- intraduktales, papilläres 167
- invasives 169 f
- Knochenmarkmetastasen 563
- Kontrastmittelanreicherung 167, 169
- kribriformes, solides 167
- Lebermetastase 212 f
- lobuläres, invasives 169
- Lymphknotenmetastasen 428
- medulläres 169
- muzinöses 169
- Nierenmetastasen 294
- papilläres 169
- Skelettmetastasen, spinale 451
- Strahlentherapie, Gewebeveränderung 176 ff
- Thoraxwandinfiltration 149

Mammametastasen 170 f
Mammanarbe, postoperative 175
Mammaprothese 179 ff
- Defekt 179, 181 f
- Fremdkörperreaktion 182
- Gelblumen 179, 181
- Implantationszeit 182
- Kapselruptur 179
- MR-Untersuchungstechnik 180
- Tränentropfen-Zeichen 181 f

Mammasarkom 171 f
Mammaspule, Lymphknotendiagnostik 418
Mammastanzbiopsie, vakuumassistierte 173
Mammatumor
- Größenprogredienz 165
- Lymphknotendiagnostik 417
- maligner 167 ff
- Malignitätszeichen 169
- phylloider 167
- Randkontur, unscharfe 165

Mammazyste(n) 163
- eingeblutete 163
- multiple 161

Mandibula, Karzinominfiltration 53
Mangafodipir-Trinatrium 28, 189 f
Manganakkumulation 28

Sachverzeichnis

Manganhaltige Verbindung, Gastrointestinaltraktuntersuchung 318
Markraumnekrose 469
Mastitis 163 f
– abszedierende 163 f
Mastoiditis, Halsweichteilbeteiligung 62
Mastopathie 162
Matrixgröße 13
Maximum-Intensity-Projektion 160
Mayer-Rokitansky-Küster-Syndrom 376
Mediastinallymphknoten 421 f
Mediastinitis
– diffuse 142
– fibrosierende 142 f
Mediastinum 131 f
– Bronchialkarzinominfiltration 140 f
– Kompartimente 131
Megakolon, toxisches 339
Mehrelement-Oberflächenspule, Prostatavolumenbestimmung 390
Mehrschichtsequenzen, Gastrointestinaltraktuntersuchung 321
Mehrschichttechnik 13
Mehrsegmentmodelle, Herzwandbewegung, regionale 83 f
Mehrzeilencomputertomographie 656
Melanom, malignes
– Ganzkörper-MR-Tomographie 653
– Glandula-parotis-Metastasen 60
– Lymphknotenmetastasen 429 f
– Mammametastasen 170
– Metastase, kardiale 107
Melioidose, Lymphknotenvergrößerung 425
MEN s. Neoplasie, endokrine, multiple
Meningeom
– Nasenhaupthöhle 51
– Nasennebenhöhle 51
Meningozele, mediastinale 138
Meniskus 523 f
– Horizontalriss 529
– Lappenriss 529
– postoperativer 530
– Untersuchung 529
– Vertikalriss 529
Meniskusfragment, disloziertes 529 f
Meniskusganglion 530
Meniskushomolog 503
Meniskusriss 462, 523, 529
– Klassifikation 529
Mesenteriallymphknoten 422
Mesenterialvenenthrombose 623
Messzeit 13
Metallimplantat 20, 33
– MR-taugliches 37
Metallionen
– magnetisches Moment 24
– ungepaarte Elektronen 24
Metastase(n)
– kardiale 107
– – Primärtumoren 107
– pleurale 146
– Thoraxwand 149
Metastasierung, regionäre 49
MFH s. Histiozytom, fibröses, malignes
Mikroverkalkungen 165
– mammographisch unklare 162
Mikrozysten 163
Milchgangerweiterung, laktationsbedingte 162
Milchgangspapillom 166

Milz 273 ff, 343 f
– akzessorische 275
– Anatomie 274
– ektope 275
– Formveränderung 275
– Größe 274
– Pseudoläsion 274
– Signalverhalten 273
– Untersuchung
– – Indikation 273
– – Kontrastmittel 273 f
– – Protokoll 273
– – Sequenzen 273
– – Signalintensitäten 273 f
– Randenhancement 276
Milzabszess 275 f, 278
Milzangiosarkom 282
Milzarterienaneurysma 620 f
Milzhämangiom 280 f
Milzhamartom 280
Milzhämatom 282 f
Milzindex 274
Milzinfarkt 277 f
– Superinfektion 278
Milzinfektion 275
Milzlymphangiom 280 f
Milzlymphom, malignes 281 f
Milzmetastase 282
Milzpseudotumor, entzündlicher 276
Milzptose 275
Milzruptur 278
Milztumor
– benigner 280 f
– maligner 281 f
Milz-Tumor-Kontrast 274
Milzverletzung 282 f
Milzzyste 276 f
Mineralocorticoidüberproduktion 306
MIP (Maximum-Intensity-Projektion) 160
MIP-Aufnahmen 614
MIP-Rekonstruktion, koronare 630
Mirizzi-Syndrom 269
Mischtumor, fibroepithelialer 164
Mitralklappe 71
Mitralklappeninsuffizienz 89
– erworbene 117
– relative 116
– sekundäre 98, 100
Mitralklappenöffnungsfläche 116
Mitralklappenregurgitation 117
Mitralklappenstenose, erworbene 116 f
Mittelfuß 542
Mittelfußdestruktion 643
Mittelgesicht, Untersuchungstechnik 44
Mittelgesichtstrauma 47
Mn-DPDP (Mangafodipir-Trinatrium) 28, 189 f
Moderatorband 70
Moleküle
– paramagnetische 24
– superparamagnetische 24
Mono-Array-Spule, flexible, Schultergelenkuntersuchung 478 f
Mononukleäres phagozytierendes System, Kontrastmittel 29 f
Morbus s. Eigenname
Morrison's pouch 191
Morton-Neurom 549

MOTSA (Multiple overlapping Thin Slab Acquisition), Halsgefäßuntersuchung 583
MP-RAGE-Sequenz (Magnetization-Prepared Rapid Gradient Echo) 15, 17
MPS (Mononukleäres phagozytierendes System) Kontrastmittel 29 f
MR-Anatomie, fetale 388
MR-Angiographie 576 ff
– Bildqualitätssicherung 644
– 3-dimensionale 27, 94
– Fehler 644
– Kontrastmittel 26
– Limitationen 644
– Lungenembolie 608
– native 576 ff
– periphere 627 ff
– – Spulen 627 f
– pulmonale 603 ff
– – Anforderungen 603
MR-Arthrographie
– direkte 479
– Ellenbogengelenk 500
– Handgelenk 502
– Hüftgelenk 512
– indirekte 479
– Kniegelenk 522
– Knorpeldiagnostik 535
– Meniskus, postoperativer 530
– Schultergelenk 479, 486
MR-Bildgebung 9 ff
MR-Cholangiogramm, Normalbefund 257
MR-Cholangiopankreatikographie, Hochfeld-MRT 666
MRCP (Magnetresonanzcholangiopankreatikographie) 230, 253 ff
– FSE-Sequenz
– – 2-dimensionale 255
– – 3-dimensionale 255 f
– HASTE-Sequenz 255
– Indikation 253
– Mehrschichtverfahren 255
– Normalbefund 256
– bei Pankreatitis 245 ff
– Patientenvorbereitung 253
– Projektionsverfahren 254 f
– RARE-Sequenz 254 f
– sekretstimulierte dynamische Aufnahme 230
– Sequenzen 230, 254
MR-Durchleuchtung 334
MR-Enteroklysma 326
MR-Kolographie 332 ff
– Artefakt 337
– Beurteilung 335
– Bright-Lumen-Technik 334
– Dark-Lumen-Technik 334, 336
– Detektion, computerunterstützte 335
– Kontrastmittel 333 f
– Nachverarbeitung 335 ff
– Patientenvorbereitung 333
– Polypendetektion 335
– Sequenzen 334
– virtuelle Rekonstruktion 336
MR-Kontrastmittel s. Kontrastmittel
MR-Koronarangiographie 120 ff
– Atemanhaltetechnik 120
– Bypass-Diagnostik 123 f
– EKG-Triggerung 120
– Indikation 121 ff

– Kontrast 120
– Navigatortechnik 120
– Scanvolumen 121
– segmentbasierte Analyse 123
– Sequenzen 121
– technische Verbesserungen 123
– Wertigkeit bei KHK 123
MR-Lymphographie 430 f
– Normalbefund 431
MR-Mammographie 158 ff
– Anamnese 158
– Aufklärung der Patientin 158
– Auswertung 160
– Fenstereinstellung, standardisierte 160
– Indikation 158
– kleine, unspezifische Kontrastmittel-Anreicherungsherde 172 f
– Messsequenzen 159 f
– multiplanare Rekonstruktion 160
– Normalbefund 160 ff
– Planung 160
– Signalanstieg, malignomtypischer 172
– Spulen 159
– Subtraktionsaufnahmen 160
MR-Messung, Geräusche 32
MR-Navigator, MR-Koronarangiographie 120
MR-Pelvimetrie 387 f
MR-Phasenkontrast-Technik 90
MR-Signale, Ortskodierung 9
MR-Spektroskopie 86
MR-Spektroskopie, Prostata 392
MRT s. Magnetresonanztomographie
MR-Tagging, myokardiales 81
MRT-Knorpeldiagnostik 533 ff
MR-Tomograph 20 ff
MR-Urographie 297 ff, 344
– Kontrastmittel 298
– Kontrastmittelaustritt 301
– kontrastmittelunterstützte, T1-gewichtete 297 f
Mukoepidermoidkarzinom 60
Mukoviszidose, Pankreasveränderung 249
Mukozele 45 f
Mukusretentionszysten, endozervikale 372
Müller-Mischtumor 373
MultiHance 189 f
Mumpsparotitis 59
Mundbodenkarzinom 54 f
– Metastasierung 54
Mundhöhle 51
– Computertomographie 51
– kongenitale Erkrankung 52
– MRT-Vorteile 51
– Plattenepithelkarzinom, Ausdehnungsbeurteilung 53
– Tumor
– – benigner 53 ff
– – maligner 53 ff
– Untersuchungstechnik 51
Mundhöhlengliom 51
Mundhöhlenhämangiom 52
Musculus
– anconeus 492
– epitrochlearis 498
– biceps
– – brachii 492
– – femoris

Sachverzeichnis

Musculus biceps femoris, Sehne 524
– – – Sehnenausriss, knöcherner 528
– brachialis 492
– brachioradialis 492
– cricopharyngeus 56
– deltoideus 480 f
– digastricus 58
– – Venter anterior 51
– extensor carpi radialis brevis, Sehnenpartialruptur 494
– glutaeus
– – maximus 513
– – medius 513
– – minimus 513
– iliopsoas 513
– infraspinatus 481
– levator ani 359, 361
– mylohyoideus 51 f, 58
– obturatorius
– – externus 513
– – internus 361, 513
– pectineus 513
– popliteus, Sehnenscheide, flüssigkeitsgefüllte 523
– pronator teres 492
– quadratus femoris 513
– rectus femoris 513
– sartorius 513, 524
– sphincter Oddi 270
– subscapularis, Sehnendarstellung 485
– supinator 492
– supraspinatus 480 f
– tensor faciae latae 513
– trapezius 480
– triceps brachii 492
– vastus lateralis 513
Muskelabriss, posttraumatischer 519
Muskelbelastung, intensive 476
Muskelhämatom 476
– diffuses, interstitielles 476
Muskelkontusion 476
Muskeltrauma 476
Mustard-Operation 93
Myasthenia gravis 133
Myelofibrose 560
Myelolipom 315
Myelom, multiples 450 f
– Knochenmarkinfiltration 567 f
Myeloproliferatives Syndrom 559
Myokard 71
– hibernating 124
– linksventrikuläres, ausgedünntes 96
– rechtsventrikuläres, Hypoplasie, kongenitale 101
– stunned 124
– thrombotische Auflagerung 128
Myokarddegeneration, fibrolipomatöse 101
Myokardinfarkt
– akuter 125 f
– Bildgebung, metabolische 86
– chronischer 110, 127
– Diagnostik 124 ff
– funktionelle Veränderungen 127 f
– morphologische Veränderungen 127 f
– Vitalitätsdiagnostik 118 f, 124 ff
Myokarditis 86, 95
Myokardmasse
– Bestimmung 82 f
– GE-Sequenzen-Verwendung 72
– SSFP-Sequenzen-Verwendung 72

Myokardnarbe 110
Myokardperfusion, FIRST-Pass 83 ff
Myokardstoffwechsel, Aufnahmetechnik 79
Myokardverdickung, asymmetrische 97
Myom s. Uterusleiomyom
Myometrium 368 f
Myositis ossificans 476 f
Myxom 307
– kardiales 108 f
Myzetom 45

N

^{23}Na-Bildgebung 86
Nahtaneurysma 638
Narbenbildung nach Zervixkarzinomresektion 374
Narbenpannus 538
NASCET-Stenosegraduierung 587
Nasengang
– mittlerer 44
– oberer 44
Nasenhaupthöhle 44
– Tumor 47 ff
Nasennebenhöhlen
– Aufnahme, konventionelle 44
– Computertomographie 44
– MR-Untersuchungstechnik 44
Nasennebenhöhlenerkrankung
– destruierende, nichtinfektiöse, nichttumoröse 46
– entzündliche s. Sinusitis
Nasennebenhöhlentumor 47 ff
Nasen-Rachen-Fibrom, juveniles 47
Nasopharynxgliom 51
Nasopharynxkarzinom, Lymphknotenmetastasen 427
Navigator-Echo-Technik 76
Nebenhoden, Anatomie 401
Nebenmilz 275
Nebennieren 303 ff, 344
– Lage 304
– MRT-Normalbefund 304 f
– Untersuchung 303
Nebennierenadenom 305
– fetthaltiges 316
– hormonell aktives 313
– nicht hormonell aktive 312 ff
Nebennierenblutung
– bilaterale 310 f
– subakute 311
Nebennierenhämatom 311
Nebennierenincidentalom 312, 315 f
Nebennierenmark 305
– Überfunktion 308 ff
Nebennierenmetastasen 314 f
Nebennierenpseudozyste 315
Nebennierenraumforderung
– Dignitätskriterien 312 f
– Doppelecho-Chemical-Shift-Messung 314
– mit normaler Funktion 312 ff
– Signalintensitäten 312 f
– Wasser-Fett-Bildgebung 312 f
Nebennierenrinde 305
– Überfunktion 306 ff
Nebennierenrindenadenom
– Aldosteron produzierendes 306
– Cortisol produzierendes 306 f

– MRT, dynamische 307
– MRT-Befund 306 f
Nebennierenrindenhyperplasie 306 f
Nebennierenrindeninsuffizienz 310 f
Nebennierenrindenkarzinom 306, 308
– MRT-Befund 308
Nebennierentumor, fettreicher 315
Nebennierenvenen-Blutentnahme, selektive 306
Nebennierenvergrößerung 310
Nebennierenzyste 315
Nebenschilddrüsenadenom 65, 134
Nebenschilddrüsentumor, benigner 65
Nekrose
– avaskuläre, des Knochens 468 ff
– subchondrale 469
Neoblase 300, 356
Neoplasie, endokrine, multiple
– Ganzkörper-MR-Tomographie 654
Nervenkompressionssyndrom
– Ellenbogenbereich 498 f
– Handwurzelregion 505 f
Nervenscheidentumor 63
– maligner, peripherer 48
Nervenstammauftreibung 60
Nervenstimulation, periphere 32
Nervus
– facialis, Verlauf in der Glandula parotis 58
– medianus
– – Handwurzelbereich 504
– – Kompression, Handwurzelregion 505 f
– – segmentale Verdickung 506
– – Untersuchung, Sequenz 502
– ulnaris
– – Handwurzelbereich 504
– – Kompression 498 f
– – Neuritis 498 f
Neurinom 48, 453 f
– Hals 63
Neuroblastom 309 f
– hämorrhagisches 310
– mediastinales 137
Neurofibrom 48, 453 f
– Hals 63
– mediastinales 136 f
Neurofibromatose 48, 137, 309
Nidus
– Hyperplasie, hepatozelluläre, fokal noduläre 197
– Osteoblastom 436
– Osteoidosteom 435
Niere 284 ff, 344
– kortikomeduläre Differenzierung 286
– – Verlust, bilateraler 296 f
– Lipom 289
– Lymphominfiltration 294
– MR-Anatomie 286
– Raumforderung 285
Nierenabgangsstenose 299
Nierenabszess 290
Nierenadenom 290
Nierenangiomyolipom 288 f
Nierenarterie(n)
– anatomische Varianten 620
– Beurteilung 622
Nierenarterienstenose 621 f
– Kontrastmittel-MR-Angiographie 621
Nierenarterienstent, Kontrastmittel-MR-Angiographie 622

Nierenbeckenkarzinom, MR-Urographie 299 f
Nierenfehlbildung 298
Nierengefäße 286
Nierenhilus 286
Niereninfarkt 295 f
Nierenkapsel
– Chemikal-Shift-Artefakt 286
– fibröse 286
Nierenkelchgruppenamputation 299 f
Nierenmetastasen 294
Nierenonkozytom 289 f
Nierenparenchymbrücken 287
Nierenparenchymerkrankung, diffuse 296
Nierenpseudotumor 286
Nierentransplantat 638
Nierentransplantation
– Komplikation 296 f
– postoperativer Situs 300 f
Nierentumor
– benigner 286 ff
– Ganzkörper-MR-Tomographie 652
– beim Kind 295
– Kontrastmittelaufnahme 290
– maligner 290 ff
– MR-Urographie 299 f
– Nachweis 292
– organerhaltende Chirurgie, Kriterien 292
– Radspeichenmuster 290
– Sensitivitätsvergleich bildgebender Diagnostik 292
Nierenversagen, akutes 296
Nierenzellkarzinom 290 ff
– chromophiles 290
– chromophobes 290
– hellzelliges 291 f
– Histopathologie 291 f
– Kontrastmittelaufnahme 290
– organerhaltende Chirurgie, Kriterien 292
– papilläres 290
– Pseudokapsel 291
– reaktiv veränderte Lymphknoten 429
– Signalcharakteristika 290 f
– Tumorstaging 292 f
– CT-Treffsicherheit 293
– MRT-Treffsicherheit 293
– Vena-cava-inferior-Infiltration 625
– zystisches 288, 290
Nierenzyste(n) 287 f
– Bosniak-Klassifikation 287
– einfache 287 f
– eingeblutete 291
– Malignitätskriterien 287 f
– mäßig komplizierte 287 f
– multiple, im Kindesalter 225
– potenziell maligne 287
Noduläre Formationen, intraartikuläre, Hüftgelenk 516
Non-Compaction-Syndrom 71, 95 f
Non-Hodgkin-Lymphom
– Dünndarm 329
– Knochenmarkinfiltration 566
– Leberbefall 213 f
– Magen 325
– Milzbeteiligung 281
– Niereninfiltration 294
– Pankreasbefall 242 f
– Pleurabefall 146

- primär ossäres 566
- Tonsillenbefall 55
- Zungengrundbefall 55

O

Oberarmarterien-MR-Angiographie 641
Oberbauchuntersuchung, Hochfeld-MRT 665
Oberflächenspule
- Harnblasenuntersuchung 349
- Herzuntersuchung 74
- Knochenmarkuntersuchung 555
- Nierenuntersuchung 284
- ringförmige, Skrotumuntersuchung 401
- Schultergelenkuntersuchung 478

Obstruktionsatelektase 153 f
Ohrspeicheldrüse s. Glandula parotis
Olfaktoriusneuroblastom 48
Ölhaltige Substanz, Gastrointestinaltraktuntersuchung 318
Ölzyste 176
Onkozytom, Niere 289 f
Opposed-Phase-Pulssequenz, Knochenmarkuntersuchung 555
Orbitaphlegmone 45
Orchitis 404 f
Organvorfall 363
Ormond, Morbus 296
Oropharynx 52
- entzündliche Erkrankung 52 f
- kongenitale Erkrankung 52
- Plattenepithelkarzinom, Ausdehnungsbeurteilung 53
- Tumor
- - benigner 53
- - maligner 53 ff

Oropharynxhämangiom 52
Os
- acromiale 484
- capitatum 502 ff
- hamatum 502 ff
- lunatum 502 ff
- - Nekrose, avaskuläre 504 f
- - Subluxation 509
- metatarsale, Ermüdungsfraktur 552
- naviculare
- - akzessorisches 547 f
- - Ermüdungsfraktur 552
- pisiforme 502, 504
- scaphoideum 502 ff
- - Fraktur 507 f
- - Nekrose, avaskuläre 504 f
- - Pseudarthrose 504
- - Subluxation 509
- sphenoidale s. Keilbein
- trapezium 502 ff
- trapezoideum 502 ff
- triquetrum 502 ff
- - Fraktur 508

Osborne-Läsion 498
Ösophagitis 326
Ösophagus
- MRT-Anatomie 323
- Untersuchung
- - Indikation 322
- - Kontrastmittelwahl 320

Ösophagusduplikatur 138
Ösophagusfibropapillom 323

Ösophagushämangiom 324
Ösophaguskarzinom 136 f, 324 f
Ösophagusleiomyom 324
Ösophaguslipom 324
Ösophaguslymphangiom 324
Ösophagusperforation, Mediastinitis 142
Ösophagusplattenepithelpapillom 323
Ösophaguspolypen
- adenomatöse 323
- fibrovaskuläre 323 f

Ösophagussphinkter, oberer 323
Ösophagustumor 323 f
- benigner 323 f
- intraluminaler 324
- maligner 324 f
- MRT-Stellenwert 325
- muköser 323 f
- submuköser 324

Ösophaguswandstärke 323
Osteoblastom 436
Osteochondrom 437 f
- gestieltes 438
- spinales 438

Osteochondromatose, synoviale
- Kniegelenk 349
- mikrochondromatöse 349

Osteochondrosis dissecans
- Ellenbogengelenk 499 f
- - Untersuchungsparameter 490
- Kniegelenk 535 ff
- Sprunggelenk, oberes 550 f
- - MR-Arthrographie 551
- Stadien 550 f

Osteoidosteom 435
- kortikales 435

Osteoklastom 441 f
Osteomyelitis 464 f
- chronische 465
- Differenzialdiagnose 448
- Hüftgelenkregion 518
- MRT-Differenzialdiagnose 466

Osteomyelofibrose 560 f
Osteonekrose, idiopathische, Kniegelenk 537
Osteophyt 506
- Hüftgelenk 515 f

Osteoporose 307, 471 ff
- Frakturgefährdung 471
- Knochenstruktur 472 f
- transitorische 470, 515, 520 f

Osteosarkom 445 f
Osteosynthesematerial, Hochfeld-MRT 662
Ostitis 464 f
- posttraumatische 465

Ovar(ien) 369, 381 ff
- polyzystische 383

Ovarialdermoid 385
Ovarialkarzinom 385 f
- gemischt serös endometroides 386
- Stadieneinteilung 386

Ovarialmetastasen 386 f
Ovarialteratom, reifes 385
Ovarialtorsion 382
Ovarialtumor, Malignitätskriterien 384
Ovarialvenenthrombose, septische, postpartale 382
Ovarialzystadenom 384 f
Ovarialzyste 382 f
Ovarüberstimulationssyndrom, hormonales 383

Oversampling 36
Ovula Nabothi 372

P

Paget, Morbus, der Mamille 168 f
Pancoast-Tumor 141, 149
Pancreas
- anulare 233
- divisum 232 f
- - Karzinom 240
- - Pankreasschwanzpankreatitis, obstruktive 247

Pankreas 229 ff, 343
- Anatomie 230 ff
- Fetteinlagerung 249
- Gefäße 231
- Lymphombefall 242 f
- MR-Anatomie 232
- Sarkoidosebefall 244
- T1w Aufnahmen 229 f
- T2w Aufnahmen 230
- Untersuchung 229 f
- - Fettsättigungstechnik 232
- - Indikation 229
- - kontrastmittelverstärkte 230
- - MRCP-Sequenzen 230
- - Pulssequenzen 229 f
- - Spulen 229
- - Vorbereitung 229

Pankreasadenom
- makrozystisches 235 f
- mikrozystisches 234 ff
- muzinöses 235

Pankreasgang 230
- Sphinkterkomplex 270 f

Pankreasgangabbruch, karzinombedingter 240
Pankreasgangdilatation 246, 270, 272
- karzinombedingte 240

Pankreasgangstenose, kurze 240
Pankreasgangsystem 231 ff
Pankreasgangunregelmäßigkeit 246
Pankreashauptgang 231
Pankreaskarzinom 238 ff, 272
- Differenzialdiagnose 241, 247
- duktales 238
- Metastasierung 241
- muzinöses, papilläres, intraduktales 237
- Nekrose 241
- Rezidiv 239
- Umgebungsinfiltration 238

Pankreasknie 230
Pankreaskopf 230
Pankreaskopfkarzinom 241
Pankreasmetastasen 243
Pankreasminiorgan 232 f
Pankreaspseudozyste 234 f
Pankreasresektion 250 f
- MRCP, Fehlermöglichkeiten 251
- MRT-Indikation 250

Pankreasschwanz 230
Pankreasschwanzpankreatitis, obstruktive, bei Pancreas divisum 247
Pankreastransplantat
- Abstoßung 251
- Nekrose 252

Pankreastransplantation 251 f
Pankreastrauma 250

Pankreastumor
- muzinöser, papillärer, intraduktaler 237
- solider 238 ff
- zystischer 234 ff

Pankreaszystadenokarzinom 234 ff
Pankreaszystadenom 234 ff
Pankreaszyste 234 ff
Pankreatitis 244 ff
- akute 245 f
- chronische 246 ff
- - Cambridge-Klassifikation 246
- - Differenzialdiagnose 241, 247
- - ERCP 246
- - fokale 247 f
- - MRCP-Stellenwert 246 f

Pannusgewebe 461
Papilla Vateri 232
Papillae vallatae 52
Papillarmuskel
- anteriorer 70 f
- inferiorer 71
- posteromedialer 71

Papillenkarzinom 272
Papillenstenose 270 f
- benigne 271
- karzinombedingte 272

Papillentumor, benigner 271
Papillitis stenosans 271
Papillom
- fungiformes 48
- intrazystisches 166
- invertiertes 48
- laryngeales 56
- Milchgang 166
- Nasenhaupthöhle 48
- Nasennebenhöhle 48

Papillomatose, laryngeale 56
Papillomavirus 48
Paragangliom 63 f, 308
Parallelbildgebung 19
Parametrien, Zervixkarzinominvasion 373 f
Parasitenbefall, Cholangitis 261 f
Parotis s. Glandula parotis
Partialvolumeneffekt 483, 523
Patchy hyperenhancement 99
Patella 524
- mediale, Knochenkontusion 530

Patellaluxation, transiente 530 f
Patellasehne
- Komplettruptur 531
- Partialruptur 531
- Tendinose 531

Patellaspitzensyndrom 531
pAVK s. Verschlusskrankheit, arterielle, periphere
PC-Linie 360
Peliose 278
Peliosis hepatis 223
Penis 408 ff
- Anatomie 408 f
- Untersuchung 408

Penisfraktur 409
Penismetastase 411 f
Penisschafthämatom 409 f
Penistrauma 409
Penistumor, maligner 411 f
Peniswurzel 365

Sachverzeichnis

Perfusion, myokardiale, Aufnahmetechnik 79
Perfusionsuntersuchung, dynamische 28
Pericarditis constrictiva 105 f
Pericholezystitis 269
Perigraftzyste 640
Perikard 71, 103
– Enhancement 106
– Fehlen, kongenitales 104
Perikarderguss 104 f
– hämorrhagischer 112
– zirkulärer 105
Perikarditis 104 ff
– konstriktive 105 f
Perikardveränderung, kongenitale 103 f
Perikardzyste 136
– Differenzialdiagnose 138
Periostreaktion, lamelläre 552
Permanentmagnet 21
Perthes, Morbus 519
Perthes-Läsion, Labrum glenoidale 487
Pes-anserinus-Bursa 525
Petiolus 56
Pfortader 191 f, 614 f
– Tumoreinbruch 624
– Zuflüsse 614 f
Pfortaderkreislauf 623 f
Pfortaderthrombose 222 f, 623 f
– Ursache 623
Pfortaderverschluss 245
Phäochromozytom 308 f
– familiäre Syndrome 309
– Harnblase 351
Pharyngozele 56
Phased Array Coil 303
Phased-Array-Oberflächenspule, Gastrointestinaltraktuntersuchung 320
Phased-Array-Spule 22
– Handuntersuchung 501
– Harnblasenuntersuchung 349
– Herzuntersuchung 75
– Lymphknotendiagnostik 418
– MR-Kolographie 333
– Schultergelenkuntersuchung 478 f
Phasen-Array-Körperspule, Arteria-subclavia-Untersuchung 600
Phasendispersion 577
Phasenkodierung 12 f
Phasenkontrast-MR-Angiographie 577
– Becken-Bein-Gefäße 632
– Geschwindigkeitskodierung 577
– Halsgefäße 584
Phasenkontrastuntersuchung, flussrichtungskodierende, Subclavian-Steal-Syndrom 600
2-Phasen-MR-Angiographie, 3-dimensionale, Abdominalgefäßdarstellung 613
Phlebitis, Jugularvene 62 f
Phlebolith 453
Phlegmone 466
– parapharyngeale 52
Pilz-Milzabszess 275
Pilzsinusitis 45
Pixelabmessungen 13
Plantaraponeurosenverdickung 548 f
Plantarfasziitis 548 f
Plaque(s)
– arteriosklerotische, Hochfeld-MR-Angiographie 665

– synoviale, Hüftgelenk 516
Plasmazellneoplasie, Knochenmarkinfiltration 567 f
Plasmozytom 450 f
– Ganzkörper-MR-Tomographie 654 f
– Os sphenoidale 50 f
– solitäres 567
– Stadieneinteilung 567
– Thoraxwand 149
Plattenepithelkarzinom
– Mundhöhle 53 f
– Nasenhaupthöhle 48 f
– Nasennebenhöhle 48 f
– oropharyngeales 53 f
– – Ausdehnungsbeurteilung 53
– Papillom, invertiertes 48
– Speicheldrüse 60
– Trachea 150 f
– zervikales 372
Plattenepithelpapillom, Ösophagus 323
Plattfuß 547
Pleura 143
– parietalis, Bronchialkarzinominfiltration 152
Pleuraerguss 146 f
Pleurakarzinose 146
Pleuramesotheliom 145
Pleurametastase 146
Pleuraverdickung, diffuse 147
Plica
– aryepiglottica 56
– glossoepiglottica 52
PNET (primitiver neuroektodermaler Tumor) 148
Pneumocystis-carinii-Infektion, Milzbefall 275 f
Pneumonektomie, Bronchialkarzinomrezidiv 611
Polymyositis, Ganzkörper-MR-Tomographie 654
Polyp(en) 47
– adenomatöse
– – Dünndarm 327
– – Magen 324
– – Ösophagus 323
– angiomatöser, vaskularisierter 47
– Detektion, MR-Kolographie 335
– fibrovaskuläre, Ösophagus 323 f
– hyperplastische, Magen 324
Polyposis, familiäre, Duodenalpapillenstenose 271
Polysplenie 275
Polyzythämie, Knochenmarkbefund 561
Popliteusschlitz 523
Popliteussehne 523 f
Postkardiotomiesyndrom 104
PPNAD (primär pigmentierte noduläre adrenokortikale Erkrankung) 307 f
Präzession 3
Preemphasis 22
Priapismus, prolongierter 410
Primovist 189 f
Processus
– coronoideus, Abscherfraktur 496
– lateralis tali, Fraktur 551
– Processus-transversus-Fraktur, zervikale, Arteria-vertebralis-Dissektion 591
Prostata
– Einblutung 395
– Lokalisation 392
– MR-Spektroskopie 392

– MRT-Anatomie 392 f
– MR-Untersuchung 390 ff
– – Befundbeschreibung 398
– – Geräte 391
– – Indikation 397
– – Sequenzen 391 f
– – Spulen 390
– – Pseudokapsel 393
– – Stanzbiopsie 397
– – Befundbeschreibung 398
– – Transitionalzone 393
– – Ultraschalldarstellung, transrektale 397
Prostataabszess 395
Prostatafaszie 393
Prostatahyperplasie
– benigne 394
– – fibrotische 394
– – glandulär-zystische 394
Prostatakapsel 393
Prostatakarzinom 396 ff
– Befundbeschreibung 398
– Brachytherapie 397
– Einblutung 399
– Früherkennung 396 f
– Kapselüberschreitung 396
– – Zeichen 400
– Knochenmarkmetastasen 564
– Lokalisierung 392
– Lymphadenektomie 428
– MR-Spektroskopie 398
– multifokales 399
– Samenblasenbefall 400
– Staging, prätherapeutisches 390
– Strahlentherapie, externe 397
– TNM-Klassifikation 396
– Untersuchung, digitale rektale 397
– Zeichen 398
Prostataveränderung
– benigne 394 f
– maligne 396 ff
Prostatazyste 395
Prostatektomie, radikale 397
Prostatitis 394 f
– chronische 396
Protonen 3
Protonendichte 4
PSC s. Cholangitis, primär sklerosierende
Pseudarthrose, Os scaphoideum 504
Pseudoaneurysma, aortales 597 f, 615
Pseudokalkulus 263
Pseudokalkuluszeichen 270 f
Pseudokapsel
– Nierenzellkarzinom 291
– Prostata 393
– Synovialsarkom 456
Pseudoläsion, Milz 274
Pseudostenose, lagerungsbedingte 628
Pseudotumor
– entzündlicher, Milz 276
– Niere 286 f
– oropharyngealer 55
Pseudozyste
– mediastinale 138
– Nebenniere 315
– Pankreas 234 f
– pankreatitische, Milzbeteiligung 276
PSIF-Sequenz 15
PTC (perkutane transhepatische Cholangiographie) 253
Pulmonalarterienstenose 91

– subvalvuläre 91
– supravalvuläre 91
– valvuläre 91
Pulmonalishauptstamm, Durchmesserverbreiterung 611
Pulmonalisklappe 71
Pulmonalisklappenregurgitation 117
Pulmonalstenose 606
Pulsanregung
– repetitive
– – Bedingungen, stationäre 17
– – Signalintensität 7 f
– schichtselektive 10
Pulssequenz, diffusionsgewichtete, Knochenmarkuntersuchung 555 f
Pulswinkel 5
PVNS (pigmentierte villonoduläre Synovialitis) 517, 538
Pyelonephritis, akute 296

Q

Quadrizepssehne 524
– Komplettruptur 532
– Partialruptur 532
– Verletzung 531
Quermagnetisierung, Zerfall 6 f

R

Rachendachtumor 50
Radioulnargelenk, proximales 491
Radiusfraktur, distale 476
Radiusköpchen, Kissing-fractures 496
Radiusköpfchenfraktur 495 f
Radspeichenmuster
– Nierentumor 290
– Dünndarmtumor 328
Ramus
– circumflexus der Arteria coronaria sinistra 71, 73
– – abnormaler Abgang 121 f
– intermedius der Arteria coronaria sinistra 71
– interventricularis
– – anterior der Arteria coronaria sinistra 71, 73
– – posterior der Arteria coronaria dextra 71
Randenhancement 276
Ranula, abgetauchte 59
RARE-Sequenz (Rapid Acquisition with Relaxation Enhancement) 15
– MRCP 254 f
– Nachteile 255
Rasmussen-Pseudoaneurysma 607
Raum
– subhepatischer, posteriorer 191
– sublingualer 52
– submandibulärer 52
Raumforderung
– kardiale 106 ff
– mediastinale 132 ff
– – Rolle der MRT 139 ff
– perikardiale 106
– skrotale, benigne 405
– zystische, mediastinale 139
RCA s. Koronararterie, rechte

682

Sachverzeichnis

RCX s. Ramus circumflexus der Arteria coronaria sinistra
Recessus
– piriformis 52, 56
– sacciformis 491
Rechnersystem 23
Rechtsherzversagen, Angiosarkom, kardiales 112
Rechts-links-Shunt, Ductus arteriosus, persistierender 91
Refokussierung 16 f
Refokussierungspuls 7
Regio colli
– anterior 61
– lateralis 61
Regurgitationsvolumen, Quantifizierung 117
Reichel, Morbus 349
Reiter, Morbus 462
Rekonstruktion, 3-dimensionale, MRCP 255 f
Rektopexie, postoperativer Zustand 360
Rektozele 360, 363
Rektum 359, 361, 363
– Endometriumkarzinominfiltration 381
– Zervixkarzinominvasion 373
Rektumentleerung 361
Rektumkarzinom 337 f
– Lymphknotenmetastasen 429
– Staging 332
– TNM-Klassifikation 340
Rektum-MRT 337 f
– Kontrastmittel 337
– Lymphknoten 338
– Patientenvorbereitung 337
– Sequenzen 334, 337
– T1-Tumor 338
Relaxation 6 ff
– longitudinale 6 f
– transversale 6 ff
Relaxationszeit 5
– Hochfeld-MRT 662
– transversale, totale 7
Relaxationszeitenbeeinflussung, Kontrastverstärkung 24 f
Repetitionszeit 7
RES (Retikuloendotheliales System) 29
Resonanzanregung 4 f
Resonanzbedingung 4
Retentionszyste
– Nase 47
– Prostata 395
– Speicheldrüse 59
Retikuloendotheliales System, Kontrastmittelaufnahme 29
Retinaculum patellae
– laterales 524
– mediales 524
Rhabdomyom
– kardiales 110 f
– laryngeales 57
Rhabdomyosarkom 455
– alveoläres 455
– embryonales 455
– der Gallengänge im Kindesalter 228
– Harnblase 352, 356
– Harnblasenmetastase 355
– kardiales 113
– pleomorphes 455
Rheumatische Erkrankung 460 ff
– seronegative 462 f

Rhizarthrose 506
Riedel-Leberlappen 194
Riedel-Thyreoiditis 63
Riesenzellarteriitis 603
Riesenzelltumor 441 f
– Hand 510
Rim enhancement 169
Ring, vascular 595
Ringartefakt 39
Ringknorpel 56
Ring-Zeichen 37, 211
RIVA (Ramus interventricularis anterior der Arteria coronaria sinistra) 71, 73
RIVP (Ramus interventricularis posterior der Arteria coronaria dextra) 71
Rohdaten im k-Raum 12 f
Rohdatenmatrix, reduzierte 14
Röhrenknochen, Knochenmarkuntersuchung 555
Rotatorenmanschette 482
– degenerative Veränderung 483
– Untersuchung, Sequenzen 484
Rotatorenmanschettenläsion 482 ff
Rotatorenmanschetten-Partialruptur 483 f
Rotatorenmanschettenruptur 482, 484 f
– komplette 484
– MRT-Sensitivität 485
– MRT-Spezifität 485
Rückfuß 542
Rückfußdestruktion 643
Rückstrom, venöser, früher 629
Rundatelektase 144
Rundzelltumor, maligner 447
RVOT (rechtssventrikulärer Ausflusstrakt) 71, 79

S

SAD (Scheidenabschlussdeszensus) 360 ff
Sakrokolpopexie, postoperativer Zustand 360
Sakruminsuffizienzfraktur 475
Salpingitis 381
Samenblase 393
– benigne Veränderung 396
– Einblutung 396
– Prostatakarzinominfiltration 400
Samenkanälchen 401
Samenstrang, Gefäßverletzung, iatrogene 404
SAR (spezifische Absorptionsrate) 663
Sarkoidose
– Lymphadenopathie 426
– mediastinale Manifestation 135
– Milzbefall 276
– Pankreasbefall 244
– Speicheldrüsenveränderung 59
Sarkom
– hepatisches 209
– kardiales 113 f
– der Leber im Kindesalter 227 f
– Mamma 171 f
Sättigungspulse 36
Schambein 359
Scheidenabschlussdeszensus 360 ff
Schenkelhalsfraktur, proximale, Femurkopfnekrose 518

Schichtnachführungstechnik, Herzuntersuchung 76
Schichtselektion 10 f
Schilddrüse 61
Schilddrüsenadenom 63
Schilddrüsengewebe, ektopes 52
Schilddrüsenkarzinom 65
– follikuläres 65
– medulläres 65
– papilläres 65
Schilddrüsenmalignom 65
Schilddrüsentumor, benigner 63
Schildknorpel 56
Schlaganfall 589
Schlagvolumen
– Berechnung 82
– GE-Sequenzen-Verwendung 72
– SSFP-Sequenzen-Verwendung 72
Schmincke-Tumor 50
Schokoladenzyste 383
Schulterarterien-MR-Angiographie 641
Schultergelenk
– Anatomie 480 ff
– Degeneration 488
– Entzündung 488
– Fraktur 488
– MR-Arthrographie 479
– Untersuchung 478 ff
– – Indikation 480
– – Patientenlagerung 478 f
– – Schichtführung 478 ff
– – Sequenzen 478 ff
– – Spulen 478
Schultergelenkrezessus, MR-Arthrographie 479
Schultergelenkspalt, Verschmälerung 488
Schultergürtel 480
Schulterluxation 485
Schwangerschaft 387 ff
Schwannom
– benignes s. Neurinom
– malignes 457
– mediastinales 137
Schwellkörper 408
– Urethrakarzinomausbreitung 411 f
Schwellkörperfibrose 410
SE-Bildgebung (Spin-Echo-Bildgebung) 14 f
– schnelle 15
SE-Blackblood-Technik 77, 79
SE-Experiment (Spin-Echo-Experiment) 7 ff
Segond-Fraktur 525
Sehnenscheide, Riesenzelltumor 510
Sekretindynamik 232
Sella turcica 44
Seltene Erden 24
Semilunarklappe 71
Semimembranosussehne 524
Seminom 406 f
– mediastinales 134
Semitendinosussehne 524
SENSE (Sensitivity Encoding) 15
Separation, meniskokapsuläre 530
Septum
– atrioventrikuläres, fehlendes 89
– interatriales 70
– interventrikuläres 70 f
– rektovaginales 364
– rektovesikales 364

– retrovaginales 359
– vesikovaginales 364
Septumdefekt, atrioventrikulärer 89
Septumhypertrophie, Ablation, transkoronare 99
Septum-primum-Defekt 88
Septum-secundum-Defekt 88
Sequenz
– 3-dimensionale, Handuntersuchung 501 f
– fettgesättigte, MR-Mammographie 159
– T1-gewichtete, Gastrointestinaltraktuntersuchung 321
– T2-gewichtete, Gastrointestinaltraktuntersuchung 321
Serom bei Silikon-Mammaprothese 182
Sertoli-Zell-Tumor, kalzifizierter 307
SE-Sequenz 8
– Bildkontrast 14
– schnelle 187
SHU 555 A 29
Shunt, arteriovenöser, intrapulmonaler 606
Shuntoperation, aortopulmonale 90
Shuntumkehr 89, 91
Sialoadenitis 59
– akute 59
– chronische 59
Sialolithiasis 59
Sichelzeichen 515
Sichelzellanämie 278 f, 469
– Knochenmarkbefund 560, 562
Siebbeindach 45
Siebbeinkarzinom 49
Siebbeinmukozele 46
Siebbeinzellen 44 f
– Mündung 44
Signalauslöschung 37
Signalbeiträge, unerwünschte, Unterdrückung 19
Signalinhomogenität 39
Signalintensität 2
– bei repetitiver Pulsanregung 7 f
Signal-Rausch-Verhältnis 13
– Feldstärkeabhängigkeit 20
– Hochfeld-MRT 662
Signalverlust, schweifartiger, poststenotischer 596
Signalverzerrung 37, 39
Silikon, Signalintensität 180
Silikon-Mammaprothese 179
– Chemical-Shift-Artefakt 181
Single-Shot-RARE-Sequenz bei primär sklerosierender Cholangitis 260
Single-Slice-True-FISP-Sequenz, Beckenbodenuntersuchung 359
Single-Ventricle, funktioneller 92
Sinus
– cavernosus 44
– coronarius 72
– valsalvae aortae 71
Sinusitis 45 f
– bakterielle 45
– chronisch destruierende 45
– destruierende Veränderungen 45
– Komplikation 45
– – intrakranielle 46
– Orbitabeteiligung, phlegmonöse 45
– virale 45
Sinus-tarsi-Syndrom 545

Sachverzeichnis

Sinus-Valsalvae-Aneurysma 122
Sjögren-Syndrom 59
Skaphoid s. Os scaphoideum
Skaphoidnekrose 470
Skapula 482
Skeletterkrankung, polyostische, Ganzkörper-MR-Tomographie 654
Skelettmetastasen 451
– Ganzkörper-MR-Tomographie 654
– Suche 451
Skelettszintigraphie
– Frakturnachweis 474
– Insuffizienzfrakturnachweis 552
– Stressfrakturnachweis 552
Skip-Läsion 60, 445
Sklerose, subchondrale, Schultergelenk 488
Skoliose 147
Skrotum
– Anatomie 401 f
– Trauma 402
– Untersuchung 401
SLAP (Superior Labrum from anterior to posterior-)-Läsion 487 f
SL-Band s. Ligament, skapholunäres
Sludge 269
SMASH-Sequenz 15
Snapshot-FLASH-Sequenz 15, 17 f
– mit T1-Kontrast 18
Snowboarder's ankle 551
Sonographie
– fetale 387
– Pfortaderthrombose 623
SPAMM-Technik 81
Spasmolytikumgabe, Gastrointestinaltraktuntersuchung 320
Spatium retropubicum 359
Speicheldrüse(n) 58 ff
– kleine, Tumor 55
Speicheldrüsenadenokarzinom 60
Speicheldrüsenadenom 48
– pleomorphes 59
Speicheldrüsenaplasie 58
Speicheldrüsenausführungsgang, Karzinominfiltration 54
Speicheldrüsenentzündung s. Sialoadenitis
Speicheldrüsenfibrosierung 59
Speicheldrüseninfiltration, lymphozytäre 59
Speicheldrüsenkarzinom 55, 60
– adenoidzystisches 60
Speicheldrüsenläsion, kongenitale 58
Speicheldrüsenmukoepidermoidkarzinom 60
Speicheldrüsentumor 59 f
– benigner 59
– maligner 59
– organüberschreitendes Wachstumsmuster 60
Speicheldrüsenzyste 59
Speicherkrankheit 569 ff
Speichermedien 23
Spermatozele 405
Sphärozytose, Knochenmarkbefund 560 f
Sphinkterkomplex, Gallengang 270
Spin warp imaging 12
Spin-Echo-Experiment 7 ff
Spin-Echo-Sequenz s. SE-Sequenz
Spin-Gitter-Relaxation 6 ff
Spinquantenzahl I 3

Spin-Spin-Relaxation 6 f
SPIO (Supermagnetic Iron Oxide) s. Eisenoxidpartikel, superparamagnetische
Splenogonadale Fusion 275
Splenomegalie 277 f
Spoiled GRASS-Sequenz, 3-dimensionale, atemgehaltene 613
Spoilergradient 16
Spondylitis ankylosans 462
– Hüftgelenkbeteiligung 517
Sporn, akromialer 484
SPOVT (septische, postpartale Ovarialvenenthrombose) 382
Sprunggelenk
– oberes 542
– – Bandstatus 541
– – Bandverletzung 543 ff
– – MR-Arthrographie 551
– – Osteochondrosis dissecans 550 f
– – Sehnen 542 f
– – Sehnengruppe
– – – anteriore 543
– – – laterale 543
– – – mediale 543
– – – – Beurteilung 547
– – synovialer Prozess 541
– – Trauma 541
– – Untersuchung 541
– unteres 542
Spule
– endorektale 367
– endovaginale 367
– flexible, Hüftgelenkuntersuchung 511
SRV s. Signal-Rausch-Verhältnis
SSFP (Steady-state free Precession) 16
SSFP-Echo 16
SSFP-FID 16
SSFP-Sequenz, Parameter
– linksventrikuläre 72
– rechtsventrikuläre 72
SSFP-Sequenzschemata 17
Stanzbiopsie
– Prostata 397
– vakuumassistierte, Mamma 173
Stein-Leventhal-Syndrom 383
Steinstraße, ureterale 301
Stenose
– Graduierung 587
– subakromiale 482 f, 488
Sternoklavikulargelenk 480
Steuerrechner 23
Stimmlippen 56
Stimmlippenkarzinom 57
Stimmlippenknoten 57
STIR (Short Time Inversion Recovery) 15
STIR-Aufnahmen bei Knochenmetastasenverdacht 392
Stirnhöhle
– Ausprägung 44
– Mündung 44
STIR-Sequenz
– Handuntersuchung 501 f
– Knochenmarkuntersuchung 555
– Plasmozytomdarstellung 450
Stoffwechsel, myokardialer, Aufnahmetechnik 79
Strahlentherapie
– Knochenmarkverfettung 559
– Mammagewebeveränderung 176 ff
Stressfraktur 474

– Fuß 552
Strombahn, vertebrobasiläre 585
Struma 63
– retrosternale 132
Stuhlentleerungsstörung 362
Subclavian-Steal-Syndrom 599 f
Subklaviastenose, Kontrastmittel-MR-Angiographie 641
Subklaviaverschluss, Kontrastmittel-MR-Angiographie 641
Subpulmonalstenose 92
Subskapularissehnendarstellung 485
Subtraktionsangiographie, digitale
– Becken-Bein-Gefäße 633
– Halsgefäße 581
– intraarterielle 656
– Karotisdissektion 590
Sulcus
– capitulotrochlearis 491
– ulnaris 498 f
Sulkus, femorokondylärer, lateraler, Impressionsfraktur 525
Supermagnetic Iron Oxide 319
Supraspinatussehnenruptur 484 f
Supraspinatussehnenverkalkung 484
Suszeptibilität 6 f, 37
Suszeptibilitätsartefakt 37
Suszeptibilitätseffekt 37, 538
– Hochfeld-MRT 662
Syndesmose, tibiofibulare, distale 542 f
– Ruptur 543
Synovialchondromatose, Hüftgelenk 516
Synovialishyperplasie 538
Synovialismetaplasie, osteokartilaginäre 349
Synovialisveränderung, entzündlich 461 f
Synovialitis 461 f
– Hüftgelenk 517
– villonoduläre pigmentierte 517
– – Kniegelenk 538
Synovialsarkom 456
Systemsklerose, progressive, Lungenbeteiligung 154

T

Takayasu-Arteriitis 603
Talusfraktur, okkulte 475
Talusschulter, mediale, Osteochondrosis dissecans 550
Target Sign 211, 453
– Darmwand 329 ff
Tarsalknochenfusion 550
TE (Echozeit) 8
Tendinopathie, chronische, Achillessehne 547
Tendinosis calcarea 484
Tendosynovitis, Handgelenkregion 507
Tennis-Ellenbogen 494 f
Teratom
– Hoden 406
– reifes, Ovar 385
3-Tesla-Gerät 661
Teslascan 189 f
TFC (trianguärer Faserknorpel) 508 f
T1-Gewichtung, Herzuntersuchung 80
T2-Gewichtung, Herzuntersuchung 80
Thalassämie, Knochenmarkbefund 560
Thoraxasymmetrie 147

Thoraxlymphknoten 421 f
Thoraxuntersuchung 130 ff
– EKG-Triggerung 130
– Kontrastmittel 130
Thoraxwand
– Anatomie 143, 147
– Anomalie, kongenitale 147
– Bronchialkarzinominfiltration 148 f
– Mammakarzinominfiltration 149
Thoraxwandmetastasen 149
Thoraxwandtumor
– Ausdehnungsbestimmung 149
– primärer 148
– Rolle der MRT 149
– sekundärer 148 f
Thornwaldt-Zyste 51
Thorotrastgabe, Folgen 280
Thrombendarteriektomie, pulmonale 610
Thromboembolische Erkrankung, chronische 610 f
Thrombus
– atrialer 116
– kardialer 108
– Kontrastmittelenhancement 110
– MRT, native 610
– organisierter 108
– subakuter 108
– Suszeptibilitätsartefakt 110
– tumoröser, Differenzierung von blandem Thrombus 626
Thymom 133
Thymus, Rebound-Phänomen 133
Thymustumor 132 ff
Thyreoiditis 63
TI (Inversionszeit) 15 f
Tibialis-posterior-Sehne 547 f
– Partialruptur 547 f
– Ruptur 547
– Tendinopathie, chronische 548
– Trauma, chronisches 547
Tibiaplateau
– laterales, Gelenkkapselausriss 525
– posterolaterales, Knochenkontusionen 525
Tibiasubluxation 525
Time of Flight s. TOF
TIM-Spulen 651
TIR (effiziente IR-Vatiante) 15 f
Titanimplantat, Suszeptibilitätsartefakt 37
T2-Kontrastmittel 29
TOF-MR-Angiographie 577
– Arteria-vertebralis-Dissektion 591
– 2-dimensionale 582
– 3-dimensionale 582 f
– Grenzen 579
– Halsgefäße 582 f
– Karotisdissektion 589 f
– Messzeit 283
– Überlagerung venöser Blutsignale 283
– Vorteile 579
TOF-Sequenz (Time of Flight), 2-dimensionale 613
TONE (Tilted optimized non-saturating Excitation), Halsgefäßuntersuchung 283
Tonsilla
– lingualis 52
– palatina 52
Tonsille, Lymphombefall 55

684

Sachverzeichnis

Tonsillenkarzinom 54
Tonsillenlymphom 55
Torso-Phased-Array-Spule, Lymphknotendiagnostik 418
TR (Repetitionszeit) 7
Trabeculae septomarginales 70
Trachea, Karzinominfiltration 150 f
Trachealkarzinom 150 f
– adenoidzystisches 150 f
Trachealtumor 150 f
Transformation, kavernöse 624
Transplantatniere
– Beurteilung 622
– Kontrolle 301
Transposition der großen Arterien 92 f
– inkomplette 93
Trauma 474 ff
Tree-in-winter-Konfiguration 259
T1-Relaxationszeit, Einfluss
– paramagnetischer Substanzen 25
– superparamagnetischer Eisenoxidpartikel 25
T2*-Relaxationszeit, Osteoporosediagnostik 471 f
Trikuspidalklappe 70
Trikuspidalklappeninsuffizienz 92
– erworbene 117
– sekundäre 100
Trikuspidalklappenregurgitation 117
TR-MR-Angiographie 630
Trochanter major 513
Trochlea humeri 491
TrueFISP, Gastrointestinaltraktuntersuchung 321
Truncation-Artefakt 39
Truncus
– arteriosus 92
– brachiocephalicus 585
– coeliacus, Stenose, ligamentäre 620
– hepatomesentericus 191
– pulmonalis 71
TR-Zeit-Verkürzung, Artefaktvermeidung 36
TSE(Turbo Spin Echo-)-Sequenz 15
– Einzelschichtakquisition 79
– Gastrointestinaltraktuntersuchung 321
– Mehrschichtakquisition 80
– T2-gewichtete, fettgesättigte, Fisteldiagnostik 364
Tubenverschluss, bilateraler 381 f
Tuberculum
– majus 481
– minus 481
Tuberkulose, Milzbefall 275 f
Tuberositas ischii, Ausrissfraktur 519
Tuboovarialabszess 382
Tubuli seminiferi 401
Tumor
– benigner
– – Hals 63 ff
– – hypopharyngealer 56 f
– – kardialer 106, 108 ff
– – laryngealer 56 f
– – lokal destruierender 47
– – Mundhöhle 53
– – Nasenhaupthöhle 47 f
– – Nasennebenhöhle 47 f
– – oropharyngealer 53
– – pleuraler 143 ff
– – Speicheldrüse 59 f

– endobronchialer 152
– epipharyngealer 50
– fibröser, pleuraler 143 f
– kardialer 106 ff
– – benigner 106, 108 ff
– – kongenitaler 110
– – Kontrastmittelenhancement 111
– – maligner 106, 112 ff
– – Mosaikmuster 112
– – primärer 106
– – sekundärer 106 f
– maligner
– – Hals 65
– – hypopharyngealer 57 f
– – kardialer 106, 112 ff
– – laryngealer 57 f
– – Mundhöhle 53 ff
– – Nasenhaupthöhle 48 ff
– – Nasennebenhöhle 48 ff
– – oropharyngealer 53 ff
– – pleuraler 145 f
– – Speicheldrüse 60
– – mediastinaler 132 ff
– – Ausdehnungsbestimmung 139 f
– – Charakterisierung 139
– – muskuloskelettaler 434
– – neuroektodermaler, primitiver, Thoraxwand 148
– – neuroendokriner 152
– – Lebermetastase 212
– neurogener
– – benigner 453
– – laryngealer 57
– – mediastinaler 136 f
– – Nase 48
– perineurales Ausbreitungsmuster 49, 60
– Pfeffer-und-Salz-ähnliches Muster 63
– pleuraler 143 ff
– thorakaler 612 f
– der Trachea 150 f
Tumor-Leber-Kontrast 186 f
Tumormatrix, verkalkte 57
Tumorreaktion, desmoplastische 325
Tumorthrombus 652
Tunica
– albuginea testis 401, 408
– vaginalis testis 401
Turbo-FLASH 15 f
Turbo-GSE (Turbo Gradient and Spin Echo) 15
Turbo-STIR-Sequenz, Handuntersuchung 501 f
T2*-Verkürzung 14
T1-Zeit (longitudinale Relaxationszeit) 6
T2-Zeit (transversale Relaxationszeit) 6
T2*-Zeit (totale transversale Relaxationszeit) 7

U

Überfunktion
– adrenokortikale 306 ff
– adrenomedulläre 308 ff
Übergangsepithelkarzinom 352
Überstimulationssyndrom, hormonales, ovarielles 383
Ulkuskrankheit 326
Ultraschalldarstellung, transrektale 397
Unterarmarterien, MR-Angiographie 642

Unterkieferdrüse 58
Untersuchungstechnik, atemgehaltene 76
Unterzungendrüse 58
Urachuskarzinom 351
Ureter fissus 298, 301
Ureterfistel 301
Ureterstriktur 299
Uretertumor, distaler 299
Urethra, männliche
– Karzinom 411
– prostatische 393
Urethralkomplex 361, 365
Urinom 301
Urinverlust 362
Urolithiasis 301
Urothelkazinom 293 f
USPIO (ultrasmall SPIO) 29 f
– intravenös applizierte, MR-Lymphographie 431
Uterovaginalprolaps 360
Uterus 359, 361 ff, 368 f, 375 ff
– arcuatus 377
– bicornis 377
– bicollis 377
– unicollis 376 f
– didelphys 377
– duplex bicornis 376
– junktionale Zone 368 f
– – Unterbrechung 380
– myomatosus 378 f
– Normalbefund 368 f
– septus 376 f
– subseptus 376
– unicornis 376
Uterusadenomyose 379
Uterusagenesie 376
Uterusdeszensus 363
Uterushypoplasie 376, 383
Uterusleiomyom 377 ff
– Degeneration 378
– nekrotisches 378 f
– subseröses 378
Uterusmalformation, kongenitale 376 f
Utrikuluszyste 395

V

Vagina 369 ff
– Zervixkarzinominvasion 373 f
Vaginalagenesie 376
Vaginalkarzinom 370 f
Vaginallymphom 370
Vaginalmetastase 371
Vagusneurinom 63
Vallekulakarzinom 54
Valvula
– sinus coronarii 70
– venae cavae inferioris 70
Valvulotomie 90
Varikozele 405
Vascular Ring 595
Vaskulitis, abdominale 619
VCG-Algorithmus 75
Vektorkardiographie 75
Velleculae epiglotticae 52
Vena(-ae)
– azygos 624
– cardiaca

– – magna 72
– – media 72
– – parva 72
– cava inferior 614, 624 ff
– – Aplasie 624
– – Duplikatur 624
– – Thrombose 624 ff
– – Tumorinfiltration 624 ff
– gastrica sinistra, erweiterte 623
– hemiazygos 624
– hepatica dextra, Lebersegmentation 192 f
– lienalis 614
– mesenterica
– – inferior 614
– – superior 614
– ophthalmica superior
– – dilatierte 46
– – thrombosierte 46
– poplitea 524
– portae s. Pfortader
– pulmonales 71
– renalis, Tumorthrombus 652
– spermatica, Kompression 405
– testicularis, Dilatation 405
Venen, kardiale 72
Venenbypass, aortokoronarer, MR-Koronarangiographie 123
Venenplexus, periprostatischer 392
Ventilationsstörung, restriktive 147
Ventrikel
– linker 71
– rechter 70
– Volumetrie 82
Ventrikelinversion 92
Ventrikelseptumdefekt 88 f
Ventrikelseptuminfarkt, akuter 125
Verhältnis, magnetogyrisches 3
Verkalkung, posttraumatische 519
Verschiebung, chemische 9, 20
– Artefakt 37 f
Verschlusskrankheit, arterielle 618
– periphere 633 ff
– – Interventionsplanung 636 f
– – Kollateralnetze 634
– – postinterventionelle Kontrolle 636 ff
– – Stenosendarstellung 634
Vertebralarterienverschluss, proximaler 587
Vertebrobasiläres System, anatomische Varianten 586
Vestibulum
– laryngis 56
– oris 51
Viszeralarterien 620 ff
– proximale, anatomische Varianten 620
Viszeralarterienaneurysma 620
Vitalitätsdiagnostik, myokardiale 118 f, 124 ff
– Verfahren 126
Volumen
– enddiastolisches 72, 82
– endsystolisches 72, 82
Volumetrie
– Flächen-Längen-Methode 81
– Herz 81 ff
– Simpson-Methode 82
Vorfuß 542
– Untersuchung 541

685

Vorhof
- Bronchialkarzinomeinbruch 142
- linker 71
- rechter 70
Vorhofmyxom 108 f, 307
Vorhofscheidewand 70
Vorhofseptumdefekt 88
Vorhof-Umkehr-Operation 93
Voxelgröße 13
VSD (Ventrikelseptumdefekt) 88 f
Vulvakarzinom 371
- Lymphknotenmetastasen 428

W

Waldenström, Morbus, Knochenmarkinfiltration 568
Wandbewegungsstörung, myokardiale, High-Dose-Dobutamin-Stress-MRT 120
Wandermilz 275
Wangenkarzinom, lymphoepitheliales 50
Wasser
- als Kontrastmittel, Gastrointestinaltraktuntersuchung 318
- Signalintensität 180

Wasser-Fett-Bildgebung
- Nebennierenmetastasen 314
- Nebennierenraumforderung 312 f
- Prinzip 313
- Signalintensitätenauswertung 313
Wassergehalt im Gewebe 5
Wasser-Methylcellulose-Suspension 319
Wassermoleküle 19
Wasserstoff 3
Wasserstoff-Protonen-Bildgebung, spektroskopische, dreidimensionale 392
Water-fat-shift 38
Waterston-Colley-Anastomose 90
Wechselfeld, magnetisches 32, 34
Wegener-Granulomatose, Nasennebenhöhlenveränderung 46
Weichteilödem, den Knochen umgebendes 435
Weichteilschwellung, schmerzlose, progrediente 458
Weichteiltumor 434
- benigner 452 f
- maligner 454 ff
Weichteilveränderung, entzündliche 466
Weichteilverletzung, periartikuläre, Hüftregion 518 f
Whartin-Tumor 60

Whirlpool-Phänomen 403
Widerstandsmagnet 21
Wiedemann-Beckwith-Syndrom 226
Wielson, Morbus 219 f
Wilms-Tumor 295
Wirbelkörper, H-förmige 562
Wirbelkörperhämangiom 440 f
Wirbelmetastasen 563
Wurfsportart, Ligamentum-collaterale-ulnare-Verletzung 493

Z

Zäkaltumor, Dark-Lumen-Technik 336
Zervixkarzinom 372 ff
- Harnblaseninfiltration 373 f
- Lymphknotenbeteiligung 374 f
- Lymphknotenmetastasen 428
- Parametrieninfiltration 373 f
- Rezidiv 374
- Stadieneinteilung 372 f
- Vaginainfiltration 373 f
- Vaginalstumpfrezidiv 367, 370 f
Zervixstroma 369
Zielscheibenzeichen 211, 329 ff, 453
Zirrhose, primär biliäre 259
Zungengrund 52

- MALT-Lymphom 55
Zungengrundtumor, scheinbarer 55
Zungenkarzinom 54
Zungenrücken 52
Zyanose der unteren Körperhälfte 595
Zylinderzellpapillom 48
Zystadenokarzinom
- hepatisches 208
- Pankreas 234 ff
Zystadenolymphom 60
Zystadenom
- hepatisches 208
- muzinöses 384
- Ovar 384 f
- Pankreas 234 ff
- seröses 384
Zyste
- bronchogene 136, 150
- lymphoepitheliale 58
- mediastinale 136, 138
- neurenterische 138
- paraprostatische 395
- perikardiale 104
- subchondrale 538
Zystische Fibrose 249
Zystozele 360 f, 363
- Maskierung 364